让我们写一本

比生命还长的书……

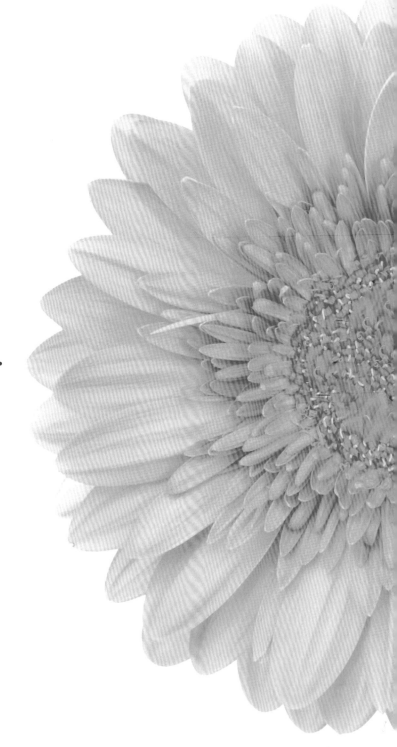

实用眼科诊断

SHIYONG YANKE ZHENDUAN

第2版

编著　施殿雄

学术助理　杨　雯　舒智宇　梁紫岩

河南科学技术出版社

郑　州

内容提要

作者从事眼科临床工作 60 余年，赴美学习工作 20 余年，具有丰富和独到的眼科临床诊断经验。第 1 版《实用眼科诊断》(2005) 获得眼科学界读者的青睐和好评。本书是作者根据近年来眼科学的发展在第 1 版的基础上进行了补充和修订。从临床实用出发，分为葡萄膜病变、青光眼、玻璃体疾病、视网膜和脉络膜病变、黄斑病变、视神经病变六大部分介绍了眼科基础理论知识、临床诊断、鉴别诊断、症状和体征分析，以及眼科临床常用的检查方法等，提出诊断要点、阐述其诊断价值、突出诊断条例，并配以大量精美制作的插图便于读者直观学习。同时介绍了美国眼科诊病概况和作者临床诊断经验及操作技巧，对眼科医师临床诊断极具价值。本书内容翔实，科学实用，适合各级临床眼科医师学习参考，亦可作为眼科教学参考用书。

图书在版编目（CIP）数据

实用眼科诊断 / 施殿雄编著 . —2 版 . —郑州：河南科学技术出版社，2022.4
ISBN 978-7-5725-0742-7

Ⅰ . ①实… Ⅱ . ①施… Ⅲ . ①眼病－诊断 Ⅳ . ① R770.4

中国版本图书馆 CIP 数据核字 (2022) 第 029248 号

出版发行：河南科学技术出版社
北京名医世纪文化传媒有限公司
地址：北京市丰台区万丰路 316 号万开基地 B 座 114 室　　邮编：100161
电话：010-63863168　63863186
策划编辑：梁紫岩　张利峰
文字编辑：周文英
责任审读：周晓洲
责任校对：龚利霞
封面设计：吴朝洪
版式设计：艺澜轩
责任印制：程晋荣
印　　刷：河南瑞之光印刷股份有限公司
经　　销：全国新华书店、医学书店、网店
开　　本：889mm×1194mm　1/16　**印张**：71.5　**字数**：1800 千字
版　　次：2022 年 4 月第 2 版　　2022 年 4 月第 1 次印刷
定　　价：588.00 元

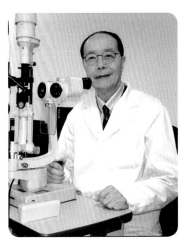

　　1954 年毕业于国立江苏医学院（现名：南京医科大学）。1954—1983 年先后在上海第一医学院眼耳鼻喉科医院、重庆医学院附属第一医院从事眼科专业临床工作，任眼科教研组副主任、眼科副主任、副教授。1983 年自费赴美国留学，在 Kresge Eye Institute of Wayne State University School of Medicine, Detroit, Michigan 学习工作，任眼科研究员（1983—1989 年），眼科助理教授（1989—2006），眼科住院医师监督（1992—2007）；2011—2019 年在重庆医科大学临床学院附属成都第三人民医院眼科特聘教授。

　　兼任职务：1982 年中华医学会四川省眼科分会秘书，中华医学会重庆眼科分会主任委员。1984 年第三届中华医学会眼科分会委员，《中华眼科杂志》编委，《中华眼底病杂志》编委。1957—1984 年任苏州医疗器械厂技术顾问，前后完成各种手术和检查仪器共 25 项。1986—2005 年美国眼科学会（American Academy of Ophthalmology）会员。1987—2005 年美国视觉和眼科研究协会（ARVO）会员。

　　获奖情况：1958 年获国家卫生部颁发的金质奖章，技术革新奖（设计眼部异物定位器）。

　　1976 年国家卫生部指示制造裂隙灯显微镜攻坚任务，奉命进驻苏州厂半年直至完美制成样机，产品畅销全国，远销欧亚。1978 年获全国科学大会奖（设计裂隙灯显微镜）。1978 年获得国家卫生部颁发的一等科研奖（设计裂隙灯显微镜）。1979 年获重庆市政府奖（设计裂隙灯显微镜），同年获四川省政府奖（设计裂隙灯显微镜）。在美国底特律韦恩州立大学 Kresge 眼科研究所从事眼科研究和临床工作时，获得美国两项关于《人工晶体插入器》的专利：1988 年 United States Patent for designing a foldable intraocular lens inserter (with Robert S.Jampel, M.D., Ph.D.) 美国专利（No. 4,747,404）；1989 年 Tool for folding and inserting intraocular lenses.(with Robert S. Jampel, M.D., Ph.D.) 美国专利（Patent No. 4,844,093）。

　　主要作品：在国内外期刊发表论文 20 余篇。编著《眼科检查与诊断》（1984），在 20 世纪 80 年代被列为眼科住院医师必读书。主译《眼科诊断学》F.H.Haesseler 著（美）。编著《实用眼科诊断》（2005）荣获第十九届华东地区科技出版社优秀科技图书二等奖。本书于 2006 年定为校级精品课程《眼科学》教师参考书目的首选参考书。

　　时间过得真快啊！距第一版《实用眼科诊断》(2005) 出版已过去十几年了，十几年间医学又有了突飞猛进的发展。回想起我还在眼科摇篮中时，恩师周诚浒将我举荐给郭秉宽教授，1954 年进入上海医学院任住院医师。转眼间我在中国和美国教学医院已工作了 65 载。我以毕生精力在眼科界专注的两件事：一是自主研发眼科医疗器械。这是深受周老教导和鼓励的结果。1953—1954年设计眼部异物定位器，而此论文《新型眼部异物定位器》于 1956 年发表，并在 1958 年获卫生部金质奖章、奖状。1959 年开始默默地技术指导苏州医疗器械厂 (国家卫生部直属眼科器械厂) 眼科仪器研发，直至 1983 年自费留学美国，前后完成各种手术和检查仪器共 25 项。1976 年国家卫生部下达制造裂隙灯显微镜攻坚任务，我奉命脱产进驻苏州医疗器械厂半年直至完美制成样机。之后，产品畅销全国，远销欧亚，1978 年获全国科学大会奖。在美国学习工作期间获得两项关于《人工晶体插入器》的专利。二是编写《实用眼科诊断》一书。眼科不仅有着很强的专业特点，同时又与其他临床学科和基础医学有着广泛的联系。眼科学研究范围包括眼的生理、生化、药理、病理、免疫、遗传，以及眼的各种特殊检查和眼显微手术技术，而诊断是治疗的先决条件。通过出版书籍将自己在眼科检查方法中获得的经验可以详细介绍给读者，传授自己的操作心得。同时也是梳理病人的临床表现和辅助检测结果，抓住要领，归纳分析作出诊断。我勇于提出诊断要点、阐述其诊断价值、突出诊断条例，并提出诊断必要条件，引领初学者掌握入门之钥匙。1983 年出版的《眼科检查与诊断》(施殿雄与林利人编)，当时曾被列入住院医师晋升的必读书，多年属于"紧俏书"。前几年，有几位当时的追书族告诉我，至今还珍藏此书。我在 1983 年开始实地踏入美国眼科临床后，两国的培训差距让我很震惊。美国住院医师经三年培训后就可开业当全科眼科医师，其培训曲线呈飙升模式。住院医师不是铁饭碗，必须努力拼搏毕业才能开业，不合格者将被淘汰出局。另外，美国眼科学会出版的 *Basic and Clinical Science Course*，内容新颖，摆脱传统教科书风格。其 14 个分册，成为眼科住院医师必读丛书，每两年更新。为使中国眼科年轻医师加快跟上新时代的步伐，与美国眼科接轨而铺路筑桥，我于 2005 年编写《实用眼科诊断》，出版后深受读者欢迎。在 301 医院从事眼科工作的梁紫岩医生，2013 年时她告诉我说："我们是读着您的书成长起来的年轻人，我和身边的眼科同仁对您的书是口口相传，我深知您的这本书对眼科界的贡献……为了延续《实用眼科诊断》这本书的生命力，希望施教授能出版一本比生命还长的书。"因为有了她热情的推崇和引荐，我决定在修改此书的路程上踏出坚定的一步。鉴于近 15 年来，新技术不断出现和成熟，促进了眼底病诊断技术的蓬勃发展，因此《实用眼科诊断》第 2 版得以再版。我以 65 年教学医院的教学经验为基石、对医疗器械和诊断的热爱为根本，以独特的写作和制图风格修订补充本版书。我深信此次第 2 版的内容会更上一个台阶，彩色印刷会更加凸显精心策划制作的组图效果。

　　本书在编写中参考了国内外眼科进展的最新资料，又承蒙 Judy Chen MD, Eagle RC Jr. MD, Ursula Schlötzer-Schrehardt, Drs George R. Reiss & Jack O. Sipperley, Jerry Sebag MD, Ananda

Kalevar MD，Amy Wu MD，廖志强，郭娟，杨娟，严晓丽，刘巾男等医师提供病例，杨雯医师协助出版社和编者之间的联络和校对，张哲主任的支持。特别感谢在美国 20 多年的直接老上司 Wayne State University Medical School，Kresge Eye Institute 名誉所长 Robert Jampel MD, PhD., 对本书第 2 版的极力赞美，梁紫岩医生的推荐和鼎力支持。

感谢我太太赵志云数十年如一日的保障，儿媳马芳萱及小孙儿 Alex Shi 的协助。

施殿雄

于美国 Northville, 密西根州

2020 年 6 月

第 1 版 序

　　悉知施殿雄医师编著《实用眼科诊断》一书，这对中国眼科界是一件喜事。20 年前由施殿雄与林利人合著的《眼科检查与诊断》，受到众多读者的青睐，曾被列为住院医师晋升的必读书之一。

　　回想当年，我在上海市第六人民医院眼科实习，施殿雄医师是我的上级医师。我们俩有幸同受德高望重周诚浒教授的熏陶与培养，我们深感如果没有周老的精心栽培，就不会有我们今天的成就。施殿雄医师后来由上海第一医学院参加建设重庆分校，继而来美国工作，多年来我们一直保持联系。他带着在中国教学医院近 30 年的工作经验，在美国医学院工作的 20 个年头中深感两国之间在眼科业务的差距。再次使他萌发了编著《实用眼科诊断》一书的想法，以使中国眼科年轻医师更加快速地跟上时代的步伐。

　　《实用眼科诊断》是从诊断角度由浅入深，逐步分析，是培养分析诊断的良好教材。施殿雄医师根据他个人多年教学经验，列出诊断要点，并订出诊断的必不可少的要领，对年轻医师是份宝贵的资料。该书的鉴别诊断有详尽的阐明，不是只列必须鉴别的疾病而无具体内容。全书插图由施殿雄医师亲手在电脑上精心制作，突出显露要点，尤其将同类型疾病合在一起的组图，具有便于比较的优点。书中特别强调在诊断时要多想及常见病，并列出发病率供读者参考。理论知识既包括基础知识又兼及最新近展，精简而实用，并在治疗方面介绍了美国的通用原则，颇值得一读。

美国纽约医学院眼科教授

美国纽约眼耳鼻喉科医院组织培养研究中心主任

复旦大学眼耳鼻喉科医院眼科顾问教授

首都医科大学北京同仁医院眼科客座教授

胡诞宁

第 1 版前言

　　1983 年圣诞节前我飞越太平洋来到了美国，在 Wayne 大学医学院 Kresge 眼科研究所工作。前后在普通 (general) 眼科、神经眼科、青光眼、眼眶整形等专科门诊工作，深深体会我国眼科与美国眼科的实际差距。

　　在美国眼科年会上遇到来自中国的老朋友和从未见过面的读者，他们认为《眼科检查与诊断》很受欢迎，但出版已超过 15 年，热情地盼望再版。

　　誊抄中文稿件在美国是件难事，之后发现用中文软件在电脑直接写书可免除抄校稿文之苦。在李子良教授多次催促下，毅然动手。根据本人 18 年来在美国 Wayne 大学医学院眼科临床的体会，回顾先后在上海第六人民医院、上海第一医学院眼耳鼻喉科医院、重庆医学院眼科工作的 25 个年头，主观上想为年轻的中国眼科住院医师提供一些资料，能为他们与美国眼科接轨而铺路筑桥。我站在中国眼科医师的立场，期望弥补我国眼科与美国眼科在临床上的差距。为此，决定将《眼科检查与诊断》做大幅度修改，对眼底病彻底重写，突出诊断条例，帮助年轻医师掌握临床常见眼科疾病诊断和鉴别诊断要领，更换和新增了大量图片，将体征类似的疾病图片尽量组合在一起便于比较，并选择性地编入治疗原则，增添美国眼科诊病概况、常用眼科英文缩写及眼病综合征。当然，不是要读者照单全收，而是希望年轻医师更多地吸取美国眼科疾病诊断的长处，以促进我国眼科学界有更加突飞猛进的发展。

　　在此，我首先必须感谢眼科老同窗林利人教授，他是本书前身《眼科检查与诊断》中眼底病的主笔，原计划这部分仍由他重写，但由于他繁忙的研究工作，而无暇再写稿。我依旧感激他在《眼科检查与诊断》的写作、审稿、联系出版等事务所做的贡献，感谢他支持《实用眼科诊断》的出版。承蒙眼科老同窗陆绵绵教授热忱协助，她在南京组织了一个稿件修改组，以王育良教授为首，徐新荣、高卫萍、章淑华医师为成员。他 (她) 们在百忙中挤时间对本书部分章节逐字逐句阅读，并提出修改意见，在文句润饰及中文专业名称方面感谢他 (她) 们所提供的帮助。感谢吴燕敏 (Amy Wu,MD) 医师提供了最新眼科的复习材料及病例幻灯片，李子良教授及李苏雁医师、谢学军教授所提供的彩色眼底照片。感谢 Kresge Eye Institute 名誉所长 Robert Jampel, MD.,PhD., 所长 Garry Abrams,MD. 对本书的支持。本书大量材料来自当今眼科各个领域，感谢他们对本书所做的贡献。此书的完成受到我家庭的支持，太太赵志云，儿媳马芳萱及小孙儿 Orion 都尽力协助。

　　最后怀念我的眼科启蒙老师周诚浒教授及李泰钧教授，我牢记周诚浒教授的座右铭："诊断时多想常见病，则错误概率小。"

施殿雄

于美国 Wayne State University,

Kresge Eye Institute

目　录

第1章

前葡萄膜

第一节　前葡萄膜的解剖和生理

葡萄膜的英文 Uvea 源自于拉丁文 Uva（=grape 葡萄），又称为色素膜，是眼球壁的中层，主要由血管和色素构成。葡萄膜由前至后分为三部分：虹膜、睫状体和脉络膜。虹膜和睫状体合称前葡萄膜，脉络膜称后葡萄膜。临床上有全葡萄膜炎之称，意即炎症波及虹膜、睫状体和脉络膜三部分。

葡萄膜富含血管结构，它的主要功能是提供眼球的营养。虹膜的中央有瞳孔，控制和管理外界光线进入眼内的量。睫状体分泌房水，维持眼内压并滋养晶状体，以及房水与角膜之间的溶质交换和角膜的正常代谢。脉络膜的主要功能是营养视网膜的外层，另外具有隔热、色素遮光和暗房作用。脉络膜的血管丰富，血容量大，毛细血管壁有窗孔结构，这有利于发挥脉络膜毛细血管的功能，保障视网膜的营养和代谢产物的运输。血液中全身免疫反应的介质和各种有害物质，如微生物、寄生虫、肿瘤细胞等致病因子容易在此滞留。葡萄膜色素组织具有抗原特异性，容易产生自身免疫反应而引发疾病，因此葡萄膜成为眼免疫性疾病的好发部位。

虹膜和睫状体均由睫状后长动脉的分支供养，因此炎症时虹膜与睫状体常同时发生。在后部，睫状后短动脉主要供应脉络膜，但与虹膜-睫状体有交通支连通，一旦有炎症常相互蔓延，导致全葡萄膜炎。

脉络膜与视网膜是休戚相关的相邻组织，脉络膜的病变很容易波及视网膜，有时很难分清何者是原发病变。临床上脉络膜病变（炎）与脉络膜视网膜病变（炎）几乎是通用的，因此本章重点介绍前葡萄膜，至于大部分后葡萄膜病变（炎）分述于第4章视网膜和脉络膜和第5章黄斑。

一、虹膜

（一）虹膜的结构

黄种人的虹膜（iris）呈棕褐色（白种人呈蓝色或绿色），虹膜表面起伏不平，直径12mm，圆周长38mm。

1. 虹膜卷缩轮（iris frill） 虹膜血管小环的表面呈嵴状隆起，犹如装饰衣领的花边，故又称虹膜领（iris collarettes）虹膜。虹膜卷缩轮

距瞳孔缘1.5mm，是虹膜最厚的区域（0.6mm），以堤岸状隆起的"皱环"为分界线，将虹膜前表面划分为瞳孔区及睫状区（边缘区），见图1-1-1。虹膜卷缩轮两侧有大小不等的凹陷称为隐窝（crypts），此为虹膜前层萎缩而成。有些隐窝内显露网状的灰白色结构，前房水中的水分（不包括钠盐）可经隐窝进行交换。

2. 瞳孔区 宽约1.5mm，该区虹膜中胚层的前层业已萎缩，故在虹膜卷缩轮处可见一阶梯，显示瞳孔区变薄的外观。其表面结构不像睫状区那样平整，而显露前层萎缩后遗留的高低不平，此处小梁呈放射状排列。瞳孔缘处有一圈念珠状的暗褐色的色素层边缘，宽为0.05～0.1mm，此为后色素上皮的前方终端，称瞳孔领（pupillary ruff），这是虹膜色素上皮的终端。在儿童，虹膜卷缩轮及隐窝远不如成年人清楚。

虹膜卷缩轮以内的虹膜前层，胚胎时为瞳孔膜，胚胎7个月时瞳孔膜开始萎缩而逐渐形成瞳孔。因此，永存瞳孔膜必定附着于虹膜卷缩轮。

3. 睫状区 虹膜卷缩轮以外的部分，呈波浪状起伏，组成同心圆的外观，名为收缩沟（contraction furrow），凹陷的沟称周边沟（marginal furrow）。它的作用是便于虹膜伸缩运动。整个表面类似微孔海绵。有色人种一般不会像白种人那样显露放射状小梁，只有表层色素稀少者才能看到放射状的白色条纹。

4. 虹膜后表面 后表面包含后色素上皮和前色素上皮。后表面光滑平整与前表面高低不平呈鲜明不同。

5. 虹膜组织学分层 自前至后分5层：前界膜、基质层、肌肉层、前色素上皮层和后色素上皮层。

（1）前界膜：在胚胎时期有内皮遮盖，在出生后内皮消失。前房水经前缘层滤过后才能进入基质层，虹膜吸收进入光的前沿组织。此层由虹膜基质演变而来，包括密集的黑色素细胞网、成纤维细胞和胶原蛋白。

（2）基质层：为胶原组成的网络，状似海绵。

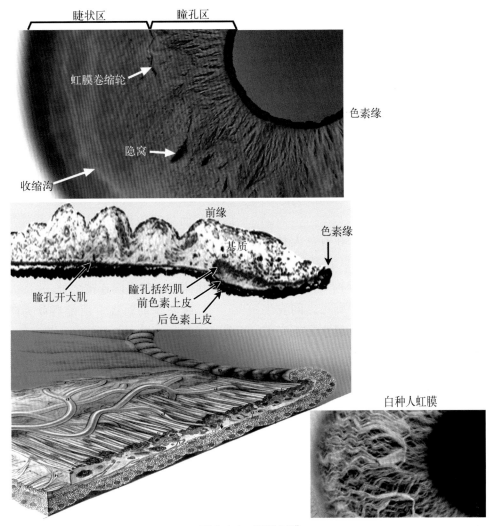

睫状区　瞳孔区

虹膜卷缩轮

色素缘

隐窝

收缩沟

前缘

基质

色素缘

瞳孔开大肌

瞳孔括约肌
前色素上皮
后色素上皮

白种人虹膜

图 1-1-1　正常虹膜

后缘为扩瞳肌的前沿。血管丰富，其结构特殊，以致瞳孔扩大时不至于发生阻塞。毛细血管由单层无窗孔的上皮形成。基质内含有胶原纤维、成纤维细胞、黑素细胞、肥大细胞、团块细胞（clump cell）、巨噬细胞和淋巴细胞。

（3）肌肉层：包含瞳孔括约肌（sphincter muscle）和瞳孔开大肌（dilator pupillae muscle）。二者胚胎学上均是从神经外胚层视杯的的外层衍生的。瞳孔括约肌的平滑肌纤维围绕着瞳孔排列，呈环形腰带状，位于瞳孔缘附近的虹膜色素上皮前面的深基质。直径 0.75 ～ 1mm，厚 0.1 ～ 1.7mm。括约肌主要受动眼神经细胞核的副交感神经纤维的支配。瞳孔开大肌平行于后色素上皮的前面；平滑肌细胞含有细肌丝和黑

素体（melanosomes）；肌原纤维主要限于细胞的基底，并向前延伸进入虹膜基质；黑素体和细胞核位于每个肌上皮细胞的顶端。瞳孔开大肌由交感和副交感神经双重支配。瞳孔开大肌受交感神经 α1- 肾上腺素能刺激而收缩，胆碱能副交感神经刺激可能具有抑制作用。交感神经麻痹可导致 Horner 综合征，表现为上睑下垂、瞳孔缩小、无汗症等。

瞳孔开大肌保持在胚胎位置，与色素上皮接触。前色素上皮顶部肌肉部发出的舌状突起，这些突起进入基质层，组成 3 ～ 5 层的瞳孔开大肌。瞳孔开大肌从虹膜根部呈辐射状向瞳孔方向延伸，终止于瞳孔括约肌中部的后面，瞳孔开大肌的终末端与括约肌融合。

（4）前色素上皮层：紧挨着瞳孔开大肌。

（5）后色素上皮层：其色素含量远比前色素上皮多。并含有糖原、线粒体、粗面内质网和高尔基体（图 1-1-1）。

白种人虹膜基质色素细胞少，故其虹膜纹理与黄种人有差异。睫状区表面并不是微孔海绵状，而是由血管组成的白色条纹，呈放射状排列，白条的纹理清晰。虹膜纹理每人有异，这有利于作为身份鉴别。

（二）虹膜的血管和神经

虹膜基质的大部分是血管，在有色人种中血管是被隐藏的，在白种人是可以看到血管的。大多数血管起自动脉大环，放射状走行至瞳孔缘。在虹膜卷缩轮区域动脉和静脉弓之间发生吻合，形成虹膜血管小环，此环通常是不完整的。动脉大环位于睫状体的顶端，而不在虹膜。虹膜的前缘界是无血管的，只有新生血管形成（NVI）时才能看到细微的血管。毛细管的直径相对较大，内皮细胞是无窗孔，围绕有基底膜、周细胞和胶原纤维。内膜无内弹力层。有髓和无髓鞘神经纤维在整个基质中提供感觉、血管舒缩和司管肌肉功能等。

二、睫状体

（一）睫状体的结构与功能

睫状体（ciliary body）是葡萄膜的中间部分，前与虹膜根相接，后与脉络膜相连。整个睫状体呈环形（腰带状），其前后径颞侧较宽，约 6.7mm；鼻侧较窄，约 5.9mm。睫状体的前后向截面呈三角形。睫状体的尖端朝后连接锯齿缘。睫状体的基底（前端，前房角处）有虹膜根插入。睫状体纵向肌纤维插入巩膜突，这是睫状体唯一与巩膜连接之处。

1. 睫状体的组成　由前后分为两部分，即睫状冠和平坦部（图 1-1-2）。

（1）睫状冠（ciliary corowa，又称皱部 pars plicata）：前后长度为 2～3mm。从后方观察，睫状突有约 70 个放射状排列的嵴——突起的绒毛状结构，宽 0.5mm，高 1mm；从矢状切面观察，睫状体前部凸显膨大，又有放射状突起，故称

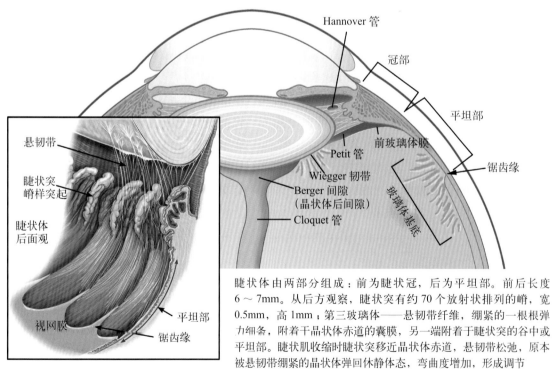

睫状体由两部分组成：前为睫状冠，后为平坦部。前后长度 6～7mm。从后方观察，睫状突有约 70 个放射状排列的嵴，宽 0.5mm，高 1mm；第三玻璃体——悬韧带纤维，绷紧的一根根弹力细条，附着于晶状体赤道的囊膜，另一端附着于睫状突的谷中或平坦部。睫状肌收缩时睫状突移近晶状体赤道，悬韧带松弛，原本被悬韧带绷紧的晶状体弹回休静体态，弯曲度增加，形成调节

图 1-1-2　睫状体和悬韧带

为睫状突（ciliary processes）。睫状突在年幼时长而细，但在晚年时变得钝圆。这些突结构是由疏松结缔组织包绕的毛细血管组成，被两层上皮层包绕。这种结构为毛细血管提供了一个很大的表面积，为无色素上皮面对后房。这种结构最大限度地使睫状体分泌物能进入后房的窄小空间，含有丰富的血管，睫状突负责生成房水。晶状体的悬韧带纤维主要附着在睫状突的谷中，但也附着于平坦部。

（2）睫状体平坦部（pars plana）：简称平部（规范词为睫状环），是一个相对无血管，光滑，有色素的区域，宽 4mm，从睫状突延伸到锯齿缘（进入玻璃体腔最安全的后路手术径路在平坦部），离角膜缘 3～4mm 之处。

睫状体的功能主要为房水形成和晶状体调节作用；其次是在小梁和葡萄膜、巩膜流出途径中起作用。

2. 睫状体的组织分层　由内向外分为：无色素睫状上皮层、色素睫状上皮层、睫状基质层、睫状肌层、睫状体上腔层五层组成。睫状体内侧表面覆盖着两层上皮细胞，由内（后房）向外（巩膜）为无色素睫状上皮和色素睫状上皮，主要作用为分泌房水。

（1）无色素睫状上皮层（nonpigmented epithelium）：位于内层，直接接触后房的房水，无色素睫状上皮层介于后房与色素上皮层之间。无色素睫状上皮和色素睫状上皮并排相依，两层上皮细胞的顶端头对头相碰，通过细胞间的紧密连接（tight junctions）和细胞交叉（cellular interdigitations）融合在一起。无色素睫状上皮的侧向细胞间隙，有紧密连接（闭锁小带，zonula occludens）负责血液 - 房水屏障。无色素睫状上皮基底的表面有基底层覆盖，面朝后房。色素睫状上皮的基底层，面向虹膜基质，比无色素睫状上皮厚，更具均质性。

无色素睫状上皮细胞在平坦部是单层立方上皮细胞，而睫状冠是单层柱状上皮细胞。它还具有多个基底膜内褶（basal infoldings）、大核和丰富的线粒体。粗内质网（rough

endoplasmic reticulum）和高尔基体在分泌房水作用中扮演重要角色。空泡（vacuoles）有时候，特别是在前方虹膜附近存在少量黑素体。

基底膜是 Bruch 膜（脉络膜和 RPE 之间）向前延伸而来，但比 Bruch 膜厚，基底膜将基质和上皮层隔开。色素睫状上皮和无色素睫状上皮均有基底膜。

（2）色素睫状上皮层（pigmented epithelium）：色素睫状上皮为单层立方上皮，色素上皮细胞在整个睫状体中相对均匀。每个细胞的特征是，有多个基底内褶，大核，许多黑素体，线粒体，广泛的内质网。

（3）睫状基质层（ciliary stroma）：由富含细胞、胶原、血管及神经的结缔组织层所构成。在睫状冠部，该层较厚，且将上皮层与肌肉层分隔。在平坦部，该层变薄。青年人结缔组织稀疏；老年人一部分胶原纤维发生玻璃样变。

大多数毛细血管靠近色素睫状上皮，且往往与基底膜相连。睫状体冠的毛细血管粗大，有比较大（直径 15～30μm）的窗孔（fenestration），与脉络膜毛细血管相似，有利于生产房水。睫状肌内的毛细血管细小，且无窗孔。

（4）睫状肌层（ciliary muscles）：睫状肌有三层不同作用力的纤维，由外向内依次为纵行肌纤维、放射状肌纤维、环行肌纤维。

睫状肌大多数由附着于巩膜突的纵行肌纤维组成，位于外层，肌纤维沿子午线纵行排列，走行朝后延伸至脉络膜上间隙前部；放射状肌纤维在睫状体中部；环行纤维位于最内部。临床上，三组肌纤维作为一个单元。

3. 人眼视近物时的调节作用　这是一种天然的自动对焦反应，睫状肌收缩→睫状突移近晶状体赤道→悬韧带松弛→晶状体增加屈光力→眼屈光系统的焦点自动移至视网膜。当视远距离目标时睫状肌松弛，晶状体前表面的曲率恢复原来状态。

晶状体增加屈光力的机制主要是晶状体前

表面的中央变得更球形，这导致晶状体的屈光度增加，使得近物体在视网膜上聚焦。当睫状肌收缩时原本绷紧的悬韧带变得松弛，悬韧带在晶状体囊上的拉力减弱，晶状体原本被压抑的膨胀力得到缓解，以致晶状体前表面的中央变得更球形。前表面中心凸起，其曲率半径达到约 3mm；周边的前表面曲率改变较小或没有增加。晶状体后表面的曲率变化很少。Strenk 等用 MRI 测定人眼调节力总数可达到 8D。

其他同时伴随的改变有：晶状体向前移动，直径缩小，晶状体轴向厚度的增加与前房深度的减少（Tasman, williams. Duane's ophthalmology. 2013）。

拟副交感神经药毛果芸香碱滴眼液收缩睫状肌将巩膜突后移，使小梁网眼张开促进房水排出。老视眼与晶状体的年龄相关变化有关，而不在睫状肌。即便如此，肌肉也随年龄的增长而变化，肌肉之间的结缔组织的量逐渐增加，收缩后弹性回缩逐渐丧失。

4. 睫状体上间隙（supraciliary space）巩膜与睫状体之间的一个潜在间隙，后与脉络膜上间隙（30μm 厚）相通。因此，脉络膜渗漏往往合并睫状体渗漏。睫状体上间隙内仅有少量纤细组织与巩膜相连，此即含有色素的结缔组织板层带。板层带起始于睫状肌的纵行纤维，向外伸延，与巩膜相延续。当渗漏液进入睫状体上间隙时睫状体与巩膜分离，结缔组织板层带仍附着在睫状体上，其残端保留在巩膜上。板层带的表面没有真正的上皮覆盖。

（二）睫状体的血供

睫状体主要动脉供血来自前、后长睫状动脉，由浅表巩膜丛组成的多层动脉丛连接在一起，更深的肌内丛，动脉大环常常被误认为是虹膜的，但实际是位于前房角隐窝的后方的前部睫状体。主要静脉通过涡静脉向后排出，也有一些排水通过巩膜内静脉丛和上巩膜静脉丛进入角膜缘区域。

每个睫状突的毛细血管丛由小动脉供给，虹膜动脉大环为典型的小动脉，其中层有 2～3 层平滑肌，没有内弹力层。睫状突的毛细血管大、薄壁、窗孔丰富。因此，睫状突的毛细管网提供了表面积大的高渗透性血管。毛细血管丛在动脉大环的前后通过，每个毛细血管丛被 1～2 个大的小静脉丛引流，小静脉位于每个睫状突的冠。小动脉平滑肌内的括约肌张力影响毛细血管静水压力梯度，影响血液是否流入毛细血管丛，或者完全绕开毛细血管丛直接流入脉络膜静脉而排出。血管平滑肌的神经元神经支配调节区域血流量，支配交换流体的毛细血管表面积和静水毛细管压。所有这些因素影响房水形成的速率。

（三）房水的生成

房水的生成（formation of the aqueous humor）有三个阶段。①首先是大量血液流过睫状突的中央。血液的血浆通过超滤迁移到睫状突基质的组织间隙中，犹如贮存在"储藏库"。该过程涉及水和水溶性物质借流体静力压梯度（hydrostatic pressure gradient）流过毛细血管内皮进入睫状突基质。②储藏库中的水液跨越睫状上皮时被主动分泌机制送入后房。无色素睫状上皮将钠离子输送到后房，并且引导血浆超滤液从基质储藏库转移到后房。在正常情况下，主动分泌可能占总房水形成的 80%～90%。阴离子、阳离子和其他物质被主动运输穿过无色素睫状上皮细胞，堆积在上皮细胞侧壁之间的间隙中。离子聚集产生高渗环境→水扩散到细胞间隙中。毗邻的无色素上皮细胞侧壁间有一条窄弄堂——细胞间隙，靠近细胞尖顶有一道闸门——紧密连接（tight junction）封闭细胞间隙；间隙在基底膜处开口于后房，水和水溶性物质经水溶质泵由细胞间隙流入后房（图1-1-3）。睫状上皮的主动水输送的主要驱动力是 Cl^- 分泌，在无色素睫状上皮中的水通道蛋白（aquaporin，AQP）已被发现有助于房水分泌。泵送物质可以不管浓度梯度强行输送。已发现的泵送物质有 Na-K-ATP 酶、碳酸酐酶、Na^+、K^+、HCO_3^-，以及氨基酸膜转运蛋白等。

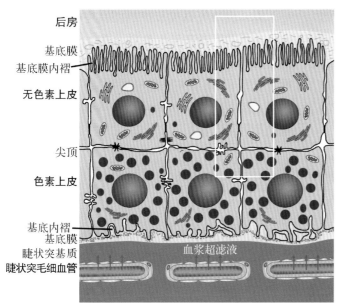
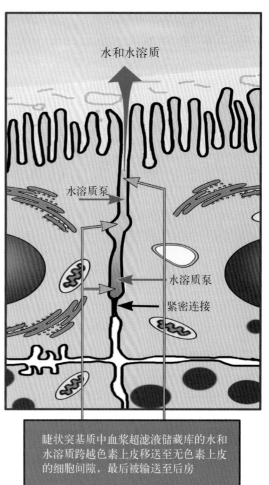

大批血浆经睫状毛细血管内皮丰富的窗孔进入睫状体基质，形成血浆超滤液的"储藏库"。

离子Na^+，K^+，Cl^-，HCO_3等经色素上皮，移送至无色素上皮，最终逸入房水。

泵送物质可以不管浓度梯度强行输送。已发现的泵送物质有Na-K-ATP酶，碳酸酐酶，Na离子，K离子，HCO_3以及氨基酸膜转运蛋白等。Na-K-ATP酶是一种重要的系统，存在于无色素睫状上皮的侧壁细胞交叉中。Na离子泵能主动输送Cl离子，是形成房水的主要驱动力

睫状突基质中血浆超滤液储藏库的水和水溶质跨越色素上皮移送至无色素上皮的细胞间隙，最后被输送至后房

图 1-1-3　睫状体色素上皮和无色素上皮；房水生成

③当房水路经前房时，营养物质和其他无血管性眼组织存活所必需的物质，通过扩散进入房水中。此外，一些溶质如碘奥酮（diodone，碘吡啦啥，iodopyracet）、对氨基马尿酸盐（*p*-aminohippurate）和前列腺素被睫状上皮本身从房水中去除。

已知三种生理过程有助于房水的生成和化学组成：扩散、超滤（和相关的透析）和主动分泌。前两者是被动的，因此不需要主动的细胞参与。扩散（diffusion）：溶质透过生物膜时由高浓度梯度一侧向低浓度一侧移动，直到均匀分布。其主要是由于密度差引起的，速率与物质的浓度梯度成正比。超滤（ultrafiltration）：又称超过滤，大批血浆经睫状毛细血管内皮窗孔进入睫状体基质，在基质中形成血浆超滤液的"储藏库"，提高静液压驱动力可增强超滤。主动分泌（active secretion）：主动分泌需要的能量，通过三磷酸腺苷（ATP）的水解提供，能量用于分泌物质，与浓度梯度无关。无色素睫状上皮存在两种酶与此过程密切相关：钠-钾活化的腺苷三磷酸酶（Na-K-ATP酶）和碳酸酐酶。Na-K-ATP酶主要与无色素睫状上皮的基底质膜内褶（plasma membrane infolding）的质膜结合。钠离子是主动运输的结果。房水是由睫状体无色素上皮分泌的，与碳酸酐酶的作用有关，故抑制碳酸酐酶可明显抑制房水形成。

房水流量相对恒定，生理需要变化不大。尚未发现控制流量的真正监管机制。在整个24h内房水流量节律，在健康人，房水流量在早晨最高，半夜最低。睡眠期间夜间流量仅为

醒后早晨的 43%。年轻人日间房水流量平均约 2.9μl/min，在 80 岁以上者为 2.2μl /min。一般来说，房水流速约为每 10 年减慢 2.4%。房水的产生速率为 2 ～ 2.5μl/min。每分钟更换大约前房 1% 的和后房 1.5% 的房水，每 90 ～ 100 分钟全部房水更换一次。

调节房水流昼夜节律的机制是难以捉摸的。生成房水的刺激来自于 β 肾上腺素能激动剂（包括肾上腺素、去甲肾上腺素、特布他林和异丙肾上腺素）。皮质类固醇似乎增加了儿茶酚胺的作用。褪黑激素（melatonin）可能参与房水流量的夜间最低值。

第二节　前房及虹膜的检查与异常现象

前房和虹膜的检查依赖裂隙灯显微镜；有时需要前节 OCT 或 UBM。

一、前房

前房（anterior chamber，AC）是一个充满房水的扁圆形空间：前界为角膜后表面；后界为虹膜和晶状体瞳孔部的前表面；外界为小梁网，巩膜突，睫状体前表面和虹膜根部组成的房角。前房的最大直径 11.3 ～ 12.4mm（大约与角膜直径相当）。在水平经线剖面，前房角在周边角膜后 1mm 处，而在矢状经线剖面，则在其后面 0.75 ～ 1mm 处。前房的最窄部分是房角。由于虹膜在插入睫状体时改变方向，因此在其最周边的凹陷处的房角会稍微变宽，形成隐窝。

前房的容积约为 250μl。每生命年减少 0.11μl，近视每屈光度增大约 0.69μl。在相比之下，后房小得多，体积为 60μl。

前房充满房水，正常房水中蛋白含量及细胞甚少，故清澈透明。房水为无血管的晶状体和角膜提供营养物和排出废物。房水蛋白浓度是血浆（20mg/100ml）的 0.1% ～ 0.2%，氨基酸浓度比血浆高。

睫状体的毛细血管有类似于脉络膜毛细血管存在的许多窗孔（fenestration）。毛细血管内皮细胞的紧密连接量少。睫状突毛细血管内的物质可以经窗孔自由逸出血管外，不受紧密连接的制约。

血 - 眼屏障（blood-ocular barrier）包括血 - 房水屏障、血 - 视网膜屏障。屏障是指一种功能，而非结构，与血 - 脑屏障相似。脂溶性或小分子药物比水溶性大分子药物容易通过血 - 眼屏障。它使全身给药时药物在眼球内难以达到有效浓度，因此大部分眼内病的有效药物治疗是局部给药。

血 - 房水屏障（blood-aqueous barrier）：由毛细血管内皮细胞和色素上皮细胞主管。毛细血管内皮相邻细胞间，色素上皮相邻细胞侧面之间的紧密连接控制细胞旁主动转运（paracellular active transport），严格控制溶质，只允许小分子、脂溶性物质、水进入房水。跨细胞被动性渗透（transcellular passive permeability）取决于离子浓度梯度。在睫状体，称血 - 房水后屏障；在虹膜，称血 - 房水前屏障。

睫状体基质的毛细血管内皮有窗孔，故渗透性相对较高。溶质先通过色素细胞，最后关隘是无色素上皮细胞顶端侧面之间的紧密连接，控制中等大分子溶质（例如蛋白）进入后房。因而，房水中的蛋白含量只及血浆中的 0.5%。

虹膜的前表面的内皮细胞在出生时已退化消失，仅由一层成纤维细胞形成，所以不能构成屏障。前房水可自由进入基质和虹膜肌肉层，因而房水中的药物可快速被吸收。

一般情况下，一种物质的脂溶性系数越大，则穿透血 - 房水屏障传递给后房水的能力也越大。

当因疾病、药物或外伤损坏血 - 房水屏障时，血浆成分进入房水称为血浆样房水（plasmoid aqueous），最显著的变化是蛋白浓度显著增加。异常迅猛地进入前房的物质还有如荧光素、Evans blue 染料、白蛋白或纤维蛋白原。结膜囊内滴荧光素液后前房会出现闪辉。

许多破坏血 - 房水屏障的过程可能导致血管舒张。炎症或眼压突然下降可以发生血管扩张。角膜擦伤后通过轴突反射→血管扩张。在任何情况下，血管扩张可伴有一些虹膜血管紧密连接的损失。因此，滴入托吡卡胺眼液有时会出现房水闪辉。

局部应用前列腺素至足够高的浓度，会损害睫状体无色素上皮细胞的紧密连接而增加房水的蛋白质含量。

此外，前房穿刺放液后，血 - 房水屏障被破坏导致血浆蛋白和其他成分渗漏并进入 Schlemm 管。

（一）前房深度

1. 正常前房深度 前房深浅用裂隙灯显微镜可做粗略估计（图 1-2-1），浅前房者再用光学切面以角膜厚度来比前房深度，虽非精确但已够临床估计周边前房宽窄，详见青光眼章。用 Haag-Streit 角膜厚度计可在裂隙灯下精确测定前房深度（depth of the anterior chamber），超声也可测定前房深度。

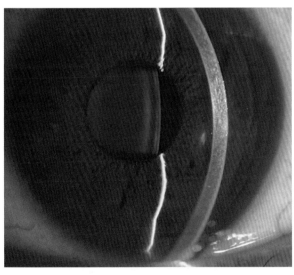

图 1-2-1 裂隙灯下的正常前房

因角膜呈弧形向前方突出，所以前房的深度在各部分不同。中央最深，边缘最浅。据许吉生等（1957）测量：20 岁前前房逐渐增深，20 岁左右达到一生中最大的深度，以后逐渐变浅。近视眼前房较深，远视眼前房较浅。- 3D

以上者比 - 3D 以内者约深 0.15mm，+3D 以上者比 +3D 以内者约浅 0.1mm。正常人前房轴深见表 1-2-1。

表 1-2-1 正常人前房轴深

年龄	前房轴深（mm）
5—10	2.1
16—25	2.2
31—35	2.0
41—45	1.8
51—55	1.7
61—80	1.6

前房深度的正常数值各学者报道不一，中央前房深度：3.7mm（Goldmann）、3.1～3.6mm（Rosengren）、3.2～3.8mm（Calmettes 等，1956）。我国正常人中央前房深度为 2.3～3mm。随着年龄增长逐渐变浅，大约每 10 年减少 0.1mm，这可能是由于晶状体逐渐肿胀导致的。

2. 前房深度异常

（1）前房变浅（shallow anterior chamber）：在闭角型青光眼、瞳孔膜闭或闭锁、晶状体肿胀、虹膜前粘连、角膜穿孔或某些眼内手术后，前房变浅或消失（浅前房，flat anterior chamber）。眼内手术后观察前房的深浅可以估计伤口的愈合情况，手术后前房长期不恢复者常合并脉络膜脱离，或者伤口有漏水现象（Seidel 征）；青光眼术后前房进行性消失或变浅，应警惕恶性青光眼。在晶状体半脱位或虹膜前粘连时，前房一侧较浅。玻璃体切割术（PPV）术毕玻璃体内注射过多气体。

（2）前房变深：在晶状体后脱位、无晶状体、玻璃体机化收缩等情况下，前房可以变得较正常为深。无晶状体眼在眼球转动时可以出现虹膜震颤。

（二）前房水透明性

1. 房水闪辉（flare，aqueous flare） 临床上测定前房水透明性（transparency of aqueous humor）是用裂隙灯显微镜，检查室的照明务必极暗，越暗越好。将细小光束以 30°～40°角倾斜射入前房，重要的是前房那段必须以瞳孔作为背景。用低倍显微镜观察前房水是否透明，将透过光束的房水与未被照到光线的房水做比较。这好比一束阳光经墙壁上的小孔射入黑屋中，可以观察到空气中的一道白光，这种现象存在于混浊的前房水中称为房水闪辉阳性，又称为 Tyndall 现象（图1-2-2）。

正常前房水的蛋白质含量在我国正常人为 5～16mg/100ml，不出现 Tyndall 现象，故正常前房水无房水闪辉（flare 阴性）。

据北京协和医院测定，虹睫炎蛋白质含量增至 174～270mg/100ml 时房水显现混浊，投入光束出现蓝灰色甚至乳白色光束，称房水闪辉阳性。蛋白质含量愈高房水闪辉愈明显。

2. 房水混浊　房水丧失其正常的透明性，可从轻度混浊到重度混浊，甚至有成形物质（絮状渗出）。血-房水屏障被破坏后浆液性渗出的房水蛋白质含量高，以致出现闪辉阳性。房水闪辉阳性最常见的原因是前葡萄膜炎（急性期或无活动性的慢性葡萄膜炎），甚至出现在非葡萄膜炎的状态，如急性青光眼、视网膜脱离、萎缩的眼球、滴荧光素后等，滴扩瞳药后有时

会出现淡淡的房水闪辉。青少年慢性关节炎病人血-房水屏障出现永久性破坏，这种房水闪辉阳性对局部皮质类固醇眼液无反应。

玻璃体疝入前房时也可显现房水闪辉，但玻璃体疝的前表面包有一层玻璃体膜，而且一定经瞳孔而来，在眼球运动时玻璃体疝有颤动。在前房的玻璃体虽显房水闪辉，但不记录为房水闪辉阳性（图1-2-2）。

美国葡萄膜炎协会和国际葡萄膜炎研究组（2005）制订葡萄膜炎命名标准化，选用 Nussenblatt（1997）推荐的分度法：裂隙灯光束以 1mm×1mm 作为前房细胞分度的条件（表1-2-2）。

（三）前房细胞

在正常前房水中无细胞。前房漂游的细胞可以是白细胞、红细胞、色素细胞、肿瘤细胞等，但在炎症状态时是指白细胞。

前葡萄膜炎时，若房水中没有纤维蛋白，则炎性细胞就自由地漂浮在房水中。急性前葡萄膜炎先出现房水细胞，而后呈现房水闪辉，2d 后才可见角膜后沉着物（keratic precipitates，KP）。炎症消退时房水细胞消失，前房仍有闪

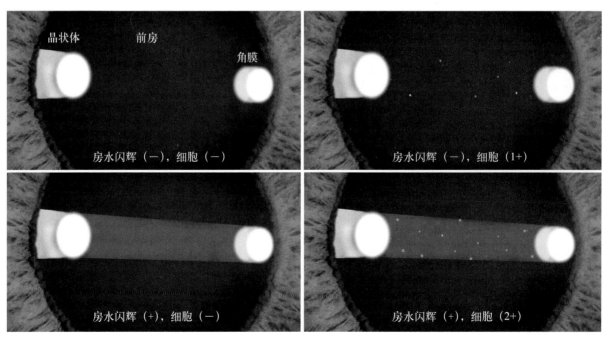

图 1-2-2　前房细胞及房水闪辉

表 1-2-2　房水闪辉及前房细胞分度（SUN，2005）

房水闪辉		细胞（用 1mm×1mm 裂隙光束）		
分度	房水闪辉	分度	视野中细胞数	记忆法*
0	无	0	0	
1+	极淡	0.5（稀少）	1～5	＜6
2+	中度（虹膜和晶状体细节清楚）	1+	6～15	＞6
3+	明显（虹膜和晶状体细节模糊）	2+	16～25	＞16
4+	强烈（纤维蛋白，成形性）	3+	26～50	＞26
		4+	＞50	＞50

* 为本书编者添加，便于临床记忆而已。重点先记住 2+

辉可持续相当长时间。所以，房水细胞是判断炎症活动性的指标。

用裂隙灯显微镜检查前房水透明性时，将显微镜倍数增高，以观察是否有被光束照射的房水细胞。但须注意下列数点：①要在漆黑的暗室中，一定要以瞳孔作为背景，用高倍显微镜及宽 0.3 高 2.5mm 的裂隙观察，因为低倍看不清细胞，太窄的裂隙限制了扫视范围并且反射光太少。②前后左右移动显微镜的焦点扫视前房的前后各部位，看不到细胞时宜略为开大光线投射孔再行扫视，因为投射光束太小时会遗漏某些部位；当然投射光束不能太大，投射光太强会产生散射而不易看清细胞。③如果前房中只有几个细胞，那就要仔细搜索，高倍放大，光束不要太小，否则很容易遗漏。正常前房水中无细胞可见。

前房水中的房水闪辉不代表有细胞漂游；反之，有细胞漂游，不一定有房水闪辉，故前房水的细胞漂游与房水闪辉应列为两个体征分别予以观察和记录。请勿以"前房反应"笼统概括。

可以分级为细胞 1+、2+、3+、4+。在前房中偶尔看到几个细胞，可以描写为"几个细胞"或"偶尔细胞"或"稀少细胞"，这表示细胞不足 1+。用 1mm×1mm 高的投照光束，高倍放大视野中看到的细胞计数加以分度（表 1-2-2）。此分度法根据 1mm×1mm 裂隙光束制定的，如果裂隙灯投射光系统无此精确设计，则宜尽可能调整到此口径。测定多次获得足够经验后就可凭经验加以分级。

（四）角膜后沉着物

前房水中漂游的炎症细胞集团可以附着于角膜内皮细胞表面，形成角膜后沉着物或后沉淀。

因前房水在角膜后向下对流时，前房水中的炎性细胞可滞留凝集在水肿的角膜内皮细胞上而成为 KP。KP 比较容易粘在角膜下半部，故 KP 的分布往往下部较多上部较少，为基底在下的三角形分布（此为典型的分布，又称 Arlt 三角）或呈垂直梭形排列（图 1-2-3），有时 KP 仅限于角膜中央，或布满整个角膜。KP 的大小、颜色、数目、分布均应仔细记录。

1. KP 分类　KP 根据大小可分为以下几种，星状和玻璃样 KP 少见。

（1）尘样 KP：极为细小的灰尘样沉着物，常散布于大部分的角膜后表面，最多为 70～100 个。这类 KP 由多形核白细胞组成，细胞不会凝集。主要见于非肉芽肿性前葡萄膜炎，多为急性炎症；也可见于肉芽肿性葡萄膜炎的某一个时期。

（2）中等大 KP：中等大的、境界清楚的、分散地附着在角膜后的球状沉着物常在角膜下部排成一个三角形，最多为 40～50 个，这是单核细胞构成的，这类细胞极易凝集，由于重力关系故更易沉着在下半部分。中等大小 KP 主要见于 Fuchs 葡萄膜炎综合征（又称为异色性虹膜睫状体炎）和单疱病毒性角膜炎伴发的前葡萄膜炎。

（3）羊脂状 KP：更大的、扁平的、不规则的黄白色细胞集团，它使角膜后面像粘有油脂的玻璃窗，称为羊脂状（mutton-fat）KP，最多为 10～15 个。它是由单核巨噬细胞和类上皮细胞组成，这种细胞比单核细胞更易凝集（图1-2-3）。主要见于肉芽肿性前葡萄膜炎。

（4）星状 KP（stellated KP）：40 倍以上放大后仔细观察可见 KP 边角有星芒状突起的纤维（图1-2-4），通常分布在整个内皮细胞表面。最常见于 Fuchs 葡萄膜炎综合征、单纯疱疹和带状疱疹、巨细胞病毒（CMV）、弓形体病、强直性脊柱炎、Behcet 综合征和结节病伴发的前葡萄膜炎。

（5）玻璃样 KP（glassy KP）：较大，数颗，闪光，几乎半透明。常是慢性炎症的结果。此为被破坏的炎性细胞体的变性残留物。罕见。

KP 可能是单纯的一种，或二、三种不同大小的沉着物混合而成。掌握有关组成 KP 细胞类型的知识，对于判断渗出物的病灶性质极有帮助。

2. KP 分布

（1）下方的三角形分布：因重力作用而形成。此是最常见的一种分布形式，见于多种类型的葡萄膜炎。

（2）角膜瞳孔区分布：主要见于青光眼睫状体炎综合征、Fuchs 葡萄膜炎综合征和疱疹病毒性角膜炎伴发的前葡萄膜炎。角膜内皮炎的 KP 常只局限于角膜水肿区域。

（3）角膜后弥漫性分布：主要见于 Fuchs 葡萄膜炎综合征和疱疹病毒性角膜炎伴发的前葡萄膜炎，但分布类型不足以表述前葡萄膜炎的病原。

3. 色素性 KP 与角膜后色素沉着不同　新鲜 KP 呈灰白色，随着病程的增长逐渐变成棕色。角膜内皮细胞也能吞噬来自虹膜的色素颗粒，或者色素颗粒被附着在 KP 上。因此，KP 经过一段时期后附着的棕色素逐渐增多，称色素性 KP。凡见灰白色 KP 带有些棕色色素，表明为陈旧的 KP，KP 最终可全被棕色色素颗粒所取代。但须注意，色素颗粒偶尔也附着于角膜内皮，见于眼前段手术后（尤其是老年病人）、

Krukenberg 梭、色素播散综合征、角膜滴状疣等。这种色素细胞附着于角膜内皮，断非前葡萄膜炎的炎症迹象，请勿混淆为色素性 KP。

非炎症性晶状体皮质细粒、肿瘤细胞附着于内皮上时，易误认为 KP。

Kanavi 等（2011）以角膜共焦显微镜对 90 例肉芽肿性和非肉芽肿性葡萄膜炎病人的 KP 以 500 倍放大图像分析，归纳成 6 种类型。巨球形 KP 有力提示为肉芽肿性葡萄膜炎；交叉形，尤其是树枝状 KP 提示感染性葡萄膜炎，包括 Fuchs 葡萄膜炎综合征，图 1-2-4[Kanavi MR, Soheilian M. Confocal scan features of keratic precipitates in granulomatous versus nongranulomatous uveitis. J Ophthalmic Vis Res, 2011，6(4): 255–258]。

热对流及 KP 前房白血细胞用显微镜可见灰白色微粒。当眼球静止不动时，可以看到细胞随着房水的热对流循环而漂流。前房水的热对流循环是因房水受虹膜面的温暖而向上升起，到了靠近较凉的角膜，又下沉到前房底部。借此种微粒的流动可极其明显地反映前房水的热对流（图1-2-5）。平均速度为每秒移动 1mm。在炎症加剧时，因房水中蛋白质含量增多，黏性增强，前房内白细胞移动速度减慢，甚至似乎停止移动。反之，当炎症消散时前房细胞运动增快。细胞的移动速度反映炎症的严重程度。细胞少量时，热对流的情景不典型。

4. KP 转归　可完全消失或变小，尘状 KP 消失快，羊脂状 KP 消退甚慢。陈旧 KP 带棕色和锯齿状边缘，或成为玻璃状半透明称幽灵 KP（ghost KP）或玻璃样 KP（glassy KP），这种陈旧 KP 并不意味着活动性炎症，KP 也可在眼内手术时被冲走。

（五）前房纤维蛋白渗出

前房纤维蛋白渗出（fibrinous exudate）又称为血浆样房水（plasmoid aqueous）。纤维蛋白原是最长的血浆蛋白分子，当前葡萄膜炎发生血管明显渗漏时，前房有足够量的纤维蛋白原转变成纤维蛋白凝块。

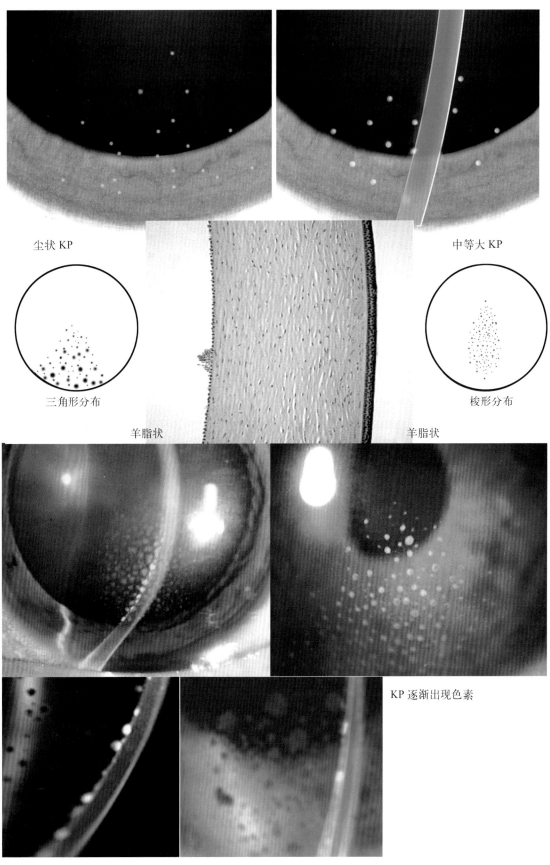

尘状 KP

中等大 KP

三角形分布

梭形分布

羊脂状

羊脂状

KP 逐渐出现色素

图 1-2-3　角膜后沉着物大小和分布

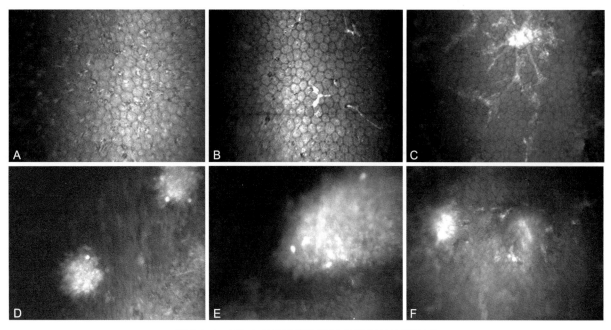

图 1-2-4　KP 在共焦显微镜下的分类及其诊断意义

A. 细点状；B. 交叉形，Fuchs 葡萄膜炎综合征的特征；C. 树枝状。提示感染性葡萄膜炎，偶见于肉芽肿性葡萄膜炎，中间葡萄膜炎，结节病葡萄膜炎；D. 球形；E. 巨球形，肉芽肿性特征；F. 浸润形，提示感染性

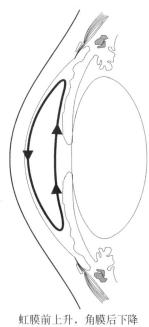

虹膜前上升，角膜后下降

图 1-2-5　前房水热对流

急性成形性虹睫炎，常有纤维蛋白渗出，故在前房可见灰蓝色网状的纤维渗出，称为絮状渗出（图 1-2-6）。如纤维渗出量丰富，则缠结的胶状纤维蛋白可形成一个半透明的小球。

根据病情的严重度可将前葡萄膜炎渗出物分成：浆液性（房水闪辉）、纤维蛋白性（絮状

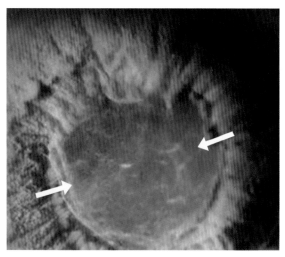

图 1-2-6　絮状渗出

渗出）、脓性（前房积脓）、红细胞性（前房积血）等。浆液性渗出物的严重程度最轻。

玻璃体疝应与房水絮状混浊区分，尤其是悬韧带断裂所致的少量玻璃体疝，初学者易将其误认为絮状渗出。玻璃体疝出自于瞳孔边缘，前表面有膜包裹而且会微微飘动。渗出多时呈团球状。

（六）前房积脓

当前房水中多形核白细胞过多，或混有坏

死组织碎屑时，因重力作用而积沉于前房底部。用肉眼即可看到灰黄色积脓，如果渗出物中不含纤维蛋白（因无凝集作用），积脓的上界为一水平面，可随着头位的变动而慢慢移动，如Behcet综合征的前房积脓（hypopyon）。它的范围可用时钟位表示，例如 5：00—7：00。也可记录脓液的高度，如 1mm，最好做图记录。同时应留意液面，一般呈水平状，当纤维蛋白含量多时，液面中央部稍隆起，如 HLA-29 相关的葡萄膜炎（图 1-2-7）。

1. 假性前房积脓　纤维蛋白性渗出物过于黏稠时，易粘于前房角及角膜后，无水平液面，呈不规则边缘（图 1-2-7）。假性前房积脓与前房积脓的区别在于它的不规则部位、不规则边缘、不随头位移动。玻璃体内注射曲安奈德（TA）后，药物流至前房也称假性前房积脓，仔细观察可见结晶颗粒，并且病人头向肩倾斜时，"积脓"迅速移位。儿童视网膜母细胞瘤的子瘤细胞进入前房和儿童急性白血病，以及眼内淋巴瘤病人虹膜的白细胞浸润也可引起前房积脓样改变，玻璃体内注入的

硅油其乳化小滴流入前房均称为假性前房积脓。

2. 前房积脓性葡萄膜炎　常见于 Behcet 综合征、强直性脊柱炎、HLA-B27 阳性前葡萄膜炎、急性眼内炎；也见于眼前段毒性综合征（TASS），治疗获得性免疫缺陷综合征（AIDS）病的利福布丁（rifabutin）不良反应。

3. 血性前房积脓　见于 HLA-B27 阳性前葡萄膜炎，是疱疹性葡萄膜炎的标志。也应怀疑感染或白血病，前房穿刺有助于鉴别诊断。

（七）前房积血

重症虹睫炎致血-房水屏障被破坏，或外伤性血管破裂，血液进入前房，则可看到淡红色的房水光束，用显微镜可见红色颗粒。血细胞过多地进入前房，大量血细胞沉降于前房底部呈水平液面，此称前房积血（hyphema）。

有时几乎整个前房均染成红色，无水平液面可见。记录图中应标出积血高度，尤其应该指出血色泽。暗红色的凝血块，颇难吸收。

1. 颜色　前房中有红细胞或血红蛋白分解物，出血呈红色，如为血凝块则呈暗红色甚至黑色。

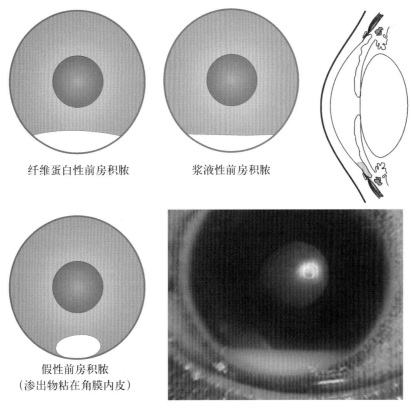

纤维蛋白性前房积脓　　　浆液性前房积脓

假性前房积脓
（渗出物粘在角膜内皮）

图 1-2-7　前房积脓

2. 积血量　多寡不一。

（1）微量前房积血（microhyphema）：红细胞悬浮在前房中，没有形成分层血凝块，只有用显微镜才能看见红细胞。

（2）少量前房积血：前房积血若为少量，可为少量红细胞铺盖于虹膜，也可沉积于前房底部，且呈红色液体状，在 1 ～ 2d 内可迅速从房角及虹膜排出。

（3）大量前房积血：积血充满前房，往往伴有血凝块，吸收速度视血凝块的多寡而定，暗红色血凝块愈多则愈不易吸收。充满前房的出血多伴有高眼压，如持续 3d 高眼压，则分解的红血细胞产物，进入角膜形成"角膜血染"。此种大量出血，如不予手术去除，吸收极慢，经数周至数月在虹膜表面可遗留白色机化膜。大量出血往往发生虹睫炎，瞳孔宁可扩大而不用缩瞳药。在外伤 2 ～ 5d 后，因动脉管壁收缩后变松弛发生延迟出血或称继发性前房积血（secondary hyphema, rebleeding），常是严重的。反复前房出血无论是外伤后还是伴有虹膜红变，均可产生严重后果。

3. 原因　出血来自于角膜缘伤口、虹膜或睫状体的血管破裂，或血 - 房水屏障被严重破坏。原因：①多见于外伤后。②自发性出血者为虹膜新生血管（见于糖尿病及视网膜血管阻塞的虹膜红变）。③虹膜血管壁的脆性增加（疱疹性葡萄膜炎的标志）；除非 HLA-B27 相关性葡萄膜炎的特点是肯定的，血性前房积脓应怀疑为感染或白血病，前房穿刺是必要的。前房血性积脓是疱疹性葡萄膜炎的标志。④富含血管的肿瘤因管壁太薄易破裂而出血（见于血管瘤、淋巴肉瘤、婴儿黄色肉芽肿）。⑤凝血机制有缺陷者。⑥黏质沙雷菌（Serratia marcescens）眼内炎的前房积脓呈粉红色，积脓中未查到红细胞，粉红色是沙雷菌的色调。

（八）前房色素、气泡、硅油、结晶

在前房中可见到棕色素（前葡萄膜炎症、出血后、色素播散）、气泡（手术注入）、硅油（小滴，乳化微粒），偶见灿烂发亮的青红色或微黄色结晶（胆固醇）。

前房异常表现及常见病因病症见表 1-2-3。

表 1-2-3　前房异常表现及常见病因

前房异常表现	病因
深度	
●变浅	老年、远视、闭角型青光眼、虹膜前粘连、虹膜膨隆、晶状体膨胀；少见原因有虹膜和睫状体肿物、恶性青光眼、玻璃体注射过多气体、角膜扁平
●变深	近视、无晶状体、晶状体脱位、角膜膨隆、玻璃体丧失
混浊	
●房水闪辉	灰色—炎症性混浊、血浆样房水、急性青光眼、视网膜脱离、萎缩的眼球、玻璃体疝
	红色—血液
●胶状混浊	絮状渗出、玻璃体
●细胞	白细胞、红细胞、色素细胞，瘤细胞
积脓	真性—无菌性、含菌性
	假性—黏稠渗出物、瘤细胞、注射于玻璃体内的 TA
积血	外伤后、自发性出血（NVI，疱疹性葡萄膜炎）
其他	色素、气泡、硅油、灿烂结晶（胆固醇）

二、虹膜

当角膜周围充血或混合充血时，必须首先排除结膜充血，这是基本功。凡有角膜周围充血或混合充血而无角结膜及巩膜病变存在时，就应该考虑到虹膜睫状体的疾病，如虹膜睫状体炎、青光眼、循环障碍等。就充血本身而言，只起到提示作用，并非是决定性的诊断依据。也有很多慢性睫状体炎及慢性前葡萄膜炎是不出现充血的。

虹膜（iris）明显的病变，如黑痣、萎缩、缺损、根部断离、粘连、膨隆、震颤、囊肿或肿瘤等可一目了然，而虹膜新生血管、纹理、瞳孔括约肌撕裂、边缘粘连、轻微的震颤、炎性结节

等细小的改变，须用显微镜仔细观察才能看到。此类改变须以图记录。

（一）虹膜位置及形态异常

虹膜前粘连和后粘连，用裂隙灯容易看到瞳孔缘虹膜后粘连，应记录它的区域，但有时须用强力扩瞳药扩大瞳孔后才能证实粘连的范围。虹膜瞳孔缘全周均粘于晶状体前囊者称环状后粘连，用强力扩瞳药丝毫不能扩大瞳孔。全面虹膜紧伏在晶状体前囊的后粘连，应注意可能为完全后粘连。虹膜前粘连处前房变浅或消失，并应记录粘连范围，如虹膜前粘连（瞳孔缘 4—6 点钟位）；PAS（10—2 点钟位）。房角粘连必须用前房角镜或 OCT 或 UBM 检查。

1. **虹膜前粘连（anterior synechia）** 凡虹膜向前移位而粘于角膜或前房角的小梁时，称虹膜前粘连（图 1-2-8）。虹膜前粘连多见于角膜破裂后（外伤、溃疡穿孔、角膜移植术），虹膜粘连于角膜。

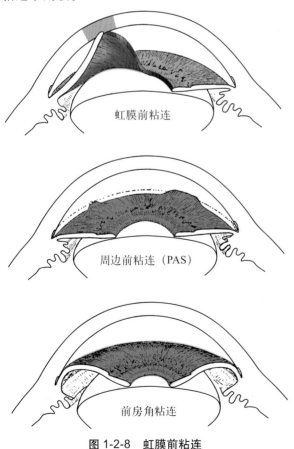

图 1-2-8　虹膜前粘连

2. **周边前粘连（peripheral anterior synechia，PAS）** 虹膜膨隆显著者，周边虹膜粘连于角膜后面。前粘连处的虹膜纹理受压而消失，如同用玻璃压在皮肤上那样，受压处皮纹即刻消失而变得平整无纹。同样道理，青光眼及白内障等角膜缘切开的各种手术后前房延迟形成者、玻璃体内注入硅油或可膨胀性气体等眼后段手术者、前拉机制或后方向前推机制的继发性青光眼病人都可以出现周边部虹膜与角膜相粘连，形成周边前粘连。

3. **前房角粘连（goniosynechia）** 炎症渗出物沉着于小梁上，或虹膜根部膨隆，或角膜缘切开手术后，在前房角处的虹膜根部可与小梁相粘连，称为房角粘连，但也有人将其归为周边前粘连。

4. **虹膜后粘连（posterior synechia，PS）** 虹膜的瞳孔缘粘连在晶状体前囊，粘连处虹膜在对光反应时不能运动，仔细观察或可见到粘连处瞳孔缘不规则，该处虹膜紧贴于晶状体上。陈旧的后粘连处呈白色机化的外表，初学者由于对稍不规则的瞳孔缘缺乏认识，故易将少量后粘连漏诊。尽管是细小的一处后粘连，但将瞳孔扩大后，粘连处却不易扩大，故虹膜瞳孔缘有尖尖的突起（图 1-2-9），粘连清晰可见。多处后粘连扩瞳后呈花瓣状瞳孔，有的可呈肾形。

当晶状体摘除以后虹膜瞳孔缘可以粘连在晶状体后囊或玻璃体膜上。

5. **瞳孔闭锁（seclusion of pupil）** 虹膜瞳孔缘全部粘连称环状后粘连。

6. **虹膜完全后粘连** 如整个虹膜后层与晶状体粘连，称为虹膜完全后粘连，它是严重的成形性虹膜睫状体炎的结果。下半部的虹膜比上半部更易发生完全性粘连，因为成形性纤维蛋白多沉积于下半部。虹膜完全后粘连与一般后粘连不同之处有两点：①虹膜后粘连不只是瞳孔缘处，而是大面积虹膜与晶状体前表面黏着。②虽然前后房循环已告中断，但因虹膜已全面粘连在晶状体上而不可能发生虹膜膨隆。

7. **虹膜膨隆（iris bombe）** 虹膜环状后粘

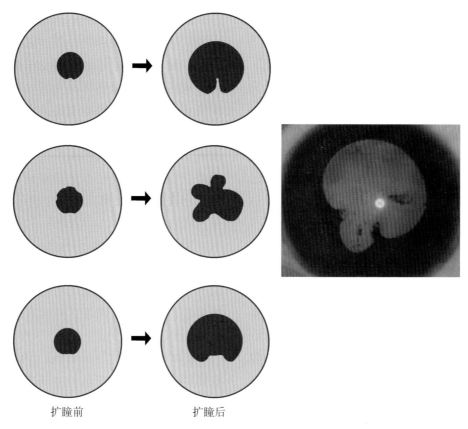

扩瞳前　　　　　　　　　扩瞳后

图 1-2-9　虹膜后粘连（扩瞳前后）

连者前后房交通完全阻塞，后房水不能排到前房。潴留在后房的房水迫使虹膜向前隆起，状似一环形，称为虹膜膨隆（图 1-2-10），常合并继发性青光眼。若有虹膜膨隆而眼压不高，这证明眼球已处于萎缩状态，或有视网膜脱离等并发症。部分后粘连尚不致引起前后房的循环障碍，即使绝大部分虹膜瞳孔缘业已后粘连，有一个小洞能通房水，就不发生虹膜膨隆及继发性青光眼。

（1）虹膜局限性隆起：暗示在虹膜后面长有一个将虹膜前推的囊肿或肿瘤。晶状体半脱位倾斜时，也可使虹膜一侧隆起，对侧后退。

（2）虹膜后移：见于无晶状体或残余的扁平晶状体，虹膜因失去晶状体的支撑，故有虹膜震颤（iridodonesis）。

（二）瞳孔位置及形态异常

1.瞳孔异位　指瞳孔不在正中，若有明显偏中心，称为瞳孔异位。严格来说正常人瞳孔往往稍偏内下方，两侧对称。异常的瞳孔异位常见于白内障手术后由于伤口闭合不佳或有玻璃体脱出而上移（图 1-2-11），虹膜嵌顿术后瞳孔上牵而变形。

ICE 综合征病人单侧瞳孔异位，扭歪。异位方向必有广泛虹膜前粘连。角膜内皮呈细锤银箔状外观，可伴虹膜萎缩孔、继发性青光眼。

先天性瞳孔异位生来俱有，常为两眼对称，常向颞上方移位，若高度移位则伴有视力不良，有时可见牵引瞳孔异位的条索状组织，罕见。

2.梨形或不规则形瞳孔　由虹膜前粘连或后粘连造成。梨形瞳孔尖端都指向前粘连或后粘连的方向。后粘连的瞳孔变形是多种多样的。

虹膜脱出发生的瞳孔变形（图 1-2-12），常见于角膜或巩膜的穿孔性外伤。白内障手术后或穿孔伤病人如瞳孔呈梨形，提示有虹膜脱出或嵌于伤口。

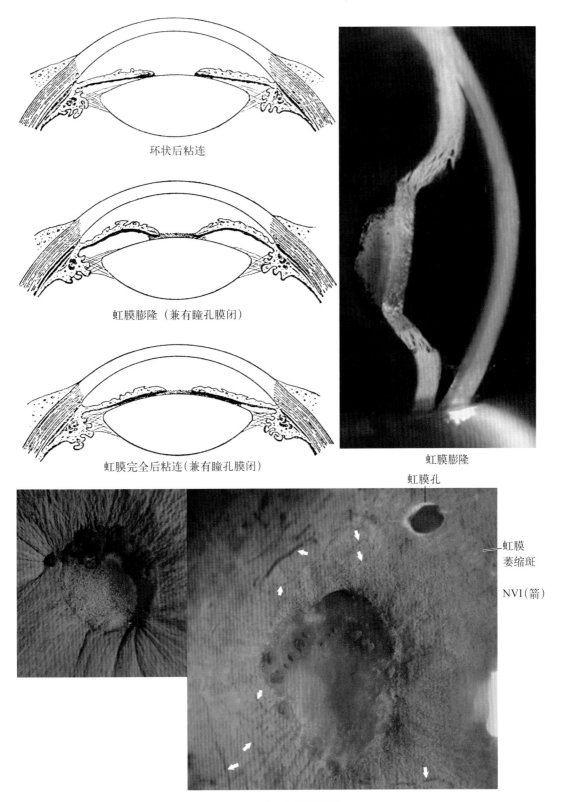

环状后粘连

虹膜膨隆（兼有瞳孔膜闭）

虹膜完全后粘连（兼有瞳孔膜闭）

虹膜膨隆

虹膜孔

虹膜萎缩斑

NVI（箭）

图 1-2-10 虹膜后粘连

3."D"形瞳孔 由虹膜根部断离形成，近断离方向的瞳孔缘变平直。虹膜根部断离往往是钝性外伤的后果，不伴有眼球破裂。

4.虹膜括约肌破裂 在挫伤后常有此种改

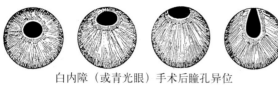

白内障（或青光眼）手术后瞳孔异位

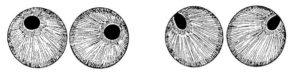

先天性瞳孔异位，两侧常对称

图 1-2-11　瞳孔异位

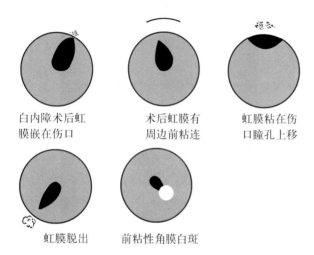

白内障术后虹　　术后虹膜有　　虹膜粘在伤
膜嵌在伤口　　周边前粘连　　口瞳孔上移

虹膜脱出　　　前粘性角膜白斑

图 1-2-12　瞳孔变形

变，必须仔细检查才能发现瞳孔缘虹膜有一细小裂开，呈三角形，基底朝向瞳孔。

5. 虹膜内卷　严重的挫伤可使虹膜向内翻卷（图 1-2-13），状如部分虹膜缺损。内卷的虹膜隐藏在睫状体表面或伸入玻璃体。多伴有括约肌破裂及晶状体脱位。全部虹膜内卷酷似无

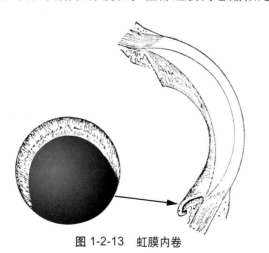

图 1-2-13　虹膜内卷

虹膜，极少见到。

6. 多瞳症（polycoria）　先天性多瞳症每个瞳孔有它独立的括约肌，它们对药物及光刺激能同时引起反应，此种病例极为罕见。

另一种多瞳症只是虹膜孔而已，称假性多瞳症（图 1-2-14），后天发生的虹膜缺损、虹膜根部断离、虹膜孔等虽然似乎也像"多瞳"，但不能列入多瞳症范畴。这比前一种容易遇到，瞳孔 2～3 个或更多一些，可呈圆形，但也可呈不规则性或裂隙状。假性瞳孔无括约肌，当扩瞳、缩瞳或光刺激时随着真瞳孔的扩缩而略有被动性运动。假性多瞳症大多数为虹膜部分缺损，虹膜孔隙在虹膜中部者称虹膜裂开；在虹膜根部者多为虹膜断离。

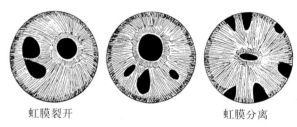

虹膜裂开　　　　　　　虹膜分离

图 1-2-14　假性多瞳症

（三）虹膜缺损

1. 虹膜孔或裂隙　必须注意其部位、形态。画简图记录，查明病因。分为外伤后或先天性两类。

2. 手术后虹膜缺损（图 1-2-15）　与瞳孔不相连的虹膜缺损多见于手术后，在切除孔四周虹膜呈白色萎缩。虹膜缺损的部位随病变而有不同，白内障及青光眼手术的虹膜缺损在上方，光学虹膜切除常选鼻下方，角膜穿孔伤的虹膜切除在破口附近。

3. 激光虹膜切开孔　因闭角型青光眼、术后虹膜膨隆、角膜白斑、瞳孔上牵而行激光虹膜切开术，其部位视病变所需而异。闭角型青光眼者虹膜切开在上方虹膜根部（10—14 点钟位），1 个或 2 个，必有青光眼病史。小梁滤过手术后的虹膜孔的特点是倒三角形 1mm 左右，在 10—12 点钟位眼周边，1 个，滤过泡，必有

青光眼病史。当角膜或晶状体中央有混浊遮挡视线，为光学目的尽量安排在角膜鼻下方。多为圆形，直径为 0.5～2mm，可有手术史。

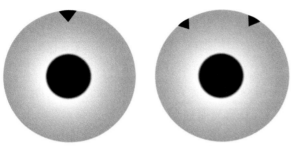

白内障青光眼手术后虹膜缺损

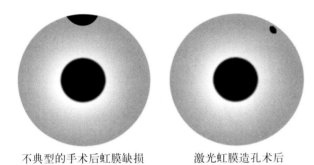

不典型的手术后虹膜缺损   激光虹膜造孔术后

图 1-2-15   手术后虹膜缺损

4. **外伤性虹膜孔**（traumatic iris hole）穿刺伤或异物入眼均可造成虹膜孔，其大小及形态视致伤物而不同。一般呈类圆形或条形，圆形裂孔较易察觉，条形裂孔较易忽略，尤其是细小的条形裂孔，近乎闭合，必须用裂隙灯显微镜观看才能清楚辨认。伤后数周，孔四周的虹膜萎缩显现一圈白色环，此种褪色改变也提示虹膜有裂孔。在角膜上，与虹膜孔对应的部位，必然也显现线条状穿孔伤痕。同时，裂孔底下的晶状体也多发生混浊。凡遇此类体征，即使病人否认有外伤史，也必须穷追到底地寻找眼内异物。检查方法包括超声、CT 或 X 线片，若为细小异物则须采用无骨摄片，前房角镜、三面镜及检眼镜仔细检查晶状体、玻璃体及眼底，直至找到异物为止。若对虹膜孔掉以轻心，不把它作为眼内异物的警报，其结果是放任异物在眼内进行破坏。

5. **虹膜根部断离**（dialysis of iris）虹膜根部与睫状体相连处较薄弱，易受外力而撕脱。

发生于挫伤后，伴有多量前房出血。用检眼镜通过瞳孔照亮眼底时，断离处呈明显红色透光，近断离处的瞳孔缘几乎成直线形。有些虹膜根部断离范围甚小，断离之处被角巩膜缘遮蔽，只能用前房角镜才能看到。先天性虹膜劈裂有时像根部断离，但瞳孔缘不变平直（图 1-2-16）。

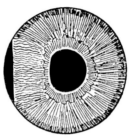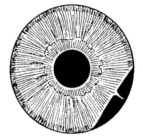

虹膜根部断离   虹膜分离（先天性）

图 1-2-16   虹膜根部断离与先天性虹膜分离

6. **先天性虹膜缺损**（congenital coloboma of iris）视杯（optic cup）的胚裂（fetal cleft）于胚胎第 5 周（12mm）时开始闭合，由中部开始，向前后延展，当胚长 17mm 时相当于眼球部分完全闭合，仅视茎段尚未闭合。如果胚裂闭合不全，则会形成虹膜、睫状体、脉络膜或视盘的缺损。胚裂是视杯的下部，因此，胚裂闭合障碍而发生的缺损必在下方正中附近，称典型缺损（typical coloboma）。先天性虹膜缺损有时还可伴有下方的脉络膜缺损。若缺损是由于晶状体血管膜的一束血管妨碍了虹膜的正常发育而引起者，缺损可发生在任何部位，称不典型缺损。先天性虹膜部分缺损，也称假性多瞳症，甚罕见。

胚胎裂引起的缺损与手术后的缺损易于区别，因虹膜组织的手术创缘不发生愈合，用裂隙灯能辨认切除的缺损缘前后层分开，有色素脱落现象等。先天性缺损，边缘自然，无任何损伤，且虹膜卷缩轮跟着瞳孔缘向缺损边缘延续不发生中断（图 1-2-17）。

7. **萎缩性虹膜孔**   特发性虹膜萎缩病人虹膜进行性大片极度萎缩而致基质和色素上皮大片组织消失，出现虹膜大孔，圆形、卵圆形、不规则形，大小不等，一个或数个，虹膜往往有周边前粘连造成的明显牵拉（图 1-2-18）。除虹膜孔外，虹膜明显萎缩，虹膜角膜内皮（ICE）综合征病人常伴角膜内皮损害、虹膜棕色小结节和高眼内压，以此，区别于先天性多瞳症。这不同于外伤或手术后造成的虹膜孔，以后在孔的边缘会产生虹膜萎缩。

8. 无虹膜（aniridia）　有先天性与外伤性两种。先天性无虹膜，用裂隙灯显微镜可直接看到睫状体，虹膜完全缺如者罕见，常是不完全缺如，虹膜根部有少量残余，可称为虹膜发育不良（图 1-2-18）。先天性者多数为两侧性，常有调节困难，并且常伴有其他异常，如白内障、黄斑或视神经发育不良、青光眼；ELP4、PAX6

基因突变或伴常染色体缺失（11p13）。最严重的问题是，残余的虹膜根部较长者可粘连在角膜后面，堵塞前房角而引发继发性青光眼。

（四）虹膜组织结构异常

1. 虹膜纹理不清　炎症时虹膜组织因水肿及渗出，使清晰的纹理变成污泥状，也即纹理不清，但此现象不容易判断。

2. 虹膜萎缩　褐色虹膜的病人在长期炎症后，或在青光眼后期，虹膜基质萎缩，色素脱落，虹膜呈灰白色丝瓜络样，疏松，显示一种反常清楚的纹理，这是虹膜萎缩的表现（图 1-2-19）。这种虹膜萎缩有广泛性或局限性。若伴有虹膜

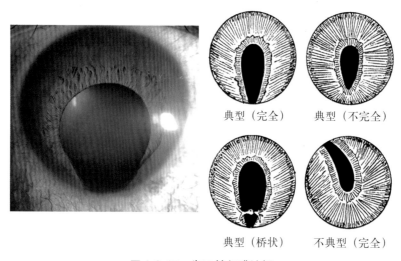

典型（完全）　　典型（不完全）

典型（桥状）　　不典型（完全）

图 1-2-17　先天性虹膜缺损

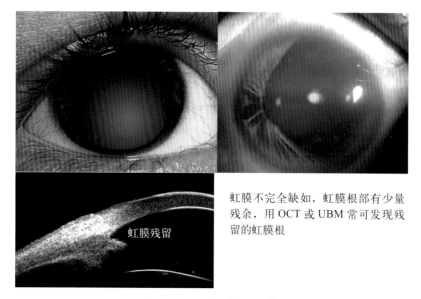

虹膜残留

虹膜不完全缺如，虹膜根部有少量残余，用 OCT 或 UBM 常可发现残留的虹膜根

图 1-2-18　先天性无虹膜

色素上皮层的色素脱落，则用裂隙灯的后照法可见虹膜上透光的地区。虹膜萎缩发生于严重炎症后，外伤后、血管供应障碍，有的系神经源性病损。

3. 虹膜孔形成　见上文。

4. 虹膜劈裂　60—80 岁老年人，两侧对称

性进行性虹膜萎缩。虹膜某一区域的中胚层基质裂成数层，前层分解成纤维状，远端漂于房水中（图 1-2-20），是一种罕见的疾病。此两种虹膜萎缩症的鉴别见有关章节。

5. 永存瞳孔膜（persistent pupillary membrane）瞳孔膜在胚胎 6 个半月时开始萎缩，出生时瞳

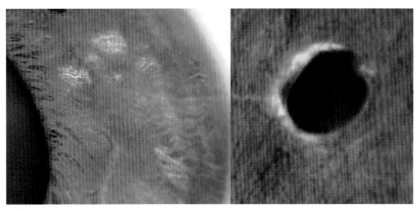

图 1-2-19　虹膜萎缩斑和虹膜孔缘的环形萎缩

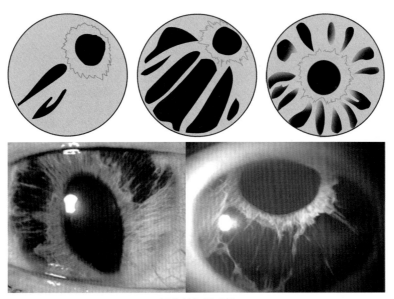

原发性虹膜萎缩

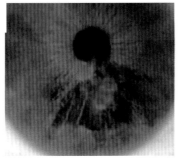

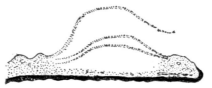

虹膜层裂（腭裂）

图 1-2-20　虹膜萎缩性病变

孔膜已彻底萎缩，但有不少人遗留残迹，出生后还在缓慢地萎缩。一般认为在1岁末仍未萎缩的残迹可能永久存留，称永存瞳孔膜。虽则残迹姿态形形色色，但它们具有两个共同的特征：①若与虹膜有牵连者，必定连接于虹膜浅层中胚层的表面上（常连接于虹膜卷缩轮，偶尔也有连接于睫状区虹膜表面者）。②伸展性能好，不妨碍瞳孔运动。这些特征足以与炎症性虹膜后粘连相鉴别，因后粘连为瞳孔缘虹膜色素上皮层与晶状体前囊的粘连。

6.永存瞳孔膜的形态　①细丝状：这是最多见的类型。单独一根或数根连成网状，从虹膜卷缩轮出发，越过虹膜表面到别处的虹膜卷缩轮，或跨越瞳孔达到对侧虹膜卷缩轮，或者止于晶状体前囊（图1-2-21）。细丝极细，用肉眼不易看到，它代表血管的残迹，故呈白色。有时有色素沉着而稍带咖啡色，附着处显现白色斑片，如同后囊上的玻璃体动脉残迹，在附着处有时为一片白内障。②色素小点：色素残留于晶状体前囊表面，用显微镜观看色素呈星芒状，不规则地散在于瞳孔处，它与虹膜后粘连遗留的色素不同，后粘连的色素多位于瞳孔

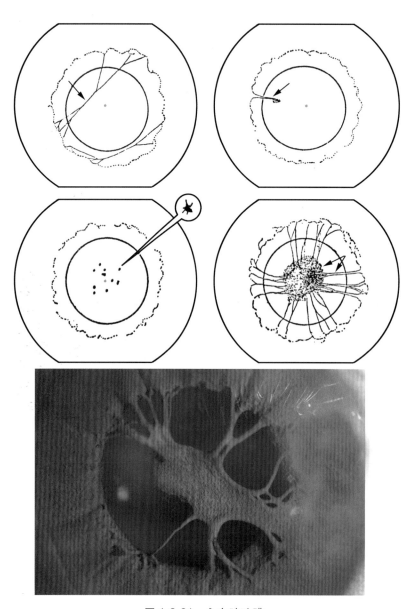

图1-2-21　永存瞳孔膜

缘而不在瞳孔区。③膜状：起自虹膜卷缩轮，薄膜跨越瞳孔，膜上有小洞或无小洞，妨碍视力。这种类型最少见。

7. **虹膜色素缘**　虹膜的色素上皮被基质遮藏，只有在瞳孔缘处有色素上皮外卷时显露出来，故在瞳孔缘可见一圈深褐色环，此为大小不等的小球体排列成串，环的宽度约为0.1mm。

8. **色素层外翻**（ectropion uveae）　由于虹膜基质萎缩、虹膜表面机化渗出物、角膜内皮细胞异常增殖至虹膜表面、纤维血管性膜（裂隙灯不可见，病理切片能证实）的收缩，致使虹膜后部的色素层翻越瞳孔缘而被牵拉至虹膜前表面，外翻的色素层细胞增生。临床上可见瞳孔缘处有宽阔的色素上皮环，称色素层外翻（图1-2-22）。瞳孔括约肌也被顺便牵拉至虹膜前表面。色素层外翻常提示曾有严重的虹膜炎症、虹膜新生血管、虹膜表面膜（ICE综合征）；先天性虹膜色素层外翻，罕见。

9. **虹膜絮片或绒球**　这是一种少见的先天异常，瞳孔缘增生的色素上皮若被中胚层条索约束，则呈圆形小结节；若无中胚层条索参与，则呈扁平盘曲的板片，以钟乳石样向前突出。偶尔脱离虹膜而漂入前房（图1-2-23），常为双眼性，可发生在瞳孔缘的某一区域（上方稍多见些），静止不发展，但有结节状者可扩大成囊肿。

（五）虹膜色泽

虹膜正常色泽与种族、年龄有关。分为棕褐色虹膜（有色人种）与蓝绿色虹膜（白种人）两类。它们的根本区别点在于虹膜基质色素细胞的含量，如基质层色素细胞多，前缘层较厚，则呈棕色虹膜；基质层色素细胞基本缺如，菲薄的前缘层不含色素细胞，则呈蓝色虹膜。这是因为虹膜后面深褐色的色素上皮层，透过半透明的基质而呈现蓝色，这道理正如皮下深红色的静脉外表上显现为蓝色一样。有的虹膜不呈现蓝色而呈现绿色。

在不同的年龄，虹膜颜色也有所不同，黄

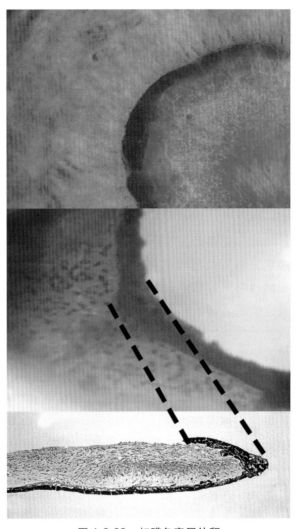

图1-2-22　虹膜色素层外翻

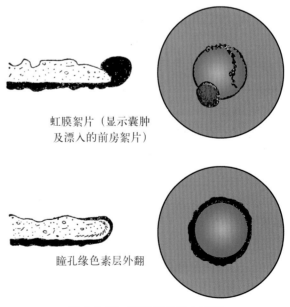

虹膜絮片（显示囊肿及漂入的前房絮片）

瞳孔缘色素层外翻

图1-2-23　瞳孔缘色素上皮层

种人与黑人在出生时虹膜基质所含色素极多，致使虹膜色泽甚深（深褐色），以后逐渐脱色，十余岁后呈深棕色。白种人与之相反，出生时为蓝色虹膜，若以后在基质中仍无色素，则虹膜终身为蓝色；倘若基质致密，蓝色即变成灰色；若基质出现大量色素，虹膜呈棕色。

虹膜颜色即使同一种族，每人都有些不同，但两眼大致相同。老年人较年轻人为淡。

正常虹膜色泽是均匀的，但也可能在局部某一处变深或变淡。

局部变黑者，应记录其部位及面积，是否隆起，以资与恶性黑色素瘤区别。有虹膜炎、视网膜中央静脉阻塞、糖尿病、眼底广泛出血及青光眼者必须仔细地周密寻找有无鲜红色节段状或细线状的新生血管形成（NVI），这在虹膜的褐色背景中易被漏掉。

局部黑色斑片绝大多数为雀斑（freckle），偶尔为色素痣（nevus）。二者的区别见第七节。虹膜弥散性深褐色斑片，应疑为铁锈症，但须结合晶状体囊的锈斑等综合考虑。神经纤维瘤病因色素沉着，虹膜颜色变深，并在身体他处有神经纤维瘤。

虹膜颜色变淡有三种情况：虹膜萎缩（炎症、外伤或手术）、虹膜异色症、白化病。

1. 虹膜萎缩　获得性虹膜萎缩伴有虹膜透照缺陷的已知疾病包括疱疹性虹膜炎、色素播散综合征、假性剥脱综合征、Fuchs 葡萄膜炎综合征、福格特 - 小柳 - 原田综合征（Vogt-Koyanagi-Harada syndrome，VKHS）、创伤、急性闭角型青光眼等。

炎症后虹膜脱色是虹膜局部最浅表的基质脱色，虹膜颜色稍变淡，不易察觉。只有用裂隙灯透照法才可揭示脱色区域的透光缺陷。双眼虹膜色泽不同：色淡侧为虹膜异色，这须仔细对比才可发现，容易漏诊。

虹膜异色症者在有色人种常表现为蜂窝状萎缩；在白种人则色变淡。疱疹性虹膜炎可出现片状萎缩。

虹膜脱色形成的白斑为萎缩的典型表现，

见于外伤或手术损伤可使虹膜的某一局部明显变淡或呈白色。

2. 虹膜异色症（heterochromia iridium）一侧眼虹膜颜色较另眼为淡，必须仔细地反复比较才能发现，轻度异色的诊断困难。根据其病因分为四种类型：① Fuchs 葡萄膜炎综合征，又称异色性虹膜睫状体炎。典型症状为 KP（中等大小，有细丝相连，无凝集作用）、虹膜局部颜色变淡（或蜂窝状萎缩）、白内障。此种虹膜异色也可见于青光眼睫状体炎综合征、疱疹病毒性前葡萄膜炎、中间葡萄膜炎。②交感神经性虹膜异色症。发生于颈上神经节切除术后，与交感神经麻痹有关，故可并发于 Horner 综合征。③单纯性虹膜异色症。为发育缺陷，即使长期随访也无病理改变可见，除虹膜颜色变淡外，尚有虹膜发育不全的征象。④伴有先天异常：Romberg 综合征（局限性硬皮病，状如刀砍），Waardenburg 综合征（眼睑内侧的发育异常，先天性耳聋）。

3. 白化病（albinism）　病人的两眼虹膜全面呈淡蓝色，虹膜基质层及色素上皮层均无色素，后照法时虹膜透光。

（六）虹膜血管

虹膜基质中的正常血管，在黄种人是不显露的。

虹膜新生血管形成（neovascularization of iris，NVI）：或称虹膜红变（rubeosis of iris）。在黄种人，凡虹膜表面可见到的血管都属异常。用裂隙灯显微镜在虹膜上可见到断断续续的几节新生血管，或者是不规则排列的细小血管，血管极细常须用高倍放大才能看清。新生血管形成在括约肌区域最多，相互吻合。可引起反复前房出血，甚或引起眼压升高而称为新生血管性青光眼，降压后有时新生血管可消失。主要原因为长期糖尿病、视网膜中央静脉阻塞，此二病各占 1/3；余下 1/3 原因包括：眼缺血综合征、顽固虹膜炎、偶尔见于血管炎（如颞动脉炎、Eale 病）、其他血管缺血（例如颈动脉闭塞性疾病）、葡萄膜炎和玻璃体切割术后、视网膜母细胞瘤、恶性黑素瘤等。

缺血是虹膜新生血管形成最常见的原因，缺血导致血管内皮生长因子升高刺激新血管形成。

新生血管起始于虹膜基质内的血管，然后生长至虹膜表面，在瞳孔边缘和虹膜中周部开始。结缔组织参与新生血管，最终可以覆盖虹膜表面。电镜研究表明，虹膜浅表的新生血管与肌纤维母细胞（纤维母细胞具有特殊的平滑肌分化）融合。这种虹膜表面肌纤维母细胞增生和收缩，在虹膜卷缩轮区纤维膜收缩造成瞳孔缘色素层外翻（图1-2-24）；在房角的纤维膜收缩，将周边虹膜拉向小梁并与之粘连而致房角关闭，导致新生血管性青光眼。

（七）虹膜小结节／结节

虹膜结节（nodules）的病因：为炎症、感染、新生物、先天性原因导致。在亚急性或慢性炎症时，虹膜上渗出物及细胞积聚的灰色"熟西米"样团块，称为小结节或结节（nodule）。必须用显微镜仔细观察才能发现。它为类上皮细胞及少量淋巴细胞积聚，无组织缺如，此为在病理学上与结节不同之处。见于结节病、结核病、VKH综合征等。虹膜小结节为非特异性，仅表明为毒力低的炎症，切勿将虹膜小结节视为结核性病因的特殊病症。小结节分渗出性与肉芽肿性两类，渗出性小结节根据部位不同又分成外胚层小结节与中胚层小结节两种。

1. Koeppe 小结节　为外胚层小结节，较常见，位于瞳孔缘，为灰白色小球，直径为0.1～0.2mm，数目可达10～20个（图1-2-25）。有融合倾向，导致后粘连。在炎症早期即可出现，数天便消失殆尽。

2. Busacca 小结节　中胚层小结节，在虹膜表面呈灰色小球，直径为0.2～0.5mm；若位于浅表基质，则呈半球状突起，小结节表面

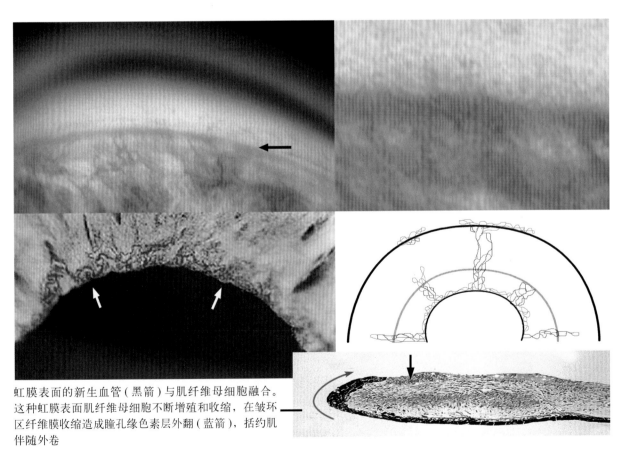

虹膜表面的新生血管（黑箭）与肌纤维母细胞融合。这种虹膜表面肌纤维母细胞不断增殖和收缩，在皱环区纤维收缩造成瞳孔缘色素层外翻（蓝箭），括约肌伴随外卷

图 1-2-24　虹膜和前房角新生血管形成

铺盖有褐色的虹膜基质（图1-2-25）。好发于虹膜卷缩轮附近，虽为暂时性的，但可持续数月。可融合而机化。虹膜根部的小结节可形成周边前粘连而堵塞房角。在虹膜隐窝有时可见到白色的虹膜基质，切勿误认为小结节。有人认为Busacca小结节是一种变态反应。

3. **肉芽肿性结节**　见于虹膜结核、麻风、梅毒、结节病（图1-2-26）。在临床上罕见。麻风的白色珍珠状细微小结节不伴有血管，且小结节呈球状突起。灰色小结节的表面或其周围有血管网者见于结核、结节病、梅毒。结核性结节与结节病性结节颇相似。前者直径大小为1～5mm，后者直径大小为1～10mm。结节病性结节较粟粒结核结节更富于血管，血管盖于表面，而不像结核结节那样主要围绕在结节周围。结节融合后可呈较大的包块，因为有新生血管形成，可误认为恶性肿瘤。随着抗结核治疗的进步，结核性结节已少见。若未经治疗，结核结节可逐渐长大，形成团球状结核，而占据整个前房。结核病的肉芽肿显示坏死，抗酸染色可能显示分枝杆菌。真菌性眼内炎的病人可能在虹膜上出现不规则的黄色-白色包块。组织学上为含有真菌病毒的坏死性肉芽肿。

4. **色素性小结节**　在虹膜上有小结节，非炎症性。

虹膜角膜内皮（ICE）综合征病人虹膜表面无数成片深褐色小颗粒，微隆起。

神经纤维瘤病病人ICE综合征表现神经纤维瘤病1型的小结节称Lisch小结节，此为虹膜表面由黑素细胞组成的错构瘤，多数，大小不等，黄褐色，是神经纤维瘤病1型病人的特征性体征。自出生开始，5年病程发生率为50%，15年为75%，成年人为90%以上。

5. **Down综合征**　80%病人有Brushfield斑点，白色至黄色隆起，在周边虹膜角膜缘内像手表时钟标志样排列成弧形或不完全环形。组织病理学为虹膜前部基质（相对正常的）细胞致密拥挤而微微隆起，边缘环绕着轻度虹膜基质发育不全。

（八）虹膜常见病征

虹膜异常包括位置、形态、组织结构、色泽、新生血管形成、小结节、囊肿及肿瘤（表1-2-4）。

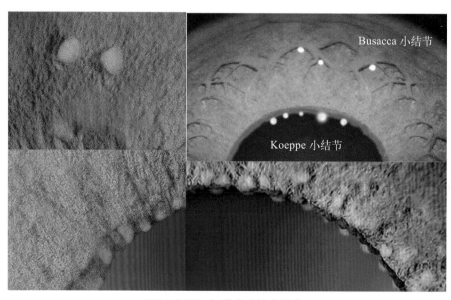

图1-2-25　虹膜炎症性小结节

虹膜渗出物及白细胞（类上皮细胞及少量淋巴细胞）积聚的灰色"熟西米"样团块，在基质称Busacca小结节，在瞳孔缘者称Koeppe小结节

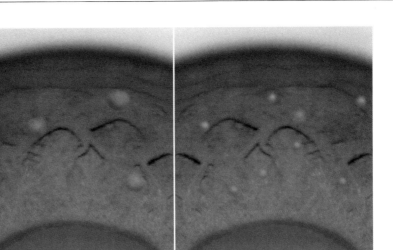

结核结节　　　　　　　　　麻风结节

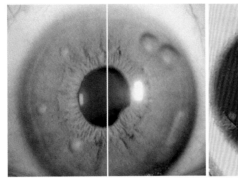 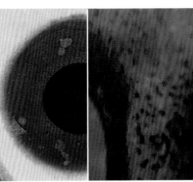

结节病（散在小结节和融合成片）　神经纤维瘤病　　ICE 综合征

图 1-2-26　虹膜小结节

表 1-2-4　虹膜异常表现及常见病因

异常表现	病因
色调	
• 浅表色素脱落	虹膜异色（Fuchs 葡萄膜炎综合征、病毒性前葡萄膜炎、青光眼睫状体炎综合征）
• 单眼全面变淡	虹膜异色
• 两眼全面无色素	白化病
• 局部白斑	虹膜萎缩
• 灰色小球	Koeppe 小结节，Busacca 小结节；结核结节，麻风结节，结节病
• 黄色小结节	神经纤维瘤病的 Lisch 小结节
• 深褐色小结节	ICE 综合征
• 褐黑斑	色素沉着，雀斑，黑痣，恶性黑色素瘤
• 红点或红条	新生血管形成，出血
结节	
• 灰白色	Koeppe 小结节，Busacca 小结节；结核结节，麻风结节，结节病
纹理	
• 污泥状	炎性肿胀，角膜或前房混浊

续表

异常表现	病因
• 丝瓜络状凋落 • 疏松	萎缩
粘连	
• 后粘连	部分、环状、完全
• 前粘连	前粘连、周边前粘连（PAS）、房角粘连
缺失	
• 虹膜缺损	手术、外伤；先天性虹膜缺损、原发性虹膜萎缩、先天性重瞳或多瞳症
• 虹膜肌肉撕裂	括约肌撕裂
• 根部断离	与虹膜根部平行
圆孔	激光造孔，手术切除孔，穿孔伤口；多瞳症
震颤	晶状体缺失或移位
膨隆	虹膜环状后粘连造成虹膜膨隆；囊肿或肿瘤

第三节　葡萄膜炎概论

葡萄膜炎在美国的发病率为 15/10 万，患病率为 38/10 万。

葡萄膜炎缺乏统一的诊断命名规范，致病原因不确切甚至多数是推测性的。葡萄膜炎根据大样本归纳出来的诊断标准并不多，各种各样的诊断还在逐步增加。

非感染性，不伴系统病的前葡萄膜炎，例如特发性（单眼）、外伤性葡萄膜炎，眼前段毒性综合征（TASS），Fuchs 葡萄膜炎综合征的诊断和治疗均易掌握。

慢性葡萄膜炎的病因分类及诊断是初学者的一道屏障，跨越屏障才能得心应手。此病常是 T 细胞介导的免疫反应。

对于病程迁延数年的慢性葡萄膜炎，糖皮质激素是一线药物，但应用 1～2 个月后开始出现并发症。免疫抑制剂见效缓慢，其不良反应超出眼科医师的熟悉范围，需要免疫科医师协助，且生物反应调节剂的费用也昂贵。

英国皇家眼科医院葡萄膜炎专家 Jones（2013 年）是这样描述葡萄膜炎医师的成长曲线："初学者抱着满腔热情的心胸投入钻研，不久，往往掉进心灰意懒的低谷，因为初步诊断全被老师否定。务必通过年复一年的磨炼和启迪才能逐步积累成功的经验。"

一、葡萄膜炎命名和分类

葡萄膜炎以是否化脓而分为：化脓性（眼内炎）、非化脓性（肉芽肿性与非肉芽肿性）两类。未注明化脓性者即指非化脓性。化脓性者直接诊断为眼内炎而不用化脓性葡萄膜炎这个名称。

非化脓性葡萄膜炎根据病理改变分为肉芽肿性与非肉芽肿性两大类（表 1-3-1）。

（一）肉芽肿性葡萄膜炎

肉芽肿性炎症是一种慢性增生性炎症，过去只用来描述结核、梅毒、麻风等疾病，现在发现任何慢性炎症或多或少都能出现肉芽肿性病理变化，不活泼的物质诸如滑石粉、木头、二氧化硅等均可引发肉芽肿性炎症；如为活的致病菌可直接侵犯葡萄膜，故在病变组织中可找到致病菌；但有不少病变为变态反应，当然在病变组织中就找不到致病菌（例如晶状体过敏性眼内炎、交感性眼炎等自身免疫性疾病）。

肉芽肿性葡萄膜炎（granulomatous uveitis）临床特点是发病缓慢，前房水轻度闪辉和少量

表 1-3-1　肉芽肿性与非肉芽肿性葡萄膜炎的鉴别

项别	肉芽肿性	非肉芽肿性
刺激症状，急、慢性	刺激症状不显著，慢性	刺激症状明显，急性
病程	长（数月）	短（数周）
虹膜小结节	有小结节	无小结节，偶尔绒毛样小结节
虹膜后粘连	很易产生后粘连	一次发作不易有后粘连
KP	羊脂状	尘状细点或星状多
前房细胞	有	
前房水闪辉	不一定	多量渗出，有时呈絮状
玻璃体	雪球状或串珠状白色混浊为主	尘状混浊（多为炎性细胞）
视网膜脉络膜	结节状病损，Dalen-Fuchs 结节，肉芽肿	弥漫性水肿、渗出
病因	源自于结核，交感性眼炎，VKH 综合征，麻风，病毒感染，结节病，梅毒	源自于类风湿病，过敏反应，风湿病
组织细胞反应	肉芽肿性细胞性反应：有类上皮细胞、巨噬细胞、浆细胞、淋巴细胞	血管性反应：细胞以多形核为主，后期才有淋巴细胞、浆细胞及大单核细胞

细胞漂游，羊脂状 KP，形成明显后粘连及周边前粘连，虹膜浅表出现小结节。

病理学特点：类上皮细胞浸润为特征。并有炎性巨噬细胞、淋巴细胞、浆细胞、多形核白细胞和嗜酸性粒细胞等组成的肉芽肿分散排列，有结核、结节病、麻风、交感性眼炎、麻风等病例的类上皮细胞及巨噬细胞为弥散性浸润；晶状体过敏性葡萄膜炎及寄生虫性病例以晶状体皮质或寄生虫为中心的细胞浸润呈区域性分布。诊断慢性肉芽肿性炎症的必备条件是，具有类上皮细胞或巨噬细胞浸润。例如遇到大

量非溶性或不消化性抗原，或者有微生物（TB、麻风、真菌、血吸虫）侵犯，在这种环境下，巨噬细胞（又称组织细胞）演变成代谢更活跃的类上皮细胞（又称类上皮组织细胞）。巨噬细胞是人体细胞防御的第二道防线，是主要的有吞噬作用的细胞，它源于单核细胞。在免疫反应初期，巨噬细胞对吞噬及处理抗原信息有重要作用。

常见病因大致为：结核病、梅毒病、结节病、VKH 综合征、Behcet 综合征、病毒感染、交感性眼炎；少见的有：炎症性肠病、Whipple 病、多发性硬化、真菌、线虫[弥漫性单侧亚急性视神经视网膜炎（DUSN）、眼犬弓首线虫病]、包柔螺旋体（Lyme 病）、立克次体（猫抓病）；罕见的有：异物、布鲁氏菌病（波状热）、麻风等。

（二）非肉芽肿性葡萄膜炎

非肉芽肿性前葡萄膜炎（nongranulomatous uveitis）典型的是急性或亚急性炎症，是一种菌原性的过敏反应，为细胞免疫介导的迟发型变态反应（第Ⅳ型）。眼组织第一次接触抗原（活的或死的致病菌）后，T 淋巴细胞转化为致敏淋巴细胞，机体即处于敏感状态。当同样抗原再度进入时，致敏淋巴细胞即向抗原所在部位移动，包围抗原，致敏淋巴细胞释放出多种淋巴因子，其中有的直接破坏抗原，有的能吸引大量单核细胞（巨噬细胞），吞噬抗原。由于大量细胞浸润和多种淋巴因子的释放，使血浆渗出，组织水肿甚至血管阻塞而发生组织损害。

引起非肉芽肿性炎症的致病微生物有病毒、细菌，以链球菌较为常见，葡萄球菌为低度抗原性。肺炎球菌为中等度抗原性，但它不是前葡萄膜炎的重要致病菌。

1. **常见病因**　大致为：特发性、HLA-B27 相关性（JRA、强直性脊柱炎）、外伤性、单疱病毒感染；少见的有免疫性（Reiter 病、炎症性肠病、银屑病、SLE）、Lyme 病、药物性。

2. **临床特点**

（1）急性或亚急性炎症反应：此为非肉芽肿性前葡萄膜炎的主要类型。明显角膜周围充

血，前房细胞漂游，房水光束阳性——闪辉，细小 KP。严重者可出现纤维素性渗出（絮状渗出）。刺激症状明显。积极治疗可迅速控制炎症，炎症轻者可不留痕迹；若为重症或反复发作，则可遗留有永久性的组织改变，如小血管阻塞而引起出血、坏死和色素脱落等，虹膜可发生萎缩、前后粘连、瞳孔闭锁，以及睫状体膜形成等严重后果。

（2）慢性炎症反应：见于青少年类风湿关节炎、慢性儿童前葡萄膜炎（无关节炎）、Fuchs 葡萄膜炎综合征。

3.肉芽肿性与非肉芽肿性分类上的难点 自 Woods 推荐此种病理分类法应用于临床，曾盛行一时，但这两种类型不能明确区别，常可见到混合类型。在不同病程中表现的形式可不同，如急性期时为非肉芽肿性，经 1～2 周进入慢性期时则其临床表现不能区分为肉芽肿性或非肉芽肿性。病因诊断方面也非一成不变，如钩端螺旋体病可以表现为非肉芽肿性；而晶状体过敏性眼内炎以肉芽肿性姿态出现；交感性眼炎被认为是自身免疫性疾病，但它的临床表现为肉芽肿性。

总之，此种分类法缺点很多，希望有一个良好的分类法取而代之。目前，在书本介绍及病例报告时常用肉芽肿性与非肉芽肿性的分类，但在门诊用此分类冠于葡萄膜炎之前者不多。理想的分类法必须基于病原学，遗憾的是往往不能满意地确定病人的病原体。

（三）国际葡萄膜炎分类

葡萄膜炎的命名有解剖部位（前葡萄膜炎、中间葡萄膜炎、后葡萄膜炎）；描述性（异色性虹膜睫状体炎，鸟枪弹样视网膜脉络膜病变，白点综合征，鳞片状）；发现者（Posner-Schlossman 综合征，Fuchs 综合征）；伴系统病（梅毒葡萄膜炎）；致病原命名（巨细胞病毒性视网膜炎）；病因命名（毒性眼前段综合征）。

国际葡萄膜炎研究组（International Uveitis Study Group，IUSG）1987 年制订的葡萄膜炎分类是以解剖部位为基础的。2008 年制订一个简化的临床分类，建议将其作为以 1987 年解剖部位分类为基础的分类和 2004 年葡萄膜炎命名的标准化（Standardization of Uveitis Nomenclature，SUN）命名的补充。

（1）葡萄膜炎从解剖部位来分：前葡萄膜炎、中间葡萄膜炎、后葡萄膜炎、全葡萄膜炎（表 1-3-2）。

（2）根据美国葡萄膜炎命名标准化（2005 年），病程分为急性（＜6 周），亚急性（6 周至 3 个月），慢性（＞3 个月）。隐袭性起病（insidious onset）：缓慢起病；急性起病（acute onset）：突然发作；持久性（persistent）：炎症发作持续 3 个月以上；慢性（chronic）：停止治疗不到 3 个月炎症复发；复发性（recurrent）：炎症反复发作至少间隔 3 个月炎症消失期；消退（remission）：停止一切治疗后至少 3 个月无炎症表现；感染性：病原体包括细菌、螺旋体、病毒、立克次体、真菌、寄生虫，以及其他（表 1-3-3 至表 1-3-5）。非感染性：已知全身病伴有的，未知全身病伴有的；伪装性：新生物性，非新生物性。

二、葡萄膜炎发病原因

葡萄膜炎除眼部原因外尚可并发于全身病，尤其是两侧性、慢性复发性葡萄膜炎常起因于全身病。系统性疾病相关的葡萄膜炎病人有时可以伴有巩膜炎（前巩膜炎、表层巩膜炎、角膜炎甚至后巩膜炎）。对这类病人必须用问卷方式进行系统回顾。

葡萄膜炎主要发病原因如下。

（1）特发性：既无葡萄膜之外的眼部疾病，又无全身疾病可与之联系。一般是单侧性的。

（2）外伤及理化性损伤：眼外伤、眼内手术后几周、眼内异物、眼内化学物品或药物、眼内出血等，这些理化刺激引发细胞膜释放花生四烯酸（arachidonic acid），导致前列腺素和白三烯（leukotriene）的产生，形成前列腺素等炎症介质，从而导致葡萄膜炎；炎症暴露抗原从而引起自身免疫反应性炎症。

表 1-3-2　葡萄膜炎的解剖部位分类（美国葡萄膜炎命名标准化，2005 年）

解剖部位	炎症主要位置	涵盖内容	说明
前葡萄膜炎	前房（前房炎症＞玻璃体炎）	虹膜炎，虹膜睫状体炎，前睫状体炎	
中间葡萄膜炎	玻璃体（玻璃体炎＞前房炎症）	平坦部炎，后睫状体炎，玻璃体炎	± 周边视网膜血管鞘和黄斑水肿 "平坦部炎"为中间葡萄膜炎的亚类，有雪球或雪堤，但无相关的感染或全身性疾病（即"特发性"）。如果有相关的感染（如 Lyme 疾病）或全身性疾病（如结节病），那么诊断为中间葡萄膜炎
后葡萄膜炎	视网膜或脉络膜	局灶性，多病灶性，弥散性；脉络膜视网膜炎，视网膜脉络膜炎，视网膜炎，神经视网膜炎	
全葡萄膜炎	前房，玻璃体和视网膜或脉络膜	炎症平均分布于前房，玻璃体，视网膜和（或）脉络膜（即，视网膜炎，脉络膜炎或视网膜血管炎*）	凡玻璃体炎症重于前房者称中间葡萄膜炎，而不诊断为全葡萄膜炎

* 视网膜血管炎＝眼炎症＋视网膜血管改变。视网膜阻塞性血管病变，如缺乏明显的炎症者（如抗磷脂抗体综合征），切勿诊断为视网膜血管炎。视网膜血管炎的证据是血管周围鞘和荧光素眼底血管造影（FFA）影像示血管渗漏或阻塞

表 1-3-3　感染性与非感染性葡萄膜炎

类型	感染性	非感染性	
		伴系统病	不伴系统病
前葡萄膜炎	巨细胞病毒前葡萄膜炎★	HLA-B27 相关的葡萄膜炎	特发性（单眼）★
	单纯疱疹前葡萄膜炎★	幼年特发性关节炎相关葡萄膜炎	外伤性★
	水痘 - 带状疱疹前葡萄膜炎★	Behcet 综合征★	眼前段毒性综合征（TASS）★
	梅毒★	结节病	Fuchs 葡萄膜炎综合征
中间葡萄膜炎	梅毒 Lyme 病（Burgdorferi 螺旋体）	多发性硬化相关的葡萄膜炎 结节病	平坦部炎
后葡萄膜炎	巨细胞病毒性视网膜炎	结节病	匐行性脉络膜炎
	急性视网膜坏死（ARN）★		急性后部多病灶性鳞状色素上皮病变（APMPPE）★
	进行性外层视网膜坏死（PORN）★		多发性一过性白点综合征（MEWDS）★
	弥漫性单侧亚急性神经视网膜炎（DUSN）（线虫）★		鸟枪弹样脉络膜视网膜炎
	梅毒性脉络膜视网膜炎		多灶性脉络膜炎与全葡萄膜炎（MFC，MFP）
	结核性脉络膜视网膜炎		点状内层脉络膜炎（PIC）

续表

类型	感染性	非感染性	
		伴系统病	不伴系统病
后葡萄膜炎	弓形体性视网膜炎★		顽固性鳞状脉络膜视网膜炎（RPC）（"ampiginous"脉络膜炎）
	Lyme 病		
	内源性眼内炎（念珠菌）		
	猫抓病视神经视网膜炎、葡萄膜炎（立克次体）		
全葡萄膜炎	梅毒	Behcet 综合征★	交感性眼炎★
	眼内手术后细菌感染★	VKH 综合征★	
	Lyme 病	结节病	
	★急性发病		

★为急性

表 1-3-4　真菌（部分），螺旋体，立克次体和寄生虫引起的葡萄膜炎

生物体	病名	传染方式	地域	眼病
真菌（Fungus）				
荚膜组织胞浆菌（Histoplasma capsulatum）二相真菌，子囊菌纲	组织胞浆病	吸入孢子或菌丝片段	任何年龄.美国中西部，中美洲和南美洲，非洲和亚洲的部分地区的地方病	假定眼组织胞浆菌病综合征（presumed ocular histoplasmosis syndrome，POHS）
螺旋体（Spirochetes）				
密螺旋体（Treponemes）				
苍白密螺旋体（T. pallidum）	梅毒	性接触，先天性，输血	全世界	眼梅毒（葡萄膜炎，视神经炎）
包柔螺旋体（Borrelia）				
伯氏包柔螺旋体（B. burgdorferi）	Lyme 病	蜱（螨）叮咬	欧洲，北美洲	结膜炎，钱币状角膜炎，葡萄膜炎
钩端螺旋体（Leptospira）				
问号钩端螺旋体（L. interrogans）	钩端螺旋体病	动物传染	全世界	葡萄膜炎
立克次体（Ricketts）				
汉赛巴通体（Bartonellahen selae）	猫抓病	猫抓、咬人体	学龄前儿童及青少年，占90%	结膜炎伴耳前淋巴结肿大（Parinaud 眼腺综合征），视神经视网膜炎，葡萄膜炎
寄生虫（Parasites）				
原虫（Protozoa）				
刚地弓形虫（Toxoplasma gondii）	弓形体病（Toxoplasmosis）	生猪肉，未消毒的山羊奶，奶酪	亚热带	后葡萄膜炎

续表

生物体	病名	传染方式	地域	眼病
棘阿米巴 (Acanthamoeba)	棘养体感染	滋养体黏附角膜上皮	全世界	棘阿米巴角结膜炎，前葡萄膜炎
蠕虫（Helminths）				
线虫 (Nematodes) 弓首线虫 (弓蛔虫)	弓首线虫病 (弓蛔虫病)	与犬、猫亲近；吞入泥土	儿童和青少年	眼弓首线虫病。 一个视网膜肉芽肿＋纤维细胞条索牵拉视网膜或视神经头
浣熊拜林蛔线虫 (Baylisascaris procyonis) 等	无	摄入虫卵	儿童和青少年。全世界。在美洲最常见	弥漫性单侧亚急性神经视网膜炎 (diffuse unilateral subacute neuroretinitis, DUSN)
绦虫 (Cestodes) 链状带绦虫即猪肉绦虫 (taeniasolium)	猪囊尾蚴病 (cysticercosi-scellulosae)	未煮熟的猪肉	全世界。我国东北、华北及云南等省患病率较高，尤以黑龙江为甚	玻璃体能动的囊尾蚴最多见，达60%，其次为视网膜下，40%，少数可见于结膜、眼肌及眶内组织

表 1-3-5　感染性脉络膜视网膜炎不同病因的临床特征

病因	部位	融合性	边缘	厚度	视网膜血管炎
急性视网膜坏死	周边多病灶性或后极	融合，快速向心性扩散	光滑，大卫星灶	坏死性，视网膜全厚，不透明，水肿	闭塞，在病灶内和病灶外
巨细胞病毒	随机，围绕大血管	多病灶性，融合.中央愈合，边缘进行	颗粒状卫星灶	坏死性，浅表	出血，阻塞性病变；可能有结霜样树枝状血管炎*
梅毒	随机，后极占优势	弥漫性	边界不清	非坏死性，半透明，水肿	血管渗漏，静脉阻塞
弓形体病，局灶	随机	单病灶性边缘在愈合	光滑	厚，内层视网膜厚或全厚	小动脉鞘多于小静脉鞘，可能有结霜样树枝状血管炎
弓形体病，弥散	随机	融合，随机扩散	光滑	通常厚度	小动脉鞘多于小静脉鞘
眼犬弓首线虫病 （儿童为多）	周边或后极，孤立一个视网膜肉芽肿	经1～2个月病灶可能随着幼虫移走而伸展	边界不清。后期常见视网膜表面牵拉条索	视网膜肉芽肿突向玻璃体	

* 结霜样树枝状血管炎（frosted branch angitis，FBA）：很多小动脉和小静脉积聚大量炎性沉积

（3）自身免疫：葡萄膜炎除外伤和感染之外，很多葡萄膜炎病人都伴有系统性疾病，其发病与自身免疫反应有关。自身抗原过敏或自身免疫性疾病。正常眼组织中含有致葡萄膜炎的抗原，如视网膜 S 抗原、晶状体抗原、光感受器间维生素 A 类结合蛋白、黑素相关抗原等，均可诱导出动物葡萄膜炎。在机体免疫功能紊乱时出现对这些抗原的免疫应答，从而引发葡萄膜炎。如 Behcet 综合征、VKH 综合征、交感性眼炎、晶状体过敏性眼内炎、晶状体溶解性葡萄膜炎等病。

CD4$^+$ T 细胞在葡萄膜炎扮演着重要角色。辅助性 T 细胞（T helper, Th）：有 Th1（I 型辅助性 T 细胞，T helper 1）、Th2、Th17 及 Treg 等亚群。

自身免疫性葡萄膜炎的主要原因是机体产生了针对自身抗原的特异性 T 淋巴细胞：包括 Th1 和 Th17 细胞。相反的，机体同时也存在抑制这种自身免疫应答的细胞群体——调节 T 细胞（regulatory T cells, Treg）。致病性 Th1 和 Th17 细胞，与 Treg 细胞间的功能平衡，主宰着自身免疫性葡萄膜炎的发生、演变、复发及转归。

（4）遗传因素：已发现与葡萄膜炎相关的 HLA 抗原，说明一些葡萄膜炎的发生有遗传因素参与。例如，强直性脊柱炎伴发的葡萄膜炎与 HLA-B27 抗原密切相关，VKH 综合征与 HLA-DR4、HLA-DRw53 密切相关，Behcet 综合征与 HLA-B5、HLA-B51 密切相关，鸟枪弹样脉络膜视网膜病变与 HLA-A29 相关，中间葡萄膜炎与 HLA-DRB1 和视网膜血管炎与 HLA-DRBl 相关。

（5）病原微生物和寄生虫感染：分为内源性和外源性（外伤或手术）感染。病原微生物包括细菌、真菌、病毒、立克次体等。寄生虫的原虫和蠕虫均可直接侵犯葡萄膜或视网膜，也可通过诱发抗原抗体及补体复合物反应而引起免疫反应和炎症。

首先寻找可能发病的原因，如果能够找到某些病原体，虽然不能肯定它们与眼病之间的关系，但应彻底予以治疗。从全身症状应该首先想到是哪些葡萄膜炎的原因？在什么情况下不必做实验室检查？在什么情况下必须做哪些检查以寻找病因。

表 1-3-6　葡萄膜炎与全身病的关系

症状及体征	葡萄膜炎有关病因
一般	
• 头痛	VKH 综合征，结节病
• 唾液或泪腺肿胀	结节病，淋巴瘤
ENT	
• 耳鸣，失聪	VKH 综合征，结节病
• 眩晕	VKH 综合征，MS
• 副鼻窦炎	Wegener 肉芽肿，Whipple 病
• 咽炎及扁桃体炎	Whipple 病，结节病，弓体虫病
呼吸道	
• 咳嗽，气喘	TB，钩端螺旋体病，结节病，犬弓首线虫病，恶性病变，布鲁菌病，球孢子菌病
• 咳血	TB，钩端螺旋体病
• 肺门淋巴结肿大	结节病
• 肺炎	球孢子菌病，布鲁菌病，Whipple 病，结节病

续表

症状及体征	葡萄膜炎有关病因
心血管	
• 心包炎	Reiter 综合征，Kawasaki 病，Lyme 病，结节病
• 心肌炎	Kawasaki 病，钩端螺旋体病
• 心内膜炎	布鲁菌病
• 血管炎	Behcet 综合征，结节病，复发性多软骨炎
消化道	
• 口腔溃疡	Behcet 综合征，炎症性肠炎
• 腹泻	Whipple 病，炎症性肠炎
• 黄疸	布鲁菌病，钩端螺旋体病
• 肝大	结节病，犬弓首线虫病
• 腮腺肿大	Heerfordt 病
泌尿生殖	
• 血尿	布鲁菌病，钩端螺旋体病
• 膀胱炎，前列腺炎	Reiter 综合征，Whipple 病，布鲁菌病
• 尿道炎	Reiter 综合征，梅毒
• 生殖器痛，溃疡	Behcet 综合征，Reiter 综合征，梅毒，单纯性疱疹
• 附睾炎	Behcet 综合征，Reiter 综合征，布鲁菌病
神经系统	
• 脑膜炎	结节病，Behcet 综合征，Lyme 病，钩端螺旋体病，犬弓首线虫病
• CSF 淋巴细胞增多	VKH 综合征，交感性眼炎，Behcet 综合征，结节病，APMPPE
• 脑神经麻痹	结节病，Lyme 病，眼内淋巴瘤，MS，Whipple 病
• 乏力，感觉异常	中间葡萄膜炎伴 MS，Behcet 综合征，类固醇肌病
• 失禁	MS
• 精神病	VKH 综合征，结节病，Behcet 综合征，类固醇精神病，系统性红斑狼疮
肌肉骨骼	
• 关节炎，关节痛	Behcet 综合征，强直性脊柱炎，青少年类风湿关节炎，类风湿关节炎，Reiter 综合征，结节病，Lyme 病，炎症性肠炎，Wegener 肉芽肿，SLE，其他结缔组织病
• 骶髂关节炎	强直性脊柱炎，Reiter 病，炎症性肠炎
• 腓肠肌痛	钩端螺旋体病
淋巴系统	
• 淋巴结肿大	结节病，弓形体病，Lyme 病，Kawasaki 病，Whipple 病
• 脾肿大	结节病，Lyme 病，犬弓首线虫病
• 化疗或其他免疫抑制	巨细胞病毒性视网膜炎，念珠菌性视网膜炎，其他机会微生物感染
皮肤	
• 脱发	VKH 综合征，交感性眼炎，梅毒
• 白癜风，白毛发	VKH 综合征，交感性眼炎

续表

症状及体征	葡萄膜炎有关病因
• 毛囊炎	Behcet 综合征
• 浅表血栓性静脉炎	Behcet 综合征
• 小结节	结节病，盘尾丝虫病
• 结节性红斑	Behcet 综合征，结节病，炎症性肠炎
• 水疱	单疱，带状疱疹
• 色素沉着增多	Whipple 病
• 红斑疹	Behcet 综合征，结节病，病毒性疹，梅毒，带状疱疹，牛皮癣关节炎，Lyme 病，Kawasaki 病
• 结节	结节病，炎症性肠炎，麻风
• 斑疹，丘疹	钩端螺旋体病，梅毒，结节病
• 鳞屑性皮损	牛皮癣，Reiter 综合征
年龄	详见"8 个问题"的病人人口统计学
• 婴儿	视网膜母细胞瘤，TORCH 感染
• 儿童	幼年特发性关节炎（JIA），犬弓首线虫病，弓形体病
• 年轻人	HLA-B27，Fuchs 葡萄膜炎综合征，中间葡萄膜炎，ARN
• 老年人	淋巴瘤，其他伪装综合征，匐行性脉络膜炎，鸟枪弹样脉络膜变薄病变

VKH. Vogt-Koyanagi-Harada 综合征，MS. 多发性硬化；TORCH 感染：T. 弓形体（Toxoplasma），O. 指其他病原如梅毒等（Others），R. 风疹（Rubella），C. 巨细胞病毒（CMV），H. 疱疹病毒（Herpes virus）

　　葡萄膜炎常与系统性疾病相关联，病原诊断务必追溯系统性疾病（表 1-3-6）。问题是系统性疾病的表现和实验室检查结果的相关性往往不能用"Yes""No"这么简单而爽直的方式获取答案。例如，梅毒病人患葡萄膜炎，梅毒的实验室检查的特异性很高，问题在于如何确定此葡萄膜炎是梅毒引起的？除非通过某种手段在此病人的葡萄膜找到梅毒螺旋体。有些疾病的实验室检查的特异性敏感性均不高，例如，类风湿因子（RF）阳性是诊断类风湿的条件之一，可是还有 30% 类风湿病人呈阴性，何况 RF 阳性也见于其他结缔组织病、肺结核和恶性肿瘤等。又如结核菌素皮试在发展中国家的成人阳性率很高，接种过卡介苗的人群阳性率更高，所以结核菌素皮试阳性在我国不能视为结核性葡萄膜炎病人的诊断依据。结核分枝杆菌 γ-干扰素体外释放试验（TB-IGRA）的发现避免了接种卡介苗对评估结核的极大干扰。

　　目前，有关葡萄膜炎的病原诊断大多是推测的、假定的，很少机会发现具有病理组织学的证据以确定病原。

三、葡萄膜炎临床表现、并发症及鉴别诊断

　　前葡萄膜炎又称虹膜睫状体炎（iridocyclitis），简称虹睫炎、睫状体炎（cyclitis），是最常见的葡萄膜疾病，每年发病率为 8.2/10 万。发病后可以产生一系列的主觉及他觉症状。前葡萄膜炎虽可分为众多类型，但从临床表现来看还是有基本一致的规律。前葡萄膜炎远较后葡萄膜炎多见。

　　后葡萄膜炎严格说来是脉络膜炎，实际并非局限于脉络膜本身，而与视网膜炎和玻璃体炎相关联；实际上临床上脉络膜炎和脉络膜视网膜炎是同义词。

　　中间葡萄膜炎主要是玻璃体炎症，伴有周

边视网膜血管炎。少见，容易被遗漏。

（一）临床表现

1. 视觉症状（visual symptons）　根据病情不同有不同程度的视力减退，这取决于屈光介质的混浊度和黄斑水肿，黄斑组织炎症直接损害视力。渗出物引起房水、玻璃体及瞳孔区晶状体表面的混浊，尤其是后者，当瞳孔区晶状体表面有纤维素性渗出或机化物时，视力严重减退。前葡萄膜炎的毒性产物可能引起视网膜及视神经头的炎症反应，囊样黄斑水肿是很常见的促成视力减退的原因。当介质混浊在逐步减轻而视力不见增进时，一定要仔细检查眼底及中心视野。炎症刺激睫状肌痉挛而形成近视，此点在渗出物减少后应引起注意。

玻璃体内的炎症渗出可造成飞蚊症。黄斑水肿或黄斑病变引起变视症和严重视力下降。

2. 疼痛（pain，hurts）　虹膜睫状体有丰富的三叉神经末梢，故急性前葡萄膜炎的疼痛较甚。眼痛与畏光、流泪是伴行的，统称刺激症状（美国眼科界已不用此术语），均为三叉神经受刺激所致。它大致上与充血情况是平行的，不充血的病例，往往不痛。慢性炎症疼痛就比较不明显。单疱或带疱性虹睫炎，疼痛剧烈。头痛大多数是反射性的，如有眼内压增高，则疼痛加剧。刺激症状的轻重可反映病症的轻重。在慢性病例疼痛轻微，甚至没有。

疼痛的原因，一为瞳孔括约肌和睫状肌收缩，二为前葡萄膜组织内的神经纤维，因充血肿胀而被牵引。因此，局部用睫状肌麻痹药可缓解疼痛。后葡萄膜炎无眼痛。

3. 睫状充血（ciliary injection）　这是急性前葡萄膜炎最先出现的体征，一般都比较明显。虹膜睫状体有丰富的血管，因此充分表现典型的炎症症状（红、肿、热、痛）。起先出现角膜周围充血，以后结膜血管也充血，但结膜分泌物不增多。如睫状体有较严重的炎症，则眼睑及球结膜充血及水肿明显。某些急性虹膜睫状体炎，如痛风性、风湿性或疱疹性，可能出现虹膜或前房出血。

4. 前房细胞（cells）　浆液性炎症渗出以细胞成分为主，前房中白血细胞也是前葡萄膜炎的重要体征，细胞可以不与房水闪辉（flare）一致，两者是两种不同的体征，应分别记录。其定量分级见图 1-2-2，表 1-2-2。轻微炎症时房水蛋白质含量不多，房水闪辉阴性，房水中漂游的白细胞和（或）KP 成为确立诊断的唯一依据。房水中细胞的移动速度决定于血浆样房水的黏稠度，严重炎症前房细胞移动速度明显变慢，炎症消退阶段细胞移动速度明显加快。

5. 角膜后沉着物（KP）　由于角膜内皮细胞在炎症时变得稀疏与肿胀，故房水中的白血细胞粘于内皮上，形成 KP。详见前房检查节。KP 的组成视炎症的类型、严重程度、病程而异。细胞集团的沉着不仅发生于内皮细胞，也发生于前房角、虹膜、睫状体、晶状体、悬韧带、前玻璃体的表面，以及玻璃体。前房角小梁 KP 可导致周边前粘连及继发性青光眼。睫状体上有大片沉着，产生一种特殊的牛奶样的外观。晶状体表面或玻璃体的沉着物可影响视力。

6. 房水闪辉（aqueous flare）　虹膜睫状体炎破坏血液 - 房水屏障，渗出物使房水蛋白质含量增多而引起前房水混浊（Tyndall 现象）现称房水闪辉（表 1-2-2）。

多次反复发作或者长期慢性病例，血液 - 房水屏障发生永久性损害，渗透性增加，细胞及较大的蛋白质分子可进入房水，故炎症消退后，虽然不充血，也无主觉症状，但房水细胞消失后闪辉还可保持相当长一段时间，闪辉并不表示有活动性炎症的存在，故非须用糖皮质激素滴眼液的指征。

7. 絮状渗出（fibrinous exudates）　如渗出物中含大量纤维蛋白，则在前房内尤其是瞳孔领可见成形的絮状渗出，称成形性虹膜睫状体炎（plastic iridocyclitis）。提示病情较只有细胞漂游者严重。

8. 前房积脓（hypopyon）　急性前葡萄膜炎或眼内炎，渗出液中含有多量多形核白细胞，沉积于前房底部称为前房积脓。详见图 1-2-7。

常见于急性眼内炎，TASS，Behcet 综合征，强直性脊柱炎，HLA-B27 相关性葡萄膜炎。提示病情较只有细胞漂游者严重。

9. 虹膜结节（nodules）　在亚急性或慢性炎症时渗出细胞凝集在虹膜面上形成灰色小结节，称 Busacca 小结节；若渗出物在瞳孔缘称为 Koeppe 小结节。

10. 瞳孔的改变（pupillary changes）　在前葡萄膜炎时瞳孔变小而反应迟钝，原因是：①组织水肿、膨胀；②虹膜血管扩张充血；③神经受毒素刺激，因为同样兴奋条件下，通常缩瞳肌的力量总是占优势。瞳孔缩小时，瞳孔缘紧贴晶状体前囊，极易发生后粘连。

虹膜后粘连造成瞳孔形态不规则，在扩瞳后更明显。瞳孔呈现花瓣状、肾状、锯齿状……不规则形状。新鲜的粘连是可用强力扩瞳药拉开的，色素上皮便遗留在晶状体前囊上，成为炎症的永久证据。陈旧机化的粘连是不能被拉开的。当整个瞳孔缘与晶状体前囊成环状粘连时，称为瞳孔闭锁（seclusion of pupil）。如整个瞳孔领被一层完整的机化薄膜所遮盖时称为瞳孔膜闭（occlusion of pupil）。

11. 玻璃体炎性混浊（inflammatory opacities in the vitreous）

（1）玻璃体细胞：葡萄膜炎症时血-眼屏障瓦解，炎症细胞和纤维蛋白渗出窜入玻璃体。睫状体炎的渗出物容易进入前玻璃体，中间葡萄膜炎主要病变在下方玻璃体。后葡萄膜炎多有玻璃体炎，靠近病灶部位最明显，病情严重者可以延伸至前部玻璃体。

判断原则是：前葡萄膜炎的前房细胞明显多于前玻璃体。中间葡萄膜炎的前玻璃体细胞明显多于前房。后葡萄膜炎的后玻璃体细胞明显多于前玻璃体。

炎性细胞和纤维蛋白等炎症渗出物进入玻璃体表现为玻璃体细胞、絮状渗出。

（2）球状细胞凝集：中间葡萄膜炎玻璃体的炎症细胞浸润会凝集成球状，称雪球。随着机化的进展而成为雪堤。多在下方玻璃体。

急性炎症通常在液化玻璃体内的细胞是非聚集的；慢性炎症细胞经常聚集在成形玻璃体结构周围，形成簇状、团块状。雪球和雪堤是中间葡萄膜炎的特征。小雪球之间有细条索串联是念珠菌感染的特征。面条样渗出见于弓形体病。

（3）纤维蛋白条索：猛烈炎症者渗出物中纤维蛋白含量增多，像前房的絮状渗出那样而形成条索。此必须与正常的凝胶玻璃体区分。

玻璃体炎的表现详见第3章玻璃体。

12. 睫状膜（cyclitic membrane）　此为慢性睫状体炎的成形性渗出物形成的一种纤维膜。睫状体无色素上皮损伤诱发纤维组织化。从睫状体发出的渗出物逐渐机化成瘢痕性薄膜。此膜逐渐向玻璃体延伸，在晶状体后，有时可达对侧视网膜而与之粘连，收缩时可产生视网膜脱离。超声检查可以发现此膜。此膜阻止该处睫状体产生房水，眼内压明显降低，为造成眼球萎缩的常见原因。慢性葡萄膜炎，特别是幼年型慢性关节炎伴发的葡萄膜炎、持久性结节性葡萄膜炎病人、眼内压低下者易发生睫状膜。

13. 灰白色脉络膜浸润斑（choroidal infiltration patches）　炎症初期由于血管扩张，通透性增加，引起组织水肿和细胞浸润。眼底呈现视网膜色素上皮（RPE）下边界模糊的均质性灰色斑，圆形，大小不定的浸润性病灶。1～2个称局灶性脉络膜炎（focal choroiditis）；3个或更多病灶称多灶性脉络膜炎（multifocal choroiditis）；大面积细胞浸润称弥漫性脉络膜炎（diffuse choroiditis），圆形或不规则形。脉络膜炎继发视网膜炎者称脉络膜视网膜炎（chorioretinitis），如 VKH 综合征；多量渗出液可继发性视网膜脱离。用光学相干断层扫描（OCT）可以非常容易判定它的范围、高度、视网膜下液的性质。

14. 视网膜脉络膜炎（retinochoroiditis）　指原发于视网膜的炎症波及脉络膜。如弓蛔虫病视网膜脉络膜炎、弓形体视网膜脉络膜炎、多灶性视网膜脉络膜炎、区域性视网膜脉络膜炎、鳞状视网膜脉络膜炎（placoid retinochoroiditis）等。

15. 视网膜炎症性血管鞘（inflammatory vascular sheathing）　有些后葡萄膜炎伴有视网膜血管炎或血管周围炎。主要表现视网膜动脉或静脉呈现白色鞘，甚至血流中断、出血。

16. 眼底萎缩斑（atrophic lesions）　炎症晚期浸润及水肿逐渐吸收，脉络膜趋于萎缩。RPE 表现为脱色素和色素增生、移行和化生。

RPE 脱色素表现为淡黄色外观，色素增生形成黑色斑块，移行的色素可进入视网膜层间；RPE 还可化生，Müller 细胞、神经胶质细胞、星形细胞参与炎症修复而形成瘢痕。轻者仅累及脉络膜毛细血管和 RPE，由于 RPE 萎缩暴露使较大的脉络膜血管，并可见色素紊乱；重者脉络膜全层萎缩，暴露出其下的巩膜组织，形成边界清楚的白色萎缩斑，周围有色素。有时弥漫性浆液性渗出吸收以后，浅层色素脱失，眼底红色调增强，彰显所谓"晚霞样"眼底，正如在 VKH 综合征眼所见。

不同疾病有不同的瘢痕：结节病脉络膜炎渗出形成小萎缩斑；弓形体病瘢痕大，边缘色素沉着明显；梅毒等病变产生的弥漫性脉络膜视网膜炎后，形成椒盐样眼底，Behcet 综合征后眼底无明显色素性瘢痕。

总之，后葡萄膜炎鉴于病因、免疫反应、年龄等因素可产生千变万化的体征。首先要抓住典型表现的特点去理解，去记忆。然后，逐步扩展至不太典型的病例。梳理病人全身各系统中存在的异常，配合实验室检查，尽管很多病人的病因是个谜，但尽可能发掘出葡萄膜炎的病原是十分重要的。

（二）并发症

1. 前葡萄膜炎的并发症　一过性急性前葡萄膜炎及时治疗不留后遗症。严重的和慢性的前葡萄膜炎的并发症几乎波及眼球各组织。各种并发症必须与该组织的原发病加以鉴别。因为有些情况在治疗原则上是有出入的，甚至是背道而驰的。角膜及巩膜的炎症可以并发前葡萄膜炎。反过来说，虹膜睫状体炎也可并发角膜病变，尤其是角膜内皮层及深层基质层。用裂隙灯仔细检查，急性前葡萄膜炎几乎都可发现角膜上皮水肿、角膜内皮层的损害、深层基质层的水肿，以及后弹力层皱褶等。

（1）带状角膜病变：此为睑裂部角膜表层的钙沉淀。从角膜缘鼻侧及颞侧同时发生浅灰色的浅表混浊，逐渐向中央进展，色泽由浅灰转为白色。此为慢性虹睫炎的并发症。小儿较成人更易发生。早期带状混浊易被忽略。

（2）角膜病变：长期慢性前葡萄膜炎都有角膜改变。内皮损害而导致角膜永久水肿。上皮层可发生大疱而有疼痛。有的可发生角膜深层的炎症。

（3）并发性白内障：先为后囊下皮质密度增加，继而呈"锅巴状"的光泽，再逐步形成玫瑰花瓣状混浊。既朝前扩展，且又向周边延伸，最终前囊也发生混浊。几年后整个晶状体变为灰白色混浊。

（4）黄斑水肿、视神经视网膜炎：通常认为毒素是从玻璃体的液体循环带到眼球后极部的。在视网膜引起黄斑区水肿，在视神经可引起视神经乳头炎。

（5）继发性青光眼：虹膜睫状体炎最严重的并发症。在急性期，由于血 - 房水屏障的损害，大量渗出及细胞进入房水，但由于睫状体抑制生成房水，同时备用的房水排出途径增加排出，所以眼内压往往并不升高，有时反而降低。少数继发性高眼内压因小梁炎或为渗出物阻塞房角，细胞值降低，而非房水分泌过多。另一种眼内压增高则是由于眼内液循环障碍而起，主要的交通阻塞点是瞳孔及前房角。当发生瞳孔闭锁和瞳孔膜闭时虹膜环状后粘连→后房压力升高→虹膜膨隆或房角粘连时眼内压就会升高。应当了解，长期慢性虹睫炎者房水的产生具有代偿性的降低，有时仅留有极小一处房水尚能交通，眼内压就不会升高。

此外，虹膜 - 晶状体隔前移，或因睫状体水肿→睫状突向前部旋转移位，或虹膜新生血管膜,通过这三种机制→虹膜小梁接触→周边前粘连(PAS)→眼内压升高(闭角型青光眼)。

急性高眼压:青光眼睫状体炎综合征(青光眼睫状体危象,Posner-Schlossman 综合征)或病毒感染(HSV、VZV、CMV)。

慢性高眼压:Fuchs 葡萄膜炎综合征,幼年特发性关节炎,Behcet 综合征,平坦部炎症,交感性眼炎,结节病,梅毒。

(6)低眼压:在急性期由于睫状体的一时房水分泌减少和前列腺素增高房水排出加快而发生的轻度眼压降低,在炎症一定时期能恢复正常。然而,在慢性或陈旧性虹膜睫状体炎,由于睫状体萎缩、视网膜脱离或睫状体脱离引起的眼压下降多无恢复的希望,最后的结果常是眼球萎缩。这是一种比眼内压增高更麻烦的并发症。睫状体及视网膜脱离是由于大量纤维素性渗出物在玻璃体中机化形成睫状膜收缩的结果。

2.后葡萄膜炎的并发症 非化脓性非后葡萄膜炎的并发症除上述的并发性白内障、黄斑水肿、视神经视网膜炎、低眼压外,尚有玻璃体后脱离、视网膜前膜(ERM)、视网膜血管炎、视网膜纤维条索或膜(视网膜前、视网膜内、视网膜下)、脉络膜新生血管(CNV)、视网膜脱离(渗出性、牵拉性、破孔源性)。

(三)鉴别诊断

1.急性前葡萄膜炎 具有眼红、眼痛、视物模糊等主觉症状,酷似急性闭角型青光眼及急性结膜炎。三者的区别历来颇受重视(表1-3-7)。

除非某些病毒性感染、合并有角膜病变的卡他性病变,否则急性结膜炎没有明显疼痛,仅感轻微刺痛而已,但微小核糖核酸病毒引起的急性结膜炎病人可有眼痛。三者在疼痛上虽有程度不同,但此点在鉴别上的意义不大。

分泌物增多、结膜充血、视力不受障碍系急性结膜炎的特征,由此可与虹睫炎及青光眼区别。结膜炎者视力不受障碍,但主诉中常有

表 1-3-7 急性结膜炎、前葡萄膜炎、闭角型青光眼的鉴别

项别	急性结膜炎	急性前葡萄膜炎	急性闭角型青光眼
疼痛	无,偶尔有痛	痛	剧痛难以忍受
分泌物	多(水样、黏液、脓性)		无
充血	结膜充血,下睑结膜尤重	角膜周围充血或混合性充血	
视力障碍	无	轻度或重度	严重障碍
KP	无	灰色	无
前房细胞	无	多	无
前房水闪辉	无	有	无(或有)
角膜	正常	KP	上皮水肿(雾样混浊)
眼内压	正常	正常或稍低	极高
瞳孔	正常	稍小	中等大
恶心呕吐	无	无	可有

视物模糊之状,此因泪水及分泌物遮挡视线而致,拭除泪水及分泌物视力即能恢复,故非真正的视力障碍。

(1)急性前葡萄膜炎与急性闭角型青光眼的区别:主要在于前者有 KP 或房水细胞,后者有眼压增高。二者均可出现前房闪辉,因为房水闪辉是反映血-房水屏障受损害的。

KP 和(或)前房房水细胞的出现可以肯定前葡萄膜炎的诊断;KP 与房水细胞是诊断虹睫炎必不可少的体征,二者不必同时具备,二者有一即可诊断有活动性虹睫炎。相反地,若 KP 及房水细胞均不存在,就不可能建立虹睫炎的诊断。但须注意:①急性闭角型青光眼虽然也有房水闪辉,甚或有成形性渗出,但眼内压明显增高为关键性体征;前房浅、瞳孔大及房角关闭可作为诊断的辅助依据。②角膜内皮炎病人的角膜上皮和基质明显水肿区有几颗 KP,眼内压升高,甚至可有前房水闪辉,KP 是限于角膜水肿范围内,与急性前葡萄膜炎不同。详见角膜内皮炎。

瞳孔方面,二者相反。但宜注意,若病人

在发病后已经治疗，则瞳孔可呈相反现象即虹睫炎经扩瞳治疗后瞳孔由小变大，而青光眼用缩瞳药后瞳孔可由大变小。故若病人在受检以前，已用眼药水治疗，则瞳孔的改变只供参考，不能过分重视。

眼压明显增高是青光眼的重要特征，不可能急性期间眼压不高，但在缓解期总是眼压先下降，而充血反应及前房混浊可以维持多日，这在鉴别时必须注意。

角膜雾样混浊及恶心呕吐为急性闭角型青光眼的特征，也可供鉴别时参考，但非一定具有此特征。

虹膜后粘连仅为前葡萄膜炎的后遗症，切勿根据此点而诊断为有活动性虹睫炎。

（2）急性前葡萄膜炎与巩膜炎的鉴别：凡是角膜周围充血而前房水透明，无细胞，无 KP 者，宜用裂隙灯仔细观察是否有上巩膜或巩膜充血及压痛？上巩膜或巩膜本身是否有水肿？弥漫性巩膜炎易被误诊为早期前葡萄膜炎（详见巩膜炎章）；结节性上巩膜炎及结节性巩膜炎具有局限性隆起而易与前葡萄膜炎鉴别，归根结底务必牢记，诊断前葡萄膜炎必不可少的条件——前房水细胞、KP。

（3）急性前葡萄膜炎与角膜炎的区别：不难，唯一注意的，二者可以相互影响，成为因果关系；但也能以姐妹病的姿态同时出现。前葡萄膜炎在诊断上，决定性的体征为 KP 及房水闪辉。角膜炎在诊断上不可缺少的条件为角膜有炎症性混浊。慢性虹睫炎易漏诊，特别是不表现充血的慢性睫状体炎，只有在显微镜下才发现寥寥无几的几颗 KP，或者在前房水中有几个细胞漂游，这必须在无室内照明的暗室中，以瞳孔为背景，用高倍显微镜仔细搜索才能看见几个漂游的细胞。

儿童（16 岁以内）前葡萄膜炎：约占葡萄膜炎总数的 3%～7%，慢性隐袭性。偶尔在角膜周围有几丝充血，不久即消失。往往因视力下降而行常规检查时，才首先发现前房有炎症迹象。

假性前房积脓（pseudo hypopyon）：指非前葡萄膜炎引起的，见于玻璃体内注射 TA，视网膜母细胞瘤，儿童急性白血病，眼内淋巴瘤。

睫状体炎（cyclitis）：虹膜及睫状体由于二者解剖位置的接近及血管系统的密切关系，往往互相影响，因而不可能完全区别。但在临床表现上有时是有所侧重的。当睫状体炎症严重时，可并发眼内压增高，这是由于睫状体充血肿胀的关系；有的病例可出现眼压下降，这是睫状体产生房水的功能受到损害的表现。慢性睫状体炎唯一的自觉症状为视力减退，往往连轻微的充血也不能发现，虹膜长期看不出明显的变化，只有根据 KP 或只在前房中有几个细胞、玻璃体有细胞等现象来推测睫状体的病理变化。超声生物显微镜（UBM）可以探测睫状体的明显病变。

2. 中间葡萄膜炎（intermediate uveitis）易漏诊（图 1-3-1），若发现房水轻微闪辉或细胞漂游，或几个 KP，而玻璃体细胞茂密，表示玻璃体炎重于前葡萄膜炎，脉络膜无明显渗出，此种情况不应满足于前葡萄膜炎的诊断，理应怀疑中间葡萄膜炎。因此，须检查眼底锯齿缘及房角。凡见下述症状之一，即锯齿缘附近有胶样渗出、小梁有胶样渗出或周边前粘连、周边眼底有静脉周围炎等，即可诊断中间葡萄膜炎。

3. 后葡萄膜炎（posterior uveitis，posterior uveitides）　又称脉络膜炎。

4. 全葡萄膜炎（panuveitis）　虹膜睫状体炎＋脉络膜炎＋视网膜炎＋玻璃体炎，即整个葡萄膜的三部分组织（虹膜、睫状体、脉络膜），连同毗邻的视网膜和玻璃体同时发炎，此称全葡萄膜炎，除有虹睫炎症状外，尚有脉络膜渗出及后部玻璃体混浊和细胞。故前葡萄膜炎病人，无论屈光介质何等混浊，必须用检眼镜（间接检眼镜较直接检眼镜为佳），+90D 观察眼底，注意有无脉络膜渗出及后部玻璃体细胞等。

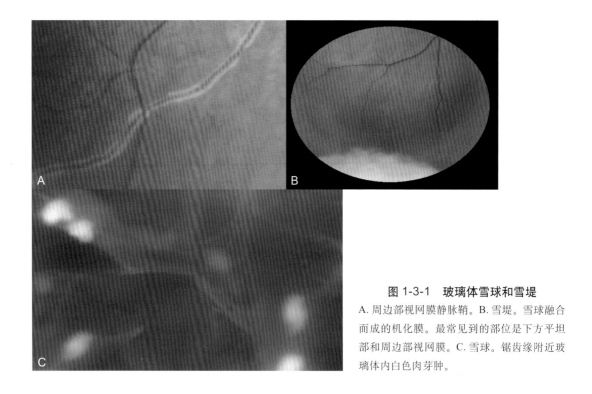

图 1-3-1　玻璃体雪球和雪堤

A. 周边部视网膜静脉鞘。B. 雪堤。雪球融合而成的机化膜。最常见到的部位是下方平坦部和周边部视网膜。C. 雪球。锯齿缘附近玻璃体内白色肉芽肿。

四、葡萄膜炎实验室检查

葡萄膜炎凡是两侧性、单侧慢性、复发性者多与全身系统相关，因此，必须做实验室检查以辅助诊断和分析可能的病原（表 1-3-8 至表 1-3-10）。

一般而言，特异性高的测试可靠性高，但要注意测试往往不是专一性的，可以反映多种疾病。敏感性高的测试可以减少漏诊。

1. IgM　是急性感染或近期感染的标志。是对某种病原微生物产生的特异性 IgM 抗体。IgM 抗体产生最早，一经感染快速产生，感染一周后便可检测到，通常与症状出现相符。在感染初期起抗感染作用，但维持时间短（30～90d），消失快。IgM 可随着病毒的再激活而再度出现。

2. IgG　是既往感染的标志。当 IgM 消失，IgG 才开始上升。如果此项阳性，则提示为既往感染或慢性感染。

3. 类风湿因子（rheumatoid factor，RF）是由于感染因子（细菌、病毒等）在体内引发的以变性 IgG Fc 段为靶抗原的一种自身抗体。常见的类风湿因子有 IgM、IgG、IgA、IgE。一般实验室检查的 RF 是 IgM 抗体。高滴度的 RF 有助于类风湿关节炎（RA）的诊断，但并非特异。临床 IgM 型 RF 阳性多见于 70%～80% 的类风湿病人，其滴度与 RA 的活动性和严重性呈比例。但正常人 5% 为低滴度（1∶80）阳性，10% 的女性老年人 RF 阳性。RF 阳性也见于系统性红斑狼疮（20%～40% 阳性）、Sjögren 综合征、肝炎（尤其是丙型）、结核、梅毒、结节病等病，故类风湿因子（RF）对类风湿关节炎的诊断特异性及特殊性尚不够理想。

4. 抗环瓜氨酸肽抗体（anti-cyclic citrullinated peptide antibodies，ACPA）　ACPA 是以合成的环瓜氨酸肽（CCP）为抗原的自身抗体。是 RA 的新抗体，其特异性较 RF 明显提高，且可在疾病早期出现。目前检测的是 IgG 亚型，不同公司的产品敏感性介于 40%～94%；特异性 89.6%～90.0%。27% 的 RA 病人体内存在抗 CCP 抗体 IgA 亚型，提示联合检测 IgG/IgA 型抗 CCP 抗体对 RA 的诊断可能更有意义，敏

表 1-3-8　ANCA 相关性血管炎临床特点

特征	Wegener 肉芽肿病	显微镜性多动脉炎	Churg-Strauss 综合征
ANCA 阳性率	80%～90%	70%	50%
ANCA 抗原	PR3 ≫ MPO	MPO > PR3	MPO > PR3
肉芽肿病变	有	无	有
眼部受累	眼眶假瘤，巩膜炎，葡萄膜炎	少见	少见
肺部受累	结节、浸润空洞、肺泡出血	肺泡出血	哮喘，肺泡出血，嗜酸性粒细胞浸润
肾	结节性坏死性肾小球肾炎	结节性坏死性肾小球肾炎	结节性坏死性肾小球肾炎
心脏受累	少见	少见	少见
周围神经病变	10%	58%	78%
嗜酸性细胞增多	轻度	无	显著

表 1-3-9　葡萄膜炎的实验室检查

	分项	意义	提示
病征	无特征葡萄膜炎＋初次发病＋单侧	原因：特发性、外伤性、人工晶状体	不需要实验室检测
	两侧性，单侧慢性，复发性葡萄膜炎	原因：系统性疾病	全套实验室基本筛查项目。根据病史，体征考虑宽范围普查；对疑似病原做针对性实验室测试
实验室基本排查	血常规（白细胞分类，白血细胞计数）	血象基数	筛查白血病
	血细胞沉降率（ESR）、C 反应蛋白(CRP)、抗 O 抗体(ASO)	增高者反映系统性疾病——特别是风湿性疾病	抗链球菌溶血素 "O"(antistreptolysin, ASO)
	抗核抗体（ANA）	增高者反映自身免疫病——幼年型慢性关节炎，系统性红斑狼疮等	10% 老年人也可低滴度 ANA
	类风湿因子（RF），抗 CCP 抗体(CCP=环瓜氨酸肽)	RF 增高者反映自身免疫病——类风湿关节炎，系统性红斑狼疮；RF 联合抗 CCP 抗体高滴度阳性会提高类风湿关节炎的诊断意义。5% 正常人 RF 低滴度阳性	RF 阴性见于强直性脊柱炎、Reiter 综合征、银屑病性关节炎、肠炎、Crohn 病伴发的前葡萄膜炎
	HLA-B27	阳性见于强直性脊椎炎、Reiter 综合征、炎症性肠道疾病和银屑病	正常人群 2%～9% 阳性
	VDRL 或 RPR，TRUST	非特异性抗体用作筛查梅毒	根据滴度反映治疗效果
	FTA-ABS 或 TP-PA，MHA-TP	特异性抗体用作确诊梅毒	终身阳性
	结核分枝杆菌 IgG 抗体	筛查 TB	
	HIV	筛查 AIDS	

续表

分项		意义	提示
实验室及影像排查	血清抗巨细胞病毒抗体	阳性表示曾感染过 CMV	
	血清抗单纯疱疹病毒抗体	阳性表示曾感染过单纯疱疹病毒	不一定是病人的葡萄膜炎病原体
	血清抗带状疱疹病毒抗体	阳性，急性期高于恢复期效价 3 倍以上	带状疱疹病毒性葡萄膜炎、急性视网膜坏死综合征
	骶髂关节 CT 或 X 线	强直性脊柱炎，Reiter 综合征，肠炎，银屑病性关节炎	骶髂关节改变是诊断强直性脊柱炎的必备条件
	胸部 X 线片	TB，结节病	
	HLA-B5、B51	阳性见于 Behcet 综合征	
	HLA-DR4、HLA-DRw53	阳性见于 VKH 综合征	
	血管紧张素转化酶（ACE）	成人增高者（高于 100 U）强烈提示结节病活动期，但 39% 粟粒性肺结核病也可升高	肉芽肿上皮细胞和巨噬细胞分泌大量 ACE 入血；或免疫复合物作为一种损伤的病理因子刺激肺泡内皮细胞产生 ACE
	抗中性粒细胞胞质抗体	阳性见于小血管炎：Wegener 肉芽肿。阴性不能排除 ANCA 相关性血管炎	阳性也见于 Churg-Strauss 综合征；中等大血管炎：结节性多动脉炎、肠炎性血管炎；风湿病病人阳性率为 70%
实验室针对性测试	结核分枝杆菌 γ- 干扰素体外释放试验（TB-IGRA）。有两种方法	QFT-GIT 又称 QuantiFERON-TB Gold。 T-Spot= 结核菌 T 细胞斑点试验	TB，QFT-GIT ≤ 400，或 T-Spot（+）； 潜伏性和活动性 TB 阳性
	血清犬弓首线虫病抗体	阳性见于犬弓首线虫病（儿童）。血清和眼内液弓蛔虫 IgG	IgG 增高（血清 68%，眼内液 88%），周围血嗜酸性白细胞增高（12% 病人 > 100 U/ml）
	血清弓形体病抗体	阳性见于弓形体病	高滴度抗体或 2 ～ 3 周后抗体滴度增长 4 倍以上，提示活动性感染
	血清汉赛巴通体（Bartonellahenselae）抗体	阳性见于猫抓病	
	血清 Burgdorferi 疏螺旋体抗体	Lyme 病	
	血清组织胞浆菌病抗体	阳性见于组织胞浆菌病	不必要，组织胞浆菌 ELISA，皮试已不用
	免疫细胞（$CD4^+$ $CD8^+$）	HIV（+），疱疹病毒感染	
	PCR	伴开角型高眼内压、青 - 睫综合征、Fuchs 葡萄膜炎综合征	检测疱疹病毒

表 1-3-10 葡萄膜炎特征，可疑原因及实验室检查

葡萄膜炎伴有特征	可疑原因	实验室检查
A. 前葡萄膜炎		
• 外伤	外伤性前葡萄膜炎	不需要，仅需要眼 A-B 超
• 轻度虹睫炎 + 眼内手术后 1 周内	手术引起	不需要

续表

葡萄膜炎伴有特征	可疑原因	实验室检查
• 重度虹睫炎 + 眼内手术后 2 周内	手术引起	鉴别 TASS 和眼内炎，须 B 超
• 两侧性葡萄膜炎 + 眼内手术史	交感性眼炎	摘除无视功能眼可做组织学检查
• 重症葡萄膜炎 + 前房积脓	关节炎、胃肠（GI）病、HLA-B27 相关性	HLA-B27（+），骶髂关节 CT 或 X 线
• 重症葡萄膜炎 + 前房积脓 + 口疮 + 生殖器溃疡	Behcet 综合征	Behcet 皮肤穿刺试验（+），HLA-B5（+），HLA-B51（+）
• 两侧性葡萄膜炎 + 耳鸣重听 + 白癜风 + 毛发变白	VKH 综合征	HLA-DR4（+），HLA-DRw53（+），发病 1 个月内 CSF 蛋白↑和淋巴细胞↑
• 眼内压增高	青光眼睫状体炎综合征	排除其他继发性青光眼，PCR 查疱疹病毒
• 虹膜色淡 + 白内障	Fuchs 葡萄膜炎综合征（慢性非肉芽肿性）	PCR 查疱疹病毒
• 疱疹性角膜炎或其瘢痕	单纯疱疹或带状疱疹或水痘	前房水查病毒特异性抗体、PCR 检测疱疹病毒 DNA
• 单侧，复发性迁延 1 ~ 2 年，充血轻，KP，虹膜局灶性或扇形萎缩，虹膜后粘连无或很少，瞳孔局部扩大；特别是眼内压增高、角膜知觉减退	疱疹病毒或风疹病毒感染	前房水查病毒特异性抗体、PCR 检测疱疹病毒 DNA 或风疹病毒 RNA
• 儿童 + 关节炎	幼年慢性关节炎伴有前葡萄膜炎（慢性非肉芽肿性）	ANA（+），ESR↑，C 反应蛋白↑，类风湿因子（−），ASO（−），骶髂关节 CT/X 线摄片阳性，风湿科会诊
• 葡萄膜炎 + 青光眼 + 前房积血	UGH 综合征	常因人工晶状体引起
• 慢性复发性，虹膜小结节 + 结核史	结核病	胸部 X 线片（肺结核），TB-IGRA
• 性病接触史	梅毒	VDRL（+），FTA-ABS（高效价 +）
• 下背痛或上肢关节痛	强直性脊柱炎	HLA-B27（+），骶髂关节 CT 或 X 线，风湿科会诊
• 结膜炎 + 尿道炎 + 葡萄膜炎 + 多关节炎	Reiter 综合征	ESR↑，C 反应蛋白↑，HLA-B27（+），风湿科会诊
• 数周至数月前被蜱咬者诊断根据下列任意一项：①皮肤游走性红斑；②脑膜炎突发性头痛；③面神经麻痹，居住林区；④复发性关节炎等；⑤淋巴腺瘤良性皮炎，淋巴结肿大	Lyme 病	血清 Burgdorferi 疏螺旋体抗体（ELISA 高效价 +）
• 呼吸短促，尤其是黑种人	结节病	胸部 X 线片，ACE↑，皮肤病损或经气管肺活检
• 银屑病 + 关节炎	银屑病性关节炎	HLA-B27（+），骶髂关节和脊柱 CT 或 X 线，风湿科会诊
• 发热 + 咳嗽	上呼吸道感染、肺炎	内科会诊

续表

葡萄膜炎伴有特征	可疑原因	实验室检查
• 两侧性葡萄膜炎＋虹膜小结节＋两侧腮腺肿胀	Heerfordt 病	胸部 X 线片，ACE↑，皮肤病损活检
• 腮腺炎、流感、腺病毒、麻疹、衣原体感染	伴有一过性急性非肉芽肿性前葡萄膜炎，罕见	
• 疫情区＋高热＋咯血＋腓肠肌压痛	钩端螺旋体（Weil 病）	
• 虹膜表面白色珍珠样小结节	麻风	体表组织刮片或房水找麻风杆菌
• 脱眉毛，皮肤小结节	麻风	体表组织刮片或房水找麻风杆菌
B. 中间葡萄膜炎		
• 单侧性	大多数是特发性的。多发性硬化、结节病、犬弓首线虫病、梅毒、Lyme 病（Burgdorferi 螺旋体）	脑 MRI（MS），胸部 X 线摄片，ACE↑，弓蛔虫 ELISA（+），VDRL（+），FTA-ABS（高效价+）、血清 Burgdorferi 螺旋体抗体（ELISA 高效价+）
C. 后葡萄膜炎		
• 局灶性脉络膜视网膜炎	眼组织胞浆菌病。黄斑部萎缩瘢痕，眼无炎症迹象者诊断为眼假组织胞浆菌病综合征（POHS）	血清测试与其他真菌交叉反应强，一般不必做测试
	巨细胞病毒	HIV（+）
	弓形体病	血清抗弓形体 ELISA（抗体效价+）
	犬弓首线虫病（儿童多）	弓蛔虫 ELISA（+），眼内液细胞学检查
• 多灶性脉络膜视网膜炎＋玻璃体炎	梅毒	VDRL（+），FTA-ABS（高效价+）
	结核、结节病	胸部 X 线摄片，TB-IGRA；ACE↑
	鸟枪弹样视网膜脉络膜病变	HLA-A29（+）
• 静脉吸毒，免疫力低下者	念珠菌，曲霉菌感染	血和玻璃体培养
• 多病灶性脉络膜视网膜炎，无玻璃体炎	APMPPE，PIC，MEWDS，匐行性脉络膜炎	
• 弥散性脉络膜视网膜炎，视网膜血管炎，玻璃体炎	眼内炎（单侧）	玻璃体培养，眼超声（证实玻璃体炎，排除眼内恶性肿瘤）；
	VKH 综合征（两侧性）＋耳鸣重听＋白癜风＋毛发变白	HLA-DR4（+），HLA-DRw53（+），发病 1 个月内 CSF 蛋白↑和淋巴细胞↑
	交感性眼炎（手术眼→两侧性）	摘除无视功能眼做病理学检查
D. 全葡萄膜炎		
• 眼内炎（单侧）→全眼炎	微生物感染	玻璃体培养，超声（证实玻璃体炎，排除眼内恶性肿瘤）

续表

葡萄膜炎伴有特征	可疑原因	实验室检查
• 两侧性葡萄膜炎＋耳鸣重听＋白癜风＋毛发变白	VKH 综合征	HLA-DR4（+），HLA-DRw53（+），发病 1 个月内 CSF 蛋白↑和淋巴细胞↑
• 交感性眼炎		摘除无视功能眼做病理学检查
• 梅毒、结核、结节病等		见后葡萄膜炎

ACE. 血管紧张素转化酶（angiotensin-converting enzyme）

ELISA. 酶联免疫吸附试验（enzyme-linked Immunosorbent Assay）

MS. 多发性硬化（mutiple sclerosis）

POHS. 假眼组织胞浆菌病综合征（presumed ocular histoplasmosis syndrome），真菌呼吸道传染

感性为 52％～81％，特异性为 90％～95％。2010 年美国风湿病学会（ACR）和欧洲抗风湿病联盟（EULAR）共同提出新的类风湿关节炎（RA）分类标准，将 ACPA 和 RF 作为 RA 的血清学诊断依据。

5. 抗中性粒细胞胞质抗体（anti-neutrophil cytoplasmic antibody，ANCA）　是血管炎病人血清中的自身抗体，在血管炎发病机制中起重要作用，是诊断血管炎的一种特异性指标。

6. ANCA- 相关性小血管炎　包括 Wegener 肉芽肿病（肉芽肿，ANCA 阳性率 80％～90％）、Churg-Strauss 综合征（肉芽肿＋哮喘和嗜酸性细胞增多）、显微镜性多动脉炎（microscopic polyarthritis），无肉芽肿，无哮喘和嗜酸性细胞增多。

由于 Wegener 肉芽肿病和显微镜性多动脉炎的临床表现、治疗和预后相似，且多数病人 ANCA 阳性，损害肾和肺，其基本病理改变为坏死性小血管炎，是西方国家最常见的自身免疫性疾病之一。

ANCA 分为胞质型（c-ANCA），核周型（p-ANCA）。二者的靶抗原不同。

c-ANCA 是诊断 Wegener 肉芽肿病非常敏感的指标，少见于 Churg-Strauss 综合征、显微镜下多动脉炎、特发性新月体性肾小球肾炎。

p-ANCA 见于 c-ANCA 相同的 4 种疾病外，尚见于结节性多发性动脉炎、SLE、类风湿关节炎。

ANCA 在风湿病病人血清中阳性率为 70％，与 ANA 和抗组蛋白（histone）有交叉重叠现象。在风湿病病人中，ANCA 不仅存在于系统性红斑狼疮（SLE）中，类风湿关节炎及皮肌炎病人的血清也可出现 ANCA 阳性。

7. 血清血管紧张素转化酶（angiotensin-converting enzyme，ACE）　肉芽肿性葡萄膜炎病人 ACE 升高，强烈提示结节病。结节病活动期病人 sACE 升高（正常人群上限值的 2 倍以上），非活动期 ACE 大多在正常范围，病变越重 ACE 升高越高。因此可作为结节病的辅助诊断且可作为观察病情。结节病 ACE 升高来源于肉芽肿上皮细胞和巨噬细胞分泌大量 ACE 入血或免疫复合物作为一种损伤的病理因子刺激肺泡内皮细胞产生 ACE。此种酶的活力升高主要用于诊断肺部疾病（矽肺、石棉肺、急性粟粒性肺结核）、原发性肝硬化、甲状腺功能亢进、霍奇金病、糖尿病等。

8. 抗核抗体（antinuclera antibody，ANA）是以细胞核内抗原为靶抗原的自身抗体。ANA 阳性常见于自身免疫性疾病病人的血清中，可作为自身免疫性疾病的非常重要的筛选试验。ANA 阳性（高滴度 1∶40 以上，1∶80 以上更有意义）标志了自身免疫性疾病的可能性；另外，ANA 检测对风湿性疾病的诊断和鉴别具有重要意义。ANA 阳性的疾病（阳性率）：系统性红斑狼疮（95％～100％），活动期幼年型类风湿关节炎（JRA）（20％～40％），非

活动期幼年型类风湿关节炎（80%～100%）；非结缔组织病10%～20%，类风湿关节炎30%～50%，多发性肌炎/皮肤炎（40%～60%），药物性狼疮（95%～100%），干燥综合征（60%～80%），混合性结缔组织病（95%～100%），硬皮病（70%～90%），正常人（5%～10%）。

幼年慢性关节炎儿童ANA、ESR、C反应蛋白、HLA-B27均呈阳性；RF、ASO均阴性，骶髂关节CT/X线摄片阳性。JIA病人ANA阳性和ESR升高提示已发生葡萄膜炎 [Haasnoot A-MJW, Vernie LA. Erythrocyte sedimentation rate as baseline predictor for the development of uveitis in children with juvenile idiopathic arthritis. Am J Ophthalmol，2015，159(2):372-377]。

9.抗链球菌溶血素　抗链球菌溶血素O试验，简称抗"O"或ASO。

正常参考值：成人<500U/ml，儿童<250U/ml。正常值因年龄、季节、气候、链球菌流行情况，尤其地区而有所差别。

（1）类风湿的ASO分为四种血清类型

①抗链球菌溶血素型：ASO升高、RF阴性时，见于风湿病。

②凝集型：ASO正常、RF阳性时，表示预后不良。

③混合型：ASO升高，RF阳性，见于类风湿。

④正常型：ASO阴性、RF阴性，可排除类风湿。

（2）ESR和CRP：均为炎症的非特异性标记，列为常规检查项目。JIA病人ESR和CRP值增高。

Groen-Hakan等回顾174例急性葡萄膜炎成人病人，大多数急性葡萄膜炎的ESR和CRP值均在正常范围内，未观察到其与葡萄膜炎的特定原因的关联。然而，ESR≥60mm/h和（或）CRP≥60mg/L：主要见于全身性免疫介导的疾病（占所有免疫介导疾病的14%）或全身性感染性疾病（所有传染性葡萄膜炎的18%）。眼弓形体病82%正常，而内源性眼内炎86%升高。

结节病相关葡萄膜炎54%的ESR升高（范围20～59mm/h）。HIV阳性病人82%的ESR值增高。ESR≥60mm/h和（或）CRP≥60mg/L的病人95%可确定葡萄膜炎的原因（Graefes Arch Clin Exp Ophthalmol，2019，257：175-180）。

五、葡萄膜炎诊断步骤

葡萄膜炎的诊断难易不一，前葡萄膜炎体征用裂隙灯就能一目了然，诊断容易；后葡萄膜炎的表现从后极至锯齿缘范围广泛，病种多，往往缺乏统一的诊断标准，诊断较难；中间葡萄膜炎表现在周边玻璃体、睫状体平坦部和极周边视网膜，需要掌握用间接检眼镜顶压巩膜观察锯齿缘的技巧，容易漏诊。

眼后节感染会造成巨大的视觉冲击，尤其是错误地按非感染性处理，给予注射或口服糖皮质激素。因此医师对眼后节葡萄膜炎的诊断，首先面临的挑战是，感染性抑或非感染性葡萄膜炎？感染性的要分清是细菌、真菌、病毒，还是寄生虫更容易出现这些临床特征？其次，在最后的确认诊断前，经验性抗感染治疗是什么？详见急性术后眼内炎。

葡萄膜炎往往是与全身系统异常相关的，要捕捉看不见摸不着、隐藏的病因确非易事。美国国立眼科研究院免疫实验室主任Nussenblatt医师在《葡萄膜炎》（第4版2010年）介绍的"开发一个鉴别诊断"的经验，值得初学葡萄膜炎的年轻医师熟悉，现将其提出的"8个问题"的主要内容介绍如下。

1.急性还是慢性，感染性或非感染性

（1）急性葡萄膜炎✈（<6周）（符号意义：✈☎急性，☺感染性，✺肉芽肿性）。

①大多数前葡萄膜炎：特发性前葡萄膜炎，HLA-B27-相关性前葡萄膜炎，Behcet综合征，强直性脊柱炎，Reiter综合征。

② VKH综合征✺。

③弓形体病☺。

④白点综合征：急性后部多病灶性鳞状色素上皮病变，多发性一过性白点综合征。

⑤急性视网膜坏死☹❄。

⑥术后细菌感染☹❄。

⑦交感性眼炎❄。

⑧创伤☹。

（2）慢性葡萄膜炎❄（＞3个月）：青少年类风湿关节炎，Fuchs葡萄膜炎综合征，鸟枪弹样脉络膜病变，匐行性脉络膜病变，结核性葡萄膜炎，术后感染性葡萄膜炎（痤疮丙酸杆菌，真菌），眼内淋巴瘤，多灶性脉络膜炎，结节病，中间葡萄膜炎／平坦部炎。

2.炎症肉芽肿性还是非肉芽肿性　肉芽肿性葡萄膜炎有：VKH综合征✈，结节病，交感性眼炎✈，多发性硬化症，晶状体引起的葡萄膜炎✈，眼内异物，梅毒，结核病，其他传染性病原体✈。

3.是单侧还是双侧　单侧葡萄膜炎有：手术后葡萄膜炎✈，Behcet综合征✈，急性视网膜坏死✈，结节病，眼内异物，寄生虫病。

4.葡萄膜哪个部位有炎症

（1）前葡萄膜炎的原因有特发性、强直性脊柱炎、Behcet综合征、HLA-B27相关的疾病、Fuchs葡萄膜炎综合征、青光眼睫状体炎危象、Reiter综合征、炎性肠病、银屑病关节炎、青少年类风湿关节炎、结节病、梅毒、伪装综合征等。

（2）中间葡萄膜炎的原因有结节病、炎性肠病、多发性硬化症、Lyme病、平坦部炎。

（3）后葡萄膜炎的原因有①局灶性视网膜炎：弓形体病，盘尾丝虫病，囊虫病，伪装综合征。②多灶性视网膜炎：梅毒，单纯疱疹病毒，巨细胞病毒，结节病，伪装综合征，念珠菌，脑膜炎球菌。③局灶性脉络膜炎：犬弓首线虫病，结核病，诺卡氏菌病，伪装综合征。④多灶性脉络膜炎：组织胞浆菌病，交感性眼炎，VKH综合征，结节病，匐行性脉络膜病变，鸟枪弹样脉络膜视网膜病变，伪装综合征（转移瘤）。⑤全葡萄膜炎的原因有：梅毒，VKH综合征，感染性眼内炎，Behcet综合征，结节病。

5.病人的人口统计学　年龄，性别，种族，民族传统，或任何特定的疾病特征的社会参数。

＜5岁：青少年类风湿关节炎，犬弓首线虫病，病毒感染后视神经视网膜炎，视网膜母细胞瘤，幼年黄色肉芽肿，白血病。

5—15岁：青少年类风湿关节炎，平坦部炎，犬弓首线虫病，病毒感染后视神经视网膜炎，结节病，白血病。

16—25岁：平坦部炎，强直性脊柱炎，特发性前葡萄膜炎，弓形体病，结节病，急性视网膜坏死。

26—45岁：强直性脊柱炎，特发性前葡萄膜炎，Fuchs葡萄膜炎综合征，特发性中间葡萄膜炎，弓形体病，Behcet综合征，特发性视网膜血管炎，结节病，白点综合征，VKH综合征，艾滋病，梅毒，匐行性脉络膜病变。

45—65岁：鸟枪弹样视网膜脉络膜病变，特发性前葡萄膜炎，Behcet综合征，特发性中间葡萄膜炎，特发性视网膜血管炎，急性视网膜坏死，匐行性脉络膜病变。

＞65岁：特发性前葡萄膜炎，特发性中间葡萄膜炎，特发性视网膜血管炎，匐行性脉络膜病变，（伪装综合征）。

男性：强直性脊柱炎，交感性眼炎。

女性：少关节型幼年型类风湿关节炎，慢性前葡萄膜炎。

亚洲人：VKH综合征，Behcet综合征。

静脉注射吸毒：真菌性眼内炎，艾滋病。

冶游史、同性恋：艾滋病，梅毒。

生活于农村、林区、草场：Lyme病。

6.病人是否伴随症状　全面了解病史往往是准确诊断的关键。眼部的特殊症状和其提示全身性疾病的体征，可提供医师去考虑到病人葡萄膜炎是属于某种类型。小心梳理病人的症状是建立正确诊断中最重要的步骤。

有关症状及其所能提示的特定诊断如表1-3-11所示。

7.相关的体检迹象　眼科医师在会诊之前自己先做几项检查对葡萄膜炎的诊断是非常有益的。例如，皮肤结节性肉芽肿，皮疹是符合或支持 Lyme 病、梅毒和 Kaposi 肉瘤的诊断。关节炎症迹象的简要检查也非常有用，筛选神经系统检查也是必要的，尤其是可能有眼内淋巴瘤、结节病、Behcet 综合征的病人。表 1-3-11 列出了与特定的葡萄膜炎条件相关的全身症状。

8.病程经过及对以前治疗的反应　病程经过和对治疗的反应，对确定原因可提供有用的信息。

对抗炎治疗有反应吗？是否需要继续皮质类固醇治疗？如果需要继续的话，应该用多大剂量糖皮质激素？对糖皮质激素治疗无反应吗？

这些问题可以帮助临床医师确定正确的诊断。一般情况下，感染性疾病最初抗炎治疗可改善病情，但后来会恶化，引起痤疮丙酸杆菌术后眼内炎。经局部或全身皮质类固醇治疗后通常能暂时获得改善，但随后病情加重。对治疗的临时和部分反应，表明眼部炎症可能与慢性全身性疾病有关，如结节病或恶性淋巴瘤。

一直以来对治疗的反应时好时坏，往往提示是慢性非感染性和非恶性疾病，因为如果是感染性或恶性肿瘤经过数年后早就显露。最常

表 1-3-11　常见葡萄膜炎原因

诊断 （*表明感染性）	Doheny Eye （600 例）1987（%）*	维也纳医学院 （1995—2009 年 2619 例）2012（%）§
前葡萄膜炎	167 例（27.8%）	1569 例（59.9%）
• 细菌感染★	梅毒 0.8%	14 例（0.5%）
• 病毒感染★		183 例（7.0%）
• 寄生虫感染★		7 例（0.3%）
• 真菌感染★		2 例（0.1%）
• 特发性前葡萄膜炎	12.1%	598 例（22.8%）
• HLA-B27 相关的前葡萄膜炎	3.0%	480 例（18.3%）
• Fuchs 葡萄膜炎综合征	1.8%	88 例（3.4%）
• 青光眼睫状体炎综合征		10 例（0.4%）
• 幼年型类风湿关节炎	2.8%	52 例（2.0%）
• 强直性脊柱炎	1.5%	36 例（1.4%）
• Behcet 综合征		14 例（0.5%）
• 结节病		34 例（1.3%）
• Reiter 综合征	1.0%	
• 炎症性肠病	0.3%	
• 人工晶状体相关的前葡萄膜炎	1.0%	
中间葡萄膜炎	92 例（15.4%）	388 例（14.8%）
• 细菌感染★		10 例（0.4%）
• 病毒感染★		9 例（0.3%）
• 寄生虫感染★		5 例（0.2%）
• 真菌感染★		3 例（0.1%）
• 特发性中间葡萄膜炎		290 例（11.1%）
• 结节病		7 例（0.3%）
• Behcet 综合征		2 例（0.1%）
• 幼年型类风湿关节炎		1 例（0.1%）

续表

诊断 （*表明感染性）	Doheny Eye （600 例）1987（%）*	维也纳医学院 （1995—2009 年 2619 例）2012（%）§
后葡萄膜炎 / 全葡萄膜炎	230 例 (38.4%) /111 例 (18.4%)	479 例（18.3%）/183 例（7%）
• 细菌感染*		23 例（0.9%）
• 病毒感染*	1.3%	34 例（1.3%）
• 寄生虫感染*	9.6%	186 例（7.1%）
• 真菌感染*	3.5%	19 例（0.7%）
• 特发性后葡萄膜炎	3.7%	141 例（5.4%）
• 白点综合征	5.0%	144 例（5.5%）
• Behcet 综合征		33 例（1.3%）
• VKH 综合征		11 例（0.4%）
• 交感性眼炎		2 例（0.1%）
• 特发性视网膜血管炎	6.8%	
• 结节病		23 例（0.9%）
• 幼年型类风湿关节炎		5 例（0.2%）
• 眼内淋巴瘤	1.2%	9 例（0.3%）

在中国，前葡萄膜炎占 50%。Behcet 综合征和 VKH 综合征是常见的。维也纳医学院的未分类组只能纳入特发性中间葡萄膜炎

*Henderly et al. Changing patterns of uveitis.Am J Ophthalmol, 1987, 103:131-6.

§Barisani-Asenbauer et al. Uveitis- a rare disease often associated with systemic diseases and infections- asystematic review of 2619 patients.Orphanet Journal of Rare Diseases, 2012, 7:57

见葡萄膜炎原因见表 1-3-11。

"当你听闻蹄声，就想到是马而不是斑马"（When you hear hoofbeats, think of horsesand not zebras），这则古老的谚语也适用于对葡萄膜炎的评估，就是说，常见病往往是葡萄膜炎的病因，即使是难以诊断的病例（表 1-3-12）。

表 1-3-12　葡萄膜炎病情的判断标准（葡萄膜炎命名标准化，2005 年）

名称	定义
不活动	前房炎症细胞为 0 个
恶化	炎症（前房细胞，玻璃体混浊）增加 2 级或由 3+ 进展至 4+
改善	炎症（前房细胞，玻璃体混浊度）降低 2 级或变为 0 个
消退	葡萄膜炎治疗停止后炎症无活动性 ≥ 3 个月

一名 42 岁白人妇女因视物模糊，左眼更差，双侧葡萄膜炎 10 年病史而求诊。治疗间歇用局部和全身皮质类固醇激素。

详细的病史有显著的鼻窦炎和抑郁症。

检查：她的视力右眼为 0.4，左眼 0.1。裂隙灯生物显微镜检查显示左眼羊脂状 KP。右眼玻璃体细胞和昏雾，左眼玻璃体细胞 2+ 和昏雾。双眼有周边视网膜血管炎和黄斑囊样水肿。体检未发现皮疹、关节或其他异常。神经系统检查无异常。

大多数临床医师很难从这份简单的阅读病历得出一个鉴别诊断，但是按照前述的葡萄膜炎的 8 个问题，就可以做出可能的诊断列表。

"慢性，肉芽肿性，双侧，中间葡萄膜炎，中年白种人女子，对局部和全身皮质类固醇有间歇性反应"，从这些特点相关的原因中最可能的原因包括结节病、多发性硬化、炎症性肠炎、Behcet 综合征、Wegener 肉芽肿。

辅助检查：X 线胸片、血清 ACE、ACA、副鼻窦 CT 均正常。脑 MRI 证实多发性硬化。

后来病人出现下肢乏力。以后发现下肢感觉异常上升达脐。这充分证实多发性硬化的诊断。

六、葡萄膜炎治疗原则

非化脓性与化脓性葡萄膜炎在治疗上截然不同。临床上很少见到化脓性葡萄膜炎，但其病情凶猛而且对视力有严重威胁，故必须熟悉化脓性葡萄膜炎的治疗原则。详见第五节七、眼内炎。

（一）急性前葡萄膜炎（非感染性）的治疗原则

对于特异性病因的葡萄膜炎，须去除病因。

1. 扩瞳药　适应证是前房有炎症反应（细胞、絮状渗出或前房积脓）。为防止后粘连、拉开后粘连和减轻前葡萄膜痉挛引起的疼痛必须用睫状体麻痹药。一般用短暂作用的扩瞳药，如 5% 后马托品，1% 盐酸环戊酮（cyclopentolate hydrochloride），托吡卡胺滴眼液，每天 2～3 次，使瞳孔保持运动。前房炎症反应重者滴 1% 阿托品眼液。如果后粘连刚形成，则用 2.5%～10% 新福林及 1% 阿托品也许可以拉开。极早期的后粘连可在球结膜下注射扩瞳药强制拉开后粘连，注射部位必须对正虹膜后粘连的角膜缘处。

2. 糖皮质激素　是见效快、最有效的一线药物。给予方法有滴眼液、眼膏（夜晚用）、眼周注射、口服。

（1）局部糖皮质激素：以滴眼液为主，滴 1% 醋酸泼尼松龙或 0.1% 地塞米松，第 1 个小时每 15min 1 次，以后每 1～2 小时 1 次，数天后逐步减少滴药频率；维持量为每日 3～4 次。一般 1 周内有明显好转，治疗须数周。夜晚涂糖皮质激素眼膏。

非常严重病例或不配合滴眼的小孩，采用结膜下注射地塞米松或曲安奈德（triamcinolone acetonide，TA）。

前房炎症细胞为"0"时才是炎症变成非活动性的指标。在停止治疗后炎症无反复至少 3 个月方为炎症消散。

（2）口服糖皮质激素：一般急性前葡萄膜炎用滴眼液即可，不须口服糖皮质激素。后葡萄膜炎和全葡萄膜炎、两侧性和少数病情严重的急性前葡萄膜炎才需要口服泼尼松。

滴眼液治疗 1 周后仍然无明显好转者，单侧性者重新评估体征是否是感染性？尤其是严重的炎症（前房炎症细胞 4+、絮状渗出、前房积脓、显著睫状充血或混合充血）必须扩瞳检查玻璃体及眼底，明确是否波及后葡萄膜。排除感染及系统性原因后，可能需要 Tenon 囊下注射和（或）口服泼尼松。

（二）慢性葡萄膜炎（非感染性）的治疗原则

对于特异性病因的葡萄膜炎，须去除病因。

建立"病员 - 家属 - 医师治疗团队"。对于非感染性慢性葡萄膜炎的治疗必须让病人和其家属知道治疗往往是长期的，半年至 1 年。药物有不良反应，病人要定期检测肝肾功能，及时反映全身改变。免疫抑制剂和生物制剂往往是标签外的，生物制剂昂贵（万元计）。复发时调整治疗。在全团队的配合下才能缓解病情，减少并发症，维护较好的最终视力。

由哈佛医学院 CS Foster 等主笔的免疫学和葡萄膜炎基金会葡萄膜炎管理的首选实践模式是很好的指南 [Surv Ophthalmol, 2016, 61（1）: 1-17]。

1. 扩瞳药　见上文。前房无细胞，或只有少量尘状 KP 者不需要维持扩瞳。

2. 高眼内压　见第 2 章青光眼。

3. 非类固醇抗炎药　抑制环氧合酶，并减少合成介导炎症的前列腺素。

为针对减少或减轻囊样黄斑水肿，常用非甾体抗炎药（non-steroidal anti-inflammatory drug，NSAID），例如：酮咯酸氨丁三醇滴眼液（Ketorolac tromethamine，ACULAR，0.5%）、双氯芬酸钠滴眼液（diclofenac，VOLTAREN，0.1%）、1% 吲哚美辛滴眼液、氟比洛芬钠滴眼液（flurbiprofen，OCUFEN，0.03%）、1% 舒洛芬滴眼液等。每天滴眼 3～4 次，可长期使用。消炎作用轻微，治疗葡萄膜炎无效。

NSAID 系统给药常在口服泼尼松有明显不

良反应时采用，效果当然不如泼尼松。在一定程度上对复发性、急性或慢性虹膜睫状体炎，尤其是特发性或 HLA-B27 相关的复发性非肉芽肿前葡萄膜炎有效。长期全身使用 NSAID 有潜在的不良反应，包括胃溃疡、胃肠道出血、高血压、肾毒性和肝毒性。

4. 皮质类固醇（corticosteroid） 按急性治疗原则。滴眼液对后葡萄膜炎无效。慢性两侧性者往往需要口服糖皮质激素。对于慢性后葡萄膜炎还可采用玻璃体内注射方式给药，须长期（3 个月以上）治疗者可用类固醇植入装置。

皮质类固醇治疗的病人须考虑免疫抑制剂的适应证：①大剂量糖皮质激素（如，泼尼松 60 ～ 40mg/d）1 个月仍不能控制炎症者；②需要糖皮质激素治疗 3 个月以上者；③泼尼松 ≤ 10mg/d 维持剂量无法控制葡萄膜炎；④由于出现糖皮质激素相关的不良反应病人不能忍受，需要糖皮质激素进一步缩减或停药；⑤某些葡萄膜炎已知单纯糖皮质激素治疗预后不良，例如 Behcet 综合征、匐行性脉络膜炎和黏膜类天疱疮，在疾病的早期需要免疫调节剂才能获得较好的结果。

5. 免疫调节剂（immunomodulator, immunoregulant） 免疫抑制剂（指糖皮质激素以外的免疫抑制剂，下文不再特意标志）是治疗葡萄膜炎的二线药物。一般联合小剂量泼尼松片。这种疗法称皮质类固醇节制疗法(steroid-sparing therapy, corticosteroid-sparing therapy)，意即

免疫抑制剂 + 类固醇（小量或零剂量），又称皮质类固醇节制 - 免疫抑制剂疗法（corticosteroid-sparing IMT）。免疫抑制剂常需几周时间才能收到充分效果（表 1-3-13）。

通常免疫抑制剂能将类固醇的用量减少 50% 或更多。

细胞毒性制剂的两个主要类别是烷化剂（苯丁酸氮芥和环磷酰胺）和抗代谢药（硫唑嘌呤和氨甲蝶呤）。它们在许多葡萄膜炎的真正疗效尚不清楚。因此，美国 NEI（2010）Nussenblatt 的经验是，细胞毒性药物通常是最后的选择。对威胁视力的眼内炎症先用糖皮质激素、环孢素和单克隆抗体治疗。如果病人根本无法忍受类固醇或环孢素的不良反应，才使用细胞毒性药物。

当环孢素治疗效果不理想时可联合另一种免疫抑制剂，如环孢素 + 氨甲蝶呤、环孢素 + 麦考酚吗乙酯、环孢素 + 英夫利昔单抗。但是要考虑这两种联合使用的药物作用机制是不是相同的；环孢素与他克莫司的药理作用是相同的，会加重毒性，所以不宜联合使用。

小剂量泼尼松片（20mg/d）+ 免疫抑制剂：免疫抑制剂首选环孢素，重症者环孢素最高用量为 5mg/(kg·d)，见效后剂量减至 2mg/(kg·d)；不很严重者，成人 100 ～ 150mg/d，分 2 次服，见效后每 2 周逐步减量；病情加重时提高剂量；环孢素维持剂量 25 ～ 50mg/d。泼尼松片在病情好转一段时间后也可逐步降低至维持剂量 10mg/d、7.5mg/d、5mg/d。

表 1-3-13　免疫调节疗法功效评分的中位数★

葡萄膜炎	环孢素 A (CSA)	吗替麦考酚酯 (MMF)	环磷酰胺 (CTX)	硫唑嘌呤 (AZA)	氨甲蝶呤 (MTX)	英夫利昔单抗 (IFX)	阿达木单抗 (ADA)
	肾毒性		细胞毒性	细胞毒性	细胞毒性		
前	2	3	4	2	3	4	4
中间	2.5	3	4	2	2	3	3
后 / 全	3	3	4	2	2	3.5	3

1= 无效，2= 有些效果，3= 很有效，4= 非常有效

★ 美国葡萄膜炎协会 45 位葡萄膜炎专业医师对功效的评分 . Esterberg, et al. J OphthalInflamm Infect，2012，2；21-28

儿童对环孢素的清除率高，宜加大剂量。老年病人的药物清除率低，宜用较小剂量。

若仍然无效，换另一类免疫抑制剂或生物反应调节剂。例如，环孢素无效者换用吗替麦考酚酯（MMF）或环磷酰胺。生物应答调节剂在发展国家已成为一线药物。2014 年 Levy-Clarke 和 Jabs 专家小组建议：英夫利昔单抗（IFX）和阿达木单抗（ADA）考虑成为 Behcet 综合征葡萄膜炎的一线生物应答调节剂，JIA 葡萄膜炎的二线生物应答调节剂。

（三）糖皮质激素

糖皮质激素（皮质类固醇）是治疗非感染性葡萄膜炎的一线药物，自 1950 年开始一直是治疗葡萄膜炎的基石。

皮质类固醇是通过诱导磷脂酶 A2 的抑制蛋白→抑制炎症介质（如前列腺素和白三烯的共同前体花生四烯酸）的释放，从而控制这些炎症介质的生物合成。

糖皮质激素既有消炎作用（抑制中性粒细胞移行），又有免疫抑制作用（降低单核吞噬细胞趋化作用和 TNFα，重分配 CD4 和 CD8，抑制 T 细胞）。属于免疫调节剂。缺点是长期应用会出现眼内压增高和白内障。因此，尽量减少用药剂量和频率，在使用 1 个月后必须检测眼内压。

治疗前葡萄膜炎的效果与前房中类固醇的浓度有密切关系。哪种类固醇滴眼液进入前房的浓度最高？

滴眼液穿越角膜的主要屏障是角膜上皮，其脂质成分阻碍亲水性眼液进入前房（表 1-3-14）。所以，磷酸地塞米松，磷酸泼尼松龙，氟米龙眼液均不容易通过上皮屏障。醋酸泼尼松龙的醋酸盐基是亲脂性的，容易穿越上皮屏障，滴眼后的前房浓度是以上三种眼液的 20 倍（McGhee，1992）。

糖皮质激素在葡萄膜炎的使用原则是（图 1-3-2）：开始诱导剂量高，7～10d（有时 14d）后见明显效果后，才逐步（每 1～2 周）降低频率或剂量。降到维持剂量后稳定一段时期（常以月计）。无论在减量期间或维持剂量时期，凡

表 1-3-14　糖皮质激素滴眼液和眼膏在人眼的穿透性

药名	剂型	房水中平均浓度峰值（ng/ml）	峰值时间（min）	12h 房水浓度（ng/ml）	24h 房水浓度（ng/ml）
0.05% 二氟泼尼酯 difluprednate	滴眼乳液				
1% 醋酸泼尼松龙	滴眼液	669.9	120	99.5	28.4
0.5% 磷酸钠泼尼松龙	滴眼液	25.6	90～240	0	NA
0.5% 磷酸倍他米松 betamethasone phosphate	滴眼液	7.7	90～120	2.5	0.4
0.1% 倍他米松	眼膏	20.3	810	20.3	
0.1% 地塞米松（醇型）dexamethasone alcohol	滴眼液	31	90～120	3.1	NA
0.1% 氟米龙 fluorometholone	滴眼液	5.1	31～60		
0.5% 氯替泼诺 loteprednol	滴眼液				
0.1% 地塞米松磷酸二钠 dexamethasone disodium phosphate	滴眼液	30.5	55	NA	not available
0.32% 地塞米松环糊精聚合物 dexamethasone-cyclodextrin-polymer co-complexes	滴眼液	140	150	NA	NA

摘自 McGhee：CH 31.Glucocorticoids in ophthalmology. In：Duane's ophthalmology on DVD-ROM.Lippincott，2013：17099.

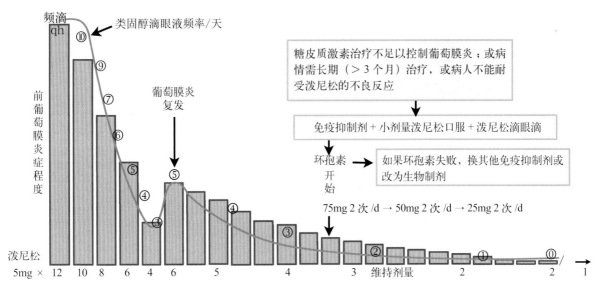

图 1-3-2　糖皮质激素疗法口服剂量曲线和滴眼液频率变更，慢性期常加用环孢素口服以减少泼尼松剂量
初始大剂量维持足够时间以抑制炎症，在初期快速减量。凡见葡萄膜炎复发，必须增加足够剂量以控制炎症，然后缓慢减量。糖皮质激素滴眼液的频率急性期每小时 1 次，前房炎症体征改善的同时逐步减少次数；复发时增加频率；炎症控制后缓慢降低频率，直至完全停药。

见炎症体征恶化（例如前房细胞数增多），则适当增加剂量直至控制炎症，然后再次逐步降低剂量至维持量（口服药和滴眼液）。口服泼尼松片每天 5mg、2.5mg 为最低维持剂量。滴眼液维持剂量从醋酸泼尼松龙（prednisolone）0.1% 4 次 /d 慢慢逐步减少至 1 次 /d；甚至有时试试地塞米松滴眼液每周 1 次。

在慢性复发性葡萄膜炎，治疗时间往往超过 3 个月，或因病人不能耐受泼尼松的不良反应，或因糖皮质激素治疗不足以控制葡萄膜炎。有鉴于此，必须采用皮质类固醇节制疗法（steroid-sparing therapy），意即免疫抑制剂 + 类固醇（小量或零剂量）。免疫抑制剂在成人应首选环孢素。当炎症改善后环孢素、泼尼松片和类固醇滴眼液三者均应逐级减量。用最低减量使得炎症缓慢减轻为原则。

滴眼液：以 1% 醋酸泼尼松龙眼液为标准剂型。急性期第 1 小时每 15 分钟 1 次，之后每 1～2 小时 1 次，数天后逐步减少滴药频率；维持量为 3～4 次 /d。滴眼次数越多抑制炎症作用越强，每 1 小时是每 4 小时滴眼效果的 5 倍，但引起眼内压升高、白内障等不良反应的

概率也增加。慢性期由 4 次 /d 降至 3 次 /d，维持剂量最低为 2 次 /d 降至 1 次 /d。1% 醋酸泼尼松龙使用不超过 3 个月，如前房细胞持续存在，则换用不良反应较低的糖皮质激素，如 0.5% 氯替泼诺或地塞米松滴眼液每周 1 次。

增加浓度，亲脂性衍生和增加接触时间（微悬浮 microsuspension）具有累加效应，并且已经在人类研究中显示单滴 1.0% 醋酸泼尼松龙微悬浮液产生的眼内类固醇浓度为 0.5% 磷酸泼尼松龙滴眼液的 20 倍，为 0.1% 磷酸倍他米松滴眼液的几乎 100 倍。

类固醇滴眼液 / 眼膏制剂对前葡萄膜炎的疗效评估与角膜炎有所不同，主要依据药物在房水中的浓度（表 1-3-14）和半衰期，还要适当参考该药与氢化可的松比较的相对效力（表 1-3-15）。按药物作用时间分：短效（半衰期 90min）、中程效（半衰期 > 200min）和长效（半衰期 > 300min）。鉴于动物实验数据与人眼临床数据有差异，评估条件多，已有的试验测定数据少，因此目前尚无公认的分类评价，仅大体上划分为三类。

1. 强效类固醇滴眼液　滴眼乳液有 0.05%

表 1-3-15　糖皮质激素球结膜下和眼周注射

药物	相对抗炎效力	浓度峰值（ng/ml）				
		剂量	房水	视网膜下	峰值时间	作用时间
氢化可的松	1	50～125mg				1d
甲泼尼龙琥珀酸钠	5	50～125mg				1～2d
醋酸曲安西龙	5	40mg				2～4month
曲安奈德（TA）	5	40mg				2～4month
醋酸甲基氢化泼尼松	5	40～80mg				2～4month
地塞米松磷酸二钠	25	2.5mg	858	72.5	150～180(min)	7～10d
醋酸/磷酸倍他米松	25	1～3mg				7～10d

二氟泼尼酯、1% 醋酸泼尼松龙、地塞米松 0.1%～0.025%。乙醇和醋酸构成的地塞米松和泼尼松滴眼液是亲脂性的，所以容易穿透富含脂质的角膜上皮细胞而进入前房（分别为 31 和 669.9ng/ml），并且相对抗炎力强（分别为 25 和 4）。地塞米松与抗生素联合制剂使用时地塞米松的生物利用度在滴入结膜囊 60s 内降低几乎 70% [Howard M, Leibowitz. Concurrent Corticosteroid-Antibiotic Therapy for Inflammatory Keratitis. Arch Ophthalmol，1977，95(4):682-685]。地塞米松滴眼液长期应用病人眼内压升高的发生率最高，故不宜长期使用。

0.05% 二氟泼尼酯（difluprednate）滴眼乳液是泼尼松龙衍生物氟化皮质类固醇。强效类，每天 4 次与泼尼松龙的每 2 小时 1 次具有相同的功效。增高眼内压概率小。

1% 利美索龙（rimexolone）滴眼液的临床作用与 1% 醋酸泼尼松龙相等。

2. 中等效类固醇滴眼液　0.5% 氯替泼诺（loteprednol）滴眼剂引起眼内压增高的概率约减少 10%，可使抗炎作用明显减弱。

3. 弱效类固醇滴眼液　0.2% 氯替泼诺，0.1%、1% 氟米龙（fluorometholone，FML）滴眼液。

（1）眼膏：糖皮质激素眼膏（0.1% 地塞米松）睡前涂一次。因为凡士林载体很慢地释放活性分子，所以在角膜和前房的药物浓度低于滴眼液。凝胶与角膜接触时间长，因此进入前房的

浓度比滴眼液高。

（2）眼周注射：TA 为常用制剂。根据病情严重部位而分别注射于赤道前 Tenon 囊下 0.5～1ml、赤道后 Tenon 囊下 40mg/ml。急性期每 1～2 周 1 次。慢性病例估计需要长期治疗者每 4～12 周 1 次，注射 2～4 次无效才停止。

一些药物比较容易穿透角膜而进入前房，故而临床上很少采用结膜下注射治疗前葡萄膜炎。

地塞米松磷酸二钠 2.5mg 结膜下注射后在视网膜下的浓度比球周注射 5mg 后高 3 倍，并且比口服地塞米松 7.5mg 后高 28 倍（Weijtens 等 .148 例病人行孔源性视网膜脱离手术时测定 . Ophthalmology，2000，107：1932-1938）。地塞米松结膜下注射后在房水的浓度（858mg/ml）是在玻璃体的 11.8 倍（Am J Ophthalmol，1999，128：192-197）；结膜下注射后房水中的浓度比 1 滴地塞米松眼液后的浓度（30.5ng/ml）高 27 倍。因此，结膜下注射是递送地塞米松到眼前段和眼后节的最有效的方法。

（3）玻璃体内注射：适用于后葡萄膜炎及其并发的黄斑水肿。

曲安奈德（triamcinolone acetonide，TA，kenalog）：2mg/0.1ml 或 4mg/0.1ml。对葡萄膜炎伴或不伴 CME 有效，注射 1 周后炎症和水肿减轻。半衰期长，6 个月后仍然可探测到。2mg 玻璃体内注射可维持 2～4 个月。注射 4mg 比 1mg 容易产生眼内压升高。多次注射后眼内压升高的概

率增大，部分病人慢慢形成白内障。

美国 FDA 批准 Trivaris（无防腐剂的 TA 4mg/0.05ml）治疗交感性眼炎、颞动脉炎、葡萄膜炎，以及对局部类固醇无反应的眼部炎症。

地塞米松：2.5mg/0.1ml。半衰期 3h，在 8h 时仅剩峰浓度的 10%，但 50ng/ml 浓度持续长达 4d。对多次注射者应注意眼内压升高和后皮质囊下白内障。

地塞米松玻璃体内植入物傲迪适（ozurdex）：0.7mg 缓释剂，维持 4～6 个月。FDA 批准治疗非感染性后葡萄膜炎、RVO 和糖尿病黄斑水肿，植入后 6 个月 17% 眼内压升高至 10mmHg 以上，药物可控制，4% 白内障。原先存在青光眼或怀疑青光眼是危险因素，容易发展成青光眼而须手术。2017 年 10 月被 CDFA 批准治疗 RVO 相关的 ME。

氟轻松安奈德（fluocinolone acetonide）：缓释剂 Retisert 含氟轻松安奈德 0.59mg，须手术缝在锯齿缘。每天释放 0.3～0.4μg，维持 30 个月。植入 3 年后 77% 病人需要药物降低眼内压，37% 病人需要滤过手术。100% 眼发生白内障。

缓释剂 Iluvien 含氟轻松安奈德 0.19mg。装置管为非生物可降解性聚酰亚胺管（polyimide tube），此材料与许多人工晶状体的襻相同。玻璃体内注射式玻璃体内植入物。可持续给药 3 年。FDA 批准治疗 DME。不良反应：白内障 82%（对照组 50%），眼内压升高 ≥ 10mmHg 34%（对照组 10%）。

（4）口服：泼尼松和泼尼松龙为眼科标准抗炎药。甲泼尼龙适用于大剂量静脉滴注 3d 冲击后改为泼尼松口服，具有快速效果，因此保留用于威胁视觉的急性炎症。

对于非感染性眼内炎症，糖皮质激素的功效将取决于多种因素的组合，导致最终眼内药物浓度，其抗炎效力和剂量上限（高于该上限并不产生更大效益）。

开始剂量：非感染性葡萄膜炎须用泼尼松治疗时应该设定适当的开始剂量。① 通常的葡萄膜炎 40～50mg/d。② 很严重的葡萄膜炎 60～80mg/d[1mg/（kg•d）]。③ 极其严重的两侧性葡萄膜炎须静脉滴注（1h）甲泼尼龙 3d 后，继之以口服泼尼松片 1mg/（kg•d），逐步减量。④ 20～30mg/d 剂量太小，不能作为开始剂量。若开始小剂量治疗一段时间，病情不能被控制，然后再加大剂量，则其效果不及一开始就用大剂量的好。

病情减轻时，泼尼松逐步减量规则：① ＞ 40mg/d，每 1～2 周减少 10mg/d（速记法：10/40=1/4）；② 20～40mg/d，每 1～2 周减少 5mg/d（减少 1/4）；③ 10～20mg/d，每 1～2 周减少 2.5mg/d（减少 1/4）；④ ＜ 10mg/d，每 1～4 周减少 2.5～1mg/d。最低维持剂量常为 7.5mg → 5mg → 2.5mg。凡是病人须服药数年者，每周或每月的最低减量可低至 1mg/d，以避免停药。

病情须长期（＞ 3 个月）治疗者开始考虑糖皮质激素以外的免疫抑制剂，联合小剂量泼尼松。一般认为剂量低于 0.2mg/（kg•d）称小剂量。泼尼松采用每片 5mg 规格，便于病人掌握，如 4 片、1 片、半片。

服用泼尼松的病人均宜给予抗酸剂或抗消化性溃疡的药物（雷尼替丁 150mg 1～2 次/d），补充钙（每天 800 U 维生素 D+ 钙 1500mg）。

＞ 60mg/d 应当避免，因为增加发生骨缺血性坏死的危险。

实验室监督：血压，体重，血糖每 3 个月 1 次。脂质（胆固醇和甘油三酸酯）每年 1 次。

葡萄膜炎专科门诊经常遇到病人咨询的原因是"治疗无效"，而实际常是：泼尼松开始剂量太低（只有 20～30mg/d），或疗程太短（只有 2～3 周），或剂量削减太猛（例如从 10mg 减少到零）。

氢化可的松片因其盐皮质激素作用而不适合持续的全身使用。地塞米松和倍他米松，虽是非常有效的糖皮质激素，并无显著盐皮质激素活性，通常保留用于短期使用，在眼科很少用。

(5)静脉注射:大剂量甲泼尼龙(methylpred-nisolone,甲基泼尼松龙)静脉输入治疗适用于需要快速有效地抗炎作用的病人。如急性视神经炎、暴发性威胁视力的葡萄膜炎,例如Behcet综合征,交感神经葡萄膜炎,非常严重的VKH综合征,剧烈疼痛巩膜炎。

甲泼尼龙宜缓慢静脉滴注 1～2h(可避免或减少快速输入的不良反应),成人剂量 0.5～1g/d。24～48h间隔"冲击(pulse)"。通常连续注射3d,随之改为口服泼尼松,疗效迅速而明显。葡萄膜炎48h内显著改善,严重巩膜炎的疼痛可在6h内消失。单次冲击治疗剂量的效果可以持续长达1周。疗效可能是短暂的,但对严重的葡萄膜炎病人来说,最初的快速控制是当务之急,带给病人希望。然后,可以通过口服泼尼松长期维持,根据病情联合使用或不使用免疫抑制剂。

纵然目前尚无前瞻性临床试验证明这种冲击治疗是否真的比大剂量口服泼尼松(如80mg/d)的结果更好,但美国NEI的Nussenblatt的经验(2010)认为,治疗肯定能将急性炎症快速逆转。

(6)不良反应:应该让病人知道糖皮质激素的不良反应,常见的有高眼内压/继发性青光眼、白内障、钠潴留、水潴留、钾流失、骨质疏松症、高血压等。从临床使用中发现糖皮质激素的不良反应涉及最重要的器官或系统:如眼、内分泌、神经精神、胃肠、肌肉骨骼、心血管、代谢、血液和免疫系统的不良事件,全部有可能,只是发病概率不一而已。

①高眼内压/继发性青光眼:局部类固醇给药 4～6 周后,正常人群的 5%～6% 眼内压增高 16mmHg 以上,30% 人群增高 6～15mmHg。儿童比成人更容易引起眼内压升高。与药物类别、浓度、剂型、频率、给药途径、病人青光眼素质等有关。

类固醇滴眼液停止后,眼内压几乎总是在4周内返回到基线。但是,眼周注射和玻璃体内注射给药途径引起的眼内压升高就不那么容易恢复。

单次眼周注射曲安西龙后46%眼压上升 ≥5mmHg,30%眼内压>21mmHg。眼内压在10个月内恢复正常。多次注射者眼内压增高概率明显上升。

诱发青光眼的类固醇药物,按升序排列为:甲羟松、氢化可的松、氟米龙、利美索龙、泼尼松/泼尼松、地塞米松/倍他米松。

类固醇类诱发青光眼的给药途径,按升序排列为:全身、局部、Tenon囊下(长效制剂)、球结膜下(长效制剂)、玻璃体内。

②后囊下白内障:是最常见的形式。这与用药时间和剂量有关。用药1年内不会发生白内障。口服泼尼松持续治疗 1～4 年者,剂量每天 10mg 以下,没有引起白内障。泼尼松 10～15mg/d,白内障形成的发病率增加至 11%;>16mg/d,白内障形成的发病率增加至 78%。然而,长期小剂量(≥3mg/d)治疗4年以上,白内障的发病率是83%。后囊下白内障的机制:a.类固醇与晶状体蛋白的结合导致蛋白质结构的氧化和晶状体水合作用的改变。b.糖皮质激素受体介导的效应。晶状体上皮细胞的糖皮质激素受体活化导致晶状体上皮细胞增殖、分化、凋亡。

口服泼尼松产生增加眼内压的阈值是,剂量超过 7.5mg/d。

口服泼尼松产生白内障的阈值是,剂量超过 5mg/d,或持续用药超过 1 年。

在接受类固醇的病人每次随访时监测眼内压是必要的。

③系统异常:应用糖皮质激素3个月以上者须检测骨密度、血糖。常测血压及体重。儿童生长停止。必须检测身高体重。

大剂量静脉注射类固醇也并非没有风险。通常与大剂量相关的不良反应有:低血钾和情绪变化、有时兴奋或失眠、皮肤潮红、大汗淋漓,过敏反应是罕见的。虽然心血管毒性非常少见,报道有各种心律失常,包括室上性心动过速、心房颤动和扑动和严重心动过缓,这类不良反应可能导致循环衰竭而死亡。因此，输注期间注意心脏监测仪待用和检查血压。

（7）禁忌证：患有糖尿病、高血压、消化性溃疡、胃食管反流病、免疫力低下者。

注：逐步升级的阶梯式治疗

对多数葡萄膜炎病人疗效较佳，但约有 1/3 的病人对此不敏感或须长期使用而产生众多不良反应。因此，部分病人须辅助以免疫抑制剂治疗，如环孢素、硫唑嘌呤或氨甲蝶呤等。还有少数病人因不能耐受糖皮质激素或免疫抑制剂药物的不良反应而用生物反应调节剂治疗，如抗肿瘤坏死因子（TNF-α）制剂等，甚至生物制剂。

（四）免疫调节疗法

免疫调节疗法（immunomodulatory treatment，IMT）除糖皮质激素以外的免疫抑制剂都有不良反应，尤其是损害肾和肝；必须每 2 周检查全血常规、小便常规、肾功能和肝功能。也须注意心血管不良反应。一般治疗 3 个月才可见效；若无效则须更换药物。对病人说明治疗时间半年至 2 年，一旦采用免疫抑制剂不能半途而废，药物有潜在不良反应，权衡利弊。请免疫科医师协同做治疗前体格评估。病人签具治疗知情同意书。

当糖皮质激素治疗不足以控制葡萄膜炎，病情须长期（＞3 个月）治疗者或病人不能耐受泼尼松的不良反应时加用免疫调节剂（T 细胞信号抑制剂，抗代谢药物，烷化剂），甚至生物应答调节剂。见表 1-3-16。

哈佛大学等三所大学的葡萄膜炎临床指南（2016）推荐早期使用免疫调节药物治疗的眼内炎症包括：①绝对适应证：Behcet 综合征（累

表 1-3-16　治疗葡萄膜炎的免疫调节剂

药物	剂量	起效时间 *	潜在不良反应
免疫抑制剂			
T 细胞信号抑制剂			
●环孢素（CSA）	2.5～5mg/（kg•d）分 2 次口服	10～14d	肾毒性，肝毒性，高血压，牙龈增生，胃肠不适，感觉异常
●他克莫司	0.15～0.3mg/（kg•d）分 2 次口服	2 周	肾毒性，高血压，糖尿病
抗代谢药			
●吗替麦考酚酯（MMF）骁悉	1～2g/d 分 2 次口服	2 周～数月	腹泻、恶心；消化道溃疡；白细胞减少症。发生淋巴瘤等恶性肿瘤（特别是皮肤瘤）的危险增加
●氨甲蝶呤（MTX）	7.5～12.5mg，每周 1 次，口服。玻璃体内注射 0.4mg/0.1ml，治疗眼内淋巴瘤每周 2 次注射，1 个月；随后每周注射 1 次，1～2 个月；随后每月注射一次，总疗程 1 年	10～12 周	属于细胞毒性药 §。骨髓抑制作用，感染，乏力，肝毒性，肺纤维化。配合叶酸口服可降低治疗不良反应
●氨甲蝶呤（MTX）	玻璃体内注射 0.4mg/0.1ml 治疗葡萄膜炎及其 CME，可维持 4 周	1 周	
●硫唑嘌呤（AZA）	1mg/（kg•d）口服	3～6 周	属于细胞毒性药 §。骨髓抑制作用，感染，肝毒性

续表

药物	剂量	起效时间*	潜在不良反应
烷化剂			
• 环磷酰胺	$100\sim150mg/d$ 早晨顿服 开始全血细胞计数每周 2 次，共 $2\sim3$ 周；以后每 2 周一次。 根据白细胞计数减少 $25\sim50mg$，白细胞总数不低于 $3.5\times10^9/L$，中性不低于 $(1.5\sim2)\times10^9/L$	目标是淋巴细胞降低至$(0.6\sim1)$ $\times10^9/L$	属于细胞毒性药[§]。秃头、轻度贫血和不育症常见；骨髓抑制作用（白细胞和血小板减少，常为可逆性），出血性膀胱炎（饮 3 立升水，MESNA 中和丙烯醛可预防），恶性肿瘤的风险增加（因此，用药不能超过 1 年）
• 苯丁酸氮芥	口服，初次 2mg 确定无特异质反应，增加剂量至 $6\sim8mg/d$	2 个月以上	属于细胞毒性药[§]。秃头、轻度贫血和不育症常见；骨髓抑制（常为可逆性），恶性肿瘤的风险增加
生物应答调节剂			
抗 TNF-α 抗体			
• 英夫利昔单抗（IFX）	$3\sim5mg/kg$ 静脉滴注（缓慢 2h 以上），第 0、2、6 周注射；之后每隔 8 周一次，可联合环孢素或氨甲蝶呤		输液反应、肝功能损伤。机会性感染（如潜伏结核感染、乙型丙型肝炎）、恶性肿瘤、充血性心力衰竭等的风险增加
• 阿达木单抗（ADA）	40mg，皮下注射，每 2 周 1 次；$24mg/m^2$ 皮下注射，每 2 周 1 次		与英夫利昔单抗相似。但是阿达木单抗是全人源化抗体，因此产生抗体和严重过敏反应的概率少
• 戈利木单抗（GLM）	50mg 每月皮下注射；$30mg/m^2$ 每月皮下注射		全人源化抗体。尚未见重症不良反应报道
• 依那西普（ETN）	25mg，皮下注射，每 2 周 1 次		治疗 154 例免疫介导葡萄膜炎的统计结论：无效（强烈的推荐，高质量证据 1b）
抗 CD20 制剂			
• 利妥昔单抗（RTX）	1g 静脉滴注，第 1，第 15 天。第 12 和第 21 个月根据病情做第 3 次注射。 玻璃体内注射：1mg/0.1ml，每周 1 次，共 1 个月，辅助治疗眼内淋巴瘤		$30\%\sim35\%$ 第一次输注时有输液反应，如低血压、高血压危象、寒战和皮疹。事先予以静脉内糖皮质激素（100mg 甲基泼尼松龙）可减少输液反应的发生率和严重性。安全性似乎良好
抗白介素 2 受体制剂			
• 达克珠单抗	8mg/kg 在第 1 天静脉滴注引导，在第 14 天 4mg/kg，无严重不良反应者皮下注射 2mg/kg，每 4 周 1 次，共 1 年		仅测试 11 例。推测有机会性感染风险
抗白介素 6 受体制剂			
• 托珠单抗（TCZ）	8mg/kg，每 4 周静脉滴注 1 次，病情严重者可每 2 周静脉滴注 1 次		

续表

药物	剂量	起效时间 *	潜在不良反应
抗 T 细胞激活药			
• 阿巴西普（ABA）	10mg/kg（最大剂量 750mg） 在第 0、2、6 周静脉滴注随后维 持剂量每 8 周 1 次；或 在第 0、2、4 周静脉滴注随后维 持剂量每月 1 次		

* 口服泼尼松后 2 ～ 3d 起效。§ 细胞毒药物常是免疫抑制剂中的最后选择

及视网膜），交感性眼炎，VKH 综合征，抗中性粒细胞胞质抗体相关性血管炎（Wegener 肉芽肿、显微镜下多血管炎、结节性多动脉炎），坏死性巩膜炎和角膜边缘溃疡（与风湿关节炎、复发性多软骨炎、两侧性蚕蚀性角膜溃疡相关联），眼瘢痕性类天疱疮。②相对适应证：鸟枪弹样视网膜脉络膜病变，匐行性脉络膜炎，结节病相关的葡萄膜炎，重症难治性慢性虹膜睫状体炎、中间葡萄膜炎、全葡萄膜炎、多灶性脉络膜炎，视网膜血管炎，JIA 葡萄膜炎。

（五）生物应答调节剂

生物应答调节剂（biological response modifier，BRM）又称生物反应调节剂，简称生物制剂（biologic agents），是免疫调节剂的另一个新成员，用以治疗免疫介导的葡萄膜炎。凡某一类物质主要通过免疫系统直接或间接增强机体的抗肿瘤效应，并对肿瘤有治疗效果的药剂或方法，称为生物应答调节剂。

主要是设计单核抗体直接瞄准一个靶目标——特异的炎症性细胞因子、细胞类型或细胞表面受体。目前还只是在免疫抑制剂治疗失败后的选项治疗，并且还是标签外的。

目前认为多种生物制剂不宜联合应用，因会增加发生不良反应风险。

目前有 5 类治疗葡萄膜炎的以抗肿瘤坏死因子制剂为主，其他有利妥昔单抗。

(1)抗肿瘤坏死因子-α（anti-TNF-α）抗体：例如，英夫利昔单抗（infliximab，IFX）、阿达木单抗（adalimumab，ADA）、戈利木单抗（golimumab，GLM）、依那西普（etanercept，

ETN）、舍珠单抗（certolizumab，CERTOL），截至 2013 年对免疫介导葡萄膜炎的治疗是有效的。英夫利昔单抗（517 例，C 级推荐，证据质量 2b），阿达木单抗（420 例，C 级推荐，证据质量 2b），戈利木单抗（C 级推荐，证据质量 4）；依那西普（154 例，强烈的推荐，证据质量 1b）。

(2) 抗 CD20 制剂（anti-cluster of differentiation 20 agent）：例如，利妥昔单抗（rituximab，RTX）。利妥昔单抗是直接针对 B 细胞 CD20 抗原的一种人鼠嵌合性单克隆抗体，能特异性地与跨膜抗原 CD20 结合。CD20 抗原位于 B 细胞前体和成熟 B 淋巴细胞的表面，利妥昔单抗与 B 细胞上的 CD20 抗原结合后，启动介导对 B 细胞的免疫反应（不会杀死 B 细胞前体干细胞）。可在 6 ～ 9 个月内诱导 B 细胞的凋亡及暂时性清除。只有少量病例报告治疗眼部炎症性疾病，主要是难治性巩膜炎、周围性溃疡性角膜炎、成年葡萄膜炎和 JIA 相关葡萄膜炎、视网膜血管炎。对 TNF 抑制剂无效的难治性 JIA 相关葡萄膜炎（难治性葡萄膜炎对皮质类固醇只有轻微反应或无反应；对某种免疫抑制剂或生物制剂只有轻微反应或无反应，如氨甲蝶呤难治性葡萄膜炎、TNF-α 拮抗剂难治性葡萄膜炎）可能有效。

(3) 抗白介素 2 受体剂（anti-interleukin 2 rece-ptor agent）：例如，达克珠单抗（daclizumab）。

(4) 抗白介素 6 受体剂（anti-interleukin 6 receptor agent）：托珠单抗（tocilizumab，TCZ）。

(5) 抗 T 细胞激活剂（anti-T-cell activation

agent）：例如，阿巴西普（abatacept，ABA）。

环 孢 素

环孢素（ciclosporin）又称为环孢素A（cyclosporine or cyclosporin A），简写CsA，商品名Neoral。在过去的30年中，美欧等国葡萄膜炎专家积累了大量环孢素对眼部炎症疾病的治疗经验，并且将其作为葡萄膜炎的标准治疗手段。

[药理作用]

环孢素影响免疫系统的一小部分。环孢素为钙调神经磷酸酶抑制剂。它通过阻断细胞因子如IL-2的表达和应答来抑制CD4$^+$淋巴细胞的活化，这些都是通过抑制细胞内钙神经素（calcineurin）来完成的。细胞内钙神经素能激活T细胞核因子（NFAT），从而对于IL-2的核合成十分重要。阻断IL-2通道就能抑制阻滞CD4$^+$细胞的复制和招募。同时，在葡萄膜炎时，树突细胞功能、IL-12和干扰素产物也处于被抑制的状态。环孢素似乎不影响CD8$^+$淋巴细胞，也不影响细胞吞噬功能和造血。

环孢素配合小剂量泼尼松治疗明显降低IL-17和IFN-γ，故可很有效地治疗葡萄膜炎。

环孢素是亲脂性的，不溶于水，以乳化的形式装在胶囊内。环孢素被人体吸收后，便聚集在脂肪含量高的组织内，如肝、肾、脾和淋巴结。前房内浓度大约是血浆浓度的40%。与肝细胞色素P450微粒体酶系统发生相互影响的药物会影响环孢素的代谢，如酮康唑会加强环孢素的作用。

[适应证]

严重难治性葡萄膜炎的二线药物：常需要大剂量泼尼松才能控制炎症或泼尼松持续治疗3个月以上，或长期口服泼尼松已出现不可忍受的不良反应，这些病人采用环孢素后只需小剂量泼尼松控制葡萄膜炎，以减轻泼尼松的不良反应。

Behcet综合征的一线药物：尽管目前已将生物应答调节剂作为一线药物，但病人不能负担高额的费用。环磷酰胺虽然效果较好但考虑其不良反应已被降级。

2010年对治疗葡萄膜炎的免疫抑制剂的观点在更新。皮质类固醇节制疗法(steroid-sparing therapy，corticosteroid-sparing therapy)，意即类固醇（小量或零剂量）+免疫抑制剂治疗方案中的免疫抑制剂首选环孢素；JIA相关葡萄膜炎首选氨甲蝶呤，二线药为环孢素，不久又被生物应答调节剂取代。

[用药剂量]

见前文和表1-3-16。

[治疗慢性葡萄膜炎的价值]

低剂量[< 5mg/（kg•d）]给药方案，其肾毒性已经远比大剂量时代[> 10mg/（kg•d）]大幅度降低。在权衡疗效和不良反应的前提下，环孢素已是治疗葡萄膜炎免疫抑制剂的一线药物。然而环孢素的使用仍需保持谨慎，与风湿免疫科医师协作制订治疗方案。

小剂量泼尼松片（20mg/d）+环孢素100～150mg/d分成2次。这个方案对于不很严重的葡萄膜炎成人病人常是有效的。见效后环孢素每2周逐步减量（以25mg为增减量）；病情加重时提高剂量；维持剂量25～50mg/d。泼尼松片在病情好转一段时间后也可逐步降低至维持剂量10mg/d、7.5mg/d、5mg/d、2.5mg/d。

重症者环孢素最高剂量5mg/（kg•d）。

儿童比成人更能耐受，环孢素常与氨甲蝶呤联用作为二线免疫抑制剂。

烷化剂（环磷酰胺和苯丁酸氮芥）和抗代谢物（硫唑嘌呤和氨甲蝶呤）这四种细胞毒性药物对许多葡萄膜炎的真正疗效尚有疑问。只有在病人根本无法忍受类固醇-环孢素不良反应时，才使用细胞毒性药物。

[联合用药]

对于特别严重的葡萄膜炎，需要两种免疫抑制剂联用。环孢素常常与麦考酚吗乙酯、硫唑嘌呤、氨甲蝶呤联用。然而，这种联用已经逐渐被抗肿瘤坏死因子单克隆抗体所替代。

[用药禁忌]

1. 葡萄或葡萄汁也会影响代谢从而增加毒性。

2. 药物的相互作用会加强毒性，应尽量避免与环孢素联用：①有肾毒性风险的药物，如氨基糖苷类、NSAIDs。②升高血浆环孢素浓度的药物，如酮康唑、红霉素、维拉帕米（verapamil）、口服避孕药。③降低血浆环孢素浓度的药物，如苯妥英、卡巴咪嗪、利福平、磺胺嘧啶。④硝苯地平（nifedipine）与环孢素联用可导致严重的牙龈肿胀。⑤苯丁酸氮芥、环磷酰胺不能与环孢素同用。⑥两种免疫抑制剂作用于同一位点并不安全，如环孢素和他克莫司、西罗莫司（sirolimus）。

[禁忌证]

（1）感染性葡萄膜炎。

（2）肾功能异常（血清肌酐 > 130μmol/L）、肝功能异常。

（3）高血压：收缩压 > 140mmHg 或舒张压 > 95mmHg。

（4）活动性 TB。

（5）老年人 55 岁以上者缺乏足够肾贮存。

（6）孕妇：环孢素虽然不会致畸致突变，最好不用。

（7）最近在使用细胞毒性药物者必须停止至少 1 个月。

[试验性治疗]

环孢素的毒性与剂量有关，疗效与病情 - 剂量有关。通常环孢素在 2 周后起效，试用时间约 3 个月。试验性治疗的目标：取得葡萄膜炎静止所需环孢素的最小剂量；并且泼尼松可以降低剂量至少 50%，逐步降到 10mg/d 以下，同时视力稳定或有所提高。

在使用期间评估药物剂量、治疗效果和不良反应。停药或继续用药的决定必须与病人一起制定。

如果要停止使用环孢素，必须逐渐停药，且泼尼松也应该逐渐加量。此时可能会出现炎症的反弹。

开始剂量：为降低不良反应，初始剂量越来越小。如果葡萄膜炎明确需要早期使用免疫抑制，一致认为开始剂量病情十分严重 5mg/（kg·d）；病情严重者 3mg/（kg·d）；病情不太严重者，开始剂量 100 ～ 150mg/d。每天分 2 次服，这样可以降低血浆峰值浓度从而减少肾毒性，确保病人依从性，以保证能正确评估药物效果。

有条件的话最好在早期监测血环孢素浓度，直至达到满意的效果，才能开始确定环孢素的标准用量。

最常见的早期不良反应是头痛、触觉异常、手指烧灼感、手震、消化不良。这些不良反应偶尔迅速发生，如果情况严重则需要停药。在 48h 后出现者须减少剂量，之后再慢慢加量，这种情况是可以接受的（英国葡萄膜炎专家 Jones，2013）。

[用药监测]

使用所有免疫抑制剂，其定期评估安全参数十分重要。接受环孢素病人治疗初期每 1 ～ 2 周 1 次，如果数月稳定后每 2 ～ 4 周检查 1 次。每次测血压、体重、尿常规、全血细胞计数、肝肾功能。试验性治疗后，必须评估血环孢素谷值。持续舒张压 > 95mmHg 需要干预，药量需要减少 25%。如果这个药量不能降低血压，需要使用降压药，或者应该重新考虑是否用环孢素。肌酐水平升高不无常见，然而，升高到 130μmol/L 以上或者较基线升高 30% 以上则不能接受。环孢素的剂量应该降低 25%。高钾血症、高尿酸血症和低镁血症也会出现。低镁血症严重者可出现惊厥、无力、面部叩击征（Chvostek sign）、陶瑟征（Trousseau 征）阳性。

长期使用环孢素的病人可能耐受一些不良反应。多毛症、慢性皮肤疣、牙龈增生、牙龈炎伴有牙龈出血或龋齿，则需要停药。

环孢素从初始剂量后逐渐减量，每 3 个月（或者更久）减少 25 ～ 50mg/d，前提是减量后的血环孢素浓度仍能抑制炎症。

环孢素和激素联用对骨代谢的影响：环孢素会加速骨更新。当给予全身激素后（引起骨丢失），理论上环孢素就会加速骨密度丢失的速度。然而，临床上尚无这方面的分析研究。

环孢素长期使用的安全性：可能出现“不

可逆性肾小管萎缩和间质纤维化",其危险因子是大剂量环孢素、高肌酐水平、高龄。若初始剂量< 5mg/(kg·d),并严格监测肌酐水平,即使持续治疗许多年,很可能不造成肾损害。长期随访显示并没有进展性的肾毒性。

[不良反应]

环孢素大剂量治疗出现的不良反应见表1-3-17。主要不良反应是肾毒性和高血压。常测血压,血清肌酐每2周检测,病情稳定后每月检测,并须测定电解质、胆固醇、尿酸。

表 1-3-17　葡萄膜炎病人接受大剂量 [10mg/(kg·d)] 环孢素治疗后的不良反应

不良反应	发生率(%)
症状	
肢端感觉异常 / 感觉过敏	40
上消化道烧灼感	20
疲乏	24
多毛症	20
牙龈炎	20
食欲缺乏	5
乳房压痛 / 纤维腺瘤	8
汗腺炎	4
体征	
血压高	24
轻度贫血	24
高尿酸血症	20
血沉增加	75
肝功能异常	6
肾毒性	75 ～ 100*
机会性感染或淋巴瘤	0

* ≤ 3mg/(kg·d) 能防止环孢素诱导的肾毒性 (Nussenblatt R, Whitcup S.Uveitis.4th ed.Mosby, 2010 : 91)

现今采用 2.5 ～ 5mg/(kg·d) 剂量,不良反应会更少更轻,并且这些不良反应病人都能耐受。

Isnard Bagnis C. 等(2002)用 2.7 ～ 5.9mg/(kg·d) 环孢素治疗葡萄膜炎 2 年 41 例的经验。他们并对 7 例病人(4±0.9)mg/(kg·d)治疗 2 年,在治疗前和治疗后做肾活检。病理组织

学分析表明持续低剂量环孢素治疗会引起肾损害,表现在随着时间的推移血浆肌酐显著升高($P < 0.0001$),肌酐清除率和核素肾小球滤过率显著下降($P < 0.0001$)。肾活检组织显示,显著肾间质纤维化($P < 0.003$)和肾小管萎缩($P < 0.003$),因而诱发显著肾功能不全和高血压的发病率很高。研究表明,剂量≤ 3mg/(kg·d) 可以防止环孢素诱导的肾毒性。肾损害是否潜在可逆性?尚有争议(Isnard Bagnis C, Tezenas Du Montcels. long-term renal effects of low-dose cyclosporine in uveitis-treated patients: follow-up study. J Am Soc Nephrol,2002 Dec,13(12):2962-2968)。

当年大剂量 [> 10mg/(kg·d)] 环孢素引起的不良反应,使一些眼科医师恐惧其不良反应而不敢使用(表1-3-17)。在很多葡萄膜炎专家的经验分析后认为,低剂量环孢素 + 另一种免疫抑制剂可以长期使用,不良反应一般是可以被病人忍受的。随着麦考酚酯和生物反应调节剂的使用,环孢素的使用在发达国家正在被边缘化。

使用免疫抑制剂的葡萄膜炎病人易患癌症:器官移植后或自身免疫疾病使用咪唑硫嘌呤可引起癌症基因表达已经被大量报道,所以我们要提醒大家,药物的使用有致癌的可能性,常常是皮肤癌和淋巴瘤,这些大多有较高的治愈率。但是,葡萄膜炎病人患免疫抑制相关癌症的风险比报道的其他专业少得多。最近的研究报告(Kempen 等,2008)表明,葡萄膜炎病人使用环孢素或其他钙调磷酸酶抑制剂、硫唑嘌呤、氨甲蝶呤等患癌症的风险是零或可忽略不计。抗 TNF 的单抗没有明确的相关数据,环磷酰胺使用超过 18 个月则有一定的风险。现在,虽然我们保留了一些必要的信息,但是已经删除了药品中癌症风险的信息,终止了此前推出的皮肤癌症的早期诊断系统。

氨甲蝶呤

成年和幼年关节炎病人常使用氨甲蝶呤(Methotrexate,MTX)治疗。

Taylor 等（2013）对 30 例（38 眼）慢性葡萄膜炎和葡萄膜炎性 CME 病人（3 例 VKH 综合征）玻璃体内注射氨甲蝶呤共 54 次，发现能帮助系统疗法恢复视力和减轻 CME。有些病人在 3 ～ 4 个月复发，73% 病人消散安静期扩展至 18 个月。复发病例再次注射均有效而消散安静，仅 1 例 3 个月后又复发。玻璃体内注射 MTX 组 57% 病人明显减少系统用药。尚无严重眼不良反应。53 次注射仅 1 例 IOP 高于 21mmHg[Taylor SR, Banker A. Intraocular methotrexate can induce extended remission in some patients in noninfectious uveitis. Retina, 2013，33(10):2149-2154]。

［药理作用］

氨甲蝶呤是叶酸的类似物，破坏四氢叶酸途径，这对于嘌呤和嘧啶合成都是必须的，因此氨甲蝶呤干扰 DNA 和 RNA 合成，抑制细胞周期的 G_1 和 S 期。该药物还抑制释放组胺。降低关节滑膜液中 IL-1 浓度。大剂量氨甲蝶呤用于治疗恶性肿瘤。

［适应证］

氨甲蝶呤是治疗幼年特发性关节炎儿童的首选免疫抑制剂，虽然缺乏对照试验，但对与 JIA 相关葡萄膜炎略有效，不是最有效。

成人葡萄膜炎病人考虑免疫抑制剂的话，首先是环孢素，其次是吗替麦考酚酯；鉴于它的细胞毒性，现已极少口服氨甲蝶呤。但是氨甲蝶呤玻璃体内注射可治疗慢性葡萄膜炎及其并发症 CME。

氨甲蝶呤玻璃体内注射可作为葡萄膜炎系统治疗的辅助疗法。在成年人葡萄膜炎恶化期间可减轻眼内炎症，可持续 6 个月（Taylor，2009）。

原发性眼内淋巴瘤。

［用药剂量］

氨甲蝶呤玻璃体内注射：0.4mg/0.1ml。半衰期是 5.9d，维持有效时间 81h。注射 1 周后见效，能维持 4 个月；复发者再次注射仍然有效。对葡萄膜炎病人的见效时间远比系统途径（最长 6 个月）快。维持作用的时程估算 62% 病人达 8 个月。此疗法属于标签外。

成人每日口服低剂量氨甲蝶呤，通常开始 7.5 ～ 10mg 每周 1 次，如能耐受则每周上升至 10 ～ 15mg。

儿童剂量：每周 10 ～ 15mg/m² 体表面积，每周 1 次。可口服。皮下或肌内注射利用度优于口服。

治疗原发性眼内淋巴瘤：玻璃体内注射 0.4mg/0.1ml，每周 2 次减至 1 次。

［禁忌证］

明显肝脏病变、免疫缺陷、原有骨髓抑制。用药期间不宜怀孕。哺乳期。

［不良反应］

早期不良反应包括恶心和呕吐，胃肠道紊乱，口腔溃疡。改为皮下注射可改善这些症状。

主要不良反应是严重的肝功能障碍，可能进展为纤维化或肝硬化。骨髓抑制，肾损伤或脱发。无菌性肺炎非常罕见，但属于可危及生命的并发症；因此病人凡有慢性咳嗽，胸痛或咯血时应立即追查。

如果不耐受标准剂量，不必坚持，而须转用另一种药物。

可能导致不育症，这通常是可逆的；头 3 个月内发现意外怀孕的话，建议立即停药并寻求产科咨询。

必须每月评估肝、肾和骨髓功能。

使用叶酸可减少不良反应，每周给予 5mg（通常在氨甲蝶呤给药后 3d）。较大剂量的叶酸可以抵消氨甲蝶呤效应。

玻璃体内注射氨甲蝶呤尚无严重眼不良反应。53 次注射仅 1 例 IOP 高于 21mmHg。ERG 检测未见明显毒性，对角膜内皮细胞无明显毒性。

吗替麦考酚酯

吗替麦考酚酯（mycophenolate mofetil, MMF）又称霉酚酸酯，骁悉（Cellcept，瑞士 Roche Pharmaceuticals Inc.NJ）。属于抗代谢类免疫抑制剂。

[药理作用]

MMF 是霉酚酸（mycophenolic acid，MPA）的 2- 乙基酯类衍生物。MMF 是前体药，口服后迅速大量吸收，并代谢为活性成分 MPA。MPA 抑制鸟嘌呤核苷酸的合成。MPA 对淋巴细胞具有高度选择抑制其分裂和增殖。

[适应证]

用硫唑嘌呤或氨甲蝶呤，或环孢素治疗失败，或不能忍受其不良反应的葡萄膜炎。有时作为葡萄膜炎的一线药物。

[用药剂量]

胶囊 1g 2 次 /d 空腹服用。起效时间数月，少数 2 周。3g/d 增加不良反应，但不提高疗效。

[联合用药]

常与小剂量泼尼松联合应用。可与环孢素同时使用。

[用药禁忌]

（1）不能与硫唑嘌呤或烷化剂同时使用。

（2）不能与干扰肠肝再循环的药物同时使用，因这些药物可能会降低本药的药效。与阿昔洛韦同时服用时，MPAG 和阿昔洛韦的血浆浓度较两种药物单独服用时为高。当肾功能损害时，MPAG 和阿昔洛韦的血浆浓度都升高。这两种药物竞争性地通过肾小管排出，可能会进一步增加两种药物的浓度。

（3）同时服用制酸药物和氢氧化镁及氢氧化铝，会使 MMF 的吸收减少。

（4）避孕药。

[禁忌证]

对 MMF 过敏。孕妇。

[试验性治疗和用药监测]

大多数病人能忍受 MMF，非常少数病人在早期就严重不能忍受。因此，开始 500mg 2 次 /d，观察 2 周。病人能忍受轻度不良反应者提高剂量至 1g 2 次 /d。

胃肠不适为最多见不良反应。早期不能忍受的不良反应有严重不适、腹泻、头晕和失眠。

后期不能忍受的不良反应有胃肠不适、肌痛、皮疹、头痛、震颤、MMF 剂量有关的骨髓抑制。

大约 50% 的病人治疗有效（中等疗效），但经常会有一些病人须 6 个月过程慢慢才见功效（Daniel 等，2010）。Jones 的 70 多例经验是，偶尔在 2 周内出现戏剧性的反应，通常须几个月缓慢好转。

全血细胞计数、肾功能和肝功能每 2 周 1 次共 6 周，以后每 8 周 1 次。

[不良反应]

（1）中性粒细胞减少（1.3×10^9/L），应停药或减量。

（2）严重肾功能损害：对有严重慢性肾功能损害的病人 [肾小球滤过率 < 25ml/（min·1.73m^2）]，应避免超过 1g 一天 2 次的剂量。

（3）服用吗替麦考酚酯或联合服用吗替麦考酚酯片、环孢素和皮质类固醇的主要不良反应包括腹泻、白细胞减少、脓毒症和呕吐。发生淋巴瘤和恶性肿瘤的危险性增加，尤其是皮肤，发生于器官移植术后大剂量服药者。每天 2g 剂量的病人的淋巴瘤发生率为 0.6%。

抗 TNF 单克隆抗体疗法

肿瘤坏死因子拮抗剂（tumor necrosis factor antagonist），又称抗肿瘤坏死因子抗体（anti-TNF antibody）、抗肿瘤坏死因子药（anti-TNF agents）、TNF-α 抑制剂（TNF-α inhibitor）。

葡萄膜炎的发病与葡萄膜自身免疫反应密切相关。当辅助性 T 细胞（T helper，Th）的 Th1、Th2 等致病活性超越那些抑制自身免疫应答的调节性 T 细胞（regulatory T cells，Treg）时，便激发自身免疫性葡萄膜炎的发生、复发。

（1）白细胞介素（interleukin，IL）：简称白介素，与葡萄膜炎有关的为 IL-2、IL-3、IL-6、IL-8、IL-10、IL-17、IL-41 等。其中 IL-2 是重要的细胞因子。

CD4$^+$T 细胞根据细胞因子的分泌和功能分为 Th1（Ⅰ型辅助性 T 细胞，T helper 1）、Th2 及 Treg 等亚群。

Th1 主要分泌 TNF-α、白细胞介素（interleukin，IL）-2、干扰素 -γ（interferon-γ，IFN-γ）等，

促进细胞免疫反应。IL-2 是重要的细胞因子之一，释放 IL-2 可刺激淋巴细胞生长和扩增或增加特异性免疫反应。另一个重要的细胞因子是 IFN-γ，是强效的免疫调节作用以诱导 II 类抗原对细胞的表达。

Th2 主要分泌 IL-4、IL-10 等，具有抗炎作用。

Th17 产生 IL-17、TNF-α 等，促进炎性反应。

Treg（调节性 T 细胞，regulatory T cells）分泌 IL-10，发挥抗炎作用。

TNF-α 在炎症反应中起关键作用，可活化炎症细胞，促进在葡萄膜分泌趋化因子和黏附分子，刺激中性粒细胞聚集及 T 淋巴细胞增生，引起葡萄膜的免疫应答。

肥大细胞产生 TNFα-1 血管活性肽。

（2）细胞因子（cytokine）：包括白介素（IL），干扰素（IFN-γ）和肿瘤坏死因子（TNF-α，TNF-β）。细胞间的沟通在很大程度上是通过细胞因子和趋化因子介导的。细胞因子由淋巴细胞和巨噬细胞等产生。

非感染性葡萄膜炎病人血清和前房液中 TNF-α 水平最高，说明肿瘤坏死因子（TNF-α）是导致葡萄膜炎发生和发展的关键性细胞因子之一。注射抗 TNF-α 单克隆抗体通过中和可溶性肿瘤坏死因子，阻滞 T 细胞的 mTNF 和单核细胞，抑制 TNF 受体的信号，并逆转通过 mTNF 的信号等环节以阻滞 TNF-α 的生成和活性。总之，降低 T 细胞的致葡萄膜炎的活性，抑制抗原特异性细胞免疫反应，改变 Th1 和 Th2 细胞因子网络的平衡，使细胞因子的分泌由致炎性的 Th1 型向减轻炎症的 Th2 型转变，从而有效地治疗葡萄膜炎。

目前 FDA 已批准在临床应用的抗 TNF-α 制剂有英夫利昔单抗（infliximab）、阿达木单抗、戈利木单抗及依那西普。给药方法包括静脉滴注或皮下注射；玻璃体内注射尚在研究中。

根据 61 592 例（13 001 和 19 591 和 29 000）随访调查抗 TNF 单克隆抗体疗法（anti-TNF monoclonal antibody therapy）并不增加恶性风险（发生癌症与未做抗 TNF 治疗组相比，OR 值约为 1.0）；发生皮肤非色素癌的 OR 值是 1.5）。

（3）使用抗 TNF 单克隆抗体的禁忌证：包括活动性感染、淋巴增殖性疾病（过去 5 年内）、中度或重度心力衰竭、慢性乙型或丙型肝炎、脱髓鞘性疾病、肺炎、围术期（手术前后 1 周）等。

英夫利昔单抗

英夫利昔单抗（infliximab，IFX）商品名：类克 /remicade（美国 Janssen Biotec 公司），是一种单克隆抗体，鼠 / 人嵌合的 IgG1k 抗体，靶向 TNF-α 分子。与 TNF-α 结合，并且抑制其与受体结合，使其丧失生物活性。静脉注射给药，与 TNF 高效特异结合，人体半衰期 9.5d。

［适应证］

糖皮质激素或常规免疫抑制剂治疗无效的顽固性葡萄膜炎、JIA 相关葡萄膜炎、Behcet 综合征葡萄膜炎和顽固性巩膜炎。

［用药剂量］

治疗成人风湿病给予 3mg/kg 静脉缓慢滴注 1 ～ 2h。于第 0、2、6 周注射；之后每隔 4 ～ 8 周一次，依个体情况而定，直至临床体征消退。也可联合口服环孢素或氨甲蝶呤。

严重类风湿葡萄膜炎 5mg/kg。用于儿童也有较好的安全性和疗效，但所需剂量要 5mg/kg。

［联合用药］

可联合小剂量泼尼松口服、环孢素或 MMF 或氨甲蝶呤。

［禁忌证］

潜伏结核感染、乙型丙型肝炎、恶性肿瘤等禁忌。体质差、老年人是相对禁忌。

［试验性治疗］

输液反应（如头痛、头晕、皮疹、盗汗和潮热）相当普遍，常在第 1 次静脉滴注开始的第 1 ～ 2 小时内出现输液反应。病人如果能耐受，才可按方案继续给药。严重输液反应少见。

同时给予糖皮质激素和小剂量传统免疫抑制剂，可预防输液反应。

［用药监测］

静脉滴注的间隔时间可根据病情适当延长

或缩短。当临床体征消退后静脉滴注的间隔时间每次增加 2 周。静脉滴注至少 4 次。如果静脉滴注已满 4 次，静脉滴注的间隔时间已在 10 ～ 12 周的状态下病情保持消退，此时可停药。

每次复诊检测全血细胞计数、血沉、C 反应蛋白、肝功能、肾功能。

每 6 个月监测药物是否引起狼疮（临床，ANA 测试）。

治疗 6 个月不能控制葡萄膜炎者停药。

[不良反应]

约 1/5 病人表现有 1 种或几种不良反应。

输液反应（头痛、头晕、皮疹、盗汗和潮热）相当普遍。严重输液反应少见。

偶见不良反应有肝功能损伤、机会性感染（如上呼吸道感染、潜伏结核感染、乙型丙型肝炎）、恶性肿瘤、药物性狼疮、充血性心力衰竭、多发性硬化加重。1.3% 的病人出现严重血小板减少症，1.9% 的病人出现严重中性粒细胞减少症，1.0% 的病人出现严重贫血。

阿达木单抗

阿达木单抗（adalimumab，ADA）的商品名修美乐（humira，美国 Abbott 公司）是一种完全人源化的重组 IgG_1 抗 TNF-α 单克隆抗体。它对可溶性 TNF-α 具有很高的亲和力，通过阻滞 TNF-α 与其受体 p55 和 p75 的相互作用，可有效抵消 TNF-α 的生物活性，且免疫原性低，人体内半衰期 10 ～ 20d。

[适应证]

FDA 批准用于类风湿关节炎、银屑病关节炎、强直性脊柱炎、Crohn 病、4 岁以上 JIA 相关葡萄膜炎。

对改变病情抗风湿药（DMARD）包括氨甲蝶呤疗效不佳的成年中重度活动性类风湿关节炎病人。阿达木单抗与氨甲蝶呤联合用药，可以减缓病人关节损伤的进展（X 线显示），并且可以改善身体功能。

[用药剂量]

临床推荐皮下注射剂量：阿达木单抗

40mg/0.8ml，每 2 周 1 次；在 JIA 病人，儿童体重 15 ～ 30kg，20mg/0.8ml 隔周 1 次；体重超过 30kg，40mg/0.8ml 隔周 1 次。

[不良反应]

主要不良反应：轻度注射部位反应、胃肠道反应或头晕等，偶见机会性感染。

[临床经验]

Diaz-Llopis 等发现阿达木单抗可有效治疗慢性非感染性葡萄膜炎 131 例，纳入病例均为难治性葡萄膜炎病程 1 年以上，不能耐受泼尼松或泼尼松联合至少 1 种免疫抑制剂 4 周以上治疗失败者；幼年型特发性关节炎 39 例，Behcet 综合征 13 例，VKH 8 例，强直性关节炎 7 例，特发性 27 例；33.6% 前葡萄膜炎，6.9% 中间葡萄膜炎，3.8% 后葡萄膜炎，43.5% 全葡萄膜炎。受试者每 2 周接受一次皮下注射阿达木单抗 40mg，联合口服泼尼松，治疗 6 个月，耐受性良好。在注射阿达木单抗 3 次后，逐步减少泼尼松剂量，每周 5mg。病人前房和玻璃体炎症反应明显减轻，视力提高，黄斑水肿消退，则免疫抑制药物减量。只有 6.9% 病人在 6 个月的随访期内出现严重复发。除了症状改善和炎症反应减轻外，85% 病人减少泼尼松剂量至少 50%。1 例病毒感染（Díaz-Llopis M, Salom D. Treatment of refractory uveitis with adalimumab: a prospective multicenter study of 131 patients. Ophthalmology，2012，119:1575-1581）。对巩膜炎的疗效与英夫利昔单抗无明显差别。

阿达木单抗用于儿童比英夫利昔单抗更有吸引力，由于降低风险和不需要静脉内输注。

Breitbach 等（2017）在一组 387 例 JIA 相关葡萄膜炎病人中，68 例接受阿达木单抗治疗的病人中有 59 例在 6 个月内达到了足够的治疗反应。39 位病人在最后一次随访时仍然接受治疗，平均治疗持续时间为 38.3（12 ～ 91）个月。另外 20 名病人治疗持续时间 1 或 2 年或更晚，平均 30.6（10 ～ 65）个月后终止阿达木单抗。停止阿达木单抗的原因是葡萄膜炎（$n=8$，3.93/100 病人·年）或关节炎（$n=4$，1.97/100

病人•年）或 ≥ 2 年疾病完全不活动（*n*=1.47/100 病人•年），不良反应（*n*=4，1.89/100 病人•年）或其他（*n*=1，0.47/100 病人•年）。结论：该数据显示阿达木单抗对难治性 JIA 相关葡萄膜炎病人有良好的初始反应。长期治疗期间出现阿达木单抗失败或不良反应的发生率增加 [Breitbach M, Tappeiner C. Discontinuation of long-term adalimumab treatment in patients with juvenile idiopathic arthritis-associated uveitis. Graefes Arch Clin Exp Ophthalmol, 2017, 255(1):171-177]。

对于难治性 JIA 相关葡萄膜炎，阿达木单抗比英夫利昔单抗效果佳，但是阿达木单抗复发率（67% ～ 87%）高于英夫利昔单抗（43% ～ 72%）。

托珠单抗

托珠单抗（tocilizumab, TCZ）（妥珠单抗），商品名雅美罗（actemra，瑞士 Roche 公司）是一种重组人源化抗人白介素 6（IL-6）受体单克隆抗体，由中国仓鼠卵巢细胞通过 DNA 重组技术获得，抑制该细胞因子的促炎作用。

[适应证]

类风湿关节炎（RA）：用于治疗对改善病情的抗风湿药物（DMARD）治疗应答不足的中到重度活动性类风湿关节炎的成年病人。FDA 批准用于治疗 2 岁及以上病人的多关节型和全身型 JIA。

托珠单抗可以单药治疗，或与氨甲蝶呤（MTX）、其他 DMARD 联用。

[用药剂量]

托珠单抗的成人推荐剂量是 8mg/kg，每 4 周静脉滴注 1 次，病情严重者可每 2 周静脉滴注 1 次。

儿童：每 2 周静脉滴注 1 次。体重 < 30 kg，12mg/kg ；体重 ≥ 30 kg，8mg/kg。

可与 MTX 或其他 DMARD 药物联用。出现肝酶升高、中性粒细胞计数和血小板计数降低时，可将托珠单抗的剂量减至 4mg/kg，必要时暂停给药。

[药代动力学]

稳态下 RA 病人每 4 周 1 次给药的浓度依赖性表观 $t_{1/2}$ 在 4mg/kg 剂量组为 11d，8mg/kg 剂量组为 13d。

[禁忌证]

对托珠单抗或者对任何辅料发生超敏反应的病人禁用。感染活动期病人。

[不良反应]

表现为上呼吸道感染、蜂窝织炎、口唇单纯疱疹、带状疱疹；胃肠道疾病、头痛、眩晕、高血压、白细胞减少症、中性粒细胞减少症、肝氨基转移酶升高、高血压、白细胞减少症、中性粒细胞减少症、高胆固醇血症、咳嗽、呼吸困难等。

[临床经验]

Calvo-Rio 等（2017）报道用托珠单抗治疗（标签外）抗 TNF 抗体难治性 JIA 伴发的严重前葡萄膜炎 25 例。病人曾用泼尼松、免疫抑制剂（氨甲蝶呤为主）、生物制剂 [中位数 2(1 ～ 5) 种]。生物制剂包括阿达木单抗（24 例）、依那西普（8 例）、英夫利昔单抗（7 例）、阿巴西普（6 例）、利妥昔单抗（2 例）、阿那白滞素（1 例）、戈利木单抗（1 例）。JIA 前葡萄膜炎从诊断至开始用托珠单抗的中位数时间是 106(24 ～ 198) 个月。经托珠单抗治疗 6 个月后，79% 病人前房细胞减少；治疗 1 年，88% 前房细胞减少。CME 的中央黄斑厚度从（401.7±86.8）μm 降低至（259.1±39.5）μm。最佳矫正视力（BCVA）由 0.56±0.35 提高至 0.64±0.32。经 12 个月随访，视力持续改善，19/25 病人的葡萄膜炎完全缓解（无活动性至少 3 个月）。病人维持用泼尼松的剂量明显降低，基数中位数 10（0 ～ 20）mg/d，6 个月中位数 2.5（0 ～ 5）mg/d，12 个月中位数 0（0 ～ 5）mg/d。无效 1 例。不良反应：自身免疫性血小板减少症 1 例发生在治疗 3 个月时，病情严重而停药。肺炎 1 例发生在治疗 1 年后临时停药，以后继续使用托珠单抗。病毒性结膜炎和大疱性脓疱病 1 例，临时停药 [Calvo-Rio V, Santos-Gome M. Anti-Interleukin-6 Receptor Tocilizumab for Severe Juvenile Idiopathic

Arthritis-Associated Uveitis Refractory to Anti-Tumor Necrosis Factor Therapy: A Multicenter Study of Twenty-Five Patients. Arthritis Rheumatol，2017，69(3):668-675]。

Quesada-Masachs 等（2017）发现 Tocilizumab 治疗 JIA 相关葡萄膜炎的效果皮下注射可能比静脉注射差（Quesada-Masachs E, Caballero CM. Subcutaneous Tocilizumab May Be Less Effective than Intravenous Tocilizumab in the Treatment of Juvenile Idiopathic Arthritis-associated Uveitis. J Rheumatol，2017，44:260-261）。

利妥昔单抗

利妥昔单抗（rituximab，RTX）的商品名称美罗华（MabThera，瑞士，美国 Roche 公司）。利妥昔单抗是鼠 / 人嵌合 mAb，针对 CD20 B 细胞抗原的单克隆抗体。CD20 存在于正常和恶性 B 淋巴细胞的表面，但不存在于浆细胞上。B 细胞可能对自身免疫性疾病的发展至关重要。利妥昔单抗与 B 淋巴细胞的 CD20 结合，从而引起 B 细胞溶解，可以消耗 $CD20^+$ B 细胞 6～9 个月的时间。

[适应证]

（1）难治性 VKH 综合征。

（2）类风湿关节炎和其他对 TNF-α 阻滞剂治疗反应不充分的自身免疫性疾病。

（3）淋巴瘤，应与化疗联合使用。

[用药剂量]

治疗成人葡萄膜炎剂量：利妥昔单抗 1g 静脉滴注于第 1 天和第 15 天，以后每 6 个月一次。每个病人均应被严密监护，监测是否发生细胞因子释放综合征。所有病人在利妥昔单抗输注前，接受 100mg 甲泼尼龙静脉内输注，口服扑热息痛和抗组胺药以减少输注反应的风险。

JIA 相关葡萄膜炎剂量：$375mg/m^2$ 体表面积静脉输注，两次（间隔 2 周）。

治疗原发性玻璃体视网膜淋巴瘤：玻璃体内注射 1mg/0.1ml，每周 1 次，共 1 个月。

[不良反应]

（1）玻璃体内注射可引起角膜上皮缺损。

（2）风险涉及潜伏感染的再活化，最令人担忧的是由 JC 病毒活化引起的进行性多灶性脑白质病。风险也包括低血压、过敏反应、肿瘤溶解综合征和继发性恶性肿瘤。

[临床经验]

Heiligenhaus 等（2011） 治疗 10 例（19 眼）JIA 相关性慢性前葡萄膜炎（大多数是少关节炎型，全部病人 ANA 阳性，RF 阴性；2 例 HLA-B27 阳性），经泼尼松滴眼液 + 泼尼松口服不能控制葡萄膜炎，加用传统免疫抑制氨甲蝶呤均难以治疗后至少一种 TNF-α 抑制剂又告失败的病人。关节炎病史 4.8 年，葡萄膜炎病程 4（2～14）年。

利妥昔单抗用法：$375mg/m^2$ 体表面积静脉输注，两次（间隔 2 周）。所有病人每次输注前 30min 给予甲基泼尼松龙 100～250mg（根据体重调整）。通过流式细胞术（少于 1 个 $CD19^+$ 细胞 /μl）证实 B 细胞耗竭。

利妥昔单抗治疗后 3.1（2～6）个月葡萄膜炎改善 7 例，泼尼松滴眼液和口服片剂可明显减量，视力无变化。随访 11 个月期间未见威胁视力的并发症。7 例病情改善，其中 4 例在用利妥昔单抗治疗 6～9 个月后复发，再用利妥昔单抗治疗至炎症不活动。全部病人经利妥昔单抗治疗后关节炎 2 例改善，5 例为不活动，2 例一直活动。未见严重不良反应 [Heiligenhaus A, Niewerth M. Treatment of severe uveitis associated with juvenile idiopathic arthritis with anti-CD20 monoclonal antibody (rituximab). Rheumatology，2011，50: 1390–1394]。

阿巴西普

阿巴西普（abatacept，ABA）用于 JIA 及类风湿关节炎。

阿巴西普是一个完全人源化的可溶性重组融合蛋白，由细胞毒性 T 淋巴细胞抗原4，连接人免疫球蛋白1的 Fc 结构域。它能阻止所有 T 细胞活化。

[适应证]

JIA 葡萄膜炎先口服泼尼松，而后联合氨甲蝶呤，不能控制者阿巴西普作为二线生物制剂。

俄罗斯规则是，JIA 相关葡萄膜炎 6 个月氨甲蝶呤难治者，阿巴西普作为一线生物制剂。

[用药剂量]

10mg/kg，静脉滴注，在第 0、2、6 周，以后每 8 周 1 次维持。

[临床经验]

Tappeiner 等（2015）在 11/21 例病人葡萄膜炎变成不活动，但其中 8/11 例复发，并在另外 10 例保持活动。系统性泼尼松或免疫抑制在 3 名病人逐渐减量，但在进一步随访期间所有病人葡萄膜炎复发。

Birolo 等（2016）阿巴西普作为 JIA 相关葡萄膜炎 6 个月氨甲蝶呤难治者 31 例一线生物制剂，治疗 1 年后 57% 完全消解（Birolo C, Zannin ME. Comparable Efficacy of Abatacept Used as First-line or Second-line Biological Agent for Severe Juvenile Idiopathic Arthritis-related Uveitis. J Rheumatol, 2016,43:2068-2073）。

戈利木单抗

戈利木单抗（golimumab，GLM）的商品名（simponi，美国 Centocor 公司）。美国 FDA 批准戈利木单抗输液剂联合氨甲蝶呤用于治疗中至重度活动性类风湿关节炎成人病人。每月皮下注射 50mg。

[临床经验]

Miserocchi 等（2015）评估了戈利木单抗对 17 例严重顽固性葡萄膜炎病人的长期疗效。JIA 葡萄膜炎 13 例，HLA-B27 脊柱关节病变 4 例。病人曾用其他抗 TNF-α 药（依那西普，英夫利昔单抗和阿达木单抗），利妥昔单抗和阿巴西普（图 1-3-3，图 1-3-4）。经戈利木单抗治疗 14 例（82%）的反应是明显的，平均随访 21.9 个月。没有一例经历不良反应（Miserocchi E, et al. Long-term Treatment with Golimumab for Severe Uveitis Ocul Immunol Inflamm, 2014,22:90-5）。

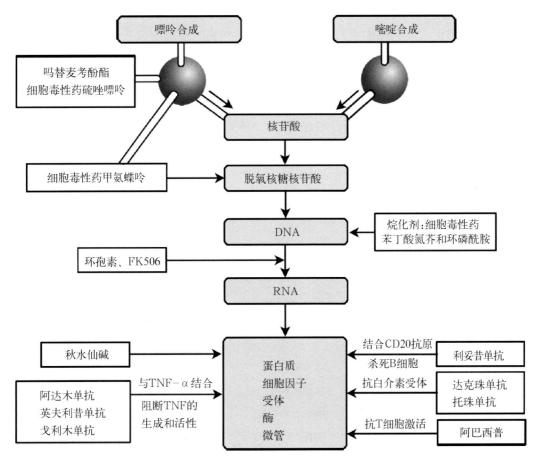

图 1-3-3　治疗葡萄膜炎的免疫抑制剂和生物制剂的药理作用部位

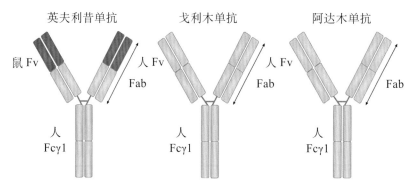

图 1-3-4　抗 TNF-α 抗体分子结构示意图

英夫利昔单抗是 IgG1 同种型的小鼠 / 人嵌合单克隆抗 TNF 抗体。Fv= 可变区；Fab= 可与抗原结合的片段。阿达木单抗和戈利木单抗是完全人类 IgG1 单克隆抗 TNF 抗体

第四节　非感染性葡萄膜炎

前面所述的是一般性前葡萄膜炎的临床表现及诊断，现将非感染性葡萄膜炎（noninfectious uveitis）常见病因及特殊表现的前葡萄膜炎和中间葡萄膜炎、后葡萄膜炎和全葡萄膜炎的一部分分述于下，另一部分安排在第 4 章视网膜和脉络膜及第 5 章黄斑。

前葡萄膜炎常见病因比后葡萄膜炎的病因少些。对所有葡萄膜炎（除有外伤史），首先要考虑到与全身的关系，尤其是两侧性的；其次寻找有无葡萄膜炎以外的眼病。排除各种因素后才能确定是特发性的。表 1-4-1 列示各年龄段的常见病因，即首先想到这些原因，但也可能是其他少见原因。

一、特发性前葡萄膜炎

特发性是指既无眼部病因又无全身疾病可与之联系。符合下述两点之一即可将前葡萄膜炎诊断为特发性前葡萄膜炎（idiopathic anterior uveitis，AU）。

1. 单侧性，轻度至中度急性非肉芽肿性前葡萄膜炎，"第一次"发作，无明显前葡萄膜之外的眼病体征，无特殊全身病史（外伤或手术，关节痛，腹泻，口腔溃疡，最近流感，重要感染性疾病，最近服药）。

2. 无明显葡萄膜之外的眼病体征，无特殊全身病史，实验室检查（血常规、白细胞分类、白血细胞计数、血沉、HLA-B27、ACE、ANA、RF、FTA-ABS）无阳性发现。

中国人群 HLA-B27 阳性患病率为 2%～9%，因此，即使单独 HLA-B27 阳性，无特殊全身病史，前葡萄膜炎第一次发病，照样可以诊断为特发性 AU。

表 1-4-1　前葡萄膜炎病人年龄与病因诊断

< 5 岁	5—15 岁	16—35 岁	36—64 岁	> 65 岁
幼年特发性葡萄膜炎	幼年特发性葡萄膜炎	HLA-B27 相关性	特发性	特发性
弓首线虫病（弓蛔虫病）	弓蛔虫病	疱疹性	HLA-B27 相关性	IOL 相关葡萄膜炎
病毒感染后	肉芽肿性结节病	结节病	疱疹病毒	疱疹病毒
视网膜母细胞瘤	Kawasaki 病	弓形体病	Fuchs 葡萄膜炎综合征	眼内淋巴瘤
幼年黄色肉芽肿	白血病	Behcet 综合征	结节病	眼缺血综合征
白血病	Lyme 病	梅毒	弓形体病	

约有 50% 的前葡萄膜炎属于特发性，此类葡萄膜炎对糖皮质激素反应良好，数周内可消散而不留痕迹。

近来发现特发性 AU 病人有一部分是病毒感染，常见的病毒有 HSV、VZV、CMV、风疹病毒。因此，当特发性 AU 复发时务必想到病毒感染的可能性，特别是伴高眼内压而无虹膜后粘连或周边前粘连可以解释眼内压增高的原因者。详见疱疹性 AU。

3. 治疗原则见上文非化脓性前葡萄膜炎的治疗原则。

二、中毒性及刺激性葡萄膜炎

在眼内有任何刺激性物质乃至引起细胞中毒的物质，都可使敏感的葡萄膜产生炎症反应，实际上，此种炎症还有周期性释放的异常蛋白质产物而导致的过敏性反应。常见的病因有眼球萎缩、长期视网膜脱离、眼内大量出血、眼内肿瘤坏死、眼外伤、化学物质或药物等。葡萄膜炎的特点为慢性渗出性，反复发作，用糖皮质激素治疗有时可收效。

1. 外伤性前葡萄膜炎　无论是穿孔外伤或钝性伤引起的非感染性前葡萄膜炎，在临床上是经常见到的。炎症的发病机制：外伤引起血管扩张、再加上对于葡萄膜、晶状体物质或色素的过敏、钝性伤造成的一些组织坏死，以及眼内出血均具有刺激性。外伤性前葡萄膜炎特别多见于有异物潴留、虹膜或晶状体囊膜嵌于伤口、前房积血等情况。一般症状轻且病程短的，为渗出性前葡萄膜炎。偶尔也可发生成形性渗出，因虹膜后粘连而导致一系列严重的后遗症，如瞳孔膜闭、继发性青光眼、眼球萎缩等。

单眼复发性前葡萄膜炎，应询问有无外伤史，并行 X 线摄片及 B 超检查寻找眼内异物，此点不应忽视。

2. 化学物质或药物性葡萄膜炎　多数化学物质及药物进入结膜囊可损害角膜及结膜而不影响葡萄膜，但若将其注入眼内，即可刺激葡萄膜。有些化学物质接触角结膜后不仅造成角结膜的病变，而且深入眼内引起葡萄膜炎，诸如无机化学物中的氢氧化铵、砷有机化合物、氢氧化钠、氢氧化钾、过氧化钠、碳酸钾、磷酸三钠、氯化金；有机化学物中的乙酸（醋酸）、苯胺、邻苯二胺。眼用药物引起前葡萄膜炎者极少。强力缩瞳药因其使虹膜血管壁渗透性增加，故在长期使用后可引起轻度前葡萄膜炎，甚至可发生虹膜后粘连，停药后炎症即消。植物的毒汁及昆虫的刺对于眼内的损害可比角结膜损害严重。若毛虫或某些植物的毛进入眼内可引起重症葡萄膜炎，虹膜产生小结节，并有前房积脓。人眼睫毛被带入前房有时可发生前葡萄膜炎。

3. 萎缩性葡萄膜炎　萎缩眼的变性组织，因坏死而释放细胞毒素，有时对于异常蛋白的过敏也是葡萄膜炎的发病因素。葡萄膜炎症较轻，但疼痛及刺激症状常较突出。常见轻度角膜周围充血、前房水混浊、虹膜萎缩及后粘连、前房深（因睫状体的退缩使晶状体后移）、眼压低等。最终因炎症波及视网膜和脉络膜而光感消失。病情顽固，用糖皮质激素可略有效，病势加重与缓解交替更迭，常需摘除眼球以解除痛苦。必须注意的是偶尔此种葡萄膜炎是因恶性肿瘤坏死所引起的，故应行组织学检查。

4. 视网膜脱离继发葡萄膜炎　长期视网膜脱离可能因视网膜下液蛋白成分的异常，造成轻度慢性葡萄膜炎，主要表现为房水混浊，缓慢出现虹膜后粘连，玻璃体混浊也可因炎症而加剧。药物治疗几乎无效。

5. 慢性出血性眼炎　任何原因的眼内大量出血，尤其是反复出血而且不易吸收者，其出血的变性产物可刺激葡萄膜造成慢性肉芽肿性炎症。有时炎症消退后于来年可再次复发。糖皮质激素虽可暂时缓解症状，但反复发作迁延不愈，波及视网膜而光感逐渐消失。

6. 肿瘤坏死继发葡萄膜炎　因恶性肿瘤强烈的细胞毒素或由于反复出血而继发葡萄膜炎，有时是由于免疫力降低而招致内源性微生物感染。此种葡萄膜炎常是重症渗出性，有时为成形性渗出，常以绝对性青光眼而告终，有的转为眼球萎缩。

三、晶状体性葡萄膜炎

1. 晶状体性葡萄膜炎（lens-induced uveitis）是因晶状体蛋白激发的葡萄膜炎，可分为 3 种。

（1）晶状体源性葡萄膜炎（phacogenic uveitis）：晶状体因外伤破裂、白内障囊外摘除术后，致使残留的晶状体皮质与房水接触，产生非肉芽肿性葡萄膜炎，临床上是多见的，被视为典型的自身免疫性疾病的例证，是晶状体性葡萄膜炎的变异型。炎症的严重程度与残留皮质多少有关。

在脱出的晶状体皮质四周有非肉芽肿性炎症，有淋巴细胞、组织细胞及部分中性粒细胞。

潜伏期 1～3 周。可见细小及中等大 KP、前房水混浊、虹膜后粘连、玻璃体细胞，有皮质残留。

（2）晶状体过敏性葡萄膜炎（phacoanaphylatic uveitis）：又称晶状体过敏性眼内炎（phaco-anaphylatic endophthalmitis），但此名称的性质易与化脓性眼内炎混淆。此病罕见。

过去曾认为是晶状体蛋白被囊膜与房水及玻璃体隔开，机体对它们没有形成免疫耐受性，囊膜破裂消除了隔绝的屏障，晶状体蛋白作为体内隐蔽抗原被释放，刺激 B 细胞而引起局部免疫反应性葡萄膜炎。后来发现大多数正常人有抗晶状体抗体，而且晶状体囊外摘除术后的病人发生晶状体过敏性葡萄膜炎者极其罕见，故现在认为本病系抗晶状体蛋白抗体介导的局部免疫复合体病变，由晶状体皮质释放而激发。病理上称区带状肉芽肿性炎症。在脱出的晶状体皮质周围的细胞浸润呈区带状分布，中性粒细胞吞噬晶状体皮质，故最靠近皮质，其外周是类上皮细胞及巨噬细胞，最外层才是淋巴细胞、浆细胞、成纤维细胞及血管等。

病程潜伏期 2 周。多数病人出现严重葡萄膜炎，以前葡萄膜炎为主。前房水混浊及大量细胞，偶尔有前房积脓，常有羊脂状 KP，广泛虹膜后粘连，玻璃体细胞。前房或玻璃体中有晶状体皮质。炎症程度与房水中晶状体蛋白的量成正比，量少，则反应轻；量多，则反应重。

轻症病例潜伏期 1 周至 6 个月。前房水中可见类上皮细胞、中性粒细胞、巨噬细胞。

两侧性晶状体过敏性葡萄膜炎：一眼晶状体外伤或手术后，此眼炎症消退中，另一眼也发生晶状体过敏性葡萄膜炎。此种情况虽系少数，但为交感性眼炎的诊断带来混淆的因素。

（3）晶状体溶解性青光眼（phacolytic glaucoma）：过熟期白内障的可溶性蛋白渗漏入前房及阻塞小梁网而诱发的急性前葡萄膜炎及青光眼，此病的重点在青光眼。

2. 诊断　诊断要点：①在晶状体外伤破裂或囊外摘除术后 1 个月内。②前房或玻璃体中有残留的晶状体皮质。③急性或亚急性前葡萄膜炎。④ KP。⑤对糖皮质激素反应良好。

符合前 4 项，就应联想到残余晶状体物质为前葡萄膜炎的原因。第 5 项者可加强诊断。非肉芽肿性者可能为晶状体源性葡萄膜炎；有羊脂状 KP、广泛虹膜后粘连者见于晶状体过敏性葡萄膜炎。

3. 鉴别诊断　细菌感染性眼内炎与晶状体过敏性葡萄膜炎炎症反应强烈者，二者的临床表现颇相类似，但细菌性感染的潜伏期都在外伤后的最初几天，强烈的急性前葡萄膜炎前房常有积脓，KP 为细小的；而晶状体过敏性葡萄膜炎多在外伤后一周左右发生，急性前葡萄膜炎，常无前房积脓，KP 为是羊脂状的。若做玻璃体或房水的涂片、细菌培养、组织切片可提供确切的鉴别。

交感性眼炎与两侧性晶状体过敏性葡萄膜炎的临床表现相似，二者的鉴别点：①两侧性晶状体过敏性葡萄膜炎的第二眼为迟发反应，一般在第一眼炎症消退后发生，故在外伤后数周至数月才发生第二眼炎症。若第二眼的发病比第一眼的病势加重还早几天或者两眼同时发病则提示为交感性眼炎。② OCT 显示交感性眼炎的脉络膜明显增厚，而两侧性晶状体过敏性葡萄膜炎为前葡萄膜水肿。③若摘除一眼，迅即行组织学检查，可做出确切鉴别，但这只限于对一眼视功能已完全丧失者。

4. 治疗原则 及早取出晶状体物质。扩瞳、局部及全身应用糖皮质激素。另一眼如有白内障，须行囊内摘除术。

四、风湿性关节炎前葡萄膜炎

风湿病（rheumatic diseases）是一组异质性全身胶原组织的炎症疾病；是一组侵犯关节、骨骼、肌肉、血管及有关软组织或结缔组织为主的疾病谱；多数是自身免疫性疾病，且具有遗传倾向。尚包括感染性、内分泌性、代谢性、退行性、肿瘤性、地方性、中毒性等多种原因。1983 年美国风湿病协会将风湿病分成 10 大类，包括 100 多种病。

风湿病大体上分成三大类：

1. 关节炎 包括类风湿关节炎（rheumatoid arthritis，RA）、血清（RF）阴性（HLA-B27 相关）脊柱关节病 [seronegative (HLA-B27-associated) spondyloarthropathies]、强直性脊柱炎（AS）、Reiter 综合征、炎症性肠病、银屑病关节炎、幼年型类风湿关节炎（JRA=JIA=JCA）。

2. 结缔组织病 包括系统性红斑狼疮（SLE）、硬皮病、多发性肌炎和皮肌炎、干燥综合征（Sjögren 综合征）、复发性多软骨炎。

3. 血管炎 包括结节性多动脉炎、Churg-Strauss 综合征、超敏性血管炎、过敏性紫癜（Henoch-Schonlein purpura）、Wegener 肉芽肿、淋巴瘤样肉芽肿、巨细胞动脉炎（颞动脉炎）、主动脉弓综合征（无脉病）、Behcet 综合征（Galor. Duane Ophthalmology on DVD ROM 2013 ed，Clinic Vol 5，Chapter 26，Ocular manifestations of the rheumaticdiseases）。

风湿性关节炎前葡萄膜炎（rheumaticar-thritisas sociated anterior uveitis）的主要眼科表现包括巩膜炎、Sjögren 干燥综合征、葡萄膜炎、视网膜血管病和神经眼科病变。这些眼表现各具特征，只与风湿病中一二种亚型（不是全部）相关。

巩膜炎最常见于类风湿关节炎或血管炎病人。

急性前葡萄膜炎最常见于血清阴性脊柱关节病病人。

儿童慢性前葡萄膜炎最常见于 JIA。

视网膜血管和神经性眼病见于血管阻塞病（如系统性红斑狼疮）或血管炎病人。

本节只涉及风湿病中的关节炎伴发的前葡萄膜炎。

前葡萄膜炎虽有急性发病，但大多数病例较隐蔽而缓慢，病程长，对非甾类抗炎药（NSAID）、糖皮质激素和免疫抑制剂有较好的短期或长期的缓解性反应。

前葡萄膜炎与关节病的相互关系是很明显的，因而在寻找病因时必须注意关节病。成年人慢性进行性多关节炎伴发前葡萄膜炎者较少（约 5%）。儿童慢性多关节炎及成年人强直性脊柱炎（ankylosing spondylitis）较常伴发前葡萄膜炎。前者发病率为 5.5% ～ 21%，后者发病率为 30% ～ 40%。尿道炎、结膜炎、多发性关节炎为 Reiter 综合征的三联征，须 1 ～ 3 年才能发展成全部体征。

五、类风湿关节炎前葡萄膜炎

类风湿关节炎（rheumatoid arthritis，RA）是一种以慢性、进行性、对称性多关节炎为主要改变的自身免疫病，病人可出现严重的关节畸形及功能丧失，是造成人类丧失劳动力和致残的主要原因之一。RA 是最常见的风湿病，发病率约 1%。主要侵犯活动关节滑膜，最后波及软骨与软骨下骨质的一种全身性病变。自体免疫病，与敏感的 T 细胞的特异性抗原刺激有关。

病人早期有低热、乏力、晨僵，关节受累，慢慢地由手、腕、膝、足的小关节向心性地进行性发展到肘、肩、髋、踝，以多关节及两侧对称为特征。晨僵，以后发展为疼痛、功能障碍、畸形。X线及MRI显示关节侵蚀、骨质疏松、关节间隙变窄。

RA与强直性脊柱炎（AS）不同之处（表1-4-2）：类风湿关节炎不侵犯骶髂关节，在脊柱区域最多波及颈上部脊柱而不波及腰胸脊柱。强直性脊柱炎是以骶髂关节炎起始，由X线片可获确诊。

类风湿因子（rheumatoid factor，RF）：类风湿关节炎成年病人70%～80%类风湿因子阳性，但正常人5%低滴度阳性。RF阳性也见于系统性红斑狼疮、Sjögren综合征、乙型肝炎、结节病等，故类风湿因子（RF）对类风湿关节炎的诊断特异性及特殊性尚不够理想。儿童类风湿关节炎的RF阴性，<15%阳性。

抗环瓜氨酸肽抗体[anti-cyclic citrullinated peptide antibodies，ACPA；环瓜氨酸肽（CCP）]。

RA的新抗体，其特异性较RF明显提高，且可在疾病早期出现。主要为IgG类抗体，对RA的敏感性介于40%～94%；特异性89.6%～90.0%。在RA的早期阶段即可出现阳性，并且具有很高的阳性预报道。

抗核抗体（ANA）：30%～50%阳性。

（一）血清RF阴性HLA-B27阳性脊柱关节病前葡萄膜炎

1. 概述　人类白细胞抗原（human leukocyte antigen，HLA）。HLA-B27属于1级抗原，抗原是多态的，具有超过31个亚型。对感染的或失常的细胞的破坏有重要作用。HLA-B27伴发的前葡萄膜炎的发生主要与革兰氏阴性细菌的脂多糖有关。前葡萄膜炎往往是由多个未知触发因素诱发的。

HLA的位点在染色体6p上。常染色体遗传性，因此可以部分解释携带HLA-B27的病

表1-4-2　类风湿关节炎与强直性脊柱炎鉴别要点

	类风湿关节炎	强直性脊柱炎（AS）
种族差异	无明显种族差异。中国患病率约1%	白人发病率高（0.2%），中国患病率0.3%
阳性家族史	不明显	明显
年龄高峰	30—50岁（80%）	20—30岁
性别	女性多见（约3∶1）	男性多见（约5∶1）
受累关节	多关节，对称性，小关节、大关节均可，上肢多于下肢	少关节、非对称、大关节多见，下肢多于上肢
骶髂关节	很少受累	大多从骶髂关节起始
脊柱受累	仅累及颈椎	全部（自下而上）
类风湿结节	有	无
主动脉瓣关闭不全	无	可有
抗CCP抗体	阳性	
类风湿因子	RF多为阳性，儿童多数阴性	RF阴性
遗传学特点	HLA-DR4阳性者多	HLA-B27阳性者多
MRI，CT，X线	对称性侵蚀性关节病	非对称性骶髂关节炎，侵蚀性关节病伴新骨形成、关节强直
病理改变	对称性、侵蚀性滑膜炎症→关节结构破坏	肌腱、韧带、附着点炎症为特征
伴发的眼病	角结膜干燥综合征（11%～13%），角膜软化，巩膜炎（1%～6%；巩膜炎病人的10%～33%患RA）	25%伴发前葡萄膜炎（rheumatoid arthritisassociated AU）

人中急性 AU 和强直性脊柱炎的家族性风险增加。

血清 RF 阴性脊柱关节病：是一组以关节病为主，多系统受累的免疫、炎症性疾病。20世纪 70 年代初，Wright 和 Moll 将血清类风湿因子阴性的关节炎统称为血清阴性关节炎，因该组疾病易并发脊柱炎，故又称血清阴性脊柱关节病（seronegative spondyloarthropathies）。该组疾病包括强直性脊柱炎等，见表 1-4-3。Galor 等（2010）认为血清阴性脊柱关节病最好称为血清阴性（HLA-B27 阳性）脊柱关节病。

该组疾病有以下共同特点：①有家族聚集倾向；②与 HLA-B27 基因有不同程度的相关；③在临床表现上有很多共同之处和重叠；④外周关节炎常为病程中突出表现；⑤类风湿因子阴性（准确地说，类风湿因子阳性率与正常人群相似——5% 低滴度阳性）；⑥无类风湿皮下结节；⑦有不同程度的骶髂关节炎；⑧病理变化以肌腱端周围和韧带附着于骨的部位为主（附着点炎），也可发生在眼、主动脉瓣、肺实质和皮肤，不同于以滑膜病变为主的类风湿关节炎。

2. 临床特征　50% 前葡萄膜炎病人 HLA-B27 阳性，尤其男性（1.5：1）。< 40 岁。以单眼为多，复发性者呈两侧性。非肉芽肿性前葡萄膜炎。

HLA-B27 伴发的前葡萄膜炎病人 50% 既存或将有强直性脊柱炎（AS）、Reiter 综合征，少数是炎性肠病、反应性关节炎（银屑病关节病）。复发性前葡萄膜炎的 HLA-B27 阳性高达 70%。无羊脂状 KP。重症者可有纤维素渗出，15% 有前房积脓。

HLA-B27 阳性者，前葡萄膜炎体征稍重；HLA-B27 阳性者 10% ～ 36% 并发玻璃体炎、囊样黄斑水肿、视盘炎；HLA-B27 阴性者仅 0% ～ 2% 并发此类并发症。HLA-B27 阳性伴发葡萄膜炎的病情比 HLA-B27 阴性者重，复发

表 1-4-3　HLA-B27 阳性血清 RF 阴性脊柱关节病的临床特点

项别	强直性脊柱炎	肠病性关节炎	反应性关节炎	银屑病关节炎	Reiter 综合征	未分类脊柱关节病
性别	男＞女（约5：1）	男＝女	男＝女	男＝女	男＞女	男＝女
年龄	16—30 岁为多；＞ 40 岁及＜ 8 岁者少见	任何年龄	任何年龄	任何年龄	青中年	任何年龄
起病方式	缓慢	缓慢	急	不定	急	不定
HLA-B27 阳性	＞ 90%	＜ 50%	80%	20%（有骶髂关节炎者为 50%）	60% ～ 80%	±
骶髂关节炎	25 % 下肢＞上肢	偶见 下肢＞上肢	＞ 95% 下肢＞上肢	＞ 95% 上肢＞下肢	90% 下肢＞上肢	＋ 下肢＝上肢
脊柱受累	＋＋＋	＋	＋	＋	＋	±
葡萄膜炎	25%	50%	＋	7%	20% ～ 40%	±
结膜炎	－	－	＋	－	＋	±
皮肤指甲受累	－	－	－	几乎全有	多见	±
黏膜受累	－	－	＋	＋	＋	±
尿道炎	－	－	±	－	＋	±
自限性	－	±	±	－	±	±
缓解、复发	－	±	±	－	±	±

率高,家族史高。

原因不明性,即无上述全身疾病。中国正常人群 HLA-B27 阳性患病率为 2% ~ 9%。

(二)强直性脊柱炎前葡萄膜炎

1. 概述 强直性脊柱炎 (ankylosing spondy-litis, AS) 又名强直性脊椎炎。强直性脊柱炎前葡萄膜炎 (ankylosing spondylitis associated AU) 发病男多于女,16—30 岁为多。起病比较隐匿,早期可无任何临床症状,可有关节周围肌肉痉挛,有僵硬感,晨起明显。可有骶髂关节、髂嵴、耻骨联合等部位以及肌腱、韧带附着点压痛。伴有周围关节或关节外相应的体征。随着疾病的发展可见明显脊柱关节活动障碍甚至畸形。

2. 眼部表现 前葡萄膜炎:强直性脊柱炎病人 25% ~ 40% 伴发前葡萄膜炎,部分病人葡萄膜炎比 AS 关节症状先出现。急性为多,复发性,非肉芽肿性,80% 两侧性(前后发病)。偶尔有前房积脓,絮状渗出,后粘连。很少有细胞渗入前玻璃体。对糖皮质激素反应良好。

3. 辅助检查 活动期病人血沉增快,血清 C 反应蛋白增高。类风湿因子阴性,HLA-B27 阳性率 > 90%,近半数血清抗肺炎克雷伯杆菌抗体水平增高。

放射学:强直性脊柱炎 97% 从骶髂关节处开始,然后向上延伸以牵涉到腰椎、胸椎、颈椎水平。X 线骶髂关节 (sacroiliac joint) 摄片具有特征性表现:关节边缘模糊、骨质糜烂、骨硬化、关节间隙变窄及关节融合等;脊柱 X 线早期有椎体方形变,椎小关节模糊和轻度椎旁韧带钙化;晚期椎间盘钙化,纤维环及前后韧带钙化、骨化、并有骨桥形成,呈竹节样改变。3% 单独从颈椎开始。

CT 优于 X 线摄片。X 线骶髂关节摄片有骨影重叠,CT 的断层摄影丢弃周围骨影,可非常清晰显示骶髂关节间隙(图 1-4-1)。MRI 显示的软组织比 CT 佳良,但因费用贵故不做排查使用。X 线片、CT、MRI 异常显示率分别为 10.3%、27.6% 和 77.6%。

4. 诊断 1984 年修订的纽约强直性脊柱

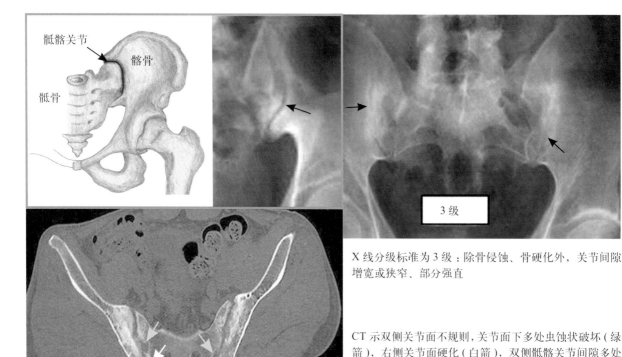

X 线分级标准为 3 级:除骨侵蚀、骨硬化外,关节间隙增宽或狭窄、部分强直

CT 示双侧关节面不规则,关节面下多处虫蚀状破坏(绿箭),右侧关节面硬化(白箭),双侧骶髂关节间隙多处增宽,也见变窄区

图 1-4-1 骶髂关节炎 X 线和 CT 像

炎诊断标准：①腰痛、僵硬病程至少持续 3 个月，疼痛随活动改善，但休息不减轻；②腰椎在前后和侧屈方向活动受限；③胸廓扩展范围低于相应年龄、性别的正常值（正常成人约为 2.5cm）；④影像学标准：双侧骶髂关节炎病变程度 2～4 级或单侧骶髂关节炎病变程度为 3 或 4 级。符合影像学标准并附加①～③项中的任何 1 项者可确诊为强直性脊柱炎。

骶髂关节炎的 CT 改变为诊断的基础，因此，复发性前葡萄膜炎，首次发作的前葡萄膜炎有腰疼者，16 岁以下的儿童有前葡萄膜炎，这些病人一律须用 CT 检查骶髂关节。

虽然 90%～95% 以上 AS 病人 HLA-B27 阳性，但一般不依靠 HLA-B27 来诊断 AS。

1/4 强直性脊柱炎病人伴发前葡萄膜炎，早期诊断的关键是 CT/X 线揭示骶髂关节炎的证据，是诊断强直性脊柱炎的金标准。

5. 鉴别诊断　强直性脊柱炎的诊断必须请风湿科医师决定。前葡萄膜炎本身并无可供鉴别诊断的证据。

（1）腰骶关节劳损：X 线无特殊改变。休息后可缓解。

（2）骨关节炎老年人：特征为骨骼及软骨变性、肥厚，滑膜增厚。但不发生关节强直及肌肉萎缩，X 线表现为骨赘生成和椎间隙变窄。

（3）老年性关节强直性骨肥厚：脊椎亦发生连续性骨赘，类似 AS 的脊椎竹节样变，但骶髂关节正常。

（4）结核性脊椎炎：X 线检查可资鉴别。脊椎边缘模糊不清，椎间隙变窄，无韧带钙化，有时有脊椎旁结核脓疡阴影，骶髂关节为单侧受累。

（5）类风湿关节炎：RA 女性多见，通常先侵犯手足小关节，且呈双侧对称性，骶髂关节一般不受累，如侵犯脊柱，多只侵犯颈椎，且无椎旁韧带钙化，有皮下结节，血清 RF 常阳性，HLA-B27 抗原常阴性。

（6）肠病性关节病：溃疡性结肠炎、Crohn 病或肠源性脂肪代谢障碍（Whipple 病）都可发生脊柱炎，且肠病性关节病受累关节和 X 线改变与 AS 相似而不易区别，因此需要寻找肠道症状和体征，以资鉴别。溃疡性结肠炎有结肠黏膜溃疡、水肿及血性腹泻。Crohn 病有腹痛、营养障碍及瘘管形成。Whipple 病有脂肪泻、急剧消瘦等，这些都有助于原发性疾病的诊断。肠病性关节病 HLA-B27 阳性率低，Crohn 病病人肠灌注液 IgG 增高，而 AS 病人肠灌液中 IgG 基本正常。

（7）反应性关节炎：多发生于青壮年男性。发生于尿道感染后，与免疫遗传因素相关。占葡萄膜炎病人中的约 < 1%。须 1～3 年才能发展成全部体征。尿道炎、黏液脓性结膜炎、多发性关节炎为本病的三联征。又称 Reiter 综合征。12% 病人有轻型非肉芽肿性葡萄膜炎，28% 男性有急性前葡萄膜炎（浆液性为主，少有发生成形性且有前房积脓或前房积血）。约 50% 病人出现三联征，则容易诊断。Reiter 综合征病人 40%～80% HLA-B27 阳性。

（8）银屑病关节炎：Reiter 综合征和银屑病关节炎均可发生脊柱炎和骶髂关节炎，但脊柱炎一般发生较晚，较轻，椎旁组织钙化少，韧带骨赘以非边缘型为主，在相邻两椎体间形成骨桥与 AS 的竹节样脊柱不同。骶髂关节炎一般为单侧性或双侧非对称损害，牛皮癣关节炎则有皮肤银屑病损害等可资鉴别。

6. 治疗原则　从病史和实验室检测分析是否存在强直性脊柱炎等与 HLA-B27 有关的系统性病变。强力早期系统干预非常重要，可以降低发作的严重程度和病程，改善长期预后。

（1）系统性给药：非常重要。须请风湿免疫科医师协同考虑。

（2）眼局部治疗：早期阶段（发病开始 3～7d）强化（每小时 1 次，有时更频繁）局部类固醇滴眼液。有时加地塞米松结膜下注射，可以明显缩短病程。阿托品、托吡卡胺可最大限度地扩瞳，不能满意扩大者加滴新福林，热敷。如果眼内压增高须滴 β 受体阻滞剂。

7. 预后　及时处理，预后良好。可能发生粘连，青光眼和白内障。严重病例可转为慢性，并会导致眼球萎缩。

（三）炎症性肠病伴关节炎伴发的前葡萄膜炎

1. 溃疡性结肠炎（ulcerative colitis）　慢性腹泻，80% 有强直性脊柱炎的 X 线异常。强直性脊柱炎是继发于肠炎还是同时存在？尚未弄清。5% 溃疡性结肠炎发生前葡萄膜炎，表现为急性，复发性，非肉芽肿性，两侧性或单侧性。

2. Crohn 病　这是一种肉芽肿性回肠结肠炎，属于免疫性疾病，女多于男。腹泻与便秘交替出现，大关节炎，皮肤、肺或肝病损。5% Crohn 病发生前葡萄膜炎，除前葡萄膜炎外尚可发生上巩膜炎、巩膜炎、视神经炎、眼外肌麻痹。

3. Whipple 病　少数发生前葡萄膜炎。眼部并发症尚有玻璃体炎、眼外肌麻痹。全身特征为慢性腹泻及吸收异常。

4. 银屑病性关节炎（psoriatic arthritis）　曾称牛皮癣关节炎。40%～50% HLA-B27 阳性，病人 7%～16% 发生前葡萄膜炎。关节炎多表现为周围性关节炎或骶髂关节炎和脊柱炎。20%～33% 伴发结膜炎，2% 伴发巩膜炎，7% 伴发前葡萄膜炎。典型病例表现急性复发性非肉芽肿性前葡萄膜炎，常伴有虹膜完全后粘连，青光眼和白内障。慢性复发性间或有之。往往需要糖皮质激素联合其他免疫抑制剂长期应用。

六、幼年特发性关节炎伴发前葡萄膜炎

（一）概述

16 岁以下发生葡萄膜炎者归属儿童葡萄膜炎。儿童葡萄膜炎可分为感染性及非感染性，感染性葡萄膜炎占儿童葡萄膜炎的 11%～13%，可由结核分枝杆菌、病毒、弓形体、弓蛔虫等感染引起。儿童非感染性葡萄膜炎绝大多数为特发性，最常见的为幼年特发性关节炎（juvenile idiopathic arthritis，JIA）。英文 juvenile 可以翻译为幼年、少年、青少年。

儿童葡萄膜炎较成人为少。杨培增等 1214 例葡萄膜炎病人中儿童占 7.1%，86 例儿童葡萄膜炎中前葡萄膜炎 49%，中间葡萄膜炎 9%，后葡萄膜炎 7%，全葡萄膜炎 35%，特发性葡萄膜炎 56%，幼年慢性关节炎（juvenile chronic arthritis，JCA）22%，眼弓形体病 0%。

Cunningham 综合分析 1397 例儿童葡萄膜炎（1964—1997）。前葡萄膜炎为最常见 50.9%，中间葡萄膜炎 11%，后葡萄膜炎 28.2%，弥漫性葡萄膜炎 9.8%；伴发的原因：幼年特发性关节炎 [幼年类风湿关节炎（JRA），幼年慢性关节炎（JCA）] 为最常见 60.1%，弓形体病 17.6%，弓蛔虫病 2%（Cunningham E. Uveitis in children. Ocul Immunol Inflamm, 2000,8:251-61）。

组织病理学：非感染性葡萄膜炎儿童的虹膜睫状体呈现非肉芽肿性炎症细胞浸润。细胞浸润以 B 细胞核和浆细胞为主，并有大量 CD20⁺ 细胞浸润。也可见到一些 T 淋巴细胞和单核细胞。

幼年特发性关节炎（JIA）是临床上以关节损害为主，同时伴有多系统累及的最常见的慢性风湿病。是关节炎的异质性疾病谱。

JIA 在欧美国家发病率较高，年发病率为 3～15/10 万，发病率为 15～400/10 万。亚洲国家发病率较低。

JIA 是葡萄膜炎患儿相关的主要系统性疾病。JIA 最常见的关节外征象是葡萄膜炎，特别是前葡萄膜炎。75% 儿童前葡萄膜炎的病因是 JIA。在 JIA 病人中，葡萄膜炎的发生率为 12%～17%，在我国为 0.4%～21.9%。JIA 葡萄膜炎中最常见的类型是少关节型，占 40%～72%。

组织病理学：在虹膜和睫状体非肉芽肿炎症细胞浸润，还有一些 T 淋巴细胞和单核细胞，但是细胞浸润以 B 细胞和浆细胞为主导，并有大量 CD20⁺ 细胞浸润。

病生学：JIA 是自身免疫性疾病，由多种原因引起的免疫紊乱性疾病。与遗传、环境和感

染等多种因素有关。HLA *DRB*1*11 和 *DBR*1*13 具有高度易感性。促炎细胞因子（例如 TNF 和 IL-6）增高激活滑膜组织中 T 细胞（Silverman，et al. 1993；Macaubas，et al. 2009）。

JIA 儿童发生葡萄膜炎的危险因素：抗核抗体（ANA）阳性，少关节型 JIA，年幼发病（< 7 岁），RF 阴性多关节型 JIA，病程短于 4 年和女性。男性儿童容易表现较严重的葡萄膜炎。

（二）分类和病名

1. 国际风湿病协会联合会（ILAR）JIA 分类标准（2001）　幼年起病的慢性关节炎过去在美国风湿病学会（ACR）和欧洲抗风湿病联盟（EULAR）标准不完全一致，特别是影响脊柱关节的一类疾病名称更为混乱。ILAR 为了统一名称，于 2001 年讨论并于 2004 年正式发表关于幼年特发性关节炎（JIA）的分类标准（ILAR 标准）。

哈佛大学 MERSI- 眼免疫学和葡萄膜炎基金会主任 Foster（2003）称，幼年特发性关节炎（juvenile idiopathic arthritis，JIA）这个名称现已被广泛接受。在美国曾称幼年类风湿关节炎（juvenile rheumatoid arthritis，JRA），在英联邦曾称幼年慢性关节炎（JCA）。

2. ILAR 标准将 JIA 分 7 个亚型　JIA 总定义：幼年特发性关节炎（juvenile idiopathic arthritis，JIA）是指 16 岁以下儿童的持续 6 周以上的不明原因关节肿胀，除外其他疾病后称为 JIA。每型有特定的除外原因（本文从略）。

（1）少关节型（oligoarticular）：发病最初 6 个月 1 ～ 4 个关节受累，ANA（+），占 JIA 的 60%。20% ～ 56% 伴发慢性前葡萄膜炎。ANA 往往阳性。

（2）多关节型（polyarticular，RF 阴性）：最初 6 个月，≥ 5 个关节受累，RF 阴性，占 JIA 30%。5% 伴发葡萄膜炎。ANA 往往阳性。

（3）多关节型（RF 阳性）：渐进性、对称性多关节受累（手部小关节），可多达 30 个以上关节受累。病初可有低热，约 10% 患儿出现类风湿结节（肘）。关节肿痛严重，最终有 50%

病人可发生关节强直及畸形。引发葡萄膜炎者罕见。

（4）全身型（systemic）：一个或多个关节炎之前至少 2 周，持续发热 3d，伴一过性皮疹，淋巴结大和肝脾大，或浆膜炎。占 JIA 10%。少数伴发葡萄膜炎。旧称 Still 病。又分为幼年型和成人型，间歇性发热和（或）皮疹，关节炎。在初次发病时，必须排除感染、恶性疾病和其他风湿性疾病。RF 和 ANA 往往阴性，慢性贫血，中性粒白细胞和血小板增多。急性期时 ESR 和 CRP 增高。全身型是 JIA 最严重的类型。

（5）银屑病性关节炎（psoriatic）：1 个或更多的关节炎合并银屑病，或关节炎合并以下最少任何 2 项：①指（趾）炎；②指甲凹陷或指甲脱离；③家族史中一级亲属有银屑病。

（6）附着点炎症相关的关节炎（enthesitisrelated）：关节炎合并附着点炎症，或关节炎或附着点炎症，伴有下列情况中至少 2 项：①有骶髂关节压痛和（或）炎症性腰骶部疼痛目前表现或病史；② HLA-B27 阳性；③ 6 岁以上发病的男性患儿；④急性或症状性前葡萄膜炎；⑤家族史中一级亲属有强直性脊柱炎，与附着点炎症相关的关节炎，炎症肠病性关节炎，Reiter 综合征，急性前葡萄膜炎。

（7）未分类脊柱关节炎（undifferentiated spondyloarthritis）：又翻译为未分化脊柱关节炎。不符合上述任何一项或符合上述两项以上类别的关节炎。

不同类型 JIA 的临床表型、实验室检查、诊断要点及治疗原则不完全相同。

（三）临床表现

慢性葡萄膜炎、后皮质白内障和带状角膜病变被称为 JIA 葡萄膜炎的三联征。如果治疗不恰当，38% 病人招致严重视力丧失。致盲率高于成人发病的葡萄膜炎。

1. 风湿病关节炎　起病时为低热，血沉增快、贫血及白细胞增多。侵犯的关节有膝、腕、颈椎。伴有淋巴结肿大及脾大。急性期时显现关节红肿，后期肌肉消瘦，出现纤维性关节强硬，滑膜及关节周围组织增厚，病程迁延者可有骨质疏松。一般先出现关节炎，但也有在眼部症状出现数月至数年后才显露关节炎。建议 JIA 病人每 3 个月眼科会诊，以便及早发现葡萄膜炎。

2. 两侧性，非肉芽肿性前葡萄膜炎　典型者主觉症状无或轻，有的有几丝角膜周围充血，不引起家长重视。常因白内障、斜视或视力不良而做常规检查时才发现。2/3 为两侧性，单侧性者大多数在 1 年内会发展成两侧性。

3. 轻度前葡萄膜炎体征　房水轻混，并有少数细胞漂游，或几颗 KP，多为细小或中等大；羊脂状 KP 少见。

4. 病程冗长　数月或迁延数年。

5. 并发后皮质白内障　冗长病期 22% 发生白内障。由于葡萄膜炎和长期使用糖皮质激素。

6. 带状角膜病变　1/3 发生带状角膜病变，其机制不明。

7. 急性前葡萄膜炎　少见。见于 HLA-B27 阳性型，这与成年人者相似。

8. 其他并发症和后遗症　继发青光眼 10%～20%（常因药物不能控制而须滤过手术或分流管植入术），黄斑水肿 10%，ERM，低眼内压（虹膜和睫状体后表面有睫状膜），眼球结核 4%～10%。

（四）辅助检测

仔细回顾全身各系统，特别注意关节炎、关节变形、皮疹、结节性红斑等病史。

JIA 缺乏特异的实验室诊断指标。活动期可有轻、中度贫血，ESR 增快和 C 反应蛋白增高。

1. 实验室检查和辅助检查　如血沉、C 反应蛋白、抗核抗体、类风湿因子、抗链球菌溶血素 "O"（antistreptolysin，ASO）、HLA-B27、关节 X 线摄片、抗病毒抗体、抗弓形虫抗体等探测全身性疾病有助于分型和鉴别诊断，除关节 X 线摄片外，其余检测并非诊断必要条件。

2. 抗核抗体（ANA）　ANA 检测不能确定或排除 JIA 诊断。JIA 患儿 ANA 阳性率约 40%，这仅与发病年龄偏小、女性、不对称性关节炎、虹膜睫状体炎有关。

3. 类风湿因子　类风湿关节炎（RA）在成人病人的阳性率高达 70%～80%，由于儿童 RF 的隐匿性，RF 在 JIA 的阳性率不足 15%，仅见于 RF 阳性多关节型 JIA 病例，年龄较大儿童。RF 阳性可能提示预后不佳。

4. 血沉　急性期病人有血沉加快、血清 C 反应蛋白升高、免疫球蛋白升高和补体升高等。

5. CT/MRI/X 线检查　可见早期关节骨质疏松，周围软组织肿胀，关节附近呈现骨膜炎，晚期可见关节骨破坏。

（五）诊断

诊断要点：① 儿童（< 16 岁）。② 前葡萄膜炎。③ 慢性类风湿关节炎。少数病人类风湿关节炎发生在葡萄膜炎之后。④ 关节 X 线片、CT、MRI 均异常。⑤ 并发性白内障及带状角膜病变。

符合前三项条件即可诊断幼年类风湿关节炎伴发的前葡萄膜炎。＋ ④加强诊断。

诊断 JIA 必须排除其他关节炎原因（请儿童风湿病医师协助）。6 岁以内儿童须排除视网膜母细胞瘤。

儿童有带状角膜病变及并发性白内障者，首先务必警惕幼年类风湿关节炎伴发的前葡萄膜炎。

由于 JIA- 葡萄膜炎的无症状和眼部并发症的发生率高，JIA 儿童需要定期眼检查。建议 JIA 发病年龄 < 7 岁：少关节型或多关节型 JIA 并且 ANA 阳性者每 3 个月眼科检查；少关节型或多关节型 JIA 并且 ANA 阴性者每 6 个月眼科检查；全身型 JIA 儿童每 12 个月眼科检查。

（六）治疗原则

1. 儿童非感染性葡萄膜炎治疗原则　JIA 为全身多系统病变，眼科医师对眼局部炎症及并发症治疗时，必须根据葡萄膜炎症活动性、系统损害（例如关节病变）情况、药物毒性反应等统筹监督药物的调整。应与儿童风湿病医师密切合作制订使用糖皮质激素、免疫抑制剂或生物制剂逐步升级阶梯式治疗方案。

儿童葡萄膜炎的治疗与成人有所不同：①长期应用糖皮质激素可引起儿童生长发育迟缓（抑制肾上腺及骨骺板过早闭合）、体重增加、骨质疏松、感染等。②非感染性葡萄膜炎尽量提早使用改善病情的抗风湿药可明显改善患儿的预后视力。③免疫抑制剂中首选氨甲蝶呤，其他细胞毒性剂不适宜于儿童。④如果氨甲蝶呤反应不佳或因不能耐受不良反应而停药，则采用生物制剂，其中最先应用于临床的是 TNF-α 抑制剂。阿达木单抗皮下注射给药方便且不良反应少，优于英夫利昔单抗。⑤欧美葡萄膜炎学会的专家 2016 年对氨甲蝶呤难治性 JIA 葡萄膜炎病人，倾向使用较新的生物制剂，如利妥昔单抗、托珠单抗和阿巴西普。可惜，这些新药使用在 JIA 葡萄膜炎的病例数量太少，并且均为难治性葡萄膜炎，目前只能说是低等级证据支持，有待大样本病例探讨。

2. 治疗 JIA 的三类药物　非甾体类抗炎药（NSAID）、糖皮质激素和改善病情的抗风湿药。

（1）NSAID：非甾体抗炎药有萘普生（naproxen）、托美汀（tolmetin）、布洛芬（ibuprofen）、双氯芬酸钠（diclofenac sodium）。抗炎能力弱，很少专家采用。只适合于轻度关节炎和轻度葡萄膜炎。

在儿科人群中的耐受性比成年人群好，不良反应低，严重并发症少，所以 Foster 主张 JIA 葡萄膜炎病人在糖皮质激素滴眼液短期治疗后，如果在每次尝试逐渐减少糖皮质激素滴眼液之后葡萄膜炎再次复发，则通常开始口服 NSAID。失败后改为口服泼尼松等治疗。

（2）糖皮质激素：糖皮质激素仍为目前治疗儿童非感染性葡萄膜炎的一线药物（局部，全身）。

急性 AU：1% 泼尼松龙滴眼液每 1～2 小时 1 次，可以控制。葡萄膜炎被控制后缓慢减少频率。

轻度慢性 AU：也可以用 1% 泼尼松龙滴眼液控制，但疗程很长。但长期应用可致白内障及眼内压升高。

严重慢性 AU：1% 泼尼松龙滴眼液。更重要的是全身途径给药，一线药物是泼尼松片，起效快，逐步减量，治疗 1 个月后必须加用改善病情抗风湿药（免疫抑制剂或生物制剂）接力治疗；以便将泼尼松减量，长期维持甚至停用。葡萄膜炎稳定足够时间（数月）之后始可停药。

泼尼松口服常用剂量为 1mg/（kg·d），但长期应用可引起儿童生长发育迟缓和眼并发症。

2013 年美国风湿病学会关于 JIA 治疗建议：糖皮质激素单药使用可作为初始用药，但其最长时程不宜超过 2 周（C 级证据）。单药使用糖皮质激素≥ 1 个月，病情仍有活动者不宜再继续单独使用糖皮质激素（D 级证据）。

单药使用糖皮质激素≥ 1 个月，病情仍有活动者采用皮质类固醇节制 - 免疫抑制剂疗法（corticosteroid-sparing IMT），如氨甲蝶呤 + 小剂量泼尼松。口服泼尼松必须逐步减量，并尽可能快地中断，以避免不良反应。

（3）改善病情抗风湿药：免疫抑制剂和生物制剂（生物 DWARD）在风湿病的术语是改善病情抗风湿药（disease-modifying anti-rheumatic drugs，DMARD）。

3. 美国 FDA 批准治疗 JIA 的改善病情抗风湿药有 5 种

（1）氨甲蝶呤（methotrexate，MTX）：治疗 JIA 葡萄膜炎的一线免疫抑制剂。

德国关于 JIA 相关葡萄膜炎的抗炎治疗指南，下列情况应考虑使用氨甲蝶呤：①局部皮质类固醇治疗 12 周而眼内炎症没有反应，②复发性葡萄膜炎所须泼尼松口服剂量＞ 0.15mg/kg（体重），③发生一种新的葡萄膜炎并发症（Heiligenhaus，et al，2012）。

氨甲蝶呤（7.5mg/kg 口服每周 1 次）。开始 MTX 治疗后平均须 4.25 个月葡萄膜炎症才能减退。停药 1 年后复发率高达 69%。

Jones（2013）积累治疗 500 例儿童葡萄膜炎经验，认为使用氨甲蝶呤是安全的，只有少数因为全身毒性而停药。年幼的孩子可以使用液体而不是片剂。恶心并不罕见，但可加止吐药或改为皮下注射，皮下注射还能增加功效。口炎、胃肠紊乱或肝功能障碍是很少见的，无菌性肺炎很罕见。然而，少数儿童不能耐受氨甲蝶呤，并且约1/4的儿童没有充分效果。对儿童应用任何免疫抑制剂需要专家监督，即使对免疫抑制有经验的成人葡萄膜炎专科医师，也需要儿科风湿病专家合作。氨甲蝶呤联合环孢素优于单独应用氨甲蝶呤，可控制约一半的病人。

JIA葡萄膜炎先口服泼尼松，而后联合氨甲蝶呤，不能控制者一线生物制剂是阿达木单抗（FDA批准的）。二线生物制剂是托珠单抗、利妥昔单抗、阿巴西普等。

俄罗斯规则（2016）是，JIA相关葡萄膜炎6个月氨甲蝶呤难治者阿巴西普作为一线生物制剂。

（2）阿达木单抗（adalimumab，ADA）：FDA批准用于4岁以上JIA葡萄膜炎。阿达木单抗用于儿童比英夫利昔单抗更有吸引力，由于降低风险和不需要静脉内输注。在治疗6个月内有足够的治疗反应，但是持续长期治疗1～3年后因疾病复发或不良反应而停止阿达木单抗。详见第三节葡萄膜炎治疗原则。Levy-Clarke和Jabs专家小组提议（2014）：阿达木单抗（ADA）和英夫利昔单抗（infliximab，IFX）考虑成为JIA葡萄膜炎的二线免疫调节剂。

（3）托珠单抗（tocilizumab，TCZ）：已被美国FDA批准用于治疗2岁及以上病人的多关节性和全身性JIA。托珠单抗是治疗严重JIA葡萄膜炎的一种选择，已对MTX和TNF-α抑制剂难治性JIA葡萄膜炎有效。详见第三节葡萄膜炎治疗原则。

（4）利妥昔单抗（rituximab，RTX）：用于治疗抗肿瘤坏死因子制剂无效的中重度活动性类风湿关节炎病人。详见第三节葡萄膜炎治疗原则。

（5）阿巴西普（abatacept，ABA）：用于JIA及类风湿关节炎，可在2周至6个月内使

对TNF抑制剂治疗无效的葡萄膜炎病人病情改善。但目前缺乏在儿童葡萄膜炎中应用的大样本研究。详见第三节葡萄膜炎治疗原则。

七、Fuchs葡萄膜炎综合征

E.Fuchs（老Fuchs是对眼科有突出贡献的维也纳眼科病理医师，他的儿子A.Fuchs也是眼科医师）于1906年报道38例。原文名直译为Fuchs异色性睫状体炎（heterochromic cyclitis）。又名虹膜异色性睫状体炎，异色性虹膜睫状体炎（heterochromic iridocyclitis，HI）、Fuchs综合征、Fuchs葡萄膜炎。由于炎症不仅是前葡萄膜，并且也可波及眼后节，甚至有系统性改变。近年来改成Fuchs葡萄膜炎综合征（Fuchs uveitis syndrome，FUS）。

KP、虹膜变淡、白内障为本病三大特征。

在一些人群中发病率为5%（Jones，2013）。据杨培增（2002）统计1214例他自己诊治的葡萄膜炎病人，7%为Fuchs葡萄膜炎综合征。

（一）病因

病因不明。Woods（1961）提出为非特异性过敏、中毒或物理性损害。Perkins（1961）相信它是变性或无生活力导致的营养功能障碍。曾怀疑由免疫机制产生。Schwab（1991）在25例Fuchs葡萄膜炎综合征中16例发现伴有脉络膜视网膜瘢痕提示眼弓形体病，而且由血清弓形体试验阳性证实诊断，他们认为一部分Fuchs葡萄膜炎综合征病人与弓形体有关。视网膜和葡萄膜的致葡萄膜炎抗原（如葡萄膜中黑色素相关抗原、视网膜S抗原、光感受器间维生素A类结合蛋白等）的免疫应答可能是此病发生的重要机制。

目前发现部分病人属于感染，病理组织学虹膜有浆细胞、肥大细胞和淋巴细胞浸润，但未见感染性生物体。Mitchell（1996）在病人房水中未发现单疱病毒DNA。近来由于PCR技术改进，Quentin等（2004）在前房水中发现风疹病毒RNA及其抗体。20%房水中有CMV-DNA。Chee和Jap（2008）36眼FUS病人房水

41.7%CMV 阳性。

（二）临床表现

病人多为年轻人及中年人。病程缓慢而隐袭，亚急性或无急性炎症表现。90% 为单眼。

1. KP（中等大及细小，图 1-4-2，图 1-4-3） 很多，中等大为主，但大小不一，半透明的灰色。分布特点为散在于整个角膜内皮上、下方，或角膜中央密度最大。粗看是圆形的，但是 40× 高倍放大可能察见有些 KP 有伪足（pseudopodia），边角有星芒状突起的纤维，称星形 KP（stellated KP）。不会有羊脂状 KP，也不会有细小梭状 KP。KP 往往长期存在，有时可存在数月甚至数年，糖皮质激素滴眼剂治疗并不能使其迅速消退。星形 KP 的发现率用共焦显微镜比用裂隙灯高。

Mocan 等（2012）用共焦显微镜研究 5 年 40 例 Fuchs 葡萄膜炎综合征病人中央和旁中央 KP（未探测周边 KP）。树枝状（= 星型）39 例（51.3%），斑点状 27 例（35.5%），球状 10 例（13.2%），小圆形极少。

2. 房水细胞 1+　一般透明，但也可因血 - 房水屏障的破坏而有轻度房水闪辉。有些病例出现少量细胞，极少数病例细胞达 2+。

3. 虹膜变淡　虹膜浅表基质萎缩，在有色人种表现不明显，仔细与另一眼对比，虹膜色泽似乎较淡，或有明显的脱色素斑片。须仔细

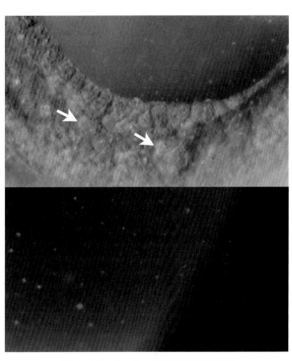

图 1-4-2　Fuchs 葡萄膜炎综合征
虹膜萎缩斑点很易漏诊（白箭），中等和细小的 KP

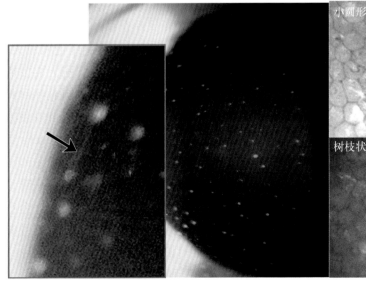

在高倍放大观察时，两颗 KP 之间可见细丝样连接（黑箭）引自 Birnbaum 等 . *Anterior Uveitis.* 2011:1266. Mosby CO

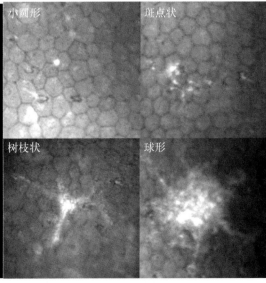

KP 共焦显微镜扫描图。树枝状 (51.3%)，斑点状 (35.5%)，球状（球状，大，由多个高反射圆形物聚集的集团 ）Eye. 2012,26:119-25

图 1-4-3　Fuchs 葡萄膜炎综合征的 KP 特征

对比两眼虹膜的其他差异，如隐窝、瞳孔色素缘等。白种人虹膜深层色素减少，在裂隙灯下似有透光感，偶尔因虹膜基质层萎缩（蜂窝状）而暴露其下色素上皮，这样虹膜反较健侧眼色深，称为反虹膜异色症。虹膜绝无后粘连。

4. Koeppe 小结节　Monteiro 称 20% 以上病例虹膜有 Koeppe 或 Bussacca 小结节。

5. 后囊下白内障（PSC）　50 岁左右的病人约 80% 有 PSC。周边部皮质条状混浊，扩展至全面混浊为特点。

6. 玻璃体炎　出乎大多数眼科医师的预料，玻璃体混浊可以是少量，少数病人非常显著，这与睫状体炎的程度有关。裂隙灯下玻璃体混浊通常是广泛的纤维状。但是，有时在下方有小雪球或大旋流状凝聚物，这类似于中间葡萄膜炎，但不见睫状体平坦部渗出物。

7. 继发性高眼内压　25%。小梁炎或发展成进行性硬化（开角型青光眼）。常对药物治疗反应良好。偶尔因房角新生血管形成或周边前粘连而发生急性青光眼。值得注意的是，因 KP 而长期滴用糖皮质激素也可能是造成高眼内压的原因。

8. 其他征象　虹膜括约肌萎缩可能导致不规则形状的瞳孔，对光反应较差。小梁上有细微血管，状如视网膜中央静脉阻塞病人前房角中的新生血管形成。有时，周边部脉络膜有渗出性病灶或其瘢痕。少数病人 FFA 晚期视盘轻度强荧光。不发生 CME。

（三）诊断

对于 50 岁以下单眼白内障（尤其后囊下白内障）病人，用裂隙灯仔细检查角膜和虹膜，若见有 ① KP，眼无红痛。② 再观察虹膜色泽，非常仔细对比才能发现一侧虹膜色泽稍淡（弥散性、扇形、小斑片）。虹膜变淡这一体征在有色人种甚易被忽视。③ 虹膜萎缩斑及虹膜小结节。④ 虹膜无后粘连。⑤ 眼底后极和中周部无明显葡萄膜炎的表现。根据这 5 项就可诊断 Fuchs 葡萄膜炎综合征。

若能发现星形 KP 强烈提示 Fuchs 葡萄膜炎综合征的诊断。

若 < 50 岁病人单眼有典型 KP 及后囊下白内障，而虹膜既无后粘连，又无其他外伤或炎症迹象可稽，且无明显的脉络膜炎体征，纵然难以判断虹膜色泽是否变淡，也可考虑诊断本病。若伴有开角型青光眼，则可加强诊断。长期轻度前葡萄膜炎对激素治疗无反应，也是诊断依据之一。

对于不典型和两侧性病例必须仔细观察 KP（特别是星形 KP）、虹膜色泽、后囊下白内障、对糖皮质激素治疗无反应等特点才能建立诊断。

由于病人几乎无症状，前葡萄膜炎很轻，所以只有 10% ～ 50% 病人在首诊时发现。

Fuchs 葡萄膜炎综合征的诊断标准（杨培增，2004）：

（1）必备体征：① 轻度前葡萄膜炎。② 特征性 KP。③ 虹膜脱色素。④ 无虹膜后粘连。

（2）参考体征：① 单侧受累。② 晶状体后囊下混浊。③ 眼压升高。④ 玻璃体混浊。⑤ 脉络膜视网膜病变。

（3）结果判定：具有 4 种必备体征即可确定诊断。参考体征对诊断有提示作用。考虑前房水探查风疹病毒和疱疹病毒。

（四）鉴别诊断

1. 青光眼睫状炎体综合征（青 - 睫综合征，Posner-Schlossman 综合征）　发生于健康成人，单眼受累，不发生虹膜后粘连。但病人突发眼内压显著升高（30 ～ 50mmHg）而自觉症状却不明显。少数几颗 KP。无虹膜小结节和并发性白内障。根据这些特点，一般不难与 Fuchs 葡萄膜炎综合征区别。

2. 病毒性前葡萄膜炎　鉴于近来对病毒诊断技术的提高，在部分 Fuchs 葡萄膜炎综合征病人的前房水中证实风疹病毒或疱疹病毒及其抗体，而且炎症对抗病毒药有治疗反应。

（五）治疗原则

此种前葡萄膜炎既无疼痛又无前房蛋白，并且本病对消炎治疗几乎无反应，所以不必用糖皮质激素治疗。但若前房水明显闪辉和较多炎症细胞时，可给予糖皮质激素滴眼剂点眼1～2周，或非甾体消炎药滴眼剂点眼。

眼内压增高时停止使用糖皮质激素，须用减少房水生成的抗眼压药物，反应好，很少需要手术引流。

证实病变感染者须用抗病毒药（局部＋口服），见下文疱疹性前葡萄膜炎。

并发性白内障大多数影响病人生活质量而须行白内障摘除＋人工晶状体植入术。此类病人长期存在的 KP 及前房闪辉一般不是手术的禁忌证。病人手术时年龄在 40 岁左右。术后一定要滴泼尼松数周以减少巨噬细胞沉积在人工晶状体上，因为这种病人术后巨细胞反应较正常人明显。

（六）预后

长期预后良好。一般视力保持在 0.5 以上。

八、青光眼睫状体炎综合征

Posner-Schlossman 1948 年报道此病，故称 Posner-Schlossman 综合征，又称青光眼睫状体炎危象（glaucomato-cyclitic crisis）、睫状体炎性青光眼，简称青 - 睫综合征。

原因不明。可能为变态反应。眼压升高的机制：小梁炎。房水中前列腺素增加，致使血 - 房水屏障异常而使房水生成增多并伴以 C 值降低。Chee 和 Jap（2008）67 眼青 - 睫综合征房水 52.2% CMV 阳性。

台大医学院 Su 等（2014）在 126 位青 - 睫综合征病人房水中 68 眼发现巨细胞病毒 DNA，阳性率为 54%。这些 CMV 阳性病人滴 2% 更昔洛韦抗病毒治疗。

（一）临床表现

1. 绝大多数只累及一只眼　主要症状为眼内压明显升高与少量 KP，发病年龄 20—50 岁。

2. 眼内压明显增高　最高可达 40～70mmHg，但眼内压虽高自觉症状却不明显。除视物模糊（因角膜上皮水肿及 KP 所致）或轻度头痛外，无其他明显不适。瞳孔略大。

3. KP（中等大或细小）　少量几颗，偶尔只有 1 颗。不会是羊脂状的。

4. 房水　无明显混浊，有时有细胞漂游。

5. 前房角　开放，小梁炎没有高褶虹膜，但小梁网可能有"蓬松"的白色外观，其上覆盖着角膜后沉淀物（KP），因而提出小梁炎是该综合征的主要原因。

6. 虹膜异色　大多数经多次发作而虹膜脱色，必须非常仔细检查才能发现。

7. 前玻璃体　少量细胞。

8. 易复发　每次发作为 1～2 周即自行消退。发作时间逐渐缩短。在间歇期间一般无异常发现。每次发作时高眼压与 KP 的表现程度可以不一致，有时以高眼压为主，有时以 KP 为主。病程甚长，反复数年，但不发生后粘连，视功能仍保持正常，视神经乳头及视野都正常，预后较一般原发性青光眼好。曾有报道并发前部缺血性视神经病变（高眼内压引起，但无视网膜静脉阻塞）。

（二）诊断

诊断要点：①眼压较高（往往＞40mmHg）而自觉症状却不明显。②几颗中等大 KP。③单眼。④前房角开放。⑤发作容易被控制，但可复发。⑥无虹膜后粘连。⑦每次发作持续数天，1～2 周。

符合前四项条件即可诊断青 - 睫综合征。对复发病例更能确诊。

不要滥用此诊断，不能将葡萄膜炎＋继发性青光眼就一律诊断青 - 睫综合征。

有条件做 PCR 的医院，抽取前房水检测疱疹病毒 DNA 有助于明确病因及治疗。

（三）鉴别诊断

1. 原发性开角型青光眼　青 - 睫综合征有 KP 且不影响视盘及视野。偶尔本病与开角型青光眼合并存在，此时青 - 睫综合征总是发生在一眼，该眼眼压较难控制，高眼压时程长。

2. Fuchs 葡萄膜炎综合征　轻微前葡萄膜炎、虹膜脱色、高眼内压这三者为青 - 睫综合征和 Fuchs 葡萄膜炎综合征共同的特点。然而，后者病情隐晦，KP 数目多，弥漫性或中央的分布形式，伴白内障是其独有的特征。

3. CMV 前葡萄膜炎　轻度前葡萄膜炎、高眼内压、角膜内皮损害（内皮炎），免疫力低下病人更易损害角膜内皮，更昔洛韦滴眼液＋泼尼松龙眼液 1 个月后炎症消退；正确诊断须房水 PCR-DNA 测序。青 - 睫综合征病人更昔洛韦无效，最主要是房水 PCR-DNA 阴性。

（四）治疗原则

1. 轻度前葡萄膜炎是自限性的。

2. 糖皮质激素滴眼，很敏感。

3. 降低眼内压是主要措施。大多数病人须滴 1% 的安普乐定（apraclonidine）滴眼液或阿法根滴眼液，β 受体阻滞剂；少数病人需要碳酸酐酶抑制剂降低眼压。

4. 扩瞳，一般不需要扩瞳，偶尔用后马托品轻度扩瞳。

5. 抗疱疹病毒眼液，只限于前房水证实疱疹病毒 DNA 者，见疱疹性葡萄膜炎。

九、福格特 - 小柳 - 原田综合征

Vogt（1906）在 27 岁当住院医师时率先报道一例前葡萄膜炎伴白发；小柳（Koyanagi，1929）报道葡萄膜炎伴白癜风和脱发；原田（Harada，1926）报道脑脊液细胞增多与浆液性视网膜脱离关联。不久之后，Babel（1932）提出 Vogt-Koyanagi 病。病例逐渐增多，发现这些病情为同一疾病，仅在部位和程度上有差异而已。Bruno 和 McPherson（1949）将 Vogt-Koyanagi 病与原田病合并成 Vogt-Koyanagi-Harada 病。2001 年国际 VKH 命名委员会认可 Vogt-Koyanagi-Harada 病或综合征。简称 VKH 综合征（VKHS）。

福格特 - 小柳 - 原田综合征（Vogt-Koyanagi-Harada syndrome）。曾名葡萄膜脑膜炎、葡萄膜脑膜炎综合征（uveomeningitic syndrome）、葡萄膜大脑炎。

好发于中年黄种人，在中国、日本、中东、南亚和中美洲相对较多。杨等（2005）报道 VKH 综合征约占我国葡萄膜炎病人的 15.9%。

我国三甲医院每年至少可见数例。北美少见，欧洲罕见。

特征：多系统性自身免疫病。两眼肉芽肿性葡萄膜炎，常伴有脑膜刺激征、听觉功能障碍、皮肤和毛发异常。

（一）病理学

病理学上 VKH 综合征是非坏死性弥漫性肉芽肿性全葡萄膜炎，也累及外层视网膜，伴有 T 细胞介导的神经系统和皮肤的表达。特征是，结节中央有上皮样细胞，四周为 T 淋巴细胞、浆细胞和巨噬细胞弥漫性浸润，类似于交感性眼炎。可能存在 Dalen-Fuchs 结节。上皮样细胞内可能含有黑色素。然而，在交感性眼炎病人脉络膜毛细血管和 RPE 在很大程度上幸免。

（二）病因

原因未明。前驱期有流感样症状，曾认为是病毒感染，怀疑 EB 病毒、CMV。目前，普遍认为病毒是扳机因素。

现已证实与遗传性危险因子 HLA-DR4、HLA-Dw53、HLA-DRB1、HLA-DRw52 等抗原相关。葡萄膜的色素上皮或色素为抗原，病人视网膜 S 抗原（S=soluble，可溶解的）增高（Chan，1985）。推测为 T 细胞的自身免疫反应，此反应可能由病毒感染诱发。此种假设推测某些病毒抗原可能模仿自身蛋白，它可被特定的 HLA- Ⅱ类分子识别，随后引发炎症性自身免疫应答。

因此，目前认为是一种免疫介导的疾病，可影响含黑素细胞的组织，包括葡萄膜。$CD4^+$ T 细胞（和其他有关免疫细胞）介导的针对黑素或黑素细胞相关抗原引起脉络膜炎的自身免疫反应。VKH 综合征的免疫反应为什么将色素细胞选择为靶组织，按照分子拟态学说（molecular mimicry theory）可能由于病毒抗原和色素细胞的蛋白相似，对黑色素细胞的酪氨酸酶肽（tyrosinase peptides）的自身免疫，由此可解释此病后期出现脱色素。

2003 年 Sylvestre 报道丙型肝炎用干扰素利巴韦林（ribavirin）治疗 3～4 个月后会发生

VKH 综合征。可能的机制是利巴韦林诱导 Th1 型反应，并且干扰素改变 MHC I 类和 II 类抗原导致发展 VKH 综合征。

（三）临床表现

20—50 岁多见，平均年龄 40.8 岁。男女相等，但在西方男女比为 1：3。

葡萄膜脑膜炎综合征系涉及神经、眼、皮肤、耳等组织广泛性改变，若系病毒感染则此种病毒对色素和神经组织有亲和力，然而为什么这四种组织的病变在发病后 1～6 个月前后出现其发病机制及发病进程尚未弄清。

以美国 Doheny Eye Institute 为首的包括亚洲及欧洲 10 个葡萄膜炎中心参与的研究，收集的 1147 例病人，其中 180 例为 VKH 综合征，967 例为非 VKH 葡萄膜炎。归纳 VKH 综合征急性期的特征：① 多发性渗出性视网膜脱离，阳性预示值 100，阴性预示值 88.4；② 慢性期的特征：58% 有晚霞眼底（sunset glow fundus），阳性预示值 94.5，阴性预示值 89.2；此主要由于弥漫性眼底（脉络膜）脱色素而形成的橘红色外观，酷似晚霞的情景。46% 有硬币形瘢痕（局灶性脉络膜视网膜瘢痕）见于晚霞眼底，45% 有 RPE 改变。单独晚霞眼底足以诊断慢性 VKH 综合征（Ophthalmology，2010，117：591-599）。

临床表现可分 4 个时期：前驱期（发作前 1～2 周）；急性葡萄膜炎期（数周）；恢复期或慢性期（持续数周至数月，甚至数年）；慢性复发期（持续 2 个月至数年）。前驱期和急性期的时程和表现较明确。后两个时期多变和混杂，往往难以分清。

1. 前驱期（prodromal phase）

（1）神经系统或听觉改变：类似病毒感染，常持续 1～2 周。

表现为头痛（49%）、头晕、颈项强直（33%）、恶心（13%）、梳头时异常敏感等脑膜刺激症状，或伴耳鸣（36%）、听力异常（32%）、发热等。

脑膜刺激症状轻重不一，而 Harada 型（原田病）90% 有脑膜刺激症状。脑膜刺激症状出现后不久展现眼葡萄膜炎。

（2）脑脊液：有暂时压力增高，淋巴细胞增多。检查脑脊液，在发病 1 周时 80% 白细胞增多，3 周时 97% 白细胞增多（主要为淋巴细胞），可持续 8 周；半数病例蛋白增高。

血 HLA-Dr4，HLA-DRB1，HLA-Dw53 阳性，但不能作为诊断指标。

2. 急性葡萄膜炎期（acute uveitic phase）见图 1-4-4。

（1）前驱期后 3～5d 开始，急性期长达数周。视力光感 − 0.5。

（2）两眼同时发病。20% 病人两眼先后发病，间隔 1～2 周，大多数不超过 7d。单眼罕见。

（3）多数为渗出性视网膜脱离：为后极和中周部，为眼底的主要特征；非肉芽肿性脉络膜炎或脉络膜视网膜炎，圆形淡黄色病灶。85% 以上病人伴多个渗出性视网膜脱离（脉络膜增厚，渗出穿越 RPE 屏障而进入视网膜下），视网膜内巨大囊腔（渗出性视网膜脱离的变异）。在 2 周内病情达顶峰。

（4）视网膜内巨大囊腔：这是在 OCT 像显示的体征，貌似渗出性视网膜脱离，但不同的是巨大囊腔底部残留有一层膜样结构，由邻近的 EZ 和 IZ 延续的结果，并且与其下的 RPE 牢固黏着。囊腔中有时可见纵行的隔膜。

同仁医院的学者（2015）认为视网膜囊腔的形成是由视网膜内血管渗漏所致，渗漏并非来自脉络膜，其成因可能是来自脉络膜和 RPE 的炎症反应因子"溢出"至视网膜，引起视网膜血管扩张所致。

（5）玻璃体炎和视盘水肿：常有（85%）。

（6）非肉芽肿性前葡萄膜炎：常无明显炎症，前房水可能有闪辉。病情未被控制者可出现轻度 - 中等度前葡萄膜炎，出现羊脂状 KP 和虹膜小结节者少见。

偶尔，前房狭窄、眼内压增高，好似急性闭角型青光眼。这是由于炎症继发睫状体水肿所致的。

（7）依据前、后葡萄膜炎轻重不同可分成

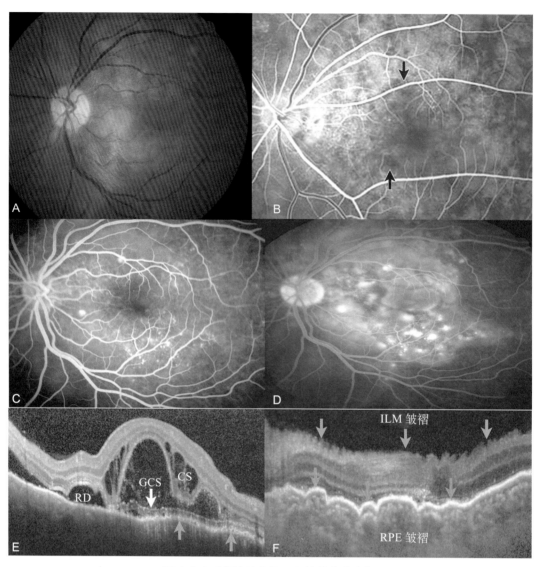

图 1-4-4　VKH 综合征，急性葡萄膜炎期

A. 彩照示众多淡黄色脉络膜浸润灶，视网膜脱离。B. FFA 很早期：病灶区域脉络膜充盈延迟（黑箭）；重要特征。
C. FFA 早期：在 RPE 层面为多发性细小的强荧光点（RPE 损害）。随着造影时间延长，点状强荧光渐显染料渗漏。
D. FFA 晚期：无数细小的强荧光点逐步扩大，并显多湖状荧光积存；视盘轻度强荧光。E. OCT 示黄斑高度隆起，
外层视网膜内劈裂样囊样间隙（CS）。尚有一个视网膜内巨大囊腔（GCS），其底见膜状结构（白箭）与 EZ 和 IZ 延续；
有少量玻璃体细胞。视网膜下和 RPE 表面有点状积存；浆液性 RD；RPE 皱褶（橘黄箭）。E. 膜状结构（白箭）清楚
可见。F. 内界膜皱褶（蓝箭）

两型

　　① Harada 型：炎症主要发生在脉络膜视网膜，广泛灰白色渗出导致渗出性视网膜脱离（大泡状，多数为局灶性），伴玻璃体炎，甚至视神经视网膜炎。伴以 RPE 弥漫性萎缩及玻璃体混浊。炎症也可慢慢向前扩散，但前葡萄膜炎较 Vogt-Koyanagi 型轻。

　　② Vogt-Koyanagi 型：前葡萄膜炎为主，此

为与 Harada 型区别之点。外眼表现典型的亚急性或慢性前葡萄膜炎，有刺激症状、角膜周围充血、大小不等的 KP、房水细胞、房水闪辉，逐渐发生虹膜后粘连。随着病情发展，炎症可向脉络膜蔓延，则见玻璃体混浊、视网膜水肿、脉络膜显现灰白色渗出性病灶、Dalen-Fuchs 结节、视盘充血等。

　　3. 恢复期或慢性期（convalescent or chronic

phase）见图 1-4-5。

（1）持续数周至数月，甚至数年。葡萄膜炎命名标准化规定：发病 3 个月后列为慢性。

（2）特征：皮肤和葡萄膜的脱色素改变。表现为晚霞眼底、钱币状瘢痕；眉毛和睫毛变白、脱发、白癜风。

（3）晚霞眼底（sunset glow fundus）：炎症损害造成弥漫性眼底色素脱失，表现出特别鲜明的橘红色眼底外观。

（4）硬币状瘢痕（nummular scars）：淡黄色，界限清楚的小圆点状脉络膜视网膜萎缩斑，分散在下方眼底的中周部，外表酷似 Dalen-Fuchs 结节，但在病理学上不同。Dalen-Fuchs 结节为上皮样细胞浸润集团，位于在 Bruch 膜和 RPE 之间，不波及其上覆盖的神经视网膜和其底层的脉络膜毛细血管。

（5）病情逐渐加重，诸如虹膜萎缩、瞳孔膜闭、瞳孔闭锁、并发白内障、继发性青光眼或眼球萎缩等前葡萄膜炎，不同程度地出现。

脉络膜炎的后果，在眼底散在色素沉着的白色瘢痕，并可见视网膜脱离消退后留下的白色条纹，玻璃体混浊虽稍消退，但难以呈清澈状。

（6）大多数双眼致盲，只有少数病例能恢复有用视力。一般说来，Vogt-Koyanagi 型预后较 Harada 型为严重。听觉及皮肤毛发的病变，有的可恢复，有的成为永久性改变。

4. 慢性复发期（chronic recurrent phase）

（1）常在发病 3～9 个月后出现。持续 2 个月至数年。轻度全葡萄膜炎伴复发性前葡萄膜炎。常由于糖皮质激素治疗不当或延迟治疗所致。葡萄膜炎多次反复发作，血 - 房水屏障功能被破坏，因此，炎症较初期严重，迁延数月甚至数年。况且此时病人对口服泼尼松的效果常不理想。缓慢显露眼部并发症，故对视力的影响比初次发病的急性 VKH 综合征更严重。

（2）特征：眼前段炎症常显著，而渗出性视网膜脱离较轻。出现并发症。

（3）前葡萄膜炎：由非肉芽肿性逐渐转变

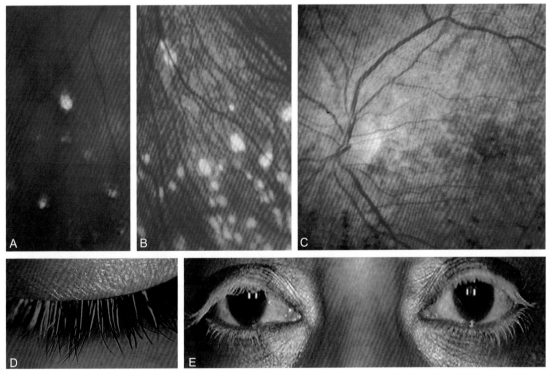

图 1-4-5　VKH 综合征，慢性期

A. 晚霞眼底的背景，硬币状瘢痕。B. 硬币状瘢痕。C. 弥漫性轻度 RPE 脱色素，散在 RPE 脱色素斑点，簇状色素增生。D. 发病后 4 周出现睫毛变白，白癜风。E. 发病 5 个月后两眼白色睫毛

成肉芽肿性。所以，羊脂状 KP，前房细胞为典型症状。有时可见虹膜 Koeppe 结节和 Busacca 结节。

（4）眼并发症：RPE 增生，视网膜下纤维化，视网膜下新生血管膜，后囊下白内障，后粘连，青光眼；偶见角膜带状病变。

5. 葡萄膜炎以外的病变

（1）神经系统或听觉改变：出现于前驱期。

（2）听觉障碍：有 15%～50% 病人发生听觉丢失（4～8kHz 高频率），此系迷路或中枢神经系统的改变，经数周至数月后消退。36% 有耳鸣。

（3）眼周及面部皮肤和毛发脱色素：多见于恢复期病人。90% 病人的对称性眉毛、睫毛、头发等毛发变白。头发变白可能会恢复。60% 发生白癜风，多为对称性。

（4）脱发：在眼症状起始后数周至数月开始出现。70% 病人头发大片脱落。

（5）杉浦征（Sugiura sign）：5% 病人角膜缘色素脱失最早出现，在发病后 1 个月左右，日本学者杉浦认为是早期诊断的证据之一。但是，在其他国家角膜缘色素脱失不存在，或认识不足。

6. 并发症

（1）白内障：见于慢性反复发作者。出现率 10.5%～42%。

（2）高眼内压：出现率 6%～45%。56.3% 为开角型青光眼，43.7% 是闭角型继发于瞳孔阻滞。

（3）视网膜下纤维化（subretinal fibrosis）：多见于长期复发病例和儿童，中国人约 2%，比西方国家低。

（4）CNV：14.7%。

（四）辅助检测

1. 光学相干断层扫描（OCT）

（1）急性期 VKH 综合征病人：病变发生在外层视网膜，外界膜以外的视网膜。急性期典型表现为：大泡状视网膜脱离和（或）多叶状视网膜脱离，出现率 79%。以浆液性为主，偶见纤维蛋白。对应于 FFA 图像中的多湖状染料积存（multilobular dye pooling）。

（2）视网膜内囊样间隙：小型液体积存区，类圆形，有时呈劈裂状，边界清楚的无反光区。

（3）视网膜内巨大囊样间隙：又称视网膜内隔室（intraretinal compartments）。出现率 55%。大型囊腔，其底部有一层膜状结构，易被误为渗出性视网膜脱离。在 FFA 图像中也呈多湖状染料积存，但是有些视网膜内巨大囊肿具有特征性油炸圈饼（donut-shaped）模式，在强荧光环（环形染料积存）的中央有一个圆形弱荧光区。

（4）膜状结构（membranous structure）：出现率 88%。Ishihara 等（2009）发现在外层视网膜内巨大囊样间隙（cystoid space，CS）的底，有一层牢固附着于 RPE 的连续性强反光带延续至椭圆体带——膜状结构，厚 65μm，厚度均匀。膜状结构与邻近的 EZ 和 IZ 光带影像极其相似，放大观察能发现二者的延续性。此巨大囊腔在 OCT 定义为视网膜内，不能作为视网膜下液或浆液性视网膜脱离（图 1-4-4）。偶尔，膜状结构之下有视网膜下液，此系真正的浆液性视网膜脱离。

（5）隔（septa）：膜状结构也可形成隔，垂直走向，将积液区分割成两个部分。

（6）RPE 皱褶（folds of RPE）：有 68% 病人存在。脉络膜炎症性渗出增厚而引起的 RPE 波浪样起伏，至少 2 个波浪样隆起。

（7）强反光小圆点（hyperreflective dots）：散在，大小相等，数量颇多。在玻璃体内和脉络膜内层可能为细胞浸润。在内层视网膜尤其在视网膜下和 RPE 表面，这些强反光小圆点可能是炎性碎片团块，或被巨噬细胞吞入的脱落外节。

（8）内界膜皱褶：内界膜表面密集起皱。

（9）脉络膜增厚：膜状结构并非 VKH 综合征特有体征，可见于任何原病因的重症葡萄膜炎。据同仁医院（2016）学者分析 80 例 VKH 综合征急性葡萄膜炎期病例发现，高度视网膜脱离、膜状结构和视网膜下强反光点，两眼均有这 3 个体征的 2 个称两眼双重征（bilateral duplex-sign），占 VKH 综合征病人的 83%。然而，多灶性中心性浆液性脉络膜视网膜病变（以下简称中浆）和后巩膜炎病人中均未见两眼双重征。

2. 荧光素眼底血管造影（fluorescein fundus angiography，FFA）

（1）急性期 VKH 综合征病人：脉络膜充盈延迟，多数性点状强荧光，鳞片状渗漏，多湖状视网膜下积存染料为特征。

① FFA 很早期：细小强荧光点出现之前，病灶区域脉络膜充盈延迟（脉络膜小血管充盈延迟是由于肉芽肿被大量炎性细胞浸润、压迫），是重要特征，最好能抓获。

② FFA 早期：在 RPE 层面出现多数针尖样强荧光点（RPE 炎症损害细胞间连接允许染料局部渗透入 RPE），这可视为病变在活动的标志之一。随着造影时间延长，点状强荧光染料渐显鳞状渗漏。

③ FFA 晚期：RPE 水平多数细小强荧光点荧光素染料通过在其上层的炎症）渗漏至视网膜下，逐步扩大，染料积存于池，而成大鳞片状强荧光区，称多湖状强荧光斑——视网膜脱离和外层视网膜巨大囊样间隙。

④ FFA 晚期视盘表面毛细血管扩张渗漏。

⑤ Dalen-Fuchs 结节：根据情况有所不同。当顶端 RPE 完整时 FFA 早期结节可遮掩脉络膜荧光。结节内荧光素逐渐积累在 FFA 后期可能会产生局灶性染色。然而，若 Dalen-Fuchs 结节上覆盖的 RPE 变性萎缩，则表现为窗样缺损。

（2）慢性或恢复期 VKH 综合征病人：FFA 早期可见弥漫性背景荧光增强，并呈斑驳状（RPE 和脉络膜广泛脱色素，伴不规则的色素增生）。反复发作者显示窗样缺损或虫蚀样荧光（RPE 萎缩和脉络膜视网膜萎缩灶）。后期视盘周围强荧光。

超广角造影可发现传统 FFA 并未显示的周边视网膜血管大量渗漏，或严重的周边视网膜色素脱失。

3. 吲哚菁绿血管造影（ICGA）

（1）急性期 VKH：ICGA 也显示明显的脉络膜炎症性血管病变，脉络膜小血管和大血管均受累，血管造影很早阶段因毛细血管受累而充盈延迟。Miyanaga 等（2010）总结出 6 条特征：

① 脉络膜灌注不均质（choroidalperfusion inhomogeneity）：肉芽肿压迫脉络膜毛细血管而致造影很早期时充盈延迟而致弱荧光斑。这是 VKH 病的重要的标志，可惜出现率不稳定（约 60%），而且难以标准化。

② 早期基质血管强荧光（early hyperfluo-rescent stromal vessels）：出现率 100%。造影早期（3min 以内）脉络膜血管的某些节段强荧光。表明严重脉络膜基质炎性血管病。造影进展中血管强荧光逐渐弥散。

③ 弱荧光暗点（hypofluorescent dark dots）：出现率为 100%。造影晚期无数黝黯小斑点，可能是脉络膜肉芽肿性病灶，占据脉络膜全层，染料无法扩散，以致该区域昏暗而看不到脉络膜基质血管。按照范围和暗点数目记录 0 ～ 4。

④ 基质大血管荧光过强而模糊（fuzzy or lost pattern of large stromal vessels）：出现率 100%。造影中期至晚期。基质血管炎症性弥散性强荧光向周围扩散所致。

⑤ 视盘强荧光（disc hyperfluorescence）：出现率 90%。造影晚期正常视盘区域理当无荧光而发黑，可是 VKH 综合征病人视盘呈强荧光，表明视盘的严重炎症造成血 - 眼屏障破裂，允许大分子吲哚菁绿（ICG）蛋白从视盘毛细血管渗漏。治疗后视盘强荧光通常很快消退，因此，这可以用作衡量指标反映炎症活动状态以及疗效。

⑥ 晚期弥漫性脉络膜强荧光（diffuse late choroidal hyperfluorescence）：出现率为 100%。造影很晚期，视网膜血管内的荧光素已经排空，而脉络膜基质的强荧光依然存在。仔细察看尚能分辨在强荧光背景中衬托下的弱荧光暗点（脉络膜肉芽肿）。

（2）慢性或恢复期 VKH

① ICGA 低灌注黑斑相当于病理切片的肉芽肿，压迫脉络膜毛细血管而致弱荧光。

②瘢痕：低灌注黑斑保持不变，因为瘢痕区基质收缩，ICG 分子不能扩散。

③ Dalen-Fuchs 结节新鲜病灶表现为强荧光斑点，而陈旧性结节表现为弱荧光斑点。

（五）诊断

对于"两侧性"葡萄膜炎，OCT 显示多湖状视网膜脱离病人，应询查有无脑膜刺激症状，若曾有头痛、头晕、恶心、呕吐等，宜行脑脊液检查，倘发现淋巴细胞增多，已可初步拟诊为葡萄膜脑膜炎综合征。一旦出现耳鸣、重听、毛发变白、脱发、白癜风等病症中的任何一种，即可诊断无疑。

至于 Vogt-Koyanagi 型与原田型的区分，关键着眼于起病之初，炎症主要发生在前葡萄膜抑或发生在脉络膜。如若起病时即有明显的前葡萄膜炎体征，则归为 Vogt-Koyanagi 型；然若开始为脉络膜炎引起的视网膜脱离，则为原田型。但临床上二者的区分无一定明确界限，故有人提出"中间型"，即两型体征兼而有之。本综合征在病变后期，前葡萄膜炎或脉络膜炎都已扩展到全葡萄膜炎，有时在临床上难以分型，则可笼统地诊断为，Vogt-Koyanagi-Harada 综合征（VKH 综合征）。

Vogt-Koyanagi-Harada 综合征修订的诊断标准（Revised Diagnostic Criteria，RDC）是 2001 年由国际命名委员会（International Nomenclature Committee）提案，参照美国葡萄膜炎学会（1978）和杉浦（1978）的标准进行全面补充（Read R, Holland G. Revised diagnostic criteria for Vogt-Koyanagi-Harada disease: report of an international committee on nomenclature. Am J Ophthalmol, 2001, 131:647-52）。此标准结合临床和辅助检测，具有高度敏感性和特异性，对我国病人 VKH 综合征的诊断非常有用（杨培增 2016）（表 1-4-4）。

VKH 综合征应该标明是完全型或不完全型。

疑似 VKH 综合征（probable VKH syndrome），又称眼部 VKH 综合征，更需要标明，因为尚须继续监视其发展才能肯定或否定诊断。

（六）鉴别诊断

2001 年版 RDC 规定疑似 VKH 综合征（唯独眼部 VKH 葡萄膜炎）必须排除①无穿孔性眼外伤史。②无其他眼部疾病的临床或实验室证据。

鉴别诊断可以依次分成 4 个步骤：

第一步排除交感性葡萄膜炎：仔细询问病人近期眼外伤和手术史。80% 发生在伤后 1～3 个月期间，外伤眼表现葡萄膜炎，并且另一眼被引发同样的急性肉芽肿性葡萄膜炎，与急性 VKH 综合征区别的关键是具有眼穿孔伤（包括眼内手术）病史。

第二步排除感染性葡萄膜炎：排除结核病、梅毒、细菌和真菌感染。诊断结核性葡萄膜炎主要根据 γ 干扰素释放试验阳性，也可适当参考结核菌素皮试。梅毒血清试验阳性是诊断梅毒的重要证据。外源性细菌和真菌感染性葡萄膜炎均有 1～2 个月内眼内手术或外伤史，可是均为单侧性；往往需要微生物涂片和培养才能确诊。

两侧性多湖状视网膜下液和眼内炎症对 VKH 综合征的阳性预测值达 100%。感染性葡萄膜炎不可能出现浆液性视网膜脱离，以及 FFA 早期大量 RPE 细点状强荧光和晚期明显渗漏这种 VKH 综合征的特征。

第三步排除眼内恶性病变：特别是眼内淋巴瘤。眼底后极视网膜下和 RPE 下存在多灶性浸润。特别是当渗出性视网膜脱离也存在时，其病程酷似慢性 VKH 综合征。但是，如果 RPE 下较大浸润经常发现淋巴瘤，而 VKH 综合征常是多个较小的黄色视网膜下浸润。此外，淋巴瘤通常逐渐演变，而 VKH 综合征快速进展到两侧眼显著视网膜下液积存。两种病变均可有中枢神经系统参与，通过腰椎穿刺和头部磁共振成像可以容易鉴别。无原发性中枢神经系

表 1-4-4　国际命名委员会修订的 VKH 综合征诊断标准（RDC，2001）

1. 葡萄膜炎初次发作前无穿孔性眼外伤或眼内手术史
2. 无其他眼部疾病的临床或实验室证据
3. 波及两眼 [必须具备（1）或（2），这取决于病人被检查时的疾病阶段]
　（1）早期表现
　　①必须是弥漫性脉络膜炎（有或无前葡萄膜炎、玻璃体炎症反应或视盘充血），表现下列其中一项：a. 病灶区有视网膜下液；b. 大泡状浆液性视网膜脱离
　　②模棱两可眼底表现，必须具备以下两项：a. FFA 示病灶区脉络膜充盈延迟，多区域针尖状渗漏，大鳞片状强荧光区，视网膜下液积存，视盘染色；b. 超声弥漫性脉络膜增厚，但无后巩膜炎的证据
　（2）晚期表现
　　①病史提示原有 3（1）早期表现，同时兼有下列② + ③，或者③的多种体征
　　②眼脱色：a. 晚霞眼底，或 b. 杉浦（Sugiura）征（角膜缘 / 虹膜等外眼脱色）
　　③其他眼部症状
　　　a. 钱币形脉络膜视网膜脱色素瘢痕，或
　　　b. RPE 细胞聚集团块和（或）迁移，或
　　　c. 复发性或慢性前葡萄膜炎
4. 神经 / 听觉表现（检查时可能已经消退）
　（1）假性脑膜炎（meningismus）（倦息、发热、头痛、恶心、腹痛、颈和背僵直，这些表现的一部分；但是，单独头痛不足以确定假性脑膜炎），或
　（2）耳鸣，或
　（3）脑脊液细胞增多
5. 皮肤的表现（发生在中枢神经系统或眼部疾病之后）
　（1）脱发（alopecia），或
　（2）白发（poliosis），或
　（3）白癜风（vitiligo）
6. 判断
　（1）完全型 VKH 综合征：必须具备标准 1 至 5
　（2）不完全型 VKH 综合征：必须具备标准 1 至 3，加上 4 或 5
　（3）疑似 VKH 综合征，又称眼部 VKH 综合征：孤立眼病，必须具备标准 1 至 3

统淋巴瘤的病人，还需要做玻璃体和（或）脉络膜视网膜活检。

　　第四步鉴别类似葡萄膜病变：常需鉴别的病变有两侧性后巩膜炎、多灶性急性中心性浆液性脉络膜视网膜病变（CSCR），见表 1-4-5。严格说来还需排除结节病葡萄膜炎、APMPPE、SLE 视网膜脉络膜病变、葡萄膜渗漏综合征等。

　　两侧性多灶性急性中浆。急性 VKH 综合征后葡萄膜炎伴发后极感光视网膜脱离易误诊为 CSCR。VKH 综合征病人双眼对称发病，玻璃体炎，视盘水肿及脉络膜肿胀；FFA 大量尖点状 RPE 渗漏点和多湖状染料积存；OCT 示细胞

浸润，极高视网膜脱离，膜状结构，RPE 皱褶，等有助于鉴别。CSCR 晚期视盘不染色，而且无假性脑膜炎、耳鸣、听觉异常、脱色素等全身症状。

　　SLE 视网膜脉络膜病变。累及皮肤、关节、肾、心脏、肺、肝、血管及神经系统等脏器的慢性自身免疫性疾病。女性占 90%。青壮年发病。发病机制是视网膜脉络膜毛细血管中的免疫复合物沉积和自身抗体，造成视网膜或脉络膜的血管栓塞。最常见的视网膜棉绒斑（Purscher 样视网膜病变）伴或不伴有视网膜出血，以及其他微血管病变（微血管瘤和毛细血管扩张，在 FFA 显示尤为清楚）。SLE 还可发

表 1-4-5　急性 VKH 葡萄膜炎、多灶性 CSCR 和后巩膜炎的鉴别

分项	VKH 急性葡萄膜炎	多灶性急性 CSCR	后巩膜炎
全身状态	发作前 10d 内或有头痛、头晕、颈项强直、恶心等脑膜刺激症状。或伴耳鸣、听力异常、发热等	中年，男性居多。A 型性格，Cushing 综合征，孕妇（皮质醇增高），全身应用糖皮质激素；特发性	中年，女性居多（84%）。1/3 与风湿病关节炎及血管炎等免疫性疾病有关
眼表现	两侧性。前葡萄膜炎 ± 玻璃体炎。后极多数明显渗出性视网膜脱离，可以超越血管弓	单侧或两侧性。无玻璃体细胞。黄斑稍暗，用 90D 可见黄斑浆液性视网膜脱离	单侧性（2/3）。若有前巩膜炎是诊断有力佐证；眼底变异大，或见脉络膜皱褶、葡萄膜渗漏；或见一个巨大无色素性肿块；或黄斑渗出性视网膜脱离
OCT 示视网膜脱离高度	极高（700±300）μm	中等高（400±160）μm	中等高（400±160）μm
OCT 示视网膜下膜样结构或隔	80% 有	无	极少
OCT 示强反射点	100% 见细胞浸润散在于脉络膜和玻璃体；视网膜下或 RPE 表面沉积物	视网膜下或 RPE 表面沉积物	极少细胞浸润
OCT 示 RPE 褶皱	50% 有	无	极少
OCT 示色素上皮脱离	极少	90% 有，小型或手指状；偶见微小尖突型 PED	极少
FFA 很早期脉络膜充盈延迟斑	80% 有（肉芽肿挤压毛细血管）；阳性预测值 100%，可惜常错失拍摄时机	无	无
FFA 晚期视盘染色	80% 视盘染色渗漏	无	可有
FFA 中在 SRF 区内，多灶性针尖样渗漏，扩展成染料积存	85% 有，早期众多 RPE 针尖样强荧光，晚期呈多湖状积存	1 个或数个渗漏斑点；小型 PED 荧光积存。有时见下行性 RPE 萎缩轨迹	可有
ICGA 示暗斑	浸润灶呈暗斑	多灶性强荧光斑；小型 PED 弱荧光	晚期病变区局灶性强荧光
B 超	弥散性脉络膜增厚（内反射轻度 - 中度），或伴视网膜脱离		局部视网膜 - 脉络膜 - 巩膜增厚（内反射高），或伴视网膜脱离；T 征
治疗反应	口服泼尼松明显有效	半剂量 PDT。禁忌系统应用泼尼松	口服泼尼松明显有效

生视网膜分支和中央动静脉阻塞。偶尔，视网膜血管阻塞性病变可能为该病的首发症状。视网膜血管鞘＋各层视网膜出血＋缺血必须与视

网膜血管炎鉴别。SLE 脉络膜病变较视网膜病变少见，可出现浆液性视网膜脱离、色素上皮脱离（PED），此种病变需要与 VKH 综合征鉴

别。SLE 脉络膜病变通常与狼疮性肾病引起的高血压相关。多灶性 RPE 破裂和液体渗漏到视网膜下间隙，但是脉络膜不增厚。FFA 除多湖状视网膜积存外，尚有脉络膜充盈延迟、缺血。均伴有全身性疾病，肾病（64%），高血压（54%），CNS 疾病（36%）和凝血病（29%）。ANA 阳性。

葡萄膜渗漏综合征。单侧或慢慢发展成两侧，首先是脉络膜和睫状体浆液性脱离，然后是视网膜浆液性脱离。超声生物显微镜（UBM）或 B 超发现脉络膜和睫状体脱离是最重要区别点。不会有 VKH 病人中经常出现的眼内炎症或全身症状，如听觉障碍、脱发、白发、白癜风和脑脊液细胞增多等症状。葡萄膜渗漏综合征的渗出性视网膜脱离慢性，且对皮质类固醇治疗无立即反应。

（七）治疗原则

迅速和积极地治疗，从而避免晚霞眼底、白内障、青光眼、视网膜下纤维化和脉络膜新生血管形成等并发症。

急性期是治疗最佳时期，给予强化治疗极其必要，见效后逐渐减量，然后采用维持剂量以防演变成慢性期或复发期。强化治疗主要是口服糖皮质激素，为了 10 个月以上长期治疗，常在减量后添加免疫抑制剂以巩固疗效降低泼尼松的不良反应。近年来 Paredes（2006）、Abu El-Asrar（2013）、Urzua（2015）、杨培增（2016）等将免疫抑制剂作为治疗急性 VKH 综合征的一线药物（联合或不联合泼尼松），比长期口服泼尼松（后期联合或不联合免疫抑制剂）疗效佳，复发率低。甚至已经在尝试将生物制剂作为治疗急性 VKH 综合征的一线药物。

慢性期：治疗反应不如急性期。常需免疫抑制剂。近来兴起生物反应调节剂，不良反应轻，可以治疗难治性 VKH 综合征，可惜价格昂贵。

1. 糖皮质激素　早期主流药物是泼尼松口服，80mg/d，2~4 周，以后开始减量，维持剂量为 15~20mg/d。直至炎症消退，常需 10 个月至 1 年以上。治疗维持时间短于 6 个月者易复发。

大剂量静脉冲击治疗并无必要：有人开始几天应用静脉注射糖皮质激素冲击治疗。但是，Read 等（2006）比较静脉注射和口服两种途径给药方法，发觉长期视力恢复和并发症在两组病例无明显差别。

地塞米松缓释剂（Ozurdex，眼力健公司，USA）玻璃体内注射已被用来成功地控制 VKH 综合征病人的葡萄膜炎。

2. 免疫抑制剂　复发病例：小剂量糖皮质激素通常联合免疫抑制剂，请免疫科医师协助给予其他免疫抑制剂。

首选环孢素 3~5mg/（kg·d），维持剂量 2mg/（kg·d）。

次选硫唑嘌呤 2~3mg/（kg·d），1 次或分次口服；苯丁酸氮芥 0.1mg/（kg·d），维持剂量 2mg/d；环磷酰胺 2mg/(kg·d)，维持剂量 50mg/d。

环磷酰胺是目前不良反应最大的免疫抑制剂，不是顽固性 VKH 综合征病人的首选药物，当其他免疫抑制剂无效时才选用环磷酰胺治疗。秋水仙碱（colchicine）对复发性 VKH 综合征无明确疗效。

3. 生物反应调节剂　利妥昔单抗（Rituximab）是一种生物制剂，抗 CD20 的单克隆抗体。用于治疗难治性 VKH 葡萄膜炎。已有两例成功的病例报告。

Dolz-Marco 等（2011）用皮质类固醇，氨甲蝶呤，环孢素，阿达木单抗不能控制稳定的 VKH 综合征病人，改为静脉滴注利妥昔单抗一次后病情很快被控制，于是在第 1、6 和 16 个月继续注射，共注射 4 次。随访 34 个月未见复发。

Caso 等（2015）报道 1 例有 27 个月病史的严重 VKH 综合征病人，多种药物不能控制。已出现睫毛变白，听觉障碍。曾用甲泼尼龙静脉滴注后泼尼松口服 25mg/d，1 个月内初见成效。2 个月后复发，泼尼松 15mg/d。至 3 级医院会诊，改为甲泼尼龙静脉滴注后口服环孢素 150mg/d，又见疗效。1 个月后再次复发，玻璃体内植入地塞米松 2 次 + 维持量泼尼松 5mg/d+ 环孢素口服 150mg/d。2 个月后视力更为模糊，听力障碍和葡萄膜炎加重。于是，开始利妥昔单抗 1g 静脉滴注，2 周后第 2 次注射，6 个月后第 3 次注射。随访 12 个月未见复发，听力改进。

前葡萄膜炎：给予糖皮质激素液滴眼，扩瞳。

继发性青光眼、并发性白内障、CNV：给予相应的药物或手术治疗。

（八）预后

预后良好的因素包括就诊后 1 个月内良好

的视力，早期大剂量糖皮质激素治疗，年轻发病。

十、交感性眼炎

交感性眼炎（sympathetic ophthalmitis，sympathetic ophthalmia，SO）又称交感性葡萄膜炎（sympathetic uveitis），见图 1-4-6。交感性眼炎为一种与眼穿孔伤或眼内手术有关的、机制不明的肉芽肿性葡萄膜炎，由受伤眼出现葡萄膜炎后另一眼引起同样性质的炎症。

在 2000 年以前，Hippocrates 提出"一眼

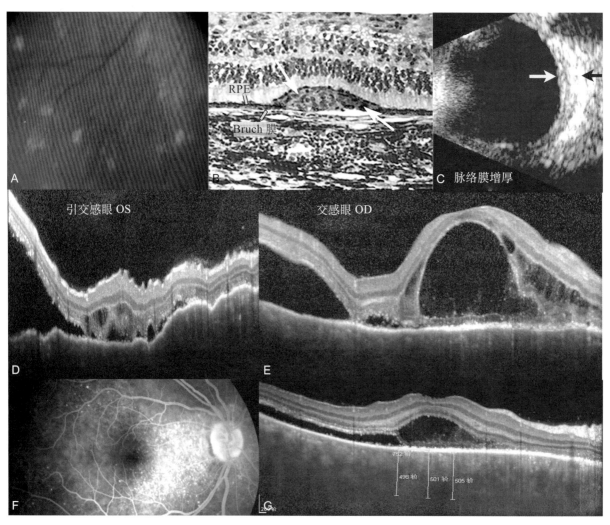

图 1-4-6　交感性眼炎

A. Dalen-Fuchs 结节在周边视网膜。其组织病理学见 B 图。B. 结节 (白箭) 介于 RPE 和 Bruch 膜之间。脉络膜大量上皮样细胞、T 淋巴细胞浸润而增厚。C. B 超示脉络膜增厚。D. 43 岁病人左眼穿孔性眼外伤后全葡萄膜炎。OCT 图像上可见大泡状视网膜脱离、多发性视网膜下积液、RPE 皱褶、ILM 皱褶。E. 交感性眼炎的交感眼。大泡状视网膜脱离、黄斑增厚、膜状结构、劈裂样积液。F. 交感眼 FFA 早期无数针尖状强荧光点、视盘轻度强荧光。晚期 FFA 未登载。G. 在糖皮质激素治疗 2d 后，渗出性 RD 明显减轻，脉络膜有白色颗粒，脉络膜厚度较正常值平均值高

受伤会波及另一眼"。直至 1830 年 Mackenzie 正式描述并命名为交感性眼炎（sympathetic ophthalmia）。眼科大师 Fuchs（1905）发表对该病的组织病理学研究。他和 Dalen 不约而同地注意到炎性结节，故名 Dalen-Fuchs 结节。

交感性眼炎的发病率在眼球穿孔伤后为 0.2% ～ 0.5%、眼内手术后 0.01%。眼球壁伤口 > 5mm、睫状体外伤、眼内容嵌顿在伤口、玻璃体视网膜手术、睫状体破坏性手术等为危险因素。

交感性眼炎占葡萄膜炎的 0.3%。发病率 0.03/（10 万人·年）。

（一）病生学

交感性眼炎的确切原因尚是一个谜。

病人除外伤及手术外，有极少数发生于眼内色素瘤及炎症后眼球萎缩。在病理上与结核相似，也在葡萄膜出现，多由淋巴细胞、类上皮细胞及巨细胞形成的结节浸润，因此过去有一些学者认为发病原因与结核有关，但多年的研究不能证实这种观点。据 Ikui 等（1958）用电子显微镜观察 100 例，在类上皮细胞内找到病毒样颗粒。据推测系嗜色性病毒，它具有侵犯葡萄膜组织的特性，与原田病有某些相似之处。但从未分离出病毒。

1971 年从实验研究认为本病是自体免疫性疾病（T 细胞介导），外伤破坏血 - 视网膜屏障导致眼内抗原触发了眼自身抗原抗体反应，即迟发型过敏反应（autoimmune delayed hypersensitivity reaction）。特定的眼抗原可能与 HLA-DR4 有交互反应，引发葡萄膜炎症反应，主要在脉络膜，往往不累及脉络膜毛细血管和 RPE，此点与 VKH 综合征不同。眼内抗原是个谜，曾被认为可能是抗原的有：葡萄膜酪氨酸酶肽抗原（tyrosinase peptide antigen）、葡萄膜黑色素细胞、葡萄膜组织、视网膜 S 抗原（Wacker，1977 年从光感受器的膜分离出来）、光感受器间视网膜样粘合蛋白（interphotoreceptor retinoid binding protein，1989，Chader）、皮肤上已杀死的细菌（例如痤疮丙酸杆菌）等。

为什么感染性眼内炎病人不会发生交感性眼炎？仍找不到答案。

（二）潜伏期

从外伤到交感眼发病的时间长短不一，从外伤后 1 周至 10 余年后都有可能发病，不过比较危险的时期是在 1 个月到 1 年内。80% 发生在伤后 3 个月，90% 在伤后 1 年。

Samules 及 Fuchs 统计 100 例交感性眼炎的发病原因及发病时间如下：

高危因素：外伤 61%，手术 31%，溃疡穿孔 3%，化学伤 3%，肉瘤坏死 2%。

发病时间：1 ～ 2 周为 1%，2 ～ 4 周为 2%，1 ～ 2 个月为 15%，2 个月至 1 年为 28%，1 ～ 5 年为 14%，5 年以上为 10%，6 ～ 13 年为 5%，25 年为 1%，41 年为 1%，不详为 23%。

（三）临床表现

临床上将先发的一眼（即外伤眼）称为原发眼或诱发眼（exciting eye），后发生的另一眼称为交感眼（sympathizing eye 或被交感眼）。

占葡萄膜炎的 0.3% ～ 1%。交感性眼炎轻重不一。有点像 VKH 综合征那样分为急性期和慢性期，但一定是两侧性的。

1. 急性期葡萄膜炎　从首先发病的部位，大体上可以分为眼前段与眼后节两种类型。

（1）病变首先出现在眼前段：有中等度刺激症状、肉芽肿性或非肉芽肿性反应、角膜周围充血、KP、房水混浊等。久之，则发生虹膜后粘连、瞳孔膜闭或关闭、继发性青光眼等。病情继续发展，则眼后节也可出现改变。

（2）病变首先出现在眼后节：被交感眼早期发生眼后节改变者较多。病人主诉视物模糊，眼前段可发现少量 KP 或房水细胞，但也可不出现眼前段的炎症。主要改变在眼后节，视盘边界模糊，视网膜水肿，脉络膜因淋巴细胞（T 细胞为主）浸润而增厚数倍（B 超能见脉络膜增厚）。30% 尚能见到边界清楚的细小黄色结节，称 Dalen-Fuchs 斑点（小结节），直径 60 ～ 700μm。重症者可发生视网膜脱离，玻璃体炎。如病情继续发展，眼前段也可出现炎症。Dalen-Fuchs 斑点是类上皮细胞为主的肉芽肿，位于 Bruch 膜与 RPE 之间，该处 RPE 已变薄，此非特征性病症，并非一定发生。Dalen-Fuchs 斑点也可见于 VKH 综合征、结节病葡萄膜炎。

2. 慢性期葡萄膜炎　随着时间的推移，病人可能会发生眼底脱色素导致所谓的晚霞眼底，以及 RPE 变化，详见慢性 VKH 综合征。

3. 葡萄膜炎以外的病变　炎症波及巩膜在临床上很少见，但在摘除眼球做病检时常被发现。眼外病变包括脑膜炎、听觉障碍、白癜风、白发和脱发等，也可能存在，尽管不如 VKH 综合征那么多见。

（四）辅助检测

与 VKH 葡萄膜炎极相似，见 VKH 综合征。

（五）诊断

交感性眼炎是可导致双眼失明的严重疾病，自使用糖皮质激素及免疫抑制剂以来，预后已大为改观，只要及早正确治疗，往往可化险为夷，因此本病的早期诊断问题愈加显示其重要性。若能早期确诊可抢救一只眼，若不能早期确诊，常会牺牲双眼。

严格说来，交感性眼炎的诊断只有在病理学上才能被确切证实。但为了及早治疗是不可能等待数日之久期待病理报告。再则，有时伤眼仍有视功能，不能做出眼球摘除术的决定。故而，临床医师为了及早治疗本病，必须根据体征做出本病的"临床诊断"。

伤眼在外伤后刺激症状日益加重，应提高警惕，每天全面检查两眼的视力、眼前段及眼底。若伤眼突然出现前葡萄膜炎的体征（KP 或房水细胞 2+ 以上），首先要推究前葡萄膜炎的原因，是否有感染可能，是否有晶状体物质残留而发生过敏性炎症，同时必须严密观察另一眼的任何改变。被交感眼的发病是临床医师诊断本病的重要依据，未受伤眼若视力下降，出现 KP、房水闪辉、房水细胞、脉络膜有浸润斑点应高度警惕交感性眼炎。

假若两眼 EDI-OCT 示多数大泡状浆液性或渗出性视网膜脱离 + 膜状结构 +RPE 皱褶 + 脉络膜弥漫性增厚。可临床诊断交感性眼炎。立即行 FFA。病灶区脉络膜充盈延迟→无数针尖状渗漏→很多鳞片状强荧光区，视网膜下液积存，视盘染色。B 超示弥漫性脉络膜增厚，但无后巩膜炎的证据。表明已经具备临床诊断最强级别证据。

交感性眼炎的临床诊断与病理诊断：一眼破裂性外伤或眼内手术之后一段时间发生葡萄膜炎，应该高度警惕交感性眼炎，若第二眼也开始发生葡萄膜炎，则交感性眼炎的临床诊断已成立，当然肯定诊断依赖于被摘除眼的病理检查。受伤眼丧失视功能者有机会获得病理检查，若受伤眼尚有一定视功能，则难以做出摘除眼球的决定。

摘除受伤眼后也不能高枕无忧，认为交感性眼炎就此不可能发生。据统计，有 10% 交感性眼炎就是在摘除伤眼 1 个月内发生的。故摘除受伤眼应行病理检验，还应对健眼做定期观察随访。

（六）鉴别诊断

1. 交感性刺激　受伤眼因外伤而发生刺激症状，另一眼所表现的畏光、流泪和视力疲劳，这是一种神经性反应，眼前段及眼后节绝无任何炎症表现，此称交感性刺激，无特殊病理意义。当然，凡有交感性刺激者，每天必须用裂隙灯及眼底镜检查，提防发生交感性眼炎。

有一种情况必须注意，一眼受伤后炎症尚未消尽，而另一眼出现葡萄膜炎。这有三种可能性原因，一是另一眼系巧合发生某种原因的葡萄膜炎，此种情况下受伤眼刺激症状无加剧倾向，也未出现葡萄膜炎的体征。二是交感性眼炎，详细分析受伤眼，若刺激症状持续加重，葡萄膜炎体征日渐显露，此为判断时的主要参考依据。三是双侧晶状体过敏性眼内炎。

2. 晶状体过敏性眼内炎　与交感性眼炎的临床表现极其相似，甚至可能在同一只眼中共存。虽然单侧性可能是一个区别的线索，但是双侧性是罕见的。与交感性眼炎不同，在两侧性晶状体过敏性眼内炎病人在另一眼炎症开始时首先涉及的眼通常很安静。此外，B 超检查在晶状体过敏性眼内炎病人显示主要增厚在前葡萄膜，交感性眼炎恰相反，交感性眼炎在后葡萄膜增厚更为显著。仔细的裂隙灯检查，可发现前房中有破裂的晶状体囊和晶状体皮层碎片。对晶状体过敏性眼内炎而言摘除晶状体是有效治疗，从而避免不必要的摘除眼球。

3. VKH 综合征　交感性眼炎病程与 VKH 综合征非常相似，也会有大脑血管炎，有时在病程后期也会出现毛发变白、脱发、白癜风、耳鸣、重听等症状，与 VKH 综合征极其类似。因交感性眼炎一眼有穿孔伤病史，脑脊液很少有细胞增多。交感性眼炎反复发作的倾向略少于 VKH 综合征。

4. 感染性和非感染性葡萄膜炎　交感性眼炎必须鉴别感染性和非感染性葡萄膜炎，包括梅毒、结核、结节病、多灶性脉络膜炎和全葡萄膜炎。其他细菌和真菌感染也可以产生肉芽肿性前或后葡萄膜炎，通常由病史和相关的临床调查区别。眼球穿孔伤后必须考虑感染性眼内炎，特别是毒力不太强的致病微生物如痤疮丙酸杆菌（晶状体周边囊袋内出现白色斑块，会慢慢增大；后囊上发现白斑块）和一些真菌导致的慢性眼内炎（玻璃体内白色雪球状混浊或排列成串珠状），应区别于交感性眼炎。

受伤眼一旦有化脓性感染，极少发生交感性眼炎，此可能为化脓菌与交感性眼炎病毒有对抗作用，也可能因全眼炎后，葡萄膜破坏殆尽，细胞浸润无从发生或眼抗原被完全破坏。

（七）治疗原则

为预防交感性眼炎的发生，穿孔伤眼在外伤后 2 周内（免疫反应发生前）予以摘除。这个传统规则只适合于严重外伤已无视力的眼。交感性眼炎一旦已经发生，摘除外伤眼可能不是明智之举，因为外伤眼最终可能具有较好的视力。

可疑诊断时立即大剂量泼尼松口服。1% 泼尼松滴眼，扩瞳。曲安奈德（TA）20 ～ 40mg

Tenon 囊下注射。

临床诊断确定后先大剂量泼尼松，它比免疫抑制剂起效快，不良反应少且轻。口服泼尼松 1 ～ 1.2mg/（kg·d）。炎症确有控制迹象时缓慢减量，大剂量一般须维持 1 ～ 3 个月。有人在前 3d 静脉注射甲泼尼龙 1g/d。泼尼松减量时常引起病情加重，则必须增加剂量。维持最低剂量以控制炎症，常至少须 1 年，以防复发。

治疗过程中保持监视病情：视力、眼内压、KP 和前房细胞；OCT 黄斑厚度和 SRF，ED-OCT 脉络膜厚度。视力和 OCT 表现是反映复发或病情加剧的重要指标。

大剂量泼尼松 4 周后仍无效，或者泼尼松引起不良反应，则须联合应用长效免疫抑制剂（环孢素、吗替麦考酚酯、英夫利昔单抗、戈利木单抗、硫唑嘌呤等）。逐渐降低泼尼松片剂量至无毒水平 < 10mg/d，以便长期维持。详见 VKH 综合征治疗。

（八）预防

预防交感性眼炎需要用显微手术仔细清洗和处理伤口，并迅速关闭所有穿孔伤。应尽量挽救任何预后合理的有用视力的眼，但对那些几乎无法挽救或无视觉功能的眼，并且眼内容物组织显著瓦解，外伤后 2 周内摘除眼球可能是绝对预防交感性眼炎发展的唯一方法。

（九）预后

使用皮质类固醇前，交感性眼炎的视觉预后普遍较差。然而，在皮质类固醇和最近的免疫抑制剂出现之后，预后显著改善。Makley 和 Azar（1978）在仅使用全身性皮质类固醇治疗的病人，大多数病人的视力达到 0.3 或更好，但是 60% 复发。Chan 等（1995）32 例经类固醇和免疫抑制剂治疗的病人，50% 的最终视力 0.5 或更好。Payal 和 Foster（2016）报道 19 名交感性眼炎病人治疗 8 年以上取得了令人鼓舞的结果：3 例（15.8%）停药后维持缓解 5 年以上，视力 0.8 以上；13 例（68.2%）治疗（免疫抑制剂或联合泼尼松）中维持不活动性，11 例（57.9%）维持 0.5 或更好的视力。因此，如果适当及时的诊断和治疗，可以获得良好的视力结果。

虽然改善免疫抑制治疗可减轻慢性炎症，但仍然有丧失视力的并发症——脉络膜视网膜瘢痕、黄斑水肿、脉络膜新生血管。

十一、Behcet 葡萄膜炎

Behcet 综合征（白塞病，Adamantiades-Behcet 病）又称贝赫切特综合征。1937 年土耳其皮肤科医师 Hulusi Behcet 发现。此乃免疫介导的系统性血管炎（阻塞性血管炎）为特征的慢性复发性多系统自身免疫性疾病（图 1-4-7）。

Behcet 葡萄膜炎是 Behcet 综合征病人伴发的两侧性复发性非肉芽肿性全葡萄膜炎和视网膜血管炎。

在全身性血管炎中，Behcet 综合征是突出的，因为它能够涉及动脉和静脉两侧循环的所有的大、中、小血管。以黏膜、皮肤和眼为好发部位。口腔溃疡、外生殖器溃疡、复发性葡萄膜炎和皮肤损害为本病的四大特征。

自从重视此病后发现其临床表现广泛复杂，除上述四种症状外，还有关节炎、中枢神经及血管病变，肠道散发性溃疡等全身任何器官病变。

Behcet 综合征多见于东亚、中东以及地中海盆地，沿古丝绸之路分布，故又称为"丝绸之路病"（Silk Road disease）。在亚洲、地

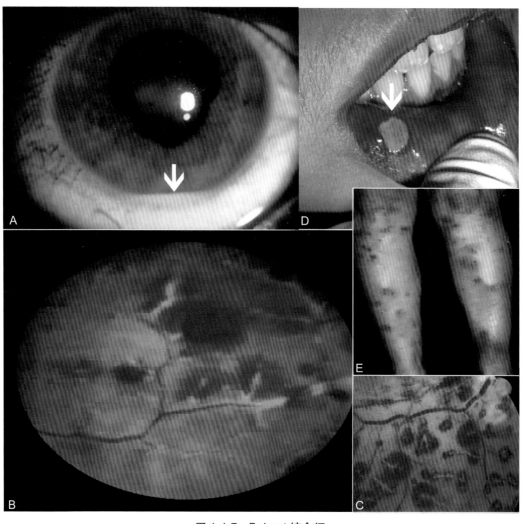

图 1-4-7　Behcet 综合征

A. 寒性前房积脓（白箭），意即角膜周围充血相对较轻。B. 视网膜血管炎。C. 结霜树枝状血管炎。D. 口腔黏膜溃疡。E. 皮肤损害——结节性红斑

中海及中东一带发病率高些，土耳其患病率为 80～370/10 万，日本发病率为 15/10 万人，估计我国患病率约为 14/10 万，美国仅 0.4/10 万人。

杨培增（2008）报道中山医学院 1995—2006 年十年期间 437 例（775 眼）Behcet 综合征。男性占 73%。两侧性全葡萄膜炎最常见，女性前葡萄膜炎的发生率高。视网膜血管炎、玻璃体炎和视网膜炎最常见。口腔溃疡是最常见的眼外表现，其次是皮肤病和生殖器溃疡。尽管进行了积极治疗，但有 20.4% 的眼成为法定盲。

（一）病因

原因不明。有基因素质，推测环境因素能激发致病。

日本病人 HLA-B51 增高者达 57%（对照组为 12%），但在美国和英国则认为不高（约13%）。中国大陆 53.3% 的 Behcet 综合征病人属 HLA-B51 型（正常人群阳性率为 10.9%）。在高发地区居住或旅行者，患病危险性增加。

环境因素可能是细菌、病毒（EB 病毒、疱疹病毒）。主要通过诱发自身免疫应答导致 IL-23/IL-17、IL-12/IFN-γ 激活而引发疾病。Behcet 综合征被认为是 CD4$^+$T 细胞和巨噬细胞介导的病理，其中细胞黏附分子、细胞因子、氧自由基和前列腺素起重要作用。

（二）临床表现

发病年龄在 20—40 岁，男多于女（2.3∶1）。

病程缓慢，反复发作为本病的特性，多则每年可发 4～5 次，病程可长达 25 年。

1. **全身症状**　100% 病人有口腔黏膜浅层溃疡（aphthous ulcer），直径 2～12mm，反复发作。皮损如结节性红斑、丘疹、脓疱病、脓皮病、毛囊炎等。生殖器溃疡男性好发于阴囊，女性好发于阴唇。男性易患附睾炎（epididymitis）。其他还可发生关节炎、血栓性静脉炎、胃肠炎，并可侵及中枢神经系统的任何部位。

当 Behcet 综合征侵犯大动脉和大静脉时称为血管 Behcet 综合征（vasculo-Behcet disease，angio-Behcet disease）。发病率 10%～37%。静脉远比动脉易发病，主要是静脉血栓。若侵及大动脉，形成动脉瘤的概率比动脉阻塞多，主要见于腹主动脉和胸主动脉，其次是肺动脉。血管 Behcet 综合征是致死的重要原因。

神经 Behcet 综合征（neuro-Behcet disease）发病率约 1/3，是 Behcet 综合征严重并发症之一，也是致死主要原因。

2. **眼部症状**　有 70% 病人波及眼部。口腔及生殖器溃疡常不被病人重视，经 6～10 年后及至发生葡萄膜炎后才求医治。10%～20% 病人眼为首发疾病。根据土耳其 Tugal-Tutkun 等880 例（1567 眼）、杨培增 437 例（775 眼）的统计，12%（Tugal）和 32%（杨）有前房积脓（无菌性），病变可涉及视网膜脉络膜。有时以脉络膜炎开始，但更多见的是视网膜血管炎（89%，32%）和玻璃体炎（89%，75%），视网膜炎（52%，60%），视网膜出血（27%，21%），视神经视网膜炎（6%，67%）。反复发作，每发一次病情加重一次，可造成两眼失明（Tugal-Tutkun I, Onal S. Uveitis in Behçet disease: an analysis of 880 patients. Am J Ophthalmol, 2004，138:373-380；Yang P, Fang W. Clinical features of chinese patients with Behçet's disease. Ophthalmology, 2008，115:312-318）。

（1）**急性前葡萄膜炎**：77% 病人两眼发病或两眼先后发病。以急性虹膜睫状体炎的病状出现，角膜周围充血不一定明显，往往比病情相对轻。KP 呈细点状，不发生羊脂状或中等大小 KP。前房积脓而角膜周围充血相对轻是特点，但多数无前房积脓。无絮状渗出。

（2）**后葡萄膜炎**：多数病人呈现全葡萄膜炎。玻璃体有大量细胞，点状视网膜炎病灶，以视网膜血管炎为特征性改变。侵犯视网膜静脉的大血管或周边血管；甚少侵犯动脉。少数可波及视神经。荧光素眼底血管造影（FFA）显示：视网膜血管炎而致血管渗漏和（或）闭塞，视网膜毛细管床也可表现渗漏。

（3）**结膜炎、角膜炎**：偶尔可见结膜炎，浅层点状角膜炎，复发性角膜溃疡或基质层混浊。

（4）眼内压增高/继发性青光眼：早期不会有高眼内压性前葡萄膜炎。31%眼内压增高。其中44%由于糖皮质激素或炎症引起，24%为部分闭角型和周边前粘连，20%为房角关闭和周边前粘连，12%为新生血管性青光眼。

（5）眼球萎缩：晚期发生眼球萎缩仅3.8%。

3. 皮肤穿刺试验（pathergy reaction，skin prick test）采用21G消毒注射针像皮内或皮下注射那样穿刺皮肤（尚无统一规定），若在48h后穿刺处出现丘疹或脓疱者为阳性，不评估红斑。据说特殊性为95%～100%。在中国大陆病人阳性率为62.2%，对照组为4%。土耳其报道阳性率为70%，不过，美国和欧洲病人常为阴性。

（三）实验室检查

HLA-B51增高者在中国约占半数。相对危险率在土耳其是14%，在英国是2%。

抗核抗体（ANA）、类风湿因子（RF）、可提取性核抗原（extractable nucler antigen，ENA）抗体为阴性。

急性期外周血白细胞轻度增多，血沉增快，C反应蛋白阳性。反复发作者常有轻度贫血。部分病人有轻度蛋白尿或血尿。大便潜血阳性表示可能有消化道出血。

血液可呈高凝状态，血小板数增加，第Ⅷ因子（抗血友病球蛋白）升高，以及纤维蛋白裂解产物（fibrin split product）增多，可能出现冷凝球蛋白血症（cryoglobulinaemia）。

胸部、胃肠道、骨关节或心脏X线片检查可协助判断这些部位是否有病变。MRI与CT对判断中枢神经系统病变意义较大，而且能及时发现轻症及无症状的神经Behcet综合征，且能追踪治疗效果。大血管造影或数字减影血管造影是诊断血管Behcet综合征的主要方法。

（四）诊断

鹅口疮、皮损、生殖器溃疡、葡萄膜炎为本病四大特征。遗憾的是此四特征的出现前后可隔数年。对于两侧性葡萄膜炎，尤其是有前房积脓，提示有本病的可能，应追问其余两个特征的病史。

1990年由7国12个中心组成的国际Behcet综合征研究组（International Study Group for Behcet's Disease）根据914例病人资料制订的"ISG诊断标准"为①复发性口腔溃疡（一年内至少复发3次）。②下面4项中出现2项即可确诊：a.复发性生殖器溃疡或生殖器瘢痕；b.眼部损害（前葡萄膜炎、后葡萄膜炎、玻璃体内细胞或视网膜血管炎）；c.皮肤损害（结节性红斑、毛囊炎或脓丘疹或发育期后的痤疮样结节）；d.皮肤针刺试验（pathergy reaction）呈阳性。

2004年The ITR-ICBD团队由包括中国在内的27国参与。2006年将1990版的ISG诊断标准进行修订，称为"ICBD诊断标准"（图1-4-8）。2013年再次修订[The International Criteria for Behçet's Disease (ICBD): a collaborative study of 27 countries on the sensitivity and specificity of the new criteria. J Eur Acad Dermatol Venereol，2014，28:338-347]，敏感性98.5%，特异性91.6%。

2013年ICBD诊断标准：

2分：眼部损害（前葡萄膜炎、后葡萄膜炎、玻璃体内细胞或视网膜血管炎）。

2分：生殖器溃疡或溃疡后瘢痕。

2分：口腔溃疡（一年内至少复发3次）。

1分：皮肤病灶（结节性红斑、毛囊炎或脓丘疹或发育期后的痤疮样结节）。

1分：神经系统损害。

1分：血管改变（浅表静脉炎，静脉血栓形成，动脉血栓形成和动脉瘤）。

1分（选项）。皮肤针刺试验阳性（*如果采用针刺试验，则至少5分才能诊断Behcet综合征）。

上列"前6项"积分至少4分才能诊断Behcet综合征。

判定：

≤1分：几乎肯定不是Behcet综合征。

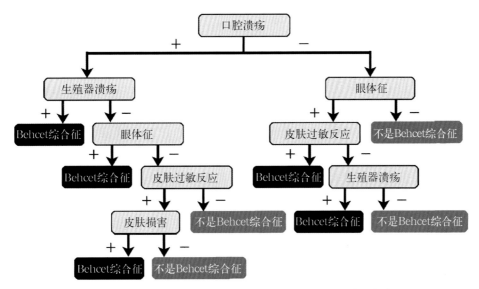

图 1-4-8　Behcet 综合征诊断流程（2006 年 ICBD 诊断标准）

2 分：很可能不是 Behcet 综合征。

3 分：可能，但不像 Behcet 综合征。

4 分：可能 Behcet 综合征。

5 分：高度可能 Behcet 综合征。

≥6 分：几乎肯定 Behcet 综合征。

（五）鉴别诊断

1. 前房积脓性葡萄膜炎　① Bechet 综合征 12%～32% 出现前房积脓，更重要的特征是口腔和（或）生殖器溃疡（100%），皮肤穿刺试验反应阳性。②强直性脊柱炎前葡萄膜炎，特征是 CT/X 线片示骶髂关节炎、HLA-B27 阳性、男性、腰痛、僵硬。前房积脓浓厚且其角膜周围充血明显，这不同于 Behcet 综合征前葡萄膜炎的冷前房积脓（cold hypopyon）——角膜周围充血不成比例地轻微。③ HLA-B27 阳性前葡萄膜炎。④急性白内障手术后眼内炎和 TASS，前者发生在白内障术后 1～3 周内，后者在术后 1～3d 内。⑤治疗 AIDS 病的利福布丁（rifabutin）不良反应。

2. HLA-B27 伴发急性前葡萄膜炎　单侧性或交替性单眼非肉芽肿性前葡萄膜炎。50% 病人伴有血清反应阴性的脊柱关节病，如强直性脊柱炎或反应性关节炎 /Reiter 综合征。以纤维蛋白渗出为特点，见表 1-4-6。

3. 反应性关节炎　旧名 Reiter 综合征。同样是前葡萄膜炎合并口腔溃疡，但其前葡萄膜炎一般是两侧性，极少有后葡萄膜炎。无眼底病变，踝、骶髂关节 X 线可见改变，伴有慢性前列腺炎，足以鉴别。

4. 其他原因的视网膜血管炎　区别的重点在于 Bechet 综合征伴有口腔、生殖器溃疡、皮损等全身性病变。视网膜静脉周围炎（又称 Eales 病）的特点是多发于年轻人，周边视网膜静脉炎开始，反复玻璃体出血。ARN 的特征是周边视网膜小动脉阻塞→坏死，从周边视网膜开始，迅速沿圆周环状发展，并逐渐向后极发展，伴有玻璃体炎或前葡萄膜炎。结节病葡萄膜炎伴有关节痛、皮肤病、胸片肺门淋巴结肿大、ACE 和溶菌酶增高。系统性红斑狼疮特征是两侧性视网膜小动脉炎、棉绒斑、视网膜内出血、血清 ANA 阳性（95%）等。

（六）治疗原则

Behcet 综合征目前尚无有效根治方法，其治疗常需要内科、眼科和皮肤科医师配合。治疗 Behcet 综合征主要是降低炎症和（或）调整免疫系统。

糖皮质激素和免疫抑制剂药物均有一定疗效，但停药后易反复发作。须长期用药（1～4 年），可是药物不良反应令人畏惧。

后葡萄膜炎难以治疗，即使长期积极治疗

（类固醇＋秋水仙碱），在眼病开始后 6 ～ 10 年 3/4 病人最后丧失有用视力。

现今生物制剂如英夫利昔单抗（infliximab，IFX）和阿达木单抗（ADA）作为 Behcet 综合征一线药物，其效果拭目以待。

1. 糖皮质激素 ①眼前段受累，特别是出现前房积脓者可给予糖皮质激素滴眼药点眼；②出现严重的视网膜炎或视网膜血管炎，在短期内即可造成视功能严重破坏者须先静脉内注射甲泼尼龙（0.5 ～ 1g/d）冲击治疗 3d，然后改为口服；③在慢性葡萄膜炎，虽然泼尼松效果好但鉴于不良反应，不宜长期大剂量使用，逐步减量后宜与其他免疫抑制剂或生物制剂联合应用。无论与何种免疫抑制剂或生物制剂联合应用时，泼尼松都应逐步减量，如果可能的话，停止泼尼松。

2. 免疫抑制剂 此类药物不良反应较大，用药前先要权衡利弊，用药期间更应严密观察。免疫抑制剂起效慢，必须联合糖皮质激素可快速发挥控制炎症反应的作用。

（1）秋水仙碱（colchine）：治疗眼 Behcet 病的功效（特别是后葡萄膜炎）是值得怀疑的，至少效果不如其他药物。目前仍然用于治疗痛风性关节病和皮肤病。

（2）氨甲蝶呤：不用于治疗 Behcet 综合征葡萄膜炎。

（3）吗替麦考酚酯（MMF）：疗效报道不一致，Jones 将其作为备用选项。至今，只有环孢素、硫唑嘌呤和生物制剂是有效的。

（4）环孢素（ciclosporin）：环孢素 2.5 ～ 5mg/（kg·d）联合小剂量糖皮质激素（0.2 ～ 0.4mg/kg）是治疗 Behcet 综合征的首选治疗。有明显疗效者逐渐减量，维持量为 2mg/（kg·d）；目前采用较低剂量以降低神经系统的不良反应。用药过程中切忌突然停药，以免造成疾病反弹。待病情稳定后逐渐减量，有些病人环孢素只用 1mg/（kg·d）可抑制病情复发。一般治疗时间在 1 年以上。

（5）硫唑嘌呤（azathioprine）：1 ～ 2mg/（kg·d），在治疗过程中，应每 2 周行肝、肾功能和血常规检查，如发现异常应减药或停药。

3. 生物制剂 Levy-Clarke 和 Jabs 专家小组提议（2014）：将英夫利昔单抗（infliximab，IFX）和阿达木单抗（ADA）考虑成为 Behcet 综合征葡萄膜炎的一线免疫调节剂。治疗不能耐受常规免疫抑制治疗或对常规免疫抑制治疗不敏感且反复发作的病人（表 1-4-6）。生物制剂也须与糖皮质激素联合使用，单独使用易造成病情复发。

4. 睫状肌麻痹药 用于眼前段受累者。

5. 其他 出现并发性白内障，应在炎症完全控制后考虑手术治疗。出现继发性青光眼给

表 1-4-6 英夫利昔单抗治疗 Behcet 综合征葡萄膜炎后葡萄膜炎的复发性

	病例总数 （n=164）	IFX 治疗 1 ～ 2 年 （n=43）	IFX 治疗 2 ～ 3 年 （n=164）	IFX 治疗 3 ～ 4 年 （n=164）	IFX 治疗 > 4 年 （n=164）
复发性葡萄膜炎（%）	59.1	53.1	58.1	54.8	88.2
从 IFX 治疗开始至复发病程（月）	8.5±7.1 7（1 ～ 48）*	6.9±4.1 6（1 ～ 14）	7.7±6.3 5.5（1 ～ 28）	10.4±7.1 10（3 ～ 36）	10.1±11.1 8（3 ～ 48）
IFX 治疗 1 年内葡萄膜炎复发（%）	80.4	82.6	83.3	73.9	80
葡萄膜炎的分类（前：后：全）	29：27：40	9：6：8	11：11：14	7：7：9	2：3：10

* 平均值 ± 标准差（中位数，幅度），IFX. 英夫利昔单抗

Takeuchi et al.Ophthalmology, 2014，121：1877-1884

予相应的药物治疗，手术治疗应非常慎重。在炎症未完全控制时，手术易诱使葡萄膜炎复发。

十二、结节病葡萄膜炎

结节病曾译为肉样瘤病、类肉瘤病等。这是一种原因不明的以非干酪性肉芽肿为病理特征的系统性疾病。可侵犯全身多个器官，最好发于肺及胸淋巴结，其次为皮肤、眼、神经系统、心脏等组织器官。在皮肤有小结节，几乎可侵及任何器官，故称结节病。在欧美年发病率较高，为 11～140/10 万，美国黑种人发病率为白人的 10 倍。东方民族少见，日本的年发病率为 1～2/10 万。多见于 20—40 岁，第 2 个高峰期是 45—65 岁，妇女略多。我国发病率低。

结节病变与结核相似，病原不明，是未知抗原与机体细胞免疫和体液免疫功能相互对抗的结果。T 细胞激活是本病发生的关键。现将它归属于非传染性病变。

病人 90% 以上有肺部病变，33% 有葡萄膜炎，在西方葡萄膜炎的病原 2.1% 为结节病。预后佳，多数可消散，死亡率约 5%。

结节病的皮肤损害包括结节性红斑、斑丘疹，结节可在皮内或皮下（X 线分期：1 期）。75% 病人两侧肺门淋巴结肿大；2 期为两侧肺门淋巴结肿大 + 肺野上有细点状阴影（浸润）；3 期只有肺基质有细点状浸润，无肺门淋巴结肿大；4 期进行性非基质纤维化为主，伴有非大疱或囊性支气管扩张。普通 X 线胸片对结节病的诊断准确率仅 50%，CT 可提高检出率。

可有肝脾肿大。约 10% 病人掌趾骨有囊状间隙、唾液腺或泪腺肿大。由此，葡萄膜腮腺炎（Heerfordt 病）及 Mikulicz 综合征被认为是结节病的一种表现。有时结节病可侵及神经系统，以面神经麻痹为多见，或兼有味觉丧失。

（一）临床表现

结节病葡萄膜炎以两侧性肉芽肿性为主，甚少急性。急性的预后较慢性的为好。

（1）慢性肉芽肿性前葡萄膜炎：常为两侧性，中老年人多见，常无充血，俨若结核病，羊脂状 KP。小结节可迅即吸收不留痕迹，或呈透明性变化。偶尔小结节扩大成大片肉芽肿，常有后粘连。周边前粘连常继发青光眼。少数病人虹膜上出现数目众多的小结节，较结核的小结节大而带红色，毛细血管网散布于小结节的表面并长入病灶内，而结核性小结节的毛细血管网在小结节的四周。

（2）急性非肉芽肿性前葡萄膜炎：很多病人有 Lofgren 综合征。无特异性，状如一般急性前葡萄膜炎，两侧对称。对泼尼松滴眼液反应佳，自限性，数周至数月消退，常不复发。病人可有中度发热，并伴有诸如结节性红斑、肺门淋巴结及肺野点状阴影等一过性全身症状。

（3）中间葡萄膜炎：无特异性。下方玻璃体雪球，平坦部渗出物，周边视网膜血管鞘。10%～20% 结节病病人伴发中间葡萄膜炎。

（4）视网膜血管炎。

（二）辅助检查

1. 血清血管紧张素转换酶（angiotensin converting enzyme，ACE）增高　约 60% 结节病病人的 ACE 增高；ACE 增高除结节病外，尚可发生于结核、糖尿病、组织胞浆菌病。

血管紧张素转换酶为肺毛细血管内皮细胞和肉芽组织内的类上皮细胞、肺泡巨噬细胞所产生。疾病初期血清血管紧张素转换酶常可正常。日本通过对活组织检查的研究证实 125 例眼部结节病病人中 60% 的病人 ACE 升高，儿童 ACE 比成年人升高更显著，不过，结节病儿童从未达到病理的水平。因此，对儿童意义不大。ACE 活性变化可显示疾病活动程度和受累范围。但非本病特异性检测，对诊断和预后仅有参考价值。

血清溶菌酶和血清 ACE 为检测肉芽肿巨噬细胞的两项试验，最常用的是检测血清 ACE 水平。因此，在服用 ACE 抑制剂（治疗高血压和充血性心力衰竭的药物之一）的病人，血清 ACE 水平，或者更确切地说是血清"ACE 活性"降低。因此对服用 ACE 抑制剂的病人进行检测是无意义的。在这些病人中，推荐检测血清溶菌酶。

2. 血清溶菌酶升高　在 125 位结节病病人的 ACE 水平同一份报告还表明，溶菌酶升高的病人达 76%。血清溶菌酶，在很多实验室尚未进行此项检测。日本研究在活检证实的眼部结节病病人，血清溶菌酶测定的敏感性、特异性、阳性和阴性预测值比检测血清 ACE 升高更有意义（Ocular immunology & inflammation，2009，17：160-169）。

（三）诊断

当患有葡萄膜炎时病人一般并无结节病的全身症状，最常用的诊断方法是胸部 X 线摄片，可见两侧肺门淋巴结肿大，有条件者查血清 ACE。前葡萄膜炎者常根据此发现而被诊断"假定（presumed）结节病"或"可能（possible）结节病"而不需要做葡萄膜活检。

1. 经组织学检查做确定诊断　结节病小结节在病理学上为非干酪样坏死的结节，由类上皮细胞及巨噬细胞聚集而成，无任何病理特征。有下列情况需要做活组织检查（活检）：葡萄膜病损、支气管黏膜或肺内病灶。后葡萄膜病损活检困难，皮下结节活检有助于诊断，但不建议结节性红斑的活检，因此项检查不能发现肉芽肿病变，所以不具备诊断价值。肺内病灶的病理活检：支气管黏膜活检确诊率为 41% ～ 57%；经支气管镜肺活检确诊率为 40% ～ 90%，是主要的取材方法。很少需要肝脏活检。

2. 结节病诊断基本依据　①临床表现：多系统受累但多无症状或很轻。②病理学证实非干酪样坏死性肉芽肿改变。③除外其他肉芽肿性疾病。参考依据：两侧肺门淋巴结肿大；血清 ACE 增高，或血清溶菌酶增高。

第一次国际眼结节病研讨会制定的"国际眼结节病诊断标准"[Herbort CP, Narsing AR. International criteria for the diagnosis of ocular sarcoidosis: results of the first International Workshop On Ocular Sarcoidosis (IWOS). Ocul Immunol Inflamm，2009，17:160-169]。

IWOS 诊断标准（2009）：

A. 临床症状提示眼结节病

（1）羊脂状 KP（大和小）和（或）虹膜结节（在瞳孔缘称 Koeppe，在基质称 Bussacca）。

（2）小梁结节和（或）帐篷形周边前粘连（PAS）。

（3）雪球 / 珍珠串玻璃体混浊。

（4）眼底周围多数脉络膜视网膜病变（活动及萎缩）。

（5）结节和（或）节段性静脉周围炎（±烛蜡滴泪）和（或）巨动脉瘤（葡萄膜炎眼）。

（6）视盘结节（多个）/ 肉芽肿和（或）孤立脉络膜结节。

（7）两侧性（临床检查或研究性试验显示亚临床炎症）。

B．疑似眼结节病实验室检测

（1）接种 BCG 疫苗或在以前曾是结核菌素皮肤试验阳性的病人结核菌素试验阴性。

（2）血清血管紧张素转换酶（ACE）升高和（或）血清溶菌酶升高。

（3）胸部 X 线摄片：寻找两侧肺门淋巴结肿大。

（4）肝酶试验异常：任意两项碱性磷酸酶，ASAT，ALAT，LDH 或 γ-GT 升高（上限值的 2 倍以上）。

（5）胸部 X 线摄片阴性病人进行胸部 CT 扫描。

判断：

首先必须排除葡萄膜炎的所有其他可能的原因，尤其是结核性葡萄膜炎。

（1）确定眼结节病（definite ocular sarcoidosis）：活检支持诊断伴相容的葡萄膜炎。

（2）假定眼结节病（presumed ocular sarcoidosis）：肺活检未做；两侧肺门淋巴结肿大（BHL）＋ 相容的葡萄膜炎。

（3）疑似眼结节病（probable ocular sarcoidosis）：肺活检未做；两侧肺门淋巴结不肿大；三个眼内临床症状提示眼结节病＋两项实验室检测阳性。

（4）可能眼结节病（possible ocular sarcoidosis）：肺活检阴性；4 个眼内临床症状提示眼结节病＋两项实验室检测阳性。

（四）鉴别诊断

结节病和结核病同属于肉芽肿类疾病，但结核病是由于结核分枝杆菌感染引起的伴有干酪性坏死的肉芽肿类疾病；而结节病的病因则至今不明，是一种非干酪性肉芽肿病。典型病例鉴别不难，但不典型病例，尤其是"不典型结核病"，亦即"增生性结核"（结核性肉芽肿不伴有干酪性坏死，抗酸染色阴性）与结节病肉芽肿在病理形态学上区别不甚明显，因此，病理报告须结合临床才能鉴别。

（五）治疗原则

前葡萄膜炎病人局部糖皮质激素滴眼或球结膜下注射，收效良好。后葡萄膜炎须长期口服泼尼松有明显效果。

可考虑玻璃体内注射 TA，植入物 Ozurdex。

有 5%～10% 病人口服泼尼松疗效不佳，或不能忍受泼尼松不良反应，或维持量＞10mg/d 的病人须用免疫抑制剂或生物制剂。

免疫抑制剂只有小样本试验。其中用得最多的是氨甲蝶呤（MTX），疗效良好。环孢素只用于神经结节病。麦考酚酯（mycophenolate）用于难治性葡萄膜炎。

生物制剂中英夫利昔单抗治疗有效，但有很多不良反应。Erckens 等（2012）报道用阿达木单抗（adalimumab）皮下注射治疗。

十三、中间葡萄膜炎

根据美国葡萄膜炎命名标准化（standardization of uveitis nomenclature，SUN）2005 年规定，中间葡萄膜炎（intermediate uveitis）是一种慢性眼内炎症，病程顽固，累及玻璃体、睫状体平坦部和周边视网膜。它可以是特发性的，或与各种感染性和非感染性全身性疾病有关。术语"平坦部炎"（pars planitis）现在具体是指"特发性"中间葡萄膜炎的亚类，特点是平坦部有雪堤。

中间葡萄膜炎病变主要侵犯睫状体平坦部，故 Welch 将它称为平坦部炎，Duke-Elder 称它为慢性后睫状体炎，Brockhurst 称它为周边葡萄膜炎，Kimura 将其归属于慢性睫状体炎。1950 年 Schepens 用间接检眼镜联合巩膜顶压法检查周边眼底而发现本病。

中间葡萄膜炎为一种并不太少见的慢性肉芽肿性炎症。葡萄膜炎专科门诊中占葡萄膜炎病例的 4%～16%，但在儿童葡萄膜炎门诊中占 25%。发病率为 2/10 万。我国发病率低的另一个原因是不习惯使用间接检眼镜巩膜顶压法检查周边眼底，可是用直接检眼镜和 90D 是看不到锯齿缘的。

炎症起源于睫状体平坦部、周边视网膜血管和周边脉络膜。①若炎症病灶在睫状体，则渗出物呈现于前房、小梁及平部。前房渗出物表现为 KP、房水细胞、房水闪辉。小梁渗出物可导致周边前粘连。睫状体渗出物覆盖在平坦部表面呈灰黄色薄膜。②若炎症病变来源于周边部视网膜的静脉周围炎或静脉炎，则表现为视网膜小血管附近的细小渗出、血管鞘、血管闭塞，渗出物迅速进入玻璃体。雪堤中的纤维血管组织可能来源于周边视网膜的分化良好的毛细血管。③若炎症病灶在周边脉络膜，则渗出物居留在锯齿缘、平坦部、后房、玻璃体。

（一）病理生理学

鉴于渗出物的胶样特性，本病归属于肉芽肿性。

1. 雪球（snowballs）　玻璃体内炎症细胞渗出凝集成白色棉花球状，常在下方玻璃体。病理学上是孤立的玻璃体肉芽肿，由淋巴细胞（$CD4^+T$ 细胞为主）、巨噬细胞、类上皮细胞和多核巨细胞构成。真菌感染的雪球是微脓肿，雪球之间有一细条相连貌似珍珠串。

2. 雪堤（snowbank，snowbanking）　渗出物的性质与雪球不同，虽然称为渗出，实际上是由机化的炎性蛋白和细胞组成，并有来自神经胶质细胞和成纤维细胞（可能起源于无色素睫状上皮）为主的灰黄色膜，最常见的部位是下方平坦部及邻近的锯齿缘。雪堤在病理学上可见纤维组织和神经胶质（星形细胞）增生，并含有玻璃体胶原纤维（Ⅵ型）、层粘连蛋白、血管和淋巴细胞；增生的平坦部无色素上皮细胞（能衍生成纤维细胞）。随着时间的推移，雪堤会发展成机化的纤维血管膜，这很容易引起玻璃体出血和视网膜脱离。雪堤的纤维血管成分有时与视网膜终端血管鞘相连。

（二）病因

1. **免疫性疾病** 结节病（25% 有中间葡萄膜炎）、多发性硬化症（27% 有中间葡萄膜炎）、炎性肠病、Behcet 综合征、特发性。

2. **感染性** Lyme 病（伯氏包柔螺旋体 =Borrelia burgdorferi）、梅毒（梅毒螺旋体）、弓蛔虫病（犬弓首线虫）、弓形体病（弓形虫）、结核病（结核分枝杆菌）、猫抓病（Bartonella，巴尔通体，Rochalimaea）、Whipple 病、人类 T 淋巴细胞病毒 -1、丙型肝炎、Epstein-Barr 病毒、感染性眼内炎（痤疮丙酸杆菌，真菌感染）。

无全身病变可联系的非感染性中间葡萄膜炎属于特发性，占 70%。

（三）临床表现

1. **发病人群** 好发于儿童或年轻人，31 岁（8—64 岁）。80% 为两侧性。

2. **主觉症状** 飞蚊症。视力障碍视玻璃体混浊和黄斑水肿轻重而不同，轻症者主觉视物模糊或有黑影飘动。重症者表现明显视力障碍。无红痛，畏光。

3. **玻璃体炎** 前部玻璃体炎轻重不一，细胞 1+ 至 4+。有时表现为玻璃体弥漫性混浊，看不清楚眼底。

4. **雪球（snowball）** 周边前玻璃体内灰黄色棉球状外观的细胞性渗出。大小不一。常伴有玻璃体炎。

5. **雪堤（snowbank，snowbanking）** 堆积在睫状体平坦部表面的一片淡黄色或白色，纤维 - 神经胶质增生组成的膜，突入玻璃体内。单个或数个。雪堤可能只是锯齿缘附近的一个细条，慢慢变宽；也可能很宽而覆盖平坦部和

锯齿缘。常位于眼底的下部，很严重的病例雪堤呈不完全环形覆盖下半部平坦部，甚至可出现覆盖 360°平坦部的环形雪堤。慢性长期病例会演变成机化的纤维血管膜。用直接检眼镜和 90D 是看不到平坦部的，必须用间接检眼镜 + 巩膜顶压检查才能看到。需要仔细检查雪堤是否有新生血管。平坦部炎伴有中度 - 重度玻璃体炎。周边玻璃体有细胞凝集在视网膜表面不能视为雪堤（图 1-4-9，图 1-4-10）。

6. **周边视网膜静脉病变** 16% ～ 36% 病人周边视网膜呈现静脉血管鞘或白色阻塞血管，少数病例终末视网膜动脉也有类似改变。200°超广角 FA 可见周边视网膜静脉和毛细血管渗漏和无灌注（图 1-4-11）。

7. **周边脉络膜视网膜病灶** 黄白色凿孔状边缘的周边脉络膜视网膜病变可能代表活动性或陈旧的脉络膜肉芽肿，可以高度怀疑结节病。

8. **黄斑水肿** 40% 病人有黄斑囊样水肿。

9. **其他** 1/3 病人并发后皮质白内障；1/5 病人因视网膜孔或机化膜牵引而致视网膜脱离。ERM。从睫状体平坦部发出的机化膜直插入玻璃体，称睫状膜。其他较为少见的并发症为青光眼、后粘连、玻璃体出血、带状角膜病变等。

总之，本病早期体征为胶样渗出及视网膜末梢静脉周围炎。胶性渗出见于锯齿缘附近（下半部视网膜）或小梁处，静脉鞘膜或闭塞的白条及其附近的渗出提示为静脉周围炎。晚期体征有 5 种。①良性型：病症渐渐消退。占 28%。②脉络膜或视网膜脱离者：视网膜无裂孔。占 12%。③睫状体膜型：睫状体机化膜伸入玻璃体，可因牵拉而形成牵拉性视网膜脱离。占 6%。④血管闭塞型：视网膜静脉逐渐闭塞，自眼底周边开始，逐渐向视盘延伸，终致视神经萎缩。占 8%。⑤慢性型：占 46%。病程迁延数年，多数发生下列并发症：如周边前粘连、后粘连、青光眼、后皮质白内障、黄斑部退行性变、视网膜退行性变、孔源性视网膜脱离。

（四）诊断

诊断要点：①玻璃体炎症细胞或玻璃体炎

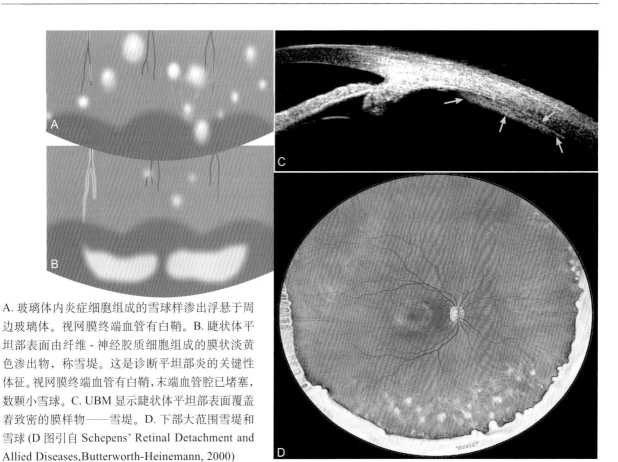

A. 玻璃体内炎症细胞组成的雪球样渗出浮悬于周边玻璃体。视网膜终端血管有白鞘。B. 睫状体平坦部表面由纤维 - 神经胶质细胞组成的膜状淡黄色渗出物，称雪堤。这是诊断平坦部炎的关键性体征。视网膜终端血管有白鞘，末端血管腔已堵塞，数颗小雪球。C. UBM 显示睫状体平坦部表面覆盖着致密的膜样物——雪堤。D. 下部大范围雪堤和雪球 (D 图引自 Schepens' Retinal Detachment and Allied Diseases,Butterworth-Heinemann, 2000)

图 1-4-9　中间葡萄膜炎

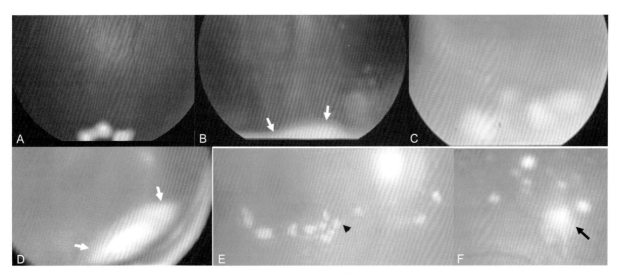

图 1-4-10　雪球和雪堤的彩色照相

玻璃体炎除出现玻璃体细胞外，周边玻璃体内肉芽肿性渗出凝集成棉花球状，称雪球 (6 张插图均有)。雪堤是淡黄色纤维胶质性渗出，呈膜状堆积在平坦部和其附近的周边视网膜表面 (白箭)。玻璃体内雪球和平坦部的雪堤是中间葡萄膜炎的特征性体征。常见于 Behcet 病葡萄膜炎，结节病性葡萄膜炎。雪球有时与雪堤同时出现 (B,D)。E-F: 真菌性眼内炎 (念珠菌) 的雪球状渗出被描写为一串珍珠 (黑三角)。F 图的雪球状渗出在脉络膜视网膜浸润灶和视网膜血管炎 (黑箭) 附近，而不像中间葡萄膜炎那样在下方锯齿缘区域

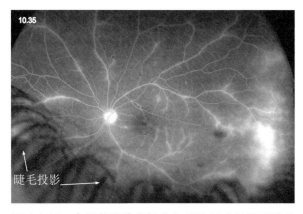

睫毛投影

图 1-4-11　中间葡萄膜炎超广角 FFA 示广泛视网膜静脉渗漏
左眼用超广角荧光素血管造影显示后极和外周的视网膜静脉和毛细血管渗漏，在远周边尤其明显

性混浊。②周边前玻璃体内灰黄色"雪球"状渗出，或平坦部渗出物。③睫状体平坦部灰黄色"雪堤"。④玻璃体细胞浸润重于前房反应。⑤视网膜末梢静脉周围炎。⑥黄斑水肿。

诊断要点①＋②或①＋③是基本要求，加上④即可诊断中间葡萄膜炎。⑤⑥加强诊断。中间葡萄膜炎通常是根据临床检查就可诊断。UBM 可用以探查平坦部膜状渗出物、睫状体膜。

玻璃体内的炎症反应必须重于前房的，才是中间葡萄膜炎。若玻璃体内的炎症反应轻于前房的，是前葡萄膜炎。若玻璃体内的、前房的和视网膜 - 脉络膜的炎症反应同样严重者称全葡萄膜炎（panuveitis）。

渗出物隐藏在锯齿缘附近，该处病变用直接检眼镜不能发现它，即使用间接检眼镜，必须压迫巩膜才能见到胶样渗出；若不压迫巩膜检查平坦部则甚易漏诊。因此，主诉黑影飞舞病人玻璃体细胞甚多，而前房仅轻微反应（寥寥几颗 KP，或者有轻微光束及细胞漂游），应详细检查周边眼底及前房角，即用间接检眼镜联合巩膜压陷法检查周边眼底（特别是下部）及前房角，以发现玻璃体雪球或雪堤样的特征，并注意小梁是否有灰黄色胶样渗出或因渗出而发生的宽阔周边前粘连。

雪球样混浊相连成"珍珠串（strings of pearls）"，提示真菌感染，最常见于念珠菌感

染。玻璃体面条样混浊显然是包绕着玻璃纤维，这种细胞聚集最常见于弓形体病关联的中间葡萄膜炎。内源性眼内炎常见于年轻病人发热后，静脉吸毒史，拔牙后。常需玻璃体活检证实诊断。

儿童病人病因首先考虑 JIA，其次想到犬弓首线虫病。犬弓首线虫病为单侧，后极部，或玻璃体膜和玻璃体周边肉芽肿。与犬猫亲密接触史，血清和（或）眼内液犬弓蛔虫 IgG 抗体阳性。儿童较少出现黄斑水肿，但常有视盘炎。

无相关感染或全身性疾病者才能视为特发性。

按照 SUN（2005 年）规定，诊断术语平坦部炎（pars planitis）应仅用于睫状体平坦部和锯齿缘存在雪堤或雪球的病人，归属于中间葡萄膜炎的亚型。常伴周边视网膜血管鞘和黄斑水肿，但不改变平坦部炎的诊断；并且无相关感染或全身性疾病（即"特发性"）。如果存在相关的感染（例如莱姆病）或全身性疾病（例如，结节病），则应诊断中间葡萄膜炎，而不诊断平坦部炎。平坦部炎与非平坦部炎的中间葡萄膜炎相比，平坦部炎的玻璃体炎重、黄斑水肿重、预后差。

（五）鉴别诊断

眼内炎症伪装综合征淋巴瘤（通常 B 细胞，非霍奇金淋巴瘤）、白血病、淀粉样变、眼内肿瘤（视网膜母细胞瘤，葡萄膜黑色素瘤）等，玻璃体活检有助于诊断。

急性视网膜坏死单侧全葡萄膜炎。周边视网膜（不在平坦部）圆形坏死灶数天内迅速融合发展成环状，视网膜血管炎严重及玻璃体炎。

机化的玻璃体出血，玻璃体出血经数月后逐渐被吸收、机化。残留的机化出血往往因重心力而沉降于下方，必须与雪堤相鉴别，但是总能看到出血为主的痕迹，应追查玻璃体出血的原因。

（六）治疗原则

虽然中间葡萄膜炎通常具有良性病程，但

因慢性疾病可能发生并发症，如果不治疗可导致失明。

中间葡萄膜炎的治疗有三个目的：①病因治疗，如果查到结节病、TB、真菌感染者首先针对病原治疗；②改善视力；③避免炎症后后遗症如青光眼、黄斑损伤和玻璃体牵引，这可能导致永久视力丧失。

1. 轻微中间葡萄膜炎　少数病人只有几个玻璃体漂浮物，甚至可能已有几个月病程。未发现病原者无须治疗，也许是观察一年。如果出现新的症状，发展为持续性黄斑水肿，这可能发生损害，因此治疗是必要的。

2. 单侧性中间葡萄膜炎　一旦排除感染原因，主要治疗是局部糖皮质激素。怀疑系统性疾病转诊到风湿病科。

无全身性疾病者（活动性中间葡萄膜炎 ± CME）眼周深部注射 TA 40mg/ml 为主要疗法。联合口服 NASID，有些医师采用口服泼尼松治疗。①如果对 TA 反应良好则每隔 3～4 周再次注射，直至不活动；当病灶复发时须再次注射。疗程可长达 3 年。期间可以换用地塞米松玻璃体内植入。②如果对眼周注射 TA 轻度反应或无反应，则可再注射一次，或者改为 TA 玻璃体内注射。a. 反应良好者：每隔 3～4 周再次注射，直至不活动，当病灶复发时须再次注射。疗程可长达 3 年，期间可以换用地塞米松玻璃体内植入。b. 反应不佳者：视有无雪堤而不同。无雪堤者行 PPV，有雪堤者冷冻雪堤，仍然无效则行 PPV（诊断性 + 治疗性）。PPV 后若又复发，须口服泼尼松。

3. 两侧性中间葡萄膜炎　一旦排除感染原因，主要治疗是系统途径糖皮质激素。怀疑系统性疾病转诊到风湿病科。

开始以泼尼松 40mg/d 共 2～4 周，症状减轻后减量，降至 15mg/d 时维持 6～8 周，症状减轻后减量至达到静止的最低需要等级，2 个月。最低维持剂量是 5mg/d，如口服泼尼松需要大于 10mg/d，疗程 4 个月以上，或治疗儿童时，长期糖皮质激素可引起生长迟缓，故

10%～20% 病人需要启动类固醇 - 节制免疫抑制疗法。如果口服泼尼松无反应，则改为氨甲蝶呤（Methotrexate）每周 10mg，递增至 25mg 口服或肌注。配合叶酸 1mg/d，共 8 周。对氨甲蝶呤轻微反应或无反应者改为环孢素。霉酚酸酯（mycophenolate mofetil）500～1500mg 口服 2 次 /d。无反应者排除 TB 后改为环孢素或生物制剂。

哈佛大学 Foster 等（2017）用英夫利昔单抗治疗活动性特发性非感染性中间葡萄膜炎（平坦部炎和非平坦部炎），病人至少 1 个常规免疫调节治疗方案失败，治疗适应证包括视力差于 0.5、CME、视网膜血管炎和显著漂游物。共 23 例（44 眼）病人，经 QuantiFERON-TB Gold 测试排除结核病后采用英夫利昔单抗输注治疗至少 3 个月。82.6％达到缓解。持续治疗至诱导缓解的平均时间为（3.99±3.06）个月（2～14.7）。治疗过程中观察到的唯一并发症囊样黄斑水肿 1 只眼（2.27％）。一位病人（4.3％）发生重大不良反应。未发生中枢性或外周脱髓鞘神经病或多发性硬化。缓解 6 个月后视力和中心黄斑厚度均有显著改善（Maleki A, Sahawneh HF. Infliximab therapy in patients with noninfectious intermediate uveitis resistant to conventional immunomodulatory therapy. Retina, 2017，37:836-843）。

诊断性和治疗性 PPV：对上列药物无反应，或者高度怀疑眼内淋巴瘤、疱疹性病毒感染时须行 PPV。PPV 术后可提高视力，减轻 CME。抗 VEGF 有助于消退 CME。

十四、眼内伪装综合征

在眼科的伪装综合征（masquerade syndrome）是指模拟良性疾病表现的任何恶性病变。

Theodore（1967）第一个在眼科文献中使用"伪装综合征"这个词描述一例结膜癌模拟慢性结膜炎的病例，之后，该术语最常用于描述模拟慢性葡萄膜炎的病症。在三甲医院葡萄膜炎门诊的 5% 是伪装综合征。

眼内伪装综合征（intraocular masquerade-syndrome）包括：①原发性或转移性新生物的眼内表现酷似葡萄膜炎，导致恶性新生物误诊为葡萄膜炎。②非新生物病变模拟葡萄膜炎。

（一）原发性或转移性新生物等恶性新生物误诊为葡萄膜炎

原发性或转移性新生物等恶性新生物误诊为葡萄膜炎，例如，脉络膜转移癌、眼内淋巴瘤、白血病被误诊为葡萄膜炎。葡萄膜黑色素瘤、视网膜母细胞瘤、髓上皮瘤和幼年黄色肉芽肿，因其表现酷似葡萄膜炎而被误诊。在成年人，最易误诊为炎症的眼内恶性肿瘤有眼内淋巴瘤、机体其他处的恶性肿瘤向眼内转移、无色素性葡萄膜黑色素瘤（图 1-4-12）。

在儿童，葡萄膜炎在 2 岁以下是少见的。因此，如果这个年龄的孩子有葡萄膜炎的迹象，必须考虑到肿瘤，如视网膜母细胞瘤、白血病、髓上皮瘤（medulloepithelioma）。可表现为前房积脓、虹膜结节、玻璃体炎、视网膜或视网膜下肿块等。

此类疾病往往进行性加重，对糖皮质激素无反应或不敏感，或者开始有些反应而后无反应。对可疑病人应进行超声、CT、MRI。有时候需要细针抽吸活检（fine-needle aspiration biopsy）或眼球摘除进行细胞学、组织病理学或分子生物学等实验室检查后才能获得正确的诊断。

1. 眼内淋巴瘤（intraocular lymphoma）　老年病人通常最初被误诊为慢性弥漫性葡萄膜炎。在一项对 828 例葡萄膜炎患者的研究中，约 1.5% 的病例是眼内淋巴瘤（图 1-4-13）。眼内淋巴瘤常是恶性 B 细胞淋巴瘤，并命名为原发性眼内 - 中枢神经系统淋巴瘤（primary intraocular-central nervous system lymphoma）。眼内淋巴瘤通常可表现为弥漫性葡萄膜炎，常出现前房积脓称之为假性前房积脓（pseudo hypopyon）。大量玻璃体细胞，颇富特征性的黄白色脉络膜浸润灶（一片巨大浸润，或甚多大小不等的浸润性病灶）。有时可类似弓形体病、急性视网膜坏死、分支静脉阻塞或视网膜血管炎。

凡 50 岁以上的病人，初诊为弥漫性葡萄膜

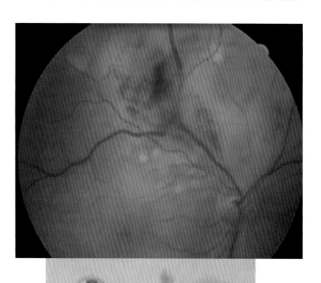

图 1-4-13　视网膜下淋巴瘤样浸润（原发性眼内淋巴瘤）60 岁病人。在中周部视网膜下多个红色浸润灶，融合成团，伴有视网膜出血。玻璃体细胞学检查：圆形，椭圆形超分裂大核的淋巴样细胞（B 细胞），环绕有稀疏的嗜碱性细胞质（May-Grundwald Giemsa 染色）。引自 The odore FH. Conjunctival carcinoma masquerading as chronic conjunctivitis. Eye Ear Nose Throat.1967, 46:1419–1420.

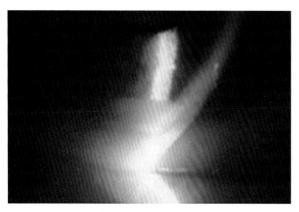

图 1-4-12　肿瘤转移在眼部可首先发生两侧性假性前方积脓

炎或玻璃体炎，必须排除眼内淋巴瘤。

一般需要眼内细针抽吸活检组织以确定诊断。15% 病人需要多次抽吸玻璃体才能找到异常淋巴细胞，很少病例须做脉络膜视网膜活检组织始可确诊。

病人应详细全身体检，包括血常规、钆增强脑 MRI、胸腹 CT、CFS 的细胞学、骨髓活检等。

眼内淋巴瘤几乎是致命的。最近强力治疗包括鞘内注射或全身化疗，再加眼和 CNS 放疗，有些病例可获救。

详见第 4 章第六节五、原发性眼内淋巴瘤。

2. **脉络膜转移肿瘤**　脉络膜转移肿瘤 50% 是眼科医师先发现转移肿瘤而后才找到原发肿瘤（肾、肺癌最多）。脉络膜转移肿瘤为白色实体性肿瘤，常在后极。中老年病人，后极乳黄色脉络膜"扁平"肿块。可伴渗出性视网膜下液和 RPE 色素改变。多病灶、两侧性更具有诊断意义。B 超示结节状 / 弥漫性脉络膜肿块，扁平倾向。有癌症病史或 CT/MRI 在其他部位发现肿瘤。B 超证实肿瘤发展快，1 ～ 2 个月病灶有明显扩展，为诊断有力根据。详见第 4 章第六节四、转移性脉络膜肿瘤。

3. **急性粒 - 单核细胞白血病（acute myelo-monocytic leukemia）**　急性粒 - 单核细胞白血病，恶性细胞进入前房也可出现假性前房积脓，酷似葡萄膜炎。高达 75% 的病人眼底可有散在视网膜内出血（火焰状、墨渍状、白心出血）、棉绒斑、微动脉瘤，偶尔可见内界膜下出血，常为两侧性。偶尔，白血病细胞可以穿透内界膜并导致玻璃体炎。如果波及脉络膜，可能发展为渗出性视网膜脱离。在这种情况下，FFA 与 VKH 综合征的表现非常相似。偶尔周边视网膜新生血管形成。还必须认识急性白血病细胞可直接浸润到视神经，这是眼肿瘤科的一种真正急诊。此外，急性淋巴细胞和粒细胞性白血病可能伴有假性前葡萄膜炎和前房积脓、积血或虹膜浸润。这些肿瘤性假性前房积脓的上缘不光滑或不规则，此点与炎症或感染性前房积脓不同，可采取房水做细胞学鉴别。白血病可

通过全身化疗治疗。见第 4 章第四节十二、白血病视网膜病变。

4. **脉络膜黑色素瘤**　脉络膜黑色素瘤有 5% 是坏死性的，可表现为上巩膜炎、前葡萄膜炎、后葡萄膜炎。有睫状充血，前房 2+ 细胞，房水闪辉，渗出性视网膜脱离等眼内炎症表现。无色素的脉络膜黑色素瘤容易被误认为脉络膜炎。眼超声检查是诊断脉络膜黑色素瘤的重要手段。详见第 4 章第六节三、脉络膜黑色素瘤。

5. **视网膜母细胞瘤**　视网膜母细胞瘤有 98% 发生在 5 岁以内的儿童。10% 视网膜母细胞瘤会有炎症反应——睫状充血。2 岁以内小儿的眼内炎症必须排除视网膜母细胞瘤及眼外伤。很大的视网膜母细胞瘤的恶性瘤细胞在前房貌似前房积脓，但它不易随体位改变而移动，称为假性前房积脓。2% 视网膜母细胞瘤病人的肿瘤呈弥散性，CT 和超声不能发现钙化斑点，必须用眼内细针抽吸活检方能建立诊断。只有 1%～ 3% 的视网膜母细胞瘤病人（4—6 岁）发生弥漫性、浸润形式的视网膜母细胞瘤，可呈现眼内炎症。由于眼底的可见度有限，并且在放射学和超声检查不到钙化，诊断困难。表现为结膜水肿、白色可移动的假前房积脓，并且可能存在玻璃体炎。

需要进行房水的诊断性抽吸以建立诊断，但是必须权衡针吸活检对肿瘤扩散的重大风险。组织病理学检查显示染色深的细胞核和极少细胞质的圆形细胞。

6. **幼年黄色肉芽肿（juvenile xantho-granu-loma）**　幼年黄色肉芽肿是一种主要影响皮肤和眼组织细胞的病变，主要发生在 10 岁以内儿童。特征性皮损呈红黄色，大多数见于 1 岁前。往往具有黄色虹膜结节。偶尔，虹膜出现弥漫性增厚，呈泥棕色。虹膜病损可以出血，引起自发性前房积血，继发性青光眼。可能存在前房炎性细胞、闪辉和 KP。眼内病损对局部或全身皮质类固醇治疗常有反应。偶尔对类固醇有抗药性，则可能需要切除病损。

虹膜和皮肤病损含有大量组织细胞，具有

泡沫细胞质和含有脂肪的 Touton 巨细胞。幼年黄色肉芽肿虹膜结节的鉴别诊断应包括结节病、结核病、麻风病（虹膜珍珠）和梅毒。通常具有相关皮肤表现如神经纤维瘤病（Lisch 结节）和结节病的病症。

（二）非新生物病变模拟葡萄膜炎

例如色素播散综合征被误诊为前葡萄膜炎。视网膜色素变性，眼内异物潴留，眼部缺血综合征和孔源性视网膜脱离，其表现类似葡萄膜炎（表 1-4-7）。

表 1-4-7　非新生物病变伪装葡萄膜炎

	眼症状	眼体征	辅助检测
色素播散综合征	两侧性 / 不对称 无症状 青光眼家族史	• 角膜内皮上 • Krukenberg 梭 • 虹膜透照缺陷 • 前房和前玻璃体色素颗粒 • 可误判为细胞 • 晶状体赤道，悬韧带和前玻璃体有色素颗粒	前房角镜检查：外周虹膜向后弯曲，小梁网致密色素沉着
视网膜色素变性（RP）	两侧性 进行性视力丧失 夜盲	• 视神经乳头苍白，视网膜血管变细，血管鞘，色素性骨刺 • 玻璃体细胞 • 囊样黄斑水肿，ERM	• ERG：早期：暗视状态下 a 波及 b 波明显降低或未能记录。晚期熄灭 • 视野：环形暗点
眼内异物	单侧性 金属碎片冲击伤史 视力下降	• 前房细胞和闪辉 • 玻璃体细胞 • 晶状体前囊下铜质 / 铁质沉着症 • 眼球隐匿穿透迹象：角膜，虹膜，晶状体 • RP 样视网膜改变	• 前房角镜：眼内异物 • A-B 超：显示眼内异物 • 眼眶 CT：眼内异物
眼部缺血综合征	单侧 疼痛 视力下降	• 角膜水肿 • 前房闪辉强于细胞 • 眼内压降低 • 视网膜静脉扩张 • 中周部视网膜墨迹状出血，视网膜新生血管形成 • 晚期：虹膜和角膜的新生血管形成	• 颈动脉多普勒：同侧颈总动脉和（或）颈内动脉闭塞 • FFA：小动脉灌注延迟，视神经乳头和血管染色
慢性周边部孔源性视网膜脱离	单侧周边视野缺失，后玻璃体脱离症状：闪光感，黑影漂浮	• 前房"细胞"：色素颗粒，光感受器外节 • 前玻璃体中色素颗粒（Schaffer 征，"烟草粉末"）：可能会误认为玻璃体细胞 • 周边部视网膜脱离与开放性视网膜破孔；可能有色素分界线	• OCT：视网膜脱离 • A-B 超：视网膜脱离

第五节　感染性葡萄膜炎

近来发现 Fuchs 葡萄膜炎综合征和青光眼睫状体炎综合征病毒感染者仅是部分病人，所以依旧安排在非感染性葡萄膜炎介绍。

一、疱疹性前葡萄膜炎

（一）概述

早在 20 世纪 50 年代就发现 HSV 和 VZV 感染引起的前葡萄膜炎。2007 年 van Boxtel 等在免疫力正常的人发现 CMV 性前葡萄膜炎。近十年来随着 PCR 技术改进，发掘出以前被忽视的病毒性前葡萄膜炎。疱疹病毒是感染性前葡萄膜炎最主要的病原微生物，占 4.5% ～ 18.6%；病毒感染人体后终身潜伏于人体内，所以造成患病率高，复发率高。疱疹性葡萄膜炎在发达国家专业医师门诊中已经占 5% ～ 10%（2002 年 Siverio 等）。疱疹性前葡萄膜炎（herpetic anterior uveitis，herpetic AU）近来逐渐被引起注意，以前认为是特发性前葡萄膜炎，青光眼睫状体炎综合征和 Fuchs 葡萄膜炎综合征，通过前房液分子生物学的研究发现其中一部分与疱疹病毒和风疹病毒相关。疱疹性角膜炎是致盲的最常见角膜病。

1. 国际病毒分类学委员会（International Committee on Taxonomy of Viruses，ICTV）分类

（1）DNA 病毒类（section）：双股 DNA 病毒——疱疹病毒科（family）——下设 4 个属（genus）：①单纯疱疹病毒属：人疱疹病毒 1 型和 2 型。②水痘病毒属：水痘 - 带状疱疹病毒（VZV）、假狂犬病毒。③巨细胞病毒属：人巨细胞病毒（CMV）、人疱疹病毒 6 型和 7 型。④淋巴隐病毒属：EB 病毒（人疱疹病毒 4 型）、人疱疹病毒 8 型。

（2）RNA 病毒类：单股 RNA 病毒—披膜病毒科——下设 2 个属：①甲病毒属。②风疹病毒属：风疹病毒（rubella virus）。

与前葡萄膜炎关联的疱疹病毒有：单纯疱疹病毒 1 型和 2 型，水痘 - 带状疱疹病毒和巨细胞病毒；EB 病毒，少见。另外，RNA 病毒类的风疹病毒（RV）也有报道发生前葡萄膜炎。

2. 发病机制　绝大多数成年人曾接触 HSV 而成原发感染，大部分没有引起任何临床症状。所以，人群中 HSV-1 的血清抗体阳性率为 50% ～ 90%，原发感染后，HSV 潜伏在三叉神经节。人疱疹病毒具有一个共同状态称为"潜伏"。病毒入侵人体后以休眠姿态躲藏在人细胞核内，伺机再活化而复发感染，绵延终身（图 1-5-1）。目前抗病毒药全是抑制病毒复制而非杀死病毒，因此，病人终身存在复发的可能。

复发性 HSV 感染是由潜伏病毒的再活化所致。当机体免疫力下降，再活化的扳机因子促使休眠病毒再活化。活化的病毒，沿神经轴突逆行到眼表或角膜的上皮细胞，引起 HSV 复发性感染。机体针对病毒颗粒或被病毒改变其性状的细胞，引起角膜基质和内皮的免疫反应。HSV 还可直接感染眼前段组织如虹膜、小梁网。

潜伏的疱疹病毒再活化的扳机因子：机体免疫力下降，如患感冒等发热性疾病后，全身或局部使用皮质类固醇激素，免疫抑制剂，HIV 感染，单疱病毒嗜神经，水痘 - 带状疱疹病毒嗜神经和皮肤。这两种病毒均在入侵后潜伏在三叉神经节细胞，伺机复发。近来，从慢性 HSV 角膜炎病人被切除的角膜移植片中培养出 HSV，提示人角膜亦是 HSV 潜伏的场所。

侵犯部位与病人的免疫状态有关：特别是 CMV 和 VZV 感染，免疫力正常者主要侵犯前葡萄膜和小梁网；相反，免疫力低下者主要侵犯视网膜。

3. 临床特点　根据 PCR 检测为病原依据，分析归纳其临床表现，展示出四种感染性前葡萄膜炎的临床特征有相当大的重叠，但也存在微妙的特点和差异。由单纯疱疹病毒（HSV）、带状疱疹病毒（HZV）、巨细胞病毒（CMV）和风疹病毒（RV）引起的前葡萄膜炎的临床共同特点：①中老年人。②单侧。③常反复发作迁延 1 ～ 2 年。④病人 50% 无结膜充血。⑤ 50% 病人有单纯疱疹性或带状疱疹性角膜病变（活动性炎症或其瘢痕）或伴角膜内皮炎，或眼带状疱疹皮损。⑥ 100% 有 KP。弥漫性或局部，细小，中等大至羊脂状，有些是星状、硬币状（图 1-5-2），病程很长者有 KP，但无病原鉴别意义。⑦虹膜萎缩（斑片状或扇形虹膜表层萎缩而显现白色基质、萎缩区暴露深褐色色素上皮）常被忽视；报道有虹膜弥散性萎缩，这在黄种人中很难确认。⑧瞳孔局部扩大而扭曲，此为扇形虹膜萎缩伴瞳孔括约肌局部

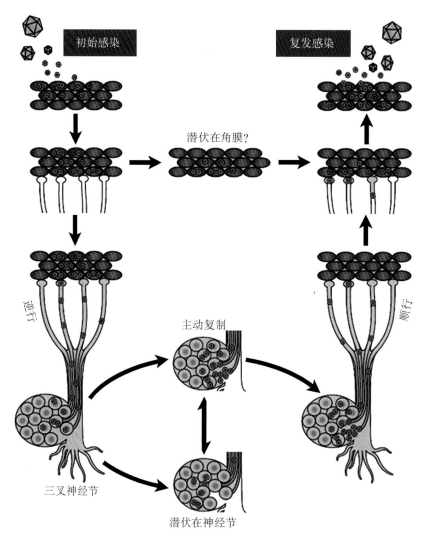

图 1-5-1 单纯疱疹病毒体内感染过程

病毒接触并进入上皮细胞后进行复制，进入感觉神经末梢，以逆行的方式行至三叉神经节，保持潜伏。角膜也可能是 HSV 潜伏和复制的场所。初始行程中病毒在三叉神经节复制后，该病毒以"顺行方式"返回神经，1%～6%病人造成原发感染。然后，仍然潜伏在三叉神经节的病毒，保持潜伏，直到某些触发导致其激活、复制，返回神经造成复发型感染。尚不清楚的是初次感染是由于受感染的分泌物直接接触眼部组织而发生，还是口唇区初次感染病毒蔓延到三叉神经节眼神经元？（修改自 Tuli,Kubal.//Yanoff ed.Ophthalmology.4th ed.Saunders, USA,2014:232）

功能障碍→局部瞳孔扩大，而不是后粘连引起。⑨开角型高眼内压（小梁炎或碎屑阻塞小梁网）眼内压升高程度常重于前葡萄膜炎。病程长久者可因虹膜周边前粘连而致眼内压升高。必须考虑到长期使用糖皮质激素而引起的高眼内压。⑩少数病人有虹膜后粘连。偶尔 HSV 和 VZV 感染病人前房有絮状渗出。部分病人有前玻璃体细胞。

前葡萄膜炎继发开角型高眼压者，非感染性和疱疹病毒感染性的临床表现非常相似。

超过 50% 的 HSV 病例是急性复发性，大多数 VZV 前葡萄膜炎是急性或亚急性；大多数 CMV 和 RV 前葡萄膜炎是慢性。

HSV、CMV 和风疹病毒可能表达 Fuchs 葡萄膜炎综合征。HSV 和 CMV 可能表达青光眼睫状体炎综合征。

HSV 和 VZV 感染病人的前葡萄膜炎有共同特点：相对急性，羊脂状 KP。

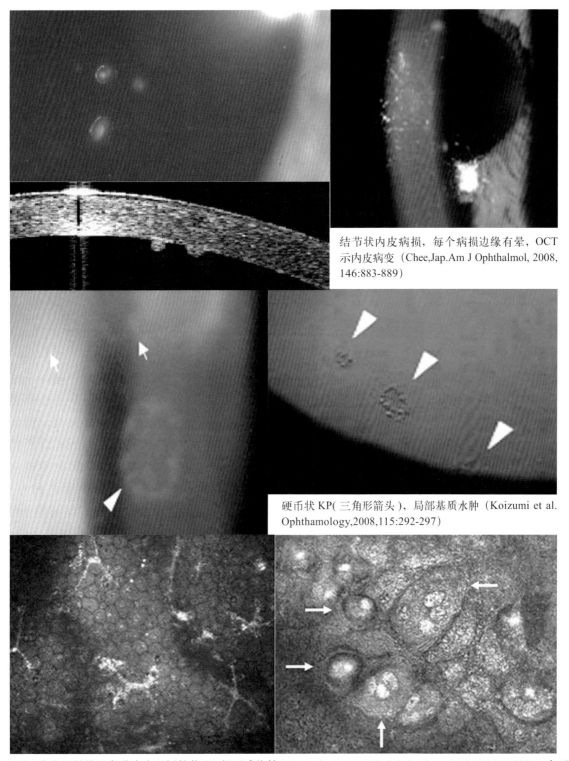

结节状内皮病损，每个病损边缘有晕，OCT 示内皮病变（Chee,Jap.Am J Ophthalmol, 2008, 146:883-889）

硬币状 KP(三角形箭头)，局部基质水肿（Koizumi et al. Ophthamology,2008,115:292-297）

左下图：共焦显微镜示角膜内皮层树枝状 KP 提示感染性 (Mahendradas et al.Ophthalmology,2010,117:373-380)。右下图：共焦显微镜检查 CMV 角膜内皮炎病人，在角膜内皮水平显示一群大细胞，其细胞核具有高反射区域，被低反射光环包围，状似猫头鹰眼

图 1-5-2　结节状内皮损害、硬币状 KP、树枝状 KP 和猫头鹰眼

　　RV 性前葡萄膜炎与 Fuchs 葡萄膜炎综合征的临床表现相似，RV 性前葡萄膜炎与其他疱疹

病毒性前葡萄膜炎的临床表现常难以区分，均可表现为单侧受累多见、前房炎症、虹膜萎缩、

眼压升高；相对而言，RV 性前葡萄膜炎的特征性表现是：发病更年轻，更容易出现虹膜脱色素和周边部脉络膜视网膜病灶，77% 的病人白内障在初次就诊时已出现，1 年随访时升高至 90%，88% 有玻璃体炎。

前葡萄膜炎症 VZV 组比 HSV 组重，并且有前房闪辉，房水中 VZV 荷载高，扇形虹膜萎缩，眼内压增高均比 CMV 组重。房水中 VZV 荷载量与扇形虹膜萎缩，眼内压增高正相关。VZV 直接损害虹膜血管导致缺血、脱色素。VZV 直接损害小梁导致眼内压增高。

前葡萄膜炎症在 CMV 组比 HSV 和 VZV 组轻。CMV 前葡萄膜炎多数是慢性、轻症，虽然也可有大 KP，但是多数是小 - 中等的 KP。最高眼内压在 CMV 组高于 HSV 和 VZV 组。

前葡萄膜炎伴有高眼内压、虹膜萎缩、弥散性星形 KP 者提示病毒感染。

角膜瘢痕、角膜知觉减退、扇形虹膜萎缩提示 HSV 或 VZV 感染。

前葡萄膜炎伴虹膜萎缩（斑片状或弥散性）、无虹膜后粘连，提示 CMV 感染。

HSV、VZV、RV 感染的病人前葡萄膜炎视力预后，三者均良好，无明显差异。

4. 辅助检测　疱疹病毒血清学阴性时排除病毒病因，但疱疹病毒 IgG 存在无助于确认诊断，因为大多数成年人之前已接触过这些病毒。疱疹病毒 IgM 阳性表示活动性全身性感染，但并不能证实眼部感染。病毒培养太慢而且缺乏敏感性。

由 HSV 和 VZV 感染的角膜病变的前葡萄膜炎，固然凭借临床表现就可推测病原体，但角膜健康的疱疹性前葡萄膜炎病人，必须依赖实验室证据才能确定病原体，目前临床采用的是聚合酶链反应（PCR）和 Goldmann-Witmer 系数。

PCR：检测房水中疱疹病毒 DNA，常见的是 HSV-1、HSV-2、VZV、CMV。在疾病发生的第 1 周 PCR 最容易检测到病毒 DNA，而当疾病发展超过 2 个月后则很难再分离出病毒 DNA。

Goldmann-Witmer 系数（Goldmann-Witmer coefficient，GWC）：比较特定病原在血清及房水中特异性抗体 IgG 的水平。通过 GWC 校对的抗体阳性检出率贯穿疾病的整个过程，且更容易在疾病的后期阶段检测到。

$$GWC = \frac{房水病毒特异性抗体 / 房水总 IgG}{血清病毒特异性抗体 / 血清总 IgG}$$

若 GWC ＞ 1，提示眼内液有病毒特异性抗体；＞ 3 具有诊断意义。

PCR 和 GWC 联合使用可提高检测效率。二者均阳性可以提高确认病原体的可信度，避免 PCR 假阳性造成的误诊。对慢性长期病例，例如风疹病毒性前葡萄膜炎（AU）病人 GWC 的敏感性高于 PCR。

CMV 抗体指数（antibody index，AI）：Simone 等指出，尽管分子检测在急性期葡萄膜炎中具有良好的敏感性和特异性，但低度炎症的慢性复发病例 CMV RT-PCR 分析阳性率仅 39%。这种情况可通过外周血和前房液的抗体检测来确定临床诊断以鉴定病原体，阳性率 89%。一次前房穿刺足以获得 100% CMV 诊断的敏感性。0.1ml 房水样品（1∶15、1∶30、1∶60、1∶120、1∶480 稀释）和血清（1∶3751 稀释）的样品，在同一分析运行中配对。计算巨细胞病毒的特异性抗体 IgG 指数（Simone DL, Belloni L. Aqueous tap and rapid diagnosis of cytomegalovirus anterior uveitis: the Reggio Emilia experience. Graefes Arch Clin Exp Ophthalmol, 2019, 257:181-186）。

5. 诊断　同侧疱疹性角膜病变（活动性或瘢痕）或眼带状疱疹（活动性或过去发作史）：可建立"假定性疱疹性前葡萄膜炎"的诊断。

临床疑似疱疹性前葡萄膜炎：无角膜病变者，下列特征至少满足 3 项：①同侧眼经常单侧发作；②在前葡萄膜炎发作时急性眼内压增高（＞ 25mmHg）；③ KP，不局限于下方角膜；④虹膜萎缩（斑片状或扇形），伴或不伴虹膜透光；⑤瞳孔局部扩大而扭曲（非后粘连引起）；⑥角膜内皮细胞丧失。

临床疑似疱疹性前葡萄膜炎病人在抗疱疹病毒＋泼尼松滴眼液＋降低房水生成的滴眼液治疗后，炎症和眼内压明显改善者可加强诊断的可能性。虽然，根据临床表现（表 1-5-1）可

表 1-5-1 复发型疱疹病毒前葡萄膜炎特点

临床表现	单纯疱疹病毒 AU	带状疱疹病毒 AU	巨细胞病毒 AU
年龄	30—50 岁	50—70 岁	急性 20—50 岁；慢性 40—70 岁。85% 为男性
眼别	82% 单侧	单侧	单侧
病程（起病至病毒 DNA 探测）	＜1 个月（62%）＞1 个月（25%）＞1 年（13%）	＜1 个月（45%）＞1 个月（50%）＞1 年（5%）	急性：＜1 个月（6%）；＞1 个月（33%）；慢性：＞1 年（61%）
急性/慢性	超过 50% 是急性、复发性	大多数为急性或亚急性	多数为慢性
混合充血	43%	61%	急性者有轻微充血
眼睑		20%～88% 有同侧三叉神经支配区大水疱，剧烈皮肤痛	
角膜炎	60% 波及角膜：树枝状、地图状或盘状；或其瘢痕	60% 波及角膜：假性树枝状（75%）；或其瘢痕	无
KP	中-大 KP 多见	中-大 KP 多见	急性：中-大 KP、硬币状。慢性：细小，星芒状，弥散性
角膜内皮炎	25%	20%	30%
角膜感觉	减退	减退	正常
角膜水肿	上皮水肿高眼内压引起；内皮炎伴基质水肿	上皮水肿高眼内压引起；内皮炎伴基质水肿	上皮水肿高眼内压引起；内皮炎伴基质水肿
房水细胞	1+	多数 1+；重症可有积脓，常伴出血	急性：几个；慢性：多数＜1+；少数 2+
前房絮状渗出	絮状渗出（13%）	絮状渗出（5%）	0
虹膜后粘连	25%	30%	0%
虹膜萎缩浅层脱色素	40%，扇形或斑片	40%，扇形或斑片	弥散或斑片，极少见扇形
瞳孔局部扩大扭曲而无后粘连	25%	25%	无
青-睫综合征	无明确统计	无明确统计	60%
Fuchs 葡萄膜炎综合征	无明确统计	无明确统计	20%
前房角	早期开角，小梁 KP	早期开角，小梁 KP	早期开角，小梁 KP
前玻璃体细胞	13%	13%	急性：0%；慢性：9%
眼内压明显增高	50%（38%～90%）	50%（40%～75%）	急性（100%），慢性（69%）
白内障	14.3%	16.7%	急性：23%；慢性：75%；15 例随访 2 年全部发生白内障
抗病毒药	口服伐昔洛韦或泛昔洛韦或阿昔洛韦；更昔洛韦（局部）	口服伐昔洛韦或泛昔洛韦或阿昔洛韦；更昔洛韦（局部）	2% 更昔洛韦滴眼液；更昔洛韦（静脉滴注）或口服缬更昔洛韦；对口服阿昔洛韦无反应

以推测或猜测何种病毒可能性大，但是不能确定哪一种疱疹病毒是病原体。病原诊断的金标准是抽取房水实时 PCR 定量分析病毒载荷，最好能配合 Goldman-Witmer 系数分析病毒抗体则能更可靠证实病原体。

6. 治疗原则　凡能推测或证实病原体的疱疹性 AU，其治疗见下文专题介绍。

凡无角膜病变的病人，并且尚无条件测定前房水疱疹病毒特异性抗体，也未开展 PCR 检测前房水疱疹病毒 DNA，可采取下列方式：

（1）首先为排除类似病因，如梅毒、结节病、TB、弓形体病（toxoplasmosis）。须仔细询问有关病史，详细检查眼底；拍 X 线胸片，测梅毒血清，血清 ACE，TB-γ 干扰素释放试验，血清弓形体病抗体。如果阴性，则按 Cunningham（2009）的经验进行治疗性分析诊断（图 1-5-3）。

（2）抗疱疹病毒治疗后炎症消退或持久改善者支持诊断。

（3）泼尼松龙滴眼液或抗疱疹病毒治疗后炎症无改善或稍有改善者支持诊断 Fuchs 葡萄膜炎综合征。

急性前葡萄膜炎 80% 病例，慢性前葡萄膜炎 86% 病例，在成功治疗 3 个月后复发。所以，有些病人无法治疗，而是需要无限期地使用局部或口服抗病毒药物维持剂量治疗，联合局部 NSAID，抗青光眼药物抑制房水生成。

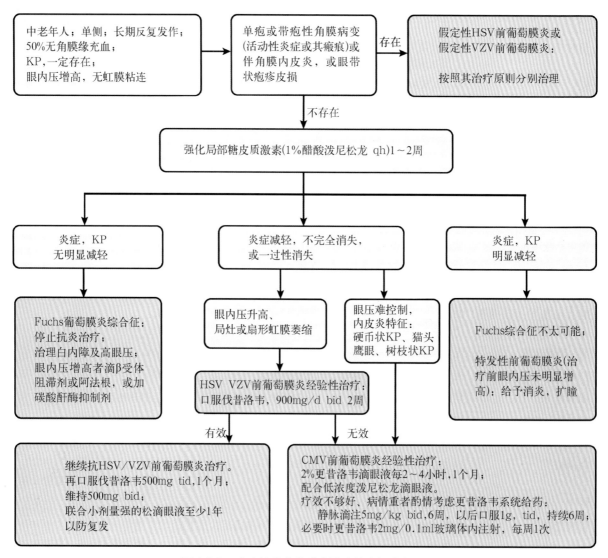

图 1-5-3　疱疹性前葡萄膜炎治疗性分析诊断

（二）单纯疱疹病毒前葡萄膜炎

单纯疱疹病毒通过皮肤直接接触传播。病毒潜伏在脑神经感觉神经节内并不时重新被激活，导致疾病复发。HSV 感染可能最初表现在眼周皮肤和角膜，或者仅在 30—50 岁时表现为急性前葡萄膜炎。男女无差别。

尽管 HSV-1 和 HSV-2 均可引起眼部感染，如急性视网膜坏死，但角膜炎和前葡萄膜炎感染，以 HSV-1 更常见。因为大多数作者不对 HSV 进行亚型分析，因此缺乏数据做出定论。

单纯疱疹病毒前葡萄膜（HSV anterior uveitis，HSV-AU），其炎症或轻或重，或伴有角膜感染，或无角膜感染，大致可归纳为以下两种。

1. 轻症前葡萄膜炎　前房水中有数个细胞，KP 无或少。伴有树枝状或地图状角膜溃疡者，其前葡萄膜炎是毒性刺激或变态反应的结果。轻微的前葡萄膜炎易被忽视，常在角膜病变缓解过程中方始发现。伴有单疱性角膜瘢痕者常伴眼内压增高。近来使用 PCR 技术发现无单疱性角膜病变者的前葡萄膜炎的房水中有 HSV-DNA，经用抗单疱病毒药等治疗后炎症消退，但可复发。

2. 重症前葡萄膜炎　剧烈的神经痛，房水闪辉极其明显，中等大小 KP，有融合倾向；慢性、盘状角膜炎较易发生重症前葡萄膜炎，半数病例发生继发性青光眼。可有前房积血，但它并非特征。病变迁延数月，即使在原发的角膜病变痊愈后前葡萄膜炎仍持续不退，迁延数年。

角膜溃疡愈合后，病毒仍可隐藏在角膜内数月至 2 年，这种病灶如重新被激活，不仅溃疡复发，前葡萄膜炎也可复发。

（1）角膜内皮炎：有些葡萄膜炎早期可出现角膜深层的限局性水肿，水肿区有 KP。后弹力层皱褶。

（2）高眼内压：疱疹性前葡萄膜炎常伴发眼内压升高，常在 30～70mmHg，但前房炎症程度并不与高眼压成正比。小梁有灰白色 KP。

（3）虹膜萎缩：反复发作后由于虹膜血管闭塞或虹膜基质缺血性坏死而呈现虹膜萎缩（图 1-5-4）。虹膜表层萎缩后显现白色基质（斑片状或扇形）。如果虹膜基质萎缩而缺失，则暴露深褐色色素上皮，常被忽视。虹膜弥散性萎缩，这在黄种人中很难被确认。虹膜基质萎缩后，用后照法能彰显透光区。

（4）瞳孔部分扩大扭曲：可能由于虹膜括约肌萎缩所致。

3. 诊断　前葡萄膜炎伴发高眼内压者，尤其是葡萄膜炎较轻，而眼内压明显增高者应该高度警惕疱疹病毒感染；若发现局部虹膜萎缩和星状 KP 也是怀疑疱疹病毒感染的特征；角膜感觉减退提示是 HSV 和 VZV 感染。仔细检查角膜前 1/3 可发现角膜瘢痕。眼睑皮肤疱疹提示带状疱疹感染。

存在活动性 HSV 角膜炎或角膜瘢痕，则临床诊断非常容易而相对肯定——假定单疱性角膜葡萄膜炎（presumed HSV keratouveitis）。

缺乏角膜病变者只能"临床疑似疱疹性前葡萄膜炎"，需要抽取房水经 PCV 证实病原。前葡萄膜炎伴发高眼内压者，尤其是葡萄膜炎较轻而眼内压明显增高者，应该高度警惕疱疹病毒感染；局部虹膜萎缩和星状 KP 也是怀疑疱疹病毒感染的特征；角膜感觉减退提示是 VZV 和 HSV 感染。

"临床疑似疱疹性前葡萄膜炎"病例，无条件行 PCR 测定疱疹病毒，又缺乏 HSV 角膜病变协助病原诊断，可行疱疹性前葡萄膜炎治疗性分析诊断。

4. 治疗原则

（1）角膜上皮 HSV 感染：须用抗 HSV 眼药（更昔洛韦或阿昔洛韦）；角膜基质/内皮炎须类固醇滴眼液（表 1-5-2）。

（2）治疗 HSV 角膜葡萄膜炎：诱导剂量（初始剂量）较大，对急性感染大刀阔斧抑制病毒，控制病情高峰，一般 10～14d，为避免药物的不良反应，立即改用维持剂量，采用小剂量做

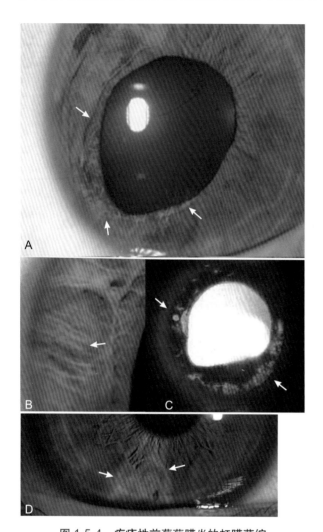

图 1-5-4 疱疹性前葡萄膜炎的虹膜萎缩
A. 瞳孔扭曲，瞳孔缘虹膜明显萎缩而显露白色基质。B. 斑片状虹膜表层萎缩而显现白色基质、暴露深褐色色素上皮。C. 透照法显露虹膜萎缩区。D. 带状疱疹虹膜睫状体炎后扇形虹膜萎缩

长期治疗计划，一般数月或数年。诱导剂量旨在控制病情高峰以缩短前葡萄膜炎的病程。维持剂量旨在防止病情反弹。预防剂量旨在预防复发，剂量最小，时间最长，因为疱疹病毒潜伏终身。

①口服伐昔洛韦：免疫功能正常的个体感染 HSV 后有自限性，轻症葡萄膜炎可以不留后遗症，无须长期治疗。然而，对于那些频繁复发（每年超过两次复发）或角膜瘢痕累累，或严重炎症发作的病人，口服伐昔洛韦 500mg 3 次 /d，1 个月；维持 500mg 2 次 /d。严重病例

须用维持剂量至少 1 个月。

预防复发的剂量和服药年限尚未统一。为预防复发须长期维持口服泛昔洛韦 500mg 1 次 /d，联合小剂量泼尼松滴眼液至少 1 年（理论上是终身）。

对口服伐昔洛韦无反应者：静脉注射大剂量阿昔洛韦 15mg/kg，3 次 /d。若依然无反应者，静脉注射膦甲酸钠（foscavir）40mg/kg 3 次 /d。仍无反应者，静脉注射西多福韦（cidofovir）5mg/kg 每 周 1 次（Pleyer，Chee.Clinical Ophthalmology，2015，9：1017-1028）。

②类固醇滴眼液：类固醇滴眼液必须配合抗病毒药使用。对于未波及角膜的前葡萄膜炎，Jones 认为需要终身滴用类固醇眼液，用法出入颇大，依据病情严重性而更换类固醇的用药强度和频率，寻求能控制炎症的最低类固醇作为维持量。从 1% 醋酸泼尼松龙滴眼液每日 4 次逐步降低到 0.5% 泼尼松龙滴眼液每周 1 次。只有少数病人可以停用滴眼液而不再复发。一般在停药后数天至数周一定复发，则必须加大类固醇滴眼液以控制炎症，需要很长时间才能逐渐减至新的维持量。

③口服糖皮质激素：只限于重症前葡萄膜炎，对泼尼松龙滴眼液无迅速反应的病人可短期使用，开始 40mg/d，逐渐减量。不宜长期应用。

④扩瞳药：止痛和防止虹膜后粘连。

⑤高眼内压：须用降低房水生成的药物 β 受体阻滞剂或阿法根，或加碳酸酐酶抑制剂。避免给予前列腺素衍生物。

⑥白内障：当需要摘除白内障前不必待病情完全消退。可术前开始口服伐昔洛韦片，类固醇滴眼液预防复发。

（三）水痘 - 带状疱疹病毒前葡萄膜炎

水痘 - 带状疱疹病毒（VZV），也称为人疱疹病毒 3 型，是一种普遍存在的病毒，导致两个不同的临床表达——水痘和带状疱疹。水痘是 VZV 原发感染，是一种水疱性发热性疾病，之后病毒在感觉神经节中处于休眠状态。带状疱疹（shingles）是潜伏在感觉性脊髓或脑神经

表 1-5-2　阿昔洛韦、伐昔洛韦、更昔洛韦、缬更昔洛韦的关系

	阿昔洛韦	伐昔洛韦	更昔洛韦	缬更昔洛韦
	第二代广谱抗病毒药	阿昔洛韦的前体药。口服后吸收迅速转化为阿昔洛韦 抗水痘-带状疱疹、HSV、EB 病毒	更昔洛韦的体外抗 CMV 活性为阿昔洛韦的 26 倍	更昔洛韦的前体药。口服后迅速吸收，并水解为更昔洛韦 FDA 于 2001 年 6 月批准其治疗 AIDS 病人发生的 CMV 视网膜炎的第 1 个口服抗 CMV 药物
全身给药途径	口服生物利用度低 HSV：口服 400mg 5 次 /d，4 周；重症或复发型诱导剂量 400mg 5 次 /d，1 个月，维持剂量 400mg 2 次 /d 至少 1 个月 预防复发剂量 400mg 2 次 /d VZV：增加剂量	口服生物利用度 67%±13%，是阿昔洛韦的 3～5 倍 HSV：口服 0.5g 3 次 /d 为诱导，以后 0.5g 2 次 /d 维持 预防复发剂量 0.5g 1 次 /d VZV，CMV：增加剂量	口服生物利用度低，只有 6%～9% 静脉注射 5mg/kg 2 次 /d	口服给药的生物利用度较高（60%）。900mg 2 次 /d 3 周，以后 450mg 2 次 /d 维持 1 个月
眼用剂型	局部滴用角膜穿透性不好，房水浓度低。眼膏部分弥补这种缺陷，3% ACV 眼膏 5 次 /d，持续 14d，HSK 可获理想的效果 0.1% 滴眼液 3% 眼膏（zovirax）5 次 /d		1%、2% 滴眼液 0.15% 凝胶 5 次 /d 玻璃体内植入 4.5mg 每 8 个月 1 次 玻璃体内注射 2mg/0.05ml，每周 1 次	
主要适应证	HSV，VZV	HSV，VZV	CMV，HSV，VZV	CMV，HSV，VZV
全身给药相对禁忌证	肝、肾功能不全者须慎用			
不良反应	头痛，恶心；肾毒性，神经毒性，白细胞减少	肾毒性，白细胞减少	各类血细胞减少症和肾损害	中性粒细胞减少症，贫血，胃肠道反应（腹泻，恶心，呕吐），发热，头痛和失眠

免疫力低下病人须增加剂量

节内的 VZV 再活化（reactivation）造成，称为复发性感染。

1. 水痘 - 带状疱疹病毒前葡萄膜炎（VZV anterior uveitis，VZV-AU）临床表现　在 50—70 岁期间，在颅神经的眼支中再次激活病毒（由于年龄相关的 VZV 特异性细胞介导的免疫力下降）。感染期间出现闭塞性虹膜血管炎，已在虹膜的基质和血管内皮细胞中检测到病毒抗原。

令人惊讶的是，水痘疫苗广泛使用的今天带状疱疹感染的发生率并没有降低。

侵及三叉神经的带状疱疹可伴发前葡萄膜炎，且往往在皮肤疱疹 2 周后，或角膜炎症初期 1 周后发生。Pilat（1957）曾在房水中分离出病毒。前葡萄膜炎是由于病毒直接侵犯前葡萄膜血管，血管炎产生炎性渗出，缺血导致虹膜脱色素。病毒侵犯三叉神经往往在神经支配区的皮肤呈现水疱皮疹；若不出现皮疹，而只有三叉神经痛者称无疹性带状疱疹（zoster sine herpete）。

先天性水痘综合征（congenital varicella syndrome，CVS）：是指由于怀孕妇女在妊娠期胎盘感染水痘 - 带状疱疹病毒，从而使胎儿出生时即出现一系列典型的临床症状。

眼带状疱疹（herpes zoster ophthalmicus，HZO）：是指三叉神经节 VZV 再活化而造成的眼部病变。

前葡萄膜炎或轻或重，共同的特点是剧烈的神经痛，临床表现有两种类型：①轻度前葡萄膜炎：轻微的病变不足以引起注意，常是自限性。炎症久长，可产生大片后粘连。虽可发生继发性青光眼（炎症性或血管运动机制性），最终以低眼压者（睫状体萎缩）居多。炎症后虹膜脱色而呈扇形或斑片状萎缩。②重症前葡萄膜炎：中 - 大 KP。病毒侵犯虹膜而产生前房絮状渗出，有时发生前房积脓，甚至脓混有血液。炎症推进至前房角而出现小梁炎，小梁 KP 和炎症渗出碎片堵塞小梁而引发高眼内压，眼内压常增高至 40 ～ 70mmHg。疱疹性葡萄膜炎伴发的眼内压增高有两个特点：眼内压很高，而前房炎症并不与眼内压呈正比；有角膜内皮炎者往往眼内压增高。虹膜局部浅表基质因缺血而大片脱色素（在有色人种中常被漏诊）。病程长久，反复发作会遗留虹膜后粘连，虹膜周边部前粘连；白内障。

带状疱疹极少侵犯眼后节，这包括扇形坏死性视网膜炎，视网膜阻塞小动脉炎或视神经病变。眼外肌麻痹和眶内炎症是极不寻常的。

PCR 证实的带状疱疹病毒性前葡萄膜炎病人中约 20% 伴眼带状疱疹（三叉神经支配区）皮肤损害（大疱和皮肤痛）。

2. 诊断　存在或曾有同侧三叉神经支配区大疱或剧烈皮肤痛，无论是否伴有角膜炎，则临床诊断非常容易而肯定——假定带状疱疹性角膜葡萄膜炎。

缺乏 VZV 三叉神经眼病者只能"临床疑似疱疹性前葡萄膜炎"。需要抽取房水经 PCV 证实诊断。单纯疱疹和带状疱疹的临床表现非常相似，几乎不能区别。虽然，与单纯疱疹相比，带状疱疹病人的年龄偏老年、角膜知觉丧失更重，但不能单凭此做鉴别。

"临床疑似疱疹性前葡萄膜炎"病例，无条件行 PCR 测定疱疹病毒，又缺乏 VZV 角膜病变以辅助病原诊断时，可行疱疹性前葡萄膜炎治疗性分析诊断。

3. 治疗原则　以"假定带状疱疹性角膜葡萄膜炎"举例：

（1）口服泛昔洛韦（famciclovir）：口服迅速吸收，生物利用度 77%，在体内很快转为喷昔洛韦。泛昔洛韦口服 500mg 3 次 /d，共 10d。维持剂量 250mg 3 次 /d。

（2）口服伐昔洛韦（valaciclovir）：目前倾向口服阿昔洛韦的前体药伐昔洛韦 500mg 3 次 /d，共 10d。维持剂量 250mg 3 次 /d，4 周或更长，以预防复发。其功效稍优于阿昔洛韦。

这二种口服药物任选一种，疗效并不比口服阿昔洛韦差，但毒性低。一般耐受性良好，少数出现恶心和头痛。肾衰竭者应该降低剂量。

（3）局部更昔洛韦或阿昔洛韦眼药

①类固醇滴眼液：详见葡萄膜炎治疗原则。类固醇滴眼液必须配合抗病毒药。逐步慢慢减量以防炎症反弹。急性带状疱疹口服类固醇有争论。可用 NSAID 止痛。

②扩瞳药：止痛和防止虹膜后粘连。

③高眼内压：须用降低房水生成的药物 β 受体阻滞剂或阿法根，或加碳酸酐酶抑制剂。

避免给予前列腺素衍生物。

免疫力低下者的治疗比较棘手。

（四）巨细胞病毒前葡萄膜炎

1. 概述　巨细胞病毒是疱疹病毒科中的一员，是一种普遍感染人类的病原体，基于人口的估计，潜伏感染在欧洲和北美为 40% ～ 60%；在南美、非洲和亚洲的部分地区超过 90%。亚洲人的发病率比非亚洲人高，原因尚不明。CMV 是免疫功能低下者机会性眼部感染的原因之一。自从 2002 年发现并且已被证实 CMV 与免疫功能正常人的高眼压前葡萄膜炎和角膜内皮炎有关，Huang 等称之为眼前段巨细胞病毒（CMV）感染。目前根据少量的 PCR 证实的数据来看，在中国和日本人群中 CMV 前葡萄膜炎的患病率高。

巨细胞病毒引起眼部活动性炎症是罕见的。依病人免疫状态正常与否而侵犯不同组织，严重 HIV 感染者、免疫力明显低下（CD4$^+$T 细胞 < 50）者，常表现为 CMV 视网膜炎（CMVR）。与之对比，巨细胞病毒前葡萄膜炎（CMV anterior uveitis，CMV-AU）病人多是免疫功能正常的人。

免疫力正常范畴的人群中，CMV 常侵犯前葡萄膜。其危险因子是那些免疫力相对偏低的高龄、糖尿病、潜在的恶性肿瘤（自身免疫性疾病或器官 / 骨移植接受全身免疫抑制疗法）者。在亚洲 HIV 阴性的免疫活性（immunocompetence）者 CMV 前葡萄膜炎发病率比非亚洲人高，病人以中老年人为主，平均年龄 57 岁（27—77 岁）。

尚不清楚病毒是如何进入眼的，但是在免疫受损的虹膜、睫状体、角膜内皮和小梁网中已经识别出包涵体，已知病毒在单核细胞中保持潜伏直至再活化。

复旦大学孔祥梅等（2018）研究 50 例（50只眼）房水 CMV 阳性病人的房水中 CMV-IgG 含量中位数为 2530U/L（1190 ～ 13 190U/L），血液 CMV-IgG 抗体浓度高 [209 800（16 300 ～ 917 300）U/L]，提示全身既往存在原发性 CMV 感染，潜伏的 CMV 在局部重新激活后导致眼部炎症和继发性高眼压。

CMV 可引起急性、复发性、高眼压或慢性前葡萄膜炎。男性偏多。急性发病年龄为 20—50 岁，慢性发病年龄为 40—70 岁。

CMV 相关的前葡萄膜炎的临床表现轻重不一，常在开始诊断为青光眼睫状体炎综合征（因高眼内压）、Fuchs 葡萄膜炎综合征（因星状 KP 和虹膜脱色斑）、HSV 或 VZV 前葡萄膜炎（因为存在相关的感染）。

KP 在组织学上由巨噬细胞和纤维蛋白物质组成，无淋巴细胞，也无内皮细胞被 CMV 感染的证据。有人提出 KP 是与视网膜 CMV 感染相关的轻度眼部炎症的结果。

2. 临床表现　短暂的急性发作或自我限制地反复发作。病人由于青光眼性视神经病变可能逐渐失去视力。

前葡萄膜炎，急性或慢性、复发性，高眼内压；表现为青光眼 - 睫状体炎综合征。

（1）充血：即使急性发作也无充血或仅轻度充血（继发于眼内压增高）。

（2）KP：100%。少量细小或中等大。1/3 眼表现为星状 KP。硬币状病损为 CMV 感染的特征；结节状 KP 也被认为是特征，代表受感染的肿胀的内皮细胞。也许可见线形排列的 KP。用共焦显微镜检查曾见有树枝状 KP。

（3）角膜内皮炎：一部分病人呈现角膜内皮炎，以致局部基质水肿区内有 KP。内皮细胞计数减少可能会增强对 CMV 的怀疑。

（4）猫头鹰眼征：CMV 角膜内皮炎病人在角膜内皮水平显示猫头鹰眼征，此为用共焦显微镜检查内皮水平有一群大细胞，其细胞核具有高反射区域，被低反射光环包绕，提示大的细胞内包涵体，在应用更昔洛韦治疗后很快消失（图 1-5-2）。

（5）活动性前房炎症反应：100%。细胞 1+，少数是 2+ 或更强。房水闪辉 1+。

（6）虹膜异色：50% 有区域虹膜萎缩（典型的疱疹性前葡萄膜炎）。12.5% 有虹膜异色症。

后粘连 0%。

（7）高眼内压：急性发作可达 40～50mmHg，但远不像原发性急性闭角型青光眼那么严重的主觉症状。慢性反复发作者 20～40mmHg。68.8% 急性眼内压升高或炎症性高眼压症，其中 31.3% 有青光眼视野丧失。

这种迹象的存在导致最初诊断为青光眼睫状体炎综合征（43.8%）及 Fuchs 葡萄膜炎综合征（12.5%）。复发 9 例（56.3%）和慢性 7 例（43.7%）。这些"高眼压葡萄膜炎"病例应该检测房水的疱疹病毒，虽然不会全部是阳性。

3. 诊断　青光眼睫状体炎综合征，Fuchs 葡萄膜炎综合征，葡萄膜炎伴眼内压升高，眼内压升高伴角膜内皮炎，葡萄膜炎眼同侧曾有带状疱疹或疱疹性角膜炎病史，慢性葡萄膜炎伴 HIV+ 或免疫力低下者，均须考虑到病毒性前葡萄膜炎的可能。

前葡萄膜炎 + 高眼压症 + 局部类固醇治疗无反应，临床上没有角膜病变提示 HSV 和 VZV 的，应该怀疑巨细胞病毒感染。争取将前房水做 PCR 以确定 CMV 或其他疱疹病毒感染。

长庚医院 Huang 等（2011）对 31 眼（30 例）根据临床特征分为两组。临床特征组 1：无 HSV/VZV 感染史病人皮质类固醇抵抗的炎症性高眼压综合征，20 眼；临床特征组 2：具有特定硬币形 KP 的角膜内皮炎，11 眼。CMV DNA PCR 阳性率在临床特征组 1 为 94.7%，在临床特征组 2 为 90.9%。兼有两组特征的 CMV PCR 阳性预测值达 93.3%。

"临床疑似疱疹性前葡萄膜炎"病例。无条件行 PCR 测定疱疹病毒，可行疱疹性前葡萄膜炎治疗性分析诊断（图 1-5-3）。

日本角膜内皮炎研究组 CMV 角膜内皮炎的诊断标准（2013）：① PCR 病毒检测房水 CMV-DNA 阳性，但 HSV-DNA 和 VZV-DNA 呈阴性。②临床表现：a. 角膜内皮炎伴硬币形或线形 KP（类似于排斥线）。b. 角膜内皮炎伴

局部角膜水肿 +KP，并伴以下相关的体征：复发 / 慢性前葡萄膜炎；高眼压 / 继发性青光眼；角膜内皮细胞丢失。

诊断：典型 CMV 内皮炎：1A 和 2A。非典型 CMV 内皮炎：1B 和 2B。

4. 治疗原则　CMV 相关的葡萄膜炎的炎症和眼内压，二者均是相当难以控制。

阿昔洛韦治疗无反应。必须全身用更昔洛韦或缬更昔洛韦，联合眼局部长期使用更昔洛韦以防复发。

系统抗病毒首选方案：最初，更昔洛韦 5mg/kg 静脉滴注，2 次 /d，持续 6 周；然后是口服更昔洛韦 1g，3 次 /d，持续另外 6 周。

系统抗病毒备用方案：缬更昔洛韦口服 900mg 2 次 /d，持续 6 周，然后 450mg 2 次 /d，持续另外 6 周。如果病人不在乎价格昂贵，则应视为首选。

在系统抗病毒治疗的整个过程中，每 2 周监测全血细胞计数和血清肌酐。

（1）更昔洛韦：口服难以被消化道吸收，所以必须静脉给药。5mg/kg 静脉注射 2 次 /d。静脉注射 2.5h 后房水和玻璃体中更昔洛韦的浓度分别是血浆中浓度的 0.4 倍和 0.6 倍。

更昔洛韦滴眼液（或凝胶）+ 糖皮质激素局部治疗 2～4 周未见效者：必须加更昔洛韦静脉注射或口服缬更昔洛韦，或更昔洛韦玻璃体内注射。

（2）更昔洛韦滴眼液：2% 更昔洛韦溶液制备方法——250mg 静脉注射粉末溶于 12.5ml 蒸馏水。贮存在冰箱内会起沉淀。在室温下（15～30℃）2 周后滴眼产生刺痛，则宜丢弃。每 2～3 小时滴眼作为诱导治疗，每 4 小时作为长期维持治疗。每 3 个月复查房水直至房水中 CMV 阴性。不采用长期口服更昔洛韦或缬更昔洛韦可避免血细胞减少症和肾损害等更昔洛韦的不良反应。

台大眼科对 126 眼 Posner-Schlossman 综合征病人通过 PCR 测得 68 眼（54%）CMV 阳性。CMV 阳性病人用 2% 更昔洛韦溶液治疗 1 个月

时前房炎症消散,角膜水肿消退,眼内压被控制,类固醇滴眼液可减少。治疗 3 个月时前房水内 CMV 量降至不能探测。43% 病人不须滴降眼内压眼液,少数病人须行滤过手术。

(3) 更昔洛韦凝胶:0.15% 更昔洛韦凝胶 5 次 /d,使用至少 3 个月,治疗的病人 2/3 有反应,停药后急性葡萄膜炎复发率 57%,慢性复发率 25%。据检测,房水中的更昔洛韦水平低于 CMV 复制的 50% 抑制剂量(ID50)[PLoS ONE,13(1):e0191850]。

(4) 更昔洛韦玻璃体内注射:2mg/0.1ml,每周 1 次。在玻璃体内注射更昔洛韦后,达到很高的玻璃体浓度,在注射后 72h 通常为 420mg/L。

(5) 更昔洛韦玻璃体内植入:4.5mg 持续释放 5 ~ 8 个月。适用于全身治疗成功后复发,是希望尽量减少不良反应的病人的另一种选择。

(6) 类固醇滴眼液:详见葡萄膜炎治疗原则。抗病毒药控制病毒复制的前提下,适度应用类固醇滴眼液。例如,1% 醋酸泼尼松龙滴眼液 2 次 /d → 1 次 /d。慢性前葡萄膜炎病人滴 0.12% 醋酸泼尼松龙 2 次 /d。

(7) 缬更昔洛韦(valganciclovir):是更昔洛韦的前体药。口服后迅速吸收,并水解为更昔洛韦。口服 900mg 2 次 /d,3 周,以后 450mg 2 次 /d,维持 1 个月。

(8) 高眼内压:须用降低房水生成的药物 β 受体阻滞剂或阿法根,或加碳酸酐酶抑制剂。避免给予前列腺素衍生物。极少病例须手术。

(五)风疹病毒前葡萄膜炎

风疹病毒(rubella virus,RV)感染引起的风疹(rubella,德国风疹 German measles),是急性出疹性传染病,以低热、皮疹和耳后、枕部淋巴结肿大为特征。一般病情较轻,病程短,预后良好。

病人口、鼻、咽部分泌物,以及血液、大小便等均可分离出病毒。主要通过空气飞沫经呼吸道传播。怀孕早期(前 3 个月),病毒可通过胎盘传给胎儿引起流产、死产、早产或导致先天性风疹综合征(congenital rubella syndrome,CRS),胎儿受到严重损害,引发多种先天畸形。本病人群普遍易感,高发年龄在发展中国家为 1—5 岁,可在集体机构中流行。自开展疫苗接种后,近年来成年病人增加,年龄有后移趋势。

风疹特异性 IgM 抗体,出疹后 5 ~ 14d 阳性率可达 100%,于发病 4 ~ 8 周后消失。IgG 抗体可维持终身,但随时间推移免疫力逐渐减弱。

接种风疹减毒活疫苗(rubella attenuated live vaccine,RubV)是目前预防风疹和 CRS 最有效的手段。RubV 有单价和风疹 - 麻疹 - 腮腺炎三联疫苗两种。美国从 1969 年开始使用风疹疫苗,20 年后风疹及 CRS 的发病数减少 99%;风疹性葡萄膜炎(Fuchs 葡萄膜炎综合征)发病率明显减少。我国已建议将 RubV 列入常规免疫。新加坡在研究疱疹性 AU 中未列入风疹病毒;估计在我国也不多见。

Fuchs 葡萄膜炎综合征部分病人与 RV 抗体的高度相关性基本得到认同,流行病学研究发现,在美国实行全民疫苗计划后 Fuchs 葡萄膜炎综合征的发病率明显降低。另外,在一些接受风疹疫苗而患葡萄膜炎的眼中可检测到活的 RV;最后,先天性 RV 感染的晚期并发症之一是出现葡萄膜炎。

风疹性 AU 的临床表现与疱疹性相似,常难以从临床表现上区分,均为单侧受累多见、前房炎症、虹膜萎缩、眼内压升高;相对而言,RV 性前葡萄膜炎病人发病年轻,多为慢性病程,更容易出现虹膜脱色素和周边部脉络膜视网膜病灶,常伴白内障(初诊时 77%,1 年随访时升高到 90%);仅 7% 病人有虹膜后粘连,8% 有玻璃体炎。单从临床表现不能怀疑风疹病毒感染。

诊断风疹病毒性 AU,必须有实验室证据。前房液中有风疹病毒抗体和 PCR 检测到 RV-RNA。

在诊断病毒性葡萄膜炎时，RV 特异性抗体 IgG 在眼内液中的浓度必须高于血清中的浓度时才有意义。一般采用 Goldmann-Witmer 系数（Goldmann-Witmer coefficient，GWC）分析，阳性结论要求比值＞ 3。

因为 RNA 比 DNA 的稳定性差，这可能会导致 PCR 较高假阴性结果。所以，需要同时测定抗体 GWC 和 PCR，根据二者的结果评估诊断意义。

目前尚无抗风疹病毒药物，治疗参考 Fuchs 葡萄膜炎综合征。

二、结核性葡萄膜炎

（一）概述

结核病（tuberculosis，TB）是一种由结核分枝杆菌（MTB）入侵人体后在一定条件下发病的慢性传染病。主要侵犯肺，也可波及肝、肠、肾、骨关节、皮肤、眼等各种组织或器官。

美国等发达国家患结核者罕见。我国自从推广接种卡介苗、使用链霉素和异烟肼后，TB 发病率曾一度明显降低。随着获得性免疫缺陷综合征（AIDS）的突然增多而驱使 TB 发病率飙升，1990 年开始结核病在全球卷土重来，尤其是包括中国在内的发展中国家，发病率增高。

目前我国结核病年发病人数约为 130 万，占全球发病的 14.3%，仅次于印度。孤立性肺结核病病人 1% 发生眼内结核，肺外结核病病人 20% 发生眼内结核，播散性结核病病人 60% 发生眼内结核。

TB 的危险因素：生活贫困、居住拥挤、营养不良；空 - 盲肠分流术、恶性肿瘤、使用免疫抑制剂（抗肿瘤坏死因子 α 在应用过程中有特定风险）、矽肺等。AIDS 病人 TB 发病率比普通人群高 25 倍。糖尿病、低体重、重度吸烟也是危险因素。

北京同仁医院 2014 年报道 2011—2013 年住院病例中 84 例不明原因慢性后葡萄膜炎，以结核菌素皮试和（或）γ 干扰素释放试验证实

46 例（大约 50%）为结核性，经抗结核治疗后无复发。眼后节表现呈多灶性脉络膜炎、脉络膜肉芽肿和视网膜血管炎。

1. 临床病理　结核分枝杆菌（以下简称结核菌）感染的宿主反应及其过程 Dannenberg 等将结核菌感染引起的宿主反应分为四期，即起始期，T 细胞反应期、共生期及细胞外增殖和传播期。①起始期：结核菌伴随微小飞沫吸入呼吸道被肺泡巨噬细胞吞噬。因菌量、毒力和巨噬细胞杀菌能力的不同，被吞噬的结核菌的命运各异。若结核菌被杀灭则不留任何痕迹。如果细菌在肺泡巨噬细胞内存活并繁殖，便可扩散形成早期感染灶。② T 细胞反应期：结核菌最初在巨噬细胞内生长，形成中心固态干酪坏死的结核灶，结核继续繁殖力被限制。T 细胞介导的细胞免疫（cell mediated immunity，CMI）和迟发型变态反应（delay type hypersensitivity，DTH）在此期形成，两者对结核病发病、演变及转归产生决定性影响。③共生期：仅少数感染者发生原发性结核病。多数感染者发展至 T 细胞反应期，结核菌持续存活，与宿主处于共生状态。纤维包裹的坏死灶中央部位干酪区是细菌持续存在的主要场所。低氧、低 pH 和抑制性脂肪酸的存在使细菌不能繁殖。宿主的免疫机制亦是抑制细菌繁殖的重要因素，若有免疫损害，结核菌重新活动和繁殖。④细胞外繁殖和传播期：固体干酪灶中结核菌具有生长能力、但不繁殖。干酪灶一旦液化造成细菌繁殖，大量结核菌足以突破局部免疫防御机制而引起播散。

（1）眼结核病发病机制（表 1-5-3）：MTB 随飞沫或尘埃吸入肺泡，立即被肺泡巨噬细胞吞噬并在巨噬细胞内繁殖（可潜伏多年）→释放入肺泡内细胞繁殖→肺原发感染（儿童），迅即被免疫力控制而遗留钙化灶，90% 不治自愈。若免疫力不足或变态反应强烈导致：①临床原发性肺结核；② MTB 大量进入血管内细胞繁殖导致粟粒性结核，或经血流侵犯肺、CNS、脑膜、脉络膜等。

表 1-5-3 眼结核病的发病机制

机制	临床表现
对结核抗原的免疫反应	疱性结膜角膜炎
	基质性角膜炎
	前葡萄膜炎
	视网膜血管炎
结核分枝杆菌侵入组织	粟粒性结核
	内源性眼内炎
结核分枝杆菌直接侵犯和	结节性巩膜炎
结核抗原的免疫反应	中间葡萄膜炎
	多灶性脉络膜炎
	匐行样脉络膜炎
	脉络膜结核瘤
	结核性视神经炎

肺初发感染后潜伏病灶中的结核菌活化而成继发性肺结核（成人最多见类型）。病灶破溃，结核菌血行播散侵犯肺外组织，包括眼组织（尤其是脉络膜）造成眼内结核。

（2）组织病理特征：渗出 - 肉芽肿 - 干酪样坏死（caseation necrosis）。脉络膜血管丰富，血流缓慢，结核菌易于滞留，是肺外结核病的易发部位，也是眼部结核最常见的表现类型。临床特征是肉芽肿性葡萄膜炎，表现为虹膜小结节，脉络膜视网膜结节或肉芽肿。

结核病在体内致病有较复杂的发病机制，可能是结核菌的直接侵袭或者是脉络膜对结核菌的 T 细胞介导的细胞免疫和迟发型变态反应。它与细菌毒力及数量、病人免疫力和变态反应的消长都有关系，因此能产生多种临床类型不同的病变，基本病理学变化不外是渗出、增生和变质。这三种基本病理改变往往同时存在，但随着病变的慢性经过，可以互相转化、交错存在。很少单一病变独立存在，而以某一种改变为主。

①渗出性病变：表现为充血、水肿、细胞浸润。当细菌数量多，机体的免疫力低和变态反应明显时，常出现渗出性病变，多发生在疾病早期或病变恶化时。渗出的成分主要是浆液和纤维素。早期有中性粒细胞浸润，但很快被巨噬细胞所取代。渗出病变可完全吸收，也可转变为增生为主的病变；当变态反应剧烈时，大片渗出性病变迅速坏死，转为变质为主的病变。

②增生性病变：表现为结核结节和结核瘤等肉芽肿性改变。当细菌量少、毒力低、免疫力强时，发生增生性病变。病变局部中性粒细胞浸润，很快即被巨噬细胞取代。巨噬细胞转变为类上皮细胞、多核巨细胞（郎罕巨细胞）、淋巴细胞。在结核病时，这种上皮样细胞、郎罕巨细胞加上外围的 T 淋巴细胞等常聚集成结节状，构成结核性肉芽肿，又称结核结节，为结核病的特征性病变。增生性病变好转时上皮样细胞变为纤维母细胞，病灶周围结缔组织增生，结核结节纤维化。

③变质性病变：表现为干酪样坏死。当细菌数量多、毒力强、机体免疫力低下或变态反应强烈时，上述渗出、增生病变均可发生干酪样坏死（细胞毒素导致的组织坏死）。新鲜的干酪样坏死灶内含有结核杆菌。坏死物液化有利于坏死物排出而病变消退，但却成为细菌播散的来源，也是造成恶化的原因。

粟粒性结核（miliary tuberculosis）：一般情况下当机体免疫力低，组织敏感性高，有大量结核菌经血行播散而造成。幼儿或其他免疫力特别低下的病人则易发生粟粒性结核。

结核瘤（tuberculoma）：如病人免疫力较强，组织敏感性低，则结核菌到组织后发展缓慢，形成增生性病变，称为结核瘤。

团球状结核（conglomerated tuberculosis）：如病人免疫力又相对地降低，病变破坏增加则结核结节融合成大块，称为团球状结核。

弥漫性增生性结核（diffuse proliferative tuberculosis）：若进行较快，形成弥漫性增生性结核。

上述四类病变中都有广泛的破坏及干酪样坏死。均为结核菌直接侵入而引起的肉芽肿性炎症。

当病人对结核菌蛋白在过敏状态时，眼部结核呈现弥漫性炎症——非肉芽肿性炎症，例如中等度过敏病人出现急性成形性炎症，在高度过敏状态的病人出现复发性渗出性炎症。结核菌素的过敏是一种迟发型过敏，发作较慢，但有远程反应。在轻度的结核菌感染眼部以后，眼部组织处于对结核蛋白过敏状态下，一旦遇到结核蛋白即引起炎症反应。在皮下或皮内注入结核菌素较多时，也可引起眼部的炎症反应。

通常青年人易发生增生性及干酪样坏死的结核，成年人较多发生急性成形性炎症，壮年人到老年人则好发渗出性炎症。幼儿或其他免疫力特别低下的病人则易发生粟粒性结核。

2. 临床表现　因其临床表现多变，缺乏特异性的临床表现，与其他各种感染都有相似之处。对结核病因的诊断极其复杂，常是难题。无疑，结核是一个最常见的肉芽肿性病因，但由于没有公认的诊断标准，以致各医院的发现率有很大的差异。

确诊结核性葡萄膜炎需要发现及培养出结核分枝杆菌。眼部结核之所以诊断困难，由于房水中找不到结核分枝杆菌，缺乏活组织检查及组织培养的材料。组织学检查只是偶尔能有价值地提示为结核性，多数病例标本中只见到慢性渗出性炎症。在极薄的连续切片中偶尔发现结核分枝杆菌，故找不到杆菌不能排除结核。PCR检测眼内液中结核分枝杆菌的DNA是理想的方法，可惜还未普及，敏感性和特异性尚待提高。

美国FDA批准的TB-IGRA是结核病诊断方面的一个重大突破，敏感性、特异性、阳性预测值、阴性预测值均在95%以上。近几年来开始应用于我国临床，有助于诊断隐性和活动性TB的客观证据。

结核性葡萄膜炎的临床特征：眼部结核临床表现与年龄、免疫力、过敏状态有关。幼年病人结节较清楚，反应轻微；青年病人有较急性局限性的炎症；年龄较大者多呈慢性、反复发作及多量机化的葡萄膜炎。

结核性葡萄膜炎的特征为：起病缓慢，易复发，无剧痛，无明显刺激症状，好发于青年人和免疫力低下者。AIDS病人伴脉络膜结节可能不会显示临床明显炎症。葡萄膜炎可以局限于前部、中部、后部葡萄膜或全葡萄膜。

眼内结核（intraocular tuberculosis，IOTB）分结节性前葡萄膜炎、弥漫性前葡萄膜炎、中间葡萄膜炎、结核性脉络膜视网膜炎、结核性视神经炎等。其中以脉络膜炎为最常见，其次是视网膜血管炎。

（二）结核结节性前葡萄膜炎

结核结节性前葡萄膜炎较少见，缓慢进行，形成结核结节为其特征，发生于年轻人，单眼。若不积极抗结核治疗，可持续发展终而出现干酪性坏死、眼球穿孔。当大量结核分枝杆菌侵入血流，若其免疫力低则表现为粟粒性结核；若血液中结核分枝杆菌少，而其免疫力又较高，则形成慢性结核瘤。

特征：肉芽肿性前葡萄膜炎。羊脂状KP，虹膜小结节，广泛虹膜后粘连。

1. 虹膜急性粟粒性结核（acute miliary tuberculosis）　病人有全身粟粒性结核、粟粒性病灶无融合或干酪化倾向。但若病人从低过敏状态一跃而为高过敏状态，则粟粒结节可融合、干酪化，以弥漫性过敏性炎症的姿态出现。

结核分枝杆菌通过血流播散于全身，播散于虹膜表面则形成虹膜粟粒结节。粟粒结节以发生于脉络膜者居多，发生于虹膜者甚少。虹膜表面有小的灰黄色结节，伴有中等前葡萄膜炎的体征。结节周围或其表面常有新生毛细血管网。

2. 虹膜慢性结核瘤（chronic tuberculoma）它与急性粟粒性结核有相似之处，但慢性结核瘤具有慢性肉芽肿性增生反应。它又分成慢性粟粒性结核、团球状结核与弥漫性增生性结核三种。①虹膜慢性粟粒性结核瘤：虹膜基质内呈现小的灰色隆起，逐渐长大至1～3mm，颜色由灰转黄，浅表可有新生血管长入。可伴有轻度或中度渗出性虹膜炎。②虹膜团球状结核：

慢性持续进行，结节融合成大片，最终破坏眼球。团球状结核为黄色包块，生长于虹膜基质中，浅表有较多的新生血管，易误诊为恶性肿瘤。持续顽强地发展扩大，最终可充满整个前房。疼痛等主觉症状远比他觉病征轻。可发生浆液性与成形性混合的渗出、出血、干酪性的前房积脓。若前房角被侵犯，则发生难以控制的继发性青光眼，波及角膜，则产生硬化性角膜炎。重症者常伴有脉络膜及视盘的粟粒性结核。最后病灶经 Schlemm 管，沿前睫状静脉穿过巩膜，在角膜缘形成状似睫状体葡萄肿的外观。以后干酪样坏死及萎缩，以眼球痨或全眼炎结局告终。③弥漫性增生性结核：这是一种炎症反应快速、进行性破坏的病变，常丧失眼球，但少见。毒力强而病人免疫力低，此种坏死性干酪性炎症往往波及整个眼球。虹膜被全面浸润而增厚，前房中充满脓样物质，临床上无结核性的特殊病征可资诊断参考，有时在虹膜基质中见到结节则有助于诊断。

（三）结核弥漫性前葡萄膜炎

此型较为多见，但由于缺乏特殊病征，故而临床诊断困难，多数为假定性的，常侵犯双眼，极其慢性、复发性为特点。病人以往患过结核病，对结核分枝杆菌具有高度敏感性。若毒力强，免疫力低，中度敏感性，则发生急性成形性炎症；若毒力弱，免疫力强，高度敏感性，则发生慢性反复性渗出性炎症。在病理学上并不一定发现典型的结核结节，很少能找到结核分枝杆菌，干酪样坏死及穿孔是极为常见的。在高敏感状态下，结核分枝杆菌再感染，炎症的好转与恶化交替出现，呈现慢性病程。一般说来，青少年人（10—20 岁）以增生及干酪样变化为主。20—30 岁，若中度敏感性，则为急性成形性炎症。30—60 岁，若为高度敏感性，则以进行性渗出性为主，并无特殊病征。

1. **急性成形性前葡萄膜炎（acute plastic anterior uveitis）** 剧痛、成形渗出、迅即形成后粘连为其特征。无肉芽肿性结节，但可有 Koeppe 小结节。

2. **慢性反复性渗出性前葡萄膜炎** 羊脂状 KP，丰富的渗出，非常广泛的后粘连为特征（图 1-5-5），易形成瞳孔闭锁，玻璃体内大量致密混浊。病理学表现不一定有肉芽肿性结节，干酪样坏死极少，找不到结核分枝杆菌，往往为非特异性细胞浸润以及由浸润而成的瘢痕。

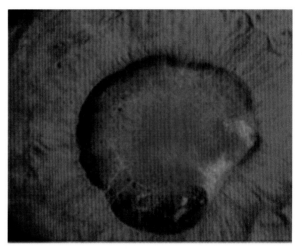

图 1-5-5　结核性前葡萄膜炎广泛后粘连

（四）结核性中间葡萄膜炎

结核性中间葡萄膜炎：周边视网膜玻血管炎 + 玻璃体细胞，玻璃体内雪球或雪堤样混浊。视网膜脉络膜肉芽肿少见。与其他原因造成的中间葡萄膜炎的体征相似，无特征性。

（五）结核性脉络膜视网膜炎

眼后节是眼内结核最多见的病变部位。结核分枝杆菌最易侵犯脉络膜，因脉络膜血管氧压力高。视网膜血管炎可能是由免疫介导的，但也曾推测是结核分枝杆菌感染。急性播散性结核病经常伴有眼部受累，播散性结核或结核性脑膜炎病人 30% 在脉络膜出现粟粒性结节。

1. **脉络膜结节（choroidal tubercles）** 常是肺干酪样病灶腐蚀血管／淋巴管，因此结核杆菌经血行播散引起的脉络膜感染性病灶。脉络膜结节是脉络膜结核最常见的表现。病理上属于脉络膜肉芽肿（choroidal granulomas）。往往是隐袭，单侧或双侧，灰色 - 淡黄色病灶，边界模糊，1/4 ～ 1DD，多病灶，平均 5 个（1 ～ 50

个），常在后极。很少伴有视网膜出血。病菌经血行播散。粟粒性结核（miliary tuberculosis）或结核性脑膜炎病人眼底的粟粒性结核是可以根据眼部表现直接诊断的。玻璃体炎不一定存在，通常是轻度或中度。伴或不伴活动性的全身性结核病。

结核性脉络膜结节在检眼镜下类似于浸润，但在病理学上不同于一般的浸润。结节是干酪样肉芽肿性炎症，由类上皮细胞堆积（有时有炎性巨细胞）形成结节，其四周被一窄圈淋巴细胞包绕（也许有浆细胞）。病程久长的结节中央会有干酪样坏死。可见抗酸染色的结核分枝杆菌。

荧光素眼底血管造影（FFA）：活动性结节造影早中期呈弱荧光，晚期呈强荧光。最后结节变成色素性萎缩瘢痕，呈透射性强荧光。

吲哚菁绿血管造影（ICGA）：活动性病灶造影全过程保持弱荧光；也许在造影后期是等荧光或强荧光。

B超：坚实的结节呈现一个孤立的隆起的脉络膜肿块，声波被炎症细胞吸收而无巩膜回声。

2. 匐行样脉络膜炎（serpiginous-like choroiditis）　多病灶性，活动性边沿不停进展，慢性顽强地迁延性扩展（图1-5-6）。多灶性脉络膜炎逐渐扩大融合，出现几个活动性进展的边缘，呈阿米巴式扩展。即使病灶愈合成为不活动瘢痕，也会在其边缘显示新活动的进展。

与匐行性脉络膜炎不同之处是，结核性匐行样脉络膜炎往往有明显的玻璃体炎，并且在后极和周边部出现多灶性病变，通常不在视乳头周围区域；QuantiFERON-TB Gold（QFT-G）阳性。

但凡遇到此种匐行性进展的脉络膜炎，尽管不断口服类固醇和其他免疫抑制剂均不能阻止其扩展，应该怀疑结核性脉络膜炎。做胸部X线片和CT扫描，QuantiFERON-TB Gold（QFT-G）建立结核病的诊断。纵然X线胸片和QFT-G阴性，必须做房水或玻璃体液的PCR

以求建立诊断。泼尼松＋免疫抑制剂治疗时病灶顽固进行，可加用抗结核治疗可以减少复发次数。

近来发现炎症不仅在内层脉络膜，也可波及外层视网膜。在RPE找到结核分枝杆菌。

FFA：活动性病损早期弱荧光，晚期强荧光；活动性病灶边缘弥散性染色。最后结节变成色素性萎缩瘢痕，呈透射性强荧光，增殖的色素遮挡荧光。

ICGA：活动性病灶造影全过程保持弱荧光。

3. 脉络膜结核瘤（choroidal tuberculoma）罕见。肺结核瘤存在于播散性结核病病人，通过血液或痰液取样进行实验室检查结核分枝杆菌对诊断很有帮助。

一个孤立的视网膜下肿块，直径4～14mm，开始为一个小而圆的白色病变，逐渐变得微黄，酷似脉络膜肿瘤，可伴渗出性视网膜脱离。予以及时抗结核治疗，反应良好。应与视网膜母细胞瘤、无色素性脉络膜黑色素瘤、眼弓蛔虫病、结节病、布氏杆菌病、麻风结节等相鉴别。

FFA：结核瘤与结核结节不同，大的结核瘤造影早期呈强荧光，伴扩张的毛细血管床。造影晚期结核瘤四周的渗出性视网膜脱离出现染料积存（图1-5-7）。静脉周围炎导致毛细血管无灌注和静脉染色。周边视网膜的新生血管形成并不罕见。

ICGA：有4种征象：①在造影早期和中期阶段出现不规则分布的弱荧光斑点，在晚期变为等荧光或保持低荧光；②多个点状强荧光斑点；③在中间阶段由于渗漏而使脉络膜血管模糊，这导致晚期阶段；④弥漫性脉络膜强荧光。在开始抗结核和皮质类固醇治疗后，等荧光病变、模糊的脉络膜血管和弥漫性脉络膜强荧光趋于消退。局部强荧光倾向于与长期疾病相关。

视网膜下脓肿：干酪样物质可以液化。如果结核分枝杆菌快速繁殖，导致组织坏死，形成视网膜下脓肿。HIV感染者容易发生。

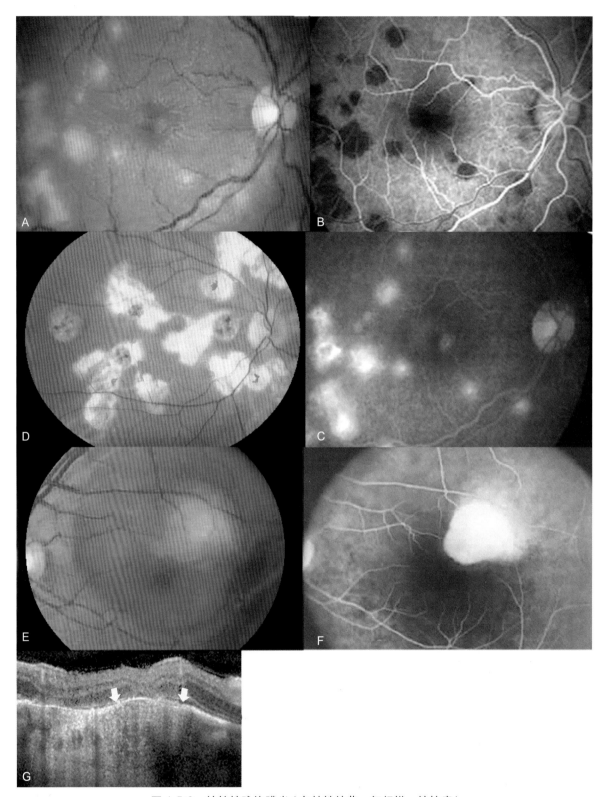

图 1-5-6　结核性脉络膜炎（多灶性结节，匐行样，结核瘤）

A. 结核性脉络膜结节，呈多灶性。在 FFA 早期为遮蔽荧光 (B)，在 FFA 晚期 (C) 变成渗漏和染色的强荧光。D. 匐行样脉络膜炎，多灶性 TB 结节在陈旧病灶的边缘出现活动性新病变而延伸扩展。E. 脉络膜结节，外周被渗出液围绕；F. FFA 示结节荧光素染色。G. 脉络膜结节用 EDI-OCT 可确切了解其隆起度及大小。并示继发的外层视网膜改变

视网膜血管炎：静脉（有时动脉）周围被渗出物包绕，伴视网膜出血、脂质渗出；偶尔视网膜血管附近有脉络膜视网膜炎病灶。凡见此组病象，应该警惕结核性血管炎。因为，结节病和 Behcet 综合征侵犯的血管主要是动脉。在慢性病程中会出现视网膜无灌注，甚至继发视网膜新生血管形成。对 TB 抗原过敏反应者归属于 Eales 病。

FFA：视网膜血管壁（主要是静脉）染色和渗漏。必须注意视网膜周边是否有视网膜毛细血管无灌注或 CNV。

（六）结核性视神经炎

1. **临床表现** 视神经受累是结核病的常见并发症，其可为结核分枝杆菌直接感染，也可经脉络膜或血行播散。临床表现形式包括视神经乳头炎（51.6%）、视神经视网膜炎（14.5%）、视神经结节（11.3%），90% 伴有后葡萄膜炎。

2. **辅助检查** 如果不排除其他病原，而把一切原因未明的肉芽肿性炎症都贸然地归之于结核，可造成很多误诊。早年由于辅助诊断水平有限，绝大部分眼部肉芽肿性炎症被误诊为结核性炎症。随着科技的发展，诊断手段增多，常用方法如下。

（1）结核菌素皮肤试验（tuberculin skin test，TST）：目前国内均采用国产结核菌素纯化蛋白衍生物（purified protein derivative，PPD），国际通用的皮内注射法（Mantoux 法）。将 PPD 5U（0.1ml）在前臂内侧上中 1/3 交界处皮内注射，使局部形成皮丘。48 ～ 96h（一般为 72h）观察反应，结果判断以局部硬结（明显突起的硬化区）直径为依据：< 5mm 阴性反应，5 ～ 9mm 一般阳性反应，10 ～ 19mm 中度阳性反应，≥ 20mm 或不足 20mm 但有水疱，出血、坏死及淋巴管炎者为强阳性反应。

对病原诊断的价值有限。成人 TST 强阳性反应提示活动性结核病可能，应进一步检查。

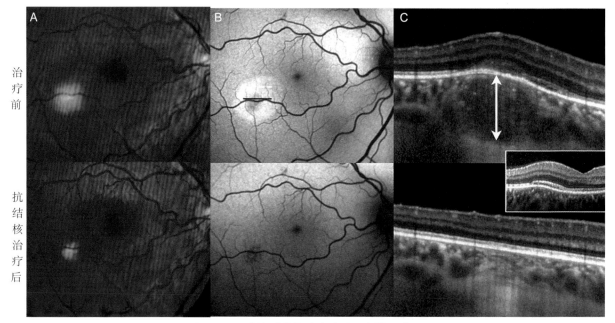

治疗前

抗结核治疗后

图 1-5-7 脉络膜结核瘤治疗前后多模式成像

25 岁男性，最近活检证实为肺结核，开始乙胺丁醇治疗前筛查性眼科体检。视力 1.0 OU，检查发现右眼无玻璃体炎，右侧黄斑一个圆形黄色脉络膜病变。B-C 图 EDI- OC 通过肉芽肿中央部(FAF 中黑色实线)展示脉络膜局部平滑隆起，增厚至 530μm（双向箭头），遮挡脉络膜细节。继发外层视网膜强反射浸润，造成感光细胞椭圆体中断而进入外核层。FAF 示病灶周围均质性强自发荧光晕。经用异烟肼、利福平、乙胺丁醇、吡嗪酰胺等治疗 3 个月，脉络膜和视网膜浸润消散，1 年后 FAF 示残留的弱自发荧光瘢痕。插图：OCT 通过强自发荧光白色虚线扫描，显示外层 RPE 和椭圆体区病变。此图引自 Goldberg et al. Multimodal imaging of a tuberculous granuloma. Retina,2015,35:1919

阴性反应特别是较高浓度三次试验仍阴性则可排除结核病，但 TST 往往难以区分 BCG 接种后产生的交叉免疫反应与真正的结核分枝杆菌感染。

（2）TB-IGRA 检测：结核分枝杆菌 γ- 干扰素体外释放试验（tuberculosis interferon-gamma release assay，TB-IGRA）被认为是近年来结核病诊断方面的一个重大突破。结核感染者体内存在特异性效应 T 淋巴细胞，当其再次受到结核菌抗原刺激时会释放 γ- 干扰素。TB-IGRA 基本原理为受检对象采集全血后，加入结核分枝杆菌特有的 T 细胞抗原刺激，于 37℃ 体外培养 16～24h 后检测 T 细胞产生的 IFN-γ 的情况，如果 T 细胞由于结核分枝杆菌特异抗原的刺激而提高了 IFN-γ 的产量，并到达一定的阈值，则认为该个体感染了结核分枝杆菌。利用 Elisa 方法检测释放到血清中的 γ- 干扰素的含量。TB-IGRA 与 TST 都是通过检测结核特异性 T 细胞免疫应答的水平，判断机体是否存在结核分枝杆菌感染，但 TB-IGRA 作为一种体外检测方法，更为方便与客观，且在灵敏度和抗卡介苗干扰上均强于 TST，因此在临床上可以作为是否感染结核分枝杆菌的辅助诊断手段。选用的抗原成分是卡介苗或其他分枝杆菌所不具有的致病性结核分枝杆菌特有片段，因此，可排除接种卡介苗的干扰现象，在结核病诊断中具有较高的敏感性和特异性。TB-IGRA 美国 FDA 前后批准两种方法：QuantiFERON-TB Gold 和

T-Spot（图 1-5-8）。前者测定 γ- 干扰素释放的浓度。T-Spot 是检测 γ- 干扰素释放后刺激产生的 T 细胞数目。

① QuantiFERON-TB Gold：简称 QFT-G，QFT-GIT，商品名 QuantiFERON-TB Gold Plus（QFT-Plus）。美国 CDC（2005 年）公告，将它作为一种结核菌素试验的替代。QuantiFERON-TB Gold 是一种血液测试方法，测量病人对结核细菌的免疫反应。已被美国 FDA、欧洲和日本批准。对 216 位卡介苗接种的日本护理专业学生（低风险的结核分枝杆菌感染）测试 QFT-G，特异性 98.1%。118 例培养证实结核病病人灵敏度为 89.0%。提示感染结核分枝杆菌（结核活动期感染、潜伏感染或隐性感染）。阴性提示未感染结核分枝杆菌。反应假阴性的可能原因有：标本的不正确处理如剧烈操作导致细胞受损；受试者本身免疫系统缺陷如接受免疫抑制治疗或 AIDS，或其他可能原因。

② 结核分枝杆菌 T 细胞斑点试验（T-Spot.TB）：酶联免疫斑点技术即 T-Spot.TB（英国 Oxford Immunotech 公司研制）。以结核特异性抗原早期分泌靶向抗原（BSAT-6）和 10kDa 培养滤过液蛋白（CFP 10）肽段库为刺激源，检测外周血中特异性释放 γ- 干扰素的 T 淋巴细胞，从而用来检测结核感染。该方法优点为特异性高，不受卡介苗和环境分枝杆菌的影响；敏感性高，病人免疫状态对其影响甚微。特异性、敏感性、阳性预测值和阴性预测值都达到 95%

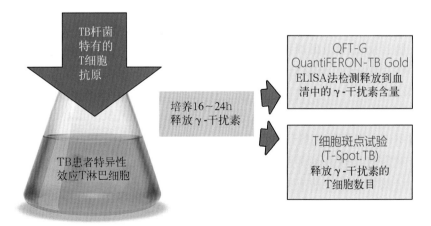

图 1-5-8　TB-IGRA 检测法：QFT-G 和 T-Spot.TB

左右。

QFT-G 与 T-Spot.TB 相比，QFT-G 特异性高于 T-Spot（0.995 vs 0.91），敏感性稍低于 T-Spot（0.64 vs 0.67）。由此，QFT-G 可作用一线测试（Ang M，Wong WL. Prospective Head-to-Head Study Comparing 2 Commercial Interferon Gamma Release Assays for the Diagnosis of Tuberculous Uveitis. Am J Ophthalmol，2014，157:1306-1314）。

（3）PCR 检测结核分枝杆菌 DNA：聚合酶链反应（PCR）技术可以将标本中微量的结核分枝杆菌 DNA 加以扩增。定量检测眼内液中结核分枝杆菌 DNA，是诊断眼内结核病的强有力依据。

（4）结核分枝杆菌 IgG 抗体检测：以纯化的基因工程克隆、表达的结核（TB）特异性蛋白抗原 38kD 固定于纤维膜表面。应用胶体金免疫层析法原理检测人血清中的抗结核 IgG 抗体。肺结核病人血清中结核菌 IgG 的敏感性为 24% ～ 100%，特异性 71% ～ 100%。由于敏感性与特异性较低，WHO 不推荐将此方法用于指导结核感染。

3. 诊断

（1）对于其他部位结核感染的估价：做全身详细的检查是困难的，通常都把兴趣集中于肺部结核。根据 Werdenberg 统计，眼结核病人的体内结核，60% 为肺门淋巴的钙化灶，30% 为陈旧性静止的肺野病灶，10% 有体内活动性结核。根据统计看来，对可疑病例做肺部 X 线检查是有价值的，而且值得提出的是，对静止的陈旧的肺门或肺野病灶应当更加注意，不应把注意力只集中在一些活动性结核上。

据统计眼部结核大多合并于其他部位静止性结核病灶，证实肺部或肺外活动性结核病灶有助于诊断。TB-IGRA 在诊断上具有重要价值。抗结核药物治疗有效对结核性葡萄膜炎的诊断有重要帮助。对结核的病原诊断有提示作用的葡萄膜炎特点是，肉芽肿性结节性前葡萄膜炎，脉络膜结节、多灶性脉络膜炎，匐行样脉络膜炎，视网膜血管炎（静脉炎为主）；少见的是，玻璃体内雪球状或平部雪堤样混浊，视网膜下脓肿。

凡遇 HIV 阳性或 AIDS 等免疫力明显低下的葡萄膜炎病人必须考虑 TB 的可能性。

（2）试验性治疗（therapeutic test）：在眼结核的临床诊断上，这是重要的一步。如病人症状可疑，又不能确诊，则可试用标准抗结核化疗（4 种药联合应用，不能只用 1 种药物，以免造成抗药性）。如治疗 4 ～ 6 周后有疗效者，可以临床诊断为结核性的，因其他病原很少对抗结核化疗有效。

凡有下列条件之一者，可使用试验性治疗：①虹膜出现结节、Koeppe 小结节、体内有陈旧结核病灶，此还有其他肉芽肿性病原（如梅毒）存在者。②脉络膜肉芽肿性病变破坏较甚，TST 强阳性，没有发现体内其他肉芽肿性病原存在者。③眼部症状可疑，但实验室及其他各方面检查无意义者。

总之，结核性葡萄膜炎的病原诊断是一项困难的工作。①对于粟粒性结核、肉芽肿性葡萄膜炎、匐行样脉络膜炎、脉络膜肉芽肿（单个或多病灶）病人，身体他处有结核病，无其他病原可稽，诊断性抗结核治疗获佳效，可诊断为结核性。②非肉芽肿性炎症，虽无特异征象，但若能排除其他病原，且能找到陈旧结核病灶，TB-IGRA 阳性，则可暂且诊断为结核性。

（3）诊断标准：有关结核性葡萄膜炎的诊断是一相当棘手的问题，目前尚无满意的诊断标准。

A.Gupta 等（2015）放弃他们 2005 年提出的结核性后葡萄膜炎诊断规范，仿照 Graham 等（2012）胸内结核病的分类提出临床眼内结核病（intraocular tuberculosis，IOTB）分类（提议稿）。由原先 IOTB 诊断规范的"证实"（comfirmed）和"假定"（presumed）扩展成证实（comfirmed）、假定（probable）、可能（possible）。临床和实验室相结合。原先的诊断性治疗是回顾性的而不是预设的，所以没有采纳（表 1-5-4）。

表 1-5-4　Gupta 等（2015）临床眼内结核病分类（提议稿）

结核性葡萄膜炎特征：前房或玻璃体细胞阳性，并伴有：

1. 广泛宽阔虹膜后粘连

2. 视网膜血管周炎（静脉炎为多），伴或不伴分散性脉络膜炎 / 瘢痕

3. 多灶性匐行样脉络膜炎（multifocal serpiginoid choroiditis）

4. 脉络膜肉芽肿（单个或多个病灶）

5. 视盘肉芽肿或视神经病变

确诊 IOTB（1+2）

1. 至少有一个眼内临床症状提示结核病

2. 眼内液 / 组织确认结核分枝杆菌（MTB）

假定诊断 IOTB（1+2+3）

1. 至少有一个眼内临床症状提示 TB（并且除外其他病因）

2. X 线胸片证实结核感染，或有眼外结核病的临床证据，或从痰或眼外部位确认微生物

3. 下列条件至少一项符合：a.TB 暴露史；b. 结核感染的免疫学证据

拟诊 IOTB（1+2+3）或（1+4）

1. 至少有一个眼内临床症状提示 TB（并且除外其他病因）

2. X 线胸片证实结核感染，无眼外结核的临床证据

3. 下列条件至少一项符合：a.TB 暴露史；b. 结核感染的免疫学证据

4. X 线胸片证实结核感染，或有眼外结核病的临床证据但不具备"3"的条例

TB 暴露史：2 年内家庭中或近距离接触 TB 病人（涂片或培养阳性，或接受抗 TB 治疗）

结核感染的免疫学证据：目前在中国主要依赖 IGRA 阳性。TB 抗体和 TB 皮试阳性的诊断意义不可靠

　IOTB. 眼内结核。Ocular immunology &inflammation，2015，23：7-13

4. 鉴别诊断

（1）活动性脉络膜结核：须与多灶性脉络膜炎全葡萄膜炎、PIC、结节病相鉴别，这些病的特点是，常为两侧性，IGRA 阴性，抗结核治疗无反应。

①鸟枪弹样视网膜脉络膜病变：特点是，两侧性，病灶均匀散在分布，病灶缺乏色素性瘢痕改变，HLA-A29 阳性。

②匐行性脉络膜炎（serpiginous choroiditis）：特点是，两侧性，慢性复发性，体健中年人。视盘边缘病灶，数周后边缘出现新病灶，向黄斑呈螺旋状或匐行性指状伸展；IGRA 阴性。与匐行样脉络膜炎鉴别见表 1-5-5。

③ VKH 综合征和交感性眼炎：特点是，两侧性葡萄膜炎，多数病情较急，发展快；伴有脑膜刺激征、听觉功能障碍、皮肤和毛发异常。IGRA 阴性，抗结核治疗无反应。交感性眼炎必定与穿孔性眼外伤直接关联。

④ Lyme 病：特点是，生活于农村、林区、草场，有蜱咬史；游走性红斑、大关节痛、面神经麻痹史。血清抗伯氏包柔螺旋体抗体测定。

（2）后期的脉络膜视网膜瘢痕：可能会与陈旧的弓形体病或组织胞浆菌病的瘢痕混淆，实验室病原测试结果常是诊断的重要根据。

5. 治疗原则　结核病葡萄膜炎的诊断至关重要，因为抗结核治疗通常是有效的，可是若未排查 TB 而单独给予全身泼尼松治疗常是有害的。及时诊治不仅可以挽救视力，而且同时治疗相关的全身结核病。

（1）系统抗结核治疗：一旦疑诊为脉络膜结核，应当转请结核专科或传染病医师进行规范的抗结核治疗。异烟肼、利福平为全杀菌药；链霉素、吡嗪酰胺为半杀菌药；乙胺丁醇为抑菌药。

美国 CDC（2009）建议采用 WHO 一线抗

表 1-5-5　匐行性脉络膜炎与结核相关多灶性匐行样脉络膜炎

	匐行性脉络膜炎	结核相关多灶性匐行样脉络膜炎
病史	• 出生和成长于非结核流行区	• 住在结核流行区
	• 无结核病接触史	• 结核病接触史
临床表现	• 病灶从视盘出发向黄斑指状延伸，构成地图状；而非多灶性	• 多灶性
	• 两侧性	• 常是单侧性
	• 玻璃体炎和前房炎症反应轻	• 玻璃体炎和前房炎症反应明显
	• 抗结核治疗无反应	• 抗结核治疗有反应
	• 色素堆积于治愈病灶的边缘	• 色素堆积于治愈病灶的中央
实验室检测	• X 线胸片正常	• X 线胸片阳性
	• IGRA 阴性	• IGRA 阳性
	• 结核菌素皮肤试验阴性	• 结核菌素皮肤试验强阳性

结核药物，按照肺外结核初始治疗规范，分两步：强化期治疗旨在 2 周内将传染性病人经治疗转为非传染性，症状得以改善。巩固期药物减少然后根据治疗反应调整药物类型和数量，持续巩固治疗 4 ～ 7 个月。

强化治疗期：2 个月。口服异烟肼（isoniazid, INH）300mg/d、利福平（rifampicin, RMP）600mg/d、乙胺丁醇（ethambutol, EMB）750mg/d 及吡嗪酰胺（pyrazinamide, PZA）1500mg/d，4 种药联合应用短期内有效杀灭 MTB。可用链霉素 750mg/d 替代乙胺丁醇。

巩固治疗期：异烟肼和利福平联合 2 种杀菌药，每周 3 次。可以降低选择性耐药菌产生的危险性。初治病人按照上述原则规范治疗，其疗效高达 98%，复发率低于 2%。

脉络膜结核的治疗方法与肺结核和肺外结核治疗相似，必须坚持五原则：早期、联合（多种药物联用，杀灭不同习性的细菌，减少耐药）、适量（避免药量不足而疗效不佳或造成耐药，防止药量过大的毒性反应）、规律（保持有效血浓度）、全程（防止复发）。不可随意更改方案或无故停药，亦不可随意间断用药。

抗结核药主要不良反应：异烟肼为周围神经炎、肝功异常；利福平为过敏反应、胃肠反应、肝功异常；吡嗪酰胺为关节痛、胃肠反应、肝功异常；链霉素为听力障碍、眩晕、过敏反应；乙胺丁醇为视神经炎。开始治疗前测试肝肾功能，治疗后每月测试一次。肝肾功能有损害时须减量或停药。

（2）糖皮质激素：渗出、水肿严重者可给予泼尼松口服，但是必须在标准抗结核治疗 2 ～ 4 周后才可开始。40mg/（kg•d），炎症控制后减量至维持量，可能需要 9 ～ 12 个月。类固醇有可能促使结核分枝杆菌繁殖，导致全眼炎；激活隐性感染而加剧系统性结核病。因此，对口服泼尼松治疗眼内结核有争议，不过，葡萄膜炎专家在标准抗结核治疗控制炎症后给予小剂量泼尼松。前葡萄膜炎须糖皮质激素眼液是毋庸置疑的，但眼内结核对糖皮质激素及免疫抑制剂应答差。

三、梅毒性葡萄膜炎

（一）概述

梅毒（syphilis）是由密螺旋体属（treponema）的苍白螺旋体（treponema pallidum）引起的一种慢性系统性传染病，属于性传播疾病（sexually transmitted disease，STD）的一种。经性接触或经载体使梅毒螺旋体侵入他人体内而得病者称获得性梅毒。母亲血液中梅毒螺旋体可以通过胎盘感染胎儿，形成先天性梅毒。

1964 年我国（大陆）是唯一一个在世界上宣布基本消灭梅毒的国家，然而随着经济改革开放后，20 世纪 80 年代梅毒等性传播疾病在我国死灰复燃，90 年代开始再次流行，并且发病率逐年增长。2011 年全国报道梅毒 43 万例，年发病率为 32/10 万。

梅毒分为先天性和获得性。获得性梅毒分

为 4 期：① 一期梅毒（primary syphilis）：感染螺旋体后 2～6 周，感染部位出现无痛性溃疡——硬下疳，持续 3～6 周后自行消退。② 二期梅毒（secondary syphilis）：感染后约 3 个月。弥漫性斑丘疹，常见于手掌和足底，可自行消退；③ 隐性梅毒（latent syphilis）：二期梅毒病损消退后进入无症状的潜伏期，可持续数月甚至终身。大约 1/3 未经过治疗的病人进展为三期梅毒。④ 三期梅毒（tertiary syphilis，late syphilis）：感染 2 年后。心血管和（或）神经受累。

梅毒性葡萄膜炎者必须查 HIV。在西方国家梅毒性葡萄膜炎病人 2/3 HIV 阳性。

（二）临床表现

先天性眼梅毒在我国目前少见，主要表现为两侧性角膜基质炎。常见周边"椒盐状眼底"（salt and pepper fundus），严重者模拟 RP，但不会有骨细胞样典型的色素，两侧对称性差。Hutchinson 三联征：基质性角膜炎、神经性耳聋、楔状齿；有时包括塌鼻。

眼梅毒主要是获得性梅毒。眼部表现可出现于疾病的任何时期，但多见于二期和三期梅毒。获得性眼梅毒在二期梅毒的发生率为 4.6%，在三期梅毒为 2.5%～5%，HIV 感染者为 9%。梅毒螺旋体侵犯眼时可以模拟任何眼疾。

梅毒性前葡萄膜炎（syphilitic anterior uveitis）：急性、慢性及反复发作的虹膜睫状体炎都可见于梅毒病人。若早期治疗，一般不发生瞳孔膜闭或闭锁等后果，唯一的后遗症为玻璃体尘状混浊。

由二期梅毒引起的虹膜梅毒玫瑰疹或丘疹性虹膜炎，由三期梅毒引起的虹膜睫状体梅毒瘤（gumma）也是极罕见的。临床上偶尔可见的仅是一些合并于梅毒性角膜基质炎的虹膜睫状体炎。

梅毒性后葡萄膜炎（syphilitic posterior uveitis）：急性或慢性。脉络膜炎合并渗出性视网膜脱离。

梅毒所致后葡萄膜炎包括弥散性脉络膜视网膜炎、急性鳞片状（或融合成地图状）脉络膜视网膜炎；严重病例伴有视神经炎、视网膜血管炎等。其中脉络膜视网膜炎最常见。晚期可以并发 CNV、脉络膜视网膜瘢痕（视网膜下纤维化）。早期 ARN 发生于梅毒共存 HIV 感染者。

（三）辅助检查

1. OCT　病变主要累及外层视网膜，最常见特征是：EZ 中断或消失，外层视网膜 /RPE 复合体小结节状隆起，在静脉注射青霉素 G 2～4 周后消失；此外可能有外界膜消失、视网膜下液、视网膜水肿、玻璃体细胞、视盘水肿、ERM。

2. 自发荧光　表现为斑片状或弥漫强自发荧光区。

3. FFA　早期浸润性病变区静脉期后期开始不规则性轻度强荧光，进行性增强，晚期渗漏；严重病例病灶区视网膜血管壁染色或血管周围渗漏，视盘渗漏。

（四）实验室检查

渗出物或病变组织以暗视野检测梅毒螺旋体是早期肯定诊断梅毒的理想方法。可惜这种检测尚未上市。一些实验室采用检测梅毒螺旋体的 PCR 试验。

现实临床普遍应用梅毒血清学检查。人体感染梅毒螺旋体后 4～10 周，血清中可产生一定数量的抗类脂质抗原的非特异性反应素（主要是 IgM、IgG）和抗梅毒螺旋体抗原的特异性抗体（主要是 IgM、IgG），血清学检查是辅助诊断梅毒的重要手段。

实际临床上广泛采用梅毒血清试验可提供假定性的病因诊断。VDRL 及 FAT-ABS 是美国等发展国家的公认的标准的基本的两种梅毒血清试验。

1. 非梅毒螺旋体抗原血清试验　使用心磷脂、卵磷脂及胆固醇作为抗原的絮状凝集试验。反应素与心磷脂形成抗原抗体反应，卵磷脂可加强心磷脂的抗原性，胆固醇可增强抗原的敏感性。当抗原与抗体(反应素)混合发生反应时，后者即黏附胶体微粒的周围形成疏水性薄膜。

由于摇动、碰撞，使颗粒与颗粒互相黏附而形成肉眼可见的颗粒凝集和沉淀，即为阳性反应。

（1）性病研究实验室和快速血浆反应素：性病研究实验室（venereal disease research laboratory，VDRL）及快速血浆反应素（rapid plasma reagin，RPR）是非特异性血清试验。探查心肌磷脂胆固醇抗原的抗体，只是对活动性系统性疾病呈阳性，VDRL 及 RPR 均有假阳性，这二项检查只适用于普查及发病率低的地区，阳性者必须再以 FTA-ABS 来证实。这是美国等发展国家的标准测试。

（2）非梅毒螺旋体试验阳性可能的表示：现症感染、接受或未接受过治疗的近期感染，以及生物学假阳性，在一般人群中的假阳性率是 1%～3%。大部分假阳性血清抗体滴度（稀释度）弱于 1:2，但低滴度不能排除梅毒，因可出现在隐性或晚期梅毒病人中。

（3）VDRL：待测血清用等渗盐水在试管中做 6 个稀释度：原血清、1:2、1:4、1:8、1:16、1:32。阳性的稀释度（滴度，titer）降低可反映治疗效果。但是二次同样测试方法的抗体滴度必须差别在 4 倍或更多时才被认为具有临床意义，例如：滴度从 1:16 降弱至 1:4 或由 1:8 增强至 1:32。如果一次是 VDRL，另一次是 RPR，由于方法不同故不能以其滴度改变来判断治疗效果。

（4）甲苯胺红不加热血清试验（toluidine red unheated serum test，TRUST）：对三期梅毒、早期梅毒、潜伏期及治疗后梅毒易呈假阴性反应。其他如结核病、疟疾、风疹、类风湿关节炎、猩红热、自身免疫性溶血、肺炎、一些原因不明的发热，以及孕妇、年龄等因素的影响而呈假阳性。因此，TRUST 的特异性和敏感性有一定局限性，其结果基于肉眼观察，易出现误判和漏检。TRUST 不适于梅毒的诊断，只适于筛选试验，滴度与梅毒活动病程有关，可用于观察疗效、再感染和复发。

2. 梅毒螺旋体抗原血清试验 采用梅毒螺旋体作为抗原，检测血清中抗梅毒螺旋体特异性 IgG 或 IgM 抗体，其敏感性和特异性均较高（表 1-5-6），用于确诊梅毒，但不能区分梅毒的现症感染和既往感染。一旦出现阳性后就可保持终身，所以不能反映治疗效果，也不能用作疗效监测。

表 1-5-6　未经驱梅治疗的梅毒血清试验敏感性和特异性

	一期梅毒（%）	二期梅毒（%）	隐性梅毒（%）	三期梅毒（%）	特异性（%）	用途
VDRL（非特异性）	78（74～87）	100	95（88～100）	71（37～94）	98（96～99）	普查，定量，反映治疗效果
RPR（非特异性）	86（77～100）	100	98（95～100）	73	98（93～99）	普查，定量，反映治疗效果
TRUST（非特异性）						普查，定量，反映治疗效果
FTA-ABS（特异性）	84（70～100）	100	100	96	97（94～100）	证实诊断，终身阳性
TPPA（特异性）	76（69～90）	100	97（97～100）	94	99（98～100）	证实诊断，终身阳性
MHA-TP（特异性）	50～60	100	98	98		相似于 FTA-ABS，但能定量
TPHA（特异性）						证实诊断，终身阳性

修改自哈佛大学眼科 Kiss 等 .Semina in ophthal, 2005, 20:161-167

（1）美国疾病控制中心推荐：对于梅毒累及眼部的病人，应该做腰穿行脑脊液做FTA-ABS检查，以利于确诊神经梅毒。

荧光梅毒螺旋体抗体吸收试验（fluorescent treponemal antibody absorption，FTA-ABS）。ABS是absorption的缩写。这是美国等发展国家的标准测试。

梅毒螺旋体明胶颗粒凝集试验（treponema pallidum particle agglutination assay，TPPA）。

梅毒螺旋体血凝试验（treponema pallidum hemagglutination assay，TPHA）。

梅毒螺旋体微量血凝试验（microhemagglutination-treponema pallidum，MHA-TP）。对一期梅毒（primary syphilis）的敏感性不及VDRL或FTA-ABS，对二期梅毒及晚期梅毒及隐性梅毒的敏感性与FTA-ABS一样优异。MHA-TP尚能定量测定。

（2）美国疾病预防控制中心（CDC）于2010年颁布的梅毒治疗规范中指出：梅毒性葡萄膜炎或其他眼部表现常常伴有神经梅毒，应根据神经梅毒的治疗。

在一切情况下，没有一个单一的测试可以用来诊断神经梅毒。早期梅毒病人脑脊液（CSF）实验室检查往往是异常的。CSF-VDRL是非常特异性的，虽然不敏感，但属于常规的CSF血清学检测。当脑脊液没有大量血液掺杂的情况下，CSF-VDRL阳性反应是可诊断神经梅毒的。

神经梅毒实验室诊断通常依赖于血清学检测结果（图1-5-9）、脑脊液细胞计数或蛋白质检测、CSF-VDRL反应、有或无临床表现的不同组合。

有些神经梅毒病人CSF-VDRL可能无反应，因此可以使用脑脊液做FTA-ABS试验。对神经梅毒病人脑脊液FTA-ABS试验的特异性比CSF-VDRL低，但敏感性高，神经梅毒病人极不可能CSF FTA-ABS试验是阴性的。

（五）诊断

诊断要点：①葡萄膜炎、视网膜炎、视网膜血管炎或视神经炎；椒盐状眼底；50%是两侧性。②血清反应：非梅毒螺旋体抗原试验（VDRL，RPR）和梅毒螺旋体抗原试验（FTA-ABS，TPPA，MHA-TP，TPHA）两种不同类型的梅毒血清反应，例如VDRL和FTA-ABS均呈阳性。RPR阴性不能排除眼梅毒。FTA-ABS与TPPA均阳性才能确诊（排除FTA-ABS假阳性）。

眼梅毒多样性，无特征。因此，诊断的关键是梅毒血清反应阳性。对葡萄膜炎和视网膜视神经炎的成人病人，排查梅毒血清反应和HIV应列为常规。

鳞片状或地图状脉络膜视网膜炎，尤其是AIDS病人，曾被认为是梅毒感染的特征性病变，由于病变形态多变，不能仅仅依赖眼底的表现做出病原学诊断。对鳞片状或地图状脉络膜视网膜炎要想到梅毒感染，必须做血清学检测来确定。

眼病变符合梅毒性的，并且TPPA反应阳性，可视为假定眼梅毒。即使曾用苄星青霉素肌内注射治疗梅毒，也不能排除眼梅毒这一诊断。

必须检查人类免疫缺陷病毒（HIV），艾滋病病人的眼梅毒发病率较高。

梅毒葡萄膜炎病人20%CSF梅毒反应阳性。全部眼梅毒病人必须进行腰椎穿刺以测定梅毒血清反应，排除伴随的神经梅毒。CSF正常不能排除眼梅毒，但不正常的CSF在治疗6个月后将需要一次腰穿，以保证神经梅毒已获得充

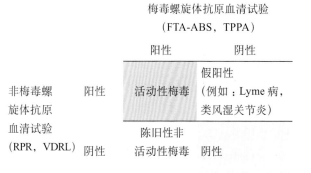

		梅毒螺旋体抗原血清试验（FTA-ABS，TPPA）	
		阳性	阴性
非梅毒螺旋体抗原血清试验（RPR，VDRL）	阳性	活动性梅毒	假阳性（例如：Lyme病，类风湿关节炎）
	阴性	陈旧性非活动性梅毒	阴性

图 1-5-9　**梅毒血清检测简易解读**

分治疗。

二期梅毒（在接触感染数月至数年后）引起的虹膜睫状体炎诊断较易，因为眼部表现典型，有明确的病史，皮肤黏膜有典型的损害，以及极高的血清反应阳性率。

曾予以不彻底治疗的梅毒病人的葡萄膜炎就很难找出其病因。因为全身症状被抑制，没有任何表现，差不多 50% 病人血清非特异性梅毒反应阴性。对于这类病人应反复做血清学检查，必须加做 FTA-ABS。

（六）治疗原则

前葡萄膜炎须局部滴入糖皮质激素，扩瞳。后葡萄膜炎在驱梅同时可给予适量泼尼松口服。

吉海反应（Jarisch-Herxheimer reaction）：驱梅治疗后突然释放大量梅毒螺旋体的内毒素。特别是治疗早期梅毒，在开始驱梅治疗 24h 内出现急性发热反应，常伴头痛、肌痛，增加皮损红肿的反应。反应通常是轻微的和自限性。不常见的是，在晚期神经梅毒病情可能会进展迅速。

为避免吉海反应，可在青霉素注射前一天口服泼尼松，每次 10mg，2 次 /d，连续 3 d。

美国 CDC 于 2015 年颁布的梅毒治疗规范中指出：眼梅毒（葡萄膜炎、神经视网膜炎、视神经炎、视网膜血管炎）必须按照神经梅毒治疗。因为梅毒苍白螺旋体驻留在隐蔽的部位（例如，中枢神经系统和房水），某些形式的青霉素很难进入。因此，联合应用苄星青霉素，普鲁卡因青霉素，青霉素口服制剂被认为不适合于治疗这些部位的梅毒。

2015 年美国 CDC 颁布的神经梅毒和眼梅毒治疗指南（推荐方案）："一个必须；二个选项（有些专家采用）"。

"必须"：水剂青霉素 G，每次 300 万～ 400 万 U，每 4 小时一次，静脉注射或滴注，连续 10 ～ 14 d。

"选项 1"："必须"疗程确定完成后才可以考虑。普鲁卡因青霉素 G240 万 U，肌注 1 次 /d。肾功能正常者同时口服丙磺舒（probenecid）每次 0.5g，4 次 /d。两种药物共用 10 ～ 14 d。

"选项 2"：鉴于"必须"和"选项 1"疗程比隐性梅毒疗程短，因而考虑追加苄星青霉素（benzathine penicillin）肌注 240 万 U，每周一次，共 3 周。

随访：CDC 规定，如果最初脑脊液细胞增多者，应该每 6 个月重复脑脊液检查，直到细胞数正常。后续 CSF 检查也可以用来评估治疗后 CSF-VDRL 或脑脊液蛋白的改变；然而，这两个参数的变化慢于细胞计数，所以，持久性的异常可能是不太重要的。CSF 白细胞计数是衡量治疗有效性的敏感指标。如果治疗 6 个月后细胞计数并未减少，或者治疗 2 年后脑脊液细胞数或蛋白质不正常，必须考虑再治疗。在免疫功能正常者和接受高效抗逆转录病毒疗法的艾滋病毒感染者，血清滴度 RPR 正常化可预示神经梅毒治疗后脑脊液参数正常化。

大多数病人抗梅毒治疗 3 个月同一种检验方法的滴定效价至少下降 4 倍才被认为有效；治疗 6 个月后滴定效价至少下降 8 倍才被认为有效。

中国卫生部性病诊疗规范和性病治疗推荐方案（2000 年）：治疗药物主要为青霉素。

水剂青霉素 G，每日 1200 万～ 2400 万 U，静脉滴注，即每次 200 万～ 400 万 U，每 4 小时 1 次，连续 10 ～ 14 d。继以苄星青霉素 G 240 万 U，每周 1 次，肌内注射，连续 3 次。或普鲁卡因青霉素 G 240 万 U，1 次 /d，同时口服丙磺舒每次 0.5g，4 次 /d，共 10 ～ 14d。继以苄星青霉素 G 240 万，每周 1 次，肌内注射，连续 3 次。

在治疗后 6 个月、12 个月、24 个月复查血清和 CSF 的非梅毒螺旋体抗原试验（VDRL 或 RPR 或 TRUST），以评估驱梅治疗的效果。

四、眼弓首线虫病

眼弓首线虫病（ocular toxocariasis）又称眼弓蛔虫病。人摄入犬（或猫）弓首线虫的含胚卵（embryonated eggs），其幼虫移行（larval migration）到眼内所形成的感染性疾病，可造成严重的视力损害，甚至致盲。

含胚卵在人小肠内孵出幼虫进入肠壁经淋巴系统、血液，侵犯肝、肺、脑、肾、心、肌肉和眼等组织。蠕虫（helminthes）幼虫全身播散形成内脏幼虫移行症（visceral larva migrans）。幼虫的排泄物／分泌物引起免疫反应后，幼虫就被炎性肉芽肿所包裹，它可在包囊中存活多年（图 1-5-10）。

犬弓首线虫（toxocara canis）为主要致病寄生虫，少数是猫弓首线虫（toxocara cati）。80% 以上家犬有犬弓首线虫病。

第二期犬弓首线虫幼虫的直径为 18 ～ 20μm，而视网膜毛细血管床在某些地方变窄至 15μm，被堵住的幼虫可能会绕道至更深的侧支。

（一）流行病学

弓首线虫病以 4—8 岁幼儿为多，可因接触泥土（或与犬、猫亲近）摄入含胚虫卵而感染；其他为 55% 是 35 岁以下的青少年和成年人；88.9% 病人常住地为乡村，76.0% 的病人有狗猫宠物。韩国 Jee 等（2015）报道 54 例成年人病人，平均年龄（46.1±12.3）岁。在急性期血浆 IgG、IgM 和 IgE 通常升高，眼内单个幼虫感染，幼虫死亡后再次出现的肉芽肿是再度感染而非复发。多无全身的内脏幼虫移行症表现和嗜酸性粒细胞增多的病史，对于这一现象尚无令人满意的解释。

（二）临床表现

首诊时往往已有半年病史。慢性视网膜肉芽肿引发为葡萄膜炎。98% 单侧性，视网膜以幼虫体肉芽肿（larval granuloma）及四周视网膜前或玻璃体牵拉条带为特征（图 1-5-11），共有三种形式：①周边部肉芽肿，占 50%。②后极肉芽肿，占 40%。③慢性眼内炎，占 10%。

1. 周边部肉芽肿　最初急性弓蛔虫眼内炎症之后玻璃体炎获得改善，在周边视网膜（可

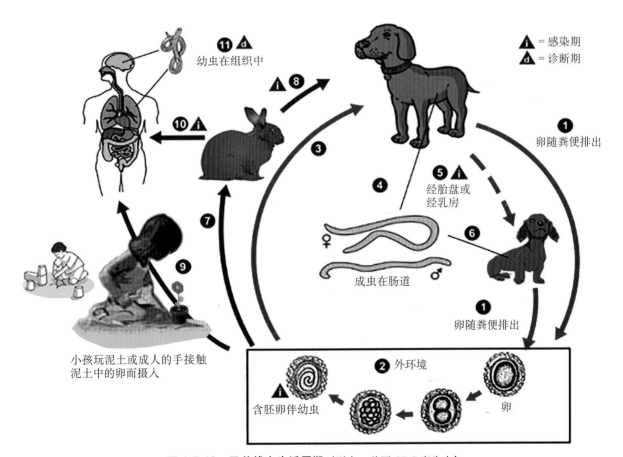

图 1-5-10　弓首线虫生活周期（引自：美国 CDC 寄生虫）

能需要顶压巩膜）显露出一个高密度、白色 -淡黄色炎性团块，病变可相当局限，也可分散类似平坦部炎的雪堤。炎性团块的四周会有纤维细胞条索走行后部视网膜，或牵拉到视神经乳头而须与永存原始玻璃体增生（PHPV）相鉴别。视网膜局部牵拉会出现视网膜皱褶，甚至视网膜脱离；视网膜血管被牵拉移位造成黄斑异位（macular heterotopia），须与早产儿视网膜病变（ROP）及家族性渗出性玻璃体视网膜病变（FEVR）鉴别；视网膜前膜形成，黄斑囊样水肿。

2.后极部肉芽肿　最初急性炎症后，玻璃体炎减轻，通过昏糊的玻璃体可见一个（极少数有 2 个）界限不清的后极部肉芽肿团块。在玻璃体足够透明的时候，显露出一个视网膜下或视网膜内的炎性包块，直径 0.75 ～ 6.0mm，呈黄色、白色或灰色。有很多牵引条从包块走行邻近视网膜。

3.慢性眼内炎　玻璃体脓肿。玻璃体致密细胞浸润以致看不清视网膜；有时候通过密集的玻璃体混浊可见边界不清的黄白色团块；B超发现继发视网膜脱离。瘢痕期有纤维细胞膜或睫状体膜。有时玻璃体可能会透明，可见一个致密的白色包块，推测在肉芽肿内藏有幼虫。

肉芽肿在幼虫死亡后出现色素沉着的脉络膜视网膜巨大瘢痕。

（三）辅助检查

由于人不是弓首线虫的终宿主，幼虫不能在人体内发育为成虫，因此人的粪便中没有弓首线虫卵。并且多无全身的内脏幼虫移行症表现。仅 36% 病人血嗜酸性粒细胞增多。

1.检测血清和眼内液犬弓蛔虫 IgG 抗体，以犬弓蛔虫第二期幼虫排泄分泌做抗原，检测血清中针对幼虫的特异性抗体。然而有部分病人血清的弓蛔虫 IgG 抗体表现为阴性或低滴度，眼内液的弓蛔虫 IgG 抗体阳性。上海医学院眼耳鼻喉科医院（2015）50 例病人中，血清犬弓蛔虫特异性 IgG 阳性率 68.0%；眼内液阳性率 88.0%。64.0% 的病人眼内液 IgG 水平高于血清样本。

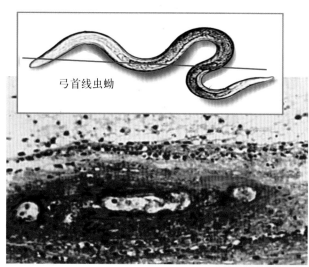

病理组织切片示视网膜肉芽肿内一条眼内犬弓首线虫幼虫。卷曲的幼虫切片时被切到三个片段（参考上图切片方向）。右侧可见嗜酸性角质层的片段。有突出的肉芽肿细胞浸润。
（Courtesy of Dr R Bonshek）

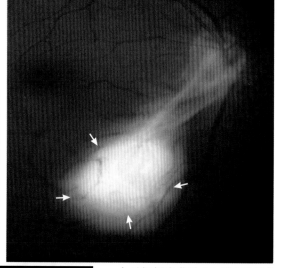

一个后极部肉芽肿（白箭）在视盘颞方，继发性纤维细胞膜，延伸到视盘和玻璃体。血清和前房水犬弓首线虫 IgG 抗体阳性

UBM 显示睫状体有一个肉芽肿，似乎有玻璃体牵引条索相连

图 1-5-11　眼弓首线虫病

2. 前房水嗜酸性粒细胞增多（＞ 500 个 /ml 或≥ 10%）占 12%。

3. 血清 IgE 增高（＞ 100 U/ml）占 70%。

4. 幼虫可在宿主体内存活数月，宿主抗体水平可保持强阳性 2 ～ 3 年以上。

5. 犬弓蛔虫 IgG 抗体测试盒也可测定猫弓蛔虫 IgG 抗体。

6. 蛋白质印迹法（Western blot，WB）比 ELISA 方法敏感，眼内液用 WB 敏感性房水为（13/14）92.9%、玻璃体为（5/5）100%（成人 14 例，Despreaux R，Fardeau C. Ocular Toxocariasis: Clinical Features and Long-term Visual Outcomes in Adult Patients. Am J Ophthalmol，2016，166:162-168）。

7. Goldmann-Witmer 系数（Goldmann-Witmer coefficient，GWC）：比较特定病原在血清及房水中特异性抗体 IgG 的水平。

$$GWC=\frac{房水病毒特异性抗体 / 房水总 IgG}{血清病毒特异性抗体 / 血清总 IgG}$$

若 GWC 为 1 ～ 4，可疑；＞ 4.0 可以确诊。

8. 超声生物显微镜（UBM）发现肉芽肿。上海医学院眼耳鼻喉科医院（2018）77 例（78 只眼）病人在临床上眼弓首线虫病，并经血清和（或）眼内抗体证实。UBM 肉芽肿阳性发现率为 88.5%（69 例），肉芽肿未发现率为 11.5%。主要影像学表现为周边肉芽肿（84.6%），其中 78.5% 位于水平子午线，79.7% 在睫状体表面。肉芽肿在冠状切面上像腊肠，放射切面上像橄榄。单纯后极肉芽肿占 3.9%。周边及后极均有肉芽肿者占 15.4%（Br J Ophthalmol，2018，102：642-646）。

（四）诊断

诊断主要依据特征性的临床症状，但部分病人临床表现并不典型且缺少特异性，容易误诊或漏诊。

诊断要点：①单眼。②玻璃体炎。③一个灰白色视网膜肉芽肿（或炎症性团块），位于后极部或周边部。④肉芽肿四周有许多不规则视网膜前 - 玻璃体条带牵拉着视网膜或视盘。⑤血清和（或）眼内液犬弓蛔虫 IgG 抗体阳性。Goldmann-Witmer 系数＞ 4.0。⑥接触泥土或与犬、猫亲近。⑦ OCT 示肉芽肿在 RNFL 或视网膜内或视网膜下。⑧ B 超示视网膜 - 玻璃体炎性团块。UBM 在睫状体或后极发现一个肉芽肿。⑨儿童。⑩眼内液嗜酸性粒细胞增多。

符合前 4 项条件的儿童（或成年人）应高度怀疑眼弓首线虫病；UBM 应在睫状体或后极发现肉芽肿者加强临床诊断。血清和（或）眼内液 IgG 抗体阳性则可成立假定诊断。

未做抗体检测者必须排除其他疾病，包括眼弓形体病、眼结核、眼真菌感染、结节病等可导致葡萄膜炎或眼内肉芽肿形成的疾病才能确立临床诊断；前房水嗜酸性粒细胞增多也是一项补充的证据。如果行 PPV 手术，1ml 未稀释的玻璃体标本可测定 IgG 抗体；同时必须送病理鉴定，找到幼虫和组织内嗜酸性粒细胞，才能认为是组织病理学诊断依据。

眼弓首线虫病被认为是儿童后葡萄膜炎的三大原因（巨细胞病毒感染、眼弓首线虫病和眼弓形体病）之一。

（五）鉴别诊断

1. 中间葡萄膜炎　周边部弓蛔虫肉芽肿与中间葡萄膜炎相似，但是中间葡萄膜炎是两侧性，玻璃体渗出形成多个雪球，可以堆积在平坦部，以后机化成为雪堤，玻璃体病变多在下方。眼弓首线虫病是孤立一个肉芽肿，玻璃体炎逐渐变成不规则纤维细胞膜和条索，牵拉视网膜。犬弓首线虫抗体探测也是重要鉴别依据。

2. 视网膜母细胞瘤　多发于 5 岁以内儿童，常表现为视网膜一个白色肿块或有子瘤；无不规则视网膜前或玻璃体条带牵拉。B 超和 CT 显示钙化斑。肿瘤进展扩大，继发青光眼。

3. 早产儿视网膜病变　视网膜牵拉发力于颞侧锯齿缘，早产低体重儿，长期吸氧史。眼弓首线虫病视网膜牵拉发力于一个灰白色肉芽肿。

4.家族性渗出性玻璃体视网膜病变（FEVR）
FEVR 为两侧性，颞侧周边部视网膜无血管区，周边部视网膜终端血管异常。后极部血管弓被拉向颞侧周边视网膜的增生团块而发生变形，弓形血管变直，视盘牵引，黄斑异位，甚至有一条条索状视网膜皱褶从视盘延伸到颞侧增生组织。周边部视网膜下或视网膜内不同程度的脂质渗出导致纤维血管增殖，引起牵拉性视网膜脱离。具有家族遗传性。足月产儿。

5.永存原始玻璃体增生（PHPV）　原始玻璃体动脉是从视神经头开始朝向晶状体延伸。

（六）治疗原则

1.抗寄生虫药物（anthelmintic drugs）　下列药物还无眼内渗透性的数据，也没有足够的研究说明它们在人类眼部疾病的疗效。对于封存在视网膜肉芽肿内的幼虫，如何合理驱虫治疗的还缺乏更多的信息。

（1）阿苯达唑（albendazole）：杀蛔虫和鞭虫幼虫，尚未见杀弓蛔虫幼虫的效果。成人 200～400mg 2 次/d，连服 2 周。不良反应轻而短暂。

（2）噻苯达唑（thiabendazole）：阻止幼虫移行，但不能杀死幼虫。剂量每日 20～50mg/kg，分 2 次口服。疗程 7～10d。早期眼幼虫移行症，剂量每日 50mg/kg，连服 2～3d。同时激素也有一定效果。本药不良反应有头痛、乏力、呕吐、眩晕与皮疹等发生率约 30%。

2.糖皮质激素　对于眼内的炎症治疗可使用皮质类固醇和睫状肌麻痹药。驱虫药杀灭活幼虫会引起严重的过敏反应，必须在 Tenon 囊下注射 TA，同时口服泼尼松抑制炎症反应。

3.手术治疗　玻璃体视网膜手术主要针对玻璃体纤维增生、视网膜肉芽肿、视网膜牵引、视网膜脱离等并发症。

五、眼弓形体病

（一）流行病学

弓形体病又称弓形虫病（toxoplasmosis）。这是由刚地弓形体（toxoplasma gondii）所致的一种多组织损伤，反复发作的人畜共患寄生虫病。以猫的传播概率最大，其次为猪、羊、狗、鼠等。1% 的猫粪便内含有弓形体卵囊数百万到数千万个。

本病在西方国家颇受关注。弓形体病是自限性的，美国成年人 30%～60% 弓形体血清试验阳性，中国在 19 世纪末约 10% 成年人弓形体血清试验阳性。近年来喂养猫狗者愈发增多，有可能弓形体血清试验阳性率会增高。

弓形体是寄生在细胞内的原虫，其滋养体呈弓形或新月形，最初是在刚地鼠的单核细胞内发现，因此命名为刚地弓形虫。

猫是弓形体的终宿主。中间宿主很多，包括哺乳类、鸟类和人。弓形体寄生在中间宿主除红细胞以外的任何有核细胞内，弓形体的整个生活史有 5 种不同形态包括滋养体、包囊、裂殖体、配子体、卵囊。当终宿主吞食卵囊、包囊和假包囊后，在回肠内释放速殖子进入小肠上皮细胞内繁殖，最终发育成卵囊，从肠道排出体外为其生活史。其间在肠道内释放出的速殖子，经淋巴和血循环到达全身的组织，进入有核细胞内进行无性繁殖。当速殖子占据整个宿主细胞的细胞质时（部分转化为缓殖子，并分泌成囊物质，形成包囊），宿主细胞膜破裂，释放出速殖子侵犯周围细胞，形成恶性循环，造成组织坏死。在眼内出现局灶性急性视网膜坏死。

包囊主要在细胞生长缓慢的组织中形成，例如脑、眼、骨骼肌和心脏。包囊可长期存活在宿主体内，当免疫功能低下时，包囊破裂释放出缓殖子，使潜伏性感染复发，出现相应的临床表现。

传播途径：①先天性弓形体病系通过胎盘传染：孕妇在妊娠期初次受染，其胎儿感染率较高。②后天获得性弓形体病主要经口感染：吞食被猫粪污染的食物和水，或未煮熟的含有包囊和假包囊的肉、蛋或未消毒的奶等。猫、狗等痰和唾液中的弓形体可通过逗玩、被舔等密切接触。免疫功能低下者如接受免疫抑制剂治疗者、恶性肿瘤、器官移植和 AIDS 等病人均易感染本病。

免疫功能正常的人感染弓形体后多表现为隐性感染，但是免疫功能低下病人，特别是获得性免疫缺陷综合征病人，弓形体感染常引起中枢神经系统感染，甚至全身播散性感染。先天性弓形体感染还是致胎儿畸形和死亡的重要原因。

（二）临床表现

临床症状：有先天性（子宫内感染）与后天获得性两种类型。

先天性者大多表现为黄斑区一个大面积萎缩病灶（图 1-5-12），中央组织萎缩和神经胶质增生，特点是萎缩灶四周有色素增生环（有时可能是不完全环）。也可并发眼球发育畸形。

获得性弓形体视网膜脉络膜炎（acquired toxoplasma retinochoroiditis）最常见的，最典型的急性视网膜凝固性坏死病灶，在后极或黄斑有一个（或数个）乳白色的病损，边界不清，数个视盘直径大小，在视网膜浅层或深层，或伴继发性脉络膜炎。FFA 早期为遮蔽荧光，晚期出现明显渗漏；ICGA 为弱荧光；OCT 示强反光。

另表现为单眼、后极，单个急性视网膜坏死性病灶与萎缩灶毗邻是弓形体病复发的特征，此种"新老卫星病灶"颇具诊断价值。大多数获得性弓形体视网膜炎可以根据这个典型的表现而确立临床诊断。坏死性病灶发生在萎缩斑边缘的诊断价值最高（图 1-5-12B），其次是远离萎缩斑，再其次是萎缩斑在另一眼。

急性视网膜坏死性病灶一般在 8 周后，随

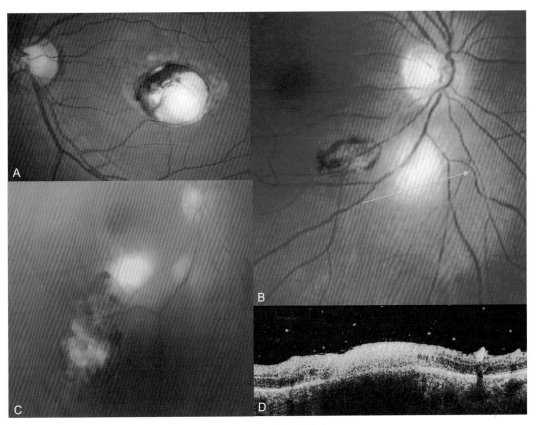

图 1-5-12　眼弓形体病

A. 先天性弓形体视网膜脉络膜炎后在中心凹遗留一个萎缩斑，四周围绕浓密色素环。B. 获得性弓形体视网膜炎，浓密凝固性白色视网膜内层坏死灶。紧挨着一个横卵圆形有色素环的萎缩斑。这是典型的弓形体病复发性视网膜病灶，又名卫星病灶。大多数弓形体视网膜炎就是依凭此卫星病灶而做出临床诊断。C. 又一例卫星病灶。D. B 图中坏死病灶的 OCT 切面，病灶处轻微隆起，有玻璃体细胞，视网膜坏死区呈强反光，主要在内层视网膜

着炎症消退，逐渐变成围有色素环的白色萎缩灶。

活动性病灶早期侵犯内层视网膜多见，少数侵犯视网膜外层，有人认为是侵犯视网膜全层；脉络膜炎是继发的。以致需要与梅毒或疱疹视网膜炎区别。

视网膜周边的大病灶炎症，最常见于中年或老年人，可能老年人细胞介导免疫下降。偶尔病变不典型，会认为是病毒性视网膜炎，梅毒，肺结核，地图状脉络膜病变，真菌感染。免疫功能低下者容易得病而且病情较重，这在诊断时不容忽视。

非特异性病征：坏死性病灶附近往往有玻璃体炎，脉络膜炎，前葡萄膜炎。少数有视网膜血管改变或出血。40% 病人眼内压增高。

（三）实验室检查

非典型性病灶必须依赖血清和眼内液测定抗体综合判断。

1. **房水或玻璃体中查找弓形体 DNA 或其抗体**　凡是不典型病例或暴发性表达，视网膜炎酷似其他感染性和非感染性疾病，因致密玻璃体炎遮蔽而看不清眼底病变，治疗试验无良好反应。此类情况检测眼内液对病原诊断非常有帮助。

2. **组织中找到寄生虫或其包囊**　采用荧光抗体法、过氧化酶 - 抗过氧化酶法是探查弓形体的可靠方法。但眼内组织活检难以操作。

3. **试验性治疗**　弓形体病对于口服乙胺嘧啶＋磺胺嘧啶治疗具有极快的良好反应，用药数日后即见功效。其他任何肉芽肿性葡萄膜炎对此药都不会发生如此良好的反应。

4. **免疫抗体**　所用抗原主要有速殖子可溶性抗原（胞质抗原）和胞膜抗原。前者的抗体出现较早（用染色试验、间接免疫荧光试验检测）、而后者的抗体出现较晚（用间接血凝试验等检测）。同时采用多种方法检测可起互补作用而提高检出率。由于弓形体在人体细胞内可长期存在，故检测抗体一般难以区别是现症感染还是既往感染，可根据抗体滴度的高低及其动力学变化加以判断。

正常人有隐性感染者也极多，因此这些试验也只能作为对眼部病变诊断的参考，对于确定病因是有困难的。但阴性反应对于否定弓形体感染是有价值的，但也有相反的报道。

染色试验曾是血清学方法的金标准，近年来大多数欧美实验室以酶联免疫吸附试验（ELISA）为标准试验，已废弃间接荧光抗体试验。主要用 ELISA 法测定 IgG，必要时做 IgM 抗体 ELISA（IgM 抗体免疫吸附凝集试验，ISAGA）；任何 ELISA 阳性者以染色试验确认。ELISA 检测 IgM 与 IgG，大多数病人的敏感性和特异性均达 100%，优于染色试验（Jones. Ueitis 2nd Ed, 2013）。

Wilmer 眼科研究所 Butler 等指出血清检测对眼弓形体病的病原诊断很少发挥作用，他们仅用作排除诊断，即后葡萄膜炎病人血清弓形体抗体阴性者可排除弓形体感染（Butler NJ, Furtado JM. Ocular toxoplasmosis II: clinical features, pathology and management. Clin Exp Ophthalmol, 2013, 41:95-108）。

（1）染色试验（Sabin-Feldman dye test）：检测 IgG 抗体，一度曾为血清学检测法的金标准。以弓形体为抗原，建立的免疫酶染色试验（IEST）与染色试验的检测结果无显著性差异。该法操作简便，缺点为需要活虫进行操作。感染后 1～2 周出现阳性，3～5 周抗体效价达高峰，以后逐渐下降，可维持终身。抗体效价 1：16 阳性提示为隐性感染，1：256 为活动性感染，1：1024 为急性感染。

（2）间接荧光抗体试验（IFAT）：检测特异性抗体 IgM 和 IgG。采用荧光标记的二抗检测特异性抗体。该法快速，敏感性高，重复性强，有较高的价值。与染色试验基本一致，是目前较常用的一种免疫学诊断方法。IgM 出现较早，病程 1 周左右可呈阳性。特异性 IgM 的检出是诊断急性感染的可靠指标之一。类风湿因子或抗核抗体可引起 IgM 的假阳性，IgG 的竞争也可导致 IgM 假阳性反应。

（3）酶联免疫吸附试验（enzyme linked immunosorbent assay，ELISA）：检测 IgM 与 IgG 抗体。利用酶催化底物反应的生物放大作用，提高特异性抗原 - 抗体免疫学反应的检测敏感性，可用来定位、定性和定量。灵敏度高、特异性强等优点，也可用于抗原鉴定。近年来在 ELISA 的基础上又创建和衍生了多种检测方法。

（4）TORCH：检测 IgM 与 IgG 抗体。TORCH 的原意是，Toxoplasmosis 弓形体，Other（syphillis 梅毒，hepatitis 肝炎，zoster 带状疱疹），Rubella 风疹，Cytomegalovirus 巨细胞病毒，Herpes simplex 单纯疱疹（maternal infection 母性感染）。采用 ELISA 法检测。目前国内普遍用 TORCH 检测。

抗弓形体 IgM 抗体阳性提示感染；IgG 抗体阳性提示有弓形体既往感染；IgM 抗体阴性、IgG 抗体阳性，但抗体效价不高，可能为慢性感染或既往有过感染。鉴于技术上的原因和生物学上的交叉反应，对阳性结果应结合临床综合判断。

由于弓形体病的表现复杂且不具有特异性，尚无好的病原学诊断方法，常误诊和漏诊。

5. 检测抗原　系用免疫学方法检测宿主细胞内的病原（速殖子或包囊）、在血清及体液中的代谢或裂解产物（循环抗原）。是早期诊断和确诊的可靠方法。国内外学者建立了 McAb-ELISA 及 McAb 与多抗的夹心型 ELISA 法检测急性病人血清循环抗原，其敏感性为能检出血清中 0.4μg/ml 的抗原。

（四）治疗原则

弓形体病是自限性疾病，无须治疗。但是在黄斑、视盘、视网膜血管弓处的急性视网膜坏死，因为影响视力，需要治疗。

磺胺嘧啶（sulfadiazine）或磺胺二甲嘧啶（sulfadimidine）口服 1g，4 次 /d。可以联合应用喹诺酮类（quinolones）的乙胺嘧啶（pyrimethamine）口服 25mg，2 次 /d，通常 50mg 单一负荷剂量。3 ～ 4 周为 1 个疗程。

为减轻乙胺嘧啶骨髓毒性，口服亚叶酸（不是叶酸）3 ～ 5mg，每周 3 次。比这更小的剂量不足以防止血小板减少，而高剂量可能会影响乙胺嘧啶的治疗效果。停止服用乙胺嘧啶后继续服药 1 周。服用亚叶酸期间每周测定 1 次血小板。

对于威胁视力的急性病灶加泼尼松 20 ～ 40mg/d。在服用抗原虫药 12 ～ 48h 开始应用泼尼松。

Rothova（1989）比较三组治疗方案：乙胺嘧啶 + 磺胺嘧啶 + 泼尼松；克林霉素 + 磺胺嘧啶 + 泼尼松；甲氧苄氨嘧啶（trimethoprim）+ 磺胺甲基异噁唑（sulfamethoxazole）。未见炎症病程差异。

不能耐受和磺胺过敏者可以选用克林霉素（clindamycin）作用于微生物核糖体抑制蛋白质的合成，口服 300mg，每天 4 次，联合乙胺嘧啶。

治疗弓形体病的药物如磺胺嘧啶、乙胺嘧啶、磺胺二甲嘧啶，SMZ/TMP 和克林霉素。这些药物阻断叶酸代谢，抑制速殖子增殖，对速殖子有效，但不能杀灭速殖子，对包囊无效。因此本病的复发率高。

六、Lyme 病

（一）流行病学

Lyme 病（莱姆病）是一种蜱媒螺旋体病，病原体为疏螺旋体属（又称包柔螺旋体属）。首见于欧洲，称为慢性游走性红斑（erythema chronicum migrans，ECM）。

1975 年 Stree 和 Malawista 首先报道在美国康涅狄格州 Old Lyme 镇发现的疾病，7 年后确定为 Lyme 病。

1985 年我国首次在黑龙江省林区发现本病例，1988 年从病人血液中分离出病原体，321 人中血清阳性者占 19%。北京同仁医院的莱姆病病人来自全国 18 个省市。

伯氏疏螺旋体（Borrelia burgdorferi）。革兰氏染色不易着色，Giemsa 染色呈紫红色 Warthin-Starry 银染色呈黑色。伯氏疏螺旋体的蛋白产生特异性 IgG 和 IgA 抗体，可用于流行病学调查和诊断，基因的表达是可变的。

我国的蜱（ixodes tick）属全沟硬蜱，分布于农村特别是林区草场。幼蜱吸小动物如鼠类的血，脱皮发育成稚蜱，再吸犬类动物血而发育成蜱，感染有螺旋体的成蜱叮咬人时将螺旋体注入人体而感染。它的宿主非常广泛，成蜱除叮咬人外，还可叮咬大动物如牛、马、羊、鹿等。蜱可存活 3～5 年，雌蜱产卵 300～500 个后死亡。

（二）临床表现

1. 疾病过程可以分为三期

第一期：皮肤游走性红斑（erythema migrans，EM）。在被叮咬数天或数周后出现。约 90% 病人以具特征性的皮肤游走性红斑发病，伴流感样或脑膜炎样症状。

第二期：在感染数天至数月后，出现脑膜炎、脑神经或周围神经炎、心肌炎、移行性骨骼肌疼痛。

第三期：间歇性、慢性关节炎、慢性神经系统或皮肤异常。此期持续数月至数年。

2. 眼部表现　早期 11% 有结膜炎和眼眶周围炎症，往往不被注意。第二期时可有脑神经麻痹、视神经炎、视盘水肿。眼内炎症主要表现为玻璃体炎、视网膜血管炎（80%）、葡萄膜炎（15%）、视神经炎（5%）。

（三）实验室检查

早期慢性游走性红斑病人的血清抗伯氏疏螺旋体抗体阳性率为 53%～67%，晚期病人为 90%～100%。

抗伯氏疏螺旋体的特异性 IgM 抗体通常在发病后第 3～6 周达到高峰，特异性 IgG 抗体水平升高较慢，高峰一般出现在神经和关节病变阶段，并可长期持续。

如 IgM 检测长期阳性而 IgG 检测阴性，须考虑假阳性可能。假阳性见于自身免疫性疾病、传染性单核细胞增多症、梅毒病人。

ELISA 较为灵敏，特异性抗体效价 > 1：200 即具诊断价值。

免疫印迹法开始应用，敏感性比 ELISA 高。

值得注意的是感染后有一窗口期，约 4 周后才能出现 IgM 类抗体，而 IgG 类抗体则在急性感染后 6～8 周才出现，且早期抗生素治疗可能影响机体的抗体应答，致使血清学检查持续阴性结果。与梅毒螺旋体有交叉反应而造成假阳性。

（四）诊断

慢性前葡萄膜炎、中间葡萄膜炎或视网膜血管炎病人具有 Lyme 病的风险因素（生活于农村、林区、草场，有蜱咬史）或 Lyme 病的表现（关节病、面部或脑神经麻痹、心悸、感觉迟钝或慢性疲劳），必须高度警惕 Lyme 病，盘问游走性红斑、大关节痛、面神经麻痹史，测定血清抗伯氏疏螺旋体抗体。

美国 CDC 的 Lyme 病诊断标准（1997）：以下任何一个条件均可满足 Lyme 病的诊断。

1. 在 30d 内暴露于地方性流行区后出现游走性红斑（EM），病灶大小至少 5cm。

2. 缺乏游走性红斑，但有暴露于流行区史，累及一个器官系统的体征和实验室检测阳性。

3. 没有接触流行区史，但有游走性红斑，并且两个器官系统受累。

4. 没有接触流行区史，但有游走性红斑，并且血清学检查阳性。

5. 诊断 Lyme 病必须排除感染性疾病：梅毒、肺结核、病毒性脑膜炎／脑炎、病毒性角膜炎、感染性关节炎、单核细胞增多、流行性腮腺炎。

6. 排除非感染性病因：结节病、胶原血管疾病、血管炎、VKH 综合征和多发性硬化。

（五）鉴别诊断

视网膜静脉周围炎（Eales 病）：年轻男性慢性复发性周边视网膜静脉炎，无灌注区。莱姆病的视网膜血管炎不限于周边部，后极部也可受累，且动静脉均可受侵犯，更易产生增殖性视网膜病变。

（六）治疗原则

1. 全身治疗　本病有特效治疗，咨询传染病医师，因为，处于疾病不同时期抗菌药物（多西环素、阿莫西林、头孢呋辛、头孢曲松、头孢噻肟）的选择与疗程略有不同。

口服多西环素（doxycycline）100mg 2 次/d，14（10～21）d、阿莫西林 500mg 3 次/d，14（10～21）d。对多西环素和阿莫西林过敏者口服头孢呋辛和红霉素。小儿口服阿莫西林 50mg/（kg•d）分 3 次，14（10～21）d。泼尼松口服，勿单独使用。

2. 手术治疗　针对眼内病情采用。如视网膜无灌注区须激光光凝；玻璃体出血或有牵拉性视网膜脱离者，应行玻璃体切除术。

治疗结束后持续或反复发作的症状如关节痛、肌肉痛和头痛等极为常见。

七、眼内炎

（一）概述

定义：明显炎症发生在眼前房和（或）玻璃体腔，部分的眼球壁组织也可能参与。

眼内炎（endophthalmitis）有感染性或非感染性之分，习惯上眼内炎是指微生物感染者。非感染性者称无菌性眼内炎（sterile endophthalmitis），病因有手术后残留的晶状体皮质，有毒物质刺激，玻璃体出血，玻璃体内注射 TA。

急性眼内炎为急性化脓性葡萄膜炎，事实上感染主要发生于玻璃体和（或）前房，而且常波及视网膜及视神经盘（曾称眼内容炎），往往导致严重视力丧失。Leopold（1971）文献复习 1944—1966 年的 103 例眼内炎，73%治疗后视力手动或更差，当时的治疗主要是抗生素肌内注射或静脉注射。

1990 年美国国家眼科研究院组织一项多中心前瞻性随机临床试验研究（眼内炎玻璃体切除术研究，EVS），确定玻璃体内注射抗生素变为治疗主流后，预后有大幅度改善，只有 11%病人视力低于 0.025。

眼内手术后，尤其是有玻璃体嵌在伤口、薄壁滤过泡，穿孔性眼外伤尤其是有眼内异物潴留或眼内容脱出者、角膜溃疡穿孔、球壁瘘管等，病原微生物进入眼内，多先在前葡萄膜产生化脓性炎症，并立即侵入玻璃体，并大量繁殖（表 1-5-7），形成玻璃体炎甚至玻璃体脓肿（vitreous abscess）。病原微生物若直接进入玻璃体，则首先形成玻璃体化脓性炎症，然后再波及前葡萄膜。玻璃体切除术用 20 号切割头时缝合通道口，眼内炎发病率与白内障术后相似，经用 23 号、25 号切割头，切口小故不予缝合，以致眼内炎发病率猛增 6 倍。

病原微生物：常见的有葡萄球菌、链球菌、肺炎双球菌、铜绿假单胞菌、大肠埃希菌、变

表 1-5-7　感染性眼内炎常见病原微生物

诊断	常见病原微生物		
急性发作，术后	凝固酶阴性葡萄球菌	金黄色葡萄球菌	链球菌属
延迟发作（慢性），术后	痤疮丙酸杆菌	近平滑念珠菌	凝固酶阴性葡萄球菌
过滤泡相关	链球菌属	凝固酶阴性葡萄球菌	金黄色葡萄球菌
创伤后	葡萄球菌属	蜡状芽孢杆菌	链球菌属
内源性	白念珠菌	曲霉属	肺炎克雷伯菌
病原微生物角膜炎后	G⁻病原微生物	金黄色葡萄球菌	镰刀菌属
玻璃体内注射后	凝固酶阴性葡萄球菌	草绿色链球菌	

凝固酶阴性葡萄球菌、棒状杆菌、痤疮丙酸杆菌为毒力弱病原体，其余细菌属于毒力强病原体；真菌尚无毒力评级。表中姜黄色为 G⁺，苍黄色为 G⁻

形杆菌、真菌。

外源性眼内炎 60% 发生于眼内手术后。Taban 等（2005）收集 1963—2003 年 40 年英文文献报道的 314 万例白内障手术后的眼内炎的发病率为 0.128%。1992—2003 年兴起透明角膜切口，眼内炎发病率由 1990 年的 0.087% 提高至 0.189%，而眼内炎发病率在巩膜切口组为 0.074%，角膜缘切口组为 0.062%（Taban M, Behrens A. Acute endophthalmitis following cataract surgery: a systematic review of the literature. Arch Ophthalmol，2005，123:613-620）。

山东省眼科研究所在 2001—2005 年收治 282 例眼内炎病人，这 5 年期间平均每周 1 例。致病原因：眼外伤 62.77%（眼内异物使感染率提高 3 倍），感染性角膜炎 21.63%（主要是真菌），眼内手术 11.35%，内源性 4.25%，真菌占 30.63%。

1. 分类

（1）术后

① 急性术后眼内炎（acute-onset postoperative endophthalmitis）：术后 < 6 周。病原体为凝固酶阴性葡萄球菌（在眼部只是表皮葡萄球菌，多见）、金黄色葡萄球菌、链球菌属，革兰氏阴性菌。

② 迟发性（慢性）人工晶状体眼内炎（delayed-onset chronic pseudophakic endophthalmitis）：术后 > 6 周。病原体为痤疮丙酸杆菌（propionibacterium acnes，多见）、近平滑念珠菌（candida parapsilosis）、凝固酶阴性葡萄球菌、厌氧链球菌、棒状杆菌、放线菌和诺卡尔菌（nocardia）、真菌。

③ 结膜滤过泡伴发眼内炎（conjunctival filtering bleb-associated endophthalmitis）：病原体为链球菌、凝固酶阴性葡萄球菌、金黄色葡萄球菌。

（2）眼球开放性外伤（open globe injury）：病原体为葡萄球菌、蜡状芽孢杆菌、真菌（致伤物为植物或泥土附着有真菌）。

（3）内源性眼内炎（endogenous endophthalmitis）：病原体为白念珠菌、曲霉菌属、金黄色葡萄球菌、革兰氏阴性菌。

（4）杂项

① 角膜炎：Gram 阴性菌，金黄色葡萄球菌和真菌（镰刀菌属）。

② 玻璃体内注射（玻璃体内注射曲安奈德、抗 VEGF、玻璃体内植入更昔洛韦、充气式视网膜固定术等）：有感染性和非感染性的，玻璃体内注射的曲安奈德移行至前房形成假性前房积脓。少数培养证实为凝固酶阴性葡萄球菌、草绿色链球菌感染。

③ 拆线：细菌和真菌。

2. 各类眼内炎的临床特征

（1）急性术后眼内炎：本章重点介绍白内障手术后的急性眼内炎，详见下文（二）。

（2）迟发性（慢性）人工晶状体眼内炎（图 1-5-13）：手术后 > 6 周出现眼内炎。常是毒力较弱的细菌（痤疮丙酸杆菌、无毒力表皮葡萄球菌）和真菌（近平滑念珠菌）。对 19 例术后眼内炎统计：痤疮丙酸杆菌 63%，近平滑念珠菌 16%，表皮葡萄球菌 16%，棒状杆菌（corynebacterium）（5%）。

丙酸杆菌属是一类选择性的、厌氧的、多变形的革兰阳性菌。正常生存于人的眼睑及结膜。丙酸杆菌可能黏附于人工晶状体上而被带入眼内，附着在晶状体的皮质和囊膜上。丙酸杆菌属繁殖速度慢，被巨噬细胞吞噬后长期潜伏在巨噬细胞内，导致慢性炎性反应。常在白内障手术后约 12 个月才能确定感染病原微生物，可能有轻微疼痛。初期常对局部糖皮质激素治疗有反应，病情时好时坏，但是病情总是缓慢逐月加重。大多数病人展示肉芽肿性前葡萄膜炎，但是也可能是非肉芽肿性反应。羊脂状 KP。1/3 病人前房内有串珠样纤维蛋白丝，1/2 病人甚至有前房积脓。痤疮丙酸杆菌会产生特定的体征，晶状体周边囊袋内出现白色斑块（晶状体物和微生物混合），会慢慢增大。在后囊上或人工晶状体表面发现白斑块暗示痤疮丙

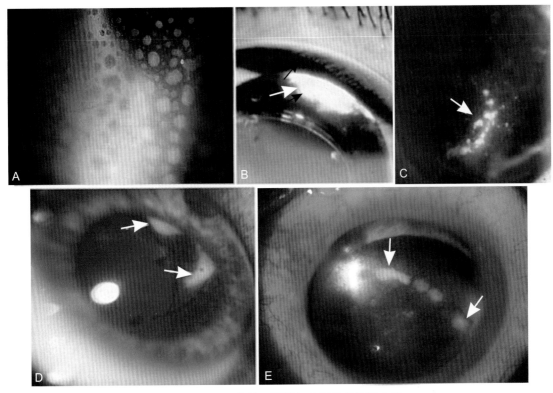

图 1-5-13　迟发性（慢性）人工晶状体眼内炎

A. 显著肉芽肿性羊脂状 KP，有时见于痤疮丙酸杆菌眼内炎。B. 呈肉芽肿性葡萄膜炎，玻璃体炎；囊袋内的白色斑块（箭）是痤疮丙酸杆菌感染的特征。C. 眼内炎发生于白内障术后 6 周以上。玻璃体浸润呈白色条索状，这是念珠菌引起的眼内炎的特征。玻璃体切割标本分离出近平滑念珠菌。D. 痤疮丙酸杆菌会产生的特征，晶状体后囊上出现白色斑块（箭）——痤疮丙酸杆菌菌落。E. 后囊上痤疮丙酸杆菌菌落（箭）

酸杆菌性眼内炎，也可发生于细菌和真菌感染。

　　诊断：①慢性前葡萄膜炎病人。②人工晶状体眼。③无肉芽肿葡萄膜炎相关的全身病如 TB、结节病。④充分扩瞳检查凡发现晶状体囊袋内存在一个个白色团块，应该高度怀疑迟发性（慢性）人工晶状体眼内炎。有些病人只在囊袋内有团块而无前葡萄膜炎体征者称"局部眼内炎"。⑤取出这些团块活检、涂片（革兰氏染色、KOH 湿片）、培养（需氧、厌氧、真菌）始能做出鉴别诊断。痤疮丙酸杆菌培养至少须 8d（4 ~ 14d）之久。眼底和 B 超是例行检查。

　　治疗：尚无共识。痤疮丙酸杆菌引起的慢性眼内炎必须行玻璃体切割术（PPV），充分去除病原体，否则很容易复发。单独在玻璃体内注射抗生素（万古霉素）似乎不够，并且要从后囊膜上去除病灶（可能抗生素不易进入白色

斑块）。有人将万古霉素注射于囊袋内。必要时可能需要将人工晶状体连同后囊膜一并取出。如果对万古霉素无反应，可以考虑甲氧西林、头孢唑林、克林霉素等。

　　这种病人避免做 YAG 后囊切开术，因为术后病原体直接进入玻璃体造成病情加剧，囊袋内可能形成前房积脓。

　　预后：这些病人的视力结果一般比急性眼内炎病人差，在大多数报道中，超过 50% 的病例最终视力低于 0.5。约有 1/4 病人最终视力低于 0.05。

　　（3）结膜滤过泡伴发眼内炎：可以细分为早发性（＜ 4 周）和迟发性（＞ 4 周）。早发性属于围术期发生的，参考急性眼内炎。此段只介绍迟发性。

　　大多数滤过泡伴发眼内炎出现于术后几个

月到几年。下方滤过泡、滤过泡曾用抗纤维化药物、囊样滤过泡（cystic bleb）、滤过泡修改术（bleb revision）均为感染的危险因子。

病人可能有头痛，结膜炎样眼红，少量眼分泌物，滤过泡充满白色或黄色渗出，与外围充血的结膜形成鲜明的对比。有些滤过泡 Seidel 征阳性。角膜、前房、虹膜、玻璃体的表现与术后眼内炎类似。

Azuara-Blanco 和 Greenfield 分期（1998年）：1期，滤过泡炎。2期，眼内炎，主要感染病灶在眼前段，轻微或未波及后部组织。3期，主要感染病灶在眼后节 [玻璃体和(或)视网膜]。

重要的是滤过泡炎与滤过泡伴发眼内炎的鉴别诊断。滤过泡炎尚无玻璃体炎，发展至眼内炎时必有玻璃体炎。

滤过泡伴发眼内炎的细菌谱不同于白内障手术后眼内炎（图 1-5-14），据 211 例病例分析，链球菌占 36%，其次是凝固酶阴性葡萄球菌 18%、金黄色葡萄球菌 11%、流感嗜血杆菌 5%；其他有肠球菌和革兰氏阴性细菌。

治疗 1期：滤过泡炎者局部使用抗生素（0.5% 左氧氟沙星和 0.5% 头孢甲肟）频繁滴眼，也可加眼周注射万古霉素 25mg/0.5ml 和头孢他

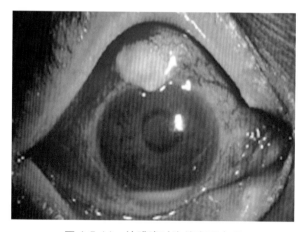

图 1-5-14　结膜滤过泡伴发眼内炎

滤过泡相关性眼内炎，发生于青光眼滤过手术三年后，滤过泡明显化脓，前房积脓，瞳孔内有纤维蛋白渗出。视力下降至手动。玻璃体腔内注射抗生素，频滴抗生素眼液。玻璃体标本分离出凝固酶阴性葡萄球菌。最终视力 0.08，因为病人为晚期青光眼故视力恢复有限（郭娟医师提供病例）

啶 100mg/0.5ml。2期：上述滴眼液、眼膏、眼周注射，前房注射万古霉素 1mg/0.1ml 和头孢他啶 2.25mg/0.1ml，如果无效，在 3d 后再注射 1 次。全身予以抗生素治疗。3期：轻度玻璃体炎，上述滴眼液、眼膏，玻璃体内注射万古霉素 1mg/0.1ml+ 头孢他啶 2.25mg/0.1ml。炎症控制后口服或局部予以糖皮质激素。3期：严重玻璃体炎症，与急性术后眼内炎的治疗原则一样，但初次治疗就选 PPV+ 玻璃体内注射抗生素 + 地塞米松。

（4）眼球开放性外伤眼内炎：2%～17% 眼球开放性外伤会发生眼内炎，有眼内异物潴留者约 35% 发生眼内炎，这种眼内炎致病微生物是由未经消毒处理的巩膜或角膜穿孔伤口进入眼内。最初受伤眼的严重炎症迹象难以与眼内炎鉴别，创伤性葡萄膜炎和真正的感染之间鉴别诊断取决于涂片（1 张革兰氏染色；另一张 KOH 湿片）、培养（细菌需氧、细菌厌氧、真菌）、PCR。

不是所有的 PPV 玻璃体标本的培养是阳性的，可能在玻璃体切除术时将部分病原微生物丢失。革兰氏阴性细菌最多，革兰氏阳性细菌次之，真菌最少。革兰氏阴性细菌最可能是假单胞菌属，但是有严重感染病例的调查显示，20%～46% 的创伤后感染由芽孢杆菌（bacillus，革兰氏阳性）感染引起，其中大多数有眼内异物（图 1-5-15）。

细菌感染典型急性临床表现，芽孢杆菌感染为暴发性的，真菌感染呈亚急性；病人术后疼痛红肿加剧，前房水混浊，絮状渗出及玻璃体炎急速发展，视力往往严重丧失——手动、光感、无光感。

芽孢杆菌感染病情发展特别迅速。结膜明显水肿和眼分泌物增多，角膜弥漫混浊伴有环状浸润，眼内炎症反应严重。15% 为真菌感染可能为迟发性的。前房和（或）玻璃体出现外观黄色或白色蓬松物。继发于内眼手术后的真菌性眼内炎多由曲霉菌引起，与真菌性角膜炎相关的真菌性眼内炎多由镰刀菌引起。

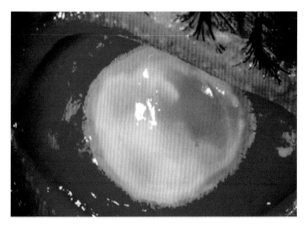

图 1-5-15 蜡样芽孢杆菌引起的眼内炎，伴有眼内异物
脓性分泌物附着于睫毛。球结膜极度充血水肿，角膜环形浸润，致密前房积脓占前房腔 2/3。视力光感。尽管及时准确治疗，取出眼内异物，最终盲眼因眼痛而需摘除

治疗原则：①注射破伤风疫苗。②尽早行 PPV 清除感染，手术时将坏死组织碎片行培养，必须摘除眼内异物。③玻璃体内注射万古霉素 + 头孢他啶。EVS 指出，这类眼内炎必须静脉注射或口服眼内渗透力强的抗生素如氟喹诺酮类。当然还需要抗生素球结膜下注射及滴眼药。抗生素控制感染后口服泼尼松，因为玻璃体内注射抗生素后由于细菌释放的内毒素和宿主因素会出现明显的眼内反应。④芽孢杆菌感染者可用克林霉素 1mg/0.1ml 玻璃体内注射。克林霉素与万古霉素的作用模式相似，为广谱抗生素。芽孢杆菌感染者玻璃体内注射莫西沙星有个案报道。高度怀疑真菌感染者伏立康唑口服和玻璃体内注射 50 ～ 100μg/0.1ml。有些真菌对伏立康唑有抵抗，则玻璃体内注射两性霉素 B 5μg/0.1ml。经验疗法 48 ～ 72h 后若无改善，则根据培养结果调整抗生素。多种病原微生物混合感染者须联合治疗。

天津医科大学（2008）报道用 PPV+ 硅油充填配合静脉注射氧氟沙星治疗 18 例。硅油充满玻璃体腔，其优点是病原菌失去最佳繁殖场所，其次是暂时平复视网膜（如果有 RD 的话）（Yan H, et al.Silicone oil in the surgical treatment of traumatic endophthalmitis. Eur J Ophthalmol, 2008,18:680-4）。

有人认为这样妨害玻璃体内注射抗生素，并且改变眼内的环境可能会带来不利影响。

预后：较急性术后眼内炎差。

预防：对于开放性眼内炎预防存有争议。外伤性不清洁伤口（致伤物沾有泥土等）、晶状体破裂、伤口闭合延迟 24h 以上，这 3 种情况兼有 2 种者，发生眼内炎的危险因子是 5.1 倍（Essex RW, Yi Q. Post-traumatic endophthalmitis. Ophthalmology，2004，111:2015-2022）。故凡遇上述情况或有眼内异物者，为预防眼内炎，伤口缝合后在玻璃体内注射广谱抗生素——万古霉素 1mg+ 头孢他啶 2.25mg，或万古霉素 1mg+ 阿米卡星 0.4mg。也可考虑口服环丙沙星（500mg 2 次 /d），或加替沙星（400mg 1 次 /d），7d。

（5）内源性眼内炎：内源性眼内炎是潜在的破坏性眼内炎症，感染来自遥远的原发病灶。病人往往是免疫力低下（长期应用糖皮质激素、免疫抑制剂、抗生素、静脉内药物滥用），体质虚弱，有系统性疾病、恶性肿瘤、严重感染（如心内膜炎、尿路感染、腹部脓肿、肺炎），有创性检查或治疗史。病原体通过血循环穿越血 - 眼屏障而达眼内。病原体多数为白念珠菌，其次是曲霉菌。白念珠菌属是人体正常菌群的条件致病菌。细菌少见。葡萄膜炎以玻璃体内串珠状雪球为典型，常有脉络膜视网膜炎浸润灶。1/4 两侧性。

请内科医师或传染病医师会诊，以寻找系统的传染源。血培养是诊断的金标准，如果血培养、尿培养均找不到病原菌，则须采取玻璃体标本涂片和培养（沙布罗琼脂）。

三唑类（triazoles）如氟康唑和伏立康唑具有抗大多数念珠菌的作用。

（6）其他原因眼内炎

①角膜炎：感染性角膜溃疡穿孔后，病菌进犯前房和玻璃体而引起。常见有金黄色葡萄球菌和铜绿假单胞菌。真菌也可能。

②玻璃体内注射：玻璃体内注射曲安奈德（TA），抗 VEGF 药，玻璃体内植入更昔洛韦，充气式视网膜固定术（pneumatic retinopexy）等；

分感染性和非感染性。玻璃体内注射的曲安奈德移行至前房形成假性前房积脓。体位改变可以鉴别前房积脓的真伪，假性者会随体位改变而移动位置，真性者的纤维蛋白有粘性，故不易移动。有的培养证实凝固酶阴性葡萄球菌。McCannel（2010）复习2005—2009年文献105 531次玻璃体内注射VEGF抑制剂54例发生眼内炎（0.05%），大多数是凝固酶阴性葡萄球菌，但30.8%是链球菌，这是术后眼内炎的3～4倍。注射前危险因素（活动性外眼感染、较粗注射针头、青光眼、糖尿病等），围术期危险因素（未按眼内手术消毒规范、结膜囊不滴碘伏），注射中危险因素（手术野讲话、咳嗽、打喷嚏等飞沫传播、无菌操作不严格）和注射后危险因素（多次注射）等。2005—2013年Westfall等9篇报道136 628次注射抗VEGF后发生的急性眼内炎32例，发病率为0.02%。

感染性者与急性眼内炎处理相同，非感染性者可采用保守治疗，滴泼尼松眼液，口服左氧氟沙星，观察。

③拆线：细菌和真菌感染。

（二）急性术后眼内炎

急性眼内感染的定义是在术后6周以内发病者，但通常是在术后第1～2周发病。病原体毒力越强引发临床症状越早。此类眼内炎大多数是表皮葡萄球菌，24%的病人在白内障手术后3d发病，在手术后58%病人在第1周内（第5～7天）发病，而其余的42%在第2周发病，有的更晚些。毒力很强的，如革兰氏阴性菌（奇异变形菌为常见），金黄色葡萄球菌和链球菌感染出现在手术后1～2d，病情来势凶猛（图1-5-16）。

1. 临床表现

（1）眼痛：75%有。

（2）视力明显下降：100%有。90%低于0.04，26%≤光感。

（3）前房细胞或絮状渗出：前房细胞数急剧增多，须提高警惕，随着病情变化会更加严重，出现纤维蛋白絮状渗出，75%有前房积脓。前房积脓也反映病原微生物的毒力强，引起前房积脓，毒力弱的病原微生物感染不引起前房积脓。

（4）玻璃体炎：细菌进入眼内，很快扩展至玻璃体。玻璃体是细菌的培养基，迅速大量繁殖并释放毒素，抗原性物质引发免疫反应和产生白细胞趋化因子，表现为局部白细胞浸润甚至化脓，并产生组织碎片等有形成分。

白内障术后感染一定需要扩瞳检查玻璃体，

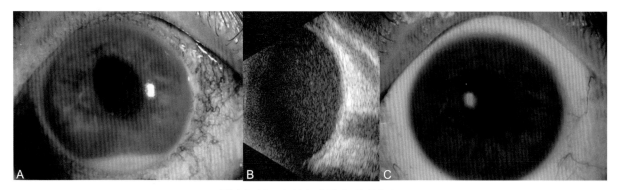

图1-5-16　急性白内障术后眼内炎

A. 65岁，白内障摘除术后3d，中午出现眼红痛、视物模糊。晚上加重而来急诊。视力0.1。角膜水肿，尘状KP4+，前房细胞4+，前房积脓1.5mm。前玻璃体细胞3+，屈光介质混浊4+，视盘和视网膜血管模糊可见，未见血管炎。B. 当即眼科B超检查见后玻璃体充满密集细点回声（术前超声玻璃体透明）。高度怀疑急性眼内炎，1h后玻璃体内注射万古霉素+头孢他啶+地塞米松。注药前先抽取玻璃体0.1ml，接种于3种培养基（3d后报告：凝固酶阴性葡萄球菌生长）。万古霉素+左氧氟沙星滴眼液qh。1d后病情缓解，3d后B超显示玻璃体炎消散些，但仍明显，故再次玻璃体内注射同样药物。C. 1个月后。BCVA 0.5. 前房无细胞，屈光介质透明，视盘和视网膜无明显后遗症。B超示玻璃体基本透明，残余少许点状和细条状回声

前玻璃体细胞可用裂隙灯检查。

玻璃体大范围细胞浸润和渗出表现的玻璃体混浊，B超是重要的早期诊断方法。详细检查全部玻璃体，起码记录4张不同部位的扫描像。因为有些病人在术前玻璃体内存在少量混浊，所以必须要与术前的B超比较。凡发现玻璃体炎性回声明显增多者是急性眼内手术后眼内炎的重要证据。如果缺乏经验而不敢肯定，则可以每隔4h后复查一次，急性眼内炎者必定会继续加剧。

白内障摘除术中如果造成后囊破裂，后房已经与玻璃体直接交通，此类病例发生眼前段毒性综合征（TASS）时房水中的渗出物可流入玻璃体，在B超图像上反映玻璃体炎，难以与眼内炎鉴别。

（5）视网膜血管炎：极早期还有可能见及视网膜血管鞘。屈光介质混浊度很快加剧，以致80%病人看不到视网膜血管。由可见眼底红色反射而至看不到红色反射（67%）。视力由数指、手动降至光感，甚至无光感（图1-5-17）。

2.实验室检查　眼内液做病原微生物培养有助于确定是否为病原微生物感染，以及是何种病原微生物，经验疗法不能改善病情者可借药敏试验调整抗生素。

由于眼内液取材受限（＜0.5ml），最好事先与检验员商量具体的操作细节（预计标本采集量、接种操作者、操作步骤），选用哪几种培养介质？涂片法是不可少的。

（1）前房液标本：30号针从角膜缘插入前房，抽取0.1ml。①培养：无菌操作法将1滴眼内液标本滴入儿科血培养瓶，送检。由微生物室增菌后再转至恰当的培养基。②涂片：1滴标本滴在玻璃片上，空气干燥后送检。值得注意的是，不要将仅有的1小滴标本滴在棉签上，然后用棉签将标本接种至平板培养基，这种操作是不恰当的，由于不能有把握地将标本接种至培养基，培养结果往往是无微生物生长。

（2）玻璃体标本：在角膜缘后3.5～4mm处，用27号-22号针插入玻璃体中央，抽取0.5～1ml（至少0.3ml）液态玻璃体。①涂片：1滴标本滴在玻璃片上，空气干燥后送检（革兰氏染色）。最好再做一张涂片送检（10%氢氧化钾湿片查真菌）。②培养：玻璃体标本分别接种至2～3种培养基（事先选择几种培养基，如巯基乙酸肉汤，巧克力琼脂和沙保罗琼脂）。怀疑痤疮丙酸杆菌感染者应告知微生物实验室须加用厌氧培养基。

如果计划行治疗性PPV者，利用玻璃体切割头"干切"玻璃体（未开启眼内灌洗），尽可能多（1ml或更多）采集玻璃体标本做涂片和培养。

如需要多量标本，或细针不能抽取液态玻璃体，或者怀疑为真菌感染（真菌感染不像细菌感染那样弥散于全玻璃体），则须用玻璃体切除器械获取玻璃体标本（诊断性玻璃体切除术）。采集标本后数分钟内必须接种至培养基，有利

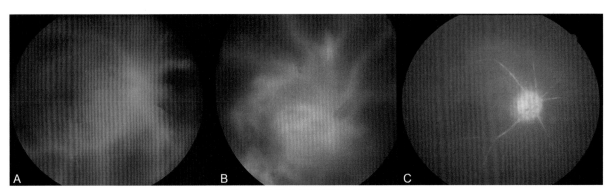

图 1-5-17　急性眼内炎早期显露视网膜血管炎

A.急性术后眼内炎（链球菌感染）。朦胧的眼底彩照隐约显示视网膜血管鞘。B.FFA示视网膜血管染色。C.1个月后视盘苍淡，视网膜血管十分细窄，分不清动静脉，超越血管弓的血管未显露

于细菌复苏（recovery）。

玻璃体培养的阳性率远高于前房液，前房液培养阳性而玻璃体培养阴性者极其偶然。推测玻璃体比房水更适合细菌繁殖。在 EVS 组 323 例培养证实细菌阳性率，前房液 48.9%，玻璃体标本 87.3%。前房液阴性者不能排除玻璃体感染。

前房液或玻璃体液滴于玻片上革兰氏染色，怀疑真菌者做 10% 氢氧化钾湿片或 Grocott's methenamine silver 染色。目前认为不能根据细菌的革兰氏染色来选择眼内炎的抗生素，宁可采用经验疗法。

白内障术后急性眼内炎眼内液培养结果见表 1-5-8。

（3）培养基

①美国 EVS 对急性术后眼内炎病人眼内液标本采用 3 种培养基同时进行

A. 巯基乙酸肉汤（thioglycollate broth）：是一种多用途，营养丰富的鉴别培养基，肉汤能稀释抗生素和其他抑制物的作用，由于巯基乙酸酯钠在培养基中消耗氧气，适用于少量需氧或厌氧微生物的培养，如痤疮丙酸杆菌。应将其置于二氧化碳培养箱，罐子或袋中，35℃ 保存最长达 21d。

B. 巧克力琼脂：应作为眼内炎病原菌通用培养基，能复苏（recovery）细菌，酵母和霉菌。如标本只有几滴眼内液，则选用巧克力琼脂培养基。即使在合成培养基上不生长的微生物（淋球菌和流感嗜血杆菌）也能生长。它必须被放置在二氧化碳罐或袋内，35℃ 下孵育最长达 7d。

C. 沙保罗琼脂（Sabouraud agar）：选择性培养基用于促进真菌生长（酵母菌和霉菌）。在 25～30℃ 孵育 1～2 周。

②美国 BPEI 供眼内炎应用培养基除上述 3 种外还有另外 2 种

A. 5% 绵羊血琼脂：一种最常见的细菌和真菌性眼内炎的通用培养基。使用此介质须记录溶血模式——溶血完全（β），部分溶血（α）或无溶血（γ）。复苏痤疮丙酸杆菌和其他厌氧菌必须在厌氧环境中，所以应该被放置在二氧化碳罐子或袋内。它可以在厌氧罐中保存 14d。复苏须氧微生物应将其置于二氧化碳培养箱，罐子或袋内，35℃ 下放置 7d。

B. 血培养瓶：含有特别准备的培养基，适用于需氧和厌氧细菌，和真菌的生长。眼内液可直接接种入血液培养瓶。未稀释的玻璃体（干切获得的玻璃体）标本接种入儿科血培养瓶（pediatric bottles），玻璃体切除标本采集盒中稀释的玻璃体标本（6～12ml）注入正常大瓶。将瓶子在 35℃ 孵育，每天人工观察，或用自动血培养机进行。确定微生物生长后进行菌种鉴别。非常适合于标本量太少，又是在无污染的手术环境中取材，例如眼内液标本只有 0.1ml，

表 1-5-8　805 例白内障术后急性眼内炎的眼内液培养结果

	EVS (*n*=420) 1990—1994	BPEI (*n*=73) 1996—2005	EPSWA (*n*=212) 1980—2000	FRIENDS (*n*=100) 2004—2005	总计 *n*=805
培养无生长	30.7%	未列入	38.2%	30%	32.8%
凝固酶阴性葡萄球菌	69.7%	68.4%	46.6%	47.9%	61.5%
金黄色葡萄球菌	10.2%	6.8%	18.3%	11.3%	11.8%
链球菌	11.5%	8.2%	19.1%	19.7%	13.8%
其他 Gram 阳性细菌	2.5%	6.8%	2.3%	15.5%	4.6%
Gram 阴性细菌	6.1%	9.6%	12.2%	5.6%	7.9%
真菌	排除		1.5%		0.4%

可以接种至儿科血液培养瓶中,增菌后再转至恰当的培养基。

迟发性眼内炎除上述第 1 至第 3 种培养基外必须加用厌氧血琼脂培养基。

③厌氧血琼脂:厌氧和兼性厌氧微生物的通用培养基。应适合于所有慢性眼内炎,和怀疑痤疮丙酸杆菌病例。草绿色和 β- 溶血性链球菌可能会长得好而快。它应该被放置在隔绝氧气的罐子或袋内。

平板培养基有利于鉴别污染的微生物。肉汤及血培养基有利于微生物生长,包括污染微生物的生长。因此要求无污染环境。

培养阳性:2 个或 2 个以上介质都有相同微生物生长,或者在 1 个介质上有融合性生长。

培养可疑:仅 1 个液体介质微生物生长,或者介质上仅少量微生物生长。

(4)周边血液学检查:白内障术后眼内炎病人周围血白细胞总数平均 9.3(1.3 ~ 87.0)×10⁹/L(EVS 统计)。可是,血象不作为眼内炎诊断指标。周边血液白细胞总数过高时警惕全眼炎。

3. 超声检查　在临床疑似急性眼内炎的病例,因眼前段混浊而看不清眼底,超声有助于发现玻璃体炎,并可量化记录,及早确定临床诊断,是尽可能早地进行有效干预以挽回病人视力的关键。

玻璃体内渗出物中有形成分的声阻抗比水液强,超声表现为中低回声,呈点状、条索状,后运动中等或稍弱;大面积点状回声均匀弥散,严重者占据整个玻璃体腔。条状混浊表明有纤维蛋白渗出;玻璃体化脓声像图表现为无回声区,常被条状回声包绕。急性眼内炎很少有玻璃体出血凝结造成的不规则条索。超声医师注意,切勿将人工晶体的伪影存档,以免误诊为玻璃体炎(图 1-5-18)。

急性眼内炎的超声表现,以其严重性依次为:①后部或中部玻璃体有中弱回声,点状均匀弥散于玻璃体(至少占 1/3 面积),严重者占据整个玻璃体腔。②玻璃体内不规则条索状或膜样中弱回声。③视网膜 - 脉络膜明显增厚。④视网膜脱离。⑤脉络膜脱离。⑥玻璃体内脓液腔隙呈无回声区,周围常是膜样条索。⑦球周浸润和(或)Tenon 囊下液体(Satger D, et al.Ultrasound imaging in the management of endophthalmitis.J Fr Ophtalmol,2007,30:1037-48)。

迟发性(慢性)人工晶状体眼内炎常由痤疮丙酸杆菌引起,超声可在晶状体囊袋内示不规则致密回声。

急性眼内炎的超声表现应与临床上常见的玻璃体积血、年龄相关性玻璃体胶原纤维凝聚等相鉴别。新鲜玻璃体积血表现为均匀一致的弱点状回声,较眼内炎的炎性混浊更均匀、稀薄而且边界清晰,后运动度大而自由;陈旧性积血的团状回声较眼内炎回声强,且不均匀,往往伴有不规则条状回声。遇到二者难以鉴别时,有三点可供参考:①眼内炎从后段起源者可见脉络膜视网膜增厚;②玻璃体后脱离,以玻璃体积血为常见;③分层形成的下缘高回声假膜以玻璃体积血为多。年龄相关性玻璃体胶原纤维凝聚的回声分布无规律,双眼对称居多,有近视病史等,重要的鉴别在于与手术前超声图对比是无明显改变的(图 1-5-19)。

4. 诊断　诊断要点:①眼内手术后 1 ~ 2 周内。②眼痛和(或)视力突然下降。③前房细胞 3+ 或明显增多,絮状渗出或前房积脓。④前玻璃体细胞增多。⑤ B 超玻璃体弥散性细点状混浊,术前无此种混浊,术后明显大量增多。⑥视网膜血管炎或视网膜白色坏死。极少数。

白内障手术后凡有眼痛、视力下降、前房细胞 3+(16 ~ 25 个细胞 /1mm 直径投射光束)这三种情况的任何一种,均提示有感染可能。立即观察是否有视网膜血管炎表现,必须严密观察病情发展。主管医师每隔 2 小时记录前房细胞、玻璃体细胞、视网膜,尤其是视网膜血管。B 超监视玻璃体炎的进展。凡发现前房和玻璃体细胞数进行性增加或前房出现絮状渗出甚至积脓,应高度警惕眼内炎;当 B 超玻璃体炎性混浊很多或进行性增加(用检眼镜发现视网膜血管炎表现)者争取在 1h 内协同视网膜医师及

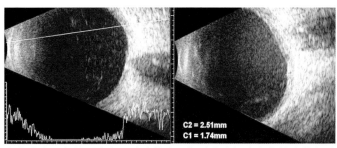

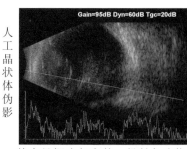

白内障术后急性眼内炎。玻璃体炎早期以炎症细胞凝集的弥散相对均匀的点状回声为主，很少量的膜状渗出（纤维蛋白），视网膜-脉络膜明显增厚（水肿和渗出）

特点是探头仅在某一投射角才能出现。回声中有与晶状体后囊平行的同心圈式的弧形回声。必须注明是伪影以免误诊

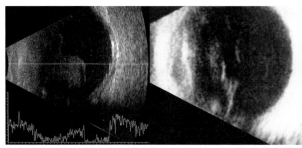

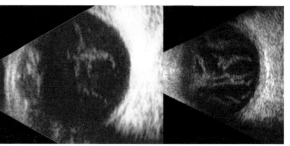

白内障术后急性眼内炎。玻璃体炎以炎症细胞凝集的细点状回声，并且开始有膜状结构，病情较重

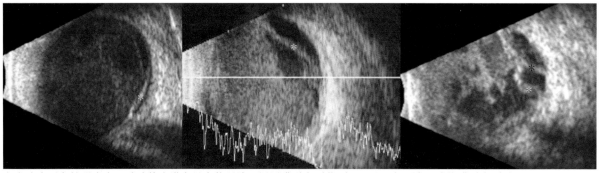

白内障术后急性眼内炎。玻璃体充满大量点状混浊，视网膜脱离（黄*）及强回声混浊。脉络膜脱离（*）

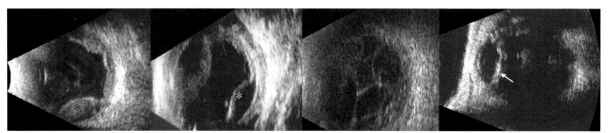

眼内炎。玻璃体充满浸润膜。伴脉络膜脱离（*）。球壁显著增厚

眼内炎。玻璃体炎伴视网膜脱离（*）。球壁显著增厚。球周浸润（眼眶蜂窝织炎）

玻璃体炎发展成机化隔条和空泡，提示玻璃体脓肿

迟发性眼内炎，后囊高反射与密集囊内沉着（箭）。玻璃体内有一些密集的沉着，但非弥漫性浸润

图 1-5-18　急性眼内炎超声图像

时做出诊断和处理。

B 超在诊断眼内炎的重要性：凡是 B 超玻璃体无明显炎性混浊，或与术前相比玻璃体混浊无明显增加，或无进行性增加者，可以否定眼内炎（至少可以暂时否定）。此点是鉴别 TASS 与眼内炎的关键；B 超发现玻璃体炎性混浊在明显加剧，这是诊断急性眼内炎的临床依据，必须采取措施予以干预。

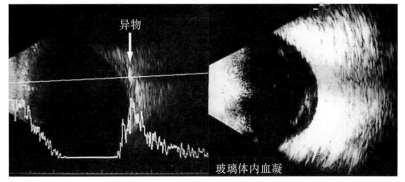

PVD 示 Weiss 环　　　　　眼钝性伤。玻璃体积血，脉络膜出血

异物

玻璃体内血凝

图 1-5-19　玻璃体积血、玻璃体胶原纤维凝聚的超声图

在术后 24h 内发病者提示两种可能：为毒力很强的细菌感染或是 TASS。二者眼前段的体征无法区分，但是 TASS 不侵犯眼后节，眼内炎必引发玻璃体炎，极少数病人甚至能被观察到视网膜血管炎。

早一分钟治疗就多一分胜算，要争取最好的治疗时机。

急性白内障术后眼内炎采用玻璃体内注射抗生素的治疗效果空前提高，在 EVS 420 例术后眼内炎的报道中，最终视力 ≥ 0.5 者占 53%，≥ 0.2 者占 74%；仅 11% 病人视力低于 0.025（包括 5% 视力无光感）。治疗眼内炎时的视力越好，治疗后最终视力也越好，与巴斯科姆·帕默尔眼科研究所（BPEI）136 眼的治疗效果相似。

当怀疑为眼内炎时，要注意密切观察或马上积极干预。

必要时请视网膜医师或诊断眼内炎有丰富经验的医师会诊。实在不能确诊时，先开始有效的滴眼液抗炎措施的同时监视病情每日 3 ～ 4 次，直至病情发展使得诊断明朗。

鉴别诊断面临模棱两可不能确定时我认为

应采取"宁可误诊，不可漏诊"的原则，立即采集玻璃体标本送检 + 玻璃体内注射抗生素，继续观察病情。毕竟眼内炎的早期诊断和正确治疗能决定病人的视力预后（图 1-5-20）。及时做玻璃体穿刺，抽出足够量的眼内液做微生物学检查及培养，作为诊断的依据。穿刺结束时在玻璃体内注射抗生素。若反应不良，行治疗性 PPV，并可根据药敏试验调整抗生素。

[编者按]

（1）穿孔伤眼突然出现中等度前葡萄膜炎：凡角巩膜破裂伤、眼内手术后 2 周至 2 个月内或有囊样滤过泡炎症者突然出现中等度前葡萄膜炎，用裂隙灯和超声检查玻璃体，察看是否有大量脓细胞侵入，对早期诊断甚有助益。

（2）白内障手术后随访中务必区分感染和重度炎症反应。当有多量晶状体皮质残留时，炎症通常比预期的大。残留的核碎片，通常较少产生炎症。

（3）玻璃体脓肿：光感或光感丧失、球结膜水肿、前房严重混浊、玻璃体腔内见黄色反

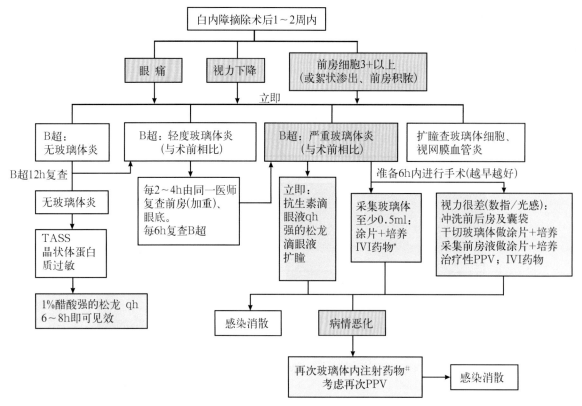

图 1-5-20　急性白内障术后眼内炎诊治流程

*IVI 药物 = 玻璃体内注射万古霉素 1mg/0.1ml+ 头孢他啶 2.25mg/0.1ml+ 地塞米松 0.4mg/0.1ml

#应根据培养结果和药敏试验调整抗生素

光，B超证实为玻璃体脓肿，此时诊断虽易确立，但已失去治疗最佳良机，治疗后视力恢复不乐观。

（4）伤后 1 个月乃至数月发病：穿孔伤或眼内手术 1 个月乃至数月才开始发生眼内炎者必须想到真菌感染、痤疮丙酸杆菌及凝固酶阴性葡萄球菌。

（5）病原诊断：必须配合玻璃体标本微生物学检查才能确定。结膜囊培养无诊断意义，有导致错误结论的可能。采集玻璃体及前房标本做涂片和培养，是确定病原微生物的最佳手段。前房水标本的培养阳性率远低于玻璃体标本，眼内炎培养阴性不能排除感染性，因为玻璃体标本太少、接种手法和时间不恰当多可造成假阴性。PCR 必须排除假阳性。由真菌引起者潜伏期较长（数月，有时 8 ～ 14d），病势较缓和但很顽固。

（6）假定眼内炎（presumed endophthalmitis）：

白内障手术后 1 个月内任何疼痛或视力丧失认为是由于病人眼内感染所引起的，但实验室未发现病原体的证据，或称未确诊感染性眼内炎（unproven infective endophthalmitis）。每一个未经证实性眼内炎必须排除毒性眼前段综合征（toxic anterior segment syndrome，TASS）或其他非感染性葡萄膜炎。

（7）确诊感染性眼内炎（proven infective endophthalmitis）：假定眼内炎病人，从玻璃体和房水收集的标本做革兰氏染色、培养和聚合酶链反应（PCR）检测微生物（利用非特异性微生物引物）。这 3 种测试中至少有一种为阳性结果，才能被归为确诊感染性眼内炎，文献中称之为培养证实眼内炎（culture-proven endophthalmitis）。

5.鉴别诊断　感染性眼内炎须与无菌性眼内炎（aseptic endophthalmitis）鉴别：外

伤性前葡萄膜炎、眼前段毒性综合征（toxic anteriorsegment syndrome，TASS）、晶状体蛋白质过敏性前葡萄膜炎，这三者均可发生在术后 1 周之内，发病当天可以很猛烈，表现为细胞漂游，病重者甚至有絮状渗出，前玻璃体也许有少量白点状细胞浸润（图 1-5-21）。

TASS：是眼前段的急性无菌性前葡萄膜炎，常发生在眼内手术后 12 ～ 48h，发病率 0.1% ～ 2%。常见的原因是，眼科器械清洁和灭菌过程不适当，残留有非感染性物质暴露于眼内引起。据调查发现的原因有：误认为高压灭菌就可高枕无忧，忽略对重复使用的器械的清洁环节，高压灭菌后细菌残留的内毒素可激活炎症反应；手柄和闭塞的 I/A 头冲洗量不够；重复使用的超乳管，I/A 头和其他插管；使用酶清洁剂和洗涤剂；超声波清洗池低频清洗；使用非无菌去离子／蒸馏水作为最终冲洗水；受污染的器械与其他类型的手术器械一起清洁。其次为：前房内注射抗生素或麻醉药；眼部药物的防腐剂（"正常"浓度为 0.01% 的 BAK 会导致温和的 TASS；较高但仍然较低浓度的 0.1% BAK 会导致严重的 TASS）；外科手套上的滑石粉。须用糖皮质激素治疗，预后良好。

年龄相关性白内障手术所致外伤性前葡萄膜炎病情轻，前房细胞 2+，数小时不会加剧，对激素治疗反应良好。容易诊断。

晶状体蛋白质过敏性者必有较多晶状体皮质残留，对激素治疗反应良好。容易诊断。

眼前段的表现在 TASS 和白内障术后眼内炎相似，不能作为鉴别根据。但是，TASS 大多数在术后 24h 内发病为特点。白内障术后眼内炎常在术后 3 ～ 7d 发病，毒性很强的致病菌才会在术后 24h 发病，则其病情很快恶化（表 1-5-9）。玻璃体内化脓性炎症（B 超是首选的客观证据，可以量化比较）在几小时内必能发现加剧迹象。此为二者鉴别的关键性依据。唯一例外的情况是，当白内障手术中有后囊破裂者 TASS 的后房渗出物流入玻璃体，也会在 B 超图像中出现。

白内障术后有中度炎症反应而无前房积脓者马上加强糖皮质激素滴眼（例如，昼夜 qh），并每日数次严密观察病情进展，若前房渗出继续增多，出现明显玻璃体炎，则应立即按照感染性眼内炎处理。

玻璃体脱失、晶状体物质残留、玻璃体或虹膜嵌在伤口、置放化学物质、玻璃体内出血者将会出现明显的炎症反应。若在伤口处的眼内组织未被球结膜所遮盖，则反应更其严重。晶状体皮质散落在玻璃体内将会激发猛烈的炎症。

囊外摘除后数周至数月发生的晶状体过敏性葡萄膜炎，最难以与迟发性的凝固酶阴性葡萄球菌、痤疮丙酸杆菌、真菌眼内炎鉴别，须

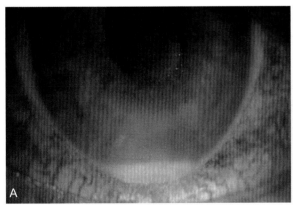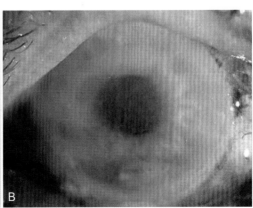

图 1-5-21 白内障术后眼前段毒性综合征

A. TASS 病人术后第 1 天突发前房积脓，角膜水肿，前房细胞 3+，瞳孔区 IOL 前表面有渗出物形成的薄膜，玻璃体 B 超正常。B. 角膜缘 - 角膜缘角膜明显水肿（上皮、基质、内皮），内皮损害，看不清虹膜及瞳孔，B 超未发现玻璃体内有玻璃体炎

表 1-5-9   眼前段毒性综合征与急性白内障术后感染性眼内炎区别

项别	眼前段毒性综合征	急性白内障术后感染性眼内炎	诊断重要性评价 *
潜伏期	12 ~ 48h	术后 3 ~ 7d	12 ~ 24h 常是 TASS，或是毒力很强的病原体感染；有诊断参考性
症状	常无痛，视力明显减退	痛，视力明显减退	无痛者 TASS 居多；有诊断参考性
前房	细胞 1 ~ 3+	细胞 3+（16 ~ 25 个 /1mm 直径投射光）	2+ 迅速增至 3+ 必须高度提高警惕
	纤维素 1 ~ 3+	纤维素 1 ~ 3+	决定处理的警钟
	前房积脓 1+	前房积脓 1 ~ 3+	决定处理的警钟
后玻璃体炎（B 超）	无，即使有很轻的前玻璃体炎，稳定而不会急剧恶化	玻璃体炎快速（4 ~ 8h）恶化	鉴别的关键，决定紧急处理的主要依据
眼底表现	正常	视网膜血管炎，视网膜苍白坏死	诊断的重要证据；但很少能在早期发现
糖皮质激素眼液反应	5 ~ 8h 后体征减轻	无反应	有诊断参考性
玻璃体微生物培养	无生长	阳性；假阴性（采取标本失当，培养媒体不标准）	最终诊断的重要证据；假阴性不能否定临床诊断

* 评价以重要性分为：警钟、诊断参考、诊断的重要证据、鉴别的关键

检验眼内液方得证实诊断。

6. 眼内炎治疗原则　准备好手术室、抗生素、培养用媒介。在采集玻璃体标本或行治疗性 PPV 结束前玻璃体内注药。

玻璃体内注射万古霉素 1mg /0.1ml ＋ 头孢他啶 2mg/0.1ml ＋ 玻璃体内注射地塞米松 0.4mg/0.1ml。对头孢过敏者改为阿米卡星 0.4mg（或 0.25mg）/0.1ml。

采用投入大剂量安全而有效的抗生素、治疗性玻璃体切除术、消炎治疗等是治疗眼内炎的三项基本原则。

[抗生素]　玻璃体内注射为主；局部滴用，球结膜下注射，静脉注射，口服。

（1）玻璃体内注射抗生素为治疗关键：玻璃体内注射万古霉素 1mg/0.1ml ＋ 头孢他啶 2.25mg/0.1ml ＋ 地塞米松磷酸钠 0.4mg/0.1ml。这种经验治疗既有实验根据又获临床证实（EVS

经典循证医学研究报告）。这是 20 多年来基于临床结果和实验室证据支持的金标准。

自 1990 年开始玻璃体内注射抗生素至现在已跃升为以治疗感染性眼内炎为主流。眼内炎的大量病原体多在玻璃体，由于血 - 视网膜屏障的阻拦，因而大多数抗生素全身应用途径后在玻璃体内的浓度远低于 MIC，只有将抗生素直接注射入玻璃体内达到高浓度方能迅速杀灭病原体。

EVS 规定检查病人后的 "6h 内"（越早越好）必须开始治疗，在取得玻璃体标本做细菌及真菌培养的同时，立即将两种广谱抗生素注射入玻璃体内。纽约 Josephberg（2008）在专题电话访问时介绍他在诊所备有手提式玻璃体切割机（vitrector），不必等待手术室安排时间，马上就可采集玻璃体标本，随即玻璃体内注射抗生素。诊病后几分钟内就在玻璃体内注射抗生素，应

该会有更好的结果。

经验疗法（empirical therapy）已经筛选出一对抗生素——万古霉素＋头孢他啶。在微生物培养结果出笼之前作为紧急抗感染手段。

美国眼科研究所（Bascom Palmer Eye Institute）对白内障手术后急性细菌性眼内炎及外伤性眼内炎，立即在玻璃体内注射万古霉素＋头孢他啶＋地塞米松（dexamethasone sodium phosephate）。他们近 20 年内的 63 例全是用玻璃体注射经验疗法，其中只有 13 例（21%）未加地塞米松，所有病例未使用抗生素系统给药途径。

万古霉素：对革兰氏阳性菌有效，极少发生耐药。此为 EVS 及 Bascom Palmer 两大派一致推举的首选抗生素。另一种抗生素主要针对革兰氏阴性菌，有两种方案：Bascom Palmer 一直用头孢他啶，EVS 用阿米卡星（丁胺卡那霉素）。鉴于阿米卡星的不良反应，1995 年 EVS 结论公布后几乎全世界眼科医疗均接受万古霉素＋头孢他啶方案。

头孢他啶（ceftazidime）：是 β- 内酰胺酶稳定的第三代头孢菌素，对大多数革兰阴性菌有强效杀菌作用，且对部分革兰阳性菌如金黄色葡萄球菌亦有效。Vaziri 和 Flynn（2016）有时用头孢曲松（ceftriaxone）2mg/0.1ml 替代头孢他啶。

阿米卡星：< 0.5% 病人因阿米卡星并发黄斑梗塞，表现为黄斑发白，樱桃红斑，可能少许视网膜内出血（图 1-5-22）。然而，少数医师偏爱阿米卡星取代头孢他啶。纽约 Josephberg（2008）认为这小风险是可以接受的，阿米卡星的某些潜在的好处胜过头孢他啶，万古霉素＋阿米卡星的协同作用对表皮葡萄球菌较好。他将阿米卡星的剂量由 400μg 减少至 250μg，再也没有见到并发症。

怀疑有真菌感染者：对有接触植物或泥土的致伤物引起的穿孔伤后的眼内炎，怀疑有真菌感染者可做涂片、PCR 测定，探测到真菌者须注射两性霉素 B 于玻璃体内，而避免静脉滴注两性霉素 B。最近报道伏立康唑玻璃体内注射、口服或静脉滴注，疗效好，不良反应低。怀疑真菌感染者不宜在玻璃体内注射地塞米松。

玻璃体内注射：常首先在角膜缘后 4mm（晶状体眼 3.5mm）处行玻璃体内注射万古霉素＋头孢他啶＋地塞米松。万古霉素与头孢他啶在同一注射针筒内会发生沉淀，故每种抗生素必须用各自的注射器及针头。玻璃体内注射于玻璃体中央，注射针尖的斜坡朝着眼球前方。抗

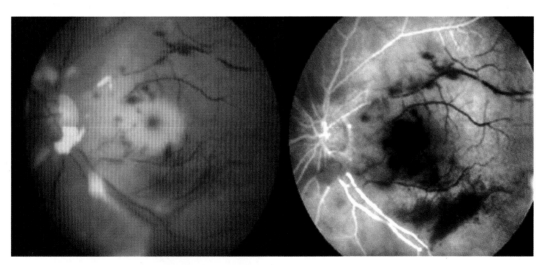

图 1-5-22　阿米卡星玻璃体内注射引起的黄斑梗塞

玻璃体内注射阿米卡星 0.4mg 后黄斑梗塞。玻璃体培养为表皮葡萄球菌。尽管感染消失，视力仅手动（因为黄斑梗塞）。左图示黄斑视网膜变白，周围有分散的视网膜内出血。右图 FA 显示黄斑明显的毛细血管无灌注。其他是出血遮蔽荧光

生素对视网膜毒性大，故配制时必须先在计算准确，打印归档，操作时按照曾被审核的详细步骤进行。请注意 1mg=1000μg。

注射入玻璃体内的抗生素配制法。①万古霉素稀释法，万古霉素瓶内含量 500mg：a. 无菌 0.9% 盐水 10ml 溶解粉末，则浓度为 50mg/ml。b. 抽取 2ml（100mg）注入消毒 10ml 空瓶中，再加无菌 0.9% 盐水 8ml，总量 100mg/10ml，浓度为 10mg/ml。c. 取出 0.1ml（含万古霉素 1mg）缓慢注入玻璃体中央。②头孢他啶稀释法。头孢他啶瓶内含量 1g：a. 无菌 0.9% 盐水 10ml 溶解粉末，浓度为 100mg/ml。b. 抽取 2ml（200mg）注射入消毒 10ml 空瓶中，再加无菌 0.9% 盐水 8ml，总量 200mg/10ml，浓度为 20mg/ml。c. 取出 0.1ml（含头孢他啶 2mg）缓慢注入玻璃体中央。

须注意：①玻璃体会挡住被注射在中央的药物迅速扩散至视网膜。所以，全部玻璃体切除后为降低视网膜药物毒性，须考虑减少抗生素剂量。有人提议减少 50%，目前尚无标准。②硅油和气体填充眼，其与视网膜的间隙明显缩小，玻璃体内注射抗生素的剂量需要大幅减少，建议标准剂量（无毒剂量）的 1/4。

展望系统性抗生素新方案：玻璃体内注射的抗生素绕开血 - 视网膜屏障，药物在靶组织无疑可达极高浓度，但是持续时间有限，所以最好通过系统途径给予抗生素辅助对抗病原体。

在 EVS 报告发表后开发出第四代 FQ（加替沙星及莫西沙星）。2005 年前后鉴于万古霉素可能迟早会出现耐药性，同时对第四代 FQ 的认识逐步加深，正在酝酿一种新方案：万古霉素 + 第四代 FQ（加替沙星或莫西沙星）。加替沙星或莫西沙星玻璃体内注射剂量均为 400μg/0.1ml。

万古霉素：玻璃体内注射后有效抑菌水平保持 3 ～ 4d（在玻璃体内的半衰期是 38 ～ 54h）。阿米卡星对革兰氏阳性和阴性均可涵盖，眼内注射后高于最低抑菌浓度（minimum inhibitory concentration，MIC）的抗生作用保持

24 ～ 36h。头孢他啶主要针对革兰氏阴性细菌，玻璃体内注射后有效抑菌水平保持 2 ～ 3d。因为这些抗生素对视网膜的毒性有累积作用，只有当注射后病情继续加剧者才考虑第 2 次注射（一般间隔约 3d）。第 2 次注射时可根据培养结果选单一抗生素，而并不采用多种抗生素（表 1-5-10）。

头孢他啶沉淀：Kwok 等（2002）体外实验证实头孢他啶在室温下不沉淀，但在 37℃ 环境会沉淀（图 1-5-23）。用 BSS 溶剂比用 NS 更容易沉淀。在 48h 时 NS 溶解的头孢他啶在玻璃体介质中的浓度降低约 50%。头孢他啶遇到万古霉素会沉淀，故玻璃体内注射时两种抗生素用各自的注射器及针头。尽管如此，Lifshitz 等（2000）仍报道 2 例发生沉淀，2 周后自行消散。BPEI 用 OCT 展示视网膜表面的沉淀，4 周后自行消失。

地塞米松玻璃体内注射的半衰期 3h，在 8h 的浓度只有峰值的 10%，但是 50μg/L 浓度可以维持高达 4d。

抗生素对视网膜有毒性，故玻璃体内注射抗生素的浓度及剂量必须严格核实。书本及文

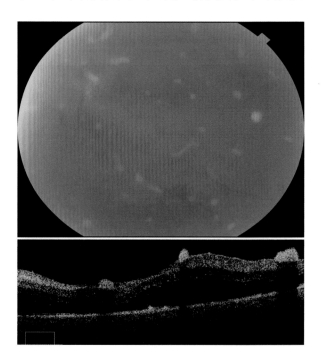

图 1-5-23 头孢他啶玻璃体内注射后沉淀于视网膜
（Bascom Palmer Eye Institute, Retina, 2010, 30：184）

选所印的浓度及剂量有时可因打字、排校等手续而出现误差，有时难以及时纠正。抗生素的选择可参考表 1-5-10。

（2）局部滴抗生素：采用氟喹诺酮（fluoroquinolone，FQ）第三代的左氧氟沙星（levofloxacin，商品名 cravit，可乐必妥）、第

表 1-5-10　治疗眼内炎的抗生素及抗真菌药浓度及剂量

	滴眼液	球结膜下注射（0.5ml）	玻璃体内注射（0.1ml）	静脉注射 *
抗生素				
万古霉素	20～25mg/ml	25mg	1mg	15～30mg/（kg•d），1～2 次 /d
头孢他啶	50mg/ml	100mg	2～2.25mg	1g/d，2～3 次 /d
阿米卡星	10mg/ml	25mg	0.4mg（400μg）0.25mg¶	15mg/（kg•d），2～3 次 /d
氨苄西林	50mg/ml	50～150mg	5mg	4～12g/d，4 次 /d
甲氧西林	50mg/ml	50～100mg	1～2mg	6～10g/d，4 次 /d
头孢唑林	50mg/ml	100mg	2.25mg	2～4g/d，3～4 次 /d
头孢三嗪	50mg/ml			1～4g/d，2 次 /d
克林霉素	50mg/ml	15～50mg	1mg（1000μg）	900～1800mg/d，2～3 次 /d
红霉素	50mg/ml	100mg	0.5mg（500μg）	
庆大霉素	8～15mg/ml	10～20mg	0.1～0.2mg	3～5mg/（kg•d），2～3 次 /d
妥布霉素	8～15mg/ml	10～20mg	0.1～0.2mg	3～5mg/（kg•d），2～3 次 /d
卡那霉素	30～50mg/ml	30mg	0.5mg	
亚胺培南	5mg/ml			2g/d，3～4 次 /d
左氧氟沙星	0.5%～1.5%	0.5%	0.6mg	500mg，每 24 小时
莫西沙星	0.5%		0.05～0.1mg（50～100μg）	口服 400mg，1 次 /d 静脉 400mg，每 24 小时
加替沙星	0.3%		0.4mg	口服 400mg，2 次 /d，以后 400mg 1 次 /d
环丙沙星	0.3%			400mg 每 8 小时
多黏菌素 E	10mg/ml	15～25mg	0.1mg（100μg）	2.5～5mg/（kg•d），2～4 次 /d
抗真菌剂				
两性霉素 B	0.1%～0.5%	0.8～1mg	0.005mg（5μg）	毒性见说明书
伏立康唑	1%		0.05～0.1mg（50～100μg）§	口服 200mg 2 次 /d；静脉 3～6mg/kg 每 12 小时
咪康唑			0.005～0.01mg（5～10μg）§	
依曲康唑				口服 200～400mg，1 次 /d，静脉 200mg 2 次 /d ×2d，以后 200mg 1 次 /d ×14d

* 参见 PDR for Ophthalmology，2010，38ed，p6-7.

§ 此资料取于 ESCRS Guidelines for Prevention and Treatment of Endophthalmitis Following Cataract Surgery 2013. Retina，2006，26：935-939.

¶Josephberg 2008 AAO Post-cataract endophthalmitis 电话会谈

四代有加替沙星（gatifloxacin，商品名 Zymar）及莫西沙星（moxifloxacin，商品名，vigamax 维莫思）滴眼，由于它们高亲脂性和亲水性，能穿透入眼内。1.5% 左氧氟沙星的穿透力比加替沙星还强些（表 1-5-11）。

万古霉素联合妥布霉素（或头孢他啶，或阿米卡星）频繁滴眼，每小时 1 次，开始 24～48 h 日夜不停，这对于伤口尚未闭合、有滤过泡的病人尤其重要。当然可根据培养结果做必要调整。

抗生素眼液局部滴用对眼内炎的价值尚未明确，目前将玻璃体内注射抗生素作为治疗的主流。然而，凡角膜有伤口，滤过泡，外眼有感染者理当局部滴用抗生素眼液。

（3）眼周注射抗生素：球结膜下或 Tenon 囊下注射（眼周注射，periocular injection）万古霉素、头孢他啶、庆大霉素、头孢唑林等。

眼周注射抗生素穿透入玻璃体的浓度低于最低抑菌浓度，据 Iyer 等临床病例分析：急性细菌性眼内炎诊断时视力在手动或更佳的病人，玻璃体内注射抗生素是主流治疗，不加用和加用球结膜下注射抗生素（万古霉素、头孢他啶、庆大霉素、头孢唑林）的最终视力无差别。眼周注射庆大霉素等氨基糖苷类抗生素也可产生视网膜毒性反应。

据澳大利亚 EPSWA 研究组 2005 年报道 1995—2000 年期间急性眼内炎结膜下注射抗生素由以前的 79% 下降至 55%。EVS 及 BPEI 早先曾在结膜下注射万古霉素 25mg 及头孢他啶 100mg。然而目前认为角膜有伤口、滤过泡或外眼有感染者才适合眼周注射抗生素。

（4）全身应用抗生素：由于血 - 眼屏障的阻碍，全身给药途径大多数抗生素不能在玻璃体内达到有效浓度，因此必须先查明此药在玻

表 1-5-11　278 例眼内炎致病菌对常用抗生素的敏感率（%）

玻璃体分离细菌	分离数目	头孢唑林	环丙沙星	阿米卡星	头孢他啶	庆大霉素	万古霉素	左氧氟沙星
革兰氏阳性								
表皮葡萄球菌	87	48	59		57	72	100	55
凝固酶阴性葡萄球菌（其他）	29	81	93		100	93	100	100
金黄色葡萄球菌	24	65	58		100	83	100	17
草绿色链球菌	40	97	100		100	50		100
肺炎链球菌	9	100			100		100	100
链球菌（其他）	8	100	100		50	100	100	
肠球菌	15	33	60	0	0	86	100	100
需氧杆菌	10	63	89		33	89	100	
革兰氏阴性								
铜绿假单胞菌	7		100	100	100	100		100
挑剔的革兰氏阴性杆菌	14		100	100	100	100		
革兰氏阴性杆菌（其他）	16	17	88	60	67	65		100
全部玻璃体分离细菌（真菌除外）	268	65	73	77	70	78	100	68

Benz. Endophthalmitis isolates and antibiotic sensitivities：A 6-year review of culture-proven cases.AJO，2004，137：38-42

璃体内的 MIC，是否能有效抑制预估的病原体（表 1-5-12，表 1-5-13）。

　　1990 年前静脉注射抗生素一直被认为是关键性治疗。Pavan 及 Brinser（1987）首先只用玻璃体内注射抗生素成功治疗外源性眼内炎 16 例而未全身使用抗生素。

　　1995 年 EVS 多中心前瞻性随机 420 例急性眼内炎临床研究提出令人震惊的结论：静脉滴注头孢他啶＋阿米卡星组的最终视力与静脉未注射抗生素组无明显差异。激发动物实验探究的真相支持 EVS 结论。从此开始广泛认识到玻璃体内注射广谱抗生素后，静脉注射抗生素（万古霉素、头孢他啶及阿米卡星）是没有必要的。一直以来认为静脉滴注抗生素是治疗急性眼内炎的重要措施，而今被否认，使得少数医师仍然心有余悸。

　　动物实验发现很多抗生素（万古霉素、庆大霉素、阿米卡星、头孢他啶）对非炎症眼的血 - 视网膜屏障渗透力低，在玻璃体内的浓度往往低于 MIC。眼内炎症、无晶状体、玻璃体切除等均可增加抗生素对血 - 视网膜屏障渗透

力，但同时也缩短抗生素在玻璃体的清除半衰期（表 1-5-13）。静脉注射抗生素的争议逐渐明朗，EVS 的结论发表后很多医师豁然开朗，纷纷放弃静脉注射抗生素。

　　美国 Bascom Palmer Eye Institute 总结近 20 年的 63 例透明角膜切口白内障手术后急性眼内炎，全是用玻璃体注射经验疗法，90% 在采取玻璃体标本时玻璃体注药，10%PPV 结束时玻璃体注药；所有病例未从系统给药途径使用抗生素（Yannuzzi NA, Si N. Endophthalmitis After Clear Corneal Cataract Surgery: Outcomes Over Two Decades. Am J Ophthalmol，2017，174:155-159）。

　　血 - 眼屏障渗透力高的抗生素：第三代氟喹诺酮（fluoroquinolone，FQ）左氧氟沙星；第四代 FQ 加替沙星（gatifloxacin）及莫西沙星（moxifloxacin）广谱抗菌佳，口服莫西沙星或加替沙星后眼内浓度是眼内炎致病菌最低抑菌浓度 MIC_{90} 的几倍，耐受性好，而且又能玻璃体内注射（见表 1-5-13）。

　　提出口服左氧氟沙星（3 次 /d，每次 100 ～

表 1-5-12　抗生素静脉注射后玻璃体中抗生素浓度

抗生素	玻璃体内浓度	MIC_{90}	玻璃体内杀菌活力
万古霉素 *	0.4 ～ 0.45μg/ml（眼内炎病人）	对 10 种细菌（包括葡萄球菌）低于治疗水平 表皮葡萄球菌 1.90μg/ml 金葡菌 0.99μg/ml	1：2 稀释液杀菌活力阴性（9/10）；玻璃体内注射万古霉素者杀菌活力值为 1：512 和 1：32 稀释
庆大霉素 **	最高浓度（1.8±0.5）μg/ml（兔眼摘除晶状体，切除玻璃体）	表皮葡萄球菌 3μg/ml 金葡菌 0.8μg/ml 假单胞菌 3.1μg/ml	
阿米卡星 **	最高浓度（8.5±3.20）μg/ml（兔眼摘除晶状体，切除玻璃体）	表皮葡萄球菌 8 ～ 16μg/ml 假单胞菌 12.5mg/ml	
头孢他啶 #	2h 35.4μg/ml 8h 5.4μg/ml （兔眼摘除晶状体，切除玻璃体，眼内炎症状态）	表皮葡萄球菌 32μg/ml 链球菌 ≤ 1μg/ml 金葡菌 16μg/ml 假单胞菌 4μg/ml 流感嗜血杆菌 ≤ 1μg/ml	

　　*Arch Ophthalmol，1999，117：1023-7　**Am J Ophthalmol，1996，122：684-9　#Trans Am Ophthalmol So，1993，91：653-99

表 1-5-13　口服抗生素对眼内炎致病细菌体外敏感性

	环丙沙星	氧氟沙星	左氧氟沙星	加替沙星
穿透入玻璃体内的浓度（μg/ml）	0.56±0.16（病人 PPV 前）	0.43±0.47（病人 PPV 前）	2.39±0.70（病人 PPV 前）	1.34±0.34（病人 PPV 前）
MIC（μg/ml）				
革兰氏阳性				
表皮葡萄球菌	0.38	0.50～0.83	0.50	0.25
金黄色葡萄球菌	0.80	0.25～2.00	0.25	0.13
肺炎链球菌	3.13	2.00～4.00	2.00	0.50
化脓性链球菌	0.78	1.00～4.00	1.00	0.50
蜡样芽胞杆菌	…	…	…	0.25
粪肠球菌（粪链球菌）	1.56	2.00～8.00	2.00	2.00
革兰氏阴性				
奇异变形菌	0.27	0.12～0.39	0.25	0.25
铜绿假单胞菌	0.78	…	32.0	32.0
流感嗜血杆菌	0.014	0.03～0.10	0.06	0.016
大肠埃希菌	0.08	0.12～0.39	0.03	0.008
肺炎杆菌	0.30	0.12～0.19	0.13	0.13
淋（病双）球菌	0.004	0.06	0.016	0.016
厌氧菌				
脆弱类杆菌	…	4.0～12.5	2.00	1.00
痤疮丙酸杆菌	…	1.50	0.75	0.50
玻璃体内清除半衰期 (T1/2)	血清 3.3～5.1h，2 次 /d 已足够		1 次 /d 已足够	
文献	IOVS, 1991, 32：2388	Retina, 1997, 17：535	Ophthalmo, 1999, 106：2286	Arch Ophthalmo, 2003, 121：345

200mg）可作为辅助疗法（中眼杂志，2010，46：764-6）。

中华医学会白内障学组在"标准与规范探讨"栏发表的《我国白内障摘除手术后感染性眼内炎防治专家共识（2017 年）》，为减少玻璃体内注射的药物向眼外弥散，维持玻璃体腔药物浓度，"重症"急性化脓性眼内炎应全身使用与玻璃体内注射药物相同的抗生素治疗。这种筑堤围堵的构想引自 ESCRS 的防治指南。该指南未提供此设想的实验室和临床依据，但指出高浓度用药及监督血液中药物浓度以防中毒。

［糖皮质激素］　玻璃体内注射、局部滴用、眼周注射、口服。

玻璃体内注射地塞米松 0.4mg/0.1ml（与抗生素同时注射）。由 Bascom Palmer 眼科研究所推荐，陆续被普遍接受。

万古霉素联合地塞米松注射入玻璃体内可提高万古霉素的疗效。地塞米松减轻炎症而延长万古霉素清除时间（清除半衰期由 48h 延长至 84h）。肺炎球菌性眼内炎的兔眼玻璃体内注射万古霉素＋地塞米松后 72h 玻璃体内万古霉素浓度（140μg/ml）比仅注射万古霉素的浓度（78μg/ml）高 80%（Park SS, Vallar RV, Hong CH. Intravitreal dexamethasone effect on intravitreal vancomycin elimination in endophthalmitis. Arch Ophthalmol, 1999, 117:1058-62)。

眼内炎起病时间在外伤后数周 - 数月，而并不是在外伤后数天或 1 ～ 2 周内立即发病者应当怀疑为真菌感染，暂时不用糖皮质激素，待眼内液涂片及 48 ～ 72h 培养报告后决定。

糖皮质激素眼液，4 次 /d，滴用。

球结膜下或 Tenon 囊下注射、眼周注射或围眼球注射（periocular injection）曲安奈德（triamcinolone acetonide，TA）40mg 或地塞米松 6mg。

口服糖皮质激素有不良反应，大多数主张不需要口服糖皮质激素，特别是糖尿病病人。

[1% 阿托品滴眼]　频率以保持瞳孔扩大为原则。

[在 PPV 和（或）玻璃体内注射抗生素 36 ～ 60h 期间病情恶化]　病情恶化的标志是：前房积脓高度增加 1mm 以上，屈光介质混浊度明显增加（眼底变成无红光反射），角膜出现环状浸润，眼痛明显增剧。B 超证实玻璃体炎性混浊加剧。

立即做治疗性 PPV，参照培养结果考虑再次注射抗生素（＋地塞米松）于玻璃体内。在 EVS 组，7% 病例做再次 PPV 及玻璃体内注射抗生素。

[病原微生物培养 48h 阴性]　急性眼内炎病原微生物培养阳性率达 70% 以上的医疗单位，若培养为阳性可以肯定感染，阴性不能否定眼内感染。最重要的是必须根据病情的发展、治疗效果综合判断。如果病情加剧，行 PPV 做再次培养。

急性眼内炎病原微生物培养阳性率在 20% 以下的医疗单位，更不能以此否定眼内感染，必须根据病情的发展、治疗效果做决定。重要的是与微生物实验室一起研究改进标本采取、用哪几种培养媒介、何人操作、送检时间等具体环节。

[怀疑真菌感染]　如眼内炎延迟发生，而且考虑真菌感染的可能，则玻璃体切除术须用有膜性滤过的器械采取玻璃体标本，先做涂片查看菌丝、假菌丝或酵母，革兰氏染色查微生物；培养基必须包括沙保罗琼脂。若涂片发现大量菌丝，可以在 PPV 手术完毕时玻璃体内注射伏立康唑。等待培养的药敏试验选择抗真菌药（系统途径和玻璃体内注射），见图 1-5-24。

两性霉素 B 5μg 对念珠菌属敏感，对镰刀菌属无效，考虑加伏立康唑 100μg 或咪康唑（miconazole）5 ～ 10μg/0.1ml 玻璃体内注射；球结膜下注射咪康唑 5mg/0.5ml。5% 那他霉素滴眼，qh。

两性霉素 B 稀释法：两性霉素 B 瓶内含量 50mg，用 10ml 无菌 0.9% 盐水将粉末溶解，此时浓度为 5mg/ml。抽取 1ml（5mg）注射入 99ml（将 100ml 盐水丢弃 1ml 即成）无菌 0.9% 盐水瓶中，总量 5mg/100ml，浓度为 0.05mg/ml。取出 0.1ml（含 0.005mg=5μg 两性霉素 B）缓慢注入玻璃体中央。

新抗真菌药伏立康唑对曲霉菌属、茄病镰刀菌、尖孢镰刀菌、念珠菌属的杀菌作用与两性霉素 B 的效力相等。口服伏立康唑在非炎性人眼的眼内穿透力在前房浓度（1.13±0.57）μg/ml，在玻璃体浓度（0.81±0.31）μg /ml，此眼内水平为最常遇到的真菌性眼内炎真菌最低抑菌浓度(MIC)的几倍。口服及静脉滴注血 - 眼屏障的穿透力高，效果佳，不良反应低。玻璃体内注射 100μg/0.1ml，高峰浓度 25μg/ml，半衰期 2.5h，48 ～ 72h 以上才可以再次注射。咪康唑 5μg/0.1ml 或 10μg/0.1ml 玻璃体内注射，半衰期 2h，24 ～ 48h 以上才可以再次注射。

伏立康唑对镰刀菌属和曲霉属的敏感率 84.7%，比其他的抗真菌药物高，而对氟康唑和伊曲康唑的敏感率仅为 7.7% 和 17.9%。两性霉素 B 的广泛应用，真菌尤其是镰刀菌属对其耐药率越来越高，北京市眼科研究所报道的 2009—2010 年眼部分离的镰刀菌对两性霉素 B 的敏感率只有 9.7%。

[前房清洗]　前房渗出严重者在做玻璃体穿刺或切除前行前房清洗（anterior chamber washout）。可用 30 号或 25 号针从角膜缘进入前房清除渗出并灌洗；也可用切割头进行，当

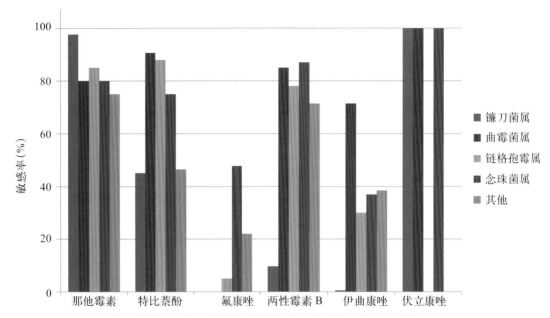

图1-5-24 六种抗真菌药对真菌性眼部和眼内感染的敏感率

2009—2010年北京市眼科研究所眼真菌培养阳性标本中不同菌属对5种药物的敏感率(张阳等,中华眼科杂志,2013,49:345-349)。伏立康唑对真菌眼内炎病原体的敏感率取材于Silva et al. Am J Ophthalmol, 2015,159:257-264

输液管准备就绪,但不启用。另一个输液管从角膜缘进入前房,玻璃体切割刀在前房清除渗出。往往需要剥离虹膜和人工晶状体表面的纤维膜。先抽取前房液0.2~0.3ml行涂片镜检、病原微生物培养。清洗前房一方面可顺便采取前房液标本,增加介质的透明度有利于做PPV,兼能清除富含病原菌的渗出物。

[治疗性玻璃体切除术] 治疗性玻璃体切除术(therapeutic vitrectomy)被愈来愈多的人所采用。手术时间尚未统一。EVS对急性术后眼内炎给予明确结论。

EVS结论:这是美国国家眼科研究所(NEI)主持的多中心(24个诊所)前瞻性随机临床试验,为近年来治疗急性细菌性眼内炎研究的里程碑。EVS通过420例急性细菌性眼内炎(白内障手术6周内发病),评价PPV和静脉注射抗生素的疗效。玻璃体内注射万古霉素1mg+阿米卡星0.4mg;并在球结膜下注射抗生素(万古霉素+头孢他啶)及地塞米松(6mg/0.25ml)。结论:①头孢他啶及阿米卡星静脉滴注组的最终视力与静脉未注射抗生素组无明显差异。因此,不用全身抗生素(头孢他啶及阿米卡星)

治疗,可减少不良反应、住院费用和住院时间。②常规立即玻璃体切除术(PPV)对于比光感好(手动或更好)的病人是没有必要的,最终视力可达0.5或更好者为66%,而玻璃体穿刺组为62%。③对于仅有光感的病人立即PPV确有明显利益,立即玻璃体切除术组33%病人最终视力可达0.5或更好;而玻璃体穿刺组仅11%病人。有关立即PPV的适应证不适用于其他类型的眼内炎,因为它们的细菌毒力较术后急性眼内炎强(Marangon FB, Miller D. Results of the Endophthalmitis Vitrectomy Study. A randomized trial of immediate vitrectomy and of intravenous antibiotics for the treatment of postoperative bacterial endophthalmitis. Endophthalmitis Vitrectomy Study Group. Arch Ophthalmol,1995,113:1479-1496)。

美国Bascom Palmer研究所(BPEI)近20年内的63例白内障手术后急性细菌性眼内炎只有10%病人立即行玻璃体切除术联合玻璃体内注射万古霉素+头孢他啶+地塞米松(Am J Ophthal,2017,174:155-159)。

玻璃体切除术能充分清除病原体、毒性产

物、炎性物质，故也适用于那些虽然视力手动或更好的眼内炎病人具有下列情况：①急性感染对玻璃体内注射抗生素的初步治疗没有反应。在 EVS 组超过 10% 的眼在初始治疗干预 1 周内曾行第二次 PPV。起初行 PPV 者 8% 需要早期第二次干预；起初行玻璃体穿刺及玻璃体内注射者 14% 需要早期第二次干预。单次玻璃体内注射抗生素不能治愈所有的眼内炎。②前房及玻璃体有多量浓厚渗出而致看不到眼底红光反射。③重症滤泡感染，细菌毒性较高，发病迅速。④眼内异物潴留。⑤多量晶状体皮质残留。⑥慢性顽固眼内炎，特别是痤疮丙酸杆菌感染，最初只注射抗生素于玻璃体的治愈率非常低，并已被证明 PPV 有更好的疗效。⑦真菌感染，除眼内注射两性霉素 B 或伏立康唑外也可能需要玻璃体切术协助取除病原体。

附：治疗性玻璃体切除术

（1）干切法采集玻璃体标本：一般先清洗前房，下一步是做诊断性玻璃体切除（在 EVS 称活检），要求获得足够量最初抽吸取得的未稀释的标本（undiluted specimen），供微生物学检查——涂片、培养和 PCR。切割手柄做好准备，灌流导管（infusion cannula）只是插入，但不启用。切割手柄连接一个 5ml 注射器，并设置低切割速率（例如，600～800cpm）以减少损害细胞。主刀医师在操作玻璃体切除时，助手慢慢抽吸注射器以收集纯玻璃体（无灌注液）至少 0.5ml。

（2）切除感染的玻璃体：一旦获得足够纯玻璃体标本后就可以启动灌流通道（灌注液中不加抗生素）。接着可以开始治疗性玻璃体切除，设定正常速度，23G（2400cpm），最好 25G（5000cpm）配合适当低吸引力，避免撕破视网膜。在吸引时，切割头不动，以免拉伤可能已坏死的视网膜。至于采用核心或完全（core or complete）PPV？EVS 当时规定至少切除 50% 以上，基于近年来手术器械及技巧的进展，以及屈光介质透明度，切除玻璃体的量可由主刀的经验决定。严重坏死的视网膜呈白色，表面粗糙，血管模糊。此种视网膜极易被撕碎，必须注意。近来有些 PPV 很熟练的医师主张不管视力及屈光介质透明度，而及早斩草除根做完全性 PPV，不过，这尚待大量病例论证。

（3）玻璃体标本送检：干切法采集的 0.5ml 玻璃体称为未稀释的标本（undiluted specimen），立即做涂片和接种至 2～3 个培养媒介。另外，通过玻璃体切除系统收集的玻璃体进行玻璃体洗涤（vitreous washing），也可送往分析。采集盒中的液体（vitrectomy cassette fluid）称为稀释的标本（diluted specimen），可用滤纸（0.45μm）过滤，微生物被阻拦于滤纸上，剪取滤纸置于合适的培养基，或用离心法将标本浓缩，然后做涂片革兰氏染色，送 PCR，培养。稀释的标本仅视为辅助资料；未稀释的标本才视为培养结果的主要证据。为准确控制抗生素在玻璃体内的剂量，并有利于采集盒中的液体的细菌培养，所以灌流液内不加万古霉素等抗生素。

23G 问世后有人主张切除更多玻璃体，现代化设备使用变得更容易，诸如可调切割和流量，以及用双眼间接眼科显微镜（binocular indirect opthalmomicroscope，BIOM）全景观看系统（panoramic viewing systems）提供更好的观察效果。Kuhn 和 Gini（2005）47 眼急性术后眼内炎（与 EVS 的标准一致），完成玻璃体切除术，91% 最终视力 > 0.5（在 EVS 为 53%）。无视网膜脱离并发症。由于术后眼内炎病人长时间躺在床上，剩余的脓液停留在视网膜上，形成黄斑前房积脓（macular hypopyon），在 EVS 黄斑功能丧失的 50% 病人主要原因就在于此。玻璃体切除术总是用 3 通道，先清洗前房。无 PVD 者制造 PVD，仔细吸除残留在黄斑表面的脓液。玻璃体几乎被完全清除，但在玻璃体周边则切除得相当保守，玻璃体的裙边给予修平以减少视网膜破裂的风险。

内镜引导下玻璃体切除术（endoscopic vitrectomy）：眼内炎病人的角膜过于混浊会明

显妨碍 PPV 的操作。医师观察视屏上内镜提供的眼底图像进行玻璃体切除。北京同仁医院眼科中心杨勋等（2008）报道 20 只眼的经验，认为是治疗外源性眼内炎的安全、可靠的新选择。

[眼球摘除术] 光感消失、玻璃体脓肿非常明显、甚至眼球萎缩者只能行眼球摘除术（enucleation of eyeball）或眼内容摘除术。近 20 年来白内障术后急性眼内炎一般均能控制感染，几乎不至于会到达需要摘除眼球的地步。穿孔性眼外伤的致伤物是带菌的，外眼未经消毒，所以此种眼内炎的感染比白内障术后者严重得多，有时不得不摘除眼球。

（1）预后：对最终视力具有明显影响的危险因子是：初诊时只有光感或无光感、角膜浸润或环状溃疡、晶状体后囊破裂、眼压过低（< 5mmHg）或过高（> 25mmHg）、RAPD 阳性、虹膜新生血管、眼底无红光反射（表 1-5-14，表 1-5-15）。

EVS 报道：比光感好（手动或更好）的病人经早期正确治疗后的最终视力可达 0.5 或更好者，玻璃体穿刺组为 62%，立刻 PPV 组为 66%；仅有光感的病人经早期正确治疗后的最终视力可达 0.5 或更好者玻璃体穿刺组为 11%，立即 PPV 组为 33%。屈光介质高度混浊而看不到眼底红光反射者最终视力可达 0.5 或更好者，立即行 PPV 组为 41%。只有 11% 病人的最终视力低于 0.025。

（2）预防：白内障术后急性眼内炎尚无彻底预防方法。

Ciulla 等筛选出 1996—2000 年有关预防眼内炎的文章 88 篇。临床推荐分 3 等，循证证据分 3 级。没有哪种预防方法属于 1 等 1 级的，只有聚维酮碘溶液属于 2 等 2 级；其他多种方法（包括结膜下注射抗生素，术前滴抗生素眼液，盐水冲洗结膜囊等）均属于 3 等 3 级，也就是说可能有用，但无肯定结果，而且证据薄弱（Ciulla TA, Starr MB. Bacterial endophthalmitis prophylaxis for cataract surgery: an evidence-based update. Ophthalmology，2002，109:13-24）。

BPEI 全球最著名的眼内炎专家 Flynn Jr 在 2008 年回顾 BPEI 白内障术后眼内炎时曾说："BPEI 自 1995—2008 年 47 538 例白内障手术的眼内炎发病率明显降低至 0.03%，其关键是用聚维酮碘消毒眼睑、睫毛和滴结膜囊。"

10% 聚维酮碘溶液，在水中能释放出 1.8 ～ 24ppm 游离碘，游离水合碘发挥杀菌作

表 1-5-14 EVS 感染病原微生物与最终视力 *

感染病原微生物	病例	> 0.5（%）	> 0.2（%）	< 0.04（%）
革兰氏阳性，凝固酶阴性细球菌	214	58	81	4
金黄色葡萄球菌	30	37	50	37
链球菌	23	13	30	39
肠球菌	7	0	14	43
革兰氏阳性（凝固酶阴性细球菌除外）	69	28	59	33
革兰氏阴性	18	39	44	28

*Am J Ophthalmol, 1996, 122：837

表 1-5-15 Bascom Palmer 眼科研究所（1996—2015 年）136 眼急性白内障术后眼内炎病人的最终视力

治疗方法	眼	≥ 0.5	≥ 0.2	0.1 ～ 0.04	无光感
玻璃体穿刺 + 玻璃体注射 *	111	52（47%）	74（67%）	16（14%）	5（5%）
PPV+ 玻璃体注射 *	25	8（32%）	13（52%）	5（20%）	2（8%）
合计	136	60（44%）	87（64%）	21（15%）	7（5%）

* 注射万古霉素 + 头孢他啶 +（80% 眼）地塞米松（Yannuzzi et al. Am J Ophthalmol, 2017，174：155-159）

用。聚维酮碘亲水性，是输送碘到细胞膜的载体。当复合物接触到细胞壁后，释放出来的游离碘迅速产生细胞毒性杀灭原核细胞。游离碘不断从复合物中释放出来，直到可利用的碘消耗尽。碘的进攻靶是细菌胞质和胞质膜，大多数细菌 10s 内可被杀灭，个别细菌 5min 足以被杀灭。对细菌的杀灭效果优于醋酸洗必泰，并对细菌孢子有一定的杀伤力。对白念珠菌、金黄色葡萄球菌、大肠埃希菌、枯草杆菌等均有显著的杀灭作用；对绿铜假单胞菌（绿脓杆菌）、白念珠菌的杀菌时间与同浓度的复方碘溶液、碘酊相仿，但毒性仅为其 1/4 ～ 1/9。请注意：7.5% Betadine Surgical Scrub（美国 Purdue 公司）含有洗涤剂，会刺激眼，故不能滴眼，但可作为第一道消毒程序，洗涤剂对去除油脂有利。10% Betadine Solution（美国 Purdue 公司）不含洗涤剂，消毒眼睑皮肤。5% Betadine Sterile Ophthalmic Prep Solution（含有效碘 0.5%）Alcon 公司生产，瓶装 30ml。不含洗涤剂，可滴眼，是专门为眼内手术消毒准备用的。

蒋劲和姚克等（2006）根据兔眼实验认为 5% 国产聚维酮碘会损伤兔角膜上皮。低浓度（如 1%、0.5%）杭州生产聚维酮碘作为术前结膜囊滴眼消毒或手术前后的滴眼液可能是安全的，可能对角膜上皮和内皮无毒性。上海利康公司生产的"点而康"聚维酮碘消毒液（碘含量 0.5% 相当于 5% 聚维酮碘）似乎较好些。杨雯等（2013）对 48 眼白内障手术病人在入院时，术前 1h 内滴加替沙星滴眼液后，以及手术台上用 5% 聚维酮碘消毒眼睑及滴结膜囊后，三个时间点各取结膜囊标本做细菌培养，其细菌培养的阳性率分别为：79%、42%、3%。培养阳性率明显逐渐降低，滴聚维酮碘后阳性率只有 3%（杨雯，廖志强 . 50g / L 聚维酮碘溶液对降低白内障术前结膜囊病原菌的有效性 . 国际眼科杂志，2013，13:2525-2527）。

ESCRS 眼内炎研究组（J Cataract Refract Surg，2007，33：978-988）白内障手术后感染性眼内炎的预防措施：① 0.5% 左氧氟沙星在手术前 1h、30min 和 5min 滴眼；手术后立即开始滴眼每 5 分钟一次，共 3 次。手术后第一天起要求使用 0.5% 左氧氟沙星滴眼液每日 4 次，共 6d。②聚维酮碘（Povidone-Iodine 商品名 Betadine）消毒眼睑皮肤，睫毛、结膜囊和角膜：泡在 7.5%Betadine Surgical Scrub（手术刷手用聚维酮碘）的纱布清洗眼睑及其外圈的皮肤，此种聚维酮碘含有洗涤剂帮助去除油脂。2min 后用浸有 10% 聚维酮碘的纱布再清洗一次眼睑皮肤，这次包括睫毛。滴几滴 5% 聚维酮碘滴眼液（Alcon 公司生产，Sterile Ophthalmic Prep Solution 专为眼内手术消毒用。含有效碘 0.5%）于结膜囊内（此点很重要），让药液在角膜及结膜表面停留几分钟。稍待，用纱布轻轻拭擦残留在皮肤上的聚维酮碘。接着铺消毒罩单等。手术结束时可以再滴 5% 聚维酮碘（Alcon）于结膜囊。③术毕注射头孢呋辛（cefuroxime）于前房：头孢呋辛（半合成的第二代头孢菌素）1mg 于 0.1ml 生理盐水，在手术结束时注射入前房。据 ESCRS 眼内炎研究组 1 万 6 千例白内障手术的分析，前房内未注射头孢呋辛作为预防的感染危险因子是注射头孢呋辛者的 4.9 倍。透明角膜切口的感染危险因子是巩膜隧道的 5.9 倍。美中不足之处是头孢呋辛对革兰氏阴性的肠球菌及耐甲氧西林金黄色葡萄球菌（MRSA）不敏感。一则暴发性镰刀菌属眼内炎 8 例。2014 年开始美国部分医师在白内障手术结束前将万古霉素（1mg/0.1ml）注射于前房内预防感染。于术后 1 ～ 14d 出现出血性阻塞性视网膜血管炎 15 眼。延迟性免疫反应，相似于万古霉素引起的白细胞分裂性血管炎（leukocytoclastic vasculitis）。美国呼吁急刹车，不再做前房内注射抗生素预防感染。④加替沙星（gatifloxacin，第四代氟喹诺酮）：Hariprasad 等在 24 例 PPV 手术前口服加替沙星 400mg 2 次 /d ×1d，测定出玻璃体内浓度为血清浓度的 26%，平均浓度在前房水是（1.08±0.54）μg/ml，玻璃体（1.34±0.34）μg/ml，血清（5.14±1.36）μg/ml。加替沙星在眼内浓度高于最低抑菌浓度，已达到治疗水平，可对抗表皮葡萄球菌、金葡菌等术后眼内炎的病原菌。他们乐观地预计可用来预防、治疗术后及外伤性眼内炎（Arch Ophthalmol，2003，121：345-350）。⑤ 莫西沙星（moxifloxacin，第四代氟喹诺酮）：在抗菌谱、眼内（角膜、前房水、玻璃体）穿透性方面胜过加替沙星。关于用莫西沙星预防白内障手术后眼内炎的诸多研究纷纷被报道。为预防术后眼内炎，5% 莫西沙星滴眼液（此液是不含防腐剂的）在手术前 1h 开始滴眼，在西方国家现在已是标准方法。⑥ Kampougeris 等在 35 例白内障手术前口服莫西沙星（moxifloxacin）400mg 2次/d ×1d，测定出前房水内浓度为血清浓度的 38%，平均浓度在第 2 小时前房水是（1.20±0.35）μg/ml，第 8 小时（1.23±0.55）μg/ml。半清除期为 8h。莫西沙星在前房水浓度远高于眼内炎常见细菌（革兰氏阳性及阴性）的最低抑菌浓度，但是除外氟喹诺酮耐药葡萄球菌、耐甲氧西林金葡菌（MRSA）、铜绿假单胞菌。从眼内穿透性及抗菌能力来说，莫西沙星优于加替沙星（表 1-5-16）。

表 1-5-16　第三代和第四代氟喹诺酮滴眼液在人眼前房浓度（μg/ml）

	0.5% 左氧氟沙星	0.5% 莫西沙星	0.3% 加替沙星
滴眼每次 10min，5 次	1.135	1.80	0.48
滴眼每天 4 次，2d	0.284	1.31	0.68
防腐剂	无防腐剂	无防腐剂	苯甲醇

角膜透明切口处渗漏会使眼内炎的发生率增加约 40 倍。切口密闭性也是不可忽视的步骤。

7. 白内障术后眼内炎预防要点

（1）术前 1h 内滴 FQ（第 4 代）莫西沙星或左氧氟沙星 3 次。

（2）5%～10% 聚维酮碘消毒睑缘、睫毛、皮肤，2min 后重复一次。

（3）5% 聚维酮碘滴于角膜、结膜（很重要）。

（4）无菌薄膜包住睫毛及其根部。

（5）选项：手术结束时滴消毒的 5% 聚维酮碘于角结膜。

（三）内源性眼内炎

内源性眼内炎（endogenous endophthalmitis）又称转移性眼内炎（metastatic endophthalmitis）。内源性眼内炎是潜在的破坏性眼内炎症，感染来自原发病灶，病原体通过血循环穿越血 - 眼屏障而达眼内。感染病原体与急性眼内炎明显不同，抗生素广泛使用前，眼内炎继发于细菌性脑膜炎的发病率甚高，目前已经变得非常罕见。

病人往往是免疫力低下、体质虚弱、有系统性疾病：诸如免疫损害（长期应用糖皮质激素、免疫抑制剂、静脉内药物滥用）、心内膜炎、尿路感染、腹部脓肿、肺炎、肾衰竭（长期行透析疗法用保留导管）、肝硬化、近期胃肠道手术或肝胆感染、静脉高营养（hyperalimentation）、癌症病史，以及不明原因发热等。有报道 40% 来自心内膜炎，其次为消化道或尿道感染。

1. 眼表现

（1）最初症状：可能是轻微视力下降、红肿、疼痛、畏光，但是这些症状没有被病人充分重视；病人眼部症状可能是首先被发现的，有些是经血行感染引起的或免疫缺陷症导致。14%～25% 病人双眼发病，单眼发病者右眼是左眼的 2 倍，可能因头臂干至右侧颈动脉的距离较近。

（2）眼前段炎症：前房细胞、积脓或纤维蛋白，角膜水肿。

（3）玻璃体炎：串珠状雪球为典型。

（4）脉络膜视网膜：浸润灶，出血。

念珠菌首先侵及脉络膜，导致脉络膜炎或脉络膜视网膜炎病灶（圆形、微微隆起），念珠菌由脉络膜视网膜病灶扩散至玻璃体导致玻璃体炎，其特征为玻璃体内白色雪球状（snowball）混浊或排列成串珠状（图 1-5-25）。雪球实为真菌引起的微脓肿，为典型症状，脉络膜视网膜炎多见。在玻璃体手术中，可以看到视网膜上病灶突破玻璃体而漂浮，在视网膜病灶附近常见血管鞘。脉络膜病灶可能发展成卫星灶。酵母菌感染病情发展更慢，视觉预后较细菌感染佳。曲霉菌感染除侵犯脉络膜外，尚可侵犯视网膜下、玻璃体下，发生视网膜或脉络膜血管阻塞、渗出性视网膜脱离等，病情较念珠菌重。

曲霉菌侵犯脉络膜呈现黄斑淡黄色浸润病灶，可扩展至视网膜下，甚至玻璃体下。

血流中的细菌通过血 - 眼屏障造成眼内感染，但较少见。202 例菌血症病人仅 12 例呈现轻度视网膜改变，如视网膜出血、Roth 斑、棉絮斑，极少并发眼内感染。

2. 诊断　早期临床症状不明显，仅表现为轻度前部葡萄膜炎，因此常被错误诊断为虹膜炎及葡萄膜炎、结膜炎、青光眼、蜂窝织炎等，误诊率为 50%。在仔细询问病史后多可发现致病的危险因子。炎症早期反应并不很严重，使用激素后虽稍有缓解，但疾病总的趋势还是逐渐进展的。

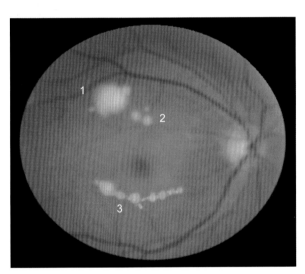

图 1-5-25　内源性真菌眼内炎（白念珠菌感染）

念珠菌引起的内源性眼内炎。60 岁，糖尿病 10 年，高血压 8 年。因肾衰竭行透析疗法（用保留导管，此管念珠菌感染源）。因全身重症肌无力服强的松 10mg qd 12 年。右眼慢性无痛性进行性视力减退 3 周，VA=0.02。典型念珠菌内源性眼内炎：前房细胞 +3，玻璃体细胞 +3，玻璃体内有棉花球状白色渗出（2），有的融合相连呈串珠状（3），一个活动性脉络膜视网膜炎浸润灶（1）。玻璃体标本培养示白念珠菌生长。口服伏立康唑，强的松滴眼液，扩瞳。4 日就有明显改善，5 周停药。停药 6 周后随访视力 1.0，前房无细胞，玻璃体内的串珠状渗出消散，脉络膜视网膜炎病灶瘢痕化

细菌感染引起的内源性眼内炎 80% 病人初期有全身症状。

内源性眼内炎常须请内科医师或传染病专家会诊，以寻找系统的传染源。血培养（至少两次）是诊断的金标准，内源性细菌性眼内炎的血培养阳性率（75%）高于玻璃体液培养。血培养有助于选择有效抗生素。如果血培养、尿培养均找不到病原菌，则须采取玻璃体或前房液标本涂片和培养（沙保罗琼脂和增菌汤分别培养真菌和细菌）以明确是真菌抑或细菌，玻璃体和前房液涂片做革兰氏染色查菌、查菌丝（阳性率高达 80%），或用需氧、厌氧和真菌培养基。真菌培养至少 7 ～ 14d 才能获得结论。用 PPV 切割头可采集足够量的标本，培养阳性率远高于前房液标本。206 例内源性眼内炎病人玻璃体标本培养阳性率用 PPV 采集者比细针抽吸者高（76% vs 43%）。

此外，尚须做 HIV、胸部 X 线（肺炎）、ECG（心内膜炎）、腹部 CT、背痛病人做脊柱 MRI 等检查。

血培养阴性不排除真菌性眼内炎，因为真菌菌血症（fungemia）可能是短暂的，在静脉内药物滥用（intravenous drug abuse）的病人尤其如此，当他们患有内源性真菌性眼内炎时经常不显示全身症状。

拟诊（possible）：有宿主高危因素（持续粒细胞缺乏、实体器官移植等）、有临床特征表现或有真菌学诊断依据。

临床诊断（probable）：有宿主高危因素，也有临床特征表现，但无真菌学诊断依据。

确诊（proven）：有临床特征表现；血培养、眼内液涂片 + 培养证实真菌感染。

3. 治疗原则

（1）内源性真菌性眼内炎：目前真菌性眼内炎尚无规范化治疗标准。保留在机体内的导管必须取出并做培养，常为真菌感染的始发地。

北京同仁医院（2013）培养出的 292 株真菌（极大多数是外源性感染）的药敏测定的结论是，镰刀菌属及未明确病原真菌种属的感染

应首选那他霉素。除镰刀菌属外，其他种属真菌对那他霉素、特比萘酚、两性霉素 B 敏感性高，对伊曲康唑敏感性低。几乎所有真菌菌株对氟康唑耐药。

①系统性抗真菌抗生素（表 1-5-17）：用抗真菌药全身治疗眼外病灶。全身治疗的持续时间主要由全身真菌感染的情况决定，通常治疗 4～6 周。全身性丝状真菌感染的免疫功能低下病人通常需要更长治疗时间（数月）。

表 1-5-17 抗真菌药对培养阳性真菌眼内炎的抗真菌敏感性 *

药物	给药途径，剂量，玻璃体浓度	文献
伏立康唑	对外源性真菌眼内炎的真菌 MIC_{90}：(1.9± 2.9) μg/ml	BPEI Salva, 2015, 257
	口服：敏感性 69.8%	BPEI Salva, 2015, 257
	IVI：敏感性 100%	BPEI Salva, 2015, 257
	口服：200mg 每 12 小时 ×6d 后玻璃体浓度 0.69μg/ml	Logan, 2010, 31
氟康唑	对外源性真菌眼内炎的真菌 MIC_{90}：(36.9± 30.7) μg/ml	BPEI Salva, 2015, 257
	口服：敏感性 34.8%～ 43.5%	BPEI Salva, 2015, 257
	静脉：200mg/d×11d 后玻璃体浓度 10.5μg/ml	Abe, 1991, 1479
两性霉素 B	对外源性真菌眼内炎的真菌 MIC_{90}：(2.6±3.5) μg/ml	BPEI Salva, 2015, 257
	IVI：敏感性 68.8%	BPEI Salva, 2015, 257
	静脉：敏感性 0%～8.3%	BPEI Salva, 2015, 257
	静脉两性霉素 B：兔 1mg/（kg•d）×7d 后玻璃体浓度 0.16± 0.04μg/ml	Goldblum, 2002, 3719

*BPEI Silva et al. Am J Ophthalmol, 2015, 159：257-264

优选用于治疗对唑类药物敏感菌株的真菌性眼内炎。三唑类（triazoles）如氟康唑和伏立康唑口服生物利用度在 90% 以上，并能良好地渗透血 - 眼屏障。氟康唑具有抗大多数念珠菌的活性（克柔念珠菌和一些光滑念珠菌菌株例外），但不能抵抗丝状真菌，故不用于治疗全身性丝状真菌感染或丝状真菌眼内炎。

应检测念珠菌分离株的氟康唑敏感性。氟康唑起始剂量 12mg/（kg•d），随后 6～12mg/（kg•d）（通常每天口服 400～800mg）。

伏立康唑每 12 小时给予 6mg/kg 口服，2 次，随后改为 4mg/kg 每日 2 次；静脉内途径只用于初始剂量。对肾功能不全病人氟康唑和伏立康唑应减量，还需了解处方药物与病人正在接受的其他药物的相互作用。

伏立康唑对几乎所有念珠菌菌株具有优异的活性，包括耐氟康唑菌株及大多数丝状真菌（包括曲霉属和镰刀霉菌）。伏立康唑可治疗系统性曲霉菌感染、内源性曲霉菌眼内炎。 在开始治疗后大约 1 周内应监测伏立康唑以确保达到足够的水平。任何唑类药物治疗均应定期监测肝功能和其他实验室项目。

两性霉素 B。真菌尤其是镰刀菌对两性霉素耐药率越来越高，北京市眼科研究所报道的 2009 年至 2010 年眼部分离的镰刀菌对两性霉素 B 的敏感率只有 9.7%。

②玻璃体内注射抗真菌药：内源性念珠菌视网膜炎伴玻璃体炎和内源性丝状真菌眼内注射炎的病人应接受玻璃体内伏立康唑或两性霉素 B（已有视网膜毒性临床报道）。

③玻璃体切除术：对于内源性真菌眼内炎，尤其是病变较重威胁视力的丝状真菌眼内炎病人，玻璃体切除术联合玻璃体内注射伏立康唑是一项重要措施。

（2）内源性细菌眼内炎：用抗生素治疗菌血症的眼外病灶。心内膜炎须治疗 6 周。玻璃体内注射抗生素（万古霉素 + 头孢他啶），24～48h 后未见明显效果者再次玻璃体内注射，万古霉素 + 头孢他啶（考虑改为阿米卡星）。

八、全眼炎

全眼炎（panophthalmitis）为眼内炎向眼外扩展到巩膜甚至眼球筋膜及眶软组织，实际为眼内炎＋眶内化脓性炎症。眼内炎与全眼炎之间无明确的分界，但在治疗上又要求二者有所区别。因为眶内静脉无瓣膜，眼眶有化脓性炎症时如做眼球摘出术，病菌可沿眶静脉上达海绵窦，故全眼炎不宜行眼球摘出术而只宜行眼内容摘除术（evisceration of eyeball）。

病原微生物：全眼炎大多为外来毒力强的化脓菌感染引起，内源性病原微生物的毒力可能因病原体与抗体接触而被减弱，故少有发展成全眼炎。外伤是最主要的原因，外伤后发生全眼炎者，一般不会再发生交感性眼炎。

由产气荚膜梭菌（Welchi 杆菌）感染引起的气性坏疽性全眼炎，是罕见的。其主要特征是前房有出血或有大量的咖啡色渗出物，如在前房发现有气泡则诊断更可确定。细菌学检查是诊断本病最可靠的依据。

（一）临床表现

1. 症状　病人主觉剧烈疼痛，其程度远甚于眼内炎，疼痛的原因主要是脓性渗出造成的眼压增高，或脉络膜内脓肿压迫后长睫状神经所致。疼痛缓解提示眼内脓液已穿破球壁。全身症状有发热、头痛、呕吐等。

2. 眼局部的特征（图 1-5-26）　表现有球结膜水肿、眼球突出、眼球运动固定、眼内化脓性炎症，以前三者作为有别于眼内炎的重要标志。球结膜水肿与眼球突出，为眼球筋膜与眼眶软组织炎症水肿的缘故；炎症细胞侵及眼外肌，致使眼球不能朝任何方位转动而呈固定状态。眼内化脓性炎症也较眼内炎剧烈，往往有前房积脓。晶状体四周及玻璃体中也有脓性渗出物。角膜混浊水肿，以后逐渐发展至眼内由脓性渗出物所充填，视网膜完全破坏而致光感消失。角膜巩膜坏死，穿孔排脓，眼球萎缩为其必然结局。

（二）诊断

诊断要点：①全身症状表现有发热、剧烈

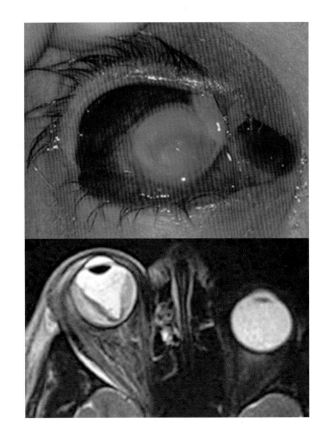

图 1-5-26　全眼炎

头痛而呻叫。②光感或无光感。③前房絮状渗出、玻璃体大量脓细胞而呈黄色反光。④球结膜明显水肿，眼球显著突出。⑤眼球运动固定。⑥超声示玻璃体脓肿。

符合此六项条件即可诊断全眼炎。

（三）鉴别诊断

1. 眼内炎　头痛不至于剧烈得呻叫，眼球运动虽受些限制但不至于完全不能动。眼球突出不明显。

2. 海绵窦血栓形成　一眼有严重化脓性炎症，必须注意：凡病情重危、高热、意识模糊、出现脑膜刺激征，应立即做 MRI 或 CT 并请神经内科急会诊。首先的症状可能是对侧外直肌麻痹，发展速度极快，海绵窦血栓形成数小时即可发展为双侧性而危及生命。

（四）治疗原则

全身及局部应用大剂量抗生素，在感染有所控制后行眼内容摘除术。

第六节　前葡萄膜萎缩

虹膜萎缩的病理变化及其临床表现因所涉及的虹膜层次而异。

虹膜基质萎缩：明显的体征是裂隙灯下呈现白色（局部，或片区），见图1-6-1A、B。这是由于虹膜基质退行性变而被胶原组织替代（表1-6-1），另外，基质黑色素细胞的变性或丢失也会使虹膜脱色素。基质变薄萎缩显露出白色血管，状若丝瓜络（图1-6-1C）。丧失虹膜隐窝和表面纹理，这些改变如果轻微在裂隙灯下难能确定。基质明显萎缩会暴露色素上皮（图1-6-1D）。

虹膜色素上皮层萎缩：局限性虹膜色素上皮萎缩见于色素性青光眼、1型糖尿病的虹膜变化，以及眼内晶状体植入虹膜沟擦伤虹膜后表面。病理组织上可显示色素上皮萎缩。但是，临床上不能观察到，因为有基质遮盖。只有用透照法方能发现透光的萎缩区。

虹膜萎缩涉及基质和虹膜色素上皮：两层组织的萎缩呈局灶性或全面性，可表现虫蛀样，严重萎缩则出现虹膜孔（图1-6-1E），例如在虹膜角膜内皮综合征那样。

一、虹膜角膜内皮综合征

虹膜角膜内皮综合征（iridocorneal endo-

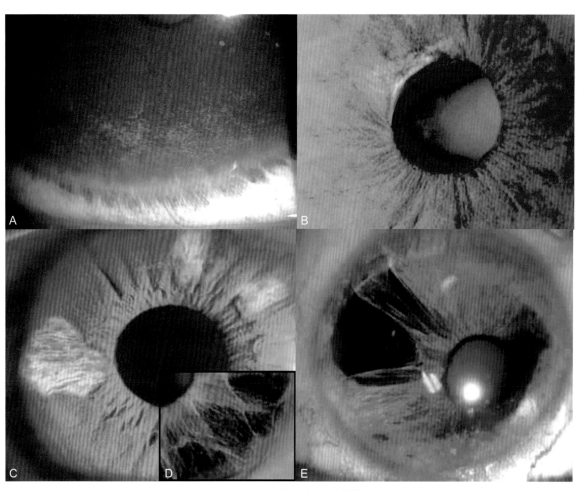

图 1-6-1　五种层次虹膜萎缩

A.虹膜浅表基质脱色素。B.浅表基质脱色素，伴机化组织。C.基质明显萎缩呈丝瓜络样萎缩斑。D.基质明显萎缩显露深褐色色素上皮。E.基质和虹膜色素上皮严重萎缩，凋落成孔，全层缺失，出现多瞳症。多见于ICE综合征

表 1-6-1　虹膜萎缩和变性的原因

先天性，家族性，遗传性，年龄相关性	手术后
家族性虹膜劈裂症	前段手术后
先天性，常染色体显性	人工晶状体相关性
先天性虹膜基质发育不良	术中虹膜松软综合征
先天性小瞳孔	Urrets-Zavalia 综合征（角膜移植术后瞳孔扩大）
Axenfeld-Reiger 异常 / 综合征	ROP 激光治疗
动脉肝发育不良（Alagille 综合征）	放射和热疗
眼 - 脑色素沉着过少综合征（Cross 综合征）	二极管激光去除睫毛
眼齿指发育不良	**缺血**
白化病	急性闭角型青光眼
色素失禁症	眼前段缺血综合征
X- 连锁的丙种球蛋白缺乏血症	外伤
迟发性视网膜变性	颈动脉海绵状瘘
晶状体及瞳孔异位	闭塞性动脉疾病
Marfan 综合征	血红蛋白镰刀细胞 C 病
获得性	高山综合征（多发性大动脉炎综合征）
虹膜角膜内皮综合征（ICE 综合征）	全身性冷球蛋白血症
特发性虹膜萎缩	**代谢 / 毒性**
Chandler 综合征	葡萄膜肿胀变性：
Cogan-Reese 综合征（虹膜痣综合征）	糖尿病
年龄相关性虹膜萎缩	Hurler 综合征
炎症后	眼内注射水溶性染料
慢性虹膜睫状体炎	使用双胍，二脒类治疗棘阿米巴角膜炎
带状疱疹	使用奎宁，氯胺，芥子气
单纯疱疹	口服莫西沙星
巨细胞病毒	**神经源性**
风疹	神经梅毒
获得性梅毒	Horner 综合征
麻风和结核病	**其他**
盘尾丝虫病	白癜风
青光眼	气候性滴状角膜病
急性闭角型青光眼	两侧急性虹膜脱色素症
原发性开角型青光眼	两侧急性虹膜透照症
色素性青光眼	
剥脱综合征	

thelial syndrome，ICE）是一种典型的后果严重的角膜虹膜退行性改变，终因顽固难治性青光眼而致盲。其临床表现谱有三个亚型。

1. 进行性虹膜萎缩　虹膜萎缩占主导地位，包括明显的瞳孔异位，最显著特征是虹膜极度萎缩和虹膜孔形成。

2. Chandler 综合征　典型病例角膜水肿（通常眼内压正常）相对突出；虹膜轻度萎缩或正常，瞳孔异位不明显或轻微。误诊漏诊率最高。中间型病例，介于进行性虹膜萎缩和 Chandler 综合征之间，虹膜的变化比典型 Chandler 综合征更广泛，但不形成虹膜孔。

3. Cogan-Reese 综合征　虹膜小结节（色素沉着性有梗突起）是最显著特征，结节区虹膜脱色素。角膜和其他虹膜缺陷的全部谱像可能呈现。青光眼不如进行性虹膜萎缩和 Cogan-Reese 综合征那么严重。注意：虹膜痣综合征病人虹膜表面具有弥漫性痣，其临床和病理学与 ICE 综合征的小结节完全不同，不属于 ICE 综合征。

1979 年 Eagle 及 Yanoff 将进行性虹膜萎缩、Chandler 综合征、Cogan-Reese 综合征归并成虹膜角膜内皮（ICE）综合征。ICE 综合征进行缓慢，但最终虹膜可以极度萎缩发生穿孔或部分虹膜组织消失，眼球多因继发青光眼而失明。

（一）病因

病因尚不明确。无家族史，无遗传证据。后弹力层发育完整，表明发病在出生后。临床三种变异类型的共同特征是角膜内皮细胞异常，增殖成膜（上皮化），此膜为 ICE 的原因。增殖的内皮膜非常宽阔可覆盖整个角膜后表面，严重的是可延伸至前房角和虹膜表面。此增殖膜为异常内皮细胞和黏附于其下的基底膜。这种增殖的内皮细胞膜收缩造成虹膜周边前粘连（peripheral anterior synechia，PAS）、虹膜萎缩和缺失，广泛 PAS 继发青光眼，推测是炎症和（或）病毒感染。Alvarado 等（1994）在角膜标本中用 PCR 方法测得单纯疱疹病毒 DNA，并从病人房水中也分离出单疱病毒。内皮细胞化生（metaplasia）。

（二）病理学

在 Descemet 膜后面存在多层胶原组织的异常内皮细胞，这种异常增殖的（上皮化）内皮细胞膜覆盖广泛角膜，并扩展至小梁和虹膜表面。内皮细胞沉积物产生一层新的基底膜夹在内皮和后弹力层之间。虹膜基质萎缩。虹膜孔处的基质和色素上皮完全缺如。小结节的成分类似于其下的虹膜基质组织，被来自角膜的内皮细胞膜包围。

ICE 综合征后部角膜的电子显微镜研究曾揭示多种复杂的细胞改变，在正常 Descemet 膜后面铺盖多层胶原组织。ICE 细胞上皮样改变，即具有张力细丝、桥粒、多层、微绒毛、大量水疱。免疫组织化学研究显示细胞角蛋白（cytokeratins）也表明其为上皮样细胞；然而，与波形蛋白（vimentin）的交叉反应支持细胞是内皮谱系的。发现细胞凋亡过程（filopodial processes）和细胞质肌动蛋白丝，这表明这些细胞是能够迁移的。在一些病例中观察到单层的 ICE 细胞之间有慢性炎性细胞。

（三）临床表现

ICE 综合征开始于青壮年，多见于中年妇女，平均年龄 45 岁（20—60），女性多于男性（2∶1）。单眼，若为双侧性，则以男性为多。在一些 ICE 综合征病人的另一眼中观察到内皮细胞计数轻微减少和轻度细胞多形性（pleomorphism），几乎总是无症状；完全表达两侧性的 ICE 综合征病例是罕见的。家族性罕见，而且眼或全身表达不是恒定一致的。本病少见，数年才见 1 例。

1. 角膜内皮细锤银箔状外观　回顾 ICE 综合征全过程，角膜内皮异常是根本性的（图1-6-2）。全部病例，裂隙灯下高倍放大仔细观察角膜后表面呈现细锤银箔状外观（hammered-silver appearance）。

2. 角膜水肿　部分病例由于内皮功能丧失造成角膜基质和上皮水肿。高眼内压加重水肿。

3. 周边虹膜和前房角广泛粘连　虽然少数

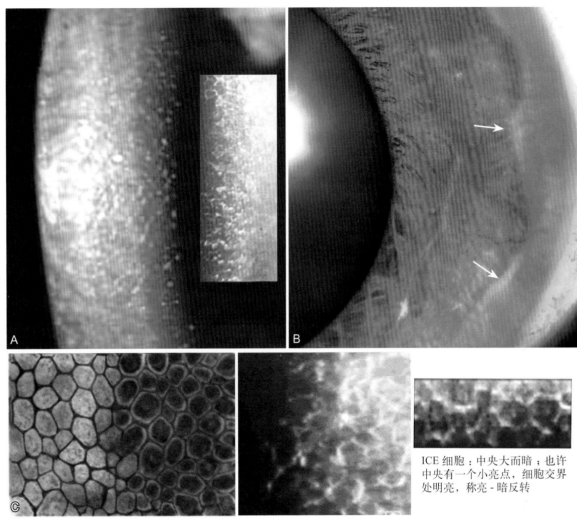

ICE 细胞：中央大而暗；也许中央有一个小亮点，细胞交界处明亮，称亮 - 暗反转

未波及区　　ICE 细胞：中央暗（或许中央有一个小亮点），边缘亮

图 1-6-2　角膜内皮细锤银箔状，广泛周边前粘连，ICE 细胞

A. 角膜内皮细锤银箔状外观。B. 宽阔虹膜角膜粘连，虹膜紧贴角膜内皮以致虹膜失去原有的纹理和色泽（箭）。C. 内皮镜面反射显微镜下的 ICE 细胞

病人特别是早期病程，前房角是开放的，但是由于异常增殖的内皮细胞膜覆盖小梁网，可以产生眼内压升高。大多数情况是，周边前粘连广泛而显著，延伸至或超越 Schwalbe 线，前方牵拉机制的闭角型青光眼，周边前粘连圆周向发展，造成难治性青光眼。

4. 瞳孔异位（corectopia）　占 70%。周边前粘连收缩，牵拉萎缩变薄的虹膜，造成瞳孔变形，朝向周边前粘连反向异位。

角膜内皮增殖的异常细胞膜从前房角延伸至虹膜上，膜的收缩产生虹膜周边前粘连（假设在 3 点钟位象限），进一步收缩以致该区（3 点钟位象限）的瞳孔缘朝 PAS 方向变形异位；持续收缩，尤其是对侧（9 点钟位象限）也有 PAS，则该象限（9 点钟位）虹膜被牵拉而萎缩、色素层外翻，甚至形成孔。

5. 广泛虹膜萎缩　占 70%。虹膜大面积基质萎缩脱色、变薄、枯萎。萎缩区在瞳孔异位的对侧象限。

6. 虹膜孔形成　占 5%，是进行性虹膜萎缩类型标志性特征。严重病例（进行性虹膜萎缩型）基质组织和色素上皮缺失成孔。被牵拉的

虹膜上出现一个或多个孔，萎缩孔可相互融合。瞳孔开大肌区域先被侵犯，最后才波及瞳孔开括约肌范围。

虹膜孔有两种形式。最常见的是"牵伸孔"（stretch hole），虹膜因牵伸而显著变薄，过度变薄就成为孔。较少见的是"溶化孔"（melting hole），不伴有瞳孔异位或虹膜变薄，荧光素眼底血管造影表明可能与虹膜局部缺血有关。

7. 色素层外翻 占30%。虹膜基质萎缩，虹膜表面有角膜内皮细胞增生膜的收缩，致使虹膜后部的色素层翻越瞳孔缘而被牵拉至虹膜前表面，外翻的色素层细胞增生。临床上可见瞳孔缘处有宽阔的色素上皮环（图1-6-3）。

8. 色素性小结节 小结节开始呈淡黄色隆起，随后变成巧克力-黑色，直径约150μm，有梗，隆起，均匀散播于淡棕色萎缩而光滑的虹膜基质（萎缩性改变），犹如芝麻点缀在面包上。有时几个小结节连接成条，颇具特色。其内缘常有瞳孔缘色素层外翻。

色素性小结节的形成机制：虹膜表面增殖的细胞膜环状包绕一小块虹膜基质将其夹紧，便可造出一个有梗的小结节。

9. 青光眼 46% ～ 82% ICE病人继发青光眼，75%眼内压35mmHg以上。

（四）辅助检测

1. 角膜内皮显微镜 角膜内皮显微镜又称角膜内皮细胞镜、角膜内皮镜面反射显微镜。它是利用镜面反射原理观察内皮细胞形态和密度的改变。

角膜内皮细胞弥漫性异常表现为① ICE细

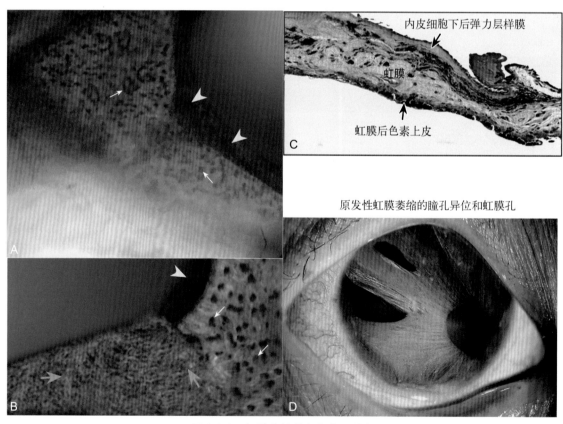

图 1-6-3 虹膜小结节和色素层外翻

A. 色素结节（白箭）散在于基质萎缩区表面，此萎缩区色淡，光滑，内缘色素层外翻（黄箭头）。B. 结节萎缩区色淡，夹杂有白色胶原组织。内缘也有色素层外翻。似乎结节萎缩区的内缘总有色素层外翻。其左方的虹膜萎缩区（绿箭）另一番景象，表面高低不平，其内缘未见色素层外翻。C. 切除的虹膜标本示萎缩虹膜表面盖有增殖的内皮细胞膜。D. 虹膜周边前粘连收缩，牵拉萎缩变薄的虹膜，造成瞳孔变形，朝向周边前粘连反向异位。被牵拉的虹膜上出现多个孔，萎缩孔可相互融合

胞：细胞大，暗黑，细胞交界处明亮，称亮-暗反转（light-dark reversal），偶然暗黑区中央有一个小亮；② CV > 0.40：细胞大小不等参差不齐的变异性；③六角形细胞减少（< 50%）的多形性（pleomorphism），见图 1-6-2。

正常内皮细胞表面应该是明亮的。ICE 细胞亮-暗反转是由于高圆锥形的斜面，将投射光反射到相机光路以外的方向，所以变暗。不是一定可以看到的特征，在一张图像中可能只有几个 ICE 细胞。由于角膜水肿图像清晰度差，需要仔细辨认，最好在角膜不同部位多获取几张图像。

在解读角膜内皮细胞镜报告时，不要只注意角膜内皮计数，更重要的是观察有无 ICE 细胞、细胞形态及大小、CV、六角形细胞减少（< 50%）的多形性。ICE 综合征的诊断依据是内皮细胞形态而不是细胞计数。

2. 激光扫描共聚焦显微镜　异常多形性内皮细胞具有强反射核，很像上皮细胞的上皮样改变。随着病情的进展，正常区域会逐渐缩小，正常内皮细胞被 ICE 组织代替。

（五）诊断

诊断要点：①单侧。中年人，女性多见（女：男为 2：1）。基本特点。②角膜内皮细锤银箔状外观。一定有，但非特殊病征。角膜水肿会妨碍观察。③角膜内皮显微镜典型异常。三种异常不一定全出现。ICE 细胞是特征。角膜水肿会阻碍检测。然而，必须强调的是，典型的 ICE 细胞不是诊断必备条件。④周边虹膜和前房角"广泛"前粘连。一定有，晚期往往超过 180°。⑤瞳孔扭歪异位。异位方向必有广泛性虹膜前粘连。⑥广泛虹膜基质萎缩，甚至虹膜孔形成，特征性；虹膜孔是进行性虹膜萎缩的特殊病证。⑦淡黄色虹膜萎缩区表面散在色素性小结节。为 Cogan-Reese 综合征的特殊病证。⑧角膜水肿。⑨继发性青光眼。

基本特点加上：②至⑦中至少三项符合方可确立 ICE 综合征诊断。

普遍接受的诊断标准：凡是见色素性小结节者，无论虹膜萎缩、瞳孔扭歪异位的程度如何，均诊断为 Cogan-Reese 综合征。凡是虹膜萎缩而成孔者诊断为进行性虹膜萎缩。

ICE 综合征虽然可以分成三个亚型，但常有重叠，兼有几个亚型的体征，故不强求细分亚型。

很多 ICE 病人被误诊为青光眼，这是由于 ICE 综合征罕见，缺乏相关知识和经验；另外，角膜水肿明显遮掩角膜内皮和虹膜的异常。

同仁医院冯波等（2013）分析青光眼专科确诊的 65 例（65 眼）ICE 综合征病人，初诊正确诊断者仅 9 例（14%）；错误诊断包括青光眼未分型 26%，原发性闭角型青光眼 22%，原发性开角型青光眼 22%，葡萄膜炎 11%；1 例误诊为眼肿瘤。虹膜无萎缩及轻度萎缩者 83%；Chandler 综合征的漏诊率最高 96%。Chandler 综合征典型病例容易误诊为原发性青光眼。

发现早期轻度的 ICE 综合征是减少误诊和漏诊的关键：①任何"单侧角膜水肿"而眼内压正常或轻度升高，或者角膜水肿相对明显，与眼内压不成正比。对无创伤或炎症史的病例，应怀疑 ICE。②单眼青光眼病人，对于无创伤或炎症史的病例，应警惕 ICE。③对怀疑 ICE 者，仔细寻找体征，不放过任何疑点。用裂隙灯仔细检查角膜内皮细锤银箔状异常。虹膜轻度萎缩需要与对侧眼比较还是能够发现虹膜纹理略有稀疏。1/5 病人虹膜无萎缩表现，特别要注意角膜内皮和前房角的异常。用裂隙灯检查瞳孔略有不圆，朝某反向突出一个尖，就在那个方向用前房角镜能发现 PAS。广泛 PAS、周边粘连超越 Schwalbe 线，做角膜内皮镜面反射显微镜检查（注意 ICE 细胞，CV 增大，六角形细胞减少）、角膜共焦显微镜检查（内皮上皮化）。

双侧性和家族史几乎总是可以否定 ICE 综合征的诊断，应寻求其他原因。

（六）鉴别诊断

眼内压升高须鉴别的疾病是，原发性闭角型、原发性开角型青光眼、继发性青光眼。

角膜内皮病须鉴别的疾病是，多形性角膜

后层营养不良、Fuchs 内皮营养不良。

虹膜融解（dissolution）须鉴别的疾病是，Axenfeld-Rieger 综合征、无虹膜症、虹膜劈裂症。

虹膜小结节须鉴别的疾病是，虹膜黑色素瘤、虹膜痣综合征、神经纤维瘤病、炎症性小结节。

1. 继发性青光眼　任何单侧青光眼，排查明显原因（详见第 2 章第十一节继发性青光眼），前葡萄膜炎继发青光眼必有炎症迹象容易证实。容易被遗忘的病因如新生血管性青光眼、外伤性房角异常（房角后退）等。在排除其他原因后都应强烈考虑 ICE 综合征。

2. 原发性青光眼　急性闭角型原发性青光眼瞳孔阻滞而具有急性发作、象限性周边虹膜膨隆、两侧性为特征，尽管急性发作后可出现不同程度的缺血性虹膜萎缩、瞳孔垂直卵圆形扩大、对光反应不良等特征不难鉴别。

慢性闭角型原发性青光眼虹膜萎缩不明显，周边前粘连无持续收缩力量，故不造成瞳孔异位。两侧性。角膜内皮无明显异常。

慢性开角型原发性青光眼与 ICE 综合征由于内皮异常增殖膜覆盖小梁网继发青光眼的病例的区别，COAG 是两侧性，角膜内皮无异常，虹膜无局部萎缩，无瞳孔扭歪异位。

3. 多形性角膜后层营养不良（posterior polymorphous corneal dystrophy，PPCD）　ICE 综合征是单侧、散发性、进行性疾病，最常见于中年妇女（表 1-6-2）。PPCD 是双侧的内皮营养不良，具有遗传性、非进展性、发生在所有年龄、无性别倾向。可能有弥漫性角膜水肿、瞳孔异位、玻璃膜形成、虹膜角膜粘连和青光眼等多种表现形式，进行性角膜失代偿病例可能需要角膜移植术。这两种疾病均波及角膜内皮，内皮细胞可以是多层的，都能表达细胞角蛋白。典型病例 ICE 综合征与 PPCD 容易鉴别，但它们可能存在临床重叠，以致虹膜萎缩不严

表 1-6-2　ICE 综合征，多形性角膜后层营养不良，Axenfeld-Rieger 综合征鉴别

	ICE 综合征	多形性角膜后层营养不良	Axenfeld-Rieger 综合征
发病年龄	45 岁（20—60 岁）	先天性，家族史	先天性，家族史
遗传	无	常染色体显性 *	常染色体显性
眼别	单眼 *	两眼 *	两眼 *
性别	女 > 男（2 : 1）	女 = 男	女 = 男
后胚胎环	无 *	无	有
角膜后层异常（裂隙灯检查）	细锤银箔外观，细小滴状疣样改变	后弹力层小泡，斑块；平行线或嵴	Schwalbe 线变粗，往往向前移位
内皮镜面反射显微镜	弥漫性变化，ICE 细胞	局灶性改变，暗环，圆形丘陵或椭圆形，平行嵴 *	正常
基本缺陷	角膜内皮细胞异常增殖扩展至前房角和虹膜	角膜内皮上皮化	保留原始内皮层
青光眼	46% ～ 82%	25%	50%
青光眼机制	内皮细胞异常增殖膜或 PAS 闭塞房角	未知，玻璃膜或 PAS 闭塞房角	小梁网和 Schlemm 管的不完全或发育不良
虹膜萎缩	轻度至重度	轻微	轻度至重度
虹膜结节	棕褐色小结节（Cogan-Reese 综合征）	无	无 *
进行性	慢性顽强进行性	轻微进行	不进行 *

　* 例外者罕见

重，无孔，无小结节的病例临床上难能鉴别。Bromley（2012）发现角膜移植术后病检利用电镜检测后弹力层可区分二者，ICE 综合征的后弹力层的前部带状和后部非带状层均正常，而在 PPCP 后弹力层的后层可能含有宽间隔（带状）胶原。罕见（表 1-6-2）。

4. Fuchs 内皮营养不良　具有两侧性、遗传性。2 期角膜中央滴状疣 + 基质及上皮水肿多在 60 岁以上。3 期角膜上皮下结缔组织，继发青光眼。虹膜和前房角表面无角膜内皮增殖膜覆盖，无瞳孔异位，无虹膜孔形成，无虹膜小结节，无瞳孔缘色素层外翻。少见。

5. Axenfeld-Rieger 综合征　前房角粘连继发青光眼，虹膜异常。与 ICE 综合征不同的是，具有先天性、家族史、两侧性。Axenfeld-Rieger 综合征可能导致严重虹膜萎缩，虹膜孔形成和瞳孔异位。常伴青光眼。前房角镜检查揭示显著的 Schwalbe 线（全部病例），并见条索组织从周边虹膜牵伸到 Schwalbe 线。Schwalbe 线变粗，往往向前移位，并且还可见多种异常。角膜内皮是正常的，但是镜面反光显微镜有些内皮细胞可能显示多形性和细胞内黑斑。据推测，眼部症状是由于神经嵴细胞来源的组织在妊娠期发育停滞所致。双侧受累可能是不对称的，无虹膜结节。罕见。

6. 无虹膜症　严重的进行性虹膜萎缩型 ICE 须与无虹膜症鉴别。但是无虹膜症是先天性、两侧性，往往残留一些虹膜根。罕见。

7. 虹膜劈裂症　65 岁以上老年人，虹膜某一区域浅层基质裂开瓦解成纤维状。纤维一端漂浮于前房，接触角膜内皮形成失代偿。罕见。

8. 虹膜黑色素瘤　一个大片黑色素隆起块。而 ICE 深褐色小结节直径约 150μm，数量很多。不至于混淆。少见。

（七）治疗原则

ICE 综合征的青光眼属于难治性。药物降低眼压。降压手术常失败，因为术后内皮细胞依然增生至小梁，短期内可堵塞小梁切除口，甚至植入物的插管口。有人觉得加用丝裂霉素 C 可抑制内皮细胞增生而稍稍增加手术成功率。常需要角膜内皮移植术。有报道显示，DSEK 或 DSAEK 可以成为 ICE 综合征的有效治疗方法。

二、年龄相关性虹膜萎缩和变性

虹膜基质和色素上皮均可因自然衰老而萎缩，不产生症状，无功能异常，不被注意。

虹膜基质变薄，隐窝消失，显露色素上皮：在裂隙灯生物显微镜下，虹膜基质广泛变薄，结构扁平和隐窝消失，特别是在瞳孔区虹膜。老年白种人两侧对称性全部虹膜变得更蓝色，容易透见棕色的括约肌和深褐色的色素上皮层；色素上皮本身也可能脱色素，偶尔会出现局灶色素增生。这种虹膜基质衰老改变在黄种人和黑人不易被察觉。脱落的细小色素颗粒可以稀疏地沉积在小梁网、前房角、角膜内皮表面和晶状体前囊表面。

瞳孔缩小和瞳孔反应相对不活动：老年性瞳孔缩小和瞳孔反应相对不活动是常见的发现，此可能与虹膜基质的玻璃变性和扩瞳肌（起源于色素上皮）比瞳孔开大肌优先萎缩有关。

这些老年性变化在患剥脱综合征（伴或不伴有青光眼）的眼中更经常和更早发生。

三、继发性虹膜萎缩

（一）虹膜炎症后萎缩

由于长期炎症浸润，血管损害和硬化都可引起前葡萄膜萎缩，其中尤以虹膜萎缩最容易观察到。

虹膜的炎症后萎缩与其他原因的萎缩可以根据以下特点加以识别：①炎症萎缩有较多的灰白色机化组织可见；②虹膜瞳孔缘常有后粘连；③晶状体前囊有色素及机化物。虹膜炎症后萎缩呈弥漫性、局灶性，节段性（扇形）。

弥漫性萎缩经常发生于 VKH 综合征、Fuchs 异色性虹膜睫状体炎、非特异性虹膜炎、感染性疾病，如带状疱疹和单纯疱疹、巨细胞病毒、风疹、弓形体、犬弓首线虫等。

1. 炎症后渗出物的机化、脱色素、硬化的血管造成白色改变

（1）灰白色机化物：最常见的机化物在虹膜瞳孔缘后粘连处，严重炎症会在晶状体前囊表面瞳孔领域遗留灰色薄膜或机化不规则条索。

（2）脱色素：弥漫性或局灶性。弥漫性脱色素必须达到一定程度，仔细与另一眼对比才能确定，轻度脱色素很难辨认。局灶性虹膜脱色素容易发现。

扇形虹膜萎缩常见于带状疱疹病毒感染，也见于单纯疱疹、蜂蜇和巨细胞病毒感染后。扇形虹膜萎缩是典型的表现。裂隙灯光投射至眼内，利用眼底的红色反光披露虹膜明显萎缩区。轻微萎缩用后方照明法不能证实。

2. 色素堆积　眼前段表面色素沉着：游离的色素颗粒，经常分散在前节的各种组织上，如角膜后、前房、虹膜表面、前房角小梁、晶状体前囊表面。

3. 虹膜结构改变　组织萎缩表现为隐窝变浅、丝瓜络状、虹膜变薄等。隐窝变浅边界模糊，往往须比较对侧眼或往年的裂隙灯检查才能确定。"丝瓜络状"改变：萎缩的虹膜脱色素而呈灰白色，虹膜组织可变得单薄，硬化的血管变成白色线条。枯萎的纹理呈"丝瓜络状"外观。虹膜局部变薄可用裂隙灯发现。严重弥漫性变薄，尤其是色素上皮萎缩者透照法阳性。

4. 色素层外翻　虹膜基质收缩可以引起后层的色素上皮由瞳孔缘处外翻到前面，称为色素层外翻，提示长期慢性葡萄膜炎，ICE综合征是虹膜表面的角膜内皮增殖膜收缩造成的。

5. 瞳孔改变　扩大，对光反应迟钝或消失。当瞳孔开括约肌和瞳孔开大肌萎缩，表现无张力性瞳孔扩大。

6. 虹膜新生血管形成（neovascularizati on of the iris，NVI）　一般虹膜炎不诱发新生血管，只有很顽固的虹膜炎才有可能。必须排除常见的原因，如糖尿病视网膜病变，视网膜中央血管阻塞，玻璃体切割术后。须用裂隙灯显微镜高倍放大才能看到。

睫状体萎缩临床上不能直接看到，它的表现就在于眼内压降低。当葡萄膜炎消退后眼内压仍是很低时，若非视网膜脱离即表示睫状体有大范围的萎缩，是眼球萎缩的先声。

（二）青光眼性虹膜萎缩

虹膜萎缩见于急性发作后及病程长久的慢性青光眼；此外，在某些青光眼手术后也可出现。

虹膜变薄，表面纹理呈枯萎状态，色素脱落不均，可出现一些脱色的白色小点，脱下的色素可留在角膜内皮层及小梁的表面。并往往出现色素层外翻。上述虹膜萎缩的表现，其程度可因病程久暂、眼压增高程度、急性发作的时程而有不同。

急性期括约肌因缺血而变薄及坏死，导致瞳孔扩大及不规则，程度严重者造成不可逆现象，毛果芸香碱等缩瞳药不能缩小瞳孔。急性高眼内压造成缺血性虹膜基质节段性坏死而萎缩。

慢性开角型青光眼后期，虹膜基质及色素上皮逐步坏死而变性，尤其括约肌表现更为突出，瞳孔因之而扩大。产生虹膜劈裂，即虹膜前叶组织分裂而缺失的病例是罕见的。

（三）外伤性虹膜萎缩

眼前段眼内手术后虹膜会萎缩。人工晶状体植入术，特别是前房型人工晶状体，睫状沟固定处虹膜被襻腐蚀。虹膜夹型人工晶状体对虹膜损伤尤其大，早已被淘汰。白内障摘除术中虹膜松弛综合征会引起虹膜局部基质萎缩。DSEK术后虹膜萎缩推测的机制是眼内压增高灶层虹膜缺血，FFA造影发现虹膜毛细血管充盈不全。PKP、DLKP术后虹膜也可萎缩。

虹膜激光烧毁处及虹膜手术切除口的边缘一定出现一圈白色基质萎缩。美容目的用半导体激光拔除睫毛和眉毛造成同侧虹膜萎缩、瞳孔异位和白内障。

严重的眼球挫伤，外伤时先为暂时性缺血，随而血管麻痹性扩张，再加之内皮受损，虹膜因血供不足而发生坏死。主要表现为脱色。它往往伴有晶状体脱位或瞳孔运动神经麻痹。

（四）缺血性虹膜萎缩

原因：除青光眼外，尚可见于眼部缺血综合征，全身性冷球蛋白血症，镰状细胞病，奎宁毒性及其他眼前段缺血的原因。

临床表现：缺血性萎缩最好的特征是瞳孔缘与皱环之间，基质出现孤立的萎缩性白斑。也有以扇形或节段性脱色区出现。低灌注或缺血可继发性微血管形成。虹膜大环闭塞可发生急性原发性缺血性虹膜萎缩。缺血性虹膜萎缩波及瞳孔括约肌和瞳孔开大肌者常造成瞳孔扩大、变形。

（五）神经源性虹膜萎缩

见于神经梅毒或睫状神经节节后纤维损害（Horner 综合征）的病人。最初为虹膜色素脱失和色素沉着，以后基质层也萎缩。瞳孔轻度不规则是由于虹膜各区的萎缩不均匀的缘故。但虹膜无后粘连。

（六）虹膜劈裂症

虹膜劈裂症（iridoschisis）是另一种原发性虹膜萎缩性病变（表 1-6-3）。虹膜某一区域的前层基质分裂，该处先产生一个裂痕，瞳孔运动不断牵拉硬化的血管，致使基质层组织瓦解成纤维状。纤维一端漂于房水。

表 1-6-3　特发性虹膜萎缩与虹膜劈裂症的鉴别

	特发性虹膜萎缩	虹膜劈裂症
平均年龄	45 岁	60—70 岁
虹膜	单侧，全层虹膜孔	常为两侧性，只波及前层而不形成孔
瞳孔	异位，瞳孔反应障碍	位置正常，瞳孔反应无障碍
前房角	前粘连，并有薄膜铺盖	开放或狭窄（周边前粘连）
青光眼	绝大多数继发青光眼	约 50% 继发青光眼
性别	女多于男	男女相等

组织学检查显示虹膜的基质萎缩，前后分裂成层；虹膜后色素上皮和扩瞳肌、血管或神经均无明显异常。属于罕见病症。主要发生在

65 岁以上老年人；年轻病人伴有眼部先天缺陷，原因可能有家族性、创伤、圆锥角膜、梅毒性角膜基质炎或小眼球等。

裂隙灯检查显示虹膜基质劈裂成麦片样分层，松散的纤维和血管，末端自由漂浮在前房中。虹膜劈裂的位置往往在下部。自由浮动的虹膜纤维若向前弓起，可接触角膜，引起角膜内皮失代偿和大疱性角膜病变。重症者虹膜基质缺如，暴露肌肉层。

大约 50% 的病人伴有青光眼。然而，青光眼在虹膜劈裂发病机制中的作用是有争议的。曾假设虹膜劈裂可能继发青光眼，因破裂的基质纤维形成前粘连而阻塞小梁流出。另一些人认为虹膜劈裂是闭角型青光眼眼压急性升高后虹膜基质缺血的结果。

治疗原则：继发青光眼者控制眼内压。白内障手术时谨防漂浮的虹膜纤维堵塞手柄顶端的开口。

（七）两侧急性虹膜脱色素症

土耳其医学院 Tugal-Tutkun 和 Urgancioglu（2006）报道两侧急性虹膜脱色素症（bilateral acute depigmentation of the iris，BADI），见图 1-6-4。2009 年将病例扩展至 26 例（32 眼）。平均年龄为（32.3±8.6）岁，女多于男。

病因：不明。诊断性实验室检查，病毒血清学和房水 PCR 分析均无意义。10 例 IgM 抗体阴性，IgG 抗体不升高，表明不存在系统感染。全部病人抗 CMV-IgG 抗体阳性，因此，不排除 CMV 感染。2 例病人房水 PCR 分析 HSV、VZV、CMV 阴性。8 例发作时口服莫西沙星，2 例口服阿莫西林。1 例病人曾有单侧 Behcet 综合征病史，1 例有单侧病毒感染葡萄膜炎未纳入统计。

眼表现：39% 病人眼部症状发作前有流感样症状。两侧性（100%）。主诉畏光和红眼（77%），眼黑变色（15%）。

两眼对称性虹膜基质脱色（弥漫性，涉及数个象限），从虹膜皱环至根部弥漫性色素脱失伴灰白色颗粒（62%），其中 60% 病人色素脱

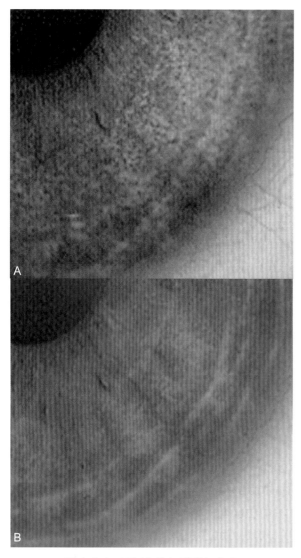

图 1-6-4 两侧急性虹膜脱色素症

患者女，15 岁。A. 虹膜基质弥散性脱色素，伴灰白色颗粒，未侵犯瞳孔周边。波及四个象限虹膜、角膜内皮表面、前房均有色素颗粒。B. 4 年后随访，虹膜已恢复原来正常色泽。此图由 Tugel-Tutkun 的原图裁剪一个象限并放大，以便清楚显示细节

失区呈地图状（常上方重于下方）。所有病人的小梁网均有大量色素沉积（3+ 至 4+）。前房色素引起闪辉样改变（0.5+ 至 3+，激光光度仪测定），有的病人被误诊为急性前葡萄膜炎。脱色素虹膜透照测试阴性。瞳孔未受影响。无虹膜后粘连。晶状体前囊无色素播散。玻璃体透明。眼底正常。色素性青光眼 1 例（25mmHg）。

病程经过：4 例病人在初诊诊断色素播散综合征，2 ～ 3 周后复诊时显露虹膜基质弥散

性脱色和颗粒状脱色小点才纠正诊断为 BADI。

前房色素播散在 1 ～ 16 周内消失（中位数 9 周）。4 例随访 12 ～ 23 个月，虹膜脱色一直存在，但仔细比较发现原先脱色区颗粒减少，颜色由灰转棕。

4 年后，2 例（20 岁，15 岁）病人发病 2 年多的虹膜基质脱色素处色素恢复正常色彩和结构。最终随访小梁色素堆积较前减少，眼内压正常，视盘正常。

鉴别诊断：急性前葡萄膜炎前房内有细胞而不是色素，灰色 KP 而不是色素，虹膜基质不会大面积脱色，小梁不会大量色素堆积。

BADI 的临床表现为一群灿烂的表现，其特征是，两侧性、急性、常有畏光、眼红。虹膜弥漫性，大范围基质脱色伴灰白色颗粒，透照阴性，数年后虹膜色泽恢复正常为主要特征。无继发性青光眼。糖皮质激素滴眼液有反应。

不同于其他已知原因的虹膜色素脱失和色素播散，如 VKH 综合征、Fuchs 葡萄膜炎综合征、病毒性虹膜睫状体炎、色素播散综合征、Horner 综合征。

疱疹性前葡萄膜炎不伴角膜炎的病人单眼，复发性，虹膜扇形或斑片状萎缩（基质＋色素上皮萎缩者透照阳性），病情加重时眼内压升高。临床上根据这些特点就可做出诊断。50% 有虹膜后粘连。虹膜脱色不会恢复。房水分析最常见的是 HSV，其次是 VZV。

Fuchs 葡萄膜炎综合征，单眼（90%），虹膜基质萎缩但不伴颗粒状萎缩小点，KP 半透明灰色，KP 边角有星芒状突起的纤维称星形 KP，存在数月甚至数年。常有后囊下白内障。糖皮质激素滴眼药治疗并不能使其迅速消退。

色素播散综合征病人虹膜基质不脱色，晶状体前囊和悬韧带有色素沉着，虹膜后凹，裂隙状虹膜透照阳性。

治疗原则：77% 病人接受局部皮质类固醇。根据前房色素逐步减少频率直至停药。

9 例在 1 ～ 4 周后减少或停用类固醇滴眼液立即导致眼症状复发，包括充血，前房色素增多，

但虹膜未改变。重新使用类固醇滴眼液后眼症状，充血立即消失，前房色素迅速减少。

8 例类固醇滴眼者眼压升高须用抗青光眼药物控制。

（八）双侧急性虹膜透照症

双侧急性虹膜透照症（bilateral acute iris

表 1-6-4　两侧急性虹膜脱色素症（BADI）和双侧急性虹膜透照症（BAIT）鉴别诊断

特性	疱疹性虹膜睫状体炎	Fuchs 葡萄膜炎综合征	剥脱综合征	色素播散综合征	BADI	BAIT
性别	男＝女	男＝女	男＝女，白人	女性居多	女性居多（女：男为 3 : 1）	女性居多（女：男为 3 : 1）
症状发作	红眼，眼痛，畏光	无症状	无症状	通常无症状；偶尔有头痛，视物模糊	严重畏光和红眼	严重畏光和红眼
眼别	通常是单眼	90% 单眼	75% 单侧	两侧性，大多数是对称的	双侧对称	两侧性，大多数是对称的
KP	炎症 KP	弥漫散播；50% 星状 KP，中等 - 细小	色素沉着	色素沉着	色素沉着	色素沉着
Krukenberg 梭	无	无	无	Krukenberg 梭	有时存在	有时候有
前房色素颗粒	无	无	偶见前房色素	前房色素	前房色素	前房色素
前房炎症细胞	恶化期间有细胞	慢性，少量	无	无	无	无
虹膜透照	不	很少见，瞳孔周围	瞳孔周围	中周部轮辐状	虹膜不透照	弥散性虹膜透照
虹膜轮廓改变	无	无	无	中周部虹膜向后凹	无	无
虹膜基质改变	片状或扇形基质萎缩	轻微萎缩斑点；基质弥漫性萎缩，隐窝变浅	无；瞳孔缘剥脱物沉积	无	双侧对称地图状或弥漫性脱色素和边缘清楚的颗粒	无
瞳孔变化	往往瞳孔不规则扭曲，虹膜螺旋状改变	偶见病变侧瞳孔较大	无	在不对称的病例瞳孔不等，保留对光反应和近距离反应	无	双侧对称无张力性瞳孔扩大，反应迟钝
其他眼前段		80% 后囊下白内障	晶状体前表面环形剥脱物沉积			
眼内压升高	急性和短暂加剧时升高（小梁炎）	往往数年后出现；20%	往往数年后出现青光眼	往往数年后出现青光眼	正常	早期并发症，耐药
前房角镜检查	开角	开角，新生血管，偶尔房角粘连	小梁剥脱物沉积	色素沉着	罕见，暂时色素沉着	色素沉着

transillumination，BAIT）伴有色素播散和持久性散瞳是一种新的临床特征。

Bettink-Remeijer 等 2009 年报道 5 例呼吸道感染服用莫西沙星后出现畏光、两眼急性发作结膜充血、虹膜弥漫性萎缩环形透光、色素播散、小梁网色素沉着过度、瞳孔永久性扩大无反应，推测为莫西沙星不良反应。

土耳其 Tugal-Tutkun 等（2011）4 年收集 26 例双侧急性虹膜透照病人，将其命名为两侧急性虹膜透照症。20 例女性 6 例男性，平均年龄 43 岁（25—69），100% 两侧性。急性发作严重畏光和红眼（88%）。73% 有流感样病史，使用全身抗生素（35% 用莫西沙星）。实验室报告未发现有意义结论。色素释放入前房。在没有炎症细胞的情况下，闪辉阳性。100% 病人虹膜有严重的弥漫性透照缺陷，88% 瞳孔散大伴括约肌麻痹，77% 瞳孔不规则扭曲。瞳孔对光反应异常。在暮光环境下，病人和对照组之间的瞳孔直径无显著差异；但在强光环境下，病人的瞳孔直径显著扩大。

病生学：不明。几位作者归因于莫西沙星，可是治疗呼吸道感染只有 35% 病人用莫西沙星口服或静脉注射，40% 病人采用其他抗生素；况且，白内障术后为预防感染前房内注射莫西沙星的病人未见类似的虹膜萎缩。所以，Tugal-Tutkun 认为眼部不良反应不是口服莫西沙星治疗引起的，可能是病毒性呼吸道感染触发的。病生学仍有待研究。

治疗：虽然通过应用局部皮质类固醇迅速缓解症状，但色素播散的中位持续时间为 5.3 个月。最严重的并发症是早期眼内压升高。前房角镜检查显示小梁网严重的色素沉积。

第七节　前葡萄膜囊肿与肿瘤

虹膜的囊肿与肿瘤在早期既不影响视力，又无其他不适。后期可因青光眼、虹睫炎、视力障碍而就诊。虹膜的囊肿及肿瘤，除虹膜痣和雀斑以外，均不常见。

虹膜的肿块用裂隙灯观察囊肿或实体，色素性还是非色素性，更应注意肿块表面有无血管网，其滋养血管是否增粗。OCT 或 UBM 影像能更好区分囊肿和实体。然后，根据年龄、生长速度、发病率等综合分析为良性或恶性。对于确定是良性的、静止的、无并发症的肿块需要记录影像以供随访比较。良性而有并发症的肿块必须去除。良性恶性不能区分的肿块须做活检确定诊断。

囊肿与肿瘤的区分，在裂隙灯显微镜下常不困难，囊肿具有半透明特点，常可透光，肿瘤为实质性，不透光；若头动时肿物有震颤现象、有小房形成、囊壁有波动者，则囊肿的诊断更为确切。另一方面，细小的囊肿，囊腔不明显，难以与肿瘤区分。囊肿可导致虹睫炎，因而与肉芽肿性小结节的鉴别也须考虑。OCT 和 UBM 是鉴别虹膜囊肿和肿瘤的有效工具。

囊肿与肿瘤不能鉴别者，可行虹膜切除术送病理学检验。

Shields 等（2010）分析 Wills 眼科医院 1974—2010 年 36 年间记载的 3680 眼（3451 例）虹膜肿瘤（Ophthalmology，2012，119：407-414）。儿童（≤ 20 岁）占 12%，21—40 岁 21%，41—60 岁 36%，> 60 岁 31%。

囊性占 21%（起源于虹膜色素上皮 18%，基质 3%）；实体性占 79%（黑色素细胞性 68%，非黑色素细胞性 11%）。黑色素细胞性肿瘤包括：痣 60%、黑色素细胞瘤 3%、黑色素瘤 26%、黑素细胞增多症 3%。非黑色素细胞性肿瘤包括：迷芽瘤< 1%、血管瘤 2%、纤维瘤< 1%、神经瘤< 1%、肌瘤< 1%、上皮瘤 1%、黄瘤< 1%、转移瘤 2%、淋巴瘤< 1%、白血病< 1%、继发性瘤< 1%、非新生物< 5%。

诊断年龄（中位数）：囊肿 39 岁，黑色素细胞性 52 岁，迷芽瘤 0.7 岁，血管瘤 56 岁，纤维瘤 53 岁，神经瘤 8 岁，肌瘤 42 岁，上皮瘤 63 岁，黄瘤 1.9 岁，转移瘤 60 岁，淋巴瘤 57 岁，白血病 25.5 岁，继发性瘤 59 岁，非新生物 49 岁。

三种最常见的虹膜肿瘤：痣 42%，虹膜色素上皮囊肿 19%，黑色素瘤 17%。

儿童青少年（< 20 岁）虹膜囊性肿瘤有虹膜色素上皮囊肿 79%，虹膜基质囊肿 30%，上皮内生< 1%。

儿童青少年（< 20 岁）虹膜黑色素细胞性肿瘤有痣 53%，黑色素瘤 17%，黑素细胞增多症 10%，黑素细胞瘤 7%，Lisch 小结节（神经纤维瘤病）6%。

儿童青少年（< 20 岁）虹膜血管性肿瘤有蔓状血管瘤 75%，海绵状血管瘤 25%。

一、前葡萄膜囊肿

囊肿主要发生于虹膜，诊断较易，睫状体囊肿诊断就较难。

病史中应该详细询问外伤史，发现囊肿的日期与外伤史的关系，囊肿近来是否长大。病史有助于诊断，采集病史后对于囊肿的性质（外伤、先天、特发）已有初步印象。用裂隙灯仔细检查角膜，注意有无穿孔伤痕，囊肿是否透明，注意有无新生血管或异常的色素增生。用后照法或旁侧照明法察看有无红色眼底反光可见。睫状体囊肿除非已突出于瞳孔缘，否则必须将瞳孔充分扩大始能见到囊肿。在平坦部的囊肿要压迫巩膜用三面镜检查。

囊肿与肿瘤的区分是容易的，半透明是囊肿的重要特性；有时囊肿尚有其他特点：如数目多、有震颤、有小房形成。囊肿本身也能引起前葡萄膜炎，所以虹膜基质的囊肿，必须与结节性虹膜炎（如结核、结节病）鉴别。睫状体囊肿特别是囊壁厚的，即使看上去似乎并不透明，但必须用裂隙灯做光学切面即可发现囊腔的特点。若其透明性不能肯定时，应考虑与黑色素瘤的鉴别。

后房囊肿的诊断较前房囊肿难，检查时应充分扩瞳后用裂隙灯检查其透明性，UBM 对诊断有帮助。

前葡萄膜囊肿以虹膜囊肿为多，包括上皮植入性囊肿、珍珠囊肿、缩瞳药性虹膜囊肿、先天性虹膜囊肿、特发性虹膜囊肿。前三者属继发性上皮囊肿，后二者属原发性。

（一）上皮植入性囊肿

上皮植入性囊肿（epithelial down-growth cysts）系穿孔外伤或手术过程中将眼前段的上皮植入虹膜发展而成。结膜、角膜、眼睑皮肤等处的上皮均可被植入。潜伏期数周或 10 年。囊肿多起始自虹膜周边基质，植入的上皮细胞逐渐在基质层中扩展生长，基质浅层作为囊肿的前表层向前房内膨隆，基质的深层作为囊肿的基底。囊壁的内层由上皮细胞组成。

浆液性囊肿：较珍珠囊肿多见，囊壁较薄，呈半透明，囊腔中含有淡黄色稀薄液体。前囊表层为虹膜基质层及前界膜所构成，囊肿逐渐长大，前囊虹膜被分裂牵引而变成菲薄，囊肿越大，色素越单薄，色泽越淡，透明度越强。由于囊肿膨胀，致使单薄的虹膜基质裂成一些纵横交叉的白条龟纹，此种龟纹在囊肿基底（即后囊壁）最为清楚（图 1-7-1）。囊肿小者仅 1 ～ 2mm，大者可充满前房。囊肿自行萎缩者少。一般都是缓慢发展。早期无刺激症状，囊肿扩大后常并发前葡萄膜炎，则有明显刺激症状。扩大的囊肿可阻塞房角，形成继发性青光眼。囊肿虽多见于前房，但也有发生于后房。

上皮植入性虹膜囊肿的诊断主要是根据囊肿的特有表现，在裂隙灯下诊断囊肿一般并不困难，确定囊肿后应追问外伤或手术史，并在囊肿附近找寻外伤痕迹。

（二）珍珠囊肿

珍珠囊肿（pearl cyst）是囊壁较厚的实体性囊肿，呈淡灰色，有光泽。逐渐长大，中心部分变性而形成囊腔。

（三）缩瞳药性或前列腺素衍生物性虹膜囊肿

顾名思义，囊肿为应用缩瞳药后发生的。囊肿发生在括约肌后面色素上皮层的内缘，突入于瞳孔领，囊肿开始为一群有色素的小结节，

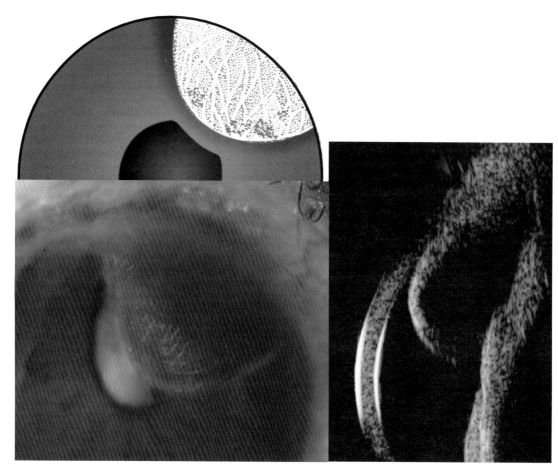

图 1-7-1　虹膜浆液性囊肿

直径 0.1 ～ 1mm，停用缩瞳药或前列腺素衍生物后囊肿可完全消失。据认为原发改变是色素上皮的增殖，而囊肿形成是继发改变。滴用毛果芸香碱而发生囊肿者少见，囊肿常见于滴用强力刺激副交感的药物（如碘磷灵）后。

（四）先天性虹膜囊肿

为体表外胚层引起，在虹膜基质发生皮样囊肿性状的植入囊肿，若囊肿起源于虹膜神经上皮层则囊肿发生在虹膜后表面色素上皮层。

（五）特发性虹膜囊肿

此为排除其他病因（外伤、先天、寄生虫）后的原因不明的虹膜囊肿。从发病年龄较轻这一点可说明与发育有关。发生于虹膜基质的囊肿，先为灰色或棕色斑点，慢慢发展成半透明的小泡，囊壁上萎缩的虹膜分裂成斑片状色素。少有发生刺激症状或眼压增高者。此种囊肿可能是胚胎时期晶状体泡的表面上皮移入虹膜基质而成。

二、前葡萄膜肿瘤

虹膜基质肿瘤以色素性者居多，无色素者少见。最常见的色素性肿块为黑色素痣，黑色素瘤极少。

无色素的肿瘤可能是转移癌，也可能是极少见的平滑肌瘤、胚胎型髓质上皮癌、非色素性恶性肉瘤。此外，白血病病人可能呈现少量小结节或牛奶状病损。组织学上，小结节为异常淋巴样浸润或髓样细胞，虹膜结构丧失。当病损增厚时常见假性前房积脓。

在视网膜母细胞瘤病人，可能在虹膜前表面出现白色病灶（子瘤），可能伴假性前房积脓。组织学上，这些病灶显示异常染深色的圆形细胞，细胞质少，有丝分裂异常。

虹膜色素上皮和无色素上皮的腺瘤，或睫状体色素上皮的腺瘤将虹膜基质向前推而呈现

表 1-7-1　虹膜肿块的鉴别诊断

	病名	年龄	颜色	生长速度	血管	其他
无色素	结核瘤	青年	灰	慢	围绕于结节	早期即有虹睫炎
	结节病	青年	灰	慢	表面有血管	
	平滑肌瘤		粉红或灰黄	慢	多	不影响瞳孔运动
	异物肉芽肿		粉红	慢	多	角膜穿孔伤痕，或有眼外伤史
	无色素肉瘤	中年	粉红	慢	常有血管	后期才有虹睫炎
色素性	黑色素瘤	>40 岁	棕或黑	快	表面血管网	偶有子瘤，或伴虹睫炎或青光眼
	黑色素细胞瘤		深褐色	5 年	无内在血管	非白种人。用 FNAB 或镊子夹取，非常脆，病理切片常因色素过浓，必须漂白处理
	有色素的肉瘤	老年	棕或黑	不一定	常有血管	后期才有虹睫炎

隆起。这些良性肿瘤很少扩大，很少恶变，肿瘤由虹膜或睫状体色素上皮增生组成。其他罕见的肿瘤包括新生儿血管瘤病，该瘤显示多个含有红细胞的血管空间，有内皮铺盖。

几乎半数人有虹膜雀斑，若不太多则并不引起人们注意。虹膜痣如不生长太快，不令人注意。黑色素瘤、平滑肌瘤、胚胎型髓质上皮癌、青年性黄色肉芽肿等肿瘤发病率很低。

（一）虹膜痣

1. 虹膜雀斑（iris freckles）　病理学上是虹膜前表面黑素细胞的色素堆积，不成肿块。虹膜前表面比虹膜色深的局部色素小斑点，不隆起，似乎多见于括约肌区域。60% 的白种人有雀斑。它是分散的色素小斑点。在出生时无雀斑，12 岁以前少有，青春期才开始出现，怀孕时增多。雀斑是黑素细胞的色素增多，是痣的变异，但这种细胞不会增殖，体积不会扩大。痣的痣细胞会增殖，扩大体积，一般比雀斑大（图 1-7-2）。

痣也称单纯性（或良性）黑色素瘤，为真正的占位性新生物。5% 的白种人有虹膜痣。80% 以上长在下部虹膜。痣的色素细胞与虹膜色素细胞之间在病理学上是不同的，但从临床角度来看，虹膜痣（iris nevus）与雀斑难以严格区分。虹膜痣位于基质，表面较虹膜前界层略高，外观呈一片致密的黑色，大小不等，从针尖大小到一大片。虽起源于先天，但在青春期才显露，生长缓慢。若扩展到前房角者可导

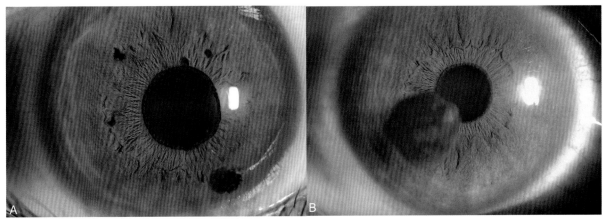

图 1-7-2　虹膜色素细胞性肿瘤

A. 4 个雀斑，细小，不隆起。虹膜痣，5 点钟位，较大，稍隆起。B. 虹膜黑色素瘤，明显隆起，表面不平，在长大

致青光眼。

雀斑与痣的区别：雀斑很小，很多个，不隆起，以外眼照相观察数年不会扩大。

2.虹膜痣　比雀斑大，常是一个，裂隙灯下微微隆起；从外眼照相比较其扩大速度。扩大迅速者警惕恶变。

虹膜痣与黑色素瘤的区别在于：痣小（直径＜3mm），薄（＜1mm厚），无血管，无色素层外翻，无并发性白内障，无继发性青光眼；不生长是鉴别的重中之重，每6～12个月裂隙灯照相观察其生长速度。痣-黑色素瘤模棱两可病例5%在5年内长成低度黑色素瘤。

组织病理学上，虹膜痣通常由低度恶性纺锤形细胞组成。当虹膜痣由浓厚的色素和圆胖细胞组成，细胞质大，细胞核小而缺乏有丝分裂者被归类为黑色素细胞瘤（melanocytoma）。在病理学上痣与黑色素瘤尚无截然区别的标准，虽然，痣的核仁较黑色素瘤小。

（二）虹膜黑色素细胞瘤

黑素细胞瘤（巨细胞痣）是良性的，深层色素沉着的痣，表面有苔藓（"微卵石"），不规则表面。通常位于视神经头上（所有色素沉着虹膜病变0.5%～5%）。与虹膜黑色素瘤一样，黑素细胞瘤通常发生在下部虹膜，但与虹膜外翻或扇形白内障相关较少。无内在血管，并倾向于发生在非白种人。黑素细胞瘤也可自发性坏死导致青光眼，由于色素和黑素细胞分散及肿瘤播种前房角，黑素细胞瘤无论用FNAB或镊子夹取，非常脆，病理切片常因色素过浓，必须漂白处理后才能看清核的结构。

与虹膜痣一样，虹膜黑素细胞瘤可能会生长（5年占病例的23%），但很少发生恶变。

虹膜恶性黑色素瘤罕见，占葡萄膜黑色素瘤的2%。有色人种发病率远较白种人为低（1∶250）。黑色素瘤起源于虹膜基质的黑素细胞(melanocytes)。由梭形细胞或类上皮细胞组成。

黑色素细胞瘤（melanocytoma）的主要特征：①良性；②深层色素沉着，苔藓，表面不规则；③通常位于视盘上；④可以发生在下方虹膜；⑤无内在血管；⑥倾向于有色人种；⑦伴有眼或眼皮黑素细胞增多症。

黑色素瘤含有色素(偶然无色素)的隆起物，孤立为主，偶然弥漫性生长。比痣大，含有扩张的血管。有时出现子瘤。肿瘤沿虹膜平面伸展同时向前房突起，最后可充满前房。早期常已犯及睫状体、小梁网、Schlemm管而产生继发性青光眼，很快扩展至眼外。

前房角镜检查可帮助了解肿瘤是否扩展到睫状体，若已波及睫状体，则睫状体带增宽，并可观察小梁上有无瘤细胞。

色素性虹膜肿瘤形成青光眼的作用机制：在小梁网中堆积色素或富含色素的巨噬细胞；肿瘤细胞直接侵入房角结构；肿瘤挤压而致房角关闭，少见；新生血管性青光眼，罕见。

病人年龄在40岁以上者居多，青年人患黑色素瘤者极少见。

眼球透照、UBM、OCT能发现病损范围，是否波及睫状体，肿瘤内的性质。

诊断：虹膜痣与黑色素瘤的鉴别殊属重要。裂隙灯显微镜检查非常重要，恶化的征象是：体积显著扩大（有照相证明）。裂隙灯观察发现肿块表面粗糙并有血管网，颜色突然加深，伴有虹膜炎（毒素作用）、青光眼（波及小梁）或肿块附近虹膜萎缩变淡，伴有子瘤。

子瘤与雀斑的区别既重要又困难。一般说，子瘤较大、较暗、明显隆起，边界不清，而雀斑为色稍淡的小斑点，不隆起，边界清楚。透照法对黑色素瘤的诊断并无帮助。

虹膜病变位于上方，不太可能是虹膜黑色素瘤，应考虑转移性病变或睫状体黑色素瘤。

提示恶性肿瘤的临床特征：①增长的证据；②明显的血管；③虹膜外翻；④继发性白内障；⑤侵犯虹膜基质；⑥大于直径3mm或厚度1mm；⑦弥漫或环形；⑧合并青光眼。

恶性不能贸然行事，必须在多次反复比较考虑后才能下结论。行活组织检查非常可能引起肿瘤细胞植入而发生子瘤。

治疗原则：虹膜黑色素瘤一旦诊断明确，

局限于虹膜的黑色素瘤以手术切除为良策。局限性肿瘤做局部虹膜切除。对于弥漫性虹膜黑色素瘤可以考虑细针抽吸活检证实诊断后用贴敷放疗或眼球摘除。

虹膜黑色素瘤可远距离转移到肝和其他脏器。弥漫性和继发青光眼者转移可能性大。

（三）睫状体黑色素瘤

睫状体黑色素瘤（ciliary body melanoma）：体征视肿瘤发生部位而略有差异。部位隐蔽，所以都不易获得早期诊断。凡遇下列情况提高警惕必须充分扩大瞳孔用裂隙灯检查睫状体；间接检眼镜＋巩膜顶压、UBM、OCT 探查睫状体。①虹膜肿瘤病人；②上巩膜血管局部异常粗大者（图 1-7-3），可误诊为结膜炎、上巩膜炎、巩膜炎；③睫状体区域眼白上有色素小肿块（图 1-7-3），可误诊为异物、色素沉着、色素痣；④睫状体区域眼白上无色素小肿块。

冠部黑色素瘤：①睫状体前部黑色素瘤早期突入后房，必须充分扩大瞳孔，顶压巩膜才能发现。②多数病例向前经虹膜根侵犯使前房角，虹膜根隆起。前房角中睫状体带明显增宽，状似虹膜根部断离。肿瘤继续生长则可充满前房。晶状体被推向对侧，肿瘤附近赤道部皮质迅速形成白内障。后期可发生青光眼、视网膜脱离。肿瘤细胞早期即从巩膜的血管神经孔道侵及眼外，病人常因巩膜外见到黑色肿块始来就诊。

平坦部黑色素瘤：肿瘤突向玻璃体及后房，向后侵及脉络膜。若在上巩膜有局限性血管扩张区或经巩膜向外扩展的小肿瘤，提示眼内相应部位的葡萄膜可能有黑色素瘤。必须充分扩大瞳孔，顶压巩膜仔细检查。UBM 非常有用。

环形黑色素瘤：为虹膜或睫状体的弥漫性黑色素瘤。这种弥漫性生长常迷惑医师的警觉性。

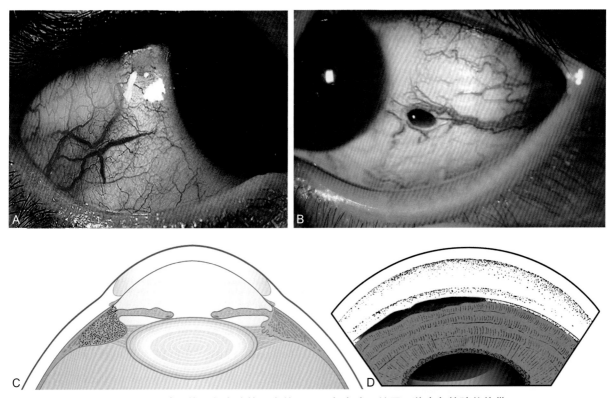

图 1-7-3　睫状体黑色素瘤的眼表信号；黑色素瘤已扩展至前房角的睫状体带

A. 警惕睫状体黑色素瘤的信号：上巩膜血管局部异常粗大，可误诊为结膜炎、上巩膜炎、巩膜炎。B. 另一种信号是，睫状体区域巩膜色素小肿块，并且周围被怒张的上巩膜血管包绕。C. 睫状体黑色素瘤已侵犯前房角。D. 前房角镜下可见黑色素瘤占领睫状带；通过瞳孔可发现睫状突移被肿瘤侵犯

肿瘤常起始于虹膜与睫状体交界处，沿虹膜动脉大环生长，肿瘤细胞广泛取代虹膜基质组织，并向后方取代睫状体组织。由于在进展过程中不显现包块隆起，因此虹膜体征令人迷惑，整个虹膜出现大量色素，形成虹膜异色症的外观。肿瘤可向前侵及前房角、角膜后表面、后弹力层的前后方，从巩膜导管扩展至眼外。临床表现易误诊为虹膜炎（因角膜有色素沉着）、虹膜异色症、继发性青光眼。故当虹膜异色伴有青光眼者必须考虑到环形黑色素瘤而行前房角镜和 UBM 检查，如前房角无明显色素沉着才能排除本病。

治疗原则：贴敷放疗或眼球摘除。

（四）虹膜平滑肌瘤

平滑肌瘤是良性肿瘤。一般认为发生在子宫内。80% 为年轻女性。肿瘤边界清楚，呈棕色，在白人虹膜肿块呈粉红色或灰黄色，因虹膜基质未被侵及，故瞳孔反应存在。富含血管，可导致出血。UBM 示中度-低度回声。CT 和 MRI 无帮助。临床诊断较难，不易与色素少的恶性黑色素瘤鉴别。稍带棕色，生长缓慢，瞳孔运动不受障碍，尤其发生于下半部虹膜，似乎为其特点，预后良好。

病理组织学上，平滑肌瘤由无黑色素梭形细胞和介入的丰富的结缔组织组成。鉴别诊断需要使用电子显微镜。免疫组织化学分析，梭形细胞抗肌特殊肌动蛋白。特殊肌动蛋白（muscle-specificactin）和平滑肌抗原呈阳性反应，但对黑素瘤特异性抗原呈阴性反应。

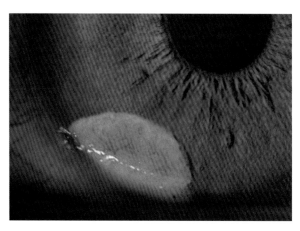

图 1-7-4　虹膜平滑肌瘤

治疗原则：小虹膜平滑肌瘤（iris leiomyoma），如果临床上可以做出诊断，通常可以观察而不需要治疗。较大的虹膜平滑肌瘤局部切除或部分板层巩膜切除术。睫状体肿瘤可经板层巩膜窗将肿瘤切除。

（五）胚胎型髓质上皮癌

胚胎型髓质上皮癌（embryonal medulloepithelioma）起源于睫状体无色素上皮层的恶性肿瘤。非遗传性，在出生后数年内或出生之时已发生，发展缓慢，有些病人到青年时才就诊。本病罕见。肿瘤大小不等，不规则形，呈白色或灰色半透明，有色素者少见，常有血管，常因虹膜新生血管而引起注意。常侵犯虹膜及巩膜，后期可穿破眼球蔓延至眼外。只波及邻近组织而不转移到其他器官。

诊断：早期诊断有所困难，常在波及眼外后始确定诊断。对于单眼青光眼，虹膜新生血管的小孩，特别是有中间葡萄肿、白内障、晶状体脱位或囊肿形成者，应考虑到胚胎型髓质上皮癌。

治疗原则：由于是细胞学是恶性的，常摘除眼球。

（六）幼年性黄色肉芽肿

幼年性黄色肉芽肿（juvenile xanthogranuloma）为一种良性，自限性皮肤病，少见。见于婴儿或儿童，以 1 岁以内者居多。

单侧，虹膜基质出现一块脱色区，或呈现黄色肿块，局灶性或弥漫性。最突出的病征为前房反复大片积血而将虹膜体征遮掩，虹膜炎，常继发青光眼。

皮肤病损为红色丘疹组成，尤其是头面部的皮肤（包括眼睑），其次是躯体及四肢。

诊断：基于皮损。万一无皮损，则前房穿刺送病理检验可获确诊。组织病理特征是 Touton 巨细胞，在巨细胞花圈样细胞核的中央是曙红细胞质。与 Langerhans 细胞增多症不同的是，电镜下不存在细胞质 Birkbeck 颗粒。

治疗原则：通常对局部，眼周或全身使用类固醇有反应。如对类固醇无反应，则可使用小剂量放疗（< 500cGy）。

附录 A　慢性复发性葡萄膜炎问卷——系统回顾

（重庆医科大学成都第二临床学院成都第三人民医院）

附表 A　葡萄膜炎问卷

姓名 _____　　男女 _____　　年龄 _____　　电话 _____　　201__ 年 __ 月 __ 日

家族史

这些问题是指你的父母，祖父母，子女，
孙子女，兄弟，姐妹，阿姨，叔叔

你的家族中有没有人患下列疾病：

癌症	是	否
糖尿病	是	否
过敏	是	否
关节炎或风湿病	是	否
梅毒	是	否
肺结核	是	否
莱姆病（Lyme）	是	否

你的家族中有没有人有医疗问题：

眼	是	否
皮肤	是	否
肾脏	是	否
肺部	是	否
胃或肠	是	否
神经系统或脑	是	否

社会史

职业

你最近曾住在中国以外吗？	是	否
如果有，在哪里？	—	—
你养狗吗？	是	否
你养猫吗？	是	否
你吃过生肉或未煮熟的香肠吗？	是	否
你曾经接触过病畜吗？	是	否
你喝未经处理的河水、井水，或湖水吗？	是	否
你抽烟吗？	是	否
你每天喝多少酒精饮料？	—	—
你曾经使用静脉注射毒品吗？	是	否
你有不用避孕套的婚外性生活吗？	是	否
你用避孕药吗？	是	否
你曾有同性恋关系吗？	是	否

个人病史

你对什么药物过敏？	是	否

如果是，哪些药物？

请列出您目前正在服用药品和非处方药

如阿司匹林、布洛芬、抗组胺药

Reiter 综合征	是	否
硬皮病	是	否

医疗史

请列出你曾接受的眼部手术（包括激光手术）和手术的日期	是	否
请列出你曾被施行的其他手术和手术日期	是	否

你曾患下列任何疾病吗？

癌症	是	否
糖尿病	是	否
肝炎	是	否
高血压	是	否

你曾患下列任何疾病吗？

贫血（红细胞计数低下）	是	否
肺炎或胸膜炎	是	否
肺结核	是	否
水痘	是	否
疱疹	是	否
带状疱疹	是	否
德国麻疹（风疹）	是	否
麻疹	是	否
腮腺炎	是	否
梅毒	是	否
任何其他性传播病（STD）	是	否
钩端螺旋体病	是	否
莱姆病（Lyme）	是	否
组织胞浆菌病	是	否
念珠菌病或其他真菌感染	是	否
弓形体病	是	否
贾第体病	是	否
弓蛔虫病	是	否
囊虫病	是	否
旋毛虫病	是	否
惠普尔氏病（Whipple）	是	否
艾滋病（AIDS）	是	否
花粉过敏	是	否
过敏	是	否
血管炎	是	否
系统性红斑狼疮	是	否

续表

			呼吸		
结肠炎	是	否	严重或经常感冒	是	否
克罗恩病	是	否	经常咳嗽	是	否
溃疡性结肠炎	是	否	咳血	是	否
白塞综合征	是	否	最近流感或病毒感染	是	否
结节病	是	否	喘息或哮喘发作	是	否
强直性脊柱炎	是	否	呼吸困难	是	否
关节炎	是	否	**心血管**		
类风湿关节炎	是	否	胸痛	是	否
蜱或严重昆虫叮咬	是	否	呼吸急促	是	否
手指冰凉疼痛	是	否	双腿肿胀	是	否
严重的瘙痒	是	否	**血**		
结节性红斑	是	否	频繁或容易出现瘀血斑	是	否
颞动脉炎	是	否	频繁或容易出血	是	否
多发性硬化症	是	否	你有没有接受输血?	是	否
匐行性脉络膜病变	是	否	**胃肠道**		
Fuchs 葡萄膜炎综合征	是	否	吞咽困难	是	否
Vogt- 小柳 - 原田综合征	是	否	腹泻	是	否
一般健康状况			便血	是	否
发冷	是	否	胃溃疡	是	否
发热 (持续性或反复性)	是	否	黄疸或皮肤发黄	是	否
盗汗	是	否	**骨骼和关节**		
疲劳 (容易疲劳)	是	否	关节强直	是	否
无食欲	是	否	关节疼痛或肿胀	是	否
不明原因的体重减轻	是	否	腰部僵硬	是	否
神经系统			睡觉时或觉醒时背痛	是	否
频繁或剧烈头痛	是	否	肌肉酸痛	是	否
昏厥	是	否	**泌尿生殖系统**		
身体麻木或刺痛	是	否	肾脏问题	是	否
肢体麻痹或虚弱	是	否	膀胱病	是	否
癫痫发作或惊厥	是	否	血尿	是	否
精神疾病	是	否	尿排出	是	否
耳鼻喉			生殖器疱疹或溃疡	是	否
重听或耳聋	是	否	前列腺炎	是	否
耳闻铃声或噪声	是	否	睾丸疼痛	是	否
频繁或严重的耳部感染	是	否	你怀孕了吗?	是	否
耳垂疼痛或肿胀	是	否	你打算怀孕吗?	是	否
鼻或口腔有疮	是	否			
严重或反复流鼻血	是	否			
经常打喷嚏	是	否			
副鼻窦病	是	否			
持续性声音嘶哑	是	否			
牙齿或牙龈感染	是	否			
皮肤					
皮疹,皮肤疮	是	否			
容易晒伤 (光敏性)	是	否			
白癜风或白发症	是	否			
脱发	是	否			

附录 B　类风湿关节炎诊断标准

附表 B　类风湿关节炎诊断标准

RA 分类标准（美国风湿病学会 ACR，1987 年）

①晨僵持续 1h（每天），病程至少 6 周；②有 3 个或 3 个以上的关节肿，至少 6 周；③腕、掌指、近端指关节肿，至少 6 周；④对称性关节肿，至少 6 周；⑤有皮下结节；⑥手 X 线片改变（至少有骨质疏松和关节间隙的狭窄）；⑦血清 RF 含量升高

满足 4 项或 4 项以上并排除其他关节炎即可诊断为 RA

ACR 标准主要是针对病程较长、症状典型的 RA，并不适用于早期 RA 的诊断。敏感性为 91%，特异性为 89%

2010 年美国风湿病学会（ACR）与欧洲抗风湿病联盟（EULAR）共同提出了最新的 RA 分类（诊断）标准（2010 Rheumatoid Arthritis Classification Criteria. Arthritis Rheum，2010，62：2569-81）

A. 受累关节数：1 个中大关节 _0 分；2 ～ 10 个中大关节 _1 分；1 ～ 3 个小关节 _2 分；4 ～ 10 个小关节 _3 分；> 10 个（至少一个小关节）_5 分

B. 血清学抗体（至少 1 项结果）：RF 和 ACPA 均阴性 _0 分；RF 或 ACPA 至少一项低滴度阳性 _2 分；RF 或 ACPA 至少一项高滴度阳性 _3 分

高滴度阳性指 RF 或抗 CCP 抗体中至少一项高于正常上限 3 倍或 3 倍以上。ACPA=anticitrullinated protein antibodies= 抗瓜氨酸蛋白抗体。ACPA 是 RA 的新抗体

C. 急性期反应物：C 反应蛋白或 ESR 均正常 _0 分；C 反应蛋白或 ESR 增高 _1 分

D. 滑膜炎持续时间：< 6 周 _0 分；≥ 6 周 _1 分

注：受累关节数指评价时压痛和肿胀关节数，但不包括远端指间关节、第 1 腕掌关节、第 1 跖趾关节；关节大小定义：中大关节指肩关节、肘关节、髋关节、膝关节、踝关节；小关节指掌指关节、近端指间关节、第 1 指间关节、跖趾关节 2 ～ 5、腕关节

以上 4 项累计最高评分为 6 分或 6 分以上即可诊断类风湿关节炎

第 2 章

青 光 眼

　　青光眼（glaucoma）不是单一的疾病，而是一组眼病，以进行性视神经损害（视网膜神经节细胞及其轴突的丧失）为病理特点，造成特殊的视野和视力损害，以眼内压增高为主要高危因素。以往一直以眼内压作为青光眼的诊断及治疗的准绳，正常眼压性青光眼的出现，冲击了以眼内压主宰青光眼的局面。因而眼内压 > 21mmHg 不再是原发性青光眼定义的根本条件。

　　原发性青光眼可分眼压依赖性青光眼（pressure-dependent）和非眼压依赖性青光眼（pressure-independent）两类。随着对非眼压依赖性青光眼研究的不断深入，青光眼的发病机制不断有新的发现，目前仍然处于萌芽时期，无论发病机制还是治疗途径都尚待广泛而深入地研究。从症状学及病理生理的角度来看，青光眼的致病因素是与房角、眼内压、视神经头的改变有关。闭角型青光眼和开角型（高眼压性）青光眼是因房角改变发病；正常眼压性青光眼（normal tension glaucoma，NTG）为纯粹的视神经病变；继发性青光眼同样分成闭角型和开角型。

　　青光眼是全世界第 2 位不可逆转的失明原因。据 WHO 估测青光眼致盲人数 2002 年为 440 万（占全球盲人的 12.3%），2010 年全世界原发性青光眼病人约为 6050 万，到 2020 年将增至约 8000 万。

第一节　眼的解剖与病理生理

　　原发性青光眼虽然涉及眼前节，但病变重点在视神经头，危害在于视网膜神经节细胞及其轴突的丧失。

一、房角与前房

　　房角在角巩膜交界处，它由角膜、巩膜、虹膜及睫状体等部分组成。房角是一个三角形的区域，它的前壁是角巩膜，后壁是虹膜，外壁是睫状体前端。做房角镜检查必须先了解房角的解剖组织结构。

　　房水生成、房水流出阻力和上巩膜静脉压之间复杂的相互作用的结果决定了眼内压的高低。原发性青光眼（正常眼压性青光眼除外）与所有继发性青光眼的致病原因全是眼内压过高导致。

　　传统流出途径（conventional outflow pathways）：又称小梁流出途径（trabecular outflow pathways），包括小梁网（葡萄膜和角巩膜网状组织）、管旁组织（JCT）、Schlemm 管（施莱姆管，规范词为巩膜静脉窦 scleral venous sinus）内皮细胞衬里、集合管、房水静脉（图 2-1-1）。

（一）小梁网

　　小梁网（trabecular meshwork, TM）是海绵状结缔组织，它具有自身清除滤过的能力，前房水经小梁网"单行道"式（不能逆流）通道流至 Schlemm 管。组织学上角膜前弹力层终端以外就是巩膜组织，从后弹力层止点到巩膜突之间有一段结构比较复杂称为小梁网。小梁网

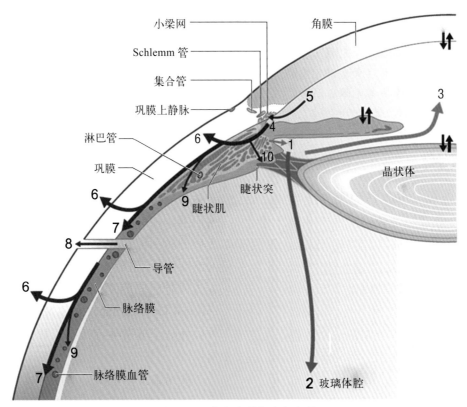

图 2-1-1　房水生成和流出途径

房水动力学。房水分泌到后房 (1) 流经玻璃体腔 (2) 或通过瞳孔进入前房 (3)。流体在前房循环,最终排入前房角 (4)。前房角房水有两条排出路线:①小梁网、Schlemm 管、集合管和巩膜静脉 (5);②葡萄膜巩膜流出途径。后者的路线从睫状肌开始,流体可以通过许多方向流出,包括跨巩膜 (6),睫状体上间隙和脉络膜上间隙 (7),通过导管 (8),进入葡萄膜血管 (9) 和涡静脉 (未画出),也可能到睫状突 (10),在睫状突它可以被再次分泌。最近确定在葡萄膜有淋巴管,也可能有助于眼流体动力学。引自 Toris CB. Aqueous humor dynamics I, measurement methods and animal studies. The eye's aqueous humor

的外方为 Schlemm 管,前界称为 Schwalbe 线。大部分小梁网止于巩膜突 (scleral spur),不过内层有一部分小梁组织越过巩膜突融合到睫状体及虹膜根部。在子午线切面上呈三角形,尖端为后弹力层止点。

人类小梁组织重 100 ～ 150μg,每眼有 20 万～ 30 万个小梁细胞 (trabecular cells)。小梁细胞产生葡萄糖胺多糖 (glycosaminoglycans)、细胞外葡萄糖蛋白及纤维物质。小梁细胞具有高度吞噬能力,以清除房水中的颗粒,确保小梁间及管旁组织的流道通畅。房水中的电解质、非电解质及水的循环通过小梁网汇集于 Schlemm 管中排出。小梁细胞还有迁移、代谢、溶酶体和基质降解酶作用。因此,小梁对于眼内压的调节有很大的作用,在房角镜检查时也

是最受关注的组织。随着年龄增长小梁板片增厚、小梁细胞减少、管旁组织细胞减少、葡萄糖胺多糖减少、斑块沉着持续增多。除衰老之外,遗传易感性或其他损伤对小梁细胞活力和功能状态的干扰可能导致水流出阻塞,导致眼压升高甚至青光眼。

小梁网在组织学上分为三部分:即葡萄膜小梁网、角巩膜小梁网及管旁组织 (图 2-1-2)。

1. 葡萄膜小梁网 (uveal trabecular meshwork) 位于最内层,结构与角巩膜网络相类似,但细而圆,且较疏松,只有少许板层呈带状或绳索状,有不规则小孔 (25 ～ 75μm) (巨噬细胞直径为 20 ～ 30μm)。葡萄膜小梁网起于后弹力层终端,向后方越过巩膜突,又分成两部分,一部分附着于睫状肌纤维间,称睫状体葡萄膜网;

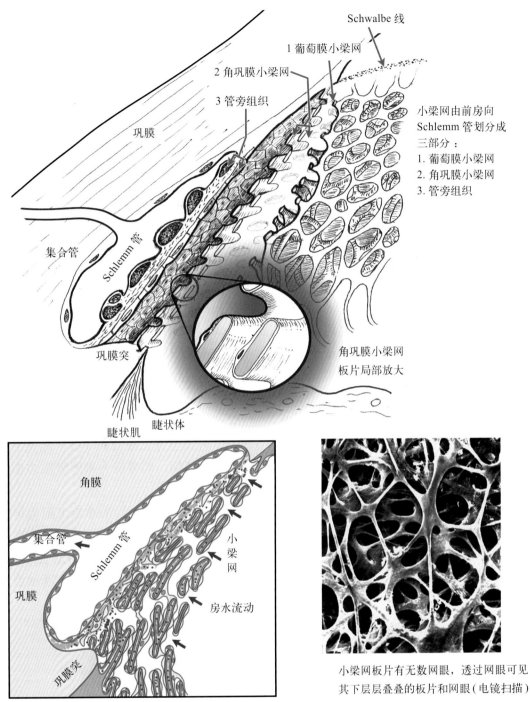

小梁网由前房向
Schlemm 管划分成
三部分：
1. 葡萄膜小梁网
2. 角巩膜小梁网
3. 管旁组织

小梁网板片有无数网眼，透过网眼可见
其下层层叠叠的板片和网眼（电镜扫描）

图 2-1-2　小梁网及 Schlemm 管

另一部分附着于虹膜根部基质，称虹膜葡萄膜网，又称虹膜突（iris process）。

2. 角巩膜小梁网（corneoscleral trabecular meshwork）　角巩膜网形成小梁网的大部分，紧贴在葡萄膜网的深层，有 15～20 层板片，起于后弹力层终端，止于巩膜突，为扁平胶原

纤维束组成的板片，其上有无数卵圆形小孔（5～50μm，红细胞直径为 7.5μm，白细胞为 13μm）。睫状体纵行肌纤维直插小梁（角巩膜网及管旁组织）及巩膜突。睫状体纵行肌纤维收缩，将海绵状结构的小梁网孔拉成圆形，板片间隙增大，因而房水流畅率增加。小梁网表

面覆盖着一层内皮细胞层，它们由裂隙连合，允许房水自由地通过内皮细胞间的缝隙。

3. 管旁组织（juxtacanalicular tissue，JCT）又称内皮网（endothelial meshwork）、管旁结缔组织（juxtacanalicular connective tissue）、筛状层（cribriform layer）。管旁组织是位于 Schlemm 管旁边(角巩膜网与 Schlemm 管之间)，小梁网的最外层组织。结缔组织被内外侧的内皮细胞夹在中间。从内向外分三层，①内皮层：最内侧为一层内皮，由角巩膜网络的小梁内皮延伸而来；②结缔组织层：中间那层为结缔组织，与睫状体纵行肌肌腱连结；③ Schlemm 管内壁的内皮细胞层：最外侧的那一层内皮实为 Schlemm 管的内壁。此层内皮表面高低不平，是由于核隆起及囊样液泡引起。此层内皮如何运送房水已有很多研究，但机制尚不清楚。管旁组织与其余两种小梁网比较，管旁组织的细胞外基质及细胞多，而房水流通间隙小。示踪物质显示小梁网其余两层允许前房水比较自由地流过，开角型青光眼房水流出的主要阻力在此层内皮。此层内皮细胞有微孔（pore）及巨大水泡（vacuole）负责排送房水，水泡间隙性地开闭将管旁组织中的房水排至 Schlemm 管。

Maepea（1992）测定猴眼小梁网的房水流出阻力75% 在离 Schlemm 管 14μm 之内（管旁组织内皮下），50% 阻力在离 Schlemm 管 7μm

之内。细胞外基质（extracellular matrix，ECM）及细胞是目前研究的主要课题，龚海燕博士在美国致力于此方面研究多年，1994 年她测定到透明质酸主要在小梁流出阻力之处，1997 年她发现人眼 Schlemm 管内皮细胞之间的紧密连接（tight junction）会随眼内压增高而变得松弛。

毛果芸香碱使睫状肌环状肌腱收缩，小梁网间隙增大，管旁组织上的筛状房水通道打开（在小梁前部的筛状房水通道常呈关闭状态）而增加房水流出降低眼内压。Grierson（1978，1979）发现人眼在滴毛果芸香碱后 Schlemm 管内壁巨大液泡增多。内皮下纤维收缩也可能使 Schlemm 管腔扩大，从而也降低房水流出阻力。

Tripathi（1972）用电镜发现 Schlemm 管内壁的内皮细胞中的水泡，认为水泡形成是房水排出的动力学过程。内皮水泡形成环，又称巨噬细胞性饮液作用（macropinocytosis）见图 2-1-3。开角型青光眼者病变极可能发生在水泡形成环的初期，此可能为细胞膜阻力增加，或细胞活动力丧失。

从生化研究推测，房水流出阻力可能因小梁网的细胞外基质的增加，尤其是管旁组织（JCT）。

Lutjen-Drecoll 等（1986）发现细胞外的沉

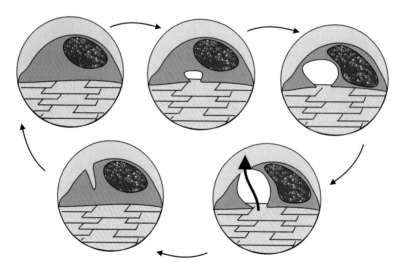

图 2-1-3　Schlemm 管内皮水泡循环

房水通过小梁网眼并穿越内皮小梁后，内皮细胞借饮液作用将前房水运输至 Schlemm 管

淀物质，称为"斑块"（plaques），青光眼的斑块比正常人多，所以推测此斑块可能阻塞房水排出通道。

Epstein（1991）发现新的前房水流出道，在猴眼 Schlemm 管内壁内皮细胞之间可通过高分子物质及巨噬细胞，称之为胞间运输（paracellular route）。他们认为巨大水泡并非真正的细胞内水泡而为细胞旁或细胞之间间隙的扩张。可能房水流出存在着经细胞及细胞旁两种机制，需视眼内压或流出情况而有所改变。

Stone 等（1997）首先发现少年先天性青光眼的 MYOCILIN 基因（或小梁网诱导性糖皮质激素反应基因，trabecular meshwork inducible glucocorticoid response gene，TIGR 基 因 ）。MYOCILIN 基因对细胞囊泡（vesicle）运动及细胞功能有重要作用。

（二）Schlemm 管

Schlemm 管为环状管道，周长约 36mm。在切片中呈卵圆形，其前后长 200 ～ 400μm，短轴只有 10 ～ 25μm。管的形态及直径并非一致，常有分支。前端管腔常坍陷，后部管腔膨大。管壁由一层内皮细胞覆盖，但内壁的细胞长而小，数目比外壁多，常见大小不等的巨大水泡，此水泡外与 Schlemm 管有微孔（0.5 ～ 1.5μm）相通，内有微孔（0.12 ～ 0.38μm）与内皮下组织沟通。它的外壁接连巩膜，后缘与巩膜突毗邻，内壁的那层内皮细胞实为小梁管旁组织的最内层，前缘为小梁在后弹力层终端的附着处。从房角镜不能直接看到它，因管道被小梁网遮盖。

（三）房角隐窝

睫状肌有一部分止于巩膜突，这部分肌纤维是呈子午线方向走行的，在纵行肌束的内方为环状肌。虹膜根部起于睫状体环状肌的前内方，因此在虹膜根部与巩膜突之间形成一环状的凹陷地带，故称之为房角隐窝。房角隐窝（angle recess）由睫状体前表面构成，表面覆盖有少量小梁网（睫状体葡萄膜网络）。在巩膜突与虹膜根部之间有一些束状条束跨过房角隐窝。

新生儿无房角隐窝。

（四）虹膜根部

虹膜根部（iris root）接近睫状体部分称为虹膜睫状体缘。虹膜根部的近中心端的前表面，起伏不平呈波浪状，最外侧的隆起称为虹膜末卷。虹膜末卷位置的高低直接影响到房角的宽窄。房角隐窝的深浅主要与虹膜根部附着的位置、虹膜的厚薄、晶状体的位置，以及睫状肌的发育状况有关。

瞳孔缘轻轻接触在晶状体前表面，因此，房水从后房流入前房的路径中，在瞳孔缘处存在一定阻力，此称相对性瞳孔阻滞（pupillary block）。随着年龄增长，晶状体略有增大，50 岁以上的人，晶状体前后径较年轻人大 0.7mm，则前房会变浅 0.35mm。老年人且因悬韧带松弛而使前囊弯曲率增大，加之晶状体前移，故前房较正常眼浅 1mm 左右。前房深度超出 2.5mm 者罕有发生闭角的。前房深度 < 2.5mm 者，瞳孔缘处阻力更大，后房压力增高，薄弱的虹膜根部向前膨出（虹膜膨隆），构成了房角关闭的解剖基础。窄角眼仅约 10% 演变成闭角型青光眼，75% 闭角型青光眼的前房深度 < 1.5mm。

瞳孔闭锁可以产生继发性青光眼，晶状体脱位及无晶状体也可因瞳孔阻滞而引起继发性青光眼。

（五）房水的生成及成分

房水以每分钟 3μl 的速度生成。睡眠时房水生成率只有早晨时的一半。蛋白质含量低（5mg/100ml），其他化学成分都接近于血浆。由于蛋白质少，故呈透明清水样，比重为 1.002 ～ 1.004，pH 7.1 ～ 7.3。

房水来自于睫状突毛细血管网的血浆，房水的各种物质必须通过四层组织（毛细血管壁，基质，色素上皮细胞和无色素上皮细胞）才能达到后房。透过的主要屏障是细胞膜及细胞间的接点。房水中的物质必须利用下列三种机制之一穿过三层组织。这三种传输机制即分泌（水溶性大分子物质）、透析（脂溶性物质）及超滤过（水及水溶性物质）。大多数血浆物质容易通过睫状突毛细血管壁（有窗孔）、基质及色素上皮而积聚在无色素上皮细胞的紧密连接（tight junction）。此紧密连接成为血-房水屏障的一部分，是水和离子主要的弥散通道。

据 Kinsey（1971）测定，房水的生成，透过睫状体上皮的主动转移占 75%，使液体透过毛细血管壁的超滤过作用只占 25%。睫状突的大部分毛细血管都挨靠在色素上皮边上，毛细血管的内皮细胞允许透过的微粒，取决于它的分子的大小，较大的分子可透过内皮细胞，血浆的大部分都可透过。

据 2011 年出版的 *Adler's physiology of the eye* 第 11 版介绍，睫状突基质毛细血管中的液体通过扩散和超滤过进入基质，形成超滤液的"储藏库"。储藏库中的水和水溶性物质跨越睫状上皮的主动分泌运输到后房。无色素睫状上皮将钠离子输送到后房，并且引导水和水溶性物质从基质储存库移动到后房。似乎相当肯定的是，在正常情况下，主动分泌可能占总房水形成的 80% ～ 90%。全身血压和睫状体血流量的中度改变几乎不影响对房水生成率。

分泌房水的基础结构是两层睫状上皮，即面向睫状突基质的色素上皮和面向房水的无色素上皮。色素上皮和无色素上皮通过缝隙连接（gap junctions）将彼此的尖端连接，从而形成一个复合合胞体（complex syncytium）。无色素上皮细胞前端的侧壁上有紧密连接（tight junction），这是限制细胞旁扩散的屏障。

主动分泌房水的过程是，选择性运输某些离子和物质穿过无色素睫状上皮的基底侧膜，而不管浓度梯度。无色素睫状上皮具有大量与此过程密切相关的两种酶：钠-钾活化的腺苷三磷酸酶（Na^+-K^+-ATP 酶）和碳酸酐酶。发现 Na^+-K^+-ATP 酶主要与无色素睫状上皮的基底侧膜内褶的质膜（plasma membrane）结合。钠离子主动运输的结果，而其他离子和分子通过上皮细胞继发主动输送。HCO_3^- 有被动运输功能。

抑制睫状突 Na^+-K^+-ATP 酶，可显著降低房水生成率。钠离子的原始主动运输是房水分泌的主要动力。碳酸酐酶大量存在于睫状突的色素上皮和无色素上皮的基底侧膜及细胞质中。抑制 HCO_3^- 的产物也能抑制无色素睫状上皮细胞钠离子的主动运输房水，从而减少主动性房水生成。碳酸酐酶抑制剂是很有效的抑制房水生成的药物。

（六）血-房水屏障

睫状体无色素上皮细胞顶端侧面之间的紧密连接，与虹膜血管内皮细胞之间的紧密连接，为血-房水屏障（blood-aqueous barrier）。屏障的作用是根据物质的化学性质选择性地允许渗过。血-房水屏障显著地影响房水的组成，这种屏障估计在无色素上皮细胞尖侧缘的紧密连接。无色素上皮细胞的细胞质中有大量粒线体，并有表面粗糙的内质网（endoplasmic reticulum）、表面光滑的网状组织、核糖体（ribosome）。这些亚细胞物质在 ATP 酶的存在下组成钠泵，使钠离子主动转移。蛋白质极难透过屏障，故房水中蛋白质量极低。较小的分子，脂溶性物质可迅速透过屏障。

钠是房水中的主要阳离子，它由睫状突的色素上皮分泌到后房，钠离子以主动形式进行转移（也称钠泵），故后房中钠略高于血浆，是造成房水渗透压高的原因之一。水分是跟随钠离子一起扩散。后房水中浓度高于血浆中的离子有钠、氯化物、抗坏血酸、乳酸。房水中的浓度低于血浆中的物质有碳酸氢根及葡萄糖。葡萄糖浓度较低，被晶状体及角膜的代谢所消耗，且葡萄糖扩散入房水的速度变慢。乳酸是葡萄糖代谢的产物，浓度相应增高。

房水形成过程中需要碳酸酐酶，碳酸酐酶抑制剂有抑制房水形成的作用，是由于二氧化碳与水变成碳酸这个过程被抑制，妨碍了钠及氯进入房水，钠泵对房水的形成非常重要。Maren（1976）发现碳酸酐酶抑制剂减少了 HCO_3^- 的形成，使主要成分钠的转移变慢，故房水生成降低。Macri（1975）在猫眼发现乙酰唑胺（商品名：丹木斯，Diamox）降低房水生成，不仅抑制有关的酶，而且由于睫状突血管的直接作用所致。

水极易透过血 - 房水屏障，而电解质则不可能如此。高渗剂如尿素、山梨醇、甘油，缓慢地透过睫状上皮，血浆中的渗透压突然上升，故从眼内迅速排出水分，眼内压立即下降。

血 - 房水屏障的破坏：血 - 房水屏障的稳定性有助于正常的房水动力学，以维持正常眼内压。屏障破坏常见于三种情况：炎症、突然眼内压降低、应用某些药物。眼内压突然降低发生于眼内手术及角膜破裂，睫状突血管扩张，屏障上出现很多新生的微小漏洞，血浆蛋白质漏至房水，此种房水称为血浆样房水（plasmoid aqueous）。另外有一种说法，认为血浆样房水的生成是由于上巩膜静脉的血液反流入 Schlemm 管，血浆蛋白质便漏入前房。某些抗青光眼药物能增加血 - 房水屏障的通透性，如毛果芸香碱（高浓度）、毒扁豆碱等。但实际上还有一些不太重要的水分扩散交换及排出，例如，自虹膜面上或是流经玻璃体向后到视神经头上的水分吸收，还有一部分水分与角膜中的水分有交换。机械性外伤后房水前列腺素（E 及 F）增加，前列腺素达一定浓度能使血 - 房水屏障崩溃（睫状体无色素上皮的紧密连接瓦解），血管扩张，并使眼内压升高。

（七）房水的排出

1. *传统式房水流出途径*（conventional aqueous outflow pathway）　又称小梁流出途径。房水由睫状突生成后，从后房流经瞳孔进入前房，有 70% ～ 90% 房水在房角透过小梁网而入 Schlemm 管，此管外壁有 25 ～ 35 根集合管（collector channel）（巩膜内管道）连至上巩膜静脉经前睫状静脉流入眼静脉（图 2-1-4）。集合管道有两种：①直接管道，较粗，4 ～ 6 支，直接回流到上巩膜静脉丛而无吻合支，此可能为房水静脉（aqueous vein）。从角膜缘附近穿出巩膜，呈襻状折向后方，此管道内充满透明房水，Ascher 称其为房水静脉。②间接集合管，较小，数目多，先在巩膜内形成巩膜内丛然后

回流到上巩膜静脉。

房水穿过小梁网从前房进入 Schlemm 管是压力依赖（pressure-dependent）。小梁网流出通路中具有房水外流阻力，眼内压积聚来对抗外流阻力，直到眼内压高到足以驱动房水穿过小梁网进入 Schlemm 管。房水通过小梁网作为总体流量，由压力梯度驱动，任何主动转输不参与（毒物代谢和温度均不影响这个流量）。眼内压（IOP）在稳定状态下，穿过小梁网阻力的流体流动速度，与睫状体产生房水的速度相等。

正常人眼房水流出阻力：65% 的房水外流阻力在小梁网，25% 在巩膜内 1/3，15% 在巩膜外 2/3。上巩膜静脉压当然也是流出阻力的一部分。

正常人眼房水流畅力：白天 0.23 ± 0.01μl/

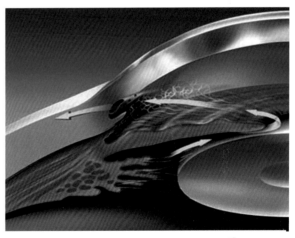

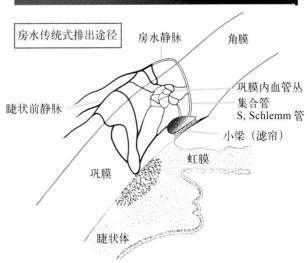

图 2-1-4　传统式房水排出途径

(min·mmHg)；夜晚 0.19±0.01μl/ (min·mmHg)。

从小梁网、Schlemm 管至上巩膜静脉，任何一处的阻力增加都能增高眼内压。在小梁网流出通路的阻力随老化而增高。在原发性开角型青光眼病人，眼内压上升是因为小梁网房水外流的阻力异常增高。

睫状肌纵行束的平滑肌纤维附着于巩膜突后表面，当此肌纤维收缩时将小梁网板片朝后拉，附着于巩膜突前表面的角巩膜小梁网板片之间张开，有利于房水引流。另外，肌纤维的腱名筛状丛（cribriform plexus）伸展至小梁网，连接于 Schlemm 管内壁，这可防止 Schlemm 管坍陷。张开小梁网和阻止 Schlemm 管坍陷这双重作用极可能与毛果芸香碱减少流出阻力的作用机制相仿。

毛果芸香碱使睫状肌收缩，小梁网眼口径增大，间隙增大、管旁组织的筛状房水通道打开，增加房水流出而降低眼内压。

2. 非传统式房水流出途径（unconventional aqueous outflow pathway）　很多眼组织吸收少量房水，例如角膜及视网膜会吸收极少量房水。研究得最多的是葡萄膜，经前葡萄膜吸收房水而排出眼外的系统称葡萄膜巩膜流出途径。早年曾有人称之为葡萄膜涡静脉流出途径（uveovortex outflow），后来不再提及。

多少房水经葡萄膜巩膜流出途径排出眼外？在年轻的健康人中，葡萄膜巩膜流出途径占总流出的 25%～57%，葡萄膜巩膜途径外流随着年龄的增长而降低（Association of International Glaucoma Societies，2007 年共识）。

葡萄膜巩膜流出途径（uveoscleral outflow pathway）：一部分房水采用扩散方式由房角虹膜根部及睫状体表面（相当于房角镜下看到的睫状带，那里没有完整的内皮细胞或上皮细胞层覆盖），经睫状肌基质间隙，脉络膜上间隙，睫状动脉及神经周围的巩膜孔道，或通过巩膜的胶原物质流至上巩膜组织，而流出眼外（图 2-1-1 中之 6-10）。葡萄膜巩膜途径外流被普遍认为是压力不依赖性。睫状肌收缩会减低房水流出；相反，在葡萄膜炎应用前列腺素的情况下，葡萄膜巩膜流出途径中的屏障解除，眼内压可明显降低。睫状肌含有胶原 Ⅰ、Ⅲ 及 Ⅳ，纤维结合素（fibronectin）、层粘连蛋白（laminin），这些糖蛋白的生物合成及分解在非传统式房水流出途径扮演重要角色。

葡萄膜巩膜流出：白天老年人（1.38±0.44）μl/min，夜晚老年人（0.07±0.13）μl/min。2011 年 Liu 等计算出来的。由于不能直接测量，至今仍然不能确切知道葡萄膜巩膜流出的临床问题。

二、眼内压的自身调节

正常情况下房水不断生成与排出，保持动态平衡，因此使眼内压维持在一定范围内，正常人一般在 12～21mmHg。房水的生成与排出，肾上腺素能及胆碱能机制扮演重要角色。从理论上讲任何房水生成或排出的改变，都会打破这种平衡而发生眼内压改变。视网膜的血容量是比较恒定的，正常情况下不会发生容积的改变。晶状体及玻璃体的容积只随年龄增加而慢慢地改变，不会有突然的变化。只有葡萄膜的血容量可以有较大的变化，脉络膜近似于勃起组织，充血时厚度可以增加多倍，但是这种血容量改变对眼内压的影响是暂时性的，很快即能代偿到正常范围。显而易见，眼内压主要反映房水生成与排出之间的平衡。如果房水生成增加或排出减少，眼内压就有上升的倾向。不过，房水长期生成过多而引起的眼内压上升是少见的。反之，房水排出障碍却是眼压依赖性青光眼的主要病因。

房水流出的路径中任何一处如瞳孔、小梁网、Schlemm 管、集合管等阻塞都可能发生青光眼。瞳孔阻滞是继发性青光眼的主要原因；广泛虹膜根部堵塞于小梁网可造成闭角型青光眼；小梁网眼闭塞、内皮小梁透过性降低、内皮饮液作用障碍是开角型青光眼的常见病因。小梁结构的先天异常可形成先天性青光眼；细胞、晶状体囊屑、色素颗粒等堵塞于房角也可形成一些特殊类型的青光眼。

房水流出值可用 C 值表示，正常 C 值为 0.2μl /（min·mmHg）。在一定范围内流出的总流量会随眼内压上升而有所增加，但当增加到某一点以上时，流量会减少；当眼内压超过此范围的上限时，Schlemm 管被压瘪，内壁（向前房那面）被压而贴向外壁（向巩膜面），管腔缩小或闭塞，房水流出遂受严重影响。可以看出，当初期眼内压上升时由于流量增加而眼内压得到代偿，但超过此代偿点时就发生恶性循环，以致眼内压急剧上升。

三、视神经头的血液供应

Hayreh（1972）将视神经头部的动脉供应分 4 个区域：①筛板：由睫状后短动脉的向心支供应。②筛板前区：由视神经乳头周围脉络膜的向心支供应，也可能与筛板血供一致。③浅表神经纤维层：由视网膜小动脉供应，有时颞侧接受筛板前区的血供。④筛板后部：由软脑膜向心支供应。因此，睫状循环是①及②血供的唯一来源，是④血供的主要来源，也可能供应③的颞侧。

眼内段视神经的血供：主要由 Zinn-Haller 环供应。此血供环由 2～4 支或更多支睫状后短动脉在视神经的鼻侧和颞侧穿进巩膜，在视神经周围的巩膜内互相吻合而形成血供环。Zinn-Haller 环发出许多分支，向前的分支与视网膜中央动脉吻合；并到脉络膜；向后到软脑膜血管网。此外，睫状后动脉也发出许多分支直接供养筛板前组织。视网膜中央动脉也供养视盘最浅表的神经纤维。

睫状后动脉的灌注压力 = 平均血压 - 眼内压

睫状后动脉的灌注压与眼内压维持平衡。若平衡失调，血供不足，便造成缺血。①视神经乳头缺血：筛板前区的血管夹在增高的眼内压与筛板之间，眼内压增高时，筛板前区的动脉首为其害，可引起该区域的缺血。②视神经乳头周围脉络膜血管缺血：视神经乳头周围脉络膜血管阻塞也可发生筛板前区的缺血。筛板前区的血管阻塞引起组织萎缩，从而演变成青光眼杯，并导致视野缺损。由此可知，为什么视神经乳头周围萎缩（PPA）在青光眼比正常人多，并可引起盲点扩大。③视神经筛板后部缺血：导致海绵状变性，引起视野向心性缩小。

青光眼乃为供应视神经头及筛板的血管与眼内压之间的正常平衡（血流自身调整）遭受破坏，导致视神经头及筛板血供不足。缺血激活神经胶质细胞分泌肿瘤坏死因子 α 和一氧化氮，静水压升高→诱导视网膜神经节细胞凋亡。疾病进展过程中已经从尸检眼球和 OCT 在活体证实筛板扭曲、变形、向后移位、变薄。筛板牵伸扭曲造成视神经轴突的轴浆流明显阻断，视网膜神经节细胞进一步凋亡。

睫状循环灌注压力过低时，虽然眼内压不高，同样也可因血供不良而发生青光眼性视野缺损、青光眼杯等改变。所谓正常眼压性青光眼，实际上是灌注压力低。不仅睫状循环，而且睫状后动脉、眼动脉、颈内动脉或全身动脉硬化性狭窄，均可因灌注压力低而导致正常眼压性青光眼。

四、青光眼视功能损害病理生理

青光眼招致失明的原因是视网膜神经节细胞及其轴束的萎缩。高眼内压性青光眼的罪魁祸首似乎是眼内压升高，但高眼内压仅是原发性青光眼的体征之一，再者正常眼压性青光眼也会发生与高眼内压性青光眼相类似的视神经病变。原发性青光眼的最根本原因尚不清楚。也许，基因控制着疾病进展的时间表，主宰着有关组织的演变。生化的改变，自体调整功能的障碍，组织的改变可能仅是疾病过程中的现象而已。当然，后天的环境可以影响到生化及组织的改变。慢性眼内压升高对于视网膜中央血管系统的影响比较小，但眼内压升高对筛板及其附近供养视神经乳头的小血管还是有不良影响的。这部分血管来自睫状后短动脉系统，在视神经乳头周围形成一血管环称为 Zinn-Haller 血管环。由此血管环再分支到筛板区、筛板前区及筛板后部。由于这部分小血管是介于眼内与眼外之间，故对压力变化特别敏感，尤其是筛板前区和筛板区。

视网膜神经节细胞及其轴束的萎缩，何处是关键性损害部位？

鉴于青光眼以神经纤维束性损害为特点，所以视网膜神经节细胞轴突的损害部位应该在视神经头而不在视网膜。近年来大量研究焦点聚集在筛板，似乎比视乳头周围区域更受关注。青光眼性视网膜神经节细胞轴突萎缩的关键性损害部位在筛板，是目前比较合理的观点。

视神经头（ONH）组织的青光眼性损伤的病理生理学仍然存在争议，可能是多因素的。① IOP 相关的结缔组织应力和应变。②筛板内和筛板前组织的血流/营养扩散/局部缺血。③组织自身免疫和（或）炎症状态。

从生物力学角度看，眼球壁外层是最坚固的组织，它必须能承受眼内压的压力。不过，视神经头的坚固性远不如巩膜和角膜，在各种水平的眼内压下，视神经头肯定存在与眼内压有关的应力和应变（stress and strain）。

眼内压相关的应力（stress）=力/截面积和应变（strain）=组织的局部相对变形。

眼内压的机械作用产生的应力和应变能使筛板组织变形。这些变形取决于眼特定的几何形状和组织的特性。从生物力学来说，应力和应变会造成：①改变血液流动（原发性）；②通过慢性改建结缔组织刚度和扩散性能，继发性影响营养物质的输送；③筛板板片结缔组织直接损伤；④应力和应变，表现为组织各部的扭曲变形是各不相同的，这就加重板片之间血管和轴浆流（axoplasmic flow）的障碍；⑤通过细胞介导，间接促使结缔组织重塑，改变组织的几何形状和对负载的机械反应。这些改变直接反馈到眼内压的机械效应。

从图 2-1-5 可发现处于高眼内压"眼内隔室（intraocular compartment）"和相对低压的"球后隔室"的界面组织——筛板，支承着与压力梯度相关的应变，并被认为是青光眼性视神经损伤的主要部位。球后的低 CSF 压力和低球后组织压由于跨筛板压力梯度影响筛板的组织变形和应力应变，诱导视神经头的神经节细胞凋亡。眼外血流也可涉及视神经头的血供，筛板变形和应力应变，筛板内视神经轴突损害均可激活星状细胞、神经胶质细胞和筛板细胞，可以通过肿瘤坏死因子（TNF-α）诱导视网膜神经节细胞凋亡。

同仁医院 Jiang 等（2015）对 114 眼（65 例）急性原发性房角关闭病人做暗室+俯卧位 2h 后发现眼内压（IOP）增高＞15mmHg 者表现出视杯的加宽和加深，盘沿宽度变窄和筛板变薄。Bruch 膜开口（BMO）的直径和筛板前表面的位置保持不变。这表明，短期 IOP 增加导致视网膜盘沿，筛板前组织和筛板的浓缩，而视盘大小和筛板前表面位置无明显变化。

视野的损害与这部分血管的缺血特别有关。在该处因缺血引起的营养障碍首先就是损害节细胞的轴突。蛋白质、糖、酶及亚细胞成分从神经细胞核周沿着轴突的运动称轴浆运输或轴浆流。据实验，当眼内压上升时，在筛板附近的视神经细胞轴突的轴浆流明显地发生阻断。高眼内压不仅使视网膜神经节细胞轴突死亡，同时也损害视神经本身的支持组织、筛板的细胞和细胞外基质。

早期青光眼引起的轴突功能损害是可逆性的，但轴浆流长时间的阻断是不可逆的，最终导致轴突死亡、萎缩。视神经无再生能力。

青光眼视野损害用病理生理或解剖知识来加以解释，现今还未有圆满的理论。据 Traquair 意见，周边视网膜的纤维在较深层向视神经乳头行走，进入视神经乳头后占据其周边区域。视神经乳头附近的纤维在视网膜浅层面上走行，后极区的纤维进入视神经乳头后占据在轴区的位置。最中央的乳斑束纤维取直线走行入视神经乳头后占颞侧区域。因为周边纤维在视神经头内走的路线短，故不易受压损害；视神经乳

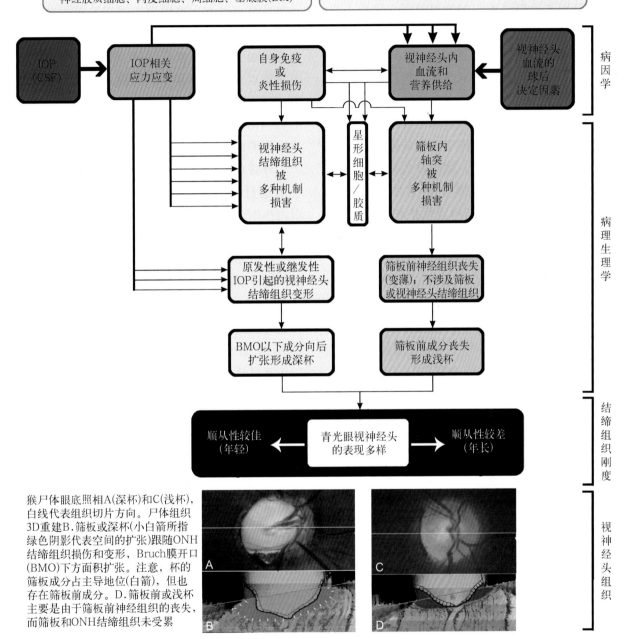

图 2-1-5 青光眼视神经头和其他视神经病变之间的形态差异

虽然 ONH 的神经和结缔组织的损伤是多因素的，但是 ONH 在神经病变中的表现主要受结缔组织刚硬度的影响。在生物力学范例中①IOP 相关的应变。通过结缔组织刚度和扩散性能的慢性变化而影响 ONH 结缔组织和血液流量（主要）和营养物质的递送（次要）。②非眼压相关的影响。如自身免疫或炎性损伤（黄色）和眼血流的眼球后决定因素（橘红色）可以主要损害 ONH 结缔组织和（或）轴突，因而使其易受 IOP（在正常或升高水平）相关机制的二次损伤。③一旦损伤，ONH 结缔组织可以出现或多或少刚性改变，这取决于筛板星形胶质细胞和神经胶质反应。如果刚性削弱，ONH 结缔组织以可预测的方式变形，这种筛板变形是构成临床上视盘杯的基础。引自：Burgoyne and Downs. Premise and Prediction-How Optic Nerve Head Biomechanics Underlies the Susceptibility and Clinical Behavior of the Aged Optic Nerve Head.J Glaucoma, 2008, 17(4):318-328

头附近区域的纤维的走行路线最长，且要走到中心部位，因此易受损害。Lynn 也以视网膜各部位纤维对压力缺血的易感性不同来解释各种类型青光眼的视野改变。

早期青光眼可能出现的视野向心性缩小是由于视神经全部轻度缺血之故，如及早降低眼内压，受损的视功能可望恢复。黄斑部为什么最后受损？因为黄斑部纤维广泛地占据了视神经乳头颞侧 1/3 范围，一个小病灶不至于损害全部黄斑功能。再则，黄斑部每个单位区域内含有较多的节细胞。阶梯形视野缺损是由于不同部位的神经纤维受损。颞侧残岛是由于某一支终末动脉对眼内压有较好的耐受力。

（一）神经节细胞与神经保护和神经修复

视网膜神经节细胞死亡因素：正常人大约每年丧失 4000～5000 个神经节细胞，这种持续性的神经节细胞死亡，达 80 岁时 30% 的神经节细胞业已丧失。开角型青光眼病人当发现视觉明显丧失时，50% 以上视网膜节细胞可能已经被破坏。凡缺血、轴突伤害或筛板变化时，均可导致视网膜神经节细胞凋亡（apoptosis，程控化细胞死亡）。视神经损害或许是通过细胞凋亡机制而实现的，所谓细胞凋亡乃是一种遗传性程控化细胞凋亡（programmed cell death），也即基因中的程序预先决定细胞生存的命运。自杀细胞的特点是核染色质浓缩，细胞内断裂和 DNA 断裂。研究人员正在绞尽脑汁地探索视网膜神经节细胞凋亡的机制或因素，以及增强神经元生存的途径。

虽然原发性青光眼的病原学仍然是个谜，就目前的发现，视网膜神经节细胞及其轴突的损害机制可因缺血（缺乏营养，缺氧，生长因子丧失）、轴浆流阻滞、细胞自杀（程控化细胞死亡）、兴奋中毒、氧自由基损害、硝酸中毒等导致。也可归纳为如下几种基本的假设以解释视神经损害：

1. *血管机制*　轴突丧失主要是缺血的结果。高眼内压及血管病都能降低视神经和视网膜的灌注而引起缺血。推测正常眼压性青光眼因缺血而导致轴浆流阻滞的可能性较大。钙通道阻滞剂的神经保护作用可能是扩张血管。青光眼病人筛板扭曲、牵伸会造成筛板毛细血管缺血。

2. *机械机制*　当轴突通过扭曲或压缩的筛板孔时遭到挤压，以致视网膜神经节细胞凋亡。也可能由于缺血、轴突毁坏、筛板变形或生长因子难以到达视网膜节细胞体。当神经营养或"生存因子"不能到达视网膜神经节细胞时，节细胞因而丧失维持正常功能的能力，开始程控化细胞凋亡的过程，常称"细胞自杀"。

外膝状体核（LGN）产生的特异性生长因子随逆行轴浆流（axoplasmic flow）传输，高眼内压时逆行轴浆流传输阻滞，以致丧失到达视网膜神经节细胞体的生存信号。

3. *兴奋中毒*（excitotoxic）　20 世纪 70 年代末，发现氨基酸物质（特别是谷氨酸和天冬氨酸 aspartate）的双重作用，在正常环境下刺激神经元发生兴奋（神经传导物，neurotransmitter），氨基酸过多则产生中毒。1992 年 Dreyer 和 Lipton 报道青光眼的猴子和人的玻璃体中谷氨酸（glutamate）含量高，且进一步证明谷氨酸在神经元死亡中所扮演的角色。

N- 甲基 -D- 天冬氨酸（NMDA）与谷氨酸结合：NMDA 受体与过量谷氨酸的结合。NMDA 受体有 2 个结合位置，一为谷氨酸或 NMDA，另一个为甘氨酸。谷氨酸的含量增多，会过分刺激 NMDA 受体，引起钙流入神经元细胞的量增加，因而产生毒性，并触发视网膜神经节细胞的细胞衰亡。已知谷氨酸也可能是死亡或濒临死亡的神经节细胞的产物。

红藻氨酸，又称海人草酸（Kainic acid，KA）是最有兴奋中毒作用的氨基酸，它的兴奋中毒能力是谷氨酸的 100 倍。

肿瘤坏死因子（TNF-α）、转化生长因子（TGF-β）和一氧化氮等神经毒性物质，使得青光眼从病理生理学阐述发病机制变得越来越清楚。TNF-α 是一种促炎性细胞因子，其介导的免疫功能对感染和创伤起反应，并能激活胱天蛋白酶（caspases）诱导细胞凋亡。

筛板中已被确定两种常见的神经胶质细胞类型：视神经头星形胶质细胞（1 型 β）和筛板细胞。眼内压增高和筛板牵伸、变形和扭曲激活筛板中神经胶质细胞的肿瘤坏死因子，致使视神经节细胞凋亡。

4. 遗传决定因素（genetic determinants） 已经证实遗传因素可导致细胞外基质及房水流动的新陈代谢的不规则，并损害视网膜神经节细胞感受性。例如，Leber 遗传性视神经病变的特点是线粒体 DNA 的遗传突变使视网膜节细胞易致细胞死亡。

5. 其他 氧自由基（oxygen free radicals，OFR）也在细胞凋亡过程中扮演角色，它是再灌注（reperfusion）伤害后引起的继发性变性的重要媒介。在 1993 年，自由基被怀疑参与青光眼的慢性神经变性。

（二）青光眼的神经保护

1. 青光眼神经保护（neuroprotection）的定义 通过不依赖于降低眼内压机制来减缓青光眼的功能损失。

视网膜神经保护是眼科疾病的下一个研究课题，尽管现已有神经保护疗法的临床应用，但仍然非常有限，期盼新型神经保护策略的发现将填补一项关键的需求。

神经保护的解剖靶点应该集中在因素的上游而不是下游，应该包括视网膜神经节细胞、神经胶质，特别是星形胶质细胞或 Müller 细胞和视网膜血管系统的任何部分。只能通过一些生物化学途径和潜在的治疗来控制大量的解剖靶点。成功的治疗可以通过一种或甚至多种途径的组合来实现。

青光眼主要是一种损害视网膜神经节细胞轴突的视神经疾病。无论是视网膜神经节细胞或其轴突的损害均足以导致视力丧失。防止视网膜神经节细胞（神经保护）或其轴突（轴突保护）死亡，或促使视网膜神经节细胞和其轴突的再生的疗法，理论上应该是有利于青光眼的治疗。目前大部分资料是从动物研究获取的。

青光眼的神经保护是最理想的目标，任重而道远。

对于眼压依赖性（pressure-dependent）和非眼压依赖性（pressure-independent）青光眼病人，新的治疗策略不仅降低眼内压，且能针对机制，以增强视网膜神经节细胞的生存。降低眼内压对非眼压依赖青光眼病人是不足以避免或保护视神经损害。对于正常眼压性青光眼或低眼压性青光眼而言，眼内压也许是不重要的，进行性视神经病变是与年龄、种族、女性等有关。对这些病人的治疗需要把重心集中在神经保护上，亦即保护视网膜神经节细胞凋亡。

死亡的神经节细胞可释放兴奋中毒物质，此物质可导致邻近的健康神经元的死亡。神经保护是指保护已死和垂死细胞邻近的那些易受伤害的健康神经元。神经保护即增强细胞生存。在青光眼来说，神经保护的目标是：限制或阻止眼压依赖性及非眼压依赖性的损害危及视网膜神经节细胞及其轴突（视神经纤维）。保护措施是干预细胞凋亡的过程或增强信号通路使饱受摧残的神经元得以存活。神经保护疗法目前已开发很多，包括谷氨酸受体阻滞剂（NMDA 受体拮抗剂）、AMPA 受体拮抗剂钙通道阻滞剂、一氧化氮合酶 -2（nitricoxide synthase-2，NOS-2）抑制剂、自由基清除剂、阻断细胞衰亡。

2. 青光眼的神经保护方法

（1）药物：包括神经营养因子类药物、钙通道阻滞剂、谷氨酸受体拮抗剂（NMDA 受体，AMPA/ 红藻氨酸受体拮抗剂）、α2 肾上腺素受体激动剂、一氧化氮合酶抑制剂、死亡信号通路抑制剂、生存信号通路的激活剂、活性氧清除剂、氧化还原调制器、细胞凋亡抑制剂（细胞色素 C 释放的抑制，蛋白酶抑制剂）等。

（2）免疫调节（immunoloregulation）。

（3）预处理（preconditioning）。

（4）干细胞（修复神经 =neurorepair）。

（5）NMDA 受体拮抗剂：是一种特殊类

型的谷氨酸阻滞剂，它可阻断过多谷氨酸的作用。若为了防止谷氨酸过多积聚，而长久地阻断 NMDA 受体，则可能发生不良反应，如癫痫发作、精神病、昏迷和死亡。

美金刚（memantine）是 NMDA 受体拮抗剂，它可防止神经节细胞的兴奋中毒，这有力地表明它可阻止青光眼病人神经节细胞的丧失。

溴莫尼定（brimonidine）能引发 bcl-2 基因家族的遗传表现，如 bci-xl 是细胞凋亡机制的细胞内的抑制物质。研究中大量病人退出，无疾而终。

Levin 提出视网膜神经节细胞的内源性超氧化 / 过氧化清扫系统的功能障碍，当神经节细胞暴露于高水平氧自由基时，视网膜神经节细胞可能发生细胞凋亡。类脂质过氧化抑制剂或减少供氧，可减少视网膜神经节细胞凋亡。

（6）神经营养性生长因子（neurotrophic growth factors）：青光眼的视神经头处轴突传送发生阻滞（例如因高眼内压所造成的），可能阻止营养信号（生存因子）的传输。

（7）细胞生存信号（cell survival signal）：重要的神经保护策略可能是增强视网膜神经节细胞的生存信号，经过激活细胞生存基因如 bcl-2 和 bcl-xl，或碱性成纤维生长因子（bFGF）的向上调整（up-regulation），都可以增加生存因子。α2 受体的激活可增强神经元生存能力。

（8）基因促进生存：Brimonidine 改变 bcl-2 和 bcl-xl mRNA 的表达，然而 bax 及 bad 基因促进细胞凋亡。逐渐增加反细胞凋亡基因可避免视网膜神经节细胞凋亡而且促进轴突生长。

第二节　眼内压测量

一、概述

眼内压测量（tonometry）间接检查法有两种，即指测法和眼压计测量法（图 2-2-1）。直接测量法系将导管插入前房，这不能用于临床。

1. 指测法　让被检查者尽量向下看，检查者以两手示指尖端放在眉下，通过眼睑按压巩膜部（不是角膜）。按压方式与检查脓肿波动相似，两指尖交替轻压于眼球上，确定眼球的硬度（图 2-2-1）。并用以下方式记录：Tn 眼内压正常；T+1 眼内压稍高约 30mmHg；T+2 眼内压较高约 40mmHg；T+3 眼内压极高（坚硬如石）> 60mmHg；T-1 眼内压稍低；T-2 眼内压较低；T-3 眼内压极低（软如棉絮）。

指测眼压法需要有一定检查经验的医师完成，因其不易区分各种不同眼内压的指尖感觉。初学者不妨以另一眼或另一正常眼内压的人做对照。临床医师必须在这方面训练有素，这具有实用价值。例如，角膜上皮水肿严重、病人不能固视前方、眼内压过高或过低、手术台上等特殊情况不能使用眼压计或眼压计测得错误结果时常采用指测法。

2. 眼压计测量法　如欲精确测量眼内压必须用眼压计。眼压计有压陷式与压平式两大类。目前最通用的是压平式眼压计，以 Goldmann 压平眼压计为标准眼压计，最初的 Mackay-Marg 眼压计不再供应，已经发展了几种比较新

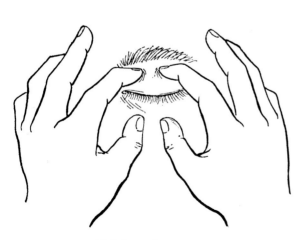

图 2-2-1　指测眼压法

的型式，其中仅 Tono-Pen 压平眼压计仍在使用，Maklakov 压平式眼压计俄罗斯仍然在使用。

西方先进国家非接触式眼压计仅适合于职务上不准用表面麻醉的验光师，青光眼医师一律只用 Goldmann 压平眼压计。压陷式 Schiötz 眼压计由于它的准确性不够，已被淘汰。手术台上的病人、卧床病人、在其他科的会诊病人、婴幼儿等测定眼内压不能用 Goldmann 压平眼压计的场合，可用 Tono-Pen 压平眼压计。

I Care 回弹式眼压计：由芬兰 Kontiola（2003）研究成功，手持式，无须麻醉，可重复性高，可应用于儿童，甚至是婴儿。2008 年取得中国 SFDA 认证。

在 1930—1990 年一律用 Schiötz 眼压计。20 世纪 90 年代之后我国三甲医院普遍使用非接触式眼压计，而 Goldmann 眼压计即使在教学医院使用者也少之又少。Schiötz 眼压计和非接触式眼压计的准确性虽均非优等，但很多青光眼知识确是通过 Schiötz 眼压计测量获得的，所以县医院等基层医疗单位至少应该配备和使用 Schiötz 眼压计。

由于眼压计的正确性不同，故眼内压必须标明是用何种眼压计所测得的。常用 Ta 表示 Goldmann 压平眼压计；Tnct 表示非接触式眼压计；Tp 表示 Tono-Pen 压平眼压计；Ts 表示 Schiötz 眼压计。

眼内压与角膜中央厚度（central corneal thickness，CCT）：Goldmann 压平眼压计的 CCT 设计值是 520 μm。凡角膜 CCT 过薄者测得的眼内压值比实际眼内压高。CCT 过厚者测得的眼内压值比实际眼内压低。虽然有多种修正方法，基于 CCT 与眼压之间并非线性关系，至今尚无合理的修正公式。不妨用一个简易方法对压平眼压计所测得的值作修正：

厚的角膜可致眼压测量值偏高，薄的角膜则使眼压测量值偏低。CCT 值每偏离正常人群平均值（550μm）10μm，压平式眼压计测得的眼内压值大约偏离真实眼压值 0.5mmHg。

CCT 为 560μm 者，IOP 测量值偏高，应减去 0.5mmHg；CCT 为 570μm 者，IOP 测量值偏高，应减去 1.0mmHg；CCT 为 540μm 者，IOP 测量值偏低，应增加 0.5mmHg；CCT 为 530μm 者，IOP 测量值偏低，应增加 1.0mmHg。

二、压平式眼压计测量法

压平式眼压计常用的有三种：Goldmann 压平眼压计、Tono-Pen 眼压计、非接触式眼压计。Goldmann 压平眼压计在发达国家公认为金标准。Tono-Pen 眼压计电子式装置，轻便，准确度不受青光眼专业医师青睐。非接触式眼压计不需要用表面麻醉药为最主要优点，但是最高值与最低值范围不够临床医师满意，我国大陆普遍使用。

（一）Goldmann 压平眼压计

Imbert-Fick（1885 及 1888）认为一个充满液体的圆球，球壁为一层极其菲薄而有弹性的膜。若对它施加压力，将膜压成一个平面，则可由此测定圆球内的压力。压平眼压计即根据 Imbert-Fick 定律而设计。图 2-2-2 中，W 是施加的压力（物重量），A 为压平区（面积），圆球内压 Pt=W/A。当然另需考虑修正泪膜表面张力及角膜弹性。以此方法测定眼内压，眼内容积改变 Vc 远比压陷式为小，从而将巩膜硬度而造成的误差减少到最低限度。眼压计有两种设计方案，一为角膜压平面积恒定不变，测定压

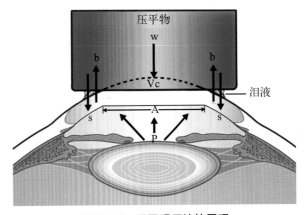

图 2-2-2　压平眼压计的原理

W 代表压平重量，A 是压平区域内缘的范围，P 是眼内压，Vc 为压平后减少的眼内容积。b 为角膜硬度 / 弯曲阻力。S 为角膜前泪膜的表面张力

平所须的压力而计算眼内压，如 Goldmann 式；另一为所加压力恒定不变，测定压平面积计算眼内压，如 Makarov 式。

此原理是建立在一个变形性极好、干燥的球体上推导出来的。至于角膜表面泪膜产生的表面张力（有利于测压探头压向角膜）和角膜弹力或张力（与角膜的厚度直接相关，是压平角膜的抵抗力），当时推算角膜中央厚度 =520μm，所以假设这两个力量相等，二者可相互抵消而忽略不计。

Goldmann（1954）设计了一种弹簧，通过杠杆系统压平角膜。1957 年他与 Schmidt 合作进一步改进，眼压计是借盘香弹簧及杠杆系统，将弹力传至压平棱镜，向角膜加压。这种压平眼压计是为安装在 Haag-Streit 厂 900 型裂隙灯上的附件，取名为 R900 型压平眼压计（图 2-2-3）。它被悬挂在显微镜前，不用时可转至显微镜旁侧，不妨碍裂隙灯的正常用途。

它的优点较多，由于角膜被压面积甚小（直径 3.06mm），压平操作是在显微镜观察下进行的，正确性较高，压平角膜时所排挤掉的眼内液很少，容积改变（Vc）仅为 0.56mm³，压平

眼压计压迫所造成的眼内压升高仅约 2.8%，故可略而不计。加压时的眼内压 Pt 接近于实际眼内压 Po，巩膜硬度可不予考虑。压平眼压计的发明使眼内压的测量仪器获得了卓越的革新。

根据球缺体积公式：$Vc = \pi h^2[R - (\dfrac{h}{3})]$

根据弓形高公式：$h = [D - \sqrt{D^2 - L^2}]/2$
$= [15.6 - \sqrt{(15.6)^2 - (3.06)^2}]/2 = 0.15mm$

$Vc = 3.1416 \times 0.15^2[7.8 - (0.15/3)] = 0.56mm^3$

$lgPt - lgPo = lg (Pt/Po) = 0.56K$

正常巩膜硬度 $K = 0.0215$，代入之，$lg (Pt/Po) = 0.56 \times 0.0215 = 0.01204$

$Pt : Po = 1.0281$，所以 Pt 比 Po 增加 2.8%

捻转 900 型压平眼压计的读数转鼓，以调整压平棱镜对角膜施加的压力（压力变动范围在 0～8g），直至从压平棱镜中观察到的上方荧光素半环的右侧内缘与下方半环的左侧内缘彼此接触（这表明角膜的被压直径已达 3.06mm），此时停止加压，根据所加压力即能知道眼内压。

压平棱镜是由塑料制成的，外表呈圆锥形，头端平滑，直径 7mm，边角圆滑，以防损伤角膜。在前端有一个双棱镜，一居上方，另一

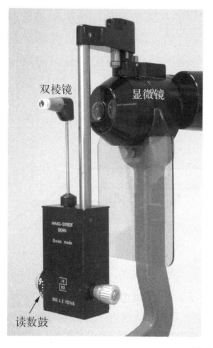
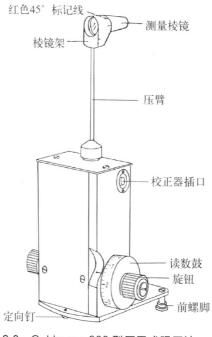
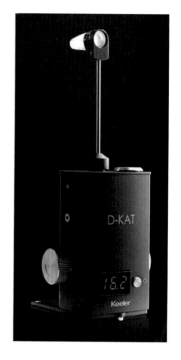

图 2-2-3　Goldmann 900 型压平式眼压计

居下方，两个棱镜的作用方向相反，一个基底朝左，另一个基底朝右（图 2-2-4）。头端正中央（不是偏中心）接触某一物体，此物体的像即被分割成上下两片，相互离开 3.06mm（误差 ±0.05mm）。至于为什么一定要使棱镜压平范围具有这样精确的尺寸？这是为了简化测量及计算的手续。

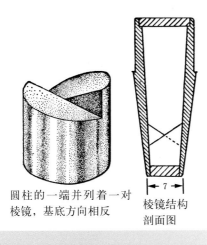

圆柱的一端并列着一对棱镜，基底方向相反

棱镜结构剖面图

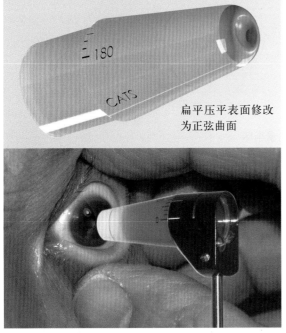

扁平压平表面修改为正弦曲面

图 2-2-4　棱镜顶端轻触角膜中央

按 Imbert-Fick 公式：Pt=W/A，若设 W 为 1g 重的压力

[1g 重 ≈ 1cm³H₂O=1000mm³H₂O=(1000/13.6) mm³Hg]，

被压平圆面积 A= πR^2=3.1416×（3.06/2）²=7.354mm².

Pt=（1000mm³H₂O）/（7.354mm²）=135.98mmH₂O=135.98/13.6mmHg=10mmHg。

因此，压平眼压计每加压 1g 测得的眼内压为 10mmHg。换言之，把读数转鼓上的加压克数 ×10= 眼内压 mmHg。

在压板与角膜之间有泪膜，故有表面张力，此可影响眼内压的测量。泪膜表面张力有两种对抗力量，一种力量在压平地区的边缘，液体圆周状边缘有向心性收缩力，它使压板与角膜排斥而分开，实际上与施加的压力是对抗的（图 2-2-5）。

另一种力量是泪膜的新月形表面，它把压板吸向角膜。吸力大于排斥力。泪膜表面张力的两种力量是对抗的，它们剩余的力量以 N′ 代表。除表面张力外尚需考虑角膜内在性硬度（以 M′ 代表），它是与施加的压力相对抗的。压平范围与 N′ 及 M′ 的关系如何？压平范围越小越好，因为压平范围小，则眼球容积改变小。眼内手术结束时眼内压为零，此时将压板与角膜接触，会产生自发性压平，直径约为 3mm，故假定压平范围直径在 3mm 时，泪膜表面张力的吸力与角膜内在性硬度抵消，即 N′=M′。因此在 Pt=W/A 公式中可将其他有影响的因素取消了。

压平眼压计测量的一次平均误差为 ±0.5mmHg。坐位眼内压比卧位眼内压低 1.5mmHg。由于压平眼压计所引起的机械性眼内压升高成分很小，所以反复测量后，眼内压越测量越降低的现象也小。

从表 2-2-1 中可以清楚地看出，若用 Schiötz 眼压计而未考虑到巩膜硬度及角膜曲率半径，则能够产生相当大的误差，而用 Goldmann 眼压计则无此弊。此表另外说明用 Schiötz 眼压计时 Pt 与 Po 的差别殊巨，而用 Goldmann 眼压计时 Pt 与 Po 差别甚微。

Goldmann 压平眼压计使用方法：两眼滴表面麻醉药＋荧光素专用混合剂 1 滴。如无此混合剂可先滴表面麻醉药，再将荧光素纸片放在

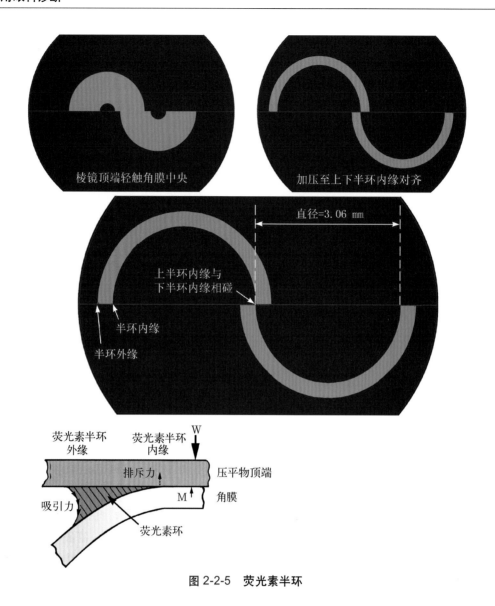

图 2-2-5　荧光素半环

表 2-2-1　Schiötz 眼压计与 Goldmann 眼压计在不同条件下所测得的 P_t 与 P_0（Schmidt，1960）

角膜曲率半径	Schiötz 眼压计（砝码重 7.5，读数 5，Pt=42.6）			Goldmann 眼压计（Pt=26.5）		
	巩膜硬度			巩膜硬度		
	0.0050	0.0215	0.0350	0.0050	0.0215	0.0350
4.5mm	29.1	8.3	3.0	26.2	25.2	24.5
7.8mm*	37.9	25.8	18.8	26.3	25.8	25.3
15.5mm	40.8	35.2	31.2	26.3	26.1	25.9

*Vc：Schiötz 眼压计为 10.13mm³；Goldmann 眼压计为 0.56mm³

外眦角下穹窿，历时数秒钟。或滴 0.5% 荧光素液。病人头部放在显微镜头架上，前额紧贴额托。

照明系统与显微镜的夹角应在 60°，便于照亮压平棱镜的头端。裂隙光阑开至最大。在照明光路中放入钴蓝色滤片，便于更清楚地看到黄绿色荧光。显微镜用 10 倍放大。将压平眼压计有棱镜的头部按照使用说明放在显微镜前方，眼压计稍带斜位，只有在一个目镜中可以观察到它（不是右目镜便是左目镜）。读数转鼓置于加压 1g 处，因为如先放在 0g 刻度处，棱镜接触角膜时会发生振动。但临床上常将读数转鼓先放在 1.7 位或预估的眼内压位，以便快速测定眼内压。

让病人睁大眼睛向正前方观看（图 2-2-4），拭除过多泪液，医师手指扒开眼睑，防止瞬目。将裂隙灯显微镜慢慢向前推进，压平棱镜头端对准角膜正中，一旦压平棱镜头端恰好接触角膜时停止推进。调整裂隙灯显微镜的上下及左右位置，直至荧光素半环在正中位。顺时针方向转动读数转鼓，逐渐增高压力，直至上方荧光素半环的内缘与下方半环的内缘彼此接触。读数转鼓上读出所施加的压力（克数），乘以 10，即为眼内压的 mmHg。新型号的可以直接从 LED 读数窗内看到眼内压读数。

操作中重要的步骤是，在显微镜中观看，左右上下调整显微镜直至看到荧光素半环在视野正中，而且上下荧光素半环大小相等（图 2-2-5）。于是旋动读数转鼓，增强压力，直至上方荧光素半环的右侧内缘与下方半环的左侧内缘彼此接触为止。压平棱镜接触角膜之处，含有荧光素的泪液被挤向压平面的四周，泪液借吸附力封住压平面，故见压平面四周有黄绿色泪液环，在环的内缘才算是压平区域。

荧光素的宽度与泪液的量、压平棱镜头端的干湿度有关。一般要求此环的宽度为 0.3mm（压平面直径的 1/10），微动操纵杆是不会改变半环的大小，倘若前后明显移动，势必会改变半环。荧光素带太宽（图 2-2-6C），是因泪液过多或眼睑触及压板。这样测得的眼内压会比实际眼内压高，故应后退裂隙灯，拭干压板，用棉花将泪液吸干，医师用拇、示指将上下眼睑分开，不让眼睑接触到角膜，再测。荧光素带太狭窄（图 2-2-6D），是因泪液干掉。这样测得的眼内压会比实际眼内压低，故应让病人眨眼几下或再滴一次荧光素再继续测量。图 2-2-6E 是因裂隙灯过分前推或是病人过分贴紧压板，

这样压臂被推至极限以外，压平面太大，旋转转鼓几乎不会改变环的形状，纠正的方法只有将裂隙灯后退，直至看到应有的小块压平面和它的正常搏动，旋转转鼓改变压力时环的大小亦随之而变。

压平棱镜的消毒：双棱镜接触眼组织可传播病原体，尤其是腺病毒（EKC）、单疱病毒、艾滋病毒、肝炎病毒等。用酒精棉片拭擦是不能达到消毒目的。推荐用 1 ∶ 10 家用漂白液（Bleach，Clorox，立白），或 3% 过氧化氢，或 70% 酒精至少 5min。应彻底清除压平棱镜上残存的消毒液，以防消毒液损害角膜。

注意事项：

（1）压平棱镜不要把睫毛压在角膜上。

（2）对于不合作的病人可做试验性测量，不记结果，待取得病人合作后才进行正式测量。最好做 2～3 次测量，如数值差距不超过 0.5mmHg，测量算是正确的。记录平均值。如觉得测量得很满意，那就不需要多次测量。

（3）泪液的干湿、荧光素在结膜囊内的含量、压平棱镜未擦干、检查过程中病人头前后移动、压平位置不在角膜正中等因素直接影响测量，请参见图 2-2-6C。

（4）裂隙灯显微镜的台面必须用水平仪校正，要求裂隙灯显微镜不会自行丝毫滑移，此点颇重要。

（5）如测量费时过久，则角膜上皮会干燥；若对角膜施压过重，角膜上被压平的区域有一圈荧光素着色的环形伤痕。凡遇此类情况，应暂停检查。有上皮伤痕的病人，给予抗生素眼液及眼膏。

（6）如有 > 3D 角膜散光的病人，压平部分不呈圆形，而呈椭圆形。对这样的病人，可将上下棱镜的水平交界轴转到与椭圆的长轴相交成 43° 的子午线上测量，就可以使压平面积仍为 7.354mm²。这是一种理想的校正方法，不过临床上常不做此校正。

例如：假定角膜散光是，120° 子午线曲率半径是 6.5mm（≌ 58D），30° 子午线曲率半

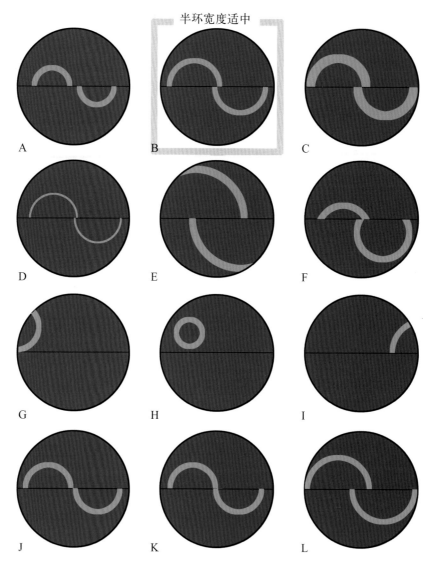

图 2-2-6　压平角膜时的各种荧光素环

A. 荧光素带形成的半圆环，上下相等，位置适中，需进一步压平角膜。B. 荧光素带上半圆环的内缘与下半圆环的内缘相接，荧光素带阔度适中 (1/10 压平面积 =0.3mm)。C. 荧光素带太阔。D. 荧光素带太窄。E. 裂隙灯太靠近病眼，压平面积太大。F. 荧光素环位置太低，升高裂隙灯即可矫正。G、H. 裂隙灯需向左上方移动。I. 裂隙灯需向右移动。J. 荧光素环外缘相接，需继续加压。K. 荧光素环的内缘与外缘相接需继续加压，直至内缘与内缘相接。L. 加压太高，需降低压力

径是 9.5mm（≌ 40D），最低屈光度的子午线方向是 30°，压平面椭圆形的长轴也在 30°（图2-2-7），故将压平棱镜上 30° 标记对准棱镜套上红色 43° 记号。

（7）器械的鉴定：眼压计需隔一定时期进行鉴定。鉴定方法：① 0g 鉴定：读数转鼓放在 0 位，装上压平棱镜，轻推压臂，压臂便自一停止点移动到另一停止点，而不会停留在两停止点之间。继则将读数转到 − 0.1g，将压臂放

在前后两个停止点之间，放脱压臂，它便移向医师侧停止点。读数转至 +0.1g，再试验，压臂便向病人侧移动。② 2g 鉴定：需用称杆，将称杆上两个 2g 记号之一与柄上指示线对准。称杆与柄一起插在读数转鼓上方的一个插座内，较长的一端朝着医师，使产生扭力矩，压臂受扭力向后倾侧，此时调整加压转鼓到 2.1g，压臂就会从两停止点之间移到病人的一端，转鼓转到 1.9g，压臂就倾倒至医师一端。③ 6g 鉴定：

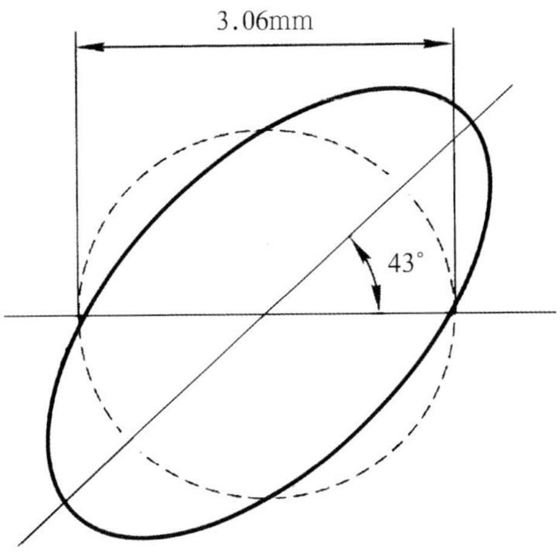

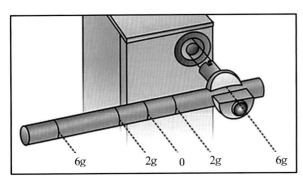

图 2-2-7　角膜散光的压平区

以同样原理做 6g 鉴定（图 2-2-8），它的相应试验点是 5.9g 和 6.1g。鉴定合格者证明器械的机械灵敏度为 ±0.1g。6g 鉴定不合格者需要检修，直至合格后才能使用。

图 2-2-8　6g 鉴定法

精确性：评估眼压计最精确的方法是把它与插管于前房的压力计的测量作比较。其次的选择是与早先的研究认为是最正确的眼压计作比较。Goldmann 压平眼压计在临床上被视为标准。但是 Goldmann 压平眼压计测定眼内压时，很多因素可以造成误差。使用同一个 Goldmann 眼压计及同一个检查者，或 2 个器械及 2 个检查者，至少 30% 成对的读数的差异分别在 2 及 3mmHg 或更多。在不规则角膜者（瘢痕或水肿性角膜，角膜移植术后）受到限制。

Goldmann 压平眼压计的读数比较接近于实际眼内压。但 Goldmann 压平眼压计也有许多误差因素：①反复长时间测量可发生原因不明的双眼眼内压下降 2mmHg。②闭眼及瞬目动作可使眼内压升高 5 ～ 10mmHg。③荧光素溶液使用过多、过少、过浓、过淡都可影响读数，过多则读数偏高，过少则读数偏低。④有的人在心跳搏动时眼内压波动特别明显，两个半圆曲环跳动太明显也影响测量的精度。克服办法见图 2-2-9。⑤衣领过紧可压迫颈静脉而使眼内压升高。⑥有期外收缩心律不齐时眼内压可略下降。⑦眼球内转过度也可使眼内压升高 5 ～ 10mmHg。综合以上各种误差因素，如不加注意，Goldmann 压平眼压计有时也可产生高达 5mmHg 的误差。其他一些眼压计，如非接触气动式眼压计，在发达国家临床上未能普遍使用，手持式 Tono-Pen 较方便而已，精确度不及 Goldmann 压平眼压计。

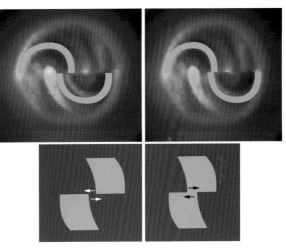

图 2-2-9　荧光素半环水平搏动
半环随着心跳而水平搏动，上方半环的内缘与下方半环的内缘彼此不能停留在"接触"位，旋转转鼓改变压力，此时只能使上下内缘重合与分离距离相等时作为"接触"

（8）校正压平眼压计表面（correcting applanation tonometry surface，CATS）压平棱镜：McCafferty 等（2018）将 Goldmann 压平眼压计（GAT）棱镜进行改进。已被美国 FDA 批准用于压平眼压计测量 IOP。唯一改变是将扁平压平表面修改为正弦曲面，并对棱镜进行补偿性加长（图 2-2-4）。环形外曲率（远离角膜）使泪膜黏附力和随后的泪膜误差最小化。该棱镜旨在显著降低病人对角膜生物力学和泪膜特性的依赖性，这是个体误差的主要来源。降低角膜内应力，使角膜变形对棱镜表面的影响力最小化，因此主要测量由眼内压引起的力。

（二）Tono-Pen 眼压计

1959 年 Mackay 及 Marg 发表的电子眼压计的基本原则是：撞针板直径 1.02mm，被橡皮套管包围。撞针板与套管保持齐平所需要的力，与角膜变形的压力对抗，用电子监视，踪迹被记录。角膜硬度的效应，即弯曲角膜所需的力，被转移到套管，因此足板读数就是眼内压。

1. 当器械顶端压平角膜时

（1）踪迹线（代表保持足板与套管齐平所需的力）上升直至被压平区域到达 1.5mm 直径。在峰顶点时，对抗足板的压力 = 眼内压 + 弯曲角膜所需的力。

（2）当角膜硬度的效应被转移到周围套管时踪迹线急速跌落。

（3）当角膜被变平的直径达 3mm 时，踪迹线的初始谷底代表的足板读数只有眼内压。

（4）由于眼内压的人为增高而使踪迹线突然上升。

眼压计即时地记录眼内压，需要几个读数求平均数以代偿眼脉搏造成的波动。

虽然最初的 Mackay-Marg 眼压计不再供应，现在已经发展了几种比较新的类型，都是利用相同的基本原则。可惜，还没有一种在临床使用是足够正确的。

Tono-Pen 是 Mackay-Marg 类型眼压计，1987 年研制成（图 2-2-10）。这是一种手持式眼压计，撞针板外的套筒是金属的而不是橡皮套管。有一个应变仪（straingauge），当足板压平角膜时产生电信号。内建的单一晶片微处理器可感觉适当的力量曲线并且能平均 4～10 个读数而显示一个最终的读数。它也提供从 5%～20% 的在最低的及最高的可接受的读数之间的变异百分比。Tono-Pen 是 Mackay-

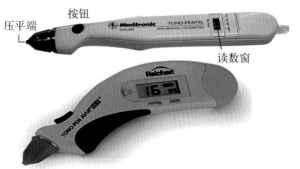

图 2-2-10 Tono-Pen 压平眼压计

Marg 类型眼压计中受到最广泛临床评估的，各报告的结果是相互矛盾的。ProTon 眼压计是与 Tono-Pen 相似的器械。适用于手术台上、卧位病人、会诊、超肥胖病人、眼内压正常者。

2. 眼压计的消毒办法　Tono-Pen 压平眼压计有专用消毒橡胶套。Tono-Pen 必须每天校对一次，在"Good"状态下即可开始测量。病人坐位或卧位，麻醉角膜，压一下圆形黑色通电按钮即可听到哔一声通报，同时读数窗内显示两条黑色虚线，表示内部线路已准备就绪。手持眼压计垂直于角膜中心，眼压计轻轻碰撞角膜数次，直至听到"哔"一声通报，提示已获得平均眼内压，从读数窗内可见眼内压数值。

当听到哔声通报后，如果继续碰撞角膜，是无效测试，不能改变读数窗内眼内压数值。

如需继续测试，宜压一下圆形黑色通电按钮即可听到哔一声通报，同时读数窗内显示两条黑色虚线，就可继续测量眼内压。

（三）非接触式眼压计

Groliman 于 1972 年介绍非接触式眼压计（noncontact tonometer，NCT），优点是不须麻醉不碰触角膜，仅仅一阵空气喷向角膜。

1. 基本原理　当角膜被适当地对准时，操纵者压触发器，发出一阵气流喷向角膜中央，随时间递增气体脉冲力，直至角膜中央被压平至一定直径。这替代了用棱镜压平角膜。眼压计左方的红外线光束投射在角膜凸面时红外线被散射；只有当角膜中央被压平时才能将红外线反射到右方的探测器。当探测到最强的反射光时立即自动触发停止喷气，并记录时间。从内在的参考点到接收最强的反射光时，这段时间（一般是 1～3ms）被转换成眼内压，而且显示数位读数。20 世纪 80 年代末改进为以压平角膜所需的气流压力强度转换成眼内压。

可重复性系数是 3.0～4.4mmHg。大多数研究认为与 Goldmann 压平式眼压计比较，在正常眼内压范围，NCT 是可靠的。但在高眼压时其测量值可能出现偏差。当角膜异常或注视困难的病人可出现较大的误差，角膜的厚度对非接触式眼内压测量法有很大的影响。NCT 的一个重要优点是不会发生接触眼压计的潜在危险：角膜擦伤，对麻醉药的过敏反应及交叉感染。此外，非接触式眼压计能可靠地被非医务人员（例如验光师）应用。有报道，在 NCT 测量之后发现有上皮下泡沫。

2. 保养　任何品牌的非接触式眼压计最常见的问题是防尘。须定期校验。

美国 Reichert（莱卡）全自动非接触式眼压计 AT-555：正确性和稳定性较好。喷气量小，不引起病人突然反应性退缩。经几天操作后即能熟练。只是，很少数病人不能注视机内设定的视标，则难以完成测定（图 2-2-11）。

Tomey 非接触式眼压计：操作方便些，但在报告上常有很多误差读数，反复测定稳定性差。读取眼内压时不能只看平均数，而要先察看各读数的可靠性（图 2-2-12）。A 最可靠，其次是 B、C、E/e（error）表示数据不可靠，应将其剔除；如果，读数很多是 E，则其平均数不能采用。喷气量大，以致大多数病人突然出现反应性退缩。

三、回弹式眼压计测量法

ICare 回弹式眼压计（rebound tonometer）：芬兰 Kontiola（2003）研究成功，手持式，无须表面麻醉，可重复性高，可应用于儿童，甚至是婴儿。探头弹射速度非常快，接触角膜时间＜ 0.1s，病人几乎无感觉（图 2-2-13）。2008 年取得中国 SFDA 认证。

原理：一根白色细探针，头端接连一个小球，插入眼压计后被磁化，产生 N/S 极。仪器

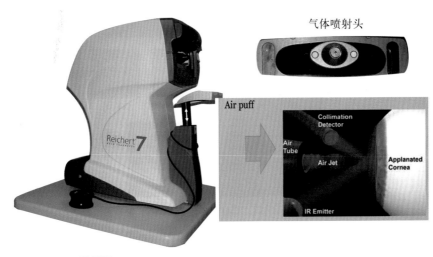

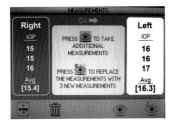

图 2-2-11　Reichert 全自动非接触式眼压计

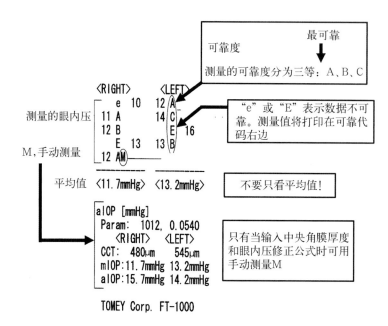

图 2-2-12　Tomey 非接触式眼压计测定报告，需注意其可靠度

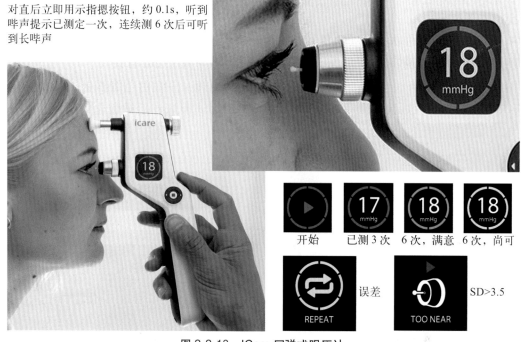

图 2-2-13　ICare 回弹式眼压计

内螺线管瞬时电流（持续 30ms）产生瞬时磁场。由于同极相斥使磁化的探针以 200mm/s 的速度朝向角膜运动。探针撞击角膜的前表面、减速、回弹，控电开关监视回弹的磁化探针引起的螺线管电压变化；电子信号处理器和微传感器计算探针撞击角膜后的减速度，最后将信息进行整合并换成眼压读数，此过程仅需 0.1s。如果眼压升高，探针撞击后的减速度增加，缩短撞击的持续时间。

可在小孩正常瞬目间隔期间通过睑裂，快速向角膜前进。婴儿在喂奶或注意力分散时可以成功测定眼内压。

开启读数窗下方的按钮,通电。选择"测量"。安装探针后读数窗显示三角形开始标记。

病人坐位或卧位,不需要麻醉角膜,固定于前额,探针垂直对准角膜中央,病人保持不瞬目状态或利用瞬目间隙期间,抓紧时机示指摁一下圆形白色通电按钮即可听到哔一声通报,读数窗显示眼内压读数,圆环的一段变成蓝色。如果选择"系列模式"长摁按钮就可连续测定6次,圆环的6段完全变成蓝色,听到长"哔"声通报,提示已完成。读数窗内显示6次眼内压平均值。

凡遇误差,则"哔,哔"二声通报,摁通电按钮消除读数窗提示。

读数>22mmHg,或<8mmHg,建议重复测定核实结果。

通常比Goldmann压平眼压计测量的稍高(平均2.3mmHg)。

四、压陷式眼压计测量法

压陷式眼压计(indentation tonometer)自1863年由von Graefe发明以来,有多种改良设计,Schiötz(1905)设计的眼压计曾被广泛推广,在1924、1926年经两次修改。Schiötz眼压计一度曾作为测定眼内压的标准器械(图2-2-14),20世纪60年代开始国外Goldmann压平眼压计取代Schiötz眼压计。Schiötz眼压计的主要缺点在于测压时容积改变太大,巩膜硬度明显影响眼内压数据,Pt明显大于Po(图2-2-15)。一致认为Schiötz眼压计读数比Goldmann低。Schiötz眼压计特别不适合于眼球壁硬度明显异常者,例如高度近视、视网膜脱离手术后或眼内有压缩气体。它的优点是可以卧位测量,器械便宜,具有一定临床正确性。笔者在美国工作的20年中,从未用过Schiötz眼压计,西方国家的眼科书上已不再介绍Schiötz眼压计。遗憾的是,我国很多医院现仍以Schiötz眼压计作为主要的眼内压测量器械,这很不合乎时代。

临床常规检查眼内压必须以Goldmann眼压计为标准,而Schiötz眼压计仅适用于特殊场合,例如NCT测定"错误"的过高眼内压和过低眼内压,卧于手术台上的病人,卧床病人,在其他科的会诊病人,测量C值等。目前我国多数县医院尚无NCT,只有Schiötz眼压计。普遍误解Schiötz眼压计的临床价值,需知近代青光眼的知识绝大部分发源于Schiötz眼压计时代建立的基础。

(一)Schiötz眼压计

1. Schiötz眼压计的组成　由一根负有一定重量的压针及指示角膜凹陷深度的指针所构成。

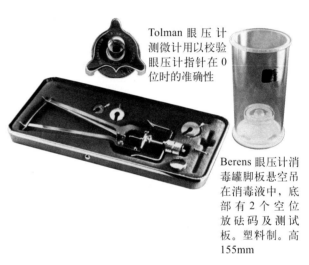

Tolman眼压计测微计用以校验眼压计指针在0位时的准确性

Berens眼压计消毒罐脚板悬空吊在消毒液中,底部有2个空位放砝码及测试板。塑料制。高155mm

图2-2-14　Schiötz眼压计

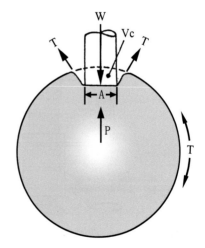

图2-2-15　压陷式眼压计测定原理

眼压计的重量(W)作用在A范围内,将角膜压成凹陷,眼球容积改变Vc;眼球壁的拉力T,与W对抗,故测得的眼压P较实际眼压高

在压针上可视情况加砝码以增加压针重量。眼内压愈高，压针在角膜上的压陷愈浅，指针所指刻度愈小；压针重量愈重，角膜上的压陷愈深，同一眼内压用 7.5g 砝码测定时指针所指的刻度比用 5.5g 时所指的刻度大。

校验台上测试，必须使指针到达刻度"0"：在检查前应将眼压计在盒内圆形凸出的校验台上测试，必须使指示针到达刻度"0"处才能应用。如果不能达到"0"处，必须旋松固定螺丝（图2-2-16），旋转脚板，压在试验板上时使指示针至"0"处，旋紧固定螺丝。

压针升降不灵活：倘使在校验台上测试时压针升降不灵活，需分别清除压针和套管内壁。先将 B 螺母旋下，压针即可抽出来，用干棉球揩干净。平时应经常揩擦压针，压针上如有泪液或药液沾染，会使压针升降不灵活。细棉签清洁套管内壁。

眼压计脚板用乙醚或 75% 酒精揩擦，最好

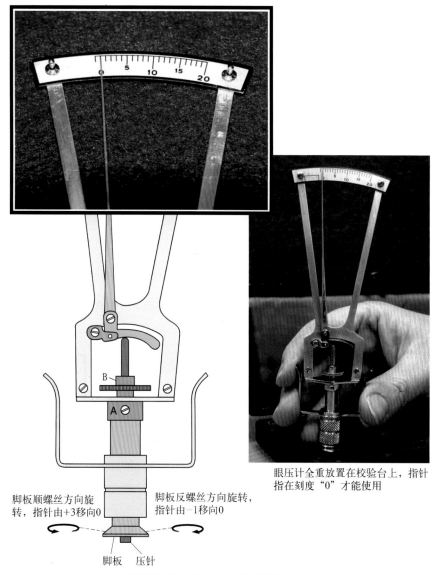

眼压计全重放置在校验台上，指针指在刻度"0"才能使用

脚板顺螺丝方向旋转，指针由+3移向0

脚板反螺丝方向旋转，指针由−1移向0

脚板　压针

图 2-2-16　Schiötz 眼压计校正法

将 A 处的固定螺丝旋松，左手指捏住 A 处，右手指捏住脚板稍微旋转，顺螺丝方向转动则指针由高位读数向 0 位移动，例如，自 +3 移向 0。反之，若脚板反螺丝方向转动，则指针向高位读数方向移动，例如，自 − 1 移向 0，或 +1 移向 +3。反复数次，直至指针校正至 0 位。最后，将 A 处螺丝旋紧固定

能消毒。脚板或压针接触角膜的凹面如有伤痕或剥蚀，则此眼压计不能再用。眼压计应经常校验，不合格者不宜再用。

眼压计是有严格的标准的，若主要物理特性不合格，显然会影响眼内压的测定。陆道炎等（1966）提出眼压计的标准化问题，希望能重视标准化。有一点需加以说明，脚板凹面曲率半径是 15mm，而规定在曲率半径 16mm 的校验台上测试时指针到"0"位。此间是否有矛盾？ Schiötz 当时曾揣测在角膜内表面变形以前，压针已陷入上皮 0.05mm。通过杠杆放大 20 倍，恰为 1mm，指针刻度每小格为 1mm，如果用曲率半径为 15mm 的校验台，则指针理应在"-1"刻度，此时角膜内表面尚未变形。脚板直径 10.1mm，曲率半径为 15mm，它的弓形高 0.875mm，校验台的曲率半径为 16mm，弓形高 0.82mm，二者差别 0.055mm（图 2-2-17，图 2-2-18），此时指针正好在"0"位。

2. Schiötz 眼压计使用方法　被检查者仰卧，结膜囊滴表面麻醉药，如 1% 地卡因 1 次或 2 次。忌用可卡因，因它使角膜上皮软化，眼压计容易擦伤角膜；再者它能轻微影响眼内压。

约 1min 后，眼睑能自由睁开而不感觉麻辣的刺激，表示已充分麻醉，即可测量眼内压。被检眼眼球位置对于测定值有影响，眼球垂直向上是理想的位置。另一眼必须注视眼前一目标（通常用被检者的手指），以固定眼球位置。医师一手执眼压计、另一手拇、示指轻轻扒开眼睑，充分暴露角膜。将眼压计脚板垂直放于角膜中央，压针会将指针由右端迅速地移向某一刻度（图 2-2-18），将此刻度的读数换算成眼内压（表 2-2-2）。尽可能使指针在 3 ～ 7 刻度之间，因在这个范围内，各种砝码所测的眼内压较为正确。眼压计未另加砝码时，压针、锤弓

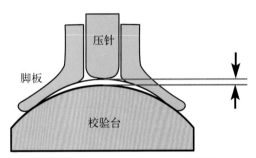

脚板曲率半径15mm，校验台曲率半径16mm，二者弓形高的差别a，等于0.055mm

图 2-2-17　脚板与校验台的关系

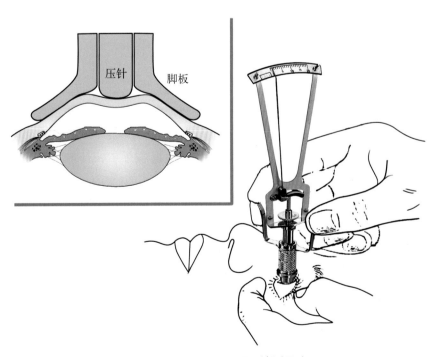

图 2-2-18　Schiötz 眼压计测量法

及指针的装配重量为 5.5g。如用 5.5g 测定时指针指在 2、1、0、－1……等处，则需另加一个标有 7.5g 的砝码(砝码净重 2g，连同原来的 5.5g，故压针总重为 7.5g) 测定。如果 7.5g 砝码测定

表 2-2-2　Schiötz 眼压计眼内压（关闭压 P₀）换算表 (Friedenwald，1955)

刻度读数	5.5g (mmHg)	7.5g (mmHg)	10g (mmHg)
0.0	41.4	59.1	81.7
0.5	37.8	54.2	75.1
1	34.5	49.8	69.3
1.5	31.6	45.8	64.0
2	29.0	42.1	59.1
2.5	26.6	38.8	54.7
3	24.4	35.8	50.6
3.5	22.4	33.0	46.9
4	20.6	30.4	43.4
4.5	18.9	28.0	40.2
5	17.3	25.8	37.2
5.5	15.9	23.8	34.4
6	14.6	21.9	31.8
6.5	13.4	20.1	29.4
7	12.2	18.5	27.2
7.5	11.2	17.0	25.1
8	10.2	15.6	23.3
8.5	9.4	14.3	21.3
9	8.5	13.1	19.6
9.5	7.8	12.0	18.0
10	7.1	11.0	16.5
10.5	6.5	10.0	15.1
11	5.9	9.1	13.8
11.5	5.3	8.5	12.6
12	4.9	7.5	11.5
12.5	4.4	6.8	10.5
13	4	6.2	9.5
13.5		5.6	8.6
14		5	7.8

时指针也指在 < 3 的刻度上时，将 7.5g 砝码取下，另换一个标有 10g 的砝码(此砝码净重 4.5g，连同 5.5g 基本重量，总重为 10g)。良好的眼压计，在正常情况下允许误差 ±2mmHg，在高眼内压时允许误差 ±4mmHg。考虑到巩膜硬度，5.5g 砝码与 7.5g 砝码测得的眼内压差别可能为 ±5mmHg。

自 1905—1955 年的 50 年中眼内压换算表已改 6 次。以 Friedenwald（1955）年校正的最为正确，已为换算眼内压通行表，适用于各年出厂的 Schiötz 眼压计。

3. 初学眼内压测定时的注意事项

（1）在校验台上测定时如果指针不到 0 位：如果是由于眼压计倾斜、脚板未自然地落在校验台上，这种技术误差不要误认为器械故障。否则需矫正到 0 位（见前文）。

（2）撑开眼睑时切忌对眼球施加任何压力。这往往是初学者测定眼内压偏高的重要原因。撑开眼睑的手指，只能在眶缘外骨质上牵开眼睑，如不记住此点极易在不知不觉中压迫眼球而增高眼内压。

（3）眼压计放下时切勿触及睫毛,以防瞬目。

（4）病人需睁大眼睛，用力闭眼可使眼内压比实际高 2 ～ 39mmHg。

（5）眼压计必须垂直于角膜中央，眼球必须垂直向上，任何倾斜都将影响正确性。

（6）眼压计扶柄的作用，只是扶持套筒，在测定时扶柄应稍下降，保持在套筒的中央段（图 2-2-18）。如果不将扶柄稍向下降，则眼压计还被提在手中，使脚板不能与角膜贴合，其间会留有一个空隙，这样测得的眼内压偏低；如果将扶柄过分下降而压在脚板上，等于在眼压计上另加压力，结果使眼内压偏高。

（7）眼压计尽可能勿在角膜表面摩擦，尤其是高眼内压的青光眼病例，水肿的角膜上皮极易被擦伤，切宜小心。

（8）如果一次测定眼内压时间太长，眼压计放在角膜上后，许久未获得读数，或者在几分钟内连续测定眼内压，则因加压时促进房水

排出，故而眼内压会逐渐下降。所以应尽可能缩短测压时间（一般为 2 ～ 4s），要求尽量一次测定正确。

（9）病人另一眼注视一个目标以保持正确的眼位，此点不应忽视。医师在操作时不应该遮挡病员另一眼的视线。

即使用标准的 Schiötz 眼压计，在同一眼上所测得的压力常有 3mmHg 的出入。巩膜硬度对于眼内压更具明显影响。眼外肌收缩时，眼内压增高，神经质的病人常见。角膜弯曲度可影响眼内压，例如小眼球、大角膜、高度近视、角膜葡萄肿等明显异常者，眼内压的差异较大。眼内气体明显地影响巩膜硬度，压陷眼压计测量法特别地令人不满意。

（10）眼压计消毒：采用乙醚或酒精，乙醚消毒后需稍等待，使其充分蒸发，用酒精消毒后需用干棉球擦干。若用火焰消毒（酒精灯）10s，则应冷却后才能使用。最好在特殊消毒装置内用气体或消毒液进行消毒；亦可采用自动恒温眼压计消毒器，温度维持在 260℃，7min 后自动停止加热。

（二）巩膜硬度

巩膜硬度（scleral rigidity）简称 E 或 K，是眼内容积改变时巩膜所产生的抵抗，它与眼内压及 C 值有关，可用以矫正眼内压的误差。Friedenwald 在 1973 年肯定了巩膜硬度对眼内压测量的重要意义，并首创了简便的测量方法。测定巩膜硬度的临床意义在于校正眼内压及眼内压描记。

在闭合的球体内任何压力变化都是容积改变的结果，任何容积改变又必将从压力上反映出来。眼压计放在眼球上的眼内压称为 Pt，由于眼压计的重量要压陷或压平一定体积的角膜，这种体积改变直接传到巩膜壁，造成球壁的牵伸，压力便增高，所以这时的眼内压必高于原来静止状态（或测压前）的真正眼内压（Po）。这两个压力的差别与眼压计的重量、眼球容积改变与眼球壁的弹性有关。眼压计越重则差别越大，眼球容积改变越大则差别越大，眼球壁

的弹性越大则差别越大。通常以巩膜硬度系数 E 来表示眼球壁的弹性，硬度系数越小则弹性越大，反之则越小。Schiötz 眼压计的重量大，其 Pt 与 Po 的差别也明显。通常 Schiötz 眼压计所表示的是 Po，这是由量得的 Pt 根据平均的巩膜硬度系数（0.0215）推算而得的。因此其正确性只限于眼壁硬度系数与此相差不远者。如眼壁硬度系数过小（高度近视）或过大（老年人）就不正确。Goldmann 眼压计的压迫力量轻、压面小（测量时眼球容积改变仅 0.56mm^3，而 Schiötz 眼压计的眼球容积改变达 6 ～ 30mm^3 可使眼内压误差 10 ～ 30mmHg），Pt 与 Po 的差别极小（2.8%），因此可以略而不计。

前已述及，用 Schiötz 眼压计测得的眼内压有时不能代表实际压力 Po。因此，如欲求实际压力，须临时测定 E，再矫正至实际眼内压。这是一种理论性的办法，由于测定 E 的办法误差极大，所以临床实用意义不大。

E 值高，硬度高，弹性差，ΔV 小，眼压计压陷浅，测得的眼内压高于实际眼内压。

E 值低，硬度低，弹性好，ΔV 大，眼压计压陷深，测得的眼内压低于实际眼内压。

E 值测量方法有两种：一种办法是将 Goldmann 压平眼压计测得的眼内压 Pt，与用 Schiötz 眼压计测得的 Pt，按公式计算 E，也可在测算图上查对数值。两种方法的误差都很大，不要过份相信测得的数值。

五、正常眼内压

正常人群眼内压几乎呈 Gaussian 分布，只是轻微的歪斜于高眼内压。根据 Leydhecker 等（1958）用 Schiötz 眼压计检查 2 万只正常眼，平均值是 15.5mmHg（±2.57 SD），在平均值两侧有 2 个标准差（SD）的偏斜，使"正常"范围大概为 21 ～ 10mmHg（坐位测量）。

普遍认为：①21mmHg 为正常眼内压的上界；10mmHg 为下界。卧位测量值需增加 2mmHg，即正常范围介于 23 ～ 12mmHg。②眼内压在

21～23mmHg 者（即在平均值上 3 SD），应视为可疑性高眼内压。③眼内压在 7～10mmHg

的并非鲜见。④眼内压低于 7mmHg 者为低眼内压。

第三节　房角镜检查

一、房角镜及其使用方法

房角反射出来的光线被角膜前表面完全内反射，以致观察者无论如何看不到房角。房角镜使光线经折射或反射而使观察者看到房角（图 2-3-1）。房角镜检查（gonioscopy）一般可分间接式及直接式两大类。

（一）间接式房角镜

目前常用的反射型房角镜有 Goldmann 及 Zeiss 厂生产的几种类型（图 2-3-2）。Goldmann 房角镜利用接触镜来抵消角膜屈光力，在接触镜中嵌有 1 面或 2 面与前平面呈 64° 或 62° 夹角的反射镜，经此反射镜观察相对方向的房角。

角膜部直径 12mm，曲率半径 7.38mm，接触镜与角膜之间有间隙需用黏性剂填充；巩膜部直径 14mm，所以能很好地固定于角膜。改良的 Goldmann 房角镜角膜部曲率半径 8.4mm，接触镜与角膜之间不需用黏性剂填充。使用这种房角镜病人取坐位并配合裂隙灯显微镜检查，可以得到较满意的照明及放大效果。缺点是所看到的房角方向与实际相反，初学者不易对一个小的病变正确测定出它的钟点位，必须转动房角镜才能逐一看完 4 个象限的房角。Goldmann 三面镜已是目前检查房角和周边眼底的常用工具。Goldmann 式的使用方便，容易持握及固定，但因其巩膜轮缘阻碍，不能用做压陷

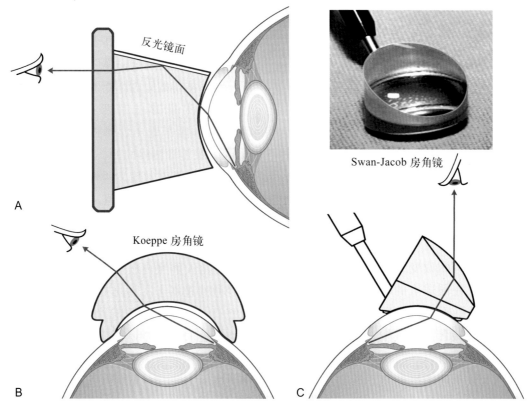

图 2-3-1　房角镜检查法原理

A. 间接式房角镜（通过反光镜反射）用裂隙灯观察。B. 直接式房角镜用手术显微镜观察，正像，视野宽阔。C.Swan-Jacob 房角镜，棱镜折射原理，直接式房角镜用手术显微镜观察，正像

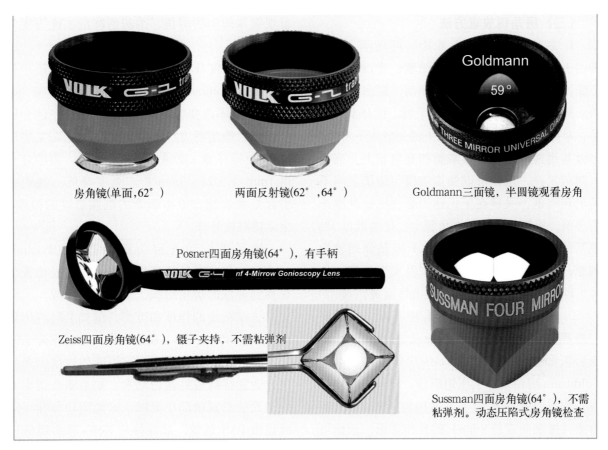

房角镜（单面，62°）　　　　两面反射镜（62°，64°）　　　　Goldmann三面镜，半圆镜观看房角

Posner四面房角镜（64°），有手柄

Zeiss四面房角镜（64°），镊子夹持，不需粘弹剂

Sussman四面房角镜（64°），不需粘弹剂。动态压陷式房角镜检查

图 2-3-2　六种房角镜

检查。

Zeiss 房角镜的优点：①有四面反射镜（与前平面呈 64°，高 12mm，距中心 5mm）不必转动即可观察到 360° 全部房角；②与角膜接触面内半径 7.85mm，外径 9mm，小于角膜直径，故可做压陷检查（indentation）以区别虹膜膨隆、虹膜 - 小梁接触（贴合）、虹膜周边前粘连和高褶虹膜（显示双驼峰征）。缺点是持房角镜的手不能固定。有鉴于此，Sussman 将 Zeiss 式的手柄改为 Goldmann 那样的塑料套环以便持握，Sussman 房角镜有四面反射镜（与前平面呈 64°），又称四面镜；③与角膜接触面内半径 8.13mm，外径 9mm。近来在做动态压陷式房角镜检查，首推 Sussman 房角镜，其次为 Posner 房角镜。

（二）直接式房角镜

接触镜的角膜面曲率半径为 7.5mm，几乎与角膜一致，二者之间充填透明液体，这可以抵消角膜的折光作用；顶端凸面曲率半径较大（10.5mm），突出于前方，检查者的视线及照明可通过这个面的折射而直达房角。这种类型的房角镜早期有 Koeppe 型，以后又有 Troncoso 改良的接触镜。另外，利用三棱镜折射作用观察房角，例如 Swan-Jacob 等。直接式房角镜的优点是不因坐位姿势而影响房角的宽度。做 360° 的房角检查不必转动接触镜，观察者自己改变观察方向即可，所看到的房角较用间接式为宽，此外观察鼻侧及颞侧房角时，比间接式获取的图像清楚。其缺点是病人受检时须取卧位，因此不便于配合裂隙灯检查，欲得较满意的放大及照明必须采用特殊设计的手持立体显微镜，手术显微镜倾斜 45°，这也是此种类型房角镜不能推广的原因。此外，由直接式房角镜所看到的房角图像有畸变，这也是其缺点。美国 IOWA 大学眼科有房角镜检查的录像供观赏。

（三）房角镜放置方法

1.安放 Goldmann 房角镜　可先滴 1% 地卡因于结膜囊内麻醉角膜及结膜。将接触镜的角膜面向上加满接触液（粘弹剂、盐水或抗生素滴眼液），嘱病人眼向前方平视，扒开上下眼睑，暴露整个角膜，接触镜下端先放入下穹窿，再极其迅速地将整个接触镜扣在角膜上，嘱病人向前平视，这样可以使接触镜与角膜之间不易出现气泡。关键在于迅速，必须在接触液掉下之前，接触镜就已扣在角膜上。接触液以 1% 甲基纤维素或 Goniosol（2.5%）或粘弹剂较为满意，它具有粘性，不易漏失及发生气泡；如用生理盐水，需快速操作以免液体流失。

2.放置 Zeiss 房角镜　比较简单。它正好与角膜面紧密接触，不必加接触液。青光眼专科医师推荐用手柄式 Zeiss 房角镜，它不像 Goldmann 房角镜那么压迫眼球，还可做压陷检查。缺点是握手柄的手不能固定。Sussman 房角镜（接触面直径 9mm）的操作者拇、示指可持握房角镜，其余手指可固定于脸上。

3.直接式房角镜放置方法　放置 Koeppe 式房角镜时病人取仰卧位，先将接触镜放入上穹窿然后放入下穹窿，放妥后令病人头向外倾斜，自鼻侧略拉松接触镜滴入接触液以消除角膜与接触镜间的气泡，而后再嘱病人头摆正，医师手持显微镜绕头移动一圈以观察全周房角。

（四）房角镜使用法

先滴 1% 地卡因于结膜囊内麻醉角膜及结膜。病人的头安置在裂隙灯显微镜的头架上，扒开眼睑，将房角镜安插在结膜囊内。医师的肘部搁在木块上或特殊的搁手架上以免疲劳。让病人向正前方看注视灯。灯臂与镜臂的夹角以 10°～15° 为宜，显微镜用 10～16 倍。在坐位状态，房角以下方最宽，故先将灯光投射在上方反射镜以观察下方房角。仅仅观察下方房角是不够的，必须将四周房角做全面检查才能对房角作出恰当的结论。因此，纵然检查上方及旁侧房角有一些困难，只要多多练习，掌握要领，不难获得熟练的技术。初学者应先练

习观看深前房的房角，手法熟练后才检查浅前房的房角。

房角宽度分类法要求先做静态房角镜检查法（static gonioscopy）：房角镜垂直于角膜（正位法），在不改变房角解剖状态的条件下区分房角宽窄，确定各方位的房角宽度（定义见房角分类）。需注意：必须在暗室中进行。裂隙灯光用 1mm 宽，2～3mm 长，亮度调低。强光会引起虹膜收缩，原本膨隆的虹膜造成的虹膜-小梁接触被分开。

然后进行动态房角镜检查法（dynamic gonioscopy）：必须倾斜房角镜，找寻最佳视角观察到最深的房角组织，了解房角开放、关闭和周边前粘连的程度和范围。例如：颞侧房角窄 Ⅳ（Shaffer 1 级），动态观察时越过膨隆的虹膜甚至可以看到巩膜突，这说明周边前房尚开放，适宜行周边虹膜切除术；如果动态观察时最多只能看到前部小梁网，这说明功能性小梁网已被 PAS 遮盖，最好换用 Zeiss 房角镜做压陷法房角镜检查，评估是否能将那里的 PAS 推开，暴露功能性小梁网。

1.倾斜法房角镜检查　倾斜房角镜（朝反射镜反方向倾斜）及转动病眼（朝反射镜方向偏移）可使视线越过膨隆的虹膜看到房角深部。这种手法对于宽角者毫无用处，只适用于观察窄角眼，先用静态法确定房角宽度后，改用倾斜手法以察看房角隐窝中何处房角前后壁接触。

房角镜朝所观察的房角方向倾斜，或者眼球朝反射镜方向旋转。例如观察上方房角，反射镜在下方，房角镜朝上方移位，眼球朝下方旋转，并在房角镜的下缘稍加压力，将下部前房的房水驱入上部，使上部房角变得宽阔一些以便观察（图 2-3-3）。倾斜房角镜及转动眼球必须恰如其分，过度的动作适得其反，使看到的房角范围更少。一般是先略为倾斜房角镜，再通过注视灯指挥转动病眼及至看到最多的房角视野为止，有时再略为压迫房角镜使房角更宽一些。倾斜法的操作要多加练习，逐步熟练。

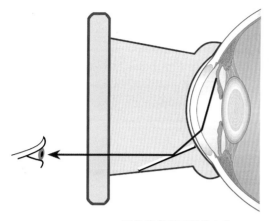

正位状态看不到前房角

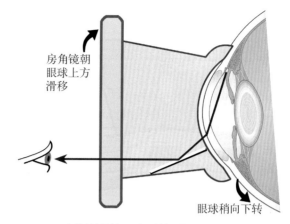

房角镜朝眼球上方滑移

眼球稍向下转

用倾斜法就可看到被虹膜膨隆所遮掩的房角

图 2-3-3　用倾斜法检查上方房角，必须先在正位状态进行房角分度

Becker 反对这种操作方法，因为这样会产生人为的房角假象。检查过程中，勿将房角镜过分压迫角膜，以免角膜产生后弹力层皱褶而使房角影像模糊，再则，压迫角膜可造成房角人为的变动，有巩膜圈的房角镜可使房角变窄。利用 Zeiss 房角镜压迫角膜中央能将房角变宽。

2. 压陷法房角镜检查（indentation gonioscopy）又称压迫式房角镜检查法（compression gonioscopy）。Forbes（1966）提倡对于房角光学关闭者利用压陷法来区分房角虹膜 - 小梁是贴合（接触）还是粘连。接触镜将角膜中央压成一个凹陷，目的是驱使前房中央的房水朝房角流动，迫使原来"贴合"处的虹膜与小梁打开（图 2-3-4），用此法看到的粘连才是真正的周边前粘连（PAS）。

必须用比角膜小的房角镜，例如 Zeiss 或 Sussman 四面房角镜（接触直径 8.5～9mm）。接触面的曲率半径（曲率半径为 7.85～8.13mm）几乎与标准的角膜（7.8mm）相近，所以不必加粘弹剂。可是，我往往加一小滴粘弹剂或生理盐水。Sussman 四面房角镜类似三面镜易于持握加压，优于 Zeiss 房角镜。

必须在暗室中进行，先将较细的裂隙光照射在瞳孔外虹膜上，以免收缩瞳孔而改变房角构型。将上睑轻轻拉开，病人朝正前方固视，接触镜安置在角膜上，房角镜尽量放在角膜正中央，不加压。房角镜的前表面应与观察轴向保持垂直。此种房角镜直径比角膜小时，容易对角膜施加压力，导致虹膜位置后移，形成房角较宽的错误印象。

首先记录静态状态各象限能看到的房角标志或房角宽度。因为四面反射镜全是 64°，能同时观察 4 个象限的房角。理论上，稍稍转动房角镜（约 11°）就能检查 360°房角。

然后进入压陷法检查步骤：初学者战略上要有信心，压陷法房角镜检查法具有学习曲线，一旦掌握此方法方能发现其临床奥妙，爱不释手。学习起步先从典型的瞳孔阻滞机制病例开始，通过房角镜轻轻压迫角膜中央，施加压力由轻逐渐变重，一定要达到虹膜向后移位才表明前房已足够深，直至后弹力层开始有皱褶。加压时可见周边膨隆的虹膜向后凹，房角可能增宽，虹膜 - 小梁接触被打开，甚至可能暴露被掩蔽的小梁网；当撤回加压力时虹膜又再膨隆，暴露的小梁网又被掩蔽。熟知此种体征后下一步体验区分虹膜 - 小梁对合（贴合）和周边前粘连。怀有足够加压体验后才能识别"双驼峰征"。这些动态展现揭示的临床意义是 UBM 和 OCT 望尘莫及的。

不过，在眼内压很高时难以将角膜中央压向后方，故会将贴合错误地认为 PAS，所以需等眼内压降低些时便于操作。用压陷法容易证明"没有周边前粘连"仅仅是可逆性虹膜 - 小梁网接触而已；但要具有一定实践经验，熟悉

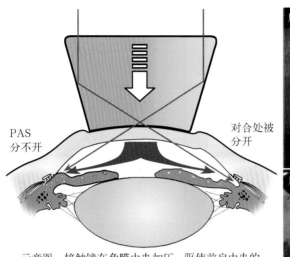

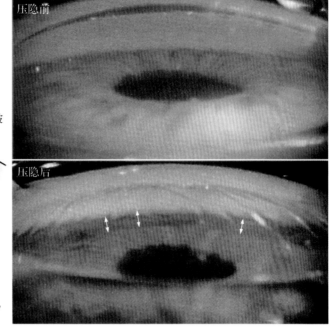

示意图：接触镜在角膜中央加压，驱使前房中央的房水朝前房角流动，迫使原来"对合"的虹膜与小梁分开（右侧）。左侧房角不能分开，那是真正的周边前粘连(PAS)。照相：上方是压陷前，周边虹膜挡住小梁。下方是压陷后将周边对合的虹膜-小梁分开，暴露小梁的前后部（白箭）。尚可看到后弹力层皱褶

图 2-3-4　Zeiss 房角镜压陷法将瞳孔阻滞型关闭的房角撑开

打开房角加压所需的最大力量，用最大力量加压未能暴露更多房角组织时，才能有把握地"确定"周边前粘连。

当房角关闭的主要机制为晶状体（增厚前移）时，角膜压陷时房角结构几乎没有变化，只会使虹膜略微向后移位，但仍保持前凸形态。

当房角关闭的主要机制为虹膜高褶时，尽管用很大的力压迫，不会使周边隆起的虹膜-小梁贴合（或粘连）后退，因为其后方有前移和旋转的睫状突坚实顶住，造成周边驼峰。虹膜陡峭向下凹入后房水平（晶状体赤道外缘）。虹膜被压在晶状体前囊上显露出晶状体的弧形，所以在虹膜中段至瞳孔缘的表面呈前凸的外表，称之为中央驼峰。这种双驼峰征（double hump sign）已被列入高褶虹膜的重要诊断指标。Ritch（2015）和 George Spaeth（2013）两位此病专家均认为房角镜表现的诊断意义重于 UBM 的异常；不能单独根据 UBM 诊断高褶虹膜构型和高褶虹膜综合征。

脚跟加压法：Cohn 推荐此法。意即不是在角膜中央向后均匀加压，而是整个房角分 4 次加压。例如，接触镜加压点偏重于上方，房水驱赶至下方，从上方那块反光镜观察下方象限的虹膜表面轮廓的改变和前后移动，同时改变着小梁组织的可视性。接着，依次加压点偏重于下方、鼻侧、颞侧。

压陷法房角镜检查可以预见周边虹膜切除术对瞳孔阻滞病例预防房角关闭的作用。瞳孔阻滞机制性可关闭房角病人，压陷法房角镜检查可见膨隆的虹膜向后平伏、后凹，打开房角，显露小梁网组织，提示虹膜-小梁是可逆性接触，而非 PAS。眼内压较压陷前明显降低。此类病人适宜行周边虹膜切除术，术后可预防房角关闭。另外，在慢性闭角型青光眼病人，试图估计 PAS 关闭了多少房角。如果在压陷法房角镜检查后的眼内压与检查前差不多，并且房角的 75% 由 PAS 永久关闭，这类病人单独周边虹膜切除术成功控制眼内压的可能性很小。

（五）房角镜的检查记录

房角的宽度、前粘连、色素沉着、新生血管、组织撕裂、异常结构等虽可用文字表达，但应辅以简图使之一目了然。

间接法看到的是反射像（图 2-3-5，图 2-3-6），究竟按实际解剖结构部位记录抑或按反射像

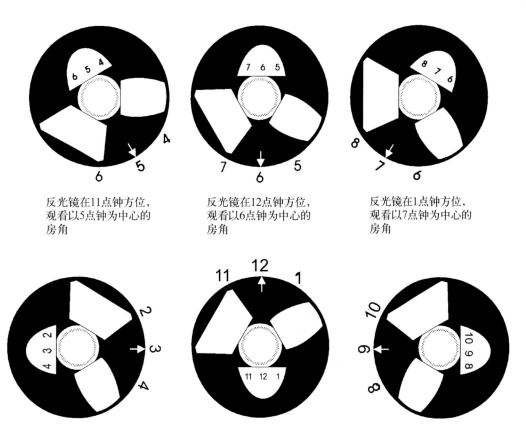

反光镜在11点钟方位,观看以5点钟为中心的房角

反光镜在12点钟方位,观看以6点钟为中心的房角

反光镜在1点钟方位,观看以7点钟为中心的房角

图 2-3-5　从 Goldmann 三面镜观看房角

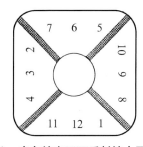

图 2-3-6　Zeiss 房角镜在四面反射镜中展示的房角方位

记录,各有优缺点,图 2-3-5 为反射像记录法。4 个象限不能联结,因为 5 点钟位与 10 点钟位相邻,8 点钟位与 1 点钟位、4 点钟位与 6 点钟位、2 点钟位与 7 点钟位相邻。看到的虹膜最周边部用笔勾出,但请注意,此系倾斜法看的结果,与正位状态下的房角分度会有出入,尤其是窄角。色素沉着按 Scheie 分类法记录。

简图记录法:房角的动态检查对于鉴别诊断颇有价值,为此,也可用简图记录法记录各象限的房角情况。用简单几根线条代表房角的重要标志,用红笔记录两条光焦线,光焦线可

显示房角是光学关闭抑或有狭窄的间隙存在(图2-3-7)。

二、房角的正常形态及常见异常

(一) 正常房角组织

初学者宜从虹膜依次向房角、角膜方向观察(图 2-3-8),并熟记各组织的结构、形态、位置、宽度、色泽。这是观察病态房角必须具备的基本知识(表 2-3-1)。

1. 虹膜　正常的虹膜周边部是浅弓状的,它并不阻碍观察房角组织。虹膜周边部由于收缩轮而造成环形突起,最周边的突起称虹膜末卷(last roll of iris)。虹膜末卷与 Schwalbe 线为房角入口的关卡。超越虹膜末卷的周边房角称隐窝(angle recess)。从虹膜末卷至睫状体前表面之间称虹膜根部,这是虹膜薄弱之处,易受后房的压力而向前膨隆。

要注意周边虹膜的构形(图 2-3-9),是浅弓状的还是膨隆或后凹的。这对于闭角型青光

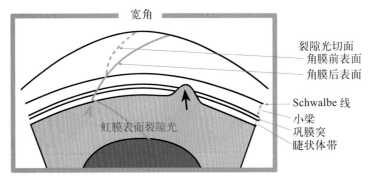

宽角。虹膜平坦。光焦线相交于睫状体带。锥形小梁粘连

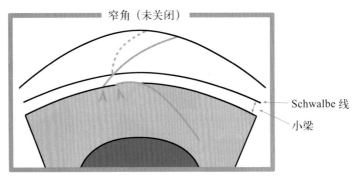

窄角。虹膜膨隆。光焦线有视差移位。表示房角未关闭

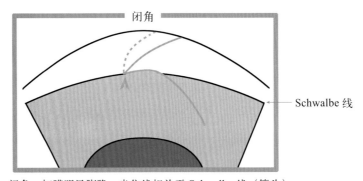

闭角。虹膜明显膨隆，光焦线相关于 Schwalbe 线（箭头）

图 2-3-7　房角示意简图

眼的诊断是重要的，其价值不亚于房角的分度。一个能看到睫状体带的病例，如果虹膜是浅弓状的或平坦的，则此病例无闭角因素；如果虹膜是膨隆的，也就是说必须倾斜房角镜或病眼，只是在某一个合适的角度才能越过膨隆的虹膜，才可看到一部分睫状体带，这种情况就有闭角因素。

虹膜的瞳孔缘压在晶状体上组成生理的相对性瞳孔阻滞，后房的压力一定高于前房，致使虹膜根部以及中央虹膜呈浅弓状隆起。严重的相对性瞳孔阻滞者虹膜周边部明显膨隆，中央部虹膜也呈弓形或膨隆，如周边虹膜再度向前即可关闭房角而激发高眼内压。虹膜高褶者的周边虹膜是隆得很高，此虹膜平面可在小梁甚或 Schwalbe 线水平，但中央部虹膜是平坦的。

虹膜后凹或后弓（concave，bowed backward）是少见的。反瞳孔阻滞是由于前房压力高于后房。

2. 虹膜突（iris process）　这是一些起自虹膜根部，止于巩膜突或小梁中部的细小条束，与虹膜色泽一致，有粗有细，排列有密有疏，

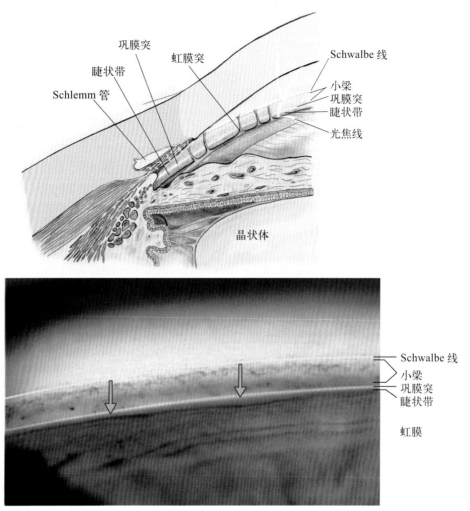

图 2-3-8 房角镜所见

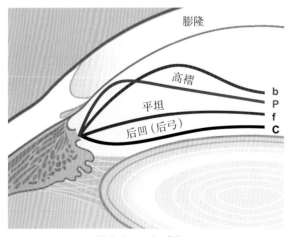

图 2-3-9 虹膜构形

我国多数人有清楚的虹膜突，透过突起间空隙可看到睫状体带，这是一种已经趋向退化的组织，并无生理意义。刚出生的婴儿虹膜突多而密。过分粗大，且重叠如树林者，粗看像是一片前粘连，但仔细观察便可看到一根根突起。初学者切勿将虹膜突误认为前粘连。

虹膜伞：虹膜根部的基质伸出三角形的舌状组织，盖在睫状体的表面，颜色与虹膜一致。它往往与虹膜突同时存在，在胚胎学上两者都从虹膜前面的中胚层而来，易与虹膜突混淆。

3. 睫状带（ciliaryband） 又译睫状体带，又名前睫状肌带（anterior ciliary muscle band）。在虹膜根部的外侧有一圈较为凹陷的深灰乃至灰褐色环带，此即为睫状体带。在解剖图上睫

有不规则分叉犹如树枝状，横跨房角隐窝又如一排梳齿，故在哺乳动物称为梳状韧带。

表 2-3-1　虹膜形态、位置及色泽的临床意义

虹膜特征	临床意义	虹膜特征	临床意义
整片虹膜浅弓状	正常	色素增多	雀斑、痣、黑色素瘤
整片虹膜弓状膨隆	窄房角 / 关闭		铁（铜）质沉着症
	环状后粘连		色素性青光眼
根部隆起，中央平坦	高褶虹膜		神经纤维瘤
整片虹膜平坦	高度近视眼	脱色萎缩	青光眼急性发作后
	无晶状体眼 *		眼前节手术后
虹膜后凹	无晶状体眼		前葡萄膜炎后
	色素播散综合征		Fuchs 葡萄膜炎综合征
	睫状体膜	新生血管	糖尿病
大片高低不平	人工晶状体倾斜		CRVO，CAVO，Eales 病
	人工晶状体眼有瞳孔阻滞		虹睫炎
	囊肿或肿瘤		玻璃体切割术后

* 无晶状体眼在此也包括晶状体脱位、人工晶状体

状体前表面为房角的底，而在房角镜中睫状体带是房角外侧壁。

睫状体带实为子午走向睫状肌等组织在房角中的前表面，在它上面盖有一些葡萄膜小梁，有时可有几条虹膜基质。正常宽度约 0.5mm（0.33 ～ 1mm）。

睫状体带宽度受两种条件影响：一是虹膜止端，另一是虹膜隆起度。虹膜止端前置位（靠近巩膜突）时，睫状体带就 < 0.5mm。另一种情况是虹膜隆起度高，在房角镜检查时隆起的虹膜遮盖睫状体带而使之看不到。这两种情况在诊断学及病理生理学上有不同含义，故应加以区别。

虹膜隆起者滴缩瞳药后虹膜变平些，可看到的睫状体带变宽。

睫状带增宽：常见于深前房、高度近视眼、无晶状体眼、晶状体半脱位；挫伤所致房角后退者因系睫状体纵行肌与环状肌之间的撕裂，故睫状体带增宽，增宽明显者其宽度可达到 2 个小梁宽度，甚至 3 ～ 4 个小梁宽度。

睫状带变窄或看不到：常见于远视眼、前房浅、虹膜止端前置位。

10% ～ 25% 的房水通过睫状带到脉络膜上腔（非传统流出途径，主要由前列腺素类似物增加引起）。如果眼内压低于巩膜静脉压，所有房水都通过睫状带流出。

4. 巩膜突（scleralspur）　巩膜突由 75% 的胶原和 5% 的弹力组织组成的一个嵴（ridge）。巩膜突在房角镜检查见到的睫状体带的前方，为一根醒目的淡色线条，它将小梁与睫状体带隔开。

在巩膜突的表面盖有少量小梁，年轻人小梁较透明，容易看到巩膜突，而在老年人小梁透明性能降低，故有模糊的感觉。一定要看到巩膜突才能保证功能性小梁网已全暴露。

巩膜突是判断房角开闭的最重要标志。静态房角镜检查时看到巩膜突提示房角是开放的；如果由于虹膜向前弓起（膨隆）而看不到巩膜突，提示房角是“可关闭的”。

全周房角的巩膜突都能被看到，表明房角是全周开放的。巩膜突若异常明显而变宽，可能睫状肌从巩膜突脱离，所以暴露更多的巩膜，应考虑到房角后退及睫状体分离术后。

巩膜突是 OCT 和 UBM 测量房角的唯一解剖标志。首先必须人工确定巩膜突的位置，然后专用软件才可发挥测量作用。

组织学上巩膜突呈芽状伸出，长 0.2mm，前界是小梁网的角膜巩膜部分，后界是睫状肌的纵向纤维。巩膜突的弹力纤维在前面与 TM 的弹性纤维连续，终止于 Schlemm 管内皮下的管旁组织。睫状肌纵向纤维腱插入巩膜突，与角膜突的弹力纤维集合成坚强的刚性。当睫状肌纵向纤收缩时（特别是通过胆碱能药物如毛果芸香碱的作用）可以打开小梁网。环行的巩膜突可以防止睫状肌引起 Schlemm 管塌陷。巩膜突在维持 Schlemm 管通畅方面起着关键作用，从而促进水流出。

此外，巩膜突还包含纺锤形，圆周取向的收缩肌成纤维细胞，称为巩膜突细胞。

5. 小梁网（TM） 曾称滤帘，这是房角的重要组织，在检查时必须仔细观察。它的后界标志为巩膜突，前界标志为 Schwalbe 线，此区实际上是角巩膜小梁网，深层为管旁组织，表面盖有葡萄膜小梁的前段。其宽度约 0.5mm。它分成前后两部，前部小梁网：小梁前 1/3。后部小梁网：小梁后 2/3，是小梁的功能部（深层为 Schlemm 管），因常有色素堆积，所以很易与前部分开。

小梁是一种半透明的胶原组织，房水通过小梁网眼时，稍大的色素颗粒被小梁网眼拦住而逐步堆积，尤其在小梁网的后 2/3 部，该处为 Schlemm 管的内壁，故后部小梁网又称为小梁的功能部分，色素较前 1/3 部分为多。老年人色素较年轻人为多，下方房角较其他各处为多。有些人小梁网无色素堆积，因此辨认有些困难，但小梁网总是带些灰色，不像角膜那样透明，根据这个道理仔细观察是可以辨认的。

Schlemm 管：被表层的后部小梁网遮盖，通常不可见。但当 Schlemm 管内充血时可能可以观察到。Schlemm 管内的血液是从表层巩膜静脉反流的，见于 Sturge-Weber 综合征、静脉压迫、低眼压、颈动脉 - 海绵窦瘘、镰状细胞病；房角镜检查时压迫表层巩膜静脉也可引起。

小梁网可分成三种，从内向外为葡萄膜网络、角巩膜网络及管旁组织（内皮网络）。小梁网宽度是重要的，看到 Schwalbe 线及巩膜突时说明已可看到小梁网的全部；因虹膜周边前粘连而看不到巩膜突时，小梁网是否已受损害，只能根据其他地段小梁网的宽度来估计，或者根据正常小梁网宽度来判断。正常的小梁网宽度（前后）可作为房角的衡量尺度。小梁组织是房水引流的要道，如果虹膜与它发生粘连，势必影响它的功能。不过房水流出的代偿功能很强，估计只要有 1/4 或 1/3 的小梁网开放即可维持正常眼内压。

小梁网最多见的异常是色素过多。老年、眼前节手术、外伤、前房出血、邻近炎症、房角关闭、色素播散综合征、色素性青光眼、剥脱综合征等都可有色素沉积于小梁网（表 2-3-2）。

表 2-3-2 小梁网色素

	房角色素特征	其他特征
老年	下方最多，其次鼻侧	两眼
眼前节眼内手术	下方最多	手术痕迹
外伤	下方最多	或有眼铁质沉着症
前房出血	下方最多，可呈球状	外伤史
邻近炎症	下方最多	虹膜后粘连
房角关闭	上方最多，斑片状，不均匀	虹膜膨隆，发作史
色素播散综合征	下方最多	两眼，Krukenberg 梭，虹膜后凹
色素性青光眼	整圈房角，下方最多	两眼，高眼内压
剥脱综合征	下方最多，色素略粗	单眼或两眼，扩瞳后晶状体前囊表面有靶环薄膜剥脱

小梁网在钝性外伤中可断裂，但只有在新鲜外伤时才能看到断裂纹，之后就看不清楚。小梁网上的 KP 必须非常仔细观察才能发现，这可以是该眼青光眼的原因。

在小梁后 2/3 部的深处就是 Schlemm 管，正常情况下它是看不到的，但若房角镜压迫过甚或者压迫颈静脉时，低眼内压者，都可引起血液倒灌入 Schlemm 管，这时可以透过小梁网看到红色的管腔。眼前节炎症充血时，上巩膜静脉压增高（Sturge-Weber 综合征）时 Schlemm 管内也可看到血柱。

6. Schwalbe 线　由角膜后弹力层胶原蛋白凝结形成，位于小梁网与角膜内皮之间，呈半透明线状。3D 影像学来说是一个环，称 Schwalbe 环。Gustav Schwalbe（1844—1910）是一位德国解剖学家。这是房角镜检查所用的名称。它相当于 Descemet 膜的终端，稍突起，是房角的一个重要标志。S 地带（zone S 宽 50～150μm）后缘突然隆起，它的形象在该处是很醒目的。隆起是因葡萄膜小梁斜向插入角膜基质。

通常为一条细而有珍珠光泽的白线，稍突起，轮廓不太清楚。它在小梁网与角膜内皮交界处，是小梁网的前界，小梁网有色素沉着者把 Schwalbe 线鲜明地衬托出来；小梁网如无色素沉着，需要辨认出 Schwalbe 线后才能确定小梁网的前界。有色素沉着者，色素可以完全地或部分地覆盖 Schwalbe 线或不规则地分散在两边。在光学切面中，角膜前表面与后表面反射出来的两条光焦线的集合处，即为 Schwalbe 线之处。

Schwalbe 线的明显增厚、突出、呈串珠状，称后胚胎环（posterior embryotoxon）。此为先天性异常，单独后胚胎环（又称青年弓）不影响功能；若伴有虹膜异常（周边虹膜粘连于 Schwalbe 线或小梁网），就会造成青光眼，称为 Axenfeld 异常或 Rieger 异常或 Axenfeld-Rieger 综合征。严格说，异常仅指眼部异常，伴有全身体征者才称综合征。

7. 角膜顶　用房角镜所见的是角膜边缘的圆拱，它呈半透明，透过角膜隐约可见粉红色的血管网。更前方的透明角膜因折光关系变成一个暗色的折光弧形，称为角膜顶。

（二）虹膜根部与房角外侧壁接触

1. 虹膜小梁接触（iridotrabecular contact, ITC）　是房角镜检查法中的术语，其意义与贴合相同。

2. 贴合（apposition）　指周边虹膜与角膜、Schwalbe 线或小梁等碰在一起，仍可分开者称贴合或接触。贴合与粘连不同，粘连是指用房角镜做压陷检查时不能被分离者。

3. 粘连（synechia）　是贴合着的两组织被渗出物粘在一起，永久不能分开。理论上说，房角粘连（goniosynechia）是指虹膜与房角组织粘连；前粘连（anterior synechia）是指虹膜与超越房角的角膜粘连（图 2-3-10）。前粘连的全称应该是虹膜周边前粘连（peripheral anterior synechia，PAS）。

4. 房角光焦线　裂隙灯的窄光束照射在房角时，在虹膜表面出现高低起伏的光焦线，透明的角膜在其前后表面各有一根明亮的光焦线，前光焦线在角膜缘向内弯转，在 Schwalbe 线处与后表面光焦线相交。光焦线反映房角的轮廓。

5. 视差性移位　裂隙灯检查时裂隙光与显微镜的夹角，设在 30º～40º。例如，虹膜根部隆起（弓形膨隆），房角尚未关闭的病例，虹膜根光焦线的前端与房角外侧壁角膜后表面光焦线不会相交，而是相隔一小段距离，这距离随着裂隙光与显微镜的夹角缩小而变短，夹角扩大而变长称视差性移位。

6. 光学关闭　指角膜的后表面光焦线与虹膜的光焦线交合在一点，无视差性移位。虹膜与小梁先是贴合，不久发展成粘连。一般从明显开放的地段突然变成闭角，这暗示闭角处是周边前粘连，不过不能肯定。为了在房角镜下区分贴合与粘连，最好改用 Zeiss 或 Sussman 房角镜做压陷检查，用最大的压力不能将其分开者才是虹膜周边前粘连（见房角镜使用方法）。

（三）虹膜周边前粘连

前粘连是常见的房角异常，周边虹膜与睫

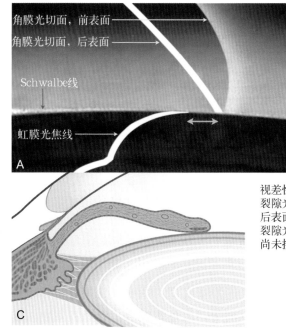

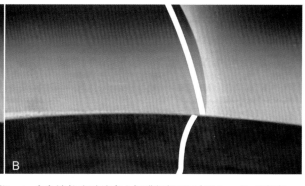

视差性移位：A.房角镜检查时外表上虹膜根似乎已与Schwalbe线接触。裂隙光与显微镜夹角35°时虹膜根部隆起，虹膜根光焦线的前端与角膜后表面光焦线不会相交，而是相隔一小段距离(两头箭)。B.这距离随着裂隙光与显微镜的夹角缩小而变短。视差性移位表示虹膜与小梁网之间尚未接触，还存在狭窄的空间。C.膨隆的虹膜与小梁网之间未接触

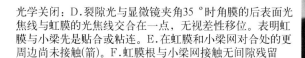

光学关闭：D.裂隙光与显微镜夹角35°时角膜的后表面光焦线与虹膜的光焦线交合在一点，无视差性移位。表明虹膜与小梁先是贴合或粘连。E.在虹膜和小梁网对合处的更周边尚未接触(箭)。F.虹膜根与小梁网接触无间隙残留

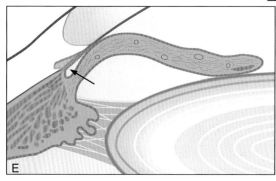

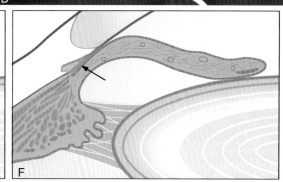

图 2-3-10　用窄光焦线区别窄角与房角关闭

状体、小梁网、角膜发生粘连，分别称为睫状体粘连、小梁粘连、角膜粘连（图 2-3-11）。粘连的形态分为丝状、圆锥形、宽底、桥状。

　　周边前粘连的原因有：闭角型青光眼、炎症、手术后、挫伤、穿孔性外伤、虹膜红变、虹膜-晶状体隔前移、晶状体半脱位、中胚层发育不良、原发性虹膜萎缩等。

　　前粘连的发病机制及发展情况根据病因而有差异。闭角型青光眼因虹膜末卷与Schwalbe 线贴合，2～3d 后贴合即发展成粘

连，此时小梁网仍是开放的，不久虹膜遂与小梁发生粘连，进而发展成睫状体粘连。有少数慢性非充血性闭青，前粘连的发展顺序是与之相反的，先发生睫状体粘连，然后是小梁粘连。闭角型青光眼的前粘连总是大面积的宽底型，一般都占据 30°范围以上，未粘连的地方有虹膜膨隆。

　　虹膜睫状体炎因纤维渗出物机化，使虹膜与睫状体、小梁发生粘连。炎症性前粘连有丝状、圆锥状或宽底状。宽底的前粘连与闭青引

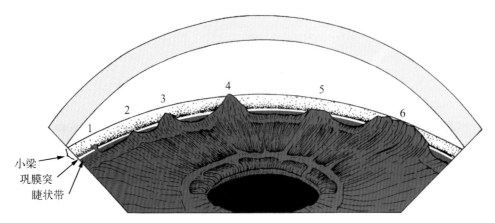

小梁
巩膜突
睫状带

图 2-3-11　房角粘连类型

1.丝状，桥状（小梁粘连）；2.圆锥形（睫状体粘连）；3.圆锥形（小梁粘连）；4.圆锥形（角膜粘连）；5.宽阔形（睫状体粘连）；6.宽阔形（小梁粘连）

起者不同，炎症性的宽底一般在 20° 以内，孤独一个或散发性，因重心关系粘连多在下方房角，粘连处因虹膜睫状体萎缩而周边前房略为变深，其余虹膜无膨隆。

手术后虹膜周边前粘连多见于白内障手术、抗青光眼手术。

挫伤性前房积血机化导致的前粘连多为广泛性宽底型，且多在下方，但常伴有房角后退的体征。房角后退晚期也可形成前粘连，虹膜非但不膨隆反而向后凹，明确的外伤史常可提供有价值的诊断资料。

在角膜缘进入的穿孔性外伤都会发生前粘连，有时它为记忆不清外伤史的铁锈症提供穿孔伤的确切证据。

虹膜红变反复出血，出血机化形成前粘连，前粘连呈圆锥形或宽底型，前粘连的范围广泛。

虹膜 - 晶状体隔前移导致的前粘连几乎为360° 房角的完全性前粘连，前房极浅，往往看不到房角。常见于膨胀性白内障、恶性青光眼。

晶状体半脱位将周边虹膜向前推，虹膜若与房角前壁贴合，不久即形成前粘连，前粘连处附近的前房浅。

中胚层发育不良的前粘连为丝状或三角形，且伴有众多的虹膜突。

原发性虹膜萎缩开始在某一方位的虹膜与角膜粘连，粘连处组织变成半透明的无形态的物质，粘连为宽底型，由一处发展成数处，最后波及全圆周，无色素播散，无炎症细胞，病变逐年加重。

虹膜周边前粘连与虹膜突鉴别：虹膜前粘连为虹膜本身粘连于房角前壁，粘连之处为虹膜组织的延伸，呈圆锥形或宽底型。虹膜突为树枝状分叉的细丝，粗大一点的虹膜伞为从虹膜根部延伸的小三角形，总之是细小的树枝状，透过虹膜突空隙可见睫状体带。

虹膜前粘连与虹膜根部膨隆的区别：压陷法见图 2-3-3。

（四）房角色素沉着

肤色及发色与房角色素无关，房角色素常是从葡萄膜转移而来。房角色素沉着的量，并不一定与眼内压的升高呈正比，但作为临床记录，必须有统一的分级标准。因为后部小梁网相当于 Schlemm 管，所以 Scheie（1957）提出的色素沉着分级法是着眼于后部小梁网。从 0 ～ Ⅳ，共分 5 级。

0 级：各种年龄都可，但以年轻人为多。小梁网上毫无色素。

Ⅰ级：稀疏色素沉着。

Ⅱ级：中等量色素沉着。

Ⅲ级：大量色素沉着。还可看到未被色素占领的小区。

Ⅳ级：后部小梁网色素密集到无空隙的程

度,似被一层黑色物质遮掩。青光眼的发病率以IV级为最高。

各象限的色素沉着程度可有差异,因重心缘故,下方房角最为明显,因此在一般情况下可以凭上方房角色素进行分级,但对色素性青光眼必须注明各象限的色素分级。

色素沉着的原因有:老年、外伤、眼前节手术、前房出血、邻近炎症、闭角或开角型青光眼、恶性黑色素瘤、色素性青光眼、色素播散综合征、假性剥脱综合征。

三、房角分类

房角分类的宗旨在于记录房角功能状态。通过房角镜施加压力会改变房角的宽度,因此检查房角时先行房角分类(图2-3-12),然后仔细检查各部结构。病人向正前方平视,房角镜垂直于角膜,灯光的角度允许改变。

倾斜房角镜:因虹膜根部膨隆而看不到睫状体带或巩膜突者需要倾斜房角镜。例如2级窄角,通过恰当地转动手法可以看到后部小梁网,若用压陷法也许可以看得更后一些。

暗照明:一般要求用较暗的光线观察,用强光时瞳孔缩小,会把房角变宽一些。滴缩瞳药后瞳孔缩小,房角也会变宽。特别是企图了解高压状态下的房角,必须在暗室内,用暗光,缩短裂隙垂直口径使照明光线不投射到瞳孔内,不用缩瞳剂,房角镜不加压于眼球。用缩瞳药后或扩瞳试验后的房角,必须另行注明以资区别。

由于房角的宽窄在不同条件下稍有变动,尤其在高眼内压与低眼内压下,可有出入,因此房角的宽度不是一成不变的,而是经常在变动的。但这种变动仅是窄角范围内的变异,而不可能上午为宽角,下午为闭角。

房角开放与开角:无疑,开角型者房角一定是开放的。但闭角型者房角在早期及不发作时也是开放的。开放者虹膜与前壁未发生粘连,前房水可以流经小梁网而排出。

房角分类法有数种,Gorin 及 Posner(1967)提出了宽角、中等角、窄角(又分成轻度及极度)的分类法。据 Bangeter 与 Goldmann 统计,正常白人宽角占22%,中等角占60%,窄角占18%。宽、中、窄是分类的三种基本类型。此外,还有其他的分类法,甚不统一。有将中等角取消而把窄角分为4度者(Scheie,1957)。

美国盛行 Schaffer 数字分类法(1962年,图2-3-12),此法是根据房角的夹角度数命名的,4级相当于40°,3级30°,2级20°,1级10°,0级0°,甚易理解,故大家乐以采用。裂隙灯显微镜中无法测量真正角度,临床上仍然是根据房角前壁组织的可见度而分为0,1,2,3,4级(表2-3-3,表2-3-4,表2-3-5)。

Wills 眼科研究所 G.Spaeth(1971)分级系统:见表2-3-6。除了基于传统的房角隐窝外,还要参照静态房角镜中虹膜根部的附着点(A,B,C,D,E);房角宽(估计);周边虹膜构型(平

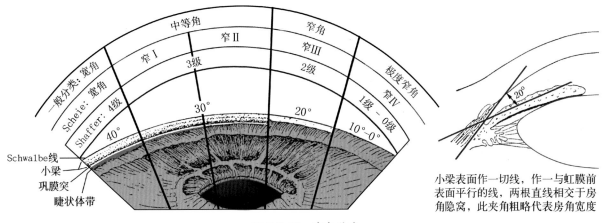

小梁表面作一切线,作一与虹膜前表面平行的线,两根直线相交于房角隐窝,此夹角粗略代表房角宽度

图2-3-12 房角分类

表 2-3-3　美国眼科学会 Shaffer 房角宽度分类法（静态房角镜检查时确定）

名称分度	数字分级（Grade）	房角宽度	临床意义	静态房角镜所见 *
宽角	4 级	45°～3°	不可能关闭	看到小梁网，容易看见全部睫状体带；见于近视眼，无晶状体眼
宽角	3 级	35°～2°	不可能关闭	看到小梁网，至少能看到巩膜突
窄角	2 级	20°	可能关闭	看到小梁网的前部，看不到小梁网的后部
极窄角	1 级	10°或更小	极可能关闭	看不到前部小梁网，只见 Schwalbe 线；角膜和虹膜光焦线未交合；倾斜房角镜尚能看到小梁网
裂隙状窄角	无明显角膜虹膜接触，但看不到小梁网	5°以内	极可能立即关闭	裂隙状，必须倾斜房角镜方能见到小梁网
房角关闭	0 级	0°	房角业已部分或全周关闭	看不到前部小梁网和 Schwalbe 线；角膜和虹膜光焦线交合（光学关闭）；倾斜房角镜不能看到更多房角组织，前部小梁网已与虹膜根部接触。需用 Zeiss 房角镜压陷法鉴别房角是贴合抑或粘连

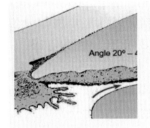 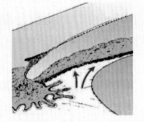 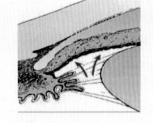 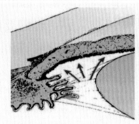

3～4 级，宽角开角 20°～45°　　2 级，中等窄角，20°　　1 级，极窄角，10°　　0 级，房角关闭，0°

* 此栏由编者加注

表 2-3-4　中国常用房角分类对照

房角分度	静态房角镜所见	Shaffer 分类（1962）（美国盛行此法）	Scheie 分类（1957）（中国仍在应用）
宽角	睫状体带甚宽。虹膜末卷平，可见虹膜根部的附着线	4 级（宽角）	宽角
中等角	至少可见巩膜突。睫状体带看不到（有时见一窄条），虹膜末卷稍前隆，以致看不到虹膜根部的附着线	3 级（宽角）	窄 I（勉强见睫状体带）窄 II（看不到睫状体带）
轻度窄角	虹膜膨隆，只见前部小梁网	2 级（窄角）	窄 III
极度窄角	虹膜膨隆已达 Schwalbe 线，看不到小梁网	1 级（房角未闭，极窄角）0 级（房角已闭，闭角）	窄 IV

表 2-3-5　房角宽度常见眼病

房角宽度	常见眼病
宽角	正常，近视，无晶状体
中等宽角	正常
窄角	远视，晶状体膨胀
极窄角	闭角型青光眼
房角全面关闭	闭角型青光眼
局部变窄	正常上方房角稍窄，慢性闭角型青光眼，晶状体半脱位，后房型人工晶状体倾斜或移位，虹膜前粘连，虹膜或睫状体新生物
局部变宽	外伤性房角后退，晶状体半脱位，睫状体分离术后

表 2-3-6　Spaeth 房角分级系统（1971）

虹膜 附着处	房角宽度	虹膜 弯曲状态	后部小梁网色素 （12 点钟位）
A=Anterior to Schwalbe 线	0°	平 =f=flat	0
B=Between Schawlbe 线和巩膜突（可见小梁网）	10°	凹 =c=concave	1+
C=Centered at the scleral spur 见巩膜突	15°	膨隆 =b=bowing	2+
D=Deep to the scleral spur, at the anterior ciliarybody：可见睫状带	20°	高 褶 构 型 =P=plateau configuration	3+
E=Extremely deep, revealing most of the ciliary body：可见的睫状带＞ 1mm	30°		4+

静态房角镜检测到光学关闭者的房角，譬如是 B，用压陷法观察为 D，则记录为（B）D

=f，凹 =c，膨隆 =b，高褶 =p）；上方房角后部小梁网的色素(1+ ～ 4+)做出细致的分级。例如：

　　C25P= 高褶虹膜，需要治疗。

　　E40C= 反转型瞳孔阻滞。

　　C15b3+= 令人不安的窄角。

　　（B）D10b3+= 光学关闭，B 房角用压陷法可使之打开成 D。

B20b2+= 房角关闭。

对窄角病人必须用 Sussman 或 Zeiss 房角镜作压陷法检测房角开放的可能性。

Spaeth 分级系统涵盖多方面参数，对青光眼专科医师颇具实用意义；对非青光眼专科医师觉得繁琐，记不住。

四、青光眼的房角

原发性青光眼被分为开角型及闭角型两类。开角型者眼内压增高时房角仍然开放。闭角型青光眼是指眼内压升高时房角有闭塞现象。这种分类概念为目前全世界学者普遍接受。

（一）原发性开角型青光眼（POAG、COAG）的房角

开角型青光眼的房角有宽有窄，房角即使较窄些，也不至于关闭。宽窄的比例与正常人相似，眼内压的高低与房角的宽度无关。下列几种现象曾有一些学者认为与开角型青光眼有关。

小梁网及 Schlemm 管壁色素沉着：Sugar 把色素特别多者称为"色素性青光眼"，其比例并不太高。一般的色素沉着与眼内压关系不大，大多老年人，前段眼内手术后常有这种现象。

从房角检查讨论眼压依赖开角型青光眼眼内压升高的原因：从眼内压描记图的研究，可以肯定绝大多数开角型青光眼的眼内压升高系由房水流出阻力升高引起，而不是房水分泌过多引起（只有极少数是例外的）；从房角检查又可以证明这种引起流出阻力升高的原因与闭角型青光眼不同，并不是由于虹膜根部堵塞小梁网而引起。上巩膜静脉压是比较恒定的，不论眼内压的高低如何，据统计其压力总在 10mmHg 左右。由此可以假定流出的阻力点是发生于前房与上巩膜引流静脉之间的。Schlemm 管的口径比较宽敞，一般不用顾虑它的流出阻力。因此主要存在的问题是流出阻力究竟在 Schlemm 管前（即小梁网）还是在 Schlemm 管后（即集合管与巩膜静脉丛）。由于无法直接测量 Schlemm 管内的压力，因此对这个问题不能作肯定答复。房角检查的目的只在于区别眼内压升高时是否有虹膜堵塞小梁网，以区别开角型与闭角型青光眼，对开角型青光眼的发病机制的解释是无能为力的。

（二）原发性闭角型青光眼（PACG）的房角

闭角型青光眼眼内压过高时多有角膜上皮水肿，此时可在表面麻醉后滴以纯甘油，数分钟后角膜变成透明，再检查房角。为防止瞳孔收缩改变房角的宽度，所以必须在暗室内，裂隙灯只打开一小束光线，垂直口径尽量缩短，照明光线仅投射到房角而不投射到瞳孔。

1. 闭角型青光眼发作前　房角大多是属于窄角型，极少是中等角或宽角的。大多数人虹膜有膨隆（相对性瞳孔阻滞）。发作前检查房角的意义主要是为高眼内压时房角改变作对比用。在早期，用倾斜法越过膨隆的虹膜能看到巩膜突（图 2-3-13），这样的房角不能确定闭角型青光眼，而只能怀疑为闭角型，必须在日后发作时才能确诊。

2. 急性发作时　房角的检查极为重要，不仅能确诊闭角型青光眼，而且能了解房角关闭的范围，有助于对手术及预后做出判断。典型的房角关闭是，膨隆的虹膜根部与 Schwalbe 线接触，在窄光束光切面中，房角前壁（角膜内皮层）与后壁（虹膜）的光焦线集合在一个点上，称光学关闭。在闭角的初期，尽管由于房角入口处关闭而看不到小梁网，但小梁尚未与虹膜接触。不久（约几天），虹膜与 Schwalbe 线从贴合发展到粘连，此种周边前粘连又称房角粘连。由 Schwalbe 线延伸至小梁网，直至房角隐窝全部关闭。

虹膜根与小梁之间的间隙消失，有两种可能：贴合或粘连。

光学关闭的初期，虹膜与小梁是贴合，几天以后发展成粘连。为了在房角镜下区分贴合与粘连，需用 Forbes（1966）提出的压陷检查法。

急性发作消退时房角逐渐开放，在发作的间歇期做房角检查，房角虽是窄角，但是开放的，越过膨隆的虹膜可以看到后部小梁或巩膜突。很可能看到或多或少的局部前粘连，或在房角留下一些色素及机化渗出物。据认为小梁一经与虹膜贴合后即使分开，小梁功能已受损害，不过此点仍有争议。

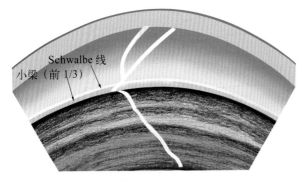

间隙期
虹膜明显膨隆,只见 Schwalbe 线、前 1/3 小梁(非功能部分)。裂隙灯光学切面显示的亮线,在虹膜周边中断,它并不与房角前壁那根线相交,其间显现一段距离,这称视差性移位,表示前房未闭塞

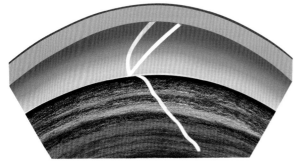

极窄角
虹膜明显膨隆遮掩了 Schwalbe 线及小梁。裂隙灯光学切面显示的亮线,在虹膜周边中断,它并不与房角前壁那根线相交,其间显现一段距离,表示前房角未闭塞。但用倾斜法可见裂隙状房角

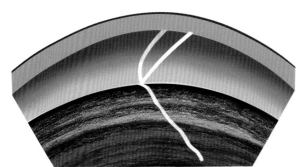

闭角
虹膜周边隆遮,以致看不到 Schwalbe 线及小梁。虹膜根部表面的亮线与房角前壁的线相交,这称光学关闭

图 2-3-13　闭角型青光眼的房角

3. 慢性闭角型青光眼　其房角不是一成不变的,而是随着眼内压的变化及缩瞳药的应用而有所差别。高眼内压时关闭,眼内压降低时又开放,它具有动态改变,故应反复比较高眼内压与低眼内压时的房角,尤其是高眼内压时的房角更为重要。

高眼内压状态下,虹膜都有膨隆,但不像急性发作那样全周房角全部关闭看不到一点小梁。慢性闭青只是半开半闭,有的象限在倾斜房角镜后可以勉强看到后部小梁网或巩膜突,而有的象限虹膜已与 Schwalbe 线接触。房角关闭首先发生在上方,最后波及鼻侧。相对性瞳孔阻滞的房角关闭进程有两种方式:常见的方式是入口处首先关闭,然后向小梁网前部、小梁网后部及房角隐窝处扩展;另一种方式是虹膜先与巩膜突、小梁网后部粘连,最后为小梁前部与虹膜粘连,在同一只眼上可以看到不同阶段的前粘连,即所谓爬行式房角关闭 (creepingangle closure) ,又称为房角缩短 (shortening of the angle, 图 2-3-14)。

虹膜明显膨隆与光学关闭的鉴别:虹膜根部明显膨隆以致遮挡小梁网,若虹膜与小梁尚未接触,则用狭窄的光学切面,角膜与虹膜的光焦线不能集合于一点,而有错开现象。改变投射光的角度,两根光焦线的错位会发生变更,角度越大错位越明显。间接式房角镜中最大的投射角可用 30°,此时可见明显的错位,这种现象称视差性移位。光学关闭者,角

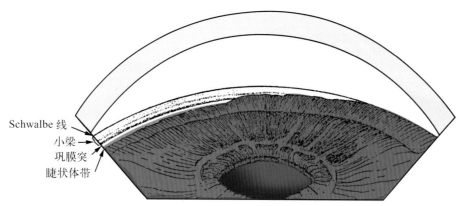

Schwalbe 线
小梁
巩膜突
睫状体带

图 2-3-14　爬行式周边前粘连（房角缩短）

前房角呈现不同时期的前粘连。左边是开角型；向右方，虹膜周边部渐向 Schwalbe 线粘连，中央部粘于后部小梁；右侧宽阔虹膜粘连于 Schwalbe 线

膜与虹膜的光焦线汇合成一个角，角尖在虹膜小梁接触的部位，它提示虹膜已与小梁贴合或粘连。

眼内压降低时，比高眼内压时的房角开放一些，即原先看不到小梁的地段变成看得到了，原先为光学闭合的地段，变成有视差性移位。当然每次眼内压增高都会增加周边前粘连的可能，粘连之处在低眼内压时不可能开放，形成假房角。

晚期慢性闭角型青光眼的房角几乎全周闭合，看不到小梁网，与急性者无异。

与开角型青光眼的鉴别：慢性闭角型青光眼，症状与开角型极相似，需借房角鉴别。闭角者眼内压降低时仅有轻度虹膜膨隆，勉强可见巩膜突，据此不能立即诊断为闭角型，而应在高眼内压时变成关闭才能诊断为闭角型。暗室试验阳性者，有助于诊断闭角型，但阴性者也不能否定闭角型，重要的仍是房角的动态改变。

虹膜周边前粘连与虹膜突的鉴别：原发性青光眼引起的周边前粘连不可能是丝状或柱状的，必定是宽阔的，起码占有 10°～20° 范围，而且粘连处虹膜的表面纹理与虹膜根部一致。虹膜突呈丝状（虹膜伞呈三角形），基底在虹膜根部，有树枝分叉的特性，稠密者如树林，透过虹膜突及虹膜伞的缝隙可看到睫状体带，在形态上与虹膜本身截然不同。

4.检查房角常见的错误

（1）将几乎关闭的窄角当作开角：房角分度是以静态房角镜检查法为准。相对性瞳孔阻滞而使虹膜膨隆，所以周边房角很窄，初看周边房角是关闭的，但是如果用倾斜法（病眼朝反射镜方向转动，房角镜朝反射镜相反方向倾斜），就可在某一角度看到全部小梁甚至巩膜突，误认为是开角。

（2）贴合看作粘连：光学关闭的情况必须用 Zeiss 房角镜做压陷法来鉴别。

（3）虹膜膨隆消逝：较窄的前房，当用 Zeiss 房角镜检查时觉得前房变深，虹膜膨隆消逝了。这主要是因 Zeiss 房角镜接触面直径 8.5～9mm，小于角膜直径，又无巩膜支持圈，故不自觉地加压于角膜，实际上是在做压陷法检查。做压陷法的目的就是加深前房，迫使贴合的虹膜从小梁上拉开，以鉴别贴合与周边前粘连。

（4）房角后退漏诊：应该比较两眼房角的对称性，以小梁网宽度为标尺来测量睫状体带。另外，要注意巩膜突的明亮度及宽度，房角后退者巩膜突特别明亮或者稍宽。虹膜突的消失或断裂也是证据之一。

（三）继发性青光眼的房角

1.虹膜睫状体炎合并的青光眼　由瞳孔闭锁及虹膜膨隆引起的继发性青光眼，房角完全不能看到。在无虹膜膨隆而合并青光眼者，常可见房角的广泛粘连，它与原发性闭角型青光眼的鉴别在于继发性青光眼的虹膜周边部并不膨隆，且因虹膜基质层萎缩而略向后凹陷。慢性虹膜睫状体炎会发生周边前粘连。小梁网上的 KP 机化后形成柱状或锥形周边前粘连。在急性虹膜睫状体炎因渗出物过多而引起眼内压升高者常看不到房角，一般不形成周边前粘连，偶或可见房角隐窝及小梁网充满纤维素性渗出物，以下方房角较多。

2. 睫状体炎性青光眼　房角是开畅的，在眼内压高或低时检查的结果相同，可在小梁网或其附近有中等大小白色沉着物（类似 KP）。晚期可因渗出物引起圆锥形前粘连。

3. 色素性青光眼（pigmentary glaucoma）　房角属开角型，小梁网及其附近有稠密的棕色色素，一般均为IV级，不仅色素量多，而且范围广泛，全周房角几乎都有大量色素（下半部房角色素沉着量一定多些）。有时伴有多量虹膜突，显示房角发育不良。若只是下半部房角有II级到III级色素沉着，上半部房角有 I 级到II级色素沉着，不能诊断为色素性青光眼。

4. 新生血管性青光眼（neovascular glaucoma, NVG）　初期在虹膜瞳孔缘附近有新生血管，以后扩展至房角。虹膜周边部有新生血管沿睫状体带向小梁网攀升，血管附近灰色的膜不一定能看清，纤维血管性膜的收缩形成周边前粘连。多为广泛性虹膜周边前粘连。房角镜检查初期新生血管时，若轻轻加压在房角镜时即可将新生血管压瘪而变成不可见。

5. 剥脱性青光眼　房角是宽角或中等宽，极少见前粘连。仅少数病例的房角可见几颗碎屑，呈白色或蓝灰色，沉着在小梁网、睫状体带或角膜后。碎屑细如尘末，大如薄片（图 2-3-15）。小梁网上也可有色素沉着。剥脱综合征的主要特征是瞳孔缘在晶状体前囊表面的靶心状剥脱物沉着。Sampaolesi 线是在 Schwalbe 线稍前方（角膜方向）的色素线，有时不是直线而有微微波浪状（图 2-3-15 箭），这与珍珠光泽的光滑直线形 Schwalbe 线明显不同，容易发现，往往在下方房角。Sampaolesi 及 Tosi（1964）认为是剥脱综合征的一种早期体征，而开角型青光眼无此色素线。大多数有 Sampaolesi 线者伴有色素播散综合征 / 青光眼或剥脱综合征 / 青光眼，但不是非有不可的特征。Sampaolesi 线

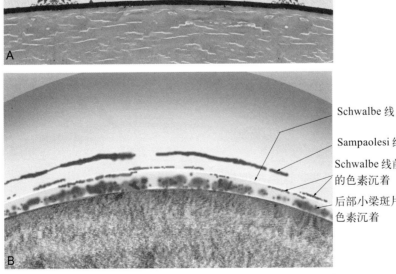

图 2-3-15　剥脱综合征

A. 假性剥脱综合征。晶状体前囊有嗜酸性原纤维物质沉着。B. 假性剥脱综合征的前房角改变。后部小梁大量斑片状色素沉着（并非均匀性分布），Schwalbe 线前后有色素沉着。有些病例在 Schwalbe 线前方有弧形色素沉着，称 Sampaolesi 线

需与两种情况区别：① Nd：YAG 激光虹膜切开术后的色素颗粒斑。②急性闭角型青光眼虹膜小梁粘连处松开后形成的很明显的波浪状色素线。

（四）原发性发育性青光眼的房角

正常儿童的房角与成人是不同的，在 1 岁以内的婴儿的小梁网较平滑，为均质性膜，由虹膜根部延伸到 Schwalbe 线，周边虹膜薄而平。随着年龄增大，小梁变粗，色素逐渐增多。

Shaffer 及 Weiss（1970）指出原发性发育性青光眼具有特殊的房角异常，虹膜直接附着于小梁网，无房角隐窝（angle recess）。Hoskins（1984）分析了 250 例发育性青光眼，房角可见小梁发育不全（trabeculodysgenesis），这有两种不同的表现：平直形虹膜附着及凹面形虹膜附着。

平直形虹膜附着（flat iris insertion）：无房角隐窝，平直的虹膜根部直接附着于增厚的小梁网，附着在巩膜突之前者就看不到巩膜突，有些病例虹膜附着于巩膜突的后方，但是透过半透明的小梁常可见睫状体带。

凹弓形虹膜附着（concave iris insertion）：虹膜不是平直的，在根部向后凹而显出房角隐窝，虹膜根部的基质似乎向前向上延伸，包绕着小梁，在房角延伸的虹膜可呈依稀的膜，有时膜上有孔。巩膜突及睫状体带的表面有膜样的虹膜延伸组织，故看不到。小梁网表面那一层膜曾称为 Barkan 膜，显然会阻挡房水的引流，这种膜样物可能是一种中胚层组织退化不全的结果。用房角切开术将此膜切开，即可改善前房水的引流。

在晚期病例 Schlemm 管闭塞，这类病例做房角切开术是没有效果的。在房角镜检查下难以证实 Schlemm 管是否闭塞，不妨将房角镜加压或压迫颈静脉，如可见 Schlemm 管内有回流的血液证明 Schlemm 管是通畅的。

（五）青光眼手术后的房角

手术后做房角镜检查有助于估计手术的效果。

1. 虹膜周边切除术　完好的抗青光眼性虹膜切除后应见虹膜根部无残留，根部切除宽阔，切除缺口处的房角开放，从切除孔可见睫状突。切除孔边缘的虹膜有色素脱落而显露白色的基质，周边虹膜或许粘连在角膜切口的内口上。

2. 小梁切除术　相当于小梁网有一个明显的缺损，若缺损不在小梁网，表明手术切除部位错误。虹膜不应粘于缺损口，如若虹膜前粘于缺损口，则手术将失败。

3. 睫状体剥离术　在巩膜突与虹膜根部之间有一条黑色裂口（图 2-3-16），如术后 2 个月裂口不闭合者为手术成功。但通常眼内压与裂口大小的关系不大，裂口再度粘连多为术后出血所引起。

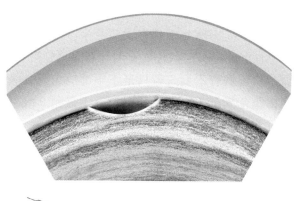

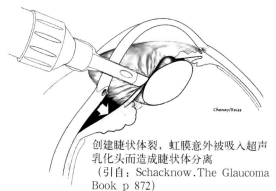

创建睫状体裂，虹膜意外被吸入超声乳化头而造成睫状体分离
（引自：Schacknow.The Glaucoma Book p 872）

图 2-3-16　睫状体分离术后的裂隙

五、其他病变的房角

（一）挫伤导致的房角改变

挫伤导致房角改变有四种：

1. 虹膜根部断离（iridodialysis）　明显的虹

膜根部断离不用房角镜便能看到，细小的虹膜根部断离在房角镜下才能看到，虹膜根部与睫状体带之间有一条暗黑的裂隙。这与房角后退不同。

2. 房角后退（angle recession）　有多种名称，如房角分裂（angle cleavage）、房角撕裂（tear），睫状体分离（cyclodialysis）、房角分离（goniodialysis）。房角镜所见轻重不一，轻度改变常需与同一眼的正常部分比较，或者与另一眼比较才能确定。房角改变有：①睫状带加宽。睫状带加宽达 1.5 小梁宽度，明显者可达 3 ～ 4 小梁宽度（图 2-3-17）。分离之处留有稀疏的黑色素，在色素之间依稀透露出白色巩膜。若睫状带与巩膜内面分开者，在晚期白色的巩膜分外明显。巩膜突变得鲜明易见。②虹膜突消失。③睫状体带表面早期多有血凝块，出血块吸收后有时在睫状体撕裂处呈现凹凸不平或有内陷。晚期睫状体表面有白色瘢痕，呈条状或网状。

3. 小梁损伤　挫伤后即可有色素沉着，数周后出血吸收留有白色机化物，有的人在小梁网表面铺盖一层透明蛋白膜，状似无色素沉着的小梁网，但比小梁色白，珍珠状白色，此膜如不仔细观察易漏诊。广泛小梁损伤是挫伤继发青光眼的主要原因。

4. 虹膜周边前粘连（PAS）　这是继发性改变，在外伤后一段时期出现。虹膜前粘连呈圆锥状。原因有前房出血机化，房角后退的晚期，晶状体半脱位。

（二）穿孔伤的房角

角膜穿孔伤如怀疑有异物穿入者，除做 X 线检查外也必须辅以房角镜检查。偶尔房角镜检查可发现一些 X 线不显影的异物。

（三）虹膜睫状体炎的房角

1. 虹膜睫状体炎急性炎症时　小梁网及房角隐窝覆盖有灰色渗出物，有时在小梁间隙内有血细胞，Schlemm 管比正常眼更易有反流的血液。慢性虹睫炎者在房角隐窝中可见灰色渗出物呈球状，尤多见于下方房角。在炎症静止后，小梁网的色素沉着可完全消退。渗出物机化形成虹膜周边前粘连，前粘连呈圆锥形、圆顶形或宽底形。粘连在下方房角较多。可以是睫状

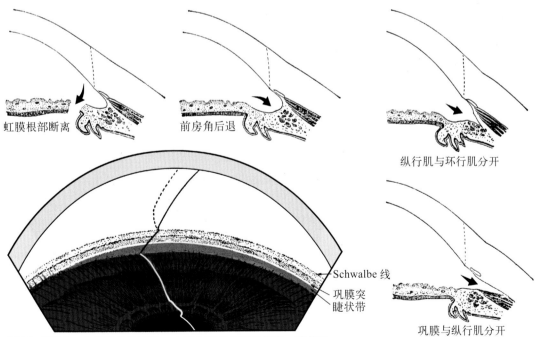

虹膜根部断离　　前房角后退　　纵行肌与环行肌分开

Schwalbe 线
巩膜突
睫状带

巩膜与纵行肌分开

小梁色素沉着，左侧睫状带正常，大部分睫状带明显增宽，睫状肌分离处残留色素，在睫状体中部有一条白色机化条索，虹膜突断裂

图 2-3-17　虹膜根部断离及房角后退

体粘连、小梁粘连或角膜粘连。前粘连处虹膜
及睫状体萎缩而周边前房较深。闭角型青光眼
虽也可发生广泛前粘连，但周边前房因虹膜膨
隆而变浅，与炎症性前粘连不同。

2. 青 - 睫综合征　小梁网或其附近的房角
组织有灰白色细胞沉着物。房角是宽的，即使
是狭窄型，在高眼内压时房角仍是开放的，高
眼内压与低眼内压状态下房角宽度无变异。

3. 异色性睫状体炎　小梁范围可有新生血
管形成或丝状出血。

六、房角先天异常

（一）先天性虹膜缺损

用裂隙灯检查可见一个"完全性"虹膜缺损，
房角镜检查可发现有一窄条虹膜存在，并见虹
膜纤维跨越房角。真正完全性虹膜缺损并无虹
膜根部留存，而直接可见睫状突，睫状突较正
常小而少。

（二）先天性无虹膜

极少是完全性的，在房角中或多或少地有
虹膜周边残株，并有虹膜突残留。残留的虹膜
可粘连于小梁网，形成周边前粘连而发生青光
眼。有人认为小梁发育不良产生青光眼。

（三）中胚层发育异常

房角中有浓密的虹膜突，虹膜根部不规
则，基质发育不良，虹膜根部有山样突起，此
类异常见于 Marfan 综合征、特发性脊柱侧凸、
Legg-Perthes 病、Osgood-Schlatter 病。

（四）后胚胎环

后胚胎环（posterior embrytoxon）又称后
青年弓。这是角膜边缘后层的一个环状混浊，
与角膜缘平行，玻璃样半透明。房角镜中可见
Schwalbe 线显著突入前房，变成一条闪闪发
亮的白线，可占据房角的全圆周或一部分。小
梁带透明度减退。Axenfeld 称此为后胚胎环，
常伴有梳状条束从虹膜表面跨越房角而粘于
突出的 Schwalbe 线，此种状况称为 Axenfeld
异常或眼前节中胚层发育不全（图 2-3-18）。
后来 Rieger 报道相似病例。故有多种名称，
Axenfeld 异常或 Rieger 异常或 Axenfeld-Rieger
综合征。严格说，异常仅指眼部异常，伴有全
身异常者才称综合征。Axenfeld-Rieger 异常的
后胚胎环 5/24 在裂隙灯下看不到，而在房角镜
下全部看到。单独后胚胎环不影响功能，可见
于 15% 正常眼；若伴有虹膜异常（周边虹膜粘
连于 Schwalbe 线或小梁），就会构成青光眼。

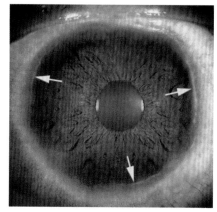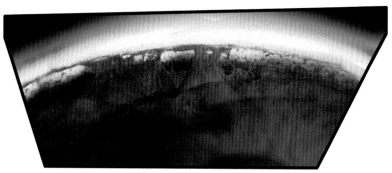

图 2-3-18　后胚胎环

角膜缘内侧深层的一个环状混浊，玻璃样半透明，与角膜缘平行。前房角镜中可见 Schwalbe 线显著突入前房，变
成一条闪闪发亮的白线，小梁透明度减退，常伴有梳状条束从虹膜表面跨越前房角而粘于突出的 Schwalbe 线，此
种状况称为 Axenfeld 异常或眼前节中胚层发育不全

第四节 视神经头检查

青光眼（高眼内压或正常眼内压）主要病理改变是视神经头（optic nerve head，ONH）的进行性萎缩。视盘是指用检眼镜能看到的视神经头，缺乏立体的含义。从青光眼的病理角度来看，视神经头这个名称比视盘更恰当。视神经头的边界：视盘范围的视网膜表面起向后至筛板（lamina cribrosa）后缘，这相当于视神经的球内段。

视神经头从前至后又可分成表面神经纤维层（surface nerve fiber layer）、筛板前区（prelaminar region）、筛板区（lamina cribrosa region）及筛板后区（retrolaminar region）。筛板厚度为 237μm。筛板后区无明确后界，筛板后的视神经纤维开始有髓鞘，视神经直径增粗至 3 ～ 4mm，约为视盘直径的 2 倍。

人类视网膜有 1 亿 2000 万个杆体及 700 万个锥体，经两极细胞连至神经节细胞，73 万～ 170 万（平均 120 万）神经节细胞轴突分成细束穿过筛板孔（500 ～ 600 个孔）。1989 年 Mikelberg 等用电脑化影像分析 12 个正常人视神经纤维计数，每根视神经有 969 279 ± 239 740 根轴突，线性回归分析显示人眼每年丧失 4909 根轴突。Jonas 等（1992）做 56 例正常人视神经纤维计数，推算出人眼视神经每年丧失轴突约 4000 根。

视盘有三个组成成分，即视神经纤维、血管及神经胶质组织。此三者被限制在同一个穿入孔内，此孔由视网膜、脉络膜、巩膜三者组成。眼底所见视盘的表现取决于该孔的形状、大小、孔的方向（垂直或倾斜）、孔周围的视网膜脉络膜厚度，以及穿过此孔的视神经纤维数量与分布状况，血管的情况与胶质组织的排列等。视盘杯边与视盘边缘之间有一圈正常粉红色的神经纤维，称为盘沿或神经沿（neural rim），盘沿的厚度及宽度反映视神经纤维的多寡。其实神经沿比杯更重要，而历来只重视杯而忽略了盘沿。OCT 能立体测量视盘的盘沿，盘沿可能

会被视为衡量青光眼的重要指标。

评估正常视盘的五项基本规则：①识别巩膜环——界定视盘的范围和大小。②识别盘沿（rim）的大小。下＞上＞鼻＞颞。③检查视网膜神经纤维层。④观察视网膜和视盘出血。⑤检查视盘周围萎缩区。

一、视神经头检查设备

1. 检查视神经头的工具　裂隙灯显微镜（配合 +90D）、直接检眼镜、视盘立体摄影和 OCT。

（1）裂隙灯显微镜（配合 +90D，+78D 集光镜，或三面镜）是检查视神经头的理想工具。有双眼立体感，由于轴性放大故有夸大立体感，远比直接检眼镜好。但是必须在扩瞳后才能察看视神经头，有经验者在小瞳孔下有时也能看到视神经头，但是只有在扩瞳状态才能有立体感。在初诊时应该用 +90D（意即裂隙灯显微镜配合 +90D，+78D 集光镜），或三面镜检查视神经头并记录基线（base line）资料，以后每半年或一年再用 +90D 检查。

（2）直接检眼镜检查方便，小瞳孔也能检查，由于缺乏立体感而难以确定杯的入口，不能提供杯壁倾斜度，难以察看视盘边缘小血管的突然弯曲。可以作为辅助性检查资料。间接检眼镜放大倍率低，看到的视盘误差较大，不推荐用以检查青光眼的视神经头。

估测视盘杯时如对照测量图（图 2-4-1），可减少误差。边缘垂直的杯容易估测，边缘倾斜的杯在估测上会有困难，即使同一医师在不同时间测定的杯 / 盘比可以有令人惊奇的差异，1 月份杯 / 盘比是 0.7，2 月份是 0.5，而 3 月份是 0.6。用裂隙灯显微镜检查可以明显减低这种误差；白大衣口袋里放一张测量图以便经常对比所看到的视盘 / 杯，也是减少误差的一种措施。

杯（cup，excavation）为视盘中央一个锥形或漏斗状凹陷，呈椭圆形（垂直多于水平）

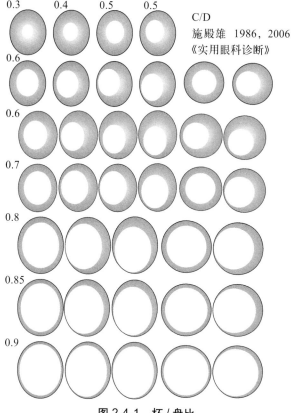

C/D
施殿雄　1986，2006
《实用眼科诊断》

图 2-4-1　杯 / 盘比

或圆形，略偏视盘颞侧，这是由于进入视神经乳头的纤维鼻侧多于颞侧。有时也可略偏上下。

在目前临床上权衡青光眼功能损害的指标是杯 / 盘比及视野，而视野（即使是用现代的电脑化视野计检查）的变异性很大，所以如何提高杯 / 盘比测量的可靠性显得何等重要。

（3）视盘立体摄影，以同时立体摄影最理想。在初诊时记录基线资料，这是最重要的客观资料，以利于将来作对比。据 OHTS 报道 128 眼视盘出血 84% 被临床检查遗漏。无视盘立体摄影设备者至少做普通视盘摄影。因为从 +90D 及直接检眼镜得来的资料都是主观性的，有较大误差。无眼底摄影装置的单位，初诊时应该仔细画视盘 / 杯用铅笔边画边改，力求正确反映实况。

视盘的边缘如何确定，直接检眼镜观看视盘时所估测的视盘边缘并不是精确的。在照相上，OCT 共焦激光扫描像上，需要在放大的图像上人工精确标定视盘边界。真正的视盘边缘

是"白色巩膜环的内缘"，但是并非每个人的巩膜环都可以看到的，并非巩膜环的 360° 全能判别，尤其在鼻侧，此时需参考血管的突然弯曲变向来认定。在倾斜视盘、拥挤视盘、高度近视伴视神经乳头周围萎缩病人，确定视神经的边缘具有挑战性。

（4）海德堡 RHT3OCT 视神经头分析：OCT 首先要求技术员确定视盘边界。然后才能自动计算、分析、综合各种数据，对照正常人群作出基于青光眼诊断的结论，打印出下列参数。

① 像质（quality）：右眼：极佳（SD 18μm），左眼：良（SD 25μm）。理想的 SD 必须 < 20μm，整体 RIM 面积重复性系数（mm²）为 0.07；SD 21 ～ 35 重复性系数 0.09；SD > 35 重复性系数下降至 0.27。另需注意是否存在伪影。

② 视盘大小：面积，右眼 2.11mm²，左眼 2.32mm²（average= 属于平均范围）。注意：对于高于或低于平均范围者，意即大视盘或小视盘；这会混淆 MRA 的分析，必须理性地参考 MRA 结论。

③ 杯 CUP：直线 C/D 比（右 0.61，左 0.71），两眼非对称性（ － 0.10，P=0.19）。

④ 杯：形态测量（右 － 0.23，左 0.14），两眼非对称性（ － 0.09，P=0.1）。

CUP 范畴的 C/D 比和形态测量值均不显著超出正常范围，且 P 值显示无明显两眼间不对称性。用绿色勾标记示意测量值"正常范围内"。

彩色标记的意义：绿色勾 ＝ "正常范围内"，P > 0.05；黄色感叹号 ＝ "边界线"，P < 0.05；红色交叉 ＝ "超出正常范围"，意即异常，P < 0.001。

⑤ 盘沿 RIM，面积（右眼 1.33mm²，左眼 1.15mm²），两眼非对称性（ － 0.18，P=0.28）。

⑥ 盘沿 RIM，容积（右眼 0.27mm³，左眼 0.14mm³），两眼非对称性（ － 0.13，P=0.19）。

RIM 范畴中，从两眼的彩图揭示整体 MRA 分类右眼是"边界线"，左眼是"超出正常范围"。

表格栏揭示了 RIM 面积和 RIM 容积值与规范数据库比较，和两眼之间的对比。右眼的 RIM 面积值是"边界线"，用黄色感叹号表示；左眼的 RIM 容积值在正常范围之外，用红色交叉表示。

⑦ Moorfields 回归分析（Moorfields regression analysis，MRA）结论：右眼，边界状态。左眼，超出正常范围。倾斜视盘病人 MRA 结论往往是超出 MRA 标准数据范围，但是不一定是青光眼。

⑧视神经乳头周围视网膜神经纤维层厚

神经节细胞复合体厚度：据说比视网膜 NFL 更能反映神经节细胞的完整性。测试软件即将发布。

青光眼的另一种分析系统称为青光眼概率分数（glaucoma probability score，GPS）。

MRA 略胜于 GPS。MRA 分类结论是异常的，可靠性较高；而 GPS 分类结论是正常的，可靠性较高。

趋势分析（trend analysis）：HRT-3 软件具有两种反映青光眼病情进展的流程图（趋势分析和地形图变化分析）。基线图像是比较的基准，基线图像的像质极其重要。趋势分析生成的图表，显示随放时间中，参数以基线为标准的变化。趋势从 +1（最大改善）到 − 1（最大恶化）。这种技术的一个主要缺点是解释是经验性的，因为无法量化变化率。

地形图变化分析（topographical change analysis，TCA）：TCA 是通过测量 HRT 地形图像表面的高度变化来监测进展。TCA 生成一个"变化概率图"。这是用彩色编码像素覆盖的反射图像。绿色像素代表高度有显著提升（与基线相比），而红色像素一味显著降低。颜色饱和度表示变化的深度（越饱和，变化的深度越大）。TCA 可能优于趋势分析，但是青光眼专家检查视神经立体照片评估青光眼进展，与 TCA 对比只有 65% 是一致的。

Zeiss 公司 5000 OCT 视神经头分析：废弃掉人工手动标志视盘边缘这一步，可减少误差。软件自动将 Bruch 膜开口（BMO）作为视盘的边缘。软件自动检测 B 膜开口 - 最小盘沿宽（BMO-MRW），即从 BMO 到视网膜内界膜的最短距离。BMO-MRW 在内界膜的那个点，假定为杯口。利用这个原则电脑自动计算有关视盘面积、盘沿面积、C/D 比、杯体积。另外，可以测定视盘外圈的视网膜神经纤维层厚，神经节细胞 + 内丛状层厚。

指导进展分析（guided pregression analysis，GPA）：基线值非常重要，需要在第 1 ～ 2 个月内完成两次满意的检测。多年随访病例可将主要指标显示进展曲线，有利于调整管理策略，预计病情发展的前景（图 2-4-2）。

2. 视神经头 OCT 图像　OCT 可客观地用电脑来确定杯的入口平面（例如比视盘边缘内界膜平面低 50μm）、杯 / 盘比、杯深度、杯容积、盘沿（rim）的面积及容积、视盘周围 360° 环状地带视网膜神经纤维层厚度等，对客观地观察视盘杯的变化是很有价值的；唯一缺点是，必须首先主观地标定视盘边缘，幸亏在随访过程中凭第一次确定的边界进行测定；随访时与初次录像相比，在报告上显示各参数的改变。

Bruch 膜开口（Bruch membrane opening，BMO）：检眼镜或裂隙灯显微镜不能发现 Bruch 膜开口。只有在结构 OCT 图像才能经常发现。由于 Bruch 膜较 RPE 长，所以，在放大图像上，视盘边缘 RPE/Bruch 膜带终端可发现稍细的很短的延伸线，即 Bruch 膜的终端；比 RPE 反光窄、稍长。视盘两侧边缘的 Bruch 膜终端的连线称 BMO 线（BMO line），此口代表视盘的外缘。BMO 是神经管的最前端的边界，通常是神经管的最窄部分。在 3D 图像大多数采用 Bruch 膜开口（BMO）作为视盘的边缘，BMO 与白色巩膜环内缘并不一致。鉴于其解剖位置与视神经头的关系固定，BMO 也作为测定盘沿、杯口、筛板位置的基准点（图 2-4-3，图 2-4-4）。

B 膜开口 - 最小盘沿宽（BMO-MRW）：从 BMO 到视网膜内界膜的最短距离，即 BMO- 最

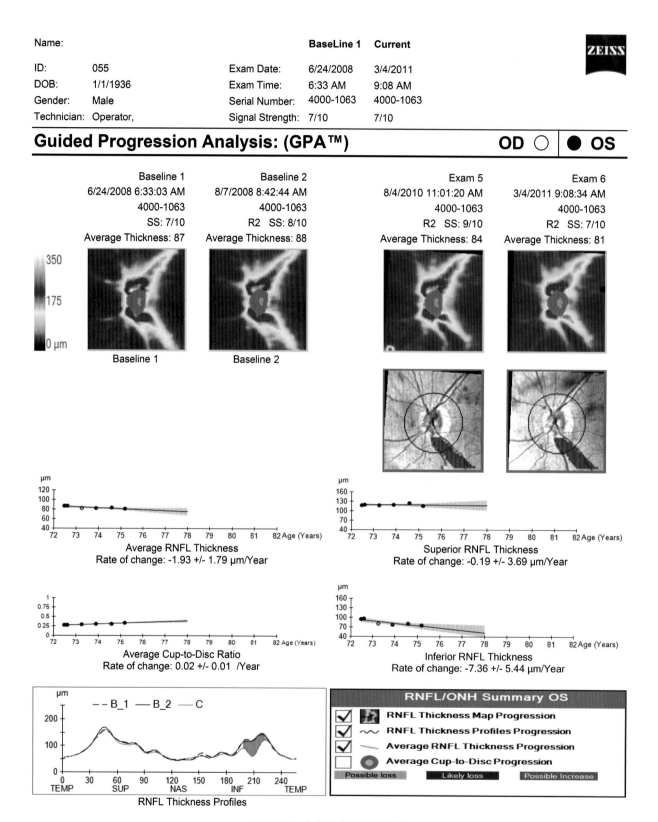

图 2-4-2　青光眼指导进展分析

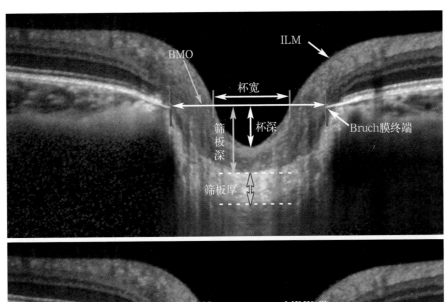

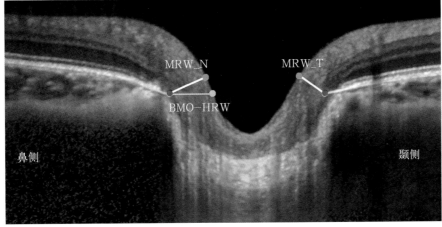

图 2-4-3　视神经头 OCT 术名

BMO. Bruch 膜开口。ILM. 内界膜。MRW. 最小盘沿宽 (minimum rim width)。HRW. 水平盘沿宽 (horizontal rim width)。
BMO-HRW. B 膜开口 - 水平盘沿宽

小盘沿宽。这是通过 OCT 测量的参数，用检眼镜和裂隙灯是不可见的。与传统的基于盘缘边缘（巩膜环内缘）测量相比，该参数具有更好的诊断性，与视野相关性更好。

　　B 膜开口 - 水平盘沿宽（BMO-HRW）：水平盘沿宽（horizontal rim width，HRW）。从 BMO 到视网膜内界膜的水平线距离，即 BMO-水平盘沿宽。

　　B 膜开口 - 最小盘沿面积（BMO-MRA）：在视盘 24 个径向扫描测量每一个 BMO- 最小盘沿宽，由软件计算。

　　杯宽：定义为沿着 BMO 线，其杯边界之间的距离，换言之，杯宽为 BMO 线的一部分。

　　杯深：定义为在杯宽的中点，测量 BMO 线和杯底（筛板前组织表面）之间的垂直距离。

　　最小盘沿宽（minimum rim width，MRW）：定义为 BMO 与内界膜之间的最短距离。

　　最小盘沿面积（minimum rim area，MRA）：定义为 BMO 与内界膜之间的最小面积。

　　筛板深：定义为 BMO 线与筛板中央段前表面（谷底）之间的垂直距离。

　　筛板厚度：定义为筛板中央段前缘与后缘之间的中心垂直距离。

二、视神经头青光眼表现

　　最重要的是注意杯的大小，其次是深度及底部筛孔，再次是杯壁的倾斜度，边缘是否整齐（即有无局部切迹）。盘沿（rim）宽度、色泽。血管行径，有无出血。视盘周围萎缩及神经纤维层的观察可能有助于深入研究青光眼。

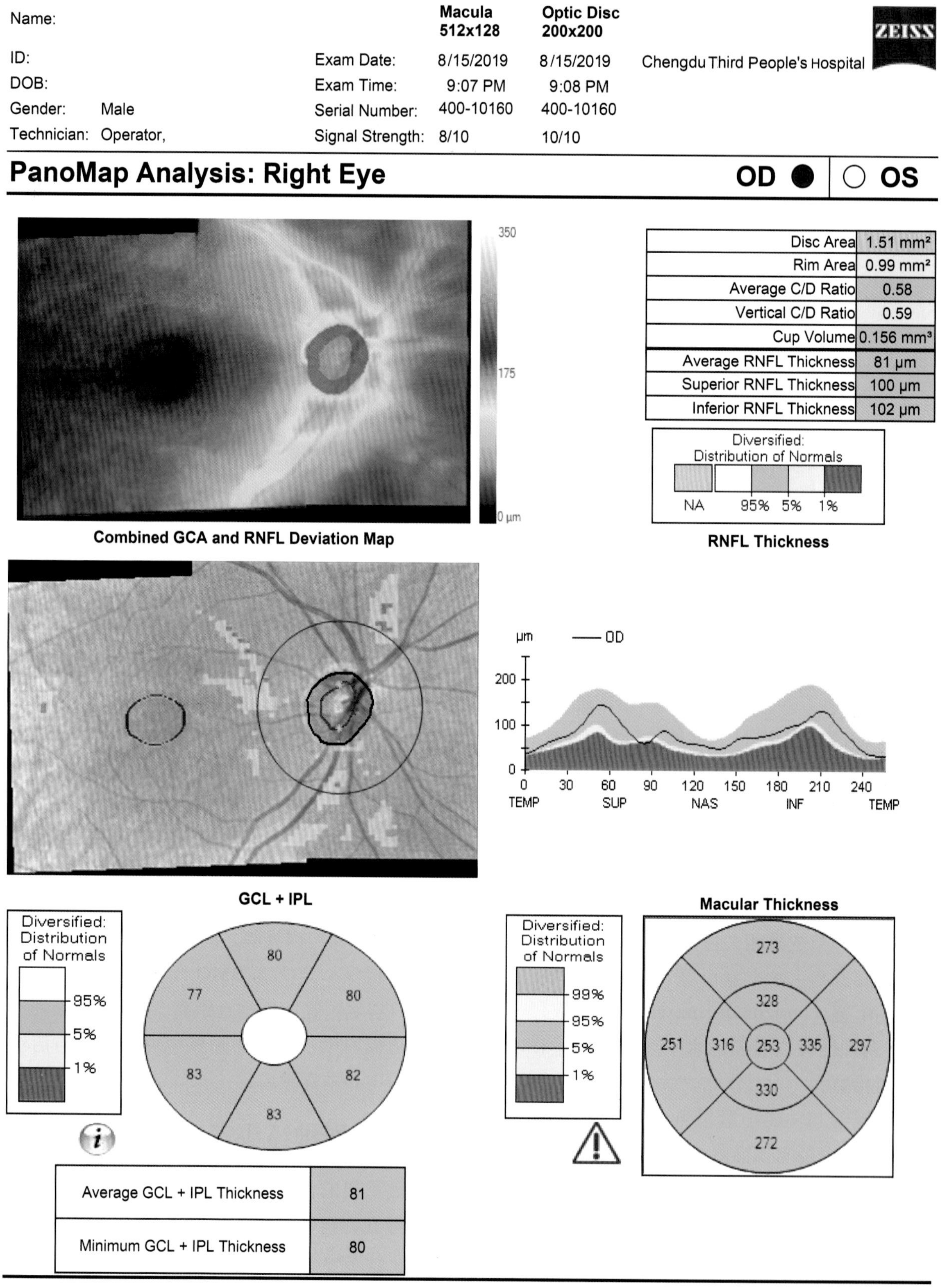

	Macula 512x128	Optic Disc 200x200	
Name:			
ID:	Exam Date:	8/15/2019	8/15/2019
DOB:	Exam Time:	9:07 PM	9:08 PM
Gender: Male	Serial Number:	400-10160	400-10160
Technician: Operator,	Signal Strength:	8/10	10/10

Chengdu Third People's Hospital

ZEISS

PanoMap Analysis: Right Eye

OD ● | ○ OS

Combined GCA and RNFL Deviation Map

Disc Area	1.51 mm²
Rim Area	0.99 mm²
Average C/D Ratio	0.58
Vertical C/D Ratio	0.59
Cup Volume	0.156 mm³
Average RNFL Thickness	81 μm
Superior RNFL Thickness	100 μm
Inferior RNFL Thickness	102 μm

Diversified:
Distribution of Normals

NA   95%   5%   1%

RNFL Thickness

GCL + IPL

Diversified: Distribution of Normals
95%
5%
1%

Average GCL + IPL Thickness	81
Minimum GCL + IPL Thickness	80

Macular Thickness

Diversified: Distribution of Normals
99%
95%
5%
1%

图 2-4-4　Zeiss 视神经头分析（PanoMap analysis）

视盘大小：由于判断盘沿（rim）的 OCT 参数时考虑到视盘大小，意即 NFL 损害相等的两位病人，小视盘病人其盘沿的宽度和面积相对较小，反之，大视盘的盘沿绝对值相对较大。所以最好在初诊时记录病人视盘大小：正常、小视盘、大视盘。这在临床上尚未重视，一直被疏忽掉的小枝节。

视盘大小可以通过两种方式影响解读盘沿丧失：①大视盘外表容易被误认为青光眼，因为大视盘通常杯大，盘沿薄，但盘沿的总面积较大；相反的，②小视盘病人的神经沿丧失容易被"遮掩"，因为有时小视盘病人杯的外观给人的印象是"小"。

视盘划分为盘沿和杯两部分。杯曾被认为青光眼病人的重要标注，判定和衡量青光眼的依据之一。倾斜的杯壁很难目测确定其入口，即使 OCT 扫描图像能良好地显示杯壁，但无法确定其杯的入口。目前，OCT 以视盘表面最高点之下 50μm 作为入口，这仅仅是设定的统一假定值，便于随访比较。

（一）杯的大小

视神经头前部中央有一个凹陷（excavation），称为生理凹陷。随着年龄增长凹陷逐渐扩大。

青光眼病人的凹陷称为杯（cup），cupping 指不断扩大的杯。

杯/盘比（C/D，英语读成 cup disc ratio），即是将凹陷（杯）直径除以视盘直径的值。这是一种定量参数，具有临床意义。确定杯的入口是估计杯/盘比的关键，入口是根据杯壁的轮廓而定的，切勿以苍白色调来划分。北京医学院（1978）提出杯/盘比≥0.6，两眼相差＞0.2（横径）或 0.1（竖径），竖径较横径大 0.1，作为筛选青光眼的标准。视盘杯进行性扩大具有重要的诊断价值，因此杯/盘比是重要的定量参数（图 2-4-5）。杯/盘比＜0.7 时两眼视盘杯不对称较杯的大小更有诊断意义。

杯/盘比（C/D）的记录：例如 C/D=0.6/0.55，这表示右眼 0.6，左眼 0.55。也可

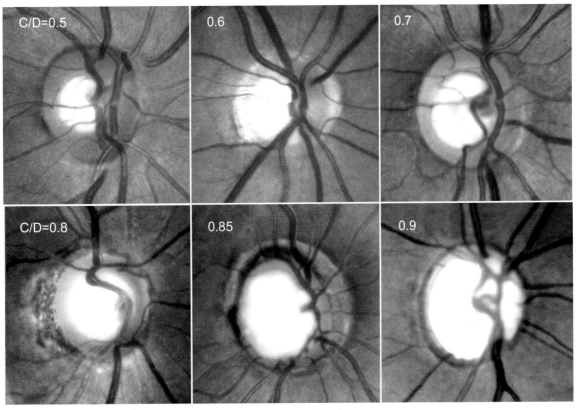

图 2-4-5　青光眼杯/盘比

以记录为 0.5+。0.6 ~ 0.7,这表示杯边缘很倾斜,大概在 0.6 ~ 0.7, 也可记录为 0.65 ±。是否需要表明垂直径与水平径? 一般临床上不必将垂直径与水平径分开记录,如果垂直径与水平径有很显著不同者当然应该分别记录:0.4(直),0.6(横)。

同一眼 0.6 (直), 0.4 (横), 杯的垂直径明显大于横径,表示视盘上下极的盘沿萎缩,必须想到青光眼的可能性。一个病人在随访中杯的垂直径比横径扩大快,提示青光眼。

(二) 杯的深度

用裂隙灯显微镜(配合 +90D 或 +78D 集光镜,三面镜)检查有夸大立体感,很易察看杯的深度,可惜无法进行测量。用立体镜观看立体视盘照片也有同样效果。直接检眼镜检查缺乏立体视觉,难以估计深度。一般规律是大的杯较深,小的较浅,但有时也有小而深,大而浅者。如为很深或很浅者宜表明,例如:C/D=0.7 (浅), C/D=0.8 (深)。

视盘上中等血管走行可反映杯的深度、杯壁的形态。杯边缘的血管呈屈膝状弯曲,反映杯深,杯壁是垂直位的。血管中断,意味着杯口呈痰盂状。这都是青光眼的特征。

(三) 杯底筛孔

杯底部的色泽较视盘缘苍白,但多少带点粉红色调,如果显得十分苍白就不能视为正常。在较深的杯底往往可透见巩膜筛板,苍白色的筛板上点缀着边界不清的浅蓝色小点(筛孔)。虽然正常人有 10% ~ 32% 可见筛板,但是筛孔的可见性提示筛板前组织变薄,杯底很深,必须引为警惕。如果筛板孔的清晰度有明显差异时,最清楚的那里可能有局部盘沿萎缩。

(四) 杯壁倾斜度

杯壁可呈斜坡状(sloping)、垂直或甚而呈悬崖状,往往鼻侧壁较垂直而颞侧壁较倾斜,以致颞侧视盘缘与视盘杯之间的境界不清。典型的生理凹陷呈漏斗状。典型的高眼压性青光眼杯呈茶杯状(壁直而深),甚至痰盂状(杯口小,杯口边缘呈锐角,壁呈壶腹状),血管经过这类

陡壁深杯的边缘时都会产生血管屈膝或错位;老年硬化性青光眼的杯呈茶碟状(saucer like,图 2-4-6),浅而大,壁倾斜,很易漏诊,必须用裂隙灯显微镜检查才易发现。

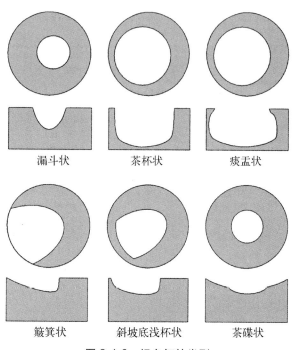

| 漏斗状 | 茶杯状 | 痰盂状 |

| 簸箕状 | 斜坡底浅杯状 | 茶碟状 |

图 2-4-6　视盘杯的类型

扩瞳后裂隙灯显微镜(+90D, +78D, 三面镜)检查有良好的立体感,是临床检查青光眼视盘最常用的方法。直接检眼镜观察缺乏立体感,很难估计倾斜度。

(五) 局部切迹

局部切迹(notching)又称局部萎缩(focal atrophy)、坑样改变(pit-like change)。多数发生在 6 点钟位附近(常略偏颞侧),视盘沿有一个切迹(图 2-4-7),视野有一个相应的弧形暗点。有时切迹出现于 12 点钟位附近(多数略偏颞侧,偏鼻侧者最少见)。

(六) 视盘沿

视盘沿(neural rim, rim;又翻译为神经缘,盘沿),神经视网膜沿(neuroretinal rim)。视盘分为视杯和盘沿两部分。视杯之外的区域就是盘沿,此为神经节细胞轴突由视网膜刚进入视神经头的部分。它的宽、面积;厚度、色泽是重要指标。

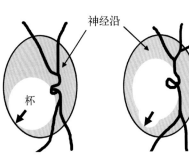
杯达视盘边缘
=局部盘沿缺损

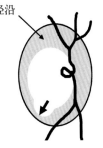
杯切迹
=局部盘沿缺损

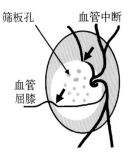
血管中断和血管屈膝
提示该处杯深，痰盂口

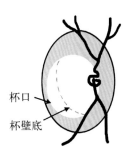
杯壁倾斜的画图法

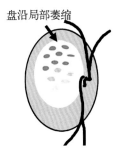
筛板孔清晰度不一致，
最清晰处可能盘沿萎缩

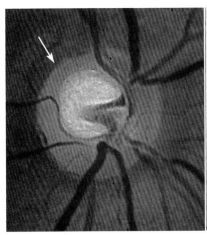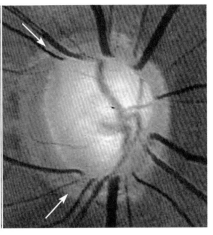

图 2-4-7　青光眼视杯和盘沿局部萎缩

正常眼盘沿的尺寸无标准值，因人而异。

盘沿与视盘面积相关：视盘越大，盘沿的面积越大。对于无杯的眼来说，这种正相关性最为显著；对于具有颞浅倾斜坡度小的眼，这种正相关性等显著；对于圆形视盘来说，陡峭的杯壁这种正相关性最不显著。盘沿的面积，除与视盘面积正相关之外，还与视神经纤维数量、筛板毛孔的数量和总面积之间具有正相关性。

正常人视盘沿在下缘最宽，青光眼者下缘常最先受损，故下缘可比上缘窄；并应注意这部分视盘沿是否有局部变窄（即不均匀，该处突然狭窄）等萎缩表现。

检查盘沿注意：环宽度、环均匀度、颜色、面积、厚度等。盘沿萎缩表现为全面性或局部性。

盘沿全面性萎缩表现色淡、环变窄（这相当于 C/D 扩大）、变薄（OCT 可测量局部神经沿厚度）。

盘沿局部萎缩表现为环的局部变窄（这相当于杯局部扩大，或称切迹）。

盘沿是环状的，在正常眼盘沿宽度各方位不一致，假若在某一处突然变窄甚至中断，即杯缘接近或达到视盘边缘，应该认为是青光眼性的改变。这比视盘杯的直径及深度更为重要。盘沿局部变窄，从杯的角度来说是局部切迹。

ISNT 规则（ISNT rule）：Jonas 将眼底照相投射在屏幕，用笔勾画出轮廓，发现正常人视盘沿的宽度有一个规律：下方盘沿最宽，上方次之，鼻侧较窄，颞侧最窄。便于记忆称为 ISNT（isn't= 不是）。即 Inferior（下方），Superior（上方），Nasal（鼻侧），Temporal（颞侧）。

I＞S＞N＞T，下＞上＞鼻＞颞。然而，视盘旁视网膜神经纤维层在上方和下方最厚。

青光眼的盘沿丢失通常始于下方和上方，因此违反 ISNT 规则是青光眼性视神经病变一个

"线索"。但是，应该指出的是，正常眼20%以上不遵循ISNT规则，而青光眼遵循ISNT规则的只有25%而已。所以，ISNT规则仅供参考。

视盘损害可能性分期（disc damage likelihood scale，DDLS）：G.Spaeth于2005年提出，专门记录盘沿。2012年修正版发表于 *The Wills Eye Manual*，见表2-4-1。DDLS与视野损害程度有高度相关性，与海德堡HRT-Ⅱ的参数密切相关。

（七）血管行径

杯壁陡而深者,当血管经过杯的边缘(杯口)时有屈膝（突然急转弯）或错位（中断）现象（图2-4-8）。血管"屈膝"或"错位"是青光眼杯的特征（图2-4-8）。对高度近视眼倾斜的视神经头及浅碟状青光眼杯，必须注意视盘边缘的小血管是否有屈膝或错位，这是非常有力的青光眼杯体征，当然必须扩瞳后用裂隙灯显微镜（+90D或三面镜）检查，最好用立体视神经头摄影。

（八）视盘出血

出血常为叶片状、火焰状，有时呈墨迹状，位于视盘边缘（图2-4-9）。

非青光眼性视盘出血（disc hemorrhage）包括糖尿病、高血压、急性后玻璃体脱离。

单独视盘出血而无视网膜出血，极可能为青光眼、缺血性视神经病变、急性后玻璃体脱离。

青光眼中以正常眼压性青光眼最多见。正常眼压性青光眼约28%有视盘出血，高眼内压

表2-4-1　视盘损害可能性分期

分项	DDLS分期	最窄盘沿宽（沿/盘比）[平均视盘直径：1.5～2mm]	分期举例
危险	1	≥ 0.4	1期　2期
	2	0.3～0.39	
	3	0.2～0.29	3期　4期
	4	0.1～0.19	
青光眼性损害	5	< 0.1	5期　6期
	6	0（范围：< 45°）	
	7	0（范围：46°～90°）	7期　8期
青光眼性残疾	8	0（范围：91°～180°）	
	9	0（范围：181°～270°）	9期　10期
	10	0（范围：> 270°）	

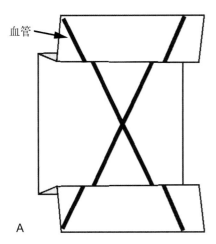
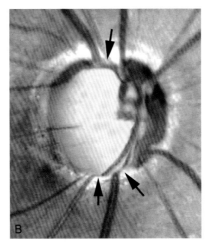

图 2-4-8 青光眼杯边缘的视网膜血管显现屈膝中断

A. 在纸上划两条交叉线代表血管，将纸折叠成凹陷状，从上方观察，血管在凹陷边缘即显中断；B. 青光眼杯的壁垂直，或呈痰盂状，则在其边缘处的视网膜血管显现屈膝及中断

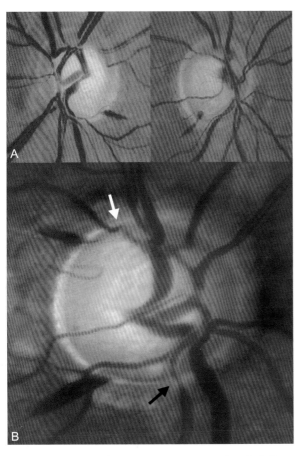

图 2-4-9 青光眼性视盘出血；辨认杯达视盘边缘

A. 典型青光眼性视盘边缘出血（叶片状）。B. 巩膜环颞侧比鼻侧易见。杯浅，颞侧已达视盘边缘，由颞上动脉呈曲轴样弯曲（白箭）可佐证。杯的下缘也已达视盘边缘，由黑箭处动脉攀越巩膜环而变细来佐证。颞侧神经沿很薄

性青光眼只有 < 10% 发生视盘出血。视盘出血意味着有血管性改变，尤其是缺血；意味着会有进行性损害，视盘小范围的缺血性梗死的表现，在视盘出血 6 ~ 8 周后仔细观察出血邻近能发现局部盘沿萎缩。

据 Dolby 3819 例无青光眼人群普查，0.7% 有视盘出血，其中 1/2 在随访 2 ~ 7 年中出现视野缺损。

（九）视盘周围萎缩

视盘周围萎缩（peripapillary atrophy，PPA）又称视乳头旁萎缩（parapapillary atrophy）。紧连着视盘的新月状视网膜脉络膜萎缩，可发展成环状，总是颞侧最宽阔。视盘四周全有萎缩时称之为视盘周围萎缩。专门研究青光眼者将视盘周围萎缩细分成 β 地带及 α 地带（图 2-4-10）。

视盘周围萎缩又可细分为 ①内圈 β 地带（beta zone）：或译 β 区。这是一个较广阔的区域，内界是白色巩膜环（有些人看不到），RPE 和脉络膜毛细血管显著萎缩，所以可见大的脉络膜血管和白色巩膜，色素脱失不规则，又称巩膜脉络膜新月斑（chorioscleral crescent）。13% 正常 55 岁以上老年人有巩膜脉络膜新月斑，大多数高度近视眼有巩膜脉络膜新月斑。青光眼（高眼内压性或正常眼压性）有 β 地带者为正常眼的

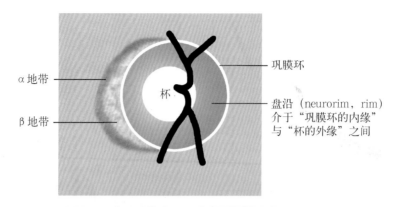

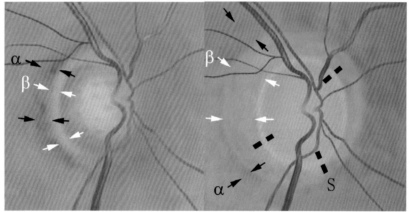

中图修改自Becker-Shaffer's Diagnosis and Therapy of the Glaucomas 8th ED p 163

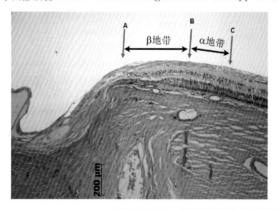

青光眼非高度近视眼视乳头周围区域组织照相。箭 A：视盘边缘 Bruch 膜终端；箭 B：Bruch 膜上不规则 RPE 的终端；箭 C：Bruch 膜上正常 RPE 终端；箭 A 和 B 之间：乳头旁 β 区；箭 B 和 C 之间：乳头旁 α 区；红点：β 区内视网膜感光层的终端（PAS 染色）。引自：Jonas JB, Ohno-Matsui K. Macular Bruch's membrane defects and axial length: association with gamma zone and delta zone in peripapillary region. Invest Ophthalmol Vis Sci, 2013, 54:1295-1302.

图 2-4-10　视盘及其乳头周围萎缩

3 倍。② 外圈 α 地带（alpha zone）：或译 α 区。色素不规则，色素过多或色素过少，边界不太清楚（β 地带边界清楚），如无 β 地带，则 α 地带直接连于视盘。58% 正常 55 岁以上老年人有 α 地带，高度近视眼有 α 地带者明显增多。

视盘周围萎缩的机制尚不明了，有先天因素及后天因素。后天获得者可因近视的发展导致视网膜色素上皮及脉络膜错位，或因青光眼性的局部缺血导致视网膜脉络膜萎缩，或为老

年性萎缩。

（十）神经纤维层萎缩

必须扩瞳后用裂隙灯显微镜（+90D）无赤光滤色片检查，从视盘边缘开始沿颞上、颞下、鼻上、鼻下血管弓的行径，可见与血管伴行的放射状灰色的微细线条，颞上、颞下的神经纤维比鼻侧容易看到，远离视盘 4 ～ 5DD 后就看不到了，因为后极区域以外的视网膜表面反光投射不到医师眼。有些青光眼病人神经纤维束

显示萎缩,意即在一片灰色的微细线条中可见一条弧形深色带(图 2-4-11,图 2-4-12)。有的整片灰色的微细线条变得很淡,而该处的细血管却变得较易看到。非青光眼专业医师不要求掌握此项技术。

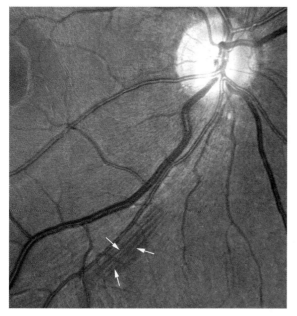

图 2-4-11 神经纤维层显示青光眼性弧形神经纤维束萎缩

当然眼底摄影照片上观看神经纤维比用裂隙灯显微镜好,最好 OCT 测量视盘外周的神经纤维层(nerve fiber layer,NFL)厚度,见图 2-4-13。视网膜 NFL 厚度两眼对称,若一眼的 NFL 较另一眼明显薄,或比同年龄组的薄得多,或在随访中 NFL 厚度持续变薄。OCT 尚能测定盘沿的面积及厚度。

虽然 NFL 厚度、盘沿均是客观测定,在临床报告中会判定"超越正常范围"。但是,只能作为众多早期诊断条件之一,而不是决定性条件。可是,如果视野严重损害已达晚期青光眼阶段,而 RFL 厚度尚在正常范围,在这种场合,NFL 的可靠性远胜于视野的主观性检测。可以肯定的是视网膜神经纤维层厚度对衡量青光眼进展方面的价值是毋容置疑的。

注意修正 NFL 的边界:NFL 厚度是由电脑软件自动测定的,假如 OCT 扫描的影像模糊,强反射与弱反射的对比度不够,以致软件会"误判"NFL 层的后界或前界。纠正的方法有二:①技术员应当在测定 NFL 厚度以后,花几秒钟审查 NFL 的边界是否有误判?当即改正误判之处。②医师在读片时先审视 OCT 扫描图,注意 NFL 是否有误判?发现误判后必须交给技术员改正设定后重新打印。医师必须养成良好习惯,第一步是在确定自动测量的各个测定点无误判。第二步才是观察 NFL 厚度曲线与正常人群曲线的差别。第三步是核实 OCT 诊断的可靠性。

三、筛板的检查

原发性青光眼病人视神经节细胞轴突损伤也可以从筛板的改变做间接性推测。筛板的压缩和变形会阻断视神经纤维内轴浆流而促进视神经病变。然而,以往是通过组织病理学评估的,但在固定过程中组织发生收缩或水肿,不能反映确实的改变。自从高清 OCT 问世后医师们纷纷开始研究青光眼病人筛板的异常,采用冠状扫描、3D 重建、EDI-OCT 技术可在活体上评

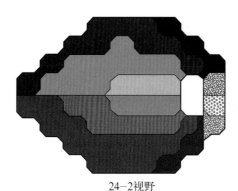

24-2视野

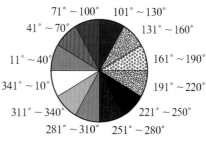

神经头

图 2-4-12 Garway-Heath 神经纤维层结构-功能对应图

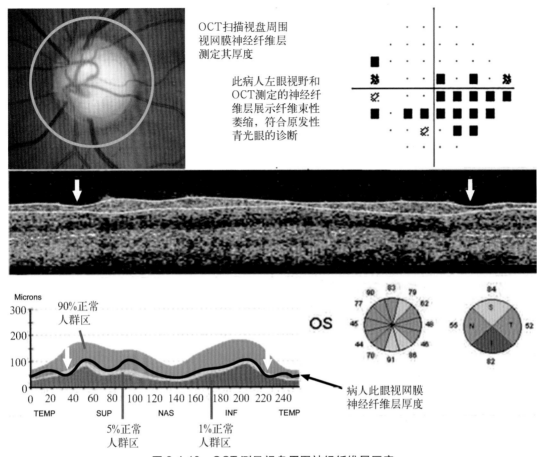

图 2-4-13　OCT 测量视盘周围神经纤维层厚度

估筛板的前表面和后表面、厚度、局部缺损等状况。尽管不能作为诊断指标，但在一定程度上对理解青光眼病程中的变异有所裨益。目前，视神经头的视网膜血管和盘沿掩盖部分筛板，虽然 3D 重建的 C 扫描图像能还原部分被遮掩的筛板，可是评估筛板前后表面和测量筛板厚度常常不能看到筛板的全貌。

（一）前部视神经解剖区分布

前部视神经依据血管分布分成 4 个解剖区域：浅表神经纤维、筛板前、筛板和筛板后。

1. 浅表神经纤维层　是最前的区段，是视网膜神经纤维层的延续，由视网膜动脉的分支视网膜小动脉供应。这些小血管起源于周围神经纤维层，走向视神经乳头的中心，被称为"视乳头上血管"。颞神经纤维层并额外接收睫状视网膜动脉的血液。没有直接的脉络膜或脉络膜毛细血管的血管供应。

2. 筛板前区　相邻于神经纤维层之后的视网膜、RPE，视乳头周围脉络膜。在该区域中，神经节细胞轴突组成束，准备穿越筛板。血供主要来自睫状后短动脉分支和 Zinn-Haller 环分支，可能有视乳头周围脉络膜小动脉参与。来自脉络膜的供血量可能难以确定。动脉供应很少直接来自脉络膜小动脉，没有脉络膜毛细血管来的血供。

3. 筛板区　即筛板本身。它是巩膜的延续，从相邻的内 1/3 巩膜纤维扩展至后巩膜孔创建成筛板。外 2/3 的巩膜纤维不是越过后巩膜孔而是成直角插入视神经的硬脑膜。正常人筛板是由 10 层结缔组织（筛状软骨组织）板层组成，含有巩膜胶原纤维，少量弹力纤维，星状细胞铺覆在板层及筛孔的表面，毛细血管。有 500 ～ 600 个筛孔（Ritch et al. The Glaucomas：Basic Sciences.2nd ed. Mosby，1996：152），允许 100 万根神经节细胞轴突通过。血液供应正像筛板前区那样，筛板还接收来自睫状后短动脉分支和 Zinn-Haller 环分支的血供。视盘周围脉络膜大血管偶尔有小动脉供应筛区。恰恰在眼球后方，睫状后动脉（眼动脉分支）在视神经周围以圆周形式穿过巩膜。在脉络膜平面，这些血管形成不完全吻合环称为 Zinn-Haller 环，供血给脉络膜循环和视神经头。此外，视网膜中央动脉穿过视神经头部的最里面的区域，为视神经的血供（图 2-4-14）。

在筛板中已被确定两种常见的神经胶质细胞类型：视神经头星形胶质细胞（1 型 b）和筛板细胞。它们对视神经节细胞轴突在机械和代谢方面有重要作用，并能应对局部机械性和缺血性损伤。在青光眼中，发现肿瘤坏死因子 TNF-α 上调，与这些激活的细胞可导致神经节细胞凋亡和筛板重塑。

对缺血的反应，由神经胶质细胞分泌肿瘤坏死因子 α 和 NO，和升高的静水压诱导视网膜神经节细胞凋亡。

4. 筛板后区　位于筛板的后方，轴突开始有髓鞘，由中枢神经系统的脑膜包围。筛板后区有两个血液供应系统：视网膜中央动脉和软脑膜。软脑膜系统是软脑膜内毛细血管网络。软脑膜系统起源于 Zinn-Haller 环，并且还可以通过短睫状动脉直接送入。视网膜中央动脉发出几个神经内小分支。有些血管分支与软脑膜系统吻合。

前部视神经的静脉引流是几乎完全通过单一静脉——视网膜中央静脉。

（二）检眼镜和裂隙灯显微镜检查

筛板常被上层的神经纤维、筛板前神经胶质和视网膜中央动脉静脉的遮挡而看不到。当视盘杯因筛板前组织萎缩而变深时，筛板变得容易被看到。杯底中白色筛板上灰色小斑点称筛孔，大小不等，呈圆形或卵圆形，很少呈裂隙状，临床上看到的筛孔少于组织学发现的。虽然正常人有 10% ～ 32% 可见筛板，但是看到筛孔提示杯底很深，筛板前组织已萎缩，所以必须警惕青光眼。

OCT 能活体定量探测筛板的厚度、深度、弯曲度、前后向移位、局部缺损。筛板的形态改变有助于了解筛板在青光眼进展中的作用（图 2-4-15）。

（三）EDI-OCT 采用 C 扫描测定筛板

1. 青光眼性筛板（lamina cribrosa）的损害　在老年人和青光眼病人筛板前组织萎缩明显，则用检眼镜或裂隙灯可以看到白色杯底上有浅灰色筛板孔，多数呈圆形或卵圆形，偶尔呈线条形，OCT 筛板孔正常人直径（24.2±9.8）μm。高眼内压扭曲和萎陷筛板，导致视神经头机械性和（或）血管性损伤。

（1）筛板变薄和变形（thinning and deformation）：OCT 扫描的正常人筛板厚（48.8±16.1）μm。青光眼随着病情的发展筛板被压缩变薄和

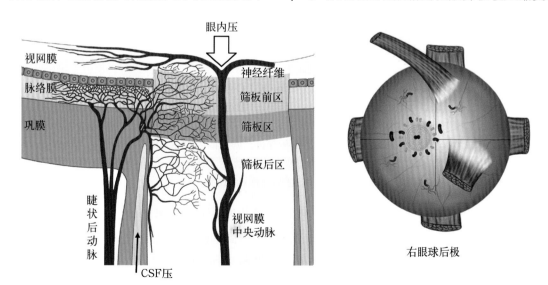

图 2-4-14　视神经头的筛板和血供

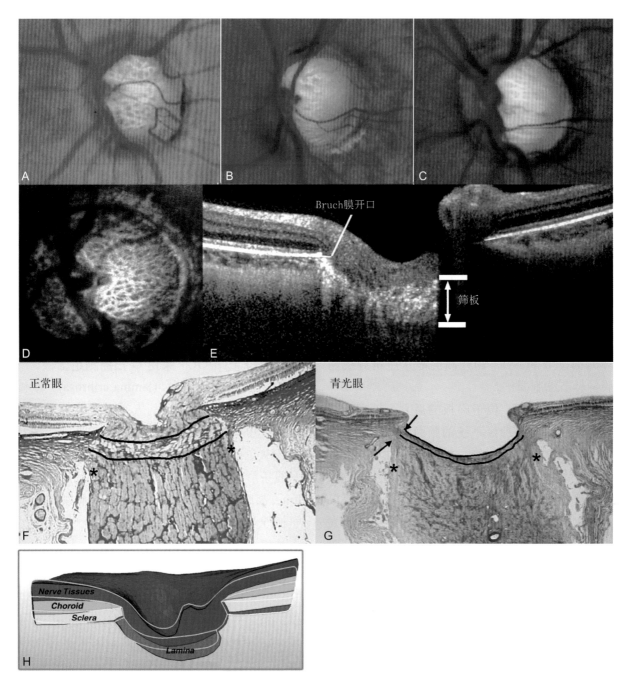

图 2-4-15 筛板的检眼镜，EDI-OCT C 扫描，组织病理学所见

A.B. 视盘杯深而大，杯底淡灰黄色筛板，暗灰色斑点是筛孔，圆形和卵圆形。C. 裂隙状筛孔。D.SS-OCT 1050nm 激光 C 扫描捕获的筛板像，筛孔非常清楚。E. 海德堡 EDI-OCT 捕获的正常人的筛板。将视神经孔两侧的 Bruch 膜开口连线作为参考线，它与筛板前表面的垂直线即为筛板深度。筛板前后表面之间的距离即为筛板厚度。F. 正常视神经头，* 软脑膜。G. 青光眼病人的视神经头，杯深，筛板薄，后移（图引自：Jonas.IOVS, 2003, 44: 5189）。H. 小梁切除术前视神经头视网膜组织和筛板的位置（黑线），术后前移（白线）

变形，因为较薄的筛板，承受不了高眼内压，也可能筛板前后压力梯度变陡。筛板 U 形或 W 形向后移位，导致结缔组织错位、挤压、伸展、切断神经节细胞的轴突或筛板毛细血管引发神

经节细胞丧失（图 2-4-16）。

测量筛板深度是以 OCT 的 B 扫描上巩膜管壁两端 Bruch 膜开口的连线作为参考平面，此平面至筛板前表面的垂直距离即为深度。由于筛板

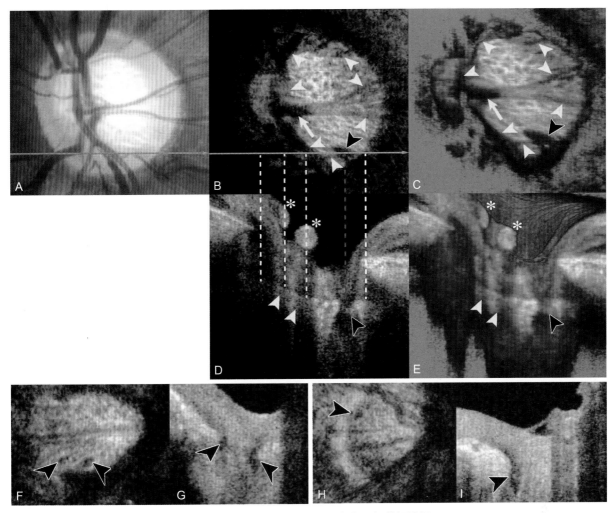

图 2-4-16　OCT 展示青光眼病人局部筛板缺损

青光眼病人筛板 1050nm 的 SS-OCT3D 成像。A. 视盘彩照。B. 视盘 C 扫描，在筛板水平。视盘照片对比 C 扫描图像之后，发现 OCT 图像上多处弱反光（黄箭头）是视网膜血管阴影；颞下方有一个三角形局部筛板全层缺损（黑箭头）。C.3D 重建像。D-E. 水平向 B 扫描，彩照上的绿色水平线代表 B 扫描部位。视网膜血管（星号）。F.2 个筛板缺损（黑箭头）在 C 扫描像。其 B 扫描像是 G。H. 一个筛板缺损在 C 扫描像，其 B 扫描像是 I（引自：Takayama K, Hangai M. Three-dimensional imaging of lamina cribrosa defects in glaucoma using swept-source optical coherence tomography. Investigative Ophthalmology & Visual Science, 2013，54(7):4798-4807）

往往呈凹弧形，所以各段的深度不同。青光眼病人的筛板深度比健康受试者更深（更向后移位）。

（2）获得性视神经小坑（acquired pits of the optic nerve）：视盘严重的、高度的局部组织丧失可能会导致视盘小坑。从理论上讲，筛板的局部结构性弱点可能在一个区域加剧青光眼盘杯而产生获得性视神经小坑。最常位于视盘的颞下方，常常产生视野缺损。便于与先天性视盘小坑区分，获得性视神经小坑又称伪坑（pseudopits）、筛板局部缺损。

（3）筛板局部缺损（focal lamina cribrosa defects）：在 C 扫描图上容易发现很弱和反光的局部缺损，多数是全层性。由于局部缺损和视网膜血管阴影均是很弱反光，所以必须对比眼底照相确定这块弱反光不是视网膜血管阴影；B 扫描在对应部位的强反光筛板上有全厚度很弱反光，才能肯定是局部缺损。Takayama 等（2013）182 眼青光眼病人中 6.6% 有筛板局部缺损，75% 缺损靠近筛板边缘，与视盘出血和长眼轴有密切关系。

2. 筛孔／视盘面积比（pore-to-disc arearatio）

轴突损伤和凹陷造成筛孔／视盘面积比增高，筛板萎缩而变薄、更易向后移位，筛板结缔组织变形。

大视盘病人的筛板也大，筛孔／视盘面积比增高，结缔组织越薄，组织支撑力越弱。

小视盘病人的筛板也小，筛孔／视盘面积比也小，结缔组织越厚，组织支撑力越强。

3. 角膜中央厚度（CCT）与筛板厚度的关系 根据 LaPlace 定律，倘若所有其他因素相等，大视盘比小视盘容易变形。Pakaravan 等研究发现，角膜中央厚度大伴小视盘的眼，其视神经头较坚实。这意味着筛孔／视盘比增高，大筛板的病人，其 CCT 薄，较易患青光眼。一项 111 只无青光眼的摘除眼球研究表明，角膜中央厚度和筛板厚度之间没有关联。然而，此研究由于未规范尸检和标本制备引发的变化。角膜和筛板源自相似的组织胚胎学（外胚层），因此，按理说同一发病机制会同时影响角膜和筛板。

与对照组比较，青光眼组筛板较薄，筛板外表面直接暴露于软脑膜，并间接地暴露于脑脊液间隙的较宽，眼内腔和脑脊液间隙之间的距离较短。

第五节　青光眼视野

一、概述

检查青光眼视野的工具前后有三种：平面视野计、Goldmann 视野计及自动视野计。最早用的平面视野计最便宜，缺点是需视野技师的技巧、背景及视标照明度不标准，不能监视病人注视状态，不能测定阈值。Goldmann 视野计背景及视标照明度标准化，能监视病人注视状态，但取决于视野技师的技巧；静态视野的操作步骤太繁杂，检查一条子午线便能使病人及检查技师精疲力竭。这两种费事费力的检查方法已被摒弃。

自动视野计是利用电脑技术在 Goldmann 静态视野计的基础上发展的，所有繁杂的步骤全由电脑胜任，而且功能比人工操作的复杂得多。检查者的主观性已被克服，不再依赖于视野技师的技巧，几小时训练即可开始最常用的操作，但仍然完全依赖于病人的主观性，目前仍属于主观性检查。美国自 80 年代以来，青光眼的视野检查常规地采用自动视野计（automated perimeter）。用速成法（fastpac）6min 就可完成一眼的检查。2001 年最新的 Sita-Fast 更快，24-2 阈值测定每眼只需要 3min。

自 1970 年以来自动视野计有不少进步，目前都采用 Humphrey 及 Octopus 两公司的产品。很像 Goldmann 视野计，视标为白色光，投射于浅灰色半球上（背景照明 31.5Asb），视标大小不变（Goldmann 视标 #Ⅲ），位置由电脑任意改变，视标的光强度根据测试点的位置而变化，视网膜上各投射点的阈值随年龄而有变化，电脑会选择该年龄组的阈值作为该测试点的标准，并且根据病人的反应调整光强度做再次测试。

在美国，近 40 年来青光眼视野全由自动视野计测定（24-2 阈值测试；30-2 的周边部分视敏度下降往往是人为的，故很少被采用）。阅读视野报告时先评估病人检查时的可靠性，如三项可靠性（注视丧失、假阳性、假阴性）都合乎要求，下一步从模式偏差图中辨认深色小方块（概率＜0.5%）组成的暗点类型（弧形暗点、鼻侧阶梯、旁中心暗点、中心暗点、向心性缩小）。

一个视野中可有数种暗点同时存在；要排除老年性白内障造成的弥散性阈值改变。记录综合指数中的平均偏差（MD）、模式标准差（PSD），以便随访时做比较。

青光眼病情已被控制者，每 6～12 个月复查视野；病情突然恶化者，可增加至每 2～4 个月一次。

青光眼杯与视野缺损的关系：仔细观察盘沿（rim），如在视盘上下极发现有切迹（notch），即该处视盘缘突然变窄，色苍白，表明该处神经纤维已受损，借此可预示在某个地区有弧形暗点，如下极（偏颞侧）视盘缘有切迹，则可预示在盲点的鼻上方有弧形暗点。

初学者必须首先熟悉 Goldmann 视野图中各种暗点的特征。常见的青光眼视野缺损包括弓形暗点、旁中央暗点和鼻侧阶梯，在同一视野中可同时出现不同的缺损类型。

1. 弓形暗点　又名 Bjerrum 暗点。视盘局部较深的凹陷会导致该区域相应的神经纤维丧失，因此，弓形视野缺损通常与生理盲点相连。经典的弓形暗点是视野缺损从生理盲点弧形绕过中央固视点走行，止于与颞侧水平合缝相对应的位置，形成 Bjerrum 区缺损。

2. 旁中央暗点　如果视盘切迹是部分的，仅仅是一部分轴突受累，只是局限于受损的那一部分弓形区域神经纤维。所导致的视野缺损就成为旁中央暗点。旁中央暗点可发生于中心视野的任何位置，但通常是多见于鼻侧。

3. 鼻侧阶梯　视盘各部分广泛的神经纤维受累时，缺损很少是完全对称的，从而使上半视野的光敏感度与下半视野不一样。上方弓形缺损与下方弓形缺损在水平缝相遇时，因上下不对称而在视野中显示鼻侧水平经线两侧阈值敏感度的差异称为鼻侧阶梯，此种暗点由 Ronne 发现，故名 Ronne 阶梯（Ronne step）。

4. 局限性和弥漫性视野缺损　旁中央暗点、弓形暗点和鼻侧阶梯都属于局限性视野缺损，具有一定的形状。相反，弥漫性视野缺损是整个视野都出现敏感度降低，导致视岛整体压低而没有显著的形状改变。均匀的视野缺损常见于白内障，特别是年龄较大、青光眼风险高的病人。因此，当出现视野缺损时，首先将局限性缺损与弥漫性缺损分开，重点观察局限性缺损，有利于识别青光眼特征性的局限性视野损害。在 Humphrey 视野计 STATPAC 打印结果中模式偏差图的设计目的就在于此。

5. 青光眼性视野缺损分期（图 2-5-1，图 2-5-2）　第 I 期，Bjerrum 区相对性缺损。第 II 期，Bjerrum 区绝对性缺损，斑块状或弧形，但并不与盲点相连。第 III 期，Bjerrum 暗点，即绝对性弧形暗点与盲点相连，有时以带状形态在鼻侧直达周边。第 IV 期，广泛性环状或半环状绝对性暗点，注视区未波及。第 V 期，中央视岛消失，只剩颞侧视岛。

必须熟悉这种视野缺损的部位和形态（或称模式），才能理解电脑视野计只能探测到的 24º～30º 范围内改变的意义。

相对性暗点：光线减弱可使敏感度降低，但并未完全丧失，至少能见到最亮的视标

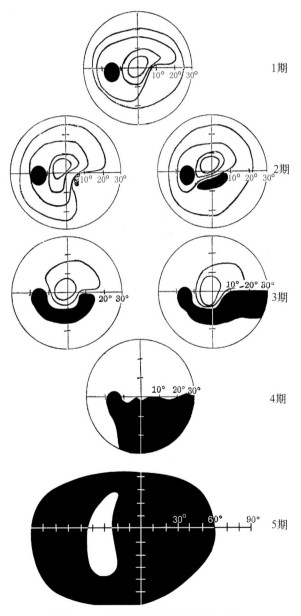

图 2-5-1　青光眼视野改变的发展分期

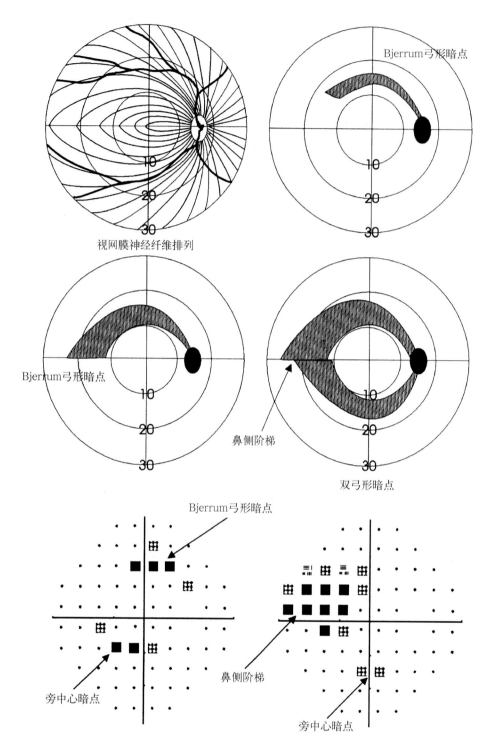

图 2-5-2 青光眼神经纤维束性暗点的自动视野记录

（1000asb，1/4mm²）。暗点范围的波动性较大。

绝对性暗点：最亮的视标（1000asb，1/4mm²），无论静止或移动都不能看到。比1000asb 或 1/4mm² 更亮更大的视标，在眼内的散射光便增强，以致对于视网膜的刺激范围超越既定的界限。因此，需要选择 1000asb 及 1/4mm² 以区别相对性与绝对性暗点。

6. Hodapp 分级（基于电脑自动视野计测量的视野） ①早期青光眼视野缺损（图 2-5-3）。a.MD ＜ － 6dB；b. 少于 18 个点视敏度，降低程度低于 5% 概率水平，少于 10 个点低于 1% 概率水平；c. 中央 5 度范围内不存在视敏度低于 15dB 的部位。②中度青光眼视野缺损。a.MD ＜－12dB；b. 少于 37 个点视敏度，降低程度低于 5% 概率水平，少于 20 个点视敏度降低程度低于 1% 概率水平；c. 中央 5 度范围内没有绝对缺损（0 dB）点；d. 中央 5 度范围内只有一个半侧视野存在视敏度低于 15 dB 的部位。③严重青光眼视野缺损。a. MD ＞－12dB；b. 超过 37 个点视敏度，降低程度低于 5% 概率水平，或超过 20 个点视敏度，降低程度低于 1% 概率水平；c. 中央 5 度角范围内存在绝对缺损（0dB）点；d. 两个半侧视野均存在中央 5 度范围内视敏度低于 15dB 的部位。

二、电脑自动视野计检查

自动视野计是利用电脑技术在 Goldmann 静态视野计的基础上发展的，所有繁杂的步骤全由电脑胜任，而且功能比人工操作的复杂得多。不再依赖于视野技师的精湛技巧，几小时训练即可开始最常用的操作，但仍然完全依赖于病人的主观性。

自 20 世纪 70 年代以来自动视野计有不少进步，目前都采用 Humphrey（图 2-5-4）及 Octopus 两公司的产品。很像 Goldmann 半球状视野计，半径约 300mm。

光视标：只有一个光源，白色光，投射于浅灰色半球上（背景照明 31.5asb）。视标大小基本不变（Goldmann 视标Ⅲ，面积为 16mm²）。

照明强度单位是 asb（apostilbs，亚熙提），但是用它的对数 dB 作为计算单位，因为这样可使视觉与照明强度改变显示较好的线性关系（表 2-5-1）。

表 2-5-1　照明强度

dB	asb	dB	asb
0	10 000	30	10
10	1000	40	1
20	100	50	0.1

0 dB 是最强的照明度，50dB 是最弱的照明度。1dB 是 0.1 对数单位，因此降低 10dB 就等于增加 10 倍刺激强度；降低 20dB 就等于增加 100 倍刺激强度。

视标光亮度在未衰减状态为 0 dB（decibel）（=10 000 asb，Hemphery）（=1000 或 4000asb，Octopus）。视标刺激强度（光亮度）用滤光片

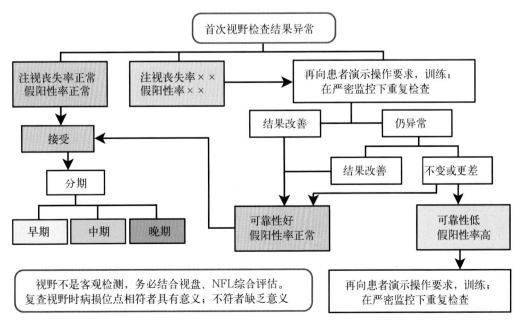

图 2-5-3　初诊视野异常的诊断步骤

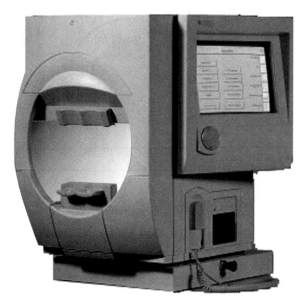

图 2-5-4 Humphrey 视野计

作精确衰减。光衰减（单位为 decibels）愈强，则光亮度（单位为 asb）愈暗。每个测试点要求测定能看到最低亮度的视标，每点的阈值以 dB 为单位记录。每眼测定 54 个测试点（24-2），30-2 设定有 76 个测试点。电脑已知每个测试点病人年龄组平均阈值，以此阈值先测 4 个第一测试点（离水平及垂直子午线各 9°），若病人看不到光视标再提供亮度。第一测试点像其他 6 个计算短期波动用的测试点一样，必须重复测一次。此阈值作为邻近测试点的起始值，依此类推到进一步邻近的测试点。这样可节省时间。任何测试点的阈值，凡高于或低于同年龄组阈值 5dB 者，需重复测定一次。先测定 4 个第一测试点，以后由电脑任意轮流检查各测试点，病人只觉得光视标任意乱跳，无一定规律。

注视：周期性测定盲点或角膜反光点来监视注视。

自动视野检查记录有测试中病人反应的可靠性，例如：注视丧失率、假阳性率、假阴性率、注视追踪等。对于不可靠的测试，所有数据都缺乏参考价值。

软件有一种功能，将 6 次视野检查放在一起，以便做平均偏差的线性回归分析等。

自动视野检查还有很多其他功能，阈值测试就有 12 种，对青光眼病人最常用的是 24-2 或 30-2 阈值测试，至于 10-2 及黄斑（4°）阈值测试很少被使用。青光眼普查又有 10 种类型。

（一）测试方法

Humphery 视野计中用得最多的是全阈值程序（full threshould program）。先在电脑上输入病人姓名、出生日期、病人号码、眼镜度数（视远及视近）、瞳孔直径。选择测试法，如 24-2、30-2、黄斑阈值测试等，普遍选 24-2，即中心 24°。测试点多似乎会细一点，但是测试时间长了病人疲劳而不能集中注意力，其结果反而不如测试点少的。因而 24-2 最受欢迎，尤其是速成法（fastpac）6min 就可完成。24-2、30-2 都可选速成法，但速成法中无青光眼半视野对比试验（GHT）。2001 年开始采用 Sita-Fast 阈值程序，更快，24-2 阈值测定每眼只需要 3min，而且保存了青光眼半视野对比试验（GHT）。

极安静的暗室内，将头搁在额托架及下颏托上，受检眼面对视野计圆顶中心的注视点，头不能倾斜。适当调整病人坐位或视野计高度使病人舒适，另一眼用眼罩遮盖。根据病人年龄加适当"阅读另加"（add）于视远用眼镜度数（表 2-5-2），将此组镜片置于视野计的镜框上，镜片要靠近睫毛并应对好中心。

表 2-5-2 测定视野所需"阅读另加"（add）的眼镜度数

	阅读另加		阅读另加
30 岁以内	0*	45—49 岁	+2.00D
30—39 岁	+1.00D	50—54 岁	+2.50D
40—44 岁	+1.50D	55 岁以上	+3.00D

举例：50 岁视远戴 − 3.00，则检查视野需 − 3+2.5= − 0.50

*30 岁以内者戴视远用眼镜即可

告诉病人："你看准中心黄点不要动，当你一看到另外一个闪光点时马上摁应答按钮。如果你犹豫不决稍稍迟一点摁按钮，则电脑认为你未见到那个亮点。如果你想休息一下，那么必须摁住按钮不放直到你想继续再做下去。想眨眼睛时也必须摁住按钮不放。""有时闪光点很明亮，很容易看到；但要注意有时闪光点很暗，要留心察看,但眼睛仍然看准中心黄点不要动。"

第一次受检的病人最好用示教程序让病人试一试,否则常会花样百出而不能作为基线(baseline)记录。测试过程中视野技术员应该通过电视或望远镜监视病人瞳孔是否在靶标中央,如有偏位则需通过水平及垂直调整控制把手以矫正下颌位置。上睑未充分抬起是经常会发生的弊病,视野技术员应该不断提醒病人把眼睛睁大。测试完成时机器会发出蜂鸣声。打印出测试结果。

(二)视野记录

Humphrey StatPac 2 程序计算的结果,每眼整整一满页,主要有 7 部分(图 2-5-5)。视野测定是病人的主观检查,误差频频,务必重视评估视野测试的两条重要规则:可靠性高(无 × × 标记),视觉降低的测试点有重复性(前后几次在相同测试点阈值有类似降低)。

1. 视野检查的可靠性　阅读视野报告的第一步就是审核视野检查是否可靠?不可靠的检查需要重做,不能归档。医师如何衡量此主观检查的可靠性?有 3 个指数可供参考。

(1)假阳性(false positive):机器发出移动声,而实际上无投射光,如果病人没有真正看到视标,却想当然地摁按钮认为看到视标,此为假阳性。假阳性指数在三个可靠性指标中是最重要也最有用的。假阳性率超过 15%,则其检测结果就不可靠,会有"× ×"记号标注,最好进行重复检测。凡超过 15% 假阳性率的检测,将自动从 GPA 分析中剔除。

(2)假阴性(false negative):主要是用于评估病人的注意力分散,对应该看到的刺激没有做出反应。例如,在先前看到的测试点,随机用较强的光再次测试时,病人反而不做反应。值得注意的是,青光眼病人视野检测的假阴性率往往较高,即使是注意力高度集中的病人。因此,假阴性指数增高在青光眼病人管理中只能另当别论,这可能是一个青光眼的特征。

(3)注视丧失(fixation loss):检测注视稳定性,病人是否坚持注视正前方的一个小黄点,

眼球是否东张西望。注视移位大约 3° 就能被检测出来。光视标投射在生理盲点区域时病人反应"见到"视标了,即为注视丧失。不定时反复测试。

例如:1/30。这表明电脑测试 30 次,其中有 1 次病人转移注视。如果注视丧失 ≥ 20%,说明此次测试不可靠。记录会显示"× ×"记号提醒你。

注视追踪记录图:在大多数 Humphrey 视野计中,都配有自动双变量注视追踪系统,以检测每一次刺激呈现时的固视方向偏移。注视稳定性的记录显示在 SFA 打印图的底部。在大多数病人,此检测精确到 ±1°。

在基线以上的线条为注视丢失量,最大范围可提示 10° 以上的注视误差;在基线以下的线条为机器没有成功检测注视方向,例如一次眨眼。

如何解释注视追踪结果。HFA 注视追踪系统应用图像分析来分别定位瞳孔中心和发光二极管在角膜表面的反射光。这两个图像的间距主要取决于注视方向而不是病人头位的改变。分别计算提供了头位信息,其运用于 HFA 的一个模型,以自动保证检测眼始终正对其试镜片中心。

2. 阈值数据　原始的检查记录。24-2 有 54 个测试点,30-2 有 76 个测试点,图内记录每个测试点的阈值,括号内的为重复测试的值。阈值 dB 愈高表示该处视细胞及其轴索的灵敏度愈高。中央 4 个测试点代表离注视点 5° 的区域,灵敏度最高,此处阈值低至 0,则中心视力会受威胁甚或严重下降。要注意阈值数据中阈值 = 0(或极低)的区域,它的意义不能由模式偏差来说明。

3. 灰度图　灰度越黑的区域表示敏感度越低。数据未与正常人群比较,视野丢失的模式包含上睑下垂、未经训练或配合不良、缺乏监督纠正、矫正镜片不恰当、注意力不集中、焦虑、烦躁、有意作弊。

4. 总偏差(total deviation)　总偏差图(图 2-5-5 中 4)有上、下两幅,上图内的各个数

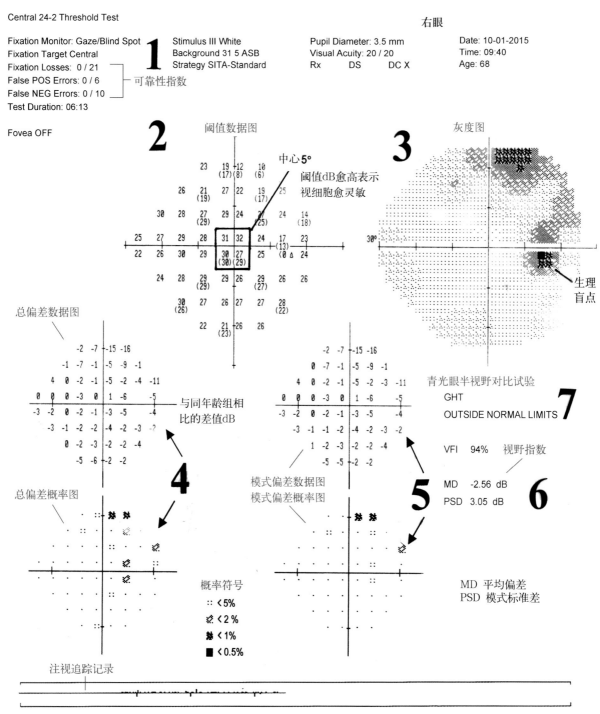

图 2-5-5　中心 24-2 阈值测试报告单

字代表各测试点阈值与该年龄组正常值的差异。下图为概率描记图，黑色小方块代表概率 < 0.5%，表示该测试点最可能不正常，仅 < 0.5% 的正常人会有如此低的阈值，其他概率 < 1%、< 2%、< 5% 分别以不同密度的细点方块代表。测试点阈值与该年龄组正常值的差异在 4dB 以

内者视为期望数值，故不显示概率图。

5. 模式偏差 (pattern deviation)　模式偏差又译为形态偏差。当整个视野 (3D 观点称视岛) 敏感度普遍降低 (例如白内障)，这会混淆早期青光眼局限性视野缺损，因此，通过模式偏差减去视野异常中的普遍性成分，最大限度地排

除白内障效应后彰显细微的局限性视野缺损。

模式偏差图（图 2-5-5 中之 5）也有上、下两幅，上图内的各个数字与总偏差相似（图 2-5-5），但经调整处理以消除屈光介质混浊（例如白内障）及小瞳孔所引起的视觉山（hill of vision）的弥散性降低，使局部的暗点更易显露。图 2-5-6 青光眼伴有白内障病人，在随访过程中因白内障的发展而使灰度图及总偏差图黑点愈来愈增多，状似神经纤维丧失增加，模式偏差图处理掉了白内障所造成的视觉减退（视觉山全面性降落），可以看到神经纤维功能仍然正常，至少无明显丧失。另外，个别视觉超正常者，也必须经调整处理才能显示暗点的真面目。图 2-5-5 中之 5 为概率描记图，其下图黑色小方块代表概率＜ 0.5%，表示该测试点最可能不正常，仅＜ 0.5% 的正常人会有如此低的阈值。模式偏差概率图对可疑青光眼可能是最重要的 STATPAC 分析。

对比总偏差和模式偏差：①两幅概率图大体上相似：提示病人的视野没有或很少普遍性敏感度下降。②总偏差概率图中敏感度普遍均匀性下降，而模式偏差概率图基本正常或残留局限性缺损：提示病人存在白内障，残留的局限性缺损可能是暗点（青光眼性或其他眼病）。③总偏差概率图中敏感度明显优于模式偏差概率图：这是反常现象，称"反向白内障模式"，提示病人不管是否看见测试的亮点，一直胡乱摁按钮（图 2-5-6，图 2-5-7）。

6. 综合指数（global indices）　各个测试点的综合描述，共有 4 个指数：平均偏差（MD）、模式标准差（PSD）、短期波动（SF）、校正模式标准差（CPSD）。这 4 个指数都由年龄纠正的正常数据做调整。综合指数中的平均偏差及校正模式标准差，这两种数字性记录可转载于病历上。新版本中只保留 MD 和 PSD，增添 VFI。

（1）平均偏差（mean deviation，MD）：平均偏差说明病人视野全面下降或者仅在某一局部有明显降落。平均偏差为各个测试点与该年龄组正常值的差异的平均数。负值表示下降（低），正值表示高起（高）。例如：MD － 0.45dB

$P < 10\%$（1998）。MD － 9.85dB $P < 0.5\%$（1999）。1998 年的平均偏差比正常下降 0.45dB，该年龄组的不到 10% 正常人可有同样范围（或更高）的偏差。1999 年的平均偏差比正常下降 9.85dB，该年龄组的不到 0.5% 正常人才有这样（或更高）的偏差。从平均偏差来说，1999 年比 1998 年恶化很多。

Hodapp（1993）对青光眼视野的分类，其中一项准则规定 MD 不超过 － 6dB 为轻度异常，－ 6 ～ － 12dB 为中等度异常，超过 － 12dB 为严重异常。

（2）模式标准差（pattern standard deviation，PSD）：病人视野的立体形态与该年龄组正常人的作比较。低的模式标准差表明视觉山的表面是光滑的；高的模式标准差表明视觉山的表面是高低不平的，除视野本身真的是不光滑以外，当然也可能是病人的不可靠反应。概率的意义可参考平均偏差。

（3）视野指数（visual field index，VFI）：VFI 是 MD 的加强版，更少被白内障影响，对中心视野的变异更为敏感，更好地反映神经节细胞的丢失。正常 VFI 值接近 100%，而视野盲的 VFI 值接近 0。当普遍敏感度下降被忽略时，模式标准差可反映局部视野丢失。PSD 值低，见于正常视野、视野普遍敏感度下降和盲视野；PSD 值增高，反映中等 - 进展期视野丢失。

在诊断上，视野指数往往没有概率图和 GHT 那么有用。然而，VFI 和 MD 对青光眼分期、随访观察进展非常有用。

（4）短期波动（short-term fluctuation，SF）：此为试验内变异性。电脑选择 10 个测试点用不同刺激阈反复测试 2 次，察看病人的回答是否先后不一致。短期波动 = 反复测试值的方差。从阈值数据中阈值与括号内的阈值相比即可了解测试的差异性。

校正模式标准差（corrected pattern standard deviation，CPSD）：模式标准差去除短期波动的影响，并去除屈光介质引起的弥散性阈值降低，企图仅留下真正的视野丧失。从理论上讲，

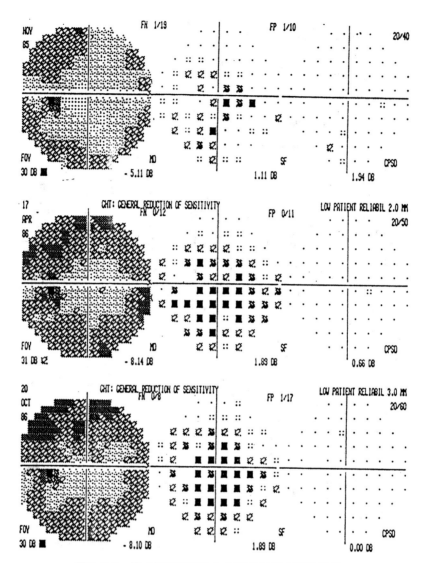

图 2-5-6　模式偏差图排除白内障性视觉全面性陷落

青光眼伴有白内障病人，在随访过程中因白内障的发展而使灰度图及总偏差图黑点愈来愈多，状似神经纤维丧失增加，模式偏差图处理掉了白内障所造成的视觉减退（视觉山全面性降落），可以看到神经纤维功能仍然正常，至少无明显丧失

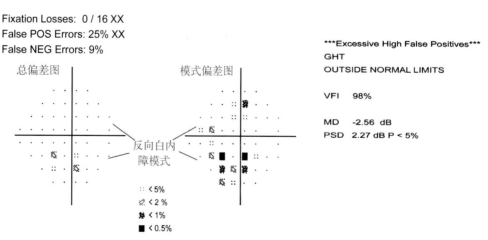

图 2-5-7　总偏差概率图敏感度明显优于模式偏差概率图——反向白内障模式

"反向白内障模式"：模式偏差概率图中位点敏感度的降低比总偏差图多，这种反常情况通常出现高比例的假阳性反应，假阳性错误已有 ×× 标记，在 HGT 中已标示过高假阳性反应

模式标准差经纠正后更真实地反映视觉山表面的偏差。概率的意义可参考平均偏差，异常即 $P < 5\%$，严格一点可取 $P < 1\%$。

有一点请注意，晚期青光眼仅残留颞侧视岛时，其余中心视野阈值都为 0，此时校正模式标准差会出差错，它将大量的阈值 =0 作为弥散性视觉降低来处理，结果校正模式标准差图上只见少量的花纹方块有如早期青光眼的视野缺损，但是仔细看一下阈值数据就可见大量的阈值 =0，而且平均偏差 = － 25dB 至 － 30dB。

7. 青光眼半视野对比试验（glaucoma hemifield test，GHT）　上半视野划出 5 个区域（中心暗点区，旁中心暗点区，弧形暗点分成三段，第一段为鼻侧阶梯，其余二段为中段及前段），每区域包涵 3 ～ 6 个测试点（图 2-5-8）。视野上半部 5 个区域与下半部 5 个区域比较，最后会显示结论：正常限度内、正常限度外、模棱两可（borderline）。此结论是早期青光眼视野缺损三种诊断准则之一。如发现各测试点全面性灵敏度降低，也会在报告中显示。上睑遮挡视野此试验会误认为青光眼视野缺损。速

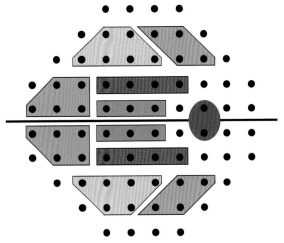

图 2-5-8　青光眼测试用的上半视野区
上半视野 5 个区，下半视野有对称的 5 个区，上下相互比较后会显示结论：1. 正常范围内；不出现下列任何情况；2. 正常界限外：<1% 正常人群出现至少 1 个区域的不同；3. 边界 (borderline)：>1%<3% 的正常人群会出现至少 1 个区域的不同；4. 普遍敏感度下降或异常的高敏感度：即使最好检测位点，也会比正常人群 (<0.5%) 出现的水平要低或高

成法（fastpac）中可惜无青光眼半视野对比试验。Sita-Fast 恢复青光眼半视野对比试验（GHT）。

（三）测试的人为现象

1. 上睑缘遮挡　尤其老年人上睑未充分睁大而遮挡上方周边视野。相当常见，解释视野图时必须注意此种可能性。

2. 疲劳　注意力不集中，常不能看到周边弱光刺激，尤其是在测试后半段时间。速成法的 24-2 阈值测定只须 5 ～ 6min，不易引起疲劳。4 个第一测试点（离水平及垂直子午线各 9°）最先测定，故此 4 个区域及中心注视点周围在灰色调图上像盛开的四朵花瓣。

3. 短期波动　病人同一测试点对几次测试的反应不一致。若 $P < 5\%$ 会使 CPSD 不正确。

4. 小瞳孔　瞳孔过小（2mm）则视网膜接受到的视标亮度明显降低，既可造成全面弥散性视觉减退，又可使原有的局部缺损变得更明显，还可看到新的局部缺损。这些人为现象即使用计算法给予矫正，仍然会看到明显的恶化，当将瞳孔扩大到 4mm 时视野缺损会明显好转。滴用缩瞳药的青光眼病人在做视野时瞳孔应予扩大至 3 ～ 4mm。在视野随访过程中最好瞳孔保持同样大小，瞳孔时大时小所得的视野不适宜前后比较。

5. 眼镜片位置不对　镜框离眼过远因而框缘遮挡视线→视野上周边环状缺损；镜框中心偏移可造成弧形周边视野缺损。

6. 未予适当矫正近视力　光视标很小，40 岁以上者如未予矫正近视力，则病人看不清视标而给予乱回答，常造成视野全面性降低，此种人为现象可被矫正，所以如察看 CPSD，则不受影响。

7. 注视点位置不在正中　生理盲点移位，远离生理盲点的周边视野视觉降低。例如生理盲点朝下移，则上方最周边处显现视觉降低，因为该处视细胞的位置比视野上的位置更周边些，而周边视细胞的视觉阈值理该低些。注视点位置不正对判别偏盲及水平性缺损造成不便。

8. 出生年份弄错　出生年份有较大误差会

算错平均误差，因为平均误差是根据同年龄组平均值来比较的。例如将1975年误录为1945年，年龄变老30岁，平均误差会偏高。

（四）评估中心视野异常

再次强调评估视野测试的两条规则：测试可靠性高，灵敏度减退的异常测试点有重复性。一定在满足此两项规则后才做评估，否则评估是徒劳，并且能引入迷糊的境地。

先要对 Goldmann 视野计及平面视野屏的视野缺损有足够的认识，并具有自动视野计检查所获得的视野缺损的理性知识。

1. 评估校正模式标准差（CPSD）　首先评估校正模式标准差（CPSD）的概率分布图，察看明显阈值降低（$P < 5\%$）的测试点的位置、分布、形态。注意：$P < 5\%$ 是包括 $P < 2\%$、$< 1\%$、$< 0.5\%$ 的，概率分布图中寻找黑方块＋密花纹方块＋稀花纹方块＋四点组成的方块。所以如果你想将判别标准提高些，则只察看 $P < 2\%$ 的测试点，也即寻找黑方块＋密花纹方块＋稀花纹方块，而不用理会四点组成的方块。

（1）明显阈值降低群（即暗点）：3个或更多的连接的测试点有明显阈值降低，这些测试点成为一个群（图 2-5-9）。单独一个测试点阈值明显降低不能提供明确的信息。

（2）暗点位置：波及最中央 4 个测试点（中心暗点），在中心暗点周围（旁中心暗点），与生理盲点相连（弧形暗点，中盲暗点），在离中心注视点 10°～20°范围内（弧形暗点），以鼻侧水平缝为边界（鼻侧阶梯），以水平子午线为界（水平性缺损），以垂直子午线为界（偏盲性缺损），以水平及垂直子午线为界（象限性缺损），在上方周边的缺损谨防上睑未抬起造成的人为现象。

（3）暗点形态（模式）：水平性缺损，象限性缺损及偏盲性暗点的形态清楚；至于弧形暗点，中心暗点，旁中心暗点的形态只能估计，因为测试点数目太少不可能形成清楚的形态。

2. 阈值数据　最中央 4 个测试点的阈值是否降得很低甚至到 0，其他测试点是否有降至 0 者，阈值 =0 表示该处可能已无功能。括号内的阈值与其上方的阈值是否接近，如差值大表明短期波动大，病人反应不一致。

3. 灰色调图　大体上可看出暗点的大小、形态及位置，但不精确。背景如有弥散性轻度视觉降低，常因屈光介质混浊所致，校正模式标准差会将此因素去除。

4. 综合指数　平均偏差及校正模式标准差的数值可作为随访比较的数位（digital）指标。

5. 青光眼半视野对比试验（GHT）　正常限度内、正常限度外、模棱两可。全面性灵敏度降低。

6. 视野缺损与视盘改变部位对应　熟悉青光眼的视野评估对阅读神经眼科的视野记录会有帮助（图 2-5-10）。

（五）青光眼视野改变

Anderson（1992）提出诊断轻度青光眼视野缺损的最低准则：①在 24°视野的模式标准差图中，在预期部位有 3 个或更多的邻近测试点 $P < 5\%$，其中一个测试点必须 $P < 1\%$。②青光眼半视野对比试验结论为"正常限度外"。③校正模式标准差 $P < 5\%$。

Budenz（1997）很赞赏 Anderson 的最低准则，三项准则中任何一项都可视为视野最低异常，只要在前后测试中有重复性就表示此视野

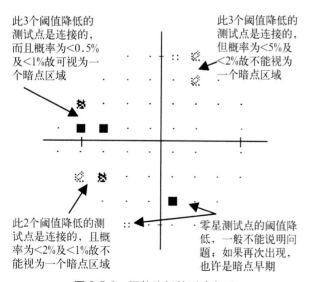

此3个阈值降低的测试点是连接的，而且概率为<0.5%及<1%故可视为一个暗点区域

此3个阈值降低的测试点是连接的，但概率为<5%及<2%故不能视为一个暗点区域

此2个阈值降低的测试点是连接的，且概率为<2%及<1%故不能视为一个暗点区域

零星测试点的阈值降低，一般不能说明问题；如果再次出现，也许是暗点早期

图 2-5-9　阈值降低的测试点群

缺损是有意义的，对于最低准则来说不必要三项准则完全具备。

青光眼视野缺损的进展（图 2-5-11）可表现在三方面：旧缺损阈值降低（10dB），旧缺损范围扩大（2 个或更多测试点），有新缺损。

软件有一种功能，将第 1 及第 2 次的视野的平均值作为基线，随访的 3 次视野每个测试点与基线比较并提示是否有好转或恶化（图 2-5-12，图 2-5-13），也可作平均偏差的线性回归分析等。

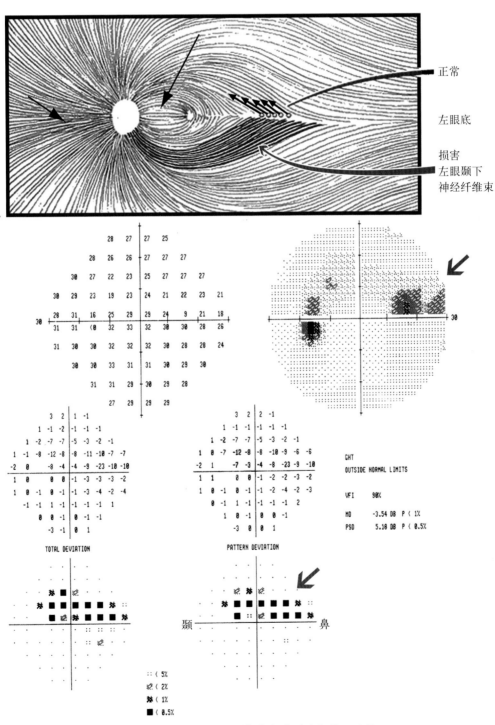

图 2-5-10　审核视野缺损与视盘改变部位一致性

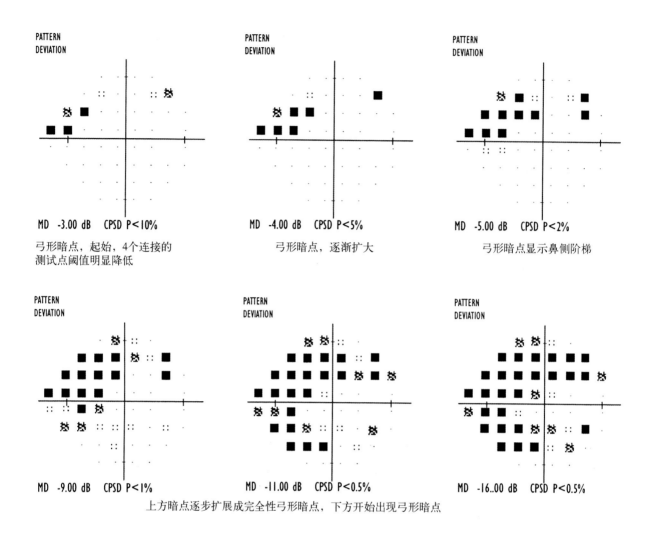

弓形暗点，起始，4个连接的
测试点阈值明显降低

弓形暗点，逐渐扩大

弓形暗点显示鼻侧阶梯

上方暗点逐步扩展成完全性弓形暗点，下方开始出现弓形暗点

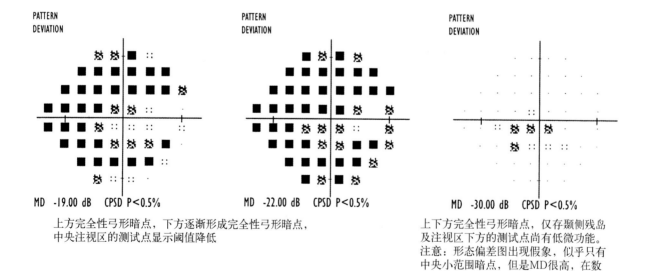

上方完全性弓形暗点，下方逐渐形成完全性弓形暗点，
中央注视区的测试点显示阈值降低

上下方完全性弓形暗点，仅存颞侧残岛
及注视区下方的测试点尚有低微功能。
注意：形态偏差图出现假象，似乎只有
中央小范围暗点，但是MD很高，在数
据图中可看到大片测试点阈值=0或几乎
为0

图 2-5-11　自动视野计检查显示的青光眼视野缺损进展模式图

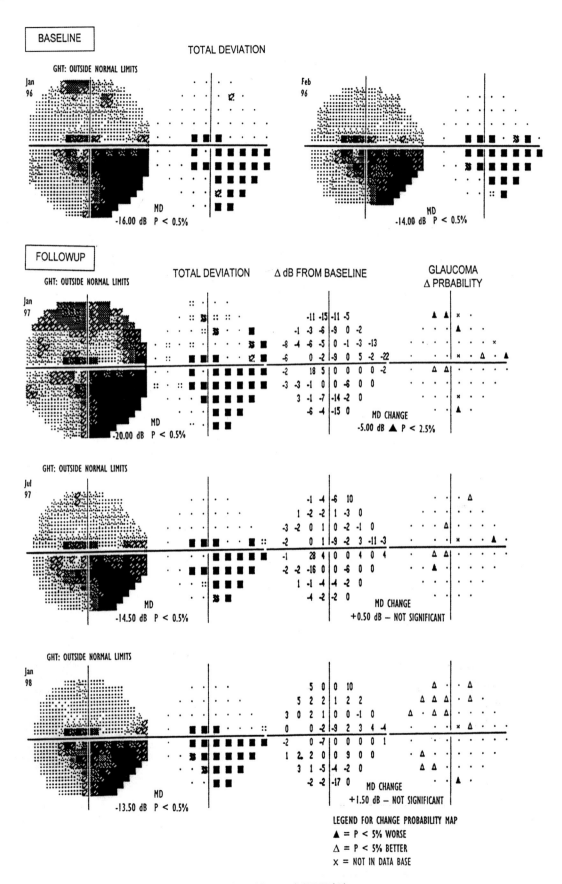

图 2-5-12 三次视野随访

表 2-5-3　青光眼视野缺损准则（Hodapp，1993）

	早期缺损	中等度缺损	严重异常
平均偏差（MD）	不超过 − 6dB	− 6 ～ − 12dB	− 12dB 或更坏
模式标准差	25% 以下测试点 $P < 5\%$，并且 15% 以下 $P < 1\%$	50% 以下测试点 $P < 5\%$，并且 25% 以下 $P < 1\%$	50% 以上测试点 $P < 5\%$，并且 25% 以上 $P < 1\%$
阈值数据	中心 5° 测试点的阈值无一测试点低于 15dB	中心 5° 测试点的阈值无一测试点为 0dB；上半或下半视野中心 5° 只有一个测试点的阈值低于 15dB	中心 5° 测试点的阈值任何测试点为 0dB；上半或下半视野中心 5° 各有一个测试点的阈值低于 15dB

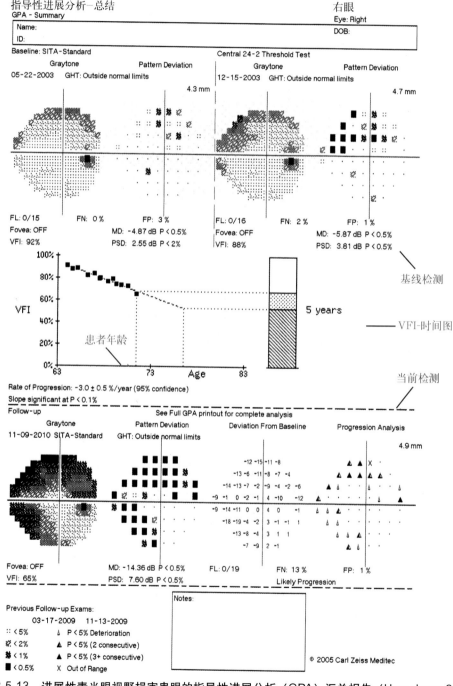

图 2-5-13　进展性青光眼视野损害患眼的指导性进展分析（GPA）汇总报告（Humphrey，2013）

第六节　青光眼分类

青光眼的病程演变可划分为 5 个阶段：1 期，初始事件；2 期，结构改变；3 期，功能改变；4 期，视网膜神经节细胞和视神经损伤；5 期，视觉丧失。前 3 个阶段可以进一步细分为与眼内压有关的事件和与眼内压无关的事件。通过房水动力学或视神经功能有关的病理或生理变化，最终导致视神经损伤和视觉丧失（表 2-6-1）。视网膜神经节细胞及其相关轴突由于 3 期的事件而受损，最终导致视力逐渐丧失（5 期）。

自从 1862 年 Donders 提出先天性、原发性和继发性的青光眼分类之后，历经多次变更（表 2-6-2）。几十年来将青光眼分成原发性、继发性和发育性三类。①原发性青光眼是指病因机制尚未充分阐明者。②继发性青光眼是指已知病因机制者。③发育性青光眼是指先天性、婴幼儿至少年时期发病的青光眼。

正常眼压性青光眼归入原发性范畴，与开角型的高压性青光眼并列，虽然这两种青光眼同属开角型，但高眼压性者属于眼压依赖性，而正常眼压性属于眼内压不依赖性。

原发性开角型青光眼的研究在 20 世纪 90 年代发生了剧烈动荡，原本以眼内压为判断标准的分类法受到冲击，因为正常眼压性青光眼的病人愈来愈多，在西方国家开角型青光眼中约 1/3 是正常眼压性青光眼。一致认为以眼内压为判断标准的分类法是不恰当的，青光眼的原因不仅是眼内压，而血管灌注压及视神经头对眼内压的抵抗力等都是发病的重要环节。必须有新的分类。

表 2-6-1　青光眼分期 *

分期	定义	与眼内压相关的事件	与眼内压不依赖的事件
1 期初始事件	将演变成 2～5 期	遗传的，获得的	遗传性，毒性，或获得敏感性造成凋亡或神经节细胞死亡
2 期早期结构改变	组织改变	房水流出系统改变	神经节细胞或视神经头的改变，如血管性、结构性或生理性
3 期功能改变	生理学改变	眼内压增高	轴突传导降低，血管低灌注，筛板畸形等
4 期视神经损伤	视网膜神经节细胞及其相关轴突丧失	青光眼性视神经病变和视野丧失	
5 期视觉丧失	进行性视野丧失	青光眼性视神经病变和视野丧失	

*Shields textbook of glaucoma. 第 6 版，2011

表 2-6-2　Donders 青光眼分类

(1) 原发性青光眼：慢性开角型（高压性）(POAG)、正常眼压性（NTG）、高眼压症（OHT）
　　急性闭角型（AACG）（临床前期、先兆期、急性期、缓解期、慢性期）
　　慢性闭角型（CACG）（早期、进展期和晚期）
(2) 继发性青光眼：开角型和闭角型
　　闭角型分前方牵拉和后方向前推机制
　　闭角型又分瞳孔阻滞和非瞳孔阻滞机制
(3) 发育性青光眼
　　先天性（出生时已发病）、新生儿或新生儿发病（0～1 个月）、
　　婴幼儿发病（1～36 个月）、青少年发病（> 3 岁至青春期）
　　继发性（伴发育异常）

Shields（1998）按照开角型、闭角型和房角发育异常三种机制，再根据解剖部位分述，对约 70 种青光眼的病变机制和部位一目了然。见表 2-6-3，"4. 视神经头"为编者添加，其机

表 2-6-3　基于流出阻塞机制的青光眼分类

开角型青光眼机制

1. 小梁前（膜生长过多）
  - 纤维血管膜（新生血管性青光眼）
  - 内皮层常有 Descemet 膜样膜
    - 虹膜角膜内皮综合征（ICE）
    - 多形性角膜后层营养不良
    - 穿孔性及非穿孔性伤
  - 上皮向下生长
  - 纤维向内长
  - 炎症性膜
    - Fuchs 异色性虹膜睫状体炎
    - 梅毒性角膜基质炎
2. 小梁网（小梁间隙闭塞）
  - 特发性
    - 慢性开角型青光眼
    - 类固醇诱发青光眼
  - 小梁网阻塞
    - 红血细胞：a. 出血性青光眼；b. 血影细胞性青光眼
    - 巨噬细胞：a. 溶血性青光眼；b. 晶状体溶解性青光眼；c. 黑色素瘤溶解性青光眼
    - 新生物细胞：a. 恶性肿瘤；b. 神经纤维瘤病；c. Ota 痣；d. 青少年性黄色肉芽肿
    - 色素：a. 色素性青光眼；b. 剥脱综合征（囊青光眼）；c. 葡萄膜炎；d. 恶性黑色素瘤
    - 蛋白质：a. 葡萄膜炎；b. 晶状体诱发性青光眼
    - 粘弹剂
    - 抗 VEGF 药物微粒 §
    - α- 胰蛋白酶诱发性青光眼
    - 玻璃体
  - 小梁网的改变
    - 水肿：a. 葡萄膜炎（小梁炎）；b. 巩膜炎及上巩膜炎；c. 碱烧伤
    - 外伤（房角后退）
    - 眼内异物（铁质沉着症，铜质沉着症）
3. 小梁后
  - Schlemm 管阻塞
    - 管坍瘪
    - 管阻塞（例如镰状红细胞）
  - 上巩膜静脉压增高
    - Sturge-Weber 综合征
    - 球后肿瘤 §
    - 甲状腺性相关性眼眶病变 §
    - 颈动脉 - 海绵窦瘘
    - 海绵窦血栓形成
    - 上腔静脉阻塞

续表

- 纵隔肿瘤
- 上巩膜静脉压增高

4. 视神经头 [§]
  - 高眼内压
    - 筛板应力应变→轴浆流中断→RGC* 凋亡
    - 筛板改变激活筛板细胞→ RGC 凋亡
  - 低 CSF 压
  - 血供障碍

闭角型青光眼机制

1. 前方（牵拉机制）(pulling mechanism)
  - 膜收缩
    - 新生血管性青光眼
    - 虹膜角膜内皮综合征
    - 多形性角膜后层营养不良
    - 穿孔性及非穿孔性外伤
  - 炎症性沉淀物收缩

2. 后方（前推机制）(pushing mechanism)
  - 瞳孔阻滞
    - 瞳孔阻滞青光眼
    - 晶状体诱发性机制：a. 晶状体膨胀；b. 晶状体半脱位；c. 晶状体移动综合征（Mobilelens syndrome）
    - 后粘连：a. 人工晶状体眼虹膜 -IOL 阻滞；b. 无晶状体眼虹膜 - 玻璃体阻滞；c. 葡萄膜炎虹膜后粘连
  - 无瞳孔阻滞
    - 高褶虹膜（plateauiris）综合征
    - 睫状环阻塞（恶性）青光眼
    - 晶状体诱发机制：a. 晶状体膨胀；b. 晶状体半脱位；c. 晶状体移动综合征
    - 晶状体摘除术后（玻璃体前移）
    - 巩膜扣带术后
    - 全视网膜光凝术后
    - 视网膜中央静脉阻塞
    - 眼内肿瘤：a. 恶性黑色素瘤；b. 视网膜母细胞瘤
    - 虹膜及睫状体囊肿
    - 晶状体后组织收缩：a. ROP（晶状体后纤维增生症）；b. 永存原始玻璃体增生症（PHPV）

房角发育异常

1. 前葡萄膜高位附着
  - 先天性（婴儿性）青光眼
  - 幼年青光眼
  - 伴有其他发育异常的青光眼

2. 小梁网 /Schlemm 管不完全发育
  - Axenfeld-Rieger 综合征
  - Peters 异常
  - 伴有其他发育异常的青光眼

3. 虹膜角膜粘连
  - 宽条索（Axenfeld-Rieger 综合征）
  - 细条索收缩而致房角关闭（无虹膜）

*RGC. 视网膜神经节细胞；[§] 编著添加，引自 Shields，1998；Shields textbook of glaucoma. 第 6 版，2011

制有待更明朗。

欧洲青光眼学会分类（2008 年）基于房角镜表现分成三类，先天性、开角型、闭角型；每类各细分原发性和继发性（表 2-6-4）。

表 2-6-4　欧洲青光眼学会分类（2008 年）

原发性先天性青光眼

1. 原发性先天性青光眼／儿童青光眼
2. 青光眼与先天异常有关

开角型青光眼

1. 原发性开角型青光眼（POAG）
(1) 原发性少年青光眼
(2) 高眼压性成人青光眼
(3) 正常眼压性成人青光眼
(4) 原发性开角型青光眼，怀疑
(5) 高眼压症
2. 继发性开角型青光眼

续表

(1) 眼病引起（剥脱，色素，溶解性，出血性，外伤，葡萄膜炎，肿瘤，伴视网膜脱离）
(2) 医源性（长期糖皮质激素治疗后，多次玻璃体内注射抗 VEGF 后，眼手术和激光后）
(3) 眼球外情况引起（由于巩膜上静脉压增高）

闭角型青光眼

1. 原发性闭角型青光眼（PACG）
(1) 急性
(2) 间歇性
(3) 慢性
(4) 急性闭角发作后
(5) 原发性闭角，怀疑—闭角危险

2. 继发性闭角型青光眼
(1) 瞳孔阻滞
(2) 前方牵拉机制
(3) 后方向前推机制

第七节　青光眼诊断

高眼内压、房角的开放与否、青光眼杯、视盘沿、视野损害及 OCT 测定视盘周围视网膜神经纤维层是否变薄等是诊断青光眼的主要依据。

继发性青光眼只根据高眼内压而确定诊断，并不要求青光眼杯及视野损害的存在，但必须具有可靠的原因证据。继发性青光眼根据房角的开放与关闭而分成两种机制。

任何原发性青光眼必须摈除继发性的可能后才能建立诊断，所以首先应熟悉常见的造成继发性青光眼的眼部及全身性原因。

原发性青光眼根据静态房角的状态分为开角型及闭角型两类。宽角（静态房角镜检查法）一定属于开角型，闭角型者平时房角不一定是闭合的而常是窄角，眼内压增高时房角一定有一大片（180°～270°）是关闭的。窄角者必须在高眼内压（特别是≥ 35mmHg）时检查房角以判断是否有虹膜小梁贴合或粘连（静态房角镜检查法。对闭角型者尚需了解虹膜高褶与否）。

原发性开角型（高压性）青光眼与正常眼压性青光眼的鉴别点是后者眼内压一直在正常范围。

发育性青光眼发病于出生时或几岁内，常因畏光及流泪就诊，摈除泪道阻塞及葡萄膜炎后应该高度警惕先天性青光眼或婴儿性青光眼。儿童杯／盘比在 0.3 以上或两侧明显不等者，宜测量角膜直径及做 A 超测量眼球轴长，若角膜直径增大和（或）眼球轴增长者可诊断。畏光及流泪之后出现角膜增大及混浊，若视盘杯增大者可确立诊断。眼内压虽然重要，可惜尚未能建立可靠的标准。起病于 1 岁以内者称先天性青光眼，1—3 岁起病者称婴儿性青光眼，3 岁以上起病的儿童诊断为少年性青光眼。有人将青年性青光眼得病最高年龄定在 35 岁。

青光眼的诊断要素。①高眼内压：眼压依赖性青光眼和继发性青光眼必不可少的条件。②正常眼内压：非眼压依赖性青光眼必不可少的条件。③房角：无论原发性或继发性，均需根据房角分成开角和闭角。④视神经损害体征：视盘的青光眼外观，即局限性或弥漫性盘沿（rim）变薄或视网膜神经纤维缺损（与通常青光眼相关联）。盘沿变化比视杯大小能够更有效地反映青光眼视神经损害，可惜尚无定量指标；目前还是将杯/盘比作为指标。⑤视神经功能障碍：标准自动视野检测到可重复的青光眼性视野缺损。可靠的视野结果基于固视丢失≤15%、假阳性≤15%、假阴性≤15%。⑥判断青光眼视野结果的 Anderson-Patella 标准：青光眼半视野测试是超出正常范围，模式标准偏差（PSD）的概率<5%，或一群3个或更多个非边缘相邻的点（point），在经典的青光眼缺损的位置（例如，Bjerrum 弓形区），并没有越过水平经线；所有各点的敏感度下降（depression）的模式偏差概率图 P <5%，其中一个点的敏感度下降在 P <1%水平，并且经2次连续可靠的测试证实。

一、高眼内压

眼内压：≥22mmHg 为高眼内压，当然眼内压本身必须是正确测量而来的，不正确的测量结果当然不能作为诊断青光眼的依据。眼内压 20～21mmHg 并无青光眼杯者，宜在不同时间多次测量眼内压，有条件时可做 24h 眼内压测量，并且随访观察。眼内压在 28mmHg 以上者青光眼诊断可信性远比 22mmHg 者高。眼内压在 22～30mmHg 而无青光眼杯、视野正常者诊断为高眼压症（ocular hypertension，OH），随访观察。有人主张诊断为可疑青光眼（glaucoma suspect）。有人认为不存在无症状的眼内压增高，而且高眼压症与早期原发性开角型青光眼无法区别，所以现今有一派不再诊断高眼压症。

高眼内压依据眼内压分为三个等级：轻度升高：22～29mmHg；中度升高：30～39mmHg；重度升高：40～49mmHg。极度升高：≥50mmHg。

二、房角

检查房角以明确房角是开放的还是关闭的，开放的房角又要区分是宽角还是窄角，窄角是否有关闭可能，这对诊断分类有重要意义。

1. **第一次眼内压增高**　第一次眼内压增高时必须检查两眼房角，以确定开角型及闭角型。

（1）房角开放者：根据视盘是否有青光眼杯而分为两种：①有青光眼杯者在排除继发性青光眼后诊断为原发性开角型（高压性）青光眼；②无青光眼杯者在排除继发性青光眼后诊断为疑似青光眼（glaucoma suspect）须随访观察（图 2-7-1）。

（2）房角关闭者：宜用 Zeiss 式房角镜做压陷法以确定虹膜与小梁是贴合抑或周边前粘连。除区分房角的开、闭外，尚可观察周边虹膜与中央虹膜在平面上的差别，这对诊断高褶虹膜极重要。房角有无异常，例如：大量色素沉着、炎症产物（类似 KP、薄膜）、PAS、脱屑、新生血管、血、睫状体带变宽等，这些均为诊断继发性青光眼的证据（图 2-7-2）。

2. **高眼内压时房角关闭者**　眼内压降低后的房角开放程度须与高眼内压时比较。以此可了解治疗效果及周边前粘连（PAS）的范围。眼内压降低后易用 Zeiss 式房角镜做压陷法以确定虹膜与小梁是贴合抑或周边前粘连。

3. **有青光眼小发作或急性发作史者**　即使周边前房不很浅，也得检查房角，确定静态时房角宽度，观察有无虹膜高褶和周边前粘连。

4. **周边前房很浅（只有1/4角膜厚度或更窄）者**　不论有无小发作或急性发作史，检查两眼房角是不能忽略的。周边前房深度窄得像裂隙状者关闭的危险性更大，务必要求病人经常随访眼内压及房角。

5. **已诊断开角型者**　每隔1年也得重复检查房角。

6. **已诊断闭角型者**　每隔半年或1年也该重复检查房角。

7. **房角有引起继发性青光眼改变者**　应当经常观察房角的变化。

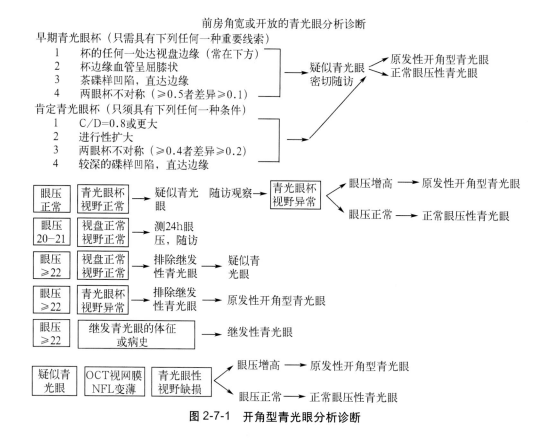

图 2-7-1 开角型青光眼分析诊断

三、青光眼视神经头

视神经头由生理凹陷扩展到青光眼杯（cupping）是一个由量变到质变的过程，实难提供一个明确的分界线。晚期青光眼杯是不难认识的，由于视神经头的神经纤维组织消失，供血减少，视盘苍白，杯深而大，明显的悬崖状边缘，中央血管向鼻侧移位，血管由杯底部爬行到表面时有明显屈膝及"错位"现象，巩膜筛板后退，盘沿（rim）变薄、消失等。有时还会伴有视神经乳头周围视网膜脉络膜环形萎缩，这些都是一目了然的。

困难的是早期青光眼杯与生理凹陷的鉴别；浅碟形杯的认识；高度近视眼视神经倾斜插入者如何肯定有青光眼杯；与非青光眼性视神经萎缩的鉴别问题。

要发现早期青光眼杯必须先认识正常生理凹陷的变异范围，尤其是一个巨大的生理凹陷有时难以与青光眼杯加以鉴别。识别早期青光眼杯有时相当困难，以下几点可资参考。

（一）青光眼杯

正常生理凹陷浅而倾斜。深而陡峭的少见。正常成人 C/D > 0.5 者甚少，凹陷区苍白，但其他区域呈粉红色。无血管屈膝中断。视盘缘的宽度和颜色是均匀一致的，尤其是上、下极。如杯/盘比 < 0.6，而上、下视盘缘并不特别窄，则仍可能是生理的。仔细观察视盘上小血管，凡是血管屈膝或中断提示青光眼。生理凹陷向青光眼杯的过渡阶段，用裂隙灯显微镜及检眼镜无法鉴别。

凹陷越大、越深、越偏向一侧时，越应考虑是青光眼性的。青光眼杯是进行性扩大的，经数年后会有所增大，并有视野缺损。

巨大视盘杯：在正常眼球也可能有巨大生理性凹陷。至于大到什么程度就算超出正常范围？这是难以定出一个标准的，一般说来 C/D=0.7 以上者，应警惕青光眼，宜特别注意其他的视盘参数，并作视盘照相以备随访观察。生理性凹陷不会进行性扩大，无视野缺损，也不会有高眼内压。

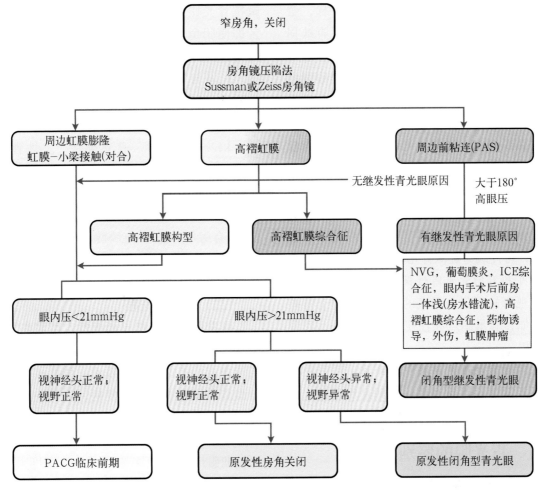

图 2-7-2 闭角型青光眼分析诊断

早期青光眼杯必须具有下列任何一种重要线索，下列现象都是微妙的，必须用 +90D 或立体视盘照相才易看到。①杯的任何一处到达或几乎到达视盘边缘（常在颞下方），该处无盘沿，或视盘下缘盘沿反而比上缘窄；②杯边缘血管呈屈膝状、中断；③茶碟样凹陷，直达视盘边缘；④两眼杯不对称（≥ 0.5 者差异≥ 0.1）；⑤视盘 1 ～ 2 个叶片状出血后数周，邻近的盘沿出现新的萎缩。

肯定青光眼杯（只须具有下列任何一种条件）：① C/D=0.8 或更大；②进行性扩大；③两眼杯不对称（≥ 0.4 者差异≥ 0.2）；④较深的碟样凹陷，直达视盘边缘。

（二）盘沿

盘沿的轮廓（宽度）是重要指标。盘沿（rim）

全面性萎缩：表现色淡、环变窄（这相当于 C/D 扩大）、变薄（OCT 可测量局部神经沿厚度）；神经沿局部萎缩：表现环局部变窄（这相当于杯局部扩大，或称切迹）。

正常人下方盘沿最宽，上方次之，鼻侧较窄，颞侧最窄。青光眼者视盘下缘和上缘的盘沿常最先受损。凡见下缘比上缘窄、环状盘沿若在某一处突然变窄甚至中断，即杯缘接近或达到视盘边缘，是青光眼性的改变。

四、视野

视野（visual fields，VF）缺损是诊断青光眼的条件之一，可惜目前这还是病人的主观检查，检查结果的正确性完全取决于病人的反应程度。

1. 典型的青光眼性视野缺损 有旁中心暗

点，弧形暗点（Bjerrum 暗点），鼻侧阶梯，全面陷落或向心缩小等，但"主觉的"视野缺损的部位及程度必须与"客观的"视盘及神经纤维层的表现相符。例如，视盘下方稍偏颞侧的局部盘沿萎缩，视野为鼻上方的弧形暗点或鼻侧阶梯。颞上方的神经纤维层萎缩，表现为鼻下方的弧形暗点。晚期青光眼者仅留中心管状视野或颞侧岛。

2. **具有青光眼性视野缺损者**　能使诊断升级，例如疑似青光眼者可升为开角型高压性青光眼或正常眼压性青光眼；即使眼内压及视盘正常者，可升级为疑似青光眼，宜随访眼内压。

3. **可相容的青光眼性视野缺损**　典型的青光眼性视野缺损但与眼底的表现在部位上有差异。例如，弧形暗点在注视点 20°以外，两眼鼻侧缺损。

4. **不相容的青光眼性视野缺损**　视野缺损的大小及深度是可重复的，也即是真正的，但与视盘及神经纤维层的表现不符。

五、青光眼的鉴别

（一）原发性青光眼

原发性青光眼只有在排除引起继发性青光眼后才能建立诊断，这是诊断青光眼的基本原则。有两点须注意：①为简化叙述，有时直接提开角型或闭角型，这意味着原发性青光眼，理所当然已首先排除继发性。②正常眼压性青光眼与高压性青光眼同样都是开角型，所以原发性开角型青光眼（POAG）或慢性开角型青光眼（COAG）应该只是指高压性青光眼，而不包括正常眼压性青光眼（NTG）；正常眼压性青光眼必须单独列出。

眼内压明显增高（30mmHg 以上）者必须检查房角以利于分析。

1. **静态法检查房角关闭者**　在排除继发性青光眼后才能诊断原发性闭角型青光眼。房角的闭合状态与高眼内压成正比。未做抗青光眼治疗时眼内压 ≥ 35mmHg 者不难确定房角是关闭或开放的，是肯定闭角型的最佳时期。当未

做抗青光眼治疗时眼内压 28 ～ 30mmHg 左右者即使闭角型也只能是小部分房角是闭合的，此时有些病例难以确定房角是开角型或闭角型。

2. **房角关闭的继发性青光眼**　虹膜膨隆和（或）虹膜周边前粘连可发生于房角本身或眼后段的压力增高。见"单眼青光眼"。

3. **房角开放者**　首先排除继发性青光眼，然后根据眼内压诊断开角型（高压性）青光眼或正常眼压性青光眼。

4. **房角开放的继发性青光眼**　由钝性外伤（尤其有房角后退）、虹膜睫状体炎、眼内肿瘤、剥脱综合征、眶内静脉阻塞、长期应用类固醇（尤其眼药水）等导致的为最常见。

（二）单眼青光眼

原发性青光眼都是两侧性，两眼病情可不一致，开角型青光眼早期的另一眼视盘或眼内压或多或少有些青光眼线索。急性或亚急性闭角型青光眼常首先一眼发病，但另一眼房角总是窄的；慢性闭角型青光眼都是两侧性。

继发性青光眼都为单眼，偶尔是两侧性，如长期服用类固醇、色素性青光眼、剥脱综合征、甲状腺性相关性眼眶病变、家族性上巩膜静脉压增高、Marfan 综合征等引起。

（三）儿童青光眼

青光眼儿童应该想到房角发育异常，其中首先是先天性青光眼及少年性青光眼，其次是眼内肿瘤及晶状体后组织收缩。不忘排除少见的 Axenfeld-Rieger 综合征、Peters 异常伴有明显角膜和虹膜前粘连等异常。

（四）继发性青光眼

继发性青光眼根据有无虹膜弓形前移或广泛前粘连而分成三类。

1. **虹膜弓形前移**　包括晶状体膨胀、虹膜环状后粘连伴有虹膜膨隆、瞳孔阻滞、恶性青光眼、大量玻璃体积血、脉络膜出血、晶状体脱位、眼内肿瘤、巩膜环扎、儿童的永存原始玻璃体增生症（PHPV）等。

2. **大面积虹膜周边前粘连**　包括新生血管性青光眼（NVG）、葡萄膜炎（包括小梁炎）、

ICE 综合征、眼内手术后曾有浅前房（恶性青光眼）、外伤、高褶虹膜综合征、睫状体肿瘤等。

3.开角型房角阻塞（无虹膜弓形前移，无虹膜前粘连）　包括钝性伤、应用类固醇、青光眼睫状体危象、眶内静脉阻塞、疱疹性眼病、异色性睫状体炎、色素性青光眼、剥脱综合征、溶血性青光眼、晶状体溶解性青光眼、眼铁质沉着症、巩膜上静脉压增高、药物毒性、小梁网阻塞（粘弹剂、抗 VEGF、红血细胞、吞噬细胞、新生物细胞、色素、晶状体蛋白、视网膜感光细胞外节）等。

继发性青光眼的标准是：眼内压 > 21mmHg+ 原发眼病的体征 / 全身相关病史 + 特征性视神经病变。根据发病机制分为开角型和闭角型，这有利于选择处理方案。有些继发性青光眼的发病机制在不同时期不尽相同。例如，新生血管性青光眼和眼内肿瘤继发的青光眼在早期是开角性，晚期变成闭角。有些继发性青光眼的发病机制是开角或闭角，因病情而异，

如葡萄膜炎、角膜内皮细胞病变、白内障、视网膜脱离、上巩膜静脉压增高等继发的青光眼。

2002 年国际地域性和流行病学眼科学会（ISGEO）对原发性青光眼新的分类系统一文中建议诊断继发性青光眼也必须建立在存在视神经病变的基础上。目前，在临床上继发性青光眼的诊断标准是：眼内压 > 21mmHg+ 原发眼病的体征 / 全身相关病史。至于特征性视神经病变并非强制要求。

继发性闭角可以分为前方"牵拉"和后部"向前推"机制。见青光眼分期（表 2-6-1）。

前方"牵拉"机制：收缩膜将周边虹膜向前拉到房角前壁上，如虹膜角膜内皮综合征，上皮植入和新生血管性青光眼或葡萄膜炎的炎性产物。

闭角绝大多数属于后部"前推"的机制：后房水、睫状体 - 脉络膜、晶状体、玻璃体腔内容物或玻璃体后的力量将虹膜 - 晶状体隔向前推移。

第八节　原发性开角型（高压性）青光眼

原发性开角型青光眼分成三种（表 2-8-1）：①原发性开角型（高压性）青光眼（primary open-angleg laucoma，POAG）（chronic open-angle glaucomas，COAG），又称慢性开角型青光眼。②正常眼压性青光眼(NTG)。③高眼压症(OHT)。

原发性开角型青光眼是一种慢性开角型青光眼。慢性开角型青光眼一般是指原发性青光眼，不同学者喜用不同病名，目前这两种病名的含义是相同的，均指高眼内压的原发性开角型青光眼。当然，房角开放的继发性青光眼就不属于这一范畴。

正常眼压性青光眼另立门户较为恰当，二者虽然同属开角型，但它们的发病机制大同小异，病程经过相似，预料将来的治疗会不同。

定义：原发性开角型（高压性）青光眼是，高眼内压为重要危险因素的慢性进行性视神经萎缩，房角开放，并无眼部或全身原因造成高眼内压（排除继发性青光眼）。

一、流行病学

（一）患病率

美 欧 Baltimore （1985—1988）、Beaver Dam (1987—1988)、County Roscommon (1988—1990)、Rottrdam (1991—1993)　普 查 40 岁以上的白种人 13 087 人，慢性开角型青光眼（包括正常眼压性青光眼）的患病率为 1.7%。Baltimore St. Lucia （1986）及 Barbados （1994）普查 40 岁以上的黑种人 8388 人，慢性开角型青光眼的患病率为 6.55%。黑种人患病率是白种人的 4.6 倍。日本 （1988—1989）普查 40 岁以上的黄种人 8126 人，慢性开角型青光眼的患病率为 2.62%，闭角型青光眼的患病率为 0.3%。就以美欧调查来说，近年患病率比往年增多，日本人慢性开角型青光眼及正常眼压性青光眼比白

种人还多。中国在 20 世纪这两种青光眼的患病率低是因为：诊断标准过高，对正常眼压性青光眼未引起重视，未将 Goldmann 眼压计作为常规工具，经常性全身体检不普及；另外，中国 70 岁以上的人门诊就诊率低。近 20 年来大医院纷纷增设青光眼门诊，对正常眼内压性青光眼的发病率正在提高（表 2-8-2，表 2-8-3）。

患病率随着年龄的增大而增高，70 岁以上

表 2-8-1　原发性开角型青光眼分成三种

	原发性开角型青光眼	正常眼压性青光眼	高眼压症
房角	宽角或开角	宽角或开角	宽角或开角
眼内压	> 21mmHg	< 21mmHg	> 21mmHg
视神经头改变	C/D > 0.7 或两眼差 0.2，盘沿局部切迹	C/D > 0.7 或两眼差 0.2，盘沿局部切迹	正常
视野缺损	弓形暗点	弓形暗点	正常
继发性青光眼原因	无	无	无
治疗	滴眼液降低眼内压；最大药物治疗失败者行 SLT 甚至手术	目前只能滴眼液降低眼内压	眼压 > 25mmHg 且 CCT ≤ 555 μm 者建议给予降眼压

表 2-8-2　原发性青光眼在老年人群（≥ 40 岁）患病率

	作者	年份	人数	人种	POAG	NTG	PACG	OHT
美国	Klein	1987—1988	4926	白种人	1.44%	0.67%	0.04%	
英国	Coffey	1993	2186	白种人	1.19%	0.69%		3.61%
美国	Leske 等	1985—1994	8388	黑种人	6.55%			
日本	Shiose	1988—1989	8126	黄种人	0.58%	2.04%	0.34%	1.37%
中国								
北京	Hu	1985		黄种人	0.11%		0.41%	
安徽	高	1987		黄种人	0.07%		0.31%	
广州	Yu	1990		黄种人			0.64%	

个别组年龄稍有出入，有些组并未列出 NTG 及 OHT

表 2-8-3　2010 年全世界开角型青光眼（OAG）和闭角型青光眼（ACG）病人估计数

地域	OAG		ACG		总计
	OAG 病人（万）	占世界 OAG%	ACG 病人（万）	占世界 OAG%	OAG+ACG（万）
中国	830	18.6	747	47.5	1577
欧洲（包括美国、澳大利亚）	1069	23.9	137	8.7	1206
印度	821	18.4	373	23.7	1194
非洲	621	13.9	25	1.6	646
拉丁美洲	535	12	32	2.1	567
日本	238	5.3	28	1.8	266
东南亚	212	4.7	214	13.6	426
中东	144	3.2	18	1.1	162
全世界	4470		1574		6044

Quigley HA，Broman AT. The number of people with glaucoma worldwide in 2010 and 2020. Br J Ophthalmol，2006；90：262-267

的患病率增加 2 ～ 10 倍。90% 以上为两侧性的，百分之几为外表上的单侧性，经多年随访还会有一部分人显现双侧性。

美国政府提供所有 65 岁以上老年人的医疗照顾（medicare），所以从政府的最高有关部门的电脑资料库中可以提出青光眼病人门诊就诊人次。1995 年就有 700 万人次的青光眼门诊数。慢性开角型青光眼（COAG）的致盲率很高，45—64 岁年龄组中，白种人是 0.88/ 万，黑种人是 13.14/ 万，是美国第二位致盲原因，美国约有 8 万人由青光眼而致盲。

（二）危险因素

年老和高眼内压为主要危险因素（risk factors）。眼部情况：包括高眼内压、视盘凹陷、近视、角膜厚度等。全身情况：包括老年、种族、家族史、颅内压、心脏病等。

1. 高眼内压　眼内压是原发性开角型（高压性）青光眼的重要危险因素。眼内压水平与视神经纤维的损害数成正比，当然个别人对眼内压的耐受性及变异性不一。10s，意即"10 ～ 19mmHg"，它又可分成低、中、高三段。10s 一般不至于损害神经轴索，有人觉得高 10s（17 ～ 19mmHg）对耐受性差的人，照样可损害神经纤维。20s（即 20 ～ 29mmHg）尤其是高段，7% 有神经纤维损害。30s，52% 有神经纤维的损害。40s 已可高于视网膜中央动脉的舒张压，会严重影响视网膜及视神经纤维的营养，73% 有神经纤维的损害。50s，83% 有神经纤维的损害。

正确地测定眼内压显得何等重要。必须使用 Goldmann 眼压计，仔细操作。Schiötz 眼压计在青光眼的早期诊断上会产生误差，对高度近视眼的眼内压值比实际眼内压低 3 ～ 5mmHg，在临界附近的眼内压这个误差是有影响的，例如用 Schiötz 眼压计读数为 18mmHg（眼内压可谓是正常的），但眼内压实际上是 21 ～ 23mmHg。那种由于训练不当而致误差甚大的测量，千万不能记录在病历中。

眼内压 ≥ 22mmHg 为高眼内压。偶然一次眼内压稍稍超越正常界限，不能作为青光眼的诊断根据。用平均眼内压，即几天内或几周内眼内压的平均值，以平均眼内压作为诊断依据较为合理。

2. 眼颅压力梯度升高　眼内压从前方对筛板施压，与此同时，筛板还得承受后方颅内压（视神经周围脑脊液压）的推挤。颅内压正常值为 6 ～ 14mmHg。眼内压稍高于颅内压，二者之间的压力差跨过筛板，沿视神经形成压力梯度，称为眼颅压力梯度（intraocular-intracranial pressure gradient），即跨筛板压力梯度（trans-lamina cribrosa pressure gradient）。该压力差的改变可能影响视神经的存活，遂提出跨筛板压力差致青光眼视神经损害理论。2006 年以来，以王宁利领衔的北京 iCOP 研究组发现眼颅压力梯度在青光眼病生学中的作用。正常眼压性青光眼病人中，75% ～ 85% 病人的颅内压处于正常值范围下限；正常眼压性青光眼病人视神经蛛网膜下腔内脑脊液量明显低于健康人和高眼压青光眼病人；灵长类动物长期低颅压状态可以导致青光眼样视神经损伤。筛板压力差值与青光眼病人视野缺损程度有较强相关性。因此，偏低的颅内压可能是正常眼压性青光眼的危险因素（表 2-8-4）。

3. 视盘凹陷 / 盘沿缺损　第 3 个重要危险因素是视盘凹陷的大小。大（C/D ≥ 0.5）而深的凹陷对高眼内压的耐受性差。盘沿（rim）变薄 / 局部缺损，盘沿浅碟样后退，视盘出血，视乳头周围萎缩等也是较早的线索。

4. 近视眼　高度近视是危险因素。临床观察发现近视眼易受高眼内压损害，经治疗后视野也较易改善。但 OHTS 统计表明近视并非是危险因素。

5. 中央角膜厚度（central corneal thickness, CCT）　美国全国性 OHTS 经长达 6 年的缜密研究，发现中央角膜厚度薄者（< 555μm）易发展成开角型青光眼。正常人群 CCT 的正态分布是（540±30）μm。CCT 每变薄 40μm，发生开

表 2-8-4　依据眼颅压力梯度的原发性开角型青光眼分类 *

分类	眼内压	颅压	眼颅压力梯度	疾病特点	治疗策略
单纯高眼压型	升高↑↑	正常	升高↑↑	降低眼压，疾病可控	降眼压
高眼压低颅压型	升高↑↑	降低↓↓	升高↑↑↑	降低眼压，疾病仍发展	降眼压，升颅压 [a]
正常眼压性青光眼	正常	降低↓↓	升高↑↑	难以降低眼压，疾病进展	升颅压 [a]
高眼压症（OHT）	升高↑↑	升高↑↑	正常	无需治疗，疾病无进展	观察

眼压正常值为 10 ～ 21mmHg，颅压正常值为 6 ～ 14mmHg；[a] 示目前升高颅压的效果尚不明确，尚需临床研究证据支持。* 中华医学会眼科学分会青光眼学组专家共识和建议（2017）

角型青光眼的风险增加 41% 和 30%。

6. 老年　原发性青光眼是与年龄有关联的眼病，一般都在 65 岁以上，70 岁以上患病率明显增多，40—50 岁者也可发生，但甚少。Wright（1966）3000 例原发性开角型青光眼（POAG）患病率调查情况：40—49 岁 0.22%；50—59 岁 0.10%；60—69 岁 0.57%；70—79 岁 2.81%；80 岁以上 14.29%。

视神经头则会因小动脉硬化而血液灌注差，从而对眼内压升高的耐受力也有所降低。上述因素没有一个明确的年龄界限。正常人大约每年丧失 4000 ～ 5000 个神经节细胞，80 岁时将会丧失 30% 的神经节细胞。

7. 种族　黑种人发病率高，是白种人的约 5 倍。从日本的全国普查资料来看，黄种人的原发性开角型青光眼（POAG）高眼内压的比白人低，但正常眼内压的比白人高很多。中国人以前的低发病率可能是由于认识不足而漏诊或误诊。

8. 家族史　开角型青光眼与遗传有关，但以何种方式遗传还不太明确。据统计在青光眼病人的家族及亲戚之中青光眼的发病率为 6.6%，远高于正常人群中的青光眼发病率。Baltimore 调查认为同胞兄弟姊妹患原发性开角型青光眼者，此病人的青光眼的可能性是普通家族史者的 3.7 倍。如仔细追查青光眼病人有家族史者占 13% ～ 15%（Becker，1960）。

9. 遗传学　目前发现与 POAG 相关的染色体位点超过 20 个。已在这些基因位点鉴定出三个基因突变与疾病相关，包括 myocilin（GLC1A 中的 MYOC），optineurin（GLC1E 中的 OPTN）和 WD 重复结构域 36（GLC1G 中的 WDR36）。据估计，这三种基因的突变占 POAG 病例的 4% ～ 6%。大多数 POAG 病例不表达简单的孟德尔遗传规律；相反，它是一类复杂特征的遗传，包括遗传和环境因素。其遗传方式有显性也有隐性。

Myocilin（1q21-q31 的 MYOC 基因突变，位点名 GLC1A）。Myocilin 是被鉴定为 POAG 的第一个基因。MYOC 不仅在大多数眼组织中可发现，并且在大多数身体组织中也可发现。目前已发现 MYOC 基因突变与 70 种疾病相关。

Optineurin（10p15-p14 的 OPTN 基因突变，位点名 GLC1E）。

WDR36（5q22.1 的 WDR36 基因突变，位点名 GLC1G）。

10. 其他　Nzoughet 等发现 POAG 病人血浆烟酰胺（nicotinamide，又称维生素 B_3）水平明显低（Nzoughet JK, Guehlouz K. Nicotinamide deficiency in primary open-angle glaucoma. Invest Ophthalmol Vis Sci，2019，60:2509-2514）。

二、原发性开角型青光眼的临床表现

原发性开角型（高压性）青光眼都在老年后开始显现体征，一般在 55 岁以上，越老患病率越高，40 岁左右者甚少。发病隐袭，两眼在不知不觉中慢慢地发展至视功能障碍，由于先是视野缺损，故不易唤起病人注意，只能从普查及常规检查眼内压及视盘时发现。视野缺损逐步发展，管状视野时仍保存良好的中心视力，损害中心视力时都已进入晚期。但是，开角型青光眼伴有高度近视眼者乳斑束受损时间早。目前不能治愈原发性开角型青光眼，只能通过降低眼内压以求缓慢进展速度，有些病人尽管眼内压降至 10s 低段（相当于 10～13），青光眼杯仍然持续扩大，盘沿逐步变窄，最后达到视盘边缘（图 2-8-1）；同时，视野缺损不断加重；经 5～8 年后中心视力开始下降。据 Leydhecker（1959）估计，从眼内压开始升高到出现视野改变平均约为 18 年，而 Goldmann 估计是 13 年。

（一）主觉症状

眼内压极其缓慢地稍有增高，所以一般都无明显症状，即使眼内压达 30s，病人常无症状；直至晚期，才发现视物模糊（表 2-8-5）。有的病人感觉眼球隐隐发胀或前额闷胀，间或老视早期出现或加深较快，或者阅读后眼胀不舒。上列各项症状都为似是而非，不太明显，常不引起病人注意。

视力障碍（永久性）44%，阅读困难 20%，暗点 13%，眼痛及眼胀 13%，无任何症状 10%；虹视极罕见，多为 50 岁以下较年轻病人眼内压骤然升高至 30mmHg 而发生。

（二）体征

1. 眼内压增高，一般都维持在 20s，上下波动，偶尔可升至 30s，40s 的机会极少，50s 难得一见。

表 2-8-5 青光眼损害分类

分类	视神经头	视野
早期	C/D ≤ 0.5 两眼杯差异 0.1～0.2 盘沿（rim）切迹小 轻度神经纤维层缺损	旁中心暗点 早期鼻侧阶梯
中等度	C/D=0.6～0.8 两眼杯差异 > 0.2 视盘出血 盘沿切迹明显 杯呈垂直卵圆形 神经纤维层缺损 RAPD 1+	弧形暗点
晚期	C/D > 0.8 盘沿缺损达视盘边缘 广泛神经纤维层缺损 RAPD 3+	中心暗点 注视分裂 残留中央岛

2. 视盘青光眼杯扩大加深，底深者可见筛板孔，杯都偏向颞下侧。杯壁的倾斜度构成漏斗状、茶杯状、痰盂状、簸箕状、浅杯状等形态。视网膜中央血管被挤至视盘鼻侧，血管沿着杯壁达杯口时呈现屈膝（突然急转弯）或错位中断的外观。在浅杯口处必须注意小血管突然急转弯，此为青光眼杯的特征。青光眼杯早期在上下极更明显。

3. 盘沿变窄，变薄。

三、原发性开角型青光眼的诊断

1. 原发性开角型（高压性）青光眼的典型征候 ①房角开放。②眼内压增高。③视盘青

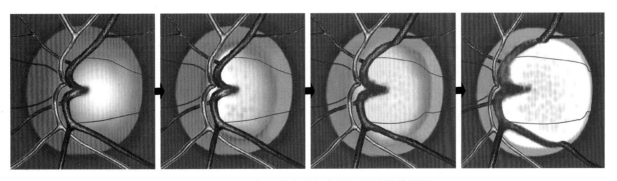

图 2-8-1　开角型青光眼杯和神经沿缺损的进展

光眼杯 / 盘沿局部缺损。④青光眼性视野缺损。⑤无眼部及全身情况造成高眼内压。符合这 5 项条件者即可诊断 POAG。

2. *房角开放的含义* 宽角（4 级及 3 级）当然是开放的。至于 2 级应该算窄角，但若无明显虹膜膨隆而又非高褶虹膜，在高眼内压（30s）时无闭合者也可算开放。

如只有①②（眼内压 20s）③⑤，可诊断为疑似原发性开角型青光眼（POAG suspect），随访视野，一定要等到视野有改变才能确立原发性开角型青光眼的诊断。如果眼内压达 30s，而且有肯定性青光眼杯，即使视野无缺损也应诊断为原发性开角型青光眼。

若眼内压在 23 ～ 30mmHg，开角，而无③④，则应诊断为高眼压症（OHT）。随访眼内压外尚须注意视神经头及视野。有一部分高眼内压者会显露视神经头及视野的改变。如果随访 10 ～ 20 年，视神经头及视野一直保持正常才能摒除开角型青光眼的诊断。

若杯 / 盘比 =0.6 ～ 0.7，杯深，虽仔细检查也未能证实视野缺损，此时不能否定青光眼，而应把注意力集中到眼内压。若在二、三年内眼内压始终保持正常，则有两种可能：①生理性大视杯；②早期正常眼压性青光眼。必须长期随访视神经头及视野。

若杯 / 盘比 =0.6 ～ 0.7，杯深，未能证实视野缺损，眼内压略有升高（如 21 ～ 24mmHg），此时不能肯定青光眼，而应随访眼内压及视野。

若杯 / 盘比 =0.6 ～ 0.7，杯深，眼压在正常范围，但伴有视野损害，则需要鉴别正常眼压性青光眼和非青光眼性视神经病变。

杯 / 盘比 ≥ 0.8，眼内压高，便可诊断为开角型青光眼；眼内压正常者诊断为正常眼压性青光眼。视野理应有缺损，即使视野"正常"，也不能放弃诊断，因为视野是客观测定，取决于病人的理解力及反应灵敏性。

若体征不典型，则需随访比较，例如杯是否进行性加深，盘沿局部缺损是否扩大，具有重要的诊断意义。必须每 3 ～ 6 个月进行可靠

的测量，扩瞳后要用裂隙灯显微镜检查，不能凭记忆来比较，而必须用杯 / 盘比测量图做正确的测量或正确作图，最好用立体照相进行比较。鉴于早期阶段眼内压时高时低，难以碰到高峰，在门诊一次测量常在正常范围以内者，最好在每日的不同时间多次测量。电脑化视野计时要求病人有良好的反应。马马虎虎检查中得到的视野，对临床诊断非但无益反而造成混淆。

OCTA 可以测量视盘视网膜神经纤维层的厚度和黄斑神经节细胞 + 内丛状复合层的厚度。RNFL 和 GCL+IPL 的青光眼性损伤通常产生特征模式。因其可在青光眼视野变化前就被检测到，故有助于 COAG 的早期诊断。

例如，Zeiss 5000 OCTA 的操作程序：① Optic Disc Cube，然后选择 ONH and RNFL OU Analysis 报告，就可以打印视盘盘沿面积、C/D 比率、RNFL 厚度。呈现视盘 4 个象限和 12 个时钟位的 RNFL 测定值。② 用 Macular Cube 模块操作，然后选择 Ganglion Cell OU Analysis 报告，就可以打印 GCL+IPL 厚度，呈现黄斑 6 个分区的 GCL+IPL 的测定值。这些测定值与正常同龄人群相比的差异概率，以黄色代表明显的差异概率（＜ 5%），红色代表严重的差异概率（＜ 1%）。另外，还可选择 PanoMap 报告形式，可同时呈现右眼或左眼（不能两眼同时呈现）黄斑 6 个分区的 GCL+IPL 的测定值和视盘 8 个参数。

这些测定值与同龄人群相比的差异概率，以黄色和黄色代表严重的差异概率。这是 COAG 病人早期诊断的另一种客观检测数据。一般 40—50 岁以上的正常人群的 GCL+IPL 厚度和视盘 RNFL 厚度均为 80 ～ 90μm；凡低于 80μm，差异概率是红色的（低于 1% 正常人群才有诊断价值）；值得注意的是，必须仔细审核其 Signal Strength 是否达标 10/10，厚度变低区是否与黄斑厚度和视盘血管成像图的异常一致；是否与视野异常对应？确定青光眼性损害前，还得排除黄斑或视盘病变（缺血性视神经病变、

玻璃疣、小坑）造成的。

3. 青少年性开角型青光眼（juvenile open angle glaucoma，JOAG） 10—30 岁发病的开角型青光眼称青年性青光眼。发病率较低，Ellis 发现有房角异常，目前认为有一部分是迟发型的先天性青光眼（房角未成熟—— 小梁网半透明，虹膜前置位，虹膜突茂密；药物治疗效果不佳）；而另外一部分是开角型青光眼的早年发病。病人青光眼杯不严重。多半有近视，有的病人小梁网明显色素沉着。有些有遗传性，发现 *MYOC*（TIGR）基因在常染色体 1q25 的 GLC1A 位，显性为主，隐性少见。

青少年性开角型青光眼的年龄界限尚无统一标准，以 36 个月发病年龄界限划分婴儿性青光眼与少年性青光眼。英文统一用 juvenile 这个形容词，但从中文意义来说，4 岁孩子称为青年似乎不恰当，30 岁的病人诊断为少年性也不适宜，故在本书中暂且分列为少年性及青年性，实际上两者是同一病变，仅发病时间不同。

四、眼内压昼夜波动

24h 眼内压曲线（diurnal IOP curves）在理论上是非常重要的。早在 1898 年，Sidler-Huguenin 就已提出，1904 年 Maslenikow 加以完善。据 Drance（1960）统计正常人平均 24h 眼内压差为 3.7mmHg，其中 84% < 5mmHg，在青光眼病人昼夜眼内压差显著加大。24h 眼内压的高峰时间是很重要的，可惜这个时间表不易抓住，因为高峰时间因人而异并非千篇一律。据 Drance（1960）统计 42% 高峰时间出现在清晨 6：00，16% 在午夜到凌晨 4：00 之间，也有一部分人一天有 2 个高峰。因此 24h 眼内压测定应 3 ~ 4h 一次，而且不要放过午夜及清晨这段时间的测量。

鉴于早期阶段眼内压时高时低，以致在门诊一次测量可在正常范围以内，未碰到高峰而不能确定诊断。在设计治疗方案时也需要知道病人何时出现高峰？将滴眼液的作用峰值与病人的高峰一致才是理想的管理原则。

目前全世界大医院因床位不足或费用报销限制，均不收受以测量 24h 眼内压曲线为目的的病人。门诊服务时间内的单次测量眼内压不足以反映 COAG 病人眼内压的真实情况。但可以让病人在某几天早上 8：00 和下午 5：00 来门诊量眼内压。这样比固定在就诊时的一次测量更有价值。病人如果能找到低级别的医院并且具有眼科医疗服务的项目，则可以住院进行 24h 眼内压测量。

临床上将昼夜差 15mmHg 以上诊断为青光眼，10mmHg 以上作为可疑。我国过去使用郑州会议标准，昼夜差 5 ~ 8mmHg 为可疑，8mmHg 以上为青光眼。这数值与正常眼内压值一样是根据正常人群统计得来的，对于诊断标准似应定得高一些。

必须发明一种足够精确而病人能自行测定的，像动态心电图仪那样的"眼内压监护仪"。否则，企图获得病人昼夜眼内压波动曲线、规律是不切实际的。

五、开角型青光眼治疗原则

眼内压增高是原发性开角型青光眼的最主要的危险因素，目前的药物治疗及手术治疗只能是控制眼内压，以防止或迟缓进一步的视网膜神经节细胞萎缩。神经保护性药物正在发掘中。

开角型青光眼以药物治疗为基本，当最大量药物治疗（maximal medical therapy）不能控制视神经头及视野的进一步损害时，加手术治疗。

什么是安全眼内压？

眼内压依赖性青光眼病人的眼内压低于某个高度就不会损害视网膜神经节细胞，此某个高度的眼内压就是安全眼内压的最高限度。此安全眼内压称靶压（safe intraocular pressure）或目标眼内压（target IOP）。当然，这仅仅是一个推测值，期望值而已。理想的靶压因人而异，不可能确定一个数目适用于每个病人（表 2-8-6）。每位青光眼病人的病历上最好标明靶压（注明日期，必要时调整靶压），免得频频翻阅病历去复习病史。

表 2-8-6　原发性开角型青光眼的首次靶压

	靶压 (mmHg)	可接受 的 IOP (mmHg)	降低 IOP 的比率 (%)
怀疑青光眼	22	18～24	20
轻度青光眼 (盘沿早期变薄,视 野正常)	18	16～21	25
中等青光眼 (1 象限盘沿几乎缺 失,视野早期缺损)	16	14～18	30
重度青光眼 (3 象限盘沿几乎缺 失,视野严重缺损)	12	18～24	20
中等 NTG			20
重度 NTG			30

年龄 80 岁以上者放宽靶压范围上限

在随访中根据病人视神经头和视野的变动,可以修订出个体化靶压。

至于眼内压日间波动、筛板、CSF 跨筛板梯度差、病人用药依从性、视野可靠性、解读视野的知识、评比盘沿的可重复性、病人年龄多会影响靶压。过多考虑各类因素在门诊诊疗工作来说是不切实际的。

欧洲青光眼学会(EGS)指南刊载的评估靶压的"理想慨念"(2014 年版):

EGS 指南需要根据病人确诊时的视功能与相同年龄正常人视功能水平间的差异。生理性丢失和病变进展的直线间的夹角,代表病变进展速度。确诊时年龄。个体化因素:①家族史;②房角镜;③眼内压:均值及波动情况;④视神经损害阶段;⑤预期寿命;⑥视野缺损阶段;⑦系统性疾病;⑧病变进展速度;⑨角膜厚度;⑩色素播散 / 囊膜剥脱。

(一)药物治疗

药物的目的是降低眼内压,作用机制是降低房水生成量,或者是增加房水排出(传统途径或葡萄膜巩膜途径)。原则是用尽量少的药物达到靶压,除眼内压外当然还得参考视盘改变

及视野损害。单一药物不能控制时采取联合用药。联合用药的两种药物的作用机制必须是不同的,这样才能发挥协同作用。市售固定联合(fixed combination)滴眼液,方便病人,但两种不同机制的滴眼液的降压效果并不是 1+1=2,而是 >1 <2。

无反应(nonresponse):开始滴眼液后,2次以上复诊时眼内压的下降幅度均低于 10%,称为无反应。需要更换或添加其他类别的。

一线药(first-line agents):前列腺素类似物(prostaglandin analogues, PGA)(舒利达 Xalatan,卢美根 Lumigan,苏为坦 Travatan)。溴莫尼定(brimonidine,阿法根 Alphagan);毛果芸香碱(Pilocarpine)。

二线药:β 受体阻滞剂(噻吗心安 timoptic,倍他根 betagan,倍他心安 betopic)。

三线药:Cosopt,阿可乐定(apraclonidine,爱必定 iopidine),多佐胺(dorzolamide, trusopt),布林佐胺(brinzolamide,派立明 azopt),地匹福林(dipivefrin, propine),全身碳酸酐酶抑制剂(乙酰唑胺 =diamox,双氯非那胺 =daranide,醋甲唑胺 =neptazane)。

1. 一线二线是相对的　前列腺素自 1996 年问世以来已逐渐取代 β 受体阻滞剂,成为首选 / 一线用药。主要因为 PGA 的降眼压效果最为显著,无全身不良反应,且每天仅需滴药一次;小小的不足之处是眼局部不良反应。近来市场上出现了拉坦前列腺素无防腐剂(无苯扎氯胺)的剂型——他氟前列素(tafluprost),可惜其降压效果比原来剂型低 25%。

各家所定一线药二线药的标准可能不同。所谓一线二线是相对的,PGA 与 β 受体阻滞剂的实际降压作用平均仅差 2～3mmHg 而已。β 受体阻滞剂(噻吗心安)1978 年被 FDA 批准应用,降压效果超群,35 年记录表明虽有全身不良反应(哮喘发作、心率慢、触发呼吸道阻塞),但还是安全、有效的降压药。由此,目前有些专家仍保留 β 受体阻滞剂为一线药,尤其是无哮喘、无慢性阻塞性肺病、无心动过缓等病史者,

由于其降压性能、耐受性和性价比均高。眼液滴入后立即按压泪点 / 泪小管或闭眼 2min 可降低全身不良反应；纵观 8 种抗青光眼固定联合眼液，其中 7 种含有 β 受体阻滞剂——噻吗心安。要根据病人的全身状态、对药物的反应、耐受性综合评估；不要将前列腺素衍生物（前列腺素类似物，PGA）作为所有原发性青光眼的首选药。

POAG 或可先用 β 受体阻滞剂，而后加用 PGA。眼内压仍偏高者加 CAI 眼液。再进一步用激光小梁成形术（SLT），眼内压仍高则加溴莫尼定，最后加口服 CAI。小梁切除术等切口性手术是逼不得已的最后选择。

轻度心血管及肺疾病在内科医师协助下考虑用倍他洛尔，PGA。

有哮喘、慢性阻塞性肺病史、窦性心动过缓（心率 < 60 次 /min）、心脏传导阻滞，或心功能衰竭是非选择性 β 受体阻滞剂的禁忌证，改选用 PGA 或溴莫尼定眼液。

一般认为 PGA 没有全身不良反应，但曾报道发生呼吸困难、胸痛 / 心绞痛、背部肌肉痛、哮喘加重。所以必须告知病人及其家属，所有抗青光眼滴眼液，在使用后发现全身异常时，马上停药，全身情况严重者立即到医院处理。

2. 判断滴眼液有效的标准　每种滴眼液多介绍降压效果，例如，前列腺素降压 25% ～ 35%。如果此病人只降 10%，说明此病人对前列腺素效果不太好。一般笼统的判别分界线是 15%。> 15% 属于有效，不需换药。< 15% 属于低效，明显低效者需换药。

3. 了解病人的眼内压日间波动　在开始治疗前请病人在不同时间，例如，上午 8：00、12：00、下午 5：00，在同一台标准的眼压计测量，摸清病人眼内压高峰时间，以便将药效高峰与眼内压高峰重合。确诊后不必马上开始治疗，先摸清病人眼内压波动，除非眼内压很高且损害非常严重。开始治疗后观察疗效时期，也应在不同时间测量眼内压，避免长期固定在某一个时刻测量。

4. 单一用药（monotherapy）开始　从单一用药开始。原发性开角型青光眼的药物治疗的原则是"阶梯式升级，逐渐增强用药"。如果首选治疗 2 周可将眼压降至靶压，且治疗耐受性好，则继续使用，定期检查监测即可。如果首选疗法治疗 2 周效果不太好，且未达到靶压，或对药物耐受性差，则应更换另一类（作用机制）药物，如 PGA 换为 β 受体阻滞剂，维持单一用药。也可换成另一种药（同一作用机制），例如拉坦前列腺素换为曲伏前列腺素；β 受体阻滞剂由卡替洛尔（选择性）换为噻吗洛尔（非选择性）。

需注意：① β 受体阻滞剂需使用至少 1 个月后才能评估疗效，因最高 20% 病人在初始 2 ～ 3 周内可能出现降压作用短期逃逸（short-term escape），很可能是眼 β 受体在最初完全阻滞后出现上调。② 前列腺素类似物降低眼内压的效果直到治疗 6 ～ 8 周才可能达到最大。

5. 加用第二种药，称联合用药（combination therapy）　如果更换另一类或另一种药物后，单一用药耐受性佳且降眼压效果好，但尚不足以达到靶压，应联合用药——两类不同机制的药。例如，前列腺素 +β 受体阻滞剂、前列腺素 + 溴莫尼定（α 肾上腺素能激动剂）；β 受体阻滞剂 + 碳酸酐酶抑制剂。

不同机制的药物联合应用会产生比单独应用其中某种药物更好地降眼压效果。但是，有利有弊，积年累月每天按时点滴眼液可能会影响病人对治疗的依从性（compliance）；后点的滴眼液对先点的滴眼液可能会有洗脱效应（washout effect），影响药效；更多滴入防腐剂。

联合用药者可采用固定复方型，可节省滴眼频率。

注意：不推荐同时使用两种或多种含有相同药物或相同作用机制药物的复方制剂，如联合使用均含有 β 受体阻滞剂的药物复方制剂，因为 β 受体阻滞剂双倍剂量可能会引起更为严重的全身并发症。不能两种 PGA 同时使用，如拉坦前列腺素 + 曲伏前列腺素；PGA 不宜双倍剂量,有报道显示,每天使用此类药物一次以上,可能会降低拉坦前列素的降眼压效果,引起反常的眼压升高。

6. **三种药物** 联合两种药不能控制眼内压(或未达靶压),并且视神经损害持续在进行,则再加一种。达到靶压且耐受性佳,则继续使用,定期随诊。

三种药物依然不能达到靶压者,先替换第二种药,随访效果。如到达或接近靶压,则继续使用。对几种不同药物治疗反应均差,应仔细调查病人是否存在依从性不良?

经调查,COAG 病人每天使用 2～3 种滴眼液者长期依从性低于 40%。

三种药物是抗青光眼的最大用药。经替换不同搭配,均不能将眼内压达到靶压水平,则考虑激光或手术治疗。

少数人主张两种药物不能控制者,就可以考虑激光或手术治疗。

7. **滴眼液作用长期漂移**(long-term drift)β 受体阻滞剂在使用数月或数年,对有些病人的效果会减低。其原因是药耐受性提高或小梁网外流出问题。随访 10 年研究中发现 35% 需要加添药物或激光、手术。

8. **碳酸酐酶抑制剂**(carbonic anhydrase inhibitors,CAI) 口服碳酸酐酶抑制剂限用于急性眼内压增高病人,滴眼液不足以将眼内压降低到满意程度。这是保留的最后选用的药物。乙酰唑胺降压快而多,但是代谢性酸中毒重;醋甲唑胺耐受性较好,但是降压作用不如乙酰唑胺。

睫状突贮备的碳酸酐酶的量是产生房水所需的 100 倍,因此,必须抑制 99% 以上的碳酸酐酶才能明显降低房水的产量。为此,在非急性病例,从小剂量开始,醋甲唑胺(尼目克司)25～50mg bid,乙酰唑胺 125mg qid。最大剂量:醋甲唑胺 150mg bid,乙酰唑胺 250mg qid。在急性病例,乙酰唑胺 500mg 一次性口服,以后常规剂量。用药前注意相对禁忌证和常见不良反应。

禁忌证:磺胺药过敏、肝肾功能不良、肾病、低血钾、再生障碍性贫血、慢性阻塞性肺病、严重糖尿病、在服药物(利尿药,毛地黄,类固醇,ACTH)、儿童等。

CAI 滴眼液通过角膜直接进入房水→睫状体无色素上皮。所以不太担心全身不良反应。但是降压作用弱,只能辅助其他抗青光眼滴眼液。

据报道,CAI 可引起严重血液不正常(粒细胞缺乏症,血小板减少症,再生障碍性贫血或全血细胞减少症),在 40 年中全世界已经造成了 120 例病人致命。这些反应归因于全身性 CAI,但是也报道了极少数使用多佐胺滴眼液的病人发生血小板减少症。

9. **应该重视首次用药的效果** 值得注意的是,降压效果与基线眼内压相关,术前眼内压高则降压幅度也相对更大。术前眼内压不很高,则药物降压效果较低。因而评估一个疗法或一种药物的效果时,治疗前眼内压是一个非常重要的考虑因素。

10. **持之以恒,坚持用药** 原发性青光眼治疗需要几十年如一日,持之以恒,坚持用药。为此,评估疗法除降压能力外,尚需考虑下列因素。

(1)依从性(compliance):定义是"病人服从医生推荐治疗的合作程度"包括按时正确接受药物。近来已经被越来越多的替换成"坚持度"(adherence)。但依从性属于被动,而坚持度则包含了病人的主动性。

(2)持久性(perseverence,persistence):病人按照处方内容坚持用药的时间长度。大多数青光眼病人开始治疗 6 个月后停止治疗;青光眼病人在第 1 年治疗后只有 10% 病人继续治疗。这种情况属于不持久。尽管知道确实可能会威胁视觉,在开始治疗后 3 年,估计只剩 15%～58% 病人坚持持久治疗了。追究其原因多样化的,有家庭环境、药物、病人本人。

(3)白大衣依从性(white coat adherence):病人在预约就诊前 5 天的依从性高,就诊后迅

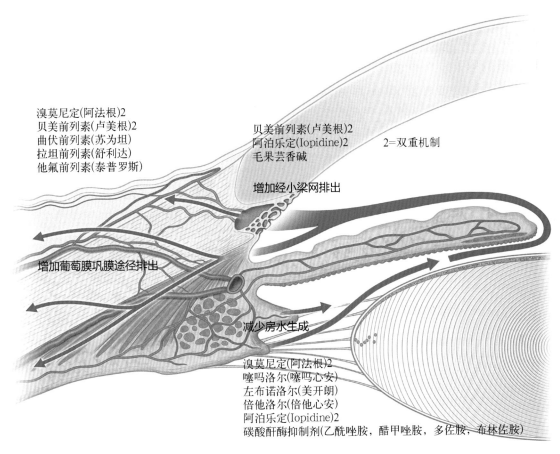

溴莫尼定(阿法根)2
贝美前列素(卢美根)2
曲伏前列素(苏为坦)
拉坦前列素(舒利达)
他氟前列素(泰普罗斯)

贝美前列素(卢美根)2
阿泊乐定(Iopidine)2
毛果芸香碱

2=双重机制

增加经小梁网排出

增加葡萄膜巩膜途径排出

减少房水生成

溴莫尼定(阿法根)2
噻吗洛尔(噻吗心安)
左布诺洛尔(美开朗)
倍他洛尔(倍他心安)
阿泊乐定(Iopidine)2
碳酸酐酶抑制剂(乙酰唑胺,醋甲唑胺,多佐胺,布林佐胺)

图 2-8-2　抗青光眼药的三类机制

速降低。

（4）依从不能（dyscompliance）：指病人因身体原因无法正确用药，例如关节炎。

（5）联合依从（alliance）：病人身边的人确保药物得以正确使用。

（6）耐受性（toleration）：指药物 / 防腐剂对眼局部的反应的可接受度。局部反应包括，滴眼液造成刺激、充血、滤泡性结膜炎、色素改变等。另一方面，药物引起的全身不良反应也关系到药物耐受性。

（二）激光治疗

1. 选择性激光小梁成形术（selective laser trabeculoplasty，SLT）　此为 1998 年 Latina 及 Park 报道的新方法，2002 年 FDA 批准用于治疗开角型青光眼，正在取代 ALT。倍频 Nd：YAG 激光，532nm 波长的绿激光，以 0.6mJ 开始，增加能量水平 0.1mJ，直至刚出现小气泡（约

0.8mJ）。如果降低能量后，看不到气泡，则再升高能量。终点是以见到气泡的最低能量为标准。由于小梁网不同位置的色素沉着不同（尤其是 TM 的下半部和上半部），所以每个象限应当重新设定能量。小梁色素很浓厚者如色素性青光眼、剥脱性青光眼只需 0.3 ～ 0.4mJ，不要高能量。

光斑 400μm 涵盖整个小梁宽度，可能覆盖 Schwalbe 线和巩膜突。使用 Q- 开关，0.3 ns，180°范围烧 50 个点。360°范围一次性治疗后眼内压的即刻增高与 180°范围无差别，因此有人一次照射 360°范围。脉冲时程极短，此能量只选择富含黑色素的小梁内皮细胞起作用，所以不会像 ALT 那样热损伤不含黑色素的细胞。破坏性甚小，不像 ALT 引起凝固性损伤而导致小梁网瘢痕。

可重复施行（几个月或 2 年，尚无规定）。

表 2-8-7　开角型青光眼常用药

药名	注册药名	用法	简要注明
前列腺素类似剂 (PGA)			
拉坦前列腺素 (latanoprost)	舒利达 (xalatan) 0.005% 保存于冰箱，开瓶后保存于 3 ～ 25℃，6 周	HS	前列腺素类似物经角膜转换成酸，1 ～ 2h 后前房达最高浓度，半衰期 2 ～ 3h。F2α 增加睫状体嗜金蛋白酶的活力，胶原降解。可松弛睫状肌→肌纤维间隙增加；减少胶原蛋白，增加基质酶，从而降低房水流经肌束间的阻力→增加葡萄膜巩膜途径流出 (↑ 100%) →眼内压↓ 25% ～ 35%。3 ～ 4h 后起效，8h 达高峰。夜昼维持降压可达 24h。滴眼超过 qd，则降压效果降低。约高达 25% 病人无降眼压作用 不良反应虹膜色素增多；激发葡萄膜炎、CME、疱疹性角膜炎复发
他氟前列素 (tafluprost)	泰普罗斯 (taflotan sine)	HS	拉坦前列腺素无防腐剂 (无苯扎氯胺) 的剂型，其降压效果比原来剂型低 25%
曲伏前列腺素 (travoprost)	苏为坦 (travatan) 0.004% 保存于 15 ～ 25℃	HS	
贝美前列腺素 (bimatoprost)	卢美根 (lumigan) 0.03%	HS	为前列腺素结构类似物。尚有增加房水经小梁网排出功能，眼内压比拉坦前列腺素多下降 1 ～ 1.5mmHg
乌诺前列酮 (unoprostone)	Rescula 0.15%	tid	含 docosanoid。降压作用仅为拉坦前列腺素的一半
前列腺素类似物 +β 受体阻滞剂固定联合滴眼液			
舒利加 (xalacom)	拉坦前列腺素 0.005%，噻吗洛尔 0.5%	qd	降眼压作用比单纯噻吗洛尔多下降 1 ～ 2mmHg
Ganfort	贝美前列腺素 0.03% / 噻吗洛尔 0.5%	qd	降眼压作用比单纯贝美前列腺素多下降 1mmHg
DuoTrav	曲伏前列腺素 0.004% / 噻吗洛尔 0.5%	qd	降眼压作用比单纯噻吗洛尔多下降 1.9 ～ 3.3mmHg
非选择性 β 受体阻滞剂 (β 肾上腺素能拮抗剂)			
噻吗洛尔 (timolol maleate)	噻吗心安 (timoptic) 0.25%，0.5%	bid	抑制儿茶酚胺在 β 肾上腺素受体 (睫状体上皮的 $β_1$ 及 $β_2$) 的结合。非选择性者降低房水生成的作用 (↓ 35%) 较选择性者 (↓ 25%) 强。滴药后 2h 达高峰，维持 24h。睡眠时作用低。有些病人滴用 3 ～ 12 个月后效力缓慢漂移 β 受体阻滞剂会抵消肾上腺素增加房水排出的，故不宜与肾上腺素同时使用 不良反应中以呼吸困难 ($β_2$ 作用)、心率变慢 2 ～ 3 次/min ($β_1$ 作用) 为多

续表

药名	注册药名	用法	简要注明
噻吗洛尔 （timolol maleate）	噻吗心安 XE（TimopticXE） 0.25%，0.5%	bid	同上（明胶样制剂）
左布诺洛尔 （levobunolol HCl）	倍他根（betagan） 0.25%，0.5%	bid	同上
美替洛尔 （metipranolol）	OptiPranol 0.3%，0.6%	bid （qd）	同上（0.3% 降眼内压 21%，0.6% 降眼内压 31%）
卡替洛尔 （carteolol HCl）	美开朗（ocupress）1%	bid	同上；有拟交感神经作用。降眼内压 11% ~ 14%。适用于高血脂及冠心病
选择性 β 受体阻滞剂			
倍他洛尔（betaxolol）	倍他心安（betoptic） 0.25%，0.5%	bid	主要作用于睫状体无色素上皮的肾上腺素能受体 β_2。降低房水生成的作用（↓ 25%）较非选择性者弱。降眼内压能力不及噻吗洛尔，比噻吗洛尔组的眼内压高 2mmHg。滴药后 2h 达高峰，维持 12h。有人认为因其对血流动力学的作用有助于治疗 NTG。但对呼吸道及心脏的不良反应比噻吗洛尔更轻
	倍他心安 -S 0.25%	bid	同上
α- 肾上腺素受体激动剂			
溴莫尼定（brimonidine tartrate）	阿法根（alphagan）0.2%	tid	选择性 α-2 激动剂。抑制房水生成 + 增加葡萄膜巩膜途径流出（↓ 20%）。滴药后 2h 达高峰，维持 12h。可协同应用 β 受体阻滞剂。长期使用后效果衰退 适用于急性高峰式高眼内压，如眼前段激光、白内障、玻璃体手术后 20% 有鼻干及口干不良反应，少数疲劳，眼局部过敏
阿泊拉可乐定 （apraclonidine）	Iopidine 0.5%	tid	抑制房水生成（↓ 35%）
β 受体阻滞剂 +CAI 固定复方滴眼液			
Cosopt	噻吗洛尔 0.5%+ 多佐胺 2%	bid	
哌立噻（azarga）	噻吗洛尔 0.5%+ 布林佐 胺 1%	bid	
拟交感神经药			
地匹福林 （dipivefrin HCl）	Propine 0.1%	Bid	肾上腺素的前体药，以降低不良反应。降眼内压 20% ~ 24%，1h 达高峰

续表

药名	注册药名	用法	简要注明
毒蕈碱激动剂（胆碱能药）			
毛果芸香碱	Pilocar 0.5%，1%～6%	qid	拟副交感神经药。缩瞳时虹膜根被拉向瞳孔故可缓解关闭的房角。收缩睫状肌将巩膜突后移，使小梁网眼张开促进房水排出（↑25%，高浓度↑40%）。前房浓度在 20min 达高峰，维持 4h。降压作用 2h 内达高峰，维持 4～8h。HS Gel 维持 18～24h 缩瞳而致视觉变暗；悬韧带松弛改变晶状体直径和弯曲度，出现调节性近视和晶状体前移，前房变浅（UBM 在闭青是变深的）
CAI（碳酸酐酶抑制剂）			
乙酰唑胺(acetazolamide)（醋氮酰胺）	Diamox 口服 500mg	bid qid	磺胺衍生物乙酰唑胺抑制房水生成（↓35%）。口服 30min 起效，2h 达高峰，维持 6～8h
	Diamox 针剂 500mg		静脉注射 500mg 5～10min 起效维持 2h
醋甲唑胺（methazolamide）	尼目克司（naptazane）口服 25mg，50mg	bid tid	2h 起效，维持 6h
双氯非那胺（dichlorphenamide）	Daranide 口服 50mg	bid tid	30min 起效，维持 6h
多佐胺（dorzolamide HCl）	杜塞酰胺（trusopt）2% 眼液	tid	抑制房水生成(↓15%～20%)。CAI 局部滴用 2h 起效，维持 24h。全身不良反应比口服法少得多
布林佐胺（brinzolamide）	派立明（azopt）1% 眼液	tid	同上
其他抗青光眼固定联合滴眼液			
Simbrinza	溴莫尼定 0.2%+ 布林佐胺 1%	tid	
Combigan	溴莫尼定 0.2%+ 噻吗洛尔 0.5%	bid	
KrytantekOfteno	溴莫尼定 0.2%+ 多佐胺 2%+ 噻吗洛尔 0.5%		
Rho 激酶抑制剂			**新开发的，促进房水排出；也可治疗葡萄膜炎性青光眼**
Ripasudil	0.4%	bid	2014 年被日本批准。OHT 病人滴后 2h 眼压降低 2～4.4mmHg；继续应用药效至少可维持 7h
Netarsudil	0.01%	qd	氨基异喹啉酰胺 Rho 激酶抑制剂。2017 年被美国 FDA 批准。OHT 或青光眼病人基线眼压 < 36mmHg，平均基线眼压约为 25.5mmHg，14d 后降至 5.5mmHg；对照组用拉坦前列素 0.005% qd，眼内压降至 6.8mmHg

表 2-8-8　开角型青光眼药物相对禁忌证

前列腺素类似物
- 曾对此药过敏，囊样黄斑水肿 *，葡萄膜炎病史，脉络膜脱离，虹膜明显色素沉着

β 受体阻滞剂
- 支气管哮喘，慢性阻塞性肺病。心动过缓，房室阻断（2～3 级），充血性心力衰竭，心源性休克，低血压

碳酸酐酶抑制剂
- 曾对磺胺过敏，肾病，肝肾功能不良，低血钾，低血钠，慢性呼吸性酸中毒，慢性阻塞性肺病，严重糖尿病，在服药物（利尿药，毛地黄，类固醇，ACTH），儿童

溴莫尼定（brimonidine）
- 曾对此药过敏，同时应用单胺氧化酶抑制剂，肝肾损害，忧郁症，大脑缺血，冠心病，Raynaud 病，直立位低血压，阻塞性血栓性脉管炎

阿拉可乐定（apraclonidine）
- 曾对此药过敏，同时应用单胺氧化酶抑制剂，肝肾损害，冠心病，新近心肌梗死，大脑血管病，Raynaud 病，阻塞性血栓性脉管炎

地匹福林（dipivefrin，拟交感神经药）
- 高血压，心脏病，甲状腺病，服 Reserpine，应用单胺氧化酶抑制剂

毛果芸香碱（胆碱能药）
- 新生血管性青光眼，白内障（后囊下及核性），葡萄膜炎，曾对此药过敏，周边视网膜变性

＊ 前列腺素类似物眼液有时会出现 CME。因药物破坏血 - 房水屏障，并通过瞳孔、后房、Cloquet 管、连接管、后皮质前玻璃体囊袋而影响黄斑，因此白内障术中后囊破裂者最好不用此药

激光治疗后 1h 测量眼内压，增加 8mmHg 以上为明显增高，需给药降压，次日复诊。

降眼内压机制不明，促使小梁网内皮细胞产生细胞因子，这些细胞因子结合到 Schlemm 管内皮细胞，促使细胞间屏障开放促进房水外流。可能释放细胞因子而招集巨细胞去清除细胞碎粒，改进房水流畅和修复小梁网功能。

预期在术后降低 30%。6 个月时眼内压降低 21%。6 个月后效果逐渐消退，需重作 SLT。

据 Kresge Eye Institute 2004 年随访 5 年的报道，SLT 治疗后降压 20% 为成功标准的话，在 1、3、5 年的成功率分别是 68%、46%、32%。与对照组 ALT 的疗效无差异。

非适应证：NVG，葡萄膜炎性青光眼。

2. 氩激光小梁成形术（argon laser trabeculoplasty，ALT）　手术几天后才显出降压效果，眼内压能降多少？手术前眼内压＞ 30mmHg，可降压 40%；手术前眼内压＜ 20mmHg，可降 3%。美国 NEI 组织的调查，2 年随访中，加 ALT 治疗者比药物治疗开始时的平均眼内压低 1～2mmHg。也有主张一开始就用 ALT 治疗而不用药物。多数认

为最大量药物治疗不能控制眼内压、视盘及视野损害时先用 ALT，然后，再进一步就需小梁切除术。降眼内压机制可能被烧伤的小梁收缩以拉开附近的小梁网眼，另一说法认为是小梁内皮细胞的生物学反应，如改变葡萄糖胺葡聚糖的合成、小梁细胞分裂及移行。

激光瞄准色素小梁的前缘，激光量使小梁褪色即可，若有大的气泡表示剂量过强。约 800mW（700～1200mW），光斑 50μm 0.1s。180° 范围烧 40 个点。过量烧灼有害而无益。术后需滴类固醇数天。先烧下方 180°，如有需要，第 2 次手术烧上方 180°；必要时，烧灼过的小梁可再烧一次。ALT 后小梁导致大量瘢痕组织和凝固性坏死；可产生 PAS。

非适应证：NVG，葡萄膜炎性青光眼。

激光手术会激发短暂的眼内压增高波，在激光手术后 1～3h 内，少数可超过 10mmHg。所以，在手术前 1h 及手术完毕滴 Iopidine，若无此药可在术前 2h 服 CAI。

（三）手术

1. 小梁切除术（trabeculectomy，TRAB）

目前是经典抗青光眼术式。1968 年 Cairns 原始手术设计是切除一小块 Schlemm 管和小梁，房水直接由 Schlemm 管切断端口内流出。后来发现滤过泡与手术成功率密切相关，房水是沿巩膜瓣边沿进入 Tenon 下外流。近来改良方法旨在角膜缘创建一个永久的房水流出新通道，要求切除一小块深层角膜缘连带小梁造成瘘口，巩膜瓣盖住瘘口，使房水经瘘口、巩膜瓣边沿流入 Tenon 囊下形成一个滤过泡（bleb）。不再强调正确切除小梁，而是要求造成瘘口，出现弥散的"后方""大"滤过泡。目前流行的 Moorfields 更安全手术系统（Moorfields safer surgery system，MSSS）已将其归为青光眼滤过手术（Khaw et al.GlaucomaSurgery.Dev Ophthalmol，2012，50：1-28）。

（1）角膜牵拉缝线：7-0 黑丝线，半环形缝针，1/2 角膜厚度，约 3mm 宽，有助于暴露后方手术野。不再采用上直肌缝线，因其造成瘢痕。

（2）结膜瓣（包含 Tenon 囊）：穹窿基底（切口平行于角膜缘）和角膜缘基底（切口在穹窿）。MSSS 倾向于穹窿基底结膜瓣，大小（10～15）mm×（10～15）mm，充分分离上直肌两侧区域。因其前方分离区小，滤过泡多数呈弥散型"后方"引流，很少形成囊型滤过泡；术毕前结膜缝合必须做到防水，否则伤口易渗漏。角膜缘基底结膜瓣容易在前方（上直肌止点前）形成囊样小滤过泡，四周被环形瘢痕阻隔而成死囊。

（3）应用抗代谢药：滤过瘢痕高危因素病人应该使用，以减少瘢痕形成。抗代谢药有两种：丝裂霉素 C（mitomycin C，MMC）0.2～0.4mg/ml，使细胞死亡。氟尿嘧啶注射液（25 或 50mg/ml），使组织停止生长。将新鲜配制的 MMC 约 2ml 吸附在泡沫海绵或滤纸条上（最好是 3 片），挤掉过多的药液。拉开结膜瓣将泡沫海绵塞进结膜瓣囊袋内的巩膜表面。MMC 处理时间不超过 3min。取出海绵片，确保棉片无残留。立即用 BSS 至少 20ml 冲洗中和残留药物。MMC 应用的范围越大，滤过泡越弥散；应用的范围小，滤过泡呈囊状。

注意：MMC 不接触结膜切口的边沿，不接触巩膜瓣区域，绝对不能流入前房或接触角膜内皮。据 MSSS 报道抗代谢药置于巩膜瓣下液是安全的，但是必须在前方穿刺之前，所以在结膜瓣下和巩膜瓣下均应用 MMC。伦敦 Moorfields 医院使用 MSSS 更安全方法，已经对几乎所有病人应用抗代谢药（图 2-8-3A）。

（4）巩膜瓣：1/2 厚（或 2/3 厚）。梯形或矩形，先做标记。瓣前缘至透明角膜。两侧切口前端在角膜缘前 0.5mm（长度的 15%）即停止，这样前方引流少。主要将水池安排在后方，并扩大面积才能造成弥散型大滤过泡。若两侧切口前端达角膜缘，则前方引流多，会成囊型滤过泡。

巩膜瓣为房水流出设置阻力，防止术后低眼压；另外，巩膜瓣可调节缝线有安全阀作用。

先前的方案是巩膜瓣前端分离至暴露透明角膜 1mm，便于在巩膜突之前方创造瘘口不会伤及睫状体（图 2-8-3B）。

（5）预置巩膜瓣缝线：10-0 尼龙线边对边缝合，若缝穿巩膜瓣，房水直接从缝线孔渗漏出来。巩膜瓣预置缝线必须在眼球变软前完成，一旦房水外流，在软眼球上做巩膜瓣缝线是困难的。瓣的两个后角各一针固定缝线（fixed suture），瓣的侧边每边 2 针缝线（可调节或可拆除缝线）。预置巩膜瓣便于快速关闭伤口（图 2-8-3C）。

（6）切除角膜 - 小梁 - 巩膜块：翻开巩膜瓣，角膜缘床的蓝色带是重要标志。蓝色带宽约 1.5mm，其后缘是巩膜突，前缘是 Schwalbe 线（图 2-8-3B）。蓝色带相当于小梁区。巩膜突（红箭）后方的组织若予以切除，则出血多，并会导致睫状体脱离。在巩膜突之稍前方，切除角膜 - 小梁 - 巩膜组织 1mm×2.5mm，尚无规定大小。先用刀片勾画出切除区，前缘 90% 深度，先不切穿，因为切穿后房水外溢眼球变软，操作困难。切穿后用剪刀切除小梁块。最好用 0.5～1mm 钛合金巩膜凿孔工具随意扩大控制小梁块切除面积，操作比剪刀方便（图 2-8-3B，D）。现今，已用 OCT 证明房水通过小梁切除口→巩膜瓣下蓄水池→巩膜瓣边沿→Tenon 囊下→形成滤过泡。

切除小梁过多、巩膜瓣伤口松弛、结膜瓣漏水是造成术后低眼压的常见原因。

切除小梁过少、巩膜瓣伤口缝线结扎过紧、滤过泡太小、滤过泡内瘢痕过多影响排出房水等是造成术后高眼压的常见原因。

(7) 周边虹膜切除：在巩膜床的切除口轻轻拉出虹膜根部，予以剪除。大小以无虹膜可堵塞瘘口为原则。但是，继发性青光眼病人，如 NVG、ICE 等因大片 PAS 造成青光眼，故需剪除尽可能大的周边虹膜。

(8) 缝合巩膜瓣：巩膜瓣两个后角各缝一针固定缝线，线结拉入巩膜内埋藏，结扎松紧度以自然对合为宜，能见房水从巩膜瓣边沿缓缓渗出。若房水引流过度，则在巩膜瓣两侧边各做可拆除缝线（releasable sutures）或可调节缝线（adjustable suture），减少房水外流。见图 2-8-3C。这两种缝线打活结，术后眼内压太高时可松解或拆除缝线；如果缝线长脚终端穿过球结膜遗留于结膜囊内便于拆除。也可用激光烧断缝线。

巩膜瓣缝合线结扎紧密，则术后早期前房迅速恢复，可减少术后早期低眼压相关并发症；术后根据眼内压调节或拆除缝线，重新开放巩膜瓣间隙，恢复房水引流，减少瘢痕化发生，从而提高了手术的成功率。

调控术后滤过量，减少术后瘢痕化，为小梁切除术成功与否的关键点。术后并发症主要与巩膜瓣缝线的松紧、瘢痕化强弱有关。缝线松，则滤过量大，降眼压效果好，但术后浅前房、低眼压、前房出血、脉络膜积液、低眼压性黄斑病变等并发症发生率高；缝线紧，则滤过量小，术后早期并发症虽然少，但房水流出阻力大，滤过道容易瘢痕化而造成手术失败。

手术后初始靶压应该比实际期望的压力高些，以防术后低眼压。

巩膜缝合后的理想压力是：房水从巩膜瓣边沿缓慢流出，到达维持深前房足矣。近来有些人在研究测定房水滤过能力的定量控制，其法如下：①测试巩膜瓣滤过能力：IOP 滴定法，周边虹膜切除后，预先放置的巩膜瓣缝线可以快速打结，以减少低眼压持续时间。IOP 滴定是滤过术中的一个关键步骤，巩膜瓣的开放压通过前房穿刺或使用前房输液系统灌注 BSS 而精确设定。开放压即房水刚刚从巩膜瓣冒出时的水流压。②眼前段输液系统（Lewicky，BD Visitec 公司）通过装有三向塞的前房穿刺头，可以稳定手术期间的眼内压，以降低严重并发症，如术中脉络膜渗液的风险。使用该系统，可以通过升高或降低瓶子高度来调节开放压，使得更准确地缝合巩膜瓣。相应地扎紧/松开巩膜瓣缝线，并根据需要放置额外缝线。

(9) 缝合结膜：球结膜和 Tenon 囊（球筋膜）在角膜缘 1.5mm 附近融合。第一针锚定在角膜上，必须找到球筋膜的切口边缘，穿过球筋膜→球结膜，再返回球结膜→球筋膜→角膜内 1/2 厚平行于角膜缘（图 2-8-3E，F）。最后一针锚定在角膜上。逐针牵拉缝线务必达到防水级不漏水。球筋膜不能嵌在结膜伤口，否则会漏水。

传统的封闭在结膜切口的末端使用单个间断的缝线。较新的技术包括使用边缘荷包缝合线（edge purse-string sutures），中断的水平床垫缝合（interrupted horizontal mattress sutures）或角膜槽缝合（suture with corneal grooves）。"角膜槽缝合"在槽内可以放置带有埋藏结的结膜缝线。这些技术几乎消除了中央结膜/Tenon 的回缩，伤口渗漏和缝合不适。

(10) 测试伤口

①通过预制前房穿刺口灌注 BSS 于前房，观察滤过泡。结膜伤口若漏水，则须增加缝线，确保结膜瓣不漏水。

②手术后需要扩瞳、泼尼松滴眼直至眼安静。短期内抗生素滴眼液预防感染。

③在术后早期评估滤过泡形态和功能时避

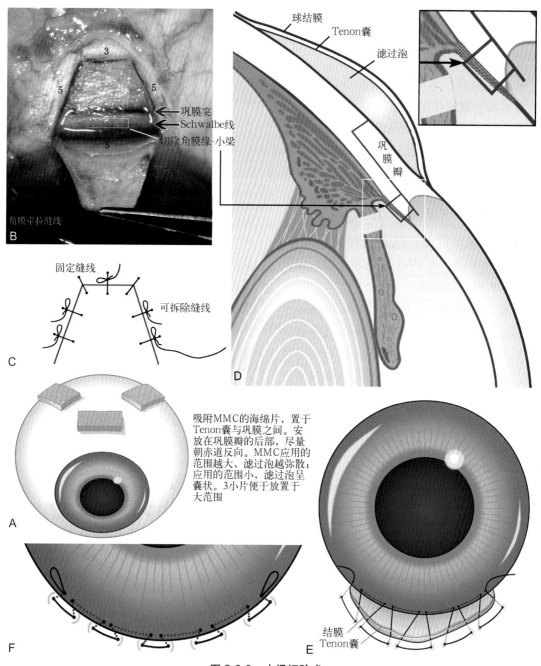

图 2-8-3　小梁切除术

免过分强调眼压。低眼压可能炎症抑制房水生成，脉络膜脱离，意外使用的局部药物的作用，或者另一眼或全身用药的交叉作用。因此，在术后不久过度依赖眼内压来指导管理将会误导。同样，术后早期高眼内压和低滤过泡可能由于巩膜瓣缝合太紧，因此缝线可能需要调整，拆除或放松，这将重新建立房水流动，扩张滤过泡。

④改进小梁切除术是减少并发症，如术后

低眼压、感染和出血。预防引流过度，术后伤口渗漏和滤过泡形态不良；另一方面，使用抗纤维化剂减少术后纤维化，防止手术失败。

（11）滤过泡（bleb）：滤过泡的形态（图2-8-4）影响降低眼压和术后并发症的风险，因此是小梁切除术长期成功的重要决定因素。手术经过数周至数月后，巩膜和巩膜瓣区域的重塑导致前房与 Tenon 下间隙之间形成瘘

(fistula)，房水流通于该空间。在绝大多数情况下，房水流动阻力，流出畅度和眼内压的数量不是由瘘口决定，而是主要由滤过泡组织（Tenon下-上巩膜筋膜界面）的特性决定。良好的滤过泡是降低眼内压的保证。新的引流通道若有瘢痕形成（结膜下纤维化和巩膜瓣或瘘口瘢痕）可导致小梁切除术失败。

①理想的滤过泡：扁平隆起（H1），大范围（E3），相当于80%角膜面积，不是白色无血管而是少量血管（V2），无渗漏（S0）。

②最不好的滤过泡：无滤过泡（H0）；白色无血管（V1）或囊样薄壁（V0）；角膜缘附近的小滤过泡（E1）；包囊型滤过泡（encapsulated bleb），或称Tenon囊肿，囊壁厚圆顶形突起的，往往伴有高眼内压。包囊型滤过泡的组织学检查显示囊内壁衬以低细胞纤维结缔组织，无上皮细胞。大部分壁由胶原组织和多种成纤维细胞组成，偶尔可见淋巴细胞浸润。外壁由疏松结缔组织和覆盖其上的结膜组成。

③微囊肿（microcysts）。这是最常见的滤过泡功能良好的征兆，几乎肯定反映了跨结膜房水流。微囊肿结膜滤过的表现，还不足以证明有足够的滤过泡功能。位于滤过泡的结膜水平，裂隙灯高倍放大时才可以看到，大角度（＞45°）的明亮窄光束照射，在靠近光束的后方照明区域中可见无数微囊肿。

A.滤过泡分级：Jampel（2012）推荐Indiana滤过泡外表分度系统（2003）。根据滤过泡的高、范围、血管量、渗漏染色4项特征分级（Ophthalmology，2012，119：703-711）。

隆起度：H0=平（无），H1=低，H2=中等，H3=高。

宽（横向钟点数小时）：E0=0＜1小时，E1=1～2h，E2=3h，E3=≥4h。

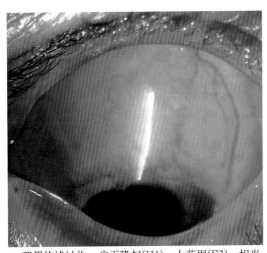

理想的滤过泡。扁平隆起(H1)；大范围(E3)，相当于角膜面积；不是白色无血管而是少量血管(V2)；无渗漏(S0)

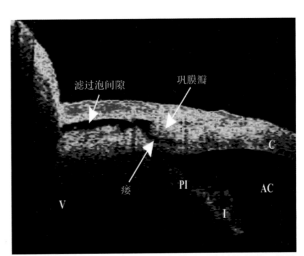

小梁切除术后手术区前段OCT扫描显示滤过泡前壁，泡腔的水液与巩膜瓣下的小梁切除口相通(Courtesy of Drs. Wells A，Wong T，Crowston J)

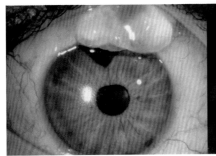

囊形薄壁滤过泡。H3,E1,V0

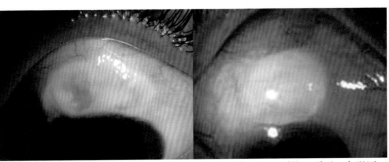

滤过泡炎。囊形薄壁滤过泡内渗出物　　包囊型滤过泡。厚壁圆顶形，高眼压

图 2-8-4　滤过泡类型

血管性（vascularity）：V0= 无血管（囊性），V1= 无血管（白色），V2= 少量血管，V3= 中等血管，V4= 大量血管。

染色（Seidel 试验）：S0= 无渗漏，S1= 针尖样染色点，S2= 水流样渗漏（5s 内）。

B. 滤过手术失败因素：包括继发性青光眼（新生血管性青光眼，无晶状体，葡萄膜炎，创伤）、非洲种族、先前滤过术失败、年轻病人、糖尿病病人、使用上直肌缝线牵拉、要求非常低的术后眼内压、联合白内障和青光眼手术（使用 MMC）、结膜瘢痕形成（例如巩膜扣带手术）、无晶状体眼、改变血 - 房水屏障的任何情况、改变前段解剖结构（例如穿透性角膜移植术）、眼表疾病，如眼红斑痤疮、外科医生的经验、术后炎症、结膜下麻醉、滤过手术后头 2 周内高眼压等。

C. 滤过术后前房消失

a. 前房消失（flat anterior chamber）：指裂隙灯显微镜检查前房极度变浅甚至完全不存在，虹膜甚至晶状体接触角膜内皮。前房变浅或浅前房（shallow anterior chamber）指前房变浅，未完全消失。临床上有时会用词含糊，因为残存的前房深度尚无确切的定量数据可致界定极度变浅和消失。

b. 滤过术后前房消失分级（George Spaeth，1990）

Ⅰ级前房消失：仅周边虹膜 - 角膜接触，但是瞳孔区仍然保留浅前房（图 2-8-5）。可以用睫状肌麻痹药进行保守治疗。睫状肌麻痹药有助于放松睫状肌组织，引起睫状环增大，悬韧带张力增加和晶状体向后移动，从而加深前房。1% 阿托品滴眼液和去氧肾上腺素眼药水，每天 3 次。

Ⅱ级前房消失：虹膜 - 角膜接触进展到瞳孔缘，但是瞳孔区仍然保留浅浅的前房。保留的浅前房最好每天记录其深度（与角膜厚度相比，例如，瞳孔区 1/2 CT，1/4 CT，0 CT）。用睫状肌麻痹药进行保守治疗。Ⅰ度和Ⅱ度前房消失几乎全部能随时间自行恢复，对睫状肌麻痹药反应良好。

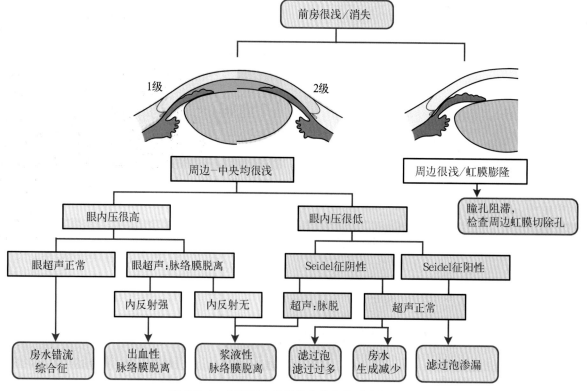

图 2-8-5　小梁切除术后前房消失鉴别诊断流程

Ⅲ级前房消失：晶状体（或玻璃体）-角膜接触，周边和中央前房完全丧失，此为"真正的前房消失"。这可能导致角膜内皮细胞功能障碍、虹膜粘连和视力下降；积极干预，需要阿托品滴眼液；考虑重建前房（注入粘弹剂）。炎症几乎总是伴随着前房消失和脉络膜脱离，故应该用类固醇滴眼液；眼周或全身糖皮质激素可用作辅助治疗。保守治疗短时间内（1～2d）未见好转，通常需要针对并发症给予手术干预。

滤过术后前房消失分早期（发生在术后14d内）、后期（发生在术后14d后）。

如果眼内压很低：低眼压者会出现脉络膜积液、低眼压黄斑病变（hypotony maculopathy）。第一，结膜伤口渗漏：染料测试发现伤口边缘发现有渗漏，则给予修复。大直径软接触镜堵塞渗漏；试用鱼雷压力眼垫加压（梭形棉花卷压在滤过泡位置眼睑上，再加眼垫，多条宽阔胶带加压固定）；结膜前移，保留原有滤过泡。第二,房水通过巩膜瓣外流过多：Seidel 征阴性，滤过泡高而弥漫。需要时间慢慢愈合。如果依旧无改善，考虑大直径绷带接触镜；另一眼停止 β 受体阻滞剂滴眼液。如果持续时间超过 1～2 个月，则考虑增加巩膜瓣缝线。第三，环状脉络膜积液：通常不在术后第 1 天出现，可能在第 3 天出现。大量环形渗漏会将虹膜-晶状体隔向前推，前房变浅、消失。使用睫状肌麻痹药滴眼液。随着前房逐渐加深，脉络膜积液往往在一个月内消失。第四，房水错流综合征（恶性青光眼）：低 IOP（由于房水经滤过器逸出）。治疗包括睫状肌麻痹药、房水生成抑制剂、考虑激光介入或手术。

如果眼内压很高:第一,房水错流综合征（恶性青光眼）：通常眼内压极高，前房消失。房水错误地向后导流，处理如上。第二，脉络膜出血：当血液占据玻璃体腔的大部分时，虹膜-晶状体隔被推向前，前房关闭。大的脉络膜积液有时可能也会出现类似情况，治疗因病而异。

2. **房水分流植入装置**（aqeous shunt implant device） 长管引流设备 Ahmed、Baerveldt、Molten、Krupin、Schocket 植入物最普遍，前房水经插入前房的硅管流入缝在赤道的硅板（13mm×1mm）与巩膜围成的房水蓄积池。

适应证：经传统手术失败的顽固难治性青光眼（refractory glaucoma）。新生血管性青光眼、严重葡萄膜炎继发青光眼、广泛 PAS 青光眼、角膜移植术后继发性青光眼、继发于视网膜光凝术后或玻璃体手术后的青光眼、广泛球结膜下纤维化的青光眼多数医师首选房水分流植入。但近来有临床医师将其作为首选手术治疗，但其有效性和安全性仅为建议级推荐力度和 B 级证据质量。

三种最常用的植入物是 Ahmed 青光眼引流阀、Baerveldt 和 Molteno 青光眼植入物（图2-8-6）。Ahmed 引流阀的阀体是一个限流器（阀），阀门腔内衬以 Elastomer 有机硅弹性体薄膜（8mm×7mm），其极富弹性的张力随时调节流量，显著减少早期低眼压发生率；引流管插入前房；FP7 有 3 个滤过孔增加滤过效果。Baerveldt 和 Molteno 青光眼植入物无限流器，但是有一个大的、光滑的挠性板，以减少包囊型滤过泡形成；无限流器的植入物可防止初期低眼压，手术者必须自己动手结扎引流管（7-0 Vicryl 可吸收缝线）或置缝线于管腔内。

手术者根据病情选用。术后拟得到较低的靶眼压，选用蓄水池面积较大的单盘或双盘。伴有房水生成减少或慢性脉络膜炎的病人，曾经有过睫状体破坏性手术的病人和儿童病人应使用蓄水池面积小的置入物（表 2-8-9）。

房水分流植入术最常见的术后并发症是持续性低眼压和无前房、脉络膜上腔浆液性渗漏或出血、前房积血、角膜内皮失代偿。

3. **微损伤青光眼手术**（microinvasive glaucoma surgery，MIGS） 小梁切除术虽然是 50 年来经典的抗青光眼手术，但是术后瘢痕堵塞引流可致手术失败。一直期望有更完美的手术方法能替代小梁切除术。近 20 年来，在微型植入物和微损伤方面的创造性设想是，正在积极

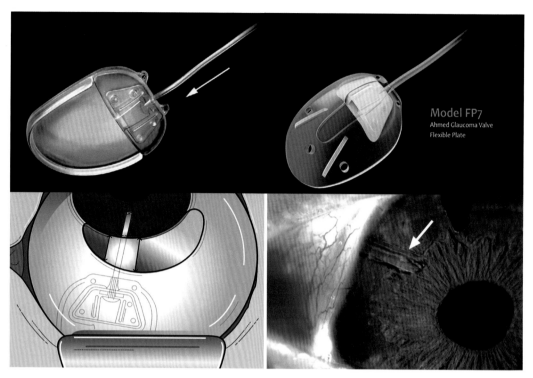

图 2-8 6 Λhmed 青光眼阀分流器植入

表 2-8-9 青光眼房水分流植入装置规格

规格	型号	蓄水池面积 (mm²)
有阀		
Ahmed 青光眼阀 （F= 可弯曲性）		
硅	FP7	184
	FP8	96
	FX1 双盘	180
聚丙烯	S2	184
	S3	96
	B1 双盘	180
无阀		
Baerveldt 植入物		
硅	130-250	250
	101-350	350
	PPV 102-350	350
Molteno 植入物		
聚丙烯	S1 （单盘）	133
	D1 （压力脊单盘）	133
	M1 （微型单盘）	50
	R2/L2 （双盘）	265
	DR2/DL2	265
硅	G3 （Molteno 3）	175
	GL （Molteno 3）	230

发展和开拓的新型青光眼手术（图 2-8-7），但目前尚未被广泛认同和推荐。①球结膜下滤过手术策略：a. 由外进路，Ex-PRESS 引流钉植入（alcon）、CO_2 激光辅助的巩膜切除术（CLASS）、InnFocus 微型分路（InnFocus Inc.）；b. 由内进路，AquesysXen 植入（allergan）。②增强滤过至 Schlemm 管策略：a. 由外进路，Schlemm 管道成形术（iScience 导管插入）、Stegmann 管道扩张器；b. 由内进路：iStent（Glaucos）、iStent Inject（Glaukos）、Trabectome（NeoMedix）、Goniotome（NeoMedix）、Hydrus Schlemm 管微支架植入（ivantis）、高频深巩膜切开术（HFDS）。③睫状体上湖滤过策略：a. 由内进路，CyPass 植入物（alcon）、iStentSupra 植入物（Glaucos）；b. 由外进路，Starflo 植入物、Solx 金植入物。

小梁网消融术（trabecular meshwork ablation）：2004 年美国 FDA 批准 Trabectome（NeoMedix）一种电烙装置去除一条 TM，使 Schlemm 管直接连通前房，用以治疗开角型青光眼。Trabectome 刀头 19.5G，双极高频（550 kHz）

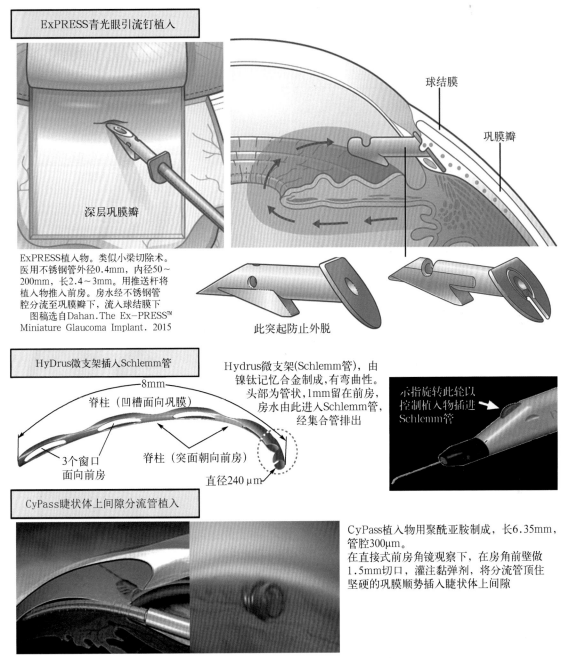

ExPRESS青光眼引流钉植入

深层巩膜瓣

ExPRESS植入物。类似小梁切除术。
医用不锈钢管外径0.4mm，内径50～
200mm，长2.4～3mm。用推送杆将
植入物推入前房。房水经不锈钢管
腔分流至巩膜瓣下，流入球结膜下
　图稿选自Dahan.The Ex-PRESS™
Miniature Glaucoma Implant. 2015

球结膜

巩膜瓣

此突起防止外脱

HyDrus微支架插入Schlemm管

8mm
脊柱（凹槽面向巩膜）

3个窗口
面向前房

脊柱（突面朝向前房）

直径240μm

Hydrus微支架(Schlemm管)，由
镍钛记忆合金制成，有弯曲性。
头部为管状，1mm留在前房，
房水由此进入Schlemm管，
经集合管排出

示指旋转此轮以
控制植入物插进
Schlemm管

CyPass睫状体上间隙分流管植入

CyPass植入物用聚酰亚胺制成，长6.35mm，
管腔300μm。
在直接式前房角镜观察下，在房角前壁做
1.5mm切口，灌注黏弹剂，将分流管顶住
坚硬的巩膜顺势插入睫状体上间隙

图 2-8-7　青光眼微型植入物和微损伤手术

电极，有灌注和抽吸口。经 1.8mm 透明角膜切
口，插入 Trabectome，在房角镜观察下接触进
入 TM，除去 180°TM 和 Schlemm 管内壁。
有保护极板隔离避免 Schlemm 管外壁和邻近巩
膜受热损伤（图 2-8-8）。

双极高频可调功率，增量为 0.1W，最高可
达 10W。标准功率设置为 0.7W。制造商建议此
手术不要超过 1.5W 功率，只要求达到组织离解，
但不需要像止血那样凝固血管的强度，也可与
白内障摘除联合进行。

Minckler 等在墨西哥进行了一项前瞻性试
点研究。招募了 37 名开角型青光眼病人。 药
物冲洗 1 周后，术前平均眼内压为（28.2±4.4）
mmHg。术后第 12 个月，平均眼压为（16.3±2.0）

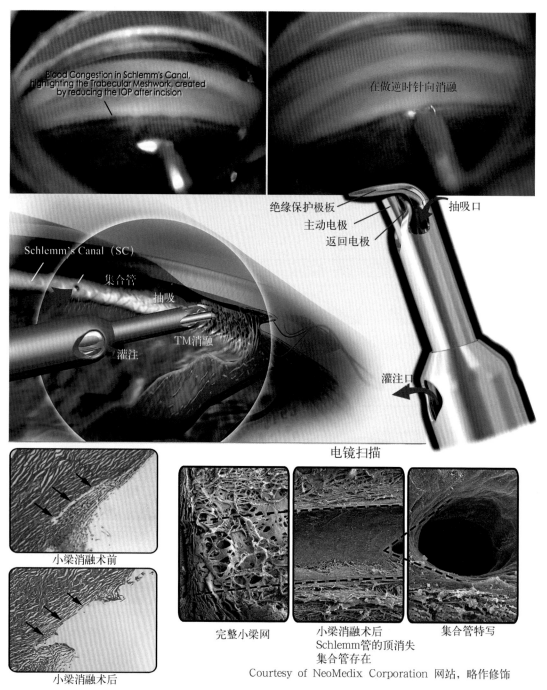

Blood Congestion in Schlemm's Canal, highlighting the Trabecular Meshwork, created by reducing the IOP after incision

在做逆时针向消融

绝缘保护极板
主动电极
返回电极
抽吸口

Schlemm's Canal（SC）
集合管
抽吸
TM消融
灌注

灌注口

电镜扫描

小梁消融术前

小梁消融术后

完整小梁网

小梁消融术后
Schlemm管的顶消失
集合管存在

集合管特写

Courtesy of NeoMedix Corporation 网站，略作修饰

图 2-8-8　Trabectome 微创小梁消融术

mmHg。术中所有病人均出现 Schlemm 管血液反流，术后平均（6.4±4.1）d 清除。2008 年发表评估 738 例。平均眼压从（25.7±7.7）mmHg 降至（16.6±4.0）mmHg，术后 24 个月（n=46），而平均治疗青光眼药物数从 2.9±1.30 降至 1.24±0.92。

Trabectome（NeoMedix）于 2015 年批准进入中国市场。适合于轻度和中等度开角型青光眼。损伤小，并发症少，可以与白内障手术融合；可惜耗材太贵。

步骤 1：倾斜病人头部和显微镜：病人的头向对侧肩转 30°。显微镜向外科医师倾斜 40°；当显微镜和患眼呈 70°夹角，是观察 TM（小梁网）的最佳视角。

步骤 2：切口：用角膜刀制作 1.8mm 透明角膜切口。

步骤 3：降低眼内压以显示充血的 Schlemm 管：打开角膜切口，排出房水以降低眼内压；负压状态下血液反流流入 Schlemm 管以促进 TM 的可视化；注入 BSS 再形成前房。

步骤 4：安置房角镜：将房角镜放在角膜上，并通过步骤 3 增强鉴定小梁网；取出房角镜，刀头插入前房，打开灌注阀门；刀头向小梁网方向前推进 3/4 路程；再次安放房角镜后继续推进刀头，直至接触小梁网。

步骤 5：去除小梁网和 Schlemm 管内壁：轻轻地将刀头的尖端插入 Schlemm 管（被反流的血液标志）；Trabectome：踩脚踏板以激活高频电选择性消融操作和抽吸。顶端的弯头是绝缘保护极板防止热能损害 Schlemm 管外壁和邻近组织；刀头的尖端在 Schlemm 管内顺时针前进，以去除小梁网约 90°；将刀头的尖端返回前房的中央，旋转 180°，以相似的方法消融另一端小梁网和 Schlemm 管内壁。

该公司衍生出另一个同样目的的产品称"房角切开术（GonioTome）"。双刀口，其形状与消融术刀头相似，配有灌注和抽吸管；但是不用高频消融而是刀口机械性切割 TM 和 Schlemm 内壁。

4. 睫状体破坏手术（cyclodestructive procedure） 在药物、其他手术失败后视觉几乎完全丧失（0.05- 手动）者才用的一种手术。无光感的青光眼病人除非有难以忍受的疼痛也可考虑行 TCP。TCP 的候选疾病是那些高危因素者，经 1 次或多次滤过手术失败。常见的是 NVG，葡萄膜炎青光眼，上皮内生，滤过口大量瘢痕。

用激光（半导体）、电透热、冷冻、超声、β- 放射、电解等破坏睫状体，破坏房水发源地来达到降压目的。目前认为光源最好。术后并发症中最担忧的是眼球萎缩和交感性眼炎，病人和医师必须充分沟通权衡利弊。

经巩膜睫状突光凝术（transscleral cyclo-photocoagulation，TCP）；Weekers（1961）创造利用光能设计经巩膜睫状突光凝术的仪器。开始用氙弧灯，红宝石激光，Nd：YAG。目前用二极管半导体激光作为光能。

球后麻醉。IRIS OculightSLx Diode Laser，G-Probe。激光 810nm。1750～2000mW 2000ms。准备 LED 小灯观察睫状突。G 探头足板的前缘置于角膜缘，则激光束正针对角膜缘后 1.2mm，此即睫状体的睫状冠位置。从 12 点钟位开始，激光照射时听到爆音，表示能量过强，应降低 250mW；如还听到爆音，再降低 250mW；直至变成听不到爆音，此即适当能量（图 2-8-9）。

相反，如第一次激光照射时听不到爆音，表示能量过弱，应增加 250mW；如还听不到爆音，再增加 250mW，直至听到爆音，此时降低 250mW，变成听不到爆音，此即适当能量。

照射点间隔距离以 1/2 探头宽度为准，即将探头顺时针方向移动，探头侧面边移至激光照射引起的凹痕。360° 范围照射 21～24 个点。

注意，偶尔在调试能量时听不到爆音，不断逐级增强能量，直至最大能量 3000mW 还是听不到爆音，则需要更换导光纤维。一般每个探头应用 5 次。

探头每次应用前后，用 70% 异丙醇清洗。也可浸入过氧化氢 20min 消毒。

术后：麻醉作用消失后病人有轻度 - 中等度疼痛，可服镇痛药。次晨常缓解。术后前房有炎症反应。需 1% 泼尼松龙滴眼液 qid，前房反应严重者可增至每 1～2 小时 1 次。1% 阿托品滴眼液 2 次 /d。眼内压在 1 周后逐步降低，常在 1 个月以上 TCP 才可达到最大效果。降压药根据眼内压的下降而减少，降压药不选 PGA 和毛果芸香碱滴眼液。在 1 个月后 TCP 降压效果不满意时，可重复 TCP360°。50%～85% 能获得期望的降压效果。

并发症：①慢性前房闪辉。多数病人术后有此并发症，此因眼 - 房水屏障破坏，不需药物管理。②眼内出血。尤其多见于 NVG 病人。

出血往往是轻度，暂时的，不需处理。NVG病人最好 TCP 术前 3 天给予抗 VEGF 注射；或 PRP。③低眼压。无症状性或明显有些视力。最高发生率是 12%。低眼压常伴前房消失（flat）和脉络膜脱离。停止降压药和消炎是处理 TCP 术后低眼压的关键性措施。④视力丧失。40%。其中半数是由于青光眼的原发眼病；TCP 源头的有低眼压、CME、光毒性。并存病也是原因，外伤性青光眼、无晶状体性青光眼相对较好而稳定；然而，新生血管性和炎症性青光眼随着病变复发而视力逐渐下降。⑤其他少见并发症。例如，白内障、视网膜脱离、交感性眼炎。此为破坏睫状体的手术，并发症多，要求病人术前有充分思想准备，避免医疗法律诉讼。

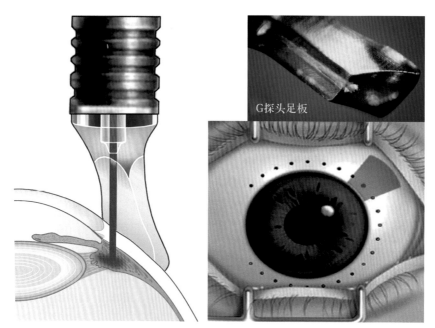

图 2-8-9 经巩膜睫状突光凝术

G探头足板

第九节 正常眼压性青光眼

正常眼压性青光眼（normal tension glaucoma，NTG；normal pressure glaucoma，NPG），旧称低压性青光眼（low tension glaucoma，LTG）。

定义：进行性视神经萎缩，房角开放，眼内压正常，并无眼部或全身原因造成此视神经萎缩。

多次测量眼内压都低于 21mmHg。前段视神经的血液灌注不良而使该眼视神经纤维进行性萎缩，故有缓慢的进行性视野缺损。除眼内压外，其他很多情况类似于原发性开角型（高压性）青光眼。以前的原发性开角型青光眼，其中约 1/3 为正常眼压性青光眼。

21mmHg 为正常人群眼内压平均值 ±2SD，也即正常眼内压的上限。眼内压一般采用此切断值（cut off value）区分 NTG 和原发性开角型青光眼。

有人认为 NTG 是 POAG 的亚型。由于青光眼性视神经病变的标志是视盘凹陷。显而易见，在大多数青光眼病人视盘凹陷具有相似的外观，从分子或细胞水平来说，NTG 和 POAG 是单一疾病；一组具有多因素病因学基础并有共同表型表现（视盘凹陷）的多种不同疾病。

视神经乳头筛板前的眼内压与筛板后的脑脊液压之间的差值（跨筛板压力梯度），而非眼内压值，是导致青光眼视神经损伤的主要危险因素。已在单纯颅内脑脊液压力降低的动物模型中发现了类似青光眼视神经损伤的结构性改变，提示脑脊液压力降低所致的跨筛板压力梯度增大与视神经损伤之间存在因果关系。

王宁利等（2013）利用 MRI 检测 21 例正常眼压性青光眼球后视神经周围蛛网膜下腔的宽度，发现比高眼内压组和对照组明显狭窄，推测该处脑脊液压力相对较低。这也许是有关正常眼压性青光眼的发病机制。

NTG 家系中已发现 Optineurin 基因变异。

一、流行病学

（一）患病率

美、英等国家于 1987—1993 年对 40 岁以上的人群普查，正常眼压性青光眼的患病率为 0.68%。日本统计报告在 40 岁以上者正常眼压性青光眼患病率是 2.04%。这是非常惊奇的发现，也许普查的样本不具代表性，但足以引起我国学者重视，我们是否漏诊了！ 1990 年中山眼科中心黄氏报道中提出高度近视眼病人的正常眼压性青光眼发病率比非近视眼者高，正常眼压性青光眼常伴有高度近视。

（二）危险因素

1. 视盘出血、眼低灌注压和偏头痛（血管痉挛）史是疾病进展的重要危险因素。

2. 眼部出血视盘凹陷、近视、跨筛板颅内压梯度、视神经乳头周围脉络膜变薄。

3. 全身情况：与老年、种族、家族史有关。可参考高压性青光眼节。

二、正常眼压性青光眼的临床表现

病人无主诉症状，直至中心视力减退。病人全是常规体检或要求验光时检查视盘而发现。有些病人有偏头痛。

三、正常眼压性青光眼的诊断

眼内压正常和房角开放是正常眼压性青光眼的两项基本条件：眼内压必须用 Goldmann 眼压计正确地测量，昼夜眼内压均低于 21mmHg。不能根据 Schiötz 眼压计的测定结果作为诊断。静态房角镜检查或前段 OCT 检查房角是开放的。

视盘有肯定的青光眼杯（杯/盘比 ≥ 0.75，或杯不断增大）；盘沿局部缺损的病人，即使眼内压正常也应怀疑正常眼压性青光眼；若有典型青光眼性视野缺损和（或）RIM 异常（肯定明显缩小或进行性缩小）则可肯定诊断。

杯/盘比 ≥ 0.8 者即使"暂时无"青光眼性视野缺损（例如旁中心视野缺损），只要有 RIM 异常（肯定明显缩小或进行性缩小）仍可肯定诊断。

杯/盘比 ≥ 0.9 者已属晚期，一定伴有严重青光眼性视野缺损和 RIM 异常。

视盘出血的概率比 POAG 多。有视盘出血，尤其是反复视盘出血的病人是诊断 NTG 的证据之一。

高度近视眼青光眼杯的颞侧边缘是很倾斜的，故难肯定正确的杯/盘比，仔细观察视盘边缘的小血管行径，若发现有屈膝现象，有助于诊断。

CCT 较正常均值明显低者：可能需要修正眼内压才能匹配 Goldmann 压平眼压计的测定值。CCT 为 520μm 时，Goldmann 压平眼压计测量的眼压最准。目前尚无正确的换算表。正常人群 CCT 平均值为 550μm，则 CCT 每降低 20μm，眼内压增加 1mmHg 作为修正系数，因为 CCT 比平均值薄，只需较小的力量就能压平角膜，测得的眼内压将低于实际眼内压；CCT 每增加 20μm，眼内压降低 1mmHg 作为修正系数，因为当 CCT 超过 520μm 的设计值，需加较大的力量才能压平角膜，因此，测得的眼内压将高于实际眼内压。

四、鉴别诊断

1.**原发性开角型（高压性）青光眼**　最主要的是与高压性青光眼的区别。正常眼压性青光眼的眼内压不会高于 21mmHg，而高压性青光眼的眼内压在不治疗的情况下一般维持在 20s 或更高，当然有时高压性青光眼的眼内压也会低于 21mmHg，但是，复习以往眼内压记录一定可发现高于 22mmHg 的记录。如果初诊时因眼内压 < 21mmHg 而诊断为正常眼压性青光眼，复诊时眼内压升高者可改正诊断为高压性青光眼。另一种很少见的情况，高压性青光眼在晚期因睫状体萎缩，房水分泌减少而使眼内压下降至正常范围。另应注意的是眼内压测量上的问题，例如用压平眼压计测量眼内压时对于 CCT 过厚者，需加较大的力量才能压平角膜，因此，测得的眼内压将高于实际眼内压，这样会将 NTG 误诊为原发性开角型（高压性）青光眼。在高度近视低巩膜硬度系数者测得的 Schiötz 眼内压读数往往低于实际眼内压，所以可把高压性青光眼误诊为正常眼压性青光眼。CCT 过薄者，无论是遗传性或屈光手术后，只需加较小的力量就能压平角膜，因此，测得的眼内压将低于实际眼内压，这样会将原发性开角型（高压性）青光眼误诊为 NTG。

中度至高度近视眼伴有倾斜视盘和乳头周围萎缩者可出现无进展性青光眼性视野缺损。另外，这些视盘可能具有凹陷的外观，难以解释凹陷的程度。近视倾斜盘可表现局灶性视野缺损，在生理盲点上方有楔形缺陷，状似弓形缺陷。

曾患继发性青光眼必须仔细排除曾有高眼内压病史，例如因使用类固醇而导致继发性青光眼，在停用药物后眼内压恢复正常而视盘留下青光眼杯，但这种杯不会继续扩大。其他类似的继发性青光眼原因有葡萄膜炎、眼外伤、青光眼睫状体危象、色素性青光眼（自愈期或退化期时眼内压正常化）等。

2.**药物治疗掩盖高眼内压**　应用抗青光眼药而使眼内压降至正常；全身药物能降低眼内压，例如，地高辛（强心苷类），醋氮酰胺，β受体阻滞剂。凡病人正在使用上述药物者，为明确诊断，如果可能的话必须暂停用药几天，以测得其真实眼内压。

视盘凹陷是青光眼的标志，神经视网膜盘沿（rim）苍白是非青光眼性视神经病的标志。视盘轻微凹陷也可能见于各种非青光眼性视神经病变，包括压迫性，毒性，代谢性，遗传性和缺血性病因；但是，几乎总是伴有神经视网膜 rim 苍白。

缺血性视神经病变及颞动脉炎这是急性病变，视力骤然下降，视盘苍白，发作几周后出现视神经萎缩，约 1/3 病人会发生视盘凹陷，尤其是动脉炎性 AION 往往演变成碎片凹陷状似正常眼压性青光眼，但这种视盘杯较浅，不会持续扩大，病人有中心视力减退。非动脉炎性 AION 很少发生视盘凹陷。

3.**视网膜分支动脉阻塞**　有 BRAO 病史病人，例如颞上方分支动脉阻塞表现为 OCT 颞上方视盘周围 RNFL 变薄，视野暗点在鼻下方，状似青光眼性视神经病变。根据视盘不会有明显凹陷，病情不会持续进展可排除 NTG。

4.**颈动脉阻塞**　表现为眼缺血综合征。单侧视力逐渐减退，中、周边部视网膜少量点状或墨迹状出血，视网膜静脉扩张而不扭曲。颈动脉超声显示同侧颈动脉狭窄。FFA 脉络膜充盈延迟，脉络膜低灌注，动脉染色。

5.**血动力危象**　急性低血压发作可见于心肌梗死、心搏停止、大出血、休克等。因灌注压降低而致视神经萎缩及凹陷，并有视野缺损，但这种视盘杯不会持续扩大。

6.**压迫性视神经病**　视神经及视交叉肿瘤极少造成视盘青光眼杯，视野为两颞侧性缺损而非青光眼性缺损，早期中心视力减退。视盘苍白和（或）凹陷病人若有神经系统症状（如四肢软弱、眩晕、头痛、意识不清、复视）为不使颅内肿瘤漏诊，虽然概率低，也须头颅

MRI/CT 并请神经科会诊为妥。

7. 视盘小坑　局限性深坑，不会持续扩大。可伴有与小坑部位对应的视盘周围视网膜 NFL 变薄和视野缺损。有时伴视网膜劈裂。

8. 视神经缺损　深凹陷，不会持续扩大，自幼中心视力不良。

9. 假性青光眼 (psuedoglaucoma)　曾有急性出血性休克，肿瘤压迫视神经招致视神经前段急性缺血而发生凹陷性萎缩，称为假性青光眼。

10. 常染色体显性视神经萎缩 (ADOA) 和 Leber 遗传性视神经病变 (LHON)　视神经头与正常眼压性青光眼相似。ADOA 和 LHON 报道被误诊为青光眼。特别是在晚期疾病，因此仅从视盘评估很难将青光眼与 ADOA 和 LHON 鉴别。做出准确的诊断需要其他临床参数，如视力，色觉，视力丧失史，家族病史；基因探查。

五、治疗原则

据正常眼压青光眼协作研究 (Collaborative Normal-Tension Glaucoma Study，CNTGS) 和早期青光眼诊断试验 (Early Manifest Glaucoma Trial，EMGT) 调查，正常眼压性青光眼病人大部分病人随访 5 ～ 6 年病情稳定。因此，早期病例可以观察几年。

随访期间发现视盘和视野有进行性改变的病人可以药物降眼内压为主，进展明显者可考虑 SLT 激光治疗。手术治疗是创伤性的，并且疗效期望值不高，必须权衡利弊。经药物治疗后理想的病人眼内压可降 12% ～ 20%，至于降低眼内压能否阻止视神经进一步损害，说法相悖。事实上，很难判别眼内压波动病人所使用的药物是否真正有降压作用。

神经保护性药物在试验中。控制高血压、胆固醇，有人使用钙通道阻滞剂以改善视神经灌注，但是低血压不利于视神经的血流。

第十节　原发性闭角型青光眼

一、概述

1. 定义　原发性闭角型青光眼指青光眼病人的房角关闭的机制尚不清楚，并不认为与其他眼部或全身异常相关。

房角出现虹膜小梁接触 (ITC) 或粘连性关闭，由于房水流出受阻导致眼内压增高，但并无其他眼病造成房角关闭；并且增高的眼内压已经造成青光眼性视神经损害和视野缺损。

2. 房角关闭　周边虹膜小梁接触 (irido trabecular contact，ITC) 或称虹膜小梁贴合，可发展成虹膜小梁粘连。接触或贴合 (appositiona) 是可恢复性的，粘连 (synechia) 是永久性的。大范围 (一般认为 > 180°) 房角关闭引起眼内压增高。

原发性闭角型青光眼简称闭青，房角关闭是关键 (图 2-10-1)。原发性是指房角关闭并非其他眼病或系统性病变造成。

从解剖层次来看，浅前房是基本危险因素，引起房角关闭的四股力量是：虹膜 (瞳孔阻滞)、睫状体 (高褶虹膜)、晶状体 (晶状体形态性青光眼) 和晶状体后方的向量 (恶性青光眼)。

前三种发病机制造成原发性闭角型青光眼：瞳孔阻滞占 90%，晶状体 (大而厚，向前移位) 诱发机制及少数高褶虹膜构型。真正高褶虹膜综合征目前已被划入继发性青光眼。有些病人同时具有 2 ～ 3 种机制。第 4 种发病机制晶状体后方的向量 (恶性青光眼) 属于闭角型继发性青光眼。

3. 相对性瞳孔阻滞 (relative pupillary block)　与闭角型青光眼发作有密切关系。房水流出途径传统式占据 70% ～ 90%。瞳孔缘虹膜与晶状体贴得较紧，通常这种虹膜晶状体接触 (irido-lenticular contact) 约宽 25μm 的环区，若接触面积增宽，则会增加瞳孔的阻滞，则后房水不能畅流入前房，后房水量增加而致压力

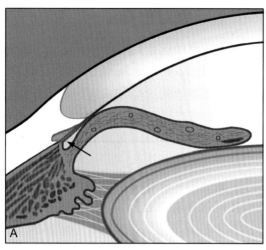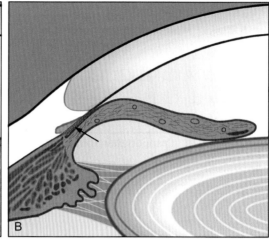

图 2-10-1　原发性闭角型青光眼两种闭角方式

A. 相对性瞳孔阻滞，后房压力突然极度增高，将周边虹膜前推，膨隆的虹膜先接触 Schwalbe 线，房角镜中呈房角关闭。隐窝（黑箭）虹膜未接触小梁，房水仍然可以经此隧道通过小梁流出。常是急闭的房角关闭方式。B. 相对性瞳孔阻滞，后房压力缓慢增高，将周边虹膜前推，膨隆的虹膜先黏住巩膜突，眼内压再度增高时黏住后部小梁（黑箭），然后与 Schwalbe 线黏连。隐窝不存在隧道。此称爬行。见于慢闭，继发性青光眼

升高；若前后房压力梯度的驱使虹膜被推向前呈弓状，形成虹膜膨隆（iris bombe）。如果还有另两种危险因素存在，浅前房和晶状体向前移位或是晶状体增厚（年龄相关性）向前方突出较明显时，房角变得更窄。首先，房角入口变窄，继之，虹膜根与 Schwalbe 线接触，在此接触的后方，房角隐窝形成一个隧道（图 2-10-2），房水依然可通过隧道的小梁流出，称不完全关闭（incomplete angle-closure）。进而，隧道内的虹膜与小梁全面接触，隧道宣告关闭，房水出路立时中断，眼内压随之迅速升高，称完全关闭（complete angle-closure）。此种闭角机制约占原发性闭角型青光眼的 90%。

4. 绝对性瞳孔阻滞（absolute pupillary block）　当虹膜瞳孔边缘与晶状体囊粘连，房水流通完全阻碍称为绝对性瞳孔阻滞，归属于继发性青光眼范畴。例如，虹膜炎的后遗症环形虹膜后粘连。此外，又如瞳孔边缘黏附于眼内人工晶状体，囊状残余物，玻璃体表面，空气或硅油等。

Fisher（1972）认为在年龄增大时晶状体近赤道部也增厚，因此即使在扩瞳状态，虹膜也贴紧晶状体，瞳孔阻滞无缓解可能，且使房角更易阻断。

少数高褶虹膜可演变成急性或慢性闭角型青光眼。系因虹膜根部过长，也有认为是虹膜根部前置位。Palvin（1990）用超声生物显微镜（UBM）报道前部睫状突前移而将虹膜根部向前推。

注：UBM 依据虹膜根部插入睫状体前表面（房角方向）的部位（靠近巩膜方向或睫状突方向）区分的。插入点非常靠近巩膜突称前置位（anterior insertion），插入点远离巩膜者称正常位，插入点偏向睫状突方向者称后置位（posterior insertion）。但无更细的具体规定。

5. 葡萄膜容量扩张（expansion of volume of the iris and choroid）　Quigley（2009）提出：瞳孔扩大时通常由于损失细胞外液而使虹膜体积缩小。闭角型的眼，瞳孔扩大时虹膜体积的减少较低，导致阻塞小梁网。脉络膜容量的扩张是一个动态的现象，是一个在闭角型青光眼的主要危险因素。恶性青光眼的机制似乎可能是玻璃体疏导液体的性能差，过去推测是房水"误导"，这种推测是不符合生理原则的（Quigley HA. Angle-closure glaucoma-simpler answers to complex mechanisms: LXVI Edward Jackson Memorial

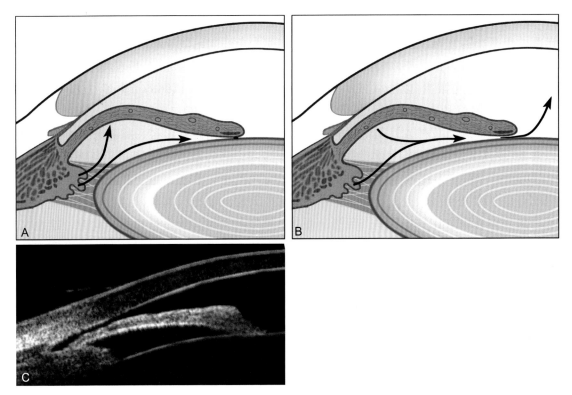

图 2-10-2　相对性瞳孔阻滞

A. 瞳孔缘虹膜与晶状体前囊贴得较紧，这种虹膜晶状体接触约宽 25μm，后房水不能畅流入前房，后房水量增加而致压力升高，前后房压力梯度的驱使虹膜被推向前呈弓状。B. 后房压力升高，其梯度足够克服虹膜晶状体接触，瞳孔缘虹膜抬高，后房水冲进前房。前后房压力逐步暂时平衡。不久，虹膜晶状体恢复紧密接触，后房压力再次升高。C.UBM 图像显示虹膜瞳孔缘紧密接触，虹膜向前弓，房角入口线窄

Lecture. Am J Ophthalmol，2009，148:657-669）。

　　持久小梁 - 虹膜接触或周边前粘连阻断房水外流，导致渐进性 Schlemm 管内皮损伤，最终 Schlemm 管阻塞，以及损伤小梁细胞，这可能由于线粒体功能损害和小梁束融合导致。这些变化可能是激光虹膜切除术白内障手术后残余青光眼的原因（Hamanaka T, Kasahara K. Histopathology of the trabecular meshwork and schlemm's canal in primary angle-closure glaucoma. Investigative Ophthalmology & Visual Science，2011, 52 : 8849-8861）。

　　原发性及继发性闭角型青光眼的诱因有三大类：①瞳孔阻滞：中等大瞳孔，瞳孔括约肌及瞳孔开大肌的张力过强，眼前段小，大晶状体，虹膜软弱，炎症。②房角狭窄：睫状突肿胀前移，眼前段小，虹膜插入处前置位，大晶状体，虹膜末卷突出，虹膜根部过长。③晶状体 - 虹膜隔膜前移：晶状体悬韧带松弛，大的球形晶状体，睫状体环行肌收缩力增强，睫状体纵行肌张力降低，房水迷失方向朝后进入玻璃体，玻璃体肿胀，睫状体肿胀，葡萄膜渗出物。

　　目前临床上，闭角型青光眼（ACG）分为原发性或继发性。原发性 ACG 是主要由相对性瞳孔阻滞引起的小梁网堵塞；两侧性，中老年人多见。继发性 ACG 是通过其他机制造成的小梁网堵塞，可细分为前拉或后推机制两类；单侧性或两侧性，可以是任何年龄（美国眼科学 会 *Primary Angle Closure Preferred Practice Pattern Guidelines* 2015 版）。

二、流行病学

（一）患病率

据 Hollows 及 Graham（1966）、Bankes 等

（1968）普查 10 172 位 40 岁以上的人群，闭角型青光眼的患病率为 0.14%。Klein 等（1987—1988）普查为 0.04%。在欧美，白种人闭角型青光眼比开角型青光眼少（1：4 或 1：5）。急性闭角型青光眼黑种人比白种人发病率低。加拿大的爱斯基摩人（黄种人）闭青患病率为 0.5%，而 60 岁以上爱斯基摩妇女的患病率高达 11.7%（Drance，1973）。在日本，以往闭角型青光眼比开角型青光眼多，近几十年的全国普查显示开角型青光眼远比闭角型多。虽然一眼先发病，但大多数最终成为双侧。

（二）危险因素

眼部：包括房角窄、眼内压、瞳孔扩大、角膜及虹膜睫状体、短小眼球等。全身：包括老年、女性、种族、家族史等。

1. **房角窄** 窄角在瞳孔阻滞的情况下，若有某种诱发因素激发，后房压力增高，虹膜越加膨隆，以致周边虹膜与小梁接触，房角便告关闭，房水流出障碍造成眼内压增高。

2. **眼内压** 房角未关闭时眼内压正常，关闭后眼内压升高。缓解期眼内压正常至稍高，视周边前粘连的程度而异。急性房角关闭后飚升的眼内压，可高于视网膜中央动脉压，对视网膜及视神经头的安全是极大的危害。

3. **瞳孔扩大** 周边虹膜膨隆只要房角未关闭，眼内压仍然可正常；瞳孔扩大后周边虹膜促使窄房角关闭而激起青光眼发作。药物性瞳孔扩大（扩瞳眼药，全身药物如肠胃或肌肉松弛药、抗组胺药、镇静药、治疗急性哮喘或呼吸不畅的拟交感神经药、三环类抗抑郁药），情绪激动（交感神经张力增强而致扩瞳），黑暗环境都可使瞳孔发生不同程度的扩大。中等度（5～6mm）最易加剧瞳孔阻滞，极大的瞳孔反而可缓解瞳孔阻滞，极小的瞳孔也可加剧瞳孔阻滞（例如阅读、在强光下、滴缩瞳药）。

尽管托吡卡胺和新福林滴眼液扩瞳对于一般大众甚至房角狭窄的患眼都是安全的，但也会偶尔引起眼压升高。Wolfs 等（1997）调查连续性 6760 例诊断性扩瞳病人，2 例（0.03%）引发急性闭角型青光眼发作。

瞳孔中等度扩大最易增剧瞳孔阻滞的机制，Mapstone（1968）做了机械性的解释，Tiedeman（AJO，1991，111：338）更正并扩展解释，利用瞳孔半径、虹膜根部半径及瞳孔前移来计算虹膜的轮廓切面。当瞳孔半径增加时房角变窄，然而，由于晶状体的轮廓，当瞳孔扩大时减低瞳孔前移，这就说明为什么瞳孔中等度扩大时房角是最窄的。同时，这也可解释为什么瞳孔中等大时容易发生瞳孔阻滞。中等大瞳孔同时激活扩瞳肌和瞳孔括约肌，产生一个合力，其矢量几乎垂直于晶状体表面，虹膜瞳孔缘与晶状体贴紧→后房水积聚→虹膜膨隆。Anderson（1991）对窄房角者进行照相，支持 Tiedeman 的模型。

4. **角膜及虹膜睫状体**

（1）角膜：闭角型青光眼的角膜直径可小于正常人，高度也略低于正常人（即较扁平）。在急性发作期角膜由于水肿而变厚，这更易造成虹膜接触角膜而产生周边前粘连。

（2）虹膜睫状体：瞳孔扩大时虹膜体积的减少较低，导致阻塞小梁网。睫状体肥厚以及虹膜根部止点在睫状体的前段（靠近巩膜突）者，房角都可变得较窄。在远视眼，由于调节过度，睫状体可能较肥厚。睫状突肿胀向前移位可将虹膜根部推向房角前壁而形成高褶虹膜型青光眼。

（3）短小眼球（nanophthalmos）：病人眼轴 < 20mm，而晶状体容积相对正常，由于前段拥挤，巩膜增厚引起的葡萄膜积液和房水错流，因此闭角型青光眼的风险增加，不容忽视。

5. **老年** 老年人晶状体变厚及前移，致使前房随着年龄而变浅。据 Lowe（1969—1972）的测量统计，闭角型青光眼病人的晶状体较正常人平均增厚 0.6mm。晶状体前囊与角膜内皮的距离，闭角型青光眼要比正常人短 1mm，此种前房变浅的原因一部分是晶状体较厚，但更重要的是晶状体位置前移。晶状体因年龄增长而变大，更进一步使前房变浅及房角变窄，如原来前房就比较浅者当然就更接近于危险点。前房轴深＞ 2.5mm 者很少会发作闭角型青光眼，75% 闭角型青光眼前房轴深＜ 1.5mm。

6. **女性** 老年妇女病人占多数，女：男为4∶1。可能因为女性前房较男性浅。

7. **种族** 黄种人患病率明显比白种人高。可能因为黄种人前房较白种人浅。

8. **家族史** 瞳孔阻滞性青光眼具有遗传性。据说闭角型青光眼病人的亲属中 20% 有潜在性房角关闭的可能。家族史对预测房角关闭的可能性不很有用。

PACG 的遗传病因研究显示家族聚集性，家族成员高风险患病。与 PACG 相关的几个候选基因为 *MMP9*、*MFRP*、*MTHFR*、*CHX10* 等，这些遗传多态性没有一个在不同种族人群中令人信服地复制。

Vithana 等 2012 年对 3771 个病例和 18 551 个病例对照的全基因组协会研究（genome-wide association studies，GWAS）确定了三个新的 PACG 易感性位点。位于染色体 8q 上的 *PCMTD1* 和 *ST18* 之间的 *PLEKHA7* rs11024102 和 rs1015213，*PLEKHA7* rs11024102 三 种基因都在虹膜角膜房角的组织中表达，但它们引起 PACG 的确切机制还不完全清楚。OR 值为 1.2 ～ 1.5，仅解释 PACG 风险的＜ 5%。

三、原发性闭角型青光眼的临床表现

急性发作时从房角镜检查，可以清楚地显示发作时有房角关闭，是很容易诊断的；缓解期有急性发作史，房角总会残留粘连性关闭痕迹，即使眼内压回复至正常，不难诊断；但闭角型青光眼前驱期或临床前期就较难以诊断，因为在这些阶段中，唯一的表现只有前房较浅及房角较窄，而眼内压、视盘等都正常，激发试验不安全也不可靠。由于这时期做虹膜周边切除对于预防急性发作有比较满意的临床效果，故对于上述几期的诊断就显得特别重要（图 2-10-3）。

亚洲人，30 岁以上，40 － 70 岁最多见，急性闭角型青光眼病人妇女为主（4∶1），慢性闭角型无性别差异。

（一）自觉症状

急性 PACG 必有大发作危象，眼内压突然飙升造成严重眼病，眼痛头痛往往非常剧烈，眼红和视物模糊，可有虹视症。可能伴恶心、呕吐，偶尔心动过缓和大量出汗。大多数病人回忆有小发作病史，头痛眼痛，视物模糊，可能有轻度虹视等。可能因为睡眠而瞳孔缩小，虹膜膨隆缓解以致通常在第 2 天早晨自发清除，不唤起病人重视。

慢性 PACG 病情隐晦，多数病人回忆在首诊前似乎有轻度眼内压增高造成的自觉症状，比急性 PACG 者轻。少数病人无小发作症状，体格检查发现眼内压偏高或视盘有青光眼改变才就诊；偶尔遇到首诊时视力 0.1 以下、视野明显缩小甚至管状，病程已 10 ～ 15 年，病人从未发觉。

（二）眼内压增高

原发性闭角型青光眼与开角型不同，PACG 眼内压一定升高。急性发作是因眼内压突然飙

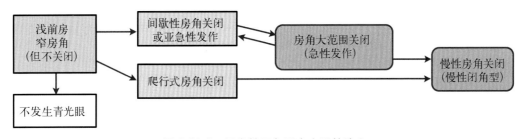

图 2-10-3 原发性闭角型青光眼的演变

升至 40mmHg 以上，典型者 60 ～ 70mmHg，个别高达 100mmHg 以上。每天眼内压是反映病情的重要指标。

NCT 对眼内压太低或太高的眼"不能测定"，此时应记录为"眼内压高于 60mmHg 而测定失败"，病历上不能只记录"测不出"；应该用其他方法尽可能获得眼内压的值。Schiötz 眼压计可测定到 81mmHg。因为眼内压 60mmHg 与 90mmHg 的病情危急性和预后不一样。

慢性 PACG 眼内压早期往往在 30 ～ 40mmHg。随着 PAS 范围扩张眼内压逐步缓慢提升。眼内压逐年升高，但自觉症状很轻，并不与症状平行。在晚期视神经萎缩很重，已经威胁到中心视力，病人才发现病情严重。

（三）视力

急性发作时视力严重减退：视力往往低于 0.1，数指，光感，这由于眼内压突然升高，在开初由于角膜板层牵伸造成的角膜混浊，继而由于角膜水肿，更重要的是视网膜及视神经缺血导致视力急性丧失。

视网膜中央动脉平均收缩压 100mmHg/ 舒张压 60mmHg。急性发作严重者眼内压可达 100mmHg，意即视网膜中央动脉血流停止，视神经纤维面临类似缺血。这类病例急性发作的高眼压数小时后视力立马下降至光感甚至无光感，纵然数天后眼内压有所下降，也难逃失明之灾。必须在视网膜和视神经缺血危机的不可逆性改变之前解除高眼内压！争取病人恢复一些有用视力。慢性闭角型青光眼首诊时视力取决于病程，早期可能正常；视力随着视神经纤维的萎缩而逐渐下降，经数年或 15 ～ 20 年，视力完全丧失。

（四）前房深度

前房深度（depth of anterior chamber）与房角宽度一般是有直接关系的，即前房浅者房角多较窄。但也有少数例外，前房并不太浅，但由于虹膜根部的止点较靠前方，因此，房角仍较窄而易于发生闭角型青光眼。

用裂隙灯显微镜作光学切面利用角膜厚度估计房角的宽窄。van Herick 法：van Herick 等（1969）将裂隙灯光在角膜周边部做垂直于角膜面的照射（表 2-10-1）。裂隙灯与显微镜成 60°角。在光学切面上角膜切面的宽度作为比较的单位（图 2-10-4）。

周边部前房深度 > 1 角膜厚度（corneal thickness，CT），房角多较宽；前房周边深度有 1/2 CT 者，房角不易闭塞；只有 1/4 角膜厚度或更窄者则房角较易关闭；周边前房深度窄得像裂隙状者关闭的危险性更大。

陆道平（1979）认为 < 1/5CT 者 1/6 为闭角型青光眼。

此法简单易行，可作为参考，不能作为诊断条件。周边前房与房角不一定完全一致，有可能前房周边较深而房角却较窄。

前房深度的绝对值测定可用裂隙灯加上前房深度计加以测量，但由于角膜折光及其他光学原因测得的数值仅为近似值。用前段 OCT，超声生物显微镜（ultrasound biomicroscope，UBM）可以清楚地测量眼前段与观察房角的真实状态（图 2-10-5）。OCT 分辨率高，容易操作，但虹膜后方显示不足。UBM 分辨率低，操作稍难，虹膜后方显示较好。

表 2-10-1　van Herick & Shaffer 法分度

van Herick	周边前房深度	Shaffer 房角镜分度	房角关闭可能性
4 度	周边前房 ≥ 1 CT	4 度宽角	不可能关闭
3 度	周边前房 =1/2 ～ 1/4 CT	3 度开角	不可能关闭
2 度	周边前房 =1/4 CT	2 度中度窄角	可能关闭
1 度	周边前房 < 1/4 CT	1 度极度窄角	很可能关闭
裂隙状	裂隙	裂隙状	似乎已关闭

（五）房角

房角的功能性开闭状态在闭角型青光眼的诊断上有重要意义。闭角型青光眼，顾名思义，房角功能性关闭是诊断的关键指标。

1.可关闭房角（occludable angle）的定义　这里是指从这只眼的整体来衡量，房角狭窄程度足以升高眼内压。以前曾定义为：静态房角镜能看到的后部小梁网的范围＜90°圆周。大家觉得此一定义过于严厉，将很多"可关闭"房角划成开角型。目前，大家承认看到的后部小梁网的范围＜180°圆周列为"可关闭"房角。所谓房角功能性关闭，即前房水已不能从

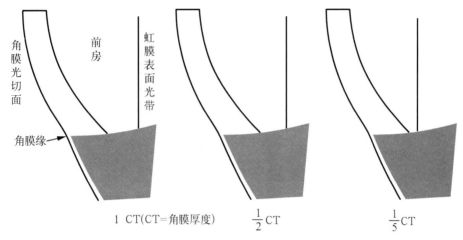

图 2-10-4　周边前房深度简易估测法

1 CT(CT=角膜厚度)　$\frac{1}{2}$ CT　$\frac{1}{5}$ CT

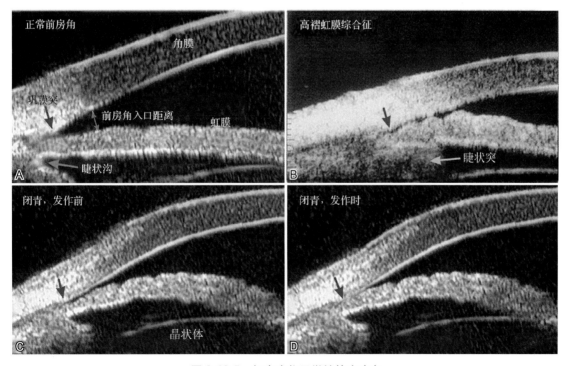

图 2-10-5　超声生物显微镜检查房角

A.正常前房角：离巩膜突 0.5mm 处的小梁至虹膜的距离为前房角入口距离（angle opening distance）。轻微相对性瞳孔阻断，虹膜略向前弓。B.高褶虹膜综合征：睫状突前移而将虹膜根部向前推，故周边虹膜向前膨隆，周边前房角关闭；虹膜睫状沟消失，虹膜瞳孔区平坦。C.闭角型青光眼：虹膜明显膨隆，周边前房角裂隙状，前房中央区也浅。D.闭角型青光眼，发作时：周边虹膜与小梁对合或粘连，虹膜明显膨隆，中央前房浅

小梁排出，这有两种房角的表现：①光学关闭：它包括虹膜小梁贴合及周边前粘连，必须用压陷法加以区分；②重新开放（失去引流功能）：陈旧的粘连性关闭，经手术加深前房或房角成形术后，房角已被打开，但小梁网已丧失排水功能。虹膜小梁接触（iridotrabecular contact，ITC）：见于原发性闭角型青光眼，也可见于继发性闭角型青光眼，其原因诸如虹膜睫状体囊肿、玻璃体视网膜手术治疗后（早期或晚期）、眼后节占位效应（出血，肿瘤）、葡萄膜炎、虹膜新生血管（糖尿病，CRVO）、Marfan综合征、Axenfeld-Rieger综合征、眼创伤（伴晶状体移位）。

（1）急性期：房角确实是关闭的，至少180°是关闭的，因为只有一个象限的关闭不至于引起急性发作。

（2）慢性期：房角关闭的范围颇不一致，可以只有一个象限是关闭的其余房角虽然是开放的，但部分房角是关闭后重新开放的（失去引流功能），也可能360°房角全部关闭。眼内压的增高程度取决于房角关闭的范围，以及未关闭部分的房水流畅度（包括代偿性流畅度增高）。一般说来，眼内压的增高程度与房角的关闭范围成正比。

（3）缓解期、前驱期、亚急性期：房角窄，有时窄得只有裂隙状，有随时可关闭的危机，但当时没有关闭，也许只有几个钟点范围的周边前粘连，房角的状态与正常眼内压是吻合的。只有裂隙状房角，而无周边前粘连，不能肯定闭角型青光眼的诊断；裂隙状房角加上周边前粘连才明显充实了诊断的根据。

据临床统计非青光眼者宽角占38%，中等角占60%，窄角占2%。只有变成极窄角或闭角时才会发生青光眼，而且窄角组中也只有10%左右会发生青光眼。

2. 眼前段OCT　前段OCT操作的技术要求不高，容易掌握，虽然UBM分辨率低，但可显示睫状突，而操作的技术要求高。测量房角参数时，前段OCT比UBM、裂隙灯显微镜具有更高的准确性与可信度。

巩膜突是OCT测量房角的关键性标志。调整明亮度和对比度可帮助判别"巩膜睫状体分界线"。为反光明亮的巩膜与反光暗的睫状肌的分界线，其前段渐变弯曲。此线是判断巩膜突的重要依据。巩膜突就在"巩膜睫状体分界线"的最前端的小三角尖，即巩膜向房角的突起（图2-10-6）。Zeiss公司的AS-OCT采用1310nm二极管激光，但是侧向分辨率低，有25%病例看不见巩膜突，与房角镜检查发现的一致性是30%。海德堡的眼前段OCT采用870nm激光，有50%病例看不见巩膜突，与房角镜检查发现的一致性是18%。

在OCT检查，房角开放程度可以借助解剖定位数字化地测量房角，关键是要求将特制的图形重合在图像的巩膜突，移动图形的线条，软件自动计算。因此测量结果更为客观。房角最常用的参数如下。

（1）房角开口距离（angle opening distance，AOD）：AOD500指标是指通过巩膜突前方500μm处的小梁网（角膜后表面）作垂直线至虹膜前表面的距离。正常人AOD500约为260（90～610）μm；而闭角青光眼病人的AOD500则<42（0～220）μm。从巩膜突向前500μm足以涵盖小梁网，所以目前多数学者偏重AOD500。

（2）房角隐窝面积（angle recess area，ARA）：ARA500（或ARA750）指标是指由AOD500（或AOD750）及角巩膜内侧面构成的直角三角形面积。理论上来说，ARA在评价时充分考虑了虹膜的影响，因此与AOD相比更为可信。正常眼197（90～580）μm²，闭角青光眼病人则53（0～230）μm²。

（3）小梁-虹膜间面积（trabecular-iris surface area，TISA）：TISA500由AOD500构成的下底边，通过巩膜突与虹膜面的垂直线作为上底边，角膜后表面及虹膜前表面作为腰的梯形面积。与ARA相比，TISA排除了巩膜突后的非滤过面积，因此更能代表实际的小梁网

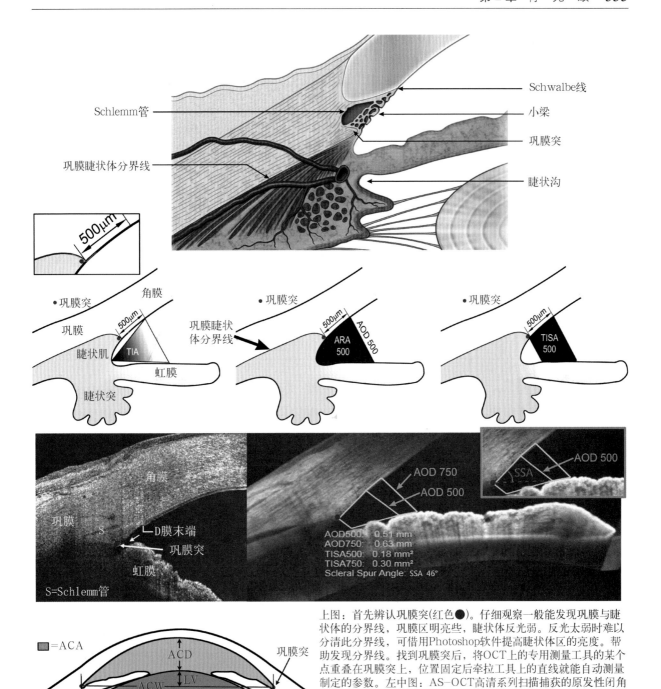

上图：首先辨认巩膜突(红色●)。仔细观察一般能发现巩膜与睫状体的分界线，巩膜区明亮些，睫状体反光弱。反光太弱时难以分清此分界线，可借用Photoshop软件提高睫状体区的亮度。帮助发现分界线。找到巩膜突后，将OCT上的专用测量工具的某个点重叠在巩膜突上，位置固定后牵拉工具上的直线就能自动测量制定的参数。左中图：AS-OCT高清系列扫描捕获的原发性闭角型青光眼病人的前房角。一般OCT的前房角像没有如此清楚。D膜末端=后弹力层终端，也就是Schwalbe线。虹膜末卷隆起，即将与小梁接触，二者之间尚有很窄的间隙(箭)

图 2-10-6 OCT 房角测量

滤过面积。正常人 TISA500 为 100（50 ～ 240）μm^2；窄角、闭角病人为 22（0 ～ 90）μm^2。请参考表 2-10-2。

TISA750 为巩膜突前方 750μm 处的角膜后表面作垂直线至虹膜表面的距离。以 AOD750 构成的下底边，通过巩膜突与虹膜面的垂直线

作为上底边，角膜后表面及虹膜前表面作为腰的梯形面积。

（4）小梁 - 虹膜角（trabecular-iris angle, TIA）：房角隐窝至 AOD 500 两端的夹角。正常人房角度数为 28°；而窄角、闭角病人的房角度数 < 18°。严格来说，房角关闭是虹膜接触

表 2-10-2　50 岁以上闭角型青光眼 OCT 测量值的比较 *

参数	晶状体形态性闭角眼 （n=28）	急性闭角眼 （n=54）	正常眼 （n=52）	房角镜窄角眼 （n=34）
房角参数				
AOD500 （μm）	49±83	22±42	299±165	±
AOD750 （μm）	73±97	61±71	423±222	±
TISA500 （μm²）	27±44	14±19	133±97	±
TISA750 （μm²）	46±66	27±32	231±135	±
前房参数				
ACD （mm）	1.43±0.44	1.86±0.29	2.76±0.44	±
ACA （mm²）	9.64±3.99	12.33±2.28	21.15±4.49	±
LV （μm）	1364.9±351.4	1002.5±271.1	391.7±377.4	±
ACW （mm）	11.36±0.41	11.19±0.48	11.55±0.45	±

*Moghimi, et al. IOVS, 2015, 56：7611-7617

小梁，也就是说小梁 - 虹膜角是 0°。

（5）巩膜突角（scleral spur angle，SSA）："AOD 500 虹膜端与巩膜突的虚拟连线"，与"AOD 500 的小梁"形成的夹角。这与 TIA 相似的房角度数，只是夹角的尖顶是巩膜突；是 AOD500 的直角对应角。

（6）前房宽（anterior chamber width，ACW）：子午线上两侧巩膜突的距离。正常人 ACW（11.81±0.14）mm，闭角型青光眼为（11.49±0.45）mm，二者的差别无重要临床区别。

（7）晶状体拱高（lens vault，LV）：从晶状体前极至颞侧 - 鼻侧巩膜突水平连线（ACW）的垂直距离。LV 被发现是 PACG 最强预测因子之一。在 LV 较大的眼，虹膜被推得更向前，导致房角拥挤。

（8）前拱高（anterior vault，AV）：从角膜中央内皮至颞侧 - 鼻侧巩膜突水平连线的垂直距离。AV=ACD+LV。

Xu 等（2018）分析了中国青光眼病人 555 名（702 眼；382 眼为闭角型和 320 眼为开角型）。①当平均眼内压升高时，所有参数（AOD、ARA、TISA 和 SSA）（仅 TIA750 除外）的 AS-OCT 测量值均降低。②测量值降至参数特定阈值以下时，AS-OCT 测量值和 IOP，与 AOD500

（$r = -0.416$）或 AOD 750（$r = -0.213$）显著相关（$P < 0.05$），ARA500（$r = -0.669$）和 ARA750（$r = -0.680$），TISA500（$r = -0.655$）和 TISDA750（$r = -0.641$），和 SSA500（$r = -0.538$）和 SSA750（$r = -0.208$）。③ AS-OCT 测量值与开角型眼的 IOP 之间无相关性（$P > 0.40$）（Xu BY, Burkemper B. Correlation between Intraocular Pressure and Angle Configuration Measured by OCT: The Chinese American Eye Study. Ophthalmol Glaucoma, 2018, 1:158-166）。

（六）虹膜及瞳孔

1. 弓形虹膜轮廓　这在闭角型青光眼中占有重要地位。急性闭角型青光眼 90% 发生机制为相对性瞳孔阻滞，表现虹膜根部明显膨隆，中央部也呈膨隆，中央前房浅。虹膜根部明显隆起，而中央部平直，前房深度几乎正常者为高褶虹膜，中国人高褶虹膜发病率较高，可惜无统计资料。

2. 瞳孔扩大　急性发作时由于眼内压突然上升，超过虹膜小动脉灌注压→缺血而致瞳孔括约肌麻痹，瞳孔中等度扩大，常为垂直椭圆形（上方房角最窄有关）。虹膜周边前粘连和睫状神经节变性也可能是造成瞳孔扩大的部分原因。瞳孔对光反应迟钝或消失，对缩瞳药的反应降低。晚期青光眼视网膜神经节细胞和神经纤维大量凋亡，即便是慢性闭角型，瞳孔也呈扩大状态；两眼病情不对称者 RAPD 阳性。

3. 周边前粘连　虹膜在急性发作时充血水肿，膨隆的虹膜很易粘在小梁网上，称周边前粘连（PAS），是闭角型青光眼的重要体征。急性发作者虹膜瞳孔缘渗出有时可以形成少量后粘连，不要误诊为前葡萄膜炎。

4. 房水闪辉　急性发作时虹膜缺血→炎症性改变→球结膜充血，血 - 房水屏障瓦解。这种闪辉往往是轻度的。如果闪辉严重，并且伴有细胞或前房积脓者，必须考虑继发性青光眼。

5. 虹膜萎缩　由于眼内压高于动脉灌注压→缺血→虹膜萎缩 [弥散性和（或）1 ～ 2 个扇形地区]。另外，虹膜根部放射状血管抵触在房角的前壁而导致虹膜缺血。虹膜基质萎缩表现脱色素、丝瓜络、变薄。虹膜上皮层萎缩用透照法能发现萎缩区透光。虹膜基质和上皮层均萎缩而形成小孔，不过在青光眼病例很少见。

虹膜萎缩偶尔也会带来有利因素，即前后房交通流畅。如一次发作没有造成广泛的房角粘连，房角能维持正常功能者，虹膜萎缩反可避免以后出现虹膜膨隆，从而不再有第二次发作，不需要做周边虹膜造孔术，这称之为自愈。

（七）角膜

急性发作时由于眼内压突然飚升而发生角膜水肿。眼内压突然升高至 40mmHg 就会造成角膜水肿。

1. 角膜水肿　急性高眼内压初起角膜基质胶原板片扩张而混浊，继而角膜弥漫性水肿。角膜水肿是全面均匀分布的，裂隙灯显微镜检查发现以上皮水肿最明显。角膜水肿严重者角膜增厚，甚至出现后弹力层皱褶。

2. 根据 Lam（2002）的角膜水肿分级　0 级，无角膜水肿；1 级，只有轻微的角膜昏雾；2 级，虹膜细节模糊；3 级，虹膜细节只能隐约可见；4 级，虹膜细节不可见。

3. 急性发作　急性发作一次造成角膜内皮细胞减少 33%，内皮损害严重者即使眼内压降低到 30mmHg 以下，水肿不会马上消退，有待内皮恢复。这种角膜内皮水肿一般会消退，很少需要内皮移植术。角膜水肿失去透明性，视力必然下降。

4. 虹视（colored halo）　这是角膜上皮水肿引起的特殊症状。病人看到钨丝灯泡周围出现彩色晕环，此为衍射光栅作用（diffraction grating）。光波遇到上皮水肿微小水滴组成的障碍物（光栅 =grating），偏离原来直线传播（衍射 =diffraction）。灯泡发射的光经微小水滴衍射，各彩色光的波长不同，其折射角不等。所以，病人看到电灯泡四周呈现一个天虹样彩色环（中心蓝绿色，外围黄红色的绚丽晕环），在黑夜环境中最明显（*Shields textbook of glaucoma.* 第 6 版，2011）。典型的虹视是急性青光眼的特征性自觉症状。至于白内障、人工晶状体、后囊混浊等病人看到的光晕不是彩色的，并且不那么典型，容易区别。

亚急性发作、间歇性发作时眼内压轻度 - 中度升高，有时会有角膜水肿和虹视，数小时后虹膜膨隆解除，眼内压回复正常，角膜水肿消失。

慢性者眼内压经数月至数年逐步升高，眼内压即使高达 50 ～ 60mmHg，由于局部逐渐适应和代偿缘故，所以角膜都无水肿。

有些原发性闭角型青光眼病人角膜直径略小，实际上眼前段结构均偏小。

（八）充血

急性发作时眼内压突然升高 40mmHg 以上，超过眼内静脉压时立即出现静脉充血。另外，虹膜缺血诱发的炎症反应导致充血。眼球表层开始为轻度睫状充血，继而全部结膜、上巩膜及巩膜充血。有时可出现轻度结膜水肿，甚至眼睑水肿。虹膜血管充血肉眼是看不出的，但当血 - 房水屏障瓦解就能出现房水闪辉，并开始眼痛。视网膜中央静脉表现增粗、弯曲。

（九）晶状体

晶状体增厚及前移，以致前房变浅，此为本病的危险因素。

青光眼斑（glaukom flecken）：急性发作时骤然升高的眼内压使晶状体前囊下局灶性上皮梗死或坏死，邻近的晶状体纤维细胞变性而呈现乳白色的斑片，状如撒落在地的石灰浆，称为青光眼斑（图 2-10-7）。在发病很早期可表现为大片状，随着眼内压下降，这种片状混浊部分变成透明，最后呈点状、半球状等。此种青光眼斑经若干年后随着新纤维的逐渐增加被挤向深层，混浊斑片的排列有时与晶状体缝一致而呈放射形排列，表明此种坏死发生在晶状体纤维的顶端。并非每个病人全有青光眼斑，但晶状体前囊下的青光眼斑可视为追溯诊断的依据。偶尔在钝性伤及化学伤后也会产生类似青光眼斑。

严重急性发作者可促使前皮质混浊。也有慢性闭角型青光眼会促进晶状体核硬化。

（十）视盘

急性发作期视盘充血并轻度肿胀，静脉瘀血扩张。如果眼内压超过视网膜中央动脉的舒张压时（一般为 50 ～ 60mmHg）即可出现动脉搏动。这是由于血管中的压力低于眼内压时，血液不能进入眼内，以致中央动脉血管中的血柱随心跳搏动呈现时断时续的现象。可出现 CRVO，必须注意慢性 PACG 病人 CRVO 视网膜缺血引起虹膜和房角新生血管成为继发性青光眼。

一次急性发作过后会出现视盘苍白，一般还不出现青光眼杯；如果是在慢性闭角型青光眼，就可有青光眼杯。此种视网膜神经节细胞及其轴突的萎缩一般是全面性的，相对而言局部萎缩不突出。

原发性房角关闭的病人，只有当其发生视神经头的改变和相应的视野缺损之后，才能将诊断升级为原发性闭角型青光眼。

（十一）视野

PACG 视野缺损与 POAG 不同，模式偏差不如 POAG 明显，上方弓形暗点重于下方；POAG 病人是下方弓形暗点重于上方。PACG 病人有急性发作主觉症状 [眼或眼周疼痛，恶心和（或）呕吐，间歇性视物模糊与虹视病史三种症状中至少两种]，病人多数是轻度和中度视野丧失，而无症状的慢性闭角型青光眼病人就诊时多数是终末期或重度视野丧失（表 2-10-3）。

表 2-10-3　76 例 PACG 的视野丧失

视野 AGIS 评分	视野丧失 严重度	总数 （%）	有症状组 n=40（%）	无症状组 n=36（%）
0 ～ 5	轻度	21 (27.6)	40	13.7
6 ～ 11	中等	13 (17.1)	17.5	16.7
12 ～ 17	重度	16 (21.1)	25.0	16.7
18 ～ 20*	终末期	26 (34.2)	17.5	52.8

* 视力低于数指 30cm=20（Ang et al. Ophthalmology，2004，111：1636-1640）

四、原发性闭角型青光眼的诊断

原发性闭角型青光眼像原发性开角型青光眼一样，必须去除继发性的原因后才能成立

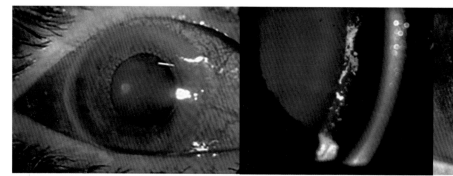

典型急性闭角型青光眼。角膜上皮水肿，前房极浅，瞳孔扩大，垂直卵圆形，无对光反应　晶状体前囊下上皮坏死，邻近的晶状体纤维细胞变性而呈现乳白色的斑片，状如撒落在地的石灰浆，称为青光眼斑

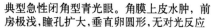

图 2-10-7　急性闭角型青光眼，晶状体前囊下乳白色青光眼斑

诊断。

原发性闭角型青光眼大多发生于 40 岁以上的成年人，两眼都被累及，急性发作往往只是一眼，但另一眼一定是窄角。

继发性者不限年龄，都为一眼，有继发性青光眼的系统性病史或眼部原因；两侧性同时发作的闭角型青光眼，必须警惕继发性。由于 PACS 和 PAC 往往是两侧性的，因此，凡看到对侧眼房角是敞开的，提示房角关闭不是原发性青光眼。导致继发性房角关闭（单侧或双侧）有两大机制：前方拉机制（anterior pulling mechanism）和后方推机制（posterior pushing mechanism）。

原发性闭角型青光眼诊断的重要依据是眼内压升高及房角关闭。眼内压升高多在 30mmHg 以上，不会因边界性眼内压而造成诊断困难，这与开角不同。房角关闭，发生在高眼内压状态下。眼内压下降后房角可重新开放，因此高眼内压时必须观看房角，虹膜膨隆反映有瞳孔阻滞，虹膜膨隆在诊断上的重要性胜于周边前粘连。

美国眼科学会发布的原发性房角关闭的 2006 年临床指南中，将房角关闭分为三类，实质上是原发性闭角型青光眼的 3 个阶段（表 2-10-4）：① 解剖窄房角（anatomic narrow angle，ANA）：房角原发性异常变窄，但是周边部虹膜尚未接触到小梁网。②原发性房角关闭（primary angle closure，PAC）：具有解剖的窄房角和已有周边虹膜阻塞小梁网的证据，可呈急性或慢性发病过程，如果不能及时发现和正确治疗，将发展为青光眼性视神经损害和视野缺损，即为 PACG。③原发性闭角型青光眼

（primary angle closure-glaucoma，PACG）：房角关闭，眼内压增高，不可逆转的青光眼性视神经损害和视野缺损。

2014 年中国青光眼专家共识：原发性急性闭角型青光眼按传统的分类方法分为临床前期、先兆期、急性期、缓解期、慢性期。原发性慢性闭角型青光眼分为早期、进展期和晚期。完全失明的患眼为绝对期。

（一）闭角型青光眼的临床前期

有两种情况可诊断为临床前期：① PACG 病人在急性发作以前，无论有无自觉症状，但具有可关闭房角、虹膜膨隆等表现。在一定诱因条件下，如暗室试验后眼压明显升高，或 ≥ 180° 房角关闭者。临床上只适用于有明显家族史、激发试验阳性者，否则很难预测此房角是真正可关闭的。②当一眼急性发作被确诊后，另一眼具有可关闭房角的解剖特征者，即使没有任何临床症状也可以诊断为临床前期。

闭角型青光眼的激发试验：房角甚狭窄、周边前房 < 1/2CT 或有虹视病史，怀疑有闭角型青光眼，而眼内压正常者都可选用闭角型青光眼的激发试验。联合机制型青光眼、房角缩短性青光眼的诊断，可用激发试验来证实发病机制。这类试验旨在使虹膜根部堵塞小梁网，以造成眼内压上升。其机制是通过瞳孔扩大加重瞳孔阻滞，并使晶状体前移。

这类激发试验与激发开角型青光眼者的试验不同，如为强阳性者眼内压多急剧上升，可较原来高出 15 ～ 20mmHg 以上。如若试验结果眼内压仅增高 10mmHg，虽可视为阳性，但其诊断价值较低。开角型青光眼暗室中也可高 10mmHg，因此仅高 10mmHg 是不能鉴别闭角

表 2-10-4　原发性闭角型青光眼的 3 个阶段

	虹膜小梁接触	PAS	眼内压增高	青光眼性视神经病变	青光眼性视野缺损
PAC 怀疑	+	−	−	−	−
PAC	+（≥ 180°）	至少 1 种	+	−	−
PACG	+（≥ 180°）	+	+	+	+

PAS. 虹膜周边前粘连

与开角的。反之，激发试验阴性，也不能否定闭角型青光眼。总的说来，激发试验并不是十分令人信服的，但目前在早期诊断及鉴别诊断上尚需要它。

激发试验的两种机制：①虹膜周边部堵塞房角。②据 Mapstone 指出，瞳孔缓慢地中等度扩大时最易加重瞳孔阻滞。瞳孔迅速而充分扩大，反而会降低瞳孔阻滞的作用。例如，当用 0.5% 托吡卡胺（tropicamide）扩瞳，由于迅速扩大瞳孔，瞳孔阻滞的作用已被解除，故几小时内眼内压并不增高，扩瞳作用在 6h 后消失。而若用后马托品，在第 2 天由于瞳孔较长时间维持中等度扩大，加重瞳孔阻滞，所以第 2 天因房角堵塞而骤然急性发作，这种情况大多数医院都曾遇到。另外，凡有下列两种情况者，瞳孔越大，虹膜周边部堵塞房角的情况越加严重：① Fisher 指出有些人晶状体周边部向前膨大，瞳孔扩大并不能解除瞳孔阻滞。②高褶虹膜者因虹膜根部过长，瞳孔越大，越加重房角堵塞。激发试验包括下列几种。

（1）暗室试验：3min 暗室试验，北京青光眼组 2015 年改良。适应证：浅前房、窄房角病人及其他可疑原发性房角关闭病人。需停用各种降眼压或影响瞳孔直径的药物至少 1 周。操作方法：①在明室下测定暗室激发试验前眼内压；② UBM 或前段 OCT 测定暗室激发试验前房角的 3、6、9 和 12 点钟位；③关闭房间光源，在暗室睁眼状态下静坐 3min 后再用 UBM 或前节 OCT 检查房角。若巩膜突与虹膜根部贴合，则判定为房角关闭。

病人于暗室中（防止入睡）1h，对老年人瞳孔小而迟钝者也可 2h。若暗室不够黑，可用黑布将两眼蒙住。在暗室中用尽量暗的照明以完成测量眼内压，避免用电筒直接照射瞳孔。比较试验前后的眼内压及房角镜所见（用昏暗的照明）。阳性者有时眼内压可高达 40～60mmHg，一般在暗室后较进暗室前高出 10mmHg 以上者即可认为阳性。试验后如眼内压急剧升高者需用缩瞳药及碳酸酐酶抑制剂，以防诱发急性发作。

（2）俯卧试验：俯卧 1h 后测量眼内压，较试验前高 10mmHg 以上者为阳性。俯卧位时晶状体向前移位，使狭窄的房角发生关闭，因而眼内压上升。暗室试验与俯卧试验结合起来，也就是在暗室中俯卧 1h，可提高阳性率。

（3）扩瞳试验：闭角型青光眼在行激光虹膜造孔术或虹膜根部切除术后，为判断闭角的发病机制，对怀疑有闭青的病人很少有人用此试验来帮助成立诊断。但是扩瞳试验对诊断虹膜高褶是有意义的。

扩瞳药选用 0.5% 托吡卡胺，禁止用阿托品或后马托品。为慎重起见，应两眼分别进行，以防两眼同时急性发作的悲剧性结果。先量眼内压后滴扩瞳药，15min 测量 1 次，共测量 4 次，并观察房角。眼内压增高 10mmHg 以上者为阳性；如眼内压已增高 20mmHg 以上者应立即使用缩瞳药及降眼内压药物，并经常关注其眼内压回复情况。

2.5%、5% 新福林（phenylephrine）为拟交感神经药，无升压作用，有时因减低房水流入而使眼内压暂时性地略为降低。在激光虹膜切除术 1 个月后为鉴别虹膜高褶而行扩瞳试验时推荐用新福林。因为扩瞳状态周边虹膜容积增大而至虹膜 - 小梁接触导致眼内压增高；另外，睫状体麻痹药可借睫状肌张力的改变而影响房水排出也可增高眼内压。

闭角型青光眼病人暗室试验阳性率仅 30%，扩瞳试验阳性率 50%，俯卧试验阳性率 71%，暗室俯卧试验阳性率 90%。

（二）闭角型青光眼的先兆期小发作

急性发作前往往有一些小发作。常发生于傍晚（此时瞳孔较白天大）。病人有虹视、雾视、轻度头痛等自觉症状。如正值此时受检，则可发现眼内压升高，角膜上皮轻度水肿，但不充血，瞳孔轻度扩大。此类小发作症状轻微，都不来医院检查，经一晚休息（睡眠时瞳孔缩小），体征都会烟消云散，眼内压恢复正常。房角不留永久性组织损害。

小发作对早期诊断甚有价值。希望病人在下次小"发作时"（不是小发作后！）来看急诊测量眼内压，以期获得确切的诊断。激发试验对于早期诊断的价值不大，小发作时正确地测量眼内压，其价值远比激发试验大。

诊断：小发作时会发现 ①高眼内压（常在 30 ~ 40mmHg）。②周边前房浅，虹膜膨隆以致房角部分关闭。根据这两条即可成立诊断。可惜，极少遇到这种机会，一般都在小发作恢复后才来门诊，那时眼内压已回复正常，房角已开放，只有残余的虹膜膨隆可作为诊断参考依据。根据小发作病史、虹膜膨隆和房角窄而无前粘连，往往只能诊断为解剖窄房角或可疑闭角型青光眼先兆期。

（三）闭角型青光眼的急性期

急性闭角危象（acute angle closure crisis）的关键驱动力是眼内压突然飚升，常在 40 ~ 60mmHg，最高可达 90 ~ 100mmHg。由于病情急剧，症状明显，病人不得不来挂急诊。多数在傍晚 - 就寝时间发病，特征为突然发作，眼部剧痛放射到三叉神经支配范围，常为爆裂性头痛、恶心、呕吐（可被误导为消化道病），全身症状的严重程度可掩盖眼症状；视力迅速减退，由于三叉神经受刺激可以引起反射性流泪。高眼内压造成眼局部循环障碍而引起明显的眼表混合充血，角膜水肿、瞳孔中等度扩大、对光反应消失、前房浅，常有轻微闪辉（静脉充血，血 - 房水屏障瓦解以致少量蛋白质溢出到房水）。瞳孔呈一种如深海一般的暗绿色调，青光眼（绿内障）的名称即由此而来。

急性发作的诱因：喜怒哀乐情绪剧烈激动（交感神经系统兴奋→瞳孔扩大）、长时间在暗环境工作。

如果在角膜表面麻醉后，滴纯甘油一滴使角膜上皮水肿减轻，则可进行房角及眼底检查。前房水可以有轻微混浊，偶尔可见少量纤维蛋白渗出，切不可因之而误认为葡萄膜炎继发青光眼。虹膜色素脱落入房水。因为当眼内组织极度郁血时，血 - 葡萄膜屏障瓦解，血管通透

性增加，房水中的蛋白含量可能增加，这种现象在经治疗后眼内压突然下降时更为明显。

瞳孔垂直卵圆形扩大，角膜内皮表面色素沉着及虹膜萎缩，晶状体青光眼斑，这是急性闭角型青光眼发作后的三联症，具有回顾诊断的意义，但并非诊断的关键性依据。

急性发作时检查房角对诊断是至关重要的，眼内压下降后关闭的房角可重新开放，发作后检查远不如发作时检查重要。发作时的房角可以看到虹膜膨隆，房角闭塞，虹膜根部把小梁网完全遮盖而超过 Schwalbe 线水平。为摸清房角的关闭是贴合（可逆性）还是周边前粘连（不可逆性）？必须改用 Zeiss 式接触面小于角膜的房角镜做压陷法检查才能区别。如果滴甘油后仍然看不清房角，则可检查另一眼的房角作参考，另一眼房角照例也是较窄的；若另一眼为宽角，则闭角可能是继发性的。此时，眼前段 OCT 或 UBM 测量房角是良好的选择，并且是客观证据。

1. 诊断

（1）急性发作诊断要点：①突然头眼剧痛（几小时引起大发作）。②眼内压突然升高达 40 ~ 60mmHg 或更高。③前房浅，房角关闭至少 2 个象限。④弥漫性角膜上皮水肿。⑤瞳孔中等扩大，无反应。⑥晶状体青光眼斑。⑦恶心或呕吐。严重者才有。⑧混合充血。⑨有时房水轻度闪辉。凡具有前三项条件者即可诊断急性闭角型青光眼或急性闭角危象；④⑤⑥三项条件只能加强诊断而已。

（2）误诊为虹膜睫状体炎：有的病人在急性发作后自行缓解，就诊时残留角膜周围出血，眼内压已不高或不太高，瞳孔轻微扩大或呈不规则形，房水闪辉阳性。此时可能被初学者误诊为急性虹膜睫状体炎而误用阿托品滴眼液。用错药后也不一定当天立即引起眼内压回升，但数天后又可急剧发作而不可收拾。此种误诊的关键是首诊时没有做房角检查，如见到一个极窄且有粘连的房角是不难获得正确诊断和正确处理的；另外，KP 和前房细胞才是活动性诊

断前葡萄膜炎必不可少的体征,而房水闪辉不是。

(3)联合机制型青光眼发病率低:病程经过是开角型的,而在病变进行中因房角突然关闭,眼内压骤然升高,以致留下房角粘连的痕迹。诊断需要确凿的根据,谨防与慢性闭角型混淆。也应与开角型青光眼伴有窄角(不是闭角!)者区别。

2.鉴别诊断　急性眼内压增高病人眼剧痛,视力下降,往往眼红肿,严重者可有恶心呕吐。极大多数为眼内液体引流系统突然受阻;眼内容骤然增多者罕见。

中年以上病人急性眼内压增高以PACG为最常见,然而,不能遗漏对其他病因的关注。第一步将急性青光眼发作时房角的关闭和开放分成两大类,第二步根据线索和特征依次排查出急性高眼内压的原因。

(1)急性青光眼伴房角关闭:又分瞳孔阻滞和非瞳孔阻滞两类。

①中年以上病人原发性急性青光眼以闭角型为最常见,特征为相对性瞳孔阻滞造成后房压力增高。发作初期虹膜-小梁接触是可逆性的,用压陷式房角镜检查时可将关闭的房角拉开。数天后虹膜-小梁接触由可逆性演变成PAS,压陷法不能将其拉开。

②高褶虹膜。周边房角关闭,但其余前房深度几乎正常;压陷式房角镜检查时出现双驼峰征为特征。依据虹膜切开术后扩瞳试验的结果有分成两种:阴性者为高褶虹膜构型;阳性者为高褶虹膜综合征(表2-10-4)。

③广泛周边虹膜前粘连,压陷法不能将其拉开。PACG病人的另一眼总会有窄角和虹膜膨隆的蛛丝马迹。

④广泛PAS在排除PACG后务必考虑继发性青光眼的可能性。A.新生血管性青光眼:CRVO和DR各占原因的1/3,其余1/3原因包括颈内动脉阻塞(13%),其他少见原因见第十一节。B.葡萄膜炎伴急性高眼压:Posner-Schlossman综合征(青光眼睫状体危象),眼疱疹病毒感染(HSV、VZV、CMV)。C.ICE综合征:

单侧性、房角和虹膜表面的单层内皮细胞膜收缩造成大面积PAS→瞳孔异位→对侧方向虹膜牵伸萎缩而成孔,虹膜色素性小结节,仔细检查角膜内皮有细微的细锤银箔状外观。D.眼内手术后房水错流综合征(恶性青光眼):80%发生于青光眼滤过手术后,白内障手术后。由于房水错流入玻璃体,眼后段压力增高造成前房中央(<2CT)和周边一体性极浅或消失,常伴虹膜晶状体(或人工晶状体)隔前移的特征。频滴缩瞳药于后眼;对缩瞳药治疗无反应或眼内压反而升得更高;对扩瞳睫状肌麻痹药有效。E.高褶虹膜综合征:周边前房关闭,但中央前房深度几乎正常。压陷法检查可见"双驼峰征"。尽管虹膜切除孔通畅,扩瞳试验阳性。扩瞳试验阴性者为高褶虹膜构型。F.眼外伤:外伤史和外伤后遗症。G.药物诱导:眼用药或系统给药均可诱发闭角型急性高眼压。瞳孔阻滞类常由药物的扩瞳作用而引起。非瞳孔阻滞者多为后部推前机制。如果不追问病人用药史,很容易误诊为原发性闭角型青光眼。H.虹膜/睫状体囊肿或肿瘤:很少见。肿物挤压而致局部性房角关闭为特征。裂隙灯检查配合前段OCT可发现囊肿(假性高褶虹膜)。UBM对诊断颇有帮助。

(2)急性青光眼伴房角开放

①色素性青光眼:A.Krukenberg梭。B.前房角弥漫和浓密的褐色的色素沉着。C.虹膜中部脱色而透照。此三联征伴眼内压增高者称色素性青光眼。

②剥脱综合征:平均年龄70岁。是一种系统性代谢病,细胞外基质的纤维物质沉积在身体许多器官。在眼内,基底膜状微纤维呈白色颗粒沉积在在瞳孔边缘和晶状体前囊表面最醒目;老年病人瞳孔边缘的白色颗粒沉积必须引起警惕,在充分扩瞳后晶状体前表面出现3个区:中央盘状靶心,被两圈同心环(内环和外环)围绕。25%发展成开角型青光眼。

③眼外伤性青光眼:A.挫伤后:19%继发青光眼。B.溶血性青光眼:眼内出血若由巨噬

细胞及红血细胞残屑堵塞小梁网。C.血影细胞性青光眼：眼钝性伤后玻璃体积血3～4周后，变性的红血细胞流入前房，呈很淡的咖啡色或卡其色（丧失血红蛋白），游浮于前房中，附着于角膜内皮表面（此非KP），积沉于前房下部状若前房积脓，常被误认为白细胞而误诊为葡萄膜炎。房角镜检查可见卡其色影细胞堵塞小梁网眼。D.含铁血黄素性青光眼：眼内出血和铁质眼内异物潴留多年病人，铁离子积聚在细胞内成为含铁血黄素沉着，引起视网膜变性、白内障、虹膜变色和角膜铁染色。E.房角后退。

④眼内出血：前房出血、大量玻璃体出血、手术中驱逐性脉络膜出血（脉络膜血管自发出血，眼压高、前房浅、眼底红光反射渐进性变黑，眼内容被推向前移，前房变浅，最终眼内容脱出）。

⑤药物诱导青光眼：极大多数病人不警觉药物诱发急性眼内压增高，所以必须主动询问病人近期药物应用史（眼局部和系统给药，处方药和非处方药）。A.类固醇诱导高眼内压。B.眼科手术用的硅油或粘弹剂。C.玻璃体内注射抗VEGF。④眼膏。眼膏经角膜切开口进入前房而堵塞小梁网。

⑥虹膜/睫状体囊肿或肿瘤：通过肿瘤细胞、色素颗粒或巨噬细胞直接延伸或接种到前房角而引起开角型青光眼。

附：

高褶虹膜综合征 主要表现周边房角关闭（贴合或前粘连），其余前房深度几乎正常，虹膜切开术后扩瞳试验或暗室试验阳性，双驼峰征，此与相对性瞳孔阻滞急性PAC形成鲜明对比的特征，见表2-10-5，图2-10-8。

新生血管性青光眼 用高倍放大显微镜仔细检查虹膜表面和房角可发现新生血管形成。房角可能因NVI形成周边前粘连。对糖尿病人、CRVO病史者提高警惕。

青光眼睫状体炎危象 KP为特征，可能前

表 2-10-5　高褶虹膜综合征与瞳孔阻滞性急性原发性房角关闭的区别

	高褶虹膜综合征	瞳孔阻滞性急性PAC
房角关闭原因	睫状冠肥大、前移和旋转将虹膜根前推挤压→虹膜根贴合小梁网；归属继发性青光眼（后部推前机制）	后房水压高涨→薄弱的虹膜根接触小梁网；归属原发性闭角型青光眼
虹膜形态	房角关闭，但中央段虹膜平坦	后房水压高涨→整个虹膜膨隆
前房深度（周边和轴区）	周边关闭，其余前房几乎正常	周边关闭，其余前房很浅
Sussman 房角镜压陷式检查	双驼峰征；用大力才能打开房角	稍用力打开房角，周边虹膜向后凹，虹膜膨隆消失（因后房水被挤到前房），但是PAS是永久粘连不能被打开
虹膜切开术后扩瞳试验或暗室试验	高褶虹膜综合征者阳性（因异常的睫状冠向前推挤造成的房角关闭）	阴性（因后房水已可通过虹膜孔流入前房）；高褶虹膜构型者阴性
UBM 辅助检测	房角关闭睫状突前移位并且旋转而顶撞虹膜根；高位虹膜根随即折角向下坠，然后保持平直；睫状沟消失（< 0.1μm）	房角关闭虹膜-小梁网接触，整个虹膜弓形膨隆；虹膜色素上皮走向是衡量虹膜形态的标尺；睫状沟正常（约0.4μm）
治疗原则	抗青光眼药物。高褶虹膜综合征眼需激光虹膜成形术，内镜睫状体光凝术	抗青光眼药物。周边虹膜造孔术，大范围PAS考虑小梁切除术；构型需周边虹膜造孔术

双驼峰征对高褶虹膜诊断的重要性高于UBM发现。高褶虹膜构型和高褶虹膜综合征区别的关键是虹膜切开术后扩瞳试验

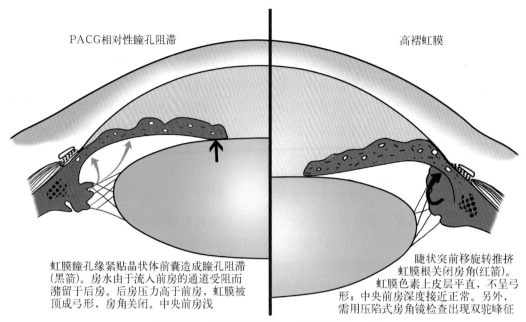

PACG相对性瞳孔阻滞

高褶虹膜

虹膜瞳孔缘紧贴晶状体前囊造成瞳孔阻滞（黑箭）。房水由于流入前房的通道受阻而潴留于后房。后房压力高于前房，虹膜被顶成弓形，房角关闭。中央前房浅

睫状突前移旋转推挤虹膜根关闭房角(红箭)。虹膜色素上皮层平直，不呈弓形；中央前房深度接近正常。另外，需用压陷式房角镜检查出现双驼峰征

图 2-10-8　PACG 的瞳孔阻滞对比高褶虹膜

房有细胞；眼内压虽然 40mmHg，但是高眼内压引起的反应轻。对药物治疗反应非常好。

恶性青光眼　睫状环阻塞导致房水错流入后方（玻璃体），后方压力增高，从而虹膜 - 晶状体（或人工晶状体）隔前移→前房极浅乃至消失。两眼眼前段狭小是危险因素。典型者发生于小梁切除术后，少数发生在白内障术后。恶性青光眼前房变浅或消失属于中央与周边一体性改变，而 PACG 急性发作时主要是周边虹膜膨隆，中央较浅而已。另外，单独应用缩瞳药治疗后，病情恶化（前房更浅，眼内压更高）；滴用睫状肌麻痹药后病情往往好转，此点很关键。

药物诱导青光眼　眼局部给药诱发的高眼压容易发现。两侧性同时发作的闭角型青光眼，必须警惕继发性。必须排查系统给药，例如磺胺类，报道有抗惊厥药托吡酯（topiramate）、神经系统药物不良反应。系统药物毒性导致睫状体 - 脉络膜上间隙渗漏，睫状突向前旋转，虹膜晶状体隔前移，周边虹膜与小梁接触。两侧性同时发作的开角型青光眼，也可由眼局部或系统给药激发，见上文。

晶状体形态性青光眼　白内障膨胀期，前房（周边和中央）变浅。房水透明，无细胞。缩瞳药促使虹膜晶状体隔前移加重病情。扩瞳也许能增加前房深度，缓解相对性瞳孔阻滞。晶状体形态性青光眼有时很难与原发性房角关闭鉴别，药物缓解眼内压后摘除晶状体是良好的选择。据 Moghimi 等（2015）用 AS-OCT 检查晶状体形态性房角关闭和原发性急性房角关闭，发现有 2 个参数可以区分二者。首先是晶状体形态性房角关闭病人晶状体拱高（lens vault，LV）＞ 1042μm，其敏感性 89.3%，特异性 74.1%；ACD ＜ 1.59mm，其敏感性 84.0%，特异性 87.0%。

晶状体溶解性青光眼　过熟白内障。房水闪辉淡，或有几颗小 KP。前房水中细胞轻度或中等度。大量吞食晶状体物质的巨噬细胞。房角开放。目前已罕见。

（四）闭角型青光眼的缓解期

急性发作后如经适当药物治疗，瞳孔缩小，眼内压恢复正常（有时可不经治疗而自行缓解），充血逐步消退，此称为缓解期闭角型青光眼。慢性闭角型青光眼发作后也同样可进入缓解期。

1. **诊断** 急性发作后缓解期的诊断要点：①急性发作病史（最好见到可靠的记录）。②周边前房浅；房角重新开放或大部分开放，高度窄角，也可有部分房角粘连，但范围不广。③停用药物后眼内压正常。④晶状体青光眼斑。⑤瞳孔稍扩大。凡具有前面 3 个条件者即可诊断闭角型青光眼（缓解期）；晶状体青光眼斑及瞳孔稍扩大只能加强诊断而已。

2. **缓解期** 常常没有房角粘连，但有虹膜膨隆及裂隙状窄角，眼内压正常，无青光眼杯，须与开角型青光眼鉴别。

完全缓解的病人，停用药物后眼内压正常，其诊断除了从病史上寻找线索外主要就是依靠房角镜检查。周边前房浅及高度窄角为这类病人的特征，虹膜周边向前隆起，小梁组织只暴露 1/3 或完全看不到，但做光学切面时可见虹膜上切线与角膜后面的切线在房角部位是错开的（视差性移位），这点证明房角并未粘连。有时反复改变房角镜的角度还可以窥见部分或全部小梁网。当然有时也可有部分房角粘连，但范围不广。

部分缓解的病人，充血消退，瞳孔缩小，一般检查看来似乎已缓解，但眼内压却并未完全恢复正常，在 25 ～ 30mmHg。房角镜检查可见窄角，还有部分前粘连。

（五）慢性闭角型青光眼

慢性闭角型青光眼发病途径：①急性转入：急性发作期未及时恰当的治疗或由于房角广泛粘连，可迁延为慢性期。眼内压中度升高，角膜基本恢复透明。如果在此期眼内压居高不下，则视盘和视野相继逐步恶化，最终侵犯中心视力而致盲。②无急性发作的慢性型。

1. **诊断** 诊断要点：①急性发作史后；或自觉症状轻，常不引起病人注意。②两侧前房浅及高度窄角，有房角粘连，范围在 90°～ 180°以上。③眼内压增高。④无全身或眼部相关疾病（排除继发性青光眼）。⑤视盘青光眼杯。⑥视野缩小或神经纤维型缺损。凡具有前面四条件者即可诊断慢性闭角型青光眼；

视盘青光眼杯及视野缺损只能加强诊断而已。

（1）急性闭角型青光眼的慢性期：急性发作后若未及时治疗，进入慢性期：急性期的一些症状如剧烈头痛、恶心、呕吐等皆消失，自觉症状大为减轻，病人除轻度头痛、视物模糊及眼胀之外，无其他明显症状。在急性发作后如果 75% 以上的房角有虹膜根部粘连，眼内压便持续性升高。房角检查可见虹膜根部与小梁网有宽底的前粘连，粘连范围可以占一个象限甚或 360° 房角，须视病程早晚及治疗恢复程度而异。眼内压通常在 30 ～ 40mmHg，眼内压变动不太大，对药物反应较差，用药后只能从 40mmHg 降到 30mmHg。往往需要小梁切除术降低眼内压。

（2）慢性闭角型青光眼：无急性发作史，即使有小发作时结膜不显现充血，眼胀不舒服、视物稍模糊、虹视等主觉症状都是微不足道的。此类发作常使病人误认为感冒，服镇痛片或镇静药，经一夜睡眠后，瞳孔缩小，房角重又开放，病人早把昨夜不舒抛在九霄云外。由于症状轻微而不受注意，故难以述说正确的病期。1/3 病人根本无小发作史，只是在体格检查无意中发现的。眼内压增高，均在 30mmHg，角膜无水肿，前房浅，房水闪辉阴性，瞳孔可能稍大，早期视盘正常，病程久长者也可发生青光眼杯。房角检查：爬行式关闭，周边前粘连先起始于上方象限（上方房角最窄）然后扩展至两侧，最后是下方，房角粘连的范围取决于病程。病程时间长者，可有大范围周边前粘连，视盘逐步演变成青光眼杯。有些病人管状视野时才来求治，可见症状轻微到不足以引起病人重视的地步。据调查亚洲人群中相当多病人是虹膜高褶综合征，应当归纳入继发性青光眼。

2. **鉴别诊断**

（1）开角型青光眼：慢性闭角型青光眼易与开角型青光眼混淆，主觉症状及体征大同小异，鉴别依赖于房角镜检查，应在停用抗青光眼药物下，反复比较高眼内压与低眼内压下的房角。闭角型者虹膜膨隆，虹膜根部与小梁相接触；开角型者房角是宽阔的，虹膜不膨隆。闭角型者要在晚期才显现明显的青光眼杯，开角型者常可见到明显的青光眼杯。

（2）房角窄（不是关闭）的开角型青光眼。有两种方法区别：①莫西赛利（thymoxamine）试验：此为 α 肾上腺素能阻滞剂，松弛扩瞳肌而缩瞳，但不影响房水流出阻力。0.5% 莫西赛利滴眼后在闭角型青光眼可拉开窄的或贴合的关闭，而使眼内压下降；在开角型青光眼，不能使眼内压下降。②行激光虹膜造孔术：病人如为闭角型者眼内压即可下降。

（3）闭角型青光眼的几种特殊类型：如瞳孔阻滞型 PACG、高褶虹膜（高褶虹膜构型、高褶虹膜综合征）、继发性青光眼（前方牵拉机制和后部推前机制），联合机制型（极少见）。一般来说，在成功的激光虹膜造孔术后，如果依旧存在虹膜 - 角膜贴合，这提示可能存在继发性机制（前方牵拉或后部推前）。

五、闭角型青光眼的治疗原则

（一）急性闭角型青光眼的治疗原则

1. 治疗原则

（1）打开关闭的房角：这是对急性发作病人的首要治疗目标！常见的误区是：以降低眼内压作为治疗目标。全身应用高渗剂 1 ～ 2h 后眼内压下降了，就忽略或不重视及早打开关闭的房角。

房角关闭包括贴合（apposition）及粘连（synechia），贴合（接触）时期容易被分开，一旦变成粘连就很难分开。由贴合发展成粘连需要多长时间？可能是 2 ～ 3d。所以，必须在发作48h 内打开关闭的房角，愈早愈好。

缩瞳药、角膜中央加压（压陷性房角镜）可以打开贴合性房角关闭（appositional angle closure）。激光周边虹膜成形术、注射 BSS 于前房可拉开粘得不太牢的前粘连。

（2）首先立即用药物降低眼内压：以解除高眼内压对视网膜及视神经的危害。高眼内压，特别是 > 60mmHg，高于视网膜中央动脉压，

即刻严重威胁视网膜节细胞和视神经的存亡，显然降眼内压是燃眉之急。同时为激光介入和手术治疗创造有利环境。

局部治疗减少房水生成、增加排出：给予 β 受体阻滞剂 /α₂ 受体激动剂；全身治疗（静脉注射 / 口服）：乙酰唑胺 / 甘露醇。

（3）缓解瞳孔阻滞：65% ～ 90% 急性闭青是瞳孔阻滞性的。瞳孔阻滞可造成房角关闭，切开虹膜根部是改善前后房交通的有效办法，闭青病人需要行激光虹膜造孔术或周边虹膜切除术。若虹膜根部被切开后房角仍然关闭，则有 2 个可能：广泛周边前粘连，或是尚有其他机制（晶状体诱发机制及高褶虹膜机制）造成房角关闭。晶状体诱发机制即因晶状体增大或晶状体前移，虹膜被前推而引起。高褶虹膜综合征（plateau iris syndrome）少见，详述于继发性青光眼中的"高褶虹膜综合征"。激光虹膜造孔术后房角仍然自然或扩瞳后关闭者行压陷式房角镜检查，高褶虹膜综合征者往往出现双驼峰征，需激光周边虹膜成形术以打开房角；如果晶状体形态性者需摘除晶状体。

瞳孔阻滞性青光眼一定需要手术治疗。在手术前必须降低眼内压、张开房角。

附：

监视瞳孔直径：一旦诊断确定后当场迅速降低眼内压、开放房角。瞳孔直径及反应可反映治疗效果，急性闭角型青光眼（简称急性闭青）往往是中等大瞳孔，降压及房角开放后瞳孔应该慢慢缩小；若降压后瞳孔并不缩小，表明房角依旧关闭，不久，眼内压会再度升高。急诊病人在用药后 1 ～ 2h 复查眼内压、房角。

急性闭青有明显虹膜膨隆者，如在发作几小时内即能将闭合的房角打开、眼内压降至几乎正常，待充血消退后做激光虹膜造孔术或虹膜周边切除术，使周边前房有所加深，慢慢撤除药物后情况很平静。此类病例再次发作概率小，可谓原发性青光眼中治疗效果最出色者。

急性闭青经抢救治疗数小时后，眼内压不

降，房角一直大范围关闭，停止毛果芸香碱，考虑用激光周边虹膜成形术，以拉开前粘连。

急性发作后有大片 PAS（< 180°），瞳孔比对侧眼大，反应迟缓。此类病例再次发作机会大。如兼有白内障的老年病人，多数主张提早行白内障摘除术（一定要切除虹膜根部）使前房明显加深，可能会免除或减少闭青的再次发作。

急性闭青有时伴有虹膜炎症反应，可滴 1% 泼尼松 3 次 /d 数天，以减轻炎症反应为即将进行的激光虹膜造孔术、周边虹膜切除术、小梁切除术做好手术前准备。

另一眼（fellow eye）：瞳孔阻滞性青光眼急性发作后，另一眼最好做预防性激光虹膜造孔术。因为 50% ～ 75% 病人的另一眼迟早会同样发作，尤其是有高危因素病人。有些病人在急闭住院期间另一眼急性发作。瞳孔阻滞性者行预防性激光虹膜造孔术后极少有急性发作。

2. 药物治疗

（1）降低眼内压：缩瞳药、碳酸酐酶抑制药、β 受体阻滞药和（或）α₂ 肾上腺素能激动药联合并用，大多数病例可以降低眼内压。在治疗后 2h 眼内压无明显降低者必须加用高渗透剂，口服甘油或异山梨醇，若病人因恶心而不能忍受者，改用静脉注射甘露醇。

① 缩瞳：目的是尽早拉开闭合的房角，一般在发作 2h 后就难以拉开已粘连的房角。眼内压 > 60mmHg 者瞳孔括约肌因高眼内压造成缺血而致萎缩，所以对毛果芸香碱失去反应。对于发作仅数小时并且眼内压不超过 60mmHg 者采用 1% ～ 2% 毛果芸香碱每 15 ～ 30min 滴眼 1 次，共 4 次，瞳孔明显缩小者逐步减少用药次数，最后维持在 3 次 /d。也许 3h 内能将闭合的房角打开。不过，近来这个经典疗法不少学者已经放弃，由于严重病例虹膜肌肉缺血麻痹已无缩小反应；毛果芸香碱能使前房变浅，用量过多会加剧瞳孔阻滞，尤其是房角关闭是因晶状体肿胀前移或睫状体阻滞；毛果芸香碱可

减少葡萄膜巩膜通道房水外流；理论上与前列腺素制剂有拮抗作用，两者不宜联合应用。

无晶状体眼或无晶状体眼的瞳孔阻滞或继发性闭角型青光眼不宜使用毛果芸香碱滴眼液。

② 碳酸酐酶抑制剂（carbonic anhydrase inhibitor，CAI）：口服乙酰唑胺（diamox）首剂 500mg，之后 250mg 每 6 小时服 1 次。局部滴碳酸酐酶抑制剂可在一开始就给予，每 10 分钟 1 次，共 2 次，以后每 8 小时。发达国家对眼内压极高者乙酰唑胺采用静脉注射 500mg 15min 内达降压高峰。

③ 高渗剂（hyperosmotic agent，osmotics）：高渗剂对血 - 眼屏障穿透力很低，利用此特点提升血液与玻璃体之间的渗透压梯度。促进眼内液体返回血流，明显地缩小玻璃体容量（表 2-10-6）。除降低眼内压外，由于玻璃体的脱水使晶状体后移，加深前房，这些情况有利于张开房角。恶心呕吐、口渴及头痛（脱水太多）是常见并发症。高渗透剂引起的昏迷是因 CNS 严重脱水所致。有肾、心血管和肺疾病的病人勿用。

（2）20% 甘露醇（mannitol）：1 ～ 2g/kg 静脉缓慢滴注 30 ～ 60min。30 ～ 60min 后降眼内压作用达高峰，维持 4 ～ 6h。并发症少，心肾功能不良者勿用。高血压和电解质紊乱的病人因全身状况，以免发生意外而勿用。滴注太快，则颅内细胞内水分转移至细胞外间隙，导致细胞脱水，这对低钠血症、充血性心衰和肺水肿病人是高度危险的。缓慢注射还可避免大脑一过性血流增加，对易感病人加剧或增加颅内出血。

（3）50% 甘油（glycerin，glycerol）：1 ～ 1.5g/kg，30 ～ 60min 后效力达高峰，降压作用维持 4 ～ 5h。服用甘油常发生恶心呕吐。最好给予止吐剂后才能服甘油。在肝脏代谢故可导致血糖增高，并有脱水作用，因而对糖尿病病人及老年人有肾衰竭或心血管疾病者慎用。甘油被代谢成葡萄糖，故不宜用于糖尿病人。

（4）50% 异山梨醇（isosorbide）：适用于

表 2-10-6　降低眼内压用的高渗剂

药名	注册药名	浓度	剂量	用法
甘露醇 （有别于治心绞痛药）	osmitrol	20%	1～1.5g/kg	30min 内静脉注射完毕，30～60min 降压高峰，维持 6h
甘油	osmoglyn	50%	1～1.5g/kg	口服，30～60min 后降压效力达高峰，作用维持 4～5h。常发生恶心呕吐
异山梨醇 （有别于治心绞痛药）	isomotic	45%	1～1.5g/kg	口服，1～3min 后降压效力达高峰，作用维持 3～5h。特别适用于糖尿病人。少数发生恶心呕吐

糖尿病人。口服 1～1.5g/kg，1～3h 后作用达高峰，维持 3～5h。异山梨醇由尿排泄，少发生恶心呕吐，但易腹泻。

（5）抗青光眼滴眼液：包括 β 受体阻滞剂、α₂ 肾上腺素能激动剂、前列腺素衍生物、碳酸酐酶抑制剂。严重病例可连续给予 3 个轮次，每轮间隔 15min。

①β 受体阻滞剂：0.5% 噻吗洛尔（噻吗心安）滴眼液。

②α₂ 肾上腺素能激动剂（α₂ adrenergic agonist）：溴莫尼定（阿法根）滴眼液。

③前列腺素衍生物：例如，拉坦前列素（舒利达）或贝美前列素（卢美根）滴眼液。

碳酸酐酶抑制剂：布林佐胺（派立明）滴眼液。

上述滴眼液可选用联合制剂，如适利加（拉坦噻吗）＝拉坦前列素＋噻吗洛尔。

（6）减轻眼部炎症：糖皮质激素滴眼液。特别对于可能需要小梁切除术的病人尤其重要。每日 4～6 次，依据眼内压升高的持续时间和炎症的严重程度而定。

3. 机械操作降低眼内压

（1）压陷性房角镜检查（indentation gonioscopy）：用 Sussman 或 Zeiss 房角镜检查房角时压中央角膜，将前房中央的房水驱赶至周边，企图打开贴合的房角。每 30 秒 1 次，压迫几次。

（2）也可用 Goldmann 压平眼压计的压平头在角膜中央加压（图 2-10-9）。或用消毒圆头玻璃棒。

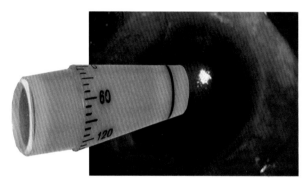

图 2-10-9　急性闭角型青光眼用角膜压陷法降眼压

Goldmann 压平眼压计的压头，在角膜中央偏下方加压 30s，放松 30s，需 3～4 次加压 - 放松。周边前房加深者眼压很快（约几分钟）降低。尽量减少损伤上方角膜上皮，以便行激光虹膜手术

4. 手术治疗　当用药物将眼内压控制，或者用尽全部药物而眼内压未能被控制，必须考虑手术治疗。

（1）手术方式的选择：手术方式的选择是多种多样的，包括激光手术、滤过术、晶状体摘除、晶状体超声乳化联合滤过手术（phacotrabeculectomy）、房角增宽手术如房角粘连分离术（goniosynechialysis）、晶状体摘除联合房角分离术等。

药物治疗后很快控制眼内压者，先复查房角，判断眼内压增高是何种机制？用动态法检查房角确定 PAS 的范围。

①若关闭的房角已被全部打开，则发作当天不需要急匆匆进行手术，翌日行激光虹膜造孔术解除相对性瞳孔阻滞；如做切口性周边虹膜切除术则需等待几天让炎症彻底消退后才施行为佳。

②虽然眼内压已被控制，但房角仍是关闭的，必须马上进行激光周边虹膜成形术尽可能打开关闭的房角。然后，再做解除虹膜膨隆的手术。一般说来，PAS < 180°，表示适宜做激光周边虹膜切开术或切口性周边虹膜切除术。PAS > 180°～240°者，只能做小梁切除术。

③用尽全部药物而眼内压未能被控制，房角是关闭的。这种病情的处理是棘手的。a. 若眼内压 > 60mmHg，立即先做小型的切口性手术，如加深前房及手术性房角镜检查、周边虹膜切除术等。当然手术存在很大危险，有人认为避免切口性手术，可先试激光周边虹膜成形术。b. 若眼内压在 30～50mmHg，考虑激光周边虹膜成形术尽可能打开房角或继续用泼尼松滴眼，等待眼内压有所降低，炎症反应消退后行手术，一般考虑小梁切除术或小梁切除术联合白内障摘除术。

④若在急性发作数天之内（愈短愈好），考虑激光周边虹膜成形术，Ritch 推荐此术，他们对 100 例药物治疗无反应的闭青，病史最长在发作后数天，经用此术 99% 房角被打开并且眼内压控制至正常，仅一例完全前粘连者无效。Lai 用二极管激光大胆而成功地将激光虹膜成形术作为急性闭青的一线治疗。

（2）激光虹膜造孔术（laser iridotomy，LI）：激光虹膜造孔术或称激光虹膜切开术。原则上，每位原发性闭青病人均需要行虹膜切开术。瞳孔阻滞机制病人的后房水通过虹膜孔流入前房，解除后房高压梯度，膨隆缓解，房角被撑开，虹膜及早与小梁分开，小梁网能保持正常功能。这是唯一能真正治愈早期青光眼的手术。

急性期待眼内压控制后一定要用激光将周边虹膜烧 1～2 个洞，以利后房水流至前房，减轻虹膜膨隆。常用氩激光或 Nd : YAG 激光。在局部麻醉下，用 Abraham 接触镜（+66D 平凸镜）将激光斑直径缩小一半，虹膜所受激光强度增强 4 倍。术前 1h 及术后立即滴爱必定（iopidine）。术后须滴类固醇 1 周以控制手术产生的炎症反应。

术后必须复查房角及眼内压。①房角开放，无前粘连或有小范围前粘连而缺乏残余贴合性关闭：眼内压正常者可逐渐减少乃至停止抗青光眼药物。扩瞳试验时房角关闭者表示为晶状体性机制（大而厚，向前移位）或高褶虹膜。②手术后房角依旧关闭：用压陷式房角镜检查法区分是贴合抑或前粘连，是否有晶状体性机制（大而厚，向前移位）或高褶虹膜机制存在，甚至要想到恶性青光眼，病人需要行激光周边虹膜成形术。晶状体机制者需摘除白内障或半脱位的晶状体。

（3）周边虹膜切除术（peripheral iridectomy，PI）：若无激光设备做虹膜切开术，或者因角膜混浊看不清虹膜，前房太浅甚至是宽阔的 PAS 而不适合做激光虹膜造孔术，则必须行周边虹膜切除术。切口缝合后注射 BSS 于前房，确保前房达足够深度，术毕滴消毒 2% 荧光素于伤口结膜上，肯定无伤口渗漏。因伤口渗漏会导致并发症（如浅前房或前房消失）。

（4）激光周边虹膜成形术（laser peripheral iridoplasty，LPI）：目的是利用烧伤虹膜胶原而产生的收缩力来拉开贴合着小梁的周边虹膜，成形术本身不能消除虹膜膨隆。长期效应与成纤维细胞膜的收缩有关。组织病理学研究显示虹膜形成收缩沟，成纤维细胞样细胞增殖，虹膜表面胶原沉积，基质胶原变性，以及虹膜前 2/3 基质的血管凝固性坏死（图 2-10-10）。

角膜水肿需在前房穿刺术或表面麻醉后滴纯甘油一滴暂时缓解水肿。然而，轻度至中度角膜水肿不认为是禁忌证。Lam 推荐早期行前房穿刺术，PACG 病人均在转诊后 24h 内进行（15.2±2.9）h。

禁忌证：前房消失，广泛角膜明显水肿或混浊。前房消失病人因激光照射虹膜表面产生的热量将散发到附近的角膜内皮而烧伤内皮。角膜水肿或混浊会降低激光穿透率，影响直接观察虹膜的反应——最佳的虹膜收缩。另外，激光的聚焦不太精确。在严重角膜水肿的情况

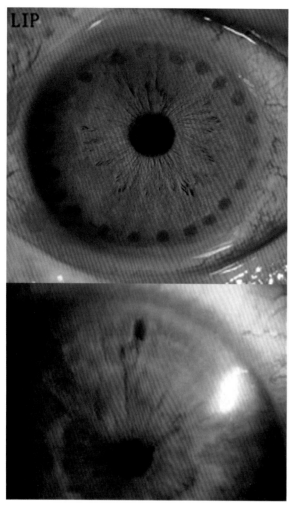

图 2-10-10 急性 PACG 激光介入

发作当晚缩瞳后做周边虹膜成形术（上图），次日行激光周边虹膜造孔术（下图）

下进行会灼伤角膜内皮。

操作：事先滴 2% ～ 4% 毛果芸香碱，充分缩小瞳孔以牵拉伸展周边虹膜，便于操作。高眼内压性虹膜括约肌麻痹病人瞳孔往往瞳孔不会缩小，只推荐几滴毛果芸香碱即可；多次给药可能导致晶状体厚度增加和前房变浅。眼内压很高和角膜水肿明显病人应使用降眼内压药物，前房穿刺术或局部滴甘油，直至可充分看清虹膜表面。表面麻醉。需用 Abraham 接触镜。

在房角关闭处的最周边的虹膜根部用激光造成一个烧伤病损，但不烧成洞。故所须激光功率比虹膜造孔术低。360°周边前粘连须 60 ～ 80 个烧伤病损平行于角膜缘排列成环状。一般用氩激光（直径 500μm，0.5s，200 ～ 400mW），急性发作后炎症反应消退了即可施行，必要时可及早手术，此术损伤较虹膜切开术轻。

近来用二极管和倍频 Nd：YAG 激光器。半导体二极管激光器发射近红外激光（810 ～ 830nm），不会像氩激光那样产生干扰观察的亮绿光，可以获得更精确的聚焦。

瞄准光束应放置在角膜缘邻近或部分重叠角膜缘。激光束聚焦到角膜缘尽可能周边的虹膜，灼伤斑不在虹膜周边远端会降低手术疗效。激光束垂直于虹膜表面导致虹膜收缩均匀。相邻激光斑间隔 2 个光斑直径。每个象限为 5 ～ 6 个烧伤斑，或在整个圆周 20 ～ 24 个烧伤斑，PAS 处让开。

激光能量根据照射斑的反应程度调整：治疗部位的虹膜可见收缩。如果发现有下列情形之一：①虹膜炭化；②气泡形成；③"砰砰"爆炸声，则须降低激光的能量。如果被照射的虹膜无收缩反应，则增加激光能量。

激光治疗结束时立即给予安普乐定或溴莫尼定滴眼液。急性闭角型青光眼病人继续局部滴毛果芸香碱（1%）4 次 /d。次日复诊，如眼内压高者用噻吗心安滴眼液 2 次 /d。前房明显炎症反应者滴泼尼松眼液 4 次 /d ×5 天，或直到进行最终治疗激光周边虹膜切开术（初诊后 24h 内进行）。

加深前房及手术性房角镜检查：Chandler（1965）介绍此法。反复压前房穿刺切口的后唇，迫使后房水经前房流出，直至无房水可流出，注射易被取出的粘弹剂（viscoelastic）于前房。置 Goldmann 房角镜于角膜，检查房角，常可发现此法能惊人地张开大范围的房角。

（5）小梁切除术（trabeculectomy，TRAB）：目前治疗青光眼的滤过性手术主要是小梁切除术。闭青经药物治疗、激光虹膜造孔术或激光周边虹膜成形术后，眼内压仍然偏高，房角大范围闭合及 PAS，此种情况，为降低眼内压，行小梁切除术是势在必行。小梁切除术本身仅降眼内压而不能打开闭合的房角。治疗闭角型青光眼的最重要手段是拉开周边前粘连，所以必须尽早行激光周边虹膜成形术，经此手术后房角仍旧大范围前粘连，眼内压居高不下者才考虑行小梁切除术。总之，不要贸然匆忙行小梁切除术。在小梁切除术完毕之前，一定要确保前房形成，浅前房会增多前粘连范围。

(6) 白内障摘除术：老年人闭角型青光眼病例、晶状体机制或瞳孔阻滞与晶状体混合机制者不在少数。因此，对于晶状体膨胀增厚增大的闭青，应提前摘除白内障以增宽房角。

(7) 前房穿刺术 (anterior chamber paracentesis，paracentesis)：急性眼内压在 50mmHg 以上者，释放房水对有经验的医师是一项良好的选择。此术立即降低眼内压使水肿角膜透明 (PACG 病人配合局部和全身给药往往在 1h 内见效)，以便 PACG 病人发作后能在 12～24h 内行周边虹膜成形术，24～48h 行激光周边虹膜造孔术。另外，迅速降低眼内压后症状立即缓解；可预防急性眼压升高损害视神经和小梁网。前房穿刺并非直接解除瞳孔阻滞，手术 1h

后降眼压效果开始减弱，因此，必须同时使用抗青光眼药物维持控制眼内压。可能发生的并发症包括：前房过浅、因眼内压突然降低导致出血、脉络膜渗出、穿刺时损伤晶状体等。严格遵守无菌和防腐规则，即洗手，戴无菌手套和经过仔细消毒后使用一次性刀片，结膜滴聚维酮碘。操作时只需一小部分刀尖穿入前房，避免损害虹膜或晶状体。刀尖进入前房后，刀片在伤口内轻轻旋转 10°～20° 角，以便缓慢且可控地释放房水，避免前房或脉络膜出血。术后滴抗生素眼液预防感染 (图 2-10-11)。

(二) 慢性闭角型青光眼的治疗原则

药物治疗同开角型青光眼。有时缩瞳药会加重瞳孔阻滞，尤其对于晶状体机制性闭角者。激光虹膜切除术适用于各期慢性闭角型青光眼，以防止进一步发生前粘连，而半数以上病例是多机制性的，在周边虹膜切除术解除瞳孔阻滞后，周边前房无明显加深、房角仍狭窄，扩瞳或在自然状态下仍可发生房角关闭，这类病例除瞳孔阻滞型外尚存在高褶虹膜或晶状体机制。激光虹膜造孔术、激光周边虹膜成形术加药物治疗仍然不能控制者须小梁切除术。

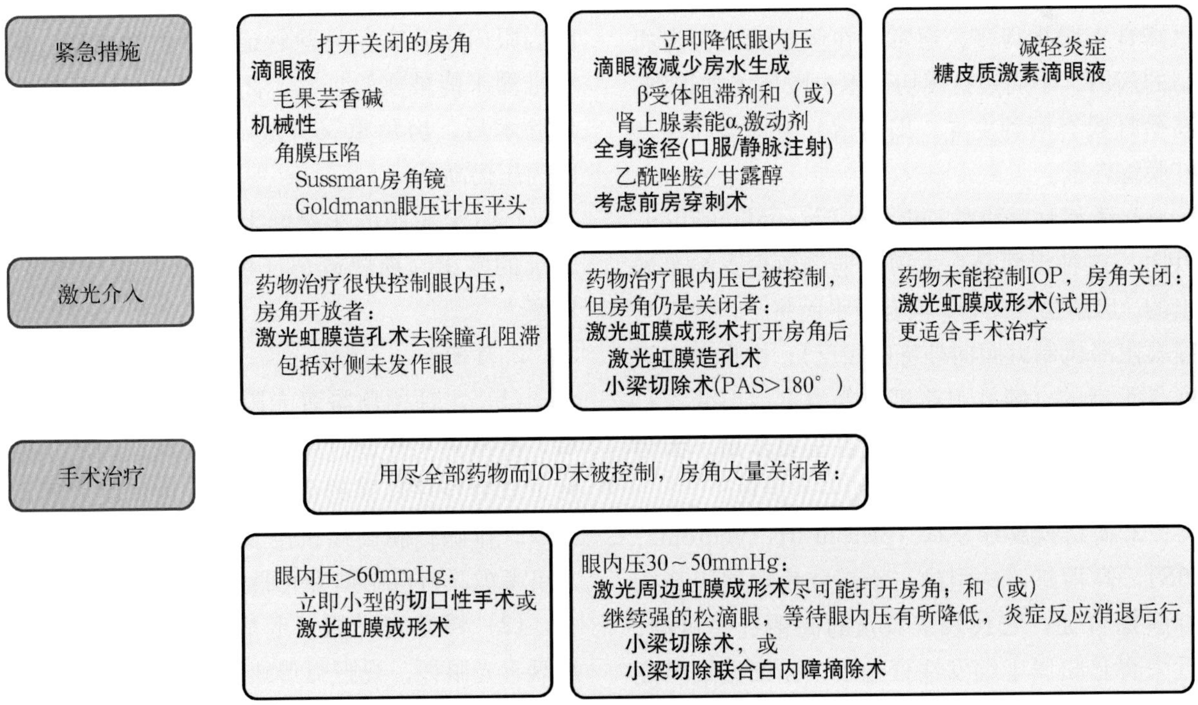

紧急措施	打开关闭的房角 滴眼液 　毛果芸香碱 机械性 　角膜压陷 　　Sussman房角镜 　　Goldmann眼压计压平头	立即降低眼内压 滴眼液减少房水生成 　β受体阻滞剂和（或） 　肾上腺素能α₂激动剂 全身途径（口服/静脉注射） 　乙酰唑胺/甘露醇 考虑前房穿刺术	减轻炎症 糖皮质激素滴眼液
激光介入	药物治疗很快控制眼内压，房角开放者： **激光虹膜造孔术**去除瞳孔阻滞 包括对侧未发作眼	药物治疗眼内压已被控制，但房角仍是关闭者： **激光虹膜成形术**打开房角后 **激光虹膜造孔术** **小梁切除术**(PAS>180°)	药物未能控制IOP，房角关闭： **激光虹膜成形术**(试用) 更适合手术治疗
手术治疗	用尽全部药物而IOP未被控制，房角大量关闭者：		
	眼内压>60mmHg： 立即小型的切口性手术或 **激光虹膜成形术**	眼内压30～50mmHg： **激光周边虹膜成形术**尽可能打开房角；和（或） 继续强的松滴眼，等待眼内压有所降低，炎症反应消退后行 **小梁切除术**，或 **小梁切除联合白内障摘除术**	

图 2-10-11　急性闭角型青光眼的治疗流程

慢性闭角型青光眼缓解期病人是否适合于做激光虹膜造孔术，有时颇费推敲。完全缓解者自不成问题，部分缓解者必须给以一定观察时间，眼内压变动的倾向及幅度均应加以考虑才能定出治疗的选择。

（三）高褶虹膜青光眼的治疗原则

在激光虹膜造孔术后房角变成开放，眼内压正常者观察随访眼内压及房角。在激光虹膜造孔术后房角仍然贴合性关闭，则须激光周边虹膜成形术配合药物治疗。仍然不能控制者需小梁切除术。晚期病例考虑内镜睫状体光凝术。

（四）联合机制型青光眼的治疗原则

抗青光眼药物治疗，注意有时缩瞳药及肾上腺素会增高眼内压。用激光虹膜造孔术去除任何引起虹膜膨隆的可能。虹膜切开术后加用氩激光小梁成形术（ALT）的效果有的说有效，有的反对。

六、高褶虹膜青光眼

高褶虹膜青光眼（plateau iris glaucoma）一种闭角型青光眼的发病机制似乎是由于无瞳孔阻滞的房角异常解剖结构造成的。它比瞳孔阻滞青光眼少得多，通常仅在假定瞳孔阻滞机制的病例，于周边虹膜切开术失败后才被识别。高褶虹膜有两种变异，即高褶虹膜构型和高褶虹膜综合征。

1. 高褶虹膜构型（plateau iris configuration，PIC） 这种诊断是在术前根据房角检查结果做出的，房角虽然闭合，但虹膜平面是平坦的（与瞳孔阻滞机制虹膜向外弯曲相反），中央前房深度是正常的（瞳孔阻滞机制者中央前房变浅）。相对瞳孔阻滞在这种病例起着重要作用，因为大多数病例可通过周边虹膜切开术治愈。

2. 高褶虹膜综合征（plateau iris syndrome，PIS） 高褶虹膜构型的一小部分病例属于高褶虹膜综合征，它代表了真正的高褶虹膜机制，近来将它归属于继发性青光眼，详细见虹膜睫状体病继发青光眼。

七、联合机制型青光眼

既有开角型青光眼的发病因素，又具备闭角的机制，二者联合造成眼内压增高者称联合机制型青光眼（combined mechanism glaucoma），又名混合型青光眼（mixed glaucoma）。Lowe（1966）在300例闭角型青光眼中仅发现2例为联合机制型。总之，发病率极低，应严格控制诊断。

病人病程经过主要是开角型青光眼，在不知不觉中眼内压逐渐升高，房角窄，但小梁网无虹膜粘连。扩瞳试验阳性。在一定时期，由于房角关闭而眼内压骤然升高。眼内压突然升高可以是自发性的，也可因应用肾上腺素或强力缩瞳药，也可因扩瞳而激发。

1. Gorin（1977）分析联合机制型青光眼有三种不同情况

（1）开角型青光眼发生在窄角眼，且房角有关闭倾向。

（2）闭角型青光眼，小梁网的渗透功能受到损害。损害的原因推测是急性发作时的周边前粘连，虽然在低眼内压时虹膜与小梁分开，但小梁网的功能已经受损。另外，据推测也可能因眼内压升高后排除管道内继发性改变，此种推测未能被实验证实。闭角型青光眼行虹膜切除术后，房角重又开放，但房水流畅率低，眼内压仍高。

（3）窄角眼的小梁网上被颗粒物质（葡萄膜炎的渗出、囊膜碎屑、色素或血液产物等）堵塞。

2. 诊断

（1）急性闭角型青光眼经周边虹膜切开术后，房角重又开放，原来周边前粘连处的小梁网上总会残存虹膜的色素。但眼内压仍旧居高不下，排除虹膜高褶机制及晶状体诱发机制后才可考虑联合机制型青光眼的诊断。

（2）慢性青光眼（起病隐晦，眼内压高，视盘青光眼杯，视野弧形缺损）发生在窄角者，只要它无闭角状态，不能诊断为联合型；除非虹膜周边切开术后扩瞳试验阴性（切开术前阳性），排除虹膜高褶机制及晶状体诱发机制后才可诊断联合机制型青光眼。

总之，将诊断要求控制得严些。否则可能会将有数年病史的慢性闭角型青光眼误诊为联合机制型。

八、绝对期青光眼

绝对期青光眼（absolute glaucoma）并不能算作青光眼的一种类型，而只是各种类型青光眼的一种不良结局，各种青光眼到了视功能完全丧失时称绝对期青光眼，这意味着毫无治疗希望。

无光感、巨大青光眼杯是共有的现象，其他眼前段的表现则要看原来青光眼的类型而定。如原来是由闭角型青光眼进展而来的，则眼球仍有充血、角膜上皮水肿及瞳孔扩大等现象。如原来是开角型青光眼，则除虹膜萎缩较明显

及瞳孔稍大外，其他方面与原来相似。眼内压维持在比较高的水平。

绝对期青光眼存在较久后，眼球各部分组织发生变性，角膜发生大疱性角膜病变及血管翳（称为青光眼性血管翳），晶状体混浊，虹膜萎缩，巩膜由于不能抵抗长期的高眼内压可以发生睫状体葡萄肿或中间葡萄肿。最后的结局是眼球可因轻度外伤而破裂或睫状体萎缩。但要经过一个漫长而痛苦的历程才能达到这种地步。

1. 诊断　诊断要点：① 无光感。② C/D=＞ 0.9。③ 眼内压明显增高。④ 眼内压略高或不高，但有肯定的青光眼病史。符合前三项条件即可诊断绝对期青光眼。眼内压不高，但有肯定的青光眼病史者同样可以诊断。

2. 治疗原则　病人若已无恢复视力的可能，无眼痛者不需治疗，有眼痛者用破坏睫状体手术，剧痛者需摘除眼球。不宜做眼球切开性手术。

第十一节　继发性青光眼

一、概述

继发性青光眼（secondary glaucoma）是指眼内压增高有明确原因，占青光眼的20% ～ 40%。

（一）临床表现

除有原发病的表现外，症状一般与原发性青光眼相似，如果对症下药根除原发病因，则不会发展为进行性视神经头萎缩，并且一般是单眼发病，这两点不同于原发性青光眼。如果原发病因和眼内压均不能被控制，则其转归相似于原发性青光眼，也是以绝对期青光眼而告终。

（二）诊断

继发性青光眼的标准是：眼内压＞21mmHg+（原发眼病的体征/全身相关病史）＋特征性视神经病变。根据发病机制分为开角型和闭角型，这有利于选择处理方案。有一些继发性青光眼的发病机制在不同时期不尽相同。

例如，新生血管性青光眼和眼内肿瘤继发的青光眼在早期是开角性，晚期变成闭角。有一些继发性青光眼的发病机制是开角或闭角，因病情而异，如因葡萄膜炎、角膜内皮细胞病变、白内障、视网膜脱离、上巩膜静脉压增高等继发的青光眼。

单侧性。动态房角镜检查时发现房角关闭范围小（例如，一个象限）而高眼压不能控制（例如，＞ 35mmHg）。超越 Schwalbe 线的广泛周边粘连。年轻成年人。这些现象提示继发性青光眼的可能性，应引起注意。

2002 年国际地域性和流行病学眼科学会（ISGEO）对原发性青光眼新的分类系统强调视神经结构与功能是否遭受损害，只有当视神经头发生青光眼性损伤或有视网膜神经纤维缺损时才能诊断青光眼，所以建议诊断继发性青光眼也必须具备视神经病变的原则。目前，在临床上继发性青光眼的诊断习惯基于：眼内压＞

21mmHg+ 原发眼病的体征 / 全身相关病史；至于特征性视神经病变并非强制要求。因为当屈光介质模糊，无法准确判断视神经是否有损害，即使用检眼镜检查没有见到盘沿明显局部损害并不等于没有损害。

（三）分类

1. Ritch4 段（4 point）分类（1995）

Ⅰ. 虹膜。A. 相对瞳孔阻滞。B. 虹膜厚度和结构。

Ⅱ. 睫状体。A. 高褶虹膜：①高褶虹膜构型。②高褶虹膜综合征。③假高褶虹膜：虹膜睫状体囊肿；睫状体实性病变。

Ⅲ. 晶状体。A. 扩大或肿胀；B. 脱位或半脱位。

Ⅳ. 晶状体后。A. 恶性青光眼：①睫状体脱离（睫状体上液）；②房水误导。B. 脉络膜积液 / 肿胀和睫状体旋转 / 脱离。C. 后巩膜扣带术后闭角。D.PRP 后闭角。E. 视网膜静脉阻塞后闭角。F. 眼后节肿瘤。

2. **前方牵拉和后部推前机制分类**　继发性闭角可以分为前方"牵拉"和后方"推前"机制。

继发性闭角极大多数属于后方"推前"的机制：后房水、睫状体、晶状体、玻璃体腔内容物或玻璃体后的力量将周边虹膜被向前推移。

（1）前方牵拉机制（anterior pulling mechanism）：小梁网被虹膜或膜组织阻塞。虹膜和(或)膜或房角前壁葡萄膜炎性机化物收缩，将周边虹膜渐进性向前拉到房角前壁上，阻塞房角：①虹膜新生血管形成；②上皮向下生长或纤维长入；③房角后弹力层化（descemetization），如虹膜角膜内皮综合征；④炎症沉淀收缩；⑤Axenfeld-Rieger 综合征；⑥眼前段手术后 PAS。

（2）后方推前机制（posterior pushing mechanism）

①继发性瞳孔阻滞原因：a. 葡萄膜炎继发后粘连导致虹膜膨隆；b. 晶状体相关疾病(例如，晶状体移位或人工晶状体错位)。

②视网膜情况导致晶状体 - 虹膜隔前移：

a. 睫状体水肿和（或）葡萄膜渗漏继发于视网膜中央静脉阻塞、全视网膜光凝、巩膜扣带术等。b. 眼内气体或硅油伴晶状体 - 虹膜 - 隔向前移位：永存性胎儿血管（PFV）、慢性浆液性脉络膜脱离（渗出液）、出血性脉络膜脱离（脉络膜上腔出血）、眼内肿瘤（肿块效应或直接侵犯房角）、早产儿视网膜病变。

③房水错流（恶性青光眼）：房水迷失流向误导入玻璃体内或晶状体周围间隙等盲端，虹膜后房水集聚过多将虹膜前推导致前房消失，眼内压飙升。a. 房水聚集在玻璃体内（后房房水错流）；b. 房水集聚在晶状体后方和周围（晶状体周房水错流）；c. 房水集聚在虹膜 - 晶状体囊膜隔的后方（囊膜后房水错流）；d. 房水集聚在后房型人工晶状体后（囊膜后房水错流）。

3. **解剖 - 病因综合分类**　继发性青光眼分类如下。

（1）角膜内皮细胞疾病继发青光眼：a. 虹膜角膜内皮综合征（ICE syndrome）（闭角，前方牵拉；开角）；b. 角膜后部多形性营养不良（开角；闭角，前方牵拉）。

（2）虹膜睫状体病继发青光眼：a. 高褶虹膜综合征（闭角，后部推前）；b. 色素性青光眼（开角）；c. 虹膜劈裂症（开角）；d. 虹膜及睫状体囊肿（闭角，后部推前）。

（3）眼内炎症继发青光眼：a. 葡萄膜炎继发青光眼（开角；闭角，后部推前）；b. 角膜炎，上巩膜炎及巩膜炎继发青光眼（开角或闭角）。

（4）晶状体疾病继发青光眼：a. 白内障继发青光眼（开角或闭角）；b. 晶状体脱位继发青光眼（闭角）；c. 剥脱综合征（exfoliation syndrome）（开角）。

（5）视网膜脉络膜疾病继发青光眼：a. 新生血管性青光眼（早期开角，晚期闭角）；b. 视网膜脱离及玻璃体视网膜异常（开角或闭角）。

（6）眼内肿瘤继发青光眼（开角，晚期闭角）：a. 视网膜母细胞瘤；b. 白血病及淋巴瘤；c. 转移性癌；d. 恶性黑色素瘤；e. 良性肿瘤。

（7）上巩膜静脉压增高继发青光眼（开角；

闭角，后部推前）。

（8）眼外伤性青光眼（开角或闭角）：a.溶血性青光眼；b.血影细胞性青光眼；c.含铁血黄素性青光眼；d.房角后退。

（9）眼内出血继发青光眼（开角）。

（10）眼内手术后青光眼：a.恶性青光眼（睫状环阻滞）（闭角，后部推前）；b.白内障摘除术后青光眼（开角或闭角）；c.上皮、纤维及内皮增生（闭角，前方牵拉）；d.角膜手术继发青光眼（闭角或开角）；e.玻璃体视网膜手术后继发青光眼；f.气体（闭角，后部推前），硅油（闭角，后部推前；迟发者开角）。

（11）药物诱导青光眼：a.类固醇诱导高眼内压（开角）；b.玻璃体内注射抗 VEGF 后（开角）；c.药物诱导急性闭角型青光眼（瞳孔阻滞；后部推前）。

上列各种继发性青光眼大多在各有关的原发疾病中已述及，现选择临床上较特殊者重点介绍。

二、角膜内皮细胞疾病继发青光眼

（一）虹膜角膜内皮综合征

1979 Eagle 及 Yanoff 将进行性虹膜萎缩、Chandler 综合征、Cogan-Reese 综合征归并成虹膜角膜内皮综合征。无遗传性证据，这表明是获得性，部分病例探测到单疱病毒 DNA。发病机制是角膜内皮增生而产生一层后弹力层样的内皮细胞膜，此膜由角膜逐渐伸展至房角小梁网表面，乃至虹膜表面。角膜、虹膜和高眼压病变全由此膜造成。高眼内压的原因为：虹膜周边前粘连，小梁网表面盖有一层薄膜。单眼发病，无家族史，中年妇女，发展较快，病人常因虹膜异常，视力减退及眼痛而求治。

角膜内皮异常、周边虹膜前粘连、虹膜异常，此3种异常只要有任何2种体征存在即可诊断虹膜角膜内皮综合征。

1. **角膜内皮异常**　角膜内皮有细微的细锤银箔状外观（类似角膜滴状疣），在镜面显微镜中内皮细胞增大，大小不等（CV > 0.40），六边形细胞百分比减少（< 50%）；细胞的中央区域大而深暗，细胞交界边缘处明亮（反转型亮/暗模式），也许仅在中央有个小亮点，Sherrard（1985）称它为 ICE 细胞。内皮异常区域与正常区域（内皮细胞是中央明亮而边缘暗）之间有清楚分界。角膜水肿可有可无。必须强调，当有可疑临床发现的情况下进行诊断时，并非一定要求存在典型的 ICE 细胞。

2. **周边虹膜前粘连（PAS）**　PAS 是房角和虹膜表面的单层内皮细胞膜收缩的后果。宽基底，瞳孔常因之变形，对方可能有虹膜孔。房角进行性关闭而导致青光眼。

3. **虹膜异常**　也是虹膜表面的单层内皮细胞膜收缩的结果，表现为虹膜萎缩、虹膜孔、瞳孔扭曲异位、色素性小结节等。

虹膜孔有两种形式。最常见的是"牵伸孔"（stretch hole），虹膜因牵伸而显著变薄，过度变薄就成为孔。较少见的是"溶化孔"（melting hole），不伴有瞳孔异位或虹膜变薄，荧光素血管造影表明可能与虹膜局部缺血有关。

各种虹膜角膜内皮（iridocorneal endothelial, ICE）综合征的组织病理学特征之一是，瞳孔变形方向区域的虹膜前表面总有一层后弹力层样角膜内皮细胞膜一直延伸到房角。ICE 进展期病人的显著特征是虹膜表面很多色素性带蒂的小结节（图 2-11-1）。组织学上小结节类似虹膜基质，被一层后弹力层样内皮细胞膜包绕。

普遍接受的诊断标准：凡是见色素性小结节者，无论虹膜萎缩、瞳孔扭歪异位的程度如何，均诊断为 Cogan-Reese 综合征。凡是虹膜萎缩而成孔者诊断为进行性虹膜萎缩。

ICE 综合征虽然可以分成三种亚型，但常有重叠，兼有几个亚型的体征，故不强求细分亚型。

由于 ICE 综合征罕见，很多 ICE 病人被误诊为青光眼。另外，角膜水肿明显遮掩角膜内皮和虹膜的异常也是易被误诊的原因。

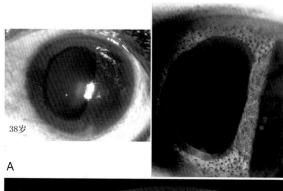

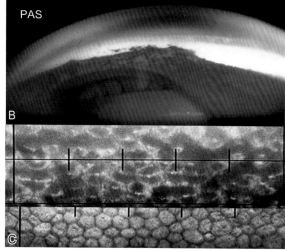

图 2-11-1　ICE 综合征

A. 未予扩瞳药，瞳孔因广泛周边前粘连而扩大、扭曲。虹膜色素层外翻，有大量细小结节，Cogan-Reese 综合征。B. 用前房角镜检查可见虹膜广泛周边前粘连。眼内压 38 mmHg。C. 上半图角膜内皮镜图像展示内皮细胞增大，边界不清，多形性，六边形细胞百分比减少；细胞的中央区域大而深暗，边缘窄而明亮 (ICE 细胞，反转型亮/暗模式)。下半图是病人另一眼的角膜内皮细胞图像，基本正常，内皮细胞边界清楚，六角形，细胞中央明亮而边缘暗

　　发现早期轻度的 ICE 综合征是减少误诊和漏诊的关键："单眼青光眼"病人，在无创伤或炎症史的病例，应警惕 ICE。

　　同仁医院冯波等 (2013) 分析青光眼专科确诊的 65 例 (65 眼) ICE 综合征病人，初诊正确诊断者仅 9 例 (14%)；错误诊断包括青光眼未分型 26%，原发性闭角型青光眼 22%、原发性开角型青光眼 22%、葡萄膜炎 11%；1 例误诊为眼肿瘤。虹膜无萎缩及轻度萎缩者 83%；Chandler 综合征的漏诊率最高，达 96%。

　　双侧性和家族史几乎总是可以否定 ICE 综合征的诊断，应寻求其他原因。

　　治疗：常表现为难治性青光眼。角膜水肿可先用高渗盐水，角膜接触镜。降低眼压以房水生成抑制剂为一线治疗。前列腺素类似物的效果是可变的。激光小梁成形术是无益的。小梁切除术滤过泡失败很常见，因为增殖膜穿过巩膜，覆盖滤过泡内表面，形成不可渗透层。青光眼引流管由于膜的增殖也常失败，以致有人提倡使用更长引流管，放在前房、睫状沟或睫状体平坦部以减少失败，但最终还是需要角膜内皮移植术。2012 年报告显示，DSEK 或 DSAEK 可以成为 ICE 综合征的有效治疗方法。

（二）多形性角膜后层营养不良

　　多形性角膜后层营养不良 (posterior polymorphous corneal dystrophy，PPCD) 是两侧性家族性角膜内皮病变。可能是先天性的，至成年后才出现自觉症状。发病机制推测为变性的内皮（或上皮）产生一种基底膜状的膜，此膜横越房角，遮盖虹膜（开角型青光眼），或者是广泛周边前粘连（闭角型青光眼），15% 发生青光眼。角膜 Descemet 膜平面有小泡排成串状或群集在一起，或有带状病损。内皮有火山口状疱，角膜深层水肿混浊。

　　治疗类似于 ICE 综合征，采用高渗盐水和房水抑制剂。可能需要青光眼和角膜手术。

三、虹膜睫状体病继发青光眼

（一）高褶虹膜综合征

　　1. 高褶虹膜　高褶意即虹膜根部在高位突然出现一个瀑布样折角，其余大部分虹膜平坦。主要病因在于睫状体前移 - 旋转，向前挤顶虹膜根部呈高褶状，造成虹膜小梁接触甚至粘连。高褶虹膜的特征是，①虹膜根隆起接触小梁；②中央前房深度几乎正常；③用压陷式房角镜检查往往可见"双驼峰"征；④ UBM 可证实睫状冠挤压虹膜根造成房角关闭；睫状沟消失，中央段虹膜色素上皮平直（表明非瞳孔阻滞，因为瞳孔阻滞者色素上皮呈前弓形）。

2."双驼峰"征（double-hump sign） 用 Zeiss 或 Sussman 房角镜在角膜中央向眼内加压，直至看到前房水被驱赶而推动虹膜，张开房角。陡峭攀升的极周边虹膜是前移的睫状突向前顶推造成的（绿箭），故该处房角用最大力也不能打开；虹膜根部折角后下坠至后房水平（黑箭），转而呈上坡姿态朝瞳孔方向滑行；虹膜前表面在外压推挤下显露出晶状体前囊的凸度而轻微隆起（红箭）。Ritch 取其名"双驼峰"征（图 2-11-2）。

3.高褶虹膜构型（plateau iris configuration，PIC） 睫状突前置位造成典型的高褶虹膜构型。诊断建立在手术前的房角镜检查所见。用压陷式房角镜检查时意欲强制打开 PIC 的房角，必须推睫状突使之向后移位，这需要比对付瞳孔阻滞费更大的力压迫房角镜才能打开 PIC 的房角。高褶虹膜在激光周边虹膜造孔通畅后，扩瞳试验阴性，眼内压正常化。此外，Roberts 等 2008 年发现高褶虹膜构型可能与前部悬韧带拉长相关。

高褶虹膜构型是房角镜检查的表现。虹膜睫状体的变异，是另一种房角变窄的表现，并不表示原因或过程也不是疾病诊断名。

注：Plateau iris configuration 的中文译名暂时采用"高褶虹膜构型"。Plateau 在地理学原意是高坪、高原。Configuration 原意是配置、组态、构造、格局。

4.高褶虹膜综合征（plateau iris syndrome，PIS） 高褶虹膜在激光周边虹膜造孔通畅病人，因房角已经关闭，所以扩瞳试验阳性（眼内压增高≥8～10mmHg），称为高褶虹膜综合征；扩瞳试验阴性称为高褶虹膜构型，病人眼内压已正常化。

高褶虹膜综合征属于高褶虹膜的一小部分病人，表现真正高褶虹膜机制。诊断建立在闭青病人激光虹膜切除术后的状态，通畅的虹膜切开孔排除了相对性瞳孔阻滞，但是①房角镜检查见房角再度关闭，中央前房深度不变浅；②扩瞳试验阳性，因为周边虹膜向前移位，当瞳孔扩大时，周边虹膜拥挤堆起而造成房角关闭，尽管虹膜切开孔是畅通的。

高褶虹膜综合征根据高褶的高度决定虹膜与小梁网接触的范围，分完全或不完全性（更常见）两类。完全性较不完全性多见。

完全性高褶虹膜综合征：高位高褶，以至虹膜闭塞了整个小梁网，达到 Schwalbe 线，引起眼内压升高。可以自发地或在药物扩瞳后发生急性发作。

不完全性高褶虹膜综合征：低位高褶，以至虹膜闭塞了部分小梁网，往往小梁网上半部是开放的，那里允许房水外流，所以眼内压不高。

（1）高褶虹膜综合征的诊断：闭角型青光眼采用适当的周边虹膜切除术治疗后，当眼内压意外上升时，在鉴别诊断中必须考虑高褶虹膜综合征；"双驼峰"征是诊断重要根据；随病情发展，临床出现典型症状，UBM 检查阳性发现可加强诊断。

当急性闭角型高眼内压病人在首诊时用 Sussman 房角镜压陷法检查发现"双驼峰"征者可以怀疑高褶虹膜综合征，但是必须在激光周边虹膜切除术后，虽然虹膜孔是通畅的，眼内压还是高；或者扩瞳试验阳性者，可以诊断高褶虹膜综合征。

美国 Robert Ritch（2015）和 George Spaeth（2013）一再强调高褶虹膜是房角镜检查的表现，"双驼峰"征的诊断价值远高于 UBM 所见的特征；同时强调激光周边虹膜切开术及扩瞳试验是确认高褶虹膜综合征的必要条件（图 2-11-2）。

George Spaeth 特地撰文点名指出 Mandell 和 Pavlin 单独根据 UBM 发现诊断高褶虹膜综合征是不恰当的（Cheng J, Buys YM, Spaeth GL. Confusion with the misuse of plateau iris terminology. J Glaucoma, 2013, 22:265-266）。

高褶虹膜的 UBM 定义（Kumar RS, Baskaran M, Chew PTK. Prevalence of plateau iris in primary angle closure suspects: an ultrasound biomicroscopy study. Ophthalmology, 2008, 115:430-434）：

①睫状突前移位并且旋转而顶撞虹膜根部，

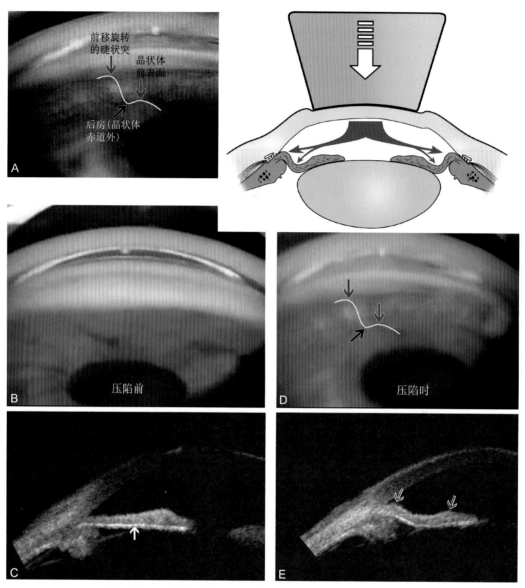

图 2-11-2　高褶虹膜做压陷式房角镜检查时出现 "双驼峰" 征

A. 高褶虹膜综合征患眼在用 Sussman 或 Zeiss 房角镜压陷式动态检查，房角镜在角膜中央向眼内加压，直至看到前房水被驱赶而推动虹膜，张开房角。陡峭上升的周边虹膜被前移的睫状突顶推而隆起 (绿箭)，该处房角用最大力也不能打开；虹膜根部折角后下沉至后房 (黑箭)；虹膜前表面在外压推挤下显露出晶状体前囊的凸度而轻微隆起 (红箭)。Ritch 取其名 "双驼峰" 征 (double-hump sign)。B. 闭角型青光眼的前房角照相。C.UBM 示睫状体冠前移 - 旋转，顶压虹膜根部而致虹膜小梁接触。睫状沟浅而短。虹膜色素上皮强回声带平直 (白箭)，意即无瞳孔阻滞。D-E. 用 Zeiss 或 Sussman 房角镜在做压陷式房角镜检查，显示 "双驼峰" 征

所以睫状突几乎与小梁网平行（图 2-11-3）。

　　②虹膜根部从它的插入点（虹膜根插入睫状体处）陡峭上升，随即一个突然转向下的角度。

　　③中央虹膜平面平坦。

　　④睫状沟（ciliary sulcus）消失。虹膜 - 睫

状体突间距，在完全性高褶虹膜构型 =0；不完全性高褶虹膜构型 = (0.06±0.07) μm。正常眼 = (0.41±0.10) μm (Filho et al. Arq Bras Oftalmol，2010，73：155-60)。

　　⑤虹膜 - 角膜接触点在巩膜突的水平之上。至少有 2 个象限能符合所有上述标准，才被

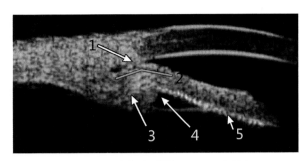

图 2-11-3　高褶虹膜的 UBM 图像特征

高褶虹膜超声生物显微镜图像。1. 虹膜 - 房角接触点在巩膜突水平之前。2. 虹膜根部折角。3. 睫状突向前转位，平行于小梁网，顶挤虹膜根关闭前房角。4. 睫状沟消失。5. 虹膜中央段色素上皮平直，不同于瞳孔阻滞（弓形）

定为高褶虹膜。高褶虹膜型青光眼、残余性开角型青光眼与联合机制青光眼的区别见表 2-11-1。

虹膜根插入点在睫状体前端的位置，很靠近巩膜突者称为前置位（anterior insertion），离巩膜突远（移向睫状突方向）者称为后置位。虹膜根插入点离巩膜突的距离在正常眼为 0.28 ～ 0.29mm。

（2）鉴别诊断

①瞳孔阻滞闭角型青光眼：高褶虹膜综合征，在术前主要是房角检查，虹膜膨隆局限于周边部，其余虹膜平坦；在周边虹膜切除术后扩瞳试验（用新福林而非睫状体麻痹药）仍为阳性；在后期可见散在的爬行式的房角粘连，房角焦线无视差移位，房角在高眼内压与低眼内压时比较常无不同。发病年龄较瞳孔阻滞性闭角型青光眼提早些。瞳孔阻滞性青光眼的虹膜明显膨隆（不仅周边部，其余虹膜也稍向前

弓起），房角大片粘连，早期房角焦线有视差移位，房角的宽窄在高眼内压与低眼内压时比较会有不同，扩瞳试验阳性，周边虹膜切除术后扩瞳试验可转阴性。

②继发性（假性）高褶虹膜：虹膜或睫状体的囊肿可造成周边虹膜前移，可能导致急性或慢性房角闭合。在 67 例房角关闭的年轻病人中，发现 8 例患有虹膜睫状体囊肿。必须用 UBM 或 OCT 才可看清囊肿。大多数囊肿在 UBM 图像上是薄壁回声性病变，囊腔透声。房角表现堪比经典高褶虹膜综合征中所见，但是只是囊肿局部房角关闭而已，一般不超越 1 个象限。由于无大范围虹膜小梁贴合，因此眼内压升高是不常见的，需行虹膜切开术，激光周边虹膜成形术也有效。

（3）治疗原则：高褶虹膜构型属于原发性闭角型青光眼，激光周边虹膜切开术可能治愈，术后定期随访房角监督新的粘连形成；中等度缩小瞳孔可预防再次房角关闭。激光虹膜成形术和内镜睫状体光凝术不适合于高褶虹膜构型病人。

高褶虹膜综合征病例应该在房角粘连性关闭之前开展治疗。激光虹膜造孔术是一线介入治疗，以排除共存的瞳孔阻滞因素。若存在房角关闭，则需要激光周边虹膜成形术，甚至内镜睫状体光凝术。目的是增宽房角，修正房角构型，预防 PAS 的进一步发展，防止可能导致慢性或急性房角闭合，以及在黑暗环境中间歇性眼内压升高。Ritch 等 2004 年发表单纯氩激

表 2-11-1　高褶虹膜型青光眼、残余性开角型青光眼与联合机制型青光眼的区别

	高褶虹膜构型	高褶虹膜综合征	残余性开角型青光眼	联合机制型青光眼
概况	虹膜中央平整（中央前房不甚浅）周边膨隆（关闭状）		房角关闭时虹膜贴合小梁而致小梁网丧失功能	具备开角型闭角的双重机制
双驼峰征	阳性	阳性	阴性	阴性
虹膜切除术后：				
虹膜	周边膨隆缓解	周边膨隆仍然存在	周边膨隆缓解	周边膨隆缓解
眼内压	正常	高于正常	高于正常	高于正常
暗室或扩瞳试验	阴性	阳性	阴性	阴性

光周边虹膜成形术 23 眼的治疗研究，在整个随访期间 20 眼房角保持开放，其余的 3 眼在初始治疗后 5～9 年房角逐渐重新闭合，这些眼通过一次重复治疗后保持重新开放。有些学者建议用毛果芸香碱使虹膜变薄和房角增宽（用有效的最低浓度，睡前滴眼），由于长期使用缩瞳药的不良反应，所以未被公认。

（二）色素性青光眼

1. 概述 Sugar（1940）首先描述色素播散综合征，并将合并开角型青光眼者称之为色素性青光眼（pigmentary glaucoma）。色素不仅沉着在房角，而且沉着在角膜后、睫状突、晶状体赤道部及后面、周边部视网膜，总之眼前段组织均有色素沉着；虹膜中周部有脱色素迹象。

估计色素播散综合征病人在 5 年内 10% 演变成色素性青光眼；经 15 年，则 15% 演变成色素性青光眼。多家调查统计有出入，其中一个因素是色素性高眼内压与色素性青光眼未有严格区别。

色素播散综合征和色素性青光眼大多数是两侧性，可能不对称。

色素性青光眼三联征包括：① Krukenberg 梭。② 前房角弥漫和浓密的褐色的色素沉着。③ 虹膜中部脱色而透照。当三联征与青光眼不并行时，临床表现被命名为"色素播散综合征"。

克鲁肯贝格梭形色素沉着（Krukenberg spindle pigmentation）：又称 Krukenberg 梭，色素性青光眼病人常可见角膜后垂直排列的梭形色素颗粒沉着。分散的色素细粒沉着区长 1～6mm，最宽 3mm（图 2-11-4）。这是因为色素颗粒漂浮在房水中，粘在有些异常的角膜内皮上，借房水热对流作用而排成梭形，位于角膜下半部。Krukenberg 梭常为引起注意色素性青光眼的线索。

虹膜中部脱色区：用裂隙灯经瞳孔后照法或用导光纤维照在巩膜上，均可发现放射状裂隙甚或轮辐状脱色透光区。

前房角弥漫和浓密的色素沉着：房角镜检查房角是宽角（比正常宽），虹膜中周部向后方弓起，尤其早期病人。病变的主要特征是 4 个象限后部小梁网有大量色素颗粒沉积。正常人的房角尤其是下方小梁网会有些色素存在，在老年人可更多一些（多为 I 度），但不像色素性青光眼那样整圈房角有大量色素沉着（多为 IV 度或 III 度），甚至沉积在 Schwalbe 线上。房角的色素并非固定不变，小的色素可进入 Schlemm 管而流走；较大的色素可被内皮细胞吞噬，最后脱落分解，碎屑随房水排出；大的色素陷入小梁组织中而长期残留，睫状体带及虹膜面也有较多色素颗粒。虹膜突粗大而茂密。

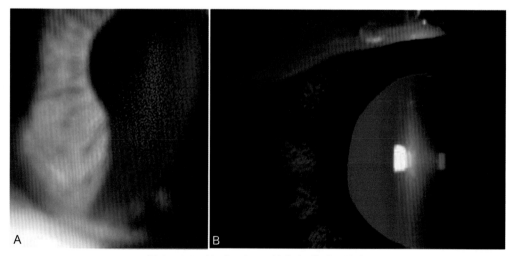

图 2-11-4 Krukenberg 梭和虹膜透照缺陷

A. 角膜内皮表面有无数棕色颗粒沉着，常在角膜的中下方，在其中央，沉积物较密集，仔细观察会发现呈垂直梭状，称 Krukenberg 梭。B. 裂隙灯光投射瞳孔内，从眼底的红光反射中显露虹膜脱色区

中周部虹膜向后凹（posterior iris bowing）：用 UBM 和 OCT 检测常能发现（并非一定发现）中周部虹膜向后凹。这与虹膜瞳孔阻滞出现的迹象——虹膜朝前膨隆的方向相反，称反向瞳孔阻滞（reversal pupillary block），提示前房压力高于后房（图 2-11-3）。

虹膜 - 晶状体接触区宽阔：用 UBM 和 OCT 检测发现松软细长的虹膜贴伏在晶状体上，长 1.62 ～ 1.88mm。此区明显不同于正常。正常仅仅瞳孔缘虹膜与晶状体接触而已。

其他：色素还可沉积在晶状体后囊上。虹膜后置位，虹膜插入点和巩膜突之间的距离在 0.42 ～ 0.40mm，而对照正常人的距离为 0.28 ～ 0.29mm。视网膜格子样变性。

自愈期（退化期）[self-healing (regression) phase]：Campbell 等（1983）发现。色素性青光眼老龄化后，小梁网开始清除色素，虹膜缺陷缓慢消失，在一些病人中，眼内压恢复在"正常"范围内。其实眼仍然存在肯定的青光眼性视神经病变（有或无视野缺损）。

2. 诊断　慢性隐晦性青光眼病人如小梁网上有大片色素沉着，达Ⅳ度，不仅 1、2 个象限，而且 4 个象限均如此，才能诊断色素性青光眼。若仅为 1、2 个象限有色素，或者均为Ⅱ度色素沉着，不能诊断为色素性青光眼。

诊断要点：①小梁网上大片均匀色素沉着。② Krukenberg 梭。③虹膜中部脱色。我国居民此体征不突出。④晶状体悬韧带色素沉着。⑤玻璃体前界膜韧带附着部位色素沉着。

色素播散综合征（PDS）原本的诊断标准是前 3 项中发现 2 项。北京青光眼组提议发现 5 项体征的任何 2 项就能诊断色素播散综合征；若眼内压增高者诊断为色素性青光眼。

北京青光眼组（2015 年）在 1832 例青光眼门诊病人中 0.87% 筛查出色素播散综合征，其中 83% 的病人在初次诊断 PDS 时已经合并青光眼，该比例远高于白人。

Krukenberg 梭勿描述为"色素性 KP"。色素播散综合征角膜内皮表面的色素沉着

如果没有形成垂直的梭状，而是均匀弥散性分布者不称为 Krukenberg 梭。

Tandon 等（2019）认为 Krukenberg 梭分为三类　① PDS：至少一只眼，下述 3 个特征至少有 2 个：Krukenberg 梭，中周边虹膜透射缺陷或重度小梁网色素沉着（2 级或更高）；② PDS 伴 OHT：PDS+IOP > 21mmHg；③ 色素性青光眼：PDS 加上，至少一只眼，下述 3 个特征至少符合 2 个：IOP > 21mmHg；青光眼性视神经乳头损伤（CDR > 0.5 或 CDR 不对称 > 0.2）伴神经视网膜边缘丢失或青光眼视野缺损（Tandon A, Zhang Z, Fingert JH. The heritability of pigment dispersion syndrome and pigmentary glaucoma. Am J Ophthalmol，2019，202:55-61）。

3. 鉴别诊断

（1）剥脱综合征：眼前段色素播散也见于剥脱综合征，所以必须扩瞳检查晶状体前表面，剥脱综合征必有剥脱物形成的膜。

（2）人工晶状体继发色素性青光眼：不正确的后房型人工晶状体眼内植入能引起继发性色素性青光眼。导致襻的移位，摩擦后部虹膜造成所谓的"虹膜擦伤"综合征（iris-chafing syndrome）。手术史及单侧性将有助于对色素播散综合征和色素性青光眼进行适当的鉴别（表 2-11-2）。

（3）葡萄膜炎并发青光眼伴色素沉着：在复发性葡萄膜炎及创伤后前房结构可发生色素沉积和眼内压升高。过去病史和缺乏色素播散综合征典型特征将有助于进行正确的诊断。

（4）两侧急性虹膜透照症（bilateral acute iris transillumination，BAIT）：两侧急性发作结膜充血、畏光，弥漫性虹膜透照缺陷，色素播散，小梁网色素沉着过度，具有扭曲边缘的无张力瞳孔和偶尔的高眼压。Tugal-Tutkun 等命名为两侧急性虹膜透照症。有学者归因于莫西沙星，但是只有 35% 病人用莫西沙星口服或静脉注射治疗呼吸道感染。所以，认为可能是病毒性呼吸道感染触发的。

（5）两侧性急性虹膜脱色素症（bilateral acute depigmenation of the iris）：与两侧性急性虹膜透照症的区别见表 2-11-3。

4.治疗原则　治疗原则同原发性开角型青光眼，但较 POAG 难以控制。先采用激光小梁成形术（宜用低能量）。缩瞳药可减轻虹膜 - 悬韧带的接触。

5.病因　Shaffer（1975）统计 80% 色素性青光眼为近视眼，发病年龄也较轻，平均 40 岁左右发病。男多于女 2∶1（据认为是因男性前房较深，晶状体较女性大）。在西方国家色素性青光眼占青光眼病人的 1%～1.5%。在美国，多见于白种人，黑种人及亚洲人少见。色素来自于虹膜色素上皮，睫状体也可能游离出色素。色素之所以释放，有 5 种理论：①由于虹膜色素上皮放射状皱襞摩擦悬韧带插入晶状体前囊膜处而造成（Campbell，1979）。②虹膜色素上皮有先天性萎缩或变性（Brini，1969；Rodrigues，1976）。③根据虹膜荧光素血管造影发现血管低灌注、血管数量少，认为血管的缺陷发生在色素上皮变性之前（Gillies，1985）。④周边虹膜向后方弓起（Campbell，1979），这

表 2-11-2　色素播散综合征和两侧急性虹膜透照症的鉴别

项别	色素播散综合征	两侧急性虹膜透照症
急性发作	无	是
病程	急性加重，但慢性，持续进行	急性，但短暂和自限
预兆期病史	无	呼吸系统疾病和（或）全身使用氟喹诺酮
结膜充血	罕见	是
畏光	罕见	是
眼压升高	急性，反复发作，导致慢性眼压升高	急性，但短暂和自限
虹膜透照缺陷	辐射形，中周部	广泛，弥漫，往往延伸到瞳孔缘
瞳孔改变	如病变不对称，有时会瞳孔不等	经常不规则和扩张
虹膜无张力	没有	是
虹膜后凹	有，超过 360°	是的，扇形

表 2-11-3　两侧性急性虹膜透照症和两侧性急性虹膜脱色素症的鉴别

异同点	两侧性急性虹膜透照症	两侧性急性虹膜脱色素症
相同点		
感染病史	肺部感染、莫西沙星	感冒样症状
急性畏光流泪	有	有
前房色素播散	有	有
虹膜色素脱失	有	有
不同点		
色素来源	虹膜前色素上皮	虹膜基质层
瞳孔	无张力瞳孔	不受累
虹膜透照缺陷	弥漫性	无
眼内压升高	发生率略高	发生率低
病程	具有自限性	更短

使得虹膜色素上皮经常摩擦悬韧带而释放色素，虹膜周边部向后方弓起是由于长而松软的虹膜自然地变扁平形成的反向瞳孔阻滞，此机械学说已有 UBM 的证据。Karickhoff（1992）发现激光周边虹膜切开术后周边虹膜不再向后方弓起，提出反向瞳孔阻滞（reverse pupillary block），认为眼球运动时周边虹膜的移动将房水"泵"入前房，前房压力高故周边虹膜向后方弓起。⑤遗传和环境造成虹膜色素上皮的弱点。

色素性青光眼的发病机制：有三种假设。①色素阻塞排出通道（堵塞小梁网眼，小梁内皮细胞吞食黑色素而胀死）；②房角除色素堆积外，尚有房角构造上的先天异常而致房水排出受阻；③色素性青光眼是原发性开角型青光眼一种变异型，二者发生在同一家属中。但 Becker 等（1977）通过 HLA 抗原出现率分类的比较，提示本病在遗传上与原发性青光眼不同，而为一单独病种。

扩瞳药物（新福林）可能促使较多的色素颗粒脱落释放，但由于吞噬细胞的清扫作用有时眼内压也会自发缓解。但过多的吞噬活动也可损坏内皮及小梁网的结构而导致长期眼内压升高。

色素与青光眼致病关系并不十分明了。小梁网有浓密色素及 Krukenberg 梭形色素者，极大多数眼内压不高。一般认为色素量多及短期大量释放者，眼内压才会升高。高眼内压也能导致色素游离。

色素播散综合征 5 年病程者 10% 出现青光眼；15 年 15% 出现青光眼。25% ～ 50% 发生色素性青光眼。此两者虽有关联，但还有其他因素诱发。

（三）虹膜劈裂症

虹膜劈裂症（iridoschisis）为极罕见的疾病，发生于 60 – 80 岁，两侧对称性（少数人是单侧），进行性，虹膜基质以薄片状或条索状形式分离，小者 2 ～ 3mm 斑片，大者弥散于几个象限，常先发生于下方。不形成虹膜孔。文献报道有 100 例。约 50% 病人游离的虹膜基质可堵塞房角而致高眼内压，另外一些病人伴有高褶虹膜性青光眼，有些病人基质萎缩的虹膜向前膨隆引发急性房角关闭，有些病人预先存在慢性葡萄膜炎。个别病人曾发现有 *Xp* 基因缺失。

1. 组织病理学　虹膜基质呈现纤维化和组织萎缩，但是，后色素上皮保持完整。虹膜基质的前叶与后部分开，并分裂成游离条索突入前房并可能损伤角膜内皮或堵塞小梁网。

2. 诊断　常因高眼内压而就诊。高眼内压，有些呈急性闭角型高眼内压。

两眼对称性薄片状或条索状虹膜基质劈裂而浮在表面，不波及色素上皮，不形成虹膜孔，瞳孔形态往往正常，根据这 5 个条件很易诊断虹膜劈裂症。

3. 鉴别诊断　ICE 综合征及 Axenfeld-Rieger 综合征也可有类似的虹膜基质劈裂，但发生于年轻人。偶尔钝性眼外伤也可产生虹膜劈裂（图 2-11-5）。

4. 治疗　对症治疗为原则。药物治疗高眼内压，伴有或并存的病变，必须酌情处理。40% 病人摘除年龄相关性白内障，术后房角开放，眼内压自行正常。虹膜劈裂太多者可予以切除，以免堵塞房角。高褶虹膜构型或瞳孔阻滞的急性房角关闭者少见，可行激光周边虹膜切开术；必要时可考虑小梁切除术。

（四）虹膜 / 睫状体囊肿或肿瘤

虹膜的肿块用裂隙灯观察囊肿或实体，色素性还是非色素性，更应注意肿块表面有无血管网，其滋养血管是否增粗。OCT 或 UBM 影像能更好区分囊肿和实体。然后，根据年龄，生长速度，发病率等综合分析为良性或恶性。

囊肿极少见，它借压迫机制使房角变窄乃至关闭。局部虹膜隆起而致房角关闭者应该想到虹膜囊肿的可能性。通过虹膜切除孔或极度扩大的瞳孔可见睫状突或虹膜囊肿，呈褐色，一个或多个。B 超尤其是 UBM 可显示前葡萄

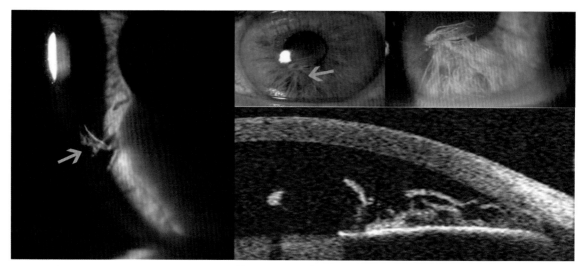

图 2-11-5 虹膜劈裂症

左上图引自：Porteous A, Low S, Younis S, Lens extraction and intraocular lens implant to manage iridoschisis. Clin Exp Ophthalmol，2015，43(1):82-3

膜囊肿。虹膜囊肿用激光囊肿切开术治疗成功。如果眼内压或其他症状持续不能被控制，可能需要手术切除。

虹膜的囊肿有原发性和继发性。原发性虹膜囊肿来自虹膜和睫状体的上皮层，很少来自虹膜基质。大多数是静止性，很少发展或引起视觉并发症。继发性虹膜囊肿来自于手术、创伤或新生物，比原发性虹膜囊肿更可能导致炎症和青光眼。眼超声和 UBM 检查，以及前段 OCT 已成为虹膜囊肿的有用诊断辅助手段。

前葡萄膜肿瘤从青光眼立场应注意下列情况：

1. 单侧或严重不对称性青光眼的所有病例都应考虑继发于眼内肿瘤，特别是具有下列某些特征：①对降低 IOP 治疗缺乏反应；②对类固醇治疗无反应的慢性假性葡萄膜炎；③虹膜异色症；④单侧色素播散；⑤浆液性视网膜脱离伴高眼内压；⑥上巩膜前哨血管扩张，介质不透明妨碍观察后段。

2. 继发青光眼的机制：葡萄膜的原发性恶性黑色素瘤可通过将肿瘤细胞，色素颗粒或巨噬细胞直接延伸或接种到前房角而引起开角型青光眼。较少见的是，肿瘤扩大挤压房角或通过虹膜新生血管形成引起闭角型青光眼。

全身性恶性肿瘤，包括转移性癌和黑色素瘤、白血病和淋巴瘤，可能偶尔会引起青光眼，通常是入侵前房角。

3. 超声检查和房水抽吸物的细胞学检查是有效的诊断辅助手段，大多数确诊病例须行摘除术进行治疗。所有失明或眼痛的病人应考虑 B 超扫描和 UBM，特别是当混浊的介质妨碍对眼底和睫状体区域的清晰视野观察时。

4. 儿童期引起青光眼的眼部肿瘤有视网膜母细胞瘤和髓母细胞瘤。

5. 眼内恶性肿瘤相关性青光眼的治疗：治疗潜在的肿瘤和管理 IOP 可用药物和（或）睫状体光凝术。切口青光眼手术，例如小梁切除术和青光眼引流装置手术，对大多数眼内恶性肿瘤病例是禁忌的。在难治性病例，眼球摘除可能是首选方案。

四、眼内炎症继发青光眼

（一）葡萄膜炎继发青光眼

估计约 20% 葡萄膜炎发生眼内压升高，其中，大约 1/4 发展成青光眼（Heinz，2009）。通常情况下，IOP 升高是长期葡萄膜炎或复发性葡萄膜炎的并发症（Herbert，2004）；但在某些条件下，如 Posner-Schlossman 综合征、疱疹病毒前葡萄膜炎、疱疹性角膜葡萄膜炎等，眼内压可能在首诊时业已升高。慢性葡萄膜炎 5 年后青光眼发病率是 11%，急性葡萄膜炎 12 个月后青光眼发病率 7.6%。虹膜睫状体炎致盲原因有很大一部分是继发青光眼引起。

众所周知与青光眼密切相关的前葡萄膜炎是异色性虹膜睫状体炎（1906）和青光眼睫状体综合征（1948）。青光眼发病率高的眼病尚有疱疹病毒前葡萄膜感染、疱疹病毒角膜内皮炎和青少年特发性关节炎（JIA）。5% ～ 46% 的 JIA 病人伴青光眼。

在急性前葡萄膜炎时由于虹膜睫状体血管扩张，血 - 房水屏障的损害，大量渗出液及细胞进入房水，但由于睫状体功能的抑制，眼内压往往并不升高，有时反而降低。少数因小梁炎引起开角型青光眼。

眼内压升高多发生在慢性前葡萄膜炎，常是后遗症。由于房角粘连、瞳孔闭锁或虹膜完全后粘连等原因所引起闭角型青光眼。疱疹病毒前葡萄膜感染、疱疹病毒角膜内皮炎病人葡萄膜炎轻微 - 中等，早期常伴眼内压升高，往往是小梁炎症妨碍房水排出所致。

糖皮质激素性青光眼是慢性葡萄膜炎长期依赖糖皮质激素治疗的常见并发症，最高发病率达 1/3 病人。儿童容易引起眼内压升高。糖皮质激素无反应的葡萄膜炎病人继发青光眼的频率比糖皮质激素反应的高。

急性高眼压：青光眼睫状体炎综合征（Posner-Schlossman 综合征）或眼疱疹病毒感染（HSV，VZV，CMV）。60 岁以上老年病人。

慢性高眼压：疱疹病毒性前葡萄膜炎、疱疹病毒性角膜内皮炎、Fuchs 葡萄膜炎综合征、幼年特发性关节炎、Behcet 综合征、平坦部炎、交感性眼炎、结节病、梅毒等引发。

1. 病因　葡萄膜炎性青光眼病人的组织学标本显示细胞外物质沉积增加，炎症细胞浸润和 Schlemm 管闭塞。传统的流出功能障碍可能与葡萄膜炎性 IOP 升高密切相关。另外，长期使用糖皮质激素也可能是眼内压升高的原因之一。

（1）前葡萄膜炎急性初期：眼内压偏低，此因睫状体炎抑制房水生成；同时，巩膜葡萄膜流出途径的排出增加（炎性细胞因子——白细胞介素 1 提高基质金属蛋白酶的活性；前列腺素增多）。Ritch（1981）指出当时的小梁损伤被分泌性低眼压蒙蔽。

事实上从显微结构的研究发现，在急性葡萄膜炎时期小梁网眼已被炎性细胞、蛋白质和纤维蛋白阻塞。小梁内皮具有能力吞噬阻碍在流出通道的细胞和碎片，过度吞噬作用导致细胞迁移远离小梁网或发生细胞自溶。鉴于小梁内皮细胞密度降低，小梁功能衰败从而导致高眼压。

（2）小梁炎（trabeculitis）：一些葡萄膜炎眼的炎症轻微，但眼内压明显增高，这很可能是继发于直接小梁网的炎症——小梁炎。小梁板片肿胀和小梁内皮细胞收缩，以致小梁网眼间隙缩小，增加流出阻力（Rao 等，2001）。

（3）前葡萄膜炎发作后一段时期：主流是房水流出阻力增加造成眼内压升高。

（4）多数为开角型青光眼，小梁网被机械性阻塞：血 - 房水屏障破坏而被释放出来的炎性细胞，蛋白质，碎屑或纤维蛋白。小梁板片和（或）内皮细胞炎症性肿胀或功能障碍，导致增加房水流出阻力。此外，RHO 激酶可能引起小梁内皮的收缩，也会增加流出阻力。葡萄膜炎房水中的一些前列腺素可引起 IOP 升高。小梁网眼由于炎症碎片和小梁炎阻塞通常是短暂的，并对抗炎治疗有反应。

在慢性葡萄膜炎，由于小梁内皮损害、瘢痕堵塞阻止房水流出小梁网或 Schlemm 管；或房角有纤维血管膜增生（与炎性细胞因子，如白细胞介素 1 和肿瘤坏死因子 -α 有关）造成闭角型青光眼。这些是不可逆转的损害。

不常见的非瞳孔阻滞闭角型青光眼，睫状体因炎症和水肿使睫状突向前旋转而堵塞关闭房角，见于 VKH 综合征病人。

葡萄膜炎性青光眼可分瞳孔阻滞和非瞳孔阻滞两大类。瞳孔阻滞是虹膜环状后粘连→后房压力升高→虹膜膨隆（闭角型青光眼）。

（5）非瞳孔阻滞类是由于：①虹膜 - 晶状体隔前移或因睫状体水肿或脱离→睫状突向前部旋转移位；或虹膜新生血管膜；或角膜内皮增生膜（ICE综合征）。通过这4种机制→虹膜小梁接触→周边前粘连（PAS）→眼内压升高（闭角型青光眼）。②前房和小梁炎症渗出堵塞房角小梁→开角型青光眼。

2.诊断　诊断要点：①高眼内压（＞25mmHg）。②瞳孔闭锁（360°环状后粘连）。③虹膜膨隆。④周边前粘连。⑤虹膜新生血管。⑥KP；前房细胞、渗出。

凡符合前3个条件即可成立继发性青光眼（开角型）的诊断。高眼内压有广泛（＞180°）周边前粘连虹睫炎后遗症者也能诊断继发性青光眼（闭角型）。急性虹膜睫状体炎偶尔因渗出物过多而阻塞房角引起继发性青光眼（开角型）；但是勿忘类固醇滴眼液和眼周注射引起的高眼内压，类固醇滴眼液停药2～3d眼内压明显下降即可证实。

由陈旧性或急慢性虹膜睫状体炎继发的青光眼是容易诊断的。

虹膜新生血管见于：VKH综合征、交感性眼炎、视网膜血管炎，早期开角型青光眼，晚期PAS造成闭角型青光眼。

葡萄膜炎性高眼内压多发生在慢性葡萄膜炎或复发性葡萄膜炎。

葡萄膜炎早期（首诊）伴有明显高眼压：青光眼睫状体炎综合征（常无主觉症状的高眼内压，几颗KP）。疱疹病毒性前葡萄膜炎（以角膜内皮炎为多见）。约1/3年龄60岁以上的急性前葡萄膜炎第一次发作首诊时就有眼内压增高（Barton，1994）。

疱疹病毒性前葡萄膜炎中HSV和VZV前葡萄膜炎有共同的特点：炎症严重、房水闪辉重、中等大 - 羊脂状KP（图2-11-6）、角膜基质水肿，HSV前葡萄膜炎62%在发病后1个月内获得病原诊断。VZV前葡萄膜炎炎症最重，房水病毒量多，中等大 - 羊脂状KP，40%有虹膜节段性萎缩，45%在发病后1个月内，50%在1年内获得病原诊断。CMV慢性前葡萄膜炎无结膜充血无眼痛，小KP硬币状或线状，角膜内皮细胞密度最低，眼内压最高，13%在发病后1个月内，61%在发病后1年以上才获得病原诊断。VZV病人脸面有带状疱疹有诊断参考价值。HSV和CMV需PCR测定房水中病毒的DNA才能确定。

葡萄膜炎性高眼内压与葡萄膜炎性青光眼的区别：原则上必须出现视网膜节细胞 - 视神经萎缩的表现才能诊断青光眼。在葡萄膜炎病人习惯上对开角型眼内压增高称高眼压；待炎症安宁屈光介质透明度较好时才探测视神经萎缩。对闭角型者往往直接诊断继发性青光眼。

3.治疗原则　消炎和降眼压双管齐下。针对潜在疾病；如PCR检测到病毒DNA则抗病

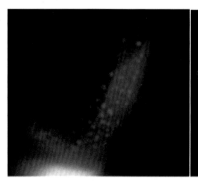 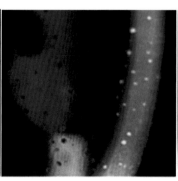 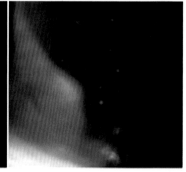

羊脂状（HSV）　　　　羊脂状（VZV）　　　　小一中等大（CMV）

图2-11-6　疱疹性前葡萄膜炎的KP

毒治疗可能是有益的。例如 CMV 感染可用更昔洛韦凝胶涂眼，但是尚未全身采用更昔洛韦。

局部和全身抗炎治疗葡萄膜炎。

局部和全身降眼压药物。传统治疗是滴 β-受体阻滞剂和碳酸酐酶抑制剂作为一线治疗。急性闭角型高眼内压需高渗剂压缩玻璃体容积迅速降低眼内压。禁用毛果芸香碱。

阿法根和卡替洛尔（非选择性 β 受体阻滞药）曾发现与肉芽肿性葡萄膜炎有关，应用时宜谨慎。

前列腺素类似物仅限于已控制的葡萄膜炎，少数病人会加重前葡萄膜炎，多数病人会加重 CME。

抗青光眼手术适合于前葡萄膜炎的后遗症，在炎症消退后进行，手术成功率低，并发症多。目前在探讨微创性手术。

应该避免 ALT 和 SLT。

（二）青光眼睫状体炎综合征

1. 概述　青光眼睫状体炎综合征（glaucoma-tocyclitic syndrome）简称青 - 睫综合征，又称 Posner-Schlossman 综合征，青光眼睫状体炎危象（glaucomato-cyclitic crisis）。1948 年 Posner 及 Schlossman 报道并描述了此病的特征。发病年龄为年轻人或中年人，单眼为多，发病特点为反复发作轻度前葡萄膜炎，眼内压显著增高，病程约 1 个月。

病人主诉眼不舒服，视物模糊或虹视。角膜周围充血极轻或无，前房水闪辉极轻，有几颗 KP，房角正常。眼内压明显增高，40 ～ 70mmHg，所以称为危象。房水生成增多。前葡萄膜炎及青光眼很容易被类固醇及抗青光眼药物控制。发作消失后一切正常。

发病机制尚不清楚。有人发现与免疫生成因子有关。因小梁有单核细胞，所以青光眼可能与小梁炎症有关。可能为变态反应。眼内压升高的机制：房水中前列腺素增加，致使血 - 房水屏障异常而有房水生成增多并伴以 C 值降低。

虹膜缺血学说：虹膜 FFA 示节段性虹膜缺血。由此推测缺血引起释放前列腺素，炎症，和随后的眼内压升高。已证明在高眼内压发作时使用前列腺素抑制剂，口服消炎痛，结膜下注射 polyphloretin（前列腺素拮抗剂）可降低眼内压，这些现象进一步支持这一理论。有人发现可能涉及 HLA-BW54，病毒感染的免疫遗传因素（单纯疱疹和巨细胞病毒）。

CMV 感染：Bloch-Michel 等（1987）在房水中发现 CMV 特异性抗体后提出 CMV 在发病机制中可能发挥的作用。50% 青 - 睫综合征病人前房水用 PCR 检测到 CMV（Chee，2008；孔祥梅等，2018）。用抗 CMV 治疗可减轻炎症，减少抗青光眼药物，随访病人 14 ～ 43 个月中降低复发。停止抗 CMV 治疗后随即复发、眼内压增高。近 10 年来将 CMV 证实的病人从"青 - 睫综合征"分开，独自诊断为 CMV 角膜内皮炎、CMV 前葡萄膜炎等。

2. 诊断　诊断要点：①眼内压明显增高，常无高眼内压的主觉症状。②前葡萄膜炎极轻——几颗 KP 而已，与明显高眼内压呈鲜明对比。③房角开放，无前粘连。④发作容易被控制。

凡符合前 3 个条件即可诊断青光眼睫状体炎综合征。加上第四条更可证实诊断。

有条件者抽 0.1ml 前房水做 PCR 探测疱疹病毒。

3. 治疗原则　糖皮质激素眼液消炎（1% 醋酸泼尼松龙 3 次 /d），噻吗心安滴眼或口服 diamox 降压。急性高眼压时阿法根或爱必定（iopidine）降压很有效。

有人推荐联合局部非甾体抗炎药（NSAID）（0.1% 双氯芬酸 3 ～ 4 次 /d），并口服 NSAIDs（消炎痛 75 ～ 150mg/d）以控制炎症。

PCR 探测到 CMV 病毒 DNA 者需 2% 更昔洛韦滴眼液，4 次 /d。严重者更昔洛韦口服，玻璃体内注射。

手术治疗：偶尔病人在药物治疗下进行性杯扩大和视野丧失，考虑小梁切除术控制眼内压，但不能预防复发。

（三）异色性虹膜睫状体炎

异色性虹膜睫状体炎又称为 Fuchs 虹膜异色性睫状体炎、Fuchs 葡萄膜炎综合征。1906年 Ernst Fuchs 提出前葡萄膜炎、虹膜异色和白内障三联征。Fuchs 虹膜异色性睫状体炎22%可伴有青光眼，这种青光眼发生在晚期，房角开放，无粘连。单侧性为多，13%两侧性。两侧性者容易被误诊，不容易发现虹膜异色。发病年龄20—40岁。

近来发现有些病人的前房液行 PCR 可发现 CMV-DNA。近10年来将 CMV 证实的病人从"Fuchs 葡萄膜炎综合征"脱开，独自诊断为 CMV 角膜内皮炎、CMV 前葡萄膜炎。

1. 诊断　诊断要点：单侧性（87%），特发性，慢性，轻度虹膜睫状体炎，无虹膜粘连，有虹膜异色，轻度前房反应，弥漫性小 KP（有时40倍放大可见 KP 有触须样细丝，称星状 KP），前葡萄膜炎对泼尼松滴眼液无反应，后囊下白内障和继发性开角型青光眼（13%～59%）。

2. 治疗原则　眼压增高时停止使用糖皮质激素，须用减少房水生成的抗眼压药物，反应好。很少需要手术引流。

前葡萄膜炎一般不需要治疗。但若前房水明显闪辉和较多炎症细胞时，可给予糖皮质激素滴眼剂点眼1～2周（常无效）或非甾体消炎药滴眼剂点眼。消炎并不能减低眼内压。

（四）角膜炎、上巩膜炎及巩膜炎继发青光眼

28%盘状单疱性角膜葡萄膜炎（herpes simplex keratouveitis）病人眼内压增高，与小梁炎症及前粘连有密切关系。

五、晶状体相关青光眼

（一）白内障继发青光眼

1. 晶状体形态性青光眼（phacomorphic glaucoma）　晶状体膨胀继发的闭角型青光眼，1959年由 Appleton 提出。

（1）很快发展的外伤性白内障：由于晶状体迅速膨胀→瞳孔阻滞（偶尔膨胀的晶状体直接压迫房角）→继发性青光眼。前房水无炎症细胞，无晶状体物质。

（2）老年性晶状体过大：周边部过厚而致房角狭窄→关闭者属于闭角型青光眼。

（3）药物引起晶状体肿胀：少见。包括磺胺类、碳酸酐酶抑制剂、噻嗪类、利尿药、阿司匹林和托吡酯（神经系统药物/抗癫痫药/钠通道调节药）。诱发肿胀的晶状体导致进行性近视、浅前房，甚至房角闭合。

2. 晶状体溶解性青光眼（phacolytic glaucoma）　当白内障过熟时间过久，皮质液化，晶状体核下沉，晶状体囊膜可有微小的渗漏孔。晶状体物质经囊膜的微孔漏出晶状体外激起反应性炎症，并招来大量吞食晶状体物质的巨噬细胞。房水闪辉淡，不如虹睫炎时那样明显，或有几颗 KP（小的，不会是脂状的），前房水中细胞轻度或中等度。房水中的晶状体物质增加房水的黏性，因而房水排出缓慢，更主要的是高分子量可溶性晶状体蛋白和吞食晶状体物质的巨噬细胞阻塞小梁网而引起眼内压急剧升高，并伴有充血，Flock（1955）称它为晶状体溶解性青光眼，临床上少见。如不加以警惕，很易误诊为虹睫炎继发青光眼。

Epstein 等（1978）认为是高分子量可溶性晶状体蛋白（heavy molecular weight soluble lens proteins）从晶状体囊膜的微孔中渗漏出来，此种高分子晶状体蛋白阻塞于小梁网。儿童晶状体高分子可溶性蛋白含量少，故不发生晶状体溶解性青光眼。

（1）诊断：诊断要点　①急性或亚急性开角型青光眼。②有房水闪辉及 KP。③过熟白内障。④房水找到肿胀的巨噬细胞。抽出的房水用一般方法是难以找到巨噬细胞的，若将房水用 Milliphore 滤器过滤，相差显微镜能找到巨噬细胞。用类固醇治疗后会使巨噬细胞减少。

凡符合前面3个条件者即可诊断晶状体溶解性青光眼（表2-11-4），房水找到肿胀的巨噬

细胞能加强诊断。Chandler 认为也可发生于未成熟白内障，这毕竟是更为罕见的。

表 2-11-4 晶状体疾病继发青光眼

晶状体病	房角	青光眼机制
晶状体溶解性青光眼	开角	房水中高分子可溶性晶状体蛋白和肿胀的巨噬细胞阻塞房角
青光眼继发于晶状体诱发性葡萄膜炎	周边前粘连	炎症细胞堵塞房角或炎症性周边前粘连
晶状体形态性青光眼	闭角	瞳孔阻滞（偶尔膨胀的晶状体直接压迫房角）
玻璃体内晶状体碎片继发青光眼	开角	白内障碎片或炎症细胞堵塞房角
晶状体脱位继发性青光眼	闭角	瞳孔阻滞

（2）鉴别诊断：晶状体诱发性葡萄膜炎（lens-induced uveitis）晶状体物质从完整的囊膜漏出，或囊膜自发性或外伤性破裂，而造成的炎症反应，渗出物为淋巴细胞、浆细胞、白细胞、血浆中的蛋白质，大量脂状 KP。初期因炎症细胞堵塞房角而眼内压稍高；一旦大量周边前粘连可导致高眼内压，此时很像晶状体溶解性青光眼，然而晶状体诱发性葡萄膜炎用类固醇效果较好，相反，晶状体溶解性青光眼唯一的治疗是立即摘除晶状体，否则常以眼球摘除而告结束。面对急性炎症及高眼内压，需要做出摘除晶状体的决定必然顾虑重重。抽取前房水如能找到典型的巨噬细胞即能诊断晶状体溶解性青光眼。

急性闭角型青光眼的前房极浅，房角关闭，无长期过熟白内障。

（3）治疗原则：摘除白内障是晶状体继发性青光眼的根本治疗。手术前先以药物降低眼内压及控制炎症，数天后才行白内障摘除术。

（二）晶状体脱位继发青光眼（lens displacement glaucoma）

晶状体震颤（phacodonesis）及虹膜震颤（iridodonesis）是晶状体半脱位的常见体征。晶状体移位是由于小带纤维部分或全部断裂所致，向前移位的晶状体可堵塞房水流出而引致青光眼。

1. 外伤性晶状体脱位引起的青光眼 由外伤（主要是挫伤）引起的继发性青光眼，有许多情况与晶状体脱位有关，脱位的晶状体造成瞳孔阻滞，房水流出受阻而继发青光眼。有的脱位表现不明显，只是少许韧带断离而晶状体无明显异位；有的是韧带挫伤后均匀地松弛，晶状体向前移位，前房均匀变浅，房角变窄，使用缩瞳药后虹膜膨隆以致房角闭塞，用扩瞳药后晶状体反而可以后退到原来位置而眼内压下降，有类似于恶性青光眼的表现。以上情况都是比较少见的，常见的几种外伤性晶状体脱位如下：

（1）晶状体半脱位：挫伤后晶状体不对称地倾斜，玻璃体往往疝脱在晶状体与瞳孔缘之间而突入前房。眼内压升高原因一是晶状体前倾前房变浅；二是瞳孔被晶状体或玻璃体阻断引起虹膜膨隆。但有时晶状体只有轻度倾斜，前房只有极小一部分变浅，不足以解释眼内压升高，此种青光眼可能是挫伤反应或其他原因损伤房角所致。

（2）晶状体向下脱位：如晶状体上部悬韧带断离，晶状体可以向下脱位，并向后翻转搁置在下方睫状体上，瞳孔区不见晶状体，玻璃体可以在此处疝脱到前房。这种情况可见于外伤后、针拨白内障术后。继发青光眼的原因多为玻璃体疝阻塞瞳孔，如早期扩瞳或做虹膜周边切除可以收效，但如房角因虹膜膨隆过久而有永久性粘连则需眼外引流术。

（3）晶状体全脱位到玻璃体：全脱位到玻璃体的晶状体，可以游动，也可粘着固定在视网膜前，一般多有混浊或变性、钙化等。通常并不引起青光眼，但有时晶状体破裂，因晶状体物质刺激或变态反应引起虹膜睫状体炎，可以继发青光眼，必须与晶状体溶解性青光眼鉴别。

（4）晶状体前脱位：晶状体向前脱位嵌顿在瞳孔，引起瞳孔的完全性阻塞而眼内压急剧上升。有时晶状体完全脱位到前房，由于晶状体贴于角膜内皮，引起内皮损伤而角膜水肿。

2. 自发性晶状体脱位引起的青光眼　较常见的晶状体自发性脱位见于 Marfan 综合征和 Weill-Marchesani 综合征等。继发青光眼者多为晶状体嵌于瞳孔，堵塞前后房交通而引起。病人虽常有房角异常，如中胚叶组织较多或虹膜突较多而宽，但这些与眼内压升高无关。

晶状体脱位引起的青光眼首用高渗剂、Diamox 降低眼内压。缩瞳药会加剧瞳孔阻滞，故不宜应用。脱入前房的晶状体需立即予以摘除。脱入玻璃体的晶状体需请视网膜医师经平坦部切除晶状体及玻璃体（lensectomy and PPV）。轻度半脱位的晶状体是否需要手术摘除，应根据视力影响程度、眼内压能否被容易控制而决定。有瞳孔阻滞者行激光周边虹膜切开术。Marfan 综合征晶状体异位造成的瞳孔阻滞常采用虹膜切除术。

（三）剥脱性青光眼

剥脱综合征（exfoliation syndrome，XFS）曾名假性剥脱综合征。1917 年芬兰眼科医师 Lindberg 即已提及，Vogt 于 1925 年对本病称之为囊性青光眼，当时他认为这是由于晶状体囊膜的脱屑堵塞房角而致眼内压上升。之后 Busacca 及 Theobald 相继证实脱屑并非来自晶状体囊膜，之与正宗晶状体前囊剥脱区别，称为假性剥脱（pseudoexfoliation，PXF，PXE，PEX）。因正宗晶状体囊剥脱病人临床医师几十年不遇，故剥脱就直指假性剥脱。

晶状体囊膜"正宗剥脱"：由于眼长时间暴露于红外线辐射引起的罕见病症，常见于操作玻璃和钢铁的工人。往往呈两侧性。晶状体前囊的最前层分裂成一层或多层，剥脱物不沉积于悬韧带。自从加强劳保防护措施后几乎完全绝迹。

剥脱综合征是一种系统性代谢病，细胞外基质的纤维物质沉积在身体许多器官。在眼内，基底膜状微纤维呈白色颗粒沉积在晶状体前囊表面、角膜后、虹膜上、玻璃体前表面、睫状突、小带纤维和小梁网。剥脱物由弹性微纤维组成，这些沉积物为灰白色斑片，在瞳孔边缘和晶状体前囊表面最醒目。

发病率：斯堪的纳维亚人和地中海民族剥脱综合征患病率最高，发病率随年龄而增高。全世界有 6000 万～ 7000 万剥脱综合征病人，其中 1/4 眼内压增高，剥脱性青光眼病人有 500 万～ 600 万。在挪威中部的人，年龄 64 岁以上者患病率为 10%～ 21%。美国 52—64 岁 0.6%，65—74 岁患病率 2.6%，75—85 岁 5%。20% 剥脱综合征病人首诊时伴青光眼或眼内压增高，最终 40% 继发青光眼。

1. 病生学　剥脱综合征是多因素的晚发病，有遗传和非遗传因素。Thorliefsson 等（2007）报道部分病人与染色体 15 的 *LOXL1* 基因多态性有密切关系，常染色体显性遗传。40 岁以下的 XFS 病人眼前段外伤史可能是触发因素，而 *LOXL1* 的产物是一种蛋白，它牵涉细胞外基质中弹性纤维的交联。

（1）晶状体囊附着的剥脱物（脱屑）来源：目前还不甚明白剥脱物（脱屑）的来源及原因。病人如行晶状体摘出，房角剥脱物并不减少，甚或继续增加，这也证明病原并不起于晶状体，而是一种广泛性的变性过程。病变波及整个眼前段，持续进行。Bertelsen 等（1964）认为赤道前晶状体上皮细胞产生异常纤维状物质，名为"上皮前囊纤维性上皮病变"。免疫组织化学研究提示剥脱物是糖蛋白 / 蛋白聚糖复合物，来自基底膜和弹力纤维。

曾用电镜研究晶状体囊上附着的脱屑物，它与囊膜没有任何连续关系，可见脱屑来自他处而附着于囊膜，并非囊膜产物。Ashton（1965）和 Bertelsen（1964）的电镜研究表明晶状体前囊是直接受到影响的。Eagle 等认为剥脱物代表异常的基底膜分泌物。然而，由于最近的超微结构研究表明，晶状体囊上的剥脱物至少部分由晶状体衍生，所以提出摘掉"假性"的帽子，将该病称为剥脱综合征（XFS）。

形成后房的三种上皮细胞（睫状体的非色素上皮、虹膜的色素上皮及晶状体上皮）的基底膜的疾病将脱屑物排出至它们的表面。这样就能理解为什么病人的晶状体囊及悬韧带脆弱。小梁网上沉积的色素来自于虹膜色素上皮，也许色素与灰白色脱屑是同一机制产生的，发生机制可能与色素播散综合征者相似。

弹力微纤维学说（elastic microfibriltheory）：Streeten 等（1986）提出。基于剥脱物和悬韧带纤维在组织化学伤的相似性。XFS 是一种影响弹性微纤维的弹性组织变性（elastosis）。目前认为弹性组织变性是应激诱导的，弹性微原纤维过度生成后堆集于典型的成熟纤维。该过程通过各种潜在的弹性细胞的异常酶交联。交联提供了稳定性，防止退化，允许不断积累。生长因子（特别是 TGF-β1）促进：细胞和氧化应激，受损细胞的保护系统和 MMPs 与 TIMPs（金属蛋白酶类组织抑制剂）之间的不平衡。

（2）剥脱性青光眼的发病机制：剥脱与青光眼的关系有多种说法，有的认为剥脱是发病根源，脱屑物（剥脱物）沉着于整个小梁网系统（也可能小梁也产生剥脱物）而致房水排出阻力增高。实际上，房水外流阻力最大部位在 Schlemm 管内壁下的管旁组织。由于剥脱物沉积而致管旁组织增厚，这种剥脱物似乎是 Schlemm 管内皮细胞产生的，这也许与 Schlemm 管的变性有关。那里剥脱物的另一个来源可能是晶状体和瞳孔缘摩擦，剥脱物随房水经小梁网被动性流入，最后截留在管旁组织。

晶状体和瞳孔缘摩擦时剥脱物擦伤色素上皮细胞而引起色素游离，色素也可能与剥脱物一起阻塞小梁网外流管道。房角镜检查发现小梁网色素堆积远比另一眼（无剥脱综合征）重。剥脱综合征病人的青光眼性视神经萎缩越重，则其小梁网色素堆积越多（图 2-11-7）。

有人认为脱屑与青光眼之间无因果关系，因为并非所有病人都并发青光眼，而且地区与种族间差别很大。也有人认为开角型青光眼病人易患剥脱综合征。

少数病人是窄角型青光眼，由于晶状体悬韧带不稳定导致的虹膜隔膜前移。此外，后粘连和虹膜强直会加剧瞳孔阻滞。

尽管 XFG 是一种高眼压疾病，但可能存在非眼压依赖性危险因素，如眼球和眼球后灌注受损，以及筛板的弹性组织异常，这进一步增加青光眼损伤的个体风险。

单侧 XFS 的原因仍然未知，尽管对另一眼用电镜可发现结膜剥脱物和虹膜异常。然而，单侧 XFS 转化为两侧性的机会在 15 年内约为 50%，这表明存在其他因素可抑制或刺激第二只眼病的发展。例如，免疫系统介导的保护机制可抵御第二只眼发病。此外，并非全部 XFS 眼都会升高 IOP，并且在正常眼压的眼中可能会发现剥脱物大量沉积。

2. 临床表现　剥脱综合征男女发病率相等，平均年龄 70 岁，单侧性居多（2/3），多见于白种人，有色人种较少见。

晶状体前囊表面、虹膜瞳孔缘、角膜后、睫状体均可看到有此物质。脱屑物中混有色素颗粒（由虹膜后层释放），当扩瞳时可见这些颗粒物质自后房流向前房。

（1）晶状体前表面的剥脱物：这是剥脱综合征的地标。灰色细粒剥脱物拼成菲薄的膜，剥脱典型者在充分扩瞳后晶状体前表面出现 3 个区（图 2-11-7B）：中央盘状靶心，被两圈同心环（内环和外环）围绕。①靶心：盘状，均质性轻微昏糊，位于瞳孔区，若不扩瞳易被忽略，10%～20% 病人无靶心。②内环：环形，宽窄不一，透明，在瞳孔缘前后，扩瞳后才能看到，此区之所以透明是因虹膜瞳孔缘的伸缩摩擦将晶状体表面的剥脱物推开的缘故。③外环：一

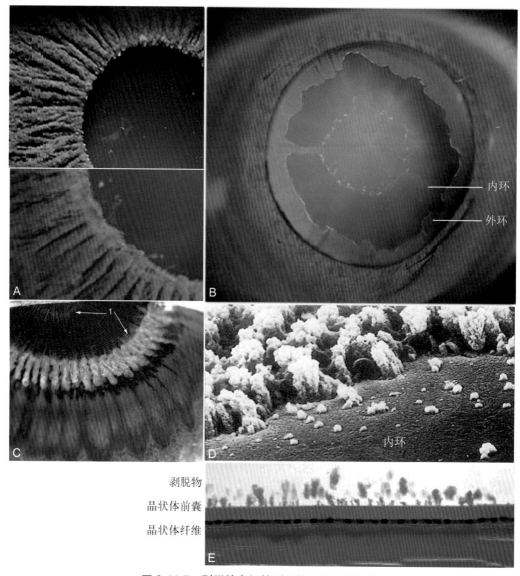

图 2-11-7 剥脱综合征的剥脱物沉积在眼前段

A. 虹膜瞳孔缘沉积灰白色剥脱颗粒。B. 晶状体前表面剥脱物沉积的三个区：中央盘状靶心，均质性轻微昏糊。内环透明。外环颗粒状剥脱物组成磨砂玻璃样外观的薄膜，内缘略翻卷。C. 虹膜和睫状体的后表面灰色颗粒沉积（白箭）。D. 扫描电镜示内环透明区晶状体前表面偶尔见到剥脱物残留。外环区域密布高大的颗粒状剥脱物 (courtesy of Dr.RC Eagle,Jr.)。E. 光显微镜示剥脱颗粒沉积在晶状体前囊表面 (Courtesy of Ursula Schloetzer-Schrehardt)

定存在，这是临床诊断的最重要依据；完全被虹膜遮掩，占据晶状体前表面的大部分，可伸展至赤道；粗糙，颗粒状剥脱物组成磨砂玻璃样外观的薄膜，内缘略翻卷（图 2-11-8A）。

扫描电镜：盘状靶心区晶状体前囊表面单层的剥脱物小条彼此平行并垂直于晶状体囊膜。内环透明区内偶尔见到剥脱物残留。外环区域密布丰富的颗粒状剥脱物，树枝状外观（图

2-11-8D）。

睫状突和悬韧带上剥脱物：在早期就可有。悬韧带断裂造成晶状体半脱位。

小梁剥脱物沉着：房角检查可见小梁网上堆集多量细小白色发亮的剥脱物质，并有多量色素，色素常不均匀地呈斑片状分布。在 Schwalbe 线前缘有色素沉着的线，往往是波浪状起伏，称 Sampaolesi 线，下方多见。

其他:瞳孔不容易扩大(虹膜似乎质地坚韧,虹膜后表面环状嵴的融合和萎缩,以及组织退行性变化和虹膜肌细胞萎缩)。有时瞳孔色素缘(pupillary ruff)萎缩成灰色。植入于囊袋内的人工晶状体易发生人工晶状体脱位。

(2)系统性代谢病剥脱综合征:是细胞外基质的系统性代谢病。已经确定剥脱物沉积在睫状后动脉壁、涡静脉壁和视网膜中央血管壁(进入视神经处)。电镜显示眼剥脱综合征病人的心脏、肺、肝、肾、胆囊和脑膜中堆积剥脱物。剥脱综合征病人尚无确凿证据肯定其与全身性疾病的关联。此外,还报道了与特异性系统性疾病的关联,包括短暂脑缺血发作、高血压、心绞痛、心肌梗死、卒中、无症状心肌功能障碍、阿尔茨海默病和听力丧失。

(3)剥脱性青光眼(exfoliative glaucoma):剥脱综合征病人约25%发展成开角型青光眼。剥脱性青光眼估计占全球20%~25%的开角型青光眼。在挪威为60%,地中海为47%,美国有1%~12%。38%并发白内障。主要是脱屑物堆积于小梁网和管旁组织(也可能当地也生产脱屑物)而致房水排出阻力增高。扩瞳后眼内压会升高,因此扩瞳后必须再测眼内压。高眼内压可并发CRVO。

3.诊断　诊断要点:①晶状体前囊表面灰白色剥脱颗粒或薄膜(不扩瞳极易漏诊)。②虹膜瞳孔缘有灰白色剥脱颗粒。③小梁网有灰白色剥脱屑及色素。④眼内压增高(房角开放性)。⑤Sampaolesi色素线。⑥晶状体悬韧带、睫状突、玻璃体前表面有灰白色剥脱颗粒。

要点②可视为需要仔细检查的线索。提示必须瞳孔检查。要点①晶状体前表面环状灰白色剥脱物是剥脱综合征最突出、最恒定、最重要的诊断特征。要点①和④为诊断剥脱性青光眼的两个不可缺少的条件。

据Layden及Schaffer(1974)统计,79%病人被训练有素的眼科医师误诊。对于老年人开角型青光眼必须在扩瞳后仔细检查晶状体前表面、虹膜及房角,有无灰白色剥脱屑或薄膜。

第⑥项诊断要点是在白内障摘除术后才可发现,如果术前未注意剥脱综合征,则可在术后补充诊断。

剥脱综合征病人即使眼内压不高,必须每年随访,警惕继发青光眼。

4.鉴别诊断

(1)色素性青光眼:单眼性色素性青光眼必须仔细检查眼前段以排除剥脱综合征,另一眼如也有大量色素沉着于小梁网,则另一眼将来也可能患继发性青光眼。色素性青光眼者房角的色素沉着是均匀的,而剥脱综合征的色素是不均匀地呈斑片状分布,剥脱综合征偶尔有Sampaolesi色素线。

(2)前葡萄膜炎:沉积在角膜内皮上的剥落物质误认为KP,虹膜瞳孔缘的剥脱物和瞳孔色素缘萎缩混淆为炎症后遗症。扩瞳检查晶状体前表面就可发现剥脱综合征的重要体征。

(3)原发性开角型青光眼:剥脱综合征合并青光眼者易被误诊为COAG。晶状体前表面的剥脱物是关键性区别点(图2-11-8)。

(4)晶状体囊膜"真正剥脱":制造玻璃和钢铁的工人的眼,因长时间暴露于红外线辐射引起晶状体前囊膜层裂、剥脱。晶状体前囊的最前层分裂成一层或多层的片卷曲地在前房漂荡。晶状体的剥脱物不波及悬韧带,不继发青光眼。

(5)原发性家族性淀粉样变性:晶状体表面产生纤维性沉积的另一种罕见病症。检验沉积物才能区分。

5.治疗原则　当青光眼与剥脱综合征同时存在时,预后较差。对抗青光眼药物(与POAG相似)反应差,常需手术:激光小梁成形术失败者行小梁切除术、小梁切开术、Schlemm管切开术,术后常需药物辅助以达到靶压。Jacobi(1998)介绍小梁抽吸术(trabecular aspiration)以清除小梁网的碎屑及色素,此手术与白内障摘除术同时施行,可是中期随访报告令人失望。

在行白内障手术时提防晶状体脱位。病人

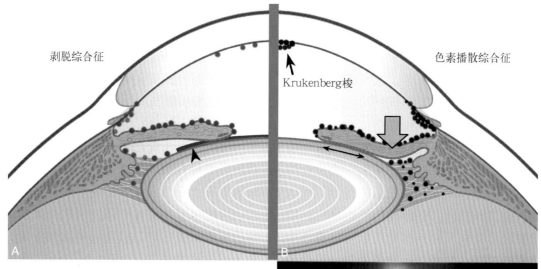

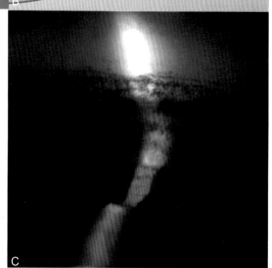

剥脱综合征 (A) ：绿色代表灰色剥脱物。虹膜瞳孔缘盖在剥脱物膜的中间地带，该处透明。周边地带剥脱物膜最明显，一定存在 (三角尖)。剥脱物沉积于眼前节。色素播散综合征 (B) ：深褐色代表释放的褐色素。弥散播散于眼前节。Krukenberg 梭是在角膜后纵行色素条。小梁色素堆积容易发现。UBM 和 OCT 示虹膜周边向后方凹陷 (绿箭)，揭示前房压力高于后房；瞳孔缘虹膜伏贴于晶状体 (双向箭头)，其接触面往往异常宽阔。色素播散综合征的房角镜表现 (C) 小梁网和虹膜前表面色素沉着，光切面彰显周边虹膜向后凹陷

图 2-11-8　剥脱综合征和色素播散综合征的区别

瞳孔难以扩大，悬韧带脆弱可造成晶状体脱位或人工晶状体脱位；并发症较多需预告病人。与非剥脱综合征病人相比，这些病人手术并发的晶状体半脱位，悬韧带断离和玻璃体脱失的发生率高 5 ～ 10 倍。

少数病人是窄角型青光眼，这类病人应谨慎使用缩瞳药，因为它们也可能加重瞳孔阻滞。相反，如果由于悬韧带松弛而导致房角较浅，则用抗胆碱能药物绷紧悬韧带通常会加深房角。

六、视网膜脉络膜疾病继发青光眼

（一）新生血管性青光眼

新生血管性青光眼过去称为出血性青光眼，这个名称容易与眼内出血引起的溶血性青光眼 (hemolytic glaucoma) 及影细胞性青光眼混淆，故由 Weiss （1963） 改称为新生血管性青光眼 (neovascular glaucoma，NVG)。新生血管性青光眼继发于许多眼病，最常见的是缺血性中央视网膜静脉阻塞，糖尿病性视网膜病和眼缺血综合征。共同特征是眼后段缺氧，其导致血管内皮生长因子（VEGF）形成增加。继而，这种富含细胞因子的环境促进小梁网纤维血管组织的形成，导致房水流出受损，从而眼内压增高。虽然最初是开角状态，但肌成纤维细胞的增殖最终会房角粘连产生闭合，眼内压进一步升高。

预后不良，最终常不可避免致盲。

1. 病因　新生血管性青光眼最常见的原因是视网膜缺血：36% 为视网膜中央静脉阻塞 (CRVO)、32% 为增生性糖尿病性视网膜病变 (PDR)；若粗略估算，CRVO 和 DR 各占原因的 1/3，则余下 1/3 原因包括：颈内动脉阻塞（全部 NVG 的 13%），虹膜新生血管形成的少见原因。

(1) 视网膜缺血：包括 BRAO、Coats 病、ROP、视网膜血管炎、PHPV (PFV) 等。

(2) 炎症性疾病：包括 Behcet 综合征、慢性虹膜睫状体炎、Vogt-Koyanagi-Harada 综合征、交感性眼炎、结节病、Crohn 病等。

(3) 肿瘤：包括虹膜黑色素瘤、睫状体黑色素瘤、脉络膜黑色素瘤、视网膜母细胞瘤、转移癌、髓上皮瘤等。

(4) 眼外疾病：包括颈动脉海绵状瘘、硬脑膜分流栓塞后遗症、颈动脉阻塞性疾病、Wyburn-Mason 综合征、颞动脉炎等。

(5) 放射：包括外线束辐射、质子束辐射、敷贴辐射并发的放射性视网膜病变等。

(6) 手术：包括白内障摘除术、平部玻璃体切除术或晶状体切除术、巩膜扣带术等。

附：

视网膜中央动脉阻塞病人在 3 个月内（12d 至 15 周）18% 发生 NVI。

在视网膜中央静脉阻塞者多为总干完全性阻塞（缺血型）方并发本病，据统计缺血型 CRVO 约 40% 并发率 NVG，15% 非缺血型 CRVO 在 4 个月内转变成缺血型。分支阻塞而发生青光眼者罕见。大多在阻塞后 2～3 个月内发生青光眼，80% 在 CRVO 发病后 6 个月内眼内压增高，当然青光眼可发生于 CRVO 后 2 个月至 2 年期间任何时候。眼内压突然升高，有充血疼痛。原发性开角型青光眼病人较易发生中央静脉血栓形成，因高眼内压使中央静脉在筛板区受压而血流障碍，易促使血栓形成。青光眼与视网膜中央静脉阻塞，特别是少量出血时，二者的因果关系在临床上易产生混淆，

区别的关键在于仔细检查虹膜及房角。

眼缺血综合征 (ocular ischemic syndrome) 发生于慢性，严重的颈动脉阻塞。眼缺血综合征常误诊为原发性开角型青光眼或 NVG。通常情况下，同侧动脉需要阻塞 90% 以上才产生缺血综合征。眼前段表现虹膜新生血管形成 66%，眼内压正常或偏低（由于睫状体灌注障碍）。NVI+ 视网膜中周部出血者应该彩超检查颈动脉。

2. 虹膜新生血管形成的机制　实验研究表明，由于循环障碍而视网膜缺氧，在视网膜合成和分泌一种或多种血管生长因子包括 VEGF、血管增生物质。视网膜释放的 VEGF 扩散到玻璃体、房水。在瞳孔、房角、视网膜的血管生长因子浓度达一定高度便可触发邻近组织增生内皮细胞；从而，毛细血管产生新生血管芽形成新生血管（图 2-11-9）。

当视网膜严重缺氧时，残存的视网膜毛细血管寥寥无几。缺氧越严重血管生长因子浓度越高。血管生长因子扩散到瞳孔缘虹膜后面，激发附近的虹膜毛细血管出现血管芽沿虹膜后表面，经瞳孔伸展至虹膜前表面；血管生长因子扩散到房角，同样产生大量新生血管。虹膜和房角大量新生血管→出血→结缔组织膜形成而阻断房水外流通道。后期，房角小梁网表面和周边虹膜的纤维血管膜收缩牵拉虹膜根部（虹膜不像小梁那么固定）向前粘到小梁，形成 PAS，大面积房角关闭会进一步阻碍房水流出而增高眼内压。前虹膜的新生血管不被肌纤维母细胞层遮盖而易看到。虹膜的纤维血管膜内含有肌纤维母细胞。肌纤维母细胞为后粘连和虹膜瞳孔缘外翻提供收缩的拉力。肌纤维母细胞存在于正常眼组织，包括葡萄膜。VEGF 增高能间接刺激肌纤维母细胞的增生。

与血管生成因子有关的如血管内皮生长因子 (vascular endothelial growth factor, VEGF)，另有人提出血管抑制因子，例如视网膜色素上

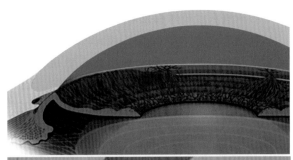

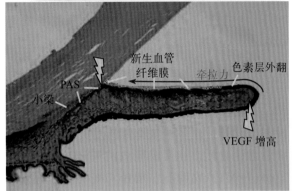

图 2-11-9　房角和虹膜表面新生血管纤维膜造成 PAS 和色素层外翻

视网膜缺氧：释放 VEGF 于视网膜，扩散至玻璃体、前房。VEGF 激发瞳孔缘虹膜毛细血管长出血管芽，新生血管形成，经瞳孔缘伸展至虹膜前表面；在房角，同样激发大量新生血管。新生血管出血并形成结缔组织膜而阻断房水外流通道；纤维膜收缩形成周边前粘连，大面积房角关闭眼内压增高。

VEGF 增高间接刺激肌纤维母细胞的增生，加入新生血管膜。肌纤维母细胞具有特殊的平滑肌分化肌，提供收缩的动能，虹膜和小梁网表面的纤维血管膜收缩牵拉虹膜根部（虹膜不像小梁那么固定）向前粘到小梁，形成 PAS。同样道理，瞳孔缘虹膜被牵向虹膜根部造成瞳孔缘色素层外翻

皮释放的血管抑制因子，以此可解释玻璃体切割术后易发生虹膜新生血管。

　　睫状体无色素上皮是 NVG 病人 VEGF 合成的重要部位。Chalam 等（2014）的一项用免疫染色法研究 8 只 NVG 眼球后认为睫状上皮可作为治疗 NVG 的另一个治疗重点，特别是对 PRP 无反应的眼（KV Chalam, VS Brar, RK Murthy. Human ciliary epithelium as a source of synthesis and secretion of vascular endothelial growth factor in neovascular glaucoma. JAMA Ophthalmol, 2014, 132:1350-1354）。

其他：促血管生成起始因子（pro-angiogenic initiating factors）。房水中的炎性细胞因子 IL-6 浓度在继发于视网膜中央静脉阻塞的 NVG 病人与虹膜新血管形成的等级相关。还发现碱性成纤维细胞生长因子（basic fibroblast growth factor, bFGF）可能参与前段疾病的发病机制，如 NVG。

　　3. 临床表现　典型 NVG 的进展可分 3 个阶段：虹膜红变期→开角型青光眼期→闭角型青光眼期。

　　（1）虹膜红变期：眼部微血管病变伴视网膜缺血→ VEGF 增高→扩散到玻璃体和房水→激发虹膜及小梁网表面新生血管形成（称虹膜红变，rubeosis iridis）。新生血管在近瞳孔区较多，排列不规则地相互吻合，极细，需要高倍放大才看到。眼内压正常。如果此时眼内压增高，很可能是病人原先存在的。

　　虹膜荧光素血管造影可显示全部虹膜新血管，用作研究。

　　（2）开角型青光眼期：虹膜及小梁网表面新生血管形成轻度 - 中度。虹膜根部和小梁网表面有纤维血管膜阻挡房水流出造成眼内压增高。眼内压可以是急性增高。可能伴有轻度炎症。新生血管壁薄，易破裂，可以有前房出血，往往反复自发性出血，出血可形成结缔组织膜，加重病情的发展。

　　（3）闭角型青光眼期：虹膜及小梁网表面新生血管形成中度 - 重度。纤维血管膜增生收缩。虹膜纤维膜的收缩造成表面纹理消失，变得平滑，瞳孔缘有色素层外翻。小梁纤维血管膜收缩牵拉虹膜根部向前粘到小梁网上形成 PAS 而变成闭角型青光眼。眼内压可高达 60～70mmHg。可能前房出血、房水闪辉。视盘青光眼杯。病人可有充血性青光眼的主诉和体征。

　　（4）晚期病例：难治病例持续高眼内压、角膜水肿、大疱性角膜病变。并可引发疼痛和炎症的周期性出现，最终纤维血管长入角膜浅表和基质。非常晚期时，虹膜上纤维血管膜不

断增生，超越虹膜，可延伸至晶状体囊或晶状体残余物；睫状体膜的形成助长玻璃体组织的收缩，可发展成漏斗状全视网膜脱离。

4. 诊断　诊断要点：①虹膜和（或）房角新生血管形成。必不可少的体征。②高眼内压。必不可少的体征。③虹膜瞳孔缘色素层外翻。提示体征。④大范围房角粘连。⑤缺血性视网膜中央静脉阻塞。⑥ PDR。⑦眼缺血病变。

必须具备前 2 个条件才可诊断新生血管性青光眼（NVG）。虹膜新生血管很细，首先出现在瞳孔缘，常需高倍镜放大才能看清楚；粗心检查会漏诊。角膜透明度适宜者仔细检查房角新生血管。此项检查必须在扩瞳前进行。

可被误诊为原发性急性闭角型青光眼，凡是瞳孔缘色素层外翻、前房出血、长期糖尿病病史、CRVO 者必须高度怀疑 NVG。表面麻醉下滴 100% 甘油 1 滴减轻角膜水肿便于观看虹膜 / 房角新生血管。

CRVO、PDR、视网膜中央动脉阻塞、Eales 病、颈内动脉阻塞是 NVG 最常见原因，每次复诊必须测眼内压和高倍镜仔细检查虹膜新生血管（特别是瞳孔缘）。如果眼内压增高，应该高度怀疑 NVG，如果虹膜瞳孔缘及其他部位虹膜上均未见虹膜新生血管时必须搜查房角的新生血管，有些病人房角新生血管比虹膜新生血管早出现，尤其是 1 型糖尿病病人。

不可把视网膜中央静脉阻塞 + 眼内压升高者，不检查虹膜及房角的新生血管而一概诊断为新生血管性青光眼。这样会遗漏原发性开角型青光眼，COAG 晚期病人容易伴 CRVO。

5. 治疗原则　NVG 的管理包括控制潜在的缺血过程和降低眼内压。①通过全视网膜光凝术或玻璃体内注射抗血管生成药来减少诱导新血管形成的缺血性驱动。②成功的眼内压管理，首先通过药物治疗来实现，当降眼压药物不足以降低眼内压时采取手术。

预防为主，早期发现虹膜新生血管形成（NVI）后给予全视网膜光凝固术（PRP）破坏缺血的视网膜，眼需氧量达最低程度，减少 VEGF 释放量，PRP 后 17% 前节新生血管退化；玻璃体内注射贝伐单抗 +PRP 后 100% 前节新生血管退化。房角光凝固术。

已出现出血性青光眼：①屈光介质尚透明者：全视网膜光凝固术（PRP），β 受体阻滞剂、α_2 受体激动剂及 Diamox 降低眼内压。不推荐使用前列腺素类似物，因为葡萄膜巩膜流出途径的入口障碍。手术前短期用阿托品及类固醇以降低充血及炎症。滤过手术（filtering surgery）+MMC。多数医师首选分流管植入术（tube shunt implantation），例如 Molteno、Ahmed、Krupin 植入物。术前局部抗 VEGF。分流管植入术初期效果佳良，长期效果不良。第 1 年成功率 63%，第 2 年 56%，第 3 年 46%，第 4 年 38%，第 5 年 25%。②屈光介质浑浊而不能进行 PRP 者：药物治疗降低眼内压。术前局部抗 VEGF。PPV 联合眼内激光（endolaser）± 分流管植入术。眼内激光包括 PRP 和睫状突光凝。

贝伐单抗（25mg/ml）滴眼每天 4 次，共 2 周。眼压从基线 34.9mmHg（±12.8）降低到 28.8mmHg（±9.9），较平均降低 6.1mmHg（17.5%）。3 例病人的虹膜新生血管临床消退（Waisbourd M, Shemesh G, Kurtz S. Topical bevacizumab for neovascular glaucoma: a pilot study. Pharmacology, 2014, 93:108-112）。

晚期：房角完全性前粘连，①尚有行动视力者：做分流管植入术。②已无有用视力者：降压手术已失败。治疗目标是止痛，可用 1% 阿托品 4 次 /d，类固醇 4 次 /d。眼内压过高导致角膜微囊性水肿时加绷带软接触镜。睫状体冷冻术，球后注射酒精（止痛），不能忍受眼痛又无可行动视力者考虑眼球摘除术。睫状体冷冻术的成功率第 1 年 65%，第 3 年 50%，第 6 年 35%。近来睫状体破坏性手术采用光凝术，虽然能控制眼内压，但视觉后果差，约 50% 最后丧失视觉。

（二）视网膜脱离继发青光眼

孔源性视网膜脱离因水经视网膜裂孔向后流，而致眼内压降低。有少数孔源性视网膜脱离的眼内压反而是高的，而且此种病人另一眼眼内压也是高的。因而凡新鲜视网膜脱离眼压非但不低，反而偏高者，应当想到原先有开角型青光眼存在。视网膜脱离病程悠长者，可因视网膜脱离诱发的轻度葡萄膜炎，房水中炎症性物质堵塞排出管道而引起眼内压增高。

视网膜脱离手术继发青光眼见医源性青光眼。

Schwartz 综合征：Schwartz（1973）描述了一种罕见的情况，孔源性视网膜脱离继发开角性青光眼，房水流出阻力增高，单眼。病人前房可出现细胞和闪辉，视网膜孔闭合后眼内压即便下降至正常化。发病机制有多种假设，视网膜破孔释放视网膜光感受器的外节向前移至前房而堵塞房角；Matsuo 及其同事（1986）在 Schwartz 综合征病人的房水中证实了光感受器外节和较少的炎症细胞，并且将杆细胞外节注射到尸检人眼和活的猫眼中显示因阻碍小梁网而显著降低房水流畅度；其他机制包括小梁网的外伤性损伤，视网膜脱离引起的前葡萄膜炎，以及 RPE 色素或视觉细胞的葡糖氨基聚糖阻塞小梁网葡萄膜炎。

（三）视网膜中央静脉阻塞继发青光眼

1. 早期继发青光眼　视网膜中央静脉阻塞（CRVO）后只几天（或 2～3 周）就发生房角关闭的青光眼，这种情况是很少见的。推测是眼后段积聚血或水，故虹膜 - 晶状体隔朝前移而引起房角关闭。有些病例眼后段的血或水在几周内被吸收，则前房重又变深，房角开放，眼内压恢复正常；但有些病例则演变成周边前粘连（PAS）。

2. 新生血管性青光眼（NVG）　这种青光眼发生在视网膜中央静脉阻塞几个月后，虹膜红变，房角新生血管形成及纤维膜而致难以治疗的青光眼。

七、眼内肿瘤继发青光眼

在眼前段的肿瘤挤压虹膜根部，堵塞房角而致眼内压增高，色素性肿瘤还会发生色素播散。眼后段的巨大肿瘤常因虹膜新生血管形成及房角关闭而造成高眼内压。

闭角型青光眼：前房角闭合是眼内肿瘤继发青光眼的常见原因。有三种主要机制：①晶状体 - 虹膜隔向前推移：此类房角关闭见于脉络膜黑色素瘤、视网膜母细胞瘤。少见的情况如白血病或骨髓增生异常综合征病人可出现大量视网膜下出血，继发闭角型青光眼。②诸如睫状体黑色素瘤的前葡萄膜肿瘤可通过虹膜的向前移动导致角度闭合，从而导致小梁网的闭塞和 PAS 形成。③新生血管性青光眼。这是眼内黑色素瘤闭角型青光眼的常见原因。这也是某些非晚期眼内转移和视网膜母细胞瘤病例中 IOP 升高的机制。髓母细胞瘤具有诱导虹膜新生血管形成的特定趋势。辐射是一种用于治疗恶性眼内肿瘤的常见方式，是由于放射性视网膜缺血引起的新生血管性青光眼的重要原因。

开角型青光眼：眼内肿瘤继发眼内压增高有三种机制。①肿瘤细胞直接浸润前房角。所有类型的黑色素瘤，甚至痣都可以延伸穿过小梁网，导致眼压升高。当眼内转移引起青光眼时，眼压升高的机制通常是肿瘤组织对小梁网的直接浸润。②肿瘤子细胞播种前房角。导致开角型青光眼。这通常发生在眼内黑色素瘤的情况下，当色素细胞分散到前房并沉降在小梁网内，从而阻断房水流出。全身黑色素瘤眼内转移也可通过这种机制引起青光眼。此外，白血病和淋巴瘤可以侵入前房，导致肿瘤细胞沉积在前房，称为假性前房积脓，并导致开角青光眼。③黑色素瘤性青光眼，对黑色素瘤有特异性。当前葡萄膜或后葡萄膜黑色素瘤坏死，瘤细胞被巨噬细胞吞噬，闭塞小梁网并引起眼压升高。

（一）视网膜母细胞瘤继发青光眼

视网膜母细胞瘤发生于 5 岁以内的幼儿。

单眼或两眼，有时有家族史。幼儿的眼内肿瘤首先必须想到视网膜母细胞瘤，这是幼儿最常见的肿瘤。发生青光眼的机制有多种，包括虹膜新生血管形成（12%），肿瘤坏死及房角关闭（5% ~ 17%）。青光眼期时肿瘤可能已转移，常需眼球摘除术。

（二）葡萄膜肿瘤继发青光眼

据 Yanoff（1977）统计 96 例眼内恶性黑色素瘤有 20% 继发青光眼。较大的脉络膜恶性黑色素瘤并伴有视网膜脱离者常会眼内压升高。更大的后段肿瘤如把虹膜晶状体向前推压者也可诱发闭角型青光眼。总之肿瘤越大并发青光眼可能性越大。大的肿瘤中心易有坏死，而炎症反应也明显，此种炎症也可致虹膜后粘连或房角粘连。此外脱落的色素颗粒及巨噬细胞的活动也可破坏房角功能，引起类似于开角型青光眼的表现。

虹膜及睫状体的恶性黑色素瘤少见，可并发青光眼。多数为肿瘤推压虹膜造成房角闭塞，但也有因肿瘤坏死的毒素刺激引起虹膜睫状体炎而继发青光眼。

虹膜各种类型囊肿也可引起继发青光眼。囊肿不论在虹膜前面生长或在后面生长最终都可直接堵塞房角或间接把虹膜向前推压使房角闭塞，或阻塞瞳孔区使后房压力高，虹膜膨隆而闭塞房角，这些因素都足以造成顽固性眼内压升高。

各种类型葡萄膜肿瘤及囊肿，当进入青光眼期时，预示疾病已为晚期，而且常因角膜上皮水肿或混浊，或因白内障的存在，而对原发疾病的诊断发生困难。

治疗原则：①肿瘤治疗。②等待确切的肿瘤治疗期间局部和全身降眼压药物往往是一线治疗：局部 β 受体阻滞剂，α_2 受体激动剂，局部和全身的碳酸酐酶抑制剂（CAIs）。不适宜使用前列腺素类似物（增加葡萄膜巩膜外流）和毛果芸香碱（增加小梁流出），因为理论上可以促进肿瘤转移。③睫状体消融术。

八、上巩膜静脉压增高继发青光眼

正常上巩膜静脉压 8 ~ 10mmHg。青光眼病人眼内压增高故上巩膜静脉压相应地增高。

可见于①静脉回流受阻：甲状腺眼病，球后肿瘤，海绵窦血栓形成，上腔静脉综合征。②动脉-静脉异常：眼眶静脉曲张，Sturge-Weber 综合征，颈动脉海绵窦瘘。③特发性上巩膜静脉压增高。巩膜，眼眶或全身性疾病可引起上巩膜静脉压的升高，迫使小梁流出减少而眼压升高。

（一）临床表现

临床表现取决于原因，上巩膜静脉压升高的特点是上巩膜血管扩张、纤曲、眼内压升高。

其他症状可能包括结膜水肿、眼球突出、眼眶或杂音、测量眼内压时发现脉压增加。上巩膜静脉压增高时由于血液反流，故用房角镜可看到 Schlemm 管内的血。

（二）诊断

上巩膜静脉压增高不能作为一种疾病而诊断，它只是一种青光眼的原因或体征。

治疗原则：尽可能治疗根本原因。用房水生成抑制剂控制眼内压。必要时做青光眼手术，但要注意尽可能防止低眼压，脉络膜渗出，脉络膜上腔出血和浅前房的危险。

（三）发病机制

上巩膜静脉压增高引起青光眼的机制如下。

（1）上巩膜静脉压增高直接使眼内压增高：上巩膜静脉压增高时眼内压等量地增高。用房角镜可看到 Schlemm 管内的血反流，房角开放。

（2）慢性流出受阻：上巩膜静脉压增高时房水流畅率是正常的，若长期得不到改善，流畅率会降低，即使上巩膜静脉压恢复正常，流出阻力仍然是高的。

（3）急性闭角：见于眼眶动静脉瘘，因涡静脉郁结导致浆液性脉络膜脱离或脉络膜上间隙出血，眼后段容量增加使晶状体-虹膜隔向前移。

(4) 新生血管性青光眼（NVG）：见于硬脑膜分流综合征，动脉血流降低，眼组织缺氧而产生虹膜红变，以致演变成新生血管性青光眼。

附：Sturge-Weber 综合征

斯德奇-韦伯综合征（Sturge-Weber syndrome，SWS）曾名脑面血管瘤病、脑三叉神经血管瘤病。面部葡萄酒色斑，顶枕软脑膜和眼脉络膜血管畸形三联征构成 Sturge-Weber 综合征。6%～11% 的面部葡萄酒色斑病人为 Sturge-Weber 综合征（图 2-11-10）。

Sturge-Weber 综合征是一种罕见、散发的神经皮肤异常，典型病理特征为毛细血管畸形，属于斑痣性错构瘤病（phakomatosis），患病率为 1/50 000 到 1/20 000。

Sturge 于 1879 年最先报道，以后 Weber 报道放射学的改变。血管改变以往误认为血管瘤，因其仅仅血管扩张而无内皮增生，持续缓慢生长，无退化等特征，现在正名为毛细血管畸形。

葡萄酒色斑（port-wine stain，PWS）是一种先天性皮肤毛细血管畸形，常侵犯三叉神经分布的皮肤。俗称焰色痣（nevus flammeus），波及前额、面部、枕部和颈部区域。与生俱有，随年龄增长而缓慢发展，持久存在于成年，不退化。发生率为 1/2 万～5 万成活新生儿。散发性，男女相等。

Sturge-Weber 综合征通常与上睑和两侧性面部葡萄酒色斑相关。新生儿中偶尔发生。先天性青光眼在葡萄酒色斑病人中更常见，发生率为 30%～40%。

1. 病生学　目前 SWS 的病因尚不明确。由于其起病多为散发且不具有遗传倾向。

推测是原发性静脉发育不良，与原始胚胎静脉丛退化失败，这通常发生于 5～8 周妊娠。已知自发性体细胞突变，发生在此胚胎发育期间。所有患病个体均为嵌合体，突变仅发生于病变的组织。

SWS 的血管畸形（有别于血管瘤）为神经嵴源性血管运动神经发育异常。典型病例血管畸形累及三部分组织——脸面皮肤、青光眼和软脑膜，称 I 型；II 型累及脸面皮肤，青光眼，不累及软脑膜；III 型只累及软脑膜，不累及脸面皮肤和眼。

体细胞性散发性遗传。家族性毛细血管畸形（葡萄酒色斑＝焰色痣）和动静脉畸形关联的 RASA1 基因突变。

2. 组织病理学　葡萄酒色斑是皮肤真皮层中的血管丛进行性扩张，但无血管内皮增生。

真皮（乳头层和中网状层）中毛细血管和毛细血管后小静脉（典型的直径为 30～300μm）扩张，此为胎生时期发育的非增生性异常血管簇。有学者称其为小静脉畸形。与正常皮肤相比，在葡萄酒色斑中浅表血管丛神经密度显著降低。大部分血管位于表皮直下真皮层。

SWS 继发性青光眼的尸眼组织病理学检查，发现小梁网出现结节样组织增生，小梁结构和胶原组织增厚。提示 SWS 的小梁结构的异常可能由于发育不良。

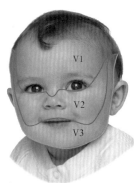
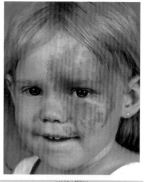
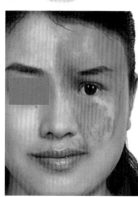
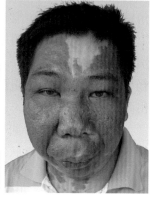

图 2-11-10　Sturge-Weber 综合征

3. 青光眼发病机制

(1) 房水流畅率降低：①房水流出系统异常，有些病人有先天性青光眼房角异常。②上巩膜静脉压增高，Weiss 发现 SWS 病人上巩膜静脉压增高迫使眼内压增高。上巩膜血管瘤内有动静脉分流，以致 Schlemm 管的引流管内压力增高。青光眼上巩膜静脉压 18.5 （±5.8）mmHg，然而，对侧眼上巩膜静脉压 9.1 （±1.6）mmHg。③上巩膜静脉压增高和房角异常双重机制，是目前最被接受的推测。

(2) 高分泌学说：脉络膜血管畸形的漏出液导致青光眼；不支持点是，无脉络膜血管畸形的病人照样有青光眼。

(3) 神经学说：眼交感神经支配先天异常导致葡萄膜毛细血管扩张，血流变慢；不支持点是，虹膜异色症不常见，未见 Horner 综合征。

4. 临床表现

(1) 面部皮肤葡萄酒色痣：极其常见而瞩目 （87%）。90% 单侧性 （两侧性最高报道达 30%） 面部皮肤 （及皮下组织） 葡萄酒色痣 （焰色痣），沿三叉神经的第一分支和 （或） 第二分支范围，在中线内 （也有越过中线者）；常波及眼睑、结膜和上巩膜。脸面病变部位皮肤软组织肥厚。面部皮肤葡萄酒色痣是最醒目的标志，与生俱有，随着年龄增加越益明显。45 岁时期病变区出现皮肤增厚，甚至出现小结节。血管畸形从不退化。

(2) 青光眼：30% ～ 70% 发生青光眼，其中 60% 的青光眼发现于 2 岁之前，其余发生在少年时期；有些成年后开始眼内压增高。SWS 继发青光眼的病人全部有上巩膜血管畸形。

(3) 脉络膜血管畸形：31% ～ 50% 有脉络膜弥散性血管瘤，其实是毛细血管畸形 （扁平，弥散性，番茄酱眼底）。脉络膜血管畸形常超越一半脉络膜区域，容易漏诊，病变明显者仔细观察才能发现番茄酱眼底。凡是发现视网膜脱离提示已有明显脉络膜血管畸形。EDI-OCT 容易发现局部脉络膜占位病变继发的视网膜外层异常，但是还不能直接发现扩张的脉络膜血管。

B 超示脉络膜增厚；可能见到继发视网膜脱离。88% 脉络膜血管畸形者继发青光眼；虹膜异色和视网膜血管扭曲少见。半数病人结膜和上巩膜血管扩张扭曲。

(4) 颅内改变：同侧颅内软脑膜和大脑 （顶-枕叶） 也有血管畸形。颅内钙化排列成铁路轨特征。颅内改变引起癫痫 （80%）、严重头痛 （50%）、智障。

（四） 鉴别诊断

1. 婴儿毛细血管瘤　在 1 周岁时发病率为 1.1% ～ 2.6%。白种人婴儿为 10%。亚洲和黑人儿童的发病率要低得多。体重 < 1000g 的早产儿发病率高达 22%。出生时通常不存在或很少发病。有 75% 在出生后最初 4 周内开始出现症状，1 岁内经数月快速生长期，随后至数年为退化期，每年退化 10%，血管瘤将完全消退。但是，尚无法预测血管瘤何时开始退化？退化持续多久？有多彻底？局灶性血管瘤的形态容易与葡萄酒色斑区分。节段型血管瘤也是沿三叉神经分支区生长，容易与葡萄酒色斑 （皮肤毛细血管畸形） 混淆。血管瘤大部分生长在第 1 个月内进行，第 2 个快速生长期在第 6 个月。尽管节段性血管瘤在某些病例持续到 18 个月，但很少有血管瘤在 1 岁后继续增生。早期开始退化的病变倾向于消失更彻底。

2. Klippel-Trenaunay-Weber 综合征　其特点是四肢和面皮肤焰色痣，患肢静脉曲张、骨和软组织肥大，动、静脉瘘。组织病理学上是毛细血管、淋巴和静脉畸形的组合，并与静脉曲张及四肢肿大关联。如同 SWS 那样，有脑血管畸形及其相关的神经功能障碍包括癫痫和智力低下。KTW 综合征与 SWS 分享某些临床特征。因此，一般认为这两种综合征似乎是密切相关的疾病谱。

（五） 治疗原则

高眼内压的一线治疗是药物。采用抑制房水生成的药物，前列腺素类似物的效果不好，而且有报道会增加睫状体脉络膜积液，增加上巩膜血管怒张。由于药物治疗无法降低上巩膜静脉压力，因而其疗效不及治疗其他类型的青光眼。SLT 有帮助。如果当药物治疗失败，而须行滤过手术或分流装置手术时，务必注意：切口手术有导致术中及术后出现脉络膜渗液的高风险！有人建议做巩膜切开以预防脉络膜积液，有人认为无用。睫状体破坏手术只给予其他手术失败，视力非常有限的病人。

在婴幼儿期起病的 SWS 继发性青光眼病人，局部使用抗青光眼药物通常无效。儿童使用肾上腺素激动剂的并发症较多，并且尚未证实其降压作用。

脉络膜血管畸形不伴视网膜脱离者可观察，矫正远视，注意弱视。继发视网膜脱离者口服普萘洛尔（β受体阻滞药），不一定有效。消除渗漏可用多斑点 PDT，局部放疗或外放疗（总剂量 20 ～ 40Gy）。

皮肤葡萄酒色斑需多次、分批、分阶段激光介入治疗，历时数年。

九、眼外伤性青光眼

（一）外伤性青光眼

眼外伤后继发青光眼的发病率为 1.6%（5 年）、19.8%（终身）。

1. 挫伤后　19% 的病人继发青光眼。伤后早期：眼前段炎症使房水生成减少、房角结构破坏、视网膜撕裂、眼球隐匿性破裂、脉络膜睫状体渗漏均可使眼内压降低。造成眼内压增高的情况有：红血细胞、炎症细胞、碎片堵塞小梁网。最常见的是前房积血（hyphema）引起的青光眼，新鲜出血及再出血会因红血细胞堵塞小梁网眼而致青光眼。其次是房角后退、晶状体脱位或眼内出血继发青光眼。

少量出血在 1 周内通过纤维蛋白系统自行吸收。前房出血在 4 ～ 7d 机化。大量出血或继发性出血（外伤后 2 ～ 5d 内当初次血凝开始收缩溶解时，因动脉管壁收缩后变成松弛而出血）会继发青光眼。再出血（rebleeding）的因素有首诊眼内压 > 22mmHg、服用抗凝药或抗

血小板药、系统出血素质。再出血者 50% 会继发青光眼。健康青少年可忍受眼内压 50mmHg 24h 而不会永久性损害视神经，称 Goldberg 规则。

钝性伤后前房出血的治疗原则：安静休息。扩大瞳孔。滴泼尼松，预防再出血（由 3% ～ 14% 降低至 0% ～ 5%）。β受体阻滞剂、α2 受体激动剂、碳酸酐酶抑制剂滴眼降低眼内压。由于炎性反应忌用缩瞳剂和前列腺素类似物。前房出血Ⅲ级 10d 以上，或出现角膜血染，或眼内压不能被药物控制，或外伤后 8d 前房出血仍超过前房面积 1/2，则须手术清除血凝块。术中出血可以抬高输液瓶或设置输液压至 60 ～ 70mmHg，3 ～ 5min 以止血。粘弹剂也可帮助止血。偶然需要电极止血。很顽固者须行小梁切除术。

挫伤后延迟发生的青光眼：溶血性青光眼、血影细胞性青光眼、含铁血黄素性青光眼、房角后退继发青光眼。

2. 穿孔伤后　3% 继发青光眼。由于周边前粘连继发闭角型青光眼是最常见的病理机制。穿孔伤常有眼内异物潴留，金属异物可引起铁质沉着症、铜质沉着症而继发青光眼。铁氧化或铜氧化均对小梁有毒性而造成开角型青光眼。有时为瞳孔阻滞→虹膜膨隆；上皮内生者很少见。

对眼穿孔伤者必须警惕眼内异物潴留，详细询问致伤史，最好眼超声和 CT 作为常规检查。及早发现异物，取出异物是最重要举措，否则可以致盲。药物减低眼内压，失败者行滤过手术。

3. 化学伤后　碱可以在接触角膜后数秒钟内渗入眼内。由于眼前段组织收缩和前列腺素介导葡萄膜血流增加而继发青光眼。如果睫状体严重破坏则会发生低眼内压。眼内炎症反应又是另一层引发青光眼的因素，炎性渗出造成环状虹膜后粘连、堵塞小梁网。

治疗原则是：采用β受体阻滞剂、α2 受体激动剂、碳酸酐酶抑制剂滴眼、高渗剂降低眼

内压等。由于炎性反应忌用缩瞳药和前列腺素类似物。泼尼松滴眼消解炎症，但要注意是否有溶解组织的不良反应。口服糖皮质激素减轻炎症和将来的瘢痕。大片 PAS 继发青光眼需滤过手术或引流管植入术。

酸性化学物可凝固组织，不像碱性化学物那样很快渗入眼内，但损害性质相似。

（二）溶血性青光眼

眼内出血若由巨噬细胞及红血细胞残屑堵塞小梁网，则称溶血性青光眼（hemolytic glaucoma）。

前房内无数暗红色细胞漂游，房角开放，小梁网上盖有棕红色素。前房水细胞学检查可见含有棕黄色素的巨噬细胞。

1. 诊断　诊断要点：①眼内出血后前房中有暗红色细胞。②小梁网上盖有棕红色素。③高眼内压。④前房水中有多量巨噬细胞。

凡符合前 3 个条件者即可诊断溶血性青光眼。显微镜看到前房水中有多量巨噬细胞，当然诊断更有把握。

2. 治疗原则　首先是 β 受体阻滞剂、α_2 受体激动剂，碳酸酐酶抑制剂；高渗剂等药物降低眼内压。药物治疗失败，可能由于房角明显铁质损害，必须用滤过手术。手术清除前房血液。

（三）血影细胞性青光眼

由变性红血细胞堵塞小梁网则称血影细胞性青光眼（ghost cell glaucoma）（图 2-11-11）。

玻璃体积血数天后红细胞出现变性，1 ～ 3 周后呈很淡的咖啡色或卡其色（khaki-colored）（丧失血红蛋白），伸缩性差，呈球形，能自由移动。这种变性红细胞称影细胞（图 2-11-11）。可留于玻璃体内数个月，一旦玻璃体前膜破裂便流入前房而堵塞在小梁网上，变性的红血细胞是强直的，不能通过小梁网的间隙（假设比红血细胞小），房水排出受阻而继发青光眼。

血影细胞的形成：玻璃体内的血液不易被吸收，数天后开始发生形态、色泽和流变学的改变（rheological change）。正常红细胞的红色双凹面和柔软的特性消失，外壳变成黄褐色球形或近球形，胞膜变薄，脆性增加，并产生许多微孔，血红蛋白由微孔逸出胞膜外，经氧化作用演变为高铁血红蛋白，进而变性成为珠蛋白（likeglobin）颗粒，沉着于胞膜表面，称为 Heinz 小体。有些小体相互结合形成大小不一（0.3 ～ 2.5μm）、多少不等（1 ～ 30）的聚体。几乎不含血红蛋白，仅在胞体边缘残留少许不规则团块，隐约可见胞膜上附着 Heinz 小体，半透明的中空变性红细胞称为血影细胞。

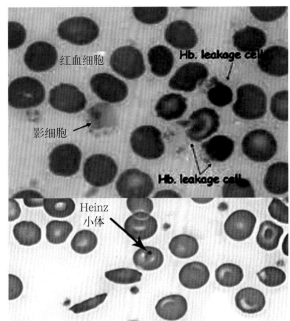

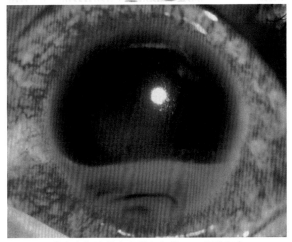

前房底部淡棕色变性红细胞，一条暗红色
红细胞形成分层现象

图 2-11-11　影细胞性青光眼

血影细胞也可发生在别处，但在玻璃体更易观察到。

正常红细胞呈双凹盘状，直径 8μm，细胞膜柔软，可塑性强有较大的变形能力，它能顺利地通过 5μm 直径的滤器和 3μm 直径的微循环最狭窄处；在前房内可通过小梁网进入 Schlemm 管。但影细胞为黄褐色球形或近球形体，直径 4～8μm，半透明，细胞可塑性差，细胞胞体肿胀，不能通过 5μm 的滤器，通过房水排出道路也较困难。

1. 临床表现　眼钝性伤后玻璃体积血 3～4 周后，变性的红血细胞流入前房，呈很淡的咖啡色或卡其色（丧失血红蛋白），游浮于前房中，附着于角膜内皮表面（此非 KP），沉积于前房下部状若前房积脓，常被误认为白细胞而误诊为葡萄膜炎。前房积血偶尔有分层现象（淡咖啡色的变性红血细胞的下层是暗红色的红血细胞）。房角镜检查可见卡其色影细胞堵塞小梁网眼。眼内压可高达 30～70mmHg。

2. 诊断　诊断要点：①玻璃体积血或前房积血约 1 个月。②晚发高眼内压。③前房积脓状的淡咖啡色积沉物。④前房水中有血影细胞。⑤房角开放，小梁网上有黄褐色影细胞。⑥无 KP，无虹膜新生血管。

凡符合前 3 个条件者即可诊断血影细胞性青光眼。显微镜看到影细胞其诊断更有把握。诊断时必须排除新生血管性青光眼、葡萄膜炎继发性青光眼、溶血性青光眼、含铁血黄素性青光眼。

血影细胞性青光眼与葡萄膜炎的区别是前房无白细胞，角膜后无 KP，仅可见一层细小的淡黄色颗粒附着；除非高眼内压，否则眼部无炎症的表现，球结膜不充血。

抽取前房水立即用显微镜（最好是相差显微镜）检查可见大量血影细胞（淡棕色，球状，不易弯曲，表面有 Heinz 小体附着），此为诊断最客观的证据。

3. 治疗原则　采用 β 受体阻滞剂、α₂ 受体激动剂、碳酸酐酶抑制剂等药物降低眼内压，

效果良好。眼内压不能被控制者需清洗前房。即使反复清洗前房，眼内压持续高水平，则需 PPV 去除眼后节影细胞病因。

（四）含铁血黄素性青光眼

由含铁血黄素堵塞者称含铁血黄素性青光眼（hemosiderotic glaucoma）。有两种来源：眼内出血和铁质眼内异物潴留。

血红蛋白由前房中分解了的红血细胞所释放，作为游离血红蛋白或作为它的降解产物球蛋白、胆红素和铁，由巨噬细胞吞噬后排出眼外。各种眼组织包括小梁网的内皮细胞，吸收铁。小梁网的黏多糖具有铁的高亲和性。如果细胞内的铁储存的脱铁铁蛋白 - 铁蛋白系统趋于饱和，则无机铁毒性颗粒积聚在细胞内成为含铁血黄素沉着。小梁网退行性改变伴小梁间隙硬化和闭塞而使房水流出受阻→继发开角型青光眼。含铁血黄素性青光眼是一种罕见的疾病，长期眼内出血使红细胞变性，并释放血红蛋白。这可能引起视网膜变性、白内障、虹膜变色和角膜铁染色。

同样，铁质异物的铁离子积聚在细胞内成为含铁血黄素沉着。β 受体阻滞剂、α₂ 受体激动剂、碳酸酐酶抑制剂和（或）高渗剂药物降低眼内压。如果由于房角明显铁质损害导致药物治疗失败，则必须用滤过手术。眼内出血需清除（前房去除血液或 PPV）。

（五）房角后退继发青光眼

挫伤的剪切力（shearing forces）造成前房组织的撕裂伤，其原因：①虹膜根部断离，此为虹膜根部与睫状体脱开；②房角后退，此为睫状肌的环形纤维与纵形纤维脱开；③小梁损伤，小梁网有色素沉着或白色瘢痕，有时表面铺盖一层透明膜；④虹膜周边前粘连，此种粘连多形成于外伤后一段时期，原因有前房出血机化，房角后退的晚期虹膜前粘连，晶状体半脱位把虹膜向前推。小梁损伤多数继发青光眼。虹膜前粘连广泛者才会引起眼内压升高。

房角后退又称房角退缩。典型的裂伤发生

在睫状体环状肌与纵行肌之间，是以睫状体前表面裂伤为主的房角改变。房角镜检查时见睫状体带变宽，虹膜根部后退，巩膜突变得明显而突出，因睫状肌在此处有撕脱或裂开。如房角半圈以上发生后退，则前房变深。

挫伤性前房出血者 50% ～ 100% 伴有房角后退，常伴有色素沉着，裂开处有时充填白色纤维。晚期病例产生周边前粘连而掩盖后退现象，小梁网表面铺盖一层灰白色透明样膜（hyaline membrane）。

房角后退的范围与青光眼的关系：青光眼可发生在房角后退一个象限、180°或 360°。但是青光眼发生率与房角后退的范围直接有关，房角后退 240°范围以上者青光眼发生的可能性极大（Alper，1963）。

1. 潜伏期　继发性青光眼多发生于挫伤后 3 个月至 3 年。房角后退＞ 180°者经几年随访，4% ～ 9% 最终发生慢性青光眼。Tolpin（1974）统计经 10 年随访有房角后退者约 9% 发生继发性青光眼。在外伤 1 ～ 2 个月内眼内压不一定高，因为房水分泌受抑制。房角后退＞ 270°者青光眼发生得早些。

也有在 10 年后因代偿功能逐渐减退才表现出青光眼，此时若不追问外伤史，易误诊为开角型青光眼。为什么在长达 10 年后才发生青光眼？有说受伤的小梁网发生增生或变性、瘢痕导致房水排出系统阻塞。另一说法是小梁内皮细胞伸展一种后弹力层膜样组织，覆盖在小梁网上。甚至认为房角后退性青光眼病人本来就有房水排出减少的素质，因为未受伤眼常也有眼内压增高。

2. 发病机制　早期高眼内压是由于前房积血或外伤性小梁功能损害，如睫状肌与巩膜突裂开所造成，排出管透过性减退。早期高眼内压经数周至数月消退，此时千万不能认为眼内压已恢复正常，而应随访眼内压至少 6 个月。晚期高眼内压是由于继发性周边前粘连，小梁网覆盖有透明样膜。

值得注意的是房角后退继发青光眼中最高达 50% 病人的对侧眼发展青光眼。难道这些病人有青光眼素质，而房角后退仅是激发疾病的演变。

3. 诊断　诊断要点：①睫状体带变宽，发生于部分地区，有时须对比另一眼相同象限才能发现。②巩膜突变得明显或增宽。③高眼内压。④眼钝性伤史。

凡符合此 4 个条件者即可诊断房角后退性青光眼。

4. 治疗原则　当滴入增加房水流出的药物和（或）ALT 后降压失败，常用抑制房水生成的药物。若药物治疗失败则行小梁切除术或分流管植入术。视功能差的病人考虑睫状体破坏行手术降低眼内压。

十、眼内出血继发青光眼

见挫伤引起的青光眼。

十一、眼内手术后青光眼

（一）房水错流综合征

房水错流综合征（aqueous misdirection syndrome）又称恶性青光眼（malignant glaucoma）、睫状体 - 晶状体阻滞性青光眼（ciliolenticularblock glaucoma），规范医学名词为睫状环阻滞性青光眼（ciliary block glaucoma）。

于 1869 年首先由 von Graefe 发现，这是 PACG 为主的抗青光眼手术后一种少见的极严重的并发症。恶性青光眼属闭角型青光眼，术后前房消失或极浅，眼内压升高。发生的时期长短不一，术后数小时至数月。用瞳孔阻滞性闭角型青光眼的常规管理方法不仅无好转，反而加剧病情。常致盲，故名"恶性青光眼"。不过，近来在诊断和治疗方面不断改进，视力预后有所提高。Weiss 及 Shaffer（1972）为说明发病机制，改名为睫状环阻滞性青光眼。因为睫状突抵住晶状体赤道（或无晶状体眼的前玻璃体膜），阻碍了正常的房水流向，错误地流入玻璃体内。眼后段压力增高造成和眼前段之间压力梯度，迫使晶状体 - 虹膜隔向前移动。出现周边前房变浅或消失，房角关闭；同时，中央前房也变浅或消失。眼内压增高。基于此种病理生理学，故又称房水错流。这对青光眼医师是颇具挑战性的。

恶性青光眼在闭角型青光眼手术后的发病率曾为2%，现今治疗方法的改进发病率已明显降低。一眼为恶性，另一眼极易发生，除非用药后房角能开放。2012年上海复旦大学眼耳鼻喉科医院回顾分析9年期间50例（57眼）恶性青光眼。有晶状体眼占82.5%，人工晶状体眼占17.5%；晶状体眼组9%经强力药物治疗缓解，70%用PPV+晶状体摘除，2眼（4%）仅行超声乳化+人工晶状体。人工晶状体眼组，强力药物治疗失败后全部行PPV（10眼占总数57眼的18%），其中1眼兼行YAG前玻璃体膜切开，1眼兼行YAG囊膜切开术，1眼兼行粘弹剂房角黏连分离术。

中山眼科中心（2013）回顾分析5年期间101例（118只眼）恶性青光眼，平均每年20例。55%在抗青光眼术后1周以内发生，62%1个月以内，79%1年以内。59眼术后6个月的视力：NLP（5级盲）3.4%，LP-0.02；（4级盲）10%～17.0%，0.02～0.05；（3级盲）6.8%，0.05～0.1；（重度损害）10.2%，0.1～0.3；（中度损害）25.4%，>0.3；（轻度或无损害）37.3%。

[分类]

恶性青光眼分为典型恶性青光眼和恶性青光眼样综合征两大类，这样有利于梳理不同原因引起的不同体征和不同的治疗策略。此分类首先见于*Shields textbook of glaucoma*（第6版，2011年）。

1. 典型恶性青光眼（classic malignant glaucoma）150年前von Graefe报道的那种（有晶状体眼）切口性抗青光眼手术后发生的最常见的恶性青光眼称之为原型（prototype），抗青光眼手术后数小时、数日以至数月发生本病。

睫状环阻滞迫使房水向后错流入玻璃体，玻璃体容积扩增，后段高压驱使晶状体-虹膜隔前移，造成房角关闭是重要发病因素。据中山眼科中心2013年统计，81.2%发生于小梁切除术后。

2. 恶性青光眼样综合征（malignant glaucoma-like syndrome）近年来报道的一些与原型类似的恶性青光眼或称非典型（或类似典型）恶性青光眼。也是与眼内手术相关的，但不是有晶状体眼抗青光眼手术后。目前为止，恶性青光眼样综合征有以下八种，有的仅是个案报道不排除并存现象。危险因素分散，病例太少。尚待积累足够病例才能研究出成熟意见。

（1）有晶状体眼恶性青光眼（malignant glaucoma in phakia）：典型恶性青光眼发生在有晶状体眼。因此，此类恶性青光眼只指有晶状体眼发生在抗青光眼以外的切口性手术后，这包括与白内障摘除有关的恶性青光眼，不论是否预先存在青光眼。发病机制与典型者类似。

（2）急性术中眼坚硬如石综合征（acute intraoperative rock-hard eye syndrome）：Lau和Francis等2014年报道413例白内障手术中发生6例（1.45%）。其特点是前房非常浅，无脉络膜上腔出血或渗漏（术中手术显微镜观察，术后1d间接检眼镜观察）。通常发生在顺利的超声乳化术中，总是在几秒钟内突然前房变浅和眼内压升高，并且有时伴有其他特征，包括无法注射粘弹剂装置、虹膜脱垂、粘弹剂自发性从角膜切口挤出来，以及无法植入人工晶状体。其发病机制与典型者可能不尽相同。最近发现数例与过量高水平灌注平衡盐液（BSS）有关（至少有一定联系），例如发生在超声乳化操作、水分离、用水分离管冲洗清除后囊和赤道残余皮质。

尤其是，眼底红色反射丧失和快速扩大的棕色或黑色团块向角膜移动是不祥的迹象，必须积极寻找原因，高度警惕出血性脉络膜脱离和急性术中恶性青光眼。

发病机制：1993年Mackool和Sirota称

之为输液错流综合征 (infusion misdirection syndrome)，认为输液集聚在晶状体后间隙。

急性术中眼坚硬如石综合征均在核切除结束之前和插入 IOL 之前的某个时间开始。因此，瞳孔和囊膜阻滞被排除，因为眼不再是有晶状体的，还没有植入人工晶状体。表现的急性（几秒钟）也与睫状环阻滞不一致，睫状环阻滞通常呈现相对缓慢。这种急性液体误导综合征可能由于 BSS 经悬韧带而不适当地流入玻璃体。类似于恶性青光眼的病理生理学睫状突晶状体阻滞，导致水液集聚在后囊膜 - 前玻璃体膜间隙，或穿越悬韧带，再向后误导入玻璃体。

Kawasaki 等（2009）用 80 只离体猪眼做试验，研究超声乳化对后房 - 前玻璃体膜屏障的作用。发现 BSS 进入眼后节有两种模式：① 平衡盐溶液存在于脱离但完整的前玻璃膜前面。② 前玻璃体膜的撕裂允许平衡盐溶液适当地进入玻璃体腔。在两种模式中，后囊膜均保持完整，表明平衡盐溶液可以穿过悬韧带到达眼后段。

水分离被认为是前玻璃膜撕裂的重要危险因素。与用 27 号水分离针（内腔直径 0.40mm）产生的狭窄流体流有关。实验证明，超声乳化术各步骤造成的高眼内压以水分离术最高。这可能是撕裂前玻璃体膜的另一个危险因素。

27 号水分离针灌注时以相对高的流速，更容易穿越细小的悬韧带的弱点，缺陷或低密度区。也可能灌注针尖顶起局部的囊膜扩大间隙。

术中紧急管理方法：使用 3ml 注射器 23 号针头经睫状体平部针吸晶体后方液体。具体而言，在用齿状微镊固定眼球后，将针从角膜缘后 3.0mm 经结膜 / 跨巩膜插入眼内，在手术显微镜直接观察瞳孔区内评估针尖在玻璃体腔前部的位置。抽吸晶状体后方的液体，直至角膜的紧张凸度降低和前房深度正常化为止，通常抽出 0.1 ～ 0.3ml 液体。快速撤回针头，然后继续完成白内障手术，6 例均顺利。随访 1 个月眼内压正常化，未见视网膜破口（均由视网膜医师会诊），1 例轻度玻璃体出血经 1 个月吸收。纵然自从小切口手术后发生脉络膜上腔出血的概率明显降低，但在决定此紧急管理之前必须排除脉络膜上腔出血 (Lau OCF, Montfort JM, Sim BWC. Acute intraoperative rock-hard eye syndrome and its management. J CATARACT REFRACT SURG，2014，40:799-804）。

（3）人工晶状体眼恶性青光眼 (malignant glaucoma in pseudophakia)：恶性青光眼可能与前房人工晶状体植入有关，推测其机制可能与无晶状体眼的恶性青光眼相同。在使用后房人工晶状体植入的眼中也观察到，无论有或没有相关的青光眼滤过手术史；也包括有晶状体眼的高度近视病人后房中植入人工晶状体诱发的恶性青光眼。

（4）缩瞳药诱发的恶性青光眼 (miotic-induced malignant glaucoma)：典型恶性青光眼的发病可能与缩瞳疗法有因果关系。虽然这背后的确切机制不明，可能通过睫状肌收缩作用或伴随着晶状体向前移位前房变浅而产生恶性青光眼。类似的临床表现曾发生在接受缩瞳疗法的未经手术的眼，也有发生在开角型青光眼病人滤过手术后用缩瞳药治疗后。

（5）恶性青光眼伴滤过泡分离术 (malignant glaucoma associated with bleb needling)：已报道一例小梁切除术后滤过泡分离术引起的恶性青光眼。滤过泡分离术可能导致前房变浅，容易发生恶性青光眼。

（6）恶性青光眼伴炎症或感染 (malignant glaucoma associated with inflammation or infection)：炎症和创伤也是恶性青光眼诱发因素。真菌性角膜病引起的眼内炎伴发恶性青光眼。

（7）恶性青光眼伴其他眼病 (malignant glaucoma associated with other ocular disorders)：视网膜脱离手术（扣带术）引起恶性青光眼，病人发生脉络膜脱离；前房变浅可能继发于前葡萄膜渗漏，伴有晶状体或虹膜隔向前旋转，产生类似于恶性青光眼的继发性闭角型青光眼。在平坦部玻璃体切除术后，有报道称有数例恶性青光眼样综合征和一例报道二极管激光睫状体光凝后。ROP 患儿和圆锥角膜急性角膜水肿病人也有发生恶性青光眼。

（8）自发性恶性青光眼（spontaneous malignant glaucoma）：无手术，未用缩瞳疗法，无其他明显原因发生的恶性青光眼。极其少见。

[发病机制]

恶性青光眼是一种多因素组合的疾病，波及以下一些或全部条件：先前的房角关闭；浅前房；睫状体前旋或肿胀；悬韧带松弛；晶状体向前移位；前玻璃体膜增厚或渗透力异常；房水向后错流。

能观察到解剖学特征：睫状突肿胀、往往前旋、偶尔通过虹膜切口观察到睫状突接触晶状体赤道、睫状环缩小、在有晶状体眼中，玻璃体前表面在睫状突后面异常地向推进。在无晶状体眼中，前玻璃体表面甚至可能接触或粘住睫状突。这些特征与小角膜、短眼轴、浅前房、窄房角及相对大的晶状体一起构成了恶性青光眼的解剖基础。

当睫状体向前旋转时，悬韧带的松弛有助于晶状体前移，将虹膜推向小梁网。

对发病机制的解释有一部分是由临床观察得来，另一部分则由治疗上推测而来。

有关典型恶性青光眼的发病机制至今共有5 种学说：玻璃体积存房水、睫状体晶状体（睫状体玻璃体）阻滞、前玻璃体膜阻滞、晶状体悬韧带松弛和脉络膜膨胀。

1. 玻璃体积存房水（posterior pooling of aqueous）学说　Shaffer（1954）假设在玻璃体后脱离的后方有水积聚，后来扩展成玻璃体囊袋内积存房水（pooling of aqueous in vitreous pockets）。超声可见玻璃体内有无回声区，可在此区抽出水液。将虹膜 - 晶状体隔（无晶状体者为虹膜 - 玻璃体隔）朝前推移，以致虹膜晶状体贴在角膜后表面。为什么房水向后错流？其机制尚不清楚。

在临床上从虹膜切除缺损处观察，可以看到恶性青光眼病人往往有睫状突水肿，紧抵在晶状体赤道部处，晶状体与睫状突之间应有的间隙消失。据此推测由睫状体产生的房水不能通过此间隙向前流入后房，而只能流向玻璃体腔，玻璃体容积过多就把玻璃体 - 晶状体 - 虹膜一并向前推移，以致虹膜 - 晶状体贴在角膜后表面。房角关闭，后部的房水又无适当的排出途径，因此眼内压急剧升高。在临床上根据此种推想提出的治疗方法是使用高渗剂及碳酸酐酶抑制剂等药物以降低眼后段压力，使用阿托品以松弛睫状肌，缓解睫状环阻滞，绷紧晶状体悬韧带，促使晶状体 - 虹膜隔向后移位，也可缓解相对性瞳孔阻滞。

2. 睫状体晶状体（睫状体玻璃体）阻滞 [ciliolenticular (ciliovitreal) block] 学说　在恶性青光眼病例，睫状突前端向前旋转并压迫晶状体赤道或抵住无晶状体眼的前玻璃体，这可能阻挡房水前向流。UBM证实了睫状突前旋转，睫状体上间隙有液体集聚。因此，提出将恶性青光眼改名为睫状环阻滞青光眼（ciliary block glaucoma）。这似乎是目前流行的说法。

3. 前玻璃体膜阻滞（anterior hyaloid obstruction）学说　Grant 认为恶性青光眼者的玻璃体凝胶及玻璃体前界膜流动阻力增强，影响液体向前流动。

前玻璃体膜增厚可能参与睫状环阻滞，并且可能玻璃体基底附近的玻璃体皮质有破口，更有人假设玻璃体膜破口具有单向阀效应，只允许房水朝后分流。这种设想常用来解释人工晶状体眼的恶性青光眼。激光切开囊膜 - 前玻璃体膜就是基于这项机制。

4. 晶状体悬韧带松弛（laxity of lens zonules）学说　Chandler 及 Grant（1962）提出，他们假设恶性青光眼的虹膜 - 晶状体隔之所以朝前移，是由于晶状体悬韧带松弛，再加上来自后方玻璃体的压力。晶状体因而将周边虹膜推入房角，引发晶状体直接阻塞房角的学说。有人补充说，晶状体悬韧带松弛是因房角长期严重关闭而致，或为手术、缩瞳药、炎症、外伤等原因。

5. 脉络膜膨胀（choroidal expansion）学说

Quigley（2003）认为脉络膜容积增加，使玻璃体腔内压力升高导致水液代偿性外流，因此，前房变浅。由于前玻璃体膜渗透力下降，玻璃体压力高涨，经玻璃体流出已不足抵消压差。玻璃体浓缩进一步削弱其水液流动力，形成恶性循环。水液积聚在玻璃体后部，当水液向前移动时将晶状体和虹膜一并朝前推移。恶性青光眼的机制似乎是玻璃体疏导液体的性能差，过去推测是水液"错流"入玻璃体，这种推测是不符合生理原则的。晶状体超声乳化手术后发生的称人工晶状体房水错流（pseudophakic aqueous misdirection）的患病率为 0.03%，由于小切口、角膜切口密闭、脉络膜膨胀轻，故房水错流比小梁切除术后低 15 倍。

　　总之，准确的机制尚未证实。恶性青光眼是多因素的，病人可能不止一种因素的综合结果，因人而异。但可能是脉络膜膨胀和水液异常扩散至玻璃体，导致睫状体向前旋转。至今，最有效的治疗是中央玻璃体切除术，术后复发率最少。对人工晶状体眼切除前玻璃体外尚需切除囊膜 - 前玻璃体膜；难治病例切除前玻璃体后立即切除前玻璃体膜 - 悬韧带，周边虹膜，确保创造一条玻璃体和前房的直接通道。

[临床表现]

　　青光眼（包括白内障）手术后 5d 内，周边和中央前房一体性消失或极浅，虹膜 - 晶状体隔向前移（无晶状体者虹膜 - 玻璃体，或虹膜 - 人工晶状体前移），紧贴于角膜后面，眼内压极高。虹膜切除孔是通畅的（图 2-11-12）。

　　恶性青光眼（房水错流综合征）根据虹膜 - 晶状体隔前移造成的前房消失分 3 级（George Spaeth 1990 年，见图 2-11-13。

　　Ⅰ级：周边虹膜 - 角膜接触：接触＝前房消失。其余前房均明显变浅但未消失。这类最多见。

　　Ⅱ级：全部虹膜 - 角膜接触，瞳孔区除外。

　　Ⅲ级：晶状体 - 角膜接触。实际上往往晶状体几乎接触角膜内皮，二者之间存在裂隙，

这可能由于虹膜厚度的影响。这类罕见。

　　Martha（1991）实验显示前房消失的人眼，Goldmann 眼压计测量有误差，低于 20mmHg 者比真实眼内压大约高数个毫米汞柱；高于 30mmHg 者比真实眼内压低约 15mmHg（真实眼内压 =Goldmann 眼内压 +15）。

　　用 UBM 往往看到睫状突向前转向并移位，推挤周边虹膜堵塞房角，或偶尔可见睫状突与晶状体赤道相连而一齐朝前移。前节 OCT 可见前房中央极浅，周边前房消失，房角关闭，但激光穿透力不够而看不清睫状体。业已发现恶性青光眼也是与睫状体上腔少量积液的原因之一。睫状体上腔少量积液或多或少负责睫状体向前旋转，房水错流和眼前段结构移位。

　　房水聚集于玻璃体内（后房房水错流），或聚在晶状体后方和周围（晶状体周房水错流 =perilenticular misdirection）。

　　白内障手术后错流的房水聚集于晶状体 - 虹膜囊膜隔的后方，或在囊外白内障手术后聚集在后房型人工晶状体后，属于囊膜后房水错流（retrocapsular misdirection）。其患病率比小梁切除术后的低 15 倍。应注意人工晶状体后的积液量。

　　在手术前眼内压不一定都是很高的，有的眼内压已恢复正常的病人手术后也会并发此病。术前前房的深浅似乎也非决定本病的因素，因此试图发现所谓"恶性前期"，也即是预先估计哪一种眼球手术后会发生恶性青光眼是有困难的。但是有一点已受到注意的就是反常型青光眼，即滴用缩瞳药之后，前房更浅，眼内压反而上升者，术后易于并发恶性青光眼，因这种病例的晶状体悬韧带太松弛，晶状体易向前移位。

[诊断]

　　诊断要点：①抗青光眼或白内障手术后。②前房中央（< 2CT）和周边一体性极浅或消失，常伴虹膜晶状体（或人工晶状体）隔前移。③眼内压进行性增高（小梁切除术后者早期 IOP 低或正常）。④虹膜切除孔通畅。⑤眼底检

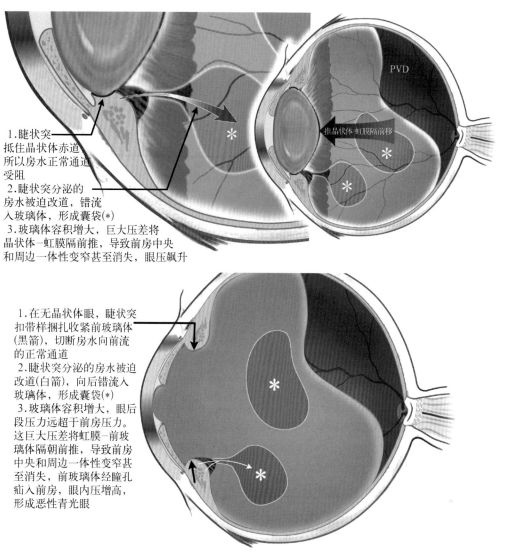

1. 睫状突抵住晶状体赤道，所以房水正常通道受阻
2. 睫状突分泌的房水被迫改道，错流入玻璃体，形成囊袋(*)
3. 玻璃体容积增大，巨大压差将晶状体-虹膜隔前推，导致前房中央和周边一体性变窄甚至消失，眼压飙升

1. 在无晶状体眼，睫状突扣带样捆扎收紧前玻璃体（黑箭），切断房水向前流的正常通道
2. 睫状突分泌的房水被迫改道（白箭），向后错流入玻璃体，形成囊袋(*)
3. 玻璃体容积增大，眼后段压力远超于前房压力。这巨大压差将虹膜-前玻璃体隔朝前推，导致前房中央和周边一体性变窄甚至消失，前玻璃体经瞳孔疝入前房，眼内压增高，形成恶性青光眼

图 2-11-12　房水错流综合征（恶性青光眼）玻璃体积存房水，高压状态的玻璃体将虹膜 - 晶状体隔前推

查或 B 超排除脉络膜上腔渗漏或出血。⑥频滴缩瞳药后眼内压反而升得更高。仅指单独用药时，未联合其他降压治疗。⑦睫状体麻痹扩瞳药可缓解体征。⑧ UBM 可见睫状突向前转向并移位，推挤周边虹膜堵塞房角。

符合前 6 项条件即可诊断恶性青光眼（房水错流综合征），其余二项可加强诊断。

中山眼科中心（2013）恶性青光眼诊断标准：①术后眼内压升高；②中央和周边前房均变浅或消失；③对缩瞳剂治疗无反应或病情加重，对扩瞳睫状肌麻痹剂有效；④超声检查或诊断性治疗可发现玻璃体腔内有水囊袋形成；⑤ UBM 观察可见睫状体水肿、僵直，且与前

玻璃体或晶状体赤道部形成阻滞。

只有在激光虹膜切除术消除了瞳孔阻滞的可能性之后，才能做出诊断。

尽管眼内压通常升高，但少数病人曾有急性发作或房角关闭经过治疗，眼内压可能在正常范围内。

[鉴别诊断]

从手术后 5d 内前房延迟形成的角度来分析（表 2-11-5），首先必须想到最常见的并发症——切口渗漏，滤过泡引流过畅或脉络膜脱离，这种情况全是低眼内压。

1. 切口渗漏　可见于球结膜房水渗漏处荧光素随着流出的房水向下流（Seidel 征阳性），

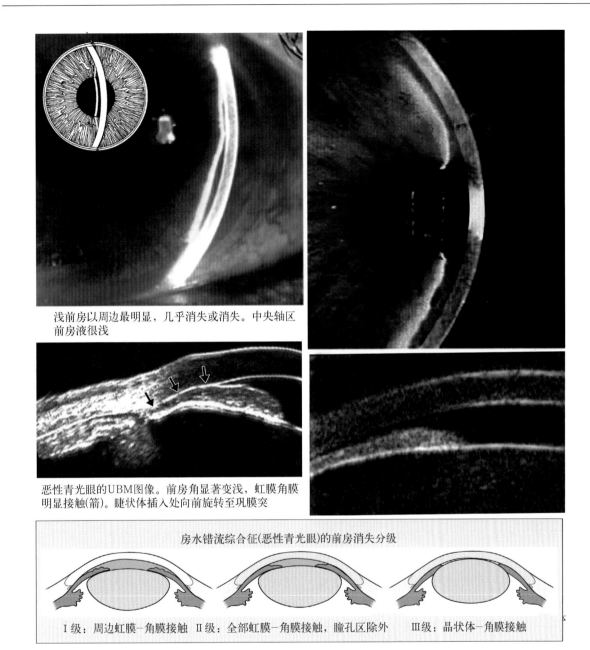

浅前房以周边最明显，几乎消失或消失。中央轴区前房液很浅

恶性青光眼的UBM图像。前房角显著变浅，虹膜角膜明显接触(箭)。睫状体插入处向前旋转至巩膜突

房水错流综合征(恶性青光眼)的前房消失分级

I级：周边虹膜−角膜接触　II级：全部虹膜−角膜接触，瞳孔区除外　III级：晶状体−角膜接触

图 2-11-13　恶性青光眼（房水错流综合征）的浅前房

有时需在眼睑轻轻加压才能见渗漏（图 2-11-14）。滤过泡（bleb）引流过畅者有巨大滤过泡。切口渗漏及滤过泡引流过畅者压迫包扎一天后前房会变深。

2. 脉络膜浆液性脱离及脉络膜出血性脱离可见眼底的大块隆起，从颜色上是可以区分的，浆液性脱离呈淡棕色，枯萎的麦秆色；出血性脱离脉络膜呈暗棕或暗红色，多为术中急性并有眼剧痛。但愿你在手术台上永远不会遇到脉络膜出血性脱离。若无把握区分，用 B 超可鉴

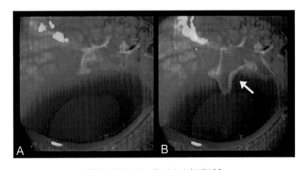

图 2-11-14　Seidel 征阳性

A.荧光素滴入结膜囊，开始观察 Seidel 征。B.滤过泡游离缘伤口流出的渗漏液混杂着荧光素一起像瀑布样向下流

表 2-11-5　抗青光眼手术后 5d 内前房消失的鉴别诊断

	切口渗漏	脉络膜脱离（浆液性）	脉络膜脱离（出血性）	瞳孔阻滞	恶性青光眼
发病	术后第 1 周	术后第 1 周	术中眼剧痛，或术后第 1 周	术后任何时间	术中或术后任何时间
眼内压	< 10mmHg	< 10mmHg	常增高，急性	常增高	极高
裂隙灯	Seidel 征阳性	Seidel 征阴性	Seidel 征阴性	虹膜明显膨隆；如有畅通的周边虹膜切除孔，可否定本病	
畅通的虹膜切除孔	有	有	有	无	有
眼底		淡棕色大块球形隆起	深褐色或暗红色大片隆起		
B 超		脉络膜浆液性脱离	脉络膜出血性脱离		
超声生物显微镜（UBM）		脉络膜脱离	脉络膜脱离		睫状突抵住晶状体赤道并向前转，迫使虹膜根部贴紧小梁及角膜
激光虹膜造孔术				术后前房立即变深	
脉络膜上腔引流		淡黄色水液流出	淡红色或深红色血液流出		无液体流出

别脉络膜浆液性脱离及出血性脱离。

3. 瞳孔阻滞　当然要排除瞳孔阻滞，仔细观察可发现瞳孔阻滞者前房周边部比中央更变浅，虹膜或多或少有膨隆现象，无虹膜切除孔，或者切除孔已被堵塞，此时应该立即行激光虹膜造孔术，获得通畅的虹膜孔后前房马上变深，眼内压下降。

4. 青光眼手术失败引起的眼内压增高　手术失败的原因多数是引流道阻塞或小梁功能障碍。因此，前房虽较浅，但不会像恶性青光眼那么浅。另外，滴毛果芸香碱后眼内压或许可稍下降。恶性青光眼正相反，只在滴阿托品液后前房才会加深，眼内压略下降。

[治疗原则]

及时准确诊断，果断立刻处理是争取较好结果的关键。

治疗策略是：玻璃体内的水液返回前房，促进睫状体转回原来解剖位置，这样才能解除睫状体对小梁网的压迫，恢复房水流出；虹膜-晶状体隔膜后退，前后房重新形成。

1. 强力药物治疗

（1）扩瞳-睫状肌麻痹药：1% 阿托品滴眼 4 次 /d；2.5% 新福林滴眼 4 次 /d，联合治疗可以绷紧悬韧带将晶状体-虹膜隔后移，并消除睫状体阻塞房角。对有晶状体眼的效果优于无晶状体眼。缩瞳药会加重病情，故禁用。

（2）降眼内压药物：多种药物齐头并进。①局部 β 受体阻滞剂或 α_2 受体激动剂，以减少房水生成，因为房水可能继续错误地向后流入玻璃体内。②全身用高渗剂（口服甘油或静脉注射甘露醇，每 12 小时 1 次）缩小玻璃体容积以缓解虹膜-晶状体隔前移。③系统应用碳酸酐酶抑制剂乙酰唑胺（Diamox）。

（3）控制炎症：地塞米松或泼尼松滴眼 4

次 /d：减少充血和炎症。一直使用，直至前房加深、眼内压下降，或者不超过 5d。

如果药物治疗耐受性好且无禁忌证，则试行 2 ～ 4d。如果病情缓解（即前房加深），高渗剂首先停止使用，房水抑制剂在几天内减少甚至停止。新福林滴眼液停止，但是睫状肌麻痹剂应该持续数月至数年，在某些病例无限期地应用防止复发。

强力药物治疗病人在 5d 内可获缓解，但成功率在有晶状体眼是少数（虽然有人估计约50%），在无晶状体眼更低（几乎罕见）；若在上述药物治疗 5d 仍无明显好转者需激光介入或手术。

2. 激光介入 药物治疗失败并且眼屈光介质清晰，则使用 Nd：YAG 激光治疗。

（1）Nd：YAG 激光晶状体囊膜和玻璃体前界膜切开。适用于人工晶状体眼。烧破前玻璃体膜（周边 3 处）以解除睫状体玻璃体阻滞。在人工晶状体眼中，由于晶状体囊和人工晶状体阻挡玻璃体腔与前房之间的交通，在术后几个小时内看到前房稍微加深，提示手术有效。

（2）睫状体二极管激光术，破坏睫状突可缓解挤压房角导致的关闭；但是曾有报道术后引起睫状体阻滞。

3. 手术治疗

（1）白内障眼行前玻璃体切除术联合摘除晶状体（植入人工晶状体）。

（2）无晶状体眼行前玻璃体切除术，但单纯玻璃体切除术后容易复发；最好前玻璃体切除联合前玻璃体膜 - 悬韧带切除；难治病例可联合分流管植入术（分流管经平坦部插入玻璃体）。

（3）对人工晶状体眼病人，前房输液针头的输液瓶吊高 30cm，维持眼内压约 20mmHg 水平，加深前房。中央玻璃体切除后，玻切刀（MVR 刀）头面朝上，在相连部位切除前玻璃体膜 - 悬韧带和周边虹膜。玻璃体内的房水经此通道直接进入前房。Caprioli 推荐 5 例后

路法手术经验（Bitrian E, Caprioli J. Pars plana anterior vitrectomy, hyaloido-zonulectomy, and iridectomy for aqueous humor misdirection. Am J Ophthalmol，2010，150: 82-87）见图 2-11-15。Dervenis 等（2017）报道 4 例采用前路法创建玻璃体 - 悬韧带 - 虹膜 - 前房通道：将 20G 微型玻切刀穿过角膜和虹膜（6 点钟位），指向眼球中心，穿过悬韧带到瞳孔后面的玻璃体腔。将灌注导管安置到前房。将玻切刀头放置在玻璃体腔中，开始切除前玻璃体。然后，扩大悬韧带和虹膜的孔（虹膜孔可达 2mm）。必须清除孔道中的玻璃体，前房内注射 TA 协助辨认玻璃体（Dervenis N, Mikropoulou AM, Dervenis P. Anterior segment approach for the surgical management of aqueous misdirection syndrome. J Cataract Refract surg，2017，43:877-878）。

（4）预防性激光虹膜造孔术：恶性青光眼病人的另一眼抗青光眼手术后很可能同样发生恶性青光眼（图 2-11-16），因此第 2 眼最好先行预防性激光虹膜造孔术防止急性发作。

（二）白内障摘除后青光眼

白内障摘除后，无论无晶状体眼或人工晶状体眼并发青光眼者并不少见，因处理上的困难，历来颇受注意。

先将青光眼按开角和闭角发病机制分成两大类。

[开角机制]

1. 术后 1 周内开角型青光眼 手术后 1 ～ 2d 眼内压增高：白内障摘除术后次日必须测量眼内压。最常见的原因是维持前房形成的粘弹剂（viscoelastic）在手术结束前未被完全吸除。大分子粘弹剂堵塞小梁网眼而使眼内压升高，眼内压上升程度视粘弹剂的量而异。眼内压增高常发生在手术后 6 ～ 24h，随着粘弹剂的消失，眼内压于 72h 自行恢复正常。

残留的晶状体物质及血凝块也可堵塞小梁网眼，伤口挤压及手术后炎症反应也可能使眼内压稍增高。前房型人工晶状体和安置在睫状沟的人工晶状体直接接触虹膜而容易产生炎症。

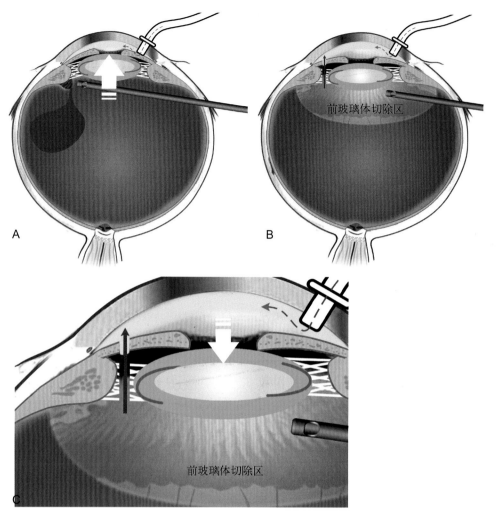

图 2-11-15 PPV 联合切除前玻璃体膜 - 悬韧带和周边虹膜

A. 加深和维持前房：白内障手术相关恶性青光眼。睫状突 - 悬韧带 - 前玻璃体膜复合体形成的阻滞。房水正常的向前通道关闭，房水被迫错流入玻璃体。玻璃体压力增高，将晶状体 - 虹膜隔推向前（白箭），房角关闭，眼内压升高。手术先将前房输液针头经角膜插入前房。输液瓶吊高 30cm，维持眼内压约 20 mmHg 水平，以加深前房。在眼外，标记 PPV 巩膜切开部位；从 PPV 巩膜切开部位到达预计虹膜孔的位置，在玻切柄做标记玻切头需要进入眼内的正确长度。B. 前部玻璃体切割器械切除中央玻璃体。然后，玻切头面朝上，切除前玻璃体膜 - 悬韧带，相应部位切除虹膜。创建一个玻璃体 - 前房的直接通道。前玻璃体内的房水可通过此通道直接流、入前房（红色箭）。前房很快变深。C. 图 B 的局部放大

瞳孔阻滞也可造成高眼内压。脉络膜上间隙出血是极少见的。

2. 术后 1 周后开角型青光眼　糖皮质激素、残留的晶状体颗粒 / 皮质、影细胞青光眼、色素性青光眼、前房玻璃体等为常见原因。

糖皮质激素性眼内压增高一般滴 2～3 周后开始，极个别病例在滴后 3d 就产生高眼压。残留的晶状体颗粒 / 皮质在术后数天至数周出现高眼压。影细胞青光眼有较多眼内出血，常

在术后 1～3 周眼内压升高。

未行周边虹膜切除术，尤其是前房型人工晶状体植入者要注意瞳孔阻滞（虹膜瞳孔缘与人工晶状体或玻璃体粘连）。

[闭角机制]

1. 瞳孔阻滞　解剖学瞳孔阻滞常见虹膜与玻璃体、晶状体遗留物、囊和人工晶状体形成粘连。典型的瞳孔阻滞通常为虹膜膨隆伴闭角。经常见到的是伤口渗漏引起的浅前房。

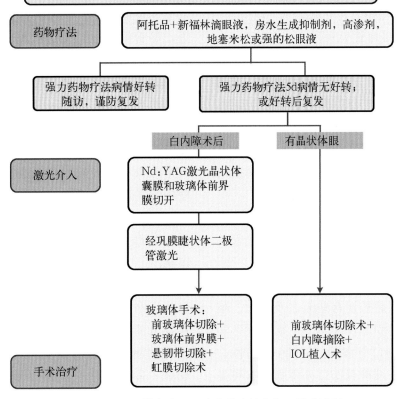

图 2-11-16 恶性青光眼（房水错流综合征）治疗流程

（1）前房延迟形成：手术次晨前房必须充分形成。前房如不能及早形成，则因房角粘连而继发青光眼，据统计 19d 以上不形成者 37.5% 发生继发性青光眼（Cotlier，1972）。前房延迟形成的原因有多种多样。①创口缝合不良或贴合不良发生漏水，眼内压过低又可造成脉络膜脱离，脱离的脉络膜把玻璃体推向前方，更促使前房浅而不易形成。②术后创口愈合良好并不漏水，但前房仍迟迟不形成。其原因：一是手术后有睫状体脱离，房水分泌功能不良引起眼内压低，前房迟不形成；二是白内障手术时虹膜根部切除过小或位置偏前方（不在根部）或没有切穿色素上皮，玻璃体可以堵塞虹膜切除小孔及瞳孔造成前后房交通不良；三是虹膜大量渗出物与玻璃体膜发生粘连而阻塞瞳孔造成前后房交通障碍。

（2）虹膜玻璃体阻滞（iridovitreal block）：未植入人工晶状体的囊外摘除术、囊内摘除术后玻璃体表面与虹膜贴住或黏连。行周边虹膜切除术可预防继发性青光眼。

（3）人工晶状体瞳孔阻滞（pseudophakic pupillary block）：前房型 IOL 比后房型 IOL 容易发生。常发生在术后早期，特别是糖尿病病人出血、葡萄膜炎的膜性渗出、悬韧带脆弱容易断裂者玻璃体疝、激光切开后囊膜后。

2. 非瞳孔阻滞

（1）周边前粘连和（或）小梁损伤：在大多数慢性青光眼或无晶状体眼的周边前房粘连是因为术后浅前房、炎症、碎片。白内障手术后浅前房可能由于创口渗漏伴低眼压和脉络膜脱离，浅前房时间过长会发生周边前房粘连。

（2）手术后 2 ～ 30d 眼内压增高：周边前

房极浅者必须想到恶性青光眼。

（3）前房型人工晶状体因人工晶状体襻纤维化造成功能性小梁网损害。

（4）慢性葡萄膜炎周边前房粘连或瞳孔环形后粘连和瞳孔阻滞继发青光眼。

上皮内生／纤维血管长入。

注：白内障术后继发青光眼

开角型青光眼：原发性开角型青光眼，血诱发青光眼（前房积血,影细胞青光眼），葡萄膜炎，UGH 综合征（葡萄膜炎青光眼前房积血），晶状体颗粒，核碎片脱落，糖皮质激素，黏弹剂（Nd：YAG 激光囊膜切开，前房玻璃体），睫状体脱离裂口关闭，新生血管性青光眼（早期）。

闭角型青光眼：先前存在的原发性闭角型青光眼，瞳孔阻滞，恶性青光眼，新生血管性青光眼，上皮内生／纤维血管长入。

（三）白内障摘除术后上皮长入

白内障摘除术后长期有些充血及刺激，前房中有细胞，对类固醇反应不好，则必须怀疑上皮内生，当时伤口有渗漏（Seidel 征阳性），眼内压会偏低。仔细检查伤口处角膜后方可见极薄的膜（透明或半透明），膜盖在角膜内皮造成角膜水肿，此膜继续生长，盖住房角而致青光眼；此膜逐渐向虹膜面生长成囊肿。少见，发病率 0.08%～0.12%，角膜小切口手术的发生率更低，但其处理和后果令人头疼。

肯定上皮向内长入后必须彻底切除瘘管和已波及的虹膜，可用氩激光 0.2s，200～500μm 光斑，200～500mW，致上皮膜变成白色，但穿透朦胧的角膜可能需要更高的能量。

冷冻术破坏在角膜的内生上皮，行角膜成形术。治疗是棘手的。顽固难治的青光眼需要用分流管植入术。

发病机制：伤口渗漏、浅前房、瘘管；虹膜嵌顿，玻璃体，晶状体物质或表面上皮堵在伤口会阻止创面愈合，从而促进上皮向内生长。健康的角膜内皮细胞可能具有保护作用，通过接触抑制防止上皮向内生长。低眼压和相关的血浆样水可能会支持上皮细胞内生。

（四）角膜手术继发青光眼

角膜全层移植术后立即眼内压增高者 20%～30%，同时做晶状体摘除者高眼内压的患病率高些。术毕未彻底清除粘弹剂可造成术后立即高眼内压。病人的虹膜非常容易形成粘连，尽管做周边虹膜切除术，房角虹膜仍然容易发生粘连。伤口渗漏而使前房变浅，房角关闭导致周边前粘连是高眼内压的关键因素，长期滴用类固醇也可能是一种因素。

（五）玻璃体切割术继发青光眼

平部玻璃体切割术（pars plana vitrectomy, PPV）的术前疾病（包括外伤、炎症等）、术中使用的眼内填充物、视网膜脉络膜光凝、冷冻、玻璃体内注射曲安奈德，玻璃体切除术后增加的眼内氧合作用都是术后眼内压升高的因素。

Beebe 等测定人眼内的氧含量分布后提出氧从视网膜小动脉扩散到玻璃体，在这通道中存在氧消耗（由玻璃体中的抗坏血酸脱水和晶状体的新陈代谢需要氧），因此，视网膜-玻璃体-晶状体存在氧梯度降低的现象。年龄相关的玻璃体退化或玻璃体切除术去除玻璃体，使晶状体的后部暴露在高氧环境而引起核硬化性白内障。玻璃体切除术和白内障手术后小梁网氧水平增高，此为开角型青光眼的风险 [Beebe DC, Shui YB, Siegfried CJ. Preserve the (intraocular) environment: the importance of maintaining normal oxygen gradients in the eye. Jpn J Ophthalmol，2014，58:225-231]。

虽然大多数病人术后 24h 以内眼内压的升高通常是短暂的，能够被药物控制。有一部分病人需要手术，有一小部分病人持久性高眼压而丧失视功能。

附：玻璃体内填充物所致术后高眼压

玻璃体内填充物（膨胀气体，硅油）是术后高眼压发生的最主要原因。术后眼压升高的程度主要取决于填充物的种类、浓度和量、巩膜切口渗漏和手术后的随访时间（表 2-11-6）。硅油注入后 3 h 之内发生高眼压。气体充填术后 24 h 内眼压上升较快，并在术后 24 h 达到高峰。

PPV 术后 48h 61% 眼内压升高 5 ～ 22mmHg，36% 升高 30mmHg。必须指出的是：气 / 液交换术后巩膜硬度降低，必须用 Goldmann 眼压计。非接触式眼压计因角膜水肿而不能测定者需用 Schiötz 眼压计。

23G 玻璃体切割手术巩膜免缝合（巩膜穿刺口约 0.6mm），切口密闭差存在渗漏，缩短手术时间减轻了术后反应。术后前 3 天是术后炎症反应高峰期，而此时由于切口的渗漏而未表现出高眼压。待巩膜愈合时，炎症反应已明显减轻。与 20G（0.9mm）相比，23G 降低了术后高眼压的发生率。

1. 术后第 1 天发生高眼内压　注射入玻璃体腔的长效气体的膨胀，使虹膜 - 晶状体隔前移，房角关闭可明显地增高眼内压，以后房水代偿性地流出增多，眼内压迅速恢复正常。①长效气体 SF_6 及 C_3F_8 注入玻璃体后遇到组织及血中的氮，气体便膨胀直至达到平衡。SF_6 的体积 36h 内可扩张 2 倍，14d 内吸收。C_3F_8 的体积 36h 扩张 4 倍，4 ～ 6 周吸收。SF_6 与空气混合可减少青光眼发病率。②硅油注入玻璃体腔后 6h 至 60d 内 56% 眼内压增高至少 10mmHg，系瞳孔阻滞、房角关闭。③炎症性渗出阻塞小梁网也常发生。④偶尔发生脉络膜或睫状体大量出血可导致房角关闭性青光眼。

术后眼压在 25 ～ 30mmHg 者，滴眼液以降低房水生成的为主，如噻吗心安或阿法根。眼压在 31 ～ 40mmHg 者添加碳酸酐酶抑制剂点眼或口服。眼压＞ 40mmHg 者分析青光眼机制，认真对待。

手术 1 周后新发生的青光眼可能是葡萄膜炎引起的，但不要忘记晶状体溶解性青光眼及溶血性青光眼。当然要分析继发青光眼的机制。

手术 2 ～ 4 周后新发生的青光眼可能是炎症继发的、新生血管性青光眼。

2. 膨胀气体填充(expanding gas tamponade) 包括空气在内的各种气体填充物均为玻璃体替代物（vitreous substitutes）。PPV 联合气体充填术后高眼压的发生。术后 52% 的患眼眼压＞ 25mmHg，其中有 29% 的患眼眼压≥ 30mmHg。

眼内气体填充物引起高眼压的机制：与其膨胀浓度和物理性质有关。可膨胀气体在玻璃体腔超过膨胀浓度后，吸收血液中氮气而膨胀，腔内容在短时间急剧膨胀造成眼压上升。①主要是玻璃体腔气体膨胀，推顶虹膜晶状体隔向前→前房变浅和房角变窄→房角关闭→闭角型青光眼。②长时间存留的气体引起眼前段炎症反应，前房的炎性渗出影响房水流出通路，造成眼压的升高的次要因素。③术后的俯卧体位促进前房变浅增高眼内压。

表 2-11-6　玻璃体内填充物的特性

性能	空气	SF_6	C_2F_6	C_3F_8
半衰吸收期（d）	2	3	6	4.5 ～ 6
膨胀率（倍）	1	2	3.3	4
非膨胀性的浓度（混合气体）	100%	20% ～ 40%		10% ～ 16%
达最大膨胀时间（d）	—	2	3	3
"治疗体积"的停留时间（d）	1	3 ～ 4		16
1ml 眼内留存时间（d）	5 ～ 7	10 ～ 14	30 ～ 35	55 ～ 60

六氟化硫（sulfur hexafluoride，SF_6）；全氟乙烷（perfluoroethane，C_2F_6）；全氟丙烷（perfluoropropane，C_3F_8）

处理：按照发病时间、眼内压增高水平、青光眼发病机制（闭角型、开角型）分别对待。对于气体填充的术后高眼压，可以抽出部分气体直至眼内压约在25mmHg，必要时联合前房成形术。

3. 硅油填充（silicone oil tamponade）　严重眼外伤、巨大视网膜撕裂、增殖性糖尿病视网膜病变，PVR等复杂性玻璃体视网膜疾病。在平坦部玻璃体切除联合硅油注入。术后高眼压是玻璃体切除联合硅油注入术后最常见的并发症。玻璃体手术联合硅油填充术后高眼压的发生率一般在往年3%～40%，近年来发生率降低。

术前即存在的青光眼、糖尿病、无晶状体眼等是导致PPV-硅油术后眼压升高的因素。这类病人不适宜用硅油填充！

（1）PPV-硅油术后眼压升高的机制：瞳孔阻滞、炎症、虹膜粘连、游离在前房的硅油[未乳化或乳化硅油emulsified silicone的微滴（microdroplets）本身或被吞噬细胞吞噬后堵塞小梁网，并且微滴对小梁网有毒性作用]阻塞房水流出、新生血管等。必须分析病人高眼压的机制便于对症下药。

（2）PPV-硅油术后早期高眼压：硅油填充过多，甚至流入后房将虹膜向前推移造成瞳孔阻滞→前房消失→房角关闭→继发性闭角型青光眼。处理：滴眼液以降低房水生成的为主，必要时加前列腺素类似物。部分取油、体位改变、抗炎、扩瞳。瞳孔阻滞者6点钟虹膜周边"大块"切除（激光孔直径至少200μm，必要时做切口性虹膜大块切除）。SLT（眼内压可从25降至16mmHg）。以上方法仍然不能满意控制眼内压者考虑睫状体光凝，成功率66%～82%。勿用前房穿刺降眼压，这会促进消失的前房形成周边前粘连。

（3）PPV-硅油术后迟发性眼压升高：①乳化硅油游离到小梁网→继发性开角型青光眼。②硅油引起局部炎症，加重房水流出通路中的障碍，而且产生PAS→房角闭合→闭角型青

光眼。③新生血管性青光眼。处理：滴眼液以降低房水生成的为主，必要时加前列腺素类似物；抗炎；提前取出硅油；彻底大量冲洗前房；SLT；药物难以控制高眼压者，需睫状突光凝或引流管植入术。不推荐小梁切除术。新生血管性青光眼者需在引流管植入术前用抗VEGF使新生血管消失防止出血。

Al-Jazzaf等（2005）报道450眼PPV-硅油手术，11%术后IOP增高。其中78%仅用药物控制眼内压，（26±13.4）mmHg控制为（18±9.1）mmHg；11%药物治疗失败而给予Ahmed青光眼分流管植入术，术后成功率在6个月86%，1年76%。眼内压术前（44±11.8）mmHg，最新随访时（14±4.2）mmHg（J Glau-coma，2005，14：40-6）。

值得注意的是：乳化硅油泡沫接触小梁网的持续时间越久，越可能使小梁内皮细胞和胶原基质出现器质性变化，小梁网硬化和崩溃是逻辑性后遗症。在此阶段，取出硅油已无控制眼压的作用。PPV-硅油继发性青光眼病人不能满意控制眼内压者，及早清除乳化硅油是明智的举措。即使取出硅油，甚至充分冲洗前房，在玻璃体和前房中不可避免会残留，尤其是乳化硅油。大多数报道硅油取出后眼内压无明显改善；有报道即使眼内压被控制，杯盘比在持续扩大，其原因何在？病检发现硅油侵入视神经，但尚未知其间确实关系。

（六）巩膜扣带术继发青光眼

14%～50%巩膜扣带术（scleral buckling，SB）后继发青光眼，一般无症状，所以常被忽略。前房变浅，房角关闭。术后巩膜硬度降低，故Schiötz眼压计测得的值比实际眼内压低，必须用Goldmann眼压计。

1. 发病机制　房角关闭有两种不同的机制。一种机制是玻璃体-晶状体向前移位，是由于巩膜被压陷和脉络膜上腔液体的双重因素。另一种机制是引起睫状体脱离→渗漏液推挤睫状突向前旋转，此时，瞳孔

阻滞不是机制，单独虹膜切除术不能防止周边虹膜前粘连，可能需要激光虹膜成形术或房角粘连分离术将周边虹膜从小梁网拉开。

2. 临床表现 手术时有液体残留在脉络膜上间隙，以致睫状突向前转而关闭房角（图2-11-17）。但这种小量脉络膜分离用检眼镜是不能发现的。必须用 UBM 或 OCT 探查。高眼内压多数经 1～3d 消退。

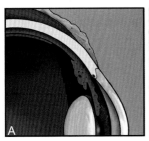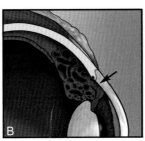

图 2-11-17 巩膜扣带术后睫状体郁结继发青光眼
A. 正常眼。B. SB 术后可能涡静脉排出受阻，导致脉络膜郁结和脱离，睫状体肿胀而向前旋转超越巩膜突，周边房角关闭（Courtesy of Drs George R. Reiss & Jack O. Sipperley）

3. 治疗原则 药物降低眼内压可用降低房水生成的眼药如噻吗心安、阿法根、碳酸酐酶抑制剂。

为治疗睫状突向前转而致的房角关闭，需滴阿托品扩瞳。滴糖皮质激素消炎防止虹膜粘连。眼内压居高不下者，根据发病机制选择手术，脉络膜上腔液体很多者除服泼尼松外考虑释放脉络膜上腔水液。

（七）全视网膜光凝继发青光眼

全视网膜光凝术（panretinal photocoagulation，PRP）即使在将疗程分成二次（间隔 2 周以上）后仍然有 7% 继发青光眼。多数病例在手术后 4～14d 自行缓解。

1. 高眼内压的机制 ①组织爆炸：激光击射瞬间发生组织爆炸，造成一过性眼压升高。②房角关闭：激光的光能转化为热能，摧毁了血-视网膜屏障，干涉脉络膜内静脉回流，睫状体脉络膜产生渗漏液而脱离，这促使肿胀的睫状突向前推移，虹膜根部前移，使房角变窄而关闭。③ PRP 往往会造成 RPE 细胞丢失、增生，脉络膜充血。

2. 治疗原则 局部滴阿托品以松弛睫状肌，紧张悬韧带，使虹膜-晶状体隔后移→张开房角。若眼内压太高（> 30mmHg），则在排除瞳孔阻滞后，用药物治疗。

滴爱必定（iopidine）或阿法根、β 受体阻滞剂、碳酸酐酶抑制剂。眼内压太高者甚至需用高渗剂。

十二、药物诱导青光眼

（一）概述

无论局部或全身给药均有可能诱发高眼内压。及时停药，眼内压恢复正常，这类一过性眼内压增高，并无大碍。但是，若用药过久，病情严重者即使停药＋降眼内压滴眼液，眼内压不能恢复正常，这种继发性青光眼会造成视神经损害。

大多数病人不懂、不警觉药物诱发急性眼内压增高。因此必须养成良好习惯，询问病人近期药物应用史（眼局部和系统给药，处方药和非处方药）。

眼局部用药只诱导一眼的眼内压增高。系统给药造成两眼的眼内压增高，很少只表达一眼。依据房角的状态分成开角型与闭角型。

1. 药物诱发性开角型高眼内压 医源性药物诱导青光眼中，很常见的原因是糖皮质激素的不良反应。眼膏进入前房可堵塞房角小梁网而使眼内压升高，少见，但角膜切开手术的几天内不宜用眼膏。在眼科手术用的硅油或粘弹剂也可造成开角型高眼压。近年来发现玻璃体内注射抗 VEGF 后持久性眼内压升高。如果不追问病人用药史，很容易误诊为原发性开角型青光眼。

（1）硅油继发开角型高眼内压：这可发生于术后任何时间。眼内压升高的范围可以从轻微-瞬时至重度-持续。初期眼内压高峰可能是由于瞳孔阻滞，由硅油机械性阻塞房角或炎症；

晚发型高峰是由于粘连性闭角、虹膜新生血管、乳化硅油液滴和硅油迁移进入前房和堵塞房角。前房硅油的存在可以诱导慢性炎症和小梁网纤维化。

（2）粘弹剂继发开角型高眼内压：通常发生在术后第 1 天。眼内压上升是由于小梁网流出通道被粘弹剂堵塞。术毕前彻底清除前房中的粘弹剂，则可防止。

2.药物诱发性闭角型青光眼（表 2-11-7）药物诱发性闭角型青光眼又分瞳孔阻滞和非瞳孔阻滞两类。瞳孔阻滞类常由药物的扩瞳作用而引起；非瞳孔阻滞者多为后部向前推机制。如果不追问病人用药史，很容易误诊为原发性闭角型青光眼。对非瞳孔阻滞机制的病人必须通过 UBM 探测到睫状体 - 脉络膜上间隙积液才能确定，极大多数是由于系统给药，所以典型病例是两侧性的。

并非全人群多可由某药物诱发青光眼，仅有一小部分人会被药物诱发青光眼。也就是说，存在开角型或闭角型青光眼因子的人群容易被激发。对业已存在原发性青光眼的病人有一部分人会加剧病情。超常规剂量容易产生不良反应，而且潜伏期明显缩短。

（二）类固醇诱发青光眼

1.概述　类固醇诱发性青光眼（steroid-induced glaucoma）（corticosteroid-induced glaucoma）或称皮质类固醇性青光眼（corticosteroid glaucoma）。糖皮质激素的抗炎性强，因此，被广泛应用于眼科和其他系统学科的临床。局部长期使用，全身长期应用糖皮质激素制剂均可发生青光眼，其临床表现与开角型青光眼一致，同样可以发生视野缺损及青光眼凹陷。少数有急性青光眼的表现。

类固醇诱发青光眼与个体对糖皮质激素的反应敏感性、药物类别、给药途径、剂量、频率、治疗时程、年龄等有关。

外源性糖皮质激素：眼局部给药方式有：滴眼液和眼膏、眼周注射、玻璃体内注射；片剂口服；吸入剂（呼吸系统病）；静脉内注射。

这些给药方式导致眼内压增高已是公认的糖皮质激素的不良反应。

Cushing 综合征过量产生内源性糖皮质激素也可造成眼压增高。

（1）糖皮质激素的哪些类别容易诱发高眼内压：诱发青光眼的类固醇药物，按升序排列：甲羟松，氢化可的松，氟米龙，利美索龙，泼尼松 / 泼尼松，地塞米松 / 倍他米松。

口服泼尼松产生增加眼内压的阈值是，剂量超过 7.5mg/d。

口服泼尼松产生白内障的阈值是，剂量超过 5mg/d，或持续用药超过 1 年。

在接受类固醇的病人每次随访时监测眼内压是必要的。

（2）用药多久会发生青光眼：局部应用的药物以地塞米松、泼尼松龙为突出，可的松较少发生。所谓"长期使用"，其界限若何？现无一定准则，据 Becker 调查，正常人群对糖皮质激素制剂的眼内压反应，高低不一。每天口服糖皮质激素 4 ～ 6 周后，5% 为高反应，眼内压增高 > 15mmHg，达 > 31mmHg。36% 为中度反应，眼内压增高 6 ～ 15mmHg，达 21 ～ 31mmHg；59% 为无反应，眼内压增高 < 6mmHg，达 < 20mmHg；开角型青光眼者 92% 为高反应，8% 为中等度反应。因此，对开角型青光眼病人应用糖皮质激素后必须观察眼内压，并须缩短时期，或找代用品。滴糖皮质激素眼药水多久才会产生高眼内压？这须视各人的反应而定，一般至少连续使用 4 ～ 6 周以上。儿童容易诱发高眼内压。

Roth 等（2009）929 眼玻璃体内注射曲安奈德 4mg（平均 1.6 次）后，6 个月 28.2%、12 个月 34.6%、18 个月 41.2%、24 个月 44.6% 眼内压升高。IOP > 25mmHg 者 6 个月 14.6%、12 个月 19.1%、18 个月 24.1%、24 个月 28.2%。

（3）给药途径与高眼内压的关系：所有给药途径均可引起眼压升高，但全身用药出现眼压升高比局部滴用者较少。眼周注射特别是长效

表 2-11-7　药物诱导高眼内压

	开角型青光眼	急性闭角型青光眼（瞳孔阻滞）	急性闭角型青光眼（非瞳孔阻滞）
青光眼机制	小梁网堵塞	后房压高于前房造成周边虹膜膨隆→房角关闭	睫状脉络膜积液、睫状突前转或虹膜 - 晶状体前移→房角关闭
眼局部用药物	• 糖皮质激素 • 眼膏 • 硅油 • 粘弹剂 • 抗 VEGF（玻璃体）	• 扩瞳滴眼液：新福林，托吡卡胺，阿托品，后马托品 • 肉毒杆菌毒素：注射眼周；可扩瞳	• 拉坦前列素滴眼液 • 前房内注射：乙酰胆碱，卡巴胆碱 • 毛果芸香碱滴眼液。偶尔因虹膜 - 晶状体隔前移
喷鼻药		肾上腺素喷鼻药	
喷雾药（呼吸系统药物）		沙丁胺醇、特布他林（平喘药 / 肾上腺素受体激动药），异丙托溴铵（平喘药 /M 受体阻滞药），噻托溴铵	
全身途径给药	• 糖皮质激素 • 抗肿瘤药：多西他赛，紫杉醇，甲磺酸伊马替尼 • 胃肠解痉药：丙胺太林，双环维林	• 自主神经系统药：麻黄碱，肾上腺素 • 感冒药：Coldguard Cold & Flu • 抗忧郁药：三环类，四环类。阿米替林，丙米嗪，米安色林，安非他酮，氟西汀，帕罗西汀，氟伏沙明，西酞普兰，依他普仑。选择性 5- 羟色胺再摄取抑制剂；抗胆碱能作用引起扩瞳 • 单胺氧化酶抑制药：硫酸苯乙肼，反苯环丙胺 • 抗精神病药：奋乃静，三氟拉嗪，氟非那嗪 • 抗组胺药：组胺 H_1 和 H_2 受体拮抗剂有溴苯那敏，氯苯那敏，右溴苯那敏，右氯苯那敏，二甲茚定，非尼拉敏，曲普利啶。有扩瞳作用；摇头丸 • 麻醉药：琥珀酰胆碱，氯胺酮	• 磺胺类药物：托吡酯，乙酰唑胺，柳氮磺吡啶，磺胺甲噁唑 / 甲氧苄啶 • 抗癫痫药：托吡酯 • 利尿药：乙酰唑胺，醋甲唑胺，氢氯噻嗪，吲达帕胺，氯噻酮 • 抗凝血药：肝素，依诺肝素，华法林。可引起玻璃体、脉络膜或视网膜下大出血 • 抗帕金森病：卡麦角林 • 抗胆碱：黄酮哌酯 • 抗原虫和抗菌剂：甲硝唑，奎宁 • 抗病毒药物：奥司他韦 • β - 内酰胺抗生素：氟氯西林；四环素 • 非甾体抗炎药： • 感冒药：氨咖黄敏片 其他：ACE 抑制剂（降血压用），减食欲药，鱼肉过敏
治疗原则	• 诱发药物停止或减量，或用替代物 • 药物降低眼内压 • 参照 POAG 治疗	• 停止诱发药物 • 局部和全身抗青光眼药 • 激光虹膜切除术	• 停止诱发药物 • 加用局部和全身性类固醇 • 阿托品麻痹睫状肌 • 局部和全身抗青光眼药（抑制房水生成） • 少数病例需手术引流脉络膜渗漏液

激素如地塞米松、曲安奈德最易引起眼压升高，因它的作用强，而且是长效，可持续性释放长达数月，一旦出现眼压升高，很难在短期内使眼压降低；有时须行手术清除沉积于眼周的残留药物方可控制眼压。

类固醇类诱发青光眼的给药途径，按降序排列：玻璃体内，球结膜下（长效制剂），Tenon 囊下（长效制剂）局部，全身。眼局部给药引起同侧眼内压增高，全身给药造成两侧性眼内压增高。

（4）与治疗时程的关系：局部类固醇给药 4～6 周后，正常人群的 5%～6% 眼内压增高 16mmHg 以上，30% 人群增高 6～15mmHg。停止类固醇滴眼液后，眼内压几乎总是在 4 周内返回到基线。但是，眼周注射和玻璃体内注射给药途径引起的眼内压升高就不那么容易恢复。

单次眼周注射曲安西龙后 46% 眼压上升 ≥ 5mmHg，30% 眼内压 > 21mmHg。眼内压在 10 个月内恢复正常。多次注射者眼内压增高概率明显上升。

（5）与剂量的关系：泼尼松口服诱发青光眼与剂量的关系。Tripathi 等发现口服平均剂量每增加 10mg，则平均增高眼内压 1.4mmHg。

2. 眼内压增高机制　因房水流畅度下降引起眼压升高，但其确切机制尚不明了，研究者提供下述推测。

以葡萄糖氨基聚糖（glycosaminoglycans，GAGs）学说为盛行。房水流出通道中存在 GAGs，它可以被溶酶体中透明质酸酶解聚（depolymerized）。糖皮质激素能稳定溶酶体膜，从而减少释放分解代谢酶，促使不消化的聚合 GAGs 增多，则 GAGs 沉积于小梁细胞外基质；或因 GAGs 的解聚受抑制，而使胶原组织亲水性增强，以致小梁肿胀而使小梁网眼狭窄。

另外，小梁内皮细胞减少吞噬活性，细胞骨架组织的变化等均使 C 值降低而眼内压增高。

地塞米松抑制小梁细胞合成前列腺素约 90%。Underwood（1994）在人类细胞实验发现地塞米松可激发细胞紧密连接蛋白（ZO-1），通过特殊的受体 - 配体的相互作用，致使小梁细胞的房水流出阻力增加。皮质类固醇可改变房水引流道的细胞外基质成分。

蛋白质合成改变也已卷入类固醇性青光眼。小梁细胞含有高亲和力的糖皮质激素受体，因而小梁细胞是激素对眼内压影响的靶细胞。激素可通过细胞内受体经一定机制影响某些基因 / 蛋白的表达，形成相应的细胞外基质成分过多地异常沉积，从而使小梁网组织对房水流出的阻力增加，眼内压增高。小梁细胞中有一种分泌性蛋白，命名为 TIGR 蛋白（trabecular-mesh work inducible glucocorticoid-response protein）即"糖皮质激素诱导小梁细胞的反应蛋白"。实验发现 *TGIR/MYOC* 基因与类固醇调控小梁网内皮细胞有关。

小梁网细胞吞噬作用受到抑制，引起小梁网中的碎屑集聚，最终增加了房水外引流阻力。

3. 诊断　临床表现与原发性开角型青光眼相似。初期一般因眼内压渐进性增高，无主觉症状。个别病人主诉眉弓痛，视觉改变，甚至有虹视。

使用糖皮质激素后多高的眼内压才算高眼内压？现无公认的界线，≥ 21mmHg，或比用药前增高 8mmHg 必须警惕继发性青光眼的存在。对于开角型青光眼病人，应注意有无长期使用糖皮质激素制剂的病史，虽不能立即诊断为糖皮质激素性青光眼，但必须注意其可能性；若停用糖皮质激素后眼内压可恢复，再度用糖皮质激素则眼内压重新升高，此时可确诊为糖皮质激素性青光眼。

4. 治疗原则　发现糖皮质激素引起眼内压增高时，就应该停止或逐步减量。为抗炎症所需，换用非甾体消炎剂。顽固慢性葡萄膜炎病人考虑免疫抑制剂。

停用糖皮质激素后多久眼内压可恢复正常水平？根据各人反应程度，眼内压高度，用药久暂等因素而有出入，大多数病人在停用糖皮质激素 2～4 周后眼内压可恢复至原有水平。眼内压常在 25mmHg 以上者需用滴眼液降低眼内压。如果停用糖皮质激素 1 个月后眼内压居高不下，滴眼液不能控制眼内压者需参照 POAG 原则给予治疗，考虑 SLT；很少数病情顽固者需小梁切除术。

（三）玻璃体内注射抗 VEGF 后持久性眼内压升高

玻璃体内注射抗 VEGF 后持久性眼内压升高（sustained intraocular pressure elevation after intravitreal anti-VEGF）。CNV 年龄相关性黄斑变性和黄斑水肿病人在接受玻璃体内注射抗 VEGF 后眼内压持续升高，患病率 3.45% 至 11.6%。估计平均眼内压为 30～35mmHg（28～70mmHg）。玻璃体内注射次数有明显相关性，多次注射者发生率高些。Yannuzzi 等（2014）对美国 2638 位视网膜专科医师调研，539 位医师回复资料，他们 72% 医师每月注射 50 次以上。资料反映最常见的患病率 1%～2%（48%），3%～5%（34%）。注射量 > 0.05ml 和快速注射（< 1s）是危险因素。不同的抗 VEGF 药物有差异。

眼内压持续延迟升高相关的可能危险因素包括高眼内压或青光眼病史、晶状体、糖皮质激素使用史和（或）持续长期治疗时间。

有两点请注意：①眼内压迟发性持续升高，这不包括任何玻璃体内注射均可即刻发生的一过性眼内压升高（常在 30min 内恢复正常）。②迄今为止一直用"眼内压升高"作为诊断名，必须表现视网膜神经节细胞丧失 - 视神经损害后才可诊断为"青光眼"。

但是，回顾当初两个著名的 ANCHOR 和 MARINA 研究中未观察到注射抗 VEGF 后眼内压升高。因此，欧洲 IRVAN 研究组（Inhibition of VEGF in age-related choroidal neovascularisation）特地前瞻性研究 610 名 nvAMD 病人玻璃体内注射雷珠单抗和贝伐单抗共 10 160 次。只注射一眼，另一眼作对照。每次注射完毕时眼内压临时突然升高 3mmHg（中位数）。每月随访共 24 次。中位数眼内压 15.8（3.4）mmHg。结论是抗 VEGF 药物玻璃体内注射诱导 IOP 增高量小，其临床意义不确定（Foss, et al. Br J Ophthalmol, 2016, 100：1662-1667）。

1. 眼内压增高机制　有多个理论解释眼内压持续升高，可能是多因素的，包括高分子量蛋白质聚集物阻塞小梁网；亚临床性小梁炎（Sniegowski 见小梁网有白色 KP，用泼尼松滴眼液后消失，IOP 恢复正常）；推测亚临床葡萄膜炎引起小梁瘢痕；眼内压暂时性升高。房角轻度变窄。

2. 治疗原则　一般用滴眼液即可控制眼内压，极少数病人需手术降低眼内压。

（四）药物诱导急性闭角型青光眼

某些药物可诱发房角关闭或加剧慢性闭角型青光眼。已知下列药物"伴发"闭角型青光眼：肾上腺素能激动剂、胆碱能药、抗胆碱能药、拉坦前列素滴眼液、磺胺基药物、利尿药、抗抑郁药、抗凝血药、组胺 H_1 和 H_2 受体拮抗剂、麻黄碱、抗震颤麻痹药、抗病毒药、抗原虫药、抗生素、非甾体抗炎药、非处方感冒药、可卡因等。其他包括：鱼肉过敏，眼睑注射肉毒杆菌毒素。前房内注射乙酰胆碱，卡巴胆碱。鼻内喷萘甲唑啉。

1. 眼内压增高机制　药物诱导急性闭角型青光眼（drug-induced acute angle closure glaucoma），多数是个案报道，至今尚未研究二者是偶尔并存，还是有因果关系？产生高眼内压的机制只是推测。

Lachkar 和 Bouassida（2007），Razeghinejad 等（2011）归纳了药物诱导的两种闭角机制：瞳孔阻滞性和非瞳孔阻滞性（睫状脉络膜积液、睫状突前转或虹膜 - 晶状体隔前移）（Razeghinejad MR, Myers JS, Katz LJ. Iatrogenic glaucoma secondary to medications. The American journal of medicine, 2011, 124:20-25）。

（1）瞳孔阻滞性房角关闭：兴奋交感神经或抑制副交感神经的药物作用。引起瞳孔扩大，瞳孔阻滞，房角变窄、关闭。眼局部给药只造成单侧眼眼内压增高，全身给药往往造成两侧性高眼内压。见于如下病例。

①肾上腺素能激动剂：新福林和肾上腺素，因扩大瞳孔，瞳孔阻滞而增高眼内压。

安普乐定（apraclonidine，iopidine）滴眼液是 α_2 肾上腺素能激动剂，有轻度 α_1 的作用而轻度扩瞳。

麻黄碱（感冒药），肾上腺素（混入手术麻醉药，治疗过敏性休克和心室颤动）。麻黄碱喷鼻。萘甲唑啉治疗鼻出血。

沙丁胺醇（salbutamol）是特定 β_2 肾上腺素能激动剂，哮喘或慢性阻塞性肺疾病的支气管扩张吸入剂。因为沙丁胺醇通过角膜和结膜吸收后能增加眼内压和诱导暂时性闭角型青光眼。刺激睫状体 β_2 肾上腺素受体促进房水分泌。闭角是由引起的瞳孔扩大（异丙托抑制副交感神经的效果）。

②胆碱能剂：毛果芸香碱以收缩瞳孔治疗某些形式的青光眼，主要作用是增加房水流出通路。虽然这种药物通常用于治疗窄角型青光眼，但它可诱发闭角型青光眼的急性发作，由于晶状体-虹膜隔向前移动，从而完全闭塞房角。然而它也可减少葡萄膜巩膜途径房水外流，这不利于业已存在小梁网流动阻力的病人。

乙酰胆碱和卡巴胆碱用于眼内手术过程中收缩瞳孔。

③抗胆碱能药物：滴眼液托吡卡胺通常是一种短效扩瞳药。阿托品、后马托品和环喷托（cyclopentolate）具有长效麻痹睫状肌和扩瞳作用，比托吡卡胺更频繁地诱导急性闭角型青光眼。

④局部睫状肌麻痹药：可以导致显著眼内压升高，在明显正常人群为 2%，在已知有 POAG 病人增加至 23%。眼内压上升的原因可能是由于睫状肌麻痹后对小梁网的拉力减弱，所以房水外流下降。原发性开角型青光眼长效扩瞳药引发闭青的概率为 1/3380～1/20 000。Mapstone（1977）报道窄虹膜角膜角病人托吡卡胺扩瞳后，19/58 病人发生严重眼压升高而必须降压治疗。

全麻辅助用药琥珀胆碱（succinylcholine）和氯胺酮（ketamine）暂时性眼内压增高，可能由于抗胆碱能和肾上腺素作用。也有人推测是眼外肌收缩引起眼内压增高。

肉毒杆菌毒素注射眼周，向睫状神经节扩散而阻碍瞳孔的胆碱能神经支配。

异丙托溴铵（ipratropium bromide）与沙丁胺醇联合使用，扩张支气管药，由于慢性阻塞性肺病。

⑤组胺 H_1 受体拮抗剂：抗组胺药如溴苯那敏，氯苯那敏，dexbrompheniramine，dexchlorpheniramine 药物，dimethindene，苯吡胺。曲普利啶是被用于治疗过敏性结膜炎、过敏性鼻炎和皮肤炎。有微弱的抗胆碱能作用而扩大瞳孔和前房变浅。

⑥组胺 H_2 受体拮抗剂：西咪替丁和雷尼替丁用于治疗胃食管反流病和十二指肠溃疡。具有微弱的抗胆碱能作用而扩大瞳孔和前房变浅，诱导窄角性高眼内压。

（2）非瞳孔阻滞性房角关闭：非瞳孔阻滞性房角关闭是由于睫状脉络膜积液、睫状突前转（睫状环阻塞）或虹膜-晶状体隔前移。

睫状体、晶状体或玻璃体的体积扩张。多数原因是渗出、水肿；很少数是眼内出血。

磺胺类药物（托吡酯、乙酰唑胺、氢氯噻嗪、磺胺甲基异噁唑）引起睫状体脉络膜渗出/脱离，导致晶状体-虹膜隔前移，尤其是睫状体向外前方旋转直接将虹膜根部向前推挤导致房角关闭，甚至 Schlemm 管闭合，伴高眼内压性瞳孔扩大。另外，睫状体水肿（或脱离）后由于小带松弛而晶状体变厚，这是前房变浅的次要因素（占 9%～16%）。这种继发性青光眼属于后部推前机制。

引起短暂性近视的机制尚不完全清楚，但可能是睫状体肿胀引起小带松弛，致使晶状体表面的曲率增加及调节痉挛，晶状体变厚和向前移动。

玻璃体、脉络膜或视网膜下大量出血后继发急性闭角型青光眼，可以是抗凝治疗的一种罕见的并发症。风险因素是在过量使用抗凝血药，渗出性 AMD 和短小眼球。肝素和低分子量肝素（依诺肝素，华法林）已有报道服用华法林病人两眼出血性视网膜脱离，从而导致晶状体-虹膜隔前移的后部推前机制造成急性闭角型青光眼发作，此病人又是一位短小眼球，可并发脉络膜积液。周边虹膜切除无效，需排放脉络膜积液或出血。

眼局部给药则仅造成单侧高眼内压，全身给药往往造成两侧性高眼内压。

拉坦前列素滴眼液：推测液体通过睫状肌的流出量增加，引起睫状体肿胀；从而虹膜-晶状体隔前移，激发闭角型青光眼。

托吡酯（topiramate）：这是磺胺类抗癫痫药。通常开始托吡酯治疗后的第 2 周内发生两侧性急性闭角型青光眼。Fraunfelde 等（2004）综合药厂、FDA 和 WHO 等各方报道的药物不良反应资料库收集到 115 例报告，其中仅 3 例是单侧性。服药后平均为 7d（1～49d）引发青光眼。在某些病例加倍剂量后数小时内继发青光眼。Leung 等测试研究表明，短期使用托吡酯后并不诱导无症状性房角变浅。后来使用高频率 UBM 证实脉络膜积液或由睫状体脉络膜积液造成的后部推前机制式闭角型青光眼，停药后恢复正常。有人提出药物诱导的前列腺素水平升高有助于睫状体水肿。伴有的急性近视高达 6～8.5D，可能发生在开始服药物后几小时内。但是，一旦药物被中断，近视可能需要数周时间才消退。7 例病人永久性视力下降。

利尿药：醋甲唑胺、乙酰唑胺、氯噻酮（chlorthalidone）诱发两侧性闭角型青光眼，UBM 检查发现有两侧性脉络膜积液睫状体脱离和闭角；停药等处理后恢复正常。

抗抑郁药，抗焦虑药：三环和四环抗抑郁药有重要的抗胆碱能不良反应。帕罗西汀（paroxetine）、文拉法辛（venlafaxine）、氟伏沙明（fluvoxamine）、西酞普兰（citalopram）和艾司西酞普兰（escitalopram）。弱抗胆碱能和肾上腺素能活性，均有轻度扩瞳作用。高眼内压的发病机制不明。近来，用 UBM 证实艾司西酞普兰（escitalopram）诱导葡萄膜渗漏和两侧性闭角型青光眼。安非他酮诱导病例曾用高频率 UBM 检查发现有两侧性脉络膜积液＋睫状体脱离和闭角；停药等治理后均恢复正常。

感冒药：非处方氨咖黄敏片。3 倍剂量顿服 12 h 后两眼同时急性高眼内压，转诊确定为两眼急性高眼内压危象。高频率 UBM 探测示两眼睫状体脉络膜积液，睫状体肿胀向前向外旋转而造成后部前推机制式房角关闭。降眼内压、扩瞳等治疗后睫状体脉络膜积液消退，房角重新开放，眼内压恢复正常。伴发的近视也随之消逝。

2. 临床表现　扩大瞳孔后眼内压增高与服药后造成的眼内压增高的病情不同。

（1）瞳孔阻滞性高眼内压：滴瞳孔药或服用相关药物后诱发。

扩瞳药引发的急性闭角型青光眼多为中老年人，在滴扩瞳药后 24～36h 内发生。出现眼胀痛，视物模糊，角膜上皮水肿，前房变浅，瞳孔扩大，眼内压明显增高。静态房角镜法看不到小梁网。UBM 或前节 OCT 可见虹膜呈弧形向前凸，虹膜根部与小梁贴合，房角关闭。

服药后诱发的瞳孔阻滞性青光眼的表现相同，但往往是两侧性。

（2）非瞳孔阻滞性高眼内压：服用相关药物后诱发，见表 2-11-7。偶尔滴前列腺素眼液后造成。

一般在服药 24h 内发生视物模糊，或伴眼痛。然而，开始服用托吡酯平均 7d 后才发病。常为两眼同时发病。眼内压增高：30～50mmHg。前房明显变浅，尤其周边前房几乎消失。UBM 或前节 OCT 可发现睫状体脉络膜脱离，睫状突向前旋转而推挤房角和 Schlemm

管，使之关闭。一番恶性青光眼的象征。急性近视：很可能由于睫状体上间隙的渗出迫使晶状体前移，尽管睫状体肿胀和晶状体变厚也起部分作用。急性青光眼危象及时治理约1周后可恢复正常。

3. 诊断原则　诊断要点：①突然眼内压增高，特别是两侧性。②近期服药史，滴眼药史。特别是24h内，1周内用药史。③无原发性闭角型青光眼病史。④周边前房极浅，几乎消失。⑤突发性急性近视。UBM发现睫状体（甚至脉络膜）脱离，睫状突向前旋转而致关闭。⑥OCT和UBM可区分急性高眼内压危象是瞳孔阻滞性还是非瞳孔阻滞性。

符合前3项条件者即可诊断药物诱导性急性闭角型青光眼。眼药很容易被发现。绝大部分病人不会警惕系统给药会继发青光眼，医师必须主动梳理病人近期用药史，找出可疑药物。系统药物清单可与表2-11-7对比，便于发现可疑药物。但是，有些诱导青光眼的药物尚未报道。

药物诱导性急性闭角型青光眼必须区分瞳孔阻滞性还是非瞳孔阻滞性？二者治疗方法不同。瞳孔阻滞性者伴有瞳孔扩大，房角镜检查发现虹膜向前弓形膨隆，尤其是周边部，就可确诊。非瞳孔阻滞性者特征是睫状体-脉络膜积液，表现为睫状体-脉络膜上间隙脱离，这只有用UBM才能探测到。

凡是两侧性急性闭角危象＋睫状体脉络膜积液，应该高度怀疑是药物诱导。临床上，极少发现PACG两侧同时发作；并且，PACG在UBM和OCT多为瞳孔阻滞性，而非睫状体脉络膜积液。

停药后多在1周内恢复正常（包括眼内压、前房深度、周边虹膜膨隆、睫状体脉络膜积液）也是药物诱导性的佐证。

4. 处理原则

（1）瞳孔阻滞急性闭青：停止诱发药物；滴眼液降低眼内压(毛果芸香碱，β受体阻滞剂，前列腺素衍生物，碳酸酐酶抑制剂)。眼内压控制后必须行激光虹膜周边切开术。

（2）非瞳孔阻滞急性闭青：停止诱发药物；泼尼松局部和口服（稳定血-房水和血-视网膜屏障，从而促进水肿和积液的消退）；阿托品麻痹睫状肌；β受体阻滞剂眼液减少房水生成。一般经上述治疗眼内压在数天内即可被控制。随着，睫状体脉络膜渗漏液逐步吸收。UBM检测到的阳性征象数周后恢复正常。很少病例需手术引流脉络膜渗漏液，伴随的急性近视也随之消失。

第十二节　发育性青光眼

儿童青光眼远比成年人青光眼少，普通眼科医师几年才见一例儿童青光眼，但它的致盲率高。对成年人青光眼的诊断思路不能用于儿童（表2-12-1）。

原发性发育性青光眼为房角中胚层组织发育异常，导致房水排出障碍而发生的青光眼。继发性发育性青光眼为房角以外的眼组织发育异常，导致房水排出障碍而发生的青光眼。

发育性青光眼（developmental glaucoma）根据发病时期而分成：①先天性（出生时已发病）。②新生儿或新生儿发病（0～1个月）。③婴幼儿发病（＞1至36个月，西方国家为＞

1～24个月）。④迟发病（＞3岁至青春期）。

请注意：在目前书本上常不严格区分发育性青光眼与先天性青光眼。发育性青光眼常指原发性的，至于继发性的必须注明。

婴幼儿时期（3岁以内）眼球壁较软而易伸展（婴儿的巩膜柔韧度是成人的4倍，巩膜拉伸强度只有成人的一半），故在高眼内压状态下整个眼球（包括角膜）均匀地增大，外表似牛的眼睛，故曾称为牛眼（buophthalmos），或水眼（hydrophthalmos）。牛眼也可发生于其他原因造成的眼球扩大，此名称现已废弃。

发育性青光眼为隐性遗传，常染色体异

表 2-12-1　儿童的杯 / 盘比，角膜横径，眼球前后轴长及眼内压

	新生儿		1 岁		2 岁		5—12 岁	
	正常	青光眼	正常	青光眼	正常	青光眼	正常	青光眼
C/D	< 0.3	> 0.3	< 0.3	> 0.3	< 0.3	> 0.3		
角膜横径（mm）	9 ～ 10	≥ 10.5	9.5 ～ 11	≥ 11.5 ～ 12	10.5 ～ 11.5	≥ 12	< 12	≥ 12.5
眼轴（超声，mm）	16 ～ 17	≥ 20	20	≥ 22	21	≥ 23	24	≥ 25
眼压（压平式，mm Hg）：								
不麻醉（非接触）	9.5		11		12		14	
口服水合氯醛后：正常 5.61 ± 1.50（< 6 岁）青光眼 19.53 ± 4.49（< 6 岁）								

常，位于 1p36 和 2q21 区。外显率约 80%。发病率 12/18 000。12% 有家族史（已发现的基因是 MYOC 和 CYP1B1）。父母为近亲结婚（consanguineous marriage），则发病率可以升高 5 ～ 10 倍。男性占 65%。70% 两侧性。发病时期迟早不一，40% 在出生时显现，75% ～ 80% 在 6 个月内显现。90% 在 1 岁以内显现，余下 10% 在 1—6 岁间显现，极少数以后成为青少年性青光眼。一般眼科医师约每 5 年可以见到 1 例发育性青光眼。

一、临床表现

1. 大眼睛　患儿都因"眼黑大"，角膜混浊或畏光流泪而被家长发现。多数体征由于眼球撑大而致。

2. 畏光，流泪，眼睑痉挛，揉眼　典型的早期迹象。由于角膜上皮水肿及角膜刺激所致。婴儿总是把脸埋在大人胸前，脸背着明亮光线，症状轻微，易被忽略。常出现于角膜增大及混浊之前。

3. 角膜水肿混浊　早期角膜上皮及上皮下水肿而呈雾状混浊，若水肿波及基质层，则角膜混浊更为明显。眼内压恢复正常后水肿消退，但严重的角膜混浊永不透明。

4. 角膜后弹力层破裂　婴儿时期（< 2 岁）急性眼内压明显增高者，往往并发后弹力层撕裂。后弹力层弹性不如前弹力层，它不能适应眼球壁的快速扩张而破裂。破裂处呈现条状混浊称 Habb 条纹（Habb'sstriae）。房水沿破裂处进入基质层，引起基质水肿混浊。严重者眼内压正常后仍遗留条状混浊相关的痕迹。"婴儿""急性"眼内压"明显增高"这是发生后弹力层破裂的 3 个条件，缺一不行；因此，有些婴幼儿青光眼无后弹力层破裂。

5. 角膜增大（表 2-12-2）　肉眼仔细观察方法，角膜直径两眼相差 0.25mm 便能发觉，因为目测时角膜面积比直径更易发现差距。角膜直径必须用两脚规仔细测量或用外眼照相机拍照（在下睑安置尺），它是诊断及预后的明显指标。角膜混浊后不久或在混浊同时，整个眼球进行性扩大，角膜直径最大可扩至 18mm 以上。角膜缘因牵扯而变薄变宽。健康新生儿角膜横径 9.5 ～ 10.5mm，第一年扩大 0.5 ～ 1mm。角膜直径 > 12mm，或者进行性扩大，或两眼相差 1mm 或更多者，必须怀疑青光眼。13mm 或更大者强力提示青光眼。3 岁以后发病者角膜不会扩大。

6. 近视　婴幼儿时期（< 10 岁）眼内压明显增高，眼球壁伸展扩大，造成进行性轴性近视。往往伴有散光。在 10 岁前巩膜持续伸展扩张力较强，所以，较大的儿童会表现进行性近视；恶心呕吐，虹视，头痛。

7. 视盘青光眼杯　婴儿因筛板结缔组织尚未完全发育，弹性强故较成人容易发生青光眼杯，在几个月内就可有明显增大。手术控制眼内压后，青光眼杯可缩小（可逆性，此点不同于成人）。3 岁以内的正常儿童，只有 13% 的 C/D > 0.3，而患青光眼者 96% 的 C/D > 0.3。

表 2-12-2　先天性青光眼与先天性巨角膜鉴别

分项	先天性青光眼	先天性巨角膜
眼内压	高	正常
后弹力层破裂及角膜混浊	常有	无（偶有青年弓）
角膜弯曲度	减弱	正常或增加
视盘青光眼杯	常有	无
房角中胚叶组织残留	有	无
两眼对称	不对称（35% 单侧）	几乎对称
性别	男多于女（5∶3）	几乎全是男性
视功能障碍	严重	屈光不正影响视功能
病情发展	不断发展	静止
家族史	少数有	多数有

C/D ＞ 0.3，或者一眼 C/D 较另一眼大 0.2 以上，则应高度怀疑；视盘凹陷有进行性扩大时可确定诊断。

8. 眼内压增高　对于怀疑先天性青光眼者必须测量眼内压，这是诊断的依据之一。

婴幼儿的正常眼内压比成人低。新生儿（11.4±2.45）mmHg，4 个月（8.4±0.13）mmHg，1 周岁（7.8±0.4）mmHg，以后每年增加 1mmHg；5 岁（11.7±0.6）mmHg，20—40 岁眼内压呈高斯分布。

但是，与成人青光眼不同，眼内压增高不能作为必备条件。因为婴幼儿眼球随着眼内压增高而扩大，眼内压相对偏低；幼儿不合作无法测得正确眼内压。眼内压必须标明可靠或不可靠，以免误导。

目前采用口服镇静药或全身麻醉下测定眼内压。儿童挣扎反抗导致眼内压假性增高；深度麻醉导致眼内压假性偏低。婴儿眼内压测量方法尚未有统一的定则，单独眼压值不足以明确诊断；除非眼内压极度升高，并且可借角膜迹象证实。

口服水合氯醛在开始镇静时立即量眼内压，

用压平式眼压计测量，镇静前后无明显不同。但是不同类型的眼压计测得的眼内压会有明显差别。

1993 年 Jaafar 及 Kazi 将 50 位不足 6 岁的正常儿童作为对照，在口服大剂量水合氯醛后，气体压平眼压计测得的平均眼内压是（14.74±0.96）mmHg；用 Perkins 眼压计为（5.61±1.50）mmHg；15 位青光眼的眼内压分别为（28.47±4.42）mmHg；以及（19.53±4.49）mmHg；与服水合氯醛前的眼内压无统计上的差别。婴儿因巩膜硬度、弯曲度及厚度的影响而使 Schiötz 眼压计测得的眼内压与压平式所得的值有极大差别。

氯胺酮（Ketamine）肌注会稍增高眼内压，有颅脑外伤者禁用。全身麻醉要深些，才能保证测好眼内压。浅的麻醉或气道不畅通，能导致眼内压假性增高。眼内压测量必须在用气道插管前进行，因为气道插管会非常明显地增高眼内压。

Pensiero 等（1992）用非接触式眼压计测量 460 位 16 岁以下的儿童，新生儿眼内压 9.5mmHg，1 岁 11mmHg，2 岁 12mmHg，4 岁 13.5mmHg，6—14 岁 14mmHg，16 岁 15mmHg。说明正常婴儿眼内压低，随着年龄增长很快增高，6—14 岁为平稳阶段。

角膜直径增大，可使眼内压稍偏低。单独眼内压增高不能建立青光眼的诊断，因为在全麻下的正常眼内压尚未调查清楚。一般说来，眼部改变（角膜直径及角膜混浊）较眼内压增高明显。眼部改变不对称病例，如果眼部改变侧眼内压高，则高眼内压有助于诊断。至于晚期病例，角膜直径达 14mm 以上，角膜水肿混浊，乘患儿熟睡时用指按法测定即可确立诊断。

9. 视力不佳　眼内压增高造成角膜水肿及后弹力层破裂外，尚使眼球增大而成近视（会伴有明显散光）。在 4 岁以上的儿童会被家长发现视力不佳。

10. 房角改变　虽然房角镜检查是重要的术前检查，但它对于婴儿性青光眼的价值取决于医师对婴儿房角的知识。尽管如此，它对于排除可能并存的异常，如 Axenfeld-Rieger 综合征、无虹膜、中胚叶残留等是有价值的。

角膜水肿可妨碍观察房角，应滴甘油或口服醋氮酰胺，甚或清除水肿的上皮。

原发性先天性及婴儿性青光眼的房角是开放的，Schlemm 管位置正常，位于巩膜突的前方。至少有 90% 病人，当压迫颈静脉时 Schlemm 管内充满血液，由此证明 Schlemm 管是存在的。晚期婴儿性青光眼，当角膜缘明显地受到牵引而扭曲，则 Schlemm 管不再能充灌血液，这说明 Schlemm 管可能已经阻塞。

房角可见小梁发育不全(trabeculodysgenesis)，这有两种不同的表现：平直形虹膜附着及凹面形虹膜附着。对于房角镜检查颇有经验者可发现虹膜根部前置位，直接插入小梁，看不到或看不清巩膜突，有的在小梁网表面蒙有一层淡灰色薄膜（Barken 膜），Scheie（1963）注意到正常眼与先天性青光眼的房角之间的差别是微妙的。

北京同仁医院 Shi 等（2018）基于 UBM 检测将原发性小梁发育不全分为 3 型：

1 型小梁发育不全。严重类型。虹膜和睫状突均插入在巩膜突前。葡萄膜组织黏着小梁网的后部，无前房隐窝。

2 型小梁发育不全。中等类型。虹膜插入在巩膜突前。睫状突根位置正常，一个钝角的前房隐窝。

3 型小梁发育不全。轻型。虹膜和睫状突的根正常。

二、诊断

先天性青光眼不能做到真正的早期诊断，新生儿未常规测量眼内压，必须在结构上发现明显改变后才能确立诊断。早期手术至少 80% 可控制眼内压，因此，早期诊断极为重要；晚期病例 Schlemm 管已闭塞，手术难以奏效。

早期的主觉症状为畏光及流泪，常出现于角膜增大及混浊之前，故 2—3 岁小儿常流泪者，

在排除其他原因（常见的为鼻泪道阻塞，其次为葡萄膜炎，角膜擦伤）后，必须考虑到先天性或婴儿性青光眼。鼻泪道阻塞者在按压泪囊区会见黏液性分泌物反流。

确立早期诊断，必须根据角膜直径（> 12mm）、角膜后弹力层破裂和水肿、青光眼杯（C/D > 0.3）、眼内压增高（> 21mm Hg）等综合分析。

角膜直径增大者必须与巨角膜鉴别。角膜直径一眼比另一眼大，且有角膜水肿，临床上已可初步诊断为先天性或婴儿性青光眼，进一步应在全麻下检查（EUA，examination under anesthesia）角膜直径、眼底、眼内压、房角、眼轴。

3 岁以内儿童 C/D > 0.3，或者两眼 C/D 比值明显差别，但结合角膜增大及水肿即可成立诊断。单纯根据角膜增大及水肿，只能怀疑青光眼，应随访视盘、眼内压。

眼内压是在全身麻醉下进行的，所以必须了解全麻对眼内压的影响（增高或降低），儿童的眼内压常不能表示真正的眼内压水平。眼内压 > 30mmHg，如果你对此值的正确性有把握，在诊断上有很重要价值。问题在于对幼龄儿童的眼内压的正确性，常无把握。因此，眼内压正常不能排除先天性或婴儿性青光眼的诊断。

房角镜检查所见在儿童与成人有异，如果对儿童房角检查有一定经验，则对诊断有一定意义，但并不对诊断有决定性价值。

晚期病人，角膜直径 13mm 以上，水肿混浊，且有后弹力层破裂，指测眼内压就可确定诊断。

迟发病原发性先天性青光眼：无眼球扩大，无眼部先天异常或综合征，在视野严重缺损之前无症状。大多可根据眼内压增高，结合青光眼杯和 NFL 缺损做出诊断。

三、鉴别诊断

必须牢记与视网膜母细胞瘤的鉴别，检查眼底是主要的区别手段。超声也有帮助。

角膜水肿及混浊也可见于黏多糖病（mucopolysaccharidoses）、胱氨酸病（cystinosis）、角

膜营养不良（先天性遗传性内皮营养不良，多形性角膜后层营养不良）、产伤及先天性角膜异常（巩膜化角膜，Peters 异常）。先天性特发性角膜水肿，黏多糖病及胱氨酸病，角膜不增大而为均匀性水肿，但无后弹力层破裂，眼内压不高，黏多糖病尚有肝脾肿大等全身症状，尿中有黏多糖。胱氨酸病者会有肾衰竭，尿中有氨基酸及白细胞中胱氨酸水平增高。角膜营养不良者角膜不大，眼内压正常，且为两侧。分娩时产钳外伤，可致角膜后弹力层破裂及水肿，但角膜不大，眼内压正常，且为单侧。先天性角膜异常者角膜不大，眼内压正常。

四、分类

1. **（原发性）先天性及婴儿性青光眼** 这是一种隐性遗传先天性疾病，病变限于房角发育异常，但房角是开放的，眼球其他各组织是正常的。出生时就有青光眼（先天性），或者在出生后数年（3 年）内发病（婴幼儿性）。房角检查见虹膜根部较正常人靠前方，巩膜突不明显，在小梁网表面有一层透明的薄膜覆盖称为 Barken 膜，此膜是引起房水引流障碍的主要原因。

2. **青少年性青光眼**（juvenile glaucoma）病因与原发性先天性青光眼相同，而是于青少年时期（＞ 36 个月）显现病变。之所以选择 36 个月作为婴幼儿性与青少年性区别的分界线，是因为约 3 岁后高眼内压已经不再能使眼球撑大。见原发性开角型青光眼中的青少年开角型青光眼。

3. **继发性先天性（婴儿性）青光眼** 房水引流障碍主要是由于眼内各处组织发育异常或疾病而引起。

（1）Axenfeld-Rieger 综合征：小梁网 / Schlemm 管不完全发育。以往曾区别诊断为 Axenfeld 异常(1920 年)、Rieger 异常(1934 年)。目前认为此种间质细胞发育不全主要为胚胎神经嵴细胞不适当移位造成的一组病谱，不必区分，合并称之为 Axenfeld-Rieger 异常或综合征。

它有众多表现，包括：①环状突出的 Schwalbe 线（角膜后胚胎环，posterior embryotoxon）19/24 例用裂隙灯可看到；24/24 例房角镜可证实（Axenfeld 异常）；②虹膜条索组织跨越房角粘连于 Schwalbe 线（Axenfeld 异常）；③虹膜基质萎缩，瞳孔移位，偶见虹膜孔（Rieger 异常）；④ 50% 继发难治性青光眼；⑤全身体征常波及齿、脸面骨、脐、骨。如无全身体征者称为 Axenfeld 异常或 Rieger 异常。Axenfeld-Rieger 综合征病人已被确定的异常基因是在 4q25 的 PITX2；少数是 13q14 缺失的 FOXO1A；在 6q25 的 FOXC1。发病率 1/20 万。

（2）Peters 异常：80% 两侧性，常不对称。先天性角膜中央前粘连性白斑(直径 2 ～ 7mm)，有两个临床变异特点：Peters 异常 I 型，是几乎后圆锥角膜的延伸，角膜中央深层混浊，虹膜条索从卷缩轮横跨房角膜缺陷的边缘。晶状体通常仍然很透明。关联的异常，如小角膜、巩膜角膜和婴幼儿型青光眼。Peters 异常 II 型，中央角膜混浊与虹膜角膜粘连之外，晶状体的位置或透明度不正常。角膜中央和晶状体可能黏着，并可能有前极白内障。多是两侧性的，几乎每个参与的情况下显示严重的眼部和全身畸形。近 50% ～ 70% Peters 异常病人伴发青光眼。其他眼部异常包括小角膜、小眼球、角膜扁平、巩膜化角膜、缺损、无虹膜，虹膜和房角发育不全和永存原始玻璃体增生。系统性的异常包括发育迟缓、先天性心脏病、外耳畸形、中枢神经系统结构异常、泌尿生殖道畸形、听力丧失、唇腭裂和脊柱缺陷。

（3）无虹膜症（aniridia）：虹膜仅残留条索状根部组织，或有异常的中胚叶组织覆盖小梁网或残留的虹膜根部上。无虹膜需与原发性进行性虹膜萎缩相鉴别（表 2-12-3）。

以上所举三种先天性异常是极少见的，不少眼科医师终身未见过，但在教科书上必定提到。

4. **儿童继发性青光眼**（表 2-12-3）角膜白斑或葡萄肿、小角膜、球形晶状体、神经纤维瘤（von Recklinghausen 病）、血管畸形（Sturge-

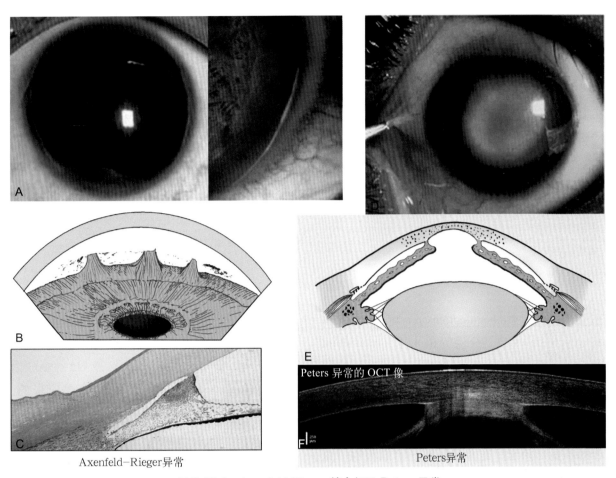

图 2-12-1　Axenfeld-Rieger 综合征及 Peters 异常

A.角膜后胚胎环。在角膜缘内有一条不规则白色细（不完全环），几乎与角膜缘平行。此为突起的 Schwalbe 线，前移位。B、C.周边虹膜细条粘着于突起的 Schwalbe 线。D.先天性角膜中央明显白斑，虹膜前粘连于混浊而变薄的角膜。E.角膜中央白斑，该处角膜后弹力层及内皮层缺陷，基质变薄，虹膜瞳孔缘粘于白斑。F. OCT 扫描示虹膜前黏连于角膜深层瘢痕，突出于角膜

Weber 综合征）、胎儿或新生儿的葡萄膜炎、角膜炎或新生物（视网膜母细胞瘤）、Marfan 综合征、Turner 综合征、Lowe 综合征。

五、治疗原则

几乎所有原发性先天性青光眼药物治疗既不有效，也不可行（需长期使用）。

原发性开角型发育性青光眼首选手术。手术治疗的成功率最高可达 90%。手术治疗优于药物治疗，手术前先用药物降低眼内压。

药物治疗以 β 受体阻滞剂为一线治疗。CAI 滴眼液是儿童青光眼的一线或二线治疗。阿法根是年龄较大的孩子的三线治疗。PGA 对原发性婴儿青光眼的降压作用不佳，只能在其他药物失败时试用。

经典的房角切开术或小梁切开术。有用导管插入 Schlemm 管将整个圆周的 360° 小梁切开。常需重复手术。上述手术不成功者行滤过手术。

晚发病者通常没有眼球扩大，手术结果较早发病者好。

Axenfeld-Rieger 综合征：开始药物治疗。如果无效可以尝试房角手术，但成功率不高。小梁切除术和分流管手术是较好的选择。

（1）增加房水流出的手术：包括房角切开术（goniotomy）、小梁切开术（trabeculotomy）、

表 2-12-3　青少年性青光眼与儿童继发性青光眼的区别

分项	角膜后胚胎环	房角异常	虹膜异常	晶状体异常	视网膜异常	眼外异常
迟发性先天性青光眼	−	+				
Sturge-Weber 综合征	−	−	−	−	脉络膜畸形	面葡萄酒色痣
无虹膜症	+	+		+	±	
Axenfeld 异常	+	+		−	−	−
Rieger 异常	+	+	+	−	−	−
Rieger 综合征	+	+				齿及脸面骨
Peters 异常	+	+	+			
色素性青光眼	−	−	+		+	−
外伤后青光眼			±	±		
早发病 POAG	−	−	−			

小梁切除术（trabeculectomy）、睫状体分离术（cyclodialysis）、分流管植入术（tube shunt implantation；Molteno，Ahmed）。

在 2—3 岁者首选房角切开术，多数可成功，30% 需再次手术。角膜混浊而不能看清房角者宜用小梁切开术。房角切开及小梁切开术失败者用小梁切除术。在儿童小梁切除术因伤口愈合及瘢痕形成，手术宜加用 5-FU 或丝裂霉素 C，但其效果不如成人。引流手术失败，可考虑分流管植入装置。

（2）减少房水形成的手术：上述手术失败，万不得已时可考虑用睫状体手术以减少房水形成。此类手术可导致眼球萎缩、视力丧失。睫状体冷凝（cyclocryotherapy）及 Nd：YAG 激光（cyclophotocoagulation）是常考虑应用的。睫状体冷凝降压效果不定，可反复进行，但有术后疼痛及炎症反应。睫状体 Nd：YAG 激光凝固较睫状体冷凝为优。

患先天性或发育性青光眼儿童，在眼内压控制后常因角膜混浊产生弱视，故在手术后必须矫正屈光不正（常有近视及散光），并用遮盖方法治疗弱视。

第十三节　低眼内压

一、概述

定义："统计学"低眼内压：眼压 < 6.5mmHg，这相当于低于平均值 3 个标准差以上。近来较多人主张 < 5mmHg 才是严重低眼内压。低眼内压（ocular hypotony）只是一种症状，而不能视为诊断病名。

（一）病因

原发性低眼内压为两侧性，无眼部体征，也不影响功能。继发性低眼内压是由于眼部某种疾病所引起，原因颇多。

1. 眼内手术后　①抗青光眼引流手术后：由于滤过泡结膜伤口渗漏，引流过多或睫状体-脉络膜脱离，此时前房消失，晶状体前囊下小点状混浊（像青光眼斑）。滴 2% 荧光素于伤口处，裂隙灯显微镜加用钴蓝滤色镜，轻压眼球时可看到漏出来的房水遇到荧光素而染成的细水流，此称 Seidel 征阳性，表明滤过泡结膜伤口渗漏。Seidel 征阴性者，注意滤过泡是否过大？滤过泡高大或滤过泡扁平但弥漫性引流过多。滤过泡正常者检查周边眼底，排查脉络膜脱离。B 超和 UBM 对脉络膜脱离的诊断非常重要。大量环形渗漏会将虹膜-晶状体隔向前推，前房变浅、消失。眼内压通常比脉络膜上间隙的生理压力高 2mmHg，若眼内压下降会促进脉络膜血管充血和积液。任何原因引起的低眼压均可产生睫状体脉络膜积液，脉络膜存在积液，则水肿的睫状体减慢生成房水。因此，脉络膜睫状体积液又加重低眼压。抗青光眼手术后 10.1% 发生脉络膜积液，常发生于术后数日至数周。②房水分流植入物手术后：容易发生低眼内压，可造成严重并发症，例如，脉络膜上间隙出血、前房消失、角膜失代偿。③白内障手术后：可因伤口漏水而引起，这必然伴有前房变浅及瞳孔变形或移位，瞳孔变尖处提示漏水方位。2mm 透明角膜切口极少发生漏水。④视网膜脱离手术后：突然眼内压下降，是由于睫状后长动脉收缩，可能并发眼前段缺血；另外，并发脉络膜脱离、巩膜瘘管均可产生低眼内压。

2. **眼外伤**　穿孔性眼外伤眼内压突然下降，一方面因房水或玻璃体从伤口外流，另一方面由于突然血管扩张，加速房水排出。挫伤发生的眼内压下降常与高眼内压交替出现，长期低眼内压提示预后不良。挫伤初期眼内压降低是由于房水生成受到抑制，因血管神经功能不全引起缺血，缺血时释放组胺样物质，导致血管扩张。同时因刺激而发生血管收缩，血管处在收缩与扩张交替出现的不稳定局面。先为高眼内压，继而出现暂时性低眼内压，此种作用通过轴索反射影响另一眼的眼内压。挫伤性低眼内压经数天后即恢复正常。

3. **视网膜脱离**　孔源性视网膜脱离范围超越一半以上者可引起低眼内压，其原因为房水错误地朝后流经视网膜破裂孔而至视网膜下间隙，或者色素上皮的吸收力增加，而使视网膜下液加快经脉络膜吸收，故眼内压低。Dobbie（1963）用荧光素研究表明低眼内压还由于房水生成减少所致。有时尚合并睫状体 - 脉络膜脱离、睫状体炎等降压因素。

4. **睫状体脱离**　往往伴随脉络膜积液。主要是房水排出过多；房水减产是继发于低眼压。

5. **睫状体激光凝固或冷冻消融**　睫状突被破坏，房水生成减少而致眼内压降低。

6. **睫状体炎**　睫状体严重炎症抑制房水生成而使眼内压下降，情况特别严重者可导致眼球萎缩。带状疱疹性眼病可致睫状突坏死→房水生成减少→眼内压降低。

7. **睫状体灌注不足**　颈动脉闭塞，巨细胞动脉炎。

8. **药物性低眼压**　降眼内压的药物使用过度，高渗剂最易引起。

9. **长期包扎或按摩眼球**　房水加速排出导致一时性低眼内压。

10. **全身病**　脱水、酸中毒、代谢障碍等全身病可发生"两侧性急性低眼内压"。糖尿病昏迷者因脱水而发生低眼内压。尿毒症昏迷、营养不良性脱水、长期严重腹泻、肠穿孔、肠梗阻、恶性贫血、营养不良性肌强直等均可引起低眼内压。

（二）发病机制

眼内压降低的发病机制分为以下三类。

1. **房水生成减少**　这是最常见的因素。如碳酸酐酶抑制剂可抑制房水生成最高达 50%。使用甘露醇、甘油等药物因血浆渗透压增高可暂时性地降低眼内压；全身脱水状态或代谢障碍会产生类似的低眼内压。照射 X 线或 β 射线可轻度抑制房水形成。眼内病理状态，例如：睫状体脱离、脉络膜脱离、睫状体变性或炎症。

2. **房水流出阻力降低**　穿孔伤、挫伤、睫状肌撕裂、抗青光眼引流手术（特别是房水分流植入）。

3. **神经因素**　通过睫状体血管收缩，使房水分泌减少，从而降低眼内压；另一方面，由于变性的神经终端释放拟交感神经胺，房水流出阻力降低。下述情况可使眼内压降低，但只是轻微而暂时性的。例如，脑髓质切断术、脑炎后综合征、深度麻醉、深昏迷、巴比妥类中毒、严重颅外伤、带状疱疹（可能为轴索反射障碍）。

二、低眼压黄斑病变

在眼内手术或穿孔性眼外伤后的视力丧失是由于低眼内压引起的后极明显起皱，涉及脉络膜，RPE和感光视网膜。Gass（1972年）鉴于此种黄斑改变是丧失中心视力的主要原因而提名"低眼压黄斑病变（hypotony maculopathy）"。其实病变不仅限于黄斑，可波及视盘和视网膜血管弓外，甚至整个眼底。

早在1954年Dellaporta首次综合（Renard 1946；Dellaporta 1948；Pau 1950）4例低压性黄斑病变，眼内压在8～10mmHg。

现已发现原发性滤过手术，术中使用抗代谢药5-FU或丝裂霉素C、老年、近视、全身性疾病和术前眼内压升高等，与低眼压黄斑病变有关。

"临床意义性"低眼内压：眼内压足够低（不以<7mmHg为刻板规定），因而导致视力下降（Pederson，1996）。继发于低眼压的视力丧失有几种原因，包括：低眼压黄斑病变、角膜病变、白内障形成、脉络膜积液、视神经水肿、不规则散光甚至眼球萎缩等。

（一）发病机制

眼内压的降低可能继发于房水流出量增加或房水生成量降低。在低眼压黄斑病变的大多数病例，房水的流出增加和生成减少同时存在。

1. 黄斑病变发病机制　Gass（1972）提出的学说是，在低眼压黄斑病变病人，因巩膜壁向内塌陷（眼球直径缩短）导致脉络膜和视网膜的冗余，引发脉络膜视网膜起皱。随着玻璃体腔的前后直径减小，中心凹的视网膜非常薄，其外围非常厚的视网膜拥挤成放射状褶皱。随后一些作者证实，任何导致巩膜内表面面积减小的情况（巩膜增厚或巩膜收缩）都可能导致脉络膜视网膜起皱。Collins（1917）描述了低眼压眼的组织病理学发现，证实巩膜的增厚和皱褶，以及Bruch膜皱褶，这与脉络膜褶皱深谷的RPE堆积有关。

神经感觉视网膜起皱是低眼压黄斑病变视力丧失的主要原因。年轻近视病人的低眼压黄斑病变风险最高，这可能表明年轻病人的巩膜更易于肿胀和收缩，由于巩膜收缩使巩膜内表面积减少。

2. 视盘水肿发病机制　低眼压引起筛板的前弓形和筛板孔中神经纤维轴突束的收缩，导致顺行性和逆行性轴浆运输减少和视神经肿胀（Minckler & Bunt，1977）。由轴浆运输阻塞引起的肿胀轴突可能损害视神经的血流，导致缺氧，内皮细胞损伤和渗漏。液体积聚的另一个来源是脉络膜毛细血管渗漏。

（二）临床表现

通常发生在抗青光眼手术或穿孔性眼外伤后。其特征是低眼压伴脉络膜视网膜皱褶。据报道，最高达20%的青光眼滤过手术病例发生低眼压黄斑病变，并且在使用抗代谢物后变得更加常见。

1. 视力明显下降　眼球前后直径减小，导致相对远视。皱褶导致视网膜的神经感觉受体扭曲，长期病例会导致神经感觉受体结构性改变而丧失功能。

2. 后极脉络膜和视网膜皱褶　脉络膜起皱（wrinkling）呈现几乎平行的明亮的淡黄色线条（皱褶的嵴）必有伴随而行的暗黑线条（皱褶的谷），明亮线条与暗黑线条交替出现。多数呈水平走向，也可是弧形，有时夹杂不规则形。

脉络膜血管组织类似海绵，当海绵样脉络膜受外力挤压时，牢固粘在脉络膜表面的Bruch膜及RPE出现波浪状皱褶。皱褶峰顶的RPE细胞被牵拉变薄，色素稀少，因此线条透亮。皱褶谷底的RPE细胞挤压、拉长、倾斜，密集成堆，遮蔽来自脉络膜的反光，因而呈暗黑线条。浅表视网膜必有些细窄皱褶，在FFA图像上不显示。

当眼内压恢复正常后，脉络膜皱褶平复、消失。长期慢性低眼内压病人出现RPE永久性改变，呈现色素条纹。

3. 视盘水肿　水肿轻度-中等度，这不同于颅内压增高那样重度水肿。视盘周围可能有脉络膜皱褶，颞侧呈放射分支状，鼻侧呈同心圈或不规则状。视神经损伤后期因为残留轴突甚少，视盘很少发生水肿。

4. 黄斑囊样水肿　由于间质压力降低继发

视网膜毛细血管通透性异常而引起 CME。然而，这不是一个普遍的症象。

5. 其他征象　视网膜血管弯曲，少数病例血管扩张。睫状体脉络膜积液者可表现前房浅。

（三）临床诊断

1. 诊断要点　① 眼内压低于 7mmHg。② 后极视网膜深层，几乎平行的不太明显的细条，淡黄色与深暗色调交替；细条水平向居多。③ OCT 示 RPE- 浅表脉络膜有形态相似的波浪状起伏，常伴内界膜皱褶。④ FFA 示明亮和暗黑相伴细条，与检眼镜所见对应，但更多。⑤ 近期眼内切口手术史，多见于小梁切除术后不久。⑥ 眼外伤史。

低眼压是基本条件，当然也不一定拘泥于 7mmHg，只要足够低（10 ～ 12mmHg 以下）。但凡抗青光眼术后眼内压明显低于另一眼，并且突然丧失视力者即可视为低眼压。CCT 值过分偏离正常人群平均值（550μm）者可能需要加以修正。

要点②③④均是脉络膜皱褶的证据，任何二项符合即可成立低眼压黄斑病变。但是 OCT 阴性有否决权。

手术史和眼外伤史仅是低眼压的常见原因之一，有时为其他原因，见上文。

两侧性低眼压黄斑病变其原因多是系统性的，例如：脱水、酸中毒、糖尿病昏迷、尿毒症、营养不良性肌强直等。

2. 鉴别诊断　脉络膜皱褶的原因很多，低眼压是其原因之一。脉络膜皱褶的非低眼内压造成原因有：球后肿块压迫、甲状腺眼病、后巩膜炎、脉络膜肿瘤、巩膜扣带、脉络膜睫状体积液、明显远视等均可发生脉络膜皱褶。

（1）球后肿块：眼眶肿块，以及眼眶植入物。肿块顶压球壁，可能会导致巩膜水肿，脉络膜充血和脉络膜视网膜皱褶。取除肿块或眼眶植入物后，脉络膜视网膜褶皱会消失。

（2）甲状腺眼病：肥厚的眼外肌顶压球壁。

（3）后巩膜炎：后巩膜结节性增厚，脉络膜炎性增厚可引起脉络膜视网膜皱褶。

（4）脉络膜肿瘤：脉络膜肿瘤，特别是恶性黑素瘤和转移性癌，当肿瘤向周围扩张时，可能产生脉络膜机械移位而出现脉络膜视网膜褶皱。

（5）巩膜扣带术：视网膜脱离病人在巩膜扣带附近的巩膜增厚者偶尔会产生脉络膜视网膜皱褶。

（6）特发性脉络膜视网膜皱褶：由于老视就诊，其视力正常或接近正常，通常有远视（1 ～ 6D 或更高），黄斑褶皱通常大致水平向或从视盘向外放射。

3. 影像表现

（1）FFA：可用于证实脉络膜皱褶，特别是在眼底镜检查正常的轻度病例；还可区别视网膜皱褶，因为视网膜皱褶不改变背景荧光。

在低眼压的初始阶段，FFA 早期动脉期可见强荧光条纹伴随弱荧光条纹。这些条纹的强荧光是多因素的：① 褶皱顶部的 RPE 变薄；② 褶皱嵴下脉络膜荧光素汇集；③ 血管造影期间射入的蓝色较短，反射黄绿光。褶皱的谷底的 RPE 细胞被压缩挤紧，遮掩了脉络膜背景荧光的透射，所以呈现弱荧光条纹。

视盘的毛细血管可以看到渗漏荧光素，但视网膜毛细血管通常没有渗漏。在长期低眼压下，血管造影可能显示 RPE 的永久性改变。

脉络膜皱褶可以与神经感觉视网膜的皱褶区分，因后者不改变背景荧光故不能显示。

（2）UBM 和眼前段 OCT：不能探测脉络膜皱褶。检测睫状体脉络膜积液、睫状体分离裂隙、后巩膜炎是否存在，这有助于低眼内压的原因分析。

（3）OCT：后极 OCT 可以明确无误发现黄斑脉络膜皱褶，其敏感性和特异性可谓首屈一指。即使检眼镜和 FFA 不能发现的脉络膜皱褶，OCT 也能发现。OCT 扫描垂直于皱褶走行方向时，RPE- 脉络膜呈波浪状起伏，高约 50μm，宽和高比较均匀，与眼底扫描图中的明亮细条向对应。视网膜浅表呈现 ILM 细皱褶。

（四）治疗原则

早期发现低眼压黄斑病变（图 2-12-2），针对原因给予管理。及早实施恢复正常眼压和恢复视力的必要措施非常重要。脉络膜和神经感觉视网膜的长时间皱褶可能导致黄斑组织不可逆的结构变化，直接影响眼内压正常化后的视力恢复。OCT 能最早检测在临床检查中难以发现的脉络膜视网膜皱褶。低眼压黄斑病变的管理策略包括：纠正潜在的眼部异常和恢复正常的眼内压。

1. 纠正潜在的眼部异常　成功治疗取决于对其原因的正确识别。一旦检测到脉络膜皱褶的原因，应尽快管理，因为眼内压延迟正常化可能导致黄斑脉络膜视网膜永久性改变和视力低下。前段手术后的伤口渗漏需要立即用绷带接触镜或缝合伤口来解决，以防止进一步的房水流失。眼部炎症需要用局部或口服糖皮质激素治疗。

青光眼手术后的过度滤过可能需要扎紧巩膜缝线或重缝巩膜瓣，严重者需供体巩膜片移植重建滤过泡。自体血注入滤过泡或其周围结膜下治疗慢性滤过泡性低眼压，成功率 66.6%（Wise，1993；Smith 等，1995）。< 8% 病人可能需要新进行滤过程序来降低眼内压（Budenz et al，1999）。创伤后睫状体分离裂隙可能需要激光或手术闭合以使眼内压正常化。

2. 恢复正常的眼内压　将粘弹剂或流体注入前房以增加眼内压会产生短暂的效果。

眼压恢复正常后，巩膜不再向内弓起而复发原始形态，以致脉络膜皱褶消退，视网膜血管弯曲和充血消失，视力改善；脉络膜平复恢复正常厚度。在慢性低眼压病人的 RPE 将发生永久性变化，包括褶皱槽处的色素沉着，FFA 可检测到后极不规则的黑色素线。

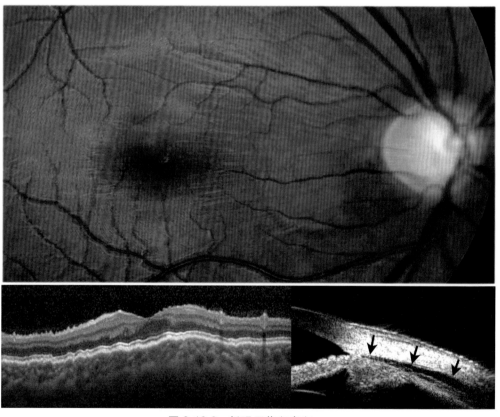

图 2-12-2　低眼压黄斑病变

低眼压引起黄斑部脉络膜视网膜起皱，从视盘颞侧放射，明亮与暗黑交替的线条，几乎平行。在黄斑中央倾向于水平走向。OCT 垂直扫描揭示外层视网膜 -RPE- 内层脉络膜皱褶。UBM 彰显睫状体和脉络膜积液（黑箭）

（五）预后

随着眼内压正常化，脉络膜褶皱变得扁平甚至完全消失。RPE 可能残留增生和色素增多。脉络膜和巩膜恢复原来的厚度。视网膜血管的弯曲和怒张现象消失。FFA 示残留有弱荧光和强荧光的异常区域。视力恢复的预后主要取决于低眼压持续时间。如果视网膜皱褶是由应对低眼压发生巩膜收缩引起的，则视网膜和 Bruch 膜恢复正常的平滑架构，光感受器可以重新排列。如果不及时治疗，长时间的低眼压可能会在视网膜、脉络膜或巩膜内造成不可逆的纤维化，脉络膜保持皱褶状态（Jampel 等，1992）。

第3章

玻 璃 体

第一节　玻璃体胚胎发育概述

一、胚胎发育周期

胚胎第 4 周：视杯（optic cup）的下方停止生长和内陷而形成胚裂（fetal cleft，embryonic fissure）。

胚胎第 5 周：中胚叶的玻璃体（vitreous）动脉和结缔组织从胚裂进入眼内，形成玻璃体血管系统。晶状体视网膜间隙充满原始玻璃体，还包括玻璃体动脉及其分支。玻璃体动脉无静脉，其血液引流至前方，即通过瞳孔膜和葡萄膜血管完成的。

胚胎第 6 周：胚裂开始在中部闭合。继发玻璃体开始形成。

胚胎第 7 周：胚裂完全闭合。

胚胎第 9 周：第二玻璃体发生在胚胎第 6～12 周，继发玻璃体无血管，由细纤维组成，在原始玻璃体后面。

胚胎第 12 周：玻璃体血管系统开始萎缩。第三玻璃体（晶状体悬韧带）开始出现。

胚胎第 8 个月：玻璃体动脉闭塞。

胚胎第9个月：玻璃体动脉消失。

出生后玻璃体逐步增大至成年。新生儿玻璃体平均长10.5mm（男），10.2mm（女）。到13岁时，人体玻璃体的轴向长度男性增加至16.1mm，女性15.6mm。从10—18岁，玻璃体平均每年伸长0.35mm。

在出生到成年的发育期间，胶原蛋白和透明质酸的合成均与生长期间玻璃体体积的增加保持同步。

出生后玻璃杯的结构逐步发生变化直至成年。Eisner（1975）报道青春期出现玻璃体束，在成人期才充分发育。Worst（1977）论述年青成人充分发育的玻璃体中有水池系统（cisternal systems），似乎与Cloquet管和皮质前囊袋有连接。

二、胚胎发育

玻璃体胚胎发育过程中出现的三个阶段：原始玻璃体、第二玻璃体和第三玻璃体（晶状体悬韧带）。

临床上所涉及的玻璃体是第二玻璃体；原始玻璃体的动脉在出生前已消失，只剩残留痕迹（Cloquet管），当需要提到时必须注明原始玻璃体；至于第三玻璃体仅是胚胎学的名称，临床上称为晶状体悬韧带或Zinn小带。

（一）原始玻璃体

当视泡内陷时，连接在原始视泡和晶状体之间的原生质突被拉成细长的原纤维（fibrilla；protofiber）。这些来自神经外胚叶、表面外胚叶的原纤维和由中胚叶（直接与视杯接触的中胚叶）来的原纤维相混合，组成原始玻璃体（primary vitreous）。

胚胎第5周开始出现原始玻璃体，此时玻璃体内主要是玻璃体血管系统（hyaloid vasculature）。玻璃体血管系统包含玻璃体动脉，并含少量基质和细胞。血管内皮细胞来源于中胚叶。基质可以是血管和神经嵴组织的联合分泌物。玻璃体内的血管反复分支，在前方与晶状体血管膜吻合。随着第二玻璃体的出现，晶状体血管膜的形成和葡萄膜血管的发育，促使

玻璃体动脉逐步萎缩，其解剖空间由第二玻璃体取而代之，并予以扩张。

原始玻璃体在出生前一个月迅速退化，细胞被吸收，血管闭塞仅残留血管壁，遗留的原始玻璃体称Cloquet管，仅是晶状体后方玻璃体的一小部分，无结构。

玻璃体血管系统的退化：胚胎第12周首先从玻璃体动脉分支的远端开始萎缩，然后是晶状体血管膜的毛细血管萎缩，最后（胚胎第4个月末）玻璃体动脉本身，与原始玻璃体一起逐渐萎缩。在第5个月，晶状体后面的脉管系统萎缩形成了Cloquet管的漏斗状扩张。毛细血管被巨噬细胞阻塞而消失。若原始玻璃体持续存在和晶状体后血管膜退化不全则导致永存原始玻璃体综合征（PHPV）。

（二）第二玻璃体

第二玻璃体又称次发玻璃体（secondary vitreous）、二级玻璃体。

胚胎第6周至第12周发生第二玻璃体。第二玻璃体从后方和两侧将原始玻璃体挤至眼球中央，晶状体的后面。

玻璃体基质来自玻璃体血管外膜的间充质细胞。原始玻璃体细胞（primitive hyalocytes），普遍认为属于单核吞噬细胞系统，虽然此时出现，但可能其来源相同于玻璃体动脉系统和晶状体血管膜的巨噬细胞，而并不来自视网膜。胶原纤维由玻璃体细胞产生，胶原纤维增多和拉长造成第二玻璃体体积的扩大。玻璃体凝胶中的大部分透明质酸和胶原蛋白（Ⅱ型）在出生后加入。

在视杯边缘前部的第二玻璃体含有较厚的、致密的胶原纤维。一些纤维在胚胎第3个月结束时与晶状体和杯缘之间的间充质相邻。这些纤维形成Drualt的边缘束。牢固地附着在视网膜的内界膜上，构成了胚胎学上的玻璃体基底。

Cloquet管其中有玻璃体动脉通过。原始玻璃体与第二玻璃体由于组织密度不同而可分界，第二玻璃体以纤维结构为主，含有很精细、很致密的原纤维和少量透明质酸，但不含血管为其特征。

第二玻璃体的前界位于晶状体后面，并在晶状体赤道部后 2mm 处和晶状体相接触，呈环状，称为 Egger 线，形成 Wiegger 韧带（玻璃体囊膜韧带）。在前界处也因组织结构变密，被称为玻璃膜，其前方即第三玻璃体（晶状体悬韧带）。Cloquet 管呈漏斗形，在视盘端窄，而在晶状体后面宽，呈盘状（详细介绍见后文）。

鉴于皮质前囊袋和 Cloquet 管在 2 岁或 3 岁时才从 SD-OCT 图像中出现，并在 8 岁时达到成熟。因此，有人提出 Cloquet 管可能不是原始玻璃体的残余，而属于第二玻璃体在出生后发育的。

（三）第三玻璃体

第三玻璃体（tertiary vitreous）又称为三级玻璃体（晶状体悬韧带，Zinn 小带）。

在妊娠第 4 个月期间形成的第三玻璃体成为 Zinn 小带，悬吊晶状体。小带主要由耐酸纤维（oxytalan）和原纤维蛋白组成。纤维锚定在睫状突的无色素上皮的基底膜上，另一端插入晶状体赤道的前后囊膜。当胚胎第 5 个月时，眼球显著扩大，睫状突不再与晶状体相接触，此时可见悬韧带从睫状体上皮伸延到晶状体赤道部及其前后的晶状体囊上。在悬韧带上形成的一个三角形空间称为 Hannover 管。在胚胎第 7 个月时，晶状体悬韧带仍然是比较薄，到出生时才发育完全（图 3-1-1）。

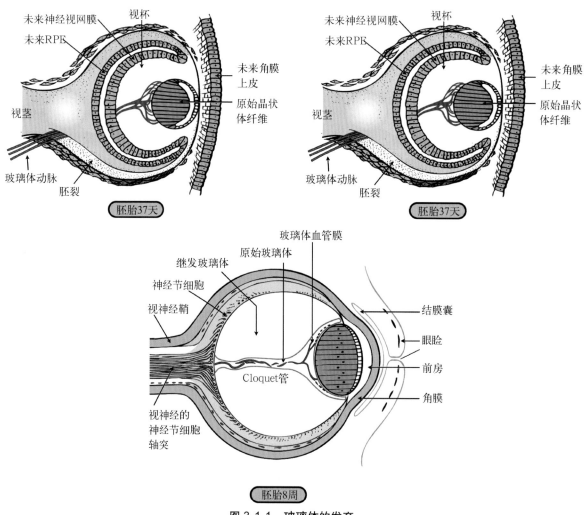

图 3-1-1　玻璃体的发育

此图修改自 Embryology and early development of the eye and adnexa, In: Forrester JV et al ed. The eye ;basic sciences in practice 4th Ed. Elsevier limited, New York. 2016. 105

第二节 玻璃体生化与生理

一、概述

玻璃体（vitreous body）为无色透明的胶体，眼屈光介质的最大组成部分，人眼最大的组织，占眼球体积的80%。成人玻璃体的容积约4ml，重约4g。正视眼的玻璃体前后轴长16.5mm。

玻璃体前端相应晶状体处有一个凹陷称玻璃体窝（hyaloid fossa，patellar fossa）（图3-2-1）。起自晶状体后间隙（Berger's space），向后穿越中央玻璃体的Cloquet管，后端呈漏斗形区域，视盘之前那部分称为martegiani区域。Cloquet管是胚胎玻璃体的玻璃体动脉的遗迹，是一个无胶原纤维的区域，被多孔的鞘包围，这些鞘先前是玻璃体动脉壁的基底层。

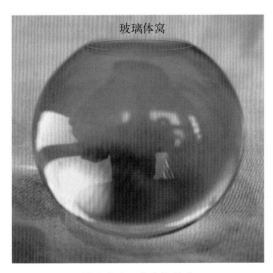

图 3-2-1　玻璃体外表

玻璃体是一种无色透明的胶体，含水98%。球形，前端相应晶状体处有一个凹陷称玻璃体窝。图示剥除巩膜、葡萄膜、视网膜后的玻璃体原型

玻璃体几乎呈球状，仅前缘（晶状体-悬韧带隔膜）较平，其余周边部分支撑着眼球壁以维持眼球的形态。吸收及重新分布对周围组织传来的外力，以降低对眼组织的损害。

玻璃体是一种含水的细胞外基质，由胶原纤维网与透明质酸分子组成的一种凝胶（gel），归属结缔组织。没有固定细胞，只有靠近视网膜处有一些玻璃体细胞（hyalocyte，又称透明细胞），这是单核吞噬细胞。

精巧的透明组织具有黏弹性、透明性、对光线的散射极少、渗透性，以及对周围组织（晶状体、视网膜等）有支持、减震和营养作用，维持正常眼内压。

附：

19世纪至20世纪初所用的实验手段破坏玻璃体原本的组织结构，或者造成伪像。用裂隙灯显微镜研究玻璃体，在形态学上不产生伪像，但限于放大倍率而不能探究其微细结构。因此，玻璃体的解剖、生化特性、透明胶体结构及超结构，以及它在眼病发生学上所扮演的角色，至今仍然扑朔迷离。

Gillstrand（1912）和Koeppe（1917）用裂隙灯显微镜活体观察到漂荡的膜状和纤维样结构。Duke-Elder（1930）最先描述玻璃体的结构是疏松而纤弱的细丝被液体包围。组织病理学用常规方法将玻璃体标本做固定，这样造成的伪像，以至组织结构面目全非。Eisner（1973）首先分离解剖出人眼"裸体"玻璃体，用暗视野裂隙灯显微镜观察玻璃体内的形态，平行的细纤维呈前后走行（宛如女孩的长头发），附着于玻璃体基底。由基底散发出纤维朝前，朝后圆周状进入锯齿缘的玻璃体皮质，中央纤维平行于Cloquet管。纤维不间断，无分支（图3-2-2）。Worst（1977）发现年轻成人充分发育的玻璃体中有水池系统（cisternal systems）。2006年用高清SD-OCT发现Cloquet管，似乎与皮质前玻璃体囊袋有连接。

凝胶玻璃体主要是随意排列的胶原。胶原纤维细长无分叉，直径为8～16nm。胶原有多种：Ⅱ型胶原，占75%，高度可溶性。Ⅸ型胶原不是典型的胶原，总是含有硫酸软骨素糖胺聚糖链。10%的玻璃体胶原蛋白是Ⅴ/Ⅺ杂交

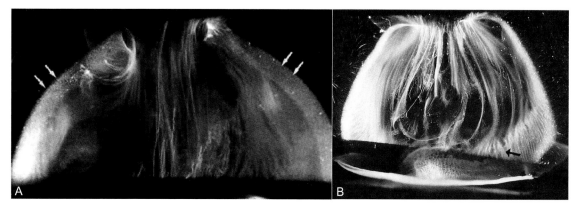

图 3-2-2　玻璃体胶原纤维的走行和玻璃体细胞

死后的暗视野裂隙灯显微镜研究。A.59 岁男性。玻璃体的后段和中间段。玻璃体中央从前向后行走的纤维（宛如女孩的长发），通过玻璃体皮质的黄斑前区（位于中心顶端）进入后皮质间隙。在皮质内有许多强烈散射光的小"斑点"（白箭）。较大的不规则斑点是碎片，较小的斑点是玻璃体细胞（Sebag J. The Vitreous—Structure, Function and Pathobiology. In.Duane's Clinic Ophthalmology.on DVD-ROM.Vol. 6. Philadelphia:Lippincott 2013 Ed. p.10496）　B. 玻璃质基底形态。58 岁女性，显示玻璃体纤维从玻璃体后部皮质（在照片的顶部）连续到玻璃体基底，在该处"展开"，插入玻璃体基底（黑箭）(Sebag J. Vitreous and Vitreoretinal Interface. In Ryan's Retina.Elsevier Inc.6th Ed. 2018.p.576)。Sebag 博士当今被认为是玻璃体领域的世界领先权威

胶原蛋白，包含玻璃体主要胶原纤维的中心核心。与Ⅱ型胶原蛋白一样，Ⅴ/Ⅺ型是原纤维形成胶原蛋白。尽管玻璃体中Ⅵ型胶原只是少量，但该分子结合Ⅱ型胶原和透明质酸的能力表明它在组织和维持玻璃体凝胶的超分子结构中可能是重要的。已经在黄斑孔的皮质玻璃体中发现Ⅵ型胶原的凝集体。

基底膜（basal lamina, basement membrane）：胚胎时期在视网膜、睫状体、晶状体部位的玻璃体皮质外面有基底膜包绕着，玻璃体皮质仅在悬韧带部位（睫状突与晶状体之间）无基底膜包绕，称环形缺口（annular gap）。此环形的无基底膜区为后房的后界，无基底膜区是前、后房和玻璃体腔之间的扩散通道，并允许大分子物质（透明质酸钠）从玻璃体进入后房。皮质凝胶的胶原纤维"插入"视网膜、睫状体、晶状体的基底膜，使二者紧密相连。基底膜由晶状体上皮、睫状体上皮、视网膜的神经胶质细胞（Müller 细胞）所产生。晶状体后的玻璃体附着于晶状体后囊（后囊属于基底膜），睫状体部的玻璃体附着于睫状体上皮的基底膜，从锯齿缘开始玻璃体的基底膜属于视网膜的内界膜。

虽然近年有很多较深入的研究，但还不能解决临床上所见到的很多问题。

日本 Kishi（1990）用荧光素将玻璃体凝胶染色后观察到后皮质前玻璃体囊袋（posterior precortical vitreous pocket，PPVP）。2006 年推出第 4 代光学相干断层扫描（OCT），这款高清 SD-OCT 分辨率达到 5mm。对检查后极部玻璃体视网膜界面方面发挥极大作用，开拓了研究玻璃体视网膜界面异常的可能性。由此增添对玻璃体视网膜界面病变的认识。Spaide（2008）在玻璃体内注射 TA 识别 PPVP。他在 2014 年用 1050nm 扫频源 OCT（SS-OCT）研究后皮质前玻璃体囊袋，发现在 PPVP 上方还有一个囊袋——黄斑上囊袋（supramacular bursa）。

二、玻璃体的生化

玻璃体含有 98% 的水和 2% 的结构蛋白，细胞外基质成分和各种化合物组成的胶体结构。溶质如透明质酸、蛋白、坏血酸及无机盐，其他为白蛋白、球蛋白、玻璃蛋白及黏蛋白等物质。璃体纤维丝为胶原，纤维丝之间充填以透明质酸，这种胶体透光性好，并且具有一定稠度和

弹性。

1. 透明质酸（hyaluronic acid，hyaluronan）玻璃体胶原纤维之间填充着透明质酸。由玻璃体细胞产生的透明质酸分子甚大，紧密地塞满液化玻璃体及凝胶玻璃体。透明质酸的浓度为 0.2 ～ 0.5mg/ml，浓度在皮质中最高，在玻璃体中心最低。透明质酸透过悬韧带处玻璃体皮质而进入后房。小儿出生后首先出现透明质酸，然后成为玻璃体糖胺聚糖（GAG）。尽管透明质酸由玻璃体细胞合成，但睫状体和视网膜 Müller 细胞似乎也能产生。成人以恒定速率持续合成透明质酸，其分子通过眼前段逸出，以维持其水平处于稳定状态。

从生化角度玻璃体分为凝胶玻璃体（gel vitreous）及液化玻璃体（或液态玻璃体）（liquid vitreous），二者胶原纤维及透明质酸的含量不同。胶原纤维为凝胶网架的主体，而透明质酸分子充填于胶原纤维之间。液化玻璃体仅有透明质酸而无胶原纤维（图 3-2-3）。在胚胎时期及胎儿刚出生后，玻璃体腔充满凝胶玻璃体，裂隙灯检查为均质性。出生后随着眼球增大，液化玻璃体逐渐增多。

2. 硫酸软骨素（chondroitin sulfate）　大多数玻璃质硫酸软骨素是多功能蛋白聚糖形式，与透明质酸形成复合物，并且与微原纤维蛋白质如 fibulin-1 和 fibullin-2 形成复合物，在维持

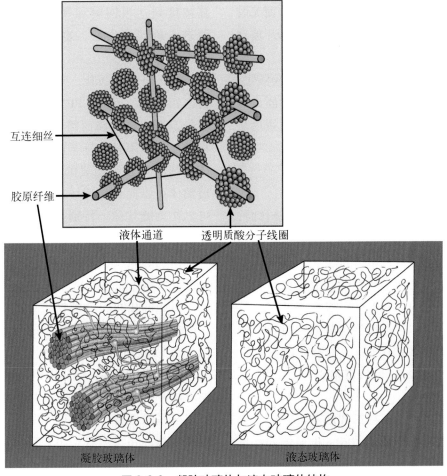

图 3-2-3　凝胶玻璃体与液态玻璃体结构

左上图：玻璃体胶原 - 透明质酸相互作用的超微结构。胶原纤维表面有一层透明质酸的无定形物质。无定形物质通过另一种 GAG（可能是硫酸软骨素）连接到胶原纤维。互连细丝似乎在胶原纤维之间桥接，插入或附着在透明质酸，黏附到胶原纤维 [修改自 Asakura A., 通过电子显微镜研究牛的玻璃体透明质酸的组织化学 (Acta Soc Ophthalmol Jpn 89:179,1985]

玻璃体的分子形态中起关键作用。

3. 玻璃体凝缩和液化

（1）玻璃体凝缩（syneresis）：随着年龄增长，引起液体凝胶分离。玻璃体液化增加，势必需要缩小玻璃体凝胶的体积，胶原纤维凝缩成更粗的纤维束，胶原纤维网支架坍陷（collapse），这种胶原纤维脱水收缩过程称为凝缩。

（2）液化：Sebag（1987）认为凝胶玻璃体从 4 岁起开始凝缩，凝胶的体积缩小，逐渐变为玻璃体液化。14—18 岁这段时期玻璃体液化占总玻璃体体积的 20%；20—40 岁保持稳定，40 岁以后玻璃体液化又增多，70 岁时玻璃体液化体积多数＞50%。液化的玻璃体在裂隙灯下表现为像前房那样暗黑的光学空虚腔间（lacuna），因液化的玻璃体含有透明质酸而无胶原纤维，所以它的可视性比前房水略高。玻璃体液化主要在玻璃体中央。

目前尚不清楚是什么引发玻璃体凝胶液化，可是一些引起代谢和光诱导的活性氧物质是玻璃体大分子构象变化的原因，导致胶原蛋白从透明质酸中解离而形成液态玻璃体。

三、玻璃体的生理

1. 透明屈光介质　当可见光穿过玻璃体时，玻璃体的正常生理功能允许入射光畅通无阻地到达视网膜，对光线的散射极少。玻璃体保持这种最佳透明度的光学特性，主要是由于低浓度的大分子（＜0.2% W/V）结构和可溶性蛋白质。与角膜类似，透明度也可以通过特定的胶原/透明质酸构型来维持。玻璃体的散射特性是各向异性的，并且当玻璃体膨胀时散射减少。

2. 支撑视网膜，维持正常眼内压　正常完整的玻璃体填满整个玻璃体腔。玻璃体的容量对维持正常的眼内压至关重要，房水错流入玻璃体可造成恶性青光眼；反之，系统给予高渗剂→玻璃体容积减少→眼内压降低。据推测，

玻璃体还可以吸收外力并减少眼球的机械性变形。完整的玻璃体在闭合性眼外伤时可支撑晶状体。至于机械支撑视网膜可阻碍或防止发生视网膜脱离的作用，有人认为是有限的，因为在玻璃体切除的眼仍然可以具有正常功能，并且视网膜不会脱离。

3. 眼前段和后段之间的扩散屏障　玻璃体呈凝胶状，它对于眼的前段和后段之间的物质的输送具有相当大的屏障功能。从而可以保持玻璃体和相邻组织内环境的稳定。并阻止有害物质、细胞和病原体的侵入。

当玻璃体完整时，眼前段释放的物质难以在眼后段达到高浓度，因为在凝胶中扩散运动非常缓慢；也可以防止局部施用的药物以高浓度到达视网膜和视神经头；抗生素从血液进入玻璃体中心，也将受到正常玻璃体的阻碍。

4. 代谢缓冲功能　对晶状体和视网膜的代谢密切相关。因此，PPV 术置换玻璃体替代物后一定造成白内障而需予以摘除晶状体。ILM 和后皮质多不是小分子的扩散屏障，由于玻璃体与睫状体和视网膜的紧密解剖关系，所以，玻璃体可以充当代谢缓冲，并且在一定程度上可以作为睫状体，特别是视网膜新陈代谢的储库。由于血 - 视网膜屏障的紧密把关，如果跨越屏障的运输受限，视网膜的水溶性物质更容易进入玻璃体腔而不是血流。

因此，视网膜中的物质可扩散到玻璃体中而被稀释。同样，玻璃体中的葡萄糖和糖原可以补充视网膜的代谢，特别是在缺氧条件下。Müller 细胞的足板与玻璃体紧密接触。因此，玻璃体可以作为 Müller 细胞生理功能的缓冲物，如视网膜的钾稳态。玻璃体中维生素 C 的浓度相对较高，在应激状态下玻璃体可以充当抗氧化剂的储库，保护视网膜免受代谢和光诱导的自由基的影响。

第三节 玻璃体的临床解剖

玻璃体从位置和微结构上大体分成皮质、中央玻璃体、管腔三部分。①皮质：前玻璃体皮质，玻璃体基底部，后玻璃体皮质。②中央玻璃体。③玻璃体管腔：包括 Cloquet 管、Berger 间隙、Martegiani 区。Worst（1977）发现还有：后皮质前玻璃体囊袋（PPVP）＝黄斑前囊袋（premacular bursa）、黄斑周围池样环（perimacular cisternal ring）、睫状突后池样环（retrociliarycisternal ring）、赤道池样环（equatorial cisternal ring）、睫状体囊管（canalisciliobursalis）。Spaide（2014）用 SS-OCT 扫描，窗高 2.6mm，玻璃体占据约 2mm 高的扫描窗口，在 PPVP 上方 85.4% 正常成人有另一个光学空虚的腔间（lacuna），取名黄斑上囊袋（supramacular bursa），55.3% 人有交通小管道与 PPVP 连接。腔间（lacuna）与囊袋（bursa）、池（cistern）为同义词。

一、玻璃体皮质

玻璃体所有外层（贴近晶状体、后房、睫状体及视网膜）的部分，凝胶纤维较紧密，犹如玻璃体的软壳，称玻璃体皮质（vitreous cortex，cortical vitreous），曾称玻璃体髓质（medullary vitreous）。厚度各处不同，最薄处仅 100～200μm。尽管玻璃体皮质仅占玻璃体总体积的 2%，但它是玻璃体的代谢中心，因为它含有玻璃体细胞和另一种结缔组织细胞——纤维细胞。

玻璃体皮质比中央玻璃体致密，由致密的胶原纤维、细胞、蛋白质和黏多糖组成。在黄斑处较薄，在视盘处缺如。此层皮质紧紧贴住球壁，皮质浅表的胶原纤维插入视网膜的内界膜。在玻璃体皮质与视网膜内界膜之间，有一个约 40nm 电子发亮的间隙，柔弱纤维跨越这个间隙。玻璃体后脱离（PVD）时，玻璃体皮质与视网膜内界膜脱开；若玻璃体牵引力小于皮质 - 内界膜的附着力，则后皮质发生劈裂，

有一薄层残留的皮质仍然附着于内界膜。Kirshi（1986）对自发性 PVD 的 59 眼用电镜扫描，44% 在中心凹表面有残留的玻璃体皮质，大多数为直径 500μm 的板片或环状残留物。由此而产生 ERM，黄斑孔，玻璃体黄斑牵拉（VMT），糖尿病性黄斑水肿（DME）等早期 PVD 的并发症。在眼底周边，诸如视网膜撕裂，格子样变性，这些病变可以是完全性 PVD 的并发症。以锯齿缘为界，将玻璃体皮质划分两部分，锯齿缘以前称为玻璃体前皮质，锯齿缘以后称为玻璃体后皮质。

（一）前玻璃体皮质

前玻璃体皮质（anterior vitreous cortex）又称前玻璃体膜（anteriorhyaloid，anteriorhyaloid membrane）、玻璃体膜（hyaloidmembrane），又译为玻璃膜、玻璃体界膜。此膜的性质属于皮质，Sebag 将此膜正名为前玻璃体皮质，是玻璃体的前界。他认为 hyaloid 只限用于胚胎发育前 3 个月玻璃体中央的动脉。前玻璃体皮质是由锯齿缘玻璃体基底的前缘（大概锯齿缘前约 1.5mm 开始）伸展出的玻璃体前皮质。厚 800～2000nm。胶原纤维与皮质表面平行。

前玻璃体皮质组成的晶状体 - 悬韧带隔膜是玻璃体的前缘，中央有一个光滑凹陷称玻璃体窝（patellar fossa），托住晶状体的后极，该处玻璃体与晶状体之间有一个 Berger 间隙，临床上称晶状体后间隙（retrolental space）。在晶状体后间隙的外侧的前皮质与晶状体后囊附着，称 Weiger 韧带，又名玻璃体晶状体囊韧带（hyaloideocapsular ligament），环形，宽 1～2mm，直径约 8mm。在儿童及青年人和眼内炎症病人，此韧带附着紧密，但在老年人，此韧带附着变松弛。撕破此韧带会发生玻璃体脱出至前房。以致晶状体囊内摘除时玻璃体粘在后囊上被一起拉出。当玻璃体疝入前房，在玻璃体表面的那层菲薄的膜即前玻璃

体膜。

（二）后玻璃体皮质

后玻璃体皮质（posterior vitreous cortex）曾称后玻璃体膜（posteriorhyaloid, posterior-hyaloid membrane），又译为后玻璃膜、后玻璃体界膜。厚 100～110μm，在黄斑处最薄，在视盘上不存在。玻璃体后部表面的致密部分，由Ⅱ型胶原纤维和其他细胞外基质组成。胶原纤维沿视网膜前表面伸展。后玻璃体皮质黏附着视网膜，最牢固地附着在玻璃体基底部、视盘、黄斑及视网膜血管上方。此种黏附分为两类：紧密黏附（玻璃体基底部、视盘周围、中心凹周围、视网膜血管鞘），其他区域属于一般黏附。其黏附力的强弱与该处胶原纤维与视网膜的关系密切有关。

玻璃体后脱离者在凝胶玻璃体与液化玻璃体交界处，即凝胶玻璃体后缘，有一层致密灰白色薄膜称后玻璃体皮质，仅用于裂隙灯显微镜和 OCT 所见到的玻璃体表面的膜。当然此膜并非解剖学者所称的膜，因它仅为光学密度大而已。

二、玻璃体基底部

前玻璃体皮质骑跨在锯齿缘的一个环形地段，像一条腰带，覆盖在锯齿缘。前沿在锯齿缘前约 1.5mm，鼻侧后沿在锯齿缘后约 3mm，颞侧后沿在锯齿缘后约 1.8mm，这个 3D 立体环形结构来说，玻璃体基底部（vitreous base）伸展入玻璃体内几毫米（图 3-3-1）。随着年龄增长，玻璃体基底部的后沿逐渐向后扩展，在颞侧甚至扩展到靠近赤道。玻璃体皮质的胶原纤维走向平行内界膜，行至玻璃体基底部时胶原纤维突然致密，纤维以直角形式"插入"睫状体平坦部无色素上皮；在后方"插入"视网膜内界膜，锚定在神经胶质和星形胶质细胞上，紧密牢固地与平坦部和视网膜粘连。玻璃体基底部为玻璃体粘着视网膜最牢固的部分，粘着力极强，几乎不能将其与视网膜分开。玻璃体

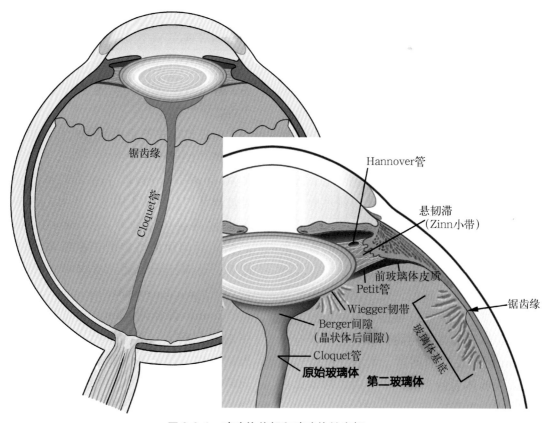

图 3-3-1 玻璃体前部和玻璃体基底部

基底部的胶原纤维"插入"锯齿缘前方者形成前环（anterior loop），该处含有成纤维样细胞，所以在前部 PVR 扮演重要作用。后部玻璃体基底部含有巨噬样细胞。玻璃体基底部的玻璃体非常牢固地黏住视网膜是造成马蹄形撕裂、巨大撕裂的重要因素。

　　注：后玻璃体皮质和视网膜之间的关系，以往认为是皮质的胶原纤维"插入"视网膜内界膜（ILM）。但目前的观点与之相反，认为后玻璃体皮质和视网膜之间没有直接联系，但后玻璃体皮质是"黏附"于视网膜的内界膜，其黏附的确切性质尚不清楚。

　　玻璃体皮质与基底膜的附着处：玻璃体胶原纤维共有 4 个附着处，按附着力强弱排列为：玻璃体基底部、视盘边缘、中心凹直径 500μm 范围，以及直径 1500μm 的边缘、视网膜大血管旁。主要附着点只有两处，一处在玻璃体基底部，终身维持粘连，玻璃体后脱离最大限度地只能脱离至锯齿缘前约 1mm 处；另一处在后

方，附着于视盘边缘，玻璃体老化可使此处附着力减退，故玻璃体后脱离最醒目的体征之一是视盘周边玻璃体脱离而造成的环形混浊。

三、玻璃体细胞

　　玻璃体细胞（hyalocytes，vitreous cells，vitreous cortex cells，vitreocytes）。玻璃体是体内代谢活动最低的组织，所以细胞很少，最多最主要的细胞是玻璃体细胞，是单核细胞；其余细胞（约占总细胞数的 10%）为纤维细胞及神经胶质细胞，都在玻璃体皮质中（图 3-3-2）。玻璃体细胞在玻璃体基底部的密度最高，其次是后极，赤道部密度最低，仅晶状体后区域无玻璃体细胞。玻璃体皮质在距视网膜内界膜 20～50μm 处，玻璃体细胞广泛分布于一个单层中。玻璃体细胞呈椭圆形或纺锤形，直径 10～15μm。它包含一个分叶核、高尔基体（Golgi 复合体）、光滑内质网和粗糙的内质网、许多大的溶酶体颗粒和吞噬体。

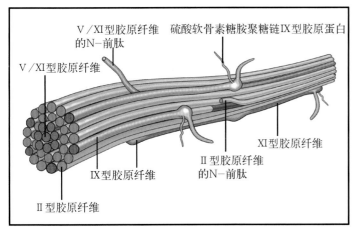

V／XI型胶原纤维的N-前肽　　硫酸软骨素糖胺聚糖链 IX型胶原蛋白

V／XI型胶原纤维

IX型胶原纤维

Ⅱ型胶原纤维的N-前肽

XI型胶原纤维

Ⅱ型胶原纤维

中央玻璃体的胶原纤维是 V 型和 XI 型的杂交组成的。中央玻璃体周围是特殊的 Ⅱ 型胶原，Ⅱ 型胶原占玻璃体胶原的 75%。N-前肽延伸在玻璃体胶原纤维的表面，可调整与其他细胞外成分相互作用，这借助于玻璃体胶原纤维表面的 IX 型胶原（引自 Bishop. Prog retinal eye res，2000，19：323）

相差显微镜所见玻璃体皮质中的玻璃体细胞

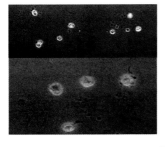

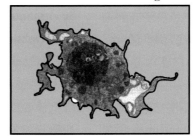

玻璃体细胞是单核细胞，被埋藏于玻璃体皮质的密集胶原纤维网络中。有一分叶状核，染色质(*)致密。在细胞质中有线粒体，致密颗粒(箭)，空泡和微绒毛

图 3-3-2　玻璃体的胶原纤维和玻璃体细胞

玻璃体细胞的起源有多种推测。在胚胎时期比老年人多很多，所以认为是原始玻璃体残留的，正常情况下不增生。Gloor（1972）认为玻璃体细胞在人生命中不断地从血液单核细胞中获得。玻璃体细胞保留在玻璃体皮质中约1周，然后由新生的单核细胞代替，以维持恒定的细胞数。另有人估计每6个月更新一次。

玻璃体细胞的作用：①产生胶原蛋白、透明质酸：刺激增生胶原蛋白，从而在病理状态下产生玻璃体膜。Balazs指出，玻璃体细胞位于透明质酸浓度最高的区域，表明这些细胞能合成透明质酸和胶原蛋白。②吞噬细胞作用。玻璃体细胞来源于细胞囊泡，吞噬和结合免疫球蛋白G（IgG）和补体的细胞膜受体。玻璃体细胞是最先暴露于各种疾病期间释放的任何迁移或促有丝分裂的刺激。比如周边前玻璃体炎的炎症细胞形成雪堤；在孔源性RD手术失败后，玻璃体细胞可能是第一个参与形成收缩膜的细胞，PVR再次造成视网膜脱离。

四、玻璃体视网膜界面

玻璃体后皮质黏附在视网膜内界膜上，这二者邻接部分称玻璃体视网膜界面（vitreoretinal interface）。在黄斑那部分称玻璃体黄斑界面（vitreomacular interface，VMI）。

国际玻璃体黄斑牵拉研究（IVTS）小组制订了一套严格的关于玻璃体黄斑界面疾病的OCT解剖分类系统，包括VMI、VMA、VMT和黄斑孔的OCT的解剖学定义及分类 [Duker, et al. The International Vitreomacular Traction Study Group Classification of Vitreomacular Adhesion, Traction, and Macular Hole.Ophthalmology, 2013，120（12）：2611-2619]。

内界膜（ILM）在玻璃体基底部厚50nm，在赤道厚300nm，在后部1900nm。在中心凹区域ILM变薄至10～20nm。ILM由三层组成。①椎板外层（laminra rara externa）：前方与玻璃体皮质衔接。②椎板内层（laminra rara interna）：与Müller细胞的足板末端相邻，后方与神经纤维层衔接。③致密板（laminradensa）：介于上述两层之间。ILM主要由Ⅳ型胶原组成，但也含有纤连蛋白，层粘连蛋白和Ⅰ型胶原。

玻璃体皮质和ILM之间粘连：这种黏附力在黄斑、视盘、玻璃体基底部和视网膜血管较强，但其黏附机制是神秘的。先前认为玻璃体胶原纤维直接"插入"视网膜，但目前的观点与之相反，后玻璃体皮质和视网膜之间没有直接联系，而是后玻璃体皮质"粘连"于视网膜的内界膜，特别是在年轻人。后玻璃体皮质和ILM之间黏附的确切性质尚不清楚，但很可能是由在该界面处发现的各种细胞外基质分子的作用引起的（J Sebag. in Duane's Ophthalmology, 2013，DVD edition p 12194）。Foos认为在Müller细胞的细胞质与基底部和赤道视网膜的ILM之间具有附着斑（attachment plaques）。可是Kampik（2012）在讨论会上坚持认为胶原纤维绝对是垂直插入于玻璃体基底部。

ILM和后玻璃体皮质之间的细胞外基质富含糖蛋白，典型的细胞外基质成分和一系列类型的胶原蛋白，这些成分据称均在玻璃体视网膜黏附中起作用。ILM的基质由Ⅳ型胶原蛋白的互锁分子组成，并且有许多辅助糖蛋白。

后玻璃体皮质和视网膜ILM的界面处被这种大分子附着复合物黏附，这种粘胶样基质由纤连蛋白（fibronectin）、层粘连蛋白（laminin）和其他细胞外组分组成。硫酸软骨素（chondroitin sulfate）存在于整个玻璃体视网膜界面中，它在介导凝胶玻璃体中的透明质酸-胶原相互作用中起作用（Duker JS, Kaiser PK, Binder S. The International Vitreomacular Traction Study Group classification of vitreomacular adhesion, traction, and macular hole. Ophthalmology, 2013，120:2611-2619）。

Russell等（2012）发现的黏附分子是，GAG通过丝氨酸（serine）残基上的氧键与蛋白质核心连接，并且由硫酸软骨素、N-乙酰半乳糖胺和葡糖醛酸（glucuronic acid）的二糖重复组成。

总之，尽管玻璃体皮质和 ILM 之间存在解剖学界面，但对这些结构的黏附仍然知之甚少。玻璃体视网膜之间的结合有两种假设，一类属于强粘连（见前文玻璃体基底，胶原纤维垂直插入 ILM）；另一类属于一般粘连，玻璃体后皮质胶原纤维平行于 ILM，二者的黏附作用不很清楚，生化学研究表明，可能是依赖高分子黏附复合物（macromolecular attachment complex）而结合。

ILM 会有年龄相关性变化——解剖学、生物化学和功能相关的。在解剖学上，ILM 随着年龄增长而变厚。生物化学上，纤连蛋白和层粘连蛋白的分布随年龄而变化。在年轻人的眼，抗纤连蛋白抗体结合具有均匀分布。在较老的眼，后部 ILM 显示抗纤维连接蛋白和抗纤维蛋白抗体的分段双层分布；还证实了其他 ILM 糖缀合物的年龄依赖性分布。这些糖蛋白分布的变化可能会改变玻璃体视网膜粘连作用。

近来，玻璃体皮质的临床重要性日益显露。玻璃体皮质已被认为是各种玻璃体视网膜疾病的主要因素，包括 PVD、VMT、视网膜破裂、PVR、前玻璃体纤维血管增生、黄斑孔和 ERM。

玻璃体视网膜界面的黏附力异常，加上玻璃体胶原纤维运动（正常的胶原纤维或病理性增生膜牵拉）引发 PVD（因年长眼玻璃体凝胶液化和玻璃体视网膜黏附力衰退，是不可避免的）、VMA、VMT，甚至黄斑孔。

视网膜血管上有一个不寻常的玻璃体视网膜界面。在生理学上，这可以提供减震功能，阻尼动脉搏动；在病理学上，这种结构也可以解释与视网膜血管玻璃体牵引相关的出血和增生事件，例如在玻璃体后脱离（PVD）和增生性糖尿病性视网膜病变（PDR）。

五、中央玻璃体

相比于玻璃体皮质中央玻璃体（central vitreous）细胞不多，基本上是无细胞的，胶原纤维较皮质少。用临床裂隙灯观察可发现中央玻璃体如纱帐样薄膜规则性飘荡，有比较清晰的空间充满透明水液，称为腔间（lacunae），随着年龄增长而增多。SD-OCT 和 SS-OCT 扫描黄斑和视盘玻璃体在正常人眼均有囊袋和管腔。

核心玻璃体（core vitreous）：这是玻璃体切割术的术语，并无解剖学定义。"核心玻璃体切除术"是切除玻璃体的中央部分，而不引发手术性 PVD，或不切除周边玻璃体（JerrySebag MD 私人通讯，2019）。

六、玻璃体管腔

玻璃体内存在一些空的管道、囊袋、间隙（space）或腔间（lacuna）。Cloquet 管是最早发现的管道。

（一）Cloquet 管

成人玻璃体中央的空管，亦称透明管，为胚胎发育中的原始玻璃体的玻璃体动脉的所在地，有时可见 Cloquet 管退化而残留的透明组织。用裂隙灯可看到年轻人的 Cloquet 管，从视盘起向前横越玻璃体中央，止于晶状体后囊。

Cloquet 管的不同部位曾被冠以不同名称，管的前端扩张部（玻璃体前膜的晶状体玻璃体窝）称为 Berger 或 Erggelet 间隙；临床上常称之为晶状体后间隙。其两端被环形的 Wieger 韧带围绕着（图 3-3-1 至图 3-3-3）。

Cloquet 管前端在晶状体后囊上的胚胎时期接触痕迹称为 Mittendorf 点，在晶状体后极中央稍偏鼻下方的后囊上，用裂隙灯检查可以发现一个灰色小圆斑；相似的情况，有时可以发现后部原始玻璃体在视盘（视乳头）上的残迹，实为胚胎时期玻璃体血管系统在视神经头的出口，称为 Bergmeister 乳头（Bergmeister's papilla），检眼镜下为视盘上灰白色的隆起的神经胶质组织，细条索状或膜状，一端突出入玻璃体，名视乳头上膜。Cloquet 管的后端漏斗状或锥形扩张部连接至视盘，该区称为 Martegiani 区。Cloquet 管在视盘端有交通小管道与 PPVP 连接。管的直径为 1 ～ 2mm，中段变细。管壁是浓缩玻璃体，不是真正的薄膜。玻璃体血管系统应该在胎儿9个月时消失，如果未完全消失则成为永存玻璃体动脉（persistence of the hyaloid artery）——灰色空瘪的血管残端连在视盘上，向前走行晶状体后间隙。当出生时大部分玻璃体血管系统消失，并且Bergmeister乳头萎缩，它们萎缩的程度是视盘生理凹陷的深度。

（二）后皮质前玻璃体囊袋

后皮质前玻璃体囊袋（posterior precortical vitreous pocket，PPVP）于1990年由Kishi等命名。简称皮质前囊袋。黄斑玻璃体后皮质前，玻璃体中一个狭窄的液化区（囊袋）见图3-3-3。

PPVP不是与年龄有关的玻璃体液化，是遗传的解剖结构，是成人玻璃体中的一种生理上存在的结构。目前尚未知PPVP的生理功能。囊袋可能作为缓冲介质，避免玻璃体凝胶的持续运动的直接牵引力损伤玻璃体皮质-黄斑视网膜。

PPVP后囊壁是很薄一层玻璃体皮质附着在视网膜内界膜上，前囊壁是玻璃体凝胶。PPVP的鼻侧与Cloquet管的Martegiani区存在一窄条隔膜，仔细寻找往往可发现隔膜存在开口，此为PPVP与Martegiani区的连接管（connecting channel）（约宽0.9mm，高0.28mm）。由于覆盖在上方的凝胶的压迫，连接管可能会塌陷，但可以通过眼球运动打开。囊袋的形态视囊袋前凝胶玻璃体液化程度而异。轻度液化者囊袋呈圆顶形；中等液化者不呈圆顶形，常呈舟形（新月形），可以与前方的液化腔隙融合。囊袋平均高0.7mm宽6.4mm。发现囊袋随着体位变动而产生变化。

2岁孩童无皮质前囊袋，但小凹前方的玻璃体在液化。3岁时皮质前囊袋已是一个实实在在的间隙。随着年龄增长，该间隙慢慢扩大成舟形间隙；PPVP与Cloquet管之间的连接管道在5岁后开始形成。这个连接管是扁平的，垂直直径0.9mm，水平直径0.3mm。由于发现后皮质囊袋与Cloquet管之间的连接管，就此可解释前房中的化学物质或细胞可通达黄斑。

前房→瞳孔→后房→悬韧带→晶状体后间隙（Berger间隙）→ Cloquet管→ Martegiani区→连接管→后皮质前囊袋→影响黄斑中心凹。

此通道可解释白内障手术后，前列腺素类似剂滴眼液或前葡萄膜炎，这些情况前房前列腺素增加，前列腺素类似剂通过Cloquet管→后皮质前囊袋→破坏血-视网膜屏障而发生黄斑水肿。同理，NSAID滴眼液（前列腺素拮抗剂）可治疗CME。

日本Kishi和Shimizu（1990年）尸检84只人眼，标本浸没于水中，玻璃体凝胶经荧光素染色后用生物显微镜检查，48只眼全部发现后皮质前囊袋（无PVD存在或不完全性PVD），另外36只PVD眼19只眼有PPVP，所以，PPVP的发现率分别为100%、53%；PPVP一直存在于黄斑前，而不管玻璃体液化的类型如何（Kishi S，Shimizu K. Posterior precortical vitreous pocket. Arch Ophthalmol, 1990,108:979-982）。PPVP与Worst（1977）发现的黄斑前囊袋（premaculer bursa）是一致的。Worst和Itakura等（2013） 用SS-OCT（DRI OCT-1 Atlantis，Topcon）证实58眼志愿者近视度越高，PPVP的中央高度越高。

人出生后玻璃体的结构逐步发生变化直至成年。Eisner（1975）报道青春期出现玻璃体束，在成人期才充分发育。Worst（1977）论述青年成人充分发育的玻璃体中有水池系统（cisternal systems），似乎与Cloquet管和皮质前囊袋有连接，令人注意的是睫状体囊管（cilibursal canal）可能是睫状体与黄斑之间一条潜在通道。Kishi在成人眼发现后皮质前玻璃体囊袋。虽然黄斑前囊和后皮质前玻璃体囊袋的定义不同，但是多数研究者认为二者是相同的。玻璃体是透明的、胶质和液态的结构。

（三）其他间隙

Worst（1995）考虑到玻璃体基底部、视神经头和黄斑等处具有非常牢固的黏附力，采用自身溶解方法分离出玻璃体，以免机械剥离造成损害。在不同部位将染料注射入玻璃体，可以看到腔间，称之为池（cistern）或囊（bursa）。PPVP用OCT容易发现，此外尚有：睫状突后

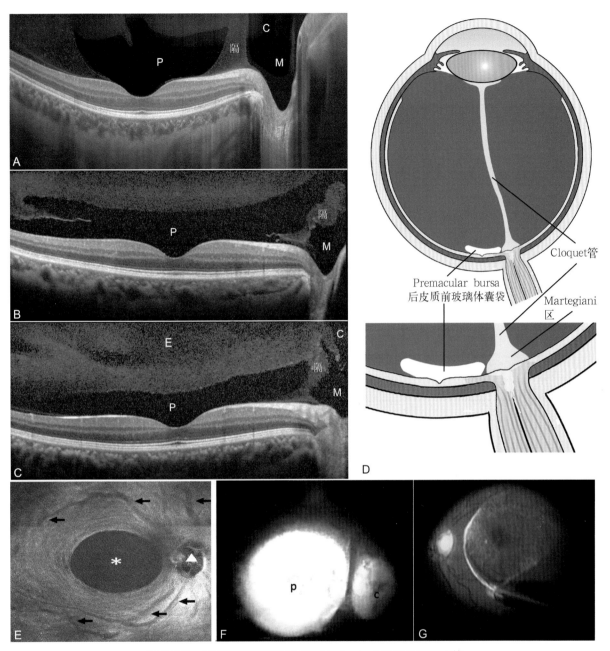

图 3-3-3　后皮质前玻璃体囊袋、Martegiani 区和 Cloquet 管

A-C. 用 SD-OCT 扫描的正常中年人的玻璃体图像。(P. 后皮质前玻璃体囊袋，C. Cloquet 管；M. Martegiani 区；E. 黄斑上囊袋)。D.PPVP 和 Cloquet 管的示意图。5 岁后 PPVP 和 Cloquet 管开始有连接管，甚至相互融合而联通，此图未显示连接管。E. 视网膜表面前 86mm 进行 C 扫描，PPVP(*)，Cloquet 管或其终端 Martegiani 区 (白三角)，视网膜前玻璃体裂隙 (prevascular vitreous fissures, 黑箭)。F.TA 被注入 PPVP 和 Cloquet 管的 Martegiani 区。G.TA 附着于 PPVP 的后囊壁 (F、G 照相摘自 Kirshi.Jpn J Ophthalmol 2016;60:239-273)

池样环（retrociliary cisternal ring）、睫状体囊管（canaliscilio bursalis）、赤道后池样环（equatorial cisternal ring）、黄斑周围池样环（perimacular cisternal ring）见图 3-3-4。Leong 等 (2020) 用 SS-OCT 在活体证实 Eisner 在尸体眼发现的血管

前玻璃体裂隙（prevascular vitreous fissure），定义为细长的、低反射性玻璃体腔，覆盖在视网膜血管拱的前方，与池（cistern）相连，是人眼几乎普遍的特征，见图 3-3-3 (Ophthalmology Retina，2020，4：84-89)。

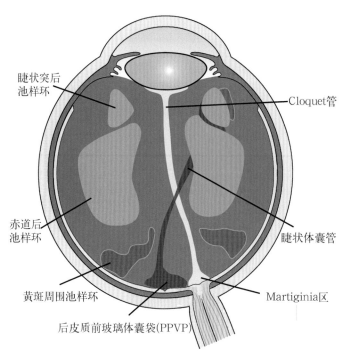

睫状突后池样环
Cloquet管
赤道后池样环
睫状体囊管
黄斑周围池样环
Martiginia区
后皮质前玻璃体囊袋(PPVP)

图 3-3-4　玻璃体管腔（Worst，1977）

第四节　玻璃体的检查

临床检查玻璃体的主要工具是检眼镜（初查），裂隙灯显微镜可查细胞、渗出物和小出血，OCT 是查后极部视网膜前 2mm 范围玻璃体的最佳工具，超声可探测大范围玻璃体并可电子记录。

一、检眼镜检查玻璃体

使用检眼镜检查玻璃体主要取其方便。这种检查法可发现玻璃体中的混浊物，但对于混浊物的定位及其光学结构则不甚了然。直接检眼镜检查玻璃体的混浊物可用正号（+8D、+10D）镜片观察，根据所需镜片度数可大略估计混浊物深度。间接检眼镜的视野大，亮度强可穿透轻微混浊。

玻璃体浑浊：用检眼镜观看眼底时（或眼底照相）依照视盘和视网膜血管的模糊程度进行分度。

玻璃体后脱离：看到 Weiss 环是后玻璃体膜在视盘边缘的黏附处已被撕脱开的临床标志。

玻璃体出血：少量出血凝块常因重力而沉在下方玻璃体腔内。原因有外伤、眼内组织炎症、视网膜新生血管、视盘新生血管、脉络膜新生血管等。

二、裂隙灯检查玻璃体

（一）用裂隙灯检查玻璃体时的注意事项

1. 因为玻璃体中的纤细结构必须在暗室中进行检查，才能分辨一些细微的光学密度差异。

2. 瞳孔须充分扩大，这样才能看清周边及后方玻璃体的变化。常需要病人转动眼球以增加观察范围。先让病人朝上看→朝下看→向正前方看，既可扩大检查范围，并可观察玻璃体运动时由惯性产生的后运动（after movement）。同样道理，亦可让病人朝左看→朝右看→向正前方看。

3. 检查前 1/3 玻璃体可以不用任何附加装置，只需将显微镜的焦点向晶状体后方推进。应随时注意调整照明与显微镜的夹角，夹角大可以增加视野中光学切面的厚度，但因瞳孔范围的限制而不能看到后部玻璃体，夹角小则可观察到后方，当然仍然是前 1/3 玻璃体。窥视细胞需用高倍显微镜。

4.检查后部玻璃体时须使用附加装置，如眼底接触镜（高度凹透镜）或三面镜，以消除眼球的屈光力。也可用前置镜（+90D，+78D）使眼底的倒像置于前置镜与显微镜的物镜之间。瞳孔充分扩大。照明与显微镜的夹角必须减小到 10°以内，目的是使照明与观察视线都不受瞳孔阻挡。后部玻璃体远不如前部玻璃体那么清楚。首先，将焦点对准视盘，然后将焦点朝后移至后玻璃体的目标。为了探查各部分玻璃体，裂隙灯做相应移动，并可让病人朝左看→朝右看→向正前方看，朝上看→朝下看→向正前方看，扩大视野范围、观察后运动。在检查后部玻璃体时照明角度较小，因此眼底的红色反光也映入视野中，视野背景呈橘红色。这种检查需要有相当经验，才能判断某些细微的变化。在 OCT 发明前的时代，Gass 就是基于裂隙灯 + 眼底接触镜的检查总结出著名的原发性黄斑孔的演变和其发病原理。玻璃体的个体差异性大，初学者在训练阶段务必检查至少 20 例正常玻璃体，充分了解其正常结构，熟练操作技巧，在此基础上才能体会什么是异常。

（二）正常玻璃体的裂隙灯检查所见

玻璃体的裂隙灯检查开始于晶状体后囊。检查前部玻璃体时照明与显微镜的夹角可放在 15°～30°，不必太小。晶状体后可能有一薄层光学空白区（晶状体后间隙）通常不加以注意则容易忽略。在少数先天异常者，晶状体后囊中央可有一锥形或纤维形混浊物突入玻璃体腔中，这是胚胎的晶状体血管膜残留组织。在原始玻璃体区之后为第二玻璃体（secondary vitreous）。在白内障手术后，玻璃体疝入前房时才能清楚地自光切面上分辨出前玻璃体膜。玻璃体与视网膜之间虽有一层浓缩的膜样物，正常情况下也是看不到的，只有玻璃体与视网膜发生分离（玻璃体后脱离）之后，才可在裂隙灯的光切面上看到此膜。

正常人玻璃体是并非绝对透明的，它与房水不同，当光束通过玻璃体时，可以看到玻璃体中有一些密度不一致的光学结构，为一种胶原的网状结构，表现为淡灰色的纤维线条，极稀疏，而且并不影响光束通过，移动光束时可以看到这些纤维样物时断时续，不成为一个完整形态，也不成为一个完整连续的膜面。眼球转动时这种纤维样结构可以有轻度动荡，但绝不做剧烈飘动。这些特征与混浊、变性或液化的玻璃体不同。玻璃体中的混浊条束光密度远较正常为强，其线条也较粗，飘动范围也较大。上述光学结构当照明角度较大，背景暗黑时最为清楚；当照明角度较小或加上接触镜或前置镜之后，玻璃体在明亮的红色眼底反光背景下，其光切面没有暗黑背景衬托时那么明显、那么清楚。40—50 岁后，液化玻璃体较十来岁者明显增多，液化玻璃体形成的均匀一致的黑暗大腔，临床称为腔间（lacuna），易被误认为玻璃体后脱离。

玻璃体液化：凝胶液化是透明质酸胶原蛋白的解离引起的分子改变。

（三）玻璃体异常的裂隙灯检查所见

1.玻璃体后脱离（PVD）　一种常见的主诉——飞蚊症，往往无症状。视盘边缘玻璃体脱离时后玻璃体膜撕裂成一个圆孔，孔缘卷边组成 Weiss 环。玻璃体后脱离常见于老年人，也可能发生在年轻成人，尤其是近视眼病人。也见于中间或后葡萄膜病人。

2.玻璃体细胞　睫状体、视网膜或脉络膜的炎症细胞迁移到玻璃体。玻璃体细胞可以扩散整个后节，可是细胞的浓度总是在炎症病灶附近最强。急性炎症的细胞通常在液态体玻璃体内非聚集的，弥散性扩散。

慢性炎症细胞常围绕玻璃体结构聚集，以形成团块，雪球或柱状，这种形态可以是某种炎症的特征。在前玻璃体，大的、星状细胞团块经常是 Fuchs 异色性葡萄膜炎，有时见于中间葡萄膜炎。中间葡萄膜炎更常见的是雪球——大而蓬松的白色球状混浊，总是最集中在下方玻璃体，但有时会干扰视轴，尤其是青少年。

多个视网膜前混浊，比典型的中间葡萄膜炎的雪球小，最常见于结节病葡萄膜炎。雪球样混浊，相连成"珍珠串（strings of pearls）"，提示真菌感染，最常见于念珠菌感染。玻璃体面条样混浊显然是包绕着玻璃纤维，这种细胞聚集最常见于弓形体病关联的中间葡萄膜炎。

玻璃体细胞分级（裂隙灯光高 3mm 宽 1mm）1+ 为 1～10 个细胞；2+ 为 11～20 个细胞；3+ 为 21～50 个细胞；4+ 为 > 50 个细胞。

3.玻璃体色素 雪茄烟末样色素碎屑，特别是前部玻璃体。这可能由发炎的睫状体脱落的，也可能发生在葡萄膜炎；不一定提示视网膜发生破裂口。

4.玻璃体出血 因出血的量、时间、原因、玻璃体液化程度而有明显不同。少量出血用检眼镜不能发现，可在裂隙灯下仔细搜查出鲜红色出血斑点。数周或数月的大量出血，其机化部分呈现白色，浓厚出血色泽暗红，呈现云朵状。

三、OCT 检查玻璃体

OCT 尤其是 2008 年高清 SD-OCT 的诞生，在检查后极部玻璃体视网膜界面方面发挥极大作用（图 3-4-1），开拓了活体研究玻璃体视网膜界面异常的可能性。由此增添对玻璃体视网膜界面病变的认识。后极视网膜前 1.9mm 范围内的玻璃体用 OCT 可以非常清晰地探测到。可发现玻璃体液化、玻璃体细胞、出血、玻璃体视网膜界面、玻璃体管腔（PPVP，Cloquet 管）、玻璃体后脱离、玻璃体黄斑牵拉等，效果是检眼镜望尘莫及的，远胜于裂隙灯。

扫频光源 OCT（Swept source OCT，SS-OCT）显示玻璃体胶原的能力比 SD-OCT 强。

手提式 OCT 卧位检查，可扫描周边眼底。

四、超声检查玻璃体

1.回声波描记检查 可以提供关于整个玻璃体结构的信息，虽然其分辨率远远不如 OCT，但超声的优势是能在单一扫描视屏窗内显示大部分玻璃体的回声图像，不仅提供整体观，还可观察病变组织的动态；移动探头可以探测到玻璃体的每个角落。

对角膜或晶状体完全浑浊的病例，超声是检查玻璃体的唯一工具。

正常玻璃体不会反射声信号；超声能够区分玻璃体内的点状、链状和膜状反射。

脱离的后玻璃膜呈现出界面。凝集的和致密的玻璃体胶原纤维、异常物质（血细胞、炎症细胞、机化膜、钙盐、胆固醇结晶、异物）会出现回声信号。

2.用超声可证实的玻璃体变化的临床病症

（1）玻璃体混浊：玻璃体内的任何回声信号均表示玻璃体内的不透明体。偶尔几颗细小的回声可能并无临床意义。致密的、弥散的回声斑点或膜样结构肯定是具有临床意义的异常

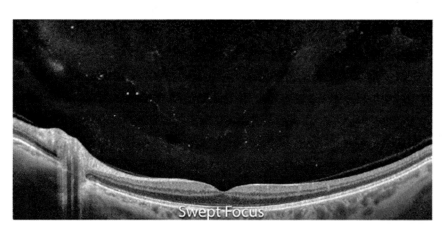

图 3-4-1　扫频光源 OCT 显示正常后极玻璃体

现象。

（2）星形玻璃体病（asteroid hyalosis）：无数含钙脂质悬浮在玻璃体框架中，具有独特的声反射。

（3）闪光性玻璃体液化（synchysisscintillans）：玻璃体充满胆固醇结晶。与星形玻璃体病不同，这些结晶不是悬浮在玻璃体内，而是在玻璃体腔中自由浮动。当眼球移动时，结晶出现在玻璃体的中心，但几秒钟后，胆固醇结晶向玻璃体腔底部下沉，并且 A 超图像显示结晶体反射的特征性闪烁尖峰。

（4）玻璃体变性：玻璃体脱水凝集表现为点状反射，在近视或老年人可能更明显。

（5）玻璃体后脱离：在症状性玻璃体后脱离期间，B 超回声可显示玻璃体脱离的各个阶段，并可显示玻璃体膜与视网膜表面的剩余粘连。

（6）葡萄膜炎（感染性）：尤其是眼内术后急性感染性眼内炎，渗出物是否波及玻璃体是鉴别 TASS 和感染性眼内炎的关键性客观证据；感染性眼内炎经玻璃体内注射抗生素后病情是否获得控制？玻璃体内炎症混浊的程度是评估的重要凭证。详见葡萄膜炎章节内容。

（7）葡萄膜炎（非感染性）：玻璃体炎症仅根据超声检查不能区分炎性和出血性玻璃体变化。这两种情况都可能导致玻璃体结构致密化，随后玻璃体凝缩，发生牵拉性视网膜脱离，特别是玻璃体和视网膜之间存在炎症粘连。在慢性葡萄膜炎病例，可发生早期和完全的玻璃体后脱离，并成形玻璃体收缩，在玻璃体基底部前形成膜。如果这种膜黏附在睫状体上，会使睫状体脱离随后产生低眼压症。

（8）玻璃体出血：急性玻璃体出血是超声检查的重要指征。新鲜血液可以在声学上是透明的，这是由于红细胞尚未充分凝固成良好的回声学表面。急性出血可以充填玻璃体腔，红细胞颗粒具有小的不透明性。这些混浊通常在出血几小时后累积在玻璃体腔的下部。如果后玻璃体膜脱离发生于玻璃体出血之前，则红细

胞经常沉淀到玻璃体条束上。这些条索可能会撕裂视网膜，其牵引力可以直接在回声学切片中证明。随着时间的推移产生液腔。

在中等出血，血液可以散布到多个预先存在的玻璃体隔室中，如玻璃体后间隙、PPVP。由于玻璃体后间隙内的液体容易被吸收，几天或几周后可完全清除；然而，玻璃体框架上的血液吸收就很慢。

10MHz B 超扫描显示玻璃体出血，伴有后玻璃体皮质与视网膜的脱离。血液回声随着出血发生的时间长短而变化。血液可以产生相对坚固的回声碎片，或者随着时间的推移产生液腔。血液不易与其他（如葡萄膜炎）残骸区分。

（9）葡萄膜视网膜肿瘤扩展侵犯玻璃体：超声检查可辅助 MRI/CT 等这些有创性侦察手段。

（10）由新生血管形成的玻璃体出血：PDR 视网膜新生血管的出血一定伴有玻璃体的病理变化。玻璃膜膜帐篷笔直粘连于视网膜；周边新生血管簇处玻璃体的正常眼球后运动消失。后极有玻璃体簇相关的环形粘连，这是一个不好的征兆，表明早期视网膜牵拉性脱离。脉络膜新生血管性 AMD 或息肉样脉络膜血管病变的出血将在视网膜前、视网膜内、视网膜下或脉络膜内。

（11）眼内异物：基于异物材料的成分，眼内异物引起回声反射率不同。图像反射率的变化应该是球内异物定位的有益线索；然而，情况并非总是如此，因为异物也可以在回波图上产生信号伪影，这可能使得难以识别它们的确切位置。金属异物反射信号极强，即使降低增益，其他组织的信号已经很低，但异物仍然是强尖波。可探测异物与视网膜的关系。

（12）永存胎儿血管（PFV）：旧名永存原始玻璃体增生症（PHPV）。原始玻璃体含有晶状体血管膜，它是胎儿脉管系统的一部分。在发育过程中，晶状体血管膜从视神经头发出并供给后部晶状体。这种结构应该在出

生前退化掉。原始玻璃体未能完全退化者称为 PFV。这可能与新生儿的小眼球和白内障形成有关。PFV 的病情通过超声波检查可见两个特征：①一束膜，其在晶状体的后表面和视盘的区域之间延伸。②小眼球的轴长度缩短。如果异常仅是轻微的，则晶状体在出生时可能是透明的，但若晶状体后囊破裂，则可能变成白内障。

（13）眼内感染：眼部感染延伸到前段或前玻璃体内，可用超声证实。仅仅几个小时，这些变化可能涉及整个玻璃体。

（14）眼球形状的变化：①后葡萄肿。是眼球异常扩张症，涉及葡萄膜、巩膜和视网膜组织。后葡萄肿通常具有比眼球的正常巩膜小的曲率半径。这可以在 B 超声波上识别它。②巩膜扣带。产生的后巩膜畸形看起来类似于葡萄肿。通过仔细记录或识别前巩膜周围的环绕带，可以将其与真正的后葡萄肿区别。此外，如果使用硅油进行修复，硅油中较高的折射率会改变超声波波长的反射率，这可能会给眼球变形提供错误的印象。③小眼球。先天性后眼球萎缩。

第五节　玻璃体疾病

玻璃体没有再生能力，所以玻璃体脱失（loss）、收缩之后即由眼内液代替。因为没有血管及组织细胞，所以玻璃体无原发性炎症，它的原发疾病只限于变性，例如液化（liquifaction）、浓缩（condensation）、混浊、收缩（shrinkage）等。变性的原因与其四周组织如视网膜、睫状体等的代谢状况有很大关系。若有毒素或不正常代谢产物进入玻璃体，破坏胶体平衡，或是某些物质过饱和析出（如钙盐或胆脂物质）即成为玻璃体液化、收缩或混浊的原因。此外，由周围组织而来的细胞、血细胞、纤维组织或神经胶质组织等，也可构成玻璃体的混浊物。视网膜与玻璃体发生粘连后，随着玻璃体的动荡，粘连处视网膜可被拉破。玻璃体内的蛋白溶解酶，可导致胶原纤维、神经纤维和弹性纤维发生退行性变。青光眼视神经纤维的萎缩可能与玻璃体中的谷氨酸盐（glutamate）增高有关。谷氨酸盐是神经纤维的传递物，含量过高可使视神经轴索中毒。

玻璃体的疾病有混浊、凝缩、液化、脱离、收缩、脱出或疝入前房、积血、脓肿、寄生虫或寄生虫囊肿等。其中以变性疾病为最多见，其次是玻璃体积血，玻璃体脓肿为眼内炎的一部分（见葡萄膜章节内容）。

一、玻璃体混浊

常见的玻璃体混浊（vitreousopacities）有：玻璃体变性形成的玻璃体条束、玻璃体后脱离、葡萄膜炎、玻璃体炎、玻璃体积血、星形玻璃体混浊、胆固醇沉着、异物等。玻璃体混浊的体征表现如下。

1. 玻璃体胶原纤维凝缩（vitreous syneresis）及液化（liquefaction）　胶原纤维因老化而脱水浓缩增粗，还可能伴有神经胶质增生。同时一定会伴有玻璃体液化，病人主诉飞蚊症，用检眼镜观察玻璃体有漂游物。

较明亮的直接检眼镜在眼前约 20cm 处，透镜用 0～+3D，让病人注视对面墙壁上的红灯，移动检眼镜直至看到视盘。视盘不在焦点上，形象模糊，而且放得很大。让病人上视、下视、左视、右视后突然注视红灯，此时在瞳孔区可见以视盘为背景的明亮的眼底反光。注意玻璃体中有无透明的有形体或不透明体漂浮。转动眼球后突然停止转动，注视红灯，再观察眼底反光。这样反复转动反复观察多次，以视轴为中心的中央部玻璃体的漂游物发现率甚高。

玻璃体中的漂游物，可分为透明体与不透明体两类。漂游物的形态大致有 7 种（图 3-5-

1）。①丝带状：似粉条，透明发亮，两侧边缘有浅色轮廓，中央可见散在细点状或环状阴影。②卷丝状：单丝，卷曲。③丝球状：丝状卷曲成"结"而致。④网状：长条形卷丝错综复杂地相互纠缠。⑤环形：大小不等的小圆环。⑥尘状：极细的点状，似沙子那样散开。⑦块状：不规则形态的大块漂游物，往往是继发性的。前四种是原发性黑影飞舞的特点。

胶原纤维凝缩在成年人是很多见的，胶原纤维凝缩是飞蚊症的原因之一，而且不会发生有害病变，所以一定要排除飞蚊症的其他原因（玻璃体后脱离、玻璃体出血、玻璃体炎、视网膜破裂）。

2. **细胞** 葡萄膜炎症时血 - 眼屏障瓦解，炎症细胞和蛋白渗透入玻璃体遭致玻璃体混浊和出现细胞。裂隙灯高倍显微镜检查见有散在灰白色细胞，犹如在前房水中的细胞。此种白细胞来自睫状体、视网膜或脉络膜。这是玻璃体炎（vitritis）的诊断依据，依据程度分为 1+ 至 4+。

3. **闪辉（flare）** 葡萄膜炎症时蛋白渗透入玻璃体遭致玻璃体蛋白含量增加，犹如在前房那样用裂隙灯检查可见闪辉。玻璃体闪辉体征往往不受重视。但是葡萄膜炎症渗出造成的玻璃体混浊，在临床上较受重视，用检眼镜观看眼底时（或眼底照相）依照视盘和视网膜血管的模糊程度进行分度（图 3-5-2）。

0 玻璃体混浊：玻璃体清澈，视盘上下方显示神经纤维层的神经纤维条纹，无雾霾。

0.5+ 轻微玻璃体混浊：因为雾霾而使视盘边缘轻微模糊，不能显示神经纤维层的正常条纹及反光。

1+ 玻璃体轻度混浊：因为雾霾而使看到视神经头和视网膜血管轻微模糊。

2+ 玻璃体中等混浊：朦胧可见 2 级视网膜血管。

3+ 玻璃体明显混浊：看到视神经头，但边界相当模糊。朦胧可见 1 级视网膜血管。

4+ 玻璃体严重混浊：仅见视盘位置，看不到视网膜血管。

4. **环形混浊** 用直接检眼镜可见视盘前方玻璃体内有一个视盘大小的环形混浊，称 Weiss 环。此为玻璃体后脱离时，因后皮质与视盘边缘紧密黏附力强于牵拉力，以致膜状后皮质在视盘部位拉出一个孔洞，洞的边沿收缩成卷边。随着玻璃体的晃动，环形孔在眼底照相上可变

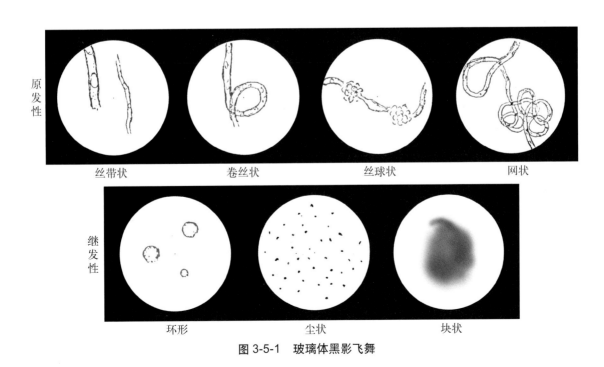

图 3-5-1 玻璃体黑影飞舞

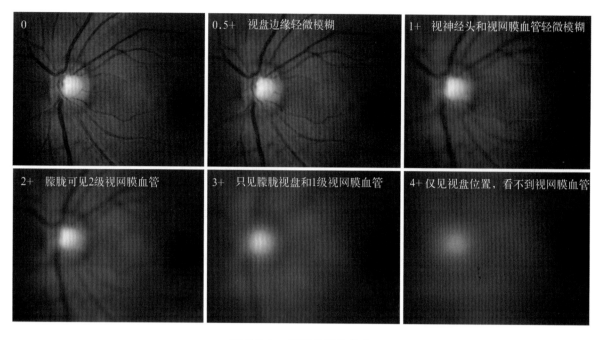

图 3-5-2　玻璃体混浊分度

0 玻璃体混浊：玻璃体清澈，并无雾霾。0.5+ 轻微玻璃体混浊：因为雾霾而使视盘边缘轻微模糊，不能显示神经纤维层的正常条纹及反光。1+ 玻璃体轻度混浊：因为雾霾而使看到视神经头和视网膜血管轻微模糊，看不清视盘小血管。2+ 玻璃体中等混浊：朦胧可见 2 级视网膜血管，但边界相当模糊。3+ 玻璃体明显混浊：视神经头边界依稀可辨，只见朦胧 1 级视网膜血管。4+ 玻璃体严重混浊：视神经头被雾霾遮蔽而不能辨认其边界，看不到视网膜血管

成多种形态。此为玻璃体后脱离的特征性体征，为完全性 PVD 的重要证据。

　　5. 白色小圆球　检眼镜及裂隙灯均可清楚地看到大量白色小圆球犹如满天星斗，在玻璃体中随着眼球运动而漂游。为钙盐结晶，诊断为星形玻璃体混浊。

　　6. 团块状混浊　检眼镜可见的边界不清的大块混浊，多数为出血后果，也可能是炎症产物如细胞或蛋白渗出物。出血者急性发病，用检眼镜或裂隙灯总能看到一些出血，病程数月者可见云朵状白色机化物；糖尿病、眼外伤为最常见的原因。玻璃体脓肿常伴有近期穿孔性外伤史或眼内手术史、前房明显炎症反应、甚至球结膜水肿、充血者，由于玻璃体化脓对眼球有极严重的威胁，所以必须警惕感染性眼内炎，以防漏诊。

　　7. 斑片状混浊　检眼镜可见的边界不清的斑片状混浊，原因与团块状混浊相同。

　　8. 条束状混浊　检眼镜可见的条束状混浊，常连自眼球壁，例如神经胶质增生可由视网膜进入玻璃体；玻璃体积血机化组织形成的条束；连于睫状体的睫状膜。

　　9. 气泡、硅油或异物　在玻璃体切割术时注射气体或硅油于玻璃体。异物游离者沉于下方，固定于眼球壁者附近常有出血。

　　10. 色素颗粒　有棕色素及血色素，前者见于炎症、变性、外伤或视网膜脱离的眼球。后者见于玻璃体积血之后。色素颗粒多系散在分布，棕色素颗粒较大，色较深者呈棕黑色。血色素为血红蛋白的分解产物，小而色淡，状似香烟末，裂隙灯检查在暗黑色背景下可以清楚地看到。

　　11. 胆固醇结晶　五彩缤纷反光闪闪，大小不等，不规则形态的结晶物，称为闪辉性玻璃体混浊。

二、漂游物

　　漂游物（floaters，黑影飞舞，漂浮物）以

前称为飞蝇幻视（希腊语 myodesopsia）和飞蚊症（拉丁语 muscaevolitantes）是玻璃体不透明产生的的视觉现象。

从现代生化理解漂游物为何物？

玻璃体凝胶液化可能是由于透明质酸与胶原蛋白的分离后胶原纤维，通过交联（cross-linking）和聚集而成肉眼可见的纤维，散射入射光。另一方面，腔间（lacuna）是没有胶原纤维的区域，这是由于胶原蛋白聚集和移位到腔间（lacuna）的周围，或者可能是胶原的酶破坏，将凝胶玻璃体转化为液体稠度，从而促进崩溃。腔间（lacuna）增加玻璃体的异质性，散射光（特别在凝胶 - 液体界面），严重者可能会扰乱视力。

漂游物（黑影飞舞，漂浮物）是由玻璃体内和玻璃体视网膜界面处的分子变化逐步变成玻璃体结构改变，陪伴终身。这种玻璃体内的结构变化可以由炎症、玻璃体视网膜营养不良、近视和糖尿病性玻璃体病变引起，但最常见于老化（ageing）。

（一）病因

漂游物依据原因分成内源性和外源性、原发性和继发性。

1. 内源性漂游物　玻璃体结构的变化。老化、近视最多见，PVD 的玻璃体 Weiss 环、Stickler 综合征和 Wagner 病罕见。

2. 外源性漂游物　包括视网膜或玻璃体出血、玻璃体炎、玻璃体内注射玻璃体替代物或药物、地塞米松和其他植入物；星形玻璃体混浊、闪辉性玻璃体液化；淋巴细胞团块、内生型视网膜母细胞瘤、髓上皮瘤、异物、淀粉样变性、寄生虫等。

3. 原发性漂游物（黑影飞舞）　原发性玻璃体漂游物的定义为由玻璃体结构的内源引起的。

（1）胶原纤维凝集：常见于年轻轴性近视病人和中老年人。玻璃体胶原纤维原本透明的条索样结构，由于凝集成束后透明度降低，变为可见性。漂浮物本身造成光的分裂和散射，令病人看到视野内有飘荡着的、暗的、半透明的奇异物象线——丝条状、卷丝状、网状、斑

点状、扭结样。随着年龄的增长而增多，增厚和不规则；玻璃体液化并形成光学空虚的腔间（图 3-5-3），其腔壁界面干扰光子传输到视网膜而在一定程度上影响视觉。

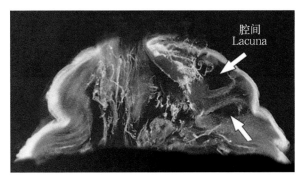

图 3-5-3　玻璃体腔间（Sebag 暗视野裂隙灯观察）

（2）急性 PVD：玻璃体后脱离引起原发性漂游物的突然发作，由于玻璃体塌陷，玻璃体视网膜界面分离，后玻璃体皮质前移；并且由于高密度胶原纤维散射入射光子。由 PVD 产生显著黑影飞舞的是 Weiss 环，这是 Martegiani 区玻璃体视盘附着的残留物和视盘周围胶质细胞组织。

（3）罕见病例：玻璃体视网膜疾病如 Stickler 综合征和 Wagner 病可引起原发性玻璃体漂游物。胶原基因突变可能会在 1 型 Stickler 综合征是 COL2A1 基因突变，变性的玻璃体呈"膜状"外观，而 2 型 Stickler 综合征是 COL11A1 基因突变，变性的玻璃体呈纤维和串珠状。

4. 继发性漂游物（黑影飞舞）　继发性玻璃体漂游物的定义为并非玻璃体结构本身引起的。外源性物质通常由蛋白质、淀粉样蛋白或细胞组成，以及药物、异物、寄生虫等。

（1）视网膜或玻璃体出血：是最常见原因。视网膜或玻璃体出血引起黑影飞舞的突然发作，视物模糊。玻璃体出血可以是急性 PVD 牵引拉断视网膜血管，跨越视网膜撕裂口的血管；视网膜或视盘新生血管形成；视网膜血管炎或异常；创伤；肿瘤；玻璃体视网膜营养不良等。详见下文玻璃体积血。

（2）玻璃体炎：炎症细胞或渗出物甚至出血进入玻璃体内造成黑影飞舞。玻璃体炎是葡萄膜或视网膜病变的体征之一。详见下文玻璃体炎。

（3）玻璃体医源性物质：玻璃体替代物或药物。玻璃体视网膜手术后未吸收而残留的全氟化碳或硅油泡。玻璃体内注射 TA、地塞米松或更昔洛韦植入物。抗 VEGF 玻璃体内注射后的气泡通常在几天内吸收，但注射剂本身可能与玻璃体大分子结合后可能改变玻璃体结构。

（4）星形玻璃体浑浊：无数磷酸钙白色小球黏附在玻璃体胶原纤维，不太影响视觉。偶尔见到。

（5）闪辉性玻璃体液化：彩色胆固醇结晶沉着，少见。

（6）恶性新生物：例如原发性玻璃体视网膜淋巴瘤、视网膜母细胞瘤、髓上皮瘤。

（7）寄生虫：猪囊尾蚴。

（8）玻璃体淀粉样变性（amyloidosis）：罕见。属于系统性病变。家族性淀粉样变性多发性神经病变（familial amyloidotic polyneuropathy）。这是一种罕见的与转甲状腺素基因突变相关联淀粉样变性。常染色体显性遗传，外显率不完全和表现变异性。特征是玻璃体变性、心肌病、周围神经病变。眼底表现两侧玻璃体大量面纱状不透明膜，中心有白点的淡黄色球状混浊。淀粉样蛋白原纤维的直径为 5 ～ 10nm，可以通过淀粉样蛋白的染色与玻璃原纤维区别开来，并且玻璃原纤维是直而长的。B 超检查显示玻璃体内高回声。玻璃体切除标本用刚果红染色的组织化学检查显示淀粉样沉积物呈红色。电子显微镜研究已证实存在淀粉样蛋白。

（二）临床表现

病人见有丝条状、卷丝状、丝球状、网状、环形、黑点或团块状、云朵状等半透明或不透明灰色阴影，在眼前不规则飞舞，其运动与眼球 / 头运动的惯性和玻璃体本身的流动有关。对抗流动的力量包括玻璃体及其内部结构的黏滞阻力和阻尼（damping）振动（振幅随时间减小的振动）。

漂游物在晴朗天空、白墙等明亮的背景下显得更加突出，病人常因其干扰视觉而不愿观看晴朗的天空。当漂游物位于视轴时，最引病人注目。当病人长期专心注意这些黑影时，招致病人烦恼、忧虑，如果病人抱着满不在乎的话，病人会遗忘黑影飞舞的存在。

无症状性（asymptomatic）：是指轻微的，或周边的玻璃体漂浮物，不吸引病人注意。

症状性（symptomatic）：是指玻璃体漂浮物造成的视觉症状，干扰病人的心情、工作和生活。

（三）治疗原则

主诉黑影飞舞的病人一旦诊断为原发性漂游物，一般采用保守治疗，随着时间的推移，病人将适应这种视觉症状，或者漂游物将会下沉到视轴以下。对于具有临床非常明显和持续性漂游物，长期高度影响生活质量而病人迫切要求治疗的病人，在讨论治疗方案时，应该仔细交代目前的治疗全是标签外的，在试验期，必须权衡利弊。事先仔细回顾病史，包括视网膜脱离家族史、早产儿、关节炎。眼底检查应排除隐藏的中间葡萄膜炎。OCT 排除黄斑水肿和 ERM。FFA 探查是否有隐匿的无灌注区。凡伴有晶状体后囊不透明、视网膜脱离、黄斑皱褶和囊样黄斑水肿者暂时不考虑手术治疗漂游物。

治疗方法分为三类：① 漂游物切除术（floaterectomy）。通过玻璃体切除进行。目前这是真正能清除漂游物的手术，但必须衡量术后并发症如白内障形成概率高等因素。不可能，也不需要将全部漂游物彻底根除。② 玻璃体漂游物松解术（floaterrhexis）。用 Nd：YAG 激光射击，将大而浓的漂游物切断、碎裂、散开。目的仅是将大片漂游物分解成较小的漂游物而已。理论上胶原纤维被激光烧灼、气化而消失掉，达到这种目的需要反复大量激光脉冲，其总能量可能会对娇嫩的眼内组织造成不可挽回的创伤。③ 药理学玻璃体溶解术（pharmacologic vitreolysis）。奥克纤溶酶（ocriplasmin）被美国 FDA 批准用于治疗症状性玻璃体粘连，其溶解漂游物的作用有待证明。

三、玻璃体后脱离

正常玻璃体皮质与晶状体、后房、睫状体及视网膜的基底膜（内界膜）贴紧。玻璃体皮质与基底膜脱开称玻璃体脱离。玻璃体后脱离（posterior vitreous detachment，PVD）是老年人最常见的玻璃体病。玻璃体后脱离为玻璃体后皮质与视网膜的内界膜脱开，是一种老化。

Novak（1984）临床研究 172 眼（155 人）PVD 的发生率 53% 的人年龄超过 50 岁，65% 的人 65 岁以上。近视眼促进玻璃体液化比正视眼提前 10 年发生，高度近视眼病人行晶状体摘除术者 102/103 发生玻璃体后脱离。

Hikichi（2012）报道 575 眼顺利白内障超声乳化术后 PVD 发生率是，术后 1 周 1%，1个月 3%，3 个月 5%，6 个月 8%，12 个月 11%，18 个月 15%，24 个月 18%，30 个月 23% 和 36 个月 30%。在随访期间 PVD 产生的 172 只眼中有 11 只眼（6.4%）有新的视网膜破孔，有或无视网膜脱离。52 只眼中有 8 只（15.4%）有格子状退变，120 只无格子状退变的眼中有 3 只（2.5%）有与 PVD 相关的视网膜破孔。

Hikichi（2004）对 51 例急性单侧 PVD 病人，每 3 个月随访，对侧眼 PVD 发生率是前 6 个月 8%，第 1 年 24%，第 2 年内 80%，第 3 年后 90%。

（一）病因

老化学说：Foos（1972）尸体解剖发现 30—59 岁的玻璃体后脱离患病率是 10%，70 岁以上增至 63%。玻璃体液化（vitreous synchysis，liquefaction）及凝缩（syneresis，塌陷 collapse）是玻璃体后脱离主要发病因素。另外，老年人玻璃体皮质与视网膜内界膜的粘连力降低也是发病因素。绝经后妇女，透明质酸的合成降低，而且雌激素水平下降。这可能促进玻璃体液化，可能用以解释女性 PVD 发病率高和发病年轻。

随着年龄的增加，视网膜内界膜增厚以致玻璃体视网膜粘连力逐步减退；同时，透明质酸分子也发生改变以致胶原纤维变得不稳定而凝集。液态玻璃体增多，先在玻璃体中央变成液化，后玻璃体皮质形成小孔（视盘处），液化的玻璃体就从此孔向后流至玻璃体皮质与视网膜内界膜之间的间隙，浓缩的玻璃体向前收缩，这就形成年龄相关性玻璃体后脱离。约有一半病例，玻璃体皮质藕断丝连地仍然附着于视网膜。在眼球活动时，粘连于视网膜的玻璃体皮质因动荡而把粘连处视网膜牵拉而撕裂（tears），进一步可造成视网膜脱离。

（二）发病机制

1. 导致玻璃体后脱离的因素　玻璃体液化和玻璃体皮质 - 内界膜黏着力减退。

（1）玻璃体液化：20 岁时液化玻璃体占玻璃体的 1/5，液化玻璃体在 40 岁以后增加，70 岁时液化玻璃体多数占玻璃体的一半。Foos 及 Wheeler（1982）尸检 4492 眼调查液化玻璃体占玻璃体体积 50% 者：20—29 岁为 15%，> 70 岁为 70%。液化玻璃体达 50%，则玻璃体显现不稳定。研究尸体眼发现仅仅玻璃体液化还不能形成 PVD。

（2）玻璃体皮质 - 内界膜黏着力减退：这是形成 PVD 另一个要因。开始于玻璃体中央及黄斑前方的液化玻璃体囊袋——腔间（lacuna）逐渐扩大（图 3-5-3）。黄斑前的腔隙扩大时它的后壁（后玻璃体皮质）慢慢变薄，菲薄的后壁上可能有微小撕裂（microbreak）允许液态玻璃体流入玻璃体后方。液化玻璃体流入玻璃体皮质后方的另外一种通道是当后玻璃体皮质从视盘边缘脱离时，后玻璃体膜在视盘处开了一个孔，液化玻璃体就经视盘前玻璃体皮质的孔，流入后玻璃体膜后方。

玻璃体后皮质和视网膜 ILM 界面具有高分子粘连复合物（macromolecular attachment complex），它是由纤连蛋白（fibronectin）、层粘连蛋白（laminin）和其他细胞外组分，形成一种粘胶状基质（glue-like matrix）。

玻璃体皮质-内界膜粘连力随着年龄而减退。围绕玻璃体的基底膜随着年龄而增厚。这种现象发生在整个身体基底膜。Hogan等声称视网膜内界膜在生命中不断增厚，影响Müller细胞合成能力，并且不能维持ILM-玻璃体皮质界面的细胞外基质成分，从而削弱了玻璃体视网膜粘连，促进PVD的发展。

2. 形成玻璃体后脱离的两种牵拉力　①前后向牵引：静止状态玻璃体皮质前后向牵引力。②动态性玻璃体凝胶的惯性牵拉：眼球运动时玻璃体凝胶的惯性促成玻璃体后脱离，因为玻璃体惯性牵拉玻璃体后皮质使之与视网膜脱开；或者加重玻璃体后脱离。牵拉力可将后玻璃体皮质与内界膜分开。

3. 玻璃体劈裂（vitreoschisis）　玻璃体牵拉力将后玻璃体皮质与内界膜分开，此时，若玻璃体皮质与内界膜粘连力弱，则玻璃体皮质完全彻底从内界膜脱离；若玻璃体皮质与内界膜粘连力强，则玻璃体皮质产生劈裂（图3-5-4），即PVD时玻璃体皮质的后部牢固粘连在内界膜上，此残留的玻璃体细胞及皮质日后引发ERM、VMT、黄斑孔等并发症。用结构OCT仔细检查常可在ERM、VMT、PDR、黄斑孔、近视牵拉性黄斑病变等。

急性玻璃体后脱离（PVD）的发生机制普遍认为是，玻璃体胶原纤维收缩和液态玻璃体，因眼球运动和重力作用加剧涌流而造成的；或者由于中央液态玻璃体自发排空而进入玻璃体下间隙，伴随着凝胶玻璃体的塌陷、下沉和向前运动。但是，自发性塌陷和液态玻璃体再分布不能解释急性PVD突然而强有力的液体流量；并且实验证据表明，单独玻璃体液化不足以引起急性PVD。

随着年龄增长，液化玻璃体不断增多，玻璃体凝胶凝缩以致有形玻璃体塌瘪，更多液化玻璃体进入后玻璃体膜后方，PVD的范围由后极向赤道、玻璃体基底进展。

（三）病程经过

玻璃体后脱离（PVD）开始在后极部中心凹周围（1期PVD）浅脱离，然后波及小凹处脱离（2期PVD），再大些的可脱离到赤道部（3期PVD）；进一步发展玻璃体皮质与视盘边缘脱开；若脱离扩展至玻璃体基底部（锯齿缘）为全脱离（4期PVD），因基底部皮质与内界膜的粘连牢固而不会脱离。此为大体发展规律，但是有时中心凹周围PVD时，视网膜周边也发生分离，向前扩展至赤道前方。

初期玻璃体后脱离的发展是慢性的过程，无症状。Johnson（2005）观察31眼1期和2期PVD达2年半，仅10%演变成完全性PVD。Niwa等（2005）对单侧黄斑孔病人的第二眼具有1期PVD的58眼随访2年，29%发展成2期，仅12%变为完全性PVD。及至皮质从视盘边缘撕脱，出现Weiss环，病人见飞蚊漂游。

（四）临床表现

年龄相关性玻璃体后脱离早期（1期至3期）一般无明显视觉症状，经数月至数年缓慢发展，玻璃体皮质从视盘边缘撕裂而出现Weiss环时才有视觉症状。观察力良好的病人会描述Weiss环突然出现的现象。

若1期PVD玻璃体前后向持久牵拉，则可形成玻璃体黄斑牵拉（VMT）（见第5章玻璃体黄斑牵拉），则会有视觉症状——视力减退，变视症。

急性玻璃体后脱离病人1/3～1/2因牵引

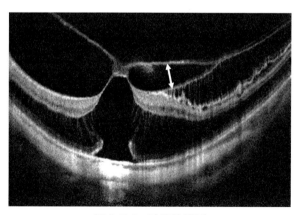

图3-5-4　玻璃体劈裂

双向箭头所指是玻璃体劈裂。其下为NFL、外核层劈裂

周边视网膜而有闪光感（flashing light），有 13%～19% 病人诉述黑影飞舞（floaters），由 Weiss 环引起，也可能是血液进入玻璃体。出血原因由于视乳头或视网膜的血管被玻璃体牵引而撕破，跨越视网膜破裂孔的血管断裂也可造成出血。约 15% 急性玻璃体后脱离病人发生视网膜破裂孔，5% 病人的视网膜破裂孔不止一个。急性玻璃体后脱离伴有出血者 70% 有视网膜破裂孔。

Weiss 环：由于玻璃体皮质与视盘边缘有粘连，所以如果视盘部分的玻璃体脱离，就可以看到后玻璃体皮质上有一个孔（相当于视盘的部位）。撕裂孔呈圆形，边缘卷曲变厚故在检眼镜下可以看到圆形的撕裂孔边缘，称 Weiss 环（图 3-5-5）。撕裂孔离视网膜的距离视脱离高度而异，最近的恰好在视盘前面，较远的可以达到晶状体后不远处。1 期、2 期及 3 期为不完全 PVD 并不包括视盘部分，故无 Weiss 环；后玻璃体膜撕裂孔是 4 期玻璃体后脱离的标志，也有些长期 PVD 的后玻璃体膜失去了紧张度，使后皮质上的孔洞失去原有的圆形，临床检查时可变为长形，不正形，甚至形成一个白色的混浊结节，失去孔洞的原有形态。

后玻璃体膜可视化：正常状态下，无论是用裂隙灯显微镜或结构 OCT 检查时均看不到后玻璃体膜，因为后玻璃体膜和内界膜都是菲薄透明，二者牢固黏附成一体。一旦后玻璃体膜从内界膜脱离开，就能显露出后玻璃体膜（图 3-5-6）。

玻璃体后脱离达到赤道部前面时，扩瞳后裂隙灯下不用前置镜或接触镜也能观察到，尤其在眼球动态后突然停止时，薄纱样凝胶玻璃体的后玻璃体膜在切面上为边界清楚的灰白色膜，比灰色朦胧的玻璃体纤维明亮而坚实，随着眼球运动而飘动。在后玻璃体膜与视网膜之间为充满水液的腔间（液化玻璃体），在光切面中为均匀一致的暗黑区。

在裂隙灯下，玻璃体的形态越后方看到的越少，而且一定要用眼底接触镜。轻度后脱离

太靠近视网膜，所以检查起来比较困难，尽量扩大瞳孔，裂隙灯加用眼底接触镜或 +90 D 前置镜非常仔细检查才能看到。然而，如果局部玻璃体浅分离，玻璃体后皮质未增厚，那么裂隙灯下是不能证实 PVD。同样，由于后玻璃体膜反射性能低，局部浅的 PVD 难以用超声波检测。最可靠的检测方法是 OCT，它能发现最早最轻微的 1 期 PVD，目前病人坐位检查 OCT 的扫描宽度是 12mm，深度约 3mm，所以 4 期 PVD 用 OCT 不能发现。裂隙灯、超声、OCT 三者各有特长，在 3 种检查方法都不能发现 PVD 迹象才能排除诊断。

（五）裂隙灯所见分类

用裂隙灯显微镜配合 +90D 前置镜或眼底接触镜随着眼球的转动可以扫视整体玻璃体的几乎全部区域。缺点是只能凭经验记忆医师的主观回忆，但看到的现象比超声清楚。

后玻璃体脱离分为两类（图 3-5-6）：

（1）部分后玻璃体脱离（partial PVD，pPVD）：PVD 0= 无 PVD；pPVD 无收缩牵拉；pPVD+ 收缩牵拉。

（2）完全后玻璃体脱离（complete PVD，cPVD）：cPVD 无坍陷；cPVD+ 坍陷。

（六）OCT 图像分期

OCT 图像能清晰而确实地反映玻璃体视网膜界面（vitreoretinal interface）的病变，日本 Uchino 等 2001 年首先根据 OCT 图像将年龄相关性 PVD 分为不完全性及完全性，共 4 期。

Johnson 于 2005 将 Uchino 的 4 期内容作些修改。PVD 发生在黄斑，但玻璃体与视乳头仍附着者称不完全性 PVD，它可细分为 3 期（此 3 期与 Uchino 的 3 期略有不同，易混淆）。第 4 期为完全性 PVD（与 Uchino 的 4 期一致）。

1 期 PVD　中心凹周围 PVD，未波及中心凹。玻璃体仍附着于中心凹、视神经头及中周部视网膜。有一个例外的情况，中心凹粘连很坚固的话，1 期 PVD 可扩展至中周部，称之为 1+PVD。

2 期 PVD　黄斑 PVD。中心凹周围及中心

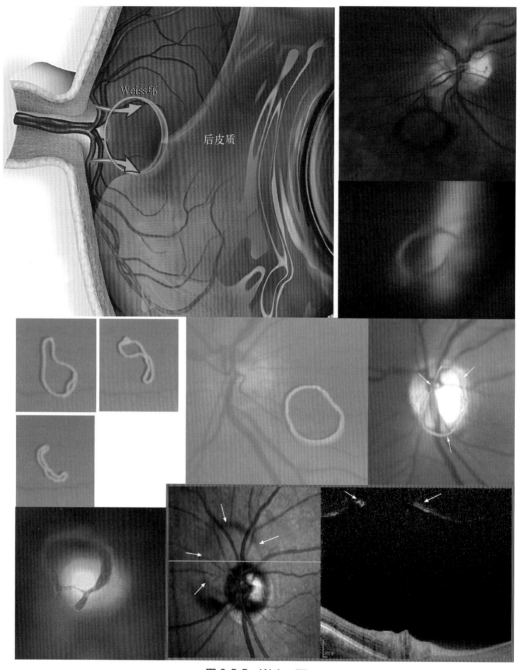

图 3-5-5 Weiss 环

凹均脱离，PVD 已开始向中周部视网膜扩展。玻璃体牢固仍附着于视神经头。

3 期 PVD 几乎完全 PVD。PVD 由黄斑扩展至赤道，但玻璃体仍牢固附着于视神经头。

4 期 PVD 完全 PVD。玻璃体皮质在视盘边缘的附着处被拉开撕裂，后玻璃体膜出现一个视盘等大的撕裂孔，此卷缩的环状孔缘称Weiss 环。检眼镜或裂隙灯显微镜可见 Weiss 环。

脱离的后玻璃体表面的线条信号远离视网膜，常超出 OCT 显示窗范围，故 OCT 只是"偶尔能"展示（图 3-5-7）。

（七）OCT 检查

早期 PVD 最可靠的检测方法是 OCT，可以非常肯定地看到 PVD 的后玻璃体膜。阳性率远高于裂隙灯及 B 超。

由于玻璃体皮质与内界膜的粘连力各处不

同，以致 PVD 的演变有一个规律：中心凹周围
→中心凹→视盘→中周部→赤道。

注意后极的内界膜前是否有玻璃体皮质？
后玻璃体皮质是一条均匀、光滑、向前弓起的
反光细丝（图 3-5-8）。早期的附着点在中心凹，
以后是视盘边缘，最后是锯齿缘（年龄相关性
PVD 不会超越锯齿缘）。2 期时 PVD 波及中心凹，
4 期时视盘边缘也脱离。锯齿缘处玻璃体绝对
不脱离。

"落灰"征（"falling ash"sign）：急性 PVD
病人在玻璃体和后玻璃体膜下出现很多细小反
射点（图 3-5-8，图 3-5-9）。这可能代表玻璃
体出血的红细胞或视网膜孔形成时发出的视网
膜色素上皮细胞团块。检测出视网膜撕裂的阳
性预测值为 87.5 %（Rayess N, et al. Spectral-
Domain Optical Coherence Tomography in Acute
Posterior Vitreous Detachment. Ophthalmology,
2015,122:1946-7）。此体征并非一定出现。

完全性 PVD，因为脱离的后玻璃体膜离视
网膜很远，远远超越 OCT 图像显示窗范围而看
不到。此时可由裂隙灯及 B 超确定 PVD，检眼
镜发现 Weiss 环曾经是 PVD 的重要体征。

（八）超声检查

由于超声波的分辨率低，后玻璃体膜回声
弱，所以局部浅的 PVD 用超声波检测不到（图
3-5-10）。后期大范围 PVD，是 OCT 检测的盲区，
可是最适合超声检测。

检测后玻璃体膜浅分离时探头必须绝对垂
直于黄斑。通过角膜和晶状体的水平和垂直轴
扫描。动态 B 扫描评估用来帮助确定玻璃体
视网膜的关系是必要的。局部玻璃体脱离：视
网膜表面前有一条光滑连续薄膜，只有微微后
运动。

完全性 PVD：一个连续的，轻度回声，起伏，
能运动的膜，跨越玻璃体腔，与视网膜无粘连，
但一定会附着于玻璃体基底区。

（九）诊断与鉴别诊断

主诉闪光或黑影飞舞的病人必须寻找玻璃
体后脱离，并仔细检查视网膜是否有破孔（尤
其是周边部、锯齿缘）。

1. 诊断要点

（1）在 OCT 图像（或裂隙灯检查中）见到
后玻璃体膜。后玻璃体膜是灰色幕纱的凝胶玻
璃体后界，在光学切面中是一条灰白色，弧形

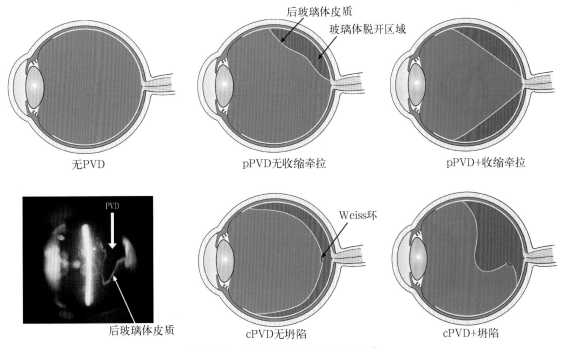

图 3-5-6　生物显微镜所见 PVD 分类

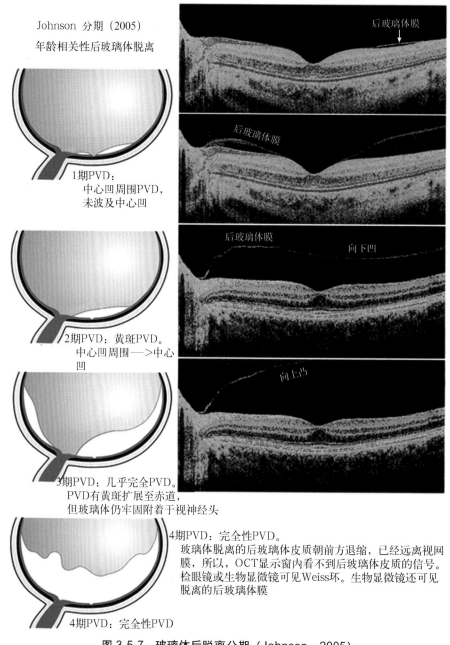

Johnson 分期（2005）
年龄相关性后玻璃体脱离

1期PVD：
中心凹周围PVD，
未波及中心凹

2期PVD：黄斑PVD。
中心凹周围—>中心
凹

3期PVD：几乎完全PVD。
PVD有黄斑扩展至赤道，
但玻璃体仍牢固附着于视神经头

4期PVD：完全性PVD。
玻璃体脱离的后玻璃体皮质朝前方退缩，已经远离视网膜，所以，OCT显示窗内看不到后玻璃体皮质的信号。检眼镜或生物显微镜可见Weiss环。生物显微镜还可见脱离的后玻璃体膜

4期PVD：完全性PVD

后玻璃体膜

后玻璃体膜

后玻璃体膜　向下凹

向上凸

图 3-5-7　玻璃体后脱离分期（Johnson，2005）

细线，曲线自然流畅。在 OCT 图像中位于内界膜前方（图 3-5-8）。

（2）在后玻璃体膜与视网膜之间充满液体（在裂隙灯下为均匀一致的暗黑区域）。

（3）Weiss 环（直接检眼镜或间接检眼镜）是完全性 PVD 的特征。

前两项条件完全符合，才能诊断玻璃体后脱离（不完全性）。有 Weiss 环可加强诊断。单独 Weiss 环也可建立诊断，如果有 B 超证实则更好。

不完全性 PVD 在 OCT 图像上非常容易诊断，可以清楚看到纤细的一条反光较高的后玻璃体膜与视网膜内界膜分离，其间是透明的液体。用检眼镜不能发现，生物显微镜非常仔细检查也很难发现。

完全性 PVD 的诊断根据是，用检眼镜看到 Weiss 环，B 超图像（图 3-5-10）。用 OCT 不能发现，有经验者用生物显微镜非常仔细而才可发现。可以清楚看到纤细的一条反光较高的后玻璃体膜与

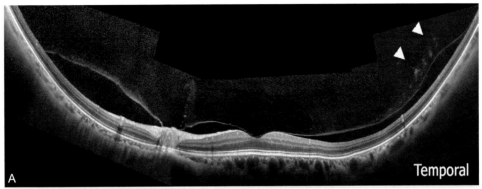

Mori et al.Ophthalmology 2012;119:2600-2608

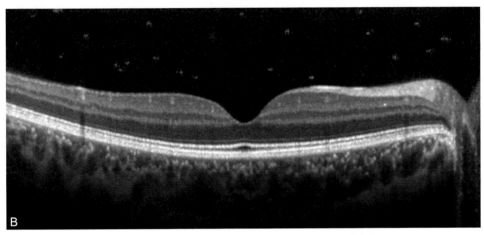

图3-5-8 玻璃体后脱离拼图示PVD的周边（A），落灰征（B）

此病例主诉眼前突然黑影飞舞，并见一个环。用检眼镜见Weiss环。视网膜无破孔。后玻璃体膜已从视盘边缘脱开而收缩坍塌，远离视网膜，于OCT窗口内只能看到散在的白色细小颗粒，称落灰征

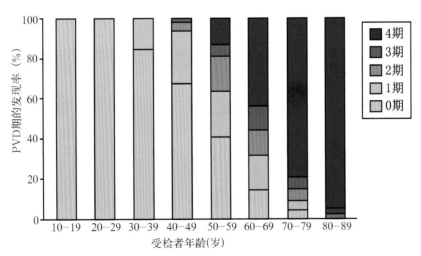

图3-5-9 玻璃体后脱离分期与年龄组的关系

视网膜内界膜分离，其间是透明的液体。

（4）急性症状性PVD，主诉飞蚊症或漂浮物病史2周内，结构OCT证实有后玻璃体脱离。

可能伴有玻璃体出血。

2. 鉴别诊断

（1）液化玻璃体形成的腔间（lacuna）必须

注意三点：①常有人将腔隙误诊为玻璃体后脱离。玻璃体中央的暗色腔隙和凝胶玻璃体之间，无边界清楚的白色界膜相隔，当将裂隙灯显微镜焦点朝后推，在腔隙后方再度出现灰色幕纱状玻璃体（图3-5-11）。②检查时让病人眼球朝上朝下转动，然后突然停止运动，有时需朝左朝右转动，有时需改变显微镜的投射角。当然必须在扩瞳状态下进行检查，因为在小瞳孔中只能见及非常有限的一部分玻璃体。③轻度玻璃体后脱离诊断较难，必须用裂隙灯通过眼底接触镜仔细观察靠近视网膜的玻璃体，这要有一定经验。

（2）ERM：①透明ERM：用检眼镜检查示丝绸表面不规则闪光、皱纹或有小血管扭曲。

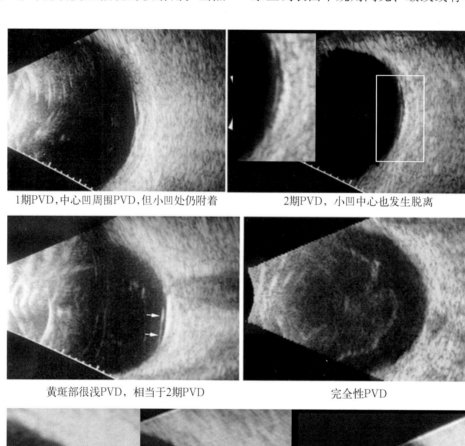

1期PVD，中心凹周围PVD，但小凹处仍附着　2期PVD，小凹中心也发生脱离

黄斑部很浅PVD，相当于2期PVD　完全性PVD

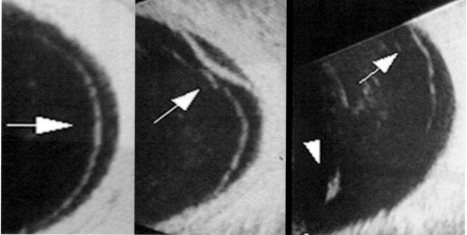

PVD　　　PVD伴周边视网膜劈裂　　　完全性PVD的前缘不超越玻璃体基底(箭)。Weiss环(三角)

图 3-5-10　玻璃体后脱离 B 超图像

②混浊 ERM：灰白色或白色视网膜表面膜，边缘不规则。皱纹或伴小血管扭曲。③ ERM 比后玻璃体膜粗，反光强。④ ERM 常导致其下的内界膜起皱（图 3-5-12）。PVD 无上述特征，只是一根光滑，曲线自然流畅的稍强的反光细条，位于内界膜之前，其间充满透明液体。

（3）PPVP：往往是两侧性，对称性。呈圆顶形，常呈两侧稍稍上翘的舟形。与视神经头前方的 Cloquet 管之间有隔膜。需要注意的是，假如 PPVP 同时存在，则因 PPVP 是属于玻璃体，玻璃体后皮质是 PPVP 的后壁，所以，后皮质介于 PPVP 与内界膜之间。

（4）VMT：玻璃体黄斑牵拉是早期玻璃体后脱离的并发症。中心凹周围 PVD 皮质牵拉力，和玻璃体黄斑附着处的附着力对抗的结果。2级 VMA 者视网膜内囊腔或裂缝。3 级 VMA 者中心凹视网膜脱离（表 3-5-1）。

（十）并发症

年龄相关性 PVD 可以由部分性 PVD 演变至完全 PVD 而不遗留不良后遗症。但是，当玻璃体皮质的牵拉力强于皮质 - 内界膜的粘着力，造成玻璃体劈裂，后层皮质残留于内界膜则可诱发一系列并发症（表 3-5-2）。由此可见，玻璃体视网膜界面的诸多病变，目前认为其源头在于 PVD。

1-2 期 PVD、3 期 PVD、后期 PVD 的并发症因粘连部位、牵拉的力量和方向不同而存在差异。

1. 1-2 期 PVD 并发症　中心凹周围 PVD，附着处直径 ≤ 500μm：对小凹单位面积的牵引应力强，容易导致视网膜裂开。①黄斑微孔（macular microhole）（直径 50 ~ 150μm）。②原发性黄斑孔：假盖（pseudo-operculum），内板层黄斑孔（inner lamellar macular hole）。③玻璃体黄斑牵拉（vitreomacular traction，VMT）。

中心凹周围 PVD 附着处直径为 1500μm 左右时，对小凹单位面积的牵引应力弱，不太可能导致黄斑裂开，但更有可能导致弥漫性黄斑增厚、牵拉性黄斑脱离、玻璃体黄斑牵拉、牵拉性糖尿病黄斑水肿、近视牵拉性黄斑部病变（myopic traction maculopathy，MTM）等。

视网膜表面膜（ERM）：特发性 ERM 病人 90% 以上伴有 PVD。PVD 被认为是对特发性 ERM 病生学发挥关键作用，这种病生学可有两种机制。最可能的机制是，PVD 后在视网膜表面残留的玻璃体后皮质中的玻璃体细胞（hyalocyte）造成的增生和跨分化（transdifferentiation）。另一种机制是 PVD 发展过程中玻璃体视网膜牵引导致内界膜裂开，神经胶质细胞通过 ILM 的裂口而在视网膜内表面发生迁移和增生。

2. 2 期 PVD　黄斑全层裂孔直径 50 ~ 150μm，洞盖很小。急性发生的裂孔通常

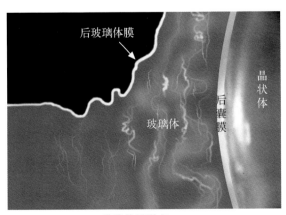

玻璃体后脱离

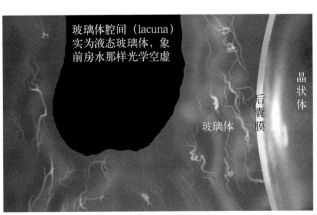

玻璃体腔间

图 3-5-11　玻璃体后脱离与玻璃体腔间

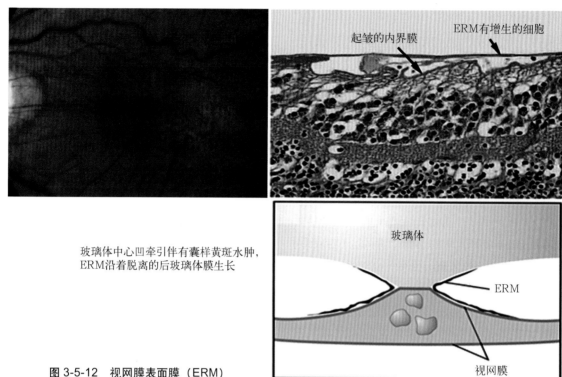

玻璃体中心凹牵引伴有囊样黄斑水肿，
ERM沿着脱离的后玻璃体膜生长

图 3-5-12　视网膜表面膜（ERM）

表 3-5-1　国际玻璃体视网膜牵拉研究组分类系统（IVTSCS）*

分类	亚分类
玻璃体黄斑粘连（VMA）	宽窄：局部（≤1500μm）；宽阔（>1500μm） 独立或共存
玻璃体黄斑牵拉（VMT）	宽窄：局部（≤1500μm）；宽阔（>1500μm） 独立或共存
全层黄斑孔（FTMH）	宽窄：小孔（≤250μm），中等孔（250～400μm），大孔（>400μm） 玻璃体状态：伴 VMT 或无 VMT 原因：原发性或继发性

*Duker et al. Ophthalmology，2013，120：2611-2619

表 3-5-2　后玻璃体脱离的并发症

PVD 牵拉部位	视网膜改变	玻璃体改变
血管	●视网膜出血 ●加剧视网膜新生血管	●玻璃体出血
黄斑	●ERM ●玻璃体黄斑牵拉（VMT） ●DME ●近视性黄斑视网膜劈裂	●玻璃体劈裂 ●ERM ●黄斑瘢痕褶皱（pucker） ●黄斑裂孔
周边视网膜	●视网膜撕裂 / 脱离	
视盘	●玻璃体视乳头牵拉（VPT） ●加剧 NVD（PDR，CRVO）	

在数周内自行痊愈，而且通常不需要手术治疗。随着愈合，大多数病人视觉症状改善，留下一个微小的盲点和中心凹持久存在一个红色病灶。高清 OCT 像往往出现感光层小的残余缺陷。病人事实上在 1 期 PVD 时玻璃体小凹附着处很狭窄，玻璃体牵引应力强，故发生急性小洞。视网膜被拉破后，牵引力纾解，故裂孔可自行愈合。它不同于典型的原发性黄斑孔：突然发病，小直径，边缘无明显增厚或隆起，不用外科手术干预而会自然愈合。

（1）原发性黄斑孔：假盖（pseudo-operculum），内板层黄斑孔（inner lamellar macular hole）。1 期 PVD 切线向牵引可造成黄斑孔（图 3-5-13）。

（2）玻璃体黄斑牵拉（VMT）：曾称玻璃体黄斑牵拉综合征（图 3-5-14）。定义：不完全性玻璃体后脱离伴有视网膜前组织增生，联合持久性玻璃体附着处承受的前后向牵引。黄斑周边 PVD 伴有可察觉的前后向牵引，一个宽阔的玻璃体视网膜粘连(黄斑，典型的包括视神经)区域被牵拉。75% 伴有特发性 ERM。玻璃体小凹牵拉综合征是其的亚型。

（3）牵拉性 CME：玻璃体黄斑牵拉的一种微妙的变异。中心凹增厚伴有多个囊样间隙。生物显微镜或 OCT 并不能发现小凹外层演变过程中发生缺陷，这与典型黄斑孔的演变不同。

（4）近视性黄斑视网膜劈裂（myopic macular retinoschisis）：又称小凹劈裂（foveoschisis）。整个后葡萄肿区弥漫性视网膜增厚，通常有微囊肿外观，并有 OCT 改变——感觉视网膜外层有一个宽广的低反射区，可能有柱状细丝连接劈裂的内外壁（图 3-5-15）。

3.3 期 PVD 并发症

（1）玻璃体视乳头牵拉（vitreopapillary traction，VPT）：3 期 PVD（不完全性 PVD）在视盘边沿处的粘连力较强。玻璃体视乳头牵拉（VPT）的特征是由纤维细胞增生膜或不完全的 PVD 引起的视盘牵拉（图 3-5-16）。

VPT 与不完全性 PVD 有密切关联。见于糖尿病性视网膜病变，视网膜中央静脉闭塞，慢性全葡萄膜炎，非动脉性前部缺血性视神经病变，ERM。

临床表现：不完全性 PVD 在 OCT 图像上非常容易诊断。有助于区分视盘水肿和其他视

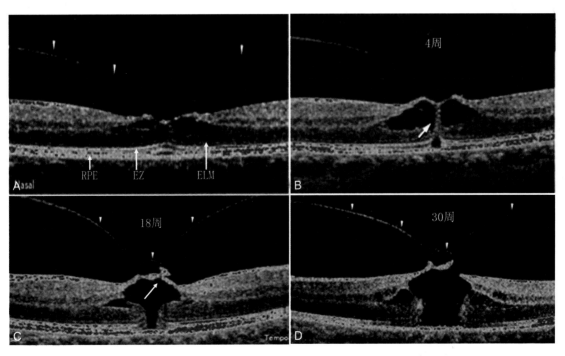

图 3-5-13　原发性黄斑孔 1 期至 2 期的发展过程

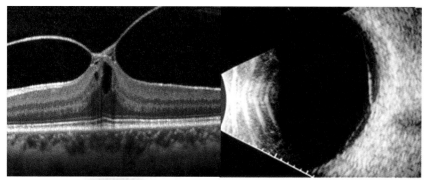

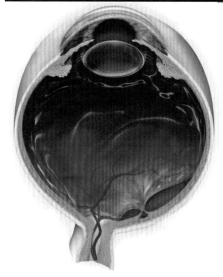

中心凹周围 PVD，但小凹处仍牢固附着，造成牵拉性黄斑囊样增厚。后玻璃体膜局部增厚。初期，生物显微镜看不到 PVD，随访 2 年后 PVD 已经发展到 MVT。上图：B 超显示 VMT。

下图：彩色 3D 图像

图 3-5-14　玻璃体黄斑牵拉（VMT）

盘病。视神经头的牵引会导致视神经头抬高和视盘边缘结构变形。还可发生视盘内或视盘周围出血和 FFA 出现视盘渗漏。

持续粘连在视盘上的异常 PVD 会加剧糖尿病玻璃体视网膜病变的新生血管形成，甚至引起凝视诱发的视觉障碍。玻璃体乳头粘连在黄斑孔的形成中也起作用。

鉴别诊断：玻璃体乳头牵拉可以模拟视盘水肿的其他原因，包括继发于颅内压升高的两侧视乳头水肿。因此，早期正确诊断可以避免不必要的检查，如神经影像学检查或腰椎穿刺。

（2）完全性 PVD 并发症：视网膜出血或视盘出血、玻璃体出血、视网膜撕裂（图 3-5-17）等。

（3）异常 PVD（anomlaous PVD）：异常 PVD 定义为在后极具有持久性附着的部分玻璃体脱离，其特征是 1 个或多个结构的粘连力过

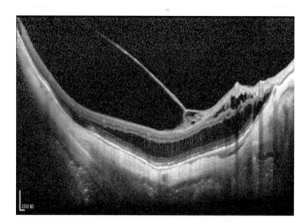

图 3-5-15　近视牵拉性黄斑病变

近视牵拉性黄斑病变，见有 PVD 牵拉，且有视网膜劈裂。多见于后葡萄肿病人

强，从而导致视网膜组织牵引变形。玻璃体液化量与牵拉作用成反比例倾向。局部解剖眼的变化（例如在高度近视眼）或外力（例如眼钝伤或眼内手术）也可能起推波助澜的作用。

当玻璃体凝胶液化和玻璃体视网膜粘连削弱相对应，则玻璃体皮质与视网膜分离无不良后遗症（图 3-5-18，流程图顶部）。如果玻璃体视网膜的分离是全层的（后玻璃体皮质或视网膜内界膜均无劈裂），但非完全性 PVD（流程图的右侧）。后脱离＋持续性周边玻璃体视网膜附着可引发视网膜撕裂和脱离。周边玻璃体视网膜分离＋持久玻璃体全层附着于视网膜，牵引于黄斑而称为玻璃体黄斑牵拉（VMT）。这种现象似乎也与新生血管性 AMD 有密切关联。持久附着于视盘可导致玻璃体视乳头病变，对缺血性视网膜病变会引发新生血管和玻璃体出

血。如 PVD 时玻璃体后皮质劈裂（vitreoschisis），根据劈裂的水平而有不同结局（流程图左侧）。劈裂水平在玻璃体细胞之前方，遗留一层较厚的细胞性膜附着于黄斑。此细胞性膜向内（向心式）收缩引起黄斑皱褶（macular pucker）。如果劈裂水平在玻璃体细胞之后方，遗留在黄斑前的膜相对较薄，细胞少，此膜向外的（离心式）切线牵引力能引起黄斑孔。

四、玻璃体积血

玻璃体积血（vitreous hemorrhage，VH）是指血液进入玻璃体腔。又称玻璃体出血，其

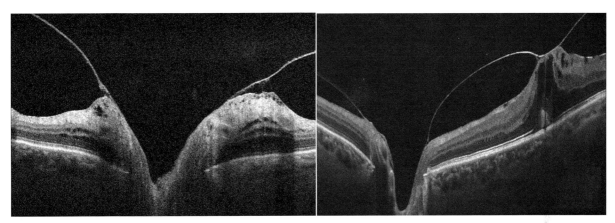

图 3-5-16　玻璃体视乳头牵拉和 VMT 对比

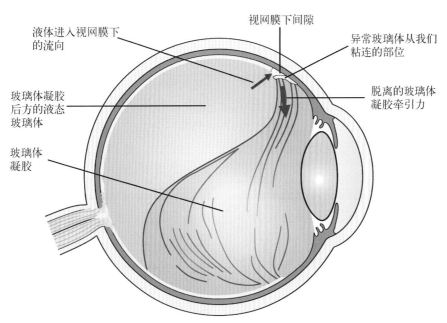

图 3-5-17　PVD 牵拉视网膜造成视网膜撕裂

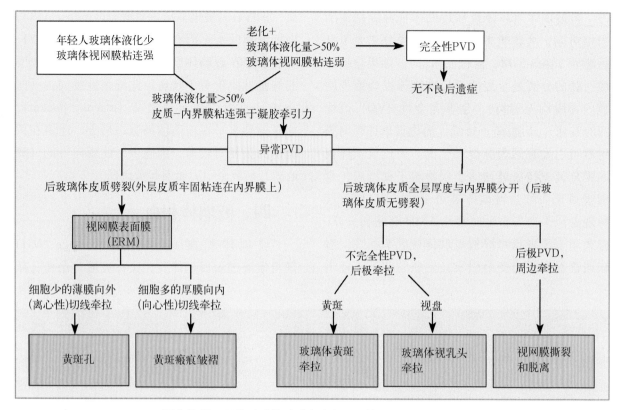

图 3-5-18 异常玻璃体后脱离流程图（仿 Sebag，2014）

实玻璃体本身无血管，故血液多来自于视网膜甚至脉络膜的血管。

自发性玻璃体积血的发病率 7/10 万人，外伤性者未统计在内。最常见的原因为增生型糖尿病视网膜病变、玻璃体后脱离、眼外伤。

身体他处出血的分解代谢（catabolism）是：先出现多形核白细胞的炎症反应，炎症反应导致血凝块中的纤维素溶解。第 2 天开始巨噬细胞进入出血区吞噬红血细胞及细胞碎屑，在 2 周内出血吸收，肉芽组织伸入血肿，最终出现瘢痕。充满含铁血黄素的巨噬细胞在瘢痕内持续达数月至数年之久。

玻璃体积血的分解代谢与身体他处出血的分解代谢有所差异，尽管在玻璃体中的成血小板活力甚低，但玻璃体胶原促进血小板凝集，故在凝胶玻璃体内的血液凝固比在液化玻璃体内的快。缺乏多形核白细胞反应。纤维素的分解作用慢，红血细胞保持完整可达数月之久。游离铁能造成眼铁质沉着症。玻璃体积血清除

速度取决于血凝块中纤维素的溶解速率、红血细胞移出于血凝块的能力、细胞外溶血作用、巨噬细胞的吞噬力。

（一）病因

玻璃体积血如未注明上述特定部位，系指玻璃体内积血，这是最常见的一种。根据 Morse，Winslow，Lean，Butner，Dana，Lindgren 等（1974—1995）的 1524 例病例报道，自发性玻璃体积血原因以视网膜撕裂（35%）为首位，其次是增生型糖尿病视网膜病变（32%），视网膜静脉阻塞（11%），玻璃体脱离无视网膜撕裂（6%），AMD（2%），视网膜巨动脉瘤（1%），Terson 综合征（1%）（蛛网膜下腔或硬膜下出血导致视乳头周围血管破裂，常为两侧性，玻璃体积血前先有剧烈头痛，也可昏迷）。外伤性玻璃体积血占 12% ～ 19%，不属自发性故未统计在内。在亚洲，青年人大量玻璃体积血要想到 Eales 病。

最常见的机制是新生血管出血，无论是视

盘、视网膜或脉络膜的任何新生血管都易出血，出血是新生血管最令人头痛的并发症。例如增生型糖尿病视网膜病变、视网膜静脉阻塞、AMD、PCV、早产儿视网膜病变（ROP）。2015年OCT血管成像术能直接实体显示视网膜浅层新生血管芽增多扩大，进而新生血管突破ILM，穿过后玻璃体膜，NVE沿水平向生长成平铺在视网膜前玻璃体腔内的新生血管膜网络。

其次的机制是视网膜血管破裂，例如视网膜撕裂、玻璃体后脱离（因玻璃体皮质粘于视网膜血管）、视网膜血管瘤、脉络膜黑色素瘤、急进性高血压。

无复发的玻璃体积血（例如视网膜撕裂或玻璃体后脱离），出血少，易被吸收。玻璃体膜下出血吸收后，在后玻璃体膜表面遗留下一些白色纤维素沉淀，状如丝绸样面纱。玻璃体胶原纤维中的血凝块，先凝集成板片层，玻璃体液化后血凝块沉积在玻璃体下方而被吸收。红血细胞及其碎片的堆积，并与玻璃体胶原混杂形成赭色膜。玻璃体出血吸收速度约每天1%。

增生型糖尿病视网膜病变的玻璃体积血，大量出血者3～10年后70%病人的视力低于0.02。50%反复出血，13%因纤维素牵引而导致视网膜脱离，12%导致新生血管性青光眼。

PCV病人视网膜下出血有时进入玻璃体，吕林（2016）收集70例泥沙样玻璃体积血，病因分析PCV占88.5%，BRVO占8.5，CRVO占1.5%，AMD占1.5%。因其具有流动性而称为泥沙样出血。此类出血由正常的和变性的血细胞组成，缺乏纤维蛋白，无凝集现象。

（二）分类

玻璃体积血因其部位不同而有不同命名。

1. 玻璃体内积血（intravitreal hemorrhage）出血在成形的玻璃体内。出血需数月至数年才能清除。

2. 玻璃体下出血（subhyaloid hemorrhage，subvitreal hemorrhage）又名玻璃体膜下出血。出血位于玻璃体后皮质的"面"（face）与视网膜内界膜之间，出血造成局部玻璃体后脱离，重力关系血细胞沉积于下部，呈液平面。上部为血浆和（或）液化玻璃体。出血位于后极黄斑偏下方。病人坐位时，用检眼镜可见一个边界清楚的细长舟状出血，两端稀少出血可出现波浪状弯曲。出血需数周至数月才能清除。

3. 后皮质前玻璃体囊袋出血（PPVP hemorrhage）黄斑舟状出血常表明出血沉降于后皮质前玻璃体囊袋内的下沿，用OCT可提供诊断的确切信息，SS-OCT比SD-OCT更容易发现后皮质前囊袋（图3-5-19）。PDR病人视盘新生血管的出血经Cloquet管的Martegini区→接连管→PPVP。出血稍多者呈环形，可是下方血量多于上方。在DR病人有时看到环形增生，环形是沿着皮质囊袋的外缘纤维化而发展成的。

4. 内界膜下出血（subinternal limiting membrane hemorrhage）Yanoff（1989）从病理学上指出内界膜下出血曾被错误地称为玻璃体下出血或视网膜前出血（pre-retinal hemorrhage）（Ocular Pathology 3rd ed. 1989：391，475）。高清OCT能证实内界膜的浅表尚有玻璃体后皮质。大多数以往检眼镜下诊断为玻璃体下出血，其OCT图像可确定为内界膜下出血（图3-5-20）。

5. Berger间隙积血　在晶状体后方，紧紧依偎着后囊。罕见。

6. Petit管积血　在Wieger韧带外侧，呈新月形。罕见。

7. Cloquet管积血　用裂隙灯显微镜可见积血位于玻璃体中央Cloquet管，正面可见积血在管腔内。罕见。

（三）临床表现

突然无痛性视力丧失，或者突然见黑影斑块（floaters）并带有闪光。常为单眼。

轻度玻璃体积血，如只在靠近视网膜的玻璃体有局限性小出血，则仅视为一个体征。必须扩瞳仔细检查眼底（包括对侧眼），不放过任何蛛丝马迹，追溯出血的原发疾病，例如视网膜破裂、玻璃体后脱离、视网膜静脉阻塞、Eales病等。

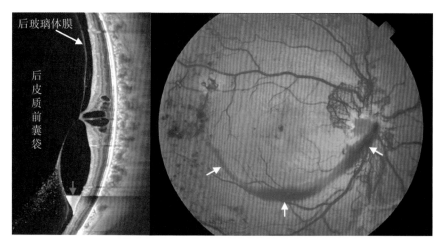

图 3-5-19　后皮质前玻璃体囊袋内积血

PDR 病人视盘新生血管的出血可由 Cloquet 管的 Martegiani 区经连接管进入到后皮质前玻璃体囊袋内，出血因重力作用沉降于囊袋下缘(白箭)。OCT 扫描明确揭示此舟状出血所处的解剖部位。VMT 伴黄斑囊样水肿。舟状出血(红箭)及其上层的血清将后玻璃体膜抬高。在后玻璃体膜之前方大部分被后皮质前囊袋占据，仅舟状出血之前方为玻璃体凝胶。此出血介于 ILM 和后玻璃体膜之间，称玻璃体下出血

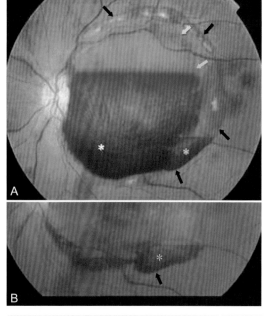

A. 46 岁女性患 Terson 综合征，因前交通动脉瘤破裂引起的蛛网膜下腔出血。左眼有一个圆顶状的 ILM 下出血 (白 *)，在其颞下方的浅表有玻璃体下出血 (橙 *)。注意"双环"标志。"内环"为 ILM 下出血 (蓝箭)，"外环" 玻璃体下出血 (黑箭)。B. 激光击穿 ILM 引流 ILM 下血液进入玻璃体，于 2 周后 ILM 下出血几乎完全消失。注意玻璃体下血液袋保持不变 (黑箭)，引自 Srinivasan, EYE, 2006, 20:1099-1101。C. 玻璃体下出血示意图。D. 内界膜下出血示意图

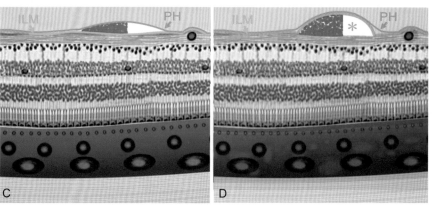

图 3-5-20　玻璃体下出血重叠于内界膜下出血

重症者用检眼镜看不到眼底红色反光，或只能隐约可见上方眼底的模糊影像。裂隙灯检查在玻璃体内可见新鲜的红血细胞或淡褐色细点（玻璃体出血 2 周开始因血红蛋白的分解而呈现淡褐色外观，易误认为炎症细胞）。病人坐位时血凝块多下沉于下方玻璃体。急性大量玻璃体积血者，应该让病人卧床休息，头高位，两眼包扎 2 ～ 3d 减少再出血，并让出血下沉以利检查上方眼底。

B 超检查玻璃体可探测出血量（图 3-5-21），并可得知是否伴有牵拉性视网膜脱离或眼内肿瘤。

（四）辅助检测

视力突然高度减退而屈光介质极其模糊，间接检眼镜无法窥见眼底，超声是必不可少的检查手段。超声波对玻璃体积血的诊断及鉴别诊断是很有用的，用它可知出血量、机化程度及位置，见图 3-5-22。

1. **新鲜出血**　在 B 超扫描上显示点状、短线或凝聚成团块，其量与出血程度成正比。少

量弥散性出血而无机化者难以发现，需增强增益才能揭示。中等度出血显示明显；在 A 超扫描上为低波，出血愈密集反射率也愈高。

2. **机化的血**　很易看到，不规则形，膜状，点状，A 超扫描上视各处出血机化程度而异，从低波到高波。因为地心引力，血会分层堆积，在下缘可为高波的假膜，状若视网膜脱离或玻璃体后脱离。出血引起的机化膜，若与球壁相接触，必须注意该处视网膜有无增厚，此可能为马蹄形撕裂的迹象。机化膜与球壁相接触处并无后运动，表示该处已有牵引。

玻璃体积血与玻璃体炎的超声鉴别：玻璃体内的血细胞与炎症细胞在超声形态上多呈大片细点，或伴一些膜状，故不能予以区别。但以下 6 点可供鉴别参考：①团块状玻璃体混浊提示为积血；②眼挫伤当天急性视力丧失者暗示玻璃体积血；③白内障术后 1 周内伴眼痛或视力突然下降者提示急性眼内炎；④急性症状性玻璃体后脱离者以玻璃体积血为常见；⑤分层而形成的下缘高波的假膜以

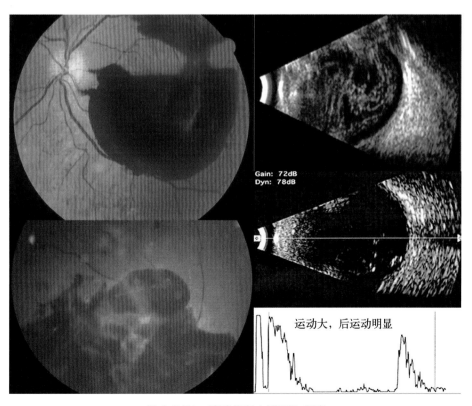

图 3-5-21　玻璃体积血彩图和超声

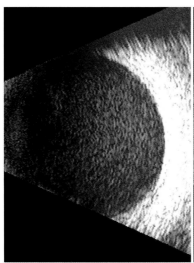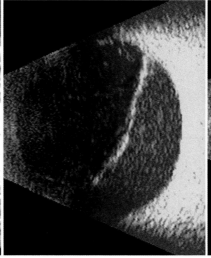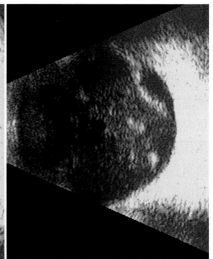

弥散性玻璃体积血，后运动度极大　　玻璃体积血，后玻璃体膜下积血更多　　玻璃体积血及其膜形成

图 3-5-22　玻璃体积血 B 超类型

玻璃体积血为多。另外，经验丰富的技术员也许可判别玻璃体炎的混浊回声的后运动不如新鲜血液的快。

玻璃体积血与星状玻璃体混浊的鉴别：星状玻璃体混浊均匀，不会出现高波，积血会凝固而呈条状。星状玻璃体混浊在混浊区后界与后玻璃体膜之间有一条透明区。

（五）诊断

1. **玻璃体大量积血（眼底看不清楚，甚至无红光反射）**　①视力突然严重丧失，无痛。②裂隙灯检查前玻璃体或后玻璃体见有红细胞或血凝块或棕色细粒。③角膜、前房、晶状体无混浊足以解释眼底极度模糊。④B 超检查玻璃体有大量混浊物回声提示积血（见上文）。符合前 3 项条件即可诊断玻璃体积血，B 超可见玻璃体有大量出血可证实诊断。首先要辨别的是玻璃体积血抑或玻璃体炎。玻璃体大量积血者视力丧失较快，而玻璃体炎是由视网膜/葡萄膜炎扩展而来，故视力丧失较慢（约 1 周以上）。玻璃体积血者，用 90D、三面镜必须看到红色出血才能肯定。玻璃体炎者玻璃体中必有白细胞甚至絮状渗出物，且伴有 KP，房水细胞。

2. **玻璃体中等积血（勉强看见视网膜血管）**　①视力突然明显丧失，无痛。②裂隙灯检查前玻璃体或后玻璃体见有红细胞或血凝块或棕色细粒。③眼底极度模糊，角膜、前房、晶状体无混浊可解释。④增强间接检眼镜的投射光，病人坐位时多注意下方玻璃体是否有血或云朵状白色机化物，上方视网膜是否有出血、血管鞘；卧位时玻璃体积血移至后极，注意周边视网膜是否有出血、血管鞘。⑤B 超检查玻璃体有大量混浊物回声提示积血（见上文）。⑥FFA 示视网膜血管染色或渗漏等有助于发现出血原发病。符合前 3 项条件即可诊断玻璃体积血，④可加强诊断，⑤能证实玻璃体积血。

3. **玻璃体轻度积血（坐位时上半部眼底清楚可见）**　①视力障碍。②用 90D、三面镜裂隙灯检查玻璃体，见红血细胞或血凝块或棕色细粒。③角膜、前房、晶状体无混浊可解释下部眼底极度模糊。④玻璃体下部有出血，长期病例会有云朵状白色机化物。⑤B 超检查玻璃体有大量混浊物回声提示积血（见上文）。⑥FFA 示视网膜血管染色或渗漏等有助于发现出血原发病。符合此 4 项条件即可诊断玻璃体积血。

（六）治疗原则

玻璃体积血的管理：一是对玻璃体内的积血处理；二是处理出血原发病。玻璃体积血的处理取决于出血原因、出血量、自行吸收的速度、发生并发症的风险等。少量玻璃体积血会自行吸收,一般需数月。针对出血原发病的处理。不要遗忘,无明确出血原因的病人,需用三面镜(90D 不能替代三面镜)检查周边视网膜撕裂,也许需要反复多次检查。中等量及大量玻璃体积血宜尽早施行平部玻璃体切割术,及早恢复视力并能减少因玻璃体积血导致的并发症。至于何时才适宜行玻璃体切割术?这必须参考多种条件,如玻璃体积血病程、量、吸收速度、年龄、出血原因、另一眼情况。糖尿病性视网膜病变引起的玻璃体积血原规定等待 3 个月(现在已倾向于 1 个月)而不见积血清除者,需行玻璃体切割术,以便及早行 PRP。凡无复发性出血、出血量极少(如数个 DD 大小)者预后好;伴有虹膜新生血管形成者、糖尿病性视网膜病变引起的玻璃体积血预后最差。

另一种手术治疗是周边视网膜冷冻术(cryotherapy),适用于增生型糖尿病性视网膜病变(PDR)、视网膜分支静脉阻塞。冷冻术能促进出血的吸收。其机制推测为增加纤维素的分解力,吞噬细胞增多(实验报告吞噬细胞为对照组的 2.5 倍),玻璃体液化(能增加红血细胞的弥散力及吞噬细胞的吞噬作用)。Benedett 报道 238 例增生型糖尿病性视网膜病变引起的玻璃体积血用冷冻术的效果,随访 6 个月后 50% 出血减少,33% 无改变,17% 出血增多。

玻璃体膜下出血可用激光击穿玻璃体后皮质将血液引流至玻璃体腔内。

(七)并发症

1. 眼球血铁质沉着症(hemosiderosis)及视网膜损害 血红蛋白分解时释放铁离子,在巨噬细胞内者称含铁血黄素,细胞外者与玻璃体蛋白结合。巨噬细胞在达到视网膜血管系统前进行解体而释放储存的铁离子。在长期玻璃体积血病例,视网膜上可见含铁血黄素沉着,但只有大量而长期的玻璃体积血者才有含铁血黄素沉着症的临床表现。

2. 增生性视网膜病变 铁离子可直接刺激

成纤维素或消除对纤维素组织生成的抑制作用。增生性视网膜病变一旦建立,则可引起反复出血、视网膜脱离。

3. 青光眼

(1)血影细胞青光眼(ghost cell glaucoma):由于红细胞寿命为 100～120d(在正常血液环境),玻璃体内的红血细胞最终失去其代谢装置和其两面中央凹的圆饼状。因质膜不再完整,血红蛋白从细胞中渗出。红细胞不再呈红色,而是卡其色或棕褐色,称为血影细胞(ghost cells)。血影细胞在玻璃体出血后 2 周内开始出现,用生物显微镜检查时可能被误认为是炎性细胞。若前玻璃体膜破坏,则玻璃体出血造成的影细胞进入前房,堵塞小梁而致继发性青光眼。玻璃体积血 1～3 周后,红血细胞变性成为血影细胞(较小,土黄色,球状,较坚实的细胞)。在变性过程中红血细胞内的血红蛋白移至细胞外或粘着了红血细胞膜,此种现象在出血后可持续数月之久。房水流畅率下降前房出血不会发生血影细胞青光眼,因为前房中循环较玻璃体中快,它含有较高的氧气及营养物质,前房中的红血细胞保持红色较长时间,只能产生少量血影细胞,不至于导发青光眼。

血影细胞青光眼的体征:前房深,充满小的土黄色细胞,有时沉积在前房下部状似前房积脓。小梁表面盖上土黄色薄层。前房液用 1% Methyl violet 染色有助于发现血影细胞。

(2)溶血性青光眼(hemolytic glaucoma):小梁网眼积聚红血细胞碎片、血红蛋白,吞噬有血红蛋白的巨噬细胞而致眼压升高,临床表现与血影细胞青光眼相似。有人不认为有真正的溶血性青光眼。

(3)血铁质沉着性青光眼(hemosiderotic glaucoma):极少见,多因铁质眼内异物潴留或反复玻璃体积血数年。小梁的黏多糖对铁有较高度亲和力,高浓度铁可损害小梁的内皮细胞,导致小梁硬化或阻塞小梁间隙。铁使玻璃体液化,这为铁从后方朝前方移动打开了方便之门。病人常伴有白内障、虹膜上棕色细点。

五、玻璃体炎

玻璃体腔内有炎症细胞称玻璃体炎（vitritis，hyalitis）。炎症细胞来自葡萄膜或视网膜，故玻璃体内的炎症细胞只是"外来"细胞而已。玻璃体炎主要是葡萄膜或视网膜病变的体征之一，仅对那些未见原发病的玻璃体炎才做独立诊断。

炎症破坏血-眼屏障，因此，玻璃体炎不仅异常地出现玻璃体细胞，同时因玻璃体内蛋白含量增高而呈现闪辉（flare）。正如前葡萄膜炎那样，炎症细胞的存在与否是炎症活动性的重要指标。但是，一般在叙述玻璃体炎时往往着重描述炎症细胞，而忽略了玻璃体闪辉。

（一）病因

最常见的原因是葡萄膜炎（尤其是中间葡萄膜炎），其次为感染性眼内炎（细菌或真菌感染）、视网膜严重炎症、视网膜血管炎、眼伪装综合征。罕见的原因有寄生虫（猪囊尾蚴）入侵玻璃体，Whipple病（肠源性脂肪代谢障碍）和Crohn病（原因不明的肉芽肿性肠炎）伴有的葡萄膜炎和玻璃体炎。

1. 前葡萄膜炎　前葡萄膜炎病情重者前玻璃体常会出现细胞浸润，此类炎症细胞来自于睫状体，而非来自于脉络膜。因此，前玻璃体的细胞浸润很少，远较前房细胞反应轻者，玻璃体内的炎症反应仅视为前葡萄膜炎体征之一而不作为独立的诊断病名。

一般将玻璃体内炎症反应（细胞浸润或伴纤维蛋白）比前房明显严重或玻璃体细胞浸润数目≥2+时才诊断为玻璃体炎（图3-5-23）。

2. 中间葡萄膜炎　玻璃体的炎症细胞浸润会凝集成球状，称雪球。随着机化的进展而成为雪堤。

3. 轻度脉络膜炎和视网膜色素上皮炎　玻璃体炎症细胞一般在病灶附近的后玻璃体内，需要用接触镜才能看到。玻璃体炎症反应较轻，

很少达到3+。

4. 重度脉络膜炎和视网膜血管炎　玻璃体炎症反应重，玻璃体混浊而妨碍检查视网膜。例如感染性术后眼内炎，玻璃体内大量炎症细胞浸润，反应飞速进展，数小时前后的病情有明显变化，很快只能见到眼底红光反射。ARN的三联征是严重玻璃体炎，周边视网膜急性坏死，严重视网膜闭塞性血管炎。

5. 急性白内障术后细菌性眼内炎　潜伏期数天。眼前段明显急性感染性葡萄膜炎，微生物在玻璃体中迅速繁殖，进行性玻璃体炎是急性感染性眼内炎的标志。扩瞳检查玻璃体细胞和B超检查玻璃体炎是非常重要的早期诊断手段。早期介质混浊尚可见到眼底的话，如发现视网膜血管炎是极其重要的证据。80%病人屈光介质混浊而用间接检眼镜看不到视网膜血管。屈光介质混浊度很快加剧，而致67%病人看不到眼底红色反射。视力由数指、手动降至光感，甚至无光感。

6. 迟发性（慢性）人工晶状体眼内炎　偶尔，炎症比较低度，具有慢性，隐袭过程。这种情况下可能很难诊断，需要活检。例如，低毒性的痤疮丙酸杆菌，在白内障手术时引入晶状体囊袋内。术后几周到几个月后才造成低度葡萄膜炎。

7. 念珠菌性眼内炎　具有免疫能力的菌血症病人很少导致内源性感染。内源性真菌感染通常是与免疫力低下者或体弱者相关联。裂隙灯生物显微镜检查显示大量玻璃体细胞，眼底表现玻璃体混浊，并有多个棉花球样渗出物——玻璃体微脓肿，几个球样混浊物常聚结成一条"串珠"（string of pearls，string of beads），这似乎是真菌性眼内炎的特征。常在活动性脉络膜视网膜炎病灶和视网膜动脉炎损害附近。这与常在下方锯齿缘部位的中间葡萄膜炎的雪球状渗出不同。

免疫恢复葡萄膜炎（immune recovery uveitis，IRU）是免疫重建炎性综合征（immune reconstitution inflammatory syndrome），也被称

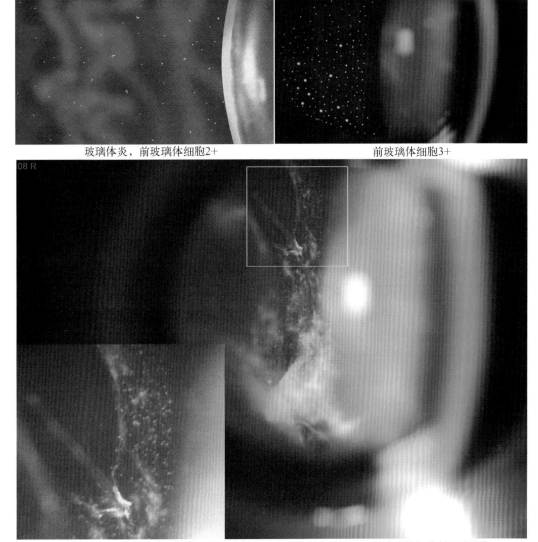

玻璃体炎，前玻璃体细胞2+　　　　　　　　　前玻璃体细胞3+

ARN伴发的玻璃体炎。前玻璃体有大量纤维蛋白性渗出，并有大量细胞(左下插图)

图 3-5-23　玻璃体炎。前玻璃体细胞和玻璃体纤维蛋白渗出

为免疫恢复玻璃体炎 (immunerecovery vitritis syndrome)，是一个较新的艾滋病毒相关的眼部疾病，最初是在 1998 年 HIV 感染病人使用高效抗逆转录病毒疗法 (highly active antiretroviral therapy，HAART) 治疗快速免疫重建的结果。

Whipple 病是肠源性脂肪代谢障碍，是一种罕见的慢性感染性疾病。受累器官常见的有消化系统、关节，病程发展还可累及心脏、肺、大脑、眼等。胃肠道表现为吸收不良和脂肪泻。它的特点是泡沫，在肠黏膜有 PAS 阳性的巨噬细胞。这种吞噬有 Whippelii 菌的巨噬细胞也偶尔出现在玻璃体。玻璃体切割术后活检可诊断。该疾病已被证明由芽孢杆菌引起。眼部主要是葡萄膜炎、视网膜血管炎。PCR 检测 CSF、粪便以及其他活组织中的 Whippelii 菌检测的阳性率达 100%。

Crohn 病是一种原因不明的肠道肉芽肿性炎症。典型的小肠，虽然可能涉及胃肠道的任何部位。它偶尔会造成葡萄膜炎和玻璃体炎。眼部炎症可能先于胃肠道表现。一些研究人员在本病玻璃体白细胞已经发现 mollicutes（所谓细胞壁有缺陷的细菌，实际是细胞内寄生虫），并假定这些是致病微生物。

8.感染性玻璃体炎偶尔因寄生虫入侵玻璃体

（1）猪囊尾蚴（cysticercuscellulosae）：这是猪绦虫（tapeworm）的幼虫。囊肿可发生在玻璃体和视网膜下腔和结膜。活蚴虫很少引出眼炎症，当它死后虫体裂解释放异性蛋白质，引起强烈的过敏反应。该幼虫通过玻璃体切割术已成功删除。组织学上，幼虫由包含双折射 hooklets 一个头节一个囊肿。

（2）盘尾丝虫病（onchocerciasis）：旋盘尾线虫寄生于人体皮肤、皮下组织和眼部所致苔藓样皮炎、皮下结节和视力障碍为特征的寄生虫病，又称河盲症（river blindness）或瞎眼丝虫病。广泛流行于非洲和热带美洲，在流行区可造成 5% ～ 20% 的成人失明。传播媒介为蚋。眼部受累似乎取决于初始皮肤侵染的量和对皮肤部位和眼之间的距离。可以涉及几乎任何眼组织，包括玻璃体。该丝虫可导致机体较轻的炎症反应。

（3）眼伪装综合征（ocular masquerade syndrome）：在成人，表现玻璃体炎的最易误诊为炎症的眼内恶性肿瘤有：全身它处的恶性肿瘤（如肺癌和乳腺癌）向眼内转移、葡萄膜黑色素瘤、淋巴细胞瘤。在儿童，葡萄膜炎在 2 岁以下是少见的。因此，如果这个年龄的孩子有葡萄膜炎的迹象，必须考虑到肿瘤，例如，视网膜母细胞瘤、白血病、髓上皮瘤。1% ～ 3% RB 患儿发生玻璃体炎和玻璃体子瘤。白血病细胞可以突破内界膜，引起玻璃体炎。

原发性（特发性）玻璃体炎常见于老年人，女多于男（3：1），病程缓慢，在前后玻璃体均有炎症细胞浸润。常伴有囊样黄斑水肿（对眼周注射或口服糖皮质激素常规治疗的反应不佳），有些病人有视盘充血，单侧或两侧。在排除上述原因后方能诊断为特发性玻璃体炎。现在称为特发性年龄相关性玻璃体炎（idiopathic age-related vitritis），认为是不明原因的中间葡萄膜炎，必须排除结节病和眼内淋巴瘤等。

（二）临床表现

1.病人主诉　飞蚊症或视物模糊。

2.玻璃体混浊和玻璃体细胞检眼镜检查镜松发现屈光介质弥漫性模糊，玻璃体凝胶变成凝集的，并有不同数量的细胞、纤维蛋白和条索。在扩瞳状态用裂隙灯显微镜检查前玻璃体可见白色细小颗粒的炎症细胞，大小相等，均匀散布。因眼球运动而飘游。描写为：玻璃体细胞 1+ 至 4+。

3.雪球（snow ball）和雪堤（snow bank）中间葡萄膜炎的炎症细胞在下方玻璃体基底部，在早期，这些渗出物呈现不连续的黄白色绒毛球样团块，称雪球。然而，随着病情的发展，这些渗出物增多和扩大，融合成一个蓬松的白色渗出物悬浮在玻璃体内，宛如云海。之后渗出物机化成一个光滑的白色纤维膜，覆盖在周边视网膜和睫状体平坦部。这种膜被命名为雪堤（图 3-5-23，图 3-5-24）。有雪堤的中间葡萄膜炎，仍然保留睫状体平坦部炎这个原来术语。玻璃体炎症的程度通常两眼是对称的。然而，有时一眼的雪堤非常突出，而另一眼只有寥寥几个绒毛球。往往需要巩膜顶压才可见到雪堤。下方玻璃体雪球（80%）和雪堤（19% ～ 24%）是中间葡萄膜炎的重要体征，诊断的重要依据。

重症者伴有纤维蛋白，状似前房的絮状渗出。雪球排成一串者称串珠（strain of pearls），常在脉络膜视网膜病灶附近，常见于念珠菌感染，也发生于结节病性葡萄膜炎。

4.原发病　绝大多数玻璃体炎是继发性的，因此，可以伴有原发病变的体征。多数是葡萄膜炎，或是伪装综合征。

（三）眼影像学

玻璃体炎的炎症细胞在 B 超声图像上是细点中弱回声或伴有条状回声。须与星状玻璃体混浊、老化性玻璃体胶原纤维浓缩区别（图 3-5-25）。

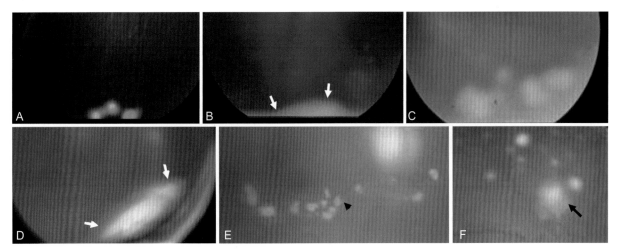

图 3-5-24　玻璃体雪球和雪堤

玻璃体炎除出现玻璃体细胞外，炎症性渗出可聚集成棉花球状，称雪球 (6 张插图均有)。雪球继续发展而融合、机化成一大片灰黄色混浊称雪堤 (B,D. 白箭)。下部玻璃体在锯齿缘附近的雪球是中间葡萄膜炎的特征性体征。也见于 Behcet 病葡萄膜炎，结节病性葡萄膜炎。雪球有时和雪堤同时出现 (B，D)。E. 真菌性眼内炎 (念珠菌) 的雪球状渗出被描写为一串珍珠 (黑三角)。F. 图中的雪球状渗出在脉络膜视网膜浸润灶和视网膜血管炎 (黑箭) 的附近，而不像中间葡萄膜炎那样在下方锯齿缘区域

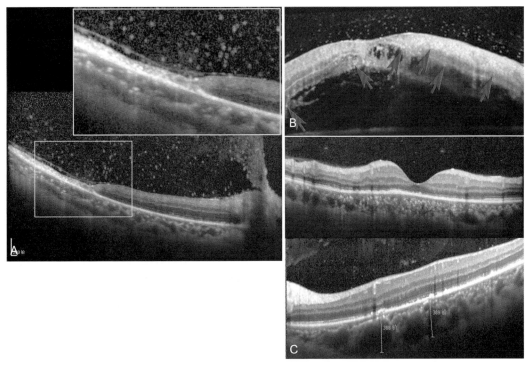

图 3-5-25　玻璃体炎 OCT 所见

A. ARN 发病 2 周后开始阿昔洛韦滴注 1 周。玻璃体内大量炎症细胞。视盘鼻侧 4DD 以外的视网膜明显萎缩变薄，不能分辨结构，NFL 似乎有劈裂样改变，RPE 萎缩。B. 弓形体性视网膜脉络膜炎。玻璃体内许多白色小点 (炎症细胞)，视网膜内有同样的白色小点 (红箭) (此图引自 Saito, Barbazetto,Spaide 文中的原图)。C. 后玻璃体和视网膜内均有小点状强发光，EDI-OCT 脉络膜内有许多同样小白点

玻璃体后部的炎症细胞可在 OCT 图像上发现。Spaide 等（2013）在眼内炎症的高清 OCT 图像中见到玻璃体有不规则分布的小斑点，其大小与炎性细胞一致，而 OCT 背景细斑点均匀分布，直径和密度小很多，因此二者容易被区分。并在视网膜炎症部位视网膜内有同样大小的小斑点（Saito M, Barbazetto IA, Spaide RF. Intravitreal cellular infiltrate imaged as punctate spots by spectral-domain optical coherence tomography in eyes with posterior segment inflammatory disease. Retina, 2013, 33:559-565）。用 EDI-OCT 可见脉络膜内的点状强反光。高清 OCT 轴向分辨率约 5μm，小于血细胞。红细胞平均直径 7.2μm（6～9.5μm），中性粒细胞 10～12μm，嗜酸性粒细胞 10～15μm，单核细胞 14～20μm，小淋巴细胞 6～8μm，中淋巴细胞 9～12μm，大淋巴细胞 13～20μm，巨噬细胞 25μm。

玻璃体混浊 OCT 分级：Keane 等（2014）将玻璃体炎症性混浊根据 OCT 图像信号、噪声的比，分成 0、0.5+、1+、2+、3+，见图 3-5-26。（Keane PA, Karampelas M, Sim DA. Objective measurement of vitreous inflammation using optical coherence tomography. Ophthalmology，2013，120: 1706-1714）。

（四）诊断与鉴别诊断

1. 诊断要点 ①裂隙灯下见玻璃体有均匀散布的炎症细胞和（或）纤维蛋白渗出。②玻璃体雪球。③玻璃体雪堤。④B 超显示玻璃体内弥散性细点状中弱回声或不规则条索状或膜样中弱回声。前 3 项中任何一项均可作为诊断玻璃体炎的根据。配合 B 超的典型表现可加强诊断。

玻璃体有炎症细胞浸润导致炎症性渗出是玻璃体炎的表现，往往也是葡萄膜炎的体征而已。严格来说，玻璃体炎症性渗出为突出体征者，可诊断为玻璃体炎，如特发性年龄相关性玻璃体炎。

2. 鉴别诊断

（1）年龄相关性玻璃体凝胶凝聚：40 岁以上的病人，尤其是患有近视眼者，玻璃体液化，胶原纤维凝聚成球状或条索状，裂隙灯下和 B 超均能发现。往往两眼相似，经数年才有可察觉的增多。玻璃体炎为小点状灰白色细胞浸润，均匀散布，不同于玻璃体胶原纤维凝集，单侧或两侧，病情会有变动。提请注意的是：有些技术员和医师将裂隙灯下看到的正常玻璃体结构和 B 超展示的年龄相关性玻璃体凝集统统描述为"絮状混浊"。这样的病情记录令人混淆不清，甚至影响到他人做出正确的鉴别诊断。例如，一位老年性白内障病人手术后 1～2d 有明显外伤性葡萄膜炎，假若他的病情记录为："扩瞳检查玻璃体絮状混浊，B 超报告玻璃体内絮状混浊"。按照这份报告该病人的诊断应该是"急性术后感染性眼内炎"。

（2）眼前节中毒综合征（TASS）：须与急

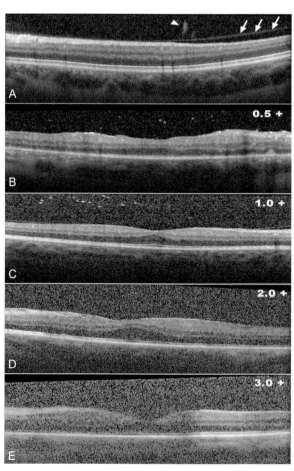

图 3-5-26 玻璃体炎症性混浊的 OCT 分级
Eeane et al.Ophthalmology, 2014, 121:1706-1714

性术后眼内炎的鉴别至关重要。在白内障手术后出现严重前葡萄膜炎反应者，在术后12～48h内发病，无痛，这是TASS的两个特点，但不能将其视为鉴别的主要依据。眼前节的表现与眼内炎二者几乎无区别，均可出现絮状渗出乃至前房积脓。但是TASS无玻璃体炎，或者只是轻微（1+）玻璃体炎局限于前玻璃体，急性术后眼内炎必定侵犯玻璃体而且在数小时内扩散至前后玻璃体。因此，玻璃体炎是区别二者的关键。玻璃体炎：①可通过裂隙灯显微镜在瞳孔扩大状态下观察到，要注意的是切勿将正常纱幕样凝胶玻璃体视作玻璃体混浊物而误诊为玻璃体炎。玻璃体老化性胶原纤维凝缩呈白色球状或细条，常可由超声证实。急性感染性眼内炎的玻璃体炎是多数细小白色颗粒，大小相等，均匀散布。雪球状混浊物出现于慢性葡萄膜炎，位于下方玻璃体。②超声探查玻璃体。急性眼内炎在玻璃体后部和（或）中部有中弱回声，点状均匀弥散于大片范围内，乃至占据整个玻璃体腔。严重者玻璃体内有不规则条索状或膜状中弱回声。超声技术员注意，切勿将人工晶体的伪影存档，以免误诊为玻璃体炎。老化性玻璃体胶原纤维浓缩常为散在的比炎症细胞大的团球状回声，可能有条状延伸，而且可以与术前B超记录对照，切勿误诊为眼内炎的表现。对于玻璃体混浊物的回声无把握确定其性质者，可以在2～4h后再次检查，急性眼内炎在数小时后会明显增剧。另外，假若屈光介质的透明度尚可观察眼底，视网膜血管炎是早期急性眼内炎的标志，此可协助鉴别。晶状体摘除时后囊膜破裂者，TASS的前段渗出可自由进入玻璃体，这类情况不能单纯根据玻璃体有炎症渗出而否定TASS，务须每隔2～4小时检查玻璃体和视网膜，急性眼内炎必然快速加剧。

（3）内毒素引起的眼中毒综合征（endotoxin-induced ocular toxic syndrome，EOTS）：这是一种玻璃体内注射后培养阴性的急性眼内炎症，导致无痛性视物模糊，前房和玻璃体内细胞和闪辉，有或无前房积脓，有或无视网膜出血和渗出，在实验室证实内毒素污染。此病由上海市第一人民医院汪枫桦，俞素勤等首先报道两批玻璃体内"内毒素污染的假药"注射116例病人，在3d内引起80例暴发性眼内炎，中位潜伏期为12 h（2～24h），症状持续的中位时间为6d（3～22d），78.8%病人恢复至注射前视力（Wang F, Yu S, Liu K. Acute intraocular inflammation caused by endotoxin after intravitreal injection of counterfeit bevacizumab in Shanghai, CHINA. Ophthalmology，2013，120:355-361）。

（4）玻璃体内的炎症性白血细胞与新生物细胞的区别：①细胞分布：≥2+玻璃体炎而无黄斑部囊样水肿者应警惕新生物；②对玻璃体结构的影响：炎症细胞经一段时间常使玻璃体结构发生改变（如玻璃体液化）；新生物细胞不改变玻璃体结构。

（5）眼内淋巴瘤：视网膜母细胞瘤、黑色素瘤、转移性肿瘤一般都能看到病损或者用超声可探查出新生物。眼内淋巴瘤是不那么容易看到脉络膜视网膜病损的唯一恶性肿瘤（图3-5-27，图3-5-28）。

（五）治疗原则

追究玻璃体炎的原因，针对病因治疗。特

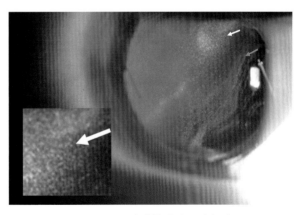

图3-5-27 玻璃体内淋巴瘤细胞
玻璃体细胞浸润4+，白色致密浸润（白箭），细胞学鉴定是B-淋巴细胞。条形纱幕样结构（黄色箭）是凝胶玻璃体的胶原纤维束。红色和蓝色细棒是人工晶状体的支撑襻

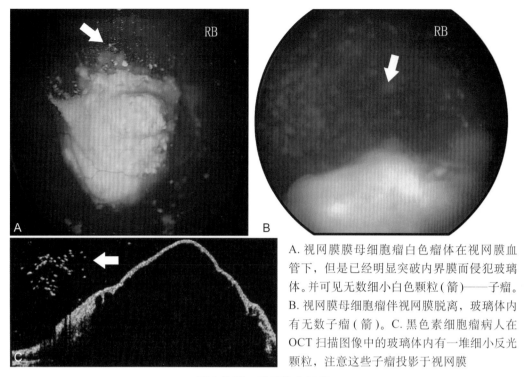

A. 视网膜膜母细胞瘤白色瘤体在视网膜血管下，但是已经明显突破内界膜而侵犯玻璃体。并可见无数细小白色颗粒（箭）——子瘤。B. 视网膜母细胞瘤伴视网膜脱离，玻璃体内有无数子瘤（箭）。C. 黑色素细胞瘤病人在OCT扫描图像中的玻璃体内有一堆细小反光颗粒，注意这些子瘤投影于视网膜

图 3-5-28　玻璃体内子瘤

发性玻璃体炎无有效治疗，皮质类固醇口服或Tenon囊下注射可有些短期疗效，但无长期效果。若玻璃体内浓密细胞浸润而对皮质类固醇无反应者可考虑玻璃体切割术。

六、星形玻璃体混浊

星形玻璃体混浊（asteroid hyalosis）是一种葡萄膜胶原纤维变性，由 Benson 于 1894 年发现。特征是无数明亮的反射颗粒，称为小行星体（asteroid bodies），由紧密黏附的原纤维网络包围。钙盐的结晶沉淀物出现数量较多者在临床上称为星形玻璃体混浊或小行星体。

颗粒由钙羟磷灰石，其他类型的磷酸钙和一些磷脂类复合物组成。磷脂类＋钙＋磷。

Miller 等（1983）利用高分辨率透射电镜观察玻璃体星形混浊，显示具有 4.6nm 周期性的层状排列，这是典型的水中脂质的液晶相。通过 X 射线微量分析证实小行星体存在钙和磷。他们提出小行星体不是真正的晶体，而是玻璃体中磷脂的液晶。

Winkler 等（2001）电镜观察显示钙，磷和氧的均匀分布。小行星体的结晶，类似磷灰石。免疫荧光显微镜显示在小行星体周围存在硫酸软骨素 -6- 硫酸盐。快速傅里叶变换分析显示，小行星板层状叠层的周期为 7nm 宽，每个 7nm 板层又被平行线分成 2 个 3.5nm 厚。通过凝集素 - 金标记观察到透明质酸特异性的碳水化合物是小行星体内部基质的一部分。

发病率为 0.4% ～ 1.2 %；10 801 眼尸检发现率 2.0%。Kim 等（2008）回顾 9050 例 40 岁以上体格检查者眼底照相，其患病率是 0.36%。75% 单侧，女多于男（2∶1），发病原因不明，平均年龄 50—60 岁（9—98 岁）。虽然见于糖尿病人或眼球有色素性视网膜病变者，但无有力证据表明其与星形玻璃体混浊的相关性。

（一）临床表现

主诉：虽然颗粒致密，病人不察觉，有些病人轻微渗漏减退、眩光、黑影飞舞。

虽然小行星体阻碍用检眼镜观察眼底，可

是视力远比估计的好。其原因可能与小行星体的光滑表面有关。对比之下，一般玻璃体因老化而凝集的胶原纤维，其不规则表面引起相当大的光散射和漫射光（straylight），这些像差导致漂浮物现象，称为飞蝇幻视（myodesopsia）。

　　玻璃体：结晶颗粒外观看来是散在的，有些悬挂在玻璃体网架上。检眼镜检查见玻璃体中犹如满天小行星，无数细小、白色或淡黄色、反光的圆形小颗粒，大小不等，直径 3 ～ 100μm。阻碍观察后极。玻璃体并不液化，密密麻麻白色结晶小球看来似乎各自随意漂移，其实它们附着于不易看清的纤维样条束上（图 3-5-29），

重力作用不影响其位置，无下坠倾向。当眼球转动时可以随着晃动，但静止后又回复原位。病人合并完全性 PVD 的发病率比正常人群低，表明病人玻璃体 - 视网膜黏附力增强。后皮质剥离手术时会发现剥膜较困难。

　　B 扫描：表现为能运动的无数亮点，特征是混浊区后界与后玻璃体膜之间有一个透明的玻璃体区域（图 3-5-29）。

　　OCT：Cirrus HD-OCT 图像和 3D 图像均显示小行星体周围有多个伪影。在用 EDI-OCT 扫描未见伪影。

　　伪装成高度远视：电脑自动验光或自动生

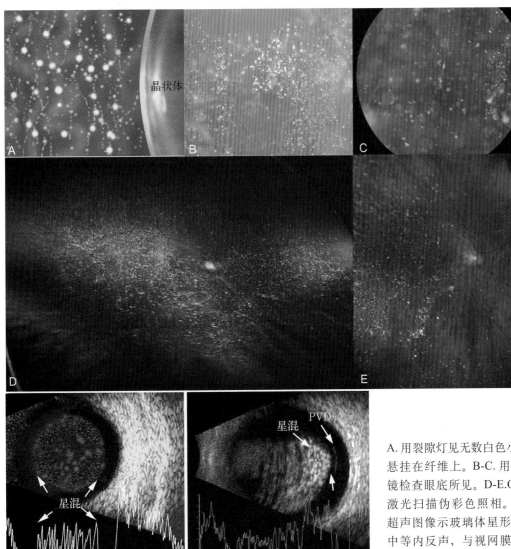

A. 用裂隙灯见无数白色小球，悬挂在纤维上。B-C. 用检眼镜检查眼底所见。D-E.Optos 激光扫描伪彩色照相。F-G. 超声图像示玻璃体星形混浊中等内反声，与视网膜之间有透明区域为特征

图 3-5-29　星形玻璃体混浊

物检测仪的读数伪装成高度远视。因为星形玻璃体混浊会增加介质混浊、降低仪器的灵敏度、视网膜前（而非视网膜）引起视网膜反射异常（比真正的视网膜反射更明亮）。

（二）诊断与鉴别诊断

1. 诊断　①裂隙灯检查发现玻璃体内无数白色颗粒状结晶，仔细观察可发现颗粒附着于玻璃体纤维条索上。②检眼镜检查眼底时可见玻璃体内无数白色颗粒在飘荡。③不影响或轻微影响视力。④ B 超特征。⑤ 40 岁以上（年龄不重要）。根据前三项就能诊断，不难。B 超可加强诊断。

2. 鉴别诊断

（1）闪辉性玻璃体液化：病人为彩色缤纷的胆固醇结晶沉着，由于原发病导致玻璃体液化，故结晶物当眼球运动停止数秒钟后，根据不同体位而下沉于眼底的后极或赤道。裂隙灯检查结晶不挂在胶原纤维上。B 超示结晶沉着区与眼球壁之间有透明区隔离。患病率远低于星形玻璃体浑浊，罕见。

（2）玻璃体炎：混浊细点比小行星体小，裂隙灯仔细观察细点不附着于不易看清的纤维样条束上。往往伴有葡萄膜和视网膜的炎症迹象。

（3）恶性肿瘤：特别是淋巴瘤和转移癌。子瘤量少，并且常伴有视网膜或脉络膜肿瘤。

（4）淀粉样变性：极其罕见。

（三）治疗原则

病人常无症状或轻微症状，仅观察随访而已。目前尚未发现与系统异常的关系。如果星形玻璃体混浊影响观察眼底而妨碍视网膜激光治疗或不便于寻找视网膜破裂孔，则可考虑玻璃体切割术（图 3-5-30）。

七、闪辉性玻璃体液化

闪辉性玻璃体液化（synchysis scintillans）又称眼胆固醇沉着症（cholesterosis bulbi）。罕见。胆固醇沉着可以使玻璃体出现不寻常的闪光混浊，称为闪辉性玻璃体液化（图 3-5-31）。玻璃体出现无数大小不等、不规则形态的结晶物。多数是在病理实验的组织切片中发现的，由于原发病往往造成纤维化并发症，所以临床上见到的极其少数。

因为原发病导致玻璃体液化，用检眼镜检查时平常结晶物沉于底部，当眼球转动时结晶物漂起，结晶物在玻璃体腔中自由浮动至中央，呈现金光闪闪的瑰丽现象；几秒钟后，胆固醇结晶体将向玻璃体腔底下沉。坐位时下沉至下方赤道，仰卧位时下沉于黄斑前方。

用裂隙灯检查可见五彩缤纷反光闪闪的结晶物，并不附着于纤维样条束结构上（而星形玻璃体混浊是附着于纤维样条束）。

A 超图像显示结晶反射的特征性闪烁尖峰。

与前述星形混浊不同，本病开始于青年期，

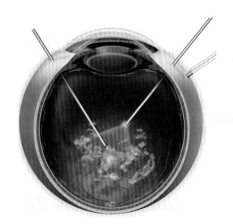
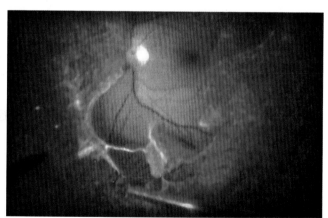

图 3-5-30　严重星形玻璃体混浊需玻璃体切割

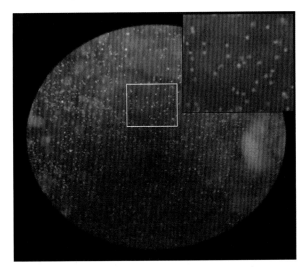

图 3-5-31　闪辉性玻璃体液化

多在 35 岁以下。多数双侧发病。本病有原发的，也有继发于外伤、出血、炎症之后。

八、玻璃体脱出

玻璃体从眼球壁脱出球外，称为玻璃体脱出（vitreous prolapse）或脱失（vitreous loss）。巩膜或角膜上的穿孔裂口，均可能造成玻璃体脱出。由于外伤而致的玻璃体自角膜裂口中脱出，则极可能晶状体也有脱位或贯穿前后囊的破裂。

脱出的玻璃体容易识别。它是一种半成形的胶体，极为透明，表面光滑，常呈玻璃珠状嵌于创口上，嵌有玻璃体的创口是张开的，因眼内是暗黑的，故裂口内为一暗黑孔道。

有玻璃体脱出的眼球绝不能再施加任何压力，否则将造成更大量的玻璃体脱出。

玻璃体脱出需要与透明的晶状体皮质鉴别。晶状体皮质也可因外伤而嵌于创口，它不似玻璃体透明，表面不如玻璃体光滑。

嵌有玻璃体的创口必须加以处理，否则影响创口愈合及造成眼内感染、囊样黄斑水肿。在门诊检查玻璃体脱出时，不能以棉花球或棉签擦拭脱出的玻璃体，揩拭脱出的玻璃体只能带出更多的玻璃体。须做前玻璃体切割术，彻底剪除嵌在伤口内的玻璃体。

九、玻璃体疝

玻璃体自瞳孔领中突出于前房称为玻璃体疝（vitreous hernia）。常见于白内障囊内摘出术后，白内障囊外摘除术时后囊破裂，Nd∶YAG 囊膜切开术烧破前玻璃体膜。在外伤性晶状体半脱位或全脱位时也可有玻璃体疝入前房。

玻璃体疝必须以裂隙灯检查方能确诊。大部分疝出的玻璃体呈半球形或菌状，从瞳孔领中挤入前房，偶尔也有呈袋形悬挂于前房下半部。用较窄的光学切面检查可见玻璃体疝的表面有一层光学密度较高的膜，此膜多为完整的。在膜的后面为光学结构较稀疏的玻璃体组织。其光学密度与晶状体迥然不同，不致误认。

玻璃体疝入前房，如果不与角膜内皮接触，一般不招致严重后果，也不至于影响白内障手术后的矫正视力。玻璃体长期粘于角膜内皮，可引起角膜水肿。未做虹膜根部切除者，疝出的玻璃体可以嵌顿于瞳孔领造成前后房交通障碍，以致发生继发性青光眼。

十、玻璃体囊肿

玻璃体中的囊肿极罕见（图 3-5-32），发育性玻璃体囊肿（vitreous cyst）是胚胎血管（玻璃体血管）退化异常所致，无症状，不须治疗。Ruby 等（1990）用 Nd∶YAG 激光将囊肿打破。

猪囊尾蚴（cysticerus）形成的囊肿可由视网膜面发展到玻璃体腔中，有大有小，以检眼镜检查可见尾蚴的头部，有时并可见其活动，诊断不甚困难。全身检查如发现有绦虫病或补体结合反应阳性均可作为诊断参考。眼内的囊尾蚴病（cysticerosis）如不做手术摘除，最后常可由眼内的炎症反应而招致失明。

十一、永存胎儿血管

永存胎儿血管（persistent fetal vasculature, PFV），Goldberg 认为这是一个比较合适的称

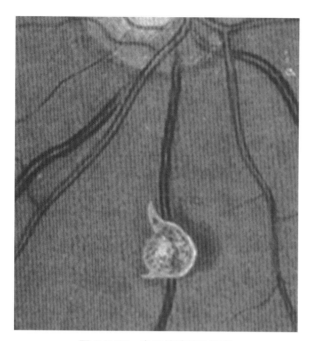

图 3-5-32　先天性玻璃体囊肿

囊肿菱角样，一端有透明的丝状物伸向视盘，另一端消失于玻璃体内

谓，许多人赞同他提出的新名词。目前，少数用 PFV，多数人仍然用永存原始玻璃体增生症（persistent hyperplastic primary vitreous，PHPV）。

PFV/PHPV 是一种先天性畸形，无遗传性，与生俱有，90% 单侧发病。原始玻璃体和玻璃体血管系统（hyaloid vasculature）未正常退化，并有纤维血管增生。Reese 于 1955 年首次描述。

原始玻璃体血管在第 13 孕周开始退化，40 孕周完全消失时，视网膜血管发育宣告完成。若原始玻璃体血管退化失败，会导致不威胁视觉的病理（Bcrgmeister 的乳头），乃至失明（永存胎儿血管），并且也可以是 FEVR 的迹象。

PFV/PHPV 被认为是原始玻璃体退化异常和纤维血管增生产生的。它是在胚胎 17mm 开始的发育异常。PHPV 的组织病理学示一条血管茎蒂从视神经头向晶状体后极延伸，其外包绕着纤维膜，这膜是视网膜星形细胞增生和视神经头的胶质增生。其胶原纤维不同于原始玻璃体的，推测 PHPV 膜的纤维是合成玻璃体胶

原的代谢异常或从其他细胞产生。

PFV/PHPV 是儿童单眼白内障的常见病因。患儿常因白瞳征或斜视而被家人注意。白瞳孔是由于白内障或晶状体后白色增生膜造成的。斜视由于一眼视力不良。

张岩和林锦镛（2016）研究 6 例（6 眼）手术切除的 PHPV 病理标本，组织病理学检查显示纤维血管膜呈团块状增生，表面有许多不规则分布的晶状体囊膜和发育异常的睫状体组织，局部囊膜间含有少量晶状体皮质，有些囊膜组织延伸到纤维血管膜内，考虑其可能是由于纤维血管膜过度增生，影响了晶状体发育而导致的一种先天性异常。

（一）分类

根据病变部位分为：前、后、复合型（前 + 后）三型。

1. 前 PFV/PHPV（anterior PFV/PHPV）　晶状体后出现白色纤维血管结缔组织块，这是前部原始玻璃体的发育异常。此纤维血管结缔组织附着于晶状体后囊，并横向地延伸而附着于睫状突，睫状突被拉向中心而位移。不波及视网膜。睫状突的尖端通常附着于晶状体后斑块的边缘。随着眼球发育扩大，睫状突被向中心拉长。通过扩大的瞳孔，在透明的晶状体背后清晰可见睫状突被向内拉长，这是一个有用的诊断标志。有些病例的虹膜表面有分流血管，或者其他永存性血管。Mittendorf 斑点，是玻璃体动脉前支的残留，常位于晶状体后极的鼻下方的后囊上，仔细观察才能发现这个微混的灰色小斑点。大多数病人的眼球是短小的。虽然 90% 的病例是单侧的，另一眼会有 Mittendorf 斑点或其他前部玻璃体发育异常。PHPV 病人的晶状体后斑块后方的永存玻璃体动脉往往仍有血液灌流。玻璃体血管系统只有动脉，无静脉，血液经瞳孔膜和葡萄膜静脉引流。

严重病例有小眼球，白内障，并且伴有晶状体 - 虹膜隔前移，前房变浅，继发性青光眼。

2. 后 PFV/PHPV（posterior PFV/PHPV）灰白色纤维组织从视盘突起，似一个茎蒂，朝

晶状体后极延伸（图 3-5-33）。纤维组织的中央是永存玻璃体动脉，用彩超可能发现血液灌流。Bergmeister 乳头（papilla），是胎儿玻璃体动脉周围的神经胶质组成的鞘，胎儿第 9 周玻璃体动脉开始萎缩，胎儿第 7 个月时玻璃体动脉闭塞，视盘表面残留的胶质组织，突出于玻璃体，也被认为是后玻璃体血管结构的残余。复合性 PFV/PHPV（图 3-5-34）：前 PFV/PHPV+后 PFV/PHPV。

3. 复合型　Hu 等（2016）对 54 眼单侧复合型 PVF 病人，综合 B 超和彩超影像提出新的分类：Ⅰ型（"Ⅰ"形）占 22.2%；Ⅱ型（"Y"形）18.5%；Ⅲ型（倒"Y"形）33.3%；Ⅳ型（"X"形）25.9%（Ophthalmology，2016，123：19-25）。

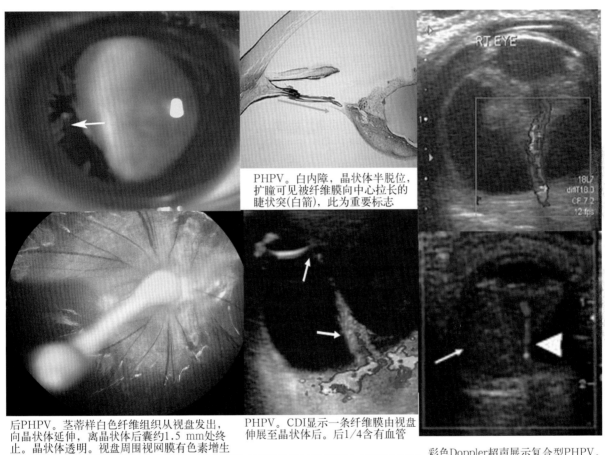

PHPV。白内障，晶状体半脱位，扩瞳可见被纤维膜向中心拉长的睫状突（白箭），此为重要标志

后PHPV。茎蒂样白色纤维组织从视盘发出，向晶状体延伸，离晶状体后囊约1.5 mm处终止。晶状体透明。视盘周围视网膜有色素增生

PHPV。CDI显示一条纤维膜由视盘伸展至晶状体后。后1/4含有血管

彩色Doppler超声展示复合型PHPV。此二例玻璃体内广泛性晶状体后有增生膜。蒂内的血管较粗

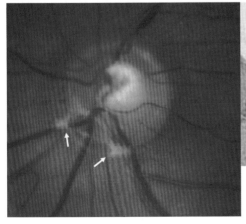

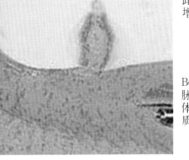

Bergmeister乳头，是胎儿玻璃体动脉周围的神经胶质组成的鞘，玻璃体动脉退化后，视盘表面残留的胶质组织突出于玻璃体

图 3-5-33　PFV（PHPV）

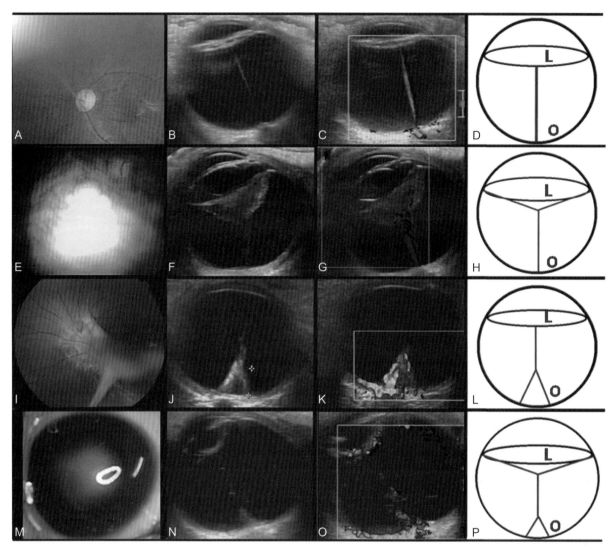

图 3-5-34　复合型永存胎儿血管（PFV）分 4 型

复合型 PFV 病人按照 B 超和彩超影像分成：Ⅰ型（Ⅰ形）；Ⅱ型（Y 形）；Ⅲ型（倒 Y 形）；Ⅳ型（X 形）。引自 Hu et al.Ophthalmology,2016,123:19-25

（二）诊断与鉴别诊断

1. 诊断　诊断要点：①与生俱有而致视力严重障碍。②睫状突被向内拉长。③晶状体后大片白色纤维组织。④一束茎蒂状白色纤维组织，从视盘指向晶状体。符合前三项便可建立"前PFV/PHPV"的诊断。①＋③是诊断"后 PFV/PHPV"的基本条件。四项全符合，称为复合型PFV（PHPV）。单独一个晶状体后囊 Mittendorf斑点，或 Bergmeister 乳头，并无临床实际意义，只描写，一般不必诊断为永存胎儿血管。

2. 鉴别诊断　视网膜母细胞瘤 Shields 等

（2013）分析视网膜母细胞瘤 2775 例治疗的患儿，发现 604 例是误诊，称之为假性视网膜母细胞瘤（pseudo retinoblastoma）。其中，26%确切诊断应该是 PHPV/PFV，仅次于名列首位的 Coats 病（40%）。1 岁以内 49% 将 PHPV/PFV 误诊成 RB。有些 RB 存在子瘤。PHPV 一定发生于视盘，白色条索状组织向晶状体延伸。钙斑是 RB 的标志性体征，Neudorfer（2012）报道 PHPV 病人 4/20 B 超发现钙斑，他们认为彩色 Doppler 超声（CDI）能可靠鉴别；二者均有血流，PHPV 的血流是从视盘起始在残留的玻璃体动脉内有一个条带，RB 的血流是在肿瘤内血管（图 3-5-33）。

严重病例出现白瞳征（leukocoria）者需与视网膜母细胞瘤，重症 Coats 病鉴别。

（三）治疗原则

轻度病例可用前路行白内障摘除和去除晶状体后纤维组织。在中央玻璃体或后玻璃体有重度 PHPV 病变的病人，考虑联合晶状体切除和玻璃体切割术。PHPV 伴有牵拉性 RD 或孔源性 RD 的病人，并发闭角型青光眼者需要手术治疗。后 PHPV 不妨碍视力者可不予立即治疗而随访。

第4章

视网膜和脉络膜

第一节　视网膜脉络膜解剖与生理

一、视网膜解剖与生理

视网膜有神经感光视网膜（neurosensory retina）及视网膜色素上皮（RPE）两部分（图 4-1-1），分别为胚胎视杯的外层及内层发育而成，故二者之间有潜在间隙，此间隙若有液体即造成视网膜脱离。RPE 与神经感光视网膜之间的附着力是疏松的，这两层组织仅在视盘边缘及锯齿缘两处紧密附着，因此，视网膜脱离时不会超越这两个界限。

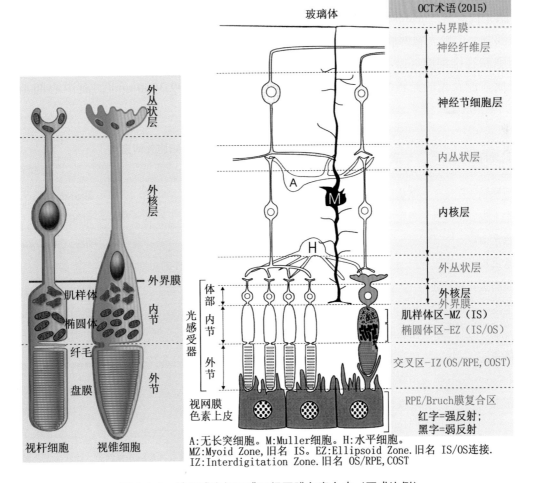

图 4-1-1　神经感光视网膜及视网膜色素上皮（不成比例）

视网膜厚度因部位而异，在中心凹中央最薄，仅 0.1mm，沿斜坡厚度逐渐增加，在中心凹周围最厚，达 0.23mm；向周边视网膜逐渐变薄，赤道部厚 0.18mm，锯齿缘处厚 0.11mm。

血-眼屏障（blood-ocular barrier）包括血-房水屏障和血-视网膜屏障。

血-视网膜屏障又有内外之分。血-视网膜内屏障（inner blood-retinal barrier）是视网膜中央循环的毛细血管的非窗孔内皮细胞间的闭锁小带（zonulaeoccludentes）形成的。血-视网膜外屏障（outer blood-retinal barrier）是视网膜色素上皮细胞的紧密连接。

血-视网膜屏障主要为生理性限制，调节营养素、代谢产物、离子、蛋白、水液进出视网膜等。以保持内环境稳定和封锁组织特异抗原。

眼的胚胎发育见表 4-1-1。

（一）神经感光视网膜

神经感光视网膜（neurosensory retina）可以细分成两部分：①感光视网膜（sensory retina），由视杆细胞和视锥细胞（以下简称杆细胞、锥细胞）组成，涉及光的光转导；②神经视网膜

（neuroretina），由典型的中间神经元（两极，水平和无长突细胞）和投射神经元（神经节细胞）组成，负责执行处理视觉信息的第一步。

神经视网膜简称感光视网膜。它是一层细致而透明的细胞性薄膜，周边厚约 0.5mm，赤道部厚 0.4mm。在黄斑中央 0.2mm 范围内的视网膜仅厚 0.2mm。外界的光信号被光感受器细胞转换成神经冲动，经两极细胞及神经节细胞等传输至大脑形成视觉。

神经感光视网膜有 9 层，包含三种组织：神经元、神经胶质及血管。组织由外向内的次序如下。

1. 视杆细胞及视锥细胞层 视杆细胞及视锥细胞总称光感受器（photoreceptor）。光感受器是高度分化的细胞，细胞内大量的高密度视色素分子可吸收光线，光（能量）改变视色素而产生神经冲动。Curcio（1990）对 8 只成人眼视网膜的研究，推算出每只眼平均有锥细胞 460 万（410 万～530 万）及杆细胞 9200 万（7790 万～10 730 万）。在中心凹锥细胞密度最高 199 3000/mm²，离中心凹 1mm 开始

表 4-1-1 眼结构的胚胎学

神经外胚叶	表皮外胚叶	细胞外间充质	
		神经嵴	中胚叶
神经感光视网膜	晶状体	巩膜（大部分）	眼外横纹肌
视网膜色素上皮	角膜上皮	葡萄膜基质	虹膜基质
睫状体无色素上皮		睫状肌，小梁网	眼血管内皮细胞
睫状体色素上皮		脉络膜（血管内皮细胞以外的组织）	
瞳孔括约肌和瞳孔开大肌		角膜后弹力层和内皮	角膜基质和前弹力层
虹膜色素上皮			原始玻璃体
视神经	结膜上皮		巩膜（小部分）
继发玻璃体	眼睑上皮		
	泪腺，鼻泪管	眼眶结缔组织和骨结构	
睫状体悬韧带	睑板腺		

- 胚胎第 4 周开始时，神经管的前脑两侧神经褶内陷，形成视沟→视泡→视杯
- 晶状体基板内陷入视杯内形成晶状体泡
- 视杯加深包围晶状体，视杯有内外两层神经上皮，外层成为色素上皮；内层发育成神经感光视网膜、睫状体无色素上皮、虹膜肌肉。视杯前缘形成瞳孔，视杯和视茎下方裂缝称胚裂→闭合形成眼球，后端形成视神经。视杯中央原始玻璃体→继发玻璃体
- 眼胚胎发育由 Pax-6 等基因调控

密度急剧降低，至周边视网膜密度降至最低。小凹无杆细胞，离中心凹中心 130μm 处才开始有第一个杆细胞，从此开始向周边杆细胞数目快速增加，离中心凹 5 ～ 6mm 处达 160 000/mm²，再向周边，密度又逐渐降低，在远周边为 23 000 ～ 50 000/mm²。

杆细胞及锥细胞分成体部、外节及内节（outer segment and inner segment），在外节及内节衔接处有一个细腰（图 4-1-1，图 4-1-2）。杆细胞的外节细而长，锥细胞的短而粗。在电镜下，杆细胞及锥细胞外节由一些盘膜（disc membrane）堆叠而成，视网膜色素上皮绒毛在外节顶部的周围。内节的结构有内外两部，外部为线粒体（mitochondtrion，复数 mitochondria）称椭圆体，相当于 OCT 像的椭圆体区（EZ, Ellipsoid Zone，旧名 IS/OS 连接）。内部为视肌样质（myoid，富有糖原及核糖），相当于 OCT 像的肌样体区（MZ, Myoid Zone，旧名 IS）。

杆细胞及锥细胞并不进行细胞分裂，外节是动态性的，通过再充满的方式更新；衰老、损伤及缺陷的部件移至细胞顶端被色素上皮细胞吞噬。更新周期约 2 周。

一个杆细胞吸收单一光子（photon）就能被激活，而一个锥细胞需要 4 ～ 6 个光子同时

刺激才能被刺激活。因此，在暗视状态（scotopic）锥细胞是不敏感的，不至于将与杆细胞重叠的信号送至大脑。

2. 外界膜（external limiting membrane，ELM）外界膜不是真正的膜，而是光感受器内节细胞质膜与 Müller 细胞连接物，由闭合小带参与组成，厚度约 1μm。但在 OCT 图像上是反光略强的细线，是不可忽视的标记。杆细胞或锥细胞一般不相互进行任何直接接触。它们几乎总是各自由 Müller 细胞绝缘隔开。Müller 细胞不同于光感受器，彼此有膜样黏合小带（zonulae adherents）接触。小带有屏障作用。

3. 外核层（outer nuclear layer，ONL）由光感受器细胞核组成，厚薄有差异，中心凹处厚 50μm 细胞核有 10 排，全是锥细胞。在视盘鼻侧厚 45μm 细胞核有 8 ～ 9 排。在视盘颞侧厚度仅 22μm 细胞核有 4 排。外核层的厚度和细胞核向周边减少。视网膜其余处厚 27μm 锥细胞 1 排，杆细胞在内侧约 4 排。Müller 纤维填满于细胞核之间的间隙。

4. 外丛状层（outer plexiform layer，OPL）外丛状层为光感受器细胞的轴突与两极细胞及水平细胞轴突的接合处。平均厚 20μm。黄斑部最厚达 51μm，该处外丛状层纤维斜行排列而且特别伸长，称 Henle 纤维层。囊样黄斑水肿

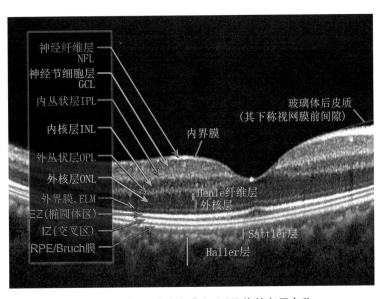

图 4-1-2　视网膜脉络膜在 OCT 像的各层名称

（CME）即为该层积聚水液。外丛状层在中心凹外开始逐渐变薄。

中界膜（middle limiting membrane）：1962年 Fine 和 Zimmerman 用电镜检测 3 个正常人视网膜时发现外丛状层分两部分，内侧部分具有纤维星形细胞的特性，而外侧部分类似于少突胶质细胞。外丛状层内侧部分的某些结构特点，从外观和性质来说这是一种界膜。这种结构限制出血和渗出物通过外丛状层。并对外丛状层的内侧部分提名为"中界膜"（IOVS，1962，1：304-326）。中界膜是脉络膜血管系统供给的最内一层组织，急性 CRAO 时，中界膜在 OCT 表现突出的强反光（Chu YK, Hong YT, Byeon SH. In vivo detection of acute ischemic damages in retinal arterial occlusion with optical coherence tomography: a "prominent middle limiting membrane sign". Retina, 2013, 33:2110-2117）。

5. 内核层（inner nuclear layer，INL） 主要为两极细胞。两极细胞是第二神经元，为传递光感受器的冲动到神经节细胞的中间神经元。在中心凹部位无内核层，在中心凹边缘才有 2 排细胞核。

杆细胞 - 两极细胞（Rod-bipolar）占总数的 1/5，每个杆细胞 - 两极细胞连接 10 ～ 50 个杆细胞。

锥细胞 - 两极细胞（Cone-bipolar）有矮小、蓝色锥细胞、弥漫性及巨大性四种。矮小两极细胞（midget bipolar）在中心凹以一对一的比率连接锥细胞（周边一个矮小两极细胞就要连接几个锥细胞）；通过超极化（OFF-）和去极化（ON-）矮小两极细胞，然后分别通过 OFF- 和 ON- 矮小神经节细胞。这种 M 通路（M-pathway）中，每个锥细胞都建立了两条"专线"将信号传导至大脑。因此，中心凹视网膜的锥细胞、两极细胞和神经节细胞密度非常高。

在这一层中还有一些其他细胞，如水平细胞、无长突细胞、Müller 细胞，可能都参与本层内的一些传导，但不是主要成员。水平细胞（horizontal cell）及无长突细胞（amacrine cell）

的长分支水平向下伸展，可能有类似集成电路作用。神经胶质 Müller 细胞主要为支持及营养作用，并可能参与神经冲动的传输或修正。

6. 内丛状层（inner plexiform layer，IPL） 内丛状层是第二神经元（两极细胞）的轴索与第三神经元（神经节细胞）的树突接合处。还有无长突细胞的轴索及突触。厚 18 ～ 36μm。像内核层那样，内丛状层向周边移位，在小凹部位无内丛状层。

7. 神经节细胞层（ganglion cell layer，GCL） 神经节细胞层为第三神经元的细胞核所在地。正常成年人视网膜有 70 万～ 150 万个神经节细胞。在黄斑部厚 60 ～ 80μm，细胞核 8 ～ 10 排，到达中心凹斜坡节细胞核减少，小凹处节细胞核完全消失。鼻侧厚 10 ～ 20μm，细胞核 1 排（图 4-1-3）。在颞侧神经节细胞核有 2 排厚。神经节细胞的轴索形成神经纤维层、视神经、视束最后止于外侧膝状体。Müller 细胞的突起填满于细胞核之间。

50% 神经节细胞在中心凹，半径为 1000μm 范围内（Curcio，1990）。

8. 神经纤维层（nerve fiber layer，NFL） 神经纤维层几乎全是神经节细胞的轴索，轴索集合成束，轴索被神经胶质细胞的突触包围着。正常神经纤维层的纤维是无髓鞘的。在视盘处最厚，达 20 ～ 30μm，在周边视网膜较薄。神经纤维从视盘分散至各区视网膜的行径方向，在视野上有意义。临床上可用 OCT 活体测量视盘四周附近区域的神经纤维层厚度，以反映青光眼进展程度。

9. 内界膜（internal limiting membrane，ILM） 内界膜是细丝状的基底膜，主要起源于 Müller 细胞。此为视网膜仅有的真正基底膜。内界膜可分内、外两层，外层主要是 Müller 细胞的基底膜，内层是玻璃体细纤维及黏多糖。

视网膜内界膜覆盖了视网膜的整个内表面，向前延伸超越锯齿缘覆盖睫状上皮，向后到达视乳头边缘。内界膜的玻璃体面是平滑的，但是视网膜面是不很平滑的，故在直接检眼镜下

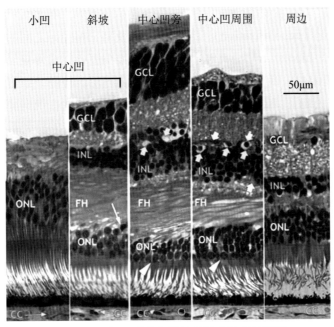

图 4-1-3　视网膜在各部位的厚度及其神经元

在小凹中不存在节细胞层和 INL，其中仅存在锥体；所有层都存在于中心凹斜坡上，也发现了杆体（长箭）。视网膜在中心凹旁最厚，INL 中有一个致密的毛细血管丛（粗箭）。锥形核沿着外部限制膜（箭头）形成单层，较深染色的杆核在锥体的内侧上堆叠若干个细胞。视网膜在中心凹周围具有相似的外观，但锥体较厚，杆体更多，整体视网膜轮廓更薄。周围视网膜比中心凹旁薄 1/3；与其他地方相比，GCL 和 INL 大幅减薄

在视盘上方和下方血管附近可见细小闪光亮点，称 Gunn 点。内界膜内侧与玻璃体皮质附着。不同部位视网膜的内界膜厚度不同，在玻璃体基底处厚度为 51nm，向后逐渐增厚，在赤道部厚306nm，再向后在中心凹旁增厚至 1887nm。在视盘、黄斑小凹、视网膜大血管处内界膜变薄甚至延续成邻近组织。在小凹处 Müller 细胞减少，因此，内界膜薄的仅为 20nm。内界膜终止于视盘边缘，移行于视乳头表面的星形细胞基底膜。

黄斑裂孔的形成与内界膜有关，剥除内界膜是修复黄斑孔的必要步骤，但术后视力尚好，说明内界膜并非视网膜正常功能所必需的组织。

（1）感光视网膜按照供养血管不同分内外两层：①内层视网膜（inner retina）：包括由内在的视网膜血管系统供应的那几层，即内核层和其内侧。②外层视网膜（outer retina）：包括由脉络膜供应的那几层，光感受器和 RPE，即外丛状层、外核层、bacillary 层（内，外节）、视网膜色素上皮层。

（2）视网膜有三个神经元（neuron）

①光感受器细胞（photoreceptor cell）：规范词为感光细胞，又称视细胞感光受体。有杆细胞及锥细胞。

②两极细胞（bipolar cell）：这种传导是错综复杂的，一般说来，在中心凹处锥细胞的传导是一对一的，即每个两极细胞传达一个锥细胞来的刺激；而在周边区是一个对多个，即每个两极细胞可接受多个光感受器细胞来的刺激。

Hartline 领导的研究组发现通 - 两极细胞和断 - 两极细胞，通 - 神经节细胞和断 - 神经节细胞，他与他的同事因对视觉生理的突出贡献而荣获 1967 年诺贝尔奖。从功能来说两极细胞有两种，通 - 两极细胞和断 - 两极细胞（图 4-1-4）。

通 - 两极细胞（ON-bipolar cell，DBC）：当锥细胞吸收较多光刺激时此两极细胞发生兴奋，也即光刺激继续存在则神经元继续作用。在暗视状态下，由于释放谷氨酸（glutamate）使通 - 两极细胞超极化（hyperpolarization）而

处在非兴奋状态。在亮光下，谷氨酸停止释放，这些两极细胞得以去极化（depolarization）。

断 - 两极细胞（OFF-bipolar cells，HBC）：当锥细胞吸收较少光刺激时，断 - 两极细胞发生兴奋，也即神经元"关熄"。断 - 两极细胞直接接收谷氨酸的化学输入，在暗视状态下，谷氨酸将断 - 两极细胞去极化；在明亮状态下，谷氨酸中止断 - 两极细胞超极化（图 4-1-4）。

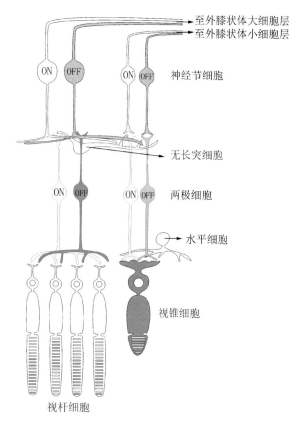

图 4-1-4 通（ON）-、断（OFF）-，两种功能的两极细胞及神经节细胞（大小两种）

当锥细胞吸收光时，因超极化而停止释放神经传递质，故兴奋通 - 两极细胞，并抑制断 - 两极细胞。当锥细胞吸收光减少时，则去极化的锥细胞释放神经传导递质，故抑制通 - 两极细胞，并兴奋断 - 两极细胞。锥细胞释放的神经传导递质推测为天门冬氨酸（asparate）及谷氨酸（glutamate）。

（3）神经节细胞（ganglion cell）：这是第三神经元，接受两极细胞的冲动，将刺激传导到外侧膝状体，它的轴索即组成视神经。

第一及第二神经元之间的突触为外丛状层，第二及第三神经元之间的突触为内丛状层。杆细胞、锥细胞核组成外核层，两极细胞所在的层次称为内核层。神经节细胞核所在地称为神经节细胞层，它的轴索在视网膜上形成神经纤维层，神经纤维层以一定的排列形式向视盘汇集。

①锥细胞及杆细胞的电流传输途径是不同的：a. 锥细胞→锥细胞两极细胞→神经节细胞。b. 杆细胞→杆细胞两极细胞→无长突细胞→神经节细胞。

②通 - 神经节细胞（on-ganglion cell）及断 - 神经节细胞（off-ganglion cell）：与通 - 两极细胞及断 - 两极细胞通道平行,神经节细胞也有通 - 及断 - 神经节细胞。此系统受水平细胞及无长突细胞的影响。神经节细胞有大小两种：较小的（parvo-）神经节细胞分布在黄斑中心凹区域，反应较柔和（tonic）而缓慢，轴索止于外膝状体的小细胞层（parvocellular layer）。司精细视力及色觉，一个锥细胞连接通 - 两极细胞及断 - 两极细胞，并连接相应的通 - 神经节细胞及断 - 神经节细胞。另一种较大的（magno-）神经节细胞均匀地分布在整个视网膜，反应较相位性（phasic）迅速，轴索止于外膝状体的大细胞层（magnocellular layer）。司黑白视觉、运动感觉、立体视觉等。

（二）视网膜色素上皮

视网膜色素上皮（retinal pigment epithelium，RPE）是单层立方形细胞，棕色，呈六角形，像铺路的六边形水泥块样整齐排列。RPE 被夹在 Bruch 膜与视网膜光感受器（photoreceptor）之间（图 4-1-5）。从视盘边缘至锯齿缘，每眼视网膜色素上皮细胞有 400 万～ 600 万个，RPE 与光感受器的数目比约为 1 ∶ 25，在黄斑高达 1 ∶ 45。RPE 细胞密度在小凹最高，在锯齿缘最低。RPE 细胞直径 16 ～ 60μm（后极至周边部）。RPE 主要因黑色素颗粒而呈棕色，黑色素浓度在周边部最高，黄斑最低。随着年龄增长，逐渐丧失黑色素颗粒，这是由于光毒性缘故。

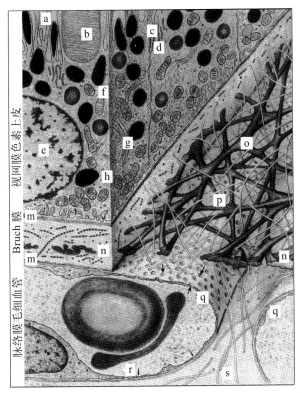

左侧标注：视网膜色素上皮　Bruch 膜　脉络膜毛细血管

图 4-1-5　脉络膜内层和视网膜色素上皮

RPE 的微绒毛（a）向内伸展以包绕视锥和视杆的外节（b）。细胞间的连接有紧密连接（c）和桥粒（d）。RPE 细胞的胞质内含有细胞核（e）、线粒体（f）、高尔基体（g）、色颗粒（h）及吞噬体（i），以大量的滑面内质网（j）为特征。外侧的细胞膜出示内褶（l）和基底膜（m）。Bruch 膜在子午线切面可见似乎不连续的弹力层（n），但在平面切面（o）为层状和连续的，弹力层周围有内胶原层和外胶原层的胶原纤维（p）。脉络膜毛细血管（q）的内皮细胞显示窗孔（黑箭）。脉络膜毛细血管之间有很多胶原纤维（s）。毛细血管的管腔内有 2 个红细胞。
自 Hogan et al.Histology of the human eye: an atlas and textbook. WB Saunders, 1971

　　RPE 细胞分为三部分，即顶部、体部和基底部。顶部（apex）有许多微绒毛（microvilli）长 3 ～ 7μm，犬牙交错地纳入感光受体外节的鞘套中。基底膜向外紧紧连接 Bruch 膜，此基底膜成为 Bruch 膜的最内层。基底膜向细胞质内陷，形成许多褶皱，称为基底膜内褶（enfolding），这增加了交换溶质的表面积。

　　核呈椭圆形。周边部 RPE 细胞可能有 2 个核。在电子显微镜下，细胞质中除了在大多数细胞中的细胞器（例如高尔基体、光滑和粗糙

的内质网、线粒体）之外，RPE 细胞显著特征是含有大量黑色素颗粒和吞噬体。色素颗粒长 2 ～ 3μm，直径为 1μm。色素颗粒的主要作用防止光的散射和反射，如巩膜的反射光，光传导中未被光感受器细胞吸收的光子。吞噬体的吞噬作用是 RPE 主要的功能之一，光感受器细胞外节基部不断长出新的盘膜，与之对应的是外节末端不断脱落陈旧的盘膜，并被 RPE 吞噬，这种盘膜更新对维持正常视觉至关重要。

　　视网膜色素上皮细胞侧面与其毗邻细胞之间有不同宽度的细胞间隙，在间隙顶部，细胞间隙为粘连小带（zonula adherens）和闭锁小带（zonula occludens）所封闭，构成血 - 视网膜外屏障。阻断水和离子的通过。从脉络膜毛细血管向光感受器运送的液体、盐及代谢物质均经过色素上皮细胞。

　　感光视网膜与 RPE 仅仅在视盘和锯齿缘处紧密附着，其余之处的感光视网膜与 RPE 之间有一个视网膜下间隙（subretinal space）隔开，很容易被外力拉开，液体也容易将此间隙崩开，如出现视网膜下液、视网膜脱离、视网膜下出血等。

　　RPE 和感觉视网膜由相同的神经源胚胎衍生的，但是 RPE 分化成分泌上皮，虽然无感光或神经功能，但是 RPE 对于光感受器细胞的支持和活力是必不可少的。

　　RPE 主要生理功能为：①视色素再生。②光感受器外节盘膜脱落和吞噬。③光吸收。④视网膜黏附。⑤神经视网膜和脉络膜循环之间的运输。⑥维持外层视网膜的无血管性。⑦分泌细胞因子和生长因子。⑧修复。

　　1. 视色素再生（visual pigment regeneration）

　　视色素（visual pigments）：人视网膜有 4 种视色素：在杆细胞只有 1 种视色素称视紫红质（视紫质，rhodopsin），对蓝绿光敏感，吸收波长 500nm；锥细胞的视色素称视紫蓝质（iodopsin），根据吸收光谱细分为 3 种。视紫蓝质有对红光（570nm）敏感的、蓝光（440nm）敏感的、绿光（540nm）敏感的。这 3 种色素

细胞受到的不同刺激混合形成各种颜色视觉。

视色素为光线到达视网膜，是启动光感受器细胞膜电位改变的最初物质，位于外节盘膜上。

11-顺-视黄醛是这4种人视色素的共同显色基团（chromogenic group）。每种视色素吸收不同波长的光，杆细胞的视色素是视紫红质。视紫红质的再生涉及光感受器细胞和 RPE。在视觉循环中，RPE 对摄取、储存和运用维生素 A（视黄醇）起主要作用。RPE 的维生素 A 浓度仅次于肝。在视觉过程中，RPE 细胞的基本功能是产生 11-顺-视黄醛 (11-cis-retinaldehyde) 以便形成视紫红质。光感受器合成视蛋白，其在视紫红质再生中需要 11-顺-视黄醛。在光感受器细胞中，视紫红质被光解并发生由顺式至反式的异构化（cis-to-trans isomerization）。

杆细胞外节（ROS）盘膜的视紫红质，具有 11-顺式视黄醛发色团（chromophore）。单个光子可以使顺式双键异构化，产生全反式视黄醛

(all-trans-retinal，at-Ral)。11-顺式视黄醛向全反式视黄醛的转换是光感受器细胞中光的已知唯一直接作用。光敏视紫红质（视蛋白）是视黄醛由顺式转成反式异构化所产生的。其步骤如下：

第一步，在光感受器细胞中，11-顺-视黄醛发色团附着于视紫红质的赖氨酸残基上。当分子吸收光时，通过光异构化（photoisomerization）形成全反式视黄醛；继而，被视黄醇脱氢酶（retinol dehydrogenase，RDH）转化为全反式视黄醇。视黄醇又称维生素 A 细胞（图 4-1-6）。

第二步，在光感受器间基质（IPM），全反式视黄醇与光感受器细胞间的维生素 A 类结合蛋白（interphotoreceptor retinoid-binding protein，IRBP）结合进入 RPE。

第三步，在 RPE 细胞中，卵磷脂视黄醇酰基转移酶（lecithin retinol acyltransferase，LRAT）将全反视黄醇酯化为视黄酯；被 RPE65 基因蛋白还原为 11-顺-视黄醇。细胞视黄醛结合蛋白

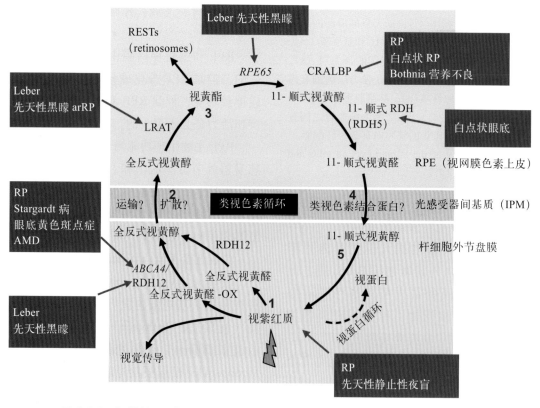

图 4-1-6　视觉循环及与其相关的基因突变（修改自 Wolfgang Baehr 博士，2013）

（CRALBP）屏蔽溶解中间体，11-顺-视黄醇于是被脱氢酶（RDH）转换成 11-顺-视黄醛。

第四步，返回光感受器间基质，11-顺-视黄醛与光感受器间基质结合蛋白分解。

第五步，返回光感受器细胞中，11-顺-视黄醛被送回光感受器细胞的外节，重新开始新一轮的视觉循环。

视色素代谢过程中的蛋白分子如果表达异常，则可引起视网膜变性。如 ABCR4 基因异常则导致 RP、Stargardt 病 / 眼底黄色斑点症、AMD。RPE65 基因突变则可表达 Leber 先天性黑矇，见图 4-1-6。

视色素是由一个发色团（chromophore）和一个视蛋白（opsin）组成。例如，视紫红质 = 视黄醇 1+ 杆细胞视蛋白。发色团的成分是视黄醛（retinal）或称维生素 A 醛，它是视黄醇（retinol，或称维生素 A）的氧化物。视黄醇和视黄醛均有顺式（cis）、反式（trans）两种形式。

光线使视黄醛由 11-顺式变成全反式的过程，称为光异构化（photoisomerization）。

视黄醇在体内可氧化为视黄醛，视黄醛可还原为视黄醇。血液中视黄醇为全反式，顺式视黄醇（醛）只存在于光感受器外节。

动物肝脏中含有丰富的维生素 A，所以摄入动物肝脏或鱼肝油可以直接提供人体所需维生素 A。摄入过量维生素 A 会造成中毒。

许多植物及水果中含有丰富的类胡萝卜素，在体内可转变为维生素 A。β 胡萝卜素的转换率最高，每一个胡萝卜素分子在双氧酶作用下，可以转化成 2 个维生素 A 分子。当体内维生素 A 的量足够满足体内代谢需要时，β 胡萝卜素会在体内储存起来，等到维生素 A 不够时再释放、转化成维生素 A。摄入过量胡萝卜素造成皮肤黏膜黄染，减少摄入一段时间可自行消退，不会造成中毒。

漂白和再生过程：在暗环境中视紫红质呈紫红色；当光照时分解为视黄醛与视蛋白两部分，视紫红质变成黄色或灰白色，即"光漂白"。停止光照，在暗环境下，由于酶的作用，发生视黄醛构型的转变，重新组合成原本的视紫红质。这个分解合成过程，也就是光作用下视紫红质漂白和再生过程。这个相应于眼的暗适应和明适应，构成一个视紫红质代谢循环。此过程中光感受器细胞膜电位的变化，产生光感受器细胞电位。视杆细胞的视紫红质吸收一个光子，即产生可记录的膜电位变化。光感受器细胞的光电转换过程中有放大效应。

光感受器间基质（interphotoreceptor matrix，IPM）：占据在 RPE 和视网膜之间的细胞外空间的黏性物质，属于视网膜色素上皮 - 神经视网膜界面（RPE-neuroretinal interface）。IPM 是一种无结构的无定形物质，由 RPE 和光感受器细胞内节产生。最近的研究发现 IPM 由蛋白质、糖蛋白和大量葡萄糖氨基聚糖（glycosaminoglycans，GAG 葡萄糖胺聚糖，糖胺聚糖）组成。包围着光感受器的外节和内节，外节被 IPM 完全包围并延伸穿过网孔。目前发现的 IPM 用途有二：细胞外物质的分子键提供 RPE 和视网膜之间的黏合力；RPE 和视网膜之间交换转运代谢物。

2. 光感受器细胞外节盘膜脱落和吞噬（phagocytosis of shed photoreceptor outersegment discs）　光感受器细胞不断暴露于辐射能（光）和氧（来自脉络膜），这样发生的自由基产物会损伤盘膜。因此，为了维持光感受器细胞的兴奋性，视杆细胞和视锥细胞的感光盘膜（disc membrane，membranous disc，discs）必须保持不断更新，RPE 在盘膜更新过程中起着至关重要的作用。在 20 世纪 60 年代中期，使用放射自显影术（autoradiography）确定蛋白质在光感受器的内节合成，并被运输到外节的底部，在外节成为新的盘膜。放射性蛋白带有 9～11d 的时间内向细胞的顶端移动（更新周期），展示了放射性物质由外节的远心端到达 RPE 细胞并随后被吞噬的详细过程，证实 RPE 在这些吞噬盘膜中的重要作用（图 4-1-8）。

视杆细胞的盘膜在内节合成后进入外节的顶端，600～1000 个盘膜重叠整齐排列，犹如重叠在硬币桶内的硬币。每个盘膜（由 2 个薄片膜组成）的整个厚度为 22.5 ～ 24.5nm。2 个盘膜之间的腔隙，宽约 21nm。

每一个视锥细胞外节有 1000 ～ 1200 个盘膜。盘膜厚度略小于视杆细胞，盘膜间的间隙约 18nm（视杆细胞为 21nm）。

RPE 细胞微绒毛向外节伸出伪足，合拢包抄底层最衰老的盘膜，将其分离使之脱落。脱落的外节盘膜被吞噬体（phagosome）吞噬后进入 RPE 细胞质，与溶酶体（lysosome）融合成吞噬溶酶体（phagolysosomes）进行降解（degradation）、消化。吞噬溶酶体长期以后可能被排出 RPE 细胞外。在盘膜降解过程中，降解物中必要的脂肪酸被再循环到光感受器中合成和组装新的盘膜，而废弃物则越过 RPE 基底膜被排出。残留的不完全降解物沉积在细胞溶酶体中形成脂褐质或称脂褐素（lipofuscin），造成 RPE 的老化性损害。

每个光感受器细胞的外节脱落约 100 个盘

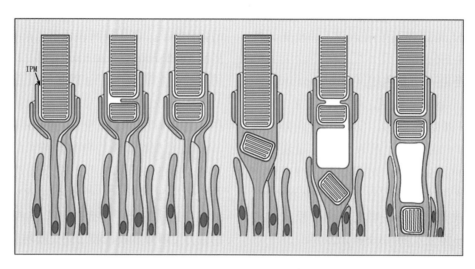

图 4-1-7　RPE 吞噬光感受器细胞的外节盘膜过程

RPE 细胞微绒毛伸出伪足切断一组最衰老的盘膜，脱落的盘在 RPE 细胞内被吞噬体吞噬，经溶酶体降解、消化。每个外节每天脱落约 100 个盘膜。每个 RPE 细胞每天摄取 / 消化 4000 个以上的盘膜。光感受器间基质（IPM），RPE- 神经感光视网膜界面。IPM 分布于 RPE 细胞和外节之间，将二者紧密地结合

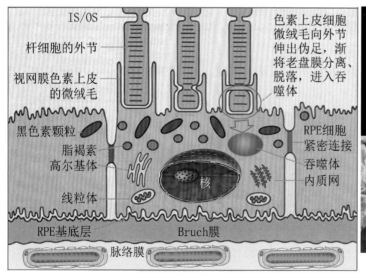

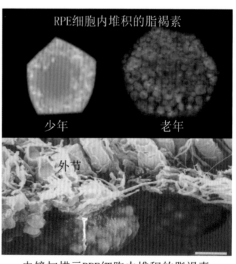

电镜扫描示RPE细胞内堆积的脂褐素

图 4-1-8　光感受器细胞外节盘膜脱落 - 降解成脂褐质堆积于 RPE 细胞内

膜/天。一个 RPE 细胞应对许多（25～45 个）感光受器细胞。每个 RPE 细胞每天摄取/消化 4000 个以上的盘膜，脱落遵循昼夜节律，杆细胞在黎明 2h 内脱落最剧烈，锥细胞在黄昏时脱落最剧烈。有家兔实验证明，神经递质多巴胺在光感受器细胞色素上皮复合物内起作用，以控制盘膜脱落。

脂褐质是不饱和脂肪酸，是类维生素 A、类胡萝卜素、蛋白质等很多种物质的混合物。脂褐质不断堆积在 RPE 细胞的溶酶体内，减少了胞质的空间，处理光感受器细胞的能力就此下降。早在 10—20 岁就开始出现 RPE 内脂褐质的蓄积，据估计，在 80 年间，一个 RPE 细胞内降解约 2 亿个盘膜。这对于此种非分裂细胞是巨大的负担。老年人因过量堆积脂褐质而严重影响细胞的功能，造成 RPE 细胞的衰老及凋亡。RPE 细胞就无法通过细胞内途径清除这些代谢产物，将其大部分终产物外吐到 Bruch 膜内层，造成脂质沉积、Bruch 膜增厚及通透性降低。脂褐质可被 488nm 激光激发而发出 > 500nm 的自发荧光（autofluorescence，AF）。借以推测 RPE 细胞的功能状态。眼底自发荧光（fundus autofluorescence，FAF），也称自发荧光。FAF 是利用特殊眼底照相的方法，观察眼底正常或异常组织中所发射的荧光。

3. 光吸收（light absorption） RPE 的重要功能是吸收透过外节的光，并可阻挡光线从巩膜散射至视网膜。RPE 色素颗粒内的黑色素吸收光的杂散光子，使视网膜内的光散射达最小化，避免过量的光，这有利于提高光学分辨率。

4. 视网膜黏附（retinal adhesion） 胚胎发育形成的视网膜下间隙，是一个潜在分离的间隙；从未被组织弥合，然而神经视网膜在整个生命过程中一直牢固地附着于 RPE。这种黏附作用对于视网膜是至关重要的，因为光感受器细胞从 RPE 脱离开后可导致组织永久性损害。

保持视网膜在位（retina in place）的因素有：眼内压、玻璃体的存在、被动静水压、视网膜下液的主动运输、外节和 RPE 微绒毛的交错结合（interdigitations）、RPE 合成的黏多糖具有的黏着力等。近来研究发现光感受器间基质（IPM）的复杂结构具有结合性能。

视网膜黏附作用的最强机制似乎在 IPM。当神经视网膜从 RPE 新鲜剥离时，IPM 在断裂前显著延伸，这表明神经视网膜和 RPE 表面存在牢固黏合。然而，IPM 黏合强度依赖于 RPE 代谢，死亡后数分钟内视网膜黏附力下降至接近零。并且黏附力可通过组织氧合作用可逆地恢复或增强。

在病理情况下，视网膜粘连减弱可导致视网膜脱离。视网膜脱离并不仅仅是因为有一个洞或 RPE 渗漏，而是必须有神经视网膜的正向牵引力或将液体推入视网膜下间隙的正向力。

在视网膜脱离之后，IPM 形态，RPE/光感受器细胞交叉结合，与正常黏附强度的完全恢复可能需要数周。

5. 神经视网膜和脉络膜循环之间的运输 运输营养物质、离子和水；排出废物。

RPE 细胞负责从循环中营养物质运输到感光器和视网膜，从视网膜和感光器运输水和代谢废物到循环。RPE 的关键功能是通过离子、流体和代谢物的运输来控制视网膜下间隙中液体的量和组成。

血-视网膜外屏障（outer blood-retinal barrier）由 RPE 细胞构成，它控制液体和分子，在有孔（窗孔盖有一层薄膜具有强渗透性）的脉络膜毛细血管和外层视网膜之间的交换。RPE 屏障功能包括两部分：RPE 细胞之间的紧密连接和 RPE 膜蛋白的极性分布（控制穿越 RPE 细胞）。紧密连接阻止 RPE 细胞间夹缝中渗透，细胞间渗透的阻力是跨越 RPE 细胞本身的 10 倍。分子交换主要是跨越 RPE 细胞本身，将营养素和离子转运至光感受器。细胞骨架蛋白是决定细胞极性（不对称性）和调节运输的基础。

（1）蛋白质的运输：在色素上皮细胞内有一些空泡，相当于高尔基体及内质网，其功能为在色素上皮与光感受器之间运输蛋白质。运输能量来自于 *ABCA4* 基因所产生的一种蛋白。

1997 年发现 *ABCA*4 基因突变所产生的蛋白，它的功能失常会妨碍视网膜光感受器细胞的运输功能，从而导致脂质物积聚于视网膜色素上皮。Stargardt 病的黄色斑点即为脂褐质积聚。

（2）葡萄糖的转运：由于 RPE 细胞的屏障严密控制扩散，因此，每种营养素和离子均有特异的主动转运机制。在营养素中，葡萄糖是最重要的一种，葡萄糖转运蛋白 GLUT1 和 GLUT3 控制葡萄糖水平的调节。

（3）维生素 A 的转运：这是重要的视觉必需品。维生素 A 从血液转运到 RPE。在 RPE 细胞基底膜，视黄醇释放到盘膜视黄醇受体 STRA6，其将维生素 A 转移到细胞中，在那里转化为活性发色团 11- 顺式视黄醛。

（4）离子的转运：通过选择性通道离子进出 RPE 细胞，如细胞内钙，对于许多 RPE 细胞功能（包括分泌生长因子、吞噬作用、离子交换和水分输送）是必不可少的。细胞内钙是由许多通道介导的，包括 L 型和 T 型电压门控钙通道，经典瞬时受体电位通道（TRPC）。最近，在 RPE 细胞中鉴定出两种钙转运通道 TRPV5 和 TRPV6，其钙钠选择比例超过 100 ∶ 1。

（5）水的运输：RPE 细胞侧壁的紧密连接是视网膜下间隙和脉络膜毛细血管之间的屏障，离子或其他分子不能通过细胞旁路离开。视网膜下间隙水的排出必须通过跨过 RPE 细胞的主动运输。位于 RPE 细胞顶端表面的 Na-K-ATP 酶为跨上皮细胞运输提供能量，并控制钠和钾离子通过质膜的流量，从而维持 IPM 中这些离子的适当平衡，建立膜电位。Aquaporin-1 通道也可促进视网膜下液跨 RPE 排出。孔源性视网膜脱离病人用巩膜外填压术将破口关闭，视网膜下液即使不予手术释放，24 ～ 48h 后迅速吸收。

6. 维持外层视网膜的无血管性（maintain avascularity of the outer retina）　视网膜下间隙的无血管性取决于 PEDF 的抗血管生成活性。PEDF 可由许多细胞（包括 RPE 细胞）表达。PEDF 由 RPE 细胞合成并分泌到 IPM 中，是光感受器细胞和视网膜神经节细胞的神经保护因子。PEDF

也是一种最有效和选择性的抗血管生成因子，抑制新生血管的生长和介导新生血管的消退，而不影响原先存在的血管，并且在视网膜阻止血管进入视网膜下间隙。除了 PEDF 之外，视网膜下间隙的无血管性依赖于内皮抑素（endostatin）。

7. 分泌细胞因子和生长因子（secretion of cytokines and growth factor）　RPE 细胞分泌许多细胞因子和生长因子，它们调节细胞功能、存活和对损伤的反应。这些因子中最有名的是 PEDF 和 VEGF。许多病人因子失调表达在视网膜疾病，如 AMD、糖尿病视网膜病变和 PVR。①色素上皮衍生因子（pigment epitheliumderived factor，PEDF）：主要从 RPE 顶端表面分泌入 IPM，促进光感受器的神经保护环境和抗血管生成。周边视网膜 PEDF 的浓度是 VEGF 的 10 倍。②血管内皮生长因子（VEGF）：是从 RPE 基底膜的侧面（面向脉络膜毛细血管）分泌的，刺激正常的或病理的新生血管生长，具有两个主要功能：即脉络膜血管内皮细胞提供促存活信号；维持脉络膜毛细血管内皮的窗孔。③其他因子：血小板衍生生长因子（platelet-derived growth factor，PDGF）；成纤维细胞生长因子（fibroblast growth factor，FGF），是嗜神经的；抑制炎症的转化生长因子（transforming growth factor，TGF）和其他免疫调节成分，如 toll 样受体和补体因子等。

8. 修复（repair）　尽管在胚胎学上，RPE 和神经感光视网膜均是神经上皮，但 RPE 能够局部修复（不同于神经感光视网膜）。在外伤或微环境改变时，RPE 细胞增生，但不会在原位增生，而是脱离原来的位置迁移和转化（化生）。修复愈合中往往与 Müller 细胞（神经胶质细胞）协同参与。根据创伤的严重度而出现不同程度的反应。例如，在激光烧伤后，烧伤周围的 RPE 细胞开始分裂，细胞在 1 ～ 2 周内填补缺陷，形成新的血 - 视网膜屏障。不幸的是，大面积 RPE 缺陷不能愈合。在退行性疾病如视网膜色素变性，RPE 细胞可迁移到受损的神经视网膜中。来自 RPE 的生长因子通常含有不必要的增殖，但在病理条件下可刺激血管或纤维生长。

孔源性视网膜脱离病人有些病例脱离范围静止 3 个月后，在脱离区后缘的 RPE 增生转化成纤维素瘢痕称色素分界线（pigmented demarcation line）。使神经感光视网膜与 RPE 紧紧粘连，脱离范围不再扩大。

（三）黄斑

黄斑（macula，macula lutea）是指眼底后极组织学上有黄色素的区域，直径约 5.5mm，呈横椭圆形。相对于视野 20°。视盘颞侧缘颞侧 3.4mm，视盘水平线下 0.8mm 处为中心凹的中心。中心凹中央谷底称小凹，直径 0.35mm，在此处大量集中锥细胞。它被称为解剖学上的视网膜中央区。组织学上，它是视网膜唯一区域具有一层以上神经节细胞。黄斑区中心无血管，称中心凹无血管区（foveal avascular zone，FAZ）或无毛细血管区（capillary-free zone，CFZ）。大多数正常人的 FAZ 直径约 400μm。小凹直径 350μm，在无血管区之内。见第 5 章黄斑。

34 眼（17 正常健康人）用 OCTA 测定值是：浅层毛细血管丛的平均面积（0.27±0.101）mm²，周长（2.21±0.451）mm，最大的水平直径（0.59±0.126）mm 和垂直直径（0.56±0.118）mm。深层毛细血管丛的平均面积（0.34±0.116）mm²，周长（2.50±0.462）mm，最大的水平直径（0.69±

0.123）mm 和垂直直径（0.63±0.110）mm（Shahlaee A，Pefkianaki M，Hsu J. Measurement of foveal avascular zone dimensions and its reliability in healthy eyes using optical coherence tomography angiography. Am J Ophthalmol，2016，161:50-55）。

（四）锯齿缘

赤道周围的视网膜称为赤道部视网膜，其前方的区域称为周边视网膜。在最远的外围，视网膜和睫状体平坦部之间的交界区域称为锯齿缘（oraserrata，简称 ora）。锯齿状地带颞侧宽约 2mm，鼻侧约 0.8mm。玻璃体基底的后缘位于锯齿缘和赤道之间，大多数视网膜孔发生在该区域。

神经感光视网膜在前方终止于锯齿缘。视网膜在终端逐渐变薄，延续成睫状体的无色素上皮。RPE 延续成睫状体的色素上皮（图 4-1-9）。

角膜缘至锯齿缘前缘的距离，颞侧约 7mm，鼻侧约 6mm。锯齿缘在巩膜上的明显标志是内直肌及外直肌的止端。

1. 齿状突（dentate processes）　锯齿缘部位视网膜组织向前延伸至睫状体平坦部，呈锯齿状或码头样凸出。在鼻侧比颞侧更明显，其轮廓可能有很大差异。

2. ora 湾（Ora bay）　是指睫状体向视网膜侧的延伸部，该处平坦部上皮的扇形边缘，介

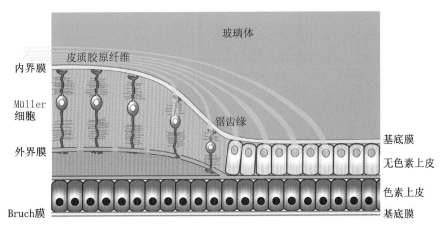

图 4-1-9　睫状体平坦部的无色素上皮在锯齿缘移行为神经感光视网膜

玻璃体基底在锯齿缘前后呈环带状附着，宽 2～6mm，称玻璃体基底，玻璃体皮质与基底膜紧密附着，呈环带状附着，宽 2～6mm

于齿状突之间。有时，齿状突可能会包裹一部分 Ora 湾，形成一个封闭的 Ora 湾，不应将其误认为是视网膜孔，因为它在锯齿缘的前方。

3. 子午线褶皱（meridional fold）　是一条视网膜组织增厚形成的小折叠，子午线向，延伸到平坦部，与齿状突一致。当与睫状突对齐时，这些褶皱被称为子午线复合体（meridional complex）。在此类褶皱的后端可能会出现视网膜小孔。子午线褶皱在周边 SD-OCT 示神经视网膜区域变厚，顶部结构手指状耸立（图 4-1-10）。正常情况下，高反射 RPE 层在褶皱下方显得衰减（遮掩进入光）。褶皱的顶端存在凝结的玻璃体皮质。

4. 颗粒组织（granular tissue）　特征是玻璃体基底有很多白色混浊的颗粒组织。有时会被误认为是小盖。在锯齿缘，感觉视网膜与 RPE 和脉络膜的融合，限制了视网膜下液的向前延伸。但是，脉络膜和巩膜之间没有等效的黏附力，脉络膜脱离可能向前发展，并累及睫状体（睫状体脉络膜脱离）。

锯齿缘部位视网膜终端往往呈现囊样变性，随着年龄的增长，在丛状层中形成囊样间隙。这些空间被 Müller 细胞包围，并充满酸性黏多糖。远周边视网膜可能发生变性，因为锯齿缘位于前血管系统和后血管系统之间的分水岭区。从神经感觉视网膜到睫状体上皮的过渡相当突

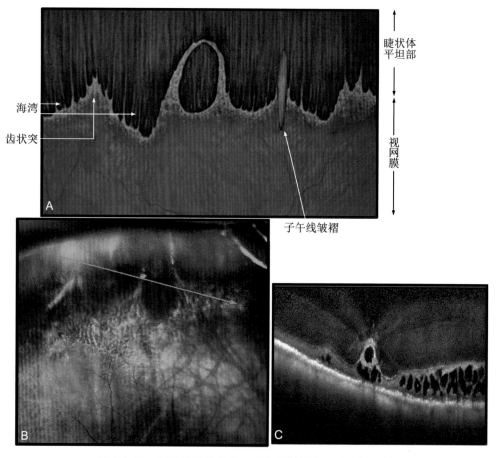

图 4-1-10　锯齿缘的齿状突、子午线皱褶和周边囊样变性

齿状突是视网膜组织向平坦部的延伸，状似锯齿。在 Optos 图像中显示无数细小亮点。OCT 切面视网膜组织中央有一个低反射腔（内部的囊性区域），在视网膜结构的顶点附着有浓缩的玻璃体皮质（星号）。典型囊样变性区域满布于锯齿缘的视网膜，在 Optos 图像中显示无数细小亮点，伴随着暗黑腔隙。OCT 图像彰显由低反射性囊状腔和柱组成，其中许多跨越了神经视网膜的整个厚度（黑色箭头）。纤细的垂直柱很可能是 Müller 胶质细胞以及外丛状层和内部核层的垂直牵伸引发的残留物

然。远周边的内界膜很厚，可牢固固定玻璃体基底的胶原纤维。

（五）视网膜的支持组织

神经胶质（neuroglia）成分对神经感光视网膜提供屏障作用、支持、修复与再生损伤后的神经组织和神经元的绝缘功能。视杆细胞和视锥细胞一般相互不进行任何直接接触，因为它们几乎总是被 Müller 细胞相互绝缘。此外，在产电和尖峰电传导过程中发挥积极作用。

视网膜神经胶质细胞（图 4-1-11）可分为三种：大胶质细胞、小胶质细胞（macroglia and microglia）和星形胶质细胞（astrocyte, astroglia）。大胶质细胞来源于神经嵴，由 Müller 细胞（放射状胶质细胞）和神经胶质细胞组成。小胶质细胞，相似于血管内皮细胞和周细胞，起源于中胚层。视网膜最主要的神经胶质成分是 Müller 纤维，其次是星形细胞。

Müller 细胞：是神经胶质细胞（neuroglial cell）之一，是视网膜最大的细胞，细胞核位于内核层。Müller 纤维与视网膜表面垂直，纤维突起向内组成内界膜（internal limiting membrane），向外组成外界膜（external limiting membrane）。从外界膜到内界膜之间的视网膜中到处有 Müller 纤维。Müller 纤维几乎跨越视网膜全层。细胞质性延伸物充垫所有细胞之间的间隙，包封着神经元细胞核及其突起，是视网膜的支架。Müller 细胞足板有很多分支，呈伞形结构，它的表面不规则，所以内界膜显得

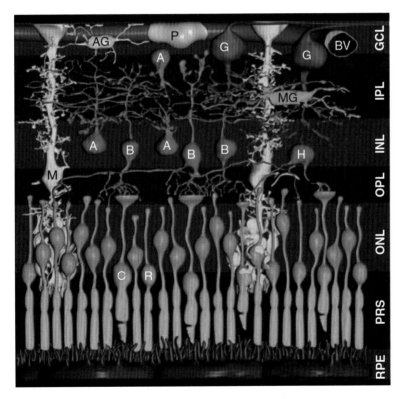

图 4-1-11　视网膜神经胶质细胞

人视网膜细胞成分示意图。Müller 细胞（M）跨越神经视网膜的整个厚度，并以规则的方式排列。Müller 细胞的核周体（perikarya）位于内核层。Müller 细胞的漏斗形末端形成了视网膜的内表面。在外丛状层 (OPL) 和内丛状层 (IPL) 中，其侧支形成突触周围膜鞘起源于茎突。星形胶质细胞 (AG) 和 Müller 细胞都接触浅表血管和视网膜内表面。在外核层，Müller 细胞的茎突形成膜鞘，包裹着杆体 (R) 和锥体 (C) 的核周体。Müller 细胞的微绒毛延伸到视网膜下间隙，该间隙围绕有光感光器 (PRS)。小胶质细胞 (MG) 位于内丛状层和神经节细胞层中。A. 无长突细胞；B. 双极细胞；G. 神经节细胞；H. 水平细胞；P. 周细胞；RPE. 视网膜色素上皮。BV. 血管；AG. 星形胶质细胞；P. 周细胞；GCL. 神经胶质细胞层；IPL. 内丛状层；INL. 内核层；OPL. 外丛状层；ONL. 外核层；PRS. 光感受器；RPE. 色素上皮

不光滑而有些小窝。当检眼镜的光投射在小窝上反射出来，就看到细小闪光小亮点，此即Gunn点，数目约46（0～482）个，学龄儿童最易发现。使用自适应光学眼底成像（adaptive optics fundus imaging）发现它们是多边形或椭圆形，平均直径为13.3μm，在内界膜或接近内界膜，在高分辨影像上似乎像玻璃体细胞，无病理意义。

Müller细胞为视网膜的健康提供必要的作用，包括合成并储存糖原、对毗邻的神经元提供重要的营养（葡萄糖）、向锥细胞提供类视色素（retinoid）、液体和电解质的管理；负责神经胶质增生（gliosis），类似于纤维化功能以修复创伤和瘢痕形成；促进细胞因子和生长因子的反应、生长因子的生成（包括促血管生成和抗血管生成因子）；参与炎症反应，经内界膜的裂口游离至视网膜表面形成视网膜表面膜；神经递质再摄取、突触发生和神经保护。

星形胶质细胞：广泛分布的血管和神经元之间。胶质细胞呈星形，从胞体发出许多长而分支的突起，伸展充填在神经细胞体及其突起之间，起支持和分隔神经细胞的作用。细胞突起的末端常膨大形成脚板（foot plate），有些脚板贴附在邻近的毛细血管壁上。

在视网膜血管外有一层致密的胶质组织包裹着，把视网膜的外胚叶组织与血管的中胚叶组织分开隔离。在血管壁与周围的胶质层之间为淋巴间隙，称为血管周围淋巴间隙。

（六）视网膜的血供

视网膜中央动脉从视盘开始发出2分支的1级、2级、3级小分支沿神经纤维层走行。同时向深层发出小分支达内核层，供应内2/3视网膜的营养；外丛状层、外核层、RPE的营养由脉络膜血管供应。静脉与动脉伴随而行。动脉管径＜0.3mm者属于小动脉（arteriole），故视网膜动脉属于小动脉。视网膜中央动脉在视盘上的管径约100μm，在赤道仅20μm，管壁有3～4层平滑肌；到周边视网膜动脉管径只有8μm，管壁仅有1～2层肌层时称之为微动脉。

在神经纤维层及两极细胞层中各有一个毛细血管网（capillary network，又称毛细血管丛capillary plexus）。毛细血管网仅到达两极细胞层（内核层），故主要营养第2及第3神经元，第1神经元接受来自脉络膜的营养。

整个视网膜的毛细血管的分布就像巨大的蜘蛛网，悬挂于动脉和静脉系统之间。有3个区域缺乏视网膜毛细血管：①中心凹无血管区（FAZ）。②视网膜主要动脉和静脉周围。③远周边部视网膜从锯齿缘齿至锯齿缘海湾后1.5mm。

在中心凹无毛细血管区的边缘，长毛细血管连接终端小动脉和小静脉，形成一个微妙的圆形网络，同心排列（图4-1-12）。FAZ又称无毛细血管区（capillary-free zone，CFZ）。FAZ区视网膜的营养是由脉络膜毛细血管供应。

视网膜血管系统终端区动脉和静脉之间并不直接相连。毛细血管是正常流入和流出之间的唯一通道。

毛细血管网从神经节细胞层扩展至内核层。外丛状层和外核层没有血管。

视网膜大血管及毛细血管前小动脉位于视网膜神经纤维层。目前临床上中心凹的毛细血管网分浅层和深层两个层面。浅层毛细血管形成的毛细血管网占据在神经纤维和神经节细胞层。深层毛细血管在内核层，比浅表毛细血管网更致密，血管管径略细（图4-1-13，图4-1-14）。正常情况下视网膜的毛细血管用检眼镜是看不见的，但在毛细血管扩张症，如MacTel 2，仔细观察的话可见到扩张的毛细血管。在FFA图像的静脉期，视网膜毛细血管呈磨砂玻璃样暗灰色调。

俞道年和Tan等（2012）对16只奉献的人眼球利用共焦激光扫描显微镜和免疫组化研究视网膜微血管（视盘上方3mm处的视网膜）。发现视网膜有4种不同的毛细血管网络：①神经纤维层。②视网膜神经节细胞层。③内丛状层边缘和内核层浅表的边缘。这相当于OCTA发现的中间毛细血管丛。④内核层深部和外丛

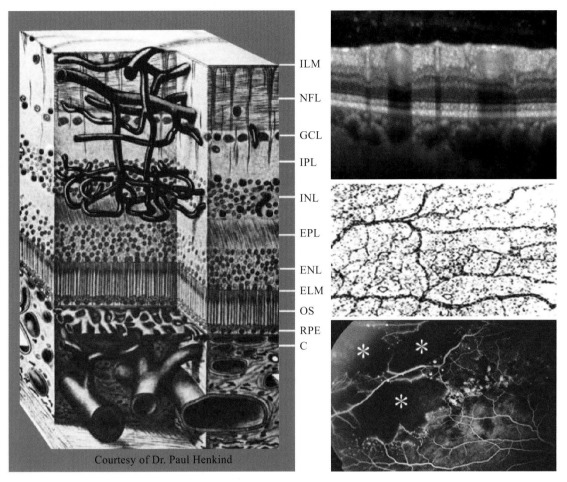

ILM
NFL
GCL
IPL
INL
EPL
ENL
ELM
OS
RPE
C

Courtesy of Dr. Paul Henkind

图 4-1-12 视网膜血管系统 3D OCT

视网膜中央动脉从视盘发出分支沿神经纤维层 (NFL) 行走。同时向深层发出小分支达内核层 (INL)。浅层毛细血管网在神经纤维层，深层毛细血管网在内核层。OCT 图像清楚显示大中血管在神经纤维层、神经节细胞层、内核层的活体扫描。看不清毛细血管。右中图为视网膜经酶消化处理的平铺标本，展示着视网膜血管系统，包括毛细血管。右下图是 FFA 图像，视网膜稍大血管的中央无荧光素进入毛细血管，而呈黝黑的无灌注区 (*)

状层的边缘。这相当于深层毛细血管丛。最内层和最外层的毛细血管网表现出层状结构，而内丛状层和内核层毛细血管网络显示复杂的三维结构。毛细血管直径约 8μm，毛细血管密度在视网膜神经节细胞层网络最大。

视网膜血管的管壁由内皮细胞、壁内周细胞（intramural pericytes）和基底膜组成。内皮细胞之间有紧密连接以防止代谢物自由通过血管壁。紧密连接是血 - 视网膜屏障的解剖学基础。血管内皮细胞疾病能破坏这种正常的生理屏障，导致蛋白质和脂质渗出到周围的视网膜组织。这种血 - 视网膜屏障瓦解往往是短暂的，

因为血管内皮细胞可进行有丝分裂形成新的紧密连接。管壁没有窗孔，所以在正常情况下荧光素钠不会渗漏至视网膜血管外。

周细胞有稳定和控制血管内皮细胞增殖的功能。此外，它含有收缩蛋白，其功能像平滑肌能控制毛细血管的血流量。在缺血性视网膜病变，如糖尿病、真性红细胞增多症和巨球蛋白血症，周细胞发生坏死、丢失，导致毛细血管壁减弱和形成微动脉瘤。

（七）视网膜区域划分

临床描述视网膜病损部位常用后极、黄斑、中心凹、小凹、血管拱、视盘、象限、时钟方

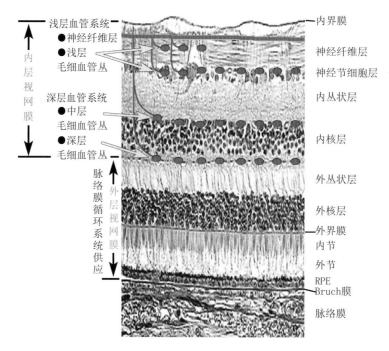

图 4-1-13　视网膜 4 层毛细血管网

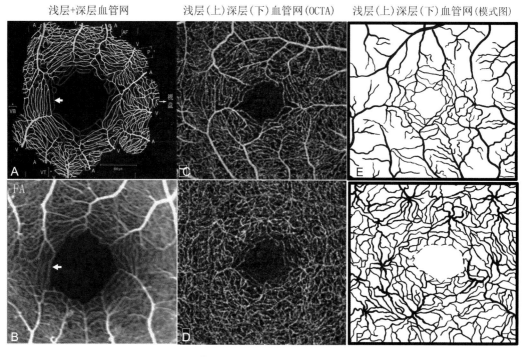

图 4-1-14　中心凹无血管区与视网膜毛细血管网

A. 视网膜血管系统在中心凹处无血管，无毛细血管，动脉和静脉终端在该处形成的同心排列圆形网络，称拱环（箭）。正常 FAZ 直径约 400μm。B. FFA 图像。C.OCTA 显示的视网膜浅层毛细血管网。分布在神经纤维层和神经节细胞层。分布和谐，间隙规则。在 FAZ 周围呈现蜘蛛网的特征。D. 与 C 是同一眼的 OCTA，显示视网膜深层毛细血管网。分布在外网状层。众多复杂的小扇形互相连接；深层血管网 FAZ 大于浅层血管网 FAZ。FAZ 周围呈现不规则的特点。有时会夹杂些浅层视网膜血管。依稀可见小静脉涡状多分支汇聚。浅层和深层血管网之间有垂直血管互相连络。

E 和 F 分别为浅层毛细血管网和深层毛细血管网的模式图（仿自 Savastano et al.RETINA, 2015, 35:2196-2203）

位、赤道、锯齿缘等作为标志。例如:颞上象限、3 点钟位、近锯齿缘、视盘颞侧、小凹颞下方、中心凹旁颞下方、沿着上方血管拱、介于颞侧上下血管拱之间等描述。

此外,视网膜尚需以平行于赤道的纬线划分成中心视网膜与 4 个环状周边地带(Duane's Ophthalmology:Foundation Vol 1,Chapter 1:Topographic anatomy of the eye:An overview,the retina,DVD-ROM 2013 ed)。

1. 中心视网膜(central retina) 又称为黄斑或临床后极(clinical posterior pole),直径 5.5mm(5 ~ 6mm)。介于视网膜颞上和颞下动脉弓之间。包括小凹(foveola)、中心凹(fovea)、中心凹旁(parafovea)、中心凹周围(perifovea)。中央视网膜即为解剖学上的黄斑(macula)。小凹离视盘颞侧边缘的距离是(3.42±0.34)mm,视盘中央水平线之下 0.8mm。眼底检查时最关注的区域是黄斑,黄斑的中央是中心凹,它的大小相当于视盘。中心凹轻微病变,哪怕一小簇色素或黄色斑点就能明显影响中心视力。所以,从诊断立场出发,黄斑固然重要,中心凹是重中之重(图 4-1-15,图 4-1-16)。

2. 近周边(near periphery) 宽 1.5mm,环状,包绕在中央视网膜区外。此区域锥细胞密度为 9 ~ 10 个 /100μm,无 Henle 层。相当于视盘宽度的环状区域。

3. 中周边(mid periphery) 宽 3mm,环状,包绕在近周边区外。这是经常应用的术语。

4. 远周边(far periphery) 颞侧宽 9 ~ 10mm,鼻侧宽 16mm,环状,包绕在中周边区外。此区锥细胞密度为 6 ~ 7 个 /100μm。

5. 锯齿缘(oraserrata) 颞侧宽 2mm,鼻侧宽 0.8mm,环状,外丛状层消失,神经节细胞、神经纤维及杆细胞在锯齿缘前 0.5mm 处终止。

6. 后极(posterior pole) 眼球后极是一个被临床医师经常应用的名称,尚未明确的界限。Sigelman 认为临床后极即中心视网膜,直径 5 ~ 6mm,介于颞上颞下血管拱之间。Names(1994)提到的后极是指以视神经头为中心,视盘 - 中心凹为半径的圆形区域,这来自于 ROP 分类的 zone 1(1984),可能不适合于一般临床。

表 4-1-2 眼底各部位解剖参数

部位	距离(mm)
锯齿缘前缘离角膜缘	鼻侧 6mm,颞侧 7mm
锯齿缘离视盘	水平子午线:鼻侧 27mm,颞侧 33mm*
赤道在锯齿缘后方	11mm*
赤道部,宽 4 DD	赤道前后各 2mm

*Wolff's Anatomy of the Eye and Orbit,8th Edition. London:Chapman & Hall Medical,1997. 转引自 Duane Ophthalmology on DVDROM 2013 ed VOL 1,CH 1.Figure 7

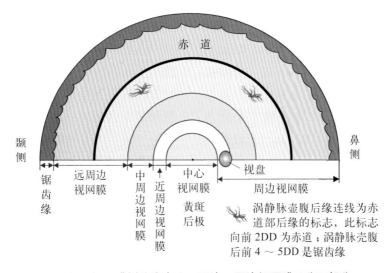

图 4-1-15 视网膜划分为中心及周边,周边视网膜又分四部分

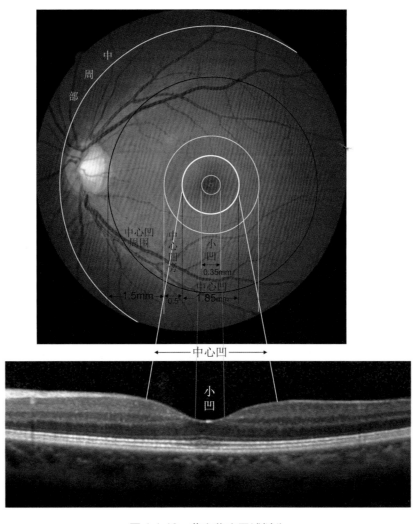

图 4-1-16　黄斑临床区域划分

二、脉络膜解剖与生理

脉络膜又称后葡萄膜，在巩膜与视网膜之间，与巩膜相接处为棕黑层（lamina fusca），与视网膜色素上皮相接处为 Bruch 膜。脉络膜自视盘边缘至锯齿缘，在锯齿缘脉络膜固有层变成睫状体的固有层，Bruch 膜变成平坦部色素上皮的基底膜。脉络膜厚 0.22mm（后极部），向前逐渐变薄，在锯齿缘处的厚度为 0.1mm。脉络膜可分 4 层，自外至内的层次排列如下。

（一）脉络膜上间隙

这一层中包含有一些薄的层板及网状的支持组织与弹力纤维，是巩膜与脉络膜之间的潜在间隙，称为脉络膜上间隙（suprachoroidal space）。在脱水状态，脉络膜上间隙厚 30μm。间隙无毛细血管及淋巴系统，故积聚的液体引流必须回入脉络膜血管，再从涡静脉、巩膜本身、血管周围、神经周围排出。在视乳头周围及 4 个涡静脉壶腹处，脉络膜与巩膜牢固附着；前面，巩膜突处葡萄膜与巩膜牢固附着。脉络膜脱离不会超越这些牢固附着处。脉络膜上间隙前与睫状体上间隙相连，朝后伸展至视神经。外界为棕黑层（lamina fusca），是附着于巩膜的最内层，为一层黑色素细胞。黑色素细胞来自于脉络膜。眼球内的一些重要神经血管都在此层之间行走。睫状后长血管及神经自眼球后段穿入球内后即于此层间穿行到眼球前段。

（二）血管层（vascular layer）

Parver 等（1980）指出 90% 眼血流在葡萄膜，而 70% 以上眼血流在脉络膜，可见脉络膜含血量之多。Alm 等（1970）计算脉络膜的血流量是视网膜的 20 ～ 30 倍。

脉络膜的主要厚度即由此层组成，此层血管极丰富，尤以静脉更多，彼此交错重叠，动脉在外层静脉之间走行。

脉络膜动脉和视网膜中央动脉不同，血管之间普遍存在吻合支。这种吻合支可以发生在大动脉之间和大静脉之间。毛细血管前小动脉之间，甚至毛细血管之间。故从解剖上看，脉络膜动脉不是终末动脉，但从毛细血管小叶结构看，可认为是功能性终末动脉。

眼动脉→睫状后动脉→ 2 支睫状后长动脉供应虹膜、睫状体→发出回归支供应脉络膜前部鼻侧和颞侧扇形区。

眼动脉→睫状后动脉→ 15 ～ 20 支睫状后短动脉围绕视神经分为鼻侧组和颞侧组。①在眼球后极部垂直或斜行穿过巩膜进入脉络膜，形成脉络膜三层血管层。此为脉络膜主要血供。②围绕视神经发出分支参与形成 Zinn-Haller 动脉环（图 4-1-17）。Zinn 动脉环发出分支往外走行，参与脉络膜动脉。③发出的分支进入筛板供应视乳头。

1. 脉络膜动脉和毛细血管层　脉络膜主要由睫状后短动脉供给；Zinn 动脉环发出分支往外走行，参与神经旁脉络膜动脉；睫状后长动脉及其回返支参与周边脉络膜动脉。脉络膜血管层分三层，由外向内次序是：

（1）大血管层（Haller's layer）：睫状后短动脉形成鼻侧组和颞侧组，分别供应鼻侧和颞侧脉络膜。每一支睫状后短动脉穿过眼球后部巩膜，呈扇形分布，形成脉络膜外层大血管。与脉络膜大静脉相间排列。在人眼 OCT 上呈粗大的不规则圆形或卵圆形。

两支睫状后长动脉走行至赤道部前发出回返支，分别供给鼻侧和颞侧周边部脉络膜扇形区。从 Zinn 血管环尚发出小动脉组成后极部脉络膜大血管层。

（2）中血管层（Sattler's layer）：由脉络膜前小动脉和后小静脉组成。在脊椎动物的小动脉直径为 40 ～ 90μm，小静脉为 20 ～ 100μm。在人眼 OCT 上呈小点状。管径大小、走行、长

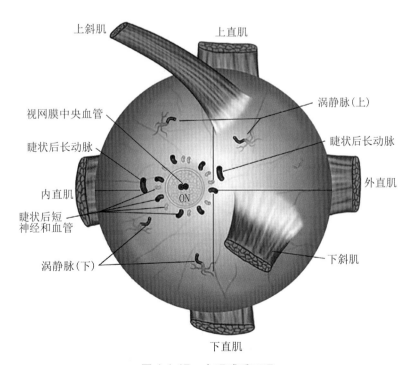

图 4-1-17　右眼球后面观

短和数量各个区域不相同。后极部前小动脉粗大，分支多，走行短，在大血管层和毛细血管层之间走行，垂直进入脉络膜动脉小叶。从赤道部走向周边部时，前小动脉数量减少，管径变细，走行长。后小静脉在后极部比前小动脉走行长。从赤道部至周边部时，后小静脉数量增多，管径变粗。

（3）毛细血管层（choriocapillaris）：由毛细血管前小动脉供应和小静脉引流。为一层自由连接的毛细血管密集的网络，分割成很多小叶（lobulus）。毛细血管小叶直径 $0.6 \sim 1.0mm$，黄斑部最小，赤道部最大，毛细血管直径为 $18 \sim 50\mu m$。在各个区域的毛细血管管径、小叶形态、密度和特点均不相同。视乳头周围和黄斑区毛细血管粗大，网眼小，小叶密集，小叶可有多支毛细血管前小动脉供给。赤道部毛细血管管径稍变细，网眼变大，小叶结构逐渐清晰。周边部毛细血管稀疏，网眼更大，静脉小叶数量增大，小叶密度减少，故轮廓清晰可见。

部分脉络膜毛细血管朝向 RPE 面，具有较大的窗孔（fenestrations），覆盖有中央厚的薄膜。黄斑区的窗孔大，并且数量多。这些窗孔具有高渗透性。这种高渗透性是为了在 RPE 水平维护葡萄糖等营养物质的充分浓度。荧光素钠很容易穿出窗孔而流入脉络膜血管外。

在黄斑中心凹区域的脉络膜毛细血管最丰富，毛细血管四周由胶原及弹力纤维支持。这一层的主要作用是营养视网膜的外层，即光感受器细胞和 RPE——外丛状层，外核层，bacillary 层（内，外节），视网膜色素上皮。

2.脉络膜分水带（choroidal watershed zone，CWZ） 分水带是生理性的脉络膜末梢动脉分区供应的交界地带。分水带是 CNV 好发部位。在 ICGA 早期显露特别明显，随着时间推移交界处被染料充盈而看不清。分水带一般垂直通过视盘或水平横越黄斑。

3.涡静脉（vortex vein） 静脉汇集成 $4 \sim 6$ 支涡静脉流出眼外，涡静脉除集合脉络膜回流的血液外，还汇集部分来自于虹膜睫状体的血液，尚接受巩膜血管丛和角膜缘血管网的血液。涡静脉汇合处膨大形成壶腹（ampullae），位于赤道后 $2.5 \sim 3mm$，有助于检眼镜检查时定位赤道。血管之间有结缔组织、胶原纤维、黑色素细胞、神经纤维，此外还有少量游走细胞。血管层的厚度可有极大的变化，在炎症充血时，其厚度可达原来的 10 倍，似一勃起组织。白化病人因无黑色素而致在白色巩膜的背景下清楚地显现脉络膜血管的形态。

（三）Bruch 膜

1844 年 Bruch 在他的博士论文中描述。光镜年代只见几乎透明的组织，称之为玻璃膜（laminavitrea）。此层无细胞，边界清楚，从视盘边缘至锯齿缘。来自于视网膜色素上皮及脉络膜毛细血管。RPE、Bruch 膜和脉络膜毛细血管层三者在胚胎发育、解剖和病理生理上是紧密相连唇齿相依的。因此称 RPE-Bruch 膜 - 脉络膜毛细血管复合体（complex），有称 Ruyschana 膜。视盘边缘 Bruch 膜厚 $2 \sim 4\mu m$，向前变薄，在锯齿缘处仅厚 $1 \sim 2\mu m$。电镜中 Bruch 膜分 5 层。由内向外的层次是：RPE 的基底膜、内胶原层、弹力层、外胶原层、脉络膜毛细血管基底膜。实际上，Bruch 膜只有 3 层，因为 2 层基底膜分别属于 RPE 和脉络膜毛细血管（图 4-1-18）。

基底膜（basal membrane）是由基底层（basal lamina）及网状板（reticular lamina）两者组合而成。两者之间有固定纤维（anchoring fibrils）（第 7 型胶原蛋白）和纤维蛋白原将基底层和网状板紧密结合。借基质黏着分子将 RPE 固定于 Bruch 膜。

玻璃膜疣（drusen）为 RPE 基底膜内或基底膜外（与内胶原层之间）的沉积物。Ramrattan 等（1994）发现黄斑部 Bruch 膜在少年仅厚 $2\mu m$，随着年龄的增长而增厚，在老年增厚至 $4.7\mu m$。

Bruch 膜是视网膜和脉络膜之间的一道屏障，以保障相互依存，又维持各自的环境特性。Bruch 膜含有大量糖复合物，负责电荷选择性限制离子和溶质的通过。

老年人和高度近视眼者 Bruch 膜自身变性而断裂，CNV 有消化基底膜的酶而致 Bruch 膜出现裂隙，CNV 便能穿越 Bruch 膜的关隘而长驱直入视网膜下。

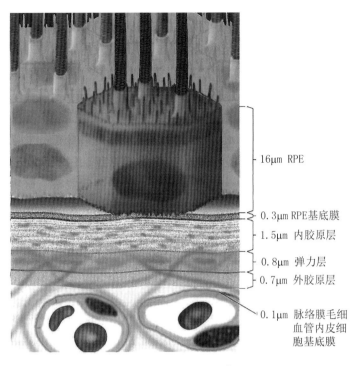

16μm RPE

0.3μm RPE基底膜

1.5μm 内胶原层

0.8μm 弹力层

0.7μm 外胶原层

0.1μm 脉络膜毛细血管内皮细胞基底膜

图 4-1-18　Bruch 膜

视网膜色素上皮细胞的质膜褶皱躺在 RPE 光滑的基底膜 (0.3μm 厚) 上，与内胶原层 (1.5μm 厚) 接壤。弹力层 (0.8μm 厚) 夹在内胶原层和外胶原层 (0.7μm 厚) 之间，与之延续的是毛细血管间的桥和毛细血管下纤维组织 (引自：Cantor, et al. AAO Basic and Clinical Science Course. Section 12 Retina and vitrous 2014-2015 p 16.Illustration by Daniel Casper, MD. PhD)

第二节　眼底检查法

视盘、视网膜及脉络膜的变化，需要直接检眼镜、间接检眼镜、裂隙灯显微镜等工具做检查，依据检查部位及目的而选用不同方法。直接检眼镜与间接检眼镜各有千秋，不能偏废。我国目前仍有不少眼科医师只用直接检眼镜，但愿他们都能熟练掌握间接检眼镜。自 1980 年开始，有些美国视网膜专家只用间接检眼镜，黄斑部用 +90D 或三面镜检查。不用直接检眼镜的视网膜医师是一种趋势。

Dr.Broocker 在眼科时代报上介绍眼底检查步骤：①裂隙灯显微镜检查外眼完毕，就用 +78D 检查黄斑部(注意：他没有用直接检眼镜)。②按电钮朝后倾斜病人椅背让病人仰卧，几乎躺平。按电钮调整病人坐椅高度，直至医师 - 病人眼的最佳操作距离。医师围绕着病人打转转地变换位置。不主张病人采用坐位，这不利于观察周边眼底，而且病人的头无舒服的支托会觉颈项疼痛。③先检查正常眼后才检查病变眼。④用间接检眼镜检查周边眼底→视盘→血管→再扫视黄斑部。为什么先看周边眼底？这是让病人先适应间接检眼镜的强光。玻璃体切割手术之父——Machemer 教授传授他用 +25D 检查眼底的优点，此聚光镜既有宽阔的视野又兼顾到有用的放大率。⑤检查周边眼底和顶压巩膜的操作，医师需要移动位置，病人眼球转动以便让医师获得最佳观察。

需要画图者将纸放在病人胸上，按照间接检眼镜看到的方位画。你不能指望在一夜之间眼底检查技术就能登峰造极，可能需几年磨炼。

间接检眼镜及裂隙灯对检查视网膜是多么重要，直接检眼镜垄断眼底检查的地位早已动摇。

后极部眼底检查方法：①直接检眼镜使用方便，放大倍率高，不扩瞳也能进行检查，是观察眼后段的有效工具，但因单眼观察而缺乏立体视觉。② Goldmann 三面镜(或眼底接触镜)是获得高质量眼底像质的最佳工具，具有两眼立体视觉，对视盘杯的判断是直接检眼镜望尘莫及的，能做光切面以利辨别裂孔是全层或部分厚度，是否有水肿而致表面隆起及增厚，能区分病变所居层次，察看视网膜表面与玻璃体粘连情况。③ +90D：裂隙灯显微镜配合聚光镜(+90D，+78D，+60D)为精细检查后极部眼底开了方便之门，虽然有 Goldmann 三面镜的优点，但由于手持而致眼底像不能十分固定，此点比 Goldmann 三面镜逊色，但它不需接触角膜即能进行检查。④间接检眼镜：视野大是它的优点，整个后极部在同一视野中，故整体感良好，但放大率低以致不能看清黄斑病变细节，用间接检眼镜发现病变后常需用裂隙灯显微镜做详细检查。

周边眼底检查方法：①间接检眼镜：主要用间接检眼镜，视野大，能看到极周边，有时能看到锯齿缘。配合巩膜顶压器能看到全部锯齿缘及部分睫状体平坦部，但压巩膜时病人常诉疼痛；需经一定时间训练才能检查极周边眼底。② Goldmann 三面镜提供两眼立体视觉，并能用显微镜观察，以致可清晰细致地看到视网膜的改变。察看极周边的视网膜需要倾斜三面镜，病眼从原位略向周边转动。例如，欲检查 12 点钟位极周边视网膜，病眼微朝上转动，三面镜向下倾斜。不容易看到锯齿缘。③ +90D：只能看到后极至赤道部。但是，近几年在国内视网膜门诊用 +90D 作为排查周边视网膜孔的手段，代替间接检眼镜，这是不恰当的趋势。

一、直接检眼镜检查

(一)检眼镜的原理与构造

Helmholtz (1851) 发明检眼镜以来，曾做多次改进，检眼镜的结构分为照明系统与观察系统两部分 (图 4-2-1)。

1. 照明系统

(1) 光源：检眼镜都用卤素灯泡。灯泡质量在检眼镜上的重要性常不被眼科医师所重视，事实上灯丝的中心位置、高低、形态，玻璃壳的质量与照明效果有极大关系。一般要求换用厂方提供的专用灯泡，经过严格挑选的灯泡被固定在一个铜质套圈内，以确保灯丝高度与中心位置符合设计要求。LED 光源明亮，寿命长，一般不需要换置新光源。由施殿雄参与设计的直接检眼镜早已采用 LED 光源多年。

(2) 聚光镜：聚光镜由 1～2 片凸透镜组成，灯丝放在聚光镜的焦点上，即所谓灯丝准直位，灯丝经聚光镜后发射出平行光 (灯丝在无限远处成像)。新式的设计将灯泡安排在一个特定位置，所以不必调整聚光镜。

(3) 光阑圈：光阑圈放在投射镜的焦点上，即所谓光阑准直位，光阑经投射镜后发射出平行光，光阑成像为无限远。平行光射入被检眼，故在眼底上可见一个边界清楚的圆形光斑。光阑圈的大小直接影响眼底的照明光斑 (图 4-2-2)。

①中光斑：做一般检查用。

②小光斑：小瞳孔状态下，尤其是观察老年人黄斑部，效果较好。小光斑可减少角膜上的反光，故对于检查黄斑部尤其需要小光斑。

③大光斑：在扩瞳状态下用，但由于散射光的干涉，眼底像的清晰度不如用小光斑；但视野大容易发现病变。

(4) 投射镜：由一组透镜组成的凸透镜。

(5) 反射镜：为一片表面镀铝的反射镜。灯光通过聚光镜、光阑及投射镜，由反射镜将光线射入被检眼瞳孔。反射镜的反射角为 91°。射入眼底的光线必然要从眼底反射出来，才能使医师看到眼底。入射角恒与反射角相等，

遥控投射式视力计

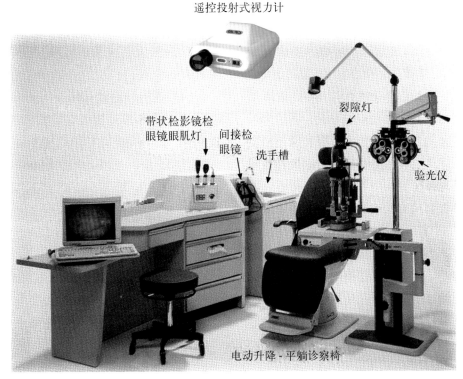

图 4-2-1　美国眼科诊断室常规设备

此种检查室每位眼科医师两间（一间正在诊察用；完毕后医师走进另一间,那里技术员已安置准备就绪的病人等待医师。需要扩瞳的病人瞳孔已被扩大）。每位技术员、住院医师、Fellow 各一间。每个团队需要 5 ~ 6 间同样诊察室

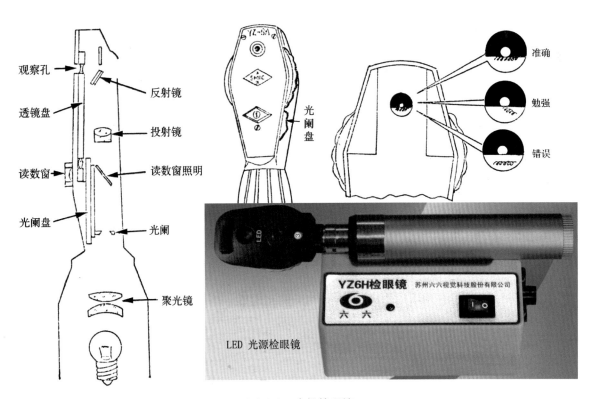

图 4-2-2　直接检眼镜

反射镜以 1°仰角将光线投射入眼底,眼底亦以 1°仰角将光线反射出来,恰恰通过观察孔。入射角与观察孔有细微分开,可减少角膜反光干扰观察眼底。灯丝像必须横在反射镜的上缘(图 4-2-2),以缩小射入光与观察孔的夹角,此点十分重要。如果灯丝像在反射镜的中央,则扩大入射角,故而医师从观察孔只能看到眼底照亮光斑的下半部,上半部光斑则不易看到,用此种检眼镜经小瞳孔检查黄斑更为困难。眼科医师不仅要会使用检眼镜,而且对于这种仪器上的偏差应该能及时纠正。以 YZ-6A 型为例,只要将下端手柄做适当旋转,灯丝像即可横在反射镜上缘。如若灯丝偏离中心,无论怎样调整都不能使灯丝像横在反射镜上缘,则此灯泡应重新更换。新颖的设计方案是将灯丝位置与反射镜的关系极严格地固定,医师就不能调整灯丝位置。

2. 观察系统

(1)观察孔:在反射镜上方有一个小孔,医师通过此孔窥视眼底。观察孔必须与反射镜尽可能靠近,甚至反射镜可以遮掉一小部分观察孔,有利于小瞳孔检查。

(2)透镜盘:各种屈光度的透镜依次排列,轮流转入观察孔,以矫正医师眼与被检眼的屈光不正,也可用以将焦点前移至玻璃体内。透镜由 -1 至 -25D,+1 至 +25D,各厂的规格大同小异。

(3)检眼镜的检修:检眼镜经使用半年至一年后必须进行检修。透镜盘的镜片上常因灰尘积聚而明显影响眼底清晰度,应将螺钉旋松,卸下金属罩壳,透镜盘即可取下,此时应注意小钢珠失落。有的不用小钢珠,而在透镜盘的外圈卡有一根弹簧。用小棉签将透镜盘的两面逐一清除干净,并扫除金属罩壳里的灰尘。反射镜上的灰尘也应予以揩除。拆下聚光镜,清除其表面积灰。

(4)直接检眼镜(direct ophthalmoscopy):看到的直立的像远比间接检眼镜看到的大,假设病眼与医师眼前主焦点重合,直接法的放大率为 15 倍。图 4-2-3 中 $\triangle abN = \triangle a''b''N''$,$ab = a''b''$,$\triangle a'b'N' \approx \triangle a''b''N''$,所以 $a'b'/ab = 250/17.05 = 14.7$ 倍。

医师眼最短明视距离 =250mm,病眼结点至后主焦点距离 =17.05mm。

放大率可因医师或病眼的屈光异常、医师眼与病眼前主焦点位置关系而变异。

(二)直接检眼镜使用方法

直接检眼镜的使用并不困难,只须稍事练习,掌握一些能心领而不能言喻的手法,熟能生巧,便能主动地仔细检查眼底后极部,至于检查周边部眼底,则需进一步练习。

在暗室中,医师站在病人右侧,用右手执检眼镜,头向右肩倾斜,用右眼在检眼镜的观察孔后观察病人的右眼。若检查左眼,则用左手执检眼镜,站在病人左侧,头向左肩倾斜,用左眼观看(图 4-2-4),此即所谓五右五左方法。执检眼镜手的示指放在转盘上,以备随时拨动透镜盘。检眼镜紧靠面额,它的纵轴与头的纵轴是平行的,检眼镜贴在面额随着头位倾斜而跟随移动。

将检眼镜的光线投射于瞳孔内,便可通过检眼镜的观察孔看到眼底的红光反射,检眼镜

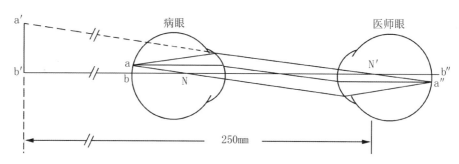

图 4-2-3 直接检眼镜放大倍率

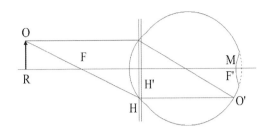

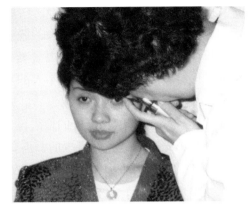

图 4-2-4　直接检眼镜的使用及其光学原理

逐渐靠近检查眼，但以不触及睫毛为原则。检眼镜越靠近病眼，视野越大，清晰度越好。初学者必须设法避让角膜上的白色反光，并且令病人向前方注视，不要随意转动眼球。看到眼底的一部时，如感觉眼底像不清晰，则拨动透镜盘，直至眼底像清晰为止。当充分调整透镜盘，眼底像不能达到理想的清晰度者，始可认为眼底模糊。检查边缘部眼底时，病人眼球分别固定注视于左上方、左方等各个方向，检眼镜相应地做反方向移动，才能看到眼底边缘部。

检眼镜上的透镜有二重作用：①矫正病眼与医师眼的屈光不正，或者抵消医师眼的调节力。如两人均为正视眼，则不用任何透镜即可看到清晰的眼底；若被检查眼为近视眼（ − 2D），而医师观看眼为 − 1D 近视，则（ − 2）+（ − 1）= − 3D，所以需用 − 3D 透镜。医师如已戴镜矫正屈光不正者，则他的屈光情况不再需用转盘透镜来补偿。医师检查眼底时应该放松调节，但年轻人很难做到充分放松，故即使是正视眼，常需用 − 2D 或 − 3D 透镜来补偿调节。每位医师都须熟知自己所用的补偿透镜。看清眼底时所用的透镜度数，减去医师自己习用的补偿透

镜度数，剩余度数即病眼屈光不正度数。从而，可以了解病人为远视抑或近视，并能粗略地估计屈光不正的度数。②判断并测定眼底各部的高低。如看清视盘边缘的血管反光用 − 1D，而看清视盘中央的血管需用 − 4D，则表示视盘中央较边缘部凹 3D，每 3D 的差别相当于病变高低相差 1mm。同样的原理，若看清视盘边缘的血管反光用 0D，观看眼底某部隆起处需用 +6D，实际隆起大约为 2mm。检查玻璃体混浊，需用 +8D ～ +16D 的透镜，其道理即在于此。

按照理论每差 2.71D 相当于 1mm 的隆起度改变。推算方法如下：

图 4-2-4 中 H= 第一主点（物侧）；

H′ = 第二主点（像侧）；HR=r（远点距离）；R=1/r（即将 r 化成屈光度）；H′ M=b（第二主点至视网膜距离）；B=1/b（即将 b 化成屈光度）；HF=f（物侧焦距）；HF′ =f′（像侧焦距）（正视眼 M 与 F′ 重合）；眼轴 a=b+1.6mm（等于角膜至视网膜距离）；D=1/f′眼全屈折力（正视眼为 +58.64D）。

现知在后极部 M 点视网膜隆起 1mm，看清此处视网膜时检眼镜另需多少屈光度凸透镜代偿？

a=24.4mm，病变处隆起 1mm，故该处 a=24.4 − 1=23.4mm。

H′ M=b′ =a − 1.6mm=23.4mm − 1.6mm= 21.8mm=0.0218m

因简约眼是以空气充填眼内的，故眼内实际 b′ 值须换算成在空气中的 b 值。

b=b′ /n（n= 玻璃体及房水的屈光指数）

b=b′ /1.336mm=0.0218mm/1.336mm=0.0163m

B=1/b=1/0.0163=61.35D

眼全屈折力 D=58.64D

B − D=61.35 − 58.64=2.71

这表明看清隆起的视网膜除眼全屈光力外，尚需在检眼镜上补加 +2.71D 透镜。

每 3D 的差别视网膜隆起度改变 1.17mm（3/2.71）。

无晶状体眼因物侧焦距为 23.3mm，故检眼

镜上每加用 3D 透镜，表示视网膜隆起度改变 2.16mm。

1. 用检眼镜观察屈光介质　在观察眼底之前，照例先注意屈光介质是否透明。当眼底像无论局部或全部模糊不清时，应当想到屈光介质混浊。如将检眼镜在离被检眼约 10cm 处将灯光照入瞳孔，用检眼镜透镜 +8、+12、+16D 观看瞳孔区，可见圆盘状的眼底红色反光。屈光介质有混浊时，在此均匀的红色反光中会有黑影，玻璃体混浊病人的眼球如向各方向迅速转动，然后突然停止，此时可见眼底红色反光中有黑影飘游。若用较明亮的检眼镜在眼前约 20cm 处，透镜用 0 ～ +3D，令病人注视对面墙壁上的红灯，移动检眼镜，看到视盘后再让病人上视、下视、左观、右视后突然注视红灯，此时在瞳孔区可见以视盘为背景的明亮的眼底反光，应注意玻璃体中透明的或不透明体飘浮。为确定眼底反光中黑影在屈光介质的哪一部分，可用以下方法进行观察：①混浊物的真实运动；②完全或部分不透明的已知组织与此混浊点重叠后的形态特征；③认清此混浊物时检眼镜上所用的屈光度。兹分述如下。

（1）运动：能运动的混浊物必定在非固体的屈光介质中，如不在房水即在玻璃体中。房水中的微粒可以完全自由运动；玻璃体性质如胶体，故混浊物在玻璃体中的运动呈摆动或波动，有回复原位的特征。除非晶状体因悬韧带缺损而本身发生摇动，否则在晶状体中的混浊物不能发生真正的运动。

（2）形态：混浊物的形态也能暗示它所处的位置。角膜表层的碎屑，角膜基质中的小金属片，角膜组织本身的混浊常能直接辨认。放射状或楔状混浊几乎都在晶状体中。晶状体皮质的混浊常呈轮辐状，后囊下的混浊小者呈点状大者呈圆盘状。附着于晶状体后囊上的玻璃体残迹为一个浓黑小点，固定而不飘游，多稍偏鼻侧。人工晶状体植入后的后囊混浊（PCO）呈网络状或网条状。玻璃体中的混浊物有飘游特性。

（3）焦点：用检眼镜上不同强度透镜测定混浊物位置，此方法是根据以下原理：如果用 0D 透镜看清视网膜，检眼镜透镜换以凸透镜，则只能看清视网膜前面的组织，而视网膜本身反而模糊不清。所加的凸透镜愈强，能看清的混浊物愈在前方。用 +2 ～ +8D 观看玻璃体，用 +10D 检查晶状体，角膜需用 +20D。

2. 小瞳孔眼底检查　通过未扩大的瞳孔检查眼底，只能说是一种初步检查，视盘确可满意看到，黄斑部尚可看到，高龄老年人的黄斑难以看清全貌，周边部的病变很易漏诊。意欲检查小瞳孔老年人的黄斑部，良好的检眼镜（恰当的投射角及小光斑）是必不可少的，需 2mm 小光斑，光斑比瞳孔小，不易引起瞳孔收缩，而且可以减少角膜反光，这样有利于在小瞳孔下检查黄斑部。检查时要求病人向正前方稍偏颞侧注视，例如检查右眼，向正前方稍偏右侧一个目标注视，先检查视盘，再向颞侧水平向地转移目标（约 2DD），无血管较暗的地区即为黄斑，中央似星星那样发亮的小点即为中心凹反光。透镜调整恰当才可看到此反光，若透镜调整不恰当，影像模糊，就看不清中心反光。另外一种方法是让病人对准亮光看，即可看到黄斑中心凹。

3. 大瞳孔眼底检查　小瞳孔下看到眼底改变者，在排除闭角型青光眼的可能性后即予扩瞳检查是十分必要的。扩瞳后检查可改用大光斑（4 ～ 5mm），有助于做详细的检查而不易遗漏。检查眼底周边部时要求病人眼球朝某方向极度转动，例如查 12 点钟位周边部，病眼极度朝上转动，检眼镜向下方移动，并将光倾斜地投照到上方周边眼底。即使尽力而为，可看到的周边眼底离锯齿缘尚有 1DD。初学者由于检眼镜及头均未下移，故常看不到周边部。成年人以用美多丽（托吡卡胺 0.5%，去氧肾上腺素 0.5%）扩瞳为主。扩瞳作用短暂，数小时即可恢复，这是检查眼底用的理想的扩瞳药。

另外，应注意的是，一眼眼底有病者，必须扩大另一眼瞳孔做详细的眼底检查，即使该眼视力是良好的，也不能例外，这对于诊断或许有帮助。

在一个直接检眼镜视野中只能看到眼底的一小部分，并不是在一个视野中整个眼底一览无遗。必须逐区检查，然后将观察到的影像综合成一个完整的眼底。在这过程中要求医师建立良好的习惯，即有系统、有次序的检查，否则会顾此失彼。

二、间接检眼镜检查

Helmholtz 于 1851 年设计直接检眼镜，他对于检眼镜的贡献，永远不会被眼科医师遗忘。一个半世纪以来检眼镜已有诸多改良，Schepens 教授的贡献尤甚，他将单眼观察改为双目间接检眼镜。Schepens-Pomerantzeff (1947—1951) 设计的双目间接检眼镜，能获得良好的两眼立体视，光源明亮。由于 Schepens 的改良，间接检眼镜（indirect ophthalmoscopy）再度兴起。近来以 Keeler、Heine 公司为主的几家厂商将头戴式改得更加轻便。聚光镜改为非球面，消除了很大部分球差，使眼底像变得清晰鲜明，周边眼底像不再歪扭。+20D 聚光镜（直径 50mm）是最常用的，视网膜专科医师另需 +15D（直径 52mm，放大倍率 4×，视野仅40°，以便观察小裂孔等细小病变）及 +30D（直径 43mm，放大倍率 2×，视野 58°，以便观察大范围病变）。各种聚光镜使用时的距离、光量度、放大率、视角各不相同。照明系统中光阑盘虽有大、中、小三种，一般只用大光斑。

1. 间接检眼镜的优缺点　缺点：一是倒像，二是放大倍率小，看不清细小的病变。优点：一是视野大（22°～55°），远比直接检眼镜（10°～17°）为大；二是能看到极周边眼底（在很大程度上可看到锯齿缘），如配合巩膜顶压器可看到锯齿缘乃至睫状体平坦部，这有利于观察视网膜裂孔。直接检眼镜无法检查周边部视网膜；三是双眼同时观察，有良好的立体感，两眼视线在检眼镜内靠近了很多，视线夹角为3.5°，具有足够的立体视角。

充分扩大瞳孔（8mm 以上）是非常必要的，愈大愈好。未扩大的瞳孔不适宜用间接检眼镜检查眼底。常用 2.5% 新福林 +1% Mydriacyl (Tropicamide)。新福林的浓度有些视网膜医师爱用 10%。

2. 聚光镜离病眼（角膜）的距离（工作距离）　需视聚光镜的屈光力而定，以瞳孔位于凸透镜的焦点附近为好，光线可全部进入眼底，并可获得最大视野。+20D 聚光镜焦距 =50mm，故聚光镜离眼约为 50mm。+13D 聚光镜的焦距 =77mm，则聚光镜离眼距离需相应加长。聚光镜离眼距离只是供初学者参考，实际应用时先将聚光镜靠近病眼，然后慢慢远离病眼，直至清楚地看到眼底像为止。

眼底像在哪里？被检眼为正视眼，从眼底反射出来的光线是平行的，故眼底像在聚光镜的焦点平面上（医师侧）。像离聚光镜的距离等于聚光镜的焦距，例如 +20D 聚光镜，眼底像在聚光镜后 50mm 处。初学者尤应注意眼底像的位置，它不在病眼瞳孔内，而在聚光镜与医师之间。被检眼为远视眼，则眼底像更靠近医师；若病眼近视度数恰为聚光镜度数，则眼底像在聚光镜处；若病眼近视度数高于聚光镜度数，则眼底像在聚光镜与病眼之间。

3. 眼底像放大倍率　β=D/L，D= 病眼总屈折力，L= 聚光镜度数。眼底像放大倍率与聚光镜度数成反比，而与病眼总屈折力成正比。

间接检眼镜的放大倍率，以用 +20D（焦距 =50mm）聚光镜来算（图 4-2-5，△ABN ≌ △A′B′N′，像 / 物 =A′B′/AB= A′N′/AN

AN=17.05mm。聚光镜焦距 =50mm。

放大率 =A′N′/AN=50/17.05=2.9 倍

另一种算法：放大倍率 = 眼屈折力 / 聚光镜度数 =58.64/20=2.9 倍。放大倍率与聚光镜度数成反比，而与眼屈折力成正比。简便的算法将 58.64 进位成 60，60/20=3 倍。

4. 眼底像在空中的大小　假定医师离眼底倒像正好是 25cm，如离得近些或远些，当然也会影响到医师眼视角的大小，从而改变医师所

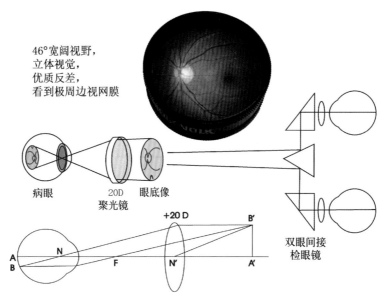

46°宽阔视野，
立体视觉，
优质反差，
看到极周边视网膜

病眼　　20D　眼底像
　　　　聚光镜

+20 D

双眼间接
检眼镜

图 4-2-5　间接检眼镜检查

看到的眼底像的大小。例如以 +20D 聚光镜检查，病眼为正视眼，其总屈折力 =58.64D，则眼底像放大倍率 =58.64/20=2.9 倍。若用 +14D 聚光镜，则眼底像放大倍率 =58.64/14=4.2 倍。病眼为轴性近视，则放大倍率小些，如为轴性远视，则放大倍率大些。

眼底像直径，也就是间接法检查的视野，与聚光镜直径呈正比，而与放大率及聚光镜至病眼的距离呈反比（表 4-2-1）。轴性近视者视野大些，远视者小些。瞳孔直径与眼底像的视野大小成正比。

聚光镜有球面（spherical）及非球面（aspherical）。为了减少球差，球面镜的前后面屈光度不

能均等，例如 +20D 聚光镜，前后面屈光度之比约 1 ：3 即朝向病眼那一面只需 +5D 而朝向医师那一面约 +16D。由于聚光镜较厚，故总屈光度比两折射面屈光度之和要低一些。+13D 聚光镜，前后面之屈光度之比约为 1 ：4 即朝向病眼那一面为 +3D，朝向医师那一面约为 +11D。非球面聚光镜使球差明显减少，使用时锥形那一面朝向医师。非球面聚光镜的制造技术日益成熟，已将球面聚光镜淘汰。

5. 头戴式双眼间接检眼镜的用法　较直接检眼镜为难，应充分扩大瞳孔（8mm 最佳，越大越好）。

（1）病人直坐位：病人坐于椅上，后枕有

表 4-2-1　间接检眼镜聚光镜

聚光镜（D）	直径（mm）	球面型式	放大倍率	视野	工作距离（mm）
15	52	非球面	3.92	40°	60
20	50	非球面	2.97	46°	43.1
	35	非球面	2.93	32°	44.3
	50	球面	2.97	35°	50
25	45	非球面	2.41	52°	32.8
30	43	非球面	2.05	58°	26.5
	31	非球面	1.99	42°	27.4
40	40	非球面	1.59	64°	17.7

舒适的托架依靠。医师站立于病人旁侧，适用于费时不多的眼底检查，目标检查范围在赤道以后。

（2）病人平躺位：病人平躺适合详细检查赤道至锯齿缘的周边眼底，这是专业视网膜医师的标准作业法。病人仰卧于升降椅上，医师站立于头侧或旁侧（图 4-2-6，图 4-2-7）。病人眼与医师眼相距约 50cm。如果没有升降椅，病人仰卧于检查台上，这样就须调整病人与医师之间的距离。医师有屈光不正者应戴合适眼镜，否则所见眼底朦胧不清。医师戴间接检眼镜后先将检眼镜的目镜拉到两眼前，对准并靠近两眼。检眼镜的瞳孔间距必须调整至适合于医师瞳距，方法是：检眼镜的光投射到病人脸上（或医师手掌上），医师闭左眼，调整检眼镜的右侧观看孔直至右眼所看到的投射光斑在视野中央；闭右眼，调整检眼镜的左侧观看孔。将光源调整至适度，以最低亮度能看清眼底为好，亮度太高会刺激病人眼睛。医师用两眼同时观看眼

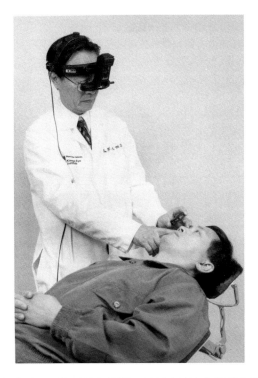

病人睁开两眼向正前方注视，医师头及聚光镜配合着做适当移动，以便扫视后极部及其周围的眼底

图 4-2-6　检查后极眼底

底。一手拇指、示指及中指持聚光镜（另一手可用以画图或压迫巩膜），环指扒开眼睑或固定在病人脸面；另一手拇指或示指协助扒开眼睑。投射光由反光镜经聚光镜至眼底，倒立的眼底像在聚光镜与医师之间。前后或水平面移动聚光镜以便看到最大范围的眼底像，再前后移动聚光镜调整眼底像的焦点。若透镜表面有反光扰乱，轻微倾斜聚光镜，反光即可移至边缘。病人注视正前方，医师移动头位，聚光镜随着做相应的移动，有利于控制被检查的眼底部位。先检查视盘及黄斑，然后依次向周边伸展。初习时最感困难的是眼底像方向与实际相反。无论是辨别方位或更换观察部位，很不习惯。

6. *检查赤道部及锯齿缘*　病人仰卧于升降椅，可以采用下述方法　如查右眼的上部眼底，令病人"全力"朝头顶方向注视，医师站立于病人的右侧，"头肩腰"一体向右侧倾斜约 45°，右耳靠近病人腹部。此时要尽量设法看到更周边部（图 4-2-7）。所谓设法，就是要病人全力朝头顶方向注视，医师"头肩腰"一体向更右侧倾斜，轻微倾斜或水平面移动聚光镜，利用棱镜的折光原理以便看到更周边。此时眼底像的正中是 12 点钟位，正中的鼻侧是颞侧眼底，正中的颞侧是鼻侧眼底。在适当部位的话能看到淡黄色的睫短神经，这是 12 点钟位的标记。

（1）初学者常见问题：哪边是周边？哪边是后极？记住一个原则：不管你检查哪个象限的周边眼底，眼底像靠近你身体的那方是周边。

为什么一定要知道何方是周边？因为你的头及聚光镜必须移动方能看到最周边。搜索视网膜破孔的话，难以看到的最周边视网膜，是最常发生破孔的部位。

（2）查右眼的颞侧眼底：将病人的头向右侧转约 30°，病人"全力"朝右方注视，医师仍站立于病人的右侧，医师头跨越病人的左肩，"头肩腰"一体向右侧倾斜约 30°。此时要尽量设法看到更周边部。所谓设法，就是要病人全力朝右注视，医师"头肩腰"一体向更右侧倾斜，轻微倾斜或水平面移动聚光镜，利用棱

镜的折光原理以便看到更周边。此时眼底像的正中是9点钟位，正中的上方是颞下侧眼底，正中的下方是颞下方眼底。如看到淡黄色的睫短神经，这是9点钟位的标记。

（3）查右眼的鼻侧眼底：将病人的头向左侧转约30°，病人全力朝左方注视，医师站立于病人的右侧，"头肩腰"一体向左侧倾斜约45°（如果用升降椅，则升高检查椅，以减少医师弯腰的程度）。此时要尽量设法看到更周边部。所谓设法，就是要病人全力朝左方注视，医师"头肩腰"一体更向左方倾斜，轻微倾斜或水平面移动聚光镜，利用棱镜的折光原理以便看到更周边。此时眼底像的正中是3点钟位，正中的上方是鼻下方眼底，正中的下方是鼻上方眼底。如能看到淡黄色的睫短神经，这是3点钟位的标记。

检查右眼鼻上方及鼻下方眼底

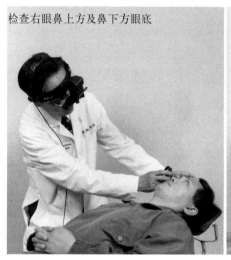 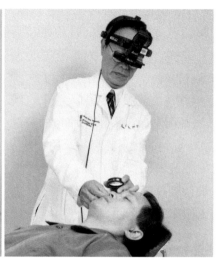

站在病人右侧，倾斜身体以便观察周边眼底，病人两眼睁开向左上方注视　　站在病人右侧，倾斜身体以便观察周边眼底，病人两眼睁开向左下方注视

检查右眼颞下方及颞上方眼底

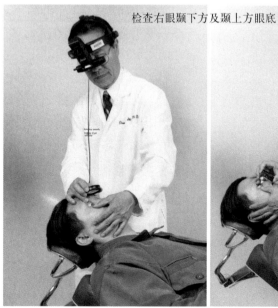 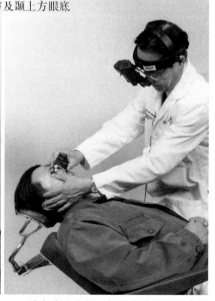

站在病人左侧，倾斜身体以便观察周边眼底，病人两眼睁开向右下方注视　　站在病人左侧，倾斜身体以便观察周边眼底，病人两眼睁开向右上方注视

图4-2-7　检查周边眼底

（4）查右眼的下部眼底：病人全力朝脚的方向注视，医师站立于病人的右侧，医师头倾斜至病人的头顶侧，"头肩腰"一体向左侧倾斜约45°。此时要尽量设法看到更周边部。所谓设法，就是要病人全力朝脚的方向注视，医师头肩腰一体更向左侧倾斜，轻微倾斜或水平面移动聚光镜，利用棱镜的折光原理以便看到更周边。此时眼底像的正中是6点钟位，正中的鼻侧是颞侧眼底，正中的颞侧是鼻侧眼底。

以上是检查周边眼底的基本次序，常需加补充位置：如查右眼的上部眼底时，让病人全力朝头顶方向的鼻侧注视，当然医师的位置要做相应的变更，此时被检查的眼底部位的中心是1点半钟方位。如果病人全力朝头顶方向的颞侧注视，医师的位置要做相应的变更，此时被检查的眼底部位的中心是10点半钟位。其他三个部位如法炮制以检查颞上、颞下、鼻上、鼻下象限。

原则是：医师视线、聚光镜、瞳孔、被检查的眼底目标，四者在一根直线上。医师视线必须垂直于被检查的眼底目标。

如何确定周边破孔的时钟方位？以右眼的上方眼底的撕裂为例，病人全力朝头顶方向注视。根据医师视线、聚光镜、瞳孔、被检查的眼底目标，四者在一根直线上这个原则。医师的头位及聚光镜向左或右做适当的移动，以致破孔位于被看到的眼底像的中心。此时医师的头位保持不动，聚光镜从间接检眼镜的投射光路中移开，医师便可直接看到投射光对准的角膜缘方位，便是破孔的时钟方位。

怎么知道已经看到锯齿缘呢？锯齿缘是视网膜破孔等病变的好发部位，这是在周边部的重点检查区域。当搜寻破孔时若未看到锯齿缘，则不能说是尽责的。首先要认识锯齿缘：睫状体平坦部富含色素，看上去有零乱的深灰色色素散布，在色素上皮层表面盖有一层无色素上皮，所以色素位于稍深层。它与周边部视网膜有尚算清楚的分界，此分界线呈不规则锯齿状。初学者先看容易见到锯齿缘的眼底，例如无白

内障的高度近视眼、囊内摘除术后、晶状体脱位、大块虹膜缺损等，当然瞳孔必须扩得极大（8～9mm）。一旦认识了锯齿缘的外观，就能有信心地确定已真正检查到锯齿缘。

7. 巩膜顶压法（scleral depression）　有些病人的锯齿缘不易被看到，需顶压巩膜才能被观察到。观察睫状体平坦部必须压迫巩膜（图4-2-8，图4-2-9）。巩膜压迫法首先由Trantas（1900）应用于直接检眼镜法，嗣后Schepens（1951）沿用于间接法。Schepens当时设计了一个套在中指上的巩膜顶压器（图4-2-10）。有人用棉签代替巩膜顶压器，顶压器的顶端通过眼睑皮肤压迫巩膜，如欲看上方眼底的周边部，先令其闭眼，顶压器的顶端放在睑板上缘处的眼睑上。嘱睁眼，向上注视，顶压器的顶端很容易地跟着滑到眶缘下（图4-2-8）。压迫地带在角膜缘后6～14mm。压迫时病人感觉眼胀。所加压力应轻，宛如指按眼压法所加的压力。压迫的方向与眼球成切线为宜，如压迫方向垂直于眼球是不正确的。

如需观察3点钟位及9点钟位的眼底，先将球结膜麻醉，可在球结膜上直接加压。医师视线及检眼镜投射光路、聚光镜、被检查的眼底部位、顶压器的顶端，四者应在一根直线上。一般来说，病眼及顶压器的顶端容易偏位，因此看到的眼底部位，并非压迫的部位。因而必须强调指出顶压器的顶端应在被看到的眼底的同一子午线上。压迫处离角膜缘的距离如何控制？不解决这个问题，仍然看不到被顶压器抬高的眼底。下述方法供参考：

假定需要观察12点钟位极周边眼底。病眼极度向12点钟位方向转动，医师的头在6点钟位将光线射至眼底，聚光镜做好准备姿势，但不放在投射光线路径上。巩膜顶压器的顶端在病人向上注视前业已安放在眼睑上，压迫部位尽可能与光线路径吻合，尖端放在角膜缘后4～5mm处。轻轻加压直至可以看到睫状突。于是顶压器的顶端在同一子午线上向后滑动，保持轻微的加压。当尖端滑至角膜缘后7mm时，

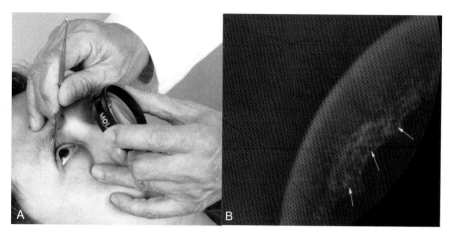

图 4-2-8　顶压巩膜检查极周边眼底

A.顶压巩膜检查周边眼底,病人睁开两眼向右上方注视,巩膜顶压器从眼睑滑向锯齿缘部位,间接检眼镜光束经瞳孔射向被压迫、部位,将集光镜移至检眼镜光路中,看到被顶压的眼底后再移动顶压器以观察更多区域。B.暗红色囊样变性(白箭),在锯齿缘附近。注意:间接检眼镜所见是倒像。图中显示巩膜顶压法所见,左半侧视网膜稍暗,未被顶压的部位

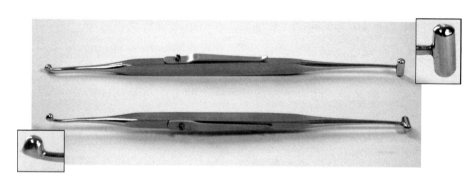

图 4-2-9　巩膜顶压器

瞳孔中显现的红色眼底反光变成灰色,见到灰色反光时即停止滑动。将聚光镜移至光线路径上,聚光镜轻微倾斜,使它与瞳孔面平行,即可看到锯齿缘。再使顶压器的顶端左右前后移动以观看附近的眼底。撤回巩膜顶压器,再用同样方法检查其他各部的周边眼底。

三、裂隙灯显微镜检查

尽管检眼镜是检查眼底的重要工具,但裂隙灯显微镜(slit lamp microscope,简称裂隙灯)对于某些眼底病的诊断比检眼镜更具有重要的价值。在强烈照明下用双目立体显微镜观察,清晰度远较检眼镜优越。对眼底做光切面可以有效地使黄斑裂孔与出血或假裂孔进行鉴别,并能区分渗出物在视网膜抑或脉络膜,很

浅的视网膜脱离必须在光切面中确诊,有些裂孔在检眼镜下模糊不清,而用三面镜可较为清楚地看到。检查锯齿缘附近的眼底,用直接检眼镜是无能为力的,而用三面镜能清楚地看到该处的病变。细小的视网膜破裂孔、视网膜裂孔是全厚的抑或部分厚、视网膜破孔与玻璃体的关系、玻璃体与视网膜的关系、玻璃体脱离、小量出血或炎症细胞浸润,这些改变在检眼镜下是分辨不清的,而在裂隙灯显微镜下可以很容易地辨认。眼底上的病灶若因玻璃体混浊而在检眼镜中看不清楚时,当换用裂隙灯显微镜有时就可以看清病灶。尽管裂隙灯显微镜在效果上较检眼镜优异,但前者的使用方法不如后者方便,更换观察野也较慢,病变在眼底上的方位关系难以确认。因此,先用检眼镜进行检查,

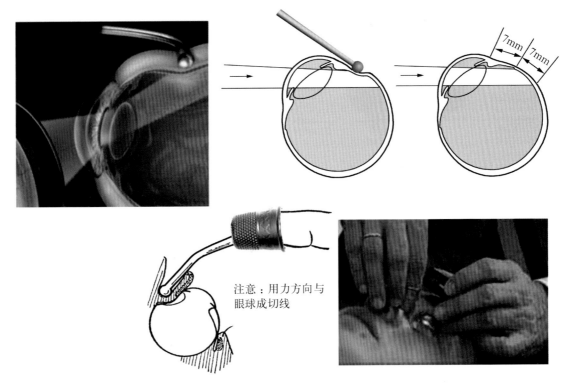

注意：用力方向与
眼球成切线

图 4-2-10　用巩膜顶压器检查眼底周边部

必要时再用裂隙灯显微镜详细检查。

　　裂隙灯检查眼底，必须添用特殊辅助装置（前置透镜或接触镜）。Koeppe 于 1918 年研究用裂隙灯显微镜检查眼后部，嗣后经 Lopez-Enriquez（1936）、Goldmann（1937，1948）、Hruby（1946）、Bayadi（1953）、Volk 等的改良创造，目前常用三种辅助装置。当然瞳孔必须充分扩大，越大越好，尤其是检查周边眼底，瞳孔直径最好扩大至 8mm 或更大。

（一）Goldmann 眼底接触镜

　　Hruby 前置凹透镜及前置凸透镜都是远离角膜的，透镜与角膜之间隔有 12 ～ 25mm 空间，透镜的折射率 > 1.5，角膜的折射率为 1.37，空气折射率为 1。Goldmann 有鉴及此，设计一强度凹透镜（图 4-2-11），曲率半径为 7.4mm，直径 12mm，凹面对合角膜，因角膜的曲率半径为 7.8mm，所以接触镜与角膜之间最高处尚有 < 0.2mm 曲率的间隙，此间隙用 2% 甲基纤维素液（methylcellulose）或生理盐水充填，因水的折射率为 1.33 与角膜相近，所以减少了两个

折射界面。尚且，角膜表面如有曲度不一致，充填的水液可以把它弥补，故用接触镜看到的眼底像较前置凸透镜为清晰。另外，透镜与角膜的距离大大缩小，便于增加显微镜与照明系统的夹角，有利于对眼底做光切面。横向放大率（α）、轴向放大率（β）及角膜放大率（γ），不会由于眼的屈光而产生影响。在用前置透镜看到的眼底，时而有凸面的错觉，而用接触镜观察时无此弊端。

　　接触镜外圈直径 15.5mm，重 2g。用它可检查黄斑周围 30° 以内的眼底及其附近的玻璃体。

　　接触镜的消毒：用酒精棉片拭擦是不能达到消毒目的。推荐用自来水或生理盐水冲洗后，再用 1∶10 家用漂白液（Bleach，clorox），3% 过氧化氢或 70% 酒精至少 5min，再用生理盐水清洗，彻底清除接触镜表面残留的消毒液，以防损害角膜。

　　接触镜为便于制造及减轻重量，都采用有机玻璃制成，故切忌用粗糙的布或纱布揩擦，

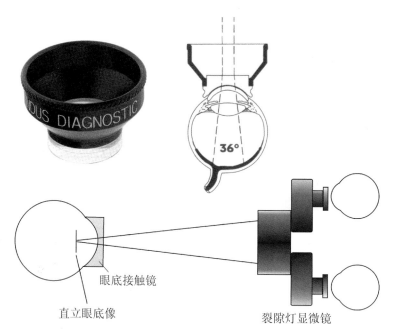

图 4-2-11 Goldmann 眼底接触镜扣在角膜上，经裂隙灯显微镜检查眼底

而只能用蘸有水液的棉签轻轻拭拂。

接触镜的装入法：病人结膜囊内滴 1% 地卡因麻醉角结膜，将头放在头架上。接触镜的凹面上滴 2% 甲基纤维素液（或生理盐水），让病眼向上看，医师把下睑扒开，并将上睑上抬增大睑裂。将接触镜迅速扣在角膜下部，为防止水液漏掉，应使下方先行扣上，并迅即将上方扣上。让病眼向前看，角膜随即滑入接触镜。必须保证接触镜与角膜之间无明显气泡存在，否则将妨碍检查。这一点在初学者是有困难的，但只要稍事练习即能掌握。

2% 甲基纤维素液为等渗的液体，稍带黏滞性，所以在将接触镜扣在角膜上时药液不易掉落，在检查过程中药液也不易漏掉。但在用毕后必须立即把甲基纤维素清洗掉，否则粘牢在镜上，去除时易擦伤接触镜。如无甲基纤维素，也可用生理盐水替代，其缺点是在装入过程及检查过程中容易漏失。

先在角膜上调整显微镜与照明系统的焦点，使之完全重合，以利在眼底做光切面。显微镜物镜只能用 10 倍，如用 16 倍以上放大时便觉模糊。病眼角结膜表面麻醉后，头放在头架上，安入接触镜，它与角膜之间必须没有气泡，否

则便看不清楚眼底。如见有气泡，稍稍倾斜接触镜使气泡外逸，气泡过大，需重装。医师拇、示两指扶住接触镜，不必加压，台面上放一个垫子（80mm×100mm×130mm），托住肘部，这样，进行稍长时间的检查不致感到手酸。显微镜与照明系统的夹角放在 0°，裂隙宽度开至中等大，显微镜对准接触镜逐步前移，便能看到眼底的一部分，移动注视灯让病眼朝周边转动，便能逐一看到后极部眼底。如需做光切面，将灯臂移开，使灯臂与镜臂的夹角尽可能增大，一般最多也只能增大至 20°，角度过大，因灯光射不进瞳孔而看不到眼底。夹角越大，光切面层次越清楚。Goldmann 眼底接触镜是一种薄透镜，不存在形象歪曲等畸变，后极部眼底如需获得良好的光切面，非它不可。

（二）三面镜

三面反射镜的问世，为研究周边部眼底提供了宝贵的工具。它经历了 70 年使用，在世界各国博得好评。Goldmann 于 1948 年为了利用接触镜观看极周边的眼底，在接触镜内置放三块反射镜（图 4-2-12），它们与前方平面所成的角度分别为 75°、67°、59°。通过中央没有反射镜的部分，可以像普通接触镜一样观看黄斑

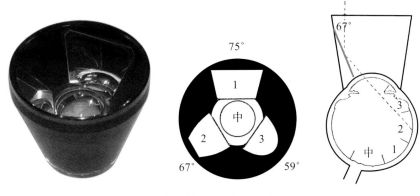

图 4-2-12　Goldmann 三面镜

四周 30°以内的眼底；利用 75°倾角的反射镜，检查 30°外围部分；倾角 67°的反射镜，是用来观看周边部眼底（接近锯齿缘）；那块最小的反射镜，它的倾角是 59°，是用以察看锯齿缘附近的眼底，并能检查前房角。

三面镜（three-mirror lens）凹面的曲率半径为 7.4mm，直径 12mm，外圈直径 18.5mm，小号高 18.5mm，大号高 37mm，由有机玻璃制成。大号三面镜因反射镜面宽阔，能观察较广的眼底。

消毒方法及装入法与眼底接触镜相同（图 4-2-13）。

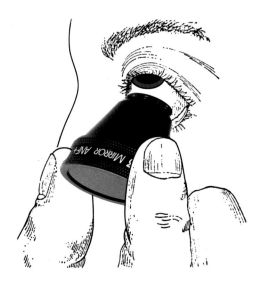

图 4-2-13　三面镜的安装方法

让病眼向上看，医师把下睑扒开，并将上睑上抬增大睑裂。将三面镜迅速扣在角膜下部，为防止水液漏掉，应使下方先行扣在巩膜上，并飞快将上方扣上。让病眼向前看，角膜随即滑入三面镜。必须保证三面镜与角膜之间无明显气泡存在，否则将妨碍观看

三面镜中央部分的性能与眼底接触镜一样，可观看后极部眼底，也可做光切面，但如需获得精细的光切面请改用眼底接触镜。

使用方法：将裂隙光（宽 2～3mm）投射至反射镜，显微镜焦点从棱镜表面向深部推进，从反射镜中见到瞳孔时，将显微镜的焦点通过瞳孔向眼底方向推进，直至看到眼底。如看到的眼底范围小，可改变裂隙光束的宽度，或改变灯光的投射角，甚至将灯光从颞侧投射改变为鼻侧投射。反射镜中看到的眼底是反对侧的。例如反射镜在角膜的 3 点钟位，可看到 9 点钟位的眼底，但其上下关系不变；反射镜在 6 点钟位角膜缘，可看到 12 点钟位的眼底，但其左右关系不变（图 4-2-14）。三面镜顺序旋转，逐步观看整圈眼底。转动反射镜后，有时需适当调整光线的投射角度或升降裂隙灯显微镜。检查时务必注意三条经验。

（1）调整裂隙光的投射角：裂隙光投射角接近 0°时，从反射镜射来的眩目反光严重影响观察，务必转动灯臂，调整裂隙光投射角，直至视野中无干扰观察的反光为止。另一方面，裂隙灯的反射镜或立柱，在某些投射角时遮挡一眼视线，这样会出现两种结果：一是把双眼立体观察变成单眼观察；另一是看不到眼底。调整裂隙光投射角的目的，首先是消除从三面镜表面来的眩目反光，其次是力争双眼立体观察。

（2）倾斜三面镜：三面镜在原地向某一方向倾斜。可消除从三面镜表面来的眩目反光（图 4-2-15）。

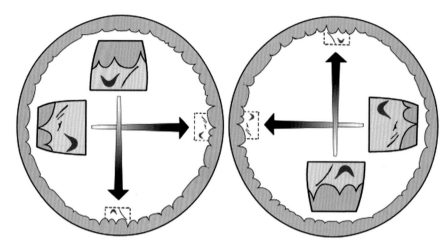

三面镜中看到的眼底:
　　垂直子午线方向:左右不变,上下相反,锯齿缘在周边
　　水平子午线方向:左右相反,上下不变,锯齿缘在周边

图 4-2-14　三面镜中眼底像的实际方位

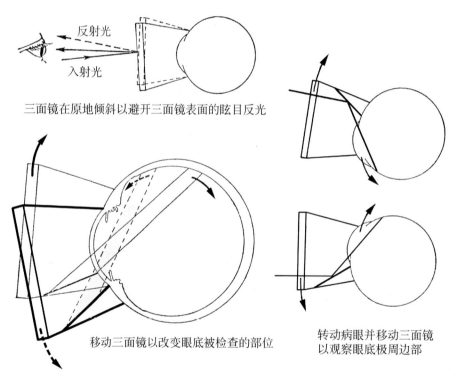

反射光

入射光

三面镜在原地倾斜以避开三面镜表面的眩目反光

移动三面镜以改变眼底被检查的部位

转动病眼并移动三面镜
以观察眼底极周边部

图 4-2-15　倾斜三面镜以扩大检查范围

（3）移动三面镜与转动眼球：检查眼底极周边部时需要采用此种方法，以期尽可能看得更周边些。例如检查 12 点钟位眼底极周边部，使三面镜朝反对侧（6 点钟位）移动，这样可以检查得周边一些。如需检查更周边部，则应使病眼朝同侧转动，而三面镜朝对侧移动。

反射镜在倾斜位置（如在 2 点钟位、4 点钟位、7 点钟位、10 点钟位）时，如做光切面，须将裂隙光做相应的倾斜。反射镜在水平位置(3 点钟位、6 点钟位)时可用垂直裂隙光行光切面，若用水平裂隙光做光切面，则裂隙灯必须前倾。

持握三面镜的手仅是将它扶往，使它与角

膜保持接触，切勿重压，以免角膜产生皱折而影响眼底像的清晰度。

检查眼底：眼底的光切面对于区别病变性质、决定病变层次等极为重要，宛若角膜光切面在诊断上的重要性一样。做良好的眼底光切面必须做到：①显微镜与裂隙光焦点合一；②裂隙光极其明亮；③裂隙光投射角达 20° 以上；④焦点对准视网膜；⑤接触镜为薄透镜。眼底光切面第一条光带是从内界膜反射出来，边界清楚，色泽白亮。第 2 条光带是从 RPE 脉络膜反射出来，位于深层，色泽远较内界膜光带为暗，边界模糊。内界膜光带与 RPE 脉络膜光带之间有一条暗条带，它代表透明的视网膜本身。暗条带的厚度需视裂隙光投射角而异，角度越大，两条光带之间距离越明显；裂隙光投射角小于 20° 时内界膜光带与 RPE 脉络膜光带重合，故看不到 RPE 脉络膜光带。正常黄斑中心凹处，内界膜光带显现轻度凹陷，刻画出中心凹的轮廓。

从光切面中大体上可区分病变位于视网膜浅层、深层、脉络膜。可以明确地肯定出血、囊肿或裂孔。无论黄斑区或周边部，若有一个边界清楚的小红点，都必须行光切面才能肯定它是否为裂孔。视网膜扁平脱离，在检眼镜下只见该区色稍淡，而在光切面中可见内界膜光带与 RPE 脉络膜光带的间距大为增加，借此可确诊视网膜脱离。眼底周边部变性多见，如铺路石样变性（边界清楚的白色圆形萎缩斑）、格子样变性（白色细线条，纵横交叉）、蜗牛迹变性（视网膜表面浮现细条状白色发亮的外观）、雪片状变性（霜样白色细点），应注意该区与玻璃体粘连情况，并注意有无裂孔。在检眼镜中看不清的病变或裂孔，用显微镜检查便可历历在目。

（三）前置镜（+90D）

此法先由 ElBayadi 设计的，前置聚光镜为 +56D 透镜，当时并不流行。经眼科医师 Volk 改用非球面 +90D 后，于 20 世纪 80 年代中期开始风行。近年又增添了 +78D 及 +60D，使放大率略有增加。美国眼科医师口袋内都有 2 个透镜，+20D 及 +90D。

用前置聚光镜检查眼底的方法尚无统一名称，临床上常将此检查方法简称 90 Diopters（写为 90 D），又称裂隙灯间接检眼镜（slit lamp indirect ophthalmoscopy）。

在眼前安置一枚非球面 +90D 透镜（+78D 或 +60D），用间接检眼镜的原理，将眼底像交集在透镜与显微镜之间，再用显微镜将此像放大（图 4-2-16，图 4-2-17）。立体感非常好，像质鲜明而清晰，视野宽阔是它的优点，所观察到的眼底像是倒像，此为它的缺点。这已成为检查眼底后极部的常用手段，有人已将它取代直接检眼镜。用以检查视盘杯，可获良好的立体视觉，

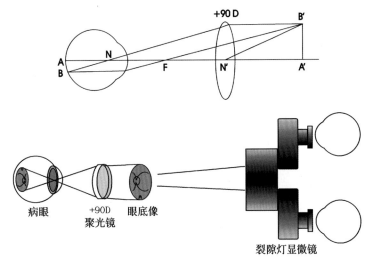

图 4-2-16　用 +90D 及裂隙灯显微镜检查眼底的原理

使测量结果正确些。对检查黄斑部裂孔、水肿和细微病变比直接检眼镜效果好。转动眼球及移动前置凸透镜（上下左右），可看到赤道部。

使用方法：裂隙灯与显微镜的夹角为0°，降低裂隙灯光源亮度，裂隙尽量关小以免强光刺眼。显微镜低倍放大。病人眼睛应在裂隙灯的标准高度（在头架上有黑线标明），便于裂隙灯有充分上下调整范围。病人向前直视，必要时用注视灯控制病人注视。先将焦点对准瞳孔中央，然后将裂隙灯及显微镜朝医师方向后退几厘米。医师一手拇、示指握透镜放置于眼前，几乎靠近睫毛（图4-2-17）。透镜的中心尽量与瞳孔中心一致，当在显微镜中看到眼底像时，前后移动显微镜以调整焦点，左右移动以寻找你所要观察的目标。若透镜中心偏离瞳孔中心过多时，双目显微镜中只有一眼能看到眼底像，此时立体视觉不好，所以必须上下左右移动透镜（非前后移动）寻找到最佳立体视觉（即两眼同时看到眼底像），必要时裂隙灯也须做些调整。检查视盘时最好将裂隙灯显微镜对准视盘，这样容易看到视盘。检查很有经验者可用光切面来确定视网膜孔是否为全层。

四、眼影像学

辅助检测包括OCT、OCTA、FAF、FFA、ICGA等。

（一）光学相干断层成像

光学相干断层成像（optic coherence tomography，OCT）或称光学相干层析术。断层扫描技术不断地为医学创造了令人鼓舞的进步，第一代OCT用X线，即CT。第二代用磁共振，即MRI。第三代用光学，即OCT。OCT是华裔David Huang在美国麻省理工大学（MIT）博士生的研究成果，于1991年发表在Science。新介入的非侵害性视网膜切面观察方法，类似于B超，但发射物质不是超声波而是光波，因不同的组织对光波产生不同的反射。Stratus-OCT探头发出的波长820nm（200μW）连续光投射

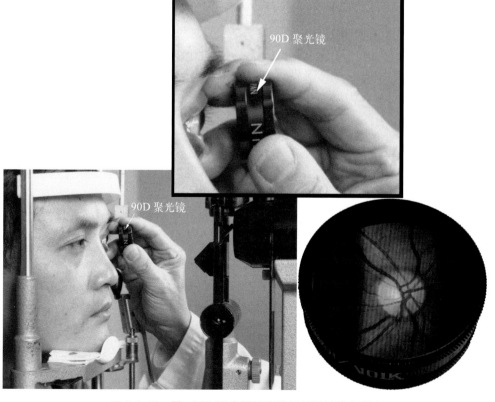

图4-2-17　用+90D聚光镜及裂隙灯显微镜检查眼底

于眼底，此低相干光在组织的界面产生不同的反射、散射及吸收。此种光学特性由低相干干涉计测定后反射回探头，根据光回波延迟时期再综合成视网膜光切面的图像。分辨率 10μm，这是目前视网膜结构成像法中最佳者，高于超声生物显微镜（100 MHz-20μm）及 B 超（10 MHz-150μm）。2009 年 Zeiss 公司开发第四代 SD-OCT。高分辨 OCT（UHR-OCT）的分辨率高达 3μm，更易区分内丛层、外丛层、外界膜、感光细胞内节与外节交接处、RPE，在 PED 处可辨认出 Bruch 膜。只需数分钟就能完成，现在已是眼底病的常规检测。

EDI-OCT 能分辨脉络膜中血管（Sattler 层）和大血管（Haller 层）。

（二）光学相干断层血管造影

光学相干断层血管造影（optic coherence tomography angiography，OCTA）是在 OCT 基础上衍生出的黄斑视网膜的血管成像系统。追踪血管内红细胞移动迹象显示血管的实体。这样有利于判别浅层和深层的毛细血管网，彰显新生血管细致形态。在一定程度上已经可以替代荧光素血管造影，有待继续研发去除上层视网膜大血管投射的弊端。

（三）眼底自发荧光

当用一种波长的光照射某种物质时，该物质在极短时间内发射出较照射波长更长的可见光，这种光称自发荧光（autofluorescence），或自体荧光。眼底自发荧光（fundus autofluorescence，FAF）简称 FAF 或 AF。1995 年 von Ruckmann 等首次使用共焦激光扫描检眼镜（confocal scanning laser ophthalmoscope，cSLO）在活体测定眼底自发荧光。FAF 是利用特殊眼底照相方法，观察眼底正常或异常组织中所发射的荧光。眼底荧光物质包括脂褐质、血红蛋白分解物、眼底的变性物质（卵黄样黄斑变性、视盘玻璃疣）等。同一种组织细胞内可能有不同的荧光物质；同一种物质可能发射出不同波长的 FAF；生理性、病理性荧光物质尚无一个十分清晰的界限。

FAF 发光的主要物质是 RPE 细胞内的脂褐质（lipofuscin，脂褐素），脂褐质含有 10 种荧光基团（fluorophore），其中最主要的是 A2E。这由类维生素 A- 荧光基团（retinoid-fluorophores）——（N- 亚视黄基 -N- 视黄基乙醇胺 A2E）组成。A2E 又名双类视黄醇（bisretinoids）。外节内的 A2PE 在 RPE 细胞溶酶体中水解成 A2E 和 isoA2E。RPE 细胞中的脂褐质在黄斑区的含量最高，但在中心凹的中央又稀少。成年人眼底脂褐质密度随年龄增加逐渐增多，分布方式基本保持不变。但很多眼底病会改变脂褐质分布及密度。

脂褐质是细胞衰老的一个生物标志，反映了细胞氧化损伤的累积效应。RPE 细胞的功能之一是吞噬、消化视网膜感光细胞外节不断"脱落的盘膜"（shedding of disc membrane）。盘膜被吞噬细胞吞噬后，与溶酶体融合成吞噬溶酶体（phagolysosomes），其中的脂褐质的 A2E 荧光基团的结构是不同寻常的，它不能被降解而堆积。RPE 细胞就无法通过细胞内途径清除这些代谢产物，而是部分以外吐的方式转移到 Bruch 膜内层，形成脂质沉积、Bruch 膜增厚及通透性降低。随着年龄增长，RPE 细胞内堆聚的脂褐质不断增多，70 岁以上者，RPE 细胞质间隙（cytoplastic space）差不多 20% ～ 30% 的空间被脂褐质和黑色素脂褐质（melano lipofuscin）所占据。最终，这种超负荷吞噬迫使 RPE 细胞扩张成圆形，大量失去顶部微绒毛，失去了吞噬能力。脂褐质进入大的退变视网膜色素细胞或是膜结合体，然后脱落。Stargardt 病是由于 ABCA4 基因突变，异常代谢而使盘膜含有过量 A2E，因而 RPE 细胞内 A2E 荧光基团的堆集。脂褐质过分积聚到某一水平就会对 RPE 具有毒性，将严重影响细胞的功能，造成 RPE 细胞的衰老及凋亡。

自发荧光的水平反映脂褐质堆积与清除（accumulation and clearance of lipofuscin）的平衡。在 RPE 荧光物质的积累反映代谢活动水平。这在很大程度上取决于光感受器外节更新的数量。异常高的荧光物质水平被认为是由于：① RPE 细胞的功能障碍，或② RPE 不正常的代谢负荷，例如在 Stargardt 病，外节盘膜的 A2E（N-retinylidene- N-retinylethanolamine）水平异常高。荧光物质清除的证据：外层视网膜变性伴有自发荧光降低。这可能是由于多种因素的影响。RPE 残体不断降解。证明有 A2E 光降解（photodegradation），此外，吞噬溶酶体（phagolysosomes）长期以后可能被从 RPE 排出到细胞外。

因此，脂褐质是反映视网膜感光细胞外节更新速度、盘膜的 A2E 含量、RPE 细胞代谢功能、年龄、Bruch 膜老化进展的重要指标。

1. 眼底自发荧光信号增强（自身强荧光）的原因

（1）RPE 内脂褐质聚集：①脂褐质病变包括 Stargardt 病、Best 病、地图样营养不良（pattern dystrophy）、成人卵黄样黄斑营养不良。② AMD。紧邻 GA 外圈的 RPE 细胞。

（2）单层 RPE 细胞前方或后方出现荧光基团：①视网膜内积液，例如黄斑水肿。② PED 下积液。③ Drusen。④迁徙的含有脂褐质或黑色素 - 脂褐质的 RPE 细胞或巨噬细胞，检眼镜下为色素块或色素增多。⑤陈旧性视网膜内和视网膜下出血。⑥ RPE 存在而脉络膜毛细血管萎缩区内的脉络膜血管（如眼底激光瘢痕中心，或在 RPE 萎缩斑内）。⑦脉络膜痣和黑色素瘤。

（3）缺乏吸收物质：无遮挡脂褐质的情况，如①黄色素缺失。如特发性黄斑裂孔、MacTel 2 型。②叶黄素移位。如 CME。

（4）视神经头疣。

（5）伪迹。

2. 眼底自发荧光信号降低（自身弱荧光）的原因

（1）RPE 内脂褐质密度降低：① RPE 萎缩，例如 GA。② RP。

（2）RPE 内黑色素增加：RPE 增生。

（3）RPE 前方的细胞外物质 / 细胞 / 液体遮挡其下的脂褐质：①视网膜水肿。②迁徙的含黑色素的细胞。③结晶样沉着物。④新鲜的视网膜内和视网膜下出血。⑤纤维化、瘢痕、激光瘢痕的边缘。⑥视网膜血管。⑦黄色素：叶黄素（lutein）、玉米黄素（zeaxanthin）。⑧屈光介质混浊。

（四）眼底荧光素血管造影

眼底荧光素血管造影（fundus fluorescein angiography，FFA，FA）对眼底病的病生学及诊断是有很大帮助，是眼底病变常用的诊断手段之一。1961 年 Novotry 与 Alvis 实习医师所提出。将造影剂为荧光素钠注射于前臂静脉，再用特殊的眼底照相系统，摄取染料在眼底血管充盈状态。注射荧光素后的并发症：荧光素钠是一种比较安全的药物，但会有些轻度并发症（荨麻疹、痒、恶心、漏针），威胁生命的并发症约 0.05%，文献报道有因其致死者。

（五）ICG 血管造影术

ICG 血管造影术（indocyaninegreen angiography，ICGA）造影剂吲哚菁绿为红外线染料，可用以作类似于荧光素血管造影的眼底血管造影。旨在克服 FFA 不善于显示脉络膜血管的缺点。

荧光素钠血管造影的缺点在于不能满意地显示脉络膜血管，尤其是脉络膜新生血管形成，原因有三：

1. 荧光素钠造影术的激发光是可见光，被 RPE 吸收及散射。

2. 荧光素钠只有 60% ～ 80% 与血浆蛋白结合。剩余的未与血浆蛋白结合的游离荧光素钠能迅速渗透全身各级血管壁，但是脉络膜大血管、视网膜血管（血 - 视网膜内屏障阻挡）和大脑血管（血 - 脑屏障阻挡）除外。与血浆蛋白结合的和未结合的荧光素钠均可从脉络膜毛细血管的窗孔渗漏至脉络膜基质，以致看不清脉络膜大血管及脉络膜新生血管形成。

3. 荧光素钠容易从纤维血管性组织扩散，不能把它染色，所以难以看到脉络膜新生血管形成。

ICGA 最好和 FFA 联合进行，既能获得脉络膜血管改变资料，又能观察 FFA 显示的视网膜血管细微异常。

五、正常眼底

眼底可分为视盘、视网膜血管、黄斑，以及一般眼底四部分，应顺序观察。一般眼底应分成鼻上、鼻下、颞上、颞下 4 个象限，每个象限又可化分成几个区域，将各个区域顺序逐一检查，以免遗漏。

（一）视盘

检查眼底的第一个目标是视盘（optic disc），它是检眼镜所能看到的视神经头部，检眼镜下称为视盘，它在组织切片中称视神经乳头（optic papilla，简称视乳头）。20 世纪 80 年代提名"视神经头（optic nerve head）"涵盖视神经眼内段及筛板。视盘呈圆形或椭圆形，边界清楚，呈淡红色，中央生理凹陷色较淡，凹陷内可见蓝灰色筛板孔。视网膜血管由视盘中央向眼底四周发出。视盘的周边或许有色素圈或有甚窄的白色新月状边。它是眼底上的一个醒目区域，应该注意它的形态、大小、边缘境界、色泽、凹陷、隆起等特征（图 4-2-18）。

视盘平均纵径（1.86±0.21）mm，平均横径（1.75±0.19）mm。习惯上视盘直径被粗略估计为 1.6mm。眼底常用视盘直径（DD）表示距离及病灶大小，并以视盘为测量的起点。PD 代表视乳头直径，此为古老的名词早已被淘汰。详见视盘的检查。

（二）视网膜血管

视网膜中央动脉与静脉自视盘中央穿出，以放射状发出分支扩展至眼底周边。中央支先分为上、下 2 支，再各自分为鼻、颞 2 支。再度分成鼻上、颞上和鼻下、颞下分支血管（图 4-2-19），由它们发出第三、第四……级小分支布满全部视网膜。为便于临床描述，跨越视盘

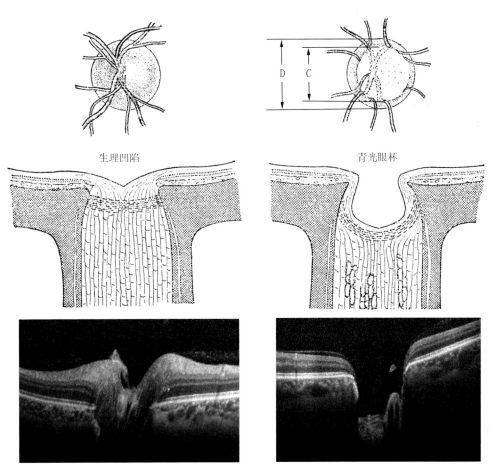

生理凹陷　　　　　　　　　青光眼杯

图 4-2-18　视盘凹陷

边缘的血管作为第一级分叉支（the first order of bifurcation），该血管"主要"分叉支的血管属于第二级分叉支。不计细小的非主要的分叉支。

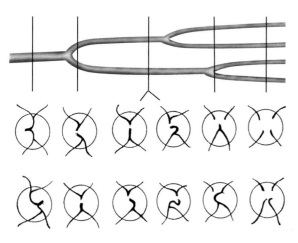

图 4-2-19　视盘血管分支的各种形态

视网膜血管均为 2 分支。动脉与静脉伴随而行。在生理状态下不可能看到血管的吻合。根据中央血管分支在视盘的深浅部位不同，在眼底可表现多种形状。有时看不到中央血管，有时看不到上支和下支的总干。有时在视盘颞侧边缘有一根拐杖样的睫状视网膜动脉，此动脉来自睫状后短动脉，分布于黄斑。

动脉与静脉有显著的不同，动脉细、色淡红、有明显反光；静脉粗、色暗红、反光不太明显。细小的分支不能区分为动脉或静脉，但沿小血管向近心端追本溯源可明确动脉或静脉，区分动脉病与静脉病在诊断上颇为重要。

应注意视网膜血管的弯曲度、血管鞘、口径、反光带、色泽、搏动、血管畸形等。

（1）视网膜血管弯曲度：有一定弯曲度，多看正常眼底即能熟悉。离开视盘后颞侧血管较鼻侧血管弯曲。无论血管变弯或变直，均须注意伴行着的动脉或静脉的状况。正常是静脉较伴行着的动脉稍微弯曲，如动脉比静脉弯曲，必为病态；静脉过分弯曲呈蛇行，也属异常。动脉分支角为锐角，静脉分支角有钝角倾向。

（2）视网膜血管壁透明性：血管壁是透明

的，所以看到的只是血柱。当管壁有病变时可看到不透明的血管壁。管壁轻度不透明表现为血管两旁有白鞘，重度不透明使血管呈银丝状白条。同样，必须辨认病变处血管是动脉抑或静脉，这对诊断有重要意义。血管旁单侧的白条常是反光的结果，不能误认为血管鞘。在视盘范围内的血管鞘，是先天性的，并无临床意义；超出视盘的血管鞘可见于视乳头炎、静脉阻塞之后。

（3）视网膜血管口径：血管口径各处不一，愈近视盘愈粗，在视盘颞侧一个视盘直径（DD 或 PD）距离处伴随着的动静脉，习惯上作为动静脉比较口径的场所，正常动脉较静脉稍细，A：V=2：3；视网膜动脉 =1/12DD。视盘边缘的视网膜动脉直径为 88 ～ 134μm，静脉为 97 ～ 176μm。视网膜血管增粗或变细均可为全面性的或局限性的；可为动脉的改变，也可为静脉的异常。临床上将视盘边缘的视网膜静脉直径估算为 125μm（1/2 直径 =63μm），来粗略估测视网膜和脉络膜结构的大小（Arevalo JF, Shields CL, Shields JA. Circumscribed choroidal hemangioma: characteristic features with indocyanine green videoangiography. Ophthalmology, 2000, 107:344-350; Ferris FL III, Wilkinson CP, Bird A. Clinical classification of age-related macular degeneration. Ophthalmology, 2013, 120: 844-851）。

（4）血管反光：视网膜静脉在大口径血管上可能有些短而暗的反光带，不受重视；视网膜动脉有明显反光带，其反光的强弱是动脉痉挛或硬化的重要指标之一。动脉反光带达何种程度才算亢进，这并无可以计测的标准，必须熟悉正常眼底始能领会。视盘附近动脉大分支的反光一般均较强，不能看作异常。正常反光带为血柱宽度的 1/4，动脉硬化者动脉反光带增宽。

（5）血柱：动脉或静脉血柱的颜色可变淡或变暗。

（6）脉络膜血管：视网膜血管与脉络膜血管的区分是容易的。视网膜血管色鲜红，位于浅表，规则向周边行走的两分叉。只有 RPE 色素稀薄或脱失时才能看到脉络膜血管，位于深层，橘黄色，口径不规则，远比视网膜血管粗大，有吻合或交叉的倾向，血管间充填色素。

（7）视网膜血管搏动：通常只能见到视盘上的静脉搏动。如动脉和毛细血管出现搏动，一般视作病态。生理性自发性视网膜静脉搏动比较常见（37% ～ 80%）。静脉搏动是由于动脉搏动通过玻璃体直接传到静脉的，而并非从右心房传至静脉的。心脏收缩期时眼球内动脉充盈，使眼压临时稍稍增高，这时视网膜静脉压如高于眼压，则静脉不出现搏动；如视网膜静脉压比眼压低几毫米汞柱，则有一些静脉血被驱出眼球，在眼球出口处的静脉即显得塌瘪（collapse）；动脉舒张时，眼压相应降低而比静脉压低，这时静脉血流恢复，故在心脏舒张期视盘上静脉出现搏动。心脏收缩期时静脉塌瘪的长度取决于静脉压、血液流速、血液黏稠度、收缩期的时程及压力高度。因此，脉压大和脉搏慢的人容易出现静脉搏动。若在视盘上无静脉搏动，只要在眼球上加压，增高眼压，即可出现视网膜静脉搏动。如压迫颈静脉，则视网膜静脉血液不能被驱出眼球，从而视网膜静脉搏动消失。

（8）视网膜动脉搏动有两种：①移动性或蛇行性搏动。心脏收缩期时视网膜动脉的弯曲段向旁侧移位，状似搏动。用检眼镜仔细观察视网膜动脉的弯曲处或扩张的动脉，常可发现此种搏动，尤以青年人及儿童、管壁柔软者为多见。笔直的动脉决不出现此种搏动，老年人即使动脉扩张也少有搏动。图 4-2-20 中可知部分流体压施加于管壁凸起部分，其对侧的旁压力相应地减弱，管壁两侧压力不等，故构成一股力使弯曲的血管朝凸起方向移动，动脉移动性搏动的发生机制即在于此。病态情况如脉压大（主动脉瓣闭锁不全）、贫血等常发生此种搏动。②扩张性或塌瘪（collapse）性搏动。在收缩期及舒张期时动脉管壁本身发生扩大及塌瘪，正常情况下此种动脉搏动用直接检眼镜只放大

15 倍是看不到的。病态情况如脉压大、眼压高于视网膜动脉舒张压，此时当舒张期时动脉排空，收缩期高峰时动脉充盈，在视盘上动脉出现扩张与塌瘪交替性搏动。

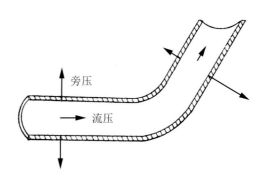

图 4-2-20　弯管的流压施加于旁压，致使弯管向凸缘移动

（三）黄斑

黄斑（macular，macular lutea）、中心凹（fovea）、小凹（foveola）的定义有临床与解剖之分，故较混乱。视盘边缘颞侧 3.42mm（2.3DD），水平线下 0.8mm 处为中心凹的中心。中心凹中央谷底称小凹，宽 0.35mm。中心凹直径 1.85mm。中心凹外宽 0.5mm 环状地带称中心凹旁（parafovea），再外一圈为宽 1.5mm 环状地带称中心凹周围（perifovea）。解剖学黄斑直径 5.5mm，它包括中心凹及其小凹、中心凹旁、中心凹周围。中心凹周围地带的外界即为黄斑的外界。详见第 5 章黄斑。

如不扩瞳，需要优良的直接检眼镜才能满意地看到黄斑部，因为该处对光反应极灵敏，光线射及黄斑，瞳孔极度缩小，讨厌的角膜反光干扰对黄斑的观察。尤其老年人，瞳孔小，常需扩瞳才能满意检查黄斑。如用间接检眼镜或裂隙灯检查，则必须扩瞳。

（四）一般眼底

1. 眼底的色调　用检眼镜看到的眼底色调，是脉络膜血管透过视网膜色素上皮层及透明的神经感光视网膜混合而成的。黄种人通常为带橘红的黄褐色，白种人为淡红色，黑种人为暗褐色。视网膜色素上皮（RPE）呈黑褐色，脉络膜结构被 RPE 遮掩而看不清楚，只允许脉络

膜血管的红色透露出来，所以 RPE 色素量的多少，可以决定眼底的色调。RPE 色素越少，脉络膜的色素和血管就透露越多，如新生儿、皮肤色素少的人、豹纹状眼底、白化病都属于这一类。黑种人脉络膜色素特多，连小血管也被遮掩，比黄种人的眼底色调暗些。影响眼底的色调除了 RPE 及脉络膜的色素以外，其他尚有一些次要的因素，如检眼镜光源的颜色、视网膜透明度、屈光介质的颜色、视网膜脉络膜血液的量和颜色（如红细胞增多症、脂血症、严重贫血）。

2. 眼底的纹理　正常眼底最重要的特征之一是均匀散在的细微颗粒，黄斑部视网膜和脉络膜的色素致密而均匀故看不到颗粒；越向眼底周边部，色素细粒变得疏散而粗大。眼底的细微颗粒被认为是六角形的色素上皮细胞，但是有些暗色斑点可能是脉络膜色素。眼底细微颗粒的消失提示有病变存在，必须对眼底进行细致的检查才能发现此种易被忽视的体征。视网膜劈裂症时 RPE 被混浊的液体隔开，故看不到细微的颗粒。也可见到由于 RPE 色素的减少而呈现的淡红色斑片，斑片外周仍有细微颗粒。

3. 眼底的类型　由 RPE 色素致密和脉络膜毛细血管网的紧密使得不能透见脉络膜血管，这种现象越近黄斑越明显，即使白化病眼底，也很少能见到黄斑部的脉络膜血管。婴儿眼底色素少，出生后第一个月脉络膜血管清楚可见，此后，RPE 逐步充满色素，而脉络膜色素迟迟出现，6 个月至 2 岁时才近似成人型。老年时视网膜色素逐渐减少，与此同时脉络膜色素却反而逐渐增多。

由于视网膜及脉络膜色素的多寡与分布差别，以及脉络膜血管排列不同使眼底呈现三种类型。此三种类型可以单独出现，也可以两种类型同时存在，尤其常见的是后部为均匀型，而周边部呈豹纹状（图 4-2-21）。

（1）均匀型眼底：眼底呈均匀一致的色调。RPE 有充分色素以致不能透见脉络膜的结构。在均匀一致的眼底上仔细检查，黄斑以外的眼底，特别是周边部眼底显现细微颗粒，这代表色素上皮。正常眼底属均匀型。

（2）豹纹状眼底（tessellated fundus）：RPE 色素较少故可以透见脉络膜血管及血管间的色素，状似豹纹。RPE 色素量的多少决定了脉络膜组织的显露程度。如 RPE 的色素略减少，而脉络膜色素量减少，则虽可透见脉络膜血管，但看不到血管间色素。如脉络膜色素量增多，则在脉络膜血管间出现色素。豹纹状眼底见于正常眼底的周边部，尤其多见于近视眼（因眼球伸长而使 RPE 变薄）及老年人（RPE 色素减少）。

豹纹状眼底是否有病理意义？一般说来局限性豹纹状眼底，且有色素沉着，细小的脉络膜血管消失，眼底无正常的细微颗粒，黄斑中心反光消失，这些迹象综合说明豹纹状眼底为病态性的——RPE 萎缩，多见于年龄相关性黄斑变性、高度近视眼。全面性豹纹状眼底及周边部豹纹状眼底，一般说来，无特殊诊断意义。

（3）白化病眼底（albinotic fundus）：RPE

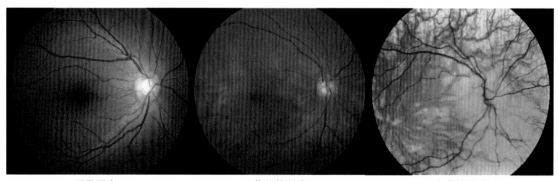

正常眼底　　　　　　　豹纹状眼底　　　　　　　白化病眼底

图 4-2-21　三种眼底背景

和脉络膜几乎完全缺乏色素时，即可透见巩膜，鲜红色视网膜血管及淡红色的脉络膜血管衬以白色的巩膜背景，异常鲜明。白化病眼底因黄斑发育不全而伴有眼震及弱视。眼底局部出现白化病眼底，应该注意是否为病态性 RPE 及脉络膜萎缩。

4. 视网膜反光（retinal reflex）　检眼镜检查眼底时的视网膜反光形成条件有二：①交界的两个屈光介质屈光指数相差越大，则界面的反光越强。故年轻人玻璃体皮质与视网膜内界膜之间的反光较明显；在老年人可能因玻璃体浓缩，屈光指数增加与内界膜的屈光指数较接近而使视网膜反光变得不大明显。②视网膜的平面发生改变，骤然突起或下凹可造成反光。检眼镜的光射至视网膜，视网膜的内界膜若呈凹面或有高低不平的斜面时，可看到反射光。后极部的反光可射至医师眼而被看到，周边眼底的反光因投射角大，故反射角亦大，不能反射至医师眼内。基于此种原因视网膜的生理性反光只见于后极部。由 RPE 反射出来的反光模糊不清，平常所见到的反光都来自于视网膜内界膜，这可以通过立体眼底照相证实。转动检眼镜，改变光源投射角，视网膜反光随之而明显闪动，反光的形态和大小也会发生改变，状似湿丝绸的反光。

年龄、屈光状态及色素深浅等因素可影响视网膜反光。10 岁以内反光很明显（图 4-2-22），四五十岁时反光已变得不明显甚至消失；高度近视及远视的视网膜反光缺如；眼底色调深的人，视网膜反光比色调浅的人明显。生理性视网膜反光有以下几种。

（1）黄斑反光：黄斑边缘开始凹下处显现一个横卵圆形的轮状反光，在其中央有一颗明星一样闪亮的中心凹反光（正确的说应该是小凹反光）。此轮状反光有的人明显，有的人不明显，或呈不完整环形。

（2）中心凹反光：正常中心凹有凹面镜作用，眼底检查所见的中心凹反光实际上是检眼镜灯在此小凹镜上形成的倒像。黄斑水肿时表

面乱反射，造成此反光消失，老年人和部分年轻人此反光也可不显现，并不一定有病理变化，但是两眼不对称者提示有早期病理病变。

（3）斑片状反光：是最常见的反光，呈圆形、卵圆形或不规则形。这种反光最明显的特征是高度移动性及闪动性。转动检眼镜灯光时形态发生改变，意味着它是由不规则的凹面形成的。大血管将视网膜抬起，故在血管旁有明显反光（图 4-2-22）。

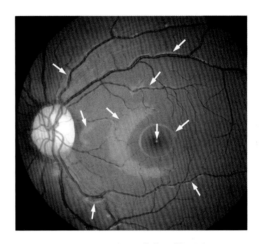

图 4-2-22　视网膜表面的反光

（4）弧形反光：从视盘出发，与血管伴行，长度为 3 ～ 4DD。这是由于该处神经纤维层（NFL）表面内界膜隆起而形成。这种反光表明神经纤维层健康；反之，若此反光消失，表明神经纤维层萎缩，被认为是一种青光眼的体征。在无红光下容易被看到。可用裂隙灯显微镜观察它，最好是在眼底照片上观看。

（5）线状反光：视盘与黄斑之间，或者围绕黄斑，线状反光显示神经纤维的走向。此种反光并不常见。

（6）点状反光：视盘上下方最易见到若隐若现的极亮的点状反光，直径与最小的血管相仿，是由于内界膜细微凹陷所造成。此种点状反光称 Gunn 点。

生理性视网膜反光的消失应引起注意。然因正常状态下，影响反光的因素甚多，倘若正常色素的年轻人反光消失，尤其当两眼的反光不相同时，需注意是否有病理改变。40 岁左右

者照例反光减弱，如反常地出现反光增强，应引起注意。

病理性反光有 6 种，详见后文。

5. 极周边部眼底（extremely peripheral fundus） 在瞳孔极度扩大（8mm）状态下，用间接检眼镜或三面镜观察，有 2/3 可见到锯齿缘；另 1/3 的病例可因屈光介质模糊或畏光而不能看到，一定要在巩膜表面加压，把锯齿缘部顶入玻璃体腔才能用检眼镜看到。锯齿为不规则的突起（图 4-2-23），齿突之间的凹缘总朝前方，偶尔有相反的(朝后方)。齿突和凹缘(或称海湾，bay）的大小、形状、长度在同一眼底上差别甚大，鼻侧齿突较颞侧明显，左眼自 6：30 至 12：30 点钟位的齿突最清楚，平均长度为 0.75DD（0.25 ～ 1DD）；颞侧的齿突较短、较窄，有时无齿突可见。

锯齿缘（oraserrata）的特征：用检眼镜观察锯齿缘色调暗灰。眼底由橘红色突然变成深灰色，而且变色的边界很清楚（图 4-2-23）；边界不是光滑弧形，在三面镜的视野中可以看到 1 ～ 2 个齿突造成的弯曲。接近锯齿缘的视网膜小动脉和小静脉是分不清的，两者并不伴行而是均匀分布。在近锯齿缘 0.5DD 处视网膜血管消失，先是小动脉消失，然后小静脉消失。偶然有一根小静脉越过锯齿缘 0.5DD，再平行于锯齿缘 1 ～ 3DD，最后向赤道方向折回 1 ～ 1.5DD。在锯齿缘后方 0.25 ～ 0.5DD 宽度的一个狭窄地带，正常眼都有轻度变性，表现为视网膜混浊呈灰白色，底下的色素上皮特别暗，色素颗粒多。也许有一片周边囊样变性（peripheral cystoid degeneration）。

睫状体平坦部（pars plana）：因色素上皮遮掩，富含血管的脉络膜已变成睫状体，故色较视网膜为深暗，一般呈棕褐色，表层有散在黑色斑点。

检查时如何找到锯齿缘？沿视网膜血管向极周边观察，尽最大努力看最周边处，可见深灰色的睫状体平坦部与橘红色视网膜的交界，用裂隙灯看得最清楚。突齿的形态不像图上那么明显，但可见弯曲的波纹。

婴儿锯齿缘齿突不太长，呈波形线，逐渐发育，至 7 岁时达到成人型态。锯齿缘部的发育变异较多见，例如齿突和凹缘的变异、视网膜皱褶、颗粒状组织。皱褶呈崤状突起，以子午线方向排列，长为 0.5 ～ 1.5DD，皱褶发现率为 27.5%，多数为齿突的延伸部分。在皱褶近旁常有囊样变性。颗粒状组织一种不透明的灰白色结节，在视网膜上微微隆起，形态有斑片状、球状、飘带状。前两种颗粒为胚胎残留组织，飘带状颗粒组织为变性。

视网膜极周边部的血供不足，常出现一些轻度变性，如囊样变性、格子样变性、铺路石样变性、血管鞘膜、小白点、色素斑，甚至有裂孔。因玻璃体基底部条束牵引而产生撕裂。

六、眼底的记录与测量

（一）文字记录法

1. 区域 视盘、视盘边缘；黄斑、中心凹周围（perifovea）、中心凹旁（parafovea）、中心凹（fovea）、小凹（foveola）；后极、赤道部、周边部、极周边部（锯齿缘）；例如：病变主要位于黄斑区，散在分布于上下血管拱之间，波及全部视网膜以后极部为主。

视网膜血管性病变，有时需要仔细定位，例如，第 2 级颞下动脉。方法是，视盘边缘作为第

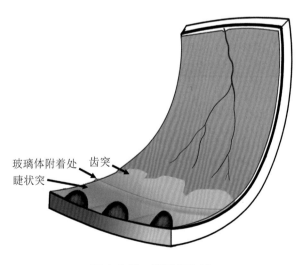

图 4-2-23　眼底锯齿缘

玻璃体附着处　齿突
睫状突

1 级分叉支（the first order of bifurcation），该血管明显分叉支的血管属于第 2 级分叉支（图 4-2-24）。

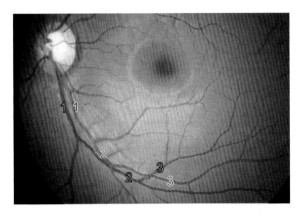

图 4-2-24　视网膜血管分级

红色字为动脉，蓝色字为静脉

周边部又可分为鼻上、颞上、鼻下、颞下 4 个象限；例如：视网膜浅层出血遍及整个颞上象限，水肿累及黄斑。

周边部又可以时钟数记录；视网膜分成中心视网膜与 4 个环状周边地带（近周边、中周边、远周边、锯齿缘）。

赤道（equator）的眼外标志在角膜缘后 15mm（正视轴眼），赤道部是解剖学赤道前后各 2DD 的环形地带。眼底检查和画眼底图均

以涡静脉壶腹后缘连线为赤道部后缘的标志，此标志向前 2DD 为赤道；此标志向前 4DD 范围属赤道部。最好在眼底图上标志涡静脉壶腹（图 4-2-25）。

锯齿缘：以涡静脉壶腹为起点，向前 4～5DD 才是锯齿缘。锯齿缘在眼底图上应该勾画锯齿（图 4-2-25）。检眼镜检查，尤其是用间接检眼镜检查，"涡静脉壶腹"为重要的地域标记，为初学者在第一年必须学会的实践。

广角视野图像和超广角视野图像的分区定义于 2019 年由国际广角成像研究小组（International Widefield Imaging Study Group）推荐，见表 4-2-2。

表 4-2-2　广角视野图像和超广角视野图像的分区定义

视网膜内的区域	视场	解剖位置
后极	约 50°	仅超越视盘和血管拱的视网膜
中周部	为 60°～100°（广角视野）	向前直至涡静脉壶腹的后缘
远周部	110°～220°（超广角视野）	涡静脉壶腹前缘向前至平部

大病变需分区定位。例如，颞上颞下方血

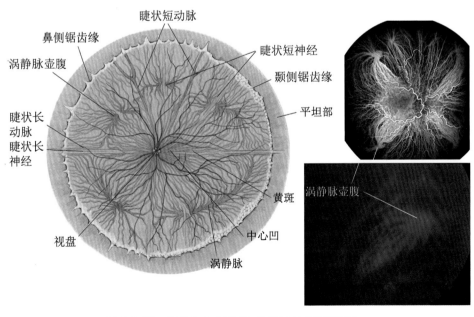

图 4-2-25　锯齿缘与涡静脉（ICGA 和眼底彩照）

管拱范围内散在微动脉瘤、出血满布于整个颞
上象限、玻璃膜疣分布于中周部环形带。

核心病变的部位反映病变的起源。如
BRVO 的出血在视网膜血管的分支供应区，
CRVO 的出血波及全视网膜。

病变的部位又能提示病变对视功能的影响。
例如：中心凹处病变，尤其是小凹区即使细微
的改变都会严重影响视力。中周部的损害不累
及中心视力。

2. 距离　眼底病损的定位在后极常选视盘
及小凹为记录距离的起始点。视盘既是眼底的
重要标识物，又是计算距离或大小的标尺。视
盘直径（disc diameter，DD）。每 1DD 估算为
1.5mm。例如 10 点钟位，视盘鼻上方 4DD；小
凹下方 1/2DD；颞上方血管拱下 1/4DD。激光
封闭 CSCR 渗漏点和 CNV 的滋养小动脉时需要
彩照和 FFA 图像做非常精确定位。

眼底病损的定位在周边以距齿缘、赤道或
某个醒目的目标作为测量距离的起始点。例如
1 点钟锯齿缘后 1DD、赤道部、赤道前。

视神经头是视神经眼内段，曾称视乳头。
20 世纪 70 年代开始，视神经头被检眼镜所观察
到的部位改称为"视盘（disc）"。所以，西方国
家以 DD 为视盘直径的缩略词，而 PD（papillary
diameter）早已被淘汰。

3. 大小　视盘是测量病损大小的重要参照
物——衡量尺度，例如 1/2DD、1DD。形态不
规则的大病变可用视盘面积（disc area）衡量，
如 2 个视盘面积。

微小的病灶可用附近血管的直径作比较，
例如邻近小动脉直径的 2 倍，附近小静脉直径
的 1.5 倍。切忌以 2cm、花生米大等描写，因
直接检眼镜、间接检眼镜、90D、眼底接触镜
放大倍率差别大，且不以影像大小而总以眼底
实物尺寸为描述的标准。将视盘边缘的视网膜
静脉直径估算 125μm（1/2 直径 =63μm），来
粗略估测视网膜和脉络膜结构的大小，例如玻
璃膜疣分为小（＜ 63μm），中等大（≥ 63μm
＜ 125μm），大（≥ 125μm）。

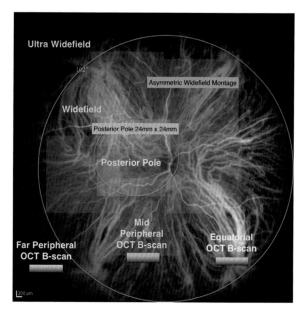

图 4-2-26　广角视野图像和超广角视野图像的分区定义
102° 非对称广角视野（绿色阴影）ICGA（德国海德
堡海德堡公司），最大的蓝色圆圈画出了一个广角视
野（widefield），涵盖了视网膜直至涡静脉壶腹。后极
（posterior pole，内部绿色圆圈，直径 24mm）。超过后
极的区域直到涡静脉壶腹的后缘被界定为中周部（mid
peripheral）。涡静脉壶腹前缘以外的解剖区域被界定为
远周边（far peripheral）。引自：Choudhry N, Duker JS,
Freund KB. Classification and guidelines for widefield
imaging: recommendations from the International
Widefield Imaging Study Group. Ophthalmol retina,
2019, 3:843-849

细小的病变可用针尖样、墨渍状、斑驳状、
椒盐状等字眼来描写。

较大的病变可用象限表示，如整个颞上象
限、1/2 颞上象限。

4. 数目与分布　少量病损可用数目表达，
例如 3 个棉绒斑。数目很多时可描述：多个黄
白色病灶，沿颞上静脉有很多火焰状出血。

分布：均匀，散在，不规则，密布。弥散性，
限局性，局灶性。

5. 颜色　白色、奶油色、淡黄、灰色、灰黄、
鲜红、橘红、暗红、灰绿、棕色、褐色、黑色。
病变的颜色提示病变的性质。白或灰白色常为
渗出，神经胶质增生，巩膜暴露。红色与血液
有关。黑色常见于 RPE 色素增生、脉络膜视网

膜瘢痕、脉络膜痣或黑色素瘤。

6. 边界　清楚、不清、锐利（常指钙化等硬质物）。病变的边界取决于形成机制、病情、组织层次和组织架构的限制。炎症性和活动性浸润病灶边界不清，瘢痕期病灶边界清楚。液态改变边界不清楚，固体改变边界清楚，钙化物和结晶体边界锐利。

7. 形态　病变的形态决定于其形成机制与组织架构的限制。

火焰状，点状，墨渍状，斑片状，舟状出血。

尘状，斑驳样，椒盐样色素紊乱。

不规则，圆形、卵圆形、盘状、环形、大环形、星芒状、扇形、弧形、肾形、鳞片状、鸟枪弹样、螺旋状或匐行性伸展。

马蹄形撕裂，鱼嘴状破孔；网状，格子样，蜗牛迹状，雪片状，铺路石状变性。

大泡状隆起，漏斗状脱离，圆顶形隆起，球状，丘陵样，蘑菇状。

豹纹状眼底，晚霞样眼底。

铜丝样血管，银丝样血管；袖套状渗出，"蜡烛滴泪"样（candle wax dropping）渗出。结霜树枝状视网膜血管。

血管样条纹，漆裂纹。

地图状，樱桃红斑，"牛眼状"黄斑病变。病人坐位时出血呈液平面。

8. 高度　以直接检眼镜看清楚两个不同地点所用的透镜度数的差来表示。如看清视盘边缘血管反光用 − 2D 补偿透镜，而看清楚筛板用 − 4D，则表示筛板下凹 2D，[（− 4）−（− 2）= − 2]；如眼底另一处用 +1D 看清，则该处隆起 3D，[（+1）−（− 2）]=+3。虽然已知每隆起或凹陷 3D 相当于实际高度 1mm 的改变，但在描写时仍记录隆起（+）或低陷（−）的屈光度。

间接检眼镜及 90D 的立体视觉可反映病变隆起或凹陷。隆起程度可用扁平、大泡状、球形、圆顶形、蘑菇状、波浪状等描述；脱离用亚临床、浅、扁平、球形、漏斗状等描述；青光眼杯用浅碟状、井样、杯状、痰盂状、漏斗状、备箕

状等词形容。

9. 杯 / 盘比（C/D 比）　以视盘直径为 1，表明生理凹陷或青光眼杯的直径。如凹陷直径为视盘直径的一半，则杯 / 盘比值 =0.5/1= 0.5。图 4-2-24，46 为杯 / 盘比例图，观看眼底时立即从比例图上找到适当的比值。如欲分别测定垂直径与横径的比值，则应将凹陷的横径与视盘的横径相比，杯 / 盘比值 =0.5（横，或 H），垂直径与垂直径比，杯 / 盘比值 =0.4（竖，或 V）。

（二）示意图记录法

用简图说明病变大致情况，有助于随访比较，可弥补文字描写的不足。例如青光眼病人在随访中需要比较视盘杯、色泽、血管路径等，用较为正确的简图会有助益。凹陷的边缘以实线代表边缘清楚，虚线代表边界不易确定（图 4-2-27），平行线表示边缘倾斜。画血管显示血管屈膝。

眼底病变最好用图记录，寥寥几笔胜千言。病历上在眼底部位左右各印一个大圈（直径约 6cm），简要地画几笔，病变区用文字注明（图 4-2-27）。但比例尺寸要大致正确，可用视盘直径来计算。黄斑小凹必须画在视盘颞侧 2.3DD 处，锯齿缘离黄斑 17DD，为此，画大范围眼底时，视盘需画得小些。最好以颜色来区分病变。

这种右眼、左眼垂直两列（图 4-2-27）；各行分别描述各解剖部位，配以示意图。一目了然，容易抓住病情，便于分析。查房或会诊时主治医师只须 2 ～ 3min 就清楚病情。若将图 4-2-27 的病情换用目前电子病历右眼左眼文字穿插描述的混乱格式，恐怕反复阅读 20min 尚弄不清病情。

视网膜专科医师一般都用印在病历上的两个圈画眼底图；特殊情况才用专门的眼底记录图详细绘图（图 4-2-28，图 4-2-29）。此种记录图虽然尺寸比例不准确，但可突出病变，而且一张图从中心凹直至锯齿缘及平部全包括在内，这些特点为眼底照相所不及。

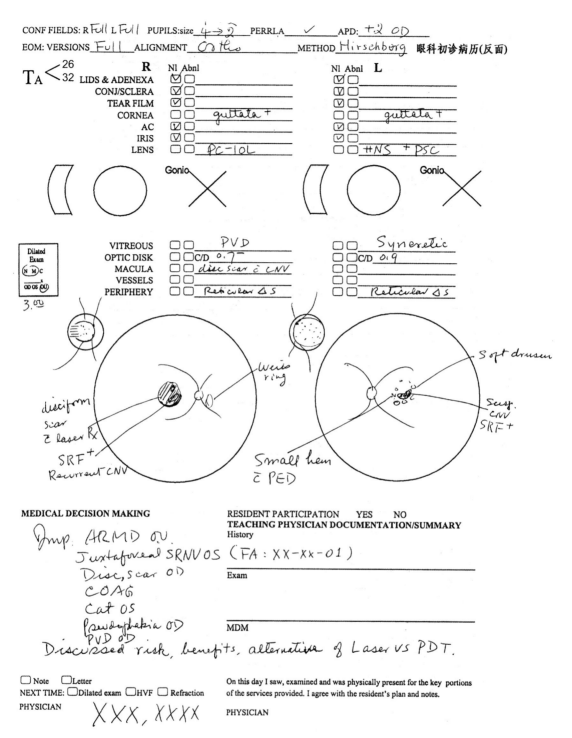

CONF FIELDS: R Full L Full PUPILS: size 4 → 2 PERRLA ✓ APD: +2 OD

EOM: VERSIONS Full ALIGNMENT Ortho METHOD Hirschberg 眼科初诊病历(反面)

图 4-2-27　美国 Wayne 州立大学医学院 Kresge 眼科研究所眼科初诊病历第 2 页

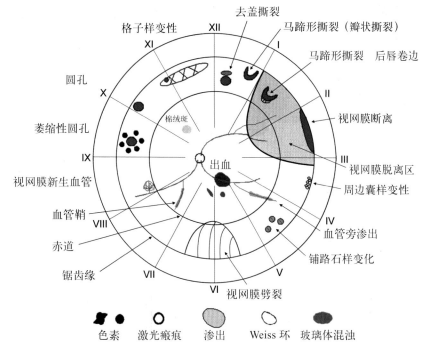

图 4-2-28　视网膜画图用图案

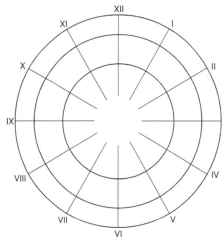

画眼底图用印制品
后极部：未显示钟点位子午线的空白区。
从内向外有三个圆环，依次是赤道、锯齿缘(画锯齿表示)、睫状体平坦部。
要求用彩色笔表示各种组织及病变，正常视网膜"不要"涂成红色反而可以凸显病变区，病变区可以用简明文字标注。
视网膜血管分布不必区分动脉和静脉。

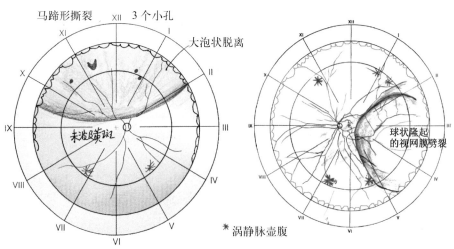

图 4-2-29　画眼底病简图

（三）精确测量法

在特殊需要时可精确测定眼底病变。

1. 眼底照相　在眼底放大相片上，以视盘直径为 1.5mm，比例性地计算其他目标大小。要求再精确些则可计算出眼底照相的放大率，再计算视盘及血管尺寸。研究用的杯/盘比，可从立体眼底照片上进行测定。临床最多用的是彩色立体照相的幻灯片或数码照相。

2. 光学相干断层扫描术（OCT）　这是一种类似于 B 超非侵害性非接触性视网膜切面成像方法，具有三种功能：临床用视网膜组织的光切面、测定视网膜各层次厚度、脉络膜厚度测量青光眼杯。利用它的标尺工具可以测量病灶直径（μm）。

第三节　眼底常见病征

对于一般眼底要注意色调、白斑、白色条纹、色素异常、出血、隆起、反光、破孔等异常（表 4-3-1）。视盘病变见第 6 章。

一、眼底色调

正常眼底的色调以均匀一致的橘红色为多，偶尔可见后极眼底有尘状色素散布；豹纹状眼底可能是正常、近视性、视网膜色素上皮萎缩。

当视网膜变性或炎症后，出现视网膜混浊和变灰，其上可见细粒状色素，此类变化可为局部或全面性。

RP 者眼底色调全面苍灰色，点缀着色素斑点（典型者为骨小体样），常为两侧性。脱离的视网膜色泽苍白。脉络膜缺损常发生在视盘下方，范围甚广，白色巩膜上可有少量脉络膜血管，周围有色素。全面视网膜脱离者，整个眼底呈灰白色隆起。两眼整圈周边眼底呈灰白色而无视网膜血管，应想到早产儿视网膜病变（ROP）。

晚霞样眼底：长期慢性葡萄膜炎后 RPE 萎缩，检眼镜直接看到的眼底脱色素而显橘红色调。见于 VKH 综合征晚期。

白化病因视网膜及脉络膜均无色素，故可透见白色巩膜，其上有红色的脉络膜视网膜血管。

先天性无脉络膜非常罕见，眼底除黄斑外全呈白色，视网膜血管仍保留。

表 4-3-1　眼底常见病征

一般眼底表现	所见病症
色调	
● 变灰而混浊	视网膜变性或炎症
● 大片苍淡	视网膜脱离（RD）。少见：视网膜坏死、早产儿视网膜病变（ROP）、脉络膜缺损
● 全面变灰淡	RP、全视网膜脱离。少见：白化病、无脉络膜症
● 晚霞眼底	VKH 综合征晚期，交感性眼炎晚期
白色和淡黄色斑	
● 新月状	视盘弧形斑
● 大块白斑	渗出物、脉络膜视网膜萎缩、坏死、有髓神经纤维、盘状瘢痕、视网膜下纤维化。少见：脉络膜缺损
● 圆形斑点	渗出物、棉绒斑、萎缩灶、玻璃膜疣、脱色素斑、浸润灶、出血后机化物、视网膜色素上皮脱离（PED）、有髓神经纤维、铺路石样变性。少见：Purtscher 视网膜病变
● 细小斑点	小玻璃膜疣、硬性渗出；视网膜动脉内栓子
● 白色突起	增生组织、肉芽肿。少见：周边视网膜的神经胶质丛

续表

一般眼底表现	所见病症
白条	
• 视网膜血管上	纤维血管性不规则白条或可突入玻璃体。见于出血、视网膜新生血管形成(NVE)、糖尿病、早产儿视网膜病变（ROP）、增生性玻璃体视网膜病变（PVR）；视网膜皱褶
• 血管鞘	见于血管炎、血管阻塞后、动脉硬化
• 白色血管	动脉硬化　银丝状动脉；阻塞血管；AV 充满血脂（极度高血脂，罕见）
• 视网膜血管下	任何地区：视网膜脱离复位后、线条状视网膜病变、脉络膜皱褶； 后极部：脉络膜破裂、漆裂缝（Bruch 膜破裂）、脉络膜皱褶、视网膜皱褶； 视盘周围放射状：白色（脉络膜皱褶）；视盘周围同心圈状；脉络膜皱褶 周边视网膜：格子样变性、蜗牛迹变性
暗红 / 褐色条纹	
• 视网膜血管下	视盘周围放射状：血管样条纹（深棕色，暗红色或灰色）
色素	
■ 色素过多	
• 广泛散在性	两侧性为视网膜色素变性（RP）、假性 RP；单侧性为陈旧性脉络膜炎或铁质沉着症
• 局部不规则点状色素	萎缩灶、杂色斑点（混有脱色素点）、牛眼状黄斑色素改变
• 黑色（褐色）斑块	脉络膜色素痣、先天性视网膜色素上皮肥厚、熊足迹样色素群、色素上皮增生、脉络膜血肿、脉络膜黑色素瘤；黄斑部：盘状变性、视网膜下新生血管形成（SRNV）、Fuchs 斑
■ 色素缺乏	
• 透见脉络膜血管	视网膜色素上皮（RPE）萎缩（常有边界）
• 淡色斑片	轻度 RPE 萎缩
出血	
• 视网膜前 / 玻璃体下	后极 > 2DD，呈半圆形，上方有一液平面；舟状少见。大多数已被病理学和 OCT 证实为视网膜内界膜下出血
• 视网膜内	内界膜下、火焰状或线状、点状（包括微动脉瘤）、Roth 斑、墨渍状、斑片状、深层
• 视网膜下	暗红色
• 色素上皮下	深暗红色或带绿的深褐色
橘黄色斑	
• 后极	息肉状脉络膜血管病变。少见：脉络膜血管瘤、脉络膜骨瘤
隆起	视网膜脱离（RD）、视网膜劈裂症、脉络膜脱离、肿瘤（眼内或眶内）
凹陷	后葡萄肿
反光	
• 生理性	斑片状、丝绸样、环形、线状、弧形、点状
• 病理性	丝绸样、金属箔样、碎片状、环形、线状、牵引性皱褶、压迫性皱褶
破孔	见于视网膜脱离、视网膜劈裂症

二、眼底白色改变

由于白色、淡黄色、浅灰色有时难以准确区分，故统归于白色改变。病损圆形或卵圆形。

视网膜水肿：视网膜是透明组织，水肿时均呈现灰色混浊——水肿区的背景因被液体隔开而表现的那种半透明，如果不注意的话容易漏诊。视网膜水肿有细胞外及细胞内两种，细胞外是间质性水肿，细胞内是细胞毒性水肿。①细胞外水肿（间质性水肿）：由于血 - 视网膜屏障瓦解，毛细血管通透性升高，血浆、蛋白、水分外溢，致使过多的液体积聚于间质，属细胞外水肿。视网膜呈云雾状朦胧，丧失表面正常反光，视网膜增厚，黄斑囊样水肿隐约可见花瓣状改变。有时出现视网膜皱褶。OCT 能非常清晰展示水肿的层次和范围，哪怕只有几个微米的囊状间隙都能被探出，非常灵敏，是反映视网膜水肿最佳的影像学手段。水肿消退后遗留下脂类物质。常见疾病有糖尿病、静脉阻塞、葡萄膜炎、CNV、外伤性视网膜震荡。②细胞内水肿（细胞毒性水肿）：主要是视网膜急性缺血、急性缺氧或中毒所致，然而血 - 视网膜屏障却相对完整。当一个细胞将要死亡时，细胞质膜障碍使细胞不再有能力去隔开细胞内环境和外环境。由于 Na、K、Cl 离子及 ATP 很快耗尽，泵功能衰竭，细胞内钙、钠、氯化物与水潴留，导致细胞本身肿胀，视网膜呈灰白色混浊，细胞因而死亡。水肿范围取决于阻塞的血管。如果中央动脉阻塞，则整个视网膜水肿；分支动脉阻塞时，则仅在该支动脉供应的范围有水肿，临床上用检眼镜看到大片灰白色混浊的视网膜；毛细血管前小动脉阻塞时，水肿范围更小，呈不规则的棉絮状水肿，称棉绒斑。病毒性动脉炎开始于周边视网膜急性坏死，很快融合成环状，并向后极扩展。急性感染性眼内炎病人视网膜血管鞘和大片弥散性视网膜白色混浊。

病变的颜色和形态提示病变的性质。白色可为渗出物、棉绒斑（神经纤维层微动脉阻塞导致的局部视网膜梗塞）、有髓神经纤维、玻璃膜疣（drusen）、瘢痕、裸露巩膜（其上层 RPE 及神经感光视网膜萎缩或缺失，例如颞侧弧形斑、病理性近视脉络膜视网膜萎缩、脉络膜视网膜萎缩斑、脉络膜缺损）、纤维结缔组织、神经胶质、RPE 转化成纤维、炎性浸润灶、玻璃体出血机化、神经视网膜坏死。脂褐素，脉络膜黑色素瘤表面的黄色斑为未能被吞噬消化的脂褐素，血管鞘多为管壁及管周炎性细胞浸润。白线状血管提示管壁纤维化或管腔闭塞。大片灰白色有移动性隆起——视网膜脱离；灰白色实性隆起肿块——肿瘤。

纤维结缔组织因含胶原纤维而呈白色。脉络膜的纤维组织增生，穿破 Bruch 膜而进入 RPE 下甚至视网膜下称视网膜下纤维化（subretinal fibrosis），在 AMD 病人曾称盘状瘢痕。

（一）硬性渗出

硬性渗出（hard exudate）为圆形细点，淡黄色，边界清楚。不规则散在、星芒状、环状排列。属脂质（lipids）沉着，为视网膜血管渗漏而形成，渗出于血管外的脂蛋白，也可来自渗出或衰老的红血细胞，位于外丛状层。发生于血管异常区的边缘、水肿区内、长期浆液性视网膜脱离的边缘。

FFA：造影早期就遮蔽脉络膜荧光，多数为细点，所以在造影照片上不醒目甚至看不到。

OCT：边界清楚的强反光颗粒，位于外丛状层。因其质硬而遮挡投射的扫描光而在其下组织产生阴影（图 4-3-1）。

原发病：常见于糖尿病、视网膜水肿、血管阻塞、高血压。在黄斑部的脂质沉着有两种形式：①脂质积聚在 Henle 纤维层则排列成星芒状，多见于黄斑水肿；②脂质围绕黄斑形成一个大环（circinate deposits），环有完全的及不完全的，不完全环的开口处为渗漏血管及血管周围透明地带。脂质大环见于 nvAMD、小分支静脉阻塞、视网膜巨动脉瘤、糖尿病视网膜病变、MacTel、IRVAN、放射性视网膜病变、von Hippel 病。激光凝固渗漏处几周后脂质会被吸收。

脂质大环是在视网膜血管内皮细胞严重损

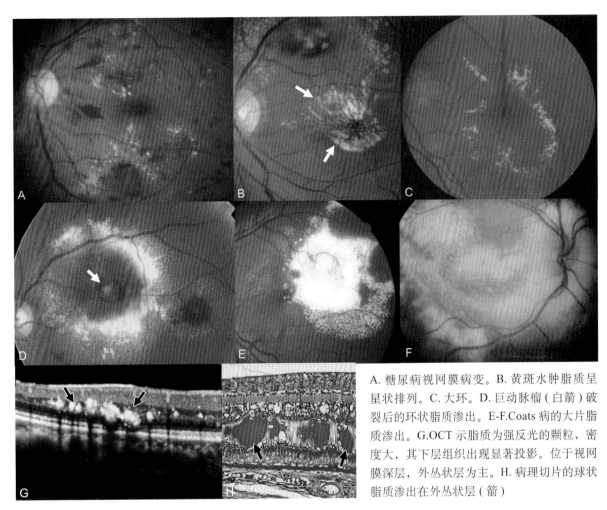

A. 糖尿病视网膜病变。B. 黄斑水肿脂质呈星状排列。C. 大环。D. 巨动脉瘤(白箭)破裂后的环状脂质渗出。E-F.Coats 病的大片脂质渗出。G.OCT 示脂质为强反光的颗粒,密度大,其下层组织出现显著投影。位于视网膜深层,外丛状层为主。H. 病理切片的球状脂质渗出在外丛状层(箭)

图 4-3-1　视网膜硬性渗出

害后,大分子蛋白和脂质外溢至视网膜血管外和视网膜下,血管外蛋白经 RPE,脉络膜和巩膜运输至巩膜外。毛细血管渗漏区的外侧边缘蛋白经巩膜途径被运输出去,水液借血液渗透压返回正常的视网膜和脉络膜血管,渗出物中残留的黄色脂质沉着在外层视网膜内而排列成环形。

硬性渗出也见于脉络膜新生血管穿破 Bruch 膜常产生视网膜下脂质沉着。大片淡黄色脂质渗出见于 Coats 病、视网膜巨动脉瘤。偶尔,慢性中浆的纤维蛋白性视网膜脱离的下半部有脂质渗出。

(二)棉绒斑

棉绒斑(cotton-wool spot,CWS;棉絮斑)的外观类似渗出,曾被误称为软性渗出,而实际上它是视网膜局部毛细血管前小动脉梗塞,位于神经纤维层,白色斑块的境界不清。棉绒斑中的微血管梗塞中断了神经纤维的轴浆传输,故棉绒斑处细胞器(organelles)聚集,梗塞区边缘的轴索残端有很多线粒体(mitochondria),造成白色外观。直径 1/6 ~ 1/2DD。常在后极部大血管附近。经 6 ~ 8 周吸收消失,但由于局部微血管梗死,该处神经纤维功能永久丧失而在视野上表现为弓形缺损。

1. 棉绒斑不同于缺血性视网膜肿胀

(1)肿胀(oncosis):临床肿胀在缺血后 1h 内变得明显——视网膜泛白色增厚,视网膜透明度可以在 7 ~ 14d 消散;而棉绒斑需要缺血 6 ~ 18h 才能显现出来,经 3 ~ 6 周才能消退。

棉绒斑消退后,闭锁的毛细血管肿胀、断

裂呈无结构的细胞样小体，日久逐渐被神经胶质组织所代替，不再因缺血而肿胀。

（2）病理：梗塞部位轴浆运输中断点，运输的材料积聚在轴突横断带，在显微镜下呈现球状肿胀，所以早年病理学家将这种类似细胞的结构称为细胞样体（cytoidbodies）（图4-3-2）。周边视网膜毛细血管前小动脉梗塞不表现棉绒斑，因为周边视网膜神经纤维层薄，无足够轴浆物质。

（3）FFA：早期出现遮挡性弱荧光（主要是缺血而肿胀遮挡荧光；不过血管无灌注也是弱荧光的一层原因）。穿过棉绒斑尚依稀可见部分视网膜血管轮廓，弱荧光贯彻造影全过程，无渗漏（图4-3-2）。棉绒斑消失后荧光素血管造影显示重建灌注，或有新毛细血管长入原先的无灌注区。

（4）OCT：NFL局灶性强反光。当检眼镜观察确定已消失6个月后，OCT仍然可见高反射，但范围缩小，亮度减低，提示该处有神经胶质修复；久而久之NFL变薄萎缩。

2. 病因

（1）原发病：棉绒斑并非某一疾病的特征性体征，常见于视网膜终末小动脉急性栓塞、高血压性小动脉坏死、炎症，绝大多数提示有全身性病变。

①首推糖尿病（常伴微血管瘤，斑点状出血以及硬性渗出），其次为高血压（慢性高血压可伴视网膜动脉狭窄和火焰状出血。急性高血压可伴硬性渗出，视盘水肿和渗出性视网膜脱离）。

②视网膜静脉阻塞（单侧，沿血管多处出血，静脉扩张纡曲）。

③视盘水肿（视盘及其周围很多火焰状出血，视盘隆起，视网膜静脉扩张扭曲；两侧性者颅内压增高）。

④视盘炎（＜45岁，急性视力减退，眼球转动时眼眶痛明显，RAPD+，视盘周围少数火焰状出血）。

⑤视网膜血管炎（视网膜动脉或静脉血管鞘，少量出血）。

⑥视网膜动脉栓子（栓子来自颈动脉或心脏。在阻塞动脉远端发生缺血和继发的棉绒斑）。

⑦系统性红斑狼疮或其他胶原血管病变（女性，两侧对称，棉毛斑，或伴少量视网膜出血和轻微血管异常，抗核抗体阳性）。

⑧白血病（两侧性视网膜出血，视网膜/脉络膜淋巴细胞浸润，视盘水肿，偶尔发生渗出性视网膜脱离）。

⑨严重贫血、AIDS（单个或多个棉绒斑，HIV+，低 $CD4^+$ 计数）。

（2）少见的原发病：眼外伤、放射性视网膜病（发生于眼部放疗后，类似于糖尿病视网膜病变）、高原视网膜病变（视网膜静脉发暗，纡曲，视盘充血，视网膜出血）、Purtscher视网膜病变；巨细胞性动脉炎、心脏瓣膜病、转移癌、颈动脉粥样硬化、异常蛋白血症、主动脉弓综合征（无脉症）、静脉注射吸毒、急性胰腺炎、盘尾丝虫病、α-干扰素全身给药。

（三）有髓神经纤维

于出生前视神经纤维外包绕髓鞘，只到达筛板。如果髓鞘延伸至视网膜，就称为有髓神经纤维（myelinated nerve fibers）。因为发生在出生后，故非真正的"先天性"，而是出生后的发育异常。

发病率约0.6%，男多于女，17%～20%两侧性。正常情况下，检眼镜看到的视网膜神经纤维是无髓的。髓磷脂呈白色，故视网膜有髓神经纤维为白色斑片，后缘扇形胡须样，夹杂于神经纤维层，其走行与神经纤维一致。81%连接视盘。多见于视盘上下方，并可沿上下血管向周边扩展，有的成一条弓形的白色带向外伸展（图4-3-3），但它从不达到黄斑区。

与棉绒斑和急性期BRAO不同之处在于有髓神经纤维前后端像老寿星的长胡须，胡须方向与神经纤维一致，此为鉴别的关键；色较棉绒斑白；直径一般＞1/2 DD；与生俱有。

在有髓神经纤维分布的区域，因有髓纤维阻挡光线射入至感光细胞，故该区为一盲区。如与视盘相连的则见生理盲点扩大。在视神经

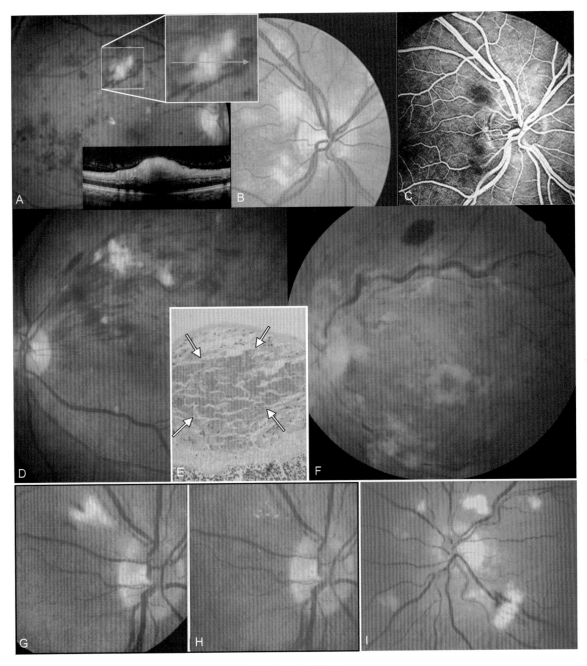

图 4-3-2　棉绒斑

A. DR 病人视网膜棉绒斑，OCT 示 NFL 强发光团。B-C. SLE 患者有棉绒斑，在 FFA，棉绒斑呈弱荧光。D-E. BRVO 患者的棉绒斑，NFL 棉绒斑 (箭) 的组织切片。F. 视网膜血管炎伴棉绒斑。G-H. 视网膜动脉炎病人。棉绒斑 + 血管鞘 + 出血。H. 6 周后体征几乎完全消散。I. Purtscher 视网膜病变患者的棉绒斑，两侧性

萎缩时，这种有髓神经纤维的白斑即行消失。

有髓神经纤维通常不影响视力，但有髓神经纤维过于广泛的病人常可合并眼球其他先天异常，例如视盘发育不全、脉络膜缺损、永存玻璃体动脉、高度近视或弱视等。

FFA：轻微遮蔽荧光。OCT：呈强反光，并且明显投阴影于其下方（图 4-3-3）。

（四）玻璃膜疣

黄斑视网膜深层淡黄色圆斑，直径 50 ～ 200μm。软玻璃膜疣（drusen，单数 druse）有融合倾向。视网膜色素上皮基底层与 Bruch 膜内胶原层之间的透明物质沉积（图 4-3-4）。软玻璃膜

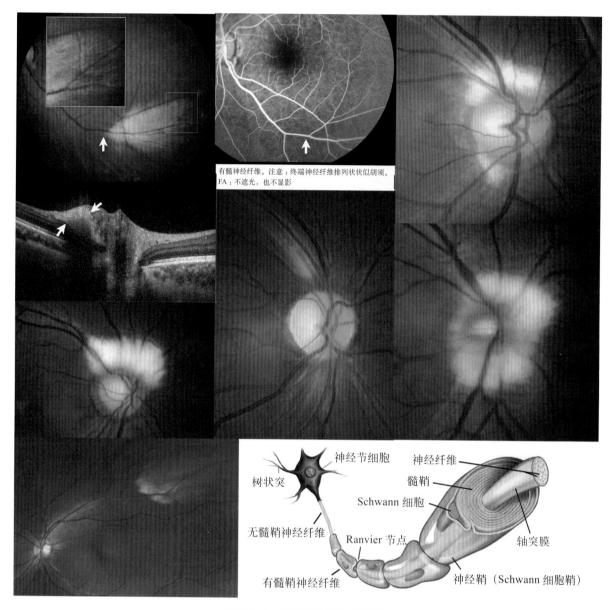

有髓神经纤维。注意：终端神经纤维排列状似胡须。
FA：不遮光，也不显影

神经节细胞
树状突
神经纤维
髓鞘
Schwann 细胞
无髓鞘神经纤维
轴突膜
Ranvier 节点
有髓鞘神经纤维
神经鞘（Schwann 细胞鞘）

图 4-3-3　视网膜有髓神经纤维

由视盘边缘放射展开，也可以远离视盘。髓鞘稀薄时，白色偏灰；髓鞘浓厚者白色发亮。两个特点是：走行总是与视网膜神经纤维一致，而且它的边缘仿佛圣诞老人胡须状，或描写为羽毛状。FFA 不易发现它。OCT 图像中有髓鞘的神经纤维反光很强（箭），甚至遮挡扫描光线而出现阴影。左下图：Optos 超广角照相中的影像不及彩照那么清楚，如果用放大镜观看，还是能看清远心端呈胡须状

疣只见于老年人，是年龄相关性黄斑变性的体征。

OCT 示圆顶形半球状隆起的 RPE 下间隙充满中等反光均质性沉积物。

AMD 玻璃膜疣需与表皮玻璃膜疣（cuticular drusen；Gass 称为基底层玻璃膜疣）、网状假性玻璃膜疣（或称网状玻璃膜疣）区分。

（五）炎症性浸润和渗出

脉络膜炎症性浸润渗出斑边界模糊，位于视网膜血管下，呈淡黄色至灰白色，视蛋白质与脂质的含量而异。随着时间的推移，炎性渗出逐渐丢失黄色成分（脂质含量减少）。渗出物由血管吸收或通过细胞吞噬而被清除。后极小圆形浸润斑发生于交感性眼炎，称 Dalen-Fuchs 斑。

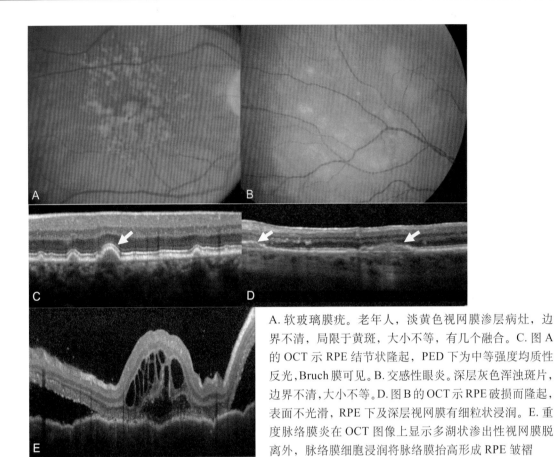

A. 软玻璃膜疣。老年人，淡黄色视网膜渗层病灶，边界不清，局限于黄斑，大小不等，有几个融合。C. 图 A 的 OCT 示 RPE 结节状隆起，PED 下为中等强度均质性反光，Bruch 膜可见。B. 交感性眼炎。深层灰色浑浊斑片，边界不清，大小不等。D. 图 B 的 OCT 示 RPE 破损而隆起，表面不光滑，RPE 下及深层视网膜有细粒状浸润。E. 重度脉络膜炎在 OCT 图像上显示多湖状渗出性视网膜脱离外，脉络膜细胞浸润将脉络膜抬高形成 RPE 皱褶

图 4-3-4　玻璃膜疣，脉络膜视网膜炎症性浸润

中间葡萄膜炎者在下方睫状体平部玻璃体可见炎症细胞凝聚而成的雪球状（snow ball）白色混浊，往往贴附于后玻璃体膜，与视网膜接近但不与其接触。

FFA：活动性浸润结节造影早中期呈弱荧光，晚期呈强荧光。

OCT：病灶显示 RPE 下或外层视网膜中等强度反光，带有颗粒状沉积或细胞浸润；大量渗出会造成渗出性视网膜脱离。脉络膜肉芽肿性浸润结节在重症葡萄膜炎（例如：VKH 综合征，交感性眼炎）可见 RPE 波浪状起伏不平称 RPE 皱褶。

（六）萎缩斑或瘢痕

脉络膜视网膜萎缩斑为一个边界清楚的圆形白斑，其色泽和白斑中所透见的组织，均因 RPE 及脉络膜萎缩的程度而不同。

视网膜及脉络膜组织完全萎缩消失，可直接看到白色巩膜，色素围绕于萎缩斑四周，萎缩斑内也可能有色素（图 4-3-5）。

视网膜色素上皮（RPE）完全萎缩者，而脉络膜血管未全萎缩，则于萎缩斑中可见脉络膜大中血管。

若 RPE 轻度萎缩，只见淡淡的脱色斑，无色素及脉络膜血管可见，但在荧光素血管造影中明显地显示窗样缺损，此种轻度萎缩斑多为激光凝固术后的瘢痕。激光凝固术后的瘢痕特点：大小一致，分布几乎均匀，瘢痕外表几乎相似，不限于后极，往往也在中周或周边视网膜。脉络膜视网膜萎缩斑也见于脉络膜视网膜萎缩、高度近视。高度近视的萎缩斑多在后极和中周部。

近视性脉络膜视网膜萎缩为圆形或不规则形，小而广泛，或孤立或多发的黄白色区，边缘可有色素聚集。萎缩区中可能见到黄白色脉络膜血管，有的带白鞘，有的可直接透视白色巩膜。萎缩斑孤立的或融合的。有的接近或接连颞侧弧形斑或视乳头周围萎缩。

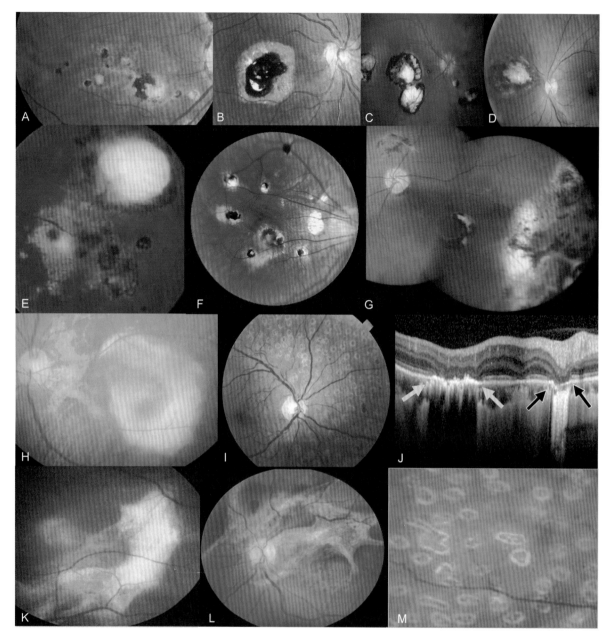

图 4-3-5　视网膜脉络膜瘢痕形成

A-F. 均为脉络膜视网膜炎后局灶性瘢痕。中央变薄显露白色巩膜，色素常增生游离至瘢痕边缘，视网膜外层萎缩，参阅 OCT 插图 J。G. 视网膜脱离术后大量瘢痕，色素增生多，淡黄色处 RPE 萎缩。H. 盘状瘢痕。AMD 的终末期，此种瘢痕神经胶质增生特多，视网膜增厚，呈淡黄色。I. 全视网膜光凝术后，激光术后瘢痕的特征是，大小相等，均匀分布的淡黄色圆斑，色素少甚至没有。J. 视网膜瘢痕的 OCT 切面示 RPE 萎缩，左侧瘢痕 RPE 色素增生，RPE 有多层强反光点遮挡投射光进入脉络膜，同时可见有些 RPE 细胞缺失之处出现窗样透光。右侧瘢痕 RPE 细胞丧失而明显透光至脉络膜。K-L. 视网膜下纤维化。M. 激光凝固造成的视网膜瘢痕的特点是白斑均匀分散，大小一致，往往有少许色素，外表几乎相似，不限于后极，往往在中周或周边视网膜

瘢痕脉络膜视网膜炎破坏 Bruch 膜和 RPE，脉络膜和视网膜可以被纤维化，组织融合粘连，形成脉络膜视网膜瘢痕。

脉络膜新生血管性 AMD 的终末期为不规则形淡黄色或白色瘢痕，称盘状瘢痕（disciform scarring），属于视网膜下纤维化。

VKH 综合征慢性期脉络膜视网膜萎缩的硬币状瘢痕呈淡黄色，界限清楚的小圆点。多灶性脉络膜炎的病灶呈圆形萎缩灶伴不同程度的脱色素和瘢痕形成，有时可在瘢痕灶之间出现新的活动性病灶。

脉络膜视网膜瘢痕在 OCT 图像中可见受累组织萎缩缺失，融合粘连。纤维血管性瘢痕呈强反光。FFA 早期纤维血管性组织遮挡荧光或呈轻微强荧光，逐渐增强后缓慢消退；但若有残留的积液，则强荧光可不消退。后期可被荧光素染色。

（七）纤维组织

纤维结缔组织含有胶原组织所以呈白色。

纤维血管膜的纤维来自成纤维细胞，成纤维细胞存在于视网膜血管的外膜，所以纤维血管膜常在视网膜血管附近，为不规则长条状白色机化组织（图 4-3-6）。机化组织收缩牵引常会产生牵拉性视网膜脱离。新生血管形成＋纤维组织＝增生性视网膜病变（proliferent retinopathy）。位于浅表，有时会突入玻璃体。见于增生型糖尿病视网膜病变（PDR）、视网膜血管阻塞。

脉络膜的纤维组织增生→ Bruch 膜破裂口→色素上皮下或视网膜下，例如盘状瘢痕中的白色纤维。

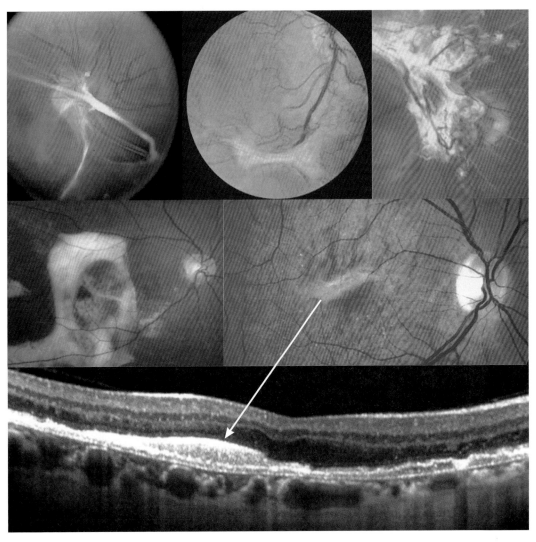

图 4-3-6　纤维血管膜和视网膜下纤维化

上排：纤维血管膜，沿着大血管分布，突入玻璃体中；中排：呈现于视网膜下者称视网膜下纤维化。下图：AMD 并发视网膜下纤维化的 OCT 图像

在动脉硬化的血管壁上堆积胶原蛋白→血管壁变厚甚至变成白色线条。

视网膜下纤维化（subretinal fibrosis）：这是一种边界清楚，丘状隆起的淡黄色异质性组织，形态不定，边缘常不规则，有时边缘光滑，致密度不均匀，可在黄斑任何位置（图4-3-7）。FFA早期可见到瘢痕进行性染色，至晚期通常呈异质性染料染色斑，边界清楚，无渗漏。在OCT上，纤维化是视网膜下很强反射病变，大小和位置不定，可能伴邻近的RPE和椭圆体区丧失。OCT-A图像中AMD视网膜下纤维化

几乎是一个不断灌注的异常血管网，并在视网膜外层和脉络膜毛细血管层继发结构的变化。这些情况与纤维化CNV的活动性和非活动性有关（Miere A, Semoun O, Cohen SY. Optical coherence tomography angiography features of subretinal fibrosis in age-related macular degeneration. Retina, 2015, 35:2275-2284）。见于AMD晚期（曾有中心凹下出血、CNV、抗VEGF治疗）、非常严重DME、激光瘢痕、中浆、POHS、PIC、MFC（纤维化不扩大）和特发性进展性视网膜下纤维化综合征（纤维化

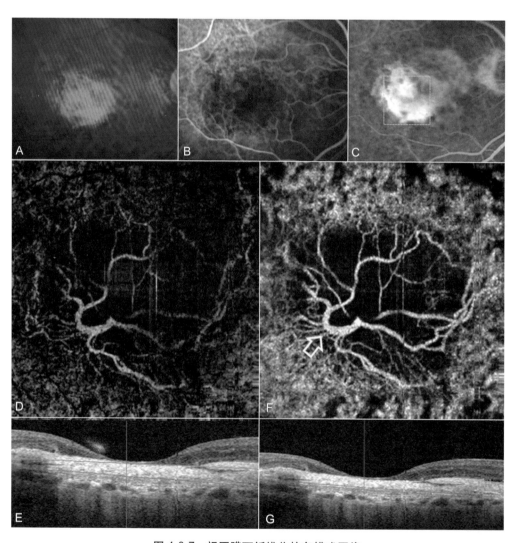

图4-3-7　视网膜下纤维化的多模式图像

渗出性AMD患者，81岁。A.彩照示黄斑有一个边界清楚的黄色丘形隆起。B. FFA早期遮挡性弱荧光。C. FFA晚期病灶染色，但无渗漏。未见CNV。D. OCTA示纤维瘢痕在外层视网膜层面（E）。F. OCTA像在脉络膜毛细血管层面（G）。D-F彰显树枝状模式的强信号血管。在大分支区域缺乏血流。此图引自Miere, et al.Retina, 2015, 35:2275

不断扩大范围）。破坏的 RPE 细胞激活 Müller 细胞刺激视网膜胶质细胞增生，促进视网膜下纤维化。其生长与结缔组织生长因子（CTGF）有密切关系；巨噬细胞浸润可以产生纤维生成因子、增殖因子和血管生成因子，还可以通过局部纤维化细胞促进细胞外基质合成。

（八）神经胶质增生

中枢神经系统组织的修复需要神经胶质（规范词为：神经胶质细胞）增生，类似于修复机制的纤维化。神经感光视网膜胚胎学上属于中枢神经系统（CNS），神经感光视网膜的修复依靠神经胶质增生（Müller 细胞的功能）。薄的神经胶质膜可能是透明的，厚的神经胶质膜呈白色，常为不规则形，如黄斑部视网膜表面膜（ERM）、黄斑皱褶（macularpucker）、增生性玻璃体视网膜病变（PVR）等。由于成肌纤维细胞（myofibroblast）的收缩故内界膜起皱褶。视网膜破孔附近的白色薄膜除神经胶质增生外尚可能因色素上皮转化（metaplasia of RPE）的纤维经破孔移行至视网膜浅层。

囊性视网膜神经胶质丛：神经胶质发育异常，常在赤道部，为 0.1～0.5DD，边界清楚的圆形或卵圆形的小土墩，可呈金字塔样突起，白石灰色。可造成视网膜撕裂。

偶尔，神经胶质增生及纤维化同时并存。雪堤（snowbank）是睫状体平坦部的一种机化增生性病变，呈白色或黄白色，位于下方睫状体平部-锯齿缘，伸向玻璃体腔，起源于炎性蛋白和细胞，神经胶质细胞和成纤维细胞（推测来自睫状体无色素上皮）。陈旧玻璃体出血的机化也可能出现白色出于同样的原因。

注释：增生（hyperplasia）是细胞不增大，细胞数量增多，但增多是有限的；若细胞增多超越有限界线就成为瘤形成（neoplasia）。增生与肥大不同，肥大（hypertrophy）是细胞或纤维增大，但数量不增多，例如视网膜色素上皮肥厚。

转化或化生（metaplasia）是指一组织在形态和功能上转变成另一组织，是机体的一种适应现象。如视网膜色素上皮转化成纤维，因而此种瘢痕伴有色素，例如黄斑盘状变性、视网膜下纤维化；长期孔源性视网膜脱离的视网膜下分界线（色素性，无色素性）。

未发育（aplasia）是胚胎时期组织缺乏发育，例如视神经未发育，但英汉医学词典中 aplasia 与 hypolasia 均译为发育不全。Hypolasia 是胚胎时期发育停止。

（九）眼底周边变性

周边视网膜是变性好发部位，如纵横交叉的纤细白条（格子样变性），见图 4-3-8、小圆形白斑（铺路石变性）、闪烁的霜样白条状似蜗牛迹（蜗牛轨迹变性）、细微白点（雪片）。

（十）视网膜坏死

视网膜坏死（retinal necrosis）出现大片均匀一致的白色的外观（图 4-3-9）。

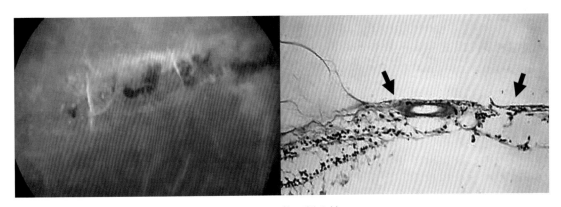

图 4-3-8　格子样变性

格子样变性，部分视网膜周边血管因透明变性而成纵横交叉的白色细条，伴色素簇。局部视网膜内层变薄（箭）。带状病变区在赤道附近，平行于赤道

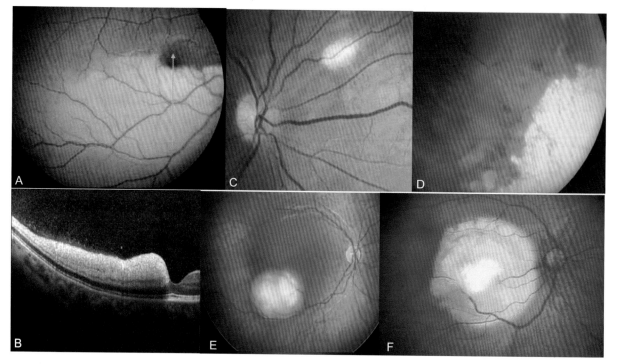

图 4-3-9　视网膜坏死

A. BRAO 后 3 天，颞下象限视网膜均匀白色混浊。其 OCT（图 D）示动脉阻塞区视网膜内层增厚，坏死区呈强反光。其 OCT(B) 示下方内层视网膜大片弥漫性强反光，增厚。C-D. 为 AIDS 患者巨细胞病毒性视网膜炎，前房和玻璃体无细胞。B. 示小颗粒状坏死。D. 示视网膜周边典型的周边颗粒状坏死病损，且有墨渍样出血。E-F. 视网膜母细胞瘤有白色坏死

1. 动脉阻塞性急性坏死　表现在该动脉所支配的范围。CRAO 表现整个视网膜呈白色浑浊，将小凹部位衬托出樱桃红斑。分支动脉阻塞者出现象限性视网膜坏死。毛细血管前小动脉坏死表现为棉绒斑。

2. 炎症性坏死　常由小白斑迅速扩大伸展而成大片。病原体包括病毒、细菌、真菌和原虫（弓形体）等。疱疹病毒性肉芽肿性葡萄膜炎导致以视网膜动脉炎为主的血管炎暴发急性视网膜坏死（ARN），周边视网膜散在坏死斑（拇指印状），几天之内迅速沿环状发展，而后向后极推进。巨细胞病毒性视网膜炎见于严重免疫功能低下者，视网膜大片苍白混浊——视网膜全层坏死及水肿，伴有出血及血管炎。真菌性视网膜炎引起的视网膜脓肿呈白色。弓形病脉络膜视网膜炎为白色病损排列成卫星状。细菌感染性急性眼内炎初期在 PPV 手术时能看到大片视网膜呈白色坏死。

坏死的视网膜肿瘤也为白色，退化（坏死）的视网膜母细胞瘤通常被描述为"奶酪"(cottage cheese)。

（十一）玻璃体积血机化物

陈旧性玻璃体积血机化物（organized hemorrhage in vitreous）呈白色，云朵状，与红色或深红色积血混杂，都在下方玻璃体。混浊物因眼球运动而有后运动。积血全部机化后不再见红色积血而全是白色机化物。

（十二）脉络膜缺损

脉络膜缺损（coloboma of the choroid, choroidal coloboma）又称视网膜脉络膜缺损（retinochoroidal coloboma）。典型的脉络膜缺损是由于胚裂闭合不全（incomplete closure of the embryonic fissure）造成的，所以一定在视盘下方，接近视盘（极少数病人缺损延伸至视神经头）；一大片类圆形白色区，因缺失 RPE 和脉络膜，故全部缺损区呈现白色（神经胶质组织

和巩膜）；大小不一，多数为 3 ～ 6 DD（1 DD，1 个象限）；边界清楚，在边沿常有色素增生；可见少量脉络膜血管（图 4-3-10）。视网膜血管稀落，跨越走行，以张开的姿势走向脉络膜缺损的边缘；小缺损的视网膜血管改变不明显。

1. 完全性脉络膜缺损　从视盘下方至锯齿缘。

2. 不完全性脉络膜缺损　有些病例胚裂闭合不全的缺损组织包括虹膜、睫状体、视网膜脉络膜和视神经。

3. 非典型脉络膜缺损　并非由于胚裂闭合不全所致，故不在视盘的下方。圆形白斑颇似萎缩性病灶。少见，三甲医院几年见 1 例。

缺损可能单独发生或与其他眼异常相关。约 8% 的先天性脉络膜视网膜缺损的眼伴有视网膜或脉络膜脱离。可能不规则的常染色体显性遗传，但也有隐性遗传。

组织病理学：脉络膜缺损区 RPE 缺失。感光视网膜组织发育不全，但层次反转，杆细胞和锥细胞在内侧，而神经纤维层与巩膜相邻，有神经胶质瘢痕，有时见发育不良的玫瑰花瓣。其下层脉络膜是完全发育不全或缺失，RPE 缺失是脉络膜缺损（不存在）的主要原因。缺损的边缘有色素增生。缺损区域的巩膜通常变薄，可能是囊性的。囊性空间通常被增生的神经胶质组织填充，有时足以类似肿瘤。

视网膜脉络膜缺损的主要缺陷是缺失神经外胚层，神经嵴衍生组织如虹膜基质、睫状体基质和肌肉；而脉络膜的缺失是继发性的。

（十三）黄斑缺损

黄斑缺损（macular coloboma）有三类：① 由于发育期间胚裂闭合不全所致的沿水平缝合的弓形束不完全分化，称为典型缺损；发育期间胚裂闭合不全性黄斑缺损，有家族遗传倾向，多表现为常染色体显性遗传，极少数为常染色体隐性遗传，亦有散发病例。常伴有 Down 综合征，眼部可合并其他先天性异常如虹膜缺损、视神经缺损、小角膜、小眼球等。② 病人母亲妊娠期宫内感染（弓形体、结核及梅毒）引起胎儿脉络膜炎症性瘢痕，这种所谓的"黄斑缺

损"，不是真正的缺损（图 4-3-10）。③ 视网膜营养不良晚期呈现的黄斑萎缩斑，也不是真正的缺损。见于报道的有视网膜色素变性（RP）后期，Leber 先天性黑矇，北卡罗来纳州黄斑营养不良症（North Carolina macular dystrophy）的第三期（即脉络膜萎缩期），中心凹或整个黄斑部的 RPE 和脉络膜毛细血管完全萎缩。被不准确地描述为"葡萄肿"和"缺损"，因为葡萄肿的定义为巩膜扩张，缺损的定义是先天性组织不存在。有人提出用"火山岩（caldera）"描述北卡罗来纳州黄斑营养不良症的黄斑凹陷的外观。

郑燕林综述黄斑缺损有 3 个分型：① 色素型：此分型在黄斑缺损病例中最多见，只包括相当于黄斑区的脉络膜缺损，在缺损区内及其边缘有弥漫的色素增殖及不规则的色素聚集，几乎掩盖裸露的巩膜组织。缺损区表面为正常的视网膜血管跨越，脉络膜毛细血管缺如，但可见少数纡曲的脉络膜大血管。② 无色素型：此分型的黄斑缺损常累及脉络膜与视网膜，缺损区内呈现白色的巩膜组织。色素很少，多沿边缘呈不规则型细线。缺损区内一般看不到脉络膜血管，视网膜血管在缺损区边缘中止，不进入缺损区内，缺损区常低于眼底平面，甚至呈深陷的凹坑，以上两种分型可有不同程度的交叉。③ 血管异常型：黄斑缺损有色素或无色素型合并血管异常。脉络膜血管与视网膜血管异常吻合或前伸至玻璃体或晶状体，或血管自缺损区内穿出而又消失。眼底可仅表现为黄斑缺损或合并胚胎裂处脉络膜缺损。

（十四）视网膜结晶

视网膜浅表有折光性结晶物沉积。多数是淡黄色至白色，微小结晶，称结晶性视网膜病变（crystalline retinopahy），见图 4-3-11。

原因有视网膜出血、医源性、全身药物不良反应，全身病或视网膜病的一种表达。临床上并非多见。

胆固醇沉积物：视网膜出血的红血细胞的质膜可形成胆固醇沉积物。Bietti 结晶性视网膜

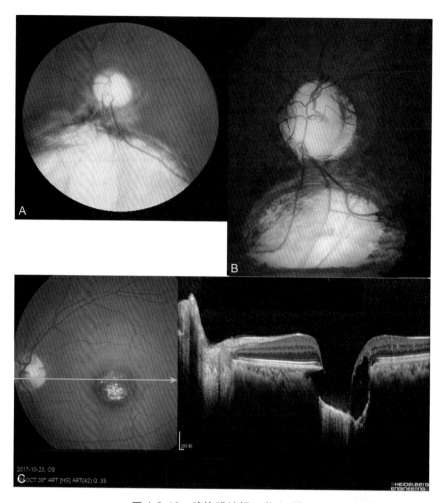

图 4-3-10　脉络膜缺损，黄斑缺损

A. 脉络膜缺损，典型；B. 脉络膜缺损伴有视神经缺损；C. 黄斑缺损（男，31 岁）

营养不良（常染色体阴性遗传。视网膜内和角膜缘有胆固醇样结晶沉积）。

头孢他啶：灰白色结晶，沉淀于视网膜表面。头孢他啶在室温下不沉淀，但在 37℃ 环境会沉淀。玻璃体内注射后在视网膜表面有白色微粒沉积在视网膜表面，2 周后自行消散。

他莫昔芬（tamoxifen）：为选择性雌激素受体调节药。这种药物能干扰雌激素的某些活动，模拟其他雌激素作用。用于治疗某些乳腺癌。总剂量 100g 以上可引起中毒。金黄色结晶沉积于视网膜内层（NFL 及内丛状层）。会产生黄斑水肿。停药后水肿消退，但沉积物依旧存在。

斑蝥黄（canthaxanthine）：是深紫性结晶，天然色素，为食品橙色着色剂。2 年内摄入总剂量在 16g 可在视网膜浅表形成一个环形金黄色沉积。停药后需数年才能消失。

甲氧氟烷（methoxyflurane）：是草酸钙结晶，无色透明，是一种吸入麻醉药。中毒可引起肾衰竭。结晶物沉积于视网膜血管内或 RPE。

滑石粉：呈白色，略带青色或绿色。滑石粉静脉注射在视网膜中心凹周围血管内可阻塞血管。

呋喃妥因（nitrofurantoin）：长期应用于慢性泌尿道感染可在后极出现闪光的沉积物，环状排列。停药后即消失。

白色结晶：钙化玻璃膜疣，视网膜母细胞瘤，视网膜星形细胞错构瘤，弥漫型脉络膜血管瘤，视盘疣，脉络膜骨瘤（深层大片淡黄色团块）。

钻石粉：Tano 钻石粉刷去除视网膜前膜时钻石粉脱落。

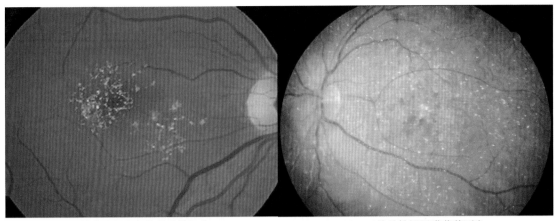

他莫昔芬中毒性结晶物沉积	Bietti结晶性视网膜营养不良

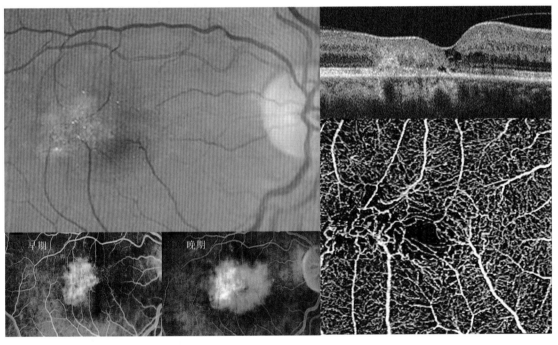

图 4-3-11　视网膜结晶物沉积

MacTel 2。45 岁女性，两侧性，中心凹颞侧毛细血管扩张、渗漏、混浊。OCT 示中心凹颞侧外层视网膜破坏、萎缩。FFA 示颞侧毛细血管扩张、渗漏，晚期渗漏扩展至中央。OCTA 示颞侧毛细血管扩张和扭曲

MacTel 2：视网膜浅表细小折光性结晶沉积。如图 4-3-11，中年女性，两侧性中心凹颞侧毛细血管扩张、渗漏，OCT 示视网膜形成囊间隙，小凹 EZ 带中断或丧失；钝头直角扩张小静脉。

胱氨酸病（cystinosis）：常染色体隐性遗传性肾病，后极部视网膜色素上皮弥漫性斑驳状细小闪光的沉积。

草酸盐沉着症（oxalosis）：常染色体隐性遗传性肾衰竭伴生存期缩短。视网膜下折光性结晶沉积，伴视网膜色素上皮萎缩或瘢痕。

三、眼底橘黄色斑

眼底后极橘黄色斑：①年轻人可见于黄斑营养不良（双侧性，可有家族史）、脉络膜骨瘤（罕见，男：女 =1：4。双眼居多）。②老年人首先想到 PCV；少见：获得性卵黄样病损（AVL），脉络膜血管瘤，巩膜脉络膜钙化斑。

Best 黄斑营养不良：年轻人黄斑有一个卵黄样斑块，双眼对称或近似对称，黄色脂褐素沉积于 RPE 和（或）视网膜下间隙，圆形光滑及色泽有如蛋黄。囊肿破裂后会改变形态。

PCV：后极有橘黄色斑，45 岁以上老年人首先想到息肉状脉络膜血管病变（PCV），橘黄色斑常为 1/3 DD，可以伴有硬性渗出、PED 等改变，需要做 FFA，但是以 ICGA 为最佳检查手段可以发现脉络膜内丛血管网终端有血管瘤性扩张。

获得性卵黄样病损（acquired vitelliform lesion，AVL）：为黄斑视网膜下强自身荧光黄色物堆积，OCT 上卵黄样物质沉积于视网膜下 RPE 上。并非卵黄状黄斑营养不良（Best 营养不良）。年龄 45—93 岁（平均 72 岁）。

孤立型脉络膜血管瘤：圆形隆起；表面可有色素沉着，大肿瘤大多伴有 RPE 增生、渗出性或浆液性视网膜脱离。须做 FFA、ICGA、A 超证实。

脉络膜骨瘤：罕见。年轻人，女性为多。双眼居多。常围绕视盘，橙黄色，轻微隆起。具有特征性边界：边界清楚，圆钝不整齐有如扇贝、伪足。肿瘤大小 1.5 ～ 15DD，隆起度为

0.5 ～ 2mm。肿物表面凹凸不平，有棕色素沉着，有时有视网膜下出血。须做 FFA、B 超、OCT 等证实（图 4-3-12，图 4-3-13）。

四、眼底白色条纹

（一）白条在视网膜血管之上

血管纤维性不规则白条：在视网膜血管之上或可突入玻璃体（图 4-3-6）。见于视网膜新生血管形成、糖尿病、早产儿视网膜病变（ROP）、增生性脉络膜视网膜病变。

视网膜皱褶：皱褶细微，必须仔细观察，最好用裂隙灯。常见于视网膜表面膜，黄斑皱褶。

（二）白条在视网膜血管平面

1. 血管鞘（vascular sheathing）　在血管两旁，平行于血管的白色鞘，见于视网膜血管病变。

2. 视网膜血管反光　视网膜浅层大的血管将视网膜表面组织抬起，在血管壁两旁形成褶凹，此褶凹与血管平行，故出现血管旁的反光。由于投射光方向的缘故，往往只见一侧的反光，并且转动检眼镜时反光会有变异。初学者勿误认为血管鞘。

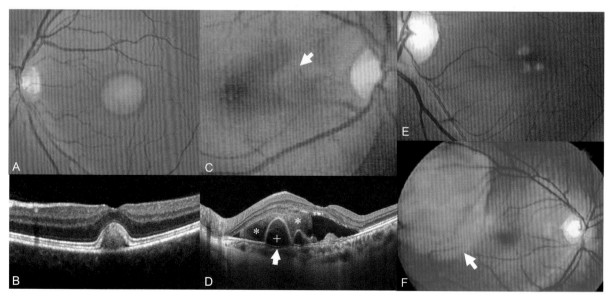

图 4-3-12　眼底橘黄色斑

A. 卵黄状营养不良（两侧对称）。B. OCT 图像示沉积物在 EZ（旧名 IS/OS）和 RPE 光带之间。C. 息肉样脉络膜血管病变。D. OCT 图像示浆液血液性视网膜脱离（*），拇指状 PED（+）及小型 PED。E. 成年发病卵黄状营养不良，3 个淡黄色深部小病灶。F. 孤立型脉络膜血管瘤

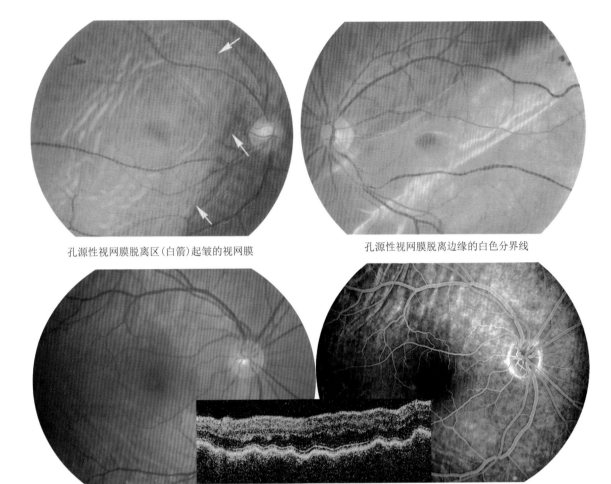

孔源性视网膜脱离区（白箭）起皱的视网膜　　　　　　孔源性视网膜脱离边缘的白色分界线

脉络膜皱褶。RPE平面斜向明亮和暗黑伴随线条，在FFA图像中更清楚。OCT示RPE-内层脉络膜波浪样起伏，皱褶尚均匀，与图像中的皱褶对应

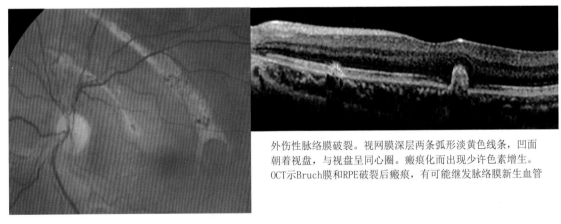

外伤性脉络膜破裂。视网膜深层两条弧形淡黄色线条，凹面朝着视盘，与视盘呈同心圈。瘢痕化而出现少许色素增生。OCT示Bruch膜和RPE破裂后瘢痕，有可能继发脉络膜新生血管

图 4-3-13　白条在视网膜血管之下

（三）白条在视网膜血管之下

1. 分界线（demarcation line）　视网膜脱离区后缘因纤维化反应或增生的 RPE 细胞转化脱色，形成一根白线，位于脱离与未脱离的交界，称分界线。也可能使色素黑线变成白色

（图 4-3-13）。此白线表明视网膜脱离已 3 个月以上，或者已复位（图 4-3-13）。

2. 外伤性脉络膜破裂　后极部弧形，凹面朝着视盘，后期有色素增生。

3. 漆裂纹（lacquer crack）　高度近视眼后

极部的不显著的白色条纹。Bruch 膜破裂呈现不规则白色条纹。检眼镜下很易漏诊，FFA 和 ICGA 中很易发现。

4.脉络膜皱褶（choroidal folds） 暗淡的褶沟与明亮的褶嵴组成平行的白色弧线，见于低眼压，眶内占位性病变抵压球壁；眼内肿瘤挤压脉络膜；视盘水肿在视盘周围的同心圈形皱褶，AMD 的盘状瘢痕。

五、眼底红色 / 褐色 / 灰色条纹

血管样条纹（angioid streaks）很容易被误认为视网膜血管未引起注意而漏诊。经组织学证明并非血管而系 Bruch 膜弹性层退行性变而

致破裂。这种眼底表现少见，但因其表现特殊而引起注意。常是两侧性。血管样条纹与其他 Bruch 膜破裂（近视性漆裂纹，外伤性脉络膜破裂）一样可发生脉络膜新生血管形成，且与某些全身弹性组织变性疾病有关，例如弹性假黄瘤（pseudoxanthoma elasticum，PXE）（34%）、Paget 病（10%）、血红蛋白病（6%）；特发性者约 50%。

六、眼底色素异常

正常眼底黑色素有两种来源：视网膜色素上皮（RPE）及充填于脉络膜血管间的色素（眼底色素异常如图 4-3-14）。脉络膜及巩膜被

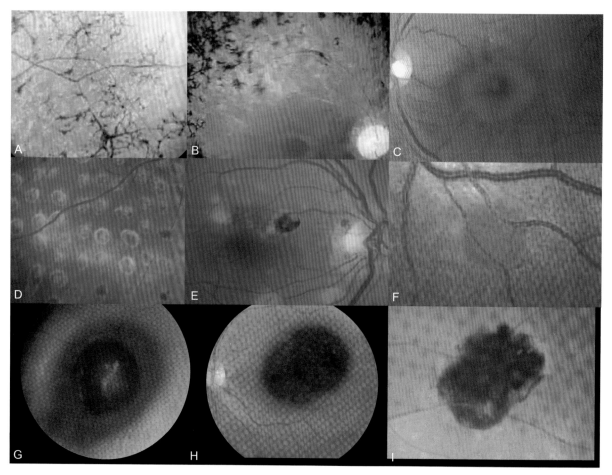

图 4-3-14 视网膜色素增多

A-B.视网膜色素变性。骨刺样色素，沿着血管分布的倾向。C.牛眼状黄斑色素改变，中央及外圈色素沉着，之间为色素减退环。D.激光光凝后瘢痕，均匀散布，大小一致。E.多灶性脉络膜炎，陈旧病灶聚集色素簇。F.脉络膜痣。G-H.脉络膜黑色素瘤，隆起＞2mm，蘑菇状，浅表有橘黄色斑点。I.先天性色素上皮肥大，为乌黑色斑，扁平，不均匀，有些间隙，镶花边状，边圆有脱色素晕

RPE 遮挡住,故检眼镜或裂隙灯检查都不能直接看到脉络膜及巩膜。当 RPE 萎缩时可直接看到脉络膜或巩膜,当然脉络膜被透见的程度与 RPE 萎缩的程度成正比。这种透见现象在检眼镜检查时远不及荧光素血管造影出现的窗样缺损(window defect)那么明显。

病理改变:RPE 的改变有缺失(萎缩,atrophy)、肥大(hypertrophy)及色素增多(hyperpigmentation)、复制(增生,hyperplasia)、转化或化生(metaplasia)成另一种组织例如纤维或骨。视网膜色素上皮肥厚常伴有色素增生;色素增生常伴有 RPE 转化。

色素过多及过少均属异常。RPE 异常往往同时出现色素过多及缺乏,但从症状分析角度将其分成两类。

(一)色素增多

1.广泛散在性色素过多

(1)骨小体样(bone-corpuscular):又称骨刺样(bone spicule)或星芒状色素,沿着血管分布,赤道部尤多,有时色素不呈典型的形态,而可为圆形或不规则形,两侧对称,此系典型的视网膜色素变性(RP);也可见于遗传性脉络膜视网膜营养不良。

(2)豹皮样色素沉着(leopard-spot pigmentation):见于葡萄膜积液综合征、眼内淋巴瘤、白血病、脉络膜转移癌、双侧弥漫性葡萄膜黑色素细胞增生,以及器官移植性脉络膜视网膜病变(organ transplant chorioretinopathy)。

(3)椒盐状眼底(salt and pepper fundus):大面积散在色素颗粒堆积与白色脱色素斑点混杂。广泛椒盐状眼底见于假性 RP、梅毒性视网膜改变(先天性或获得性)。

2.局部不规则点状色素

(1)色素丛(pigment clump):老年性黄斑变性的体征之一。

(2)斑驳状(mottling):小范围色素堆积混杂白色脱色素斑点,见于 AMD,黄斑轻度炎症后。

(3)色素增生:在萎缩性病灶四周镶有色素边,在病灶中央或许也有少量色素游离。例如,激光凝固区内 RPE 被破坏,色素被凝固区边缘的 RPE 吞噬,故在白色光凝斑边缘有色素圈。

(4)色素增生线:像柏林围墙那样将视网膜脱离区与未脱离区分隔开。

(5)牛眼状黄斑改变(bull eye retinopathy):常见于锥细胞营养不良、clofazimine 及氯喹中毒反应;偶尔发生于 Stargardt 病,成人发病卵黄样黄斑营养不良的晚期。

3.黑色(褐色)斑块

(1)脉络膜色素痣:在视网膜色素上皮下,故见青灰色斑,直径 1/3 ~ 2 DD,常见。

(2)先天性色素上皮肥大:为乌黑色圆斑,与生俱有,扁平,不均匀,有些间隙,镶花边状,边界清楚并有脱色素晕,状似脉络膜色素痣及小型脉络膜黑色素瘤。熊足迹(bear tracks)群集状深灰色斑,为一种色素上皮肥大的变异型。

(3)脉络膜黑色素瘤:中国人比白种人少见,蘑菇状,隆起 > 2mm,肿瘤表面有地图状橘黄色素斑块。

(4)黄斑黑色素块:AMD 色素丛。盘状变性及视网膜下新生血管形成有时有褐色斑块,但总有些黄色渗出或暗红色视网膜深层出血。高度近视眼的黄斑黑色素块,称 Fuchs 斑。

(二)色素缺乏

根据 RPE 和脉络膜基质萎缩程度而有不同临床表现,轻度者仅为色素稀薄,故呈现淡黄色斑;局部 RPE 萎缩区可透见脉络膜血管,典型的表现为地图状萎缩;豹纹状眼底为弥散性 RPE 萎缩的代表。RPE 萎缩常伴有脉络膜毛细血管萎缩,中等度 RPE 萎缩区能显露脉络膜血管及血管间色素。晚霞眼底是色素缺乏的表现。

白化病是 RPE 和脉络膜基质色素严重缺乏的典型表现。

七、眼底出血

视网膜中央血管系统形成二层毛细血管网,一在神经纤维层和神经节细胞层,一在内核层前后缘。由毛细血管而来的渗出造成的出血较小而局限于此二层中。出血吸收时四周先出现黄白色的机化物，部分吸收状态的出血呈橘红色或淡红色。

眼底出血（fundus hemorrhages）要注意其形态、大小、色调、层次。出血在眼底的位置、分布，以及数量（图4-3-15），这对诊断具有重要意义。例如：出血分布在一个象限、上半或下半视网膜、4个象限者常是静脉阻塞，在阻塞静脉的整个分布范围均可有出血（大多是神经纤维层出血），越靠近视盘出血越多。视盘水肿的出血都在视盘内或其边缘附近。缺血性视神经病变出血在视盘及其边缘，仅几丝小出血。早期视网膜静脉周围炎的出血多在周边区，静脉有血管鞘。糖尿病性视网膜出血多为散在点状或墨渍状，多在后极。动脉硬化及肾炎等的视网膜出血比较散在，但靠近视盘处出血多些，大多是神经纤维层出血。

黄斑部出血：应首先警惕脉络膜新生血管形成，早期仅少量出血，典型者呈盘状，多层次出血（视网膜内及视网膜下，甚至伴有色素上皮下）。PCV大片视网膜下出血以血管拱及视盘为中心，后极部视网膜下橘红色病灶。高度近视眼病人黄斑出血小，与背景色调反差不突出，故易漏诊。视网膜巨动脉瘤也为盘状多层次出血，巨动脉瘤在黄斑上方或下方的动脉弓。内界膜下出血占据整个黄斑，有血细胞和血浆的水平分割线。玻璃体下出血在黄斑偏下方，常呈舟状有液平面，但血浆部分的边界不清楚。

（一）玻璃体积血

玻璃体积血（vitreous hemorrhage，VH）或称玻璃体内出血（intravitreal hemorrhage）。玻璃体腔内的出血来自视网膜或睫状体（见第3章玻璃体），常需数月至数年才能清除。

（二）玻璃体下出血

玻璃体下出血（subhyaloid hemorrhage）又称视网膜前出血（pre-retinal hemorrhage）。出血位于玻璃体后皮质的"面"与视网膜内界膜之间，出血造成局部玻璃体后脱离，因重力关系血细胞沉积于下部，呈液平面。上部为血浆和(或)液化玻璃体。出血位于后极黄斑偏下方，一般多超过2DD。病人坐位时，用检眼镜可见一个边界清楚的细长舟状出血，两端稀少出血可出现波浪状弯曲（图4-3-16）。玻璃体膜下出

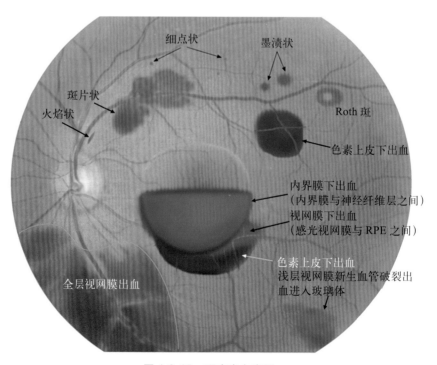

图 4-3-15　眼底出血类型

血经数月吸收。

见于 PDR、视网膜静脉阻塞、动脉硬化、静脉周围炎、巨动脉瘤、白血病或其他严重出血性疾病。视网膜静脉阻塞病人视网膜神经纤维层出血压力过高时出血能冲破内界膜而抬高局部后玻璃体膜。PDR 病人视网膜新生血管沿玻璃体 - 视网膜界面生长，或者视网膜浅层新生血管或视盘新生血管破裂，出血突破内界膜而进入后玻璃体膜下。此类出血更多时突破玻璃体皮质而成为玻璃体出血。

黄斑部圆顶形伴液平面的出血，例如 Valsalva 视网膜出血，以往被称视网膜前出血。美国著名病理学家 Yanoff（1989）指出此种出血实为视网膜内界膜下出血。此后经高清 OCT，激光击穿 ILM，和 ICG 染色等手段研究分析，视网膜前出血大多数被确定是内界膜下出血。不过，目前名称上尚有些混淆，有的尚不知道内界膜下出血。

（三）视网膜内出血

视网膜内出血（intraretinal hemorrhage），出血位于内界膜与 RPE 之间。新鲜出血呈鲜红色，陈旧出血呈褐色。陈旧出血与视网膜色素

上皮下出血的区分在于色素上皮下出血总带有乌褐色调。

1. 火焰状（flame-shaped）或线状（linear）出血　出血位于后极部神经纤维层，出血是沿着神经纤维的间隙扩散，因此有其独特的线状或火焰状出血形态，线条方向与神经纤维方向一致（图 4-3-17）。常见于静脉阻塞、糖尿病、高血压、视盘水肿。

眼球减压视网膜病变（ocular decompression retinopathy），又称沉箱病，潜水病。表现为视网膜出血，急性降低眼内压（IOP）。出血发生在所有视网膜层。平均眼压下降（33.2±15.8）mmHg。

周边部视网膜的神经纤维层呈网状，中间有圆形空隙，故出血呈点状或墨渍状。

2. Roth 斑（Roth spot）　白心出血（white-centered hemorrhage），白心相当于纤维蛋白 - 血小板堆集于神经纤维层；或者为白血病细胞（白血病），或细菌栓塞的微脓肿（感染性眼内炎）。Roth 斑（1878 年由 Litten 提名），当初曾被 Moritz Roth 发现于亚急性细菌性心内膜炎病人，认为是特征性体征，实际上仅出现于 1%～5%

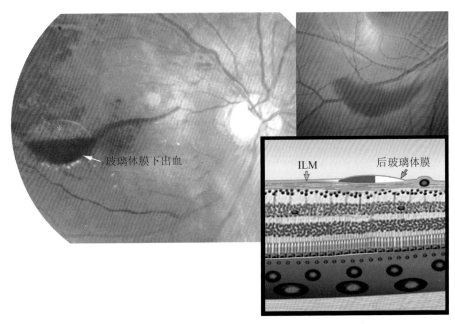

图 4-3-16　玻璃体膜下出血

舟状出血有液平面，血红细胞沉积于下，上为淡黄色血浆（*）。BRVO 患者视网膜浅层出血压力高涨时突破内界膜而进入后玻璃体膜下。示意图：绿色线条表示内界膜 (ILM)，橘黄色线条为后玻璃体膜 (PH. posterior hyaloid)

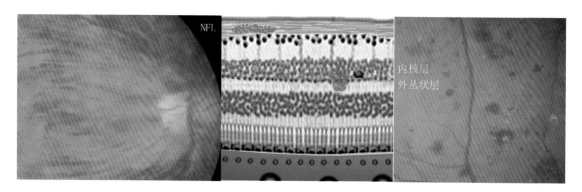

图 4-3-17 火焰状出血（神经纤维层）和墨渍状出血（内核层和外丛状层）
火焰状出血位于神经纤维层的浅层血管网，墨渍状出血在内核层和外丛状层的深层血管网

病人。后来也发现与其他病人，多见于血恶液质（白血病）。白心出血偶尔也会见于其他病变，如静脉压增高（新生儿产伤、难产母亲、动静脉交通引起的颅内出血），缺血（恶性贫血、缺氧、CO 中毒），系统性红斑狼疮，毛细血管脆性增加（高血压性视网膜病变、糖尿病性视网膜病变、口服避孕药）。念珠菌性眼内炎病人的白色脉络膜视网膜病灶边缘围有环状出血酷似 Roth 斑（图 4-3-18）。

3. **细点状（dot）出血** 位于内核层和外丛状层。用检眼镜观察很像微动脉瘤，二者极难区分者可记录为 H/Ma（点状出血 / 微动脉瘤）。细点状出血常见于糖尿病、高血压、血管炎、血恶液质。

微动脉瘤（microaneurysms）为深层毛细血管床异常引起的管壁囊样扩张（直径 < 60μm），需荧光素血管造影才能与细点状出血鉴别，荧光素很快充盈微动脉瘤，造影后期有渗漏。微动脉瘤内血液凝固者荧光素不能进入，既不能充盈更无渗漏。微动脉瘤常见于非增生型糖尿病视网膜病变（NPDR），也可见于视网膜血管病变（静脉阻塞、动脉阻塞、Coats 病、高血压、视网膜血管炎、黄斑血管扩张）、SLE、视网膜错构瘤、肉样瘤病。

4. **墨渍状（blot，blotchy，inkblot）出血** 视网膜深层毛细血管网出血。位于深层（内核层及外丛状层）。圆斑形，因受到垂直位 Müller 纤维及神经元细胞核的约束，呈纵行扩散。周边视网膜神经纤维层出血，因神经纤维层呈网状，故也可出现墨渍状出血。墨渍状出血常伴有细点状出血。常见原因与细点状出血同。

（四）内界膜下出血

内界膜下出血（subinternal limiting membranous hemorrhage），出血位于内界膜与神经纤维层之间，一般出血块较大，4～5DD 直径，呈球状、大半圆形或半圆形。病人坐位时上方有液平面，为边界清楚的大块出血，血红细胞沉在下部，上部为血浆及血白细胞（图 4-3-19）。

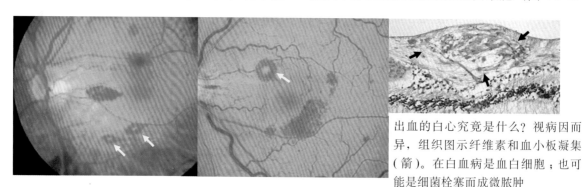

出血的白心究竟是什么？视病因而异，组织图示纤维素和血小板凝集（箭）。在白血病是血白细胞；也可能是细菌栓塞而成微脓肿

图 4-3-18 白心出血

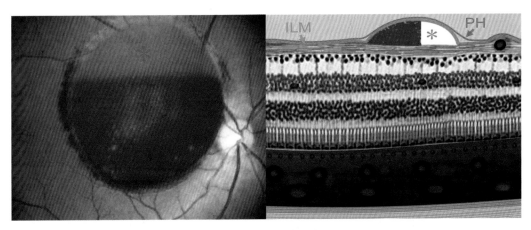

图 4-3-19　内界膜下出血

黄斑巨大圆顶形出血，液平面之上是血浆 (*)。示意图是黄斑出血部位的纵切面。ILM. 内界膜。PH. 后玻璃体膜

内界膜下出血曾被错误地称为玻璃体下出血（subhyaloid hemorrhage）或视网膜前出血（pre-retinal hemorrhage）（Yanoff：Ocular Pathology 3rd ed. 1989：391，475）。请注意，目前英文书本及中文杂志上使用内界膜下出血名称者日渐增多，但仍然有人将它写为视网膜前出血或玻璃体膜下出血。

（五）视网膜下出血

1. 视网膜下出血（subretinal hemorrhage）出血位于感光细胞与 RPE 之间。出血色红，在感光视网膜下的间隙，面积颇大，出血处常隆起。出血经几周吸收，留下淡黄色脱色外观。在黄斑部常为脉络膜新生血管形成（CNV）引起，高度近视眼及外伤性脉络膜破裂也可造成。

2. 黄斑下出血（submacular hemorrhage）黄斑区血液积聚在感光视网膜与 RPE 之间，血液来自脉络膜或视网膜血循环。出血呈明亮的红色，边界稍模糊。出血＜ 1DD 者不称为黄斑下出血。小型黄斑下出血：直径 1 ～ 4DD。中等黄斑下出血：直径至少 4DD，但不超越颞侧血管拱。大型黄斑下出血：超越颞侧血管拱。黄斑下出血厚度常＜ 500μm，＞ 500μm 者属特厚。

有时出血位于 RPE 和 Bruch 膜之间。出血呈暗红几乎是黑色的外观，而出血的边界容易界定。视网膜下出血和 RPE 下出血两者可以并存（图 4-3-20）。

大的黄斑下出血常发生于特发性 PCV；是新生血管性 AMD 的一种不常见的表现。大的隐匿性 CNV 病人在贝伐单抗治疗后 40% 发生黄斑下出血。

黄斑下出血损坏光感受器细胞，由于血液的铁的毒性，纤维蛋白收缩，营养物质流量减少，随后黄斑瘢痕——视网膜下纤维化。

临床和实验研究支持及时治疗，因为黄斑下出血在 24h 内可以发生组织损伤。未经治疗的自然史差，平均最终视力 0.01（Stanescu-Segall D, Balta F, Jackson TL. Submacular hemorrhage in neovascular age-related macular degeneration: a synthesis of the literature. Survey of ophthalmology，2016，61:18-32）。

（六）色素上皮下出血

色素上皮下出血（subpigment epithelial hemorrhage），出血位于 RPE 与脉络膜之间。大多是脉络膜出血。由于出血在 RPE 的后方，故呈带绿的暗红色或深褐色，几乎是黑色。多量出血可把视网膜抬高形成一隆起的包块，状似脉络膜黑色素瘤。例如：脉络膜新生血管、高度近视眼、外伤或眼压急剧下降等（图 4-3-20）。

（七）其他

1. 浅层视网膜出血（superficial retinal hemorrhage）　是指视网膜浅层血管网的出血。

2. 深层视网膜出血（deep retinal hemorrhage）　是指视网膜深层血管网的出血。大片暗红色的视网膜出血。此名称含糊，也指视网膜

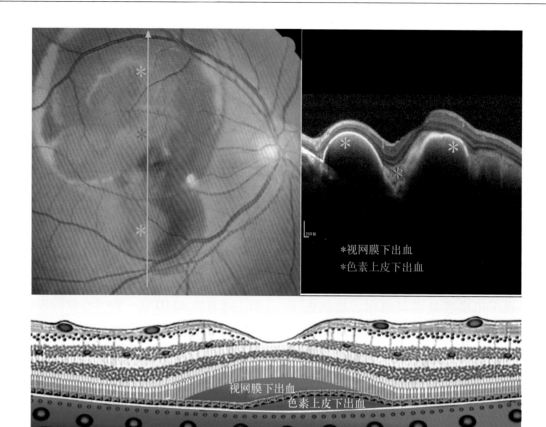

*视网膜下出血
*色素上皮下出血

视网膜下出血
色素上皮下出血

图 4-3-20　视网膜下出血和 RPE 下出血

下出血；甚至有人不适当地将它包括 RPE 下出血。墨渍状出血属于深层出血，但是西方习惯上描述为墨渍状。

斑片状出血（patchy hemorrhage），色暗红，甚至乌褐色。量多，斑片状，可融合成大范围出血，酷似 RPE 下出血，但比 RPE 下出血范围小，OCT 有助于对此类出血的鉴别。此种暗红带黑色的出血，出血范围涵盖 NFL，内核层和视网膜下。出血区视网膜毛细血管闭塞，具有严重视网膜缺血。见于缺血型视网膜静脉阻塞，视网膜巨动脉瘤，眼钝性伤。有时孤立的 < 1DD 的乌褐色出血，OCT 发现此种浓厚的出血仅在神经纤维层（图 4-3-21）。

全层视网膜出血（full-thickness retinal hemorrhage）：见斑片状出血。

八、视网膜血管异常

血管异常包括血管走向、血柱口径、血柱色调、血管壁反光、血管鞘、白线血管、栓子、搏动、新生血管形成、侧支（循环）血管、微动脉瘤、巨动脉瘤、血管瘤（表 4-3-2）。

（一）血管扭曲

先天性血管弯曲蛇形：视网膜血管的正常走行是平滑的轻度弧形。

血管扭曲（vascular tortuosity）的标准是：血管的行径呈波浪状或 S 形，可以描述为扭曲。扭曲的血管一般口径增粗。

动静脉均可呈蛇形或只见于动脉或静脉，波及整支血管或仅某一分支。血管弯曲蛇形程度也不一致。血管蛇形在远视眼较多。

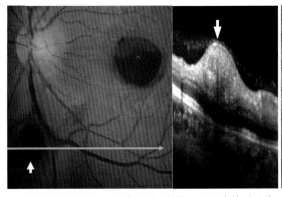
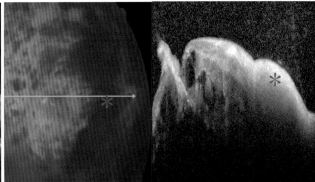

孤立的小于1DD的乌红色出血（白箭），OCT清楚展示此出血斑在神经纤维层。

右上图和下排图：大片弥散性乌红色斑片状出血是视网膜全层出血（*）。常见于RVO，DR。严重视网膜缺血，FA示无灌注区（长箭）。非常可能发生视网膜新生血管

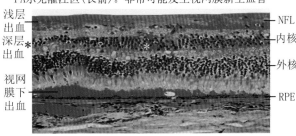

浅层出血
深层出血 *
视网膜下出血

NFL
内核层
外核层
RPE

图 4-3-21　乌红色视网膜全层出血

表 4-3-2　视网膜血管异常表现和病症

视网膜血管表现	常见病症
弯曲	
• 扭曲	先天性、动脉痉挛、动脉硬化、视网膜表面膜（黄斑）、低血压；静脉回流障碍（弯曲增粗）：视网膜静脉阻塞，视神经乳头炎，视盘水肿
• 变直	粥样硬化、牵伸
口径	
• 静脉增粗	静脉阻塞或回流障碍、白血病
• 动脉增粗	血管瘤
• 动静脉变细	视网膜色素变性、高度近视
• 动脉细及静脉扭曲	视网膜动脉阻塞；高血压；动静脉受压迫：视盘水肿、视神经肿瘤、肌锥内肿瘤
• 动脉细但静脉粗不扭曲	颈动脉阻塞
色调	
• 变淡	缺血、贫血
• 变暗	视网膜脱离、视盘水肿、静脉阻塞、白血病、红细胞增多症
反光带	
• 亢进	动脉痉挛、动脉硬化
• 增宽	动脉硬化

续表

视网膜血管表现	常见病症
血管鞘	
• 血管两旁白鞘	血管炎、动脉硬化、阻塞血管
• 银丝状白条	血管炎、动脉硬化、阻塞血管
白线血管	血管炎、阻塞血管、脂血症
栓子	胆固醇（Hollenhorst 斑）、钙化栓子、纤维血小板、脂肪、空气
搏动	
• 动脉	眼压高
• 静脉	生理性
血管畸形	新生血管形成、侧支（循环）血管、微动脉瘤、巨动脉瘤、血管瘤

　　静脉蛇形较常见。静脉弯曲度加大并扩张，大多两眼对称。这种变化必须与视盘炎，静脉阻塞或视盘水肿等情况的静脉扩张弯曲鉴别。可以根据无出血，无功能异常及无其他病变而加以鉴别。

　　动脉蛇形少见。在一些脑血管瘤或颜面血管瘤（Sturger-Weber 病）可以合并眼底动脉或动静脉明显弯曲呈蛇形。

　　后天性血管弯曲蛇形：属病理性。静脉怒张弯曲蛇形见于视网膜静脉阻塞、视盘炎、视盘水肿。因高血压而发生的血管蛇形多为细小动脉呈不规则的螺旋形弯曲（尤其是黄斑附近的小动脉），这是小动脉硬化的典型表现。黄斑部视网膜表面膜（ERM）也引起局部细小血管不规则弯曲（图 4-3-22）。

　　低血压性血管蛇形：在长期全身性或上肢及头部低血压症时，发生低血压性视网膜病。这一类疾病见于阻塞性主动脉弓内膜炎、梅毒性主动脉炎、主动脉狭窄，以及无脉病，其中无脉病病例最典型。

（二）血管细窄

　　1. **器质性细窄**　血管狭窄表现为全面性血柱变细。全身动脉硬化表现为动脉变细反光带增宽，静脉非但不与动脉一起变细有时反而不规则地扩张。动脉静脉全变细见于广泛性视网膜萎缩病变（视网膜色素变性、陈旧性脉络膜视网膜炎）及高度近视性视网膜萎缩等。

　　2. **痉挛性细窄**　痉挛主要表现为动脉局部变细而致口径不规则，与动脉硬化不同的是反光带并不增宽，无交叉压迹等现象。理论上虽有这些区分，但当硬化程度不显著时，痉挛与硬化是难以区别的。

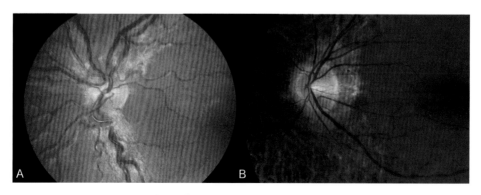

图 4-3-22　视网膜静脉血管纡曲扩张，动静脉全面变细
A. 先天性视网膜静脉蛇形。增粗。B. 视网膜色素变性患者视网膜血管全面变细

动脉痉挛是高血压、慢性肾炎及子痫的常见现象。此外,药物中毒可引起血管收缩,例如,奎宁、麦角等。工业铅中毒及过量吸烟发生的尼古丁中毒时也可出现。这种药物性血管痉挛严重者可引起视神经萎缩。血管痉挛也可伴有偏头痛、闪辉性暗点,一过性视力丧失。

3. 血流减少性血管狭窄　因动脉缺血引起血管变细,血柱极细,视网膜发生浮肿以致缺血性坏死。见于视网膜中央动脉阻塞、眼动脉阻塞、颈动脉阻塞(静脉粗而不扭曲)、颈总动脉结扎、视网膜血压下降、全身急性失血。视神经肿瘤、眼眶肌锥内肿瘤压迫动静脉而致动脉细静脉粗而扭曲。

(三) 血管扩张

1. 静脉扩张,动脉大致正常　见于视网膜静脉阻塞、静脉周围炎、急性闭角型青光眼、中后期开角型青光眼、视神经炎、视神经乳头水肿、眼眶蜂窝织炎或海绵窦血栓等情况。全身原因见于充血性心力衰竭、三尖瓣关闭不全、肺气肿、纵隔脓肿或气肿、颈静脉压迫等。

2. 动静脉同时扩张　视网膜主动性充血,故视网膜本身色调无明显影响,视盘较红,视盘边缘毛细血管数增加。见于眼压突然下降、葡萄膜炎、视网膜血管病等;也可见于发热、血压升高、使用血管舒张药、白血病、心脏病、颈交感神经切除等全身疾病。

3. 视网膜血管瘤　视网膜巨动脉瘤(常在黄斑上下方)、von Hippel 病(视网膜一对很粗的动静脉连着一个圆形血管瘤)。

(四) 视网膜血管鞘

视网膜血管壁是透明的,检眼镜检查时只能透过透明的管壁看到红色的血柱,而不应该看清血管壁。血管病变常在病变期间或最终出现视网膜血管鞘(retinal vascular sheathings)。血管血管鞘是血管壁本身和(或)血管壁周围组织的异常。从病生学将血管鞘分成两类。

1. 血管壁变性　①视网膜小动脉硬化→管壁变性增厚而呈黄色铜丝表面的反光→管腔更狭窄甚至闭塞,管壁更不透明,只见一条白色

银丝状动脉(silver wire)。临床上并不描述为血管鞘。②视网膜血管壁纤维化→管壁半透明在血柱两侧形成平行的白色鞘;管壁严重不透明就成一条白线(管腔狭窄或阻塞)。继发于视网膜静脉阻塞、视网膜动脉阻塞、视网膜血管炎、缺血性视盘病变、视盘炎等病的恢复期。临床上描述为血管鞘(图 4-3-23)。

2. 血管炎性　血管壁周围组织(也许累及血管壁)的炎性反应,使透明血管壁变得半透明,血柱两侧形成平行白色鞘膜,此即血管鞘。急性严重的血管炎往往出现致密浓厚的血管鞘,段节状,形容为袖套状(cuffs)或指环状,蜡烛泪滴(candle wax dripping)状渗出,渗出宽度不规则,可超越血管壁。

(五) 栓子

在动脉血柱中有一个或数个边界清楚的淡色斑块。栓子(emboli)有:①胆固醇栓子(Hollenhorst 斑):在前三种常见栓子中最小,仔细看可见结晶样闪光,微黄色,常在动脉分叉处。来自于颈动脉粥样硬化沉积斑块。②纤维蛋白血小板:灰白色,长条形。来自于颈动脉溃疡性粥样硬化斑,也可来源于心脏瓣膜。③钙化栓子:常为单个,偏白色,较大,故常堵在视盘或其附近较大的小动脉,来自于钙化的心瓣膜。④脂肪栓子:带淡黄色,来自长骨骨折。⑤空气栓子:透明无色(图 4-3-24)。

(六) 血管畸形

1. 新生血管形成(neovascularization)　视网膜新生血管形成先出现在视网膜毛细血管无灌注的边沿,毛细血管芽或直接从视网膜小静脉上萌芽。以后可穿过内界膜,位于视网膜内界膜与玻璃体膜之间,最后可能长入玻璃体。视网膜前纤维血管膜(preretinal fibrovascular membrane)呈灰白色,条状或放射状,常攀牵在视网膜血管周围,牵拉视网膜,在此膜上易见新生血管。新生血管极细(直接检眼镜下刚能辨认),螺旋形弯曲,纠缠成团或互相吻合的新生血管网。以网状的新生血管最为多见。视网膜新生血管在 FFA 照相中比在检眼镜下容易

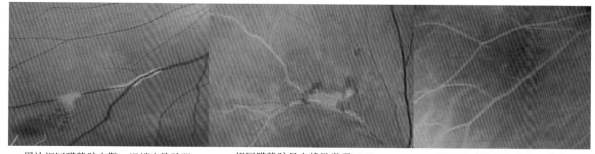

周边视网膜静脉白鞘,远端小静脉阻塞而成白线　　视网膜静脉呈白线继发于BRVO　　视网膜动脉和静脉均呈白线严重高脂血症。此非血管鞘

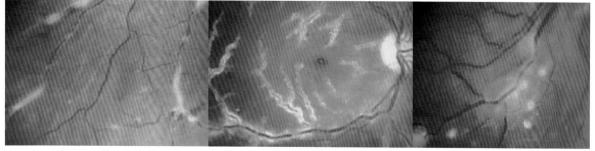

炎症性血管鞘:节段状,袖套状(cuffs)或指环状。中图:结霜树枝样渗出　右图:蜡烛泪状点滴渗出

图 4-3-23　视网膜血管鞘

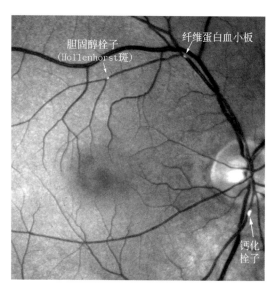

图 4-3-24　三种视网膜血管栓子

胆固醇栓子 (Hollenhorst 斑):较小,结晶样闪光,微黄色,来自颈动脉。纤维蛋白血小板:灰白色,来自颈动脉粥样硬化斑。钙化栓子:常为单个,偏白色,较大,故常堵在视盘附近较大的小动脉,来自钙化心瓣膜

被发现,视盘上新生血管即使在检眼镜下也易被发现 (图 4-3-25)。至于新生血管是否会发生在视网膜内,一直在争论。轻度或中等度缺氧会刺激血管生成因子而在组织中产生新生血

管芽。新生血管缺乏内皮细胞之间的紧密连接 (tight junction),故血管内的液体在无屏障的情况下会渗漏至新生血管外。FFA 造影时新生血管出现明显的荧光素渗漏,此点为与正常血管或侧支循环血管的重要鉴别依据。新生血管脆弱,容易破裂出血。

视盘新生血管形成 (neovascularization of the optic disc,NVD):新生血管形成在视盘及离视盘 1DD 范围内者。

视网膜新生血管形成 (neovascularization elsewhere,NVE) 直译为别处新生血管形成。新生血管形成在视网膜上(离视盘 1DD 以外)。

黄斑区深层的新生血管来自脉络膜,脉络膜新生血管被 RPE 和出血遮挡,用检眼镜难能见到,FFA 及 ICG 造影照像可显示新生血管。

视网膜内新生血管形成多因局部轻度缺血而致,视网膜表面的新生血管见于视网膜血管病变 (如增生型糖尿病视网膜病变、视网膜中央静脉阻塞、视网膜中央动脉阻塞、Eales 病、Coats 病等)。早产儿视网膜病变(ROP)是因吸氧过多而诱发新生血管。发生在视盘上的常

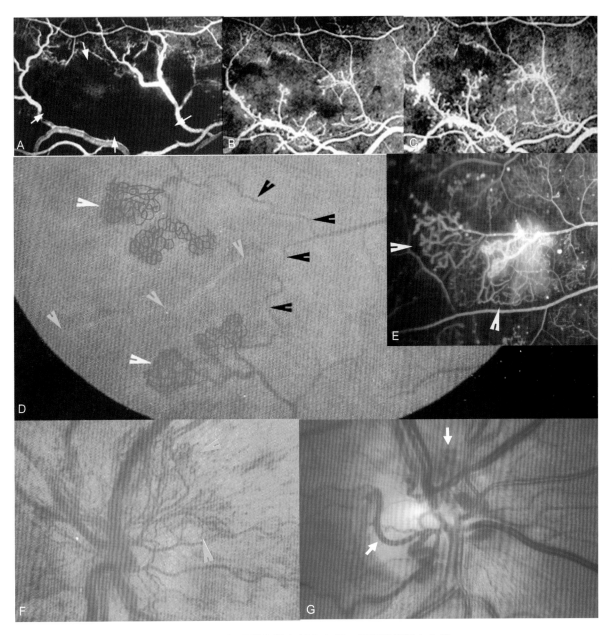

图 4-3-25   视网膜和视盘新生血管，视盘睫状侧支血管

A-C. 视网膜毛细血管缺血后重建新血管的过程。BRVO 病人 FFA 示视网膜毛细血管缺血区（白色细箭）。B. 5 个月时。C. 9 个月时 FFA。在缺血区边缘开始生长血管芽，IRMA，重建新血管逐步伸长扩展。D-E. 黄箭头：视网膜新生血管 (NVE)，FFA（非同一部位）显示非常清楚的血管走行及其膨胀的末端，右侧视网膜新生血管已开始渗漏荧光素，在造影后期渗漏越加明显，甚至浓厚的荧光素渗漏呈一片白云，完全遮住新生血管的本来面貌。蓝箭头：阻塞的视网膜血管。黑箭头：侧支循环。F. 绿箭头：视盘新生血管形成 (NVD)。G. 白箭头：视盘睫状侧支血管

为视网膜静脉阻塞、增生型糖尿病视网膜病变后遗症。视网膜严重缺血而坏死，反倒不发生新生血管，例如，视网膜中央动脉阻塞病人。中浆，脉络膜炎，眼内出血机化，脉络膜破裂、高度近视眼的 Fuchs 斑、血管样条纹都可产生视网膜下脉络膜新生血管。

2. 侧支血管（collateral vessel）侧支血管从视网膜血管床开始生长，任务是将视网膜非阻塞区的血管和阻塞区接通。从原先存在的血管（动脉或静脉）生长出侧支血管。这种侧支

循环血管与新生血管不同，侧支血管在 FFA 中不显现渗漏，而新生血管必有明显渗漏。黄斑部跨越水平中缝的侧支循环血管呈襻状，血管极度弯曲。HRVO 视网膜上半部毛细血管与下半部毛细血管产生旁路吻合。

侧支循环由于血流阻塞或由于被供养的组织缺氧而需要侧支血管，常由毛细血管扩张而成，常较粗而弯曲。

注：新生血管形成（neovascularization），侧支化（collateralization）和分流（旁路）形成（shuntformation）不应该混淆。

（1）新生血管形成：指新生的血管，来源于原先存在的视网膜血管床。新生血管是血管生长异常。例如：CNV. 视网膜新生血管、视盘新生血管。

（2）侧支血管（collaterals）：大动脉或大静脉功能障碍后，从功能正常区的血管（动脉或静脉）的血管床开始，通过扩张小血管，然后与邻近病态区域的血管吻合，建立新的血循环，称侧支循环（collateral circulation）。目的是将视网膜非阻塞区的血管和阻塞区接通。例如：BRVO 后期、视盘睫状侧支血管（optociliary collateral vessel）。

（3）视网膜分流血管（retinal shunt vessels）：①动静脉交通，血液直接从动脉流到静脉。②用手术（操作步骤，或用病人自身血管或塑料细管）另开辟一个通道，称人造分流。门（静脉与）腔静脉分流术（portacaval shunt）。冠状动脉旁路（bypass）移植术。例如：视网膜动静脉交通（蔓状血管瘤）、IRMA。治疗青光眼的分流装置。

（4）视盘睫状侧支血管：又称视盘睫状侧支静脉，视网膜 - 脉络膜静脉侧支循环。也称为视网膜 - 静脉睫状静脉旁路通道，视网膜睫状或视盘睫状静脉。被错误称为视盘睫状分流血管。1973 年，Frisen 等描述在视盘出现视网膜脉络膜静脉侧支循环，称视盘睫状静脉，这是视神经鞘脑膜瘤慢性静脉受压的一种代偿机制。视盘睫状静脉是所谓的 Hoyt-Spencer 三联症的主要条件，提示有视神经鞘脑膜瘤的存在。

视神经头的筛板前区和其上覆盖的神经纤维层的血液主要回流入视网膜中央静脉；只有很少比例的血液经小静脉毛细血管回流入脉络膜循环，这些小通道是"潜在的旁路血管"。在视神经鞘脑膜瘤病人，"潜在的旁路血管"扩张，使血液背离慢性收缩（或闭塞）的视网膜中央静脉系统而引流入脉络膜静脉——涡静脉。这些毛细血管静脉端（潜在旁路血管）在正常情况下用检眼镜检查是看不到的，它们是空的，因为那里视网膜静脉压和脉络膜静脉压是相等的。当视网膜中央静脉慢性受压迫而静脉压上升时，血液就需要改道流向低压系统——视网膜 - 脉络膜毛细血管系统。当"潜在的分流血管"充满血液之际，用检眼镜检查变得可见了。FFA 静脉期开始充盈侧支血管，造影晚期无渗漏。侧支血管出现于多种 CRVO 的原因，如视神经鞘脑膜瘤、慢性青光眼、视盘疣、高度近视、糖尿病、视神经神经胶质瘤和先天性异常。

3. 血管瘤（hemangioma）

（1）微动脉瘤（microaneurysm）：又称微血管瘤。15 ～ 100μm。小者似头虱卵一样，状似点状出血，在检眼镜下不能与小出血点鉴别。在 FFA 造影清晰可见，比检眼镜发现者多（＞20μm 者才能用直接检眼镜辨别），染料很快充满微血管瘤，造影晚期常有渗漏。微动脉瘤常见于糖尿病视网膜病变，但也可见于 CRVO、Coats 病、高血压性视网膜病变等视网膜血管病变。

（2）巨动脉瘤（macroaneurysm）：如视网膜巨动脉瘤，多数视网膜巨动脉瘤位于视网膜血管拱。

von Hippel 病的血管瘤甚大。血管瘤可有动静脉互相交通（图 4-3-26）。

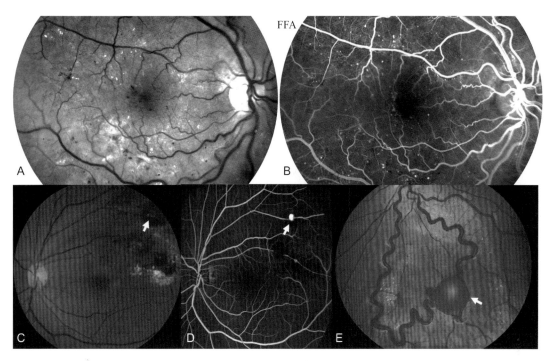

图 4-3-26　视网膜血管瘤

A-B. 糖尿病视网膜病变，非增生性。眼底照相上可见针尖大小红点——微动脉瘤，在 FFA 图像为强荧光，其数目比眼底照相上多。C-D. 为视网膜巨动脉瘤（白箭）被出血包围，必须通过 FFA 才能证实巨动脉瘤。E. von Hippel-Lindau 病的视网膜血管瘤，一根很粗的滋养动脉和一根更粗的引流静脉

九、眼底反射

病理性眼底反射（fundus reflex）因视网膜内界膜及脉络膜皱褶、视网膜水肿、结晶沉着物而形成。

（一）玻璃纸反射

玻璃纸反射（cellophane）很像极薄的被水打湿的透明塑料薄膜，因表面皱褶而呈现不规则反射。此为视网膜表面膜（epiretinal membrane，ERM）的特征。发生于老年人黄斑部，切勿误认为黄斑水肿。

（二）牵拉性皱褶反射

有牵引拉力的一个病变组织，将内界膜拉成皱褶而出现放射条纹状反射，向拉力发源地集中，例如视网膜浅层瘢痕、视网膜表面膜。

（三）脉络膜皱褶

明亮褶嵴与暗淡褶沟交替的平行线条（图4-3-27），在皱褶沟底的脉络膜黑色素细胞及

RPE 被挤紧在一起，故色暗；在皱褶嵴上这些细胞被伸展崩开，故较明亮。

常见于眶内占位性病变、眼内肿瘤、脉络膜瘢痕、视盘水肿、眼压突然降低。详见眼底白色条纹部分。

（四）环形反射

发生在视盘或黄斑四周，反射来自于内界膜，见于神经纤维层水肿，视网膜轻微隆起或凹陷的边缘，例如中心性浆液性视网膜病变（CSR）的周围。视盘水肿的初期，视盘周围视网膜挤成同心圈状皱褶，常只见环形反射的一段（Paton fold），此种皱褶在裂隙灯下易见。

（五）碎片状反射

细小极亮的反射（胆固醇或钙盐），见于脉络膜视网膜变性。详见视网膜结晶。

十、眼底隆起

眼底隆起（fundus elevation）可能为视网

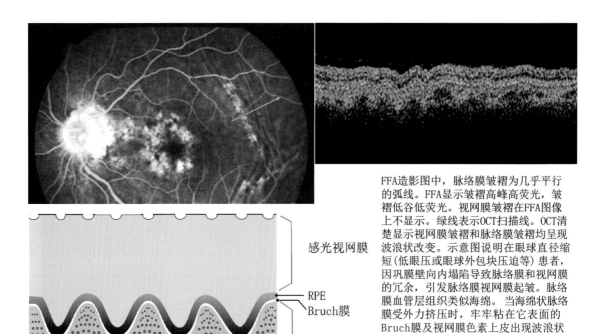

FFA造影图中，脉络膜皱褶为几乎平行的弧线。FFA显示皱褶高峰高荧光，皱褶低谷低荧光。视网膜皱褶在FFA图像上不显示。绿线表示OCT扫描线。OCT清楚显示视网膜皱褶和脉络膜皱褶均呈现波浪状改变。示意图说明在眼球直径缩短（低眼压或眼球外包块压迫等）患者，因巩膜壁向内塌陷导致脉络膜和视网膜的冗余，引发脉络膜视网膜起皱。脉络膜血管层组织类似海绵。当海绵状脉络膜受外力挤压时，牢牢粘在它表面的Bruch膜及视网膜色素上皮出现波浪状皱褶。皱褶高峰处RPE变薄，所以呈现FFA强荧光。皱褶低谷处RPE色素浓厚，所以呈现FFA弱荧光。视网膜必有些继发性皱褶在FFA图像上不显示

图 4-3-27　脉络膜视网膜皱褶的 FFA 和 OCT

膜脱离、巩膜填压扣带术后、视网膜劈裂症、脉络膜脱离、肿瘤（眼内或眶内）导致。

1. 视网膜脱离　必须与脉络膜脱离及视网膜劈裂症（retinoschisis）区分。液化玻璃体经裂孔钻入神经感光视网膜与 RPE 之间，视网膜呈灰白色隆起，波浪状起伏，液体随眼球运动而有小范围移动。大量脉络膜渗出物可使视网膜呈灰白色隆起，大量深层出血可使视网膜呈深灰色隆起。粘于视网膜的玻璃体或视网膜增生组织可借收缩力而产生牵拉性视网膜脱离。

2. 巩膜填压扣带术后　在赤道附近环形隆起，病人有 RD 手术史。

3. 脉络膜脱离　发生在青光眼或白内障手术后数天内，眼压低，前房扁平或消失，眼底球形隆起开始于周边，后极部不发生脱离，决不脱离至视神经头。

4. 眼内肿瘤　儿童（常＜4岁）视网膜母细胞瘤呈灰白色，成人脉络膜恶性黑色素瘤呈青灰色或黑色。脉络膜转移性肿瘤扁平，呈灰黄色或淡粉红色，边缘不规则，常伴有浆液性视网膜脱离。原发癌常为乳房癌及肺癌为最常见。

5. 眶内肿瘤压迫球壁　可使视网膜局部隆起。

6. 后极部眼底向后突出　后葡萄肿发生于高度近视眼，需要用间接检眼镜才能看到。有一种少见的视盘发育异常——牵牛花综合征，后极部向后突出。

7. 微隆起　视网膜只是轻微隆起，用检眼镜不能明确其隆起，而需要裂隙灯观察才能发现者归属于微隆起。一般呈圆形或类圆形。其色调与眼底背景近似，或稍淡，或稍深。最常见的病变为黄斑水肿，视网膜下积液（subretinal fluid，SRF），神经感光视网膜脱离（中心性浆液性脉络膜视网膜病变，继发于 CNV 等），视网膜色素上皮脱离（PED）；少见的有息肉状脉络膜血管病变（被顶薄的 RPE 下可能透见结节状橘红色息肉样扩张，单个或多个），孤

立型脉络膜血管瘤（后极 RPE 下橘黄色肿块，2～5DD），弥散型脉络膜血管瘤（眼底背景比正常为红，呈番茄酱色；颜面葡萄酒色痣的 Sturge-Weber 综合征），脉络膜骨瘤（女性，10—30 岁，一个大片淡黄色肿块，常围绕视盘，边界很清楚，不整齐光滑犹如地图或伪足；脱钙区呈灰白色）。

十一、视网膜破孔

在视网膜上的圆形、马蹄形、线状等红色斑块，在排除出血之后必须考虑到视网膜破孔。裂隙灯和 OCT 检查是可靠的鉴别手段。

1. 视网膜破孔（retinal breaks） 是指感光视网膜的全层中断（图 4-3-28）。根据发生机制分为三种类型：撕裂，孔，断离。视网膜脱离的孔不要全称为"裂孔"。

2. 撕裂（tear） 是一种因玻璃体牵引而造成的破孔。有马蹄形撕裂（瓣撕裂）、去盖撕裂（operculated tear）（圆形或卵圆形）、巨大撕裂。

3. 孔（hole）或称裂洞 例如：黄斑孔。

视网膜萎缩形成的圆形破孔称萎缩孔，例如格子样变性区内的小圆孔。

黄斑孔都在中心凹正中，边界清楚的暗红色圆斑。黄斑孔用 OCT 可以分清板层孔和全层孔。假性黄斑孔是视网膜表面灰色膜衬托下显示的一个红色圆斑，边界不清楚，在裂隙灯下很易与真性孔区别。

视网膜周边部圆形红色斑常是裂孔或去盖撕裂。马蹄形撕裂有舌状瓣。锯齿缘部大范围撕裂，则在该处可见大范围红色区域，初习者在直接检眼镜下易漏诊，但用间接检眼镜或裂隙灯检查就能确诊。

十二、眼底病变层次的估计

眼底病变的层次对诊断有重要意义，临床医师常根据以下几点估计眼底病变的层次。

1. 在视网膜血管上或下 在血管下，深层病变包括内核层向外至视网膜色素上皮（RPE）甚至脉络膜。在血管上（遮盖视网膜血管），内界膜或后玻璃体膜下甚至玻璃体病变。另有一

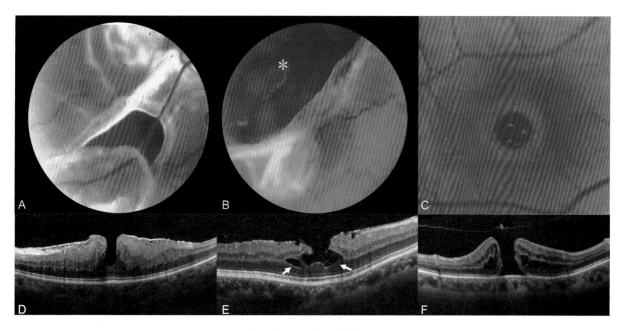

图 4-3-28 视网膜破孔

A. 马蹄形撕裂，一根血管跨越撕裂口，如血管断裂出血，则造成急性飞蚊症。B. 视网膜断离，很大裂口 (*)。C. 黄斑孔。洞底有几个黄色颗粒，孔周淡淡灰色晕提示其下有视网膜下液 (SRF)。D. 黄斑假孔，特点是孔壁垂直和孔底视网膜厚度正常；由视网膜表面膜 (ERM) 形成。E. 黄斑板层孔，特点是孔壁有侧向裂开（箭），孔底尚有视网膜组织。F. 黄斑全层孔，特点是感光视网膜全层缺失，孔底是 RPE。孔洞呈烧瓶状。脱开的后玻璃体膜上有一个盖

些表现为部分在血管上和部分在血管下，病变在神经纤维层，与视网膜血管在同一层。

2. 出血形态 ①有液平面的大出血斑：内界膜下圆顶状出血或玻璃体膜下舟状出血。②火焰状及线状出血：位于视网膜浅层（神经纤维层）。③圆形出血点和墨渍状出血位于视网膜深层（内核层及外丛状层）。

3. 出血色调 鲜红色出血一般在视网膜浅层，多见于神经纤维层。

（1）在视网膜血管下的红色和红色偏暗的出血斑：在 RPE 前。

（2）暗红色大片出血：在视网膜血管下，则出血位于视网膜下。孤立的浅层浓厚出血斑有时也呈乌红色，例如视网膜静脉阻塞。

（3）暗红色或褐色出血：遮住视网膜血管，出血位于视网膜前或玻璃体内。

（4）乌红色或带绿的深褐色出血：位于视网膜色素上皮下或脉络膜。

4. 裂隙灯显微镜定位 做光切面，可以粗略地估计病变在浅层视网膜、RPE、脉络膜。

5. 荧光素眼底血管造影（FFA） 如病变部位显示窗样缺损，则病变在 RPE 平面。动脉前期出现的强荧光病变除窗样缺损外，尚可能是脉络膜病变。病变与视网膜血管前后的关系有助于识别层次。立体 FFA 图像，用立体镜观看，有助于判别深浅层次。

6. 光学相干断层成像（OCT） 视网膜组织的 OCT 光切面显示的层次是眼科临床划时代的进步：高清 OCT 可辨认出玻璃体后皮质、内界膜、内界膜下、神经纤维层、神经节细胞层、内丛状层、外核层、外丛状层、外界膜、内节、椭圆体区（ellipsoid zone，EZ，旧名 IS/OS 连接）、外节、交错带（interdigitatione zone，IZ）、RPE/Bruch 膜、脉络膜中血管（Sattler 层）、脉络膜大血管（Haller 层）和脉络膜巩膜界面。

十三、眼底征象的综合分析

眼底病的原始病变可以是眼局部，但不能忽视它与全身的整体关系，尤其是两侧性眼底病变，不要孤立于眼局部，必须考虑它是全身病变征象中的一部分，如中枢神经系统、血液系统、内分泌系统、免疫系统的病变等都可以出现眼底改变。

眼底病变是：

1. 波及整个黄斑还是未波及中心凹或小凹 病变如未侵犯小凹，会保留最多中心视力。

累及小凹或中心凹的病变常严重影响视力，这根据病变的层次而有所不同，例如内界膜表面的薄膜（ERM），透明薄膜可以不怎么影响视力，稍厚的膜会引起视力减退及变视症。在感光细胞本身破坏所产生的视力下降是不可逆性的。急性中浆病人感光视网膜与 RPE 脱离和小 PED，多数会自行消散，视力恢复较好。糖尿病性黄斑水肿（DME）不易消退，白内障手术后的囊样黄斑水肿（CME）部分病人会自行消退。

2. 位于中周部还是锯齿缘 中周部视网膜病变不影响视力。锯齿缘附近血供受限，容易发生变性，赤道至锯齿缘之间是视网膜破孔（retinal break）的好发部位。

3. 是动脉还是静脉 无论血管炎或血管阻塞，首先务必分清是动脉（RAO，ARN）还是静脉（RVO，Eales 病），或者二者均有改变（Bechet 综合征血管炎）。

4. 象限性分布还是累及全视网膜 单眼象限性病变提示血管病，例如出血或急性视网膜坏死提示 BRVO 或 BRAO；偶尔可波及 2 个象限。

全视网膜出血，单眼可以是 CRVO；4 个象限视网膜急性视网膜坏死，单眼常是 CRAO；急性视网膜坏死从周边圆周开始先前发展者，伴玻璃体炎提示急性视网膜坏死，一眼先发病。

全视网膜炎症常是葡萄膜炎。

累及 4 个象限的色素沉着伴视网膜萎缩，两眼对称，自幼夜盲史者提示 RP；两眼不全对称，无自幼夜盲史者需考虑葡萄膜炎继发性色素改变。

5. **血管的小分支还是总干**　视网膜血管阻塞需辨别是总干，还是分支。睫状视网膜动脉是否波及也需注意。

6. **在视盘还是包括视盘的后极**　水肿、出血仅限于视神经头，还是波及黄斑。

7. **征象颜色**　提示病变的性质，是血管性的还是神经性的，是渗出还是沉淀。红色（包括鲜红、橘红、暗红、棕色）病变反映血管或血液的异常：出血、血管瘤、血管瘤样病变、新生血管。白色（包括淡黄、灰色、灰黄色）病变来源颇多，见"眼底白斑"。黑色病变为色素增生，转化。广泛散在性色素过多见于RP。最多见的是局部色素过多，例如AMD、瘢痕。黑色团块常见于脉络膜痣、视网膜全层出血、脉络膜出血，至于RPE肥大、脉络膜黑色素瘤并不多见。褐色团块常见于脉络膜全层病变，如脉络膜脱离、脉络膜黑色素瘤和脉络膜血肿，透过RPE才能看到的脉络膜色素。

8. **征象是葡萄膜炎性还是非葡萄膜炎性**　葡萄膜炎的主要体征包括：KP、前房细胞或絮状渗出、玻璃体细胞、脉络膜浸润灶、视网膜血管炎、视盘炎（包括FFA后期强荧光或染色）、玻璃体雪球。上述体征至少出现1个才能认为是活动性葡萄膜炎。

上述体征无一存在时提示非葡萄膜炎性。

9. **征象的形态反映病变的层次**　黄斑偏下的舟状出血是玻璃体下出血。黄斑有"液平面"的圆顶形出血在内界膜与NFL之间。火焰状或线状出血在NFL。有髓神经纤维末端扇形胡须样特征与神经纤维的走向一致，病变在NFL。墨渍状出血在内核层及外丛状层。大片暗红色出血在视网膜下间隙。大片乌褐色出血在RPE下。

10. **征象的大小、形态反映病变组织架构**　火焰状出血、有髓神经纤维在视网膜神经纤维层，出血受该处组织架构的约束，沿着神经纤维的间隙扩散，因此有其独特的线状或火焰状出血形态，线条方向与神经纤维方向一致。有髓神经纤维的尾端彰显神经纤维的走向。

墨渍状出血为内核层及外丛状层视网膜深层毛细血管网出血。因受到垂直位Müller纤维及神经元细胞核的约束，呈纵行扩散的圆斑形或圆点状。

星形排列是由于外丛状层（在黄斑称Henle纤维）疏松和放射状结构形成的特征。

11. **病变是在两眼还是在单眼，两眼病变是否对称**　两眼对称性病变提示为全身性或遗传性，营养不良性；其次才是年龄相关性的变性或免疫性。此类原因的眼底改变虽是两眼性，但有时两眼病变可以不对称，或者一眼先发病，若干月或几年后另一眼才开始出现眼底改变。

12. **隆起的病变是实体的还是液态的，或者实体外围有液体**　视网膜肿瘤为实体病变，视网膜脱离乃是视网膜下液体积累。脉络膜黑色素瘤本身是实体的，常伴继发性视网膜脱离。

眼底病往往表现多个征象，每种征象可出现于多种疾病，尽管同一疾病在不同病人身上展露的征象不完全相同，但是从多个征象着手，梳理多个征象之间的关系。运用归纳-分析-再归纳思路，结合病人年龄、性别、发病史、视功能、多种影像检查（OCT、FFA、ICGA、FAF、超声）、全身疾病的特殊表现，追根溯源是能获得正确诊断的。有时需要实验室的支持，如眼电生理、血象、血液生化、免疫生化、病理、基因测定等。

征象最集中之处常为病变的起源部位或原发部位，病变的态势对诊断和分析病因都有帮助。在分析诊断时首先考虑常见病，至于少见病务必优先考虑典型病例，不典型的少见病排序在后。

第四节　视网膜血管病

一、糖尿病视网膜病变

糖尿病眼底变化的出现并不决定于血糖的水平，而主要取决于病程的长短。我国目前有1亿糖尿病病人，上海的糖尿病患病率从30年前的1%到10年前的6.8%，目前已经达到9.5%。全国18岁以上人群的2010年普查患病率已达11.6%。根据近年统计，糖尿病视网膜病变（diabetic retinopathy，DR）出现率逐年增高。

糖化血红蛋白（glycated hemoglobin，GHb）是红细胞中的血红蛋白与血清中的糖类相结合的产物。它是通过缓慢、持续及不可逆的糖化反应形成，其含量的多少取决于血糖浓度以及血糖与血红蛋白接触时间，而与抽血时间、病人是否空腹、是否使用胰岛素等因素无关。因此，GHb可有效地反映糖尿病病人过去1～2个月内血糖控制的情况。GHb由HbA1a、HbA1b、HbA1c组成，其中HbA1c约占70%，且结构稳定，因此被用作糖尿病控制的监测指标。

HbA1c不受每天血糖波动的影响，也不受运动或食物影响。患有血红蛋白异常性疾病的病人，糖化血红蛋白的检测结果是不可靠的，应以空腹和餐后血糖为准。标准的糖化血红蛋白正常值为4%～6%。

（一）糖尿病分类

1型糖尿病　占糖尿病病人5%，又称胰岛素依赖型糖尿病（insulin-dependent diabetes mellitus，IDDM）。胰脏细胞因细胞介导自身免疫而毁坏，常导致胰岛素绝对不足。典型病例见于儿童及青少年，但任何年龄均可发病。起病急，胰岛素分泌不足或缺乏（insulinpenia），为了生存，病人不得不注射胰岛素，一旦突然停止胰岛素则易发生酮症酸中毒（ketoacidosis），甚而威胁生命。遗传为重要诱因。胰岛细胞自身抗体常呈阳性反应。常于30岁以前被诊断，

但年龄并非诊断的关键。1型的眼合并症发病率更高，病情更严重。

2型糖尿病　占糖尿病病人的90%，又称非胰岛素依赖型糖尿病（non-insulin-dependent diabetes mellitus，NIDDM）。胰岛素抵抗（胰岛素分泌相对不足，甚至胰岛素分泌缺陷），不依赖外源性胰岛素而生存。起病缓慢，典型病例见于中老年人，偶见于幼儿。由于人体无法有效利用胰岛素造成，胰岛素效应往往甚差。胰岛素水平可能正常也可能轻度不足，并无即刻生命依赖于胰岛素的特征。遗传因素甚为重要。约3%病人会发展成胰岛素缺乏而成为1型糖尿病，但他并不会发生酮酸中毒。需要注射胰岛素以控制血糖而不是为了即刻的生命威胁，故虽然注射胰岛素，但依然诊断为2型糖尿病。常于40岁以后才被诊断。

病程是视网膜病变的重要危险因子，根据统计：

1型糖尿病（IDDM）病人，病程5年或更少者很少有DR的任何证据。然而，病程5～10年者27%有DR。病程10年以上者71%～90%的患有糖尿病视网膜病变。病程20～30年者DR发病率上升至95%，并且这些病人中大约1/3～1/2是PDR。

2型糖尿病难以估测其病程对视网膜病变的危险因子，因为很多病人不知道何时开始有糖尿病。有些病人是首先发现糖尿病视网膜病变，而后才得知自己有糖尿病。2型糖尿病的诊断后10年，67%的病人有视网膜病变，10%有PDR。另一统计是发病16年或更长时间病人60%有DR。

HbA1c的控制范围应因人而异，不能一概而论。中华医学会内分泌学分会在2011年发布了《中国成人2型糖尿病HbA1c控制目标的专家共识》，根据病人的年龄、糖尿病并发症、伴

发病、治疗方案等因素给出了不同的控制目标值如下。

＜ 6.0%：新诊断、年轻、无并发症及伴发疾病，降糖治疗无低血糖及体重增加等不良反应；无须降糖药物干预者；糖尿病合并妊娠；妊娠期发现的糖尿病。

＜ 6.5%：＜ 65 岁，无糖尿病并发症及严重伴发疾病；糖尿病计划妊娠。

＜ 7.0%：15 年；胰岛素治疗的糖尿病病人计划妊娠。

≤ 7.5%：已有心血管疾病者或心血管病极高危者。

＜ 8.0%：≥ 65 岁，预期生存期 5 ～ 15 年。

＜ 9.0%：≥ 65 岁，或患恶性肿瘤，预期生存期＜ 5 年；低血糖高危人群；执行治疗方案困难者，如精神或智力或视力障碍；医疗等条件太差。

（二）病生学

首先见到视网膜深层毛细血管周皮细胞或称周细胞（pericyte）丢失及基底膜增厚。每个毛细血管内皮细胞外周应该有一个周皮细胞，糖尿病者周皮细胞减少，故毛细血管壁薄弱而扩张成微动脉瘤（microaneurysm），有人称之为微血管瘤。产生的原因在于缺氧。先发生在毛细血管静脉侧以后扩展在动脉侧。微动脉瘤内逐渐堆满纤维素及红细胞。微动脉瘤允许水及大分子物质渗透，故视网膜有水肿及脂质积聚。

视网膜毛细血管及微动脉瘤的管壁极薄→破裂→出血。毛细血管及微动脉瘤→渗漏→细胞间水肿→黄斑水肿（外丛状层）。

缺血是糖尿病视网膜病变的根本缘由，神经纤维层毛细血管前小动脉梗塞表现为棉绒斑。视网膜浅层或深层毛细血管丛缺血呈现无灌注区。在大范围毛细血管无灌注区的边缘，视网膜正常血流的毛细血管出现代偿反应，扩张弯曲，并向缺血区伸展。局部静脉血流变慢而扩张，静脉呈串珠或扩张弯曲成襻。血管生成调节因子间作用失衡导致新生血管形成。病人玻璃体内 VEGF 的含量与 DR 的严重度呈正比。在 IRMA 范围的边缘毛细血管开始呈芽状，逐渐增多长大成网状。在 VEGF 等因素的调控下，IRMA 的血管芽突破 ILM，进入后玻璃体膜，沿水平方向生长，并逐步推向玻璃体中央。

视网膜缺血是造成 NPDR 视力丧失的另一个原因，并且通过刺激血管内皮生长因子 A（VEGF-A）和其他血管生成因子的形成，在 PDR 的发病机制中也起着核心作用。

视网膜内微血管异常（intraretinal microvascular abnormality，IRMA）：是发展至 PDR 的另一个危险因素。IRMA 是否是视网膜前新生血管形成的先兆病损。

纤维增生期：新生血管形成后反复出血，出现以纤维增生膜为特点的阶段，胶质细胞将占主要成分。纤维膜与视网膜血管紧紧粘连，部分后脱离的玻璃体牵拉纤维组织，造成玻璃体出血和牵拉性视网膜脱离。纤维膜常沿着视神经乳头和主干血管生长。

增生晚期：以发生纤维血管膜和牵拉性视网膜脱离或混合性视网膜脱离为特点。常有玻璃体出血。也可形成虹膜新生血管。

PDR：糖尿病引起的高血糖和代谢变化导致视网膜脉管系统改变，导致视网膜组织灌注减少。这种相对的视网膜缺血状态被认为是主要的血管生成刺激，在 PDR 的发病机制中起着核心作用。各种血管生成素，如血管生成素（angiopoietin）、促红细胞生成素（erythropoietin）、碱性成纤维细胞生长因子（basic fibroblast growth factor，bFGF）、胰岛素样生长因子（insulin-like growth factor，IGF）、蛋白激酶 C（protein kinase C，PKC）、肿瘤生长因子（tumor growth factor，TGF）和血小板源性生长因子（platelet-derived growth factor，PDGF）等因子在 PDR 的开发过程中具有刺激性或调节活动。

然而，基于体内和体外研究，血管内皮生长因子（VEGF）似乎是造成 PDR 缺血性血管生成病理的主要原因。

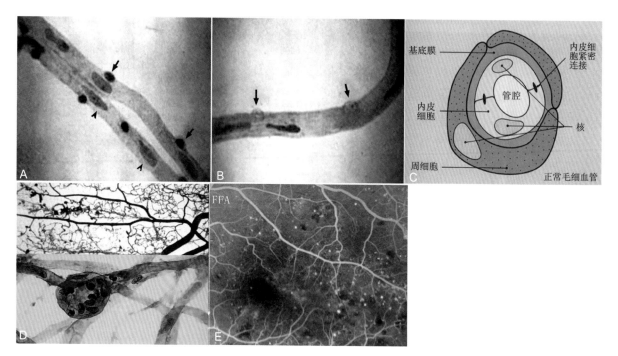

图 4-4-1 糖尿病视网膜病变病人的微动脉瘤

A. 糖尿病视网膜病变的胰蛋白酶消化标本，可见微动脉瘤。视网膜毛细血管正常，一个内皮细胞（箭头）对一个周细胞（黑箭）。B. 糖尿病病人的视网膜毛细血管的周细胞坏死（黑箭）。C. 正常毛细血管示意图。D. 微动脉瘤放大图。(Duane's Ophthalmology on DVD-ROM 2013 ed)。E. FFA 示众多微动脉瘤充满荧光素，在造影后期有渗漏（未出示）

（三）糖尿病视网膜病变分类

ETDRS 虽然有详细的分类，包括 FFA 图像等，对研究分析是非常优良的设计，可惜不适用于临床。为便于临床医师日常工作，AAO 制定了一个分类。为使非视网膜专科医师和全能医师都能使用，由美国眼科研究院牵头，用 Delphi 方法梳理 ETDRS 等的研究资料，16 国 30 位代表参与讨论，制定了一个更简化的临床分期。2002 年 AAO 年会报告后于 2003 年发表（表 4-4-1）。这两种分类是目前各国临床医师所广泛采用的。

糖尿病视网膜病变基于严重性分两型：①非增生型糖尿病视网膜病变（NPDR）：微动脉瘤、点状出血、硬性渗出、黄斑水肿、棉绒斑、静脉串珠、视网膜内微血管异常（IRMA）。占糖尿病眼底病变的 90%，老年人居多。依据病情又细分为：轻度，中度，重度，极严重。②增生型糖尿病视网膜病变（PDR）：新生血管形成为主，由此产生玻璃体积血、纤维组织增生、网脱。多见于年轻人。

糖尿病视网膜病变和黄斑水肿的国际分期见表 4-4-2。

表 4-4-1 糖尿病视网膜病变的分类及级别

分类	诊断标准	FFA	发展成增生型的概率
非增生型			
轻度	≥1 个微动脉瘤	不需要*	5% 在 1 年内发展成增生型；15% 在 5 年内发展成增生型高危险期
中度	少量出血或微动脉瘤；棉绒斑、静脉串珠、视网膜内微血管异常（IRMA）	不需要*	12%～17% 在 1 年内发展成增生型；33% 在 5 年内发展成增生型高危险期

续表

分类	诊断标准	FFA	发展成增生型的概率
重度	各象限均有出血或微动脉瘤；或 静脉串珠≥2 个象限；或 视网膜内微血管异常（IRMA）≥1 个象限	需要	52% 在 1 年内发展成增生型； 60% 在 5 年内发展成增生型高危险期
极严重	重度的 3 项诊断条件至少有 2 项；无新生血管形成	需要	75% 在 1 年内发展成增生型
增生型			
早期	少量新生血管形成	需要	
高危险期	NVD≥1/3～1/2 视盘直径；或 NVD+ 视网膜前出血或玻璃体积血；或 NVE≥1/2 视盘直径 + 视网膜前出血或玻璃体积血	需要	

FFA. 荧光素眼底血管造影。* 黄斑水肿时有时需要 FFA，但评估 CSME 时一定需要 FFA 及 OCT

表 4-4-2　糖尿病视网膜病变和黄斑水肿的国际分期 *

疾病	扩瞳后用检眼镜观察的发现
糖尿病视网膜病变	
● 无明显视网膜病变	无异常
● 轻度 NPDR	仅有微动脉瘤
● 中度 NPDR	比仅有微动脉瘤重，微动脉瘤和其他迹象（例如，点状和墨迹样出血，硬性渗出，棉绒斑），但比重度者轻
● 重度 NPDR	无增生性视网膜病变体征，但有以下任何一项：* 4 个象限每个象限都有 20 个以上的视网膜内出血；2 个以上象限有确定的静脉串珠状；1 个以上象限有明显的 IRMA（* 简称 4：2：1 规则）
● PDR	有以下一项或多项：新生血管形成（虹膜，视盘，或视网膜），玻璃体出血 / 视网膜前出血
糖尿病黄斑水肿	
● 无 DME	黄斑无增厚或硬性渗出，但是远离黄斑中心
● DME 未累及黄斑中心	黄斑视网膜增厚，但未累及黄斑中心（直径 1 mm）
● DME 累及黄斑中心	黄斑视网膜增厚，累及黄斑中心

*Wong TY, Sun J, Kawasaki R. Guidelines on Diabetic Eye Care: The International Council of Ophthalmology Recommendations for Screening, Follow-up, Referral, and Treatment Based on Resource Settings. Ophthalmology, 2018, 125:1608-1622

（四）眼底表现

1. 早期非增生型糖尿病视网膜病变（early NPDR）

（1）细点出血（dot hemorrhage）：出血点在视网膜两极细胞层，主要分布在视网膜后极区近视盘及沿上下颞侧支血管附近。大小及数量不定，一般只有血管直径大小；较大的称为墨渍状出血（blot hemorrhage），少数。如时间较长则中央血液吸收机化而呈白色。

（2）微动脉瘤（microaneurysm）：Friendenwald 及 Ashton 证明糖尿病视网膜中很多似出血的小点实为微动脉瘤，又称微血管瘤。微动脉瘤外观极像细点状出血，两者在检眼镜下不能区别，可以记录为 MA/H（microaneurysm or hemorrhage）。较黄斑周围血管直径稍大(15～60μm)，主要在内核层。直径＞ 20μm 者眼底镜才能看到（图4-4-1，图4-4-2）。FFA荧光素充盈微动脉瘤，在后期有渗漏；细点出血遮挡荧光，并无渗漏，故二者极易鉴别。FFA显示的微动脉瘤数目多于检眼镜所见。但FFA仍然不能区别细点出血与有纤维及红血细胞堵塞的微动脉瘤。后极部脉络膜毛细血管可能阻塞。

（3）硬性渗出（hard exudates）：脂质渗出表示过去或现在有黄斑水肿。黄斑水肿可导致脂质（lipid）积聚，首先发生于外丛状层，好发在后极部。呈淡黄色或带白色，圆形，点状

或不规则形的小点，边界清楚，在血管下，大小为1/20～1/6DD，密集成堆，沿血管分布；若围绕着渗漏的微动脉瘤或毛细血管无灌注区，排列成环形或半月形，称环状视网膜病变（circinate retinopathy）。

（4）糖尿病黄斑水肿（diabetic macular edema，DME）：可发生在轻度NPDR到PDR。黄斑水肿可能是由于①微动脉瘤的漏出引起的，或者②是由高渗透性毛细血管的弥漫性渗漏引起的。③在FFA造影术中毛细血管无灌注区，

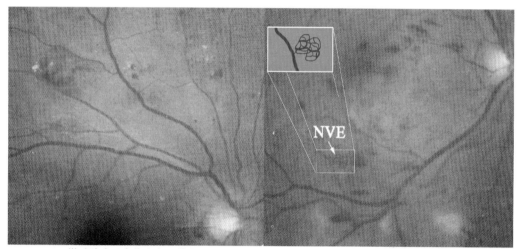

NPDR：微动脉瘤及点状出血，散在脂质渗出　　　　PDR：视网膜新生血管，棉绒斑，黄斑水肿+NPDR

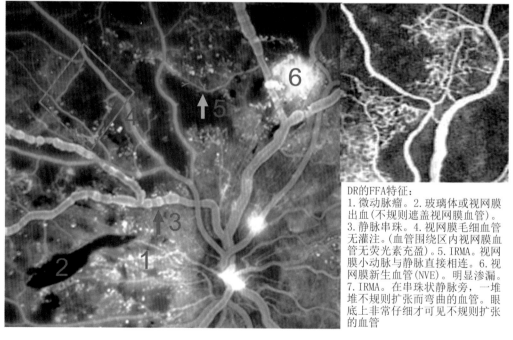

DR的FFA特征：
1. 微动脉瘤。2.玻璃体或视网膜出血（不规则遮盖视网膜血管）。3.静脉串珠。4.视网膜毛细血管无灌注。（血管围绕区内视网膜血管无荧光素充盈）5. IRMA。视网膜小动脉与静脉直接相连。6.视网膜新生血管（NVE）。明显渗漏。7. IRMA。在串珠状静脉旁，一堆堆不规则扩张而弯曲的血管。眼底上非常仔细才可见不规则扩张的血管。

图4-4-2　糖尿病视网膜病变及其FFA特征

是由于缺血而无明显的血管渗漏引起的，尽管在无灌注区边界处的高渗透性微血管异常可能会导致水肿。黄斑水肿不一定具有视网膜内囊肿形成的特征。

黄斑水肿用立体镜检查可见视网膜增厚（retinal thickening），视网膜失去原有透明，水肿区色素上皮及脉络膜结构显得模糊。直接检眼镜能准确判断明显的黄斑水肿，但对轻度水肿的诊断常无把握。较佳检查手段是裂隙灯加+90D。FFA 能可靠而客观地显露荧光素渗漏，但用 OCT 能迅速见到黄斑光切面中黄斑水肿的实情，较 FFA 可靠而且还能定量测定以利随访比较。黄斑水肿一般伴有较多出血及硬性渗出，是中心视力障碍的主要原因。

临床明显黄斑水肿（clinically significant macular edema，CSME），见图 4-4-3。美国全国性糖尿病视网膜病变早期治疗研究组（Early Treatment Diabetic Retinopathy Study，ETDRS）1991 年制定的标准，眼底立体照相用立体镜观察，因为不用立体镜是看不出视网膜增厚的：①视网膜增厚区交接着黄斑（黄斑中心为中心，半径为 500μm 的范围）。②硬性渗出在黄斑范围内＋硬性渗出紧邻着视网膜增厚区。③视网膜增厚区≥1 DD，此区部分交接着以黄斑中心为中心半径为 1 DD 所画的界线。现在高清 OCT 时代需要另订标准。

牵拉性 DME（tractional diabetic macular edema）：1 期 PVD 的玻璃体黄斑牵引作用加剧 DME，这种情况被称为牵拉性 DME。OCT 可见中心凹周围 PVD，黄斑增厚，拉紧，后玻璃体膜高反光，急剧倾斜宝塔形的黄斑囊样增厚，可能有浅脱离。

持久性 DME（persistent DME）：OCT 指导标准是持续性中心区增厚（CST）250μm 或更多。

慢性持久性 DME（chronic persistent DME）：至少 2 次连续 24 周随访 CST 不 < 250μm，和减退程度低于 10%。

2. 严重非增生型糖尿病视网膜病变（advanced NPDR）　严重的非增生型糖尿病视网膜病变有多量视网膜出血、棉绒斑、静脉串珠或襻、视网膜内微血管异常（IRMA）、FFA 显示大片毛细血管无灌注区（图 4-4-4）。

（1）棉绒斑（cooton-wool spot，CWS）：为神经纤维梗塞，常在后极部。多个棉绒斑常伴有中等度微动脉瘤及出血。新生血管出现后棉绒斑迅速消失。

（2）视网膜毛细血管无灌注（retinal capillary non-perfusion）：视网膜毛细血管壁丧失周皮细胞和内皮细胞，致使毛细血管闭塞。该区无染料充盈，检眼镜下看来正常，但 FFA 动静脉期呈明显弱荧光区，其边界是充盈染料的血管，范围大小不一。在 1～2 个月后，无灌注区的边缘开始出现毛细血管扩张，血管芽及 IRMA（图 4-4-4）。

（3）静脉扩张及串珠（venous dilatation and beating）：视网膜局部静脉血流变慢而扩张，形成串珠或血管襻，总在大范围毛细血管无灌注区的边缘（图 4-4-4）。

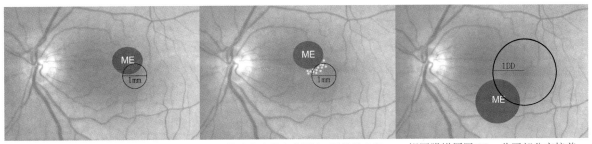

视网膜增厚区交接着黄斑（小凹为中心，半径500mm的范围）　硬性渗出在黄斑范围内+硬性渗出紧邻着视网膜增厚区　视网膜增厚区1DD，此区部分交接着以小凹为中心，半径1DD所画的界线

图 4-4-3　临床明显黄斑水肿（CSME）定义

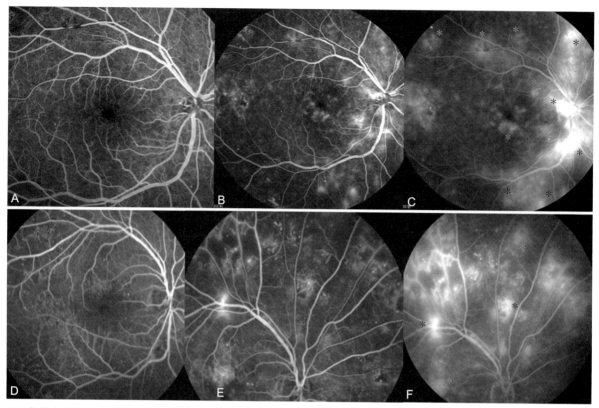

DR 患者在 FFA 的荧光素渗漏原因有：视网膜微血管瘤 (微动脉瘤)、毛细血管扩张、血管明显异常 (IRMA)、视盘新生血管形成或视网膜新生血管形成 (NVD/NVE)。前三种情况的渗漏力有限，所以，在 FFA 早期无渗漏或只有轻微渗漏，渗漏荧光慢慢增强扩大而半遮掩原病损边缘，至造影晚期渗漏荧光呈 "灰色"，但依稀可辨原病损边界 (C,F. 绿色 *)。NVE 的通透性强，在 FFA 早期就开始明亮的渗漏，渗漏荧光迅速增强扩大，至造影晚期渗漏荧光呈 "白色" (C, F. 红色 *)，原病损边界被完全遮盖而不能辨认，貌似一盏强光路灯 "照亮" 大片邻近组织

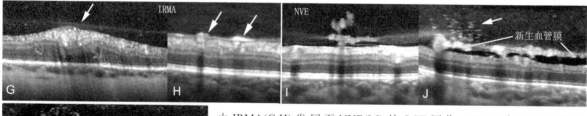

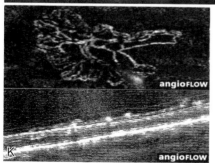

由 IRMA(G,H) 发展至 NVE(I,J) 的 OCT 图像。IRMA 在 OCT 图像上为在视网膜浅层呈现强反射小点 (扩张的毛细血管或新生血管芽)，小点增多扩大后 ILM 隆起又似鼓鼓囊囊的外口袋 (G, 白箭)，但其表面光滑，提示尚未突破 ILM。继续发展的结果，新生血管突破 ILM(H 示 2 处突破点，白箭)。I. 进而穿过后玻璃体膜形成视网膜前新生血管膜，膜内很多强发光斑点彰显其血管结构。平整的 NVE 膜在视网膜前，几乎与视网膜表面平行，水平向生长。J. 在新生血管膜内的玻璃体中有很多强发光点 (Lee CS, Lee AY, Sim DA. Reevaluating the Definition of Intraretinal Microvascular Abnormalities and Neovascularization Elsewhere in Diabetic Retinopathy Using Optical Coherence Tomography and Fluorescein Angiography. AJO, 2015, 159:101-110)。另一例病人，用 OCTA 清楚显示平铺在视网膜前的新生血管膜网络结构

图 4-4-4 　糖尿病视网膜新生血管在 FFA 和 OCT 的特点

（4）视网膜内微血管异常（intraretinal microvascular abnormality，IRMA）：IRMA 是严重缺血的征象。毛细血管末端不规则节段状扩张，代表早期新生血管芽或为分流血管（shunt vessels——纤曲小血管接连于小动脉与小静脉之间）。有侧支血管的作用，常在大范围毛细血管无灌注区的边缘。用检眼镜很难与视网膜前新生血管区别。虽然教科书上多说 IRMA 无渗漏，但实际上 IRMA 在 FFA 后期有渗漏，可是其渗漏程度远不如视网膜前新生血管。视网膜新生血管（和视盘新生血管）在早期就有明显渗漏，亮度和范围迅速增大，及至造影后期，新生血管的荧光酷似一盏强光路灯，将大片邻近组织"照亮"——弥散性渗漏。见图 4-4-4，图 4-4-5。

IRMA 是 NPDR 的最终局病损，它是视网膜新生血管形成的先兆，由它"直接"发展成视网膜新生血管，不过，其机制尚有争议。视网膜新生血管在分类和预后上是关键性指标，所以区分 IRMA 和视网膜新生血管具有重要意义。间接检眼镜的放大率太低，不能辨认 IRMA。直接检眼镜只能识别视盘新生血管和较大的视网膜新生血管，但不是辨认 IRMA 的工具。在无红光照相上相对容易看出 IRMA 和 NVE，必须放大观察，否则常被遗漏，适用于专题读片中心。临床上均依赖 FFA 区别 IRMA 和视网膜新生血管。

近年来，SD-OCT 能协助区分 IRMA 和视网膜前新生血管。2015 年 OCT 血管成像术的出现，对新生血管的直接表达力颇获临床医师青睐。IRMA 在 SD-OCT 图像上在视网膜浅层呈现强反射小点，增多扩大后 ILM 隆起又似鼓鼓囊囊的外口袋。继续发展的结果，新生血管突破 ILM，进而穿过后玻璃体膜，NVE 沿水平向生长。用 OCTA 可清楚显示平铺在视网膜前的新生血管膜网络。此项技术有助于辨认那些在 FA 难以肯定的 IRMA 或 NVE（图 4-4-4）。

ETDRS（1991）报道视网膜内微血管异常（IRMA）、多量视网膜出血、静脉串珠或襻、荧

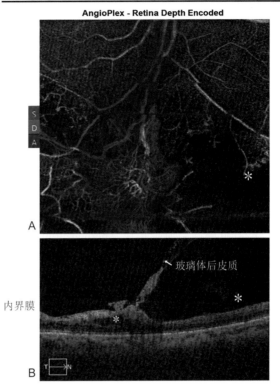

图 4-4-5 视网膜新生血管网的 OCT 血管成像

PDR 患者 en face 成像图。A. 视盘下方大片缺血区，血管芽（*）。伸入玻璃体内的视网膜新生血管网络。B. OCT 展现视网膜浅层血管芽区域被抬高隆起，新生血管突破内界膜和玻璃体后皮质，平铺在后皮质上

光素血管造影显示广泛毛细血管无灌注区及广泛渗漏，均为发展成增生型糖尿病视网膜病变（PDR）的危险因子。

3. *增生型糖尿病视网膜病变（proliferative diabetic retinopathy，PDR）* 增生型糖尿病视网膜病变一定由非增生型发展而成，增生型视网膜病变与毛细血管无灌注区的程度密切相关。增生型的基本特征是新生血管形成（NVD，NVE）和（或）纤维组织增生，当然一定还有非增生型的视网膜改变。新生血管反复大量出血引起严重并发症，如牵拉性视网膜脱离、玻璃体机化。眼前节可发生虹膜新生血管形成（NVI）而导致新生血管性青光眼（NVG）。

（1）新生血管形成（neovascularization）：视网膜新生血管起自静脉，在眼底上有两种类型。

①视盘新生血管形成（neovascularization of disk，NVD）：视盘上及离视盘1DD范围内的新生血管。裂隙灯显微镜下最清楚，直接检眼镜也可看到，FFA显示最清楚。

②视网膜新生血管形成（neovascularization elsewhere，NVE）：发生在离视盘1DD外视网膜。需要检眼镜仔细检查才能发现，首先注意毛细血管闭塞区附近（表现有棉绒斑，出血性微动脉瘤），在检眼镜下，早期视网膜上新生血管形成难以与视网膜内微血管异常（IRMA）区分，荧光素血管造影能将它们鉴别。

（2）虹膜新生血管形成（neovascularization of iris，NVI）：或称虹膜红变（rubeosis）。裂隙灯显微镜下用高倍放大才能看到，先发生在瞳孔部，常平行于虹膜瞳孔缘。

视网膜新生血管形成不同于普通出血后机化组织的新生血管形成，它由静脉管壁及扩张的毛细血管直接形成。在视网膜内，视网膜前或玻璃体中直接形成血管网。新生血管形成开始仅是血管而已，但会发生纤维增生形成薄膜组织，最后新生血管部分或完全退化。病人往往虹膜上也出现NVI。晚期多因玻璃体积血或继发青光眼而失明。

（五）诊断与鉴别诊断

1. 诊断要点　①有多年糖尿病史。②视网膜微动脉瘤。③硬性渗出。④棉绒斑。⑤黄斑水肿。⑥FFA有视网膜毛细血管无灌注。⑦静脉串珠。⑧视网膜内微血管异常（IRMA）。⑨视网膜新生血管形成（NVD或NVE）。⑩虹膜新生血管形成（NVI）。

有多年糖尿病史及微动脉瘤是诊断糖尿病视网膜病变的两个基本条件。眼底7种改变常只出现微动脉瘤或微动脉瘤加上其他1～2个体征。微动脉瘤虽然也可发生于静脉阻塞、高血压，但糖尿病病人如有微动脉瘤则最可能的还是糖尿病视网膜病变。糖尿病视网膜病变均为两侧性，仅轻度非增生型可能发生于一侧眼。5%～10%病人两眼病情不对称，例如一眼为非增生型而另一眼为增生型。

用检眼镜不能区分细点状出血与微动脉瘤，是否一定需要FFA证实微动脉瘤后才能诊断糖尿病视网膜病变呢？视网膜后极散在数个细点状出血（可能有微动脉瘤）+少许硬性渗出，是常见的早期糖尿病视网膜病变，一般在不做FFA就可诊断。FFA可证实诊断，并可了解更多的视网膜毛细血管情况，但非所有病人都需FFA。这类病人即使从未检查过血糖，也应该怀疑是糖尿病性的，抽血查血糖已是非常必要。

棉绒斑及黄斑水肿表示病变已非轻度，此时总有细点出血/微动脉瘤，也许还有墨渍状出血及硬性渗出。在做FFA前就可建立DR的诊断。

视网膜内微血管异常（IRMA）及新生血管形成在检眼镜下容易漏诊，而且也难以区分，需荧光素血管造影加以判别。有新生血管形成是诊断增生型的关键性条件。视网膜新生血管的FFA特征是有明显渗漏。

糖尿病视网膜病变病人的FFA图像显示有4种情况可发生荧光素渗漏：视网膜微血管瘤（微动脉瘤）、毛细血管扩张、血管明显异常（IRMA）、视盘新生血管形成或视网膜新生血管形成（NVD/NVE）。前三种情况的渗漏力有限，所以，在FFA图像显示早期无渗漏或只有轻微渗漏，渗漏的荧光素慢慢增强扩大以致遮掩原病损边缘，晚期渗漏荧光呈"灰色"，透过它依稀可辨原病损边界。与之造成鲜明的对比，视网膜新生血管的通透性强，在FFA显示早期就开始出现明显荧光素渗漏，渗漏迅速增强扩大，晚期渗漏荧光呈"白色"，完全遮掩原病损边界，其亮度貌似一盏强光路灯，将大片邻近组织"照亮"。对于实在难以区分IRMA和NVE的病例，可用OCT和OCTA辅助，见图4-4-2，图4-4-4，图4-4-5。

PRP及局部(focal)光凝后血管性病变退化，可诊断为退化型糖尿病性视网膜病变(regressive DR)。

糖尿病相关的视神经病变（diabetic optic neuropathy，DON）：糖尿病视网膜病变波及视神经头而显现视盘水肿者，目前尚未正式列入诊断。至于非动脉炎性前部缺血性视神经病变病人有糖尿病史者诊断为非动脉炎性前部缺血性视神经病变。

2. 鉴别诊断　高血压视网膜病变（hypertensive retinopathy）动脉变细、反光增强、动静脉交叉征、视网膜内出血以火焰状为多、微动脉瘤；重症者会有棉绒斑、黄斑部星状排列的脂质渗出、视盘水肿。绝无新生血管形成。FFA 有多处毛细血管无灌注区、毛细血管扩张、视网膜内微血管渗漏。但高血压性视网膜病变常与糖尿病视网膜病变同时存在。

视网膜中央静脉阻塞（CRVO）50 岁以上常见的视网膜血管病变。4 个象限沿着静脉分布有大片出血（以火焰状为多）、视盘水肿。糖尿病视网膜病变出血点为散在性，PDR 仅在新生血管形成处有大片出血，而 CRVO 是整个区域的大片视网膜出血，在视盘附近最多。

视网膜分支静脉阻塞（BRVO）整个象限大片沿着静脉出血（以火焰状为多），根据此出血分布特征及出血量，不难与糖尿病视网膜病变区分。

Eales 病特发性周边视网膜血管阻塞性病变（包括视网膜静脉周围炎），多在 30 岁以下，病变侵犯双眼，但多由一眼先发，男性特多，周边视网膜血管附近有出血、有时血管周围有白鞘。荧光素眼底血管造影显示周边毛细血管无灌注及新生血管形成引起的渗漏。糖尿病性视网膜病变发生在后极部，血管鞘并非主要体征。

血液病严重贫血、白血病、高血黏稠度综合征可产生两侧性出血性视网膜病变，类似糖尿病视网膜病变。眼底表现为视网膜静脉弯曲、串珠、血管鞘、火焰状及墨渍状出血、白心出血、棉绒斑；偶尔有视网膜前出血。荧光素眼底血管造影显示充盈延迟、动脉瘤、血管扩张、毛细血管无灌注区、静脉及毛细血管渗漏。血象或骨髓检查有助于鉴别诊断。

放射性视网膜病变（radiation retinopathy）眼眶或眼内放射治疗（剂量 > 3000 ～ 5000rad）数月或数年后可造成后极部视网膜微血管病变，例如微动脉瘤、毛细血管扩张及无灌注区、棉绒斑、视网膜内出血、脂质渗出等。

（六）治疗原则

有 CSME 者必须行 OCT 和 FFA，以探查可治疗的病损，如黄斑水肿程度、微动脉瘤、视网膜内微血管异常（IRMA）、视网膜毛细血管床弥散性渗漏、无灌注区。微动脉瘤用氩激光直接光凝；后二者用格子样光凝（grid photocoagulation）。黄斑水肿需用激光光凝促进视网膜毛细血管内皮细胞和 RPE 增生，以改善血 - 视网膜屏障（表 4-4-3）。对于黄斑中心凹旁的渗漏点，行激光治疗将直接损伤中心凹，应权衡利弊。

对于非增生期 DME，采用抗 VEGF 疗法治疗黄斑水肿已成为主流，局部光凝则作为辅助治疗手段。但是，当疾病进展为重度 NPDR 和 PDR 时，疾病的主要矛盾已经转变为缺血及缺血导致的新生血管形成，此时利用 PRP 改善视网膜缺血状态，抑制进一步新生血管形成则成为治疗的主要目的，对于黄斑水肿的治疗则降为次要目的。在这种情况下，PRP 成为治疗的核心手段。由于眼底激光治疗后的视功能损伤不可逆，故在努力探讨新的治疗方法如抗 VEGF 疗法、微脉冲激光治疗等，以取代传统的眼底激光光凝治疗。但是，迄今即使 RIDE/RISE 的初步结果已显现抗 VEGF 疗法有可能改善 DR 的眼底表现，但尚不能下结论说抗 VEGF 可以逆转或终止 DR 病程，加之反复注射药物价格昂贵。现阶段治疗重度 NPDR 和 PDR，PRP 成为治疗的核心方法，此时抗 VEGF 疗法可作为辅助，以预防 PRP 后 DME 加重（才艺，石璇，赵明威. 特发性黄斑视网膜血管扩张症 2 型的临床特点及诊断治疗研究进展. 中华眼科杂志，2019,55:68-73.）。

高危 PDR 定义：≥ 1/4 视盘面积的 NVD，伴有玻璃体积血的任何面积 NVD，玻璃体积血或视网膜前出血伴有 ≥ 1/2 视盘面积的 NVE。

表 4-4-3　糖尿病视网膜病变的激光治疗原则（AAO 临床指南 2016）

视网膜病变级别	黄斑水肿程度	随访（月）	激光播散光凝 PRP	激光[局部和（或）格栅]	玻璃体内抗 VEGF 疗法
轻度 NPDR	无黄斑水肿	12	不	不	不
	黄斑水肿	4～6	不	不	不
	CSME*	1	不	有时	有时
中等度 NPDR	无黄斑水肿	12	不	不	不
	黄斑水肿	3～6	不	不	不
	CSME	1	不	有时	有时
严重 NPDR	无黄斑水肿	4	有时	不	不
	黄斑水肿	2～4	有时	不	不
	CSME	1	有时	有时	有时
无高危 PDR	无黄斑水肿	4	有时	不	不
	黄斑水肿	2～4	有时	不	不
	CSME	1	有时	有时	有时
高危 PDR	无黄斑水肿	4	推荐	不	选择
	黄斑水肿	4	推荐	有时	有时
	CSME	1	推荐	有时	有时

*CSME. 临床明显黄斑水肿；PRP. 全视网膜光凝

高危 PDR：下列 4 项条件满足 3 项者：①视网膜新生血管。②视盘新生血管。③严重新生血管形成：a. 视盘旁 1DD 范围内的新生血管大于 1/4～1/3 视盘面积；b. 视网膜新生血管至少 1/2 视盘面积。④玻璃体或视网膜前出血

高危 PDR 病人存在 NVD 或大量 NVE 时，建议先使用抗 VEGF 疗法抑制新生血管，在药物作用有效期内完成 PRP，可以避免因 PRP 起效慢而导致的病情进展，如尚未完成 PRP 时发生玻璃体出血甚至发生新生血管性青光眼。

黄斑水肿很重者在激光治疗前先在玻璃体内注射抗 VEGF 药 3～7d，水肿明显减轻时行激光治疗。

晚期 PDR 增殖膜较多且充血明显、广泛牵拉性视网膜脱离的病人，玻璃体切除手术前辅助采用抗 VEGF 疗法有助于减小术中及术后出血的概率，降低手术难度，避免术后并发症发生，但需要严格掌握注射抗 VEGF 药物的时机。注射药物后增殖膜牵拉视网膜加重的平均时间为 13d，因此通常选择在注射 VEGF 药物后 3～7d 之内行玻璃体切除手术。

1. 增生型前期　由于大面积毛细血管无灌注及视网膜广泛水肿，已不适宜局部光凝，需做大面积播散性光凝，即全视网膜光凝（panretinal photocoagulation，PRP）。

2. 增生型糖尿病视网膜病变（PDR）　一旦视盘或视网膜出现新生血管，需要全视网膜光凝。PRP 并非光凝全眼底的视网膜，而是从视盘外 1DD 至赤道部或略超过（越过涡静脉），距黄斑中心上、下与颞侧各 2DD，保留视乳头黄斑束与颞侧上下血管拱之间的后极部，形成一椭圆环形播散性光凝区。

对于合并黄斑水肿的增生前期或增生期糖尿病视网膜病变病人，需要同时行黄斑局部激光治疗及 PRP，但黄斑局部激光治疗应先于全视网膜治疗至少 2～4 周，因 PRP 可加重炎性反应，加重黄斑水肿从而导致严重的视力缺损。

3. 玻璃体内注射糖皮质激素　TA 或 2005 年美国 FDA 批准的醋酸氟轻松缓释装置（可维持 30 个月至 3 年）治疗 DME：病人 93% 产生白内障，60% 产生青光眼的并发症。地

塞米松玻璃体内缓释装置傲迪适（Ozurdex）2009 年获得美国 FDA 批准，是世界上第一个生物降解型眼内缓释装置，通过专用注射器将缓释基质推入玻璃体基底部。主要用于治疗 RVO、DR 引起的黄斑水肿和葡萄膜炎。地塞米松 0.7mg 可以缓慢释放达 4 ～ 6 个月。病人 4% 产生白内白障，25% 产生眼内压增高（一般多可用药物控制，少数需行切口性抗青光眼手术）。

4. 玻璃体内注射抗 VEGF 药物　对 PDR 病人能从发病机制上阻断 DME 的发生和发展。PDR 病人需行玻切手术最好给予玻璃体内注射抗 VEGF。优点是减少出血、抗炎抗增殖。有活动性 NV 膜者：NVG 病人行玻璃体切割术、PRP 联合抗青光眼手术前 1 周注射抗 VEGF 药，可减少术中出血，利于剥膜。术毕注射可减少术后出血。

van Geestet 等称用抗 VEGF 注射治疗增生型糖尿病视网膜病，存在增加纤维化的风险，因为，此药可引起结缔组织生长因子（connectivetissue growth factor，CTGF）和血管内皮生长因子之间的失衡（Van Geest RJ, Lesnik-Oberstein SY, TanA HS. shift in the balance of vascular endothelial growth factor and connective tissue growth factor by bevacizumab causes the angiofibrotic switch in proliferative diabetic retinopathy. Br J Ophthalmol，2012，96:587-590）。

5. 牵拉性 DME　应考虑及早治疗，玻璃体切割术联合后玻璃体膜和 ERM 剥离往往是有益的。

6. 玻璃体切割术　适用于：①严重玻璃体或视网膜前出血，不能提供适当的光凝。②高度活动性 PDR，尽管广泛 PDR 仍然不能控制。③黄斑面临牵拉性视网膜脱离威胁。④牵拉性视网膜脱离。⑤视网膜出血严重度已妨碍进行 PRP。⑥玻璃体出血伴虹膜新生血管形成，在 PPV 术中进行 PRP。上述情况使用抗 VEGF 的治疗正在调查。

二、视网膜静脉阻塞

（一）概述

视网膜静脉阻塞（retinal vein occlusion，RVO）临床特点是：①视网膜静脉压升高引起静脉纤曲扩张；②继发视网膜内出血，视网膜水肿（尤其是黄斑水肿），渗出；③视网膜缺血，包括棉绒斑。黄斑水肿导致渐进性(有时是急性)无疼痛性视力丧失。

视网膜静脉阻塞是一种视网膜血管疾病，RVO 是第二位最常见的视网膜血管病，次于糖尿病视网膜病。

视网膜静脉阻塞病人通常在 50 岁以上，性别无差异。据西方国家报道发病率为 0.7%（49—60 岁）和 4.6%（80 岁以上）。2008 年全世界人口的患病率约 0.5%，估计全世界病人约 1600 万。中国 40 岁以上人群的发病率是 1.9/100。目前估计年发病率约 5/ 万。BRVO 是 CRVO 的 5.5 倍。

1. RVO 原因　视网膜中央静脉阻塞（CRVO）的机制与以下三种因素有关。

（1）血栓形成：此是主因。毛细血管或静脉张力减退和血流动力学因素（如低血压和血恶液质）、血液高黏稠度或动脉硬化均可使静脉的血流变慢，这样促使血小板及纤维蛋白等容易黏着于有病变的血管壁。血栓形成可导致静脉内皮增生或炎症。Green（1981）解剖 29 支 CRVO 眼，29 眼在筛板区全有血栓形成。在筛板区视网膜中央血管细故易形成血栓。Vine（1993）报道抗凝血酶缺乏，纤维蛋白原活力降低、蛋白 C 和蛋白 S 缺乏，纤维蛋白溶解酶原（plasminnogen）活力降低。Ⅻ因子缺乏。

（2）原发性静脉病变：因静脉管壁的各种变性或炎症而引起。多见于年轻人。血管硬化可使静脉内壁粗糙，静脉硬化多继发于动脉硬化。

（3）静脉受外界压迫：在视神经头筛板附近以及眼底各处动静脉交叉点上，动静脉的外膜合在一起。动脉管壁硬化可于此处发展到静脉壁。

具备上述因素之后，血液便有可能在该病变处发生凝固而形成血栓。开始为部分阻塞，以后常逐渐变成完全阻塞。

CRVO 以血栓形成为主因，静脉流出阻力增加的部位在筛板之后。静脉血流淤滞导致血栓形成。筛板水平血栓形成可能是 CRVO 的主要事件或继发事件。尸检研究表明，全部或几乎全部 CRVO 病例血栓形成发生在筛板之后。非缺血型 CRVO 的血栓形成发生在筛板的更后方，该处侧支循环的机会增多，因而较少完全闭塞。

分支静脉阻塞及视网膜（上、下）半侧中央静脉阻塞（hCRVO）以动静脉交叉处的外界压迫为主因。几乎所有的人视网膜动脉位于静脉的前方，容易受到压缩的动、静脉而产生血液涡流，这反过来又导致血管内皮损伤和血栓形成。这个过程可因动脉硬化而被加剧。

2. RVO 危险因素

（1）CRVO 的危险因素：美国调查 258 例 CRVO（有 1142 例对照）的危险因素是高眼压、高血压、糖尿病。然而，身体活动强、饮酒者、服雌激素的更年期妇女发生 CRVO 的概率减少。心血管疾病、糖尿病、白蛋白/球蛋白比率低、α 球蛋白量高为缺血性 CRVO 危险因子（Arch Ophthalmol，1996，114：545-54）。

老年是主要危险因素：高眼压（筛板区视网膜中央动静脉血流受阻、淤滞而形成血栓）、高血压（硬化的视网膜中央动脉压迫）、糖尿病（增加心血管疾病的混杂因素）、高血脂（脂类包裹红细胞容易聚集成团块粘连于管壁；血液变黏稠，血流阻力增加，容易形成血栓）等为常见的危险因素；冠状动脉病、睡眠呼吸暂停（sleep apnea）也被认为是 CRVO 的危险因素。系统性红斑狼疮发病率是对照组的 3.5 倍。

CRVO 最常见的眼部因素是青光眼。

静脉主干阻塞者的年龄 90% 在 50 岁以上，常伴有心血管疾病。不足 50 岁者可列入年轻型，以血管炎为多见。

（2）BRVO 的危险因素：高血压、动脉硬化、老年。主要与局部血管因素有关，动脉在上压迫静脉的交叉改变占 99%；推测，动静脉交叉位置的血液湍流（turbulent blood flow）会引起内皮的局部肿胀和较厚的静脉壁组织，从而导致静脉阻塞。其次是视网膜静脉炎和血栓形成。系统因素以动脉高血压、糖尿病最常见；其次是高脂血症，冠状动脉病。

3. 自然病程

（1）CRVO 病人的死亡率高于对照人群。附加的风险是由于心血管和糖尿病的高患病率。

（2）CRVO 病人容易发生黄斑水肿，约 25% 发展虹膜新生血管，偶尔发展视网膜新生血管。Hayreh 认为发展成新生血管性青光眼者仅约 7%，并非最高达 34%。

（3）CRVO 病人需要定期随访，每 4～6 周，共半年，注意眼内压、虹膜和房角（新生血管）。视力下降者 OCT 评价黄斑囊样水肿。

（4）BRVO 伴明显毛细血管无灌注者能发展视网膜新生血管而导致玻璃体出血，可是其发展成 NVG 的可能性低于 CRVO 或 hCRVO。

（5）BRVO 病人若不是颞上支或颞下支的大静脉阻塞，也不是黄斑支静脉，则不被病人发觉，常在体格检查时发现其后遗症，如侧支循环血管，视网膜新生血管，玻璃体出血；很少是黄斑水肿。侧支血管在颞上视网膜静脉和颞下视网膜静脉交界处。

（6）CRVO 的侧支血管出现于视盘，视盘上视网膜小静脉与脉络膜循环接通。

（7）视力丧失的预后：BRVO 病人决定于灌注程度和阻塞部位，37% 眼视力自发性改善 2～3 行，仅 17% 视力恶化。平均随访 3 年时视力增进 2.3 行，34% 眼视力达 0.5 或更好；可是 23% 眼视力 0.1 以下。视觉恢复常归功于出现侧支血管改善静脉引流，终而缓解视网膜水肿和缺血。阻塞严重度和缺血范围是最终视力的重要预后因素。长期 BRVO 的特征是视网膜内少量出血，棉绒斑消失，残留轻微静脉纤曲，病变区边缘出现侧支循环，可能还存在黄斑水肿，会逐渐缓解，遗留继发性视网膜色素上皮萎缩和视力下降。

4. 分类

（1）根据阻塞的范围分为：①视网膜中央静脉阻塞（central retinal vein occlusion，CRVO），视网膜内出血散布在4个象限。②视网膜分支静脉阻塞（branch retinal vein occlusion，BRVO），视网膜内出血集中在一楔形区域内，此楔形的尖端朝向视盘或动静脉交叉处（动脉压在静脉上）。③黄斑分支静脉阻塞（macular BRVO），黄斑区小分支静脉阻塞。④视网膜半侧中央静脉阻塞（hemi central retinal vein occlusion，hCRVO；hemispheric retinal vein occlusion，hRVO），20%眼视网膜静脉分成上下两支直至越过筛板后才汇合成中央支。视网膜内出血的范围局限于上半部或下半部视网膜，不超越视网膜水平缝，但水肿及出血在视盘及中心凹处可稍超越水平线。

（2）依据阻塞程度可分为：①部分阻塞，即视网膜静脉呈现淤滞（stasis）状态。②完全阻塞。

（3）对治疗及预后有影响的分类

①非缺血型（non-ischemic）：若荧光素眼底血管造影中视网膜无灌注的范围累计＜10 DA（disc area，视盘面积），称为低度视网膜缺血（或称非缺血性）（CVOSG.ArchOphthalmol，1993，111：1087）。非缺血型的预后较好，但若血块继续生成则有可能进展为非缺血型。

②缺血型（ischemic）：毛细血管堵塞导致缺血。视网膜缺血在FFA表现毛细血管无灌注（non-perfusion，dropout）。缺血的范围及严重度与视网膜及虹膜新生血管形成极有关系。FFA视网膜无灌注的范围累计面积≥10 DA。视网膜或眼前段有新生血管形成者也列为缺血性的条件。视力重度损害，常＜0.1，多数棉绒斑（≥6个），大量广泛而致密斑片状视网膜出血——血色雷雨眼底（blood and thunder fundus）。BRVO的FFA视网膜无灌注的范围累计面积≥5 DA。

FFA无灌注面积是一个定量标准，可是在急性期大片出血遮挡荧光素，不可能以无灌注面积来判断缺血性。但凡视力＜0.1，RAPD阳性，多数棉绒斑，大量广泛而乌黑色视网膜出血者暂时判断CRVO是缺血型。

Servais及Hayreh（1986）提出以相对性瞳孔传入缺陷（RAPD）在0.3对数单位和ERG的测定来协助诊断缺血型的指标，未被采纳。

视网膜中央静脉阻塞者2/3为非缺血型，1/3为缺血型。缺血型2/3会发生新生血管并发症。初期为非缺血型，其中10%～50%会在6个月内变为缺血型，在前4个月内发展最快。Hayreh观察500例非缺血型CRVO，只有12.6%转变成缺血型。

缺血指数（ischemic index）值分类：超广角FFA的缺血指数（ischemic index，IsI）值≥35%者为缺血性，敏感性90%，特异性92.5%；＜35%为非缺血性（Thomas AS，Thomas MK，Finn AP. Use of the ischemic index on widefield fluorescein angiography to characterize a central retinal vein occlusion as ischemic or nonischemic. Retina，2018，22:1-6）。

（二）视网膜中央静脉阻塞

自然转归：10%非缺血性CRVO病人的视力可能复原或0.6以上，但是50%可能低于0.1。7%病人的另一眼在2年内也发生RVO。SCORE研究报告指出，CRVO（缺血性和非缺血性）病人不作治疗组12个月后至少75%眼的视力0.5或更低。

中心视力丧失机制：黄斑水肿确实会明显影响中心视力，并非所有黄斑水肿的眼在水肿消退后都表现出令人满意的最佳矫正视力。光感受器细胞损伤可以解释大部分病例的视力丧失。其机制有三种：①视网膜水肿引发光散射，阻碍光的量到达光感受器细胞；从光感受器细胞到内层视网膜神经元的神经传导妥协。OCT表现为中心凹明显增厚。这种机制是可逆性的，往往在急性黄斑水肿消退后恢复中心视力，并且最终视力与中心凹厚度明显相关。②光感受器细胞损伤可因中心凹视网膜下出血和硬性渗出物或视网膜血管外渗物中的浓缩的脂蛋白。OCT 表现为光感受器细胞的内节和（或）外节中断。这种机制可能是不可逆性的。③在无灌注区域，内层视网膜神经元包括两极细胞和神经节细胞，缺血造成严重损伤。OCT 表现为内核层和神经节细胞层萎缩。这种机制是不可逆性的。BRVO 眼的视力丧失是轻微的，这是因为在 BRVO 病例中，乳斑束区域通常不受无灌注区域的影响。

[临床表现]

50 岁以上。单侧，但是另一眼在随访 5 年内，每年发病率约 1%，估计最高为 7%。

1. 视力　视网膜静脉阻塞者的视力好坏不一，取决于中心凹处的缺血、出血、水肿的程度。病人常诉晨起时突发视物模糊，此因卧位时眼压增高，血压及眼部灌注压降低。

缺血型中央静脉阻塞者，多数视力在 0.2 以下，且难以恢复；重症者可达数指、手动。如黄斑"中心凹无血管区旁"毛细血管缺血者，视力常不能恢复。

2. RAPD　100% 缺血型视网膜中央静脉阻塞的 RAPD 阳性，非缺血性视网膜中央静脉阻塞的 RAPD 阳性者为 31%。双侧性病例 RAPD 常阴性。

3. 眼底　分为完全阻塞、不完全阻塞。

当阻塞在筛板之后的中央静脉主干时整个眼底可出现变化，眼底主要特征为单眼性、静脉瘀滞、大范围出血、水肿及渗出，视盘可有水肿。少量玻璃体细胞。

（1）出血期：①静脉高度曲张：阻塞部远心端静脉高度曲张，口径比原来可大 1 倍以上，弯曲呈蛇形，有的部位血管可埋入视网膜组织中。②视网膜内出血：特点是沿着 4 支大静脉、出血量多。出血以视盘附近及后极部眼底为最多。最主要为火焰状出血，间或有墨渍状出血，乌黑色斑片状出血，甚至全层出血。偶尔视网膜静脉破裂时有大片内界膜下出血（图 4-4-6）。③黄斑水肿。较长期的水肿可导致黄斑区出现星芒状渗出。④棉绒斑：是缺血的后果，有 10 处以上棉绒斑者易发生虹膜新生血管形成（NVI）。⑤视盘水肿：轻度 - 中等度。

超广角荧光素眼底血管造影：RVO 病人在周边部常可发现血管阻塞性改变，如周边部无灌注区、血管末端动脉和静脉吻合、小动脉和小静脉阻塞（常在血管分叉附近）等。

（2）出血吸收期：当出血开始吸收时出血四周呈白色，这是一种蛋白凝固物质及变性物质。出血逐渐吸收，留下白色的硬性渗出物或不留痕迹。视网膜内出血可持续数月或数年，可望全部消失。黄斑区水肿持续数月或数年，最终导致色素增生或色素缺乏。

（3）慢性期或阻塞后期：视网膜恢复的范围和速度可能在一定程度上取决于侧支血管形成的速度，再通的快速程度，这些补偿机制如何充分恢复正常的外流。

①视网膜内出血：大多数经数月逐渐消失；然而，分散的，火焰状出血和点状出血，特别是在周边，可能会存在多年。

②棉绒斑和微动脉瘤：在数月后也会消失，可是在某些病人微动脉瘤可能会持续存在。

③视网膜静脉弯曲和扩张：逐步变得不那么明显。

④静脉出现侧支循环（collateral vessel）：常在阻塞后 3～14 个月内发生，侧支循环是由扩张的毛细血管形成的，它与出血之后形成的真正新生血管形成不同。约 30% 病人产生侧支血管，将视盘上阻塞的毛细血管与脉络膜或软脑膜的毛细血管产生吻合支称视盘睫状旁路血管（optociliary shunt vessel），此血管实为吻合支而非旁路，相当于后天性睫状视网膜静脉（睫状视网膜动脉将睫状后动脉与视网膜循环直接连接，正常眼是否有睫状视网膜静脉尚在争论）。侧支血管在 FFA 不产生渗漏，而新生血管必有渗漏。阻塞后静脉的循环恢复依靠两种途径：一为依靠扩张的毛细血管，二为依靠静脉阻塞处管腔再通（recanalization）。当循环恢复后视网膜出血吸收，静脉曲张也消退。

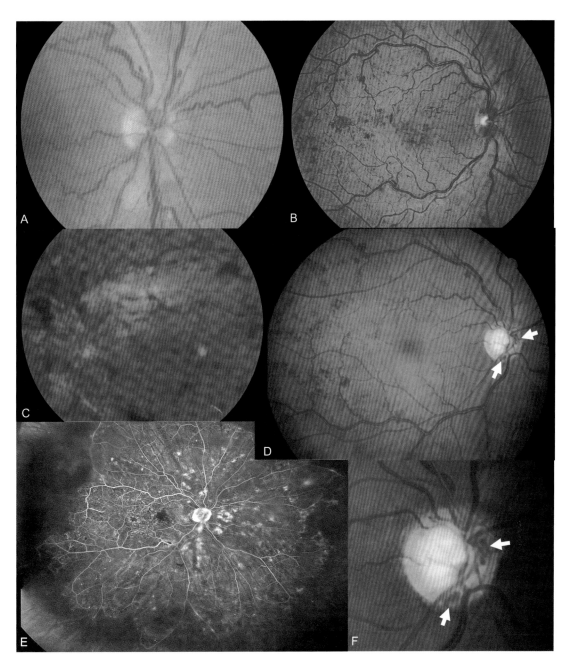

图 4-4-6　视网膜中央静脉阻塞

A. 视网膜中央静脉早期不完全阻塞。视网膜静脉弯曲怒张，沿静脉有几处火焰状出血。B. 非缺血性 CRVO。
C. 缺血性 CRVO，急性期。视力数指，血红雷霆眼底，棉绒斑，乌黑色全层出血。D. 慢性 CRVO。C/D=0.8，
视盘有视盘睫状侧支血管（箭），墨渍状出血。开角型青光眼后期继发 CRVO。视盘放大图 F。E.CRVO 的超广角荧
光素眼底血管造影：CRVO 病人周边部视网膜"周边无灌注区"，这是用传统照相机拍不到的周边。周边缺血区需
激光光凝治疗（图 E，摘自 Spaide.Retina 2011, 31:829）

　　视盘表面静脉襻（venous loop），是视盘阻
塞的毛细血管和通畅的脉络膜或软脑膜毛细血
管之间的侧支。视网膜脉络膜侧支静脉，可以
防止眼前段新生血管形成。

　　⑤视网膜小动脉变化：包括节段性和全身
性变窄和硬化，常表现静脉鞘；血管光反增宽
也是可见的。
　　⑥视盘：除了视盘内和视盘周围的血管鞘

外，视盘可能显得几乎正常，边缘有些模糊可能会持续。有时会出现视神经萎缩。

⑦玻璃体积血：视盘或视网膜的新生血管极其容易破裂而血液流入玻璃体。必须寻找新生血管，尤其要注意 FFA 新生血管的渗漏斑片。

⑧新生血管形成：视网膜中央静脉阻塞最严重的并发症是新生血管形成（表4-4-4）。视网膜新生血管发生的频率比虹膜新生血管形成的频率低，通常仅发生在缺血性阻塞病人。缺血型 CRVO 病人的视网膜新生血管形成的发生率低，这是由于内皮细胞的破坏，因为新生血管形成必须有内皮细胞增生。

新生血管形成可发生在视盘或视网膜。毛细血管闭塞处（无灌注）的边缘因缺氧而形成新生血管。

虹膜新生血管形成及房角新生血管形成（neovascula-rization of angle，NVA）的新生血管形成可导致新生血管性青光眼（neovascular glaucoma，NVG）。缺血性视网膜中央静脉阻塞者 30% 可发生新生血管形成，都在静脉阻塞 90d（3个月至1年）发生青光眼。非缺血性者不发生新生血管性青光眼。

表 4-4-4　RVO 病人眼新生血管形成发生率（%）

	NVD	NVE	NVI	NVG
CRVO	1.1	1.6	13	8.3～25
hCRVO	20.3	22.4	12.2	4
象限性 BRVO	10.6	20.7	1.6	0.8
黄斑 BRVO	0.0	0.0	0.0	0.0

多数新生血管发生在缺血型 RVO

4. **新生血管性青光眼**　比较受注意的并发症是由 CRVO 而引起的眼压上升，临床上称为新生血管性青光眼（NVG）。它的发病率占中央静脉主干阻塞病人的 10%～20%。通常眼压上升出现于阻塞 1～3 个月后。这种青光眼顽固难治，药物及手术均不易控制，多数失明。

典型的新生血管性青光眼，在虹膜有新生血管形成及虹膜萎缩，这与糖尿病的虹膜红变相似。病理检查可见前房角也有多量新生血管

形成，这可能是引起眼压上升的原因。后期由于前房中新生血管破裂而反复发生前房出血。眼前段新生血管形成出现的机制不明，可能与后部视网膜循环障碍出现的异常代偿产物或毒素有关，也可能与眼内组织的缺氧有关。

另一种情况必须注意，在原发性开角型青光眼病人也较易出现视网膜中央静脉阻塞，这可能与筛板后退压迫静脉有关。这种情况需与新生血管性青光眼区分，前者在静脉阻塞的开始即有眼内压升高及青光眼杯。

[辅助检测]

1. **FFA**　表现差异很大，这取决于阻塞程度、缺血程度、恢复的程度。急性出血期视网膜循环时间正常或稍延长。主要现象是，静脉弯曲扩张，静脉管壁轻度荧光素渗漏，毛细血管轻度扩张，最需灌注的是毛细血管无灌注（后极和周边视网膜）和黄斑水肿。少量微动脉瘤。大多数病人随着血管再通，这些发现最终会减少或消失，甚至血管造影图中几乎没有显著的特征；侧支血管（如果存在的话）可能是后期识别静脉阻塞的唯一特征。

在出血吸收期和慢性期病人，除了灌注黄斑水肿外，必须注意视网膜新生血管形成。因为 FFA 图像上最容易发现视网膜新生血管。

急性期大片出血会遮掩无灌注现象，因此，不是做 FFA 的好时机，最好在注射抗 VEGF/ 地塞米松治疗一定时期视网膜内出血明显清除时进行 FFA。根据视网膜静脉阻塞研究小组制定的标准，只要是视网膜无广泛出血，且无荧光遮蔽现象，就可以根据 FFA 来区分非缺血型与缺血型 CRVO。无血管区＞10 个 DA 则具有新生血管生长的高危因素，而无血管区＜5 个 DA 则新生血管生长的风险较低。

2. **OCT**　无损伤、快速定性定量评估黄斑水肿。这是判断黄斑水肿疗效的唯一客观手段。OCTA 可以显示黄斑区视网膜毛细血管丛的无灌注区（检出率比 FFA 几乎高 1 倍）。1060nm 波长的 OCTA 可穿透出血，所以在出血期就能探测后极视网膜血管无灌注区，弥补 FA 因出

血遮盖无灌注的不足之处。

3. 心血管实验室检验　对有关病例应考虑下列检验 ①血液恶液质：CBC 与分类，血小板，凝血酶原时间，血清蛋白电泳；②血液高凝状态：血清黏度，抗心磷脂抗体（女），血浆抗凝血酶Ⅲ，凝血因子 V Leiden，凝血酶原基因（活性），狼疮抗凝血，蛋白 C，蛋白 S，空腹血浆同型半胱氨酸（homocysteine）；③心血管 / 糖尿病：空腹血脂，HbA1c，血压。

[诊断]

1. 早期诊断　视网膜静脉比另一眼弯曲怒张，并且沿静脉有些小出血。必须根据这两个体征才能诊断视网膜中央静脉早期不完全阻塞。每 1 ～ 2 周随访，观察期改变。若出血增多，则须做 FFA 观察静脉灌注状态。

2. 典型期诊断　视网膜静脉明显弯曲怒张，视网膜内出血越靠近视盘出血越多。以火焰状出血为主。重症者可为大块斑片状出血，但必混有乌黑色出血及棉绒斑。

3. 判别缺血性和非缺血性　见前文。

4. CRVO 伴有睫状视网膜动脉阻塞（图4-4-7）　偶尔可见。因 CRVO 时视网膜静脉压及灌注压均增高，此压力高于睫状循环的灌注压时导致睫状视网膜动脉短暂血流动力学阻滞。视盘颞侧睫状视网膜动脉区，从视盘边缘开始出现一长条舌状浅层视网膜发白，其高约 1DD，极少数呈斑片状。OCT 示视网膜发白区为内层视网膜细胞内水肿，这是重要证据之一。FFA：睫状视网膜动脉延迟充盈或不充盈；约 1/10 病人与视网膜动脉同时充盈，这就需要 OCT 扫描视网膜发白区协助证实。

5. CRVO 并发 CRAO　罕见。与仅有中央视网膜静脉阻塞的病人不同，这些病人通常有一些眼球后部疼痛，视力可能下降至无光感。视网膜显得苍白，黄斑有一个樱桃红斑。可能存在视盘水肿和视网膜出血。FFA 显示视网膜中央静脉和视网膜中央动脉闭塞。在恢复阶段，视神经萎缩，视网膜小动脉极度变窄。这不是一个真正的 CRAO，实际上是继发于视网

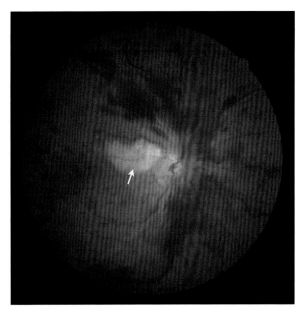

图 4-4-7　CRVO 继发睫状视网膜动脉阻塞

膜中央静脉阻塞。CRVO 严重病人视网膜血管床完全堵塞，以致筛板区域动脉血液不能流动。动脉血液既不能进又不能出，从而导致继发CRAO。因此，这是血流动力学的堵塞，而不是视网膜中央动脉实际堵塞（Hayreh，2005）。

6. 两侧性 CRVO　两侧性 CRVO 病人很可能是全身血液（高黏稠度等）或毛细血管壁有病变。视网膜高黏血症通常是两侧的，并且与异常蛋白血症相关，如 Waldenstrom 巨球蛋白血症或多发性骨髓瘤。因此，对于任何两侧CRVO 的病人，应评估血清蛋白电泳，并请血液病学专业会诊。血浆置换术（plasmapheresis）可以逆转高黏滞性视网膜病变和综合征，血浆置换术被许多人认为是一线治疗。

7. 后遗症的诊断　视网膜静脉阻塞数月（或数周）后，因建立侧支循环或阻塞处管腔再通而使静脉恢复原来面貌，出血相继消失。但视盘上或视网膜有侧支血管或新生血管形成，黄斑水肿的后遗症永远存在。发病数年后仅能凭视盘上的侧支循环血管来推测病人曾患视网膜中央静脉阻塞（CRVO）。缺血区的动脉及静脉有鞘或白条，但不同于血管炎的血管鞘（更白，边界不清，绒毛状）。视盘上或视网膜上的新生

血管形成也可发生于其他病变，如糖尿病视网膜病变。

[鉴别诊断]

颈动脉阻塞（眼缺血综合征）视网膜中央静脉早期不完全阻塞与颈动脉阻塞（眼缺血综合征）的视网膜低灌注相似，均为视网膜静脉怒张，散在小出血，无视盘水肿。颈动脉阻塞者静脉粗而不弯曲，荧光素眼底血管造影显示脉络膜延迟充盈，动脉染色。视神经头的动脉压低，故手指轻压眼球时立即可使视网膜中央动脉及静脉搏动消失而塌瘪，并且视力明显减退。视网膜中央静脉早期不完全阻塞的静脉压高，当手指轻压眼球时不能使视网膜中央动脉及静脉搏动消失而塌瘪。

先天性视网膜静脉弯曲视网膜中央静脉早期不完全阻塞需与先天性视网膜静脉弯曲区别。CRVO 有出血斑点及渗出、单眼、也许视力不佳。一般不须荧光素眼底血管造影做鉴别。

视盘水肿的视网膜内出血量少得多，出血多靠近视盘，而以视盘水肿为突出体征。视盘水肿常为两侧性，而视网膜中央静脉阻塞（CRVO）多为单侧。眼眶内病变造成的视盘水肿为单侧性，但必有眼球突出。

糖尿病视网膜病变非增生型糖尿病视网膜病变（NPDR）有少量散在斑点状出血或微动脉瘤，硬性渗出，静脉并无明显怒张，两侧性，FFA 充盈时间正常，这些特点足以与中央静脉阻塞区别。必须注意有时糖尿病视网膜病变发生视网膜静脉阻塞，而同时具有两种特征。

[RVO 治疗原则]

1. 针对 CRVO 与 BRVO 病因治疗　请心血管医师治疗内科原发病及发病危险因素，如高血压、糖尿病、高黏血症、高血脂、炎症等。停止口服避孕药，不用利尿药降血压（口服阿司匹林有争议）。两侧性 CRVO 和 BRVO 病人很可能是全身血液（高黏稠度等）或毛细血管壁有病变，请血液科医师会诊。颈动脉彩色多普勒超声检查，除外同侧颈动脉粥样斑块阻塞。

注：治疗意向（视网膜静脉阻塞临床指南 . 美国眼科学会 . 2015. P192）

（1）CRVO 并发虹膜新生血管（NVI）或视网膜新生血管（NVE）：最好的治疗方法是密集的周边全视网膜光凝术（PRP）。虽然 PRP 通常并不提高视力，但是降低虹膜新生血管形成可预防新生血管性青光眼。另外，当完全的 PRP 不足以控制血管生成时，注射抗 VEGF 剂可作为辅助方法。

（2）RVO 相关性黄斑水肿：当其发生视力丧失时，强力推荐应用抗 VEGF 和（或）玻璃体内糖皮质激素。

（3）BRVO 黄斑水肿：主要处理是使用抗 VEGF 药物，皮质激素和（或）激光有助于减少视力丧失和新生血管并发症。黄斑水肿导致视力相关的生活质量大幅下降。根据系统综述，估计有 5%～ 15% 的 BRVO 眼出现黄斑水肿。

2. RVO 治疗的三个目标　治疗 ME，缺血性 RVO 完成 PRP，防治 NVG。

（1）RVO 肯定为非缺血性

① VA ＞ 0.5：随访 VA 和 OCT，第 1 年每个月 1 次 ×3，以后每 2 个月 1 次。第 2 年每半年随访。

② VA ＜ 0.5：每月评估 ME：注射抗 VEGF 和（或）玻璃体内糖皮质激素。

（2）RVO 肯定为缺血性

①黄斑有灌注，ME：注射抗 VEGF 和（或）玻璃体内糖皮质激素。

②黄斑无灌注：ME：抗 VEGF 多次注射和（或）玻璃体内糖皮质激素。1984 年时认为黄斑缺血区周围激光光凝是标准治疗，直至 2014 年。现在发现黄斑部格栅光凝和播散光凝造成毛细血管闭塞会加剧缺血，不利于改善或维持最终视力。所以，不推荐用以治疗黄斑水肿或无灌注区，除非玻璃体内注射抗 VEGF 和地塞米松无反应。

③周边部视网膜无灌注：密集的周边全视网膜光凝术（PRP）是防治虹膜 / 视网膜新生血管的必要措施。

④眼内新生血管：一旦发现虹膜或房角新

生血管或视网膜 / 视盘新生血管，立即安排周边 PRP；还需注射抗 VEGF 和（或）玻璃体内糖皮质激素。

（3）年轻 CRVO 病人：指年龄在不足 50 岁者，常是非缺血性，还未理清确切的危险因子；有时为炎症，因为存在玻璃体细胞。尽管也可能并发眼部新生血管形成和黄斑水肿，然而视力预后比老年性 CRVO 好。全身糖皮质激素可促进疾病消退，虽然尚无随机临床试验，但这是合理的。玻璃体内缓慢释放塞米松植入物，可能是黄斑水肿的有用治疗。

3. 抗 VEGF　近几年在美国和欧洲，抗 VEGF 已是治疗 RVO 黄斑水肿的首选药物。VEGF 在 CRVO 及其后遗症的病理生理学中起关键作用。在缺血性 CRVO 眼的玻璃体内发现 VEGF 水平显著升高。由于 VEGF 可能引起毛细血管内皮细胞增殖导致进行性血管闭合，促进 CRVO 的无灌注。抗 VEGF 治疗可改善视网膜灌注，降低静脉内压力，使得静脉直径和弯曲度正常化。所以，贝伐单抗（avastin）、雷珠单抗、阿柏西普（aflibercept，VEGF-Trap，Eylea）、康柏西普（conbercept，朗沐 lumitin）等 4 种抗 VEGF 药均治疗 RVO 并发的黄斑水肿。贝伐单抗和康柏西普是标签外，阿柏西普和雷珠单抗是标签内。连续多次注射抗 VEGF 后黄斑水肿消退。尚无统一治疗方案，最初的 3 ～ 6 个月每月 1 次（load dose）是必要的，以后根据 OCT 评估黄斑水肿的变化，必要时（PRN）继续注射。如果反应不佳，则换另一种抗 VEGF 药，或者改为 / 联合地塞米松玻璃体内植入。

Pieramici（2008）报道 10 例雷珠单抗（Lucentis）0.3 或 0.5mg 玻璃体内注射每月 1 次共 3 次，以后视需要额外注射每季度 1 次。视力提高（12±20）个字母（第 3 个月），（3±21）个字母（第 6 个月），（1±24）个字母（第 9 个月）；视网膜中央厚度平均减低（272±244）μm（第 3 个月），（88±178）μm（第 6 个月），（119±153）μm（第 9 个月）。无对照组。有助于减轻 ME 及新生血管。

3. 地塞米松玻璃体内植入　TA 4mg（或 1 ～ 2mg）玻璃体内注射，鉴于其眼内压升高和白内障形成的眼不良反应频率高，目前很少使用，但是也不是废弃不用。目前（2018）适用地塞米松玻璃体内植入的 RVO 病人包括年轻病人（炎性居多）、3 ～ 6 个月内有心脑血管事件不宜注射抗 VEGF、PPV 后（不必担忧白内障形成）、不能每月随访及接受抗 VEGF 玻璃体内注射者。

地塞米松玻璃体内植入物傲迪适（ozurdex）：2011 年 UK 眼科专家共识作为 RVO 的一线药物。其地位近年来被抗 VEGF 取代，而降为候选治疗药。2017 年 10 月被 CDFA 批准 Allergan 公司的傲迪适治疗 RVO 相关的 ME。美国 FDA 早在 2009 年批准治疗 RVO 黄斑水肿、DME、非感染性葡萄膜炎。这是一种可生物降解的，持续释放的玻璃体内植入物，在 NOVADUR 固体聚合物（乳酸和乙醇酸共聚物）给药系统中含有的强效皮质类固醇地塞米松 0.7mg。缓慢释放，给药后 2 个月内地塞米松在玻璃体内的浓度很高，然后浓度下降，药效维持 4 ～ 6 个月。根据随访情况或考虑再次植入。并发症比 TA 少，主要是高眼压，28% 在任何就诊时眼压升高 ≥ 10mmHg，42% 需用药物控制；很少成为青光眼者。

在角膜缘后 3.5 ～ 4mm 处，22 号注药器针尖在巩膜层间平行角膜缘推进约 2mm，针头突然 90° 急转弯，刺破巩膜内层和睫状体扁平部，直插入玻璃体，将药剂（6mm 长细条，淡黄色）推送入玻璃体内。

Hemarat 等（2018）回顾研究 260 眼（221 人）包括 122 眼 RVO、73 眼后葡萄膜炎、52 眼 DME。13 眼黄斑水肿由其他原因（ERM、CNV、多发性 ME）。注射 Ozurdex 平均 3 次，中位数 2 次（1 ～ 23 次）。随访时间平均 15.4 个月（2.2 ～ 74 个月）。植入 Ozurdex 后眼内压高于 25mmHg 者 26.2%，高于 35mmHg 者 7.3%。这些 OHT 用抗青光眼滴眼液后可控制眼内压；4.62% 眼发展成严重 OHT 需要切口性青光眼手术；这些病人中发现原先存在青光眼或怀疑青光眼是危险因素，比值 20.6。

4. 激光 一旦发现虹膜或房角新生血管立即进行 PRP，大约 90% 的病例，PRP 后 1～2 个月内虹膜或房角新生血管发生退化。但对无灌注 CRVO 病人行 PRP 不能预防虹膜或房角新生血管。

出现视网膜或视盘新生血管而无虹膜或房角新生血管的病人应该接受 PRP 治疗，防止眼前段发生新生血管。

5. PPV 继发于视网膜新生血管的玻璃体出血，不能自行吸收者可考虑手术取出，顺便用眼内激光完成 PRP；至于是否切除视网膜前膜和去除纤维血管增生存在争议。

在具有广泛的前段新血管形成和新生血管性青光眼的眼，PPV 和激光内镜 PRP 可能同时从平部放置青光眼引流装置，以避免在前房放置青光眼引流装置时发生前房出血。

6. 视神经放射状切开术（radial optic neurotomy，RON） Mitchel Opremcak（2006）首创 PPV 操作方法用 MVR 三角刀片经玻璃体在视盘鼻侧巩膜环做一个水平向穿刺，深度刚达巩膜环出口，以对视神经头中央静脉减压。眼内压提高至 40～50mmHg 以防出血。117 只眼对 RON 进行非随机研究，ME 的解剖消除率为 95%，71% 的眼有视觉改善。后继的他人报道没有那么好。RON 与重大风险相关，包括术后视野缺损、视网膜中央血管撕裂、眼球穿孔、脉络膜新生血管、视网膜下出血和视网膜脱离。RON 在 CRVO 治疗中的疗效证据有限，但目前尚不能明确证明其有益作用。

7. 其他疗法 CRVO 缺乏强有力治疗选择的状态下，已经报道了其他方法，包括肝素、链激酶、血栓溶解剂（r-tPA）和华法林等，其结果均令人失望。激光引导脉络膜视网膜静脉吻合术、动静脉鞘膜切开术及其他手术干预，其成功率可变性较大，并且通常具有不可接受的不良反应。

[CRVO 随访]

目前，接受玻璃体内药物治疗的病人的随访间隔应基于对治疗的临床反应。

RVO 病人即使在初期治疗后黄斑水肿消退，视力恢复，并非从此可以高枕无忧。必须告知病人病情很可能反复，需要密切监测（视力、眼内压、OCT、眼内新生血管）和频繁治疗数年，以防止复发性 ME 和新生血管并发症。

① 初始视力 ≥ 0.5 的眼通常每月检查 1 次，6 个月；于是每 2 个月检查 1 次，6 个月。如果病情稳定，以后每年 1～2 次，至少 2 年。

② 初始视力 < 0.1 的眼在最初的 6 个月内每月复查 1 次，以后 6 个月每 2 个月复查 1 次。因为这类病人无灌注程度高，发生虹膜或房角新生血管的风险也高。

③ 视力在 0.4 和 0.1 之间的眼，具有发生虹膜或房角新生血管的中等度风险。通常在前 6 个月每月检查一次。

④ 在随访期间视力下降至 0.1 以下的眼，需要重新评估灌注状态和新生血管形成。建议半年内每月复查。

（三）视网膜分支静脉阻塞

据 Rogers 等（2010）大规模统计 5 万人，视网膜分支静脉阻塞（branch retinal vein occlusion，BRVO）患病率为 4.42/1000 成年人。估计全球 BRVO 病人达 1390 万人。文献复习 1608 眼 BRVO。视力改善 1 个字母（6 周），28 个字母（2 年）。发病 6 个月内 5% 有 ME，18% 自行消散，发病后 6～12 个月 15% 有 ME，41% 会缓解。发病时 5%～6% 是两侧性；10% 另一眼也发病。不予治疗也会恢复视力，但是明显进步至 0.5 者并不多见。1608 只眼，在没有治疗的病人视力改善至 0.5 以上者不常见。在 1 年的时间内 5%～15% 的眼出现黄斑水肿，黄斑水肿病人 18%～41% 经 1 年自行缓解。

通常见于有高血压、糖尿病或某些全身凝血异常的老年病人。但大多数分支静脉阻塞病人没有全身性疾病。典型的分支静脉阻塞发生于动静脉交叉处，因交叉处动脉和静脉的外膜是共享的。几乎多是动脉在上压着静脉，使静脉容易被动脉压缩而使血液在那里产生湍流（turbulent flow，这已被 FFA 证实），这种场合内皮容易损伤，最终血栓形成，动脉硬化雪上加霜促进病变的发生。

[临床表现]

1. 视力　初期视力可正常，但可能因黄斑水肿或渗出等而使视力降低。视力常在 0.5 以上，约 1/4 病人最终仅剩 0.1，但不如中央主干阻塞者那样严重。

2. 眼底　分 4 个类型：完全阻塞、不完全阻塞、总干阻塞及分支阻塞。

当中央静脉一个分支阻塞时则在该分支范围内出现变化。眼底主要特征为单眼性，静脉淤滞，大范围出血、水肿及渗出，视盘可有水肿。

分支阻塞部位常在动静脉交叉处，根据 Moore 统计 70% 出现在颞上支静脉，因为该处动静脉交叉征最明显。视网膜内出血区从阻塞处开始向周边扩展的楔形范围，粗略地说是一个象限。若阻塞部位在视盘内，表现为颞上和鼻上同时阻塞。如果阻塞部位在黄斑小静脉，则病变只局限于该小静脉分布区。若阻塞部位在黄斑以外的远心端，则不产生黄斑水肿。

BRVO 病程及表现与 VRVO 相似，只是分布区域不同而已。

（1）出血期：阻塞部远心端静脉高度曲张，口径比原来可大 1 倍以上，弯曲蛇形，有的部位血管可埋入视网膜组织中。视网膜内出血的特点是：沿着阻塞支静脉、出血量多、集中于 1 个象限或 2 个象限。出血以视盘附近及后极部眼底为最多。最主要为火焰状出血，间或有墨渍状出血，乌黑色斑片状出血，甚至全层出血。黄斑水肿。较长期的水肿可导致黄斑区出现星芒状渗出。棉绒斑（cotton wool spot，CWS）是缺血的后果，有 10 处以上棉绒斑者易发生虹膜新生血管形成（NVI）。一般无视盘水肿，这与 CRVO 不同。

FFA 示闭塞的视网膜静脉延迟充盈。其他特征是不同的毛细血管未灌注，视网膜内出血，

微动脉瘤，毛细血管扩张，以及黄斑水肿。

（2）出血吸收期：与 CRVO 相似。

（3）慢性期或阻塞后期：出血、棉绒斑、硬性渗出、血管弯曲扩张相继逐步消退。

3. FFA　侧支血管比在彩照上容易发现，尤其多见于黄斑水平缝合处。被出血遮蔽的无灌注区显露出来，无灌注区当出血消退后，FFA 显示的微血管变化可能提供曾患 BRVO 的唯一线索。视网膜新生血管依赖 FFA 发现。黄斑水肿。

（1）静脉出现侧支循环：分支阻塞者的侧支循环血管来自于视网膜（图 4-4-8），常在阻塞后 3 ~ 14 个月内发生，hRVO 或颞上支、颞下支 BRVO，则在黄斑水平缝可见视网膜上半部毛细血管与下半部毛细血管产生侧支吻合，这种侧支循环血管极度弯曲，呈襻状，但不伸入玻璃体中。当循环恢复后视网膜出血吸收，静脉曲张也消退。但由于黄斑缺血变性，视力往往不能恢复。

（2）形成视网膜新生血管：毛细血管无灌注区的边缘因缺氧而致形成视网膜新生血管，估计在发病 3 个月后才出现，据 BVOS Group 1986 年统计 35/159（22%）眼形成视网膜新生血管。

缺血性 BRVO（定义为在 FFA 无灌注区 > 5DA）发生新生血管形成或玻璃体出血者为非缺血性 BRVO 者 3 倍（31% ~ 41%：11%）。黄斑 BRVO 不并发新生血管形成。

4. OCT　定性定量评估黄斑水肿。这是判断黄斑水肿疗效的唯一客观手段。必不可少。

[诊断]

1. 诊断要点　①视网膜内出血，棉绒斑均明显的限制于静脉分支的范围内。②出血往往起自动静脉交叉压迫处。③老年人。④ FFA 示病变区分支静脉充盈迟缓。不一定有无灌注区。

急性期符合前 3 项条件就可建立 BRVO 诊断。FFA 加强诊断。

2. 阻塞后期　视网膜上跨越黄斑水平缝的侧支循环血管常是视网膜分支静脉阻塞的特征性遗

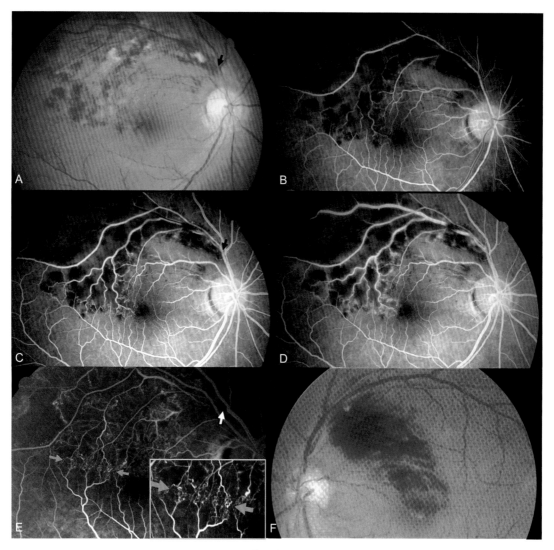

图 4-4-8　视网膜分支静脉阻塞及其 FFA

A. BRVO(缺血性)。墨渍状、点状、片状出血和棉絮斑点局限于颞上静脉分布区。静脉扩张和轻度纤曲。出血，棉絮斑和视网膜水肿延伸到黄斑。闭塞位置在动脉和静脉交叉处 (箭)，B-D.FFA：颞上视网膜静脉充盈推迟，静脉阻塞处的远端为大片无灌注区。脉络膜低荧光区域是因视网膜内出血和重度视网膜毛细血管缺血。管壁开始渗漏。E. 另一 BRVO 病例颞下方未阻塞区的视网膜静脉扩张，越过水平缝向上方挺进 (橘色箭)，帮助引流。F. 黄斑分支静脉阻塞。出血沿 NFL 的神经纤维走向伸展，出血已侵犯小凹，视力会严重受损

留迹象，是很重要而有力的证据。至于遗留的静脉鞘也可作为推测 BRVO 诊断的依据，但是不及侧支血管那样有力，因为很多血管病变多可遗留血管鞘。视盘上或视网膜上的新生血管形成也可发生于其他病变，如糖尿病视网膜病变。

3% ～ 9% BRVO 是两侧性的，要考虑到全身因素。

[BRVO 随访]

导致 BRVO 病人视力下降的主要并发症包括黄斑水肿、黄斑缺血和新生血管形成。黄斑水肿和新生血管形成的治疗是有效的，故应制定随访措施以充分监测这些并发症的发生。

最初，每月应密切随访，注意黄斑水肿和（或）新生血管形成的发生。

黄斑水肿病人无自发性改善，则应开始抗VEGF 治疗。当抗 VEGF 治疗未显示出足够的治疗效果时，可考虑使用格栅激光和（或）类固醇。

黄斑水肿一旦稳定或缓解，则进行随访。对于稳定的慢性病例，间隔时间可以延长至 3～6 个月，甚至更长。

先前未经治疗的视网膜未灌注区＞5DD 的病人因为新血管并发症的风险增加。应每 3 个月密切随访。

三、视网膜动脉阻塞

视网膜动脉阻塞（retinal artery occlusion，RAO）是指视网膜中央动脉或其分支突然血流减少致以内层视网膜缺血。阻塞部位在筛板近心端称视网膜中央动脉阻塞，用检眼镜看不到阻塞部位。阻塞部位在筛板远心端称视网膜分支动脉阻塞，用检眼镜能看到阻塞部位，在 FFA 图像更容易判定阻塞部位。

动脉阻塞也可发生在视网膜中央动脉近心端的眼动脉，甚至在颈内动脉。阻塞在视网膜中央动脉与眼动脉有时难以区分，不过近心端阻塞的视力损害偏于慢性，见眼缺血综合征。

视网膜中央动脉营养视网膜的传导神经元（神经节细胞及两极细胞），视网膜的锥细胞及杆细胞接受来自脉络膜的营养。视网膜中央动脉阻塞致使视网膜内层组织缺血。

Sarref 等（2013）发现旁中心急性中层黄斑病变（paracentral acute middle maculopathy，PAMM）。这类似于急性黄斑神经视网膜病变（acute macular neuroretinopathy，AMN），取名旁中心急性中层黄斑病变。近红外图像的灰色病灶在中心凹旁。急性发作时主诉暗点。OCT 图像中病灶在视网膜中层（内核层）。PAMM 为局部视网膜深层和中层毛细血管丛缺血。

病人主要是 50 岁以上，30 岁以下的年轻人不足 10%。

病因主要是动脉硬化，其次是动脉高血压（CRAO 病人 2/3 有高血压），20%CRAO 病人颈动脉明显狭窄，还有糖尿病和瓣膜性心脏病。视网膜中央动脉阻塞常为多因素致病，既有血管病变的基础，也合并有栓塞或其他诱因综合致病。BRAO 以栓子栓塞及炎症为主要原因。

大部分老年病人是由动脉硬化或动脉粥样硬化→血管内皮细胞受损，内皮下增殖变性，使血管内皮粗糙和管腔变窄，易于形成血栓。

其次原因为动脉性高血压、糖尿病、心瓣膜病。实际上只有小部分（20%）是由血循环中的栓子堵塞而造成，两侧性者极罕见（1%），很可能是动脉炎引起。

在年轻病人动脉阻塞的原因是炎症（感染性和自身免疫性）疾病、血栓形成（血液高凝病）、瓣膜性心脏病心内膜赘生物、血管痉挛、口服避孕药、外伤和外源性栓塞（如注入血管的糖皮质激素悬浮液、滑石粉；面部皮下注射美容填充物如自体脂肪，玻尿酸等）。

（1）动脉硬化：大部分老年病人是筛板水平的视网膜中央动脉内皮下粥样硬化物质积聚，动脉壁增厚而内腔缩小，也许再加上突然动脉痉挛造成动脉内腔完全性阻塞。

（2）凝血病（coagulopathy）：如抗凝血酶缺乏、黏性血小板综合征、蛋白 S 或蛋白 C 缺乏、妊娠、口服避孕药等。

（3）栓子栓塞（embolism）：是 CRAO 和 BRAO 最常见的原因，是由血循环中的栓子而造成。颈动脉斑块是第一位栓子来源，其次是心源性栓子。

在动脉血柱中有一个或数个边界清楚的淡色斑块。常见栓子是前三种：①胆固醇栓子（Hollenhorst 斑块）：最多见，占视网膜栓子的 74%，常在血管分叉处。在前三种常见栓子中最小，仔细看可见结晶样闪光，微黄色，来自于颈动脉粥样硬化沉积斑块。②血小板纤维蛋白栓子（纤维蛋白栓子）：占视网膜栓子的 15.5%。灰白色，长条形，来自于颈动脉溃疡性粥样硬化斑，也可来源于心脏瓣膜。③钙化栓子：占视网膜栓子的 10.5%。常为单个，偏白色，较大，故常堵在视盘或其附近较大的小动脉，来自于钙化的心瓣膜。其他罕见的栓子是：④脂肪栓子：带淡黄色，来自长骨骨折、自体脂肪（美容填充剂）。⑤空气栓子：透明无色。通过肺气泡呼吸进入。⑥美容填充剂：透明质酸（hyaluronan），又称玻尿酸。自体脂肪颗粒。⑦ Gass 斑块：位于血管中段。

（4）视网膜中央动脉痉挛：血管舒缩不稳定的青年人，早期高血压，动脉硬化的老年人。

（5）视网膜中央动脉周围炎：与全身性血管炎（感染性和自身免疫性）有关。两侧性者极罕见，很可能是动脉炎引起。

（6）动脉外部压迫：如青光眼、视盘埋藏性玻璃疣、眼眶创伤、球后肿瘤或出血压迫等。

（7）视网膜低灌注：如低血压、高眼压。

（8）外源性栓塞：如注入血管的糖皮质激素悬浮液、滑石粉、泼尼松龙等药物性栓子；面部美容填充物包括自体脂肪、玻尿酸等。

（9）免疫介导：Susac 综合征是脑病、BRAO 和听力丧失三联征，MRI 可见白质中胼胝体（corpus callosum）损害，BRAO 似乎继发于视网膜动脉炎，电测听检查某频率损害，女多于男，为 3∶1，少见病。

（10）医源性栓塞：栓塞剂通过眼动脉的分支，眶上动脉，可以意外产生播散性视网膜和脉络膜闭塞性疾病。已经报道有面部美容填充物（自体脂肪、玻尿酸）通过滑车上动脉（及其分支鼻背动脉和角动脉）和眶上动脉进入眼动脉，转而流入视网膜中央动脉和睫状后动脉造成视网膜和脉络膜梗塞；眼动脉栓塞者 75% 病人 MRI 显示脑梗塞。颅内瘘栓塞治疗。

（一）视网膜中央动脉阻塞

视网膜中央动脉阻塞（central retinal artery occlusion，CRAO）是指视网膜中央动脉完全阻塞。动脉缺血导致视网膜细胞内水肿、细胞坏死，而使视网膜呈现灰色混浊。CRAO 的年发病率是 1/10 万。CRAO 通常发生在动脉粥样硬化疾病的背景下，病人具有发生脑卒中和缺血性心脏病的风险因素。

Hayreh 动物实验测试猴在视网膜中央动脉阻塞 97min，未产生可检测到的永久性视网膜损伤，但阻塞 97min 后出现进行性缺血性损伤。视网膜中央动脉完全阻塞 4h 后，视网膜功能已是不可逆性的。但是病人的视网膜中央动脉不会像动物模型那样完全阻塞，所以 CRAO 治疗黄金时间推荐为发作 24h 内。然而，要在此极短时间内恢复视网膜中央动脉的循环具有极大的挑战（AJO，2005，140：376）。

[分类]

CRAO 根据是否是动脉炎而分成 4 种：①非动脉炎性 CRAO 占 66%。②非动脉炎性 CRAO 伴睫状视网膜动脉幸免。③动脉炎性 CRAO 伴巨细胞动脉炎占 4.5%。④非动脉炎性，一过性 CRAO 占 15%。一过性 CRAO 的原因有：栓子，全身动脉压降低至临界水平以下，眼内压增高，视网膜中央动脉痉挛。

按照 OCT 表现分成三型：

（1）不完全 CRAO（incomplete CRAO）：眼底彩照显示视网膜变白，但无明确的樱桃红色斑。FFA 示视网膜灌注轻度延迟（例如，22s）。结构 OCT 显示完整的逐层视网膜结构，但与对侧眼相比，在内层视网膜具有鳞片状高反射区。内层或外层视网膜增厚不明确。

（2）次全 CRAO（subtotal CRAO）：眼底彩照示更明显的视网膜变白和樱桃红斑（图 4-4-9，在 2 个黑色箭之间），FFA 中显示的视网膜灌注比不完全 CRAO 更延迟（例如，50s）。SD-OCT 图像显示内层视网膜（由椭圆虚线表示）逐层结构的丧失，可能出现视网膜下液（箭头）。

（3）完全 CRAO（total CRAO）：眼底彩照示最明显的视网膜变白和樱桃红斑，FFA 的视网膜灌注比次全 CRAO 更延迟（例如，80s）。无脉络膜背景荧光（只呈深色背景）；而在不完全和次全 CRAO 是可以观察到脉络膜背景荧光的。SD-OCT 图像显示樱桃红斑区的外层视网膜和脉络膜高反射（2 个黑色箭之间），与其周围低反射（由于上层组织遮蔽）的外层视网膜和脉络膜划界（Ahn SJ，Woo SJ，Park KH. Retinal and choroidal changes and visual outcome in central retinal artery occlusion: an optical coherence tomography study. Am J Ophthalmol, 2015, 159:667-76）。

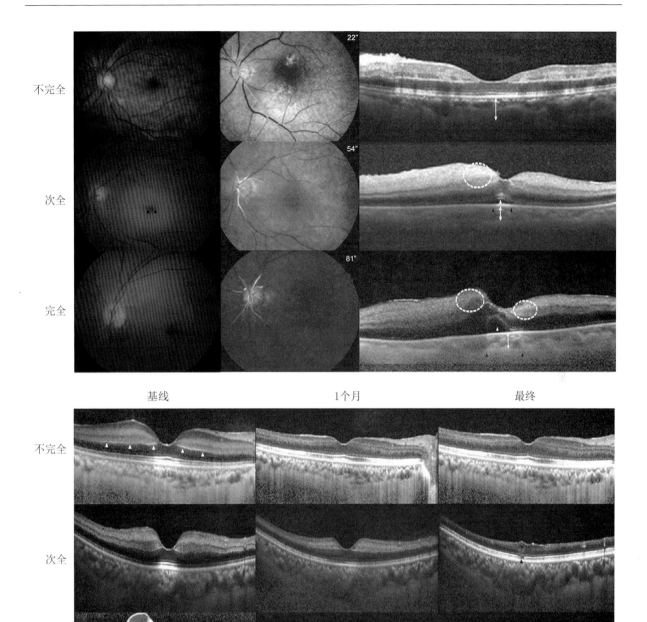

不完全	基线	1个月	最终

Ahn et al. Am J Ophthalmol, 2015, 159(4):667-76

图 4-4-9　CRAO 的 OCT 分类

[自然转归]

Hayreh（2011）：CRAO 病人初诊视力数指或更糟者在"首诊后 7d 的自然视力改变"是：

（1）非动脉炎性 CRAO 组，22% 视力提高，66% 保持稳定和 12% 下降。视力提高和下降是指统计学有意义的术语（$P < 0.001$）。

（2）非动脉炎性 CRAO- 睫状视网膜动脉幸免组，67% 视力提高，33% 保持稳定和 0% 下降。

（3）一过性非动脉炎性 CRAO 组，88% 视力提高，18% 保持稳定和 0% 下降。

动脉炎性 CRAO 组，视力无变化。

[自觉症状]

突然无痛性视力丧失，单侧性。完全性栓塞"几秒钟内"视力迅速降至数指、光感（74% ～ 90%）。无光感者是很少见的，应考虑伴随脉络膜循环不足（例如，由于眼动脉闭塞）或视神经受累。

视力丧失至数指病人，一般只有在急性发作 1 周内有微妙恢复的机会。10% 非动脉炎性 CRAO 病人恢复有意义的视觉。

1/10 病人因有睫状视网膜动脉存在，则可以保留光感或部分视功能，保留程度视睫状视网膜动脉的支配范围而定。

[眼底表现]

1. 急性期（图 4-4-10，图 4-4-11）

（1）视网膜动脉全面高度狭窄：32%。呈线状，可见到栓子或段节状血柱（segmentation of the blood column），或呈珠状小点。在离开视盘较远处就根本看不到血柱而只见细线状血管。

（2）静脉口径也变细：以手指压迫眼球时可见视盘上动脉随手指压力而搏动（注意不是正常的随心跳搏动）。

（3）后极视网膜发白混浊：内层视网膜纤维的缺血，由于轴质运输的停止使视网膜神经

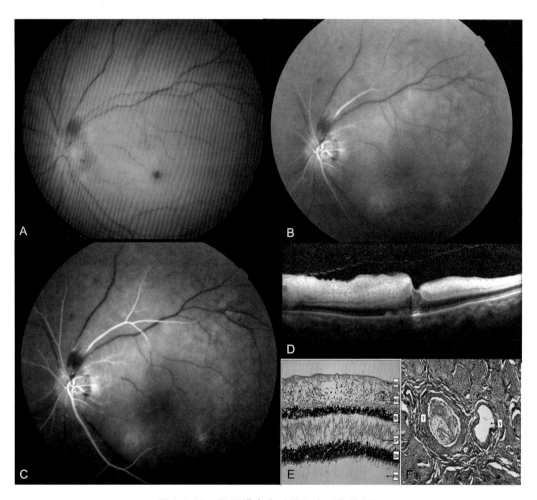

图 4-4-10 视网膜中央动脉阻塞（急性期）

A. CRVO 发病后 6d。视力手动。视盘边缘有些 NFL 出血。视网膜血管全面性细窄，尤其是动脉。后极视网膜明显水肿苍白混浊。中心凹樱桃红斑。B-C. FFA 显示视网膜动脉充盈时间显著推迟，灌注压很低，荧光素艰难推进，小动脉末端变尖。D. OCT 示视网膜内层显著增厚，小凹鼻侧更其明显，均质性强反光。E. CRAO 患眼视网膜在早期阶段的组织切片显示内层神经感光视网膜增厚，神经节细胞的细胞核固缩水肿。F. 三色染色视神经内组织放大部分显示视网膜中央动脉内有一个机化的血栓 (T)(Dr Yanoff)

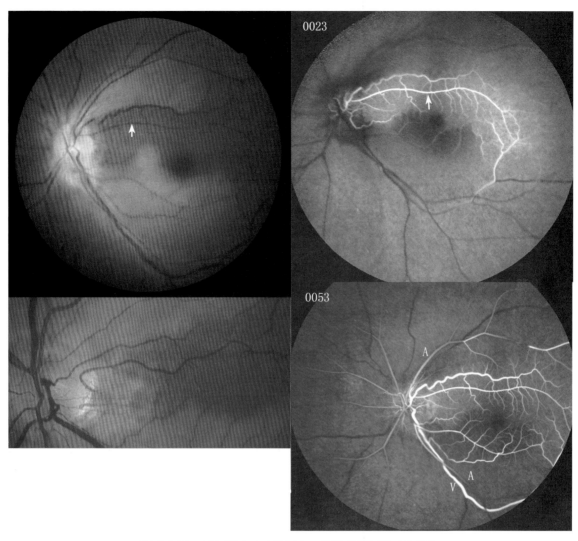

图 4-4-11　视网膜中央动脉阻塞，伴睫状视网膜动脉豁免

纤维和神经节细胞层不透明。阻塞 2 ～ 3h 后视网膜（小凹除外）开始出现轻淡的灰色混浊，早期像浮云一般一片片境界不清，以后逐渐扩大融合成大片。因对比关系，视盘显得较红。

（4）樱桃红斑（cherry-red spot）：90%。最特殊的表现是小凹部位变成红色斑，大小为 1/3 ～ 1/5DD。近小凹处因为没有神经纤维层、节细胞层和两极细胞层，所以不因中央动脉阻塞而发生混浊变化，该处的颜色与原来还是差不多，因为周围的视网膜呈灰色混浊，因此在对比之下小凹显得格外红。据动物实验最早在阻塞 30min 后出现樱桃红斑。在黄斑区附近可以有少量点状出血，这是毛细血管扩张而渗出血管外的小量出血。用裂隙灯检查眼底可以看

到黄斑周围水肿并略高出于樱桃红斑。

（5）栓子：常见于非动脉炎性 CRAO，20% ～ 40% 动脉内有淡色栓子。①胆固醇栓子（Hollenhorst 斑块）：常见栓子中最小，仔细看可见结晶样闪光，微黄色，常在动脉分叉处。来自于颈动脉粥样硬化沉积斑块。②纤维蛋白血小板：灰白色，长条形。来自于颈动脉溃疡性粥样硬化斑，也可来源于心脏瓣膜。③钙化栓子：常为单个，偏白色，较大，故常堵在视盘或其附近较大的小动脉，来自于钙化的心瓣膜。

（6）睫状视网膜动脉供应区未受累：18% CRAO 病人有睫状视网膜动脉，则在其供应区呈现正常眼底颜色，多为舌形或矩形橘红色区。

（7）视盘：39% 苍白，22% 水肿。大多数病人视网膜动脉阻塞后 48 ～ 72h 动脉会自发性再通（spontaneous recanalization），以致恢复视网膜血流，但是视觉功能不会改善。

（8）虹膜红变：在大多数急性 CRAO 病例中，前段检查最初是正常的。如果有急性虹膜红变，应考虑伴发颈动脉阻塞。CRAO 病人虹膜红变的发生率为 18%，平均发生在急性发病后 4 ～ 5 周。这不同于 CRVO 后 5 个月发生虹膜红变。

2. 恢复期　最常见（91%）的体征是视盘苍白萎缩。通常约在发病 4 周以后视网膜混浊开始逐渐消退，混浊呈分叶状，黄斑区附近的混浊消失较早。但视网膜功能永不恢复。血循环可以逐渐恢复，动脉血柱逐渐出现，但 58% 病人动脉变细一些，有时有白线状鞘，以后眼底恢复原来色泽。出现睫状 - 视网膜侧支血管，这是补偿性扩大而发展的毛细血管吻合，位于视盘表面的视网膜毛细血管和视神经头深处的睫状毛细血管之间。CRAO 发作后 1 个月 4% 发生侧支血管，3 个月时为 18%。出现黄斑 RPE 改变 11%。遗留棉绒斑 3%。100% 相对性瞳孔传入缺陷（RAPD）永远阳性。

视盘新生血管发生率仅为 1.8%。在慢性 CRAO 病例的病变组织已失去生活性能，缺血太可能激发血管生成因子形成。糖尿病性视网膜病变或视网膜静脉阻塞病例的慢性缺血后期产生视网膜新生血管的病例较 CRAO 为多。

[影像学检测]

1. FFA　在正常人，臂 - 视网膜循环时间 7 ～ 12s，脉络膜充盈开始后 1 ～ 3s，视网膜中央动脉就开始出现染料，在 5s 内完全充足。视网膜动脉开始充盈后约 4s 大静脉出现层流。

在 CRAO 病人，大多数病人脉络膜循环充盈正常，早期 CRAO 主要是视网膜动脉充盈延迟，视网膜动静脉渡越时间拉长。视网膜动脉不规则和充盈缓慢是特征。阻塞动脉内弱荧光。若血流尚未完全停止，阻塞动脉内荧光血柱变细，且不均匀，有时甚至出现节段状或串珠状。

小动脉末端可以是突然中断，也可能呈铅笔尖样变细而消失。阻塞远端可见染料从呈脉反流入动脉的逆行灌注。有的病例于晚静脉期阻塞处出现强荧光，管壁荧光素染色与渗漏。后期视盘可能染色。血管再通后 FFA 就失去阻塞的特征性异常，有时可见睫状视网膜侧支循环。

2. OCT　急性期 CRAO：动脉阻塞区域的内层视网膜增厚肿胀，反射信号均质性增强，轻微遮挡外层视网膜的信号。但需注意的是，视网膜中央动脉阻塞中心凹处外层视网膜的信号是正常的，可与眼底检查所见的樱桃红斑相对应；而睫状视网膜动脉阻塞或眼动脉阻塞时则不会出现这种情况。缺血较重者可有少量 SRF。

1 个月后恢复至正常厚度；发病 6 周后至 3 个月期间视网膜内层神经细胞及神经纤维坏死萎缩而变薄，中心凹的凹陷变浅乃至成为平面。感光受体区域改变不明显。

3. 颈动脉超声　两侧颈动脉超声探查：同侧颈动脉狭窄 > 50% 者 33% ～ 70% 导致 CRAO。宫泽喜一（2011）分析，重度颈动脉狭窄（> 70%）的病人 25%（8/32 例）同侧发生 CRAO。中度颈动脉狭窄（> 50%）者同侧发生 CRAO 的病人为 31%（10/32 例）。

[诊断]

诊断要点：①单侧性、无痛性视力骤然完全消失。②后极视网膜明显苍白水肿。③樱桃红斑。④视网膜动脉全面高度狭窄，有时血柱段节状或中断。⑤ RAPD 阳性。⑥ OCT 急性期视网膜内层高反光性增厚，1 个月后恢复至正常厚度；3 个月后视网膜内层萎缩变薄。⑦ FFA 视网膜动脉和静脉充盈明显延迟，不规则。⑧视网膜动脉栓子。

急性期根据前 5 项条件即可诊断 CRAO。⑥⑦⑧加强诊断。

15% 急性期病人的视网膜动脉无异常表现；在恢复期视网膜动脉循环已恢复。因此，只能凭①⑤⑥和视盘苍白做诊断。当然宜做 VEP 以排除视神经病变。倘若病人能有把握地叙述视力是在几秒钟内消失，OCT 展示内层视网膜全面性萎缩变薄，则不须 VEP 就能推测以往曾发生 CRAO。

[鉴别诊断]

急性眼动脉阻塞小凹常无樱桃红斑（脉络膜循环缺血）。常无光感，视盘水肿。FFA：脉络膜弱荧光，视盘弱荧光。

樱桃红斑除急性期 CRAO 外，尚可见于 Tay-Sachs 病，Niemann-Pick 等代谢贮积症。系统性疾病的樱桃红斑两侧性为特点。

[治疗原则]

心血管科检查以发现原发病变是重要措施。颈动脉超声和超声心动图是非侵害性的，应该列入常规检查。包括血沉、C 反应蛋白、血小板计数、空腹血糖、血脂、血红蛋白、全血细胞计数(CBC)与分类、凝血酶原时间。年龄＜50 岁的病人，仔细追问系统性疾病，血栓形成倾向筛查（蛋白 C 和蛋白 S，V 因子，抗磷脂抗体），血管炎筛查（ANA，ENA，ANCA，ACE）。

至今尚无确切有效的治疗。

Rumelt 和 Brown（2003）提出治疗的目的是维护视网膜中的含氧状态直到发生自发性再通和再灌注。再通和再灌注通常在动脉阻塞后 72h 内发生。

以下措施纷纷报道少数病例改善视力，但缺乏正规的统计研究，仅供参考。

急性期治疗：应该在发作 24h 内进行，包括降低眼压企图改善视网膜动脉阻塞区的动脉灌注压（Diamox、抗青光眼眼液及前房穿刺、连续按摩眼球 10～20min）、加压眼球（用三面镜加压，直至视盘处视网膜搏动，维持加压 10s→释放 5s→加压 10s，反复操作数次。企图移动栓子）、吸 95% 氧 +5% 二氧化碳混合气体以扩张血管，每次 10min 白天每小时吸 1 次，晚上入睡前与晨醒后各 1 次。非侵害性治疗仅少数早期病例有作用，效果颇有异议。

高压氧舱治疗：Menzel-Severing 等（2012）报道高压氧舱治疗早期非动脉炎性 CRAO 病人 51 例。压缩 10min，随之 90min 高压相，减

压 15min。在一个最大 2.4 大气压的环境下，通过面罩给予病人 100% 氧气。处理方案：最初 24h 内给氧 3 次，在 48h 内给予 5 次高压氧治疗。51 名病人 38.0% 视力进步 3 行或以上。此方法远胜于血液稀释治疗（Menzel-Severing J, Siekmann U, Weinberger A. Early hyperbaric oxygen treatment for nonarteritic central retinal artery obstruction. Am J Ophthalmol，2012, 153:454-59）。

纤维蛋白溶解剂经动脉溶栓疗法(fibrinolytic intra-arterial thrombolysis)：尿激酶或重组组织型纤溶酶原激活物（recombinant tissue plasminogen activator，rt-PA）为溶栓剂，经眶上动脉注入，逆行进入眼动脉和视网膜中央动脉，药物在局部达到高浓度，约半数病人视力提高。

有少数病人有颞动脉炎者宜用皮质糖皮质激素。诊断要求：红细胞沉降率升高（≥50mm/h，Westergren 法），C 反应蛋白明显增高(≥2.45mg/dl)，颞浅动脉活检阳性。

（二）视网膜分支动脉阻塞

视网膜分支动脉阻塞（branch retinal artery occlusion，BRAO）可以细分为：BRAO，睫状视网膜动脉阻塞（动脉炎性，非动脉炎性）。

大部分一开始就是某一分支阻塞，但也有报道开始阻塞在主干，但经治疗以后，栓子被冲到某另一分支。病人年龄在 70 岁以上。3/4 病人伴有颈动脉阻塞或高血压。偶尔有年轻病人，原因常为心脏病或血管病。

视网膜分支动脉阻塞产生视野楔状缺损，不过这种楔状缺损与中枢原因发生的楔状缺损不同，后者是以黄斑为中心的楔状缺损，而前者则以生理盲点为中心，因血管的分支是以视盘为中心发出的。

[分类]

BRAO 分为：①永久性 BRAO。②一过性 BRAO。③睫状视网膜动脉阻塞（CLRAO）。CLRAO 又可细分成 3 个不同的临床实体，包括孤立的非动脉炎性 CLRAO、CRVO 相关的非动脉炎性 CLRAO 和巨动脉炎相关的动脉炎性

CLRAO。

[自然转归]

CRAO 病人最终视力结果 0.5 或更高者，在 89% 的永久性 BRAO，100% 的一过性 BRAO 和 100% 的孤立的非动脉性 CLRAO（SS Hayreh. Acute retinal arterial occlusive disorders. Progress in retinal and eye research, 2011, 30:359-94）。

[眼底表现]

阻塞 98% 发生在颞侧分支，62% 可见栓子（多数为纤维血小板性）。栓子都在血管分叉处，阻塞的分支血管所支配的视网膜范围发生白色混浊肿胀（图 4-4-12）。

胆固醇栓子，这种栓子常来自颈动脉粥样硬化沉积斑块。详见 CRAO。

[FFA]

在 BRAO 发病不久病人，阻塞的分支动脉不充盈。随后，染料逆流入相邻的正常视网膜血管（动脉或静脉的分支）。若分支动脉仅部分阻塞，这个区域的染料充盈被推迟。血管再通后 FFA 就失去阻塞的特征性异常。分支动脉阻塞区视网膜有水肿。当 BRAO 由于栓子堵塞者，并在最初 2 ～ 3d 内血管造影，在栓子部位的血管壁有染色，即使栓子已经移开了（图 4-4-13）。

[诊断]

诊断要点：①自阻塞点开始，该动脉支配范围视网膜灰色混浊。②单侧性、无痛性视力部分消失或视野缺损。③ OCT 改变与 CRAO 相似。不同之点是急性期的水肿增厚和萎缩期的内层视网膜变薄在 BRAO 病变区与健康区有明确的界限。④急性期 FFA 视网膜动脉充盈延迟，不规则。⑤视网膜动脉内栓子。是诊断重要证据。

急性期 BRAO 根据眼底体征做诊断。OCT 和 FFA 发现可加强诊断。视网膜大片弥漫性苍白必须与有髓神经纤维区别，后者的边缘像老寿星的长胡须，胡须方向与神经纤维一致。

恢复期 BRAO 眼底几乎正常，很难鉴别；参考病史和 OCT 图像的视网膜内层萎缩而变薄可协助诊断。如果栓子依然存在，该区有相应的视野缺损，当然可作出肯定诊断。FFA 可无明显异常。

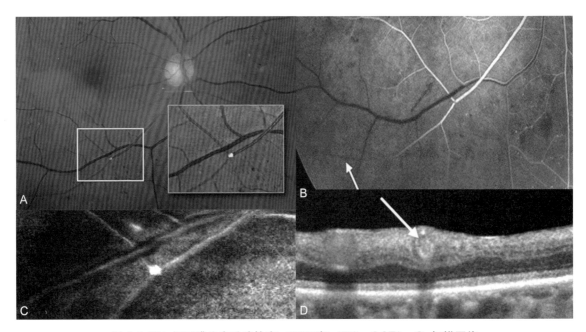

图 4-4-12　视网膜分支动脉栓塞（胆固醇）FFA，OCTA，C- 扫描图像

70 岁，男，左眼下方视野模糊 2d。BCVA=0.7。患有糖尿病、高血压、高脂血症。A. 颞下方动脉第 1 分叉处可见 1 个淡黄色折光的小斑块。NPDR。B. FFA 早期颞下视网膜动脉充盈（红箭），但其第 2 分支未完全充盈（白箭）。C.OCTA 示动脉有一个栓子。D.OCTA C- 扫描示血管内有栓塞。Courtesy of Ananda Kalevar,MD

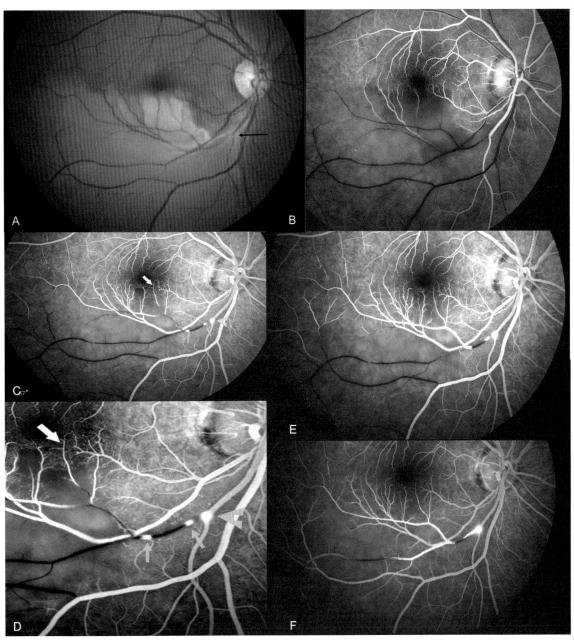

图 4-4-13　视网膜分支动脉阻塞（急性期）

A. BRVO 发病后 2d。视力 0.4。颞下支动脉阻塞点 (黑箭) 远心区视网膜白色混浊水肿。B-C. FFA 示颞下支的分支岔口处动脉充盈堵塞，有 2 个强荧光斑可能是栓子。阻塞的小动脉远端有染料从静脉反流入动脉的逆行灌注 (D 白箭)。D 是 C 的局部放大。E-F. 小动脉的阻塞管腔内逐渐有少许荧光素灌注，明显段节状血柱。直至 12:30，管腔内的荧光素仍然没有充盈饱满

睫状视网膜动脉阻塞：视盘颞侧视网膜相当于睫状视网膜动脉分布区域，因无灌注而水肿变成白色。OCT 证实该处视网膜内层明显水肿，均质性强反光，对诊断是强有力的支持。FFA：睫状视网膜动脉分布区视网膜水肿混浊引起的遮蔽性弱荧光，关键是睫状视网膜动脉

阻塞充盈延迟。恢复期不容易发现病变。

［治疗原则］

见视网膜中央动脉阻塞。

（三）睫状视网膜动脉阻塞

睫状视网膜动脉阻塞（cilioretinal artery occlusion）是最常见的视网膜血管异常，存在于

健康人群，可能受遗传因素的影响。早在 1856 年被 Müller 发现，Nettleship（1877）认为是介于视网膜和睫状血管之间的交通支。Jackson（1911）描述它是弯曲发出的动脉。Duke-Elder（1938）提出这支小环状动脉具有诊断意义。

睫状视网膜动脉是供养视网膜的血管，来源于睫状后短动脉，很少直接来自脉络膜血管，绝非来源于视网膜中央动脉。睫状视网膜动脉是终末动脉，与视网膜中央动脉循环无吻合。

在健康眼，睫状视网膜动脉的存在与否在临床上是微不足道的，因为睫状视网膜动脉通常仅供应眼底的一小部分并且通常局限于黄斑。在大约 1/2900 只眼，有一根睫状视网膜动脉供应后极内层视网膜。

1. **多少正常眼底具有睫状视网膜动脉**　睫状视网膜动脉从视盘颞侧进入视网膜，与视网膜中央动脉分开。由于睫状视网膜动脉细小，检眼镜观察的不确定性，有 13 篇报道出入较大，从 6%～25% 不等。18% 两侧性。虽然有报道称同一眼底发现 3 支，可是一般均发现 1 支而已。

用检眼镜检查，20% 的眼可看到睫状视网膜动脉。FFA 在 32% 的眼可发现此动脉与脉络膜循环同时充盈。

2. **睫状视网膜动脉的血供起源**　Elschnig（1897）提出此一小动脉可能与 Zinn 环和脉络膜相连。Fuchs（1919），Duke-Elder（1938）认为通常起源于 Zinn 环。Bailliart（1923）的说法是，睫状视网膜动脉有时起源于睫状后动脉，而起源于脉络膜者极其罕见。

典型的拐杖样睫状视网膜动脉从视盘边沿进入视网膜。非典型者直线走行，与睫状后短动脉相连，并非起源于 Zinn 环。

3. **睫状视网膜动脉的走行和供养范围**　Collier（1957）报道有睫状视网膜动脉的 250 眼，在视盘颞上方 47%，颞下方 25%，黄斑 15%，鼻上方 10%，鼻下方 3%。98.4% 供养黄斑，根据睫状视网膜动脉的口径、长度而其供养范围大小不等。

在 RAO 伴睫状视网膜动脉幸免的病人，FFA 是能明确勾勒出睫状视网膜动脉供养区域的唯一方法，这对于确定视力丧失很重要。

4. **睫状视网膜动脉的特征**　睫状视网膜动脉，典型的形状似一个钩子或拐杖的手柄，在视盘颞侧边沿内。非典型的睫状视网膜动脉不呈拐杖，而是一条直行的小动脉，在视盘内任意地区出现，因此用检眼镜检查几乎不能确定，必须在 FFA 录像中发现其特征：与脉络膜充盈同步，睫状视网膜动脉染料充盈 1～2s 后才开始视网膜中央动脉充盈。

[临床表现]

睫状视网膜动脉阻塞用检眼镜观察可见，沿着睫状视网膜动脉呈现一个浅表视网膜变白区域。

睫状视网膜动脉阻塞有三个不同类别：① 孤立 CLRAO；② CLRAO 伴 CRVO；③ CLRAO 伴前部缺血性视神经病变。Brown 等（1983）对 23 例未治疗的睫状视网膜动脉阻塞病人进行了回顾性分析。存在 3 个不同的群体。

1. **孤立睫状视网膜动脉阻塞**　90% 的眼视力达到 0.5 或更好，相关的动脉粥样硬化性颈动脉疾病发病率很高；孤立 CLRAO 通常具有良好的预后，近 90% 达到 0.5 或更好的视力，60% 回到 1.0。即使乳头黄斑束严重损伤，潜在的视力也可能非常好，可能是由于供给中心凹的上部和下部神经纤维层束是完整的。

FFA：见 BRAO。

初期的视野缺损包括中盲暗点、中央暗点和中央上部水平或下部水平缺损。

2. **睫状视网膜动脉阻塞伴 CRVO**　大约占睫状视网膜动脉阻塞的 44%。CRVO 病人中央静脉压连同视神经头内的组织压的升高，会增加睫状视网膜动脉的腔内阻力，降低睫状视网膜动脉的灌注而引起闭塞。这些病人的预后较差；其预后因视网膜中央静脉阻塞相关并发症（如黄斑水肿、缺血和出血）的消退而有所不同。70% 的眼视力改善至 0.5 或更好；40% 的 CLRAO 与 CRVO 相关。约 5% 的 CRVO 病人同时有 CLRAO。视力与静脉阻塞程度相关。静脉阻塞通常是非缺血性的，并且往往不会引起虹膜新生血管形成或新生血管性青光眼。在视网膜静脉系统流体静力压增高，睫状视网膜动脉的流体静力压降低可能导致睫状视网膜动脉停滞和血栓形成。视盘水肿压缩睫状视网膜动脉的体积从而减少流动也是一种因素。

Hayreh（2008）：CRVO 病人伴 CLRAO 的发病机制是由于 CRVO 引发的视网膜毛细血管床管腔内压力突然急剧上升，高于睫状视网膜动脉的水平，而产生的睫状视网膜动脉短暂血流动力学阻滞；而不是睫状视网膜动脉栓塞。

3. 睫状视网膜动脉阻塞伴缺血性视神经病变　大约占睫状视网膜动脉阻塞的 12%。由于二者血管供应的共同起源来解释。在 15% 的 CLRAO 眼中可见并且视觉预后较差，由于视神经损伤，所有眼的视力低于 0.05，甚至无光感。典型病例视盘充血或苍白水肿，沿着视网膜动脉的浅表视网膜变白。急性苍白肿胀更提示巨细胞动脉炎，并且通常有更严重的视力丧失。巨细胞动脉炎选择性倾向于涉及睫状后动脉，导致其闭塞。

睫状视网膜动脉阻塞也有发生于：后巩膜炎、LASIK 术、颈动脉切开术、心导管插入术和颅内脑膜瘤栓塞术在内的手术后。

（四）旁中心急性中间黄斑病变

旁中心急性中间黄斑病变（paracentral acute middle maculopathy，PAMM）又称急性旁中心中层黄斑病变。此为局部中层视网膜毛细血管丛缺血引起的外丛状层和内核层梗塞。这是一种体征，而非一种疾病。许多眼和全身状况可与 PAMM 相关，包括视网膜静脉阻塞、视网膜动脉阻塞、糖尿病性视网膜病、Purtscher 视网膜病和镰状细胞视网膜病。

特征：小凹旁 SD-OCT 示内核层水平的鳞片状强反光带。病灶在彩色眼底照相上呈白色，近红外反射成像示暗黑（弱反射）。

旁中心急性中层黄斑病变在中心凹旁的灰白色病灶。急性发作时主诉暗点。OCT 图像中

病灶在中间视网膜（内核层为主），Stein 眼科研究所 Sarraf 等（2013）报道 5 例（6 眼），取名为旁中心急性中层黄斑病变。

视网膜有三个毛细血管层。浅表毛细血管丛是最里面的，当受损时会导致棉绒斑和出血。中间毛细血管丛可能与缺血时的 PAMM 相关。最外层,深层毛细血管丛损伤可能导致 AMN（图 4-4-14）。有报道表明，血管缺血会损伤视网膜毛细血管的三个功能层。病人可能涉及这些血管丛中的一个，两个或三个。因此，棉绒斑、PAMM 和 AMN 分别为黄斑视网膜浅表、中间、深层毛细血管丛缺血性梗塞的表现，有时可以并存。

[病因]

PAMM 为局部中层和深层视网膜毛细血管丛缺血引起的一种体征。已经发现有关的危险因素有如下方面。

1. 局部视网膜血管病变　CRVO、BRAO/CRAO、糖尿病视网膜病变、高血压视网膜病变、镰状细胞病、Purtscher 视网膜病变、视网膜血管炎。

Wills Eye 16 例：BRAO（5/16，31%），CRVO+ 睫状视网膜动脉阻塞（4/16，25%），单独 CRVO（4/16，25%）。

2. 外源性　偏头痛、药物 [苯异丙胺（amphetamines）]、咖啡、血管升压类药物、口服避孕药、血容量减少、眼眶挤压伤、病毒感染、上呼吸道感染、H1N1 疫苗后。

3. 特发性　未发现任何可疑危险因素者。

[临床特征]

（1）SD-OCT：在内核层平面有鳞片状高反射带状病变。病变消退后 INL 萎缩。

（2）急性发作时主诉暗点。病程中会有所减轻，但往往永久存在。

（3）近红外反射成像：病灶呈暗反射（与其周围组织形成明显反差），边界清楚，很容易判别（图 4-4-14）。

（4）检眼镜：无明显异常，也许显示淡淡的灰白色病灶。

（5）FFA：无明显异常。

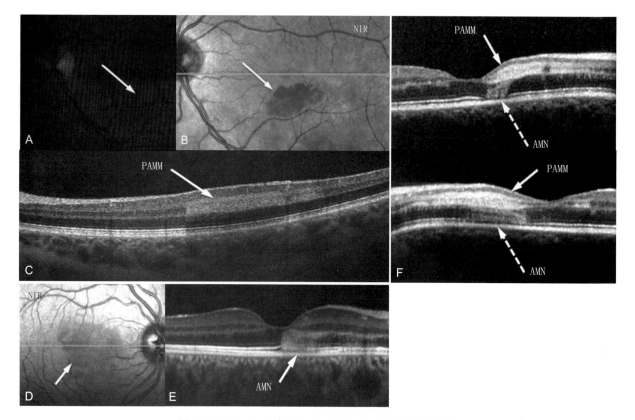

图 4-4-14　PAMM 与 AMN 的近红外像和 SD-OCT 像

A. 先天性心脏病年轻患者。隐匿性栓塞性 BRAO。左眼黄斑隐约可见淡色病灶。B. 近红外像显示边界清楚的弱反光灶。C.OCT 示内核层鳞片状强反光带，符合 PAMM。D. 青年人踢足球头钝伤后发现左眼暗点。NIR 示楔形弱反光斑。E.OCT 示外丛状层和外核层连接层面有带状强反光，伴 EZ 和 IZ 断裂，符合 AMN 诊断。F. 一位病人两眼同时存在 PAMM 和 AMN（引自：Rahimy E, Kuehlewein L, Sadda SR. Paracentral acute middle maculopathy:what we knew then and what we know now. Retina，2015，20:1921-1930)

（6）en face OCT：视网膜深层，强反光。Sridhar 等将 16 例病人的病灶形态分三种类型（表 4-4-5）。带状（63%）、球形（25%）、羊齿状（13%）。所有病灶与 OCTA 显示的毛细血管缺失（drop-out）一致（图 4-4-15）。

表 4-4-5　16 例 PAMM 在深层视网膜 C- 扫描图像的类型

强反光灶类型	形态	假定机制
带状	主要小动脉分布的区域	短暂的或真正的小动脉闭塞。可能迅速恢复血流
球形	卵圆形或多灶性	远端末梢小动脉，毛细血管前或毛细管缺血
羊齿状	沿静脉多数阻塞中心	静脉周毛细血管缺血

（Sridhar J, Shahlaee A, Rahimy E. Optical coherence tomography angiography and en face optical coherence tomography features of paracentral acute middle maculopathy，2015,160:1259-1268)

（7）OCTA：视网膜中层和深层毛细血管丛显示毛细血管缺失（drop-out）。有些病例未出现毛细血管缺失可能由于缺血是暂时的而非真正的阻塞。视网膜向更深血管丛自动调节流量，所以 OCT 血管造影反映正常血流（normal flow）。

（8）常伴系统病：视网膜微血管阻塞除外伤性外，几乎多与系统病相关。PAMM 似乎像深层棉绒斑，涉及视网膜微血管阻塞疾病，如 DR、CRVO、RAO、高血压视网膜病变、Purtscher 视网膜病变、镰刀细胞视网膜病变。即使眼底正常外观，必须排除隐匿性 BRAO 或 CRAO，高倍放大观察可能发现一支细小的小动脉阻塞；宽视野 FFA 可帮助除外 BRAO。对弥散性 PAMM 病灶病人注意隐匿性 CRAO，彩超查颈动脉。对急性非缺血性 CRVO 病人注意多灶性或静脉周围形式（羊齿样）。484 例 CRVO 病人 5.2% 有 PAMM。

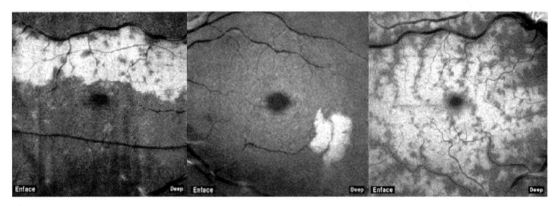

图 4-4-15　带状、球形、羊齿状

[诊断]

PAMM 的临床诊断要点：① 急性发作的旁中心或中心暗点，或视力下降病史；② SD-OCT 示内核层水平的鳞片状强反光带；③ 病灶在彩色眼底照相上呈白色，近红外反射成像示暗黑（弱反射）；④ 多数是查看 OCT 图像时发现内核层水平的鳞片状强反光带，再追查此病变区与近红外反射成像的暗黑（弱反射）病灶相对应；⑤ 未发现 DR、CRVO、RAO、高血压视网膜病变、Purtscher 视网膜病变、镰刀细胞视网膜病变或其他系统或局部的相关病变者，称为特发性 PAMM。

[鉴别诊断]

棉绒斑　PAMM 与棉绒斑雷同，仅缺血的层次不同而已，棉绒斑是浅层视网膜毛细血管前小动脉阻塞。PAMM 和棉绒斑有时会重叠，甚至有棉绒斑 -PAMM-AMN 三者重叠。棉绒斑为浅层（NFL 和神经节细胞层）白垩色斑块，是浅层视网膜毛细血管丛缺血或梗塞。PAMM 在眼底照相上是深层浅灰色斑块，OCT 图像呈现内核层强反光。数周后棉绒斑和 PAMM 均可消散，在检眼镜和 FFA 检查时均不留痕迹，可是 OCT 图像棉绒斑和 PAMM 病人原缺血部位均出现萎缩而变薄。

AMN 虽然均为视网膜微血管缺血性病变，但二者有所不同（表 4-4-6），但是可能二者并存。在 2016 年和 2018 年的 AMN 分类均将 PAMM 作为 AMN 的 1 型。

表 4-4-6　PAMM 与 AMN 的区别

	PAMM	AMN
年龄，性别	59 岁（54—65 岁），男性多	33 岁（21—43 岁），女性多
患病率	常见	少见。1975—2014 年报道 156 眼（101 例）
主诉	暗点	暗点（72%），视力减退（27%）
OCT 异常，急性期	INL 层面鳞片状强反光。不累及外层视网膜	鳞片状强反光略低于 OPL-ONL 连接，必定有 EZ 和 IZ 中断
OCT 异常，晚期	INL 萎缩	ONL 萎缩，EZ 和 IZ 持久中断
微血管缺血部位	中层和深层毛细血管丛	复杂。深层毛细血管丛缺血可能与 OPL 病变有关。EZ 病变反映脉络膜血管供应缺血
NIR 共焦激光扫描	边界清楚弱反射病灶	1/3 病例示边界清楚弱反射区
危险因素	除外伤原因外，常与血管性系统病相关	非特异性流感样症状或发热、服用口服避孕药、暴露于肾上腺素或麻黄碱、外伤史、全身休克等

（五）急性黄斑神经视网膜病变

急性黄斑神经视网膜病变（acute macular neuroretinopathy，AMN）于 1975 年由 Bos 和 Deutman 首次描述 6 例年轻病人，其中 5 例女性。这是一种日益被公认的少见病症——会引起短暂的或永久的视觉变化。

定义：AMN 典型黄斑病灶在外观上呈红褐色，楔形或花状指向或包围中心凹。由于黄斑深层毛细血管丛缺血，OCT 图像表现以中层视网膜和外层视网膜受累为特征。Fawzi 及其同事使用多模式成像，发现该疾病始于外丛状层，然后迅速涉及外层视网膜。损害具有可恢复性。

[流行病学]

AMN 发生在 10—50 岁年轻女性。据文献综述，Turbeville 2002 年报道的病例中 83% 平均年龄为 27 岁的女性。从 1975 年到 2002 年共报道 41 例 AMN，从 2002 年到 2012 年，英国文献中发表了 43 例，表现出对这种疾病的认识增加，主要是由于多模式成像（特别是 OCT 和近红外反射图像）。

Bhavsar 等（2016）文献复习 156 眼（101 例），80% 以上是女性，50% 以上年龄 20—30 岁。病灶为楔形（24%）、花瓣样（9%）、卵圆形（6%）、泪滴状（4%）、马蹄形 1 眼。病灶棕红色或橘色（55%）、脱色素或灰白色（2%）、未见病灶但能在近红外反射图像发现病灶（6%）、浅层视网膜出血和黄斑水肿（3%）。伴有 MEWDS 1 例。

[病因]

目前发现与之关联的包括流感样综合征（48%）、口服避孕药（36%）、使用肾上腺素（8%）、登革热、创伤、造影剂暴露、使用咖啡因（1 例每天 10 杯咖啡，1 例每天 2～3 杯）、头痛 / 偏头痛病史、产后低血压、糖尿病、玻璃体内注射雷珠单抗、低血压和过敏性休克、产后低血压，鼻手术、抗胸腺细胞球蛋白输注、血小板减少、贫血、低血容量、溃疡性结肠炎。

2016 年版的 *Ryan's Retina* 中 Jampol 仍然将 AMN 列入白点状综合征。

[病生学]

尽管已经提出血管理论，但是仍然未知促发因子的血管活性性质，以及病理解剖学的定位。

AMN 的病生学较复杂，曾推测感染、炎症、缺血。直至 2003 年 Turbeville 和 Gass 等提倡血管原因假设，结合 SD-OCT 提供的缺血铁证，2016 年公认 AMN 主要是非炎症性缺血（可能是视网膜深层毛细血管丛）导致的病变。

（1）炎症感染机制：2002 年报道的病例中有 44% 患有流感样综合征。

（2）缺血机制：在 NIR 成像的低反射异常与 SD-OCT 上的 EZ 和 IZ 破坏相关，这可能代表 RPE 黑色素的亚临床改变。当 IZ 正常化时，NIR 低反射性病变相应地褪色。

与深层毛细血管丛损伤有关的视网膜缺血似乎是病因，成像显示光感受器的参与和外层视网膜变薄。

外层视网膜血流减少导致短暂性缺血，胸腔压力增加导致血管内压力突然增加而破坏血 - 视网膜屏障。外丛状层的早期受累，以及血管关联性，表明外层毛细血管网络的血管损伤。鉴于 OPL 是径向定向的，所以该地区的缺血性损伤会造成楔形缺损。病例报道一名 15 岁女孩，红色病灶伴有棉绒斑和视网膜内液体，OCT 示 OPL/ONL 水平的典型高反射斑块；该病人棉绒斑和 AMN 病变的同时发生支持血管损伤病因。

（3）血高黏滞机制：白细胞过多引起的高黏滞，毛细血管通透性增加，内皮功能障碍和出血素质，血小板破坏，免疫复合物沉积引起的毛细血管前小动脉闭塞和消耗性凝血病作为局灶性深部毛细血管缺血的潜在病因。

（4）脱水和血容量不足机制。

[分型]

Bhavsar 等 2016 年的建议 OCT 分类方案 1 型即 PAMM，最后内核层萎缩。2 型 AMN 起始病变在外丛状层的下方，后期 EZ 破坏，外核层萎缩（图 4-4-16，图 4-4-17）。

1 型 AMN：Hufendiek 等 2018 年的分类也

将 PAMM 作 为 1 型 AMN， 占 AMN 的 23%，OCT 扫描灰色病灶示 OPL/INL 连接处呈强反光，并扩展至内核层，数月后 INL 和外核层均萎缩。

2 型 AMN：通过红外反射成像可以更好地显示出经典的暗红反射病损。SD-OCT 显示 OPL/ONL 水平的强反射带，其下层的 EZ 和 IZ 衰减。在 3.5 年后，近红外反射成像的表现强度减弱，并且旁中心病变减少。随访 SD-OCT 显示 ONL 和 INL 变薄，EZ 和 IZ 恢复。

3 型 AMN：眼底镜看到中心凹周围鼻上部有黄色病变。近红外反射图像显示边界清楚的明亮病变，在中心凹上方具有较强的近红外反射信号，并无经典的近红外反射暗色病变。SD-OCT 示标准的图像，即从 OPL 延伸到外核层的强反射鳞片状斑块。同时，EZ、IZ 和 RPE/Bruch 复合体区域性破坏。2 周后，OCT 显示

ONL 变薄，以及 EZ、IZ 和 RPE/Bruch 复合体的变化。在第 12 个月随访结束时，FAF 显示自发荧光信号完全正常化。眼底显示微妙的 RPE 色素块。SD-OCT 显示 ONL 变薄，EZ、IZ 和 RPE/Bruch 复合体重建。近红外反射成像显示接近正常的近红外反射信号。

[临床表现]

单侧或两侧。病人经常在暗点发展几天后就诊。主诉视力下降和旁中心暗点。或许与病毒性前驱症状（如登革热）、口服避孕药、拟交感神经药物使用和创伤等相关。

眼底表现。在外层视网膜水平处的中小凹周围可见一个或几个小病灶。病灶可能是圆形、椭圆形或花瓣状。与周围的视网膜相比，呈棕色或深红色。在海德堡 OCT 的近红外反光成像中最容易看到病变。视网膜血管或视盘无明显异常。

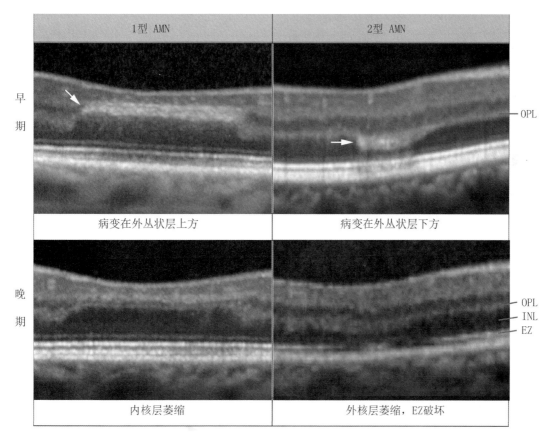

图 4-4-16　急性黄斑神经视网膜病变的建议分类方案（SD-OCT 扫描反映病变位置）

1 型病变，也称为旁中心急性中间黄斑病变 (PAMM)，病变位于外丛状层 (OPL) 上方，内核层 (INL) 受累。PAMM 病变最终导致 INL 萎缩。相反，2 型病变，病灶位于 OPL 下方，伴有外部黄斑受累，这种类型最终导致外核层萎缩 (Bhavsar, et al.Acute Macular Neuroretinopathy:A Comprehensive Review of the Literature.Surv Ophthalmol, 2016, 61:538-65)

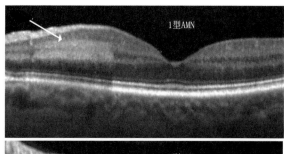

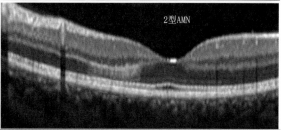

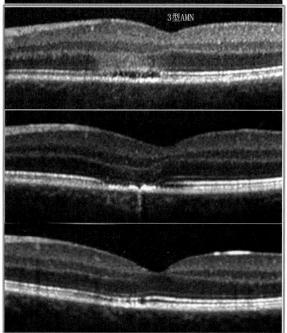

图 4-4-17　AMN 分型

Hufendiek, et al. Int Ophthalmol, 2018, 38: 2403-2416

[病程经过与预后]

病变可能发展迅速或持续数天至数周。Turbeville 等注意到与病毒性前驱症状相关病例的病程，与肾上腺素相关的病例的不同。类似流感的病人通常在几天到几周内发生暗点，尽管突然发作也是可能的。随着时间的推移，一些症状和病变得到缓解，尽管病人仍有轻度症状。相比之下，所有的肾上腺素病例都是突然的，两侧的，并且似乎没有及时缓解。这可能代表不同的机制。急性视网膜病变消退但通常不会完全消失，少数病例可完全恢复。

[影像学检测]

（1）视野：74% 有旁中心暗点。1% 病人视野正常。随访中发现 53% 病人的暗点持久存在，最长者达 9 年。

（2）FFA：通常是正常的。21% 的病人有轻微的弱荧光对应于临床上所看到的阻塞病变。

（3）ICGA：83% 的病人是正常。

（4）近红外反射（NIR）图像：OCT 的近红外图像（Heidelberg Spectralis OCT 的 787nm 近红外共焦激光扫描）是正面显示 PAMM 和 AMN 病损最佳的检测，病灶在小凹外，大多位于小凹鼻侧，偶然在中心凹，呈低反射（自发荧光较正常区暗）；病灶 1 个，有时 2～4 个，边界清楚呈类圆形、楔形、泪滴形、长条形。64% 病人的病灶属于肯定性，18% 属于微妙，18% 未发现病灶。

（5）结构 OCT：SD-OCT 在检测 AMN 的结构异常非常敏感。几乎所有报道的病例都出现一种或多种异常。

Fawzi 等（2017）认为 AMN 中最早的发现是在外丛状层的水平（强反光），面对完全正常的外层视网膜，并且在近红外反射的病变出现之前。强反光是局部毛细血管丛急性缺血引起的细胞内水肿。99% 病人用 SD-OCT 能发现病灶。

中心凹外丛状层强反光带为最早体征（5%），数周内随着时间的推移迅速变化。强反光然后发展至 ONL（32%），然后椭圆体区（断裂、消失）（47% 病人）。随着强反射消退，ONL 变薄（18%）。交叉区和外界膜也受到影响，即使在椭圆体区恢复后，可能仍然遗留病变残痕。

（6）OCTA：深部毛细血管丛 INL 下血流空虚（相对性）。

（7）眼底自发荧光：波长 488/521nm 蓝光自发荧光（BAF），29% 发现与临床病变相对应的微弱的低自发荧光。

[诊断]

AMN 的临床诊断要点：①急性发作的旁中心或中心暗点病史；②近红外反射成像的深灰

色楔形或泪滴状病变；③在 SD-OCT 图像 OPL/ONL 强反射和（或）其下层椭圆体区破坏和ONL 变薄。

SD-OCT 图像是诊断的关键。其病灶与近红外反射成像对应可确定诊断。

[鉴别诊断]

包括中心性浆液性脉络膜视网膜病变、陈旧性内层视网膜梗塞、PAMM 和视神经炎等。

[治疗原则]

这种疾病是自限性的。虽然细微的症状可能持续存在，但视力和视野缺陷会随着时间的推移而缓慢改善。尚无任何有效治疗。

四、Eales 病

Eales 病又名视网膜静脉周围炎（periphlebitis），曾称青年复发性视网膜玻璃体出血。Eales 病为特发性周边视网膜阻塞性血管病变。

有三种基本病理改变：实际上也代表疾病过程的三个阶段。炎症（周边视网膜血管周围炎）、阻塞性改变（周边视网膜毛细血管无灌注）和新生血管（视网膜或视盘）。血管周围炎（perivasculitis）即病变除静脉外尚可能有动脉周围炎（periarteritis）。因此，诊断名 Eales 病比视网膜静脉周围炎更合理。

其特征是：青年男性，双眼反复发生视网膜及玻璃体出血，起始于视网膜的周边部血管炎，缺血无灌注，视网膜新生血管。

多见于青年人，平均 26 岁（20—40 岁），男性＞90%，病变侵犯双眼，但多由一眼先发。好发于亚洲人，占印度眼科门诊病人的 1/200。

视网膜无灌注区诱发的新生血管形成造成玻璃体反复大量出血。它常引起广泛的增生性视网膜病变，有时也可合并新生血管性青光眼。

800 病例(1214 眼)统计只有 4 只眼(0.33%)的视力的低于 0.1，8% 眼视力 0.1 ～ 0.01。

[病生学]

通常推测是结核性的，虽然用 PCR 方法在玻璃体和视网膜探测结核分枝杆菌的 DNA，但还未证实视网膜改变是结核分枝杆菌感染。推测这是对结核分枝杆菌蛋白的过敏反应。可能是外源性暴露触发的免疫反应。

[分期]

Charmis 将 Eales 病的病程分成四期（Charamis J. On the classification and management of the evolutionary course of Eales' disease. Trans Ophthalmol Soc UK，1965：157-160），复发病例各期可能重叠交叉。

1 期：周边视网膜轻度静脉周围炎。通过检眼镜检查可以发现小范围周边视网膜毛细血管，小动脉和小静脉有血管周围炎。

2 期：广泛性静脉毛细管系统血管周围炎。较大的静脉会受到影响，位于受影响的静脉侧的小动脉也可能有炎症。玻璃体混浊。

3 期：视网膜新生血管形成。伴发大量视网膜和玻璃体出血。

4 期：大规模和复发性玻璃体出血与视网膜增生和牵拉性视网膜脱离。这是最终结果。

印度 Saxena 和 Kumar（2004）基于 253 例的临床记录，按照自然病程推演出一个新的分期法。1 期是视网膜静脉周围炎，静脉由小口径发展至大口径。2 期是视网膜缺血和新生血管。3 期是视网膜 - 玻璃体纤维血管性增生，伴发的玻璃体出血。4 期是并发症（表 4-4-7）。

**表 4-4-7 特发性视网膜静脉周围炎新分期（2004）*

分期	病变特征	总数 253 例眼（%）
	A. 特发性周边视网膜静脉周围炎	238（94.1%）
Ⅰ 期	视网膜静脉周围炎	
Ⅰa	小口径血管的静脉周围炎，伴浅表视网膜出血	9（3.8%）
Ⅰb	大口径血管的静脉周围炎，伴浅表视网膜出血	17（7.1%）
Ⅱ 期	视网膜缺血和新生血管	
Ⅱa	周边视网膜毛细血管无灌注	17（7.1%）
Ⅱb	新生血管形成（视网膜 / 视盘）	28（11.8%）
Ⅲ 期	纤维血管性增生，伴发玻璃体出血	

续表

分期	病变特征	总数 253 例眼（%）
Ⅲa	纤维血管性增生	22（9.2%）
Ⅲb	玻璃体出血	123（51.7%）
Ⅳ期	并发症	
Ⅳa	牵拉/联合孔源性视网膜脱离	14（5.9%）
Ⅳb	虹膜红变，新生血管性青光眼，复杂性白内障和视神经萎缩	8（3.4%）
	B. 特发性中央视网膜静脉周围炎	15（5.9%）

*Saxena，Kumar.Eur J Ophthalmol，2004，14：236-239

[临床表现]

出血量少时常无症状，量多时血液进入玻璃体，病人会仅感到眼前有黑影飘动。病情进一步发展，玻璃体大量出血时，视力急剧下降，甚至引起视网膜脱离而至失明。多因玻璃体积血突然视力丧失而求医。

发展中病变各期特征：

1. 周边视网膜静脉周围炎 静脉纤曲扩张，出血和白鞘。病变开始于周边部，视网膜小静脉流畅性降低而造成纤曲扩张；炎症造成管周白鞘（血柱两侧白色线条，渗出多量时呈段节性袖套状；血柱阻塞者血管变成白色线条）；伴视网膜浅层出血，视网膜出血几乎类似静脉分支阻塞，但更易出现大片视网膜前出血。与静脉阻塞不同的是，早期即有静脉周围白鞘，有些病人小动脉也有白鞘。病变慢慢加重，反复发作的同时向后极延伸。偶尔出现少量硬质渗出物和棉绒斑。

2. 视网膜新生血管形成和玻璃体积血 80% 病例有视网膜新生血管。复发性玻璃体出血是 Eales 病的标志（图 4-4-18）。视网膜因缺血而在无灌注区的边缘产生视网膜新生血管。伴发大量视网膜和玻璃体出血。75% 病人会描述起病时眼前有冒烟现象，一处黑影逐渐扩大。52% 有玻璃体内出血，其量多寡不定，飘动的出血影响观察眼底。陈旧出血机化而呈云朵状。玻璃体出血量多者用检眼镜检查看不到眼底反射。病人坐位时可能在上部看到眼底或眼底反射。用裂隙灯检查可以见到玻璃体内的红血细胞及血红蛋白团块。超声可证实玻璃体大量积血。

3. 增生性视网膜病变 出血机化带来纤维血管性增生，出现白色条束状或团块状纤维血管性阻塞组织。玻璃体机化物以下部眼底较多，视盘及其附近也常可见到。有的机化物上有新生血管网，新生血管易破裂而出血，造成恶性循环。机化条束的牵引可造成牵拉性视网膜脱离（6%）。

4. 侧支血管和瘢痕性病灶 视网膜缺血区经数月后会出现侧支血管。

（1）中央型 Eales 病（central Eales disease）：炎症发生在视网膜中央静脉。静脉血管鞘和无灌注区，不仅存于周边视网膜，并且也出现在后极。仅占 6%。

（2）静止期：视网膜血管鞘和血管旁纤维血管性增生将永久性遗留。视网膜扩张纤曲在静脉再通后有不同程度的缓解。在病变附近常有脉络膜视网膜萎缩性病灶（色素沉着及脱色白斑等）。玻璃体积血会有所吸收，往往残留机化物。牵拉性视网膜脱离、新生血管性青光眼、并发性白内障、视神经萎缩等残迹根据病情而有出入。

[影像学检测]

FFA：活动性血管炎累及的小静脉管壁染色，通透性增高，渗漏荧光素。毛细血管床扩张，囊样膨大，染料渗漏。大多数病人周边视网膜有大片毛细血管无灌注区。在后方灌注区和无灌注区的交界处逐渐出现微血管重塑的景象，包括毛细血管扩张、静脉串珠、微动脉瘤、静脉静脉分流。

如有视网膜新生血管则在 FFA 动静脉期呈现视网膜前方异常的血管膜，FFA 后期的渗漏非常明显，渗漏的荧光素完全遮掩其下的新生血管膜，并远远超出新生血管膜的边界。

玻璃体出血在造影录像期间可见移动的出血。图像上表现为不规则形态的异常物质遮掩其下的视网膜荧光。

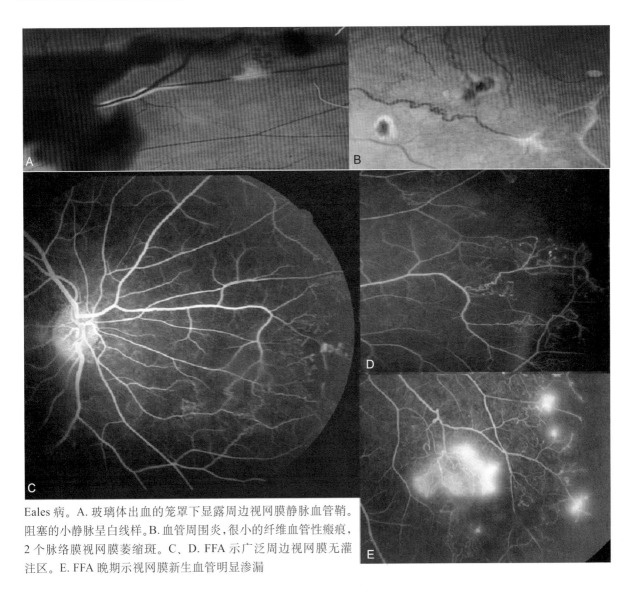

Eales 病。A. 玻璃体出血的笼罩下显露周边视网膜静脉血管鞘。阻塞的小静脉呈白线样。B. 血管周围炎，很小的纤维血管性瘢痕，2 个脉络膜视网膜萎缩斑。C、D. FFA 示广泛周边视网膜无灌注区。E. FFA 晚期示视网膜新生血管明显渗漏

图 4-4-18　Eales 病

[诊断]

诊断要点：①玻璃体积血；②周边视网膜血管有白鞘；③周边视网膜血管附近有出血；④年轻人，＞90% 男性；⑤无糖尿病、无眼外伤史；⑥曾有类似发作史；⑦另一眼周边视网膜血管有白鞘、扩张、弯曲；⑧ FFA 显示周边毛细血管无灌注区；视网膜新生血管膜引起强烈渗漏。

符合前 5 项条件即可诊断 Eales 病。在亚洲，如果玻璃体积血太多而不能看到眼底的年轻男病人，应该首先想到 Eales 病和糖尿病视网膜病变。先前曾有视力突然丧失史的玻璃体积血，

又无糖尿病证据，当然诊断 Eales 病的把握性很高。应充分散瞳后检查眼底。如在眼底周边部见到一处或数处静脉小分支扩张、扭曲、附近有出血及或渗出病灶、静脉旁白鞘，即可作为临床诊断凭据。

荧光素眼底血管造影对鉴别诊断很有帮助，并且能决定是否有毛细血管无灌注及新生血管形成而须行光凝术。

[鉴别诊断]

1. 视网膜分支静脉阻塞　Eales 病早期即有静脉周围白鞘，病变先开始于周边视网膜，年轻人（表 4-4-8）。

2. 糖尿病视网膜病变　糖尿病病人血糖高，病变主要在后极，FFA 可见大量微动脉瘤，棉绒斑。Eales 病开始于周边视网膜，微动脉瘤和棉绒斑少有。

Eales 病是指特发性者。糖尿病、系统性红斑狼疮、肉样瘤病、镰形细胞血红蛋白病可产生类似眼底改变，故在诊断 Eales 病前必须排除上述疾病（表 4-4-8）。

[治疗原则]

曾用抗结核、糖皮质激素等药物，未见确实效果。

1. 激光凝固　在玻璃体积血基本吸收后，对无灌注区行区域性播散光凝，预防新生血管形成。对扁平视网膜新生血管和伸入玻璃体的新生血管网直接光凝，可使新生血管退化。

2. 玻璃体内注射抗 -VEGF　适用于有新生血管、黄斑水肿病人。待水肿消退后行激光凝固。

玻璃体切割术严重玻璃体积血，观察 3 个月无吸收好转或发生牵拉性视网膜脱离，应行玻璃体切割术有助于清除玻璃体出血及纤维化组织。术前玻璃体内注射抗 VEGF 可减轻术后反应。

3. 糖皮质激素　眼周注射 TA（40mg/ml）在大多数单侧疾病有效。当血管炎是两侧性或重度血管炎或对眼周注射反应不足时，应考虑全身性皮质类固醇激素（通常为口服泼尼松龙，每天 1mg/kg 体重）。

五、视网膜血管炎

（一）概述

视网膜血管炎（retinal vasculitis）是指动脉和（或）静脉（偶尔毛细血管）的真正炎症，涵盖血管壁和（或）血管壁周围的炎症。常严重威胁视力。

临床表现有视网膜血管鞘、棉绒斑、视网膜缺血和新生血管形成、活动或愈合的视网膜脉络膜病变，以及不同程度的玻璃体炎。有些病因的病变还会波及后葡萄膜甚至前葡萄膜。

视网膜血管炎作为孤立的疾病或与其他眼部或全身状况相关联。视网膜血管炎及其并发症在确定炎症的确切病因方面颇具诊断挑战。辅助调查，如眼底照相、FFA，以及 OCT 血管造影可以提供有价值的信息，有助于建立确切的诊断和启动适当的治疗。

[病因]

视网膜血管炎可以是单独的，但是基本上与系统疾病相关联，包括感染，全身免疫；其次是神经系统病，恶性肿瘤。视网膜血管炎可以是原发性病变，也可发生于葡萄膜炎，或全身病包括 Bechet 病、系统性红斑狼疮（SLE）、结节性多数动脉炎、血清病、皮肌炎、肉样瘤病、Wegener 肉芽肿病、细菌感染、梅毒、病毒感染、弓形体病、眼内淋巴瘤（肿瘤细胞血管周围浸

表 4-4-8　Eales 病，特发性视网膜血管炎与 BRVO 的区别

临床特征	Eales 病	特发性视网膜血管炎	BRVO
性别	男性＞90%	男＞女	男＝女
发病年龄	年轻成人	年轻成人	40 岁以上
眼别	两侧性	两侧性	单侧性
部位	周边开始，向后极蔓延	轻度周边	自视盘或其附近开始的血管支配范围
受累血管	多个象限	区域性	1 个象限以内
血管鞘	早期即有静脉周围白鞘	早期即有动脉和（或）静脉周围白鞘	后期才有静脉周围白鞘
视网膜无灌注	++++	+	不定
新生血管	++++	+	少见
玻璃体出血	++++	+	少见
玻璃体炎	无或轻度	有	无

润）。见表 4-4-9。

[眼底表现]

视网膜血管炎表现多种多样，大体上可有下列表现：

两侧性占 74.5%，年轻人。

1. 静脉炎（phlebitis）　视网膜静脉炎症远重于动脉，静脉血柱色变暗，扩张弯曲或变细，出血，血管壁渗出薄者表现为血管鞘；渗出多者血管壁有间断袖套状（cuffs）或指环状渗出，渗出可超越血管壁（图 4-4-19）。有些渗出呈斑片状，常伴有玻璃体炎。荧光素眼底血管造影显示静脉及毛细血管有渗漏。静脉壁或其周围有炎症细胞浸润，如炎症持续存在，则静脉壁发生透明变性、变窄甚至管腔阻塞、内皮细胞增生、血栓形成、管壁坏死破裂。晚期可出现新生血管形成。

静脉炎与静脉周围炎（periphlebitis）在病理学上可以分辨，然而在临床上很难区别，但凡炎症性渗出宽阔的（超出静脉管壁厚度），意味静脉周围受累，不过这不能确定静脉壁是否

表 4-4-9　视网膜血管炎相关的疾病

感染性疾病

细菌：结核[a]，梅毒，Lyme 病，Whipple 病，布鲁菌病，猫抓病，急性眼内炎，链球菌感染后综合征，钩端螺旋体病

病毒：巨细胞病毒，单纯疱疹病毒[b]，水痘 - 带状疱疹病毒，Epstein-Barr 病毒[b]，Rift Valley 热病毒，肝炎病毒，AIDS，登革热病毒，腺病毒[a]，人类 T 细胞淋巴瘤病毒 1 型[b]，西尼罗河病毒感染

寄生虫：弓形虫病[b]，弓蛔虫病，阿米巴病

立克次体：地中海斑疹热，落基山斑疹热

神经系统疾病

多发性硬化症[a]	大脑视网膜和耳蜗的微血管病变（Susac 综合征）

恶性疾病

副肿瘤综合征（paraneoplastic syndromes）；	眼内淋巴瘤 急性白血病[b]	癌相关性视网膜病变

系统炎症性疾病

Behcet 病[a]	Sjögren A 抗原	皮肌炎
结节病[a]	类风湿关节炎	Takayasu 病（无脉病，多发性大动脉炎）
系统性红斑狼疮[cb]	HLA-B27 相关性葡萄膜炎	
Wegener 肉芽肿病（肉芽肿性血管炎）[c]	Crohn 病（肠炎）[b]	Buerger 病（血栓闭塞性脉管炎）
结节性多动脉炎	Churg-Strauss 综合征	多发性肌炎
复发性多软骨炎	接种疫苗后	

眼部炎症性疾病

Eales 病[a]	结霜树枝样血管炎（frosted branch angiitis）[b]	急性多灶性出血性视网膜血管炎
平坦部炎 / 中间葡萄膜炎[a]	急性感染性眼内炎[ca]	出血性阻塞性视网膜血管炎（前房内注射万古霉素相关）
鸟枪子弹状脉络膜视网膜病变；特发性视网膜血管炎 - 动脉瘤 - 视神经视网膜炎（IRVAN）[c]	特发性复发性视网膜分支动脉阻塞	

原发性（特发性）视网膜血管炎

未发现与之相关原因的孤立性视网膜血管炎

[a] 表示炎症主要包括静脉，但可能发生小动脉闭塞。其余的病症可能表现为小动脉和小静脉的炎症。[b] 表示可以表现为结霜树枝样血管炎的实体。[c] 表示存在动脉炎或视网膜小动脉闭塞的实体。IRVAN=idiopathic retinal vasculitis, aneurysms, and neuroretinitis

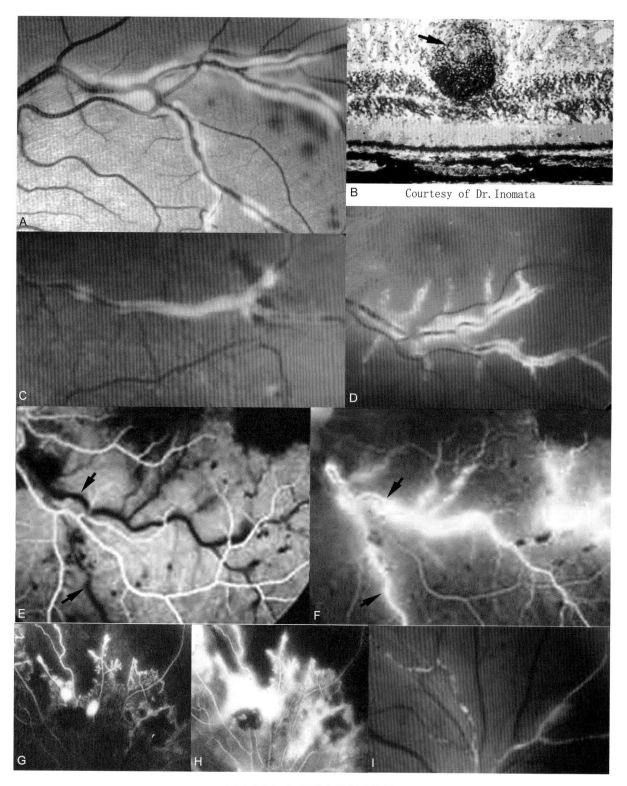

图 4-4-19　视网膜血管炎的特征

A. 视网膜静脉白鞘是静脉血管壁周围大量淋巴细胞浸润 (B，箭)，透过渗出物尚能依稀看到血柱。C. 血管壁外浓厚袖套状渗出，甚至将血柱完全掩盖。D. 结霜树枝状血管炎。E. 颞下静脉广泛静脉周围鞘，FFA 示颞下静脉延迟充盈 (E，箭)，晚期管壁染色和血管周围渗漏 (F，箭)。G.TB 视网膜血管炎患者 FFA 示周边部视网膜毛细管无灌注，毛细血管扩张，血管吻合异常，FFA 晚期 (H) 示视网膜新生血管性明显渗漏。I. TB 视网膜血管患者小动脉壁有钙沉积 (Kyrieleis 现象)

有炎症存在。

视网膜血管炎主要侵犯静脉的有：Eales 病、TB、Behcet 病、结节病、多发性硬化、平坦部炎 / 中间葡萄膜炎、HIV 感染、急性感染性眼内炎。

2. 动脉炎（arteritis）动脉炎与动脉周围炎（periarteritis）在病理学上可以分辨，二者在临床上很难区别，常混淆应用。

体征有棉绒斑、动脉血管鞘、局部视网膜浅层混浊、动脉变细、视网膜坏死和新生血管形成。有些病因的病变还会波及后葡萄膜甚至前葡萄膜。

视网膜血管炎主要侵犯动脉的有：急性视网膜坏死、急性眼内感染性炎症、IRVAN、系统性血管炎如系统性红斑狼疮、结节性多动脉炎、Wegener 肉芽肿（肉芽肿性血管炎）、Churg-Strauss 综合征和冷球蛋白血症（cryoglobulinemia）。

毛细血管前动脉壁有免疫复合物沉着，因毛细血管前小动脉梗塞而产生棉绒斑，见于系统性红斑狼疮（SLE）、皮肌炎、AIDS 等。

动脉管壁有结节状淡黄色混浊，但混浊物不超越管壁。荧光素眼底血管造影时不影响荧光素出现时间，无渗漏。慢慢消退，可能不留痕迹，也可能遗留瘢痕。主要见于弓形体病，也可见于梅毒、结核、带状疱疹。

Kyrieleis 现象：小动脉壁有钙化沉积，这是视网膜血管在炎症或感染后的非特异性改变，由 Werner Kyrieleis 医生首先描述结核病有这些钙化斑块现象。

重症动脉炎会有不规则的动脉鞘。荧光素眼底血管造影可见小动脉阻塞、周围为毛细血管无灌注、新生血管形成。见于结缔组织病、病毒性急性视网膜坏死、Eales 病（少数）。

坏死性视网膜炎：视网膜血管炎可伴有坏死性视网膜炎。见于病毒感染的急性视网膜坏死，但也可见于眼弓形体病、巨细胞病毒（CMV）性视网膜炎、梅毒、Behcet 综合征、眼内淋巴瘤和曲霉菌病。

UWF-FFA：据英国皇家眼科医院 Jone 等研究 106 例视网膜血管炎的经验，认为 UWF-FFA 能在 0.2s 内扫描出眼底像 180°～200°（视网膜面积的 82%），比常规拼像的 FFA 所覆盖的眼底面积大（图 4-4-20）。诊断发现率较 7 幅图像的高 20%。

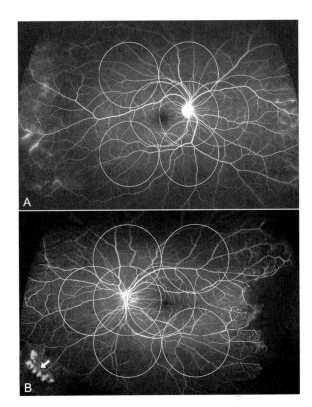

图 4-4-20　UWF-FFA 图像远比常规拼像的 FFA 所覆盖的眼底面积大

A. 视网膜周边血管的染色和渗漏；B. 周边无灌注区和新生血管渗漏（白箭）

[**实验室检查**]

（1）白细胞计数升高：细菌感染、全身应用糖皮质激素。

（2）血沉加快、C 反应蛋白水平升高：伴有全身性疾病。

（3）抗核抗体（ANA），抗心脂抗体：系统性红斑狼疮（SLE），皮肌炎。

（4）类风湿因子，抗 CCP 抗体：类风湿关节炎。

（5）HLA-A29：鸟枪子弹状脉络膜视网膜病变。

（6）HLA-B51：Bechet 综合征。

（7）HLA-DR4：类风湿关节炎。

（8）结核分枝杆菌 α- 干扰素体外释放试验（TB-IGRA）：结核病。

（9）VDRL 或 RPR，FTA–ABS 或 TP-PA，MHA-TP，TPH：梅毒。

（10）HIV：AIDS 病。

（11）抗弓形体 ELISA：弓形体（toxoplasmosis）。

（12）玻璃体 PCR：疱疹病毒。TOUCH 不能代替 PCR。

（13）血清抗巨细胞病毒抗体，血清抗单纯疱疹病毒抗体，血清抗带状疱疹病毒抗体。

（14）胸片：TB、结节病。

（15）头 颅 CT 或 MRI：中枢神经系统（CNS）狼疮、结节病、多发性硬化（MS）。

[活检]

玻璃体活检适用于病因不明的玻璃体炎。当通过全玻璃体切割术对皮质玻璃体取样所做的活检，其假阴性率低于核心玻璃体活检。也可使用全玻璃体切割术的稀释盒。对于正在考虑感染性病因的病例，需要微生物检查。

[诊断]

诊断要点：①视网膜血管壁（静脉或动脉）白鞘乃至套状、结霜树枝状渗出。②视网膜血管口径异常（静脉扩张，串珠，动脉变细）。③ FFA 血管壁明显染色 / 血管周围渗漏。④视网膜血管阻塞特别是小动脉。表现为动脉呈白线，棉绒斑，甚至急性坏死。FA：大片视网膜无灌注区。⑤玻璃体炎。⑥葡萄膜炎。⑦视网膜新生血管（缺血造成）。

前四项是视网膜血管炎的特征。视网膜血管壁（无论静脉或动脉）白鞘乃至袖套状渗出，是诊断视网膜血管炎的基本条件。此外，还可有视网膜血管扩张、出血、渗出、新生血管形成、葡萄膜炎等非主要诊断性体征。

血管改变应该分清以静脉为主还是以动脉为主，二者分不清时常笼统地诊断为视网膜血管炎。

视网膜血管炎的体征出入较大，难以用几个体征涵盖所有原因的诊断。Eales 病，Behcet 病，中间葡萄膜炎，急性视网膜坏死，鸟枪子弹状脉络膜视网膜病变（bird shot retinochoroidopathy）等都可有视网膜血管炎。

诊断视网膜血管炎后必须在全身寻找原因。系统回顾病人各系统的病史（表 4-4-10）。选择相应的实验室检查。凡追溯到相关原发病者，视网膜血管炎往往只是一个体征而已，不作独立诊断。

特发性视网膜血管炎：视网膜血管炎病人在充分排除其他眼病，摒除系统性相关疾病后，才能诊断为特发性视网膜血管炎。

特发性视网膜血管炎 - 动脉瘤 - 神经视网膜炎（IRVAN）：另立诊断，见下文。

Eales 病：起始于周边的视网膜血管炎（静脉周围炎为主），男性青年，两侧性，复发性。周边视网膜血管旁白鞘，血管闭塞，毛细血管无灌注、视网膜新生血管形成。复发性玻璃体视网膜出血。另立诊断，见上文。

Behcet 综合征：复发性口腔溃疡。复发性生殖器溃疡。眼部损害（葡萄膜炎、视网膜血管炎）。另立诊断。见第 1 章。

急性视网膜坏死（ARN）：葡萄膜炎 + 视网膜动脉炎 + 视网膜坏死。坏死从周边开始，迅速沿圆周环状发展。逐渐向后极发展。玻璃体液用 PCR 可检测到疱疹病毒 DNA。

结霜树枝状血管炎（frosted branch vasculitis，frosted branch angiitis）：简称结霜样血管炎，霜样血管炎（frosted angiitis）。视网膜血管有明显白鞘，俨如冬季堆积霜雪的树枝。严重者从视盘开始几乎整支血管受累，但是以远端为最显著。局部性血管炎被描述为蜡烛泪（candle wax dripping）。病理组织学标本表明在发炎的血管有无数的炎性细胞，推测这是结霜样外观的病理机制。有些病例伴有视网膜内出血。原因有：①病毒：巨细胞病毒，EB 病毒，单纯疱疹病毒，水痘，麻疹，风疹。②细菌：梅毒，肺结核，弓形体病，β- 溶血性链球菌。③系统性疾病：

表 4-4-10　基于眼底体征的视网膜血管炎的鉴别诊断

检眼镜所见的体征	可能的诊断
视网膜静脉炎	Behcet 综合征，结核，结节病，多发性硬化，平坦部炎 / 中间葡萄膜炎，Eales 病，HIV 感染，急性感染性眼内炎
视网膜动脉炎	急性视网膜坏死；特发性视网膜血管炎 - 动脉瘤 - 视神经视网膜炎（IRVAN）；全身性血管炎，如系统性红斑狼疮（SLE），结节性多动脉炎（PAN），Wegener 肉芽肿（肉芽肿性血管炎），Churg-Strauss 综合征和冷球蛋白血症（cryoglobulinemia）
棉绒斑	全身性血管炎，如系统性红斑狼疮，结节性多动脉炎，Wegener 肉芽肿，Churg-Strauss 综合征，冷球蛋白血症，AIDS 综合征
视网膜内浸润	Behcet 综合征，猫抓病，立克次体感染
坏死性视网膜炎	急性视网膜坏死，巨细胞病毒性视网膜炎，眼弓形体病，急性感染性眼内炎
视网膜和视神经头小动脉有动脉瘤样扩张	IRVAN，结节病
结霜树枝状血管炎（frosted branch angiitis）	特发性，浸润与恶性细胞（淋巴瘤或白血病），系统性红斑狼疮，Crohn 病，弓形体脉络膜视网膜炎，人体 T- 细胞淋巴瘤病毒 1 型感染，AIDS，单纯疱疹病毒感染，Epstein-Barr 病毒感染
视网膜血管大片出血	出血性阻塞性视网膜血管炎（前房内注射万古霉素病史）
视网膜缺血	结核病，Eales 病，Behcet 综合征；多发性硬化症（罕见），结节病（罕见）
炎症性 BRVO	Behcet 综合征，结核；结节病（罕见）
视网膜动脉阻塞	SLE，结节性多动脉炎，Wegener 肉芽肿，Churg-Strauss 综合征，Crohn 病，Susac 综合征，猫抓病，地中海斑疹热，眼弓形体病

Bechet 综合征，系统性红斑狼疮，淋巴瘤，白血病，Crohn 病，多发性硬化症，结节病，无菌性脑膜炎。④未查到明显病因者称特发性结霜树枝状血管炎。

特发性结霜树枝状血管炎（idiopathic frosted branch vasculitis）：罕见病，通常是两侧性，视网膜血管炎发生在原本免疫功能健康的 3—36 岁病人。发病前几天可能有上呼吸道感染。往往视力急剧下降。在儿童，动脉和静脉均有显著的渗出性血管鞘，伴有玻璃体炎，视盘水肿，很少有渗出性视网膜脱离；在成年人，血管鞘主要在视网膜静脉，有玻璃体炎，视盘水肿，未见报道渗出性视网膜脱离。全身糖皮质激素治疗后，大多数病人在几个星期内恢复到接近正常视力。

出血性阻塞性视网膜血管炎：前房内预防性注射万古霉素 1.0 mg/0.1 ml 引起。详见下文。

[鉴别诊断]

视网膜静脉阻塞晚期的血管鞘单眼、高血压、分支阻塞处常有动静脉交叉征、早期无血管鞘。视网膜血管炎者为炎症性表现，所以血管壁染色、血管周围有渗出物；可伴有葡萄膜炎、玻璃体炎、棉绒斑等。

视网膜动脉硬化老年人，动静脉交叉压迫征、无血管鞘、无玻璃体炎、无葡萄膜炎、两眼对称。

急进型高血压性视网膜病变　血压甚高，舒张压持续高于 130mmHg，肾功能不全（肌酐升高，内生肌酐清除率下降）。无玻璃体炎，棉绒斑较多，无血管袖套状渗出，常有视盘水肿。

[治疗原则]

首先务必分清视网膜血管炎的原因，是感染性还是非感染性的。

感染性必须抗感染，在感染被控制时可全身应用糖皮质激素。真菌感染不适宜用糖皮质激素。

非感染性者伴有全身病的必须治理原发病。非感染性者不伴有全身病者可全身应用糖皮质激素，反应不佳者考虑免疫抑制剂。新生血管形成用激光治疗。

（二）特发性视网膜血管炎 - 动脉瘤 - 视神经视网膜炎

特发性视网膜血管炎 - 动脉瘤 - 视网膜炎（idiopathic retinal vasculitis, aneurysms, and neuroretinitis，IRVAN）为罕见病。Karel 等（1973），Jampol 等（1978），Kincaid 和 Schatz（1983）陆续报道，Chang 和 Gass（1995）给予取名"IRVAN"。

两侧性多见（90%），多见于 30—40 岁健康人，女性居多，与任何系统异常无关。属于孤立性视网膜血管疾病，尽管采用全视网膜激光光凝治疗，抗 VEGF，但由于渗出性黄斑病变和缺血引起的新生血管性后遗症，可迅速发展为严重的视力丧失。

[病生学]

原因不明，视网膜血管炎 + 眼内炎症，伴或不伴全身血管异常。血管扩张被认为是继发于视网膜动脉壁中的炎症过程。

炎症主要涉及动脉壁的平滑肌细胞层，这可以解释 IRVAN 病例中优先动脉受累和缺乏静脉改变。

平滑肌细胞的局灶性损失可导致动脉壁减弱和动脉瘤扩张，而内膜脱屑和增殖可导致动脉狭窄和渗漏。视网膜动脉瘤样扩张形成的机制是局灶性局部损伤导致动脉扩张，特别是在动脉压升高的情况下，特别是在患有结节病的老年人中。此类视网膜动脉瘤扩张也见于 Coats 病。

渗出性黄斑病变和视网膜新生血管形成是 IRVAN 视力下降和威胁视力的并发症的主要原因（图 4-4-21）。这是由于扩张血管和周围毛细血管闭合的渗漏，另外，VEGF 的也可能参与作用。

[分期]

Samuel，Jampol，Yannuzzi 等（2007）提出功能性分期（表 4-4-11）。

[临床表现]

年轻健康人，两侧性，偶尔是单侧（图 4-4-22）。

首诊时常无症状，尽管这些病人具有戏剧性的眼底外观。

动脉瘤样扩张：视网膜的发现是独特的。最具特征的特征之一是视神经头和视网膜小动脉存在大量动脉瘤样扩张（直径 75～300μm，状似"绳结"），位于视神经头及主要分支部位处或附近的视网膜小动脉上。在 1～2 年病程中，动脉瘤样扩张会扩大和增多。组织学上动脉瘤样扩张的动脉壁上有线性断裂，被纤维蛋白 - 血小板凝块、血液、脂质和纤维胶质细胞反应所包围。但无出血倾向。动脉瘤样扩张在

表 4-4-11　IRVAN 分期和治疗策略

分期	眼特征	视力预后	治疗策略
1 期	视网膜和视神经头巨动脉瘤，渗出，视网膜血管炎，神经视网膜炎	1.0	糖皮质激素（玻璃体内，眼周；口服）；脂质渗出需格栅激光
2 期	毛细血管无灌注（FFA 证据）	1.0	100% 加 PRP；配合抗 VEGF 玻璃体内注射
3 期	视盘或视网膜新生血管，和（或）玻璃体出血	1.0（75%）	VH 或牵拉性 RD 加做 PPV
4 期	眼前段新生血管（虹膜新生血管）	0.5（50%）	抗 VEGF
5 期	新生血管性青光眼	0.1～0.5（80%）	NVG 处理

直接光凝渗漏大的巨动脉瘤是不推荐的，因为已报道急性和不可逆转的视力丧失（由于视网膜分支动脉阻塞）；2 期病例及早行 PRP，若等到新生血管出现后行 PRP，则较多病例视力会丧失严重（Ophthalmology, 2007, 114：1526）

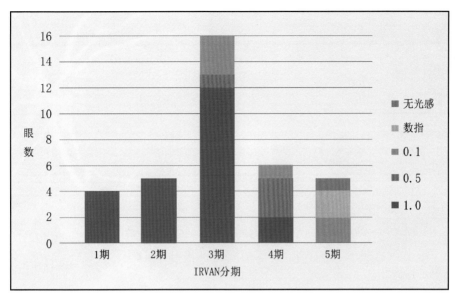

图 4-4-21　IRVAN 病程中的视力分布

FFA 图像中最容易看到。

渗出性视网膜改变：必有。常在动脉瘤附近有渗漏和水肿，尤其是视神经头，黄斑水肿。

大范围周边视网膜毛细血管无灌注：大量缺血导致新生血管形成。

神经视网膜炎：所有病人均存在的体征。FFA 显示晚期视神经头弥漫性染色，由于局部视神经头的血管改变。

视网膜血管炎：所有病人均存在的体征。FFA 显示晚期动脉和静脉壁均染色，但其特征是，小动脉受到的影响更重。

玻璃体炎：多数病人伴有。

前葡萄膜炎：部分病人有轻度炎症反应。

[并发症]

玻璃体出血：视网膜和视盘新生血管破裂而致。

新生血管性青光眼：大范围视网膜缺血引起。

[辅助检测]

见图 4-4-22。

[诊断]

Samuel，Jampol，Yannuzzi 等（2007）基于 22 例 IRVAN 的详细资料（包括 FFA、ICGA、系统评估）倡议诊断标准 [Samuel MA, Equi RA, Chang TS. Idiopathic retinitis,

vasculitis, aneurysms, and neuroretinitis (IRVAN): new observations and a proposed staging system. Ophthalmology，2007，114:1526-1529]。

3 个主要诊断标准：①视网膜血管炎；②动脉瘤样扩张（多个，视神经头和视网膜 1～2 级血管的小动脉分叉处）；③神经视网膜炎（视盘水肿 + 黄斑水肿星形排列）。

3 个次要诊断标准：①周边毛细血管无灌注；②视网膜新生血管；③黄斑水肿渗出。

[鉴别诊断]

Eales 病：IRVAN 病人的视网膜血管炎，周边无灌注，年轻人和两侧性特点均与 Eales 病有相似之处。然而，Eales 病通常年轻男性居多，血管炎症通常在静脉更明显，常常与结核菌素过敏。IRVAN 病人视神经头多发性动脉瘤样扩张特点易于区别 Eales 病。

[治疗原则]

虽有自限性，但多数病人尽管行 PRP，还是由于缺血而快速进行性严重视力丧失。一旦发现无灌注立即行 PRP。皮质类固醇激素的疗效尚未证实。

（三）出血性阻塞性视网膜血管炎

Nicholson 等（2014）最先报道前房内预防性注射万古霉素 1.0 mg/0.1 ml 引起，共 4 眼（2

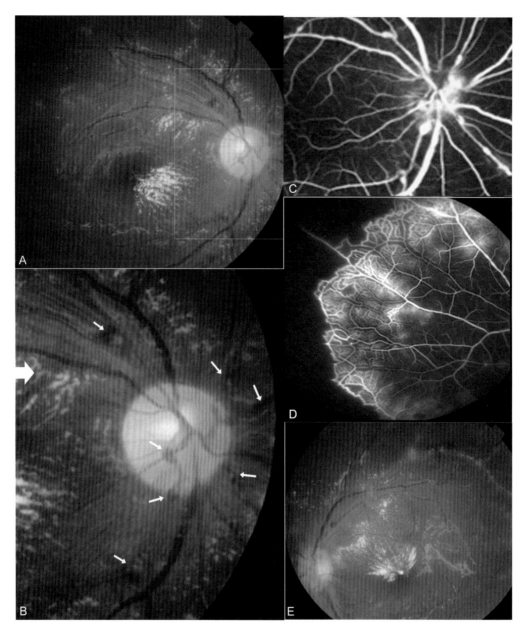

图 4-4-22　IRVAN

患者男性，9 岁。视力：右眼 0.8，左眼 0.6。A. 右眼底彩照示视神经头和其周围视网膜的小动脉有动脉瘤样扩张。散在脂质渗出物和黄斑扇形排列。B. 右眼视神经头及其周围局部放大，动脉瘤样扩张（白箭）。C. FFA 静脉期示动脉瘤样扩张。D. FFA 图示视网膜周边毛细血管丢失。E. 左眼底彩图，与右眼相似；两眼 FFA 晚期视网膜血管壁染色渗漏的照相均未展示。刘巾男医师提供

例）。注射后 1 ～ 14d 引起出血性阻塞性视网膜血管炎（hemorrhagic occlusive retinal vasculitis），见图 4-4-23。Witkin 等（2015）白内障手术前房内注射万古霉素于术后 1 ～ 14d 出现出血性阻塞性视网膜血管炎，11 眼（6 例）。延迟性免疫反应，相似于万古霉素引起的白细胞分裂

性血管炎（leukocytoclastic vasculitis. Witkin AJ, Shah AR, Engstrom RE. Postoperative hemorrhagic occlusive retinal vasculitis: expanding the clinical spectrum and possible association with vancomycin. Ophthalmology, 2015, 122:1438-1451.；Naseri A, Melles RB, Shorstein NH. Intracameral antibiotics in the shadow of hemorrhagic occlusive retinal vasculitis. Ophthalmology，2017，124: 583-595）。

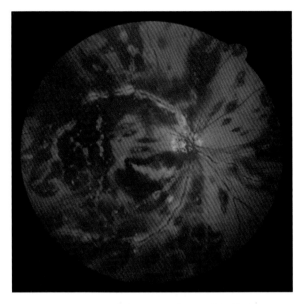

图 4-4-23　出血性阻塞性视网膜血管炎

[诊断]

往往被误诊为白内障术后急性感染性眼内炎，玻璃体涂片和培养阴性。B 超随访玻璃体可能有助于区别急性眼内感染。

[治疗原则]

大剂量全身和局部糖皮质激素，抗病毒药，很多病人早期 PPV，视觉后果不良。7/11 眼发生 NVG，需 IVI 抗 VEGF，PRP。

六、高血压眼底改变

高血压眼底改变细分为三种：高血压视网膜病变、高血压脉络膜病变、高血压视神经病变。自应用荧光素眼底血管造影及动物模型做实验后，对高血压性眼底病变有较多认识。视网膜动脉硬化可反映脑、心、肾等血管情况。

当全身动脉压升高，视网膜血管自动调节→视网膜动脉痉挛，表现为视网膜小动脉变细（arteriolar narrowing）——局部和（或）普遍收缩。起先只是功能性收缩或张力过强，除管腔狭窄外，管壁尚无组织学的改变。当血压正常后，动脉管径可恢复正常。

若高血压持续不下降，痉挛长期不缓

解，持续的局部狭窄可发生小动脉硬化（arteriolosclerosis）。硬化的小动脉管壁中层膜（肌肉和弹力层）和内膜（内皮和弹力层）有玻璃样变性，弹性纤维组织增生、肥厚，僵硬，最后管径缩小，失去弹性。小动脉呈现铜丝或银丝的外观。另一方面，在动脉与静脉交叉处的外膜是共享的，所以，粥样硬化增厚的视网膜动脉壁倚强凌弱，将静脉压弯成前后方向的曲轴状，称为静脉隐藏，进而弯曲部分变细，管腔变窄而在检眼镜下看不到曲轴部分，称为静脉中断。

动脉硬化破坏血-视网膜屏障，而致血浆、血球渗出血管外，产生视网膜水肿、出血，脂质渗出。严重时，可导致视网膜小血管及毛细血管的管腔闭塞，视网膜缺血、缺氧，眼底出现棉绒斑。

在大多数病例，慢性高血压改变并不足以产生视网膜内外屏障的破坏。但是，急进型高血压（accelerated hypertension）可致脉络膜小动脉纤维样坏死，而造成血-视网膜外屏障瓦解，严重者可有 Elschnig 斑，渗出性视网膜脱离或色素上皮脱离，组成高血压性脉络膜病变。

严重者出现视神经缺血性视盘水肿，称高血压性视神经病变。高血压分类见表 4-4-12。

（一）高血压性视网膜病变

高血压性视网膜病变导致的（hypertensive retinopathy）视网膜血管改变有：小动脉变细（普遍和局部）、动静脉交叉（nicking）、孤立的视网膜出血、微血管瘤和棉绒斑（图 4-4-24）。

1. 小动脉变细（arteriolar narrowing，attenuation）　局部及整支。

（1）血管壁张力增加以致小动脉口径缩小：Hayreh 等（1996）比较高血压前后的荧光素眼底血管造影认为视网膜动脉口径无改变，之所以用检眼镜看到的小动脉变细是因管壁处水肿所致。Wong（2003）用电脑自动测定数码像的方法肯定全面小动脉口径与血压有十分密切关联。平均动脉血压每增加 10mmHg，视网膜小动脉直径降低 6μm（或 3%）。他指出临床医师

表 4-4-12　高血压分类（18 岁以上男女）*

血压分类	收缩压（mmHg）		舒张压（mmHg）
正常血压	< 120	和	< 80
正常高值（高血压前期）	120 ～ 139	和（或）	80 ～ 89
高血压			
1 级（轻度高血压）	140 ～ 159	和（或）	90 ～ 99
2 级（中度高血压）	160 ～ 179	和（或）	100 ～ 109
3 级（重度高血压）	≥ 180	和（或）	110
单纯收缩期高血压	≥ 140	和（或）	< 90
急进型高血压病（恶性高血压）			持续 130 ～ 140 或更高

　　当收缩压和舒张压分属于不同分级时以较高的级别作为标准。*《内科学》第 8 版，人民卫生出版社（2013）教材

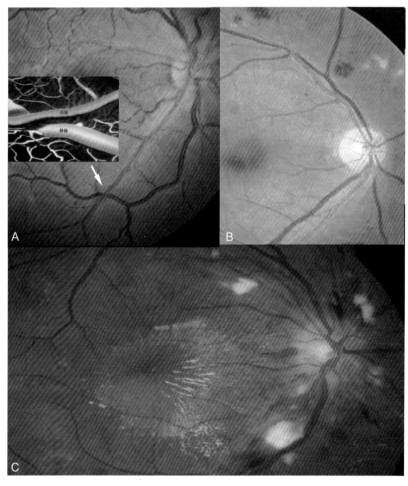

图 4-4-24　高血压性视网膜病变和视神经病变

A. 局部视网膜动脉收缩变细，小动脉壁混浊，动静脉交叉征。B. 棉绒斑和视网膜出血，动脉普遍狭窄，交叉征。C. 高血压视神经病变：视盘水肿，边缘模糊。视网膜火焰状出血起自视盘。黄斑水肿增厚，脂质渗出星芒状排列。全面性视网膜动脉变细，静脉增粗而纡曲。棉绒斑 2+。肾病性高血压

不能判别这种微细改变。

（2）正常视网膜血管口径动脉：静脉为 2：3～3：5。通常是选择视盘颞侧 1DD 处伴行的动脉及静脉作比较。不能把分支后的动脉口径与分支前的静脉作比较，这样会错误地判定。

（3）视网膜小动脉普通狭窄分度（图 4-4-25）

1 度：动脉口径 =1/2 静脉口径。

2 度：动脉口径 =1/3 静脉口径。

3 度：动脉口径 =1/4 静脉口径。

4 度：动脉呈甚细条束，而不能与静脉比较。

Wagener-Clay-Gipner 小动脉狭窄分度如下（图 4-4-26）：

1 度：小动脉缩小至平均小动脉口径的 3/4。

2 度：小动脉缩小至平均小动脉口径的 1/2。

3 度：小动脉缩小至平均小动脉口径的 1/3。

4 度：小动脉缩小至线样或看不到。

小动脉口径狭窄通常是高血压的一个表现，但也可发生于老年人或眼底有广泛萎缩者。动脉口径狭窄可以是动脉痉挛或动脉粥样硬化。Friedenwald 曾做动脉狭窄与血压高低关系的研究，他认为当动脉口径只及静脉 1/2 时，通常舒张期血压都高达 110mmHg 左右。

2. 动脉硬化（arteriolar sclerosis，arteriolo-sclerosis）　视网膜小动脉硬化主要表现为动脉反光增强变宽及动静脉交叉征两个方面。

（1）动脉反光增强变宽：动脉反光是血管壁上与血柱平行的细小反光条纹。反光部分来自血柱，部分来自管壁，因为血管壁的屈光指数大于玻璃体。当动脉硬化时血管壁胶原增厚，故血管壁光学密度增高，血柱因管腔缩小而变细，因此反光带的宽度及强度都有所增加（图4-4-27）。由于血管反光的光源来自检眼镜，故可因光源强弱、大小或检眼镜种类而异。对于

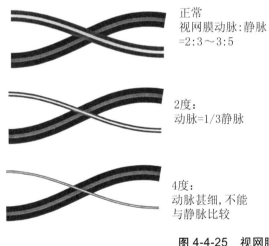
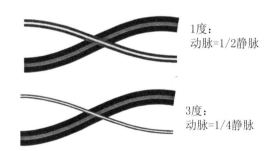

图 4-4-25　视网膜动脉口径缩小的分度

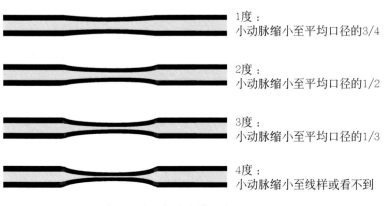

图 4-4-26　视网膜小动脉局部狭窄的分度（Wagener-Clay-Gipner）

轻度反光增强有时不易判断，需要有相当经验及固定的检查条件才能确定。动脉硬化的发展进程是：反光增强→铜丝样→血管鞘→银丝样。

①反光增强：视网膜小动脉的正常反光宽度约为血柱 1/4，动脉硬化者反光增宽。

②铜丝样（copper-wire）：一般指早期动脉硬化，反光宽而柔和，略带黄色似铜丝，见于弥漫性增生性硬化。病理上相当于血管壁中膜的增厚及透明变性，管壁反光变为弥散性，并因管壁透明度减退而出现铜丝样外观。

③血管鞘（sheathing）：小动脉管壁进行性增厚及硬化，管壁透明性降低，沿血柱两旁出现白线（图 4-4-27）。

④银丝样（silver-wire）：小动脉管壁进行性增厚及硬化，管壁透明性完全丧失而变成白色线条，一如银丝，看不到血柱（图 4-4-27）。

（2）动静脉交叉征（AV crossing，nicking）：动静脉交叉征是动脉硬化最重要的体征（图 4-4-28）。因为：①在动脉跨过静脉处最易看出动脉管壁透明度的改变；②动静脉交叉处共享

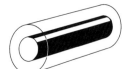
管壁透明时反光来自血柱（正常）

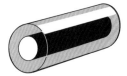
管壁不透明时反光来自管壁（动脉硬化等）

血管壁与血柱一致缩小

血管的局部透明样变性（局限性内腔缩小）

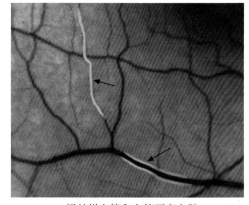
银丝样血管和血管两旁白鞘

图 4-4-27　动脉反光与血柱，血管鞘

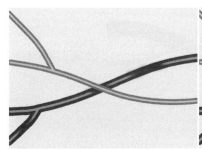
正常动静脉交叉

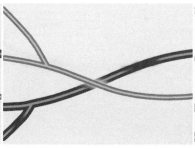
静脉隐藏：动脉跨越静脉时，动脉血柱两旁不太透明的管壁将在它下面的静脉血柱半遮住

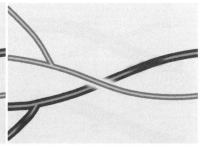
静脉中断：动脉跨越静脉时，动脉血柱两旁不透明的管壁将在它下面的静脉血柱遮住

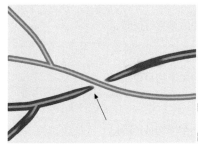
动脉跨越静脉处，静脉血柱显得细而尖，并有中断

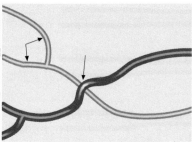
静脉跨过动脉上时，静脉犹如一弓形桥。动静脉交叉成直角。动脉弯曲，小动脉分支角增大

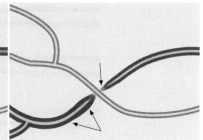
动脉跨过静脉时，静脉变细尖而中断。动静脉交叉成直角。动脉弯曲，小动脉分支角增大。交叉处远心端静脉有扩张现象

图 4-4-28　动静脉交叉征

血管外膜，由静脉改变可以推测动脉硬化程度；③动脉的伸缩可由交叉处的移位看出。

在动脉与静脉交叉处的外膜是共享的，所以，粥样硬化增厚的视网膜动脉壁倚强凌弱，将静脉压弯成前后方向的曲轴状，称为静脉隐藏；动脉在下位处的静脉称弓形桥。静脉压弯血流不畅而呈 S 形或 Z 形。进而，弯曲部分变细，管腔变窄而在检眼镜下看不到曲轴部分，称为静脉中断。

重要的交叉改变有以下几种：①交叉处静脉收缩：最初 Gunn 描述动静脉交叉处静脉收缩以至消失，在交叉的远端有轻度扩张。因此交叉处的静脉收缩称为 Gunn 现象。这种现象又可分为隐藏、中断、弓形桥等。②静脉隐藏及中断：在动脉跨越静脉处，动脉血柱两旁不透明的管壁遮盖住下面的静脉血柱。如更进一步发展，动脉硬化扩展到静脉壁上，即可使交叉处的静脉血柱变得模糊，静脉血柱显得细而尖。管壁半透明则表现为隐藏；若管壁完全不透明则表现中断。若静脉跨过动脉上时，静脉状似一弓形桥。③交叉处静脉移位及扩张：正常动静脉交叉成锐角，动脉硬化者动静脉交叉成直角，静脉成 S 字形或 Z 字形弯曲。另一种情况是交叉处远心端静脉有扩张现象。

3. 动脉弯曲　正常视网膜血管有一定程度的弯曲或蛇行，小动脉硬化时血管壁增厚及纤维化而使血管变长。血管两端是固定的，故长度增加的具体表现只能是增强弯曲度。在某些先天异常，血管可高度蛇行。病理性与生理性的弯曲有时不易鉴别，需配合血管其他情况加以定夺。

4. 动脉分支角增大　小动脉硬化时血管壁增厚而使血管伸长，除表现为动脉弯曲外，小动脉分支角增大，成为直角（图 4-4-28）。

5. 出血　小动脉硬化的进一步发展，小动脉内皮受损并且管壁肌肉坏死，血 - 视网膜屏障破坏，导致出血、水肿、渗出等病变。视网膜内出血有火焰状（神经纤维层）及点状或墨渍状（深层）。

6. 视网膜水肿　高血压使血管自体调整机制功能丧失，产生细胞外水肿；缺血导致细胞内水肿。高血压性脉络膜缺血使 RPE 的血 - 视网膜屏障崩溃，因而在脉络膜缺血区域发生浆液性视网膜脱离，此种视网膜下液体扩散入视网膜引起视网膜水肿。视网膜水肿、硬性渗出、棉绒斑的出现意味着较重的高血压性视网膜病变。

7. 硬性渗出（hard exudates）　硬性渗出是水肿的遗留物，由渗出血管外的血浆形成。硬性渗出由类脂质（lipids）及胆固醇组成。在黄斑部可排列成条状、星芒状、环状。

8. 棉绒斑（cotton wool spots，CWS）　又名神经纤维梗塞，曾被误称为软性渗出（soft exudates）。管壁纤维化及血栓形成使小动脉管腔闭塞，造成局部缺血。毛细血管前小动脉阻塞导致的急性局部缺血产生棉绒斑。在后极部，神经纤维层内出现白色斑片，有羽毛样边缘。棉绒斑常在微动脉瘤或毛细血管无灌注区周围。荧光素眼底血管造影可见棉绒斑及其邻近的毛细血管为无灌注区域。经 4 ～ 6 周消散，但该处神经纤维永久丧失。必须在 FFA 照相上与 Elschnig 斑区别。

9. 渗出性视网膜脱离（exudative detachment）　渗出性视网膜脱离：首先由 von Graefe（1855）发现于子痫前期孕妇。渗出性视网膜脱离在重症子痫前期病人的发病率是 1%，在子痫病人的发病率是 10%。偶尔可能发生于其他急性高血压伴肾功能不全病人。

子痫前期 - 子痫（pre-eclampsia and eclampsia），旧名妊娠毒血症，因未证实毒物而改名。子痫前期：占孕妇的 3% ～ 5%，BP ≥ 140/90mmHg，尿蛋白阳性；BP ≥ 160/110mmHg 属于重症；子痫：子痫前期孕妇抽搐不能用其他原因解释，危及生命。

由于小动脉痉挛（对前列腺素和血管紧张素 II 的敏感性增高），脏器血液灌流量下降。同时血管内皮激活和损伤导致血液高凝状态，从而进一步使多系统脏器血液灌流量和功能下降。

子痫前期眼并发症发病率为 25%。子痫眼并发症发病率 50%。

子痫前期病人70%视网膜动脉痉挛变窄(缩窄10%～40%，开始局部痉挛→全面痉挛)；棉绒斑，出血，Elschnig斑，浆液性视网膜脱离，中心性浆液性脉络膜视网膜病变(产后1～2个月自行消退，不再复发)，视盘水肿。轻度子痫前期不会出现出血和棉绒斑；除非病人病前存在有相关病变例如高血压或糖尿病。报道有3例子痫前期妇女产后呈现Purtscher样视网膜病变。曾有报道视神经头血管改变导致视盘水肿，急性缺血性视神经病变，视神经萎缩。视皮质盲(cortical blindness)：1%～15%子痫前期-子痫病人并发两侧性视皮质盲，典型的枕叶皮质病损在CT表现为低信号。在T_2加权MRI显示强信号。皮质盲往往是可逆性，在发作后4h至8d内自行恢复。

以往根据无对照的回顾研究发现子痫前期视网膜血管改变与子痫前期妊娠高血压严重性增高有关，并与胎盘缺血-胎儿死亡率相关，因此将出现视网膜脱离作为终止妊娠的指南。近年来前瞻性对照研究分析证实视网膜血管改变是与妊娠高血压相关，但是并不与全身病的下层面相关。产科医疗的进步放弃检眼镜对妊娠高血压严重性的评估。

子痫前期-子痫病人的视网膜病变在产后不久消失，不须治疗。

渗出性视网膜脱离：病人突然视力丧失，往往是两侧性大泡状脱离。常发生在产前或分娩后不久。通常在数周后自行消退。视力预后优良。产后视网膜下液体通过RPE-脉络膜完全吸收。严重病例因广泛RPE坏死而残留永久性视力丧失。浆液性视网膜脱离与视网膜血管痉挛程度无关联；因渗出液来自脉络膜。FFA示脉络膜无灌注区和视网膜下渗漏。渗出液吸收后显露RPE改变和Elschnig斑。

高血压性视网膜病变可发生下列并发症：①视网膜中央动脉或分支动脉阻塞。②视网膜中央静脉或分支静脉阻塞。③巨动脉瘤(macroaneurysm)。④视网膜表面膜(epiretinal membrane，ERM)。⑤黄斑囊样水肿(cystoid macular edema，CME)。⑥视网膜新生血管形成(NVE)及玻璃体积血(VH)。

(二)高血压性脉络膜病变

脉络膜血管由交感神经支配，对高血压反应灵敏，对血管收缩因素(angiotensin Ⅱ，adrenaline，vasopressin)敏感。急进型高血压(accelerated hypertension，repidly hypertension)又称恶性高血压，病理特征为细动脉纤维素样坏死。病人脉络膜血管收缩导致缺血，间接影响盖在它上面的RPE及光感受器细胞。脉络膜毛细血管或毛细血管前小动脉急性缺血引起局部RPE的血-视网膜外屏障瓦解，脉络膜的渗漏液便可进入视网膜，并可产生浆液性视网膜脱离或PED。

脉络膜毛细血管小叶之间有吻合支，因此，脉络膜的缺血性病损是少见的。脉络膜血流在功能上是段节性的，毛细血管前小动脉作用上是终末小动脉。脉络膜毛细血管小叶单独一个终末小动脉阻塞导致局灶性色素性病损，称为Elschnig斑。

高血压性脉络膜病变(hypertensive choroidopathy)见于急进型高血压、肾功能不全者、重症肾源性急性高血压、子痫前期-子痫(妊娠毒血症)、嗜铬细胞瘤、系统性红斑狼疮、弥漫性血管内凝血、血小板减少性紫癜。急性高血压的定义是舒张压维持在130mmHg以上，但是从发生脉络膜病变的病例来看，有一部分病人舒张压在110～120mmHg。

高血压性脉络膜病变存在于严重高血压病人，即使没有视盘水肿，也表明需要更积极的介入，如静脉内治疗，缩短血压升高的时间。

检眼镜检查常难以直接看到脉络膜的高血压改变，除非RPE萎缩时才能见及脉络膜的真面目。高血压性脉络膜病变表现如下(图4-4-29)。

1. Elschnig斑(Elschnig spots) Elschnig(1904)发现于严重肾炎病人。Elschnig斑是脉络膜毛细血管局部缺血、梗塞迫使其上层RPE损害。Elschnig斑的演变在不同时期其表现有

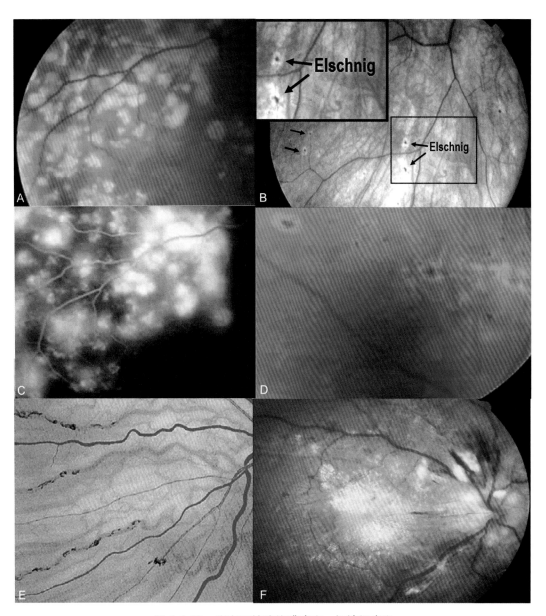

图 4-4-29　高血压性脉络膜病变，视神经病变

A-D. Elschnig 斑。A. 病变初期，覆盖在脉络膜毛细血管闭塞区上层的 RPE 表现为一个个黄色斑，位于 RPE 水平，状似小型棉绒斑。但是，Elschnig 斑在 RPE 水平，并且荧光素明显渗漏 (C)。B. 萎缩期，黄色斑出现色素沉着，周围是一个色素脱落的晕 (黑箭)。愈合的 Elschnig 斑不渗漏荧光素，但色素脱落的晕呈现透射荧光。E.Siegrist 条纹。在深部硬化的脉络膜血管上盖着增生和肥大的 RPE。F. 高血压视神经病变。慢性肾病，BP220/120 mmHg，肾功能衰竭

所差异 : ①新鲜 Elschnig 斑。直接覆盖在脉络膜毛细血管闭塞地区上层的视网膜色素上皮损伤（可能是坏死）呈现淡黄色斑，多数性，散发性，直径为 200 ~ 400μm。外表像棉绒斑，比一般棉绒斑小，而且处于深层。在早期 FFA 像除了脉络膜充盈延迟之外，在脉络膜毛细血管无灌注区出现缺血性弱荧光，RPE 损害的结果脉络膜液体得以流入而呈强荧光斑，后期大量渗漏。此与棉绒斑只有轻微遮挡弱荧光，不显露渗漏完全不同。②修复期 : 随着时间的推移，Elschnig 斑由于视网膜色素上皮愈合而逐渐出现色素沉着，其边缘有色素脱落圈。③萎缩期 :

色素增生和脱色素的晕圈永远存在。FFA 显示色素遮挡荧光，色素脱落是透见荧光，但不再渗漏荧光素。

脉络膜高血压性缺血在后极表现为 Elschnig 斑，在赤道部斑点呈长条形称 Siegrist 条纹。

Elschnig 斑病生学：由于 Elschnig 斑下层的脉络膜低灌注→视网膜色素上皮缺血性梗塞。表现为一个局灶性视网膜下病变，有一圈淡黄色晕。Elschnig 斑通常是显示强荧光，因为该处血 - 视网膜屏障破坏造成来自于脉络膜的渗漏演变成视网膜浆液性脱离。在慢性病例荧光血管造影显示相应的视网膜色素上皮窗样缺损性强荧光。

在动物实验模型，急进型高血压 24h 之内出现 Elschnig 斑。缺血性梗塞在赤道具有线状的外观，被称为 Siegrist 条纹。Siegrist 条纹也可是更晚期的血管硬化。当缺血性视网膜色素上皮变得水肿时，血 - 视网膜屏障破碎，从而允许脉络膜渗漏的流体进入视网膜下间隙形成浆液性视网膜脱离。当血压被控制恢复时视网膜脱离随之马上消失。

病理检验证实了脉络膜血管存在玻璃样变和坏死。荧光素眼底血管造影研究表明不规则脉络膜充盈模式，低灌注区是弱荧光。

ICG 视频造影出现充盈迟缓。岸信介等用连续摄像方法记录高血压脉络膜病变的发展。其病理特征分为三个发展阶段：急性缺血期、慢性闭塞期和慢性修复期。

①急性缺血期：脉络膜小动脉收缩，管腔缩小。相邻脉络膜毛细血管内皮细胞坏死，周皮细胞水样变性，纤维素沉积于 Bruch 膜。上层视网膜色素上皮细胞间表现出水肿和视网膜下渗出。急性缺血性阶段持续 2 个月。经过 2～4 个月，成为慢性闭塞性阶段。

②慢性闭塞期：特征是视网膜脱离和视网膜下渗出。由于内膜细胞增生和动脉壁沉积纤维蛋白，脉络膜血管保持狭窄或闭塞。脉络膜毛细血管仍然被纤维蛋白堵塞，其内皮细胞和周皮细胞层剥蚀裸露。脉络膜血管壁玻璃样变

使其上层的 RPE 坏死。4～21 个月后而进入慢性修复期。

③慢性修复期：浆液性脱离区的 RPE 色素脱失，闭塞的脉络膜血管再通，窄小管腔表面盖上新的弹力层。再通失败区中有空瘪的脉络膜毛细血管，新生血管是由无窗孔的内皮细胞组成。

2. 视网膜下渗出和浆液性视网膜脱离　脉络膜缺血→RPE 损害，血 - 视网膜内外屏障瓦解→脉络膜渗漏至视网膜下；如果量很大就会产生大泡状视网膜脱离，往往是两侧性。这多见于子痫前期 - 子痫（妊娠毒血症）。

3. 脉络膜血管硬化　脉络膜中血管的管腔狭窄，毛细血管萎缩故脉络膜血管条纹变得清晰。轻度硬化难以用检眼镜判别。

4. Siegrist 条纹（Siegrist streaks）　Siegrist 条纹是最少见的征象之一。脉络膜小动脉阻塞的表层 RPE 增生形成色素条索。青壮年急进型高血压的危象，缺血性梗塞在赤道具有线状的外观，称为 Siegrist 条纹。Duke Elder（1966）认为 Siegrist 条纹是沿着慢性高血压性脉络膜动脉硬化血管形成的线形色素沉着。文献中很少报道。

（三）高血压性视神经病变

急进型高血压病（恶性高血压）的早期体征是视盘水肿。此是非动脉炎性或动脉粥样硬化缺血性视神经病变。这种视盘水肿在临床上与颅内压增高性上皮水肿一模一样，不能鉴别。长期缺血导致视盘苍白及视神经萎缩。

视盘水肿的机制仍存在争议。Tso 和 Jampol（1982）用狒狒的动物模型研究，视盘水肿是轴浆成分的积累，此是局部缺血的结果。Kishi 和 Tso 等（1985）进一步证实缺血是由于视神经乳头周围脉络膜和视神头的血管收缩。高血压性视神经病变（hypertensive neuropathy）晚期视盘苍白和萎缩是慢性缺血引起的。

[诊断]

高血压性视网膜病变的分度见表 4-4-13，表 4-4-14。大体上来说，1 度是视网膜动脉痉挛，

2 度是动脉硬化，3 度是视网膜改变（出血、渗出），4 度是视盘水肿。

1 度及 2 度在 60 岁以上的病人很普遍，对视力及全身疾病无重要意义，所以常不做诊断。

3 度 = 视网膜动脉硬化 + 出血或渗出。出血常在后极部动脉附近，散在几处火焰状及点状，少数为墨渍状。硬性渗出及棉绒斑常在后极部。这些视网膜改变在检眼镜下与糖尿病无区别。此时期可能会影响视力，而且提示高血压较重。

4 度 = 视盘水肿 +3 度。恶性高血压，预后不良。

高血压性视网膜病变一般是两侧对称的。单侧性高血压性视网膜病变病人需用超声检查颈动脉是否阻塞，阻塞侧眼底可不表现高血压性视网膜病变。

对于急性高血压病人，无论是原发性急进型高血压病(恶性高血压病)，还是肾源性高血压，伴肾功能不全者,注意是否有浆液性视网膜脱离,须行 FFA。并仔细在彩照和 FFA 图像上注意是否有高血压性脉络膜病变——Elschnig 斑。

诊断高血压性视神经病变时必须仔细排除颅内压增高，前部缺血性视神经病变及颞动脉炎。

[鉴别诊断]

糖尿病视网膜病变点状及墨渍状出血、微动脉瘤、无动脉变细及交叉征。但若病人兼有高血压，则非增生型糖尿病视网膜病变（NPDR）与高血压性视网膜病变（1～3 度）在检眼镜下实难区别；FFA 中糖尿病视网膜病变有大量微动脉瘤，而高血压性一般只有少数微动脉瘤。

贫血（anemia）只有出血而无动脉变细及交叉征。

胶原血管病（collagen vascular disease）多量棉绒斑，无动脉变细及交叉征。

表 4-4-13　两种高血压性视网膜病变分度标准对比

	Keith-Wagener-Barker（1982）					Scheie（1953）高血压及视网膜小动脉硬化分度	
	硬化	小动脉全面或局部狭窄	出血	渗出	视盘水肿	高血压	动脉硬化
1 度	< 1	0～4	−	−	−	小动脉轻微变细	小动脉反光轻微增强
2 度	≥1	0～4	±	±	−	小动脉明显变细，并有局部口径不规则	小动脉反光明显增强
3 度	0～4	0～4	±	有	−	2 度 + 视网膜出血或渗出	小动脉铜丝样反光
4 度	0～4	0～4	±	±	有	3 度 + 视盘水肿	小动脉银丝样反光

0：无改变。1～4：表示量或范围的程度。Wong，Mitchell 分类（2004）：轻度，Keith 分类的 2 度；中度，3 度；恶性，4 度

表 4-4-14　视网膜微血管体征分类[#]

	体征	与系统相关的风险 *	管理
轻度	一个或多个下列体征：小动脉变细（普遍，局部），动静脉交叉征（nicking），小动脉壁不透明（银丝样）	低风险：脑卒中，冠心病，心血管死亡率	密切监测血管性危险
中度	轻度 + 一个或多个下列体征：视网膜出血（墨渍状，点状或火焰状），微动脉瘤，棉绒斑，硬性渗出	高风险：脑卒中，充血性心脏衰竭，肾功能不全，心血管死亡率	排除糖尿病，密切监测血管性危险，可能需要处理高血压和其他心血管疾病的危险因素
恶性	中度视网膜病变 + 视盘水肿 [§]	死亡率	紧急处理高血压

* 相对风险 / 比值比：> 2.0（高风险），1.5～2.0（中度风险），< 1.5（低风险）。[§] 排除前部缺血性视神经病变（单侧视盘水肿，视力丧失，扇形视野缺损）。[#]Wong 和 Mitchell，2004，Retinal Physician，2013，10：43-54

放射性视网膜病变（radiation retinopathy）眼眶或副鼻窦放疗后，可发生于任何时间，但常在放疗后数年，视网膜改变与高血压性视网膜病变相似。

眼底表现与高血压的关系：60 岁以上病人如眼底血管细而直，分支成锐角，收缩期血压在 180 ～ 220mmHg，舒张压在 100 ～ 120mmHg，这说明有粥样硬化血管病。动脉局限性收缩及动静脉交叉处的静脉压迹为粥样化的表现。血管痉挛，小动脉硬化，动脉粥样硬化，这三种血管改变都可伴有血压升高。如何鉴别这三种情况无论在内科临床上或眼底检查上都存在一定困难。

普遍小动脉变细和 AV 交叉，不涉及过去的血压水平，这表明它们反映长期高血压持久性动脉损伤（Sharrett，1999；Wong，2002；Leung，2004）。与此相反，局灶性小动脉狭窄，视网膜出血，微血管瘤和棉绒斑是，只与现在的而不是过去的血压水平有关，因此可能更多地反映为急性血压升高。

高血压性脉络膜病变见于急进型高血压，有时慢性高血压进展而成。病人舒张压持续在 130mmHg 或更高，伴肾功能不全。

七、视网膜动脉巨动脉瘤

视网膜循环系统的动脉瘤最常发生于小动脉和毛细血管。影响小动脉的动脉瘤通常较大，因此被称为视网膜动脉巨动脉瘤（retinal arterial macroaneurysm，RAM）；而涉及毛细血管的动脉瘤较小，被称为微动脉瘤。视网膜 macroaneurysm 之所以被译为"巨"动脉瘤，一则避开使用"大动脉"这个解剖学的分类命名，二则可呼应发生于毛细血管的"微"动脉瘤。

视网膜动脉巨动脉瘤通常涉及前几级的小动脉分支。会引起视网膜下，视网膜内和视网膜前的出血和渗出，并伴有高血压。

微动脉瘤通常在糖尿病或静脉闭塞性疾病病人中发现，但也可能发生在老年人。RVO 病人的动脉瘤最大直径（65±39）μm，糖尿病视网膜病变的动脉瘤最大直径（100±57）μm。微动脉瘤常伴有周围视网膜组织水肿，通过激光光凝治疗，最近又用注射抗 VEGF。

Spaide（2019）报道 5 例一种不寻常的视网膜毛细血管引起的动脉瘤，病人不一定患有任何其他视网膜血管疾病。这些动脉瘤较大（200 ～ 300μm），孤立（一个），持续（逐年扩大），对抗 VEGF 注射的应答不完全，那些无明显应答的病人接受激光光凝治疗后病变消退（Spaide RF, Barquet LA. Retinal capillary macroaneurysms. Retina，2019，39:1889-1895.）。

视网膜动脉和小动脉的巨动脉瘤可能是先天性或获得性。

先天性者包括视网膜血管瘤病、Eales 病、Leber 病和 Coats 病。

获得性视网膜巨动脉瘤常见于高血压或动脉硬化症；少见的原因有糖尿病视网膜病变、视网膜静脉阻塞、视网膜动脉炎、巨细胞病毒视网膜炎、辐射性视网膜病、高黏稠血病、Takayasu 病和主动脉弓综合征。

[病生学]

组织病理观点来看，小动脉的老化由两种原因造成：血管内膜的胶原蛋白增加和内层平滑肌被胶原纤维所取代。老化的小动脉壁变得不那么有弹性，静水压力升高时更容易扩张。高血压病人静水压力增高。而且，高血压可以导致血管壁玻璃样变性，损失自动调节力。以上因素综合而使小动脉管壁动脉瘤样扩张。巨动脉瘤管壁的血 - 视网膜屏障损害会导致出血，管壁破裂必然会突发视网膜多层次出血，乃至血液进入玻璃体。

[临床表现]

视网膜动脉梭形（fusiform，31%）或囊状（saccular，69%）扩张，常在第 2 第 3 级动脉分叉处。男：女为 1：3，75% 有高血压及动脉硬化，并不常见。徐亮等（2007）估计中国成人发病率为 2/9000 眼，1/4500 人。Parodi（1997）估计 20% BRVO 病人会发生巨动脉瘤。其次的危险因子是吸烟、糖尿病、血脂异常。

眼底：后极视网膜动脉颞上或颞下动脉弓分叉处有一个动脉瘤，直径 100 ～ 250μm，10% 动脉瘤在初诊时显现搏动。动脉瘤外圈有一圈水肿形成的晕。20% 巨动脉瘤为多个，10% 为两侧性。多数是在动脉瘤破裂后视力突然减退才来求治。此时只见后极有一片圆形或卵圆形出血，出血常为视网膜下、内界膜下、视网膜内等多层次出血（图 4-4-30）。出血遮掩了巨动脉瘤。视网膜内出血吸收后出现环形脂质沉着。有时可引起黄斑水肿。

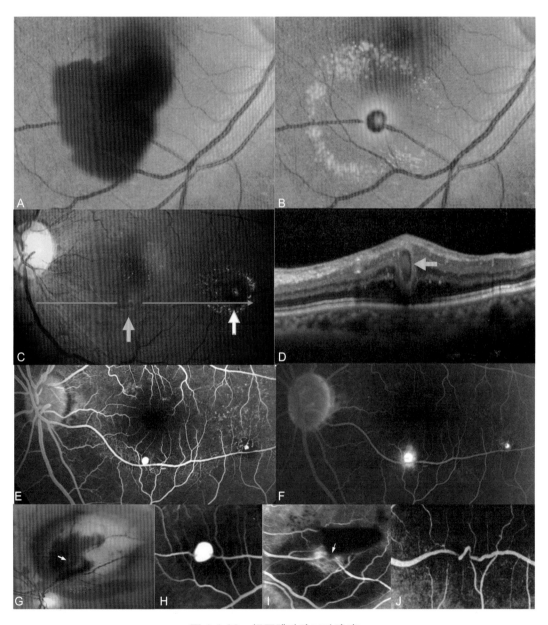

图 4-4-30 视网膜动脉巨动脉瘤

A. 视网膜动脉巨动脉瘤。多层次视网膜出血遮掩动脉瘤。6 个月后出血吸收，出现环形脂质沉着 (B)。C. 2 个动脉巨动脉瘤。黄色箭所指那个巨动脉瘤，彩照上只是怀疑。D. OCT 显示巨动脉瘤的管壁及管腔，几乎占据视网膜的全厚度，由此可知为什么会产生视网膜内、视网膜下、视网膜前出血。经 FFA 进一步确诊 (E-F)。G. 巨动脉瘤掩埋在多层次出血内。H. 巨动脉瘤充满荧光素。I. 巨动脉瘤破裂后动脉壁纤维化。动脉瘤在消失中，故不需治疗。J. 巨动脉瘤在出血 9 个月后遗留的 Z 形扭结 (Z-shaped kink)。因动脉壁外层与 ILM 的张力，与动脉壁中层纤维收缩形成对抗，而造成小动脉 Z 形扭结。其远端的小动脉变细而不规则

动脉瘤可因血栓形成或自发性退化而消失或者纤维化。曾有一例在随访观察中做系列性照相，发现在 1.5 个月后巨动脉瘤自发性消失，仅遗留下极浅的色素沉着。

[影像学检测]

1. FFA　早期动脉巨动脉瘤处灌注，常伴有渗漏。如果动脉瘤上层的出血遮住动脉瘤的显示，则必须等待出血充分清除后再做造影。

2. ICGA　ICG 能穿透不太厚的血，所以巨动脉瘤被表面出血遮盖的病人若行 ICGA，动脉瘤呈现边界清楚的热点。

3. OCT　对巨动脉瘤做切面可显示扩张的血管腔。

[诊断]

诊断要点：①眼底后极一个圆形或卵圆形大出血斑（视网膜内界膜下＋视网膜内＋视网膜下，甚至玻璃体混合性出血）。②荧光素眼底血管造影显示动脉巨动脉瘤灌注。③视网膜动脉分叉处有一个巨动脉瘤（直径 100～250μm）。④ OCT 示扩张的血管腔。

符合前二项条件即可诊断动脉巨动脉瘤；有经验者看到动脉巨动脉瘤即可诊断，当然有荧光素眼底血管造影证实更为确切。怀疑视网膜内出血埋藏有巨动脉瘤，若出血不太厚实的话也许可以用 OCT 发现巨动脉瘤。

巨动脉瘤破裂后或纤维化后动脉瘤的迹象消失，有时动脉瘤处小动脉会遗留 Z 形扭结。

[鉴别诊断]

1. 盘状瘢痕、ARMD、CNV　盘状瘢痕常有渗出物，另一眼总有明显老年性黄斑变性，荧光素眼底血管造影和 OCT 见脉络膜新生血管膜。巨动脉瘤破裂性出血的特点是：广泛、严重，常为多层次出血甚至玻璃体出血，出血的中心往往偏中央。FFA 和 ICGA 随访能及早显露被出血遮掩的巨动脉瘤。黄斑视网膜下出血也可起源于其他疾病继发的 CNV，譬如病理性近视，眼外伤等。对于老年＋动脉硬化的病人，如果玻璃体出血吸收特别缓慢，在除外病理性近视、眼挫伤、血管样条纹、PDR、CRVO、眼内肿瘤之后，切记怀疑巨动脉瘤的可能性。

2. 视网膜静脉血管瘤　与巨动脉瘤的大小相似，但静脉血管瘤在造影时荧光素是经过闭塞的静脉而流入血管瘤的，所以充盈缓慢。视网膜静脉闭塞引起视网膜大动脉瘤，此因慢性静脉血液淤滞，导致局部动脉血栓形成和内皮损伤，而形成动脉瘤样扩张。

3. von Hippel 视网膜毛细血管瘤　常起始于周边视网膜或视盘，巨动脉瘤常在视盘外动脉第 3 级分支以内。高度发展的毛细血管瘤（1～5mm）远比动脉巨动脉瘤（100～250μm）的大。常引起明显视网膜下液体性渗出及 CME，但出血较少。

[治疗原则]

激光凝固术的适应证、直接还是间接凝固于巨动脉瘤、激光波长等尚有争议。一般认为无症状的巨动脉瘤不作处理。

内界膜下出血可以用 Nd：YAG 击穿 ILM。

玻璃体内注射抗 VEGF：视网膜巨动脉瘤被认为是动脉壁一个栓塞性损伤造成视网膜局部缺血，血管内皮生长因子诱导的通透性增加和视网膜动脉扩张（表 4-4-15）。Wenkstern 和 Petersen（2010）首例玻璃体内注射抗 VEGF 二次而致巨动脉瘤消失，水肿消退，视力增加（Graefes Arch Clin Exp Ophthalmol，2010，248：1667-70）。Pichi 等（2013）在 37 例 RAM 病人（38 个视网膜动脉瘤）玻璃体内注射 Avastin3 次，在 6 周随访，FFA 展示 36/38 例（94.7%）的 RAM 完全封闭，在第 3 次注射 4 周后，黄斑水肿完全消失，100% 的病人，硬性渗出缓缓消退。这宗多中心研究对伴黄斑水肿和渗出的 RAM 揭示一个鼓舞人心的治疗措施（Pichi F, Morara M, Torrazza C. Intravitreal bevacizumab for macular complications from retinal arterial macroaneurysms. Am J Ophthalmol，2013，155:287-294）。

有人用 PPV+S_6F_8。S_6F_8 注射于玻璃体内将黄斑下的出血驱赶至下方周边眼底。治疗有争议。

表 4-4-15　视网膜动脉巨动脉瘤（RAM）治疗规范 *

1. 未破裂的 RAM 必须随访观察

2. 血管有 Z 形扭结表示是一个曾破裂而已缓解而稳定的 RAM，不需要治疗

3. RAM 引起的玻璃体出血，应观察 3～4 个月，如果不能清除，行玻璃体切割术去除出血

4. 内界膜下或视网膜前出血用 YAG 激光内界膜切除术。血液从下方引流至后玻璃体膜的后面。不必做玻璃体切割术

5. 视网膜下或视网膜内的黄斑出血。不采取措施，因为激光治疗通常会导致严重视力丧失。新的干预措施包括黄斑下手术联合玻璃体切除术，组织纤溶酶原激活剂（tissue plasminogen activator，tPA）辅助溶栓治疗，黄斑下出血的注气移位。目前正在评估这些新的治疗方法的疗效

6. 渗出性 RAM 伴有微血管病变，尤其是早期，确可治疗。发生在中心凹周围 250μm 范围之外的渗出，微血管病变，可以用眼底氩激光直接照射受影响的视网膜毛细血管床进行治疗。氩激光行 2 级激光烧伤是最有效的（根据 Wallow 规范）。通常临床上在急性期可见一个中央白色外围为灰白色环的烧伤斑。这是脉络膜毛细血管闭塞，内皮细胞坏死和炎症反应的结果。Bruch 膜不受影响。RPE 发生破坏性的变化与光感受器相似。在愈合阶段，这个烧伤斑中央褐色环带，外围包着淡黄色的色素减退

7. 无论是出血性或渗出性 RAM，治疗时激光直接照射 RAM 本身均不能有保险的结局。有研究表明，这种治疗不能改善视力。如果 RAM 并没有破裂，激光治疗后病人将有一块致密的视野缺损。如果 RAM 已经破裂，则没有必要用氩激光治疗，因为出血会凝集而自行消散；偶尔血管阻塞区发生侧支循环而血管再通，血液最终流入视网膜动脉的末梢端，则病人可能会恢复一些视力

* 英国 Moorfields 眼科医院 2006 年订（Eye，2006，20：1011-1020）

八、Coats 病

（一）概述

Coats 病是先天性视网膜毛细血管扩张（congenital retinal telangiectasis），1908 年由 George Coats 首先描述。曾称外层渗出性视网膜炎，Reese 认为此系先天性视网膜毛细血管扩张。

目前认为 Coats 病是先天性特发性视网膜毛细血管扩张 ＋ 大量视网膜内和（或）视网膜下脂质渗出，渐进性。无家族史。

黄斑毛细血管扩张 1 型（MacTel 1）是 Coats 病的一种变体，成年男性，单侧扩张和动脉瘤毛细血管组成，伴有局部缺血和渗出，通常局限于黄斑中心区。

[病生学]

视网膜血管病变的病理机制与糖尿病视网膜病变相似，主要是视网膜血管的周皮细胞和内皮细胞异常。表现为局部毛细血管扩张，动脉瘤性扩张，口径不规则。此种视网膜血管异常缺乏正常内皮细胞的紧密连接及其血 - 视网膜屏障破坏，血浆从血管渗漏进入视网膜下和视网膜内造成大片渗出。渗出物进入视网膜下导致渗出性视网膜脱离。渗出物的液体被吸收后，脂蛋白沉积于视网膜下和视网膜内形成黄白色大片和点状渗出。另外，也可能由于 RPE 的主动运输而产生积聚。视网膜下脂蛋白性渗出含有胆固醇和泡沫状组织细胞。小血管阻塞而呈现视网膜毛细血管无灌注区。长期大批淡黄色渗出刺激产生视网膜新生血管。

Coats 病病人眼前房和玻璃体内 VEGF 明显增高至 1000pg/ml。AMD 伴 CNV 的病人前房 VEGF 67pg/ml，BRVO 病人前房 VEGF 500pg/ml。

分子遗传学提示，Coats 病可能是一系列相关遗传疾病的一部分，这些疾病被称为视网膜血管炎，包括 Norrie 病、家族性渗出性玻璃体视网膜病变（FEVR）、面肩肱型骨肌营养不良症（fascioscapulohumeral muscular dystrophy）和骨质疏松性假性神经胶质瘤综合征。

[临床表现]

（1）10—20 岁以内男性（为女性 4 倍），1/3 病例 > 30 岁。80% 以上单眼发病。一般健康情况正常。起病隐晦，进行缓慢。虽有报道病情自行消退，可惜只是凤毛麟角的个案而已。

成年病人通常伴高胆固醇血症。

（2）病人往往因视力丧失，斜视，白瞳孔，猫眼而来诊病。

（3）视网膜毛细血管扩张：100%有此体征。局部区域毛细血管扩张，局部呈粟粒状动脉瘤样扩张（aneurysmal dilation），甚至巨动脉瘤。动脉瘤样扩张在FFA图像上显示特别突出，状若小电灯泡（light-bulb），或纺锤状、葡萄状。这些血管瘤和毛细血管扩张往往毗邻于视网膜毛细血管无灌注区。Coats病的动脉瘤样扩张有一个特点，只渗漏液体而不渗漏血液。典型病例的血管异常发生在远周边，在赤道与锯齿缘之间，常累及黄斑周围。

（4）视网膜毛细血管无灌注：100%有此FFA特征。

（5）视网膜内脂质渗出：99%有此体征。常发生于颞上象限。视网膜血管异常区附近有一个或多个大片黄白色渗出斑，脂质渗出多在深层视网膜。

（6）渗出性视网膜脱离：81%有此体征。常发生于颞上象限，重力作用而向下延伸至黄斑。大片视网膜下黄白色脂质渗出。婴儿及儿童的病情重，波及大量血管而有大量视网膜下脂质渗出。渗出常先开始于扩张毛细血管的周围，病情逐渐进展，渗出范围随之扩大。当4个象限均有毛细血管扩张时，黄白色渗出可遍布整个眼底。发病越早病情越重，常以全视网膜脱离或眼球萎缩告终。35岁以后发病者病变范围小，但是开始时至少已波及2个象限，进行缓慢，伴发渗出性视网膜脱离者少（4/13）。

（7）视网膜内出血：13%有此体征。点状或片状出血，常在渗出灶周围。35岁以后发病者出血比儿童发病者稍多，常在巨动脉瘤附近。

（8）血管增生性肿瘤（vasoproliferative tumor）：6%有此体征。视网膜下渗出物的长期刺激引发血管性增生，呈瘤样突起。王文吉等（2007）报道类似的瘤样增生物，黄斑呈现灰白色夹杂色素的瘤样突起。这一特征性体征在晚期严重的Coats病中几乎都可见到。增生的

RPE化生而骨化，能在CT影像上可见类似RB的高密度钙化斑，增加了与RB鉴别的困难。

（9）其他视网膜血管改变：血管襻及串珠、动静脉交通支、视网膜新生血管形成、CNV。

（10）玻璃体炎：常有。

（11）并发性青光眼：长期视网膜脱离病例视网膜缺氧而诱发虹膜产生新生血管，导致新生血管性青光眼（8%）。由于难以缓解的眼球剧痛，最后只能考虑以摘除眼球来解除症状。虹膜新生血管反复出血激发眼内炎性反应与纤维增殖，最后导致眼球萎缩。少数病例视网膜全脱离直达晶状体后方甚至与晶状体后囊相接触，将虹膜与晶状体前推，前房变浅而产生继发性闭角型青光眼。35岁以后发病者未见发生青光眼。

［影像学检查］

1. FFA　荧光血管造影是诊断必不可少的辅助检查。大量视网膜血管异常：病变区小的动脉、静脉和毛细血管纤曲扩张，微血管瘤，血管壁的串珠样改变及血管交通支。在动静脉期的早期和中期血管异常的改变显示很清楚。在周边视网膜毛细血管无灌注区附近可见视网膜毛细血管床显示显著扩张和扭曲，大量状若小电灯泡的动脉瘤样膨出。在视网膜的中周部有可能见到毛细血管无灌注区。造影晚期可见异常的视网膜血管荧光素渗漏。若有视网膜新生血管，则见团状强荧光和晚期明显渗漏（图4-4-31）。

视网膜渗出物不是突出引人注目的对象，视网膜渗出多数不表现荧光异常，浓厚的渗出才显示视网膜血管下的浅淡遮蔽荧光。

2. OCT　OCT展示视网膜弥漫性增厚，大量视网膜下液，许多视网膜内渗出物主要在外丛状层。视网膜下脂质和胆固醇渗出物积沉在视网膜下为一大片密集的强反光。

［细胞学检查］

Shields（2001）曾提出对于非典型的病例需要视网膜下液细胞学评估以确认诊断。他们曾检测所有18例视网膜下液，发现含有脂质的巨噬细胞，胆固醇结晶，偶见红细胞和充满色

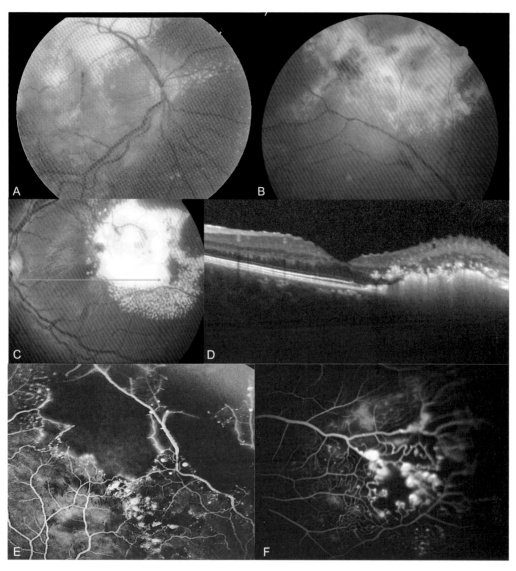

图 4-4-31　Coats 病

A.颞上方大片视网膜下脂质沉积,少量视网膜内点状脂质沉积,出血稀少。B.出血稍多,但仍比渗出为少。C.8 岁男孩。颞上象限及黄斑视网膜下大片致密淡黄色脂质沉积,周边围绕有视网膜内脂质渗出,出血甚少。D.OCT 示外丛状层脂质呈强反光颗粒,视网膜下大片均质性脂质沉积。E. FFA 造影黄斑充盈时间延长,可见广泛的血管变化,在大面积的毛细血管无灌注区边缘有毛细血管扩张和动脉瘤形成,串珠状血管壁,并且异常血管交通支。F.造影后期荧光素充满动脉瘤样扩张的小电灯泡,并显现渗漏

素的巨噬细胞。这可作为Coats病的细胞学特征。

[分期]

美国 Wills 眼科医院 Shields 夫妇等（2001）在 The 2000 Proctor Lecture 发表根据 150 例 Coats 病提出的分期标准（表 4-4-16,图 4-4-32）。

[诊断]

诊断要点：①单眼。尤其是年轻男性。另一眼用超宽视野彩照和 FFA 检测常发现周边视网膜毛细血管异常。②视网膜有大量黄白色脂质渗出（造成渗出性视网膜脱离）。③仔细检查可发现毛细血管粟粒状动脉瘤性扩张,状若小电灯泡或葡萄。④无明显炎症（常有玻璃体炎）,无视网膜大血管阻塞,无玻璃体或视网膜牵引。⑤无遗传性。⑥ FFA 显示周边视网膜毛细血管无灌注区。毛细血管扩张、动脉瘤性扩张发生于毛细血管无灌注区边缘。

表 4-4-16　Coats 病分期标准（Shields，2001）

分期	TEDGP*	特征	患病率
1 期	T	仅有视网膜毛细血管扩张	1%
2 期	T+E	毛细血管扩张和渗出	14%
2A		中心凹外	8%
2B		累及中心凹	6%
3 期	T+E+D	渗出性视网膜脱离	69%
3A		次全脱离	38%
3A1		中心凹外	19%
3A2		累及中心凹	19%
3B		全视网膜脱离 *	30%

续表

分期	TEDGP*	特征	患病率
4 期	T+E+D+G	视网膜全脱离及青光眼	15%
5 期	T+E+D+G+P	终末期，常是眼球萎缩	2%

*T（Tel. 毛细血管扩张），E（exu. 渗出），D（Det. 脱离），G（Gla. 青光眼），P（Pht. 眼球萎缩）

目前尚无公认的诊断标准。符合前五项即可初步诊断为 Coats 病，加上第六项可确定诊断。

至于诊断早期及非典型病例，荧光素眼底血管造影（FFA）就显得重要；有时尚需眼超声、MRI、CT；视网膜下液细胞学检测。怀疑 RB

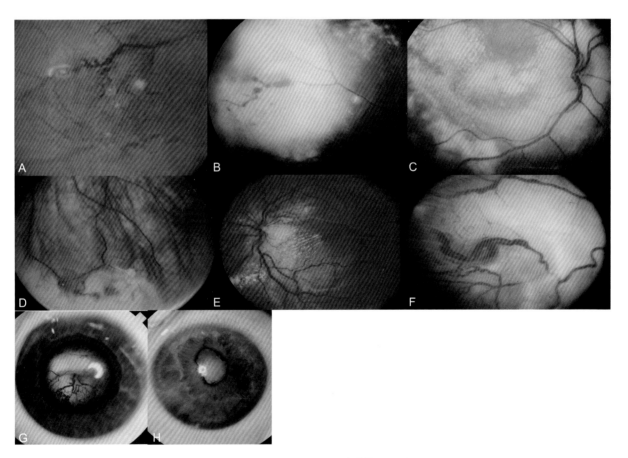

图 4-4-32　Coats 病分期

A.1 期：仅有视网膜毛细血管扩张。B.2 期 A: 毛细血管扩张和渗出，中心凹外渗出。C.2 期 B: 毛细血管扩张和渗出，渗出累及中心凹。D.3 期 A1: 渗出性 RD，次全脱离，下方，未波及中心凹。E.3 期 A2: 渗出性视网膜脱离，次全脱离，波及中心凹。F.3 期 B: 渗出性视网膜脱离，全脱离。典型毛细血管扩张和视网膜下黄绿色液体。G.4 期：全视网膜脱离至晶状体后，并发青光眼。H.5 期：严重的终末期疾病. 伴有慢性炎症，后粘连，长期视网膜脱离继发白内障。

图改自 Shields, et al. Am J Ophthalmol 2001, 131:572-583

时需做活检。

超广角荧光素眼底血管造影（UWF-FFA），即使另一眼初看正常，但是部分病人被发现周边视网膜血管改变，如毛细血管间间隙扩大，无灌注，毛细血管扩张。

黄斑毛细血管扩张症 1 型（MacTel-1）属于轻型 Coats 病，单眼，男性。常在中心凹旁颞侧毛细血管扩张、粟粒状动脉瘤性扩张、缺血、渗漏（脂质或液体）。通常将儿童期发生的称 Coats 病，而发生在成年人的则称为 MacTel-1。

[鉴别诊断]

1. 白瞳征　几岁幼儿病人常因家长发现猫眼样瞳孔反光或斜视而来就诊，病人有大范围视网膜脱离，呈假性胶质瘤形态，必须与视网膜母细胞瘤相鉴别。

2. ROP　有早产、低体重、吸氧等病史。两侧性。

家族性渗出性玻璃体视网膜病变（FEVR）、Coats 病和 FEVR 均为儿童视网膜血管异常和视网膜下渗出。Coats 病 80% 以上单侧性，FEVR 双侧性，有家族史。

3. PHPV/PFV 与生俱有　先天性原始玻璃体和玻璃体血管系统未正常退化，并有纤维血管增生。永存性原始玻璃体增生症（PHPV）表现在眼前节者因白内障和（或）晶状体后白色纤维膜。扩瞳状态在晶状体背后可见睫状突被向内拉长，这是一个有用的诊断标志。常为小眼球。混合型者 B 超可见一束茎蒂状白色纤维组织，从视盘延伸至晶状体。Coats 病在白瞳征时期裂隙灯可见渗出性视网膜全脱离，视网膜下大片黄色脂质渗出，B 超示漏斗状视网膜脱离。

4. von Hippel 视网膜血管瘤　视网膜毛细血管瘤可以为孤立性视网膜血管瘤，亦可为常染色体遗传性疾病。可表现为视网膜渗出、视网膜脱离、增生性玻璃体视网膜病变。但血管瘤接连一对蚓蚓样粗大弯曲的滋养血管是突出体征。Coats 病的特出表现是视网膜下大片脂质渗出和小电灯泡样动脉瘤样扩张，FFA 示无灌注区。

5. 眼弓蛔虫病　单侧，后极部脉络膜视网膜肉芽肿性炎性团块，一般为 1 ～ 2DD 大小，边界较清晰，白色或灰白色，或有中间葡萄膜炎。炎性团块可侵入玻璃体腔形成类似于永存性原始玻璃体增生症（PHPV）的边界清楚的纤维条索增生。血清抗弓蛔虫抗体滴度常有阳性发现，一般 >（1：8）的血清抗体滴度。眼内液抗弓蛔虫抗体滴度常阳性，嗜酸性白细胞增多有助于诊断。临床只能假定诊断，眼内组织活检找到弓蛔虫幼虫才能确诊。

[治疗原则]

关闭有渗漏的扩张血管及毛细血管无灌注区为原则。

1. 激光光凝或冷冻　小的动脉瘤样扩张用激光直接照射病损。动脉瘤样扩张在眼底周边部或其下有渗出性视网膜脱离者用冷凝。激光或冷冻疗法是治疗视网膜毛细血管扩张的金标准，可阻止大量视网膜下渗出。明显的视网膜下渗出会妨碍激光凝固，应先玻璃体内注射抗 VEGF 或 TA，视网膜下渗出减少到最小量或完全消失后开始做激光凝固。太大量的 SRF 需要手术引流。

2. 玻璃体切割术　严重病例或有牵拉性视网膜脱离者需行玻璃体切割术。王文吉（2007）提出：严重病例做 1 次光凝估计不能完全封闭异常血管时，可考虑注入硅油使视网膜保持复位状态，以便术后继续进行激光治疗。待扩张的毛细血管消失，视网膜复位（通常 6 ～ 8 个月）后取出硅油。

3. 玻璃体内注射抗 VEGF　Coats 病病人眼前房和玻璃体内 VEGF 明显增高。可采用抗 VEGF 玻璃体内注射作为辅助治疗（表 4-4-17），注射后明显降低眼内液中 VEGF 含量（908 pg/ml 下降至 167 pg/ml）。由于减少异常血管的渗漏而明显减少 SRF，有利于进行有效激光凝固，使扩张的异常血管退化，减少黄斑水肿和视网膜渗出。3 期 A、3 期 B 的病人难以用激光或冷凝治疗直接作为最初治疗，抗 VEGF 玻璃体内注射每月 1 次，共 3 次或更多次，减少视网膜下渗出，待 SRF 很少或消失后便于进行激光凝固术（同仁医院，2016）。

4. 玻璃体内注射 TA Ghazi 等（2012）报道 4 例病人只玻璃体内注射 TA 一次，没有做引流手术，4 个星期内视网膜下液几乎完全消散。没有视网膜下液后允许激光治疗。2 只眼视网膜脱离很高，所以玻璃体内注射是在超声引导下进行的。随访 6 个月，4 例视网膜全复位，但是功能没有一例改善，可能因为病人均有渗出性大泡状视网膜全脱离和黄斑脂质沉积，1 例是 NVG。没有治疗相关的短期并发症（Ghazi NG, Shamsi H Al, Larsson J. Intravitreal triamcinolone in Coats' disease. Ophthalmology, 2012，119:648-649）。

5. 眼球摘除术 首诊年龄越早，疾病进展越严重，并且摘除眼球的可能性越大。重病病人 3 期 B（渗出性大泡状视网膜全脱离, total bullous exudative retinal detachment，TBERD）和 4 期（TBERD+NVG）是常见的，治疗最具挑战性，眼球摘除风险最高。因此，许多医师选择观察随访，只要眼不痛就行。然而，Sildor 等建议采取治疗，以维护眼球。但治疗是复杂和危险的，积极的外部或内部释放视网膜下液以利于消融治疗。

未经治疗者，通常会发展到大量视网膜下渗出和渗出性大泡状视网膜全脱离，可导致视力丧失和（或）痛苦的新生血管性青光眼，面临眼球摘除。

表 4-4-17　Coats 病治疗原则

期别	治疗
1～2 期，无进行性加重	观察，不做治疗
1～2 期，病情进展	激光光凝 / 冷冻
3～4 期，高度	玻璃体视网膜手术
5 期，终末期，无眼痛者	观察，不做治疗
5 期，终末期，眼痛者	眼球摘除术
辅助治疗	玻璃体内注射抗 VEGF，TA

1 期扩张，2 期渗出，3 期脱离，4 期青光眼，5 期眼球萎缩 = Tel，Exu，Det，Gla，Pht

（二）成人发病 Coats 病

Coats 病在成年时（16 岁以上发病的 Coats 病）被首诊诊断，具有类似于在年轻病人中观察到的视网膜血管异常。与成人发病表现有许多重要差异，包括有限的病变范围、进展更缓慢、出血邻近于扩张的大血管。

Smithen，Yannuzzi，Spaide 等（2005）报道 13 例 35 岁以上首诊 Coats 病病人。纳入条件是特发性毛细血管扩张、动脉瘤和渗出涉及至少 2 个象限。不包括：后极或 1 象限 + 后极、MacTel 1、视网膜脱离病史、视网膜血管阻塞病史、眼内炎症、毯状视网膜变性、放射性视网膜病变、获得性血管增生病损等。

13 例病人平均年龄 50 岁（36—79 岁），平均随访 5.8 年。具有典型的 Coats 病的发现：单侧性（13/13），男性优势（12/13），毛细血管扩张，脂质渗出，黄斑水肿，毛细血管无灌注区域毗邻丝状的毛细血管网。疾病范围小于 6 个钟点位（10/13，76.9%），通常不涉及赤道前的视网膜血管，在随访期间显示出有限的扩张潜力。10/13 例（76.9%）出现一个局部出血，几乎总是邻近较大的动脉瘤样扩张。4 只眼有限性渗出性视网膜脱离，其中 3 只眼对局部激光光凝有反应。一例在 OCT 上有视网膜下液但不需要治疗。在随访期间，病人平均失去 2.1 排视力；6 名病人视力下降，2 名病人视力改善，3 名病人视力稳定。无病人发展成 Coats 病的终末期，例如虹膜新生血管形成或渗出性全脱离（Ophthalmology，2005，112：1072-1078）。

Shields 在 150 例 Coats 病病人中发现有几位老年人其眼底表现与儿童相同，他们没有其他潜在的条件倾向于渗出性视网膜病变。这些老年病人可能在年轻时早已存在 Coats 病，因无症状，故将诊断推迟到年龄较大。然而，Coats 病的诊断对成人病人，必须在明显排除渗出性视网膜病变的其他原因后才能做出诊断。

在年龄较大的儿童和年轻的成年人中，Coats 病的侵袭性通常较低，并且进行性渗出和视网膜脱离的可能性较小。曾有报道在一些较大的儿童和年轻成年病人，视网膜毛细血管扩张会自发性消退。

九、视网膜血管瘤

视网膜血管瘤（retinal hemangioma）少见，包括视网膜毛细血管瘤、von Hippel-Lindau 综合征、视网膜海绵状血管瘤、视网膜动静脉交通、视网膜血管增生性肿瘤。

十、早产儿视网膜病变

早产儿视网膜病变（retinopathy of prematurity，ROP）曾称为晶状体后纤维增生症（retrolental fibroplasia），见于早产儿，两侧性视网膜血管疾病。

Terry 是 1942 年第一位医师认识 ROP。鉴于 ROP 是儿童盲的重要原因，西方国家大力研究，制订出一套筛查和防治措施。

早产儿或低出生体重儿出生时周边视网膜血管及毛细血管尚未超越赤道向远周边生长，出生后的高氧环境延缓或抑制了视网膜血管的发育生长，以致视网膜远周边地带为无血管区域。视网膜缺氧及 VEGF 诱导视网膜新生血管形成，可发生视网膜脱离、玻璃体积血，引起严重的视力障碍甚至失明。

美国 1997—2005 年 3400 万新生儿中 ROP 的发病率为 0.17%。通常见于胎龄 < 32 周早产儿，出生体重 < 1500g（有人主张 < 1250g）。早产婴儿应该在满月后每月检查眼底，直至视网膜血管长至锯齿缘。如发现早产儿视网膜病变，则应增加检查眼底的频率。一般多在出生后 10 周左右发病，但早至数周晚至数月均可发病。

[ROP 筛查]

我国 ROP 筛查标准（2004）：对出生体重 < 2000g，或出生孕周 < 32 周的早产儿和低体重儿进行眼底病变筛查，随诊至周边视网膜血管化。首次检查应在婴儿出生后 4 ～ 6 周或矫正胎龄 31 ～ 32 周开始。

筛查间隔期：① I 区无 ROP，1 期或 2 期 ROP 每周检查 1 次；② I 区退行 ROP，可以 1 ～ 2 周检查 1 次；③ II 区 2 期或 3 期病变，可以每周检查 1 次；④ II 区 1 期病变，可以 1 ～ 2 周检查 1 次；⑤ II 区 1 期或无 ROP，或 III 区 1 期、2 期，可以 2 ～ 3 周随诊。

终止检查的条件：满足以下条件之一即可终止随诊：①视网膜血管化（鼻侧已达锯齿缘，颞侧距锯齿缘 1DD）；②矫正胎龄 45 周，无阈值前病变或阈值病变，视网膜血管已发育到 III 区；③视网膜病变退行。

[发病机制]

在孕 18 周视网膜血管开始从视盘生出，38 ～ 40 周（即足月）时视网膜血管已长至锯齿缘。血管生成（vasculogenesis）形成正在发育的人类视网膜原发性视网膜血管丛，然而血管新生（angiogenesis）形成其余毛细管层（包括围绕中心凹，深层和周边视网膜）。

85% 早产婴儿的视网膜血管像在子宫内一样继续正常地生长至锯齿缘，约 15% 早产婴儿的视网膜血管在出生后停止生长，其中 62% 经一定时间后又恢复生长，眼底几乎无异常痕迹（不会超越 1 期或 2 期）。其余 38% 早产儿不幸地产生新生血管导致视网膜脱离。

ROP 的发病过程可分为两个阶段：第一阶段为早产儿出生后。由于视网膜发育不完全，周边血管尚未生成。第二阶段是早产儿吸氧后。周边部视网膜血管停止发育，随着婴儿的成熟，未血管化的周边视网膜代谢需氧量增高，愈加缺氧，导致视网膜新生血管形成。

一般认为与早产儿吸入氧气过多有关，但尚有其他因素参与，例如缺氧、母亲分娩时出血、贫血、输血、维生素 E 缺乏、新生儿保温箱的光线过强等。有的可能与遗传有关。

早产儿因呼吸窘迫，须给氧治疗。正在发育的血管对高浓度氧极为敏感，氧引起不成熟的视网膜血管内皮损伤、阻塞，继而出现增生引发近视、视网膜色素沉着、视网膜牵拉、视网膜脱离、闭角型青光眼、弱视及斜视等。初始阶段是氧诱导的血管闭塞，随后一个时期是缺氧诱导的血管增生。

吸入氧浓度越高，ROP 发生率越高，但目前很难有一个明确的氧疗浓度界限。一般认为 $FiO_2 > 40\%$ 时，ROP 发生率明显增加，吸氧时必须监测 PaO_2 和 SpO_2。

国家卫健委《早产儿治疗用氧和视网膜病变防治指南》中规定 PaO_2 60 ～ 80mmHg，$TeSO_2$ 88%～ 93%。PaO_2 和 $TeSO_2$ 波动越大，ROP 发生率越高；吸氧时间越长，ROP 的发生率越高。氧疗可分为普通吸氧和 CPAP 与机械通气两种方式。头罩、鼻导管、暖箱等普通吸氧的 ROP 发生率较机械通气病情相对较轻。

在妊娠早期胎儿光照不够充分有关（IOVS 2014）。此外，ROP 的发展伴随着促炎因子白细胞介素 IL-6 的升高和抑制炎症因子 IL-17 和 IL-18 的下降，炎症蛋白 C 反应蛋白（CRP）在 ROP 中也升高。脉络膜和脉络膜毛细血管的参与，导致视锥、视杆细胞功能异常。血清胰岛素样生长因子 -1（IGF-1）水平的降低与 ROP 严重程度有相关性。VEGF 促进血管生成作用。

[临床检查]

1. 扩瞳　检查应安排在喂奶 1h 后，以避免呕吐误吸的风险。为防血压及胃功能改变，< 3000g 婴儿用 1% 新福林 +0.2% 环戊醇胺酯（cyclopentolate）；较大婴儿用 2.5% 新福林 +0.5% 环戊醇胺酯或滴复方托吡卡胺 4 次。

2. RetCam Ⅲ 眼底照相　门诊检查室进行。0.4% 盐酸奥布卡因滴眼液行眼结膜表面麻醉。1—3 岁检查欠合作者酌情以 0.5ml/kg 剂量口服水合氯醛镇静麻醉。置开睑器，按照后极部视盘、黄斑、颞侧、上方、鼻侧和下方的顺序依次拍摄视网膜照片。

3. 间接检眼镜检查　在门诊。若在手术室进行则可考虑七氟醚 1.0 ～ 1.2 MAC、芬太尼 2 ～ 3μg/kg、丙泊酚 2 ～ 3mg/kg 静吸复合全身麻醉。检查次序是，视盘、黄斑、周边视网膜的色泽、有无视网膜血管。特别关注病人颞侧周边Ⅲ区（赤道至锯齿缘）呈白色的视网膜无血管区，有视网膜血管长入的粉红色视网膜，2 个区域的分界线鲜明。分界线若有增生隆起，

称嵴。作图标明常见病变，见图 4-4-33。必须标注：有无附加病变？有无视网膜脱离？

[临床表现]

ROP 病人有各种形式的视网膜脱离的终身风险。

1. 牵拉性视网膜脱离　在急性 ROP 儿童，牵拉性 RD 是最常见的。牵拉性 RD 起源于嵴，在该处，进行性纤维增生向心性和向前朝着晶状体牵拉，牵引力圆周向的，形成收紧荷包口姿态。一旦视网膜脱离，嵴后迅速进展。在非常活跃的血管增生 ROP 病人，一天之内全视网膜脱离，一周之内变成封闭的漏斗状视网膜脱离。急性期 ROP，周边视网膜冷冻治疗 RD 发病率似乎降低 50%。预防性视网膜消融术后仍然发生 RD。

2. 渗出性视网膜脱离　与牵拉性 RD 相反，渗出性视网膜脱离在急性 ROP 不太常见；但可能会频繁地发生于 ROP 的成人病人。渗出物来自于异常新血管芽的血浆渗漏，随后，视网膜下积液。慢性玻璃体牵引视网膜血管可能也是引起渗出的作用。眼底通常显示光滑的视网膜脱离，视网膜下有黄色渗出液。可见异常血管如小血管瘤伴有视网膜出血。局灶性和弥漫性色素变化表明视网膜脱离的长期性。慢性渗出可能导致眼前节的病理学（缺血，白内障，新生血管）和渗出性 RD 或黄斑水肿后眼后节功能障碍。

3. 孔源性视网膜脱离　在急性 ROP 很少见，在这个年龄段 RRD 通常是医源性；于年龄较大的儿童，RRD 是最常见的视网膜脱离。

[分类]

1984 年早产儿视网膜病变的国际分类将晶状体后纤维增生改名为早产儿视网膜病变，并将病变分 3 区 5 期钟点范围。

（1）眼底划分 3 个区（zone）：Ⅰ区以视盘为中心，以视盘至小凹的距离的 2 倍为半径作圆。此区为后极，涵盖 60°视角（图 4-4-33）。Ⅱ区鼻侧达锯齿缘，颞侧相当于解剖赤道。Ⅲ区是Ⅱ区外的新月形区域，颞侧达锯齿缘，此区对筛查 ROP 至关重要的区域。记录为：Ⅰ区

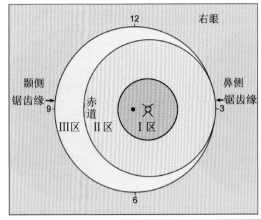

Ⅰ区以视盘为中心，视盘中心至小凹的距离的2倍为半径作圆。此区包括后极，涵盖60°视角。

Ⅱ区是Ⅰ区同心外环，鼻侧达锯齿缘，颞侧相当于解剖赤道。

Ⅲ区是Ⅱ区外周的新月形区域，颞侧达锯齿缘。

Ⅲ区用直接检眼镜是看不到的，而是对筛查ROP至关重要的区域，必须用间接检眼镜或RetCam广角摄像检查

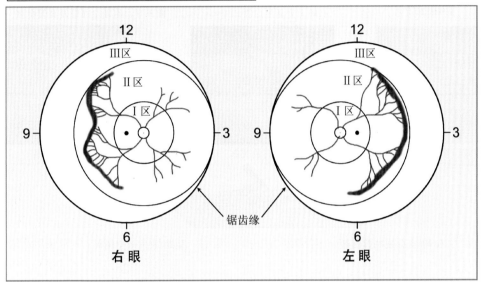

图 4-4-33　ROP 眼底划分 3 个区和其记录图

ROP 1 期；Ⅲ区 3 期＋。

（2）子午线以时钟点描述：如 1 点钟位，4 点钟位等。

病情程度分为 5 期，前 3 期是指视网膜异常的严重度，后 2 期是表达视网膜脱离的程度。

1 期（鲜明分界线）：视网膜血管区与周边的无血管区有一条鲜明的分界线，有血管的视网膜呈粉红色，半透明；周边无血管的视网膜呈白色混浊，不透明（图 4-4-34）。1 期是可消散的。可以发展成 2 期；也可在数周内进化成正常视网膜血管形成。

2 期（嵴）：视网膜血管区与周边的无血管区的分界线，呈白色隆起，称嵴（ridge）。在嵴区无新生血管。

3 期（纤维血管增生）：从嵴发出纤维血管增生。早期迹象是嵴的后缘由光滑变成弯曲不平，嵴后方血管扩张。若后极部视网膜血管扩张纤曲，表明可能在进行中，称为 3 期＋，或 3 期附加。

"＋"或"附加病变"的原文是 Plus。单独描写时为了清楚表达其意义，则写为 Plus disease，意即附加病变（图 4-4-35）。这是预后不良的关键体征。后极视网膜动静脉扩张纤曲的程度一定要满足最低要求才算＋，写在病期后，比如，2 期＋，3 期＋。

Pre-plus：后极视网膜动静脉扩张纤曲的程度比最低要求轻。

4 期（部分视网膜脱离）：嵴发出纤维血管增生膜长入玻璃体，并向晶状体方向扩展直至连至晶状体后。纤维血管增生导致牵拉性视网膜脱离，若部分视网膜脱离并未波及黄斑，属 A；

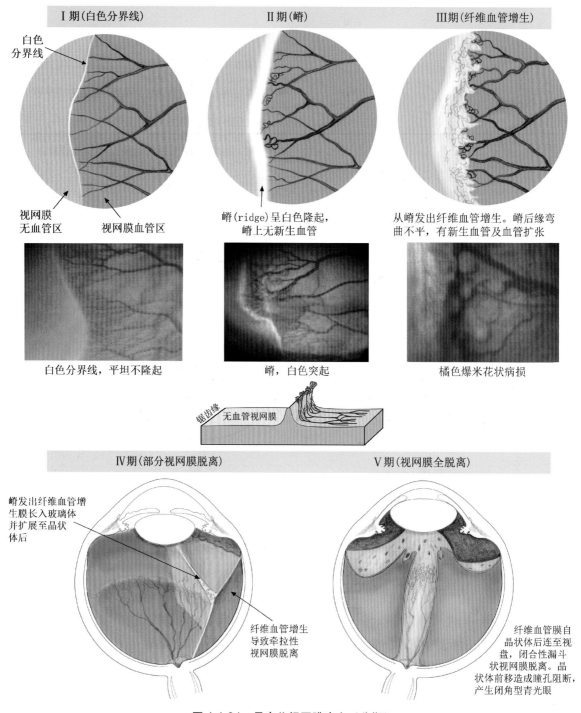

Ⅰ期(白色分界线)　　　　Ⅱ期(嵴)　　　　Ⅲ期(纤维血管增生)

白色
分界线

视网膜
无血管区　　　　视网膜血管区

嵴(ridge)呈白色隆起,
嵴上无新生血管

从嵴发出纤维血管增生。嵴后缘弯
曲不平,有新生血管及血管扩张

白色分界线,平坦不隆起　　　　嵴,白色突起　　　　橘色爆米花状病损

锯齿缘　　无血管视网膜

Ⅳ期(部分视网膜脱离)　　　　Ⅴ期(视网膜全脱离)

嵴发出纤维血管增
生膜长入玻璃体
并扩展至晶状
体后

纤维血管增生
导致牵拉性
视网膜脱离

纤维血管膜自
晶状体后连至视
盘,闭合性漏斗
状视网膜脱离。晶
状体前移造成瞳孔阻断,
产生闭角型青光眼

图 4-4-34　早产儿视网膜病变(分期)

若部分视网膜脱离波及黄斑,属 B。

5 期(视网膜全脱离):纤维血管膜自晶状体后连至视盘及漏斗状视网膜脱离。因晶状体 - 虹膜隔前移→瞳孔阻断→闭角型青光眼("后方推前"机制)。

任何期均能发生新生血管退化,但是一旦视网膜脱离,即使新生血管退化,视力预后不佳。

[ROP 术语]

1. 附加病变(plus disease)　指后极部至少 2 个象限出现视网膜血管扩张、纤曲(图 4-4-35)。严重的附加病变还包括虹膜血管充血或扩张、瞳孔扩大困难(瞳孔强直),玻璃体可有混

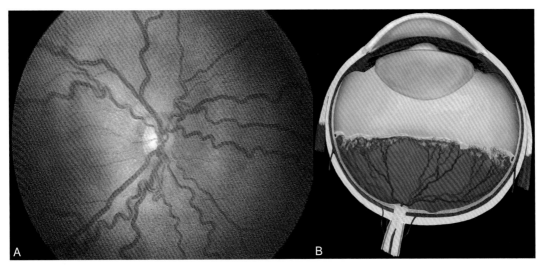

图 4-4-35　ROP 附加病变（plus disease）

A. 附加病变 (plus disease) 标准照相 (Arch Ophthalmol, 2005, 123:991-9)(为提高效果，原稿经编者技术处理)。视网膜动脉和静脉扩张、纤曲至少满足此最低要求才能纳入为附加病变。B. ROP Ⅲ期示意图

浊。附加病变提示活动期病变的严重性。存在附加病变时用 "＋" 表示，在病变分期的期数旁加写 "＋"，如 2 期＋，3 期＋。不存在附加病变时用 "－" 表示。

2. 阈值病变（threshold disease）　根据 ROP 的严重度，预计视网膜脱离的风险会有大约 50% 的概率。这种严重度被称为治疗 ROP 的阈值，其定义是：1 区或 2 区的 3 期＋，相邻病变连续至少达 5 个钟点，或累积达 8 个钟点，是必须治疗的病变。阈值病变平均发生在 "矫正胎龄"（出生孕周＋出生后周数）37 周。

3. 阈值前病变（pre-threshold disease）　指存在明显 ROP 病变但尚未达到阈值病变的严重程度，分为 "1 型 ROP" 和 "2 型 ROP"。

①1 型 ROP：Ⅰ区任何期＋；Ⅰ区 3 期－；Ⅱ区 2 期＋，或Ⅱ区 3 期＋。

②2 型 ROP：Ⅰ区 1 期－或 2 期－；Ⅱ区 3 期－。

4. 混合型 ROP　指类似于 AP-ROP 的平坦新生血管与经典的 ROP 分期中的嵴共存。随着新生儿护理水平的提高，Ⅰ区及Ⅱ区后极部病变越来越多，其中不乏这些混合型 ROP，在临床上难以将这些病变单纯地归于传统分期的 ROP 或 AP-ROP，其发生机制以及最佳的治疗方案

还需要进一步的探究和实践。

5. 急进性后部 ROP（aggressive posterior ROP, AP-ROP）　少见。快速进展的重症 ROP，常累及 4 个象限，病变可不按典型的Ⅰ至Ⅲ期的发展规律进展。只在无血管区与有血管区交界处有扁平的新生血管。嵴可不明显，血管动静脉吻合不仅发生于视网膜有血管和无血管交界处，也可发生于视网膜内。病变在Ⅰ区或后部Ⅱ区，周边 ROP 边界不清，突出的 Plus 病与周边病变不成比例。AP-ROP 常见于极低出生体重或较小的早产儿。因进展迅速、严重的 "附加病变"，曾称为 "rush" 病。Gaurav Sanghi 等报道了发生于出生体重＞1500 g 早产儿中的 AP-ROP，这些患儿往往使用了未混合和浓度未加控制的补充氧疗。

6. 爆米花样病损（popcorn lesions）　为结节性血管内皮细胞增生，在 ROP 纤维血管增生的嵴后。爆米花样病损呈强荧光，其渗漏强度取决于病变退化程度。

[ROP 退化]

早产儿视网膜病变退化后迹象（图 4-4-36）。

1. 眼底周边部

（1）血管：颞侧周边视网膜无血管区停止血管化，视网膜血管异常的非二叉分支，血管拱周边互联，毛细血管扩张。

（2）视网膜：色素变化，玻璃体视网膜界面的变化，视网膜变薄，周边褶皱，玻璃体后皮质附着于或不附着于视网膜。格子样变性，牵拉性/孔源性视网膜脱离。

2.眼底后极部

（1）血管：颞侧血管拱拉直和大分支的分支角变窄。血管纤曲。

（2）视网膜：色素变化，黄斑向颞侧移位和扭曲，视网膜牵拉超越视盘，视盘皱褶延伸至周边与视网膜增生性病灶粘连，玻璃体视网膜界面血管增生性膜，视网膜脱离。

[诊断]

诊断要点：①早产儿童。出生体重＜1300g。过度用氧史。②颞侧周边视网膜无血管区，与血管区有白色分界线。③晶状体后纤维增生膜及视网膜脱离。④FFA示颞侧周边无血管区和视网膜终端血管异常。⑤后极因纤维血管膜收缩使视网膜向颞侧周边牵拉（图4-4-36）。

早产儿及出生体重＜1300g为诊断基本条件，加上②或③任何一项条件即可诊断为早产

儿视网膜病变。两侧性加强诊断。

早产儿视网膜病变退化后，常见视网膜颞侧血管不呈弓形而笔直地向颞侧伸展，血管明显地向颞侧牵拉，视盘至中心凹距离加长，不规则色素。当然还要取决于是否有大出血及视网膜脱离的范围而有不同后遗症。

[鉴别诊断]

早产儿视网膜病变4期及5期有视网膜脱离，故应鉴别包括所有引起儿童白瞳征（leukocoria）的病变（见第4章视网膜母细胞瘤）。常须全身麻醉下检查。

先天性视网膜皱褶在1980年后已不再是诊断病名，因为它只是一种体征。ROP、FEVR、Norrie病、色素失禁症（IP）、PHPV/PFV等病的婴幼儿病人均可有明显隆起的视网膜皱褶。有人说"先天性视网膜皱襞就可诊断为FEVR，除非你证明它不是"，足见FEVR的典型体征就是视网膜皱襞，临床上并不少见，在上海新华医院的门诊中FEVR的例数有时会超过ROP例数。

FEVR家族遗传性，56%为常染色体显

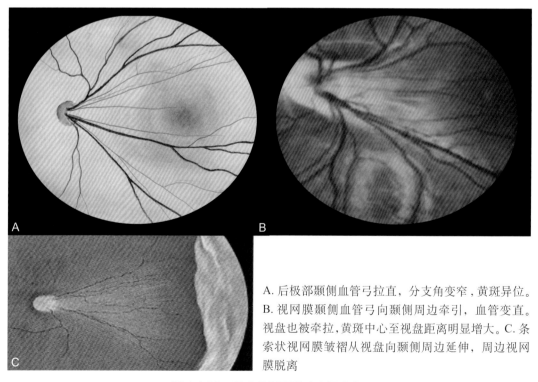

A.后极部颞侧血管弓拉直，分支角变窄，黄斑异位。B.视网膜颞侧血管弓向颞侧周边牵引，血管变直。视盘也被牵拉，黄斑中心至视盘距离明显增大。C.条索状视网膜皱褶从视盘向颞侧周边延伸，周边视网膜脱离

图4-4-36　早产儿视网膜病变退化期

性遗传，11q14 *FZD4* 和 *TSPAN12* 基因突变。44% 为隐性遗传 *LRP5* 和 *NDP* 基因突变。两侧性。眼底表现类似 ROP，视病程而不同。① 1 期：周边视网膜无血管或视网膜内异常血管形成，伴或不伴渗出或渗漏，FFA 比检眼镜容易发现。② 视网膜颞侧血管拱变直牵伸和黄斑向颞侧异位（ectopia of macula）：是 FEVR 的特征。③ 条索状视网膜皱褶（15% ～ 39%）：从视神经头延伸至颞侧或颞下周边视网膜和晶状体赤道。④ 2 期：玻璃体内膜样组织增厚，周边视网膜无血管或异常血管，伴视网膜外血管形成。⑤ 3 ～ 4 期：玻璃体纤维化，最终纤维血管增生牵拉，继发视网膜脱离。⑥ 5 期：视网膜全脱离。⑦ 与 ROP 重要的鉴别是，病人胎龄（gestational age）≥ 37 周，出生体重 > 2000g，出生时无长期吸氧史，家族中有同样疾病病人（眼底初看正常者需要 FFA 发现视网膜周边血管异常）。*11q14* 基因突变。

色素失禁症（incontinentia pigmenti，IP）一种性连锁遗传性疾病，Xq28*NEMO* 基因突变。其所得的蛋白质调节 NF-κB 的活性，增加对细胞凋亡信号敏感和导致增加内皮细胞凋亡（表 4-4-18）。男性病人可能不能存活。表现为周边视网膜血管缺血，伴婴儿期及其后的新生血管形成导致玻璃体出血及牵拉性视网膜脱离。IP 表现为从后极部至周边部视网膜血管牵拉、视网膜脱离、视网膜血管渗出及缺血病变。IP 不存在鲜明划分的后方视网膜血管区和前方无血管区。这些视网膜血管病变的鉴别诊断依赖于对全身表现的认识。IP 的临床特征是新生儿期皮肤出现红色疱疹样病变，随后出现脱色素及褪色。其他全身表现包括中枢神经系统异常、牙齿发育不良及脱发。通常情况下，出生后不久，基于皮肤水疱的存在而诊断 IP。约 1/3 的 IP 儿童初次检查就有明显的视网膜异常，1/4 已有牵拉性视网膜脱离。

表 4-4-18　ROP，FEVR，Norrie 病，色素失禁症的特征

	ROP	FEVR	Norrie 病	色素失禁症
遗传性	—	家族性。常染色体遗传。已知突变基因 *FZD4* 11q14-q21。家族人员需筛查	X- 性连锁隐性遗传，*NDP* 基因突变 Xp11.3	X- 性连锁遗传，突变基因 *NEMO* 在 Xq28。仅女性，因为男性病人不能存活
早产儿及吸氧疗史	是	—	—	—
发病年龄	婴儿 - 成人	婴儿 - 成人	婴儿 - 成人	婴儿 - 成人
眼别	两侧性	两侧性	两侧性	两侧性
周边视网膜血管缺血，伴婴儿期及其后的新生血管形成和 RD	是	是	是	是
经过	进行性	进行性。通常 20 岁停止进展	进行性	进行性
后遗症	颞侧血管拱拉直，分支角变窄。黄斑异位视盘 - 中心凹距离增大。RD	许多 FEVR 病人出生时一眼或两眼就有视网膜皱襞。与 ROP 同	视网膜皱襞。与 ROP 同	视网膜皱襞。与 ROP 同
相关性全身表现	—	—	耳聋，智障	新生儿皮肤红色疱疹样病变，随后脱色素。CNS 异常、牙齿发育不良及脱发

PHPV/PFV 几乎总是单侧性。茎状纤维血管索往往由视盘延伸至晶状体后囊中央。然而，FEVR、Norrie 和 IP 表现的是视盘牵向颞侧锯齿缘的视网膜皱褶，并非在玻璃体中的茎状纤维血管索。

[治疗原则]

早产婴儿的氧吸入量必须严格限制，以预防早产儿视网膜病变。

干预时间：确诊阈值病变或 1 型阈值前病变后，应尽可能在 72 h 内接受治疗，无治疗条件要迅速转诊。

ROP 大部分可自行退化。ROP 治疗适应证见表 4-4-19。

表 4-4-19　ROP 周边部视网膜消融治疗适应证[#]

1 型 ROP	2 型 ROP*
Ⅰ区	Ⅰ区
任何期伴附加病变	1 期或 2 期不伴附加病变
3 期伴或不伴附加病变	
Ⅱ区	Ⅱ区
2 期或 3 期伴附加病变	3 期不伴附加病变

*单海冬等（2014）认为，Ⅰ区光凝损伤大，可严密随访，当进展至 1 型 ROP 时再行激光光凝。[#]（ETROP 制订，2003）

间接检眼镜激光光凝：AP-ROP、ROP 阈值病变、阈值前病变 1 型的最佳治疗方式是间接检眼镜激光光凝。光凝范围为锯齿缘到嵴之间的视网膜无血管区；嵴上也应激光光凝，这样可以促进嵴消退，减少瘢痕形成；嵴后视网膜内的微血管异常(爆米花样病损)区也行 2～4 排激光光凝。冷冻治疗的适应证同激光光凝治疗。主要适用于无激光光凝设备的单位或屈光间质混浊无法进行激光光凝者。冷冻嵴可引起玻璃体积血。

激光治疗后 3 个月内主要观察病变消退情况，对治疗反应良好者表现为附加病变消退、血管嵴消失、治疗处出现色素斑块；3 个月后主要观察视网膜不良结构后果，包括后极部视网膜脱离、晶状体后纤维血管膜和后极部视网膜皱褶。

赵培泉（2012）指出，出生体重低于 1251g 的早产儿中仍有约 7% 进展为阈值 ROP(threshold ROP)。对阈值及阈值前 1 型病变进行激光光凝或冷冻治疗可显著降低病变的进展，但其中仍有约 25% 进展为 4 期和 5 期出现视网膜脱离而导致严重的视力丧失。手术是治疗 4 期和 5 期 ROP 的唯一手段。

抗 VEGF 玻璃体内注射：对严重 ROP 效果好。对于 Ⅰ区 3 期病变伴或不伴附加病变以及 Ⅰ区或 Ⅱ区后极部的 AP-ROP，贝伐单抗(bevacizumab) 使用剂量为 0.625 mg (0.025ml)。

ROP 的发病过程可分为两个阶段（Smith，1998）。第一阶段为早产儿出生后：由于视网膜发育不完全，周边血管尚未生成，此时正常的视网膜血管生长依赖 VEGF。第二阶段是早产儿吸氧后：周边部视网膜血管停止发育，随着婴儿的成熟，未血管化的周边视网膜代谢需氧量增高，愈发缺氧，新生血管生成。因此抗 VEGF 药物治疗必须在 ROP 发生的第二阶段，使周边部未血管化的视网膜血管得以发育。

抗 VEGF 治疗可能会导致视网膜血管发育停止。如视网膜血管稳步向周边生长，可以继续随访直至血管发育至Ⅲ区后不再继续生长(可能不能完全长至锯齿缘)；如周边部血管发育缓慢或停止，则必须密切观察。因此，治疗后必须密切随访至血管长至Ⅲ区，随后每 2 周随访 1 次直到血管长至锯齿缘；仔细观察血管，并使用 20D 前置镜来观察细小的复发血管；一旦发现前附加病变复发，可考虑追加更多剂量，一旦有增生性病变出现，立即予以进一步治疗；必要时补充激光，可长效减少缺血刺激并降低随访密度（费萍，赵培泉. 早产儿视网膜病变研究现状与进展. 中华眼底病杂志，2013，29：96-99）。

视网膜脱离修复术：巩膜扣带术。PPV（闭合式用于视网膜尚可看清的 4 期、4B 期、5 期。开天窗式只用于视网膜已被牵拉至晶状体后等白瞳孔病人）。如果嵴在赤道后方，可以保留晶状体，这种 PPV 称保留晶状体玻璃体切割术（lens-sparing vitrectomy，LSV）。如果 5 期 ROP 病人的视网膜已被玻璃体增生膜牵拉至晶状体后，闭合式 PPV 难以操作或角膜混浊病人，采用开天窗式玻璃体切割术（open-sky vitrectomy，OSV）。

十一、家族渗出性玻璃体视网膜病变

家族渗出性玻璃体视网膜病变（familial exudative vitreoretinopathy，FEVR）是遗传性的，因 Wnt 信号缺陷造成的视网膜血管发育异常。视网膜血管异常包括周边视网膜血管形成不完全、周边视网膜无灌注和缺血、毛细血管扩张、动脉瘤、动静脉分流等。经常发生后部视网膜血管拖曳和拉直到周边。有不同程度的周边视网膜下和视网膜内渗出伴脂质沉积，并且由于纤维血管增生导致牵拉性视网膜脱离。

1969 年 Criswick 和 Schepens 报道 6 例病人。其视网膜和玻璃体异常相似于 ROP，但无早产和吸氧史；2 例病人有血缘关系，另外 4 例为另一家族成员，均有血缘关系。取名家族渗出性玻璃体视网膜病变，又称 Criswick 和 Schepens 综合征。

FEVR 和 ROP 的特征相似，周边视网膜无血管，在 FFA 中容易发现；反应性纤维血管增生导致瘢痕形成，视网膜因瘢痕收缩向颞侧牵拉造成并发症，如视盘牵拉、黄斑异位（ectopic maculae）、视网膜脱离和条索状视网膜皱褶（falciform retinal fold）。

[临床遗传学]

FEVR 是异质性遗传，遗传模式有三种。常染色体显性遗传（FZD4，LRP5）、常染色体隐性遗传（LRP5）、X- 连锁隐性遗传（NDP）。这三种模式与 Wnt 信号通路（Wnt-signaling pathway）的特定分支中所涉及的一组基因突变有关：① 11q14 FZD4，AD 或 AR，72%；② 11q13.4 LRP5，AR 或 AD，22%；③ 7q31 TSPAN12，AD 或 AR，7%；④ ZNF408，AD；⑤ KIF11，AD，8.3%；⑥ Xp11.4 NDP，X- 连

锁隐性遗传，也见于 Norrie 病、PFV、Coats 病、ROP。目前，基因突变只能解释约 50% 的 FEVR 病人。

上述所有突变基因的表型，在一个家庭内的不同个体之间均有很大差异，甚至在病人两只眼之间也具有高度差异性。严重 FEVR 病人一级亲属往往是轻微无症状的，尽管突变基因是相同的。

[临床表现]

FEVR 是一种罕见的遗传性疾病，影响视网膜和玻璃体，通常 20 岁停止进展，但有发现在 20 岁后继续进行者。

两侧性（98%），往往明显不对称（29%）。早期无症状，晚期视网膜脱离视力减退才引起病人注意。所以，首诊时病人往往在 20—25 岁以前。张琦、赵培泉等（2014）分析 202 例 404 只眼来自 84 个家庭，初诊时提供明确 FEVR 家族史 4 例，占 2%；家属成员行眼底和 FFA 检查明确其真正 FEVR 家族史。先证者平均确诊年龄 16 个月。

有三项研究表明，85% 的病人无症状。在这种隐性病例，FEVR 可误诊为某些非遗传性眼病，如永存胎儿血管综合征（PFV/PHPV）。在出现症状的病例，它可能会像 ROP。许多 FEVR 病人出生时一眼或两眼就有视网膜皱襞，导致失明。当 FEVR 进展时，新生血管生长可能出血（可能视网膜外层缺乏足够生长而作出的补偿），可能造成牵拉性视网膜脱离严重后果。如进展至晚期形成白瞳征，其治疗效果较差，致盲率约 20%。

视网膜内层缺血是主要病理改变，由此产生：①缺氧引发的周边部视网膜血管代偿性异常：血管扩张和毛细血管扩张，分支增多，毛细血管微动脉瘤，动静脉分流或吻合。②内核层中 Müller 细胞核因缺血而出现胶原纤维增生，纤维血管性视网膜前膜。③周边部视网膜血管通透性增加，慢性渗出物进入玻璃体，参与形成纤维血管性视网膜前膜。膜状凝集的玻璃体收缩造成玻璃体后脱离、视网膜脱离。④血管

通透性增加的渗出物也可进入视网膜下，形成渗出性视网膜脱离。⑤缺氧导致VEGF增高而形成新生血管（视网膜内或视网膜前），则会加剧渗漏和出血，纤维血管性增生膜增厚。⑥周边和后极的视网膜前和视网膜下的纤维血管性增生膜的收缩、牵拉诱发中期和后期的并发症。

早期：轻度者可无症状，稍重者视物模糊，飞蚊症。周边部视网膜血管异常：主要在颞侧。598/643眼（93%）。①无灌注区。126/643眼（20%）。检眼镜见周边无血管区（类似ROP）。FFA常明确显示颞侧周边视网膜无灌注区，典型者呈V形，在锯齿缘后，靠近后玻璃体基底。40% FFA无荧光素渗漏；24% FFA显荧光素渗漏。很多病人无灌注区持久至成年，不退化，也不进展至血管增生。②周边部血管异常（血管扩张和毛细血管扩张，毛细血管微动脉瘤，

动静脉分流，血管拉直）。FFA图像最易看清，周边终端血管呈U形吻合；终端血管扩张和微动脉瘤。血管分支多、分布密集、周边部血管呈柳枝样分布（图4-4-37）。③颞侧锯齿缘基底处玻璃体浓缩或有增生膜。

中期：增生和渗出＋早期周边部视网膜血管异常：主要在颞侧，后极也出现异常（图4-4-38）。①视网膜前或视网膜纤维血管性增生病损，收缩牵拉视网膜向颞侧周边牵引导致视盘牵拉（dragged disks）、血管拱颞侧视网膜血管变直几乎平行、黄斑异位，增宽视盘至中心凹的距离，98/643眼（15%）。周边部纤维血管性团块可被荧光素染色。②视网膜前新生血管形成，74/643眼（12%）。FFA显示无灌注区的边缘出现新生血管。③视网膜下和视网膜内渗出，85/643眼（13%）。

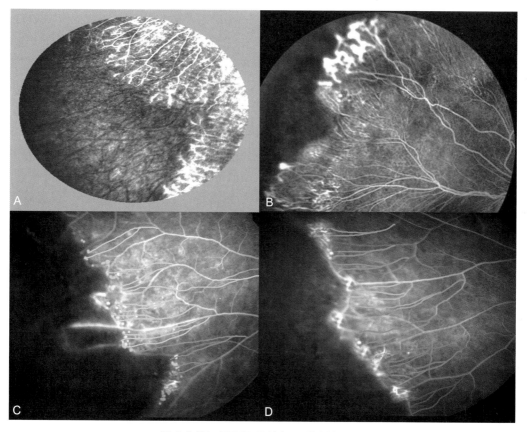

图4-4-37　FEVR周边视网膜血管异常

A. FFA图像示颞侧周边部视网膜无灌注区，相当于检眼镜下的无血管区，呈V形。视网膜血管分支稠密。终端血管扩张，轻微渗漏。B. 颞侧周边血管分支多、分布密集、呈柳枝样分布。终端血管扩张，有的呈动脉瘤样，渗漏。C. 终端血管在无灌注区边缘，动脉与静脉出现U形吻合伸入无灌注区。D. 颞侧无灌注区，终端血管轻度扩张

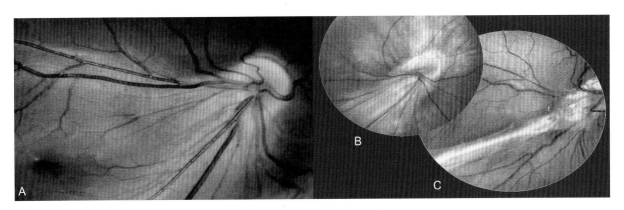

图 4-4-38　FEVR 后极异常

A. 轻度视盘牵拉、血管弓颞侧视网膜血管被朝颞侧周边牵引，血管变直几乎平行、黄斑向颞下方移位，视盘鼻侧至中心凹的距离增加至 4DD，血管弓范围内视网膜被拉起。有视网膜下液和黄斑水肿。B. 视盘被增生组织围绕，向颞下方牵引，血管弓血管变直，黄斑异位。C. 条索状视网膜皱褶。玻璃体纤维膜牵拉而使视网膜皱褶突入玻璃体。条索状皱褶从视神经头延伸至颞下周边，与视网膜增生团块相连 (未显示)

晚期：瘢痕引起的并发症。① 视网膜颞侧瘢痕性病灶。② 条索状视网膜皱褶 (falciform retinal fold)，占 15% ~ 39% 病人。可有玻璃体膜并突入玻璃体。从视神经头延伸至颞侧或颞下周边，与视网膜增生团块相连，并可能粘连至晶状体赤道。新生儿周边部视网膜和晶状体赤道很靠近，所以纤维条索容易粘连至晶状体。皱褶似乎是由视网膜周边部新生血管的机化和纤维血管性团块的严重牵引而引起。有时轻度皱褶未延伸到视盘；有些皱褶旁看见视网膜瘢痕。皱褶通常发生在 10 岁以内，不显示进展。③ 视网膜脱离（牵拉性，孔源性），269/643 眼 (42%)，11% 全视网膜脱离。

病人孕周 (gestational week) ≥ 37 周，出生体重 > 2000g，出生时无长期吸氧史，家族中有同样疾病病人（眼底初看正常者需要 FFA 发现视网膜周边部血管异常）。

FEVR 临床分期：Michael Trese 鉴于宽视野 FFA 造影的优点，他们 2014 年修订 1998 年版的 FEVR 临床分期系统 (Kashani AH, Brown KT, Chang E. Diversity of retinal vascular anomalies in patients with familial exudative vitreoretinopathy. Ophthalmol, 2014, 121:2220-2227)。

1 期：周边部视网膜无血管区，或视网膜内异常血管形成。

1A. 无渗出或渗漏。1B. 有渗出或渗漏 *。

2 期：周边视网膜无血管区，伴视网膜外血管形成。

2A. 无渗出或渗漏。2B. 有渗出或渗漏 *。

3 期：次全视网膜脱离，未涉及黄斑。

3A. 无渗出或渗漏。3B. 有渗出或渗漏 *。

4 期：次全视网膜脱离，涉及黄斑。

4A. 无渗出或渗漏。4B. 有渗出或渗漏 *。

5 期：视网膜全脱离。

5A. 开放漏斗状。5B. 闭合漏斗状。

* 需要密切观察。当 FA 发现视网膜无灌注，视网膜外或视网膜内新生血管者需激光治疗。

[FFA]

年龄 ≤ 7 岁者在全身麻醉下进行检查，年龄 > 7 岁者行常规检查。散瞳后静脉注射荧光素钠稀释液 0.1ml，观察心率、呼吸和血压有无变化，以及是否出现皮疹。然后，予以 10% 荧光素钠溶液，儿童剂量 0.05ml/kg（成人剂量 5ml）静脉快速注入，开始计时，拍摄后极部及周边部各期图像，观察 10 min 左右，结束拍摄（张琦，赵培泉，蔡璇 . 家族性渗出性玻璃体视网膜病变的临床特征 . 中华眼底杂志，2014，30:374-377）。

患儿 FFA 表现，1 期：颞侧周边部视网膜可见无血管区,周边血管分支增多,柳枝样分布,末梢扩张(图4-4-37)或见周边部视网膜血管的异常吻合。2期：颞侧周边部视网膜终端血管末梢荧光素渗漏。3期：后极颞侧视网膜血管拱向颞侧牵拉,黄斑向颞下移位,周边视网膜脱离,伴或不伴有荧光素渗漏。4期：后极出现条索状视网膜皱褶,视网膜脱离涉及黄斑。5期：视网膜全脱离。

患儿父母FFA多数为视网膜周边血管异常的表现。

[诊断]

诊断要点：①足月、出生体重正常、无大量吸氧史的患儿或少年。② FEVR家族史(需FFA证实)。③ FFA示颞侧周边视网膜无血管区或视网膜异常血管形成。④视盘牵拉或血管拱颞侧视网膜血管变直、黄斑异位。⑤条索状视网膜皱褶。⑥ FEVR基因筛查阳性(50%)。⑦视网膜渗出或新生血管形成。⑧视网膜脱离(牵拉性,局部或全脱离)。

前3项是临床诊断FEVR必备条件。④⑤是特殊体征,应高度怀疑FEVR,但必须排除其他病因,例如,ROP、Norrie病、色素失禁症。⑥ FEVR已知基因筛查阳性,是基因诊断强有力的证据。

患儿家属成员(血亲)一律行眼底特别是FFA检查才能明确FEVR家族史。鉴于FEVR隐性遗传的存在,对于没有家族史(包括FFA检查)但临床体征具有典型表现的病人,不能轻易排除FEVR,除非获得诊断其他疾病(ROP,Norrie病,色素失禁症)的有力证据。

足月或出生体重正常,无吸氧史的患儿,出现视网膜皱襞、周边无血管区等首先需要想到FEVR,患儿和其直系亲属的FFA检查是明确诊断的关键。

[鉴别诊断]

颞侧周边部视网膜无血管区,伴视网膜异常血管形成应考虑排除Coats病、Eales病。Coats病以单侧男性为多,视网膜周边血管改变不以颞侧为典型,必有明显深层渗出。Eales病视网膜

周边部血管改变局限于颞侧,必有明显静脉炎。FEVR的早期异常多见于视网膜颞侧周边部血管,且不表现异常扩张的囊样或串珠样改变,家族史。

临床症状严重者预后不良,一如ROP。视网膜下大量渗出,状如Coats病,但是FEVR很少有渗出性视网膜脱离,伴有牵拉性纤维血管性视网膜前膜,而Coats病主要是视网膜内血管异常造成大量深层渗出。

条索状视网膜皱褶见于FEVR、ROP、Norrie病、色素失禁症(IP)、PHPV/PFV。鉴别见表4-4-18。PHPV/PFV多为单侧,条索从视乳头横贯玻璃体向晶状体后囊中心延伸。

[治疗原则]

1期：有很轻度的周边部血管异常,可能没有视力的明显变化,将在很长一段时间内病情保持稳定,临床上容易漏诊,不必治疗,观察随访。

2期：激光光凝通常是必要的。

3～5期：重度活动期病变,发展迅速必须立即大力干预,应该用玻璃体切除术治疗±巩膜扣带术。否则,可严重丧失视功能。参考ROP治疗。

十二、白血病视网膜病变

白血病是造血干细胞恶性克隆性疾病。由于增生失控、分化障碍、凋亡受阻而在骨髓和其他造血组织中大量增生累积,并浸润其他非造血组织和器官,同时抑制正常造血功能。

临床可见不同程度的贫血、出血、感染发热,以及肝、脾、淋巴结肿大和骨骼疼痛。我国白血病发病率2.76/10万,占癌症总发病数的3%～5%。恶性肿瘤病死率中白血病占第6位,在儿童和35岁以下的人群中占第1位。

[白血病分类]

1.急性白血病 细胞分化停滞在早期阶段,骨髓及外周血中以原始及幼稚细胞为主(>20%)。疾病发展迅速,病程数月。分成两种：①急性髓系白血病(acute myeloid leukemia,

AML）：又称急性髓细胞白血病。主要见于 50 岁以上的病人。占我国急性白血病的 61.6%。② 急性淋巴细胞白血病（acute lymphoblastic leukemia，ALL）：简称急淋。主要见于 15 岁以下的儿童。占我国急性白血病 35.4%。

2. 慢性白血病　细胞分化较好，骨髓及外周血中以异常的较成熟细胞为主，其次为幼稚细胞，原始细胞常不超过 10% ～ 15%。发展缓慢，病程数年。分成两种：① 慢性粒细胞白血病（chronic myelocytic leukemia，CML）：简称慢粒，占慢性白血病的 90%。主要见于 50—60 岁的病人。② 慢性淋巴细胞白血病（chronic lymphocytic leukemia，CLL）：简称慢淋，在我国占白血病的 5%。主要见于 10 岁以下和 50 岁以上的病人。B 细胞(以 CD5,CD23 标记)多见，T 细胞仅占 2%。

[眼部表现]

白血病几乎涉及所有的眼组织。眼部受累是由于白血病细胞直接浸润，如眼眶、结膜、虹膜、脉络膜、视网膜、视神经；也可能是贫血、血小板减少症和高凝状态等白血病并发症引起，如视网膜的血管异常、玻璃体出血、球结膜下出血、视盘水肿等。另外，机会感染及药物治疗也可造成相关的眼部表现。

儿童占 42%，85% 属于急性白血病。髓系占 52%，淋巴细胞性占 48%。平均年龄 24.4 岁(6 周至 78 岁)。白血病病人 35% ～ 80% 侵犯眼。

白血病视网膜病变（leukemic retinopathy）呈多样化，因白血病类型、年龄（儿童或中老年人）、病程不同。视网膜内出血、白心出血、视网膜静脉扩张弯曲、棉绒斑是最常见的体征。

按照病生学归纳为三类：白血病细胞直接浸润组织（仅 10%）、继发性改变（非特异性）、医源性并发症。

1. 白血病细胞直接浸润组织

（1）视网膜浸润：奶白色结节，1 个或多数，单眼或两眼。

（2）Roth 斑（白心出血）：白心为白血病细胞集团或血小板纤维蛋白凝集。

（3）假性前房积脓：白血病细胞浸润虹膜。

（4）视神经浸润：0.3%，也许是 CNS 白血病的一部分。

（5）玻璃体白色浸润：限于 ILM 屏障阻挡，白血病细胞只能通过视盘新生血管或随玻璃体出血进入玻璃体。

（6）脉络膜浸润：尸检发病率 65% ～ 85%，脉络膜缺血→RPE 受损→渗出性视网膜脱离。可是临床上 Gass 报道 1 例。可能临床上因视网膜或 RPE 遮挡而不被发现。

（7）眼球突出：成人 0.6%，儿童 1.7%。眼眶髓系白血病细胞浸润形成的肿块称为粒细胞肉瘤（granulocytic sarcoma）造成眼球突出，也可直接浸润球结膜。旧名绿色瘤（chloroma），由于肉眼检查呈绿色（髓过氧化酶的色素）。粒细胞肉瘤可作为疾病的终末事件发生，预后不良。56 例眼眶粒细胞肉瘤在 18 个月内死亡（1983）。可经球结膜浸润、前房角浸润（眼内压增高，局部放疗后缓解）、巩膜浸润。

2. 继发性改变（非特异性）　白血病眼表现的多为继发性的。

（1）视网膜内出血，27%。往往是多数性、两侧性。墨渍状、火焰状、点状，以白心出血为最典型。由于贫血性缺血、血小板减少、血浆高凝状态，白血病幼稚细胞体积大，不易变形，表面黏滞性也高于成熟细胞。

（2）棉绒斑，6%。由于贫血性缺血，血浆高黏或白血病浸润。

（3）视网膜静脉弯曲扩张，14%。由于高黏度引起血流缓慢，循环淤滞，氧合作用不足。

（4）黄斑出血，6%。

（5）微动脉瘤。白细胞增多造成高黏度所致。

（6）视网膜新生血管形成。血高黏度引起缺血。

（7）玻璃体下出血，4%；玻璃体出血 1%。

（8）视盘水肿，2%。浸润的白细胞，压迫阻碍静脉回流所致。

（9）CRVO，1%。与显著的淋巴细胞增多或血小板增多和假定的高黏血症有关。

（10）渗出性视网膜脱离。白血病细胞浸润脉络膜→缺血→RPE 受损引起。

（11）其他变化：球结膜下出血 4%，球后出血 1%，上睑脓肿 0.3%。

3.医源性并发症　移植物抗宿主病（graft-versus-host disease）是同种异体骨髓移植的主要并发症，是由于供体骨髓淋巴细胞对宿主抗原的免疫应答而引起的。

回顾分析小儿骨髓移植治疗后 51% 的病人出现眼部改变。最常见的并发症包括干眼症（12.5%）、白内障（23%）、后段并发症（13.5%）。并可能发生机会性感染、出血、移植物抗宿主病，眼带状疱疹性角膜炎、真菌性眼内炎，骨

髓移植治疗后结膜炎（1 期是结膜充血；2 期是充血水肿或渗出；3 期是假膜性结膜炎；4 期包括前面所述加上角膜上皮脱落）等。出血性并发症有玻璃体和视网膜内出血、角膜溃疡/溶化、葡萄膜炎、睑外翻、白内障。

化疗后角膜上皮改变。马利兰（Busulphan）发生白内障。长春新碱造成视神经萎缩。

[诊断]

白血病病人早已不常规眼科会诊，只有视力减退者才会来眼科检查。

视网膜内出血、白心出血、视网膜静脉扩张弯曲、棉绒斑是最常见的体征，且两侧性。

视网膜白血病细胞浸润和视神经头浸润并不多见，侵犯视神经者视力严重丧失。儿童眼

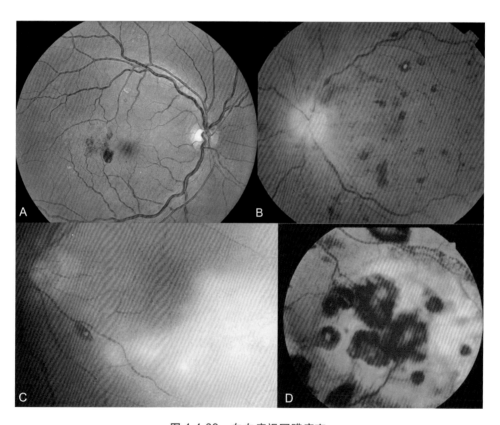

图 4-4-39　白血病视网膜病变

A. 患者 53 岁，视力 1.0 OU。常规体检。双眼黄斑出血以及一些白心出血。视网膜静脉轻度弯曲扩张。白细胞计数 292×10⁹/L（292 000），74% 未成熟细胞，其余均正常。这一发现符合慢性髓性白血病的诊断。B.54 岁，视力丧失 1 周，右眼数指，左眼 0.15。两眼眼底示视盘苍白，边缘模糊，奶油白色浸润。多个火焰状和墨渍状出血，一个白心出血。白细胞计数 97×10⁹/L（97 720）（41% 胚细胞，47% 中性粒细胞），血红蛋白 17.1g/dl，血小板计数为 128×10⁹/L（128 000）。T 细胞急性粒细胞白血病。两眼白血病视网膜病变，白血病浸润视神经。C.56 岁。慢性髓系白血病。视网膜奶白色浸润。白心出血。D. 急变期慢性粒细胞白血病患者两侧视网膜浸润（白色）与墨渍状出血和白心出血

球突出一定要想到粒细胞肉瘤。

白血病来眼科会诊,诊断极易。

首诊于眼科而发现白血病。10% 白血病眼表现首诊于眼科,那时病人白血病的全身表现尚不明显,因此,要求眼科医师根据眼部的蛛丝马迹来发现白血病。由于白血病视网膜病变的体征不具特异性,诊断颇具挑战性。

多数病人因视力下降来眼科首诊。

① 白血病细胞直接浸润视网膜伪装葡萄膜炎(图 4-4-39C,D),均为两侧性。凡是有视网膜内出血,尤其是白心出血,提示白血病。

② 白血病细胞直接浸润脉络膜伪装葡萄膜炎。常伴渗出性视网膜脱离。FFA 示脉络膜缺血。凡是伴有视网膜内出血,尤其是白心出血,提示白血病。

③ 前房积脓伪装前葡萄膜炎。假性前房积脓并不伴有相应程度的虹膜睫状体炎的表现,诸如红痛刺激症状,无虹膜后粘连。这种假性前房积脓可见于儿童视网膜母细胞瘤、儿童急性白血病和眼内淋巴瘤。

④ 白血病细胞直接浸润视神经伪装视盘水肿(图 4-4-39B)。浸润视神经会造成视力丧失,OCT 也许能区别细胞浸润与水肿。病人往往伴有白血病性视网膜内出血、白心出血、静脉扩张弯曲。

⑤ 两侧性中心凹旁视网膜小出血。视力正常,常规体检而被发现(图 4-4-39A)。仔细观察视网膜静脉轻度扩张弯曲,白心出血虽然不是特征性体征,但是出现率高,并且眼底改变是两侧的。必然应该怀疑系统性血液病变。

⑥ 玻璃体出血。如果还能看到眼底后极,注意有无白心出血等白血病改变。

⑦ 眼球突出,白血病细胞直接浸润于眼眶。最多见的是髓系白血病细胞浸润形成的肿块称为粒细胞肉瘤(旧名绿色瘤)。

⑧ 反复球结膜下出血。

⑨ 视盘水肿伴共济失调,提示 CNS 白血病的改变的可能。

凡遇上述情况怀疑白血病时,应做血液学评估,包括血常规(白细胞计数和分类)、外周血涂片(查原始、幼稚细胞)、凝血功能、血小板计数等 4 项。凡是白细胞计数增高,或有原始 / 幼稚白细胞,或血小板明显降低,请血液病医师协助进一步彻底评估,包括骨髓抽吸或活组织检查,还可能需要腰椎穿刺检测脑脊液细胞学。

如果存在单眼或双眼视盘水肿或浸润,则需眼眶和脑 CT 或磁共振成像。如果玻璃体细胞和视网膜浸润是临床表现的突出特征,而眼部诊断不确定,则应考虑平部玻璃体切割术或细针抽吸活检以明确诊断。

[鉴别诊断]

眼内白血病需要鉴别的疾病有:眼内微生物感染如念珠菌、诺卡菌、隐球菌,非感染性眼内炎症如结节病肉芽肿、平坦部炎,原发性玻璃体视网膜淋巴瘤。

[治疗原则]

由血液病医师与肿瘤医师负责化疗,放疗。化疗能彻底清除体内的白血病细胞,但有抑制造血功能的不良反应。造血干细胞移植术(hematopoietic stem cell transplantation)是通过静脉输注造血干、祖细胞,重建病人正常造血与免疫系统。造血干细胞移植基本上替代了"骨髓移植"这一术语,因为造血干细胞不仅来源于骨髓,亦来源于可被造血因子动员的外周血,还可以来源于脐带血。

浸润性眼内白血病一般是全身化疗结合外放疗。所需辐射剂量通常推荐比用于眼内淋巴瘤低,可能低至 12 ~ 20Gy。临床上治疗成功的病例,2 个月后尸检显示眼内白血病浸润。

[病程和预后]

未经治疗的眼内白血病浸润会持续进行,最终会造成严重视力丧失。幸运的是,大多数视网膜病变对低剂量外放射治疗、全身化疗均有迅速完全的反应。视盘大面积浸润对治疗有反应,可是通常不会改善视力。

眼内浸润性白血病病人,生存预后极差。大多数中位生存期为 3 ~ 5 个月。

十三、Purtscher 视网膜病变

1910 年，Purtscher 描述头部严重外伤病人的两侧视盘周围视网膜发生白斑（棉绒斑）和出血。随后，发现这类眼底改变也见于其他类型的创伤（胸部，或长骨骨折），以及非创伤性疾病。后来将非创伤性病因引起者称"Purtscher样"视网膜病变以资区别。

Miguel（2013）估计年发病率是 0.24/100万（包括 Purtscher 视网膜病变和 Purtscher 样视网膜病变）。

[病因]

微栓塞学说认为视网膜毛细血管前小动脉闭塞和视网膜神经纤维层的微血管梗塞，形成棉绒斑。栓子有脂肪、空气等。另外，由于全身循环胰蛋白酶，典型地发生在急性胰腺炎病人。

另一机制是白色栓塞，这包括白细胞聚集和补体激活继发淋巴外渗（实验研究的支持）。毛细血管内皮损伤（在 FFA 后期渗漏支持），颅内压突然增加（导致筛板前毛细血管闭塞），视网膜静脉突然扩大或高黏血症。Harrison 等（2011）使用计算机动态流学模拟，提出一个额外机制：后极内层视网膜流变学事件导致血管内皮功能失调。

产生的白色斑片常在视盘周围。小动脉血管内的微小颗粒造成阻塞。这些微粒可以是脂肪栓子、空气栓子、纤维蛋白凝块、血小板白细胞的聚集体、血管内补体系统激活或其他类似大小的颗粒的阻塞在视神经乳头周围视网膜小动脉。

Purtscher 视网膜病变：急性视盘周围视网膜小动脉阻塞性病变，由严重头颅外伤、胸部挤压伤、长骨骨折、骨矫形手术、虐待小儿综合征、高空跳伞自由降落过程等引起。

"Purtscher 样"视网膜病变（Purtscher-like retinopathies）：指由非创伤性的全身性疾病引起，如急性胰腺炎、慢性肾功能衰竭、先兆子痫、系统性红斑狼疮、血栓性血小板减少性紫癜、硬皮病、皮肌炎、举重、眼眶注射等。急性胰腺炎 Purtscher 样视网膜病变是多器官功能衰竭的一个指标，通常是致命的。

补体激活（complement activation）引起白细胞凝集，最大直径达 50μm，足够堵塞视网膜小动脉。也许是血小板凝集或间接性血管内皮受损。补体激活可发生在急性胰腺炎、严重外伤、脂肪栓塞综合征、分娩后。动物模型未能证实急性胰腺炎引起血管堵塞。

为什么栓塞发生在视乳头周围？可能由于视乳头周围毛细血管与其他视网膜部位不同，在视乳头周围毛细血管由较少的小动脉供应，并且吻合也少。

[组织病理学]

急性胰腺炎病人在发病 23d 后尸检显示视网膜水肿，内层视网膜结构丧失并且突然移行至正常视网膜。有些地区视网膜外层损害重于内层。RPE 和脉络膜正常，但是视网膜小动脉和脉络膜血管均有阻塞（纤维蛋白），电镜显示小动脉有栓塞。

主要病变可能在外节。

[临床表现]

Miguel 等搜集 670 篇报道（Eye，2013，27：1-13），完整记载的 68 例中：外伤（33.8%，两侧性 52.2%），急性胰腺炎（19.1%，两侧性 92.3%），Valsalva 动作（8.8%，两侧性 16.6%），血栓性血小板减少性紫癜（7.3%，100% 两侧性），溶血性尿毒症综合征（4.4%，100% 两侧性），冷球蛋白血症丙型肝炎（4.4%，1/4 两侧性），妊娠相关（HELLP，剖宫产及妊娠中毒症后败血症）（4.4%，100% 两侧性），SLE（3%，50% 两侧性），球后麻醉（3%），其他 8 种原因各 1 例。

病人突然两眼发生无痛性视力丧失，视盘附近众多棉绒斑（93%），可能有些小出血（65%），常为火焰状。Purtscher 斑（63%），黄斑水肿（22%），视盘水肿（16%），假性樱桃红（26%）。单侧性者少见（< 40%）。

Purtscher 斑（flecken）特征：在内层视网膜的浅表，介于小动脉和小静脉之间，多个，

分散的多边形视网膜发白区域（1/4 DD 至数个 DD），但有透明地带（无视网膜发白）平均 50μm，在视网膜小动脉、小静脉和毛细血管前小动脉的任一侧。此特征，只有 50% 的病例被确认，这与边界不清的棉绒斑不同（图 4-4-40）。

1～3 个月后棉绒斑和 Purtscher 斑消散，数月后出现视神经萎缩。

FFA：急性期轻者视网膜小动脉、毛细血管和小静脉有渗漏。小动脉阻塞见于严重病例。

[诊断]

诊断要点：① 多数棉绒斑。② Purtscher 斑（flecken）。③ 视网膜少出血，少量。④ 视盘水肿。⑤ 严重头、胸部外伤、长骨骨折后。⑥ 存在急性胰腺炎、肾衰竭、分娩后、自身免疫病等合理的原因。

多数棉绒斑，尤其是两侧性的，可能有少许视网膜小出血。首先要想到 Purtscher 视网膜病变和 Purtscher 样视网膜病变。如果在彩照上或检眼镜下能辨别 Purtscher 斑，则可支持诊断。如发生于严重头、胸部外伤、长骨骨折后，则很易引出诊断。如果是由非创伤性的全身性疾病引起者，需追问有关病情，如急性胰腺炎、肾衰竭、自身免疫病、分娩后等，并请内科会诊寻找病因。

Purtscher 视网膜病变：两眼多量棉绒斑，通常发生于颅外伤或胸腔压缩伤。

Purtscher 样视网膜病变（Purtscher-like retinopathy）：Purtscher 视网膜病变，凡非创伤性病因者正确命名是 Purtscher 样视网膜病变。不过，临床上常以病因命名，如急性胰腺炎视网膜病变、肾病性视网膜病变、SLE 视网膜病变等。

[治疗原则]

尚无治疗共识，观察和治疗潜在的病因可能是最合理的治疗选择，可以避免药物不良反

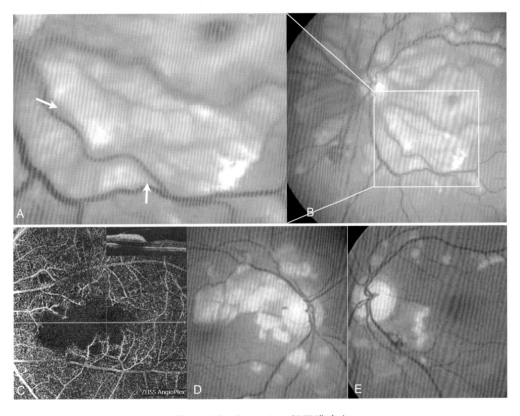

图 4-4-40　Purtscher 视网膜病变

A-B.急性胰腺炎病例两眼后极众多视网膜白色混浊斑,注意放大图中可见其与小动脉或小静脉有一个相对透明带(白箭),此称 Purscher 斑 (flecken)。B.视盘鼻下方少量视网膜内出血。C.OCTA 示毛细血管丛血流空虚。D-E.胸部挤压伤后 1d,视网膜很多棉绒斑,左眼视盘颞下方有少许视网膜内出血。2 个月后棉绒斑消退

应的风险。个案报道泼尼松(口服或加静脉滴注)改善视力，但缺乏前瞻性研究。高压氧对缺血早期病人有助于提高组织氧。

十四、血管样条纹

Doyne（1889）最先报道，1892年由Knapp取名为血管样条纹（angioid streaks）。直至1916年Kofler确定Bruch膜水平组织破裂。血管样条纹经组织学证明并非异常血管，而系Bruch膜弹性层和胶原层钙沉着和退行性变导致破裂，伴RPE变薄。本书从体征诊断角度考虑，姑且将血管样条纹安排在血管病节。

本病少见，但因其表现特殊而引起注意。

[病因]

血管样条纹与其他Bruch膜破裂的病变，如近视性漆裂纹、外伤性脉络膜破裂一样可发生脉络膜新生血管形成。50%与某些全身弹力组织变性疾病有关，如弹性假黄瘤（pseudoxanthoma elasticum，PXE）（34%）、Paget病（10%）、镰刀状红细胞贫血病（6%）、Ehlers-Danlos综合征，50%为特发性（不伴系统性病变）。

弹性假黄瘤（PXE）：又称Gronblad-Strandberg综合征，常染色体隐性遗传，染色体16p13.1的ABCC6 MTP基因突变所致。进行性结缔组织弹力纤维钙沉着故易碎裂。主要表现于皮肤、Bruch膜、血管。在青少年期发病，但见于出生后不久，10岁以内起病者极少，两侧对称性，皮肤受摩擦较多的部位出现淡黄色至橘黄色皮疹及皮肤增厚、弹性差、松弛。皮肤毛孔扩大，如"拔掉毛的鸡皮"，外观呈橘皮样（图4-4-41）。周围血管病、高血压、冠心病和内膜纤维化与钙化。消化道黏膜改变与皮肤改变相似。大多数病人两眼出现血管样条纹，72%～86%伴发两眼CNV。蓝色巩膜。

[病理改变]

血管样条纹在早期阶段，Bruch膜胶原层和弹力层增厚和钙化而演变部分断裂，并且RPE变薄。随后全层Bruch膜破损，接着脉络膜毛细血管，RPE和光感受器开始萎缩。来自脉络膜的纤维血管增生可通过Bruch膜断裂口进入视网膜，造成脉络膜新生血管形成，最终发展成盘状瘢痕。在CNV区域病检发现金属蛋白酶特别是MMP-9增多，此物质可引起基底膜破坏和新生血管形成。

[眼底表现]

一般无症状，直至发生黄斑并发症，特别是脉络膜破裂、脉络膜新生血管形成。

1. 视盘周围血管样条纹两侧性　①分布：围绕视盘的一个环，从环发出轮辐状条纹，走行酷似血管，离视盘2～3DD后消失；少数可延伸至赤道。在Bruch膜层面。②条纹颜色：透过变薄的RPE→裂缝→显露脉络膜色调。因此，根据眼底背景色素多寡及裂纹表面的RPE萎缩程度而有明显差异。白种人的条纹为红色至暗红色，有色人种的条纹呈浅棕色至深棕色。1/3病例有纤维组织或纤维血管组织增生进入裂缝，则呈灰色或深灰色。③条纹直径：50～500μm，宽窄不一，通常与血管直径粗细相似，最宽的相当于视盘附近静脉的2～3倍。④条纹边缘：非常不规则，条纹两侧RPE可能有色素增生或脱色素。

2. 橘皮样损害（peaud orange pattern）　50%在眼底颞侧，RPE出现大量斑驳状改变的黄色小斑点（局部Bruch膜角化、增厚、钙化和退化）。

3. 黄斑　CNV72%～86%发生。值得注意的是，病人的视网膜下液并不总是提示活动性CNV，可能对抗VEGF注射无反应。这种SRF与图形营养不良样（色素沉着，甚至卵黄样沉积物）表现相关，表明RPE功能异常（Zweifel SA, Imamura Y, Freund KB. Multimodal fundus imaging of pseudoxanthoma elasticum. Retina, 2011，31:482-491）。

4. 视网膜脉络膜瘢痕　在中周部散在小圆形萎缩斑。

血管样条纹常产生黄斑变性（渗出性多于萎缩性）及脉络膜新生血管形成，而使视力明显降低。条纹进展缓慢，经数年随访不能察觉明显变异，也可能条纹的长度和宽度有所增加。但是不会退化。

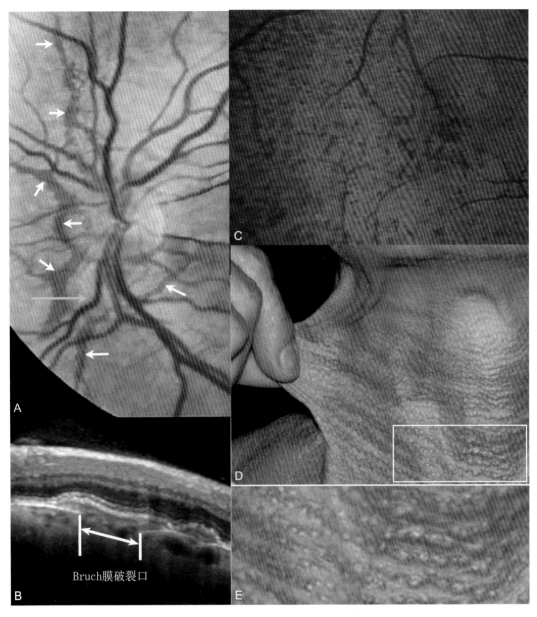

图 4-4-41　弹性假黄瘤（PXE）

A. 血管样条纹呈褐色（白箭）。B. OCT 示 Bruch 膜破裂口，RPE 下已有纤维组织长入。C. 黄斑橘皮样损害（peaud orange pattern）。D. 皮肤增厚、弹性差、松弛。皮肤毛孔扩大，如"拔掉毛的鸡皮"。E. 局部皮损放大

[影像学检测]

1. FFA　血管样条纹的径路在造影早期是不规则强荧光或弱荧光。早期强荧光（RPE 萎缩性透见荧光），其亮度需视该处 RPE 状态而异；早期弱荧光（脉络膜毛细血管充盈不良）；晚期不同程度染色（纤维或纤维血管性增生组织）。FFA 的目的主要是探查 CNV 或盘状瘢痕。

2. ICGA　病情不同，表现不同。血管样条纹多数呈强荧光。但有些病例条纹的边出现线状弱荧光（RPE 色素遮挡或脉络膜毛细血管萎缩）。

3. FAF　血管样条纹呈弱自身荧光（RPE 丧失）。连同所有 RPE 缺失处全为暗黑区域，在视盘附近不易分清血管样条纹（图 4-4-42）。

4. OCT　检测 Bruch 膜断裂和视网膜下纤维化和积沉物，这很难用 FAF、FFA 或 ICGA 发现。OCTA 可帮助发现或证实 CNV。

[诊断]

此病在检眼镜下很易被漏诊。视网膜正常血管的色泽与血管样条纹明显差别，所以，只要注意视盘周围有怪异色泽的"血管"，立即引起警惕！仔细观察其颜色、分支和走行并非视网膜血管，而像血管样走行的条纹，其边不规则，明显不光滑；仔细观察会发现有一个环包围视盘边缘。异常条纹的颜色可从棕色、深棕色、红色、暗红

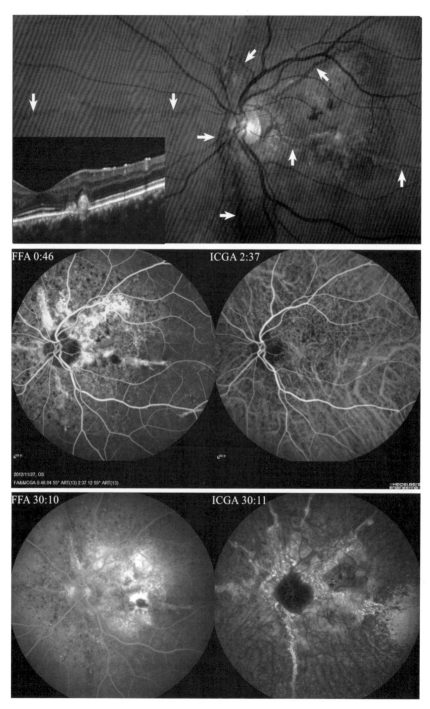

图 4-4-42　血管样条纹

血管样条纹在此病例呈深灰色（白箭），围绕视盘呈环形，再从环形条纹向四周放射。OCT 显示 RPE-Bruch 膜 - 脉络膜毛细血管复合体向前突出，冲破椭圆体区。血管样条纹在造影图像中非常夺目。在 ICGA 晚期呈强荧光，比 FFA 早期的强荧光更其清楚

色至灰色。用检眼镜检查就能做出诊断。

FAF、FFA 和 ICGA 图像彰显血管样条纹，绝不会漏诊。

造影图像上要注意 CNV 或盘状瘢痕。

诊断血管样条纹后需请皮肤科、心血管科等会诊有无弹性假黄瘤，畸形骨炎者可能是 Paget 病。系统性疾病排除后才能诊断为特发性。

[鉴别诊断]

高度近视眼有明显豹纹状眼底，若伴有血管样条纹易漏诊。有脉络膜新生血管形成、盘状瘢痕者需在视盘周围仔细观察，以免漏诊血管样条纹。

[治疗原则]

血管样条纹本身不影响视力者不需治疗。并发脉络膜新生血管形成者玻璃体内注射抗 VEGF，其长期视觉效果尚待研究，激光凝固并不改善视力。

第五节　视网膜隆起的疾病

一、视网膜脱离

（一）概述

神经感光视网膜与视网膜色素上皮（RPE）之间有一个潜在性间隙，液体积聚于此间隙，称为视网膜脱离。视网膜脱离（retinal detachment，RD），简称网脱（RD），又译为视网膜剥离（简称网剥）。

1. 视网膜脱离依据发病原因分 4 种

（1）孔源性视网膜脱离（rhegmatogenous retinal detachment，RRD）：RRD 为最多见的视网膜脱离。视网膜出现撕裂（tear）或全层孔（hole）为发生本病的先决条件，液化玻璃体钻入破孔，将感光视网膜与 RPE 之间的潜在间隙扩大，感光视网膜即与 RPE 脱离。治疗关键在于封闭破孔（break）。

（2）牵拉性视网膜脱离（tractional retinal detachment）：或称牵引性视网膜脱离。炎症或出血后，玻璃体视网膜纤维增生膜机械性牵拉，将感光视网膜从 RPE 拉开。脱离的视网膜表面光滑，吊床样凹面朝着眼前段。治疗关键在于分离增生膜及玻璃体切除。牵拉性视网膜脱离若因玻璃体视网膜牵引力增加而造成视网膜破孔，则称牵拉 - 孔源性视网膜脱离（tractional-rhegmatogenous RD）。

（3）渗出性视网膜脱离（exudative retinal detachment）：视网膜下有大片渗出液积聚。原因为脉络膜视网膜严重炎症、循环障碍、新生物。视网膜下液体会随病人体位不同而移动。治疗针对发病原因。

（4）出血性视网膜脱离（hemorrhagic retinal detachment）：血液进入视网膜下间隙造成的视网膜脱离。少见。原因有眼外伤（损及脉络膜）、眼内手术、CNV、PCV、PDR、视网膜血管病变、病理性近视。治疗针对发病原因，少量出血可能自吸收，有的需激光介入或手术治疗。

2. 视网膜脱离根据脱离范围　分为：半个象限、1 个象限、2 个象限、3 个象限、4 个象限、全脱离（total detachment）。

3. 视网膜脱离根据脱离形态及程度　分为

（1）亚临床脱离（subclinical detachment）：视网膜下液范围 < 2DD，而且通常不进展，无症状，裂隙灯检查发现视网膜血管投影于色素上皮。

（2）浅脱离（shallow detachment）：最小程度地视网膜隆起，用检眼镜已可发现扁平状脱离，一般是小范围的。最多见于视网膜破孔的附近，绘图时在视网膜破孔周围画一个小圈，注明该区 SRF+，意即破孔周围有视网膜下液（subretinal fluid，SRF）。

（3）中心凹视网膜脱离（foveal retinal detachment）：简称中心凹脱离。OCT 才能发现的小范围视网膜脱离，常见于有后葡萄肿的病理性近视，严重黄斑水肿。

（4）大泡形脱离（bullous detachment）：视网膜脱离区明显隆起，表面光滑，此为最典型的类型。广泛的大泡形脱离，可被形容为球形脱离（globulous detachment）。

（5）伞形脱离（umbrella detachment）：常为牵拉性脱离。

（6）漏斗状脱离（funnel-shaped detachment）：严重的视网膜全脱离，视网膜全面成为强直性皱褶而固定，呈漏斗状。裂隙灯检查玻璃体时不需辅助透镜就可看到脱离的视网膜，窄小的玻璃体腔中横贯很多增生膜或条束。

（7）平伏（flat）：Flat 这个形容词在临床上经常用来描述视网膜未有脱离。视网膜无脱离状态称平伏；脱离的视网膜回复至不脱离状态称平复。

（二）孔源性视网膜脱离

孔源性视网膜脱离多在 20 岁以上，30—60 岁较多（表4-5-1）。5% ～ 30% 双侧先后发病。发病率约万分之一，外伤性除外。美国 2010 年统计，每年 55 000 例孔源性视网膜脱离修复手术。

原发性视网膜脱离 90% ～ 100% 有破孔（break）。破孔在视网膜脱离的发病机制及治疗上占有重要地位。Okun 曾报道 494 只正常尸体眼球做连续切片，发现 4.8% 的眼球有视网膜破孔而无脱离，其中 7% 在 40 岁以上，这些眼球生前皆无视网膜脱离病史。由此可见，破孔并

表 4-5-1 孔源性视网膜脱离（RRD）概况

危险因子
- 近视眼（非外伤性 RRD 类的 50%）
- 格子样变性
- 白内障手术
- 外伤

破孔的原因
- 传统的（马蹄形，去盖撕裂）
- 萎缩性（圆孔）
- 坏死后（圆孔）

破孔大小
- 小（＜ 1/4 时钟点位，即 8°）
- 中等（1/4 -1 时钟点位，即 8°～ 30°）
- 大（1-3 时钟点位，即 30°～ 90°）
- 巨大（＞ 3 时钟点位，即 ＞ 90°）

破孔分布与年龄
- 颞上方（＞ 40 岁 47%；＜ 20 岁 36%）
- 上方（＞ 40 岁 26%；＜ 20 岁 20%）
- 颞下方（＞ 40 岁 19%；＜ 20 岁 37%）
- 下方（＞ 40 岁 8%；＜ 20 岁 7%）

破孔的位置
- 近锯齿缘 12%
- 锯齿缘赤道之间 28%
- 赤道 45%
- 赤道部后 14%
- 黄斑 1%

破孔的数目
- 1 个 50%
- 多个 50%（75% 在 90° 范围内）

破孔的起由
- 原发性破孔：造成视网膜脱离者
- 继发性破孔：存在于术前，但不是视网膜脱离的原因；可能是因视网膜下液抬起而发生的；炎症或光凝后的脉络膜视网膜瘢痕部位，光凝功率过高；过度冷凝；铺路石变性的边缘

破孔的形态
- 马蹄形
- 圆形或椭圆形（去盖撕裂，萎缩性）
- 断离

脱离范围
- 象限（1 个或以下，2 个象限，3 个象限）
- 全（4 象限，漏斗状）
- 睫状体扁平部上皮脱离

黄斑状态
- 附着（macula-on）
- 脱离（macula-off）

晶状体状态
- 有晶状体眼（破孔常在赤道部）
- 人工晶状体或无晶状体眼（小孔，近锯齿缘）

继发性改变
- 分界线（色素性和无色素性）
- 视网膜纤维化条索（线性和分支）
- 视网膜变薄
- 黄斑水肿
- 黄斑孔
- 视网膜视巨囊样变性
- 增生性玻璃体视网膜病变（PVR）
- 视网膜内巨囊肿

不是引起视网膜脱离的唯一因素。在神经感光视网膜与 RPE 接触处有蛋白及葡萄糖胺多糖组成的"生物胶"，它能防止液化玻璃体钻入视网膜下间隙。因此，有视网膜破裂者发生视网膜脱离的概率只有 1/70，并不高。

玻璃体液化、玻璃体胶原纤维凝聚、玻璃体流动、玻璃体后皮质与视网膜的粘连、视网膜组织变性、神经感光视网膜与 RPE 之间的附着力减退、排除视网膜下液体的系统发生异常等都是促使形成视网膜脱离的因素。

50% 伴有近视眼，40% 为人工晶状体或无晶状体眼，10% 为外伤。高度近视眼为 0.7%～6% 发生孔源性视网膜脱离 (Curtin 1985)，高度近视眼者格子样变性、玻璃体液化、玻璃体后脱离的发生率高。

圆孔 (round hole) 常为变性的结果，而与玻璃体牵引无关。

[危险因子]

1. 玻璃体后脱离 (posterior vitreous detachment，PVD)　Foos 尸检发现 70 岁以上者 63% 有玻璃体后脱离。老年、高度近视、晶状体手术、YAG 囊膜切开术、外伤、眼内炎症、玻璃体积血、糖尿病都是玻璃体后脱离的诱因。高度近视眼行晶状体摘除者 102/103 发生玻璃体后脱离。急性玻璃体后脱离的视网膜撕裂发生率平均为 15%，有上述诱因者发生率增高。

2. 玻璃体视网膜黏着　在玻璃体基底部、视网膜格子样变性的边缘、囊性视网膜神经胶质丛、视网膜血管旁，玻璃体与视网膜黏着力强。玻璃体后脱离时的牵引力大于该处视网膜的伸张力，则视网膜就可发生撕裂。

3. 周边视网膜病损　30% 孔源性视网膜脱离有格子样变性，10% 孔源性视网膜脱离有视网膜囊性神经胶质丛 (cystic tuft)。

周边视网膜格子样变性 (lattice degeneration) ——血管玻璃样变性形成的白色细线，纵横交叉，常排成条带状，此带与赤道平行。格子样变性的边缘与玻璃体牢固地粘连，该处视网膜萎缩变薄，故变性区常有圆形孔，在后缘及两侧为多。与玻璃体粘连者可形成马蹄形撕裂。伴有少量色素紊乱。尸检 11% 有格子样变性，50% 为两侧性，25% 格子样变性发生视网膜破孔。

囊性神经胶质丛是先天性视网膜异常，尸检 5% 有此种胶质丛，10% 会产生视网膜脱离 (RD)，从视网膜脱离的原因来说，其重要性仅次于格子样变性。神经胶质丛有囊性、非囊性、带状牵引三种，只有囊性者可造成视网膜脱离。囊性神经胶质丛为白色微隆起组织，直径 0.1～0.5 DD，边界清楚，基底稍宽或许略带色素，它与玻璃体紧密粘连，故常可产生瓣状撕裂。

蜗牛迹变性 (snail track degeneration) 呈带状，界限清楚，闪闪有光的霜样改变，状似蜗牛迹。位于赤道附近，该处玻璃体变性，形成大的圆孔。有人认为此系早期格子样变性。

4. 晶状体手术　高达 40% 视网膜脱离 (RD) 发生于白内障手术后。囊内摘除、玻璃体脱失及行 YAG 囊膜切开术者发生率增高。晶状体手术后玻璃体发生改变，玻璃体后脱离发生率明显增高。白内障摘除手术后 4 年内 1.12% 发生视网膜脱离 (Javitt，1991)，常有玻璃体基底部后缘的瓣状撕裂。

5. 眼外伤　钝性伤也是常见原因。如由外伤引起视网膜破孔以后再发生脱离者，临床上仍属孔源性；如外伤后因出血机化后才发生脱离者，则应归为牵拉性。间接外伤仅对有明显危险因子的眼球（如视网膜变性并与玻璃体粘连）有诱发视网膜脱离的危险，这些外伤包括头或体部震荡、突然动作、增加腹压或头低位等。间接外伤的线索在病史上常易忽略。

6. 炎症　葡萄膜炎及视网膜炎引起的视网膜脱离属渗出性网脱。但由炎症造成视网膜与玻璃体的粘连及变性，以后可形成视网膜破孔。

7. 视网膜劈裂　老年人 ERM 牵拉引发视网膜劈裂，尤其是病理性近视病人，后葡萄肿更是火上添油。近视牵拉性黄斑病变常因视网膜劈裂而演变成板层黄斑孔乃至全层黄斑孔。

[病生学]

1. 早期视网膜脱离（early RD）

（1）血-视网膜屏障破坏：血清进入玻璃体和视网膜能促进神经胶质细胞和 RPE 细胞迁徙和增生。激活 PDGF-C。

（2）视网膜下液：多数认为是液化玻璃体。但是，另一派的理论认为是房水误流（Tabibian D, Hoogewoud F, Mavrakanas N. Misdirected aqueous flow in rhegmatogenous retinal detachment: A pathophysiology update. Survey of Ophthalmol, 2015, 60: 51-59.）。Pederson（1984）提出视网膜下液主要是房水，它向后流经玻璃体，由视网膜破裂口进入视网膜下间隙。支持的根据有：① SRF 的维生素 C 含量高提示不属于玻璃体而是房水。②用示踪法研究支持液体经玻璃体流入视网膜下间隙。③ RPE 将 RRD 的 SRF 泵入脉络膜的量每天 3.5ml。RRD 病人必须更换 SRF。一个体积有限的退化的液体玻璃体不能提供这种连续供液，所以流体的来源，没有令人信服的证据比房水更为可能。

视网膜脱离 2～4d 后感光细胞开始显示不可逆性坏死，包括内节及线粒体极度水肿，外节消失，核变性。

OCT 研究表明视网膜脱离早期就可以引起光感受器细胞凋亡，并伴有视网膜内的微结构改变，尤其以外层视网膜为主。细胞变化包括光感受器变性、神经突触的重塑、肥大细胞和 Müller 细胞的增生。在视网膜脱离数小时内就可以引起视网膜光感受器的细胞凋亡，2d 达到顶峰，1 周后下降。光感受器的细胞凋亡引起视网膜脱离后外层视网膜的厚度的降低。Kim 等观察发现，视网膜脱离眼的外核层、外丛状层以及光感受器层的厚度显著小于未脱离的视网膜，即使手术后视网膜复位并随访 6 个月，外核层，以及光感受器的厚度恢复程度依然有限。

视网膜脱离后可以出现 EZ 断裂（53%），外界膜断裂（33%），光感受器外节反光带减弱（56%），外核层强反光点（16%）等微结构的改变（魏文斌等，2013）。

蓝色觉锥细胞及杆细胞先发生变性。视网膜内水肿尤以内核层明显，水肿导致视网膜混浊，严重者视网膜感光细胞层形成皱褶（corrugated appearance），外表似脑回样或不规则的短皱褶。脱离区视网膜色素上皮细胞增大，有些细胞反分化（dedifferentiation），经视网膜下液而入玻璃体内。由检眼镜观察见到的视网膜下白点，系 RPE 在外表面增生。因房水错误地朝后流经视网膜破孔，而至视网膜下间隙；或者 RPE 的吸收力增加，而使视网膜下液加快经脉络膜吸收，故眼压低。

玻璃体 VEGF 含量：明显升高。

2. 长期视网膜脱离（long-standing RD）有些病例在脱离范围静止 3 个月后，在脱离区后缘的 RPE 增生而形成色素性黑线，称色素分界线（pigmented demarcation lines）。23% 病例色素上皮增生转化成纤维素瘢痕，使神经感光视网膜与 RPE 紧紧粘连，脱离范围不再扩大。若脱离超越分界线后又静止 3 个月，则会形成第二根分界线。有分界线者不发展成增生性玻璃体视网膜病变（PVR）。白色分界线（non-pigmented demarcation lines）由纤维增生或增生的 RPE 脱色素而成（图 4-5-1）。视网膜细胞萎缩而致半透明，RPE 萎缩而致脱色素。70% 病人在玻璃体内有香烟末样棕色素团（Shafer 征）。有些病例产生视网膜内巨大囊肿或新生血管形成。长期病例可因房水排出困难（色素块或感光细胞的外节堵塞小梁网络）而使眼压增高。

3. 视网膜下液（subretinal fluid，SRF）孔源性视网膜脱离初期视网膜下液是液体玻璃体，它的蛋白浓度较血清低，手术排出视网膜下液时见到的是水样 SRF，易被吸收。病程加长后由于血-视网膜屏障瓦解，视网膜下液成分慢慢地变成血清样，SRF 的渗透压增高，需数月才能被吸收，手术排出时见到的是黏性 SRF。

增生性玻璃体视网膜病变（PVR）：10% 视网膜长期脱离会产生 PVR，而其中 25% 会越来

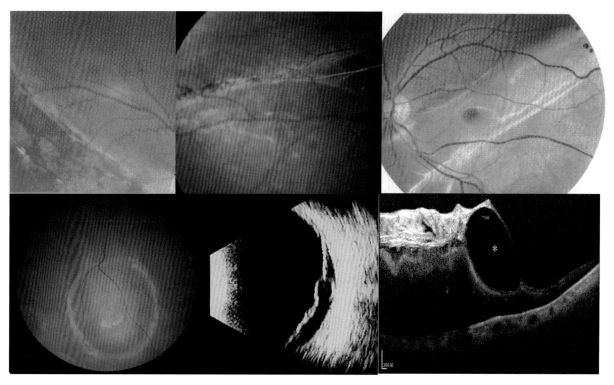

图 4-5-1　视网膜脱离形成的分界线，视网膜内巨大囊肿

上排：长期视网膜脱离后缘的 RPE 增生而形成色素性黑线。白色分界线是纤维增生或增生的 RPE 脱色素。下排：视网膜内巨大囊肿

越重。重症 PVR 是非常棘手的。网脱病人血 - 眼屏障破坏，玻璃体和房水中的血浆成分增高，因此前房中明显闪辉提示有 PVR。

[症状]

1. 前驱期症状（prodromal symptom）

（1）眼前漂浮物或飞蚊症（floaters）：视网膜破孔（break）形成时血管断裂引起的出血，玻璃体后脱离时撕破血管或卷曲成环状的后玻璃体膜破口，变性玻璃体胶原凝聚都可产生飞蚊样视觉。9% 病人存在视网膜破孔。飞蚊症和闪光感同时存在者视网膜破孔的出现率增加至 18%。

（2）闪光感（flashing light，photopsia）：视网膜受牵引而引起，可能与破裂的发生或玻璃体粘连的牵引，玻璃体脱离等有关，因此必须注意与闪光方向相对的眼底周边区。除前驱期外，在视网膜脱离期及电灼手术后也有特别明显的闪光感。3% 病人存在视网膜破孔。

视网膜色素上皮细胞经视网膜破裂口游移至玻璃体或前房，故前玻璃体或前房的香烟末样色素团（Shafer 征）常提示有视网膜破裂或视网膜脱离。未见到前玻璃体有色素不能排除有视网膜破孔存在，故不必专门去搜查这些棕色素来提示是否有视网膜破孔。

飞蚊症＋闪光感＋玻璃体 / 视网膜出血，这三者同时存在者视网膜破孔的概率会明显增加。

上述前驱期症状并非每个视网膜脱离病人皆有，也并非每个有上述症状的病人以后皆发生视网膜脱离，因此飞蚊症及闪光感应引以为警惕。当飞蚊症及闪光感突然明显加剧时，应该在当天或次日检查视网膜有无破孔或脱离。

有 PVD 急性症状的病人大约 20% 在初次检查时就有视网膜撕裂。在就诊时没有视网膜破孔的急性 PVD 病人在随后的 1 周内约有 2% 的概率发生视网膜撕裂。

2. 视网膜脱离（RD）临床表现

（1）如视网膜脱离局限在周边区，敏感的病人能发现某方视野有一块暗影（shadow）。

（2）如网脱从周边逐渐向中心区进行者，视力减退也是逐渐进行的。但病人往往可以注意到先在周边区有一大片黑影，黑影在脱离方向的相对地位，如下方脱离，则黑影区在上方，然后像"落幕"样从上渐渐向下垂落。

（3）脱离范围大的或在中心区者，视力明显减退。约 50% 病人的症状出现得比较突然。无痛，不充血。视野缺损为绝对性的，但早期或浅脱离的视野缺损可以是相对性的。脱离接近黄斑区时中心视力即开始受损害，如到达黄斑区则往往只剩 0.1 以下的中心视力。

［体征］

前房可能略深。眼压正常或偏低（4～5mmHg），与脱离范围及病程有关。如眼压高应考虑有眼内肿瘤或其他继发性脱离的原因；极少数病例为 Schwatz 综合征。长期脱离病例可因房水排出困难而眼压增高。在眼压极低时可以出现房水光带及虹膜震颤，前者是由于房水的蛋白成分增加（血浆样房水），与炎症渗出无关。后者由于玻璃体浓缩，晶状体后退与虹膜分开而引起。对视网膜脱离，使用间接检眼镜检查远比直接检眼镜优越，视野大而有立体感。

脱离的视网膜有以下特征。

1. 脱离的视网膜呈灰色　由于视网膜下液（SRF）阻断光线使之不能直接自视网膜色素上皮（RPE）上反射回来，同时视网膜由于营养障碍而失去正常的透明性，故呈灰白色。正常区域为橘红色。

深层组织结构模糊脱离区 RPE 及脉络膜的结构被视网膜下液及水肿的视网膜遮盖而看不清。譬如病人有豹纹状眼底，则在脱离区脉络膜血管及其色素均显模糊不清。

视网膜隆起在双眼立体视觉观察下视网膜的隆起非常容易察觉。如用直接检眼镜可根据调整镜片的正号数字确定隆起度，也可根据视网膜血管在隆起交界处的路径改变来确定。

隆起极高者可呈大泡形，甚至视盘也为球形隆起所遮挡。有波浪形皱褶。视网膜皱褶在眼球转动时可有飘动。但长期脱离的皱褶可有一种比较固定的感觉，皱褶的高起处色调也较白（图 4-5-2）。

亚临床脱离（subclinical detachment）为极浅的脱离，不能从隆起的高度上去察觉它，用裂隙灯检查时可见视网膜血管投影在色素上皮层上（图 4-5-3），用光切面可显示浅脱离（shallow detachment）。黄斑部的亚临床脱离在 OCT 图像中，哪怕很轻微的 SRF 多能被发现。

2. 液体移动　孔源性视网膜脱离的视网膜下液为液化玻璃体，当眼球运动时视网膜下液移动而造成视网膜轻微震颤。若看不到视网膜轻微震颤，则可比较坐位及仰卧位时脱离的范围及高度的差别，来说明视网膜下液的移动性。

视网膜血管变暗：血管随脱离的视网膜隆起及波纹而弯曲，色调较暗，失去反光条纹。正常血管色调为血柱反射而来，在视网膜脱离者，因光透过视网膜，经视网膜下液折射返回，视网膜血管有如在后照明下，故色变深暗，动静脉色泽难分。仔细观察视网膜血管可以作为鉴别视网膜脱离与玻璃体机化的重要根据。

分界线（demarcation line）：分界线有色素性（黑色）及白色两种（图 4-5-1），产生分界线的原因推测为局部玻璃体牵引。视网膜脱离边界静止 3 个月后，在脱离与未脱离的交界处视网膜色素上皮细胞增生，形成一条色素性黑线。转化的 RPE 与神经感光视网膜牢固地粘连。23% 病人的色素性分界线能阻止脱离的扩展。有分界线者不会发生增生性玻璃体视网膜病变（PVR），原因不明。

脱离区边缘的局部玻璃体牵引刺激，引起纤维化反应，形成一根白线。增生的 RPE 转化，脱色也可能使色素黑线变成白色或混杂有白线。

3. 视网膜破孔（retinal breaks）及变性　这对于孔源性视网膜脱离的诊断及治疗极为关键。

视网膜破孔发生最多的区域是赤道，其次是锯齿缘赤道之间，再其次是赤道后，近锯齿缘；黄斑最少（表 4-5-2）。

破孔（breaks）：是指感光视网膜的全层中断。视网膜脱离的孔不应该全称为"裂孔"。根

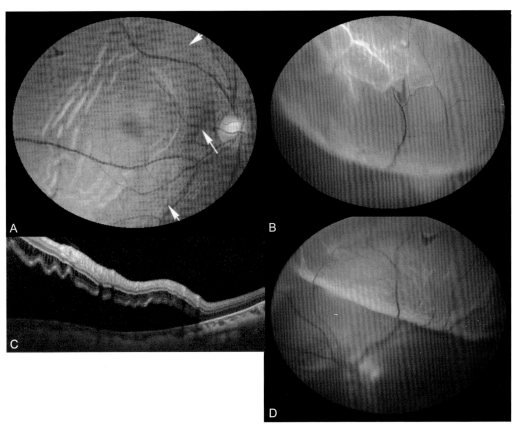

图 4-5-2　孔源性视网膜脱离

孔源性视网膜脱离。A. 视网膜脱离较浅，但脱离已经扩展至黄斑，视网膜下液体继续流向颞下方。视网膜有很多皱纹。颞上方 10 点半方位靠近赤道有一个马蹄形撕裂。B. 视网膜大泡状脱离，10 点钟位至 3 点钟位。赤道部有格子样变性，在其前沿静脉分叉处有一个马蹄形撕裂。脱离尚未波及黄斑。C.OCT 示浆液性脱离视网膜的感光细胞层形成很多皱褶，对应于 A 图的皱纹。D. 视网膜大泡状脱离，有少量皱纹。在 12 点 30 分方位赤道有一个马蹄形撕裂。黄斑无脱离

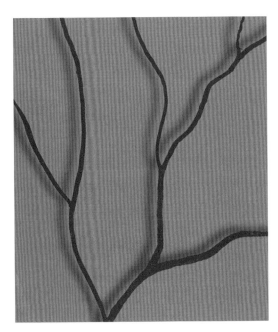

图 4-5-3　亚临床视网膜脱离，视网膜血管出现投影

据发生机制，破孔分为三种类型：撕裂、圆孔及断离。

①撕裂（tears）：是一种因局部明确的玻璃体与视网膜局部粘连和牵拉直接造成的破孔。有马蹄形撕裂（瓣撕裂）、去盖撕裂（operculated tear）、巨大撕裂（giant tear）。

②圆孔（holes）：或称洞、孔、圆孔、裂洞。圆孔是局部视网膜萎缩或变质（deterioration）形成的圆形破孔，一般与玻璃体视网膜牵拉无关。萎缩性孔常见于格子样变性区内、视网膜劈裂（内层孔小，不易见；外层孔大，容易见）等。

③断离（dialysis）：圆周线性撕裂，撕裂的前沿是锯齿缘或邻近锯齿缘。约 75% 的钝性眼外伤后视网膜破孔是视网膜断离。断离被认为是由于眼球显著变形，与玻璃体基底部的相对

表 4-5-2　视网膜破孔（breaks）

类型	原因	形态	多见部位	发病	
撕裂（tears）	PVD 后玻璃体膜局部与视网膜牢固粘连和牵拉				
马蹄形撕裂（horseshoe tears）	局部粘连的玻璃体向撕裂口前方牵拉	瓣状	上方（常为颞侧）	急性	
去盖撕裂（operculated tears）	局部粘连的玻璃体牵拉力垂直于撕裂口	圆形	上方（在后部）	急性	在马蹄形撕裂部位的后，远离玻璃体基底
巨大撕裂（giant tears）	PVD 的玻璃体牵拉力恰在破裂口的前方。破裂口≥ 90°	圆周弧形		急性	
孔，圆孔（hole）	变性 / 萎缩	圆形	颞侧	逐渐	格子样变性区内、病理性近视的赤道部视网膜、视网膜劈裂、黄斑孔、周边囊样变性的壁破裂、急性视网膜坏死后
断离（dialysis）	玻璃体凝胶一直粘着在断离的后缘外伤 / 家族性	圆周弧性	颞下	外伤急性	

无弹性有关。

4. 视网膜撕裂（retinal tears）　撕裂是一种因玻璃体牵引而造成的破裂。这一类撕裂形态从新月形以致典型的马蹄形，多为单个，分成马蹄形撕裂和去盖撕裂。

（1）马蹄形撕裂（horseshoe tears）：或称瓣状撕裂（flap tears）。它本身也许是卵圆形或三角形，表面的瓣使它呈现马蹄形的外观。常在玻璃体基底部后缘，玻璃体与视网膜局部牢固粘连处由于玻璃体后脱离牵引力（玻璃体胶原纤维的收缩和玻璃体流动）而使视网膜局部粘连点向前牵拉→视网膜被拉破。视网膜与玻璃体有牢固的粘连部位，常在玻璃体基底部的后缘（尤其在无晶状体眼）、血管旁、格子样变性区、视网膜神经胶质丛、子午线皱褶。90%以上出现在眼球上半部，因为重力的关系玻璃体对这部分的视网膜牵引力量特别明显。撕裂的后缘称尖（apex），V 字在锯齿缘侧的两个尖角称角（horn），瓣（flap）向玻璃体翘起，瓣的前缘（在锯齿缘侧）像铰链样连在视网膜上，该处称基底（base），见图 4-5-4。尖朝着视盘，

基底在周边部，这可能与视网膜神经纤维排列有关。90% 视网膜撕裂的＜ 1DD。

马蹄形撕裂形成视网膜脱离的 4 个条件：① PVD 伴周边部局部玻璃体视网膜粘连。②粘连点被向前牵拉撕破视网膜。③液化玻璃体通过马蹄形撕裂口流入视网膜下间隙。④视网膜下液积聚力大于 RPE 与视网膜之间的黏合力。

小血管在跨过破孔处多发生中断，但偶尔也可见到横跨过破孔的血管。未行治疗的马蹄形撕裂 33% ～ 55% 发生视网膜脱离，经激光凝固术预防性治疗后发生视网膜脱离者降至 1.4% ～ 7.8%。

（2）去盖撕裂（operculated tears）：发生的机制与马蹄形撕裂相似，但发生的部位在马蹄形撕裂的后方，远离玻璃体基底。可能玻璃体视网膜粘连的垂直向牵引力极强，超过马蹄形撕裂的瓣可被拉长的力量，瓣的基底断裂而被拉入玻璃体，称为揭盖子（operculation）。被揭掉盖子的撕裂称为去盖（取盖）撕裂（图 4-5-4），这种情况也许是有利的，因为揭掉盖子后，其四周不再存在玻璃体视网膜粘连，所以发生视

网膜脱离的概率极少，除非撕裂的周围还有脉络膜视网膜粘连。撕裂口不是马蹄形，而是圆形或卵圆形，在撕裂表面的玻璃体内可看到浅灰色的盖子在飘动。如果撕裂处视网膜血管被拉断，将产生视网膜及玻璃体出血。

（3）巨大视网膜撕裂（giant retinal tears）：PVD 病人撕裂口圆周方位的范围 ≥ 90° 则称巨大视网膜撕裂，常因圆周方向的玻璃体牵拉，PVD 的玻璃体视网膜粘连在视网膜撕裂口的前缘，后缘会卷曲。用间接检眼镜检查所看到的视野大容易辨认。大范围撕裂口呈橘红色，不要把它误认为视网膜。患病率 0.094/10 万。巨大视网膜撕裂不同于视网膜断离，后者是锯齿缘断裂，并且不是在玻璃体后脱离条件下发生的。

Bascom Palmer 眼科研究所 Gonzalez 等回顾 2005—2010 年期间巨大撕裂 221 例，纳入随访分析的仅 79 眼（77 例），撕裂 90° 31 眼，> 90°～< 180° 30 眼，≥ 180° 18 眼。外

伤 22%。所有病人全行 PPV+ 气体或硅油填充。85% 行环形巩膜扣带，71% 使用过氟化碳液（perfluorocarbon liquids，重水）展平脱离的视网膜，或用软管协助平伏视网膜。18% 视网膜脱离复发需再次 PPV。术后随访 92% 获得解剖成功。随访时视力 ≥ 0.5 占 22%，≥ 0.05 占 73%，< 0.05 占 27%，无改变者 57%。

Stickler 综合征（遗传性玻璃体视网膜营养不良），过度冷凝或光凝，晶状体眼植入后房 IOL 均可出现巨大视网膜撕裂。通常起因于玻璃质基底部的圆周形玻璃体牵引。

5. 视网膜孔或圆孔（retinal hole，round hole） 视网膜孔是圆形或卵圆形的萎缩性或变质性缺失，感光视网膜组织全层中断。通常在眼底周边或周边中部，偶尔在黄斑部。孔与撕裂不同，它不是由于玻璃体视网膜的牵引而产生的，因此无瓣、无盖（图 4-5-5）。尸检 2.3% 有孔，常伴有格子样变性、近视、脉络膜视网

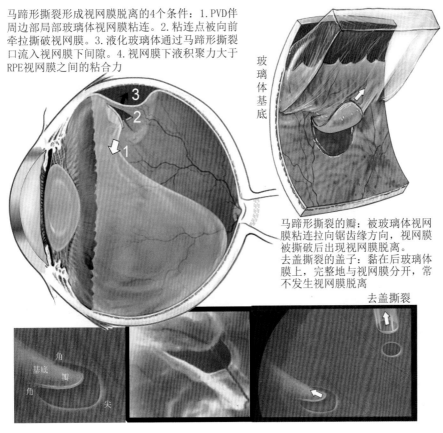

马蹄形撕裂形成视网膜脱离的4个条件：1.PVD伴周边部局部玻璃体视网膜粘连。2.粘连点被向前牵拉撕破视网膜。3.液化玻璃体通过马蹄形撕裂口流入视网膜下间隙。4.视网膜下液积聚力大于RPE视网膜之间的粘合力

马蹄形撕裂的瓣：被玻璃体视网膜粘连拉向锯齿缘方向，视网膜被撕破后出现视网膜脱离。
去盖撕裂的盖子：黏在后玻璃体膜上，完整地与视网膜分开，常不发生视网膜脱离。

去盖撕裂

图 4-5-4　马蹄形撕裂，去盖撕裂

膜炎、子午线皱褶、小带牵引神经胶质丛及变性视网膜劈裂症。病理性近视的黄斑圆孔与后葡萄肿、PVD 有关，常继发于 ERM。特发性黄斑孔是由于玻璃体视网膜的切线或前后向牵引而产生的。圆孔周围有色素堆积者称萎缩孔（atrophic hole），常不引起视网膜脱离。

圆孔不与玻璃体视网膜牵引相关联。典型圆孔性 RD，一个或多个有限范围视网膜脱离，最佳治疗是激光屏障（laser demarcation）或节段性 SB，而不是玻璃体切割术。

6. 视网膜断离（retinal dialysis） 视网膜断离又称锯齿缘断离（ora dialysis）。在锯齿缘处（或靠近锯齿缘）的视网膜终端全层断裂（disinsertion），那里视网膜最薄。组织学上是睫状体平坦部无色素上皮和感光视网膜的断裂。占视网膜脱离原因的 8% ～ 17%。有外伤性和特发性。75% 是外伤性，常在颞下侧。特发性者极少，常是两侧性。小范围的锯齿缘断离在极周边部，常不易发现。当断离的视网膜向后收缩比较明显时才能用一般眼底检查法发现，否则必须以压迫器推压锯齿缘并以间接检眼镜观察才能较满意地看到（图 4-5-6）。断离大多为单处出现，但也可能数处出现。如断离线较长、视网膜向后收缩较甚，有时甚至可以倒悬翻转过来。

视网膜断离的玻璃体基底部通常是完整的，玻璃体基底部紧紧地粘着于断离的后缘，将断裂夹住，所以断离的后缘不能活动。由于

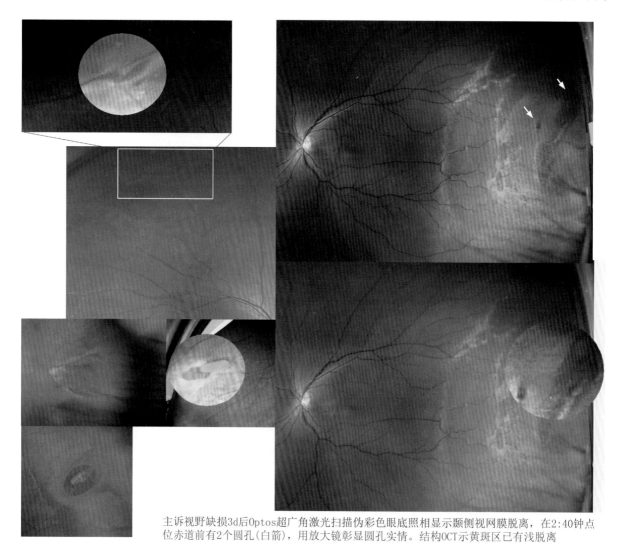

主诉视野缺损3d后Optos超广角激光扫描伪彩色眼底照相显示颞侧视网膜脱离，在2:40钟点位赤道前有2个圆孔（白箭），用放大镜彰显圆孔实情。结构OCT示黄斑区已有浅脱离

图 4-5-5　视网膜破孔在 Optos 超广角伪彩色图像的影像

重力缘故的玻璃体视网膜牵引力，导致慢性视网膜脱离。玻璃体凝胶紧紧与视网膜粘连，割除它可能带来不必要的外科手术的复杂性。因此，玻璃体切割术是不太理想治疗方案。使用间接检眼镜检查时巩膜顶压可将破孔暂时关闭。小范围 RD 可以观察，激光屏障（laser demarcation），注气视网膜固定术。大范围 RD 用巩膜扣带术容易将它可靠关闭。PPV 不是首选治疗。

视网膜断离病人，若玻璃体粘连于破裂口的前缘，则其表现与传统的断离大不同，常扩展成巨大视网膜撕裂。

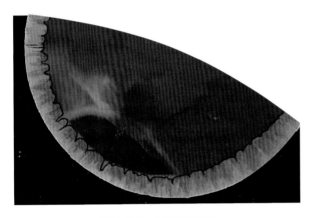

图 4-5-6　视网膜断离

7. 视网膜破孔的寻找　破孔境界清晰，边缘略高起而呈灰色，破裂口呈鲜红色到橘红色。转动光源可以看到破孔边缘的投影发生变动。因为脱离的视网膜呈灰白色而破孔为橘红色有着鲜明的对比。即使破孔四周的视网膜未脱离，但破孔总是比视网膜红得多，境界清晰，有明显的边缘投影现象。使用三面镜及裂隙灯检查可以直截了当地确定孔。小洞与出血斑的区别最有把握的方法是用裂隙灯显微镜检查。格子样变性区内常有小孔。

（1）搜寻视网膜破孔：间接检眼镜虽然放大率小但视野大，容易发现中等大及大的破孔；用它能看到锯齿缘而直接检眼镜不能。三面镜是检查细小孔的最佳工具，判别破孔是全层性抑或部分厚度，用三面镜作光切面最为可靠。

80% 的破孔出现在周边部视网膜，故搜寻的重点应放在极周边区。有的破孔可以藏匿于脱离的视网膜皱褶之间，故必须多次反复检查。有时需要患者在不同体位（坐位、仰卧位、仰卧头低位）下检查。视网膜脱离太高者，可令病人包扎双眼卧床数天，待视网膜平复一些再反复检查。破孔可以在脱离的高峰处也可在远离脱离的区域，故不应忽略对非脱离区的检查。

根据脱离范围的形态可以估计视网膜破孔的大致部位，在最可能的部位先重点搜寻。

（2）脱离范围的形态与视网膜破孔的关系

①上方脱离：脱离跨越 12 点钟位的视网膜破孔多在 10∶30—1∶30 范围。在 12 点钟位颞侧的脱离范围下界与鼻侧的下界一样低（即两侧对称），破孔可能在 12 点钟位附近（图 4-5-7）。12 点钟位颞侧的脱离范围下界比鼻侧的下界低，破孔可能在 12 点钟位的颞侧。

②颞侧脱离：破孔可能在脱离区上界以内 1∶30 点钟位。

③下方脱离：脱离跨越 6 点钟位的视网膜破孔多在 4∶30—7∶30 范围。在 6 点钟位颞侧的脱离范围上界与鼻侧的上界一样高（即两侧对称），破孔可能在 6 点钟位附近。在 6 点钟位颞侧的脱离范围上界比鼻侧的上界高，破孔可能在 6 点钟位的颞侧。下方大泡状隆起很高者，常因上方破孔而造成，故当下方无破孔被找到时必须在上方寻找破孔。

④格子样变性部位常有圆孔，在后缘甚至有撕裂。

⑤无晶状体或人工晶状体眼：常在玻璃体基底后缘有撕裂。

⑥高度近视眼并有后葡萄肿：除在视网膜周边找寻破孔外，不忘破孔可能在后葡萄肿范围内。

⑦有双层分界线者：破孔常在第一道界线与锯齿缘之间。

⑧钝性伤：有时破孔发生在平坦部，该处必须仔细检查。

⑨有陈旧性脉络膜炎及变性区域：有时一些沙孔状的小圆孔极易被忽视。

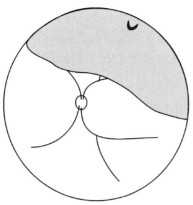

上方脱离：脱离跨越12点钟位的视网膜破裂多在10:30—1:30点钟位范围。在12点钟位颞侧的脱离范围下界比鼻侧的下界低，破裂可能在12点钟位的颞侧

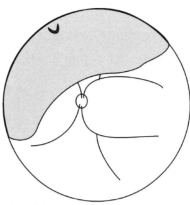

在12点钟位鼻侧的脱离范围下界比颞侧的下界低，破裂可能在12点钟位的鼻侧

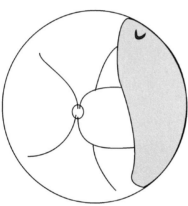

颞侧脱离：破裂可能在脱离区上界以内1:30点钟位

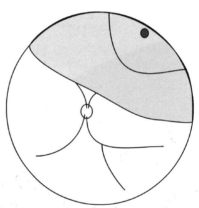

脱离越过第一道分界线者，破裂常在第一道分界线与锯齿缘之间

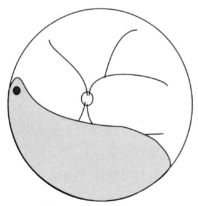

下方脱离：　脱离跨越6点钟位的视网膜破裂多在4:30-7:30点钟位范围。在6点钟位颞侧的脱离范围上界比鼻侧的上界低，破裂可能在6点钟位的鼻侧

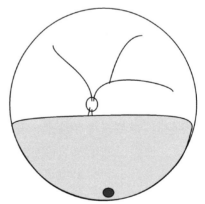

在6点钟位颞侧的脱离范围上界与鼻侧的上界一样高，破裂可能在6点钟位附近

图 4-5-7　视网膜脱离范围的形态与破孔的关系

此外，不能满足于发现的一个破孔，50%有一个以上破孔。周边的破孔常连成片。

[诊断]

诊断要点：①视网膜隆起。②隆起的视网膜带灰白色调，看不清隆起区域的深层组织结构。③隆起的视网膜起皱或呈大泡形隆起。④视网膜下液有移动性。⑤无脉络膜渗出，无视网膜纤维膜或胶质增生条束。⑥视网膜有破孔。

典型的孔源性视网膜脱离必须具备上列6个条件才能建立诊断。若具有前五项条件而未见视网膜破孔，则可暂时诊断为孔源性视网膜脱离，继续寻找视网膜破孔；若另一眼曾有确切的孔源性视网膜脱离史，则孔源性 RD 可能性更高。

因屈光介质过分混浊，用间接检眼镜看不到视网膜，此时只有依靠超声探测是否有视网膜脱离，但不能肯定它为孔源性 RD。

视网膜内巨囊肿：是局部继发性视网膜劈裂，类似变性视网膜劈裂。只发生在长期视网膜脱离区域。视网膜内巨囊肿大小为 2～3DD，最常发生于周边视网膜。巨囊肿不需要特殊的治疗，视网膜复位后消失。

劈裂脱离（schisis detachment）：视网膜劈裂与视网膜脱离共存，并且视网膜劈裂早于脱离的发病。劈裂及脱离的视网膜区域分别记录，唯独在二者重叠处难以确定，但是冷凝术后变得容易判别。视网膜劈裂的外叶被结冻时呈现"白色奶酪"外观；然而，视网膜脱离区深层的 RPE 在结冻时呈暗橙色。

1 型劈裂脱离（type 1 schisis detachment）：指脱离不超出视网膜劈裂区。

2 型劈裂脱离（type 2 schisis detachment）：指脱离超出视网膜劈裂区。

2 型劈裂脱离一般需要修复视网膜脱离，而 1 型一般不必。

2 型劈裂脱离伴广泛劈裂者一般修复手术的预后比无劈裂的脱离修复手术差。

劈裂脱离手术修复的重点是关闭外叶的破孔和全层破孔。内叶的破孔不需要治疗。

视网膜劈裂分为扁平或大泡。扁平视网膜劈裂不是进行性或缓慢渐进的。偶尔，大泡性视网膜劈裂会扩展，甚至威胁黄斑。

[鉴别诊断]

脉络膜脱离圆顶状隆起是鉴别的关键体征，如在 4 个象限各有圆顶状隆起则更具特征。脉络膜脱离者隆起的视网膜包括视网膜色素上皮，故色深暗。眼内手术后前房消失、眼压极低为辅助区别的重要体征。但在外伤性及长期病例，脉络膜脱离常可伴有视网膜脱离，需 B 超辅助诊断。

脉络膜脱离型视网膜脱离是以低眼压、瞳孔不易散大、严重葡萄膜炎，易发生增生性玻璃体视网膜病变（PVR）为特点的一种特殊类型的复杂性视网膜脱离。手术前局部及全身糖皮质激素、扩瞳治疗控制炎症后行 PPV+ 巩膜环扎手术。术后继续局部及全身糖皮质激素。但其手术复位率较单纯孔源性视网膜脱离手术复位率低，手术后复发率高（刘文，张少波，宋宗明. 微创玻璃体切割手术治疗脉络膜脱离型视网膜脱离临床疗效观察. 中华眼底杂志，2012，28：593-597）。

脉络膜肿瘤它造成的视网膜脱离形态固定，无波动，无破孔，不起皱。黑色素瘤呈黑褐色，透照法不透光。如为无色素的肿瘤，尤其是转移性肿瘤，必须注意区别。已有全身恶性肿瘤病史者必须提高警惕。

渗出性脉络膜炎早期可根据脉络膜病灶鉴别。后期多较扁平并有视网膜下机化物。但有的形态可以极相似于孔源性视网膜脱离。通常如反复检查不能发现破孔而眼底有渗出性病灶者，应怀疑渗出性脱离的可能。如为原田氏病则一定是两侧性，并会有耳鸣、重听、白癜风，白睫毛等特殊病征。

玻璃体大量机化物上没有视网膜血管、范围不规则。

后天性视网膜劈裂典型的为两侧性，常在颞侧。为视网膜层间分裂（囊肿样），而非全层感光视网膜脱离，此在裂隙灯下容易区别，用间接检眼镜观察比用直接检眼镜容易识别。圆顶状且不起皱，无液体移动性。OCT 对鉴别诊断非常有把握。

少年性视网膜劈裂（性连锁遗传性）OCT 示视网膜层间劈裂，一定波及黄斑。50% 有周边劈裂。

视网膜母细胞瘤年龄＜4 岁。超声显示玻璃体内大肿块，常有多数钙化。CT 扫描探测钙化斑，且可了解肿瘤是否已波及视神经甚或颅内。

[治疗原则]

1. 有症状的视网膜撕裂而尚未造成视网膜脱离者　当玻璃体后脱离造成急性症状性马蹄形撕裂，25%～90% 病例会发生视网膜脱离。预防性治疗能使视网膜脱离的发病率降低到 5%。

急性具有症状的去盖撕裂（operculated tear），盖已被拉入玻璃体，破孔通常已不再有玻璃体牵引力，因而将来发生视网膜脱离的危险性小。大多数病例只须保守治疗；但对急性，大的

表 4-5-3　视网膜脱离的诊断特征

	孔源性	牵拉性	渗出性
病史	闪光幻觉，飞蚊症；近视，无晶体眼，闭合性损伤	糖尿病，早产儿，穿孔伤，镰状细胞病	眼痛，巩膜炎，葡萄膜炎；全身性因素如耳鸣、白癜风、恶性高血压、子痫、肾衰竭
视网膜破孔	95% 病例有破孔	无原发性破孔；可能发展继发性破孔	无破孔，或偶然并存
脱离范围	早期就可扩展至锯齿缘	一般不扩展至锯齿缘	渗出液因重力下伸；一般不扩展至锯齿缘；有时两侧性多灶性小范围脱离
视网膜下液移动度	眼球运动时视网膜下液有震动	无移动性	无移动性
视网膜下液	均匀透明	透明，无移位	透明或混浊；量多者可随改变头位而迅速移动
视网膜隆起状态	典型者大泡状，有起伏波浪，褶皱；浅脱离无皱褶	视网膜绷紧，牵引点是脱离顶峰，斜坡呈凹面	无褶皱，隆起程度不一；小而低微隆起，或光滑隆起的大泡
慢性病程的证据	分界线，视网膜内巨囊肿，视网膜萎缩	分界线	中浆病例因重力而产生的下行轨迹
玻璃体内色素	70% 有棕色颗粒	见于外伤性病例	无
玻璃体改变	常见凝集与液化，玻璃体后脱离，牵拉撕裂瓣	玻璃体视网膜牵拉	通常是清晰的，但在葡萄膜炎病人玻璃体炎明显
脉络膜肿块	无	无	可能有
IOP	经常偏低	通常正常；重症者 IOP 低	可高可低
透照法	正常	正常	大块脉络膜色素病变处不透光
脱离原因	视网膜破孔	增生性糖尿病视网膜病变，Eales 病，ROP，FEVR，外伤后玻璃体膜牵拉，视网膜静脉阻塞，弓蛔虫视网膜病变，镰状细胞性视网膜病变	中浆，葡萄膜炎，VKH 综合征，Coats 病，Eales 病，后巩膜炎，转移性肿瘤，恶性黑色素瘤，血管瘤病，视网膜母细胞瘤，脉络膜血管瘤，老年性渗出性黄斑病变，视盘小凹，冷冻疗法或 PDT 后渗出性脱离

撕裂，伴有玻璃体出血、高度近视、无晶状体，或另一眼有视网膜脱离病史者，宜行激光或冷凝治疗。

2. 无症状的视网膜撕裂尚未造成视网膜脱离者称无症状视网膜撕裂（asymptomatic tears）

无症状的视网膜撕裂，引起视网膜脱离的可能性较有症状的撕裂少。因此，无症状的视网膜撕裂（马蹄形及去盖的）只须保守治疗。若另一眼有视网膜脱离史，无晶状体，肯定的家族史者需要手术治疗（图 4-5-8，表 4-5-4）。

3. 孔源性视网膜脱离的治疗原则　封闭视网膜破孔、缓解视网膜牵引、排出视网膜下液

是视网膜脱离修复手术的三项基本原则。

手术方法有巩膜外垫压术、环形巩膜扣带术和注气视网膜固定术。复杂病例选择玻璃体切割术。手术时用激光光凝或冷凝封闭裂孔。手术成功率均在 90% 左右；注气视网膜固定术成功率 72%，但它损伤最小，术后 24 ～ 48 h 视网膜未复位者马上可改为其他手术。预后视力取决于黄斑是否脱离及脱离的时间长短，黄斑未脱离及脱离时间短（< 1 周）者，视力预后良好。PVR 危险因子高的病例预后差些。

巩膜外垫压术分节段性和环形两类（图 4-5-9）。

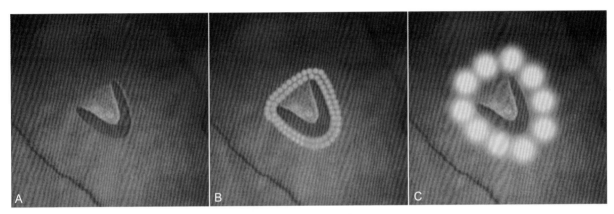

图 4-5-8　视网膜马蹄形撕裂用激光或冷凝治疗
A. 马蹄形撕裂治疗前。B. 激光凝固术毕。C. 冷冻术毕

表 4-5-4　不复杂的孔源性视网膜脱离的手术选择

介入 / 手术	相对适应证	相对禁忌证
激光或冷凝围堤（demarcation）	小，无症状的孔源性视网膜脱离	快速进行的视网膜脱离；RRD 扩展至赤道后；明显牵拉或 PVR
巩膜扣带术（巩膜外垫压术；巩膜环扎术）	无相对性禁忌证的病例	屈光介质混浊；后部视网膜破孔；巩膜极薄；PVR
注气视网膜固定术	上方破孔；脱离范围 < 6 钟点位	多数分散分布的破孔；破孔不在上方；下方广泛性格变；屈光介质混浊；不完全性 PVD
PPV	屈光介质混浊；后极破孔；无晶状体眼	相对简单的头晶状体眼 RD；下方视网膜断离
PPV+ 扣带术	严重 PVR；下方牵拉；牵拉去除不完全	相对简单的头晶状体眼 RD；巩膜极薄

注：常见不复杂的视网膜脱离　（1）马蹄形撕裂伴 PVD：①马蹄形撕裂在格变边缘；②马蹄形撕裂与格变无关；③马蹄形撕裂在玻璃体基底的后缘。（2）格变区内萎缩性圆孔。（3）视网膜断离

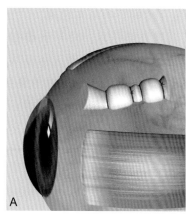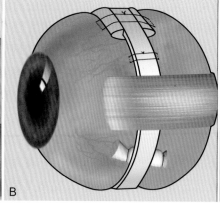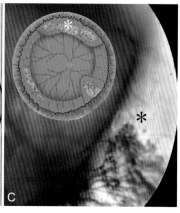

图 4-5-9 巩膜垫压术，环形巩膜扣带术

A. 巩膜外垫压术。用硅海绵顶压视网膜撕裂。B. 环形巩膜扣带术。垫压条在赤道区域将巩膜做环周形垫压。条带下加硬质垫压板或弹性海绵进一步顶压视网膜破孔。C. 环扎术后眼底的环形垫压嵴 (*)。彩照显示片段垫压嵴 (*)

（1）巩膜外垫压术（scleral explant, exoplant）：节段性垫压是将弹性垫压物（硅海绵棒）缝在巩膜上，局部顶压闭合视网膜破孔，堵住液化玻璃体流入视网膜下。视网膜脱离处的视网膜下液在 24 ～ 48h 内基本吸收，手术简便，损伤最小，主要目的是封闭视网膜破孔，适合于锯齿缘 - 赤道部的 1 ～ 2 个马蹄形撕裂。并发症有垫压物脱出或感染。

（2）环形巩膜扣带术（encircling scleral buckle, SB）：简称环扎术。垫压条像裤子皮带那样在赤道区域将巩膜做环周形垫压，松解玻璃体对视网膜的牵拉。条带下可加硬质垫压板或弹性海绵进一步顶压视网膜破孔。缺点是术后眼肌不平衡和近视。

平坦部玻璃体切割术（pars plana vitrectomy, PPV）简称玻切。越来越多的医师乐于用 PPV 治疗孔源性视网膜脱离。23G 和 25G 是更好的利器。优点是比较彻底去除玻璃体和视网膜的膜性牵引，容易寻找视网膜破孔，眼内平复视网膜，眼内引流出视网膜下液，眼内激光（图 4-5-10）。解剖复位率高。缺点是因玻璃体内注射的气体或硅油造成的白内障，70% 病人在 2 年内须行白内障手术；孔源性 RD 术后 5% ～ 10% 病人术后发生 PVR，外伤性 RD 术后约 50% 病人术后发生 PVR。

黄斑孔性视网膜脱离常为高度近视眼、无晶状体眼、钝性眼外伤所致，行 PPV 甚至剥除 ERM 和内界膜，并在玻璃体内注入气体以压闭黄斑孔。

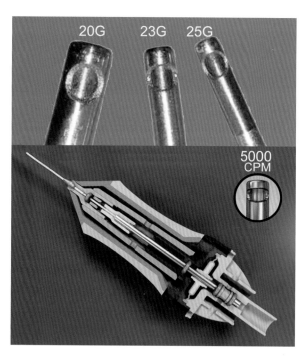

图 4-5-10 玻璃体切割手柄和切割头

PPV 可以联合环扎术。Kinori 等将 181 例分成二组（PPV；PPV+SB）比较，再附着率和最终视力两组类似，添加 SB 没有改善结果（Kinori M, Moisseiev E, Shoshany N. Comparison of pars plana vitrectomy with and without scleral buckle for the repair of primary rhegmatogenous retinal detachment. Am J Ophthalmol，2011，152:291-297）。

目前多数病例采用环形巩膜扣带术 +PPV。视网膜复位率 90% 以上。近来有人怀疑这一整套复杂手术可能使用过度，是否大多数病人都需 PPV ？需要根据破孔的大小位置与数量、玻璃体视网膜粘连牵拉力、是否已有明显白内障、病人的经济情况等综合考虑；尽量先采用简便的操作，不但要考虑解剖复位率，更重要的是术后视觉功能。

（3）充气式视网膜固定术（pneumatic retino-pexy）：自 1985 由 Hilton 引入美国后近 10 年来已被公认为修复上半部视网膜破孔的视网膜脱离修复手术之一（图 4-5-11）。Tornambe 自 1998 年以来 80% 孔源性视网膜脱离病人用充气式视网膜固定术，10% 一次手术失败，72% 成功。手术是玻璃体腔内注射气体。气体 SF_6、C_3F_6 被注射入玻璃体腔内后发生膨胀。例如 SF_6，在注射 36h 内膨胀 2.5 倍，维持有效体积 7 ～ 10d，在 10 ～ 14d 内吸收。手术完毕回家，次日复诊。激光或冷凝封闭破孔。为预防气体将视网膜下液推移至黄斑，他采用"压路机技术"，即在充气后马上让病人俯卧，然后缓慢（历时 10 ～ 15min）逐步使头位竖直，这样气体由黄斑开始缓慢上移，移动之际将视网膜下液边压边推驱赶出视网膜破孔而反流入玻璃体。此为创伤最低、费用最便宜的视网膜脱离修复术（表 4-5-5）。如果手术失败可以在第 2 天就换做

巩膜扣带或 PPV。Davis 等 2011 年报道 331 只眼的手术结果。51 只眼因新破孔或遗漏破孔而须 SB 或 PPV。手术成功病例中 84.8% 的视力 ≥ 0.5。有玻璃体出血和脱离范围 > 4.5 时钟点位者成功率低。

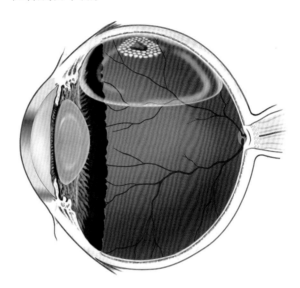

图 4-5-11　注气视网膜固定术
马蹄形撕裂造成的孔源性视网膜脱离，玻璃体内注入 100% SF_6 0.4ml 后立即用压路机技术展平脱离的视网膜。术后 24h 见视网膜下液已吸收，用激光或冷凝封闭破孔

（三）增生性玻璃体视网膜病变

增生性玻璃体视网膜病变（proliferative vitreoretinopathy，PVR）是视网膜脱离术后并发症。这是一种非血管生成性纤维化疾病，由代表玻璃体视网膜伤口愈合反应的复杂细胞反应引起，伴有炎症，眼组织细胞的迁移和增生，

表 4-5-5　孔源性视网膜脱离治疗方案选择和随诊建议 *

病变类型	治疗	随诊
无视网膜破孔的有症状 PVD		根据症状、危险因素和玻璃体牵拉的程度而定。在 1 ～ 6 周内随诊，然后 6 ～ 12 个月内随诊
急性有症状的马蹄形撕裂	立即治疗	治疗后 1 ～ 2 周，然后 4 ～ 6 周，然后 3 ～ 6 个月，然后每年随诊
急性有症状的去盖撕裂	治疗不一定是必须的	2 ～ 4 周，然后 1 ～ 3 个月，6 ～ 12 个月，然后每年随诊
外伤性视网膜破孔	通常须进行治疗	治疗后 1 ～ 2 周，然后 4 ～ 6 周，3 ～ 6 个月，然后每年随诊

续表

病变类型	治疗	随诊
无症状的马蹄形撕裂	常可随诊而不治疗	1～4周，2～4个月，6～12个月，然后每年随诊
无症状的去盖撕裂	很少建议治疗	2～4周，1～3个月，6～12个月，然后每年随诊
无症状的萎缩性圆孔	很少建议治疗	1～2年
无症状的无孔的格子样变性	除非PVD引起马蹄形撕裂，一般很少需要治疗	每年
无症状的有孔的格子样变性	常不需要治疗	每年
无症状的锯齿缘断离	尚无治疗的共识，也无足够证据指导治疗	未治疗者：1个月，3个月，然后每6个月1次随诊 治疗者：治疗后1～2周，4～6周，3～6个月，然后每年随诊
有萎缩孔、格子样变性或无症状的马蹄形撕裂眼，而其对侧眼发生过视网膜脱离	尚无治疗的共识，也无足够证据指导治疗	每6～12个月

* 美国眼科学会眼科临床指南2012年版

这包括 RPE 细胞和侵入免疫细胞导致形成黏附的膜，膜的收缩造成视网膜反复脱离。

PVR 可由多种事件引起，包括孔源性视网膜脱离、外科手术或创伤。PVR 是导致 RRD 手术修复失败的主要原因。

视网膜脱离修复手术后几小时开始增加蛋白合成，外节开始再生，视网膜内水肿减退。但孔源性视网膜脱离手术后平均4～8周有5%～10% 病人会发展成增生性玻璃体视网膜病变（PVR），须行玻璃体切割术。有些病人在视网膜脱离修复术前已存在 PVR。

[危险因子]

手术前有玻璃体积血、视网膜巨大破孔、视网膜脱离＞2个象限、伴脉络膜脱离、长期视网膜脱离、炎症、血-视网膜屏障破坏（前房和玻璃体闪辉）、玻璃体内有色素块、广泛冷凝、视网膜嵌顿在 SRF 释放口、术前已存在 PVR（卷边的撕裂口，视网膜表面膜收缩，视网膜固定皱褶）、儿童。外伤性视网膜脱离手术后50% 发生 PVR。

凡有危险因子的孔源性视网膜脱离病人，术前必须知道发生 PVR 的可能性。

[病生学]

PVR 的发展过程有3个（重叠）生物相，即细胞迁移、收缩、细胞增生（表4-5-6）。

表4-5-6　发展增生性玻璃体视网膜病变的3个（重叠）生物相（Weller 等，1990）

生物相	表现
细胞迁移期	视网膜色素上皮细胞通过视网膜撕裂移植入玻璃体腔 神经胶质细胞迁移到视网膜表面
收缩期	血-视网膜屏障的破坏导致血液成分逐渐渗出，如纤维蛋白、弹性蛋白、纤连蛋白、生长因子和细胞因子
细胞增生期	胶原蛋白的合成以致出现边界清楚的膜牵拉视网膜

某些视网膜脱离病人在视网膜内外表面和玻璃体条束发生细胞增生和形成黏附性强的膜，此膜收缩牵拉而造成增生性玻璃体视网膜病变（PVR）。这是一个复杂的反应，牵涉炎症、血-视网膜屏障瓦解、巨噬细胞、生长因子、细胞因子、凝血级联蛋白、黏附分子和细胞外基质。

血 - 视网膜屏障破坏和炎性组织反应→可溶性因子（包括生长因子和炎症因子、血清、血纤维蛋白和金属蛋白酶）和血源性细胞进入玻璃体和视网膜。这些因子引发视网膜和视网膜外的细胞扩散、迁移和增生。

纤维增生膜主要的增生细胞有：反分化（dedifferentiated）的视网膜色素上皮细胞、神经胶质细胞、纤维细胞、巨噬细胞、成肌纤维细胞、淋巴细胞等。RPE 通过上皮 - 基质转换功能表达纤维母细胞样基质，所以 RPE 细胞和神经胶质细胞在 PVR 的发生和发展过程中起重要作用，它不仅是增生膜形成和收缩的主要细胞，而且可产生驱化因子吸引纤维胶质细胞和成纤维细胞参与增生膜的形成。在视网膜内表面和外表面形成细胞增生膜。当上皮 - 间质转化，和细胞外基质重塑时，纤维细胞增生膜中的肌纤维母细胞转分化引起增生膜收缩，铸成视网膜固定性脱离或再脱离，形成恶性循环（图 4-5-12）。

玻璃体生长因子刺激视网膜细胞内和视网膜后面被攻破的关键因素。与 PVR 发病相关的生长因子有：①血小板衍生生长因子（PDGFs）。

②细胞因子（cytokine）。③结缔组织生长因子（CTGF）。④血管内皮生长因子（VEGF）。有鉴于此，近来在视网膜脱离术前玻璃体内注射抗 VEGF 企图减少 PVR 的发生。

膜收缩的机制仍然知之甚少。发现膜中细胞有收缩力的有成纤维细胞和 RPE 细胞。

增生性视网膜病变的恶性循环。视网膜完整性破坏→激发血 - 视网膜屏障破坏和炎性组织反应→可溶性因子（包括生长因子和炎症因子、血清、血纤维蛋白和金属蛋白酶）和血源性细胞进入玻璃体和视网膜。这些因子引发视网膜和视网膜外的细胞扩散、迁移和增生，继而形成增生膜，增生膜收缩导致视网膜进一步脱离，破坏视网膜完整性（图 4-5-13）。

[临床表现]

1. 早期　在视网膜表面可见"透明塑料纸"拉伸时呈现的反光。大小血管均扭曲。破孔后缘向后卷。视网膜表面呈现白色，膜越厚，则白色越明显。

PVR 常发生于下方视网膜，飘散在玻璃体内的视网膜色素上皮细胞可能因重力而沉于下方视网膜。在脱离的玻璃体后表面的膜，发生

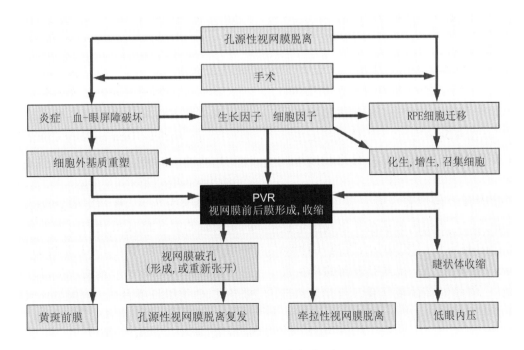

图 4-5-12　PVR 病生学流程

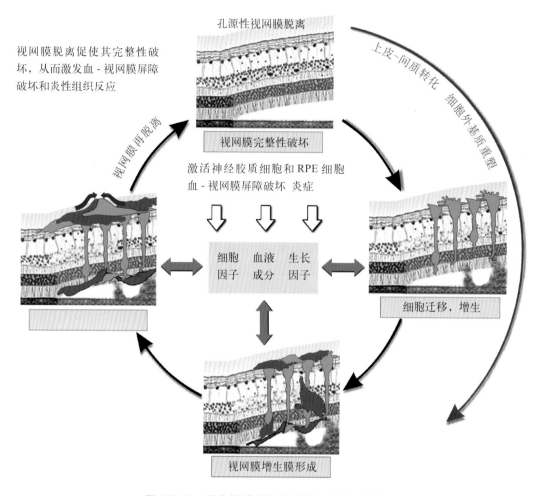

视网膜脱离促使其完整性破
坏，从而激发血 - 视网膜屏障
破坏和炎性组织反应

孔源性视网膜脱离

上皮-间质转化 细胞外基质重塑

视网膜再脱离

视网膜完整性破坏

激活神经胶质细胞和 RPE 细胞
血 - 视网膜屏障破坏 炎症

细胞 血液 生长
因子 成分 因子

细胞迁移，增生

视网膜增生膜形成

图 4-5-13 增生性玻璃体视网膜病变的恶性循环

在视网膜内表面和外表面形成细胞增生膜。当上皮 - 间质转化和细胞外基质重塑时，纤维细胞增生
膜中的肌纤维母细胞转分化引起增生膜收缩，铸成视网膜固定性脱离或再脱离，形成恶性循环

弥散性收缩可导致赤道部牵引性皱褶。

2. 发展期 特征性改变是星状皱褶（star-folds）。视网膜前表面和后表面的增生膜收缩形成星状皱褶（图 4-5-14）。多个皱褶或弥漫性皱褶造成视网膜强直，转动眼球时脱离的视网膜失去波动。

3. 最后阶段 后部和（或）前部 PVR 产生的多向牵引力，全脱离的视网膜形成一个狭窄的或闭合的漏斗形，称漏斗状脱离（fennel detachment，图 4-5-15），视网膜表面的增生膜横贯玻璃体，牵拉对面的视网膜，因此手术难将视网膜平复。在视网膜下的细胞增生有时形成条束。

[分类]

1981 年美国视网膜分会命名委员会公布视网膜脱离伴发的增生性玻璃体视网膜病变的分类（Retina society Terminology Committee. The classification ofiretinal detachment with proliferative vitreoretinopathy. Ophthalmology，1983，10：121-5）。将 PVR 分为 A、B、C、D 四类。此分类法的主要缺点是不能反映预后和手术难度。1991 年由 Machemer 起草对 1983 年版的 PVR 分类进行更新，ABC 标示严重度，A 和 B 类保持原来条文，C 类和 D 类合并。同时将原来的以"象限"划分范围的原则改为以"时钟点"；另外以赤道为界限将 PVR 分成：后（P）和前（A）。见表 4-5-7，表 4-5-8，图 4-5-16。

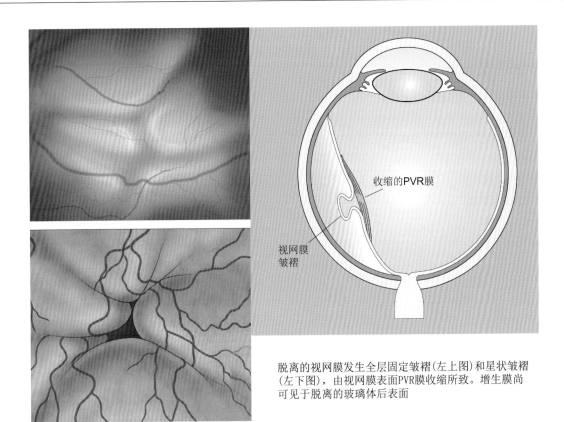

脱离的视网膜发生全层固定皱褶(左上图)和星状皱褶(左下图)，由视网膜表面PVR膜收缩所致。增生膜尚可见于脱离的玻璃体后表面

图 4-5-14　脱离的视网膜发生固定皱褶和星状皱褶，由视网膜表面膜收缩所致

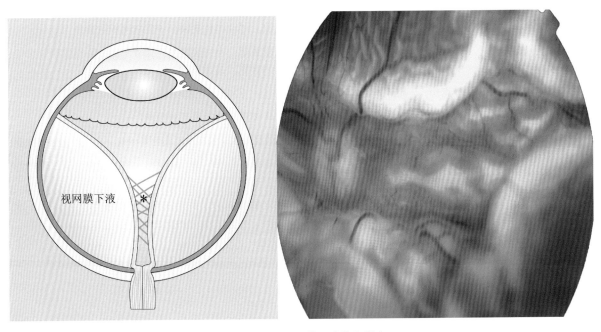

图 4-5-15　视网膜漏斗状全脱离

视网膜漏斗状全脱离，全为强直性皱褶，视网膜固定，转动眼球时失去波动感，视网膜表面的增生膜 (*) 横贯玻璃体牵拉对面的视网膜，因此手术难将视网膜平复

表 4-5-7 增生性玻璃体视网膜病变（PVR）分类

（1983 年版和 1991 年版对比）

1983 年分类特征		1991 年更新分类特征	
A	玻璃体混浊，玻璃体色素团块	A	玻璃体闪辉、玻璃体色素块、下方视网膜色素块
B	视网膜内层表面皱褶，视网膜僵直，血管纤曲，视网膜破孔卷边	B	内层视网膜皱褶、视网膜僵直、血管纤曲、视网膜撕裂边缘卷曲而不规则、玻璃体运动性降低
C	全厚视网膜皱褶	C	星状皱褶
	C-1，1 个象限 C-2，2 个象限 C-3，3 个象限	CP 1-12 钟点位	赤道后（posterior= 后）： 局部，弥散性或环周性全厚视网膜皱褶，视网膜下条束。融合性星状皱褶以致看不到视盘
		CA 1-12 钟点位	赤道前（anterior= 前）： 局部，弥散性或环周性全厚视网膜皱褶，视网膜下条束，前移，凝聚性玻璃体条束，沿玻璃体基底部后缘收缩，拉向前
D	固定视网膜皱褶，波及 4 个象限 D-1，宽漏斗形 D-2，窄漏斗形（通过间接检眼镜可见漏斗的前端） D-3，闭合漏斗（看不到视盘）		

表 4-5-8 美国视网膜学会（1991）增生性玻璃体视网膜病变（PVR）更新分类[☆]

级别	部位	范围 *	收缩类型	临床表现
A				玻璃体混浊、玻璃体色素块、下方视网膜色素块
B				内层视网膜皱褶、视网膜强直、血管弯曲、视网膜撕裂边缘卷曲而不规则、玻璃体运动性降低
C	P（赤道后）	1-12 钟点位	局部（1）	星状皱褶
	P 赤道后 / 前	1-12 钟点位	弥散性（2）	融合性星状皱褶。可能看不到视盘
		1-12 钟点位	视网膜下（3）	视盘附近环状条索；色素性或无色素条索；虫蛀外观样增生膜
C	A（赤道前）	1-12 钟点位	圆周状（4）	沿玻璃体基底部后缘收缩，伴视网膜中央移位；周边视网膜拉伸；后部视网膜径向褶皱
	A（赤道前）	1-12 钟点位	前移（5）	玻璃体基底部拉向前；周边部视网膜谷底宽度变异；± 睫状突牵伸；± 增生膜遮挡睫状突；± 虹膜牵伸

* 注明病变范围的时钟点数，每 1 钟点位相当于 30°。例如：CP3（=90°），CA6（=180°）

[☆] Machemer, et al. An updated classification of retinal detachment with proliferative vitreoretinopathy. Am J Ophthalmol，1991，112：159

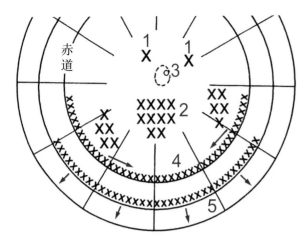

图 4-5-16 如何应用 PVR 分类作图

数码表示收缩类型：1= 局部视网膜表面牵拉；2= 弥漫视网膜表面牵拉；3= 视网膜下牵拉；4= 圆周状牵拉；5= 赤道前牵拉。箭示牵拉方向

（四）牵拉性视网膜脱离

玻璃体视网膜纤维增生膜机械性牵拉，使感光视网膜被从 RPE 拉开，但隆起的视网膜表面几乎呈凹面，像吊床，凹面朝着前方（孔源性视网膜脱离处表面呈凸面）；较平滑（孔源性视网膜脱离表面起皱），常局限，很少扩展至锯齿缘。见图 4-5-17。

[病因]

增生型糖尿病视网膜病变（PDR）在视盘或视网膜有新生血管形成，新生血管破裂产生玻璃体积血→机化→牵拉性视网膜脱离（tractional retinal detachment，TRD）。常在后极。大量玻璃体积血机化，例如外伤及 Eales 病，均有可能造成牵拉性视网膜脱离。早产儿性视网膜病变（ROP）的周边部新生血管同样可发生牵拉性视网膜脱离。

[诊断]

诊断要点：①隆起的视网膜下有液体。②视网膜隆起的最高点被纤维增生组织朝玻璃体牵拉。③隆起高峰四周的斜坡视网膜呈吊床样凹面。符合此三项条件即可诊断牵拉性视网膜脱离。

牵拉性视网膜脱离若因玻璃体视网膜牵引力增强而造成视网膜破孔，则称牵拉 - 孔源性视网膜脱离。

[治疗原则]

关键在于分离增生膜及切割玻璃体。

（五）渗出性视网膜脱离

渗出性视网膜脱离（exudative retinal deta-chment，ERD）又称继发性视网膜脱离。由于视网膜下液的积累而致神经视网膜隆起，并无视网膜破孔或显著视网膜前牵拉。

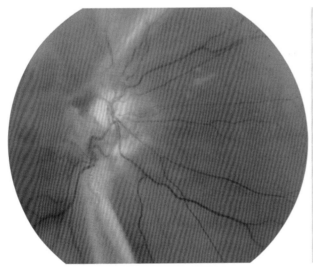
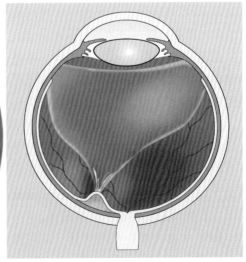

图 4-5-17 牵拉性视网膜脱离

玻璃体视网膜纤维增生膜机械性牵拉造成的帐篷样隆起的视网膜脱离，视网膜隆起的最高点正是被牵拉之所在，隆起坡的视网膜呈凹面，像吊床

[病生学]

1.视网膜内或视网膜下积液的来源　有三处：玻璃体、视网膜血管和脉络膜血管。玻璃体液体周转途径主要是通过视网膜、脉络膜和涡流静脉。脉络膜毛细血管是单层结构，血管壁上有众多窗孔（fenestrations）允许血管内液体自由渗透。保持视网膜处于脱水状态的主要机制是内外血-视网膜屏障及通过RPE的流体运动。内屏障为视网膜血管内皮的紧密连接；外屏障是RPE细胞的紧密连接。

2.妊娠毒血症　孕妇周围血管收缩和动脉顺应性降低。先兆子痫要求血压突然上升至140/90mmHg 2次，并且尿蛋白分泌＞300mg/d。子痫＝先兆子痫＋强直阵挛性癫痫发作。Hayreh认为急进型高血压继发脉络膜缺血→RPE受损→脉络膜液体进入视网膜下→大泡性视网膜脱离。

3.跨越RPE的液体单向运动　有三种机制：RPE的主动运输、血浆肿胀力（脉络膜侧高）和静水压。为视网膜保持正常脱水状态，RPE和视网膜血管内皮是最为重要的。当RPE受伤，紧密连接就被损坏，视网膜外屏障破坏，从而流体的主动转运可能受到影响，损害液体的单向运动。任何疾病能够显著增加脉络膜毛细血管通透性和瓦解RPE外屏障，多可能导致视网膜下液积聚。此时需要足够外流才维持脱水状态。

4.视网膜有3个液体流出通路　①玻璃体视网膜脉络膜流出途径：RPE的泵功能将玻璃体液经RPE输送至脉络膜；②葡萄膜巩膜流出途径：脉络膜液体通过脉络膜涡静脉流出眼球；③经巩膜流出途径：蛋白质和液体通过导管流出。当疾病引起流出道阻塞，流体可能积聚在视网膜下间隙和（或）脉络膜上腔，导致渗出性或出血性视网膜脱离或脉络膜脱离。

5.RPE细胞的泵和代谢功能　这对神经视网膜的附着和脱水起主导作用。由Marmor等的实验研究表明大分子（诸如白蛋白）从玻璃体和血流扩散到视网膜下间隙的前提是RPE屏障损坏。即使血-视网膜屏障被破坏，但是只要RPE细胞有能力泵除多余的液体，视网膜下液是积聚不起来的。

总之，视网膜下液积聚的三种主要病理机制，以不同的成分分别支配着多种原因的渗出性视网膜脱离。①视网膜下腔液体流入量增加（例如，血管性肿瘤与血管损害）。②RPE血-视网膜屏障瓦解和RPE液体泵障碍（如中浆、脉络膜炎）。③视网膜下腔液体流出通道受阻（如脉络膜炎或眼眶浸润），此类机制少见。

[病因]

常见原因：Coats病、中心性浆液性脉络膜视网膜病变、脉络膜肿瘤、眼手术后（与脉络膜脱离关联）、Vogt-小柳-原田综合征、后巩膜炎、nvAMD、PCV。

不常见原因：短眼球（nanophthalmos）、葡萄膜渗漏综合征、家族性渗出性玻璃体视网膜病变（FEVR）、眼眶炎症（假瘤，蜂窝织炎）、感染性视网膜脉络膜炎（弓形体病，梅毒，巨细胞病毒）、交感性眼炎、血管炎和自身免疫（结节性多动脉炎，系统性红斑狼疮，Goodpasture综合征）、急性血管/血流动力学（高血压危象，妊娠毒血症，急进型高血压，肾衰竭，浆细胞恶液质，高黏滞血症巨球蛋白血症）、器官移植（因长期服用皮质类固醇）或透析、严重视网膜静脉阻塞、视神经小凹和缺损（包括牵牛花综合征）等。

[临床表现]

典型的渗出性视网膜脱离为大泡状脱离，面光滑，无波浪起伏，视网膜下液移动性明显些（头侧位几分钟后与直立位相比）。

不同原因引发的渗出性视网膜脱离的临床表现差异很大。中浆的视网膜脱离表现为黄斑昏暗，浅脱离，用OCT才能清晰揭示浆液性视网膜脱离（图4-5-18）。

VKH急性期常有渗出性视网膜脱离，可以是大泡状脱离，但在FFA晚期视网膜下染料积存，以多灶性强荧光（多湖状强荧光）为特点；OCT图像中脱离区以多叶（multilobulated retinal detachment）为特征。

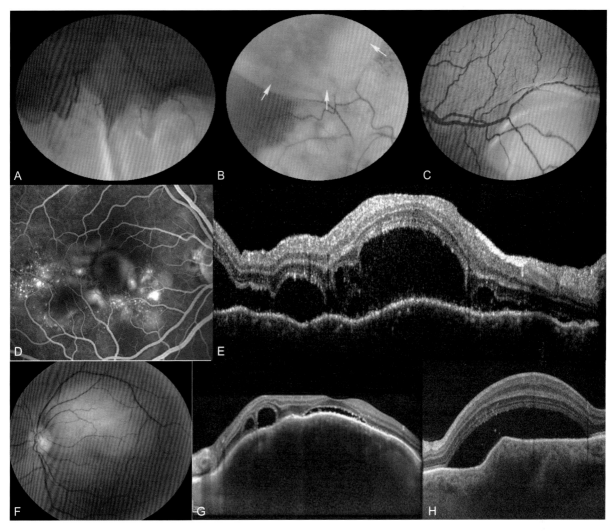

图 4-5-18　渗出性视网膜脱离

A. 大泡状渗出性视网膜脱离，Harada 病。B. 大泡状脱离 (白箭)。C. 后巩膜炎继发渗出性视网膜脱离。D.VKH 病在 FFA 后期显示泡状视网膜脱离和多湖状强荧光灶，其 OCT(E) 示大大小小毗邻的浆液性视网膜脱离区。F. 肺癌转移至脉络膜。肿瘤表面有继发性视网膜脱离，其 OCT(G,H) 在不同地区切面，脉络膜局部隆起，表面不规则，视网膜下积液和浆液性视网膜脱离

　　两侧性渗出性视网膜脱离见于脉络膜转移癌、葡萄膜渗漏综合征、后巩膜炎、子痫、中心性浆液性视网膜病变和 nvAMD（OCT 才可发现视网膜脱离）。

[诊断]

　　诊断要点：①大泡状视网膜脱离。② OCT、B 超或 FA 发现视网膜脱离。③无视网膜破孔，无玻璃体视网膜牵拉。④眼原发病变体征，如男孩大量视网膜脂质渗出 + 微动脉瘤、葡萄膜炎、脉络膜肿瘤、多灶性 RPE 萎缩斑、脉络膜脱离、眼内手术后 1 ～ 2d，后巩膜炎、玻璃膜疣、

重症 CRVO、儿童两侧性周边视网膜无血管区、视神经头先天性畸形、眼眶炎症。⑤系统性病变的线索，例如：恶性肿瘤、胶原性疾病、妊娠毒血症、急进型高血压、肾衰竭、透析治疗、器官移植后长期服用皮质类固醇。

　　前两项是确立视网膜脱离的必备条件。③判定为非孔源性视网膜脱离。④和⑤梳理原因。第一步确诊视网膜脱离，第二步视网膜脱离的类型，第三步从眼部特征和系统性回顾中追溯渗出性视网膜脱离的病因。

　　渗出性视网膜脱离为原发性疾病的一种体

征，一般不独立诊断渗出性视网膜脱离。

[治疗原则]

对非孔源性视网膜脱离在排除增生组织牵拉后，渗出性视网膜脱离的诊断往往是相当简单。然而，管理往往是困难重重。各种各样的局部和全身的病因需要处理。

（六）出血性视网膜脱离

出血性视网膜脱离是由于血液进入视网膜下间隙造成的视网膜脱离。因出血的机械牵拉、血液的毒性和血凝块对光感受器的营养隔断等复杂因素对眼组织的作用，造成视网膜的严重损害而丧失视力。

[病因]

由眼外伤（损及脉络膜）、眼内手术、CNV、PCV、PDR、视网膜血管病变（如视网膜巨动脉瘤）、病理性近视、恶性青光眼伴有长期使用抗凝药等导致。

[临床表现]

1. 症状　突然无痛性视力丧失，中心暗点或相应的视野缺损。

2. 体征　隆起脱离的视网膜，呈暗红色，量少的新鲜出血，则色偏浅；多量陈旧出血，则偏深。视网膜下血液无流动，常伴有原发病变的体征。

[辅助检测]

1. FFA　视网膜下出血会遮盖脉络膜背景荧光。有助于发现 CNV、视网膜巨动脉瘤、PCV 等原发病变。

2. ICGA　有助于发现 CNV、PCV 等原发病变。

3. OCT　可确定出血在视网膜下。OCTA 有助于发现 CNV。

4. 眼超声　在玻璃体混浊致眼底不能检查的病人，超声波检查可能有诊断价值。A 超视网膜下出血表现为峰值（脱离视网膜）后的低回声区，当出现较厚血凝块时，其回声可能超过视网膜单尖波峰。B 超可见视网膜下出血块呈中等回声的视网膜下暗区。可发现漏斗形视网膜脱离，还可探查是否有实体肿瘤或包块，

是否有脉络膜脱离。

[诊断]

诊断要点：① 突然出现的视力下降或视物变形。② 视网膜隆起，视网膜下暗红出血。③ OCT 确定视网膜下有出血。符合此 3 项条件可建立诊断。

详细询问发病原因和既往史，做相关辅助检查，对明确病因有帮助。

少量出血只认为是视网膜下出血，往往在黄斑，多见于 CNV、PCV。出血量尚无明确界定，一般将出血直径 ≤ 2DD 划为少量。出血直径 5 mm 以内的称之为亚临床出血性视网膜脱离，对于出血直径 > 5mm 的称之为临床出血性视网膜脱离。隆起特别高的出血性视网膜脱离形容为大泡性出血性视网膜脱离（bullous hemorrhagic retinal detachment）。

有时伴有 RPE 下出血，因有 RPE 遮挡而呈黑褐色，易于区别。但是不属于出血性视网膜脱离。

[鉴别诊断]

1. 脉络膜出血　视网膜下出血呈暗红色，而脉络膜出血由于 RPE 的遮挡而呈现暗绿色。OCT 对出血部位的判别更为确切。脉络膜出血常和视网膜下出血并存。

2. RPE 下出血　呈黑褐色，若有疑问 OCT 能确定。

3. 驱逐性脉络膜上腔出血　发生在手术中，前房进行性变浅，眼底红色反光突然变暗，一瞬间脉络膜进行性隆起，眼内压飙升，剧烈眼痛、头痛，视力突然锐减至手动或光感，严重者立即丧失光感。与有较大开放切口及术中眼压突然下降有关。

[治疗原则]

治疗针对发病原因，少量出血可能自吸收，有的需激光介入或考虑手术治疗。

手术目的在于清除玻璃体及视网膜下出血，使视网膜复位，挽救病人的视功能。主要是玻璃体注气、玻璃体切割、视网膜切开引流视网膜下血液，因病变在黄斑，必须慎重，权衡利弊。

限于目前手术水平，不提倡积极的手术干预。

二、视网膜劈裂症

（一）概述

视网膜劈裂症（retinoschisis）简称劈裂症（schisis），系指感光视网膜层间平面分离，而视网膜脱离是液体进入 RPE 与感光视网膜之间的潜在间隙。在组织学上，劈裂与视网膜脱离截然不同。

Bartels（1933）提到老年性视网膜劈裂。Hass 于 1898 年首先描述 XLRS 的临床特点：中心凹有一个典型的车轮状结构——视网膜和脉络膜的变化。Mann（1938）发现视网膜劈裂有 X- 性连锁遗传性。1950 年 Sorsby 等将视网膜组织的分裂定名为视网膜劈裂症。

1983 年 Schepen 认为劈裂症是视网膜层间分裂，其腔隙必须达到足够大而在临床上能被看到。Green 等（1993）从眼病理学观点认为视网膜内腔隙至少有 2 mm（1.3 DD）。

Yanoff（2009）阐述病理学的观点。视网膜劈裂的定义是，一个神经视网膜内组织丢失或分裂，其长度至少 1.5mm（1 DD）。它不同于神经视网膜囊肿之处是在于形态，即神经视网膜囊肿的直径在各方向大致相同（通常有一个窄颈），而视网膜劈裂平行于神经视网膜表面的直径大于垂直于表面的直径（Yanoff：Oculer pathology. 6th ed. 2009：421）。真正囊肿表面覆盖有上皮，所以视网膜内“囊肿”是指囊样间隙，这并非真正囊肿，在 OCT 称之为囊样改变。

OCT 尤其是高清 OCT 可以发现检眼镜尚不能辨别的亚临床劈裂症，这为研究视网膜劈裂症开辟新纪元。目前尚等待 OCT 时代的新定义。

[组织病生学]

视网膜劈裂的形成取决于玻璃体的牵拉力、视网膜内前后向扩张力、感光视网膜组织（神经元，Müller 细胞）间的黏合力、视网膜与 RPE 的黏着力之间的平衡状态。

Yanoff（1968）首先报道 XLRS 的组织病理学，发现劈裂主要在 NFL 内。2000 年 OCT 发现 XLRS 劈裂可见于内核层、外丛状层、外核层、神经节细胞层、神经纤维层。

劈裂将神经感光视网膜分离成内外两叶（leaf/wall/layer）。为避免与内层视网膜和外层视网膜解剖名词混淆，劈裂的视网膜在本文均称为内叶和外叶，有时描述为劈裂腔的内壁和外壁。视网膜劈裂症的发病机制见图 4-5-19。

[分类]

视网膜劈裂症可以分为获得性（退行性、继发性）及先天性（遗传性，少年发病）。

继发性视网膜劈裂：为原发疾病的一个体征。继发性劈裂最多见，OCT 广泛使用前继发性劈裂是遗传性劈裂的 2.5 倍，OCT 揭露很多新的继发性劈裂。

劈裂脱离（schisis detachment）：视网膜劈裂之后发生视网膜脱离。

劈裂及脱离的视网膜区域要分别记录，唯独在二者重叠处难以确定，但是冷凝术后变得容易判断。视网膜劈裂的外叶被结冻时呈现"白色奶酪"外观；然而，视网膜脱离区深层的 RPE 在结冻时呈暗橙色。

1 型劈裂脱离（Type 1 schisis detachment）：指脱离不超出视网膜劈裂区。

2 型劈裂脱离（Type 2 schisis detachment）：指脱离超出视网膜劈裂区。

视网膜劈裂根据形态分为扁平或大泡状。扁平视网膜劈裂是非常缓慢进行的。大泡状视网膜劈裂会偶尔进展，甚至威胁黄斑。

Madjarov 等（1995）为研究三大类视网膜劈裂症的发病率，邀请当时美国具有 20 年经验的视网膜专家共 20 位，要求他们对 20 年来诊病记录或回忆作书面调查，征集到 1444 例视网膜劈裂症，建立的一个新分类，见表 4-5-9。发病率最高的 10 个病因是：PDR（继发性劈裂）40.2%，性连锁视网膜劈裂症（遗传性）25.6%，ROP（继发性）16.6%，平坦部炎（继发性）10.0%，CRVO（继发性）2.4%，Goldmann-Favre 病（遗传性）2.2%，Coats 病（继发性）0.8%，镰状细胞视网膜病变（继发性）

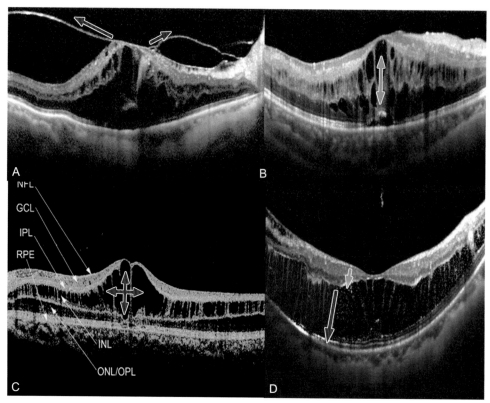

图 4-5-19　视网膜劈裂症的发病机制

视网膜劈裂症的不同发病机制。A. PVD 的玻璃体皮质牵拉。B. 视网膜内液体增多导致前后向扩张力增强 (CME)。C.XLRS 病人 RS1 基因突变阻断建造视网膜劈裂素 (retinoschisin) 以致视网膜细胞间的黏附力损害。D. 病理性近视的后葡萄肿区内，视网膜内层伸展力（蓝色箭）受限制，不能紧紧跟随外层向后扩张（红色箭）

0.8%，常染色体显性遗传视网膜劈裂症（遗传性）0.8%，视盘小凹（继发性）0.6%。71.4% 为继发性，28.6% 属遗传性。必须注明的是，当时还未用 OCT 影像作为诊断依据。

表 4-5-9　视网膜劈裂症分类及发病机制

分类	发病机制
变性（老年性，获得性）	
A. 典型	视网膜周边囊样变性融合扩展
B. 网状（巨大视网膜囊肿，圆顶形）	
遗传性	
A. X- 连锁（性连锁，先天性血管面纱，X 染色体连锁，青少年性，X 染色体，先天性）	XLRS1 基因突变→ Retinoschisin 降低→视网膜细胞间的黏附力受损
B. 常染色体隐性遗传	
1. Goldmann-Favre 病	
2. 杆细胞 - 锥细胞营养不良	
C. 常染色体显性遗传	
1. 常染色体显性遗传视网膜劈裂	
2. Wagner 病	

分类	发病机制
D. 不确定遗传	
1. 家族性中心凹视网膜劈裂	
2. 女性患家族性视网膜劈裂	
3. 常染色体青少年显性遗传视网膜劈裂无中心凹劈裂	
继发性（视网膜劈裂症伴有其他病变，常见）	
A. 视网膜血管	
1. 增生性糖尿病视网膜病变	玻璃体视网膜牵拉
2. 早产儿视网膜病变	玻璃体视网膜牵拉
3. 视网膜血管炎	玻璃体视网膜牵拉
4. 镰状细胞性视网膜病变	玻璃体视网膜牵拉
5. 视网膜中央静脉阻塞	大量视网膜内出血分裂视网膜，出血吸收后成劈裂
B. 玻璃体视网膜界面	
PVD	后玻璃体膜牵拉，有时伴有 ERM 牵拉
C. 病理性近视	后玻璃体膜牵拉和（或）ERM 收缩；后葡萄肿区视网膜内层相对拉紧，故不能顺从外层伸展
D. 先天性	
1. 视盘小凹，ON 缺损，牵牛花综合征	液状玻璃体经视盘缺损（小凹等）流入视网膜内和视网膜下；CSF 流入视网膜
2. Coats 病	大量视网膜内渗出分裂视网膜，渗出吸收后成劈裂
3. 短小眼球	增厚的巩膜造成流出异常，以致在周边囊样变性区域形成视网膜内微囊肿，囊肿融合扩大。脉络膜拥塞和视网膜增厚压倒 Müller 细胞正常的支持功能而诱发囊样变性
E. 炎症性	大量视网膜内渗出分裂视网膜
1. 平坦部炎	
2. 慢性虹膜睫状体炎	
3. 慢性葡萄膜炎	
F. 外伤性	大量视网膜内出血分裂视网膜
1. 婴儿击伤综合征	
2. 新生儿视网膜出血	
3. 钝挫伤	
G. 肿瘤	小型囊状间隙融合扩大而成
1. 恶性黑色素瘤	
2. 脉络膜血管瘤	
3. 合并视网膜错构瘤	

续表

分类	发病机制
H. 其他	
1. 慢性孔源性视网膜脱离（视网膜内巨囊肿）	多数视网膜内囊肿扩大成劈裂
2. 再障性贫血	大量视网膜内出血分裂视网膜，出血吸收后成劈裂
3. 二苯海因致畸视网膜劈裂	
4. 青光眼	液化玻璃体经巨大视盘青光眼杯壁微孔；液化玻璃体经变薄 RNFL 的缺损或微孔而流入视网膜内

（二）获得性视网膜劈裂症

获得性感光视网膜层间分裂，劈裂发生于外丛状层及相邻的核层，为囊样变性融合扩展而成。Bartels 于 1933 年首先发现。一般发生于 50 岁以上，故曾称老年性视网膜劈裂症（senile retinoschisis），变性视网膜劈裂症（degenerative retinoschisis）；但偶尔可见于 20—30 岁者，故改称为获得性视网膜劈裂症（acquired retinoschisis），比性连锁视网膜劈裂症多见。

这是一种视网膜变性疾患，40 岁以上人群中 4% ～ 22% 有变性视网膜劈裂，是常见的老年性视网膜周边退行性病变。8 岁以上的人 100% 有视网膜周边微囊样变性，随着年龄最大微囊样变性缓慢扩大、增多。感光视网膜分裂为内外两叶（leaf/wall/layer）。视网膜劈裂腔扩大时破坏神经视网膜。

在晚期视网膜劈裂的内叶通常由内界膜、Müller 细胞（破裂神经胶质隔的残余物）、神经纤维层的残留物和血管组成。外叶，主要由外丛状层、外核层，以及光感受器组成。内叶和外叶之间的间隙有桥连接，此种桥样连接可能是轴突、树突和 Müller 细胞等残余物被压缩融合成条束或隔。

劈裂症的囊样间隙形成巨大的空隙，内含酸性黏多糖组成的黏性物质（透明质酸），但此物质没有流动性，且无任何潜在间隙可游动，所以比较固定。

[分类]

组织病理学上将变性视网膜劈裂分为：①经典性劈裂：内层视网膜浅浅隆起，位于锯齿缘，可能在其后缘存在网状劈裂。②网状劈裂（reticular schisis）：传统大泡状隆起，位于经典性劈裂的后缘。

劈裂脱离（schisis detachment）：或称劈裂视网膜脱离（schisis RD）。视网膜劈裂与视网膜脱离共存，并且视网膜劈裂早于脱离的发病。实际上是视网膜劈裂继发视网膜脱离。变性视网膜劈裂症 10% ～ 27% 外叶有破孔。Byer 发现 56% 有外叶破孔者出现非进行性劈裂脱离。脱离可能逐渐延伸超出视网膜劈裂的区域，在这种情况下，它酷似典型的孔源性视网膜脱离。

1 型劈裂脱离：指脱离不超出视网膜劈裂区。

2 型劈裂脱离：指脱离超出视网膜劈裂区。

[自然病程]

获得性视网膜劈裂症进展非常慢，大多数病人归属"无症状，非进行性"。Byer（1986）调查 123 例（218 眼）老年性视网膜劈裂症，定期随访达 1 ～ 21 年（平均 9.1 年），只有 1 例劈裂后缘扩展至离中心凹 20°。Robert（2012）随访劈裂后缘扩展至离中心凹 < 10°者 7 例，长达 4 ～ 43 年。劈裂不伴外叶 RD 可保持一定程度的中央视力。如果外叶 RD 发展至小凹，则病人丧失中央视力。

丹麦 Buch 等（2007）在哥本哈根对 946 位 60—80 岁居民普查，发现老年性视网膜劈裂症 35 例，劈裂症不影响视力，仅 1 例影响视野。在随访 14 年时 15 例尚存活。60—80 岁患病率 3.9%。连同在随访期中新发生劈裂者的患病率为 16%，57% 为两侧性。劈裂症 14 年保持不变者 74%，2 例发展 RD。8.8% 劈裂自行消失，推测此因 RPE 将囊腔内的液体泵出，也可能是通过劈裂外叶的破口流出（Buch H, Vinding T, Nielsen NV. Prevalence and long-term natural course of retinoschisis among elderly individuals: the Copenhagen City Eye Study. Ophthalmology, 2007, 114:751-755）。

[临床表现]

老年性视网膜劈裂症多始于视网膜极周边锯齿缘。经典型获得性视网膜劈裂：颞下方居多（70%），颞上方 25%，80% 两侧性。

1. 早期几乎总是无症状 在做眼底检查时方被发现。75% 病例劈裂后缘进展至赤道后，此时常可达 1 个象限范围，造成视野缺损或视力障碍。发展至黄斑部者罕见，但会影响中心视力。约有 14% 可能发展成劈裂脱离（图 4-5-20）。

2. 视网膜圆顶形隆起 囊腔表面光滑无皱褶纺锤形，圆形或卵圆形，界限明显。表面光滑无皱褶是特点，此因劈裂腔内堆积的积液无排出。表面或有闪闪发光的黄白色点（小白点可能是扒在内界膜上破裂神经胶质隔的残余；也许残存的神经胶质引起劈裂腔内壁外表面出

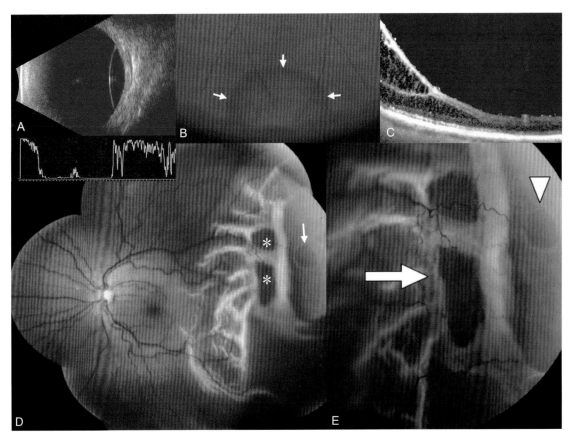

图 4-5-20 获得性视网膜劈裂和劈裂脱离

A. 超声示一个光滑圆顶形视网膜隆起，其下尚有高尖波。B. 颞下方锯齿缘后缘有一个光滑的圆顶形隆起，顶压巩膜时劈裂腔不能被压扁。可用 UBM 确定劈裂。C. 赤道附近的劈裂就可用 OCT 确诊，此病人在内核层 / 外丛状层有较大劈裂腔，在外核层 / 外丛状层另有较扁的劈裂腔。D.48 岁男性，左眼鼻侧视野丧失一个月。眼部和全身既往史无特殊。轻度远视，无格子样变性。否认眼外伤史。BCVA 右眼 1.5，左眼 1.2。右眼底正常。左眼底颞侧周边有一个大泡性视网膜脱离，由 2 点钟位延伸到 5 点钟位。视网膜脱离似乎是由两个大的卷边的破孔 (*) 造成的。内层视网膜可见一个较小的圆形破孔 (箭)。脱离的视网膜不透明，外观具有波纹皱褶。E. 然而，仔细观察发现半透明的内层视网膜的血管跨越这些破孔。此病人目前视力 1.2，他选择观察，暂时不作 PPV/SB

现不均匀捶打金属片样外观）。视网膜血管在劈裂内叶，有的小血管有白鞘或闭塞而呈白线状。高度发展的劈裂内叶薄得透明，很易察觉系囊腔扩大，可清晰地看清囊腔底层。有时几个劈裂区域同时出现。

3. **劈裂腔壁破孔** 外叶的破孔大，常只有1个，破孔边常卷曲。内叶上的孔往往是小而多，不易看清。此种现象与青少年 XLRS 正好相反。如果劈裂症陈旧或内外叶有破孔，隆起就变松弛而不是光滑丰满的。

4. **玻璃体后脱离** 85% 老年性视网膜劈裂症有 PVD，但玻璃体后皮质保持连接到视网膜劈裂腔的内叶。研究表明也可能有玻璃体后皮质劈裂（vitreoschisis）。Schepens 指出老年性视网膜劈裂症经常发现玻璃体液化和 PVD，相邻劈裂腔的玻璃体凝胶中有一种纤维结构，可能关系到周边视网膜的牵引和形成劈裂。Caspers-Velu 等对 13 例变性视网膜劈裂症行手术时证实该处玻璃体有显著牵拉力。

5. **加压变白现象**（white-with pressure，WWP） 用间接检眼镜检查眼底时，如用巩膜顶压器加压于劈裂症区外面巩膜，眼底可见受压处劈裂症外层组织变白。仔细观察可见一群鱼卵样微红色圆斑。加压时内叶、腔间液体、外叶三者俨如同一物质朝眼球中心移动。孔源性视网膜脱离者加压时可见 RPE 朝内顶起的移动，视网膜下间隙被压瘪，但与感光视网膜的移动甚微。

[影像学检测]

1. **超声** 锯齿缘附近的劈裂用 UBM 可发现视网膜圆顶形隆起，内叶清楚强回声，在其后可见稍模糊的外叶强回声。赤道附近的劈裂用 A/B 超就能发现。

视网膜劈裂和视网膜脱离在 B 超多是强回声，但视网膜劈裂通常比视网膜脱离隆起度较低，回声条较薄。可以从视网膜劈裂的局灶性、光滑、圆顶形与视网膜脱离相鉴别。视网膜劈裂与脉络膜脱离鉴别之点在于 B 扫描较薄，A 扫描单峰，然而脉络膜脱离较厚，有双重高峰。

2. **OCT** 是鉴别和确定视网膜劈裂最可靠的客观措施。用检眼镜和裂隙灯难以区别 RD 抑或劈裂，在 OCT 切面中极易分清。OCT 尚能发现检眼镜未发现的初期劈裂。它能明白无误揭示境界清楚的视网膜层间分裂区域，能辨别劈裂发生在何层？劈裂腔内常见特征是：前后向或斜行的柱状丝带（columnar tissue，pillar，filament），像桥样从腔隙的内壁连接外壁，腔隙过大时细柱条崩断而仅见残支，甚至完全消失。有时还能看到外壁破孔，甚至内壁上的破孔。劈裂后缘达中周部者就能用 OCT 检测，锯齿缘附近的劈裂需要手持式 OCT 检测。

[诊断]

诊断要点：①锯齿缘-赤道之间视网膜隆起，直径约数个 DD 至 1 个象限，边界清楚。②视网膜浅层表面薄纱样透明、清晰见到深层组织。③表面光滑、无皱褶。④无移动性。⑤ OCT 示视网膜层间分裂，常见柱状条带像桥样连接分裂区的内外叶，劈裂腔过大时条带崩断而仅见残支甚至完全消失。⑥超声圆顶形视网膜隆起，内壁薄。⑦加压变白（white-with pressure，WWP）。劈裂区巩膜被顶压时内叶、腔间液体、外叶三者俨如同一物质朝眼球中心移动。劈裂腔不被压扁。

符合前四项条件可初步诊断视网膜劈裂症。年龄在 40 岁以上者，诊断为获得性视网膜劈裂症。最好取得 OCT、超声或 WWP 的支持才能确诊。

极周边的视网膜劈裂甚小者需裂隙灯才能判别囊壁及囊腔，大面积劈裂用直接检眼镜都能看到；间接检眼镜有立体觉，判断效果较直接检眼镜佳。

OCT 检查是最可靠的措施，单凭 OCT 图像就能确立诊断。OCT 不容易扫描周边部视网膜，因此，周边部劈裂常需 B 超和（或）三面镜检查来证实。

小型周边部劈裂因无症状，常被漏诊。要求在充分扩瞳状态下，仔细"真正看到锯齿缘附近"才不至于漏诊。

[鉴别诊断]

视网膜脱离：视网膜劈裂症会被误诊为视网膜脱离，它与视网膜脱离不同者为隆起光滑，像气球表面那样有紧张感，后期表层极薄而透明，可见脉络膜红色反光，隆起区界限明显，无波动性，不变位。巩膜顶压法加压变白，但囊腔不被压瘪，此是与 RD 重要的区别。因为不损害 RPE，所以不会有分界线。如果出现色素性分界线提示可能存在孔源性视网膜脱离。用裂隙灯检查及 OCT 很易区别（图 4-5-21，表 4-5-10）。

表 4-5-10　视网膜脱离与视网膜劈裂症区别

项别	视网膜脱离	视网膜劈裂症
内层透明性	微透明	很透明
内层表面	起皱	光滑，紧张
边缘	常起皱，不清楚	边界清楚
内层运动度	轻微移动	不能移动
液体移动	常有	无

续表

项别	视网膜脱离	视网膜劈裂症
视网膜破孔	常有全层孔	17%～58% 外叶有破孔；偶尔内壁破孔
OCT	脱离的内层为全层视网膜，脱离腔间境界非常清楚。外壁 RPE 表面光滑。视网膜下间隙充满大量液体	感光视网膜分裂为两层，劈裂区界限清楚，但劈裂腔外壁也许不太光滑。常见柱状条带像桥样连接分裂区的内外层，或见条带崩断的残支；巨大腔隙内的柱状条带常全消失
加压时液体层	视网膜下间隙被压瘪	囊腔液体、内外壁三者一体移动

脉络膜肿瘤视网膜劈裂症内层极透明，应该可以看到部分脉络膜反光或结构。在黑色素

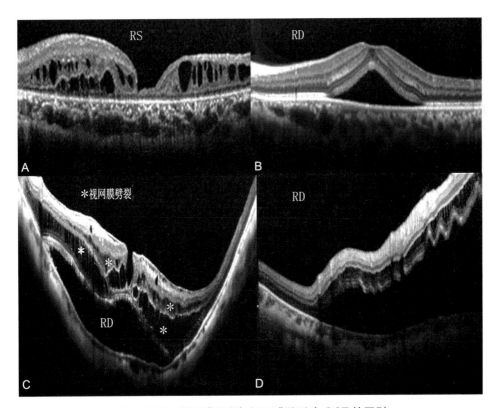

图 4-5-21　视网膜脱离与视网膜劈裂症 OCT 的区别

A. 性连锁视网膜劈裂症为外丛状层和内核层或外核层的分裂。B. 中浆的浆液性视网膜脱离，视网膜结构是完整的，清楚可见 RPE 与其上的感光视网膜分离。C. 病理性近视后葡萄肿相关的视网膜劈裂伴发黄斑视网膜脱离(RD)。D. 孔源性视网膜脱离，大泡性，隆起非常高。表面波浪状起伏。感光受体明显皱褶，视网膜下大量透明液体积聚

瘤则否，仅见隆起区域中有异常的色素及黄色斑点，不能窥及脉络膜血管。FFA 对脉络膜肿瘤的诊断很重要。

[治疗原则]

8.8% 病人的劈裂会自行消退。Clemens 等（1995）对劈裂外叶破裂口大于 1 时钟点位者行冷凝预防性治疗，但是仍有 11/52 眼发展成 RD。治疗意见分歧，基本倾向于观察，因劈裂症发展慢，不太影响视力，而且治疗并不常有效。仅当发生有症状的进行性视网膜脱离时，才须治疗视网膜脱离。巩膜扣带术适用于无玻璃体后脱离者，PPV 适用于有玻璃体后脱离者。

Gotzaridisd 等（2014）总结施行劈裂脱离手术的 30 眼（30 例病人），认为手术颇具挑战性，治疗效果没有不伴劈裂的视网膜脱离那么好。巩膜扣带术适用于周边部外叶破孔者，而不是广泛 RD 者。PPV 应考虑治疗广泛性劈裂脱离者，特别是大型或后部外叶破孔者。巩膜扣带术组视力增进者 71%，退步者 29%；PPV 组视力增进者 47%，退步者 15%，稳定者 38%。

（三）X- 性连锁视网膜劈裂症

X- 性连锁视网膜劈裂症（X-linked retinoschisis，XLRS）又称先天性视网膜劈裂症，先天性 X- 性连锁视网膜劈裂症（congenital X-linked retinoschisis）、青少年遗传性视网膜劈裂症（juvenile hereditary retinoschisis）。

首先是由 Hass 于 1898 年描述 XLRS 的临床特点：中心凹有一个典型的自行车轮辐状结构——视网膜和脉络膜的变化。Mann（1938）认识到先天性玻璃体纱幕是视网膜分裂的后果。Sorsby 等（1950）发现此病是性连锁遗传性疾病。Jager（1953）称其为 "retinal schisis"。Wieacker 等（1983）认定基因在性染色体 p22.2。1997 年 Sauer 等将视网膜劈裂症基因（RS1 基因）定位在 Xp22.1。基因产物：视网膜劈裂素（retinoschisin）。

[病生学]

RS1 基因突变造成细胞间的黏附力损害，产生视网膜层间劈裂。XLRS 是少年男孩黄斑病变的主要原因之一。发现 RS1 基因有 191 种突变造成 XLRS，大多数突变是改变一种蛋白而阻断建造视网膜劈裂素（retinoschisin）。视网膜劈裂素是先天性还是出生后获得的，有争论。

RS1 基因负责生产一种细胞外蛋白称视网膜劈裂素（retinoschisin）。这是一种由视网膜感光受体和两极细胞分泌产生的细胞外蛋白，存在于 Müller 细胞与两极细胞外。可能参与细胞黏附（如 Müller 细胞间，Müller 细胞与两极细胞间）、参与盘状结构域（discoidin domain）相关的细胞间相互作用。它可能分布在神经感觉视网膜的各层，由此可以理解为什么劈裂能出现在感觉视网膜的各层。实验表明染色体 Xp22 突变可引发 retinoschisin 障碍。

[病理学]

XLRS 劈裂究竟发生在视网膜的何层？

美国著名眼病理学家 Yanoff（1968）首先报道 XLRS 的组织病理学发现劈裂主要在 NFL 内。继之 Manschot（1972）报道 3 例病检得到相同观点。2000 年 Ando 等在 1 例 XLRS 病人的眼球切片中在周边劈裂及中心凹劈裂均见到外丛状层有囊腔。

然而，近年来多数报道中心凹劈裂的 OCT 影像展示劈裂并不主要发生在 NFL，而见于中深层，例如，Apushkin 等（2005）劈裂主要在内核层和外丛状层，但在 NFL 有小的囊肿。

Gregori 等（2008）报道 7 例 OCT 影像，6/14 眼劈裂在 GCL/NFL，14/14 眼在 INL/OPL，4/14 眼在 ONL。上海复旦大学眼耳鼻喉科医院 Yu 等（2010）研究 34 眼的 OCT 发现劈裂似乎主要发生在 INL，偶尔在 ONL/OPL，只有很少发生在 RNFL。INL 和 ONL/OPL 劈裂几乎总是涉及黄斑中心凹的中心，但 NFL 劈裂只见于旁中心凹区。

劈裂腔内的丝状物究竟是什么？

1986 年 Condon 等对患有 XLRS 的 3 只眼行染色切片和超结构研究，在玻璃体和视网膜内发现细胞外丝状物，直径约 11nm。他们首先推测丝状物是由有缺陷的 Müller 细胞所产生，从而导致劈裂。

[自然病程]

Kjellstrom 等（2012）对 10 例 XLRS 6—12 岁儿童随访平均 12 年，视力和视野保持稳定，mfERG 和 OCT 的变异提示视网膜有结构变动。10—20 岁以内进展快些，及至 50—70 岁时期进展变慢。50 岁以上"自行车轮辐"放射状条纹变转变成非特异性黄斑色素改变和（或）RPE 改变。

年龄 > 30 岁的病人中心凹视网膜劈裂变成为非特异性轻微的视网膜异常。OCT 可能不会显示视网膜劈裂，但可能视网膜变薄、ERM，这对于区别其他形式的黄斑营养不良就增加了难度（Menke 等，2011）。

[临床表现]

早期视力：临床常见学龄期儿童因严重视力缺陷或斜视而求诊。也有因玻璃体积血而发现视力减退。小学中学时期视力相对稳定，晚年时期因视网膜进行性萎缩而致盲。病人平均视力在 29 岁是 0.3，60 岁时是 0.1。

中心凹劈裂早期 98% ～ 100% 有中心凹劈裂。① 70% 病例中心凹呈现"自行车轮辐"放射状条纹（图 4-5-22），为 1 ～ 1.5 DD。必须仔细观察才能发现。此种放射状条纹称典型病征。② 非特异性改变。可能只是中心凹旁微囊肿性隆起（中心凹劈裂）。很少数病人表现外观像被锤击的青铜皮，似 Stargardt 病。8% 只是中心凹反光模糊。③ OCT 很有把握地彰显视网膜劈裂。

中心凹劈裂中期 30 岁以上的病人"自行车轮辐"放射状条纹变得不明显。视网膜有劈裂症性隆起，视网膜血管可在劈裂症的内叶或外叶。内叶常有破孔而并发视网膜脱离。视网膜及玻璃体有多量胶质化机化条束。视网膜萎缩及色素增生。玻璃体"纱帐"（vitreousveils）是劈裂囊腔内壁破孔融合后膜性残留物的碎片漂浮在玻璃体中。黄斑部改变多种多样。荧光素血管造影示荧光素积存在劈裂的囊样间隙中，但无荧光渗漏，此与囊样水肿不同。

中心凹劈裂晚期及至老年时期，感光细胞萎缩，神经胶质化改变，囊肿扁平，RPE 萎缩及色素增生状似 AMD。

周边劈裂 50% 伴有周边劈裂。常在颞下象限。高达 5% ～ 10% 的病例导致视网膜板层孔伴全层视网膜脱离。也有报道婴儿时周边劈裂症呈大泡状隆起，但此种劈裂腔隙会在婴儿时期会自行消退，而残留斑驳痕迹。

其他有些病例可能伴有血管异常，包括血管鞘、玻璃体出血、周边视网膜树枝状血管、视网膜新生血管形成、周边视网膜无血管区和周脉络膜新生血管形成。

[分类和分期]

XLRS 类型可分为：中心凹劈裂（foveal schisis）和周边劈裂（peripheral schisis）。中心凹劈裂也有人称之为黄斑劈裂（macular schisis）。见表 4-5-11。

XLRS 的特点是先天性两侧性玻璃体视网膜营养不良造成的视网膜层间分裂，依据它的自然史可将视网膜病变形态归纳成 4 个时期（2011 年，施殿雄）：

①囊样间隙期（cystic space stage）：视网膜内有小型囊隙。

②板层劈裂期（lamellar schisis stage）：用检眼镜不能发现它，只有用 OCT 才能证实有扁平状劈裂。此期由 Trese 等（2006）命名。

③囊腔期（cavity stage）：小囊隙的间隔破裂，间隙扩大融合成巨大囊样腔隙，用检眼镜在黄斑仔细观察能见到由小凹向四周放射的囊样改变；进一步扩张而成大泡状，此时腔隙的内叶甚薄，可呈纱幕样，其下的组织一览无遗。

④扁平期（flatten stage）：囊腔内的液体排出，囊腔随之平复而消逝，RPE 改变而呈现斑驳状外观成为永久性遗迹。这种非特异性萎缩改变可以继发于很多病变，此期的诊断完全依赖于 *RS1* 基因突变的检测，或有肯定诊断的家族史。

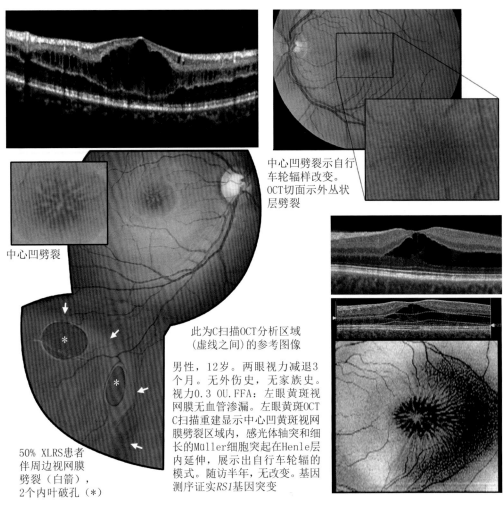

中心凹劈裂示自行车轮辐样改变。OCT切面示外丛状层劈裂

中心凹劈裂

此为C扫描OCT分析区域（虚线之间）的参考图像

50% XLRS患者伴周边视网膜劈裂（白箭），2个内叶破孔（*）

男性，12岁。两眼视力减退3个月。无外伤史，无家族史。视力0.3 OU. FFA：左眼黄斑视网膜无血管渗漏。左眼黄斑OCT C扫描重建显示中心凹黄斑视网膜劈裂区域内，感光体轴突和细长的Müller细胞突起在Henle层内延伸，展示出自行车轮辐的模式。随访半年，无改变。基因测序证实RS1基因突变

图 4-5-22　性连锁视网膜劈裂症

表 4-5-11　XLRS 分类（Trese2006 年基于 19 例 38 眼 2—17 岁病人）

XLRS 类型	中心凹囊状劈裂	黄斑板层劈裂 *	周边劈裂	占比（%）
1 型中心凹劈裂	检眼镜和 OCT 均能发现	无	无	8%
2 型中心凹板层劈裂	检眼镜和 OCT 均能发现	OCT 发现板层劈裂	无	11%
3 型复合劈裂	检眼镜和 OCT 均能发现	OCT 发现板层劈裂	有	71%
4 型中心凹劈裂 + 周边劈裂	检眼镜和 OCT 均能发现	无	有	8%
5 型中心凹劈裂 + 周边劈裂	无	无	有	新例[#]

* 板层劈裂：检眼镜检查似乎正常，而 OCT 展示扁平劈裂。#Eadie，Trese.ARCH OPHTHALMOL，2012，130：255-256

[并发症]

XLRS 的最常见的威胁视力的并发症除进行性黄斑病变之外为：①视网膜脱离（5%～22%），主要是劈裂的内壁破孔。②玻璃体出血（4%～40%），劈裂囊腔内壁的视网膜小血管崩断，其次是视网膜前新生血管破裂。③Coats 病样视网膜渗出。视网膜劈裂囊腔壁的桥样血管断裂时的血流入囊腔而致。其他少见的并发症有④新生血管性青光眼，⑤牵拉性黄斑病变，⑥继发性视神经萎缩。

[辅助检测]

1. ERG　全视野 ERG 表现 b 波明显降低或

无波,尤其是暗视最大反应,a 波降低但不明显。b 波:a 波≤1.0(图 4-5-23)。这种负 ERG(negative ERG)见于视网膜血管病变(CRAO,CRVO)、XLRS、先天性静止性夜盲、黑色素瘤相关视网膜病变(melanoma-associated retinopathy,MAR)、毒性视网膜病变(例如 vigabatrin,奎宁)。据报道有些病人 ERG 正常。

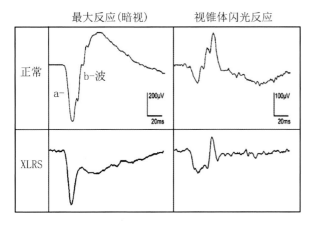

图 4-5-23　XLRS 全视野 ERG 的 b 波明显降低

2. OCT　OCT 能令人惊讶地揭示视网膜劈裂,Prenner 和 Trese 等(2006)通过 19 例 38 眼 XLRS 病人的 OCT 分析,发现检眼镜认为是正常视网膜的地区,OCT 影像呈现扁平劈裂(flat schisis),取名为板层劈裂(lamellar schisis)。无论是中心凹劈裂还是周边劈裂,82% 患眼具有板层劈裂。板层劈裂的腔隙逐步扩大,用检眼镜可见中心凹处隐隐约约有星芒状排列的囊性改变,囊腔扩张融合成大泡状,有光滑的外壁和内壁,或称外叶(outer leaf)和内叶(inner leaf)。内叶常菲薄至极,很易透见其下的组织,甚至可以窥见外叶的破孔。OCT 囊腔内具有特征性改变:前后向或斜行的桥样细柱(bridging column)或柱状丝带(columnar tissue,pillar,filament),像桥样从腔隙的内壁连接外壁,腔隙过大时细丝带崩断而仅见残支。大泡状囊腔内的丝带早已崩断而不见踪影。有时还能看到壁上的孔。劈裂主要在内核层及外丛状层,但可以出现在感觉视网膜各层。

柱状丝带为何物?　最早是病理学家在 XLRS 病人的眼球切片中发现的。1986 年 Condon 等对患有 XLRS 的 3 只眼超结构研究,他们首先推测丝状物是由有缺陷的 Müller 细胞所产生。

3. FFA　不作为诊断手段。劈裂的囊腔内会积存荧光素,但不像 CME 那样在 FFA 后期有渗漏和染色。若有继发性 RPE 萎缩则会有斑驳状强荧光斑点。周边劈裂有时会有视网膜毛细血管无灌注。

3. 基因测序　RS1 基因位置:Xp22.13。更精确的位置是:X 染色体的短臂,碱基对(base pair)18657807 至 18690222。

对 RS1 基因测序是一种有用的辅助诊断方法,尤其是在临床表现不典型时。检出率为 90%。整个编码区的测序是容易的,因为这个基因只有 6 个外显子(exons),并产生一个转录,其大小在 700 个碱基对之下。基因携带者的 OCT 图像并无视网膜劈裂异常,但 RS1 基因可见于杂合子(Gregori NZ,Lam BL,Gregori G. Wide-field spectral-domain optical coherence tomography in patients and carriers of X-linked retinoschisis. Ophthalmology,2013,120:169-174)。

Sauer 等(1997)发现 RS1 基因,由 6 个外显子和 224 个氨基酸编码组成 RS1 负责分泌和组合视网膜劈裂素(retinoschisin)。Retinoschisin 是一种在人类由 RS1 基因编码的蛋白,在视网膜细胞组合作用中起着至关重要的作用。3.1kb 的 mRNA 转化成的前体蛋白。单体 Retinoschisin 包含 224 种氨基酸。

[诊断]

诊断要点:① 2—20 岁男性视力下降或夜盲、斜视。② 70% 中心凹有"自行车轮辐"放射状条纹。③ OCT 中心凹视网膜劈裂或伴周边视网膜劈裂。④家族史和(或)RS1 基因突变阳性。⑤全视野 ERG 的 b 波明显降低或无波,b 波:a 波≤1.0。⑥黄斑劈裂中期囊肿状隆起,内层玻璃体"纱帐"特征,或有破孔。

符合前 3 项条件可临床诊断性连锁视网膜

劈裂症。④为确诊的必要证据。⑥为典型的劈裂特征，结合幼年两眼视力不佳史即可临床诊断 XLRS。

儿童自发性玻璃体出血必须将 XLRS 列为出血的可能原因。

30 岁以上的病人中心凹劈裂的囊样改变坍瘪常变为非特异性轻度视网膜萎缩，此时如果有周边劈裂则支持诊断，否则 RS1 基因探测成为诊断关键。

对老年人诊断性连锁视网膜劈裂症时必须考虑到：①获得性视网膜劈裂症的劈裂多在周边；XLRS 中心凹劈裂约 50% 伴有周边劈裂，RS1 基因测序对鉴别诊断极有助益。② ERM 伴发的劈裂。③病理性近视继发的中心凹劈裂，常伴有后葡萄肿和 ERM，年龄常在 40 岁以上。

两眼囊腔扁平期只有视网膜萎缩性改变，必须考虑到很多原因，必须找到其他 XLRS 的特点才能做出临床诊断。当然，XLRS 家族史及 RS1 基因突变阳性是有力的诊断佐证。

[鉴别诊断]

1. 弱视　XLRS 学龄儿童黄斑改变需要慎密观察才能发现，可以被误诊为弱视。OCT 检测是鉴别的有效手段。

2. 视网膜脱离　全厚层视网膜，急性期有皱褶，慢性 RD 视网膜萎缩会有色素分界线。然而，XLRS 的视网膜是菲薄透明，无波浪状起伏，无移动性，两侧性无色素分界线。在破孔附近顶压巩膜时孔源性视网膜脱离者视网膜下液被挤返玻璃体，脱离高度很快变浅，而 XLRS 高度不变。OCT 是鉴别 RD 和劈裂最可靠的仪器。

CME 病人 FFA 后期有明显渗漏，劈裂的囊腔内会积存荧光素，但不发生渗漏。CME 必定尚有原发病变。

星状非遗传性特发性黄斑中心凹视网膜劈裂症（stellate nonhereditary idiopathic foveo macular retinoschisis，SNIFMR）由 Ober、Freund 和 Yannuzzi 等 2014 年报道 17 例（女 16，男 1）22 眼黄斑中心凹劈裂症。多数都是单侧，无相

关的家族病史，RS1 基因缺陷阴性。视力 0.4（中位）。外丛状层分裂。19 眼存在 PVD，随访 6 个月至 5 年（Ober MD, Freund KB, Shah M. Stellate nonhereditary idiopathic foveomacular retinoschisis. Ophthalmology，2014，121:1406-1413）。

AMD 晚期 XLRS 老年病人视网膜萎缩，状似 AMD，但无玻璃膜疣。最有力的诊断证据是家族史和基因检测。

Goldmann-Favre 综合征是一种特殊类型的视网膜劈裂症，致病基因 NR2E3，位于 15q22.32，性连锁隐性遗传。男女均可患病，两侧性，在 10—20 岁内发病，有视网膜劈裂（中心凹 / 周边），此三点与性连锁视网膜劈裂症相似。但 Goldmann-Favre 综合征有视网膜色素上皮病变——椒盐状色素，花环状色素块，格子样变性。无玻璃体纱幕。早期即有严重夜盲。FFA 有渗漏。ERG 表现 b 波 a 波明显降低。

视盘小凹（optic pit）伴黄斑部视网膜脱离及劈裂必须与性连锁视网膜劈裂症鉴别。小凹大多数是单侧的。

偶尔需要区别的疾病有：原发性视网膜色素变性（RP）、永存原始玻璃体增生症（PHPV）、ROP、Coats 病。

[治疗原则]

性连锁视网膜劈裂症 10 岁以内可能发展得快些；在 20 岁以后常稳定，进行极慢，可能自行缓解。一般不须治疗。很久不吸收的玻璃体出血和有 RD 的病人才考虑 PPV。

药物治疗：乙酰唑胺和多佐胺（acetazolamide and dorzolamide）是碳酸酐酶抑制剂。此药影响整个眼部的碳酸酐酶，RPE 的碳酸酐酶的水平高。抑制 RPE 的碳酸酐酶能促进视网膜液体流出，改善视网膜功能。

乙酰唑胺口服 250mg 2 次 /d（体重 > 60kg）；125mg 2 次 /d（体重 < 60 kg）。疗程 3 个月后停止服药，半数病例视力提高半行，11 例全部病人 OCT 示视网膜厚度从 314.5μm 降至 294.2μm。（Gurbaxani A, Wei M, Succar T.

Acetazolamide in retinoschisis: a prospective study. Ophthalmology，2014，121:802）

Apushkin 等根据 CME 的治疗措施 2006 报道滴 2% 多佐胺（多佐拉敏，Dorzolamide，Trusopt）3 次 /d 数月，约 50% 病人视力及 OCT 表现有所改善。

（四）继发性视网膜劈裂症

继发性视网膜劈裂症（secondary retinoschisis）为原发疾病的一个体征。继发性劈裂最多见，OCT 广泛使用前继发性劈裂是遗传性劈裂的 2.5 倍，OCT 揭露很多新的继发性劈裂。

继发性视网膜劈裂不能与获得性视网膜劈裂和 XLRS 混淆。继发性视网膜劈裂症种类多。临床最多见的是病理性近视后葡萄肿继发的黄斑视网膜劈裂症。视盘小凹少见，但是继发的黄斑视网膜劈裂和脱离促使医者对视神经头缺陷造成的黄斑劈裂和脱离的关注。青光眼杯继发黄斑劈裂和脱离应运而生。

（五）近视性视网膜劈裂症

高度近视眼伴有后葡萄肿者，常在球壁突出区内有视网膜脱离、近视性视网膜劈裂（myopic retinoschisis）、黄斑孔。病理性近视因前 - 后向力可以产生中心凹黄斑劈裂，导致近视牵拉性黄斑病变。近视牵拉性黄斑病变发生在后葡萄肿眼。Vander-Beek 和 Johnson 提出多项致病机制，包括部分玻璃体后脱离之后玻璃体黄斑后牵引、玻璃体后脱离之后剩留的玻璃体皮质（玻璃体劈裂，vitreoschisis）、视网膜前膜、视网膜小动脉僵硬和后葡萄肿区内界膜不能匹配球壁伸展等。

病理性近视眼偶尔会出现中心凹及周边视网膜劈裂，中心凹劈裂腔可有囊性星状的外观与 XLRS 相似。

（六）视盘小凹伴黄斑视网膜劈裂症

视盘小凹患病率 1/11 000。1882 年 Wiethe 发现视盘小凹，直至 1958 年 Petersen 报道小凹继发的黄斑视网膜脱离。Sugar（1962）推测液体由玻璃体进入视网膜下。

视神经头小凹是先天缺陷。可是 30—40 岁才出现黄斑劈裂脱离。33%～67% 视神经头小凹病人继发浆液性黄斑脱离（图 4-5-24）。

液体在视网膜的分布：Imamura 等（2010）用 OCT 研究 16 例视盘小凹伴黄斑劈裂脱离病人，结果是液体在外核层 94%，内核层 81%，神经节细胞层 44%，内界膜下 13%，视网膜下液 69%。

诊断要点：①黄斑浆液性脱离者要在 OCT 图像注意是否伴有劈裂，是否鼻侧与视盘相连？②用裂隙灯仔细观察视盘，尤其是颞侧视盘，色调是否一致，见有可疑的灰色或淡黄色斑或小凹需要 OCT 扫描确定是不是小凹。③高度近视和后葡萄肿。④眼内压和青光眼杯。

黄斑视网膜脱离的鉴别诊断：黄斑浆液性脱离最常见的原因是中浆，OCT 常见一个小型 PED，而且内外层视网膜结构是完整的，无视网膜劈裂。其次的原因是病理性近视（总有葡萄肿）和黄斑水肿（常见于糖尿病视网膜病变，RVO）。少见的原因有视盘小凹，青光眼。

（七）青光眼性视网膜劈裂症

Hollander（2005）首先报道 1 例 54 岁男病人，反复发作闭角型青光眼，C/D= 右 0.9，左 0.2。右眼三面镜检查发现视盘颞侧缘有小范围内界膜裂开，PVD，未见视盘小凹；OCT 示黄斑视网膜劈裂与视神经相连，并有黄斑脱离。根据 Schnabel（1968）通过动物模型证实由于眼内压长期上升导致内界膜破裂。玻璃体随后渗透到筛板后间隙。Hollander 推测眼内压导致严重的视神经杯，可能允许液态玻璃体通过萎缩的神经纤维层微孔进入视网膜内。

亚急性闭角型青光眼 IOP 在 31～28mmHg 时发现视神经乳头周围 NFL 等内层视网膜劈裂，延伸至黄斑，2 位病人 48 岁和 64 岁。眼内压降低时劈裂减轻。他们推测眼内压波动是主因，加上玻璃体牵拉 ± 内层视网膜的微孔造成黄斑劈裂（Kahook MY, Noecker RJ, Ishikawa H. Peripapillary schisis in glaucoma patients with narrow angles and increased intraocular pressure. Am J Ophthalmol，2007，143:697-699）。

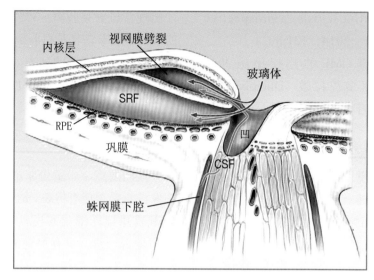

图 4-5-24　视盘小凹 - 黄斑劈裂脱离发病机制的假设

液态玻璃体经小凹壁微孔流入视网膜内造成劈裂，流入视网膜下造成黄斑脱离。Gass 假设流入的液体是脑脊髓液 (CSF)

Zumbro 等 (2007) 报道 5 例开角型青光眼伴巨大青光眼杯病人出现黄斑劈裂 ± 脱离（图 4-5-25）。1 例病人仅 14 岁。经 PPV+ 气充填后劈裂消失或改善。他们认为其发病机制相似于视盘小凹，液体通过青光眼杯壁进入视网膜内。

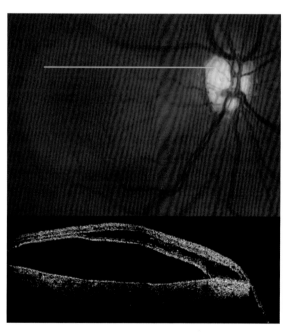

图 4-5-25　青光眼继发黄斑劈裂和脱离

黎晓新等 (2011) 和 Orazbekov 等 (2015) 各发现 1 例黄斑劈裂出现于正常眼压性青光眼。

EDI-OCT 和 C 扫描 OCT 证实开角型青光

眼病人，特别是正常眼内压和低眼内压的病人，筛板可发现缺损（全层或部分厚度），称之为获得性视盘小凹。并且与局部视野缺损和 NFL 变薄有着密切关联。这说明青光眼杯的底壁确实存在破损。

总之，从目前所报道的 12 例青光眼关联的黄斑劈裂和脱离病人来看，有两种途径导致黄斑劈裂。①巨大青光眼杯：菲薄的杯壁上可能有微孔；液态玻璃体经微孔流入内层视网膜形成黄斑劈裂。②高眼内压性视神经纤维层结构缺陷：液态玻璃体经 NFL 的缺陷（可能是微孔）进入视网膜发展黄斑视网膜劈裂。

治疗原则：降低眼内压是最根本的措施。考虑 PPV+ 气充填，尤其是黄斑有视网膜脱离的病人。

三、脉络膜脱离

脉络膜脱离（detachment of choroid）在病理学上称睫状体脉络膜积液（ciliochoroidal effusion），因为这不是真正的脱离，而仅是外层脉络膜水肿或积液。脉络膜积液常向前扩展至睫状体，然而，一旦发生脉络膜积液，睫状体的房水生成减慢；由于玻璃体室内的体积增大或者睫状体脱离，虹膜晶状体前移使前房变浅，因此低眼压眼进一步复杂化。组织学上，脉络膜和睫状体，特别是其外层，看起来像扇子样散开，空间充满了嗜酸性凝结物。

睫状体积液需要用高分辨率 UBM 而不是传统眼 B 超探查，所以临床上很少诊断睫状体积液。

积液的性质有两种：液体（浆液性）或血液（出血性），大多数是浆液性。

脉络膜积液者经常因富含蛋白质的液体在脉络膜慢性积累和 RPE 屏障破裂产生非孔源性视网膜脱离。

[病生学]

脉络膜上间隙由纤维性结缔组织组成。切线向排列的结缔组织纤维附着于睫状体 - 脉络膜与巩膜之间，大多数病人的液体积聚于脉络膜上间隙的纤维条束之间，这类似于黄斑外丛状层切线向排列的纤维容易积聚液体。据 More 实验测定这些纤维只需 5g/cm² 的力量就可使之断裂。有些病例的切线向排列的结缔组织纤维是断裂的。

在生理脱水状态下，脉络膜上间隙厚约 30μm。脉络膜上间隙因为几乎没有毛细血管或淋巴间隙可以将液体排出，所以聚集在那里的液体必须重新进入脉络膜的血管，经涡静脉、巩膜本身或巩膜导出管道的血管周围和神经周围的空间排出。任何原因的长期低眼压均可产生睫状体脉络膜积液，渗漏又加重低眼压。

正常眼脉络膜毛细血管的跨壁静水压梯度和胶体渗透压梯度保持平衡（图 4-5-26）。跨壁静水压梯度（transmural hydrostatic pressure gradient），由 BP 与眼内压的差别形成。白蛋白是脉络膜毛细血管中最丰富的蛋白质，是胶体渗透压的主要驱动力。该压力梯度促使流体进入血管，并保持脉络膜上腔的相对脱水（由于血管外胶体是低浓度）。脉络膜毛细血管窗孔允许白蛋白逃逸到血管外空间。为了维持胶体渗透压梯度，白蛋白离开脉络膜穿横于巩膜，这种白蛋白经巩膜流动由眼内压驱动。

临床常见的脉络膜脱离见于眼前节眼内手术后。眼内压通常比脉络膜上间隙的生理压力

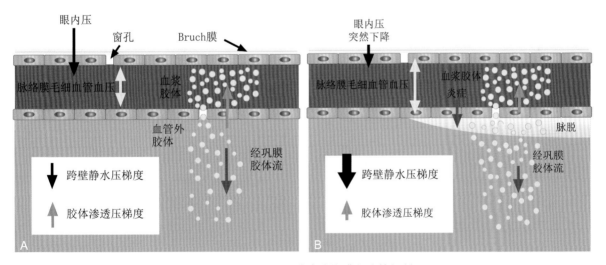

图 4-5-26　低眼压造成脉络膜积液的机制

A. 正常状态。跨壁静水压梯度是由 BP 与眼内压的差别形成。毛细血管的跨壁静水压梯度和胶体渗透压梯度保持平衡。脉络膜毛细血管中的白蛋白质是胶体渗透压的主要驱动力。该压力梯度促使流体进入血管，并保持脉络膜上腔的相对脱水（由于血管外胶体是低浓度）。脉络膜毛细血管窗孔允许白蛋白逃逸到血管外。为了维持胶体渗透压梯度，白蛋白离开脉络膜穿横于巩膜，这种白蛋白经巩膜流动由眼内压驱动（左图修改自 Besirli & Johnson Retina Ch 63 p1307 5th edition 2013）。B. 低眼压造成脉络膜积液的机制。①增高跨壁静水压梯度。葡萄膜静脉压升高，增加了跨壁静水压梯度，因此增加液体流入血管外。②削弱经巩膜白蛋白流动的驱动力。③炎症增强毛细血管蛋白通透性，血管外积累蛋白质，于是降低胶体渗透压梯度，并降低血管外液吸收入毛细血管

高 2mmHg，眼内压下降会促进脉络膜血管充血和渗漏。这种机械因素部分地解释在手术或外伤时眼内压急剧降低会导致脉络膜上腔渗漏和脉络膜水肿。

低眼压造成脉络膜积液的机制是：①增高跨壁静水压梯度。葡萄膜静脉压升高，增加了跨壁静水压梯度，因此增加液体流入血管外。②削弱经巩膜白蛋白流动的驱动力。③炎症增强毛细血管蛋白通透性→血管外积累蛋白质→降低胶体渗透压梯度，并降低血管外液吸收入毛细血管。动物实验证明，当两个或更多个因子同时存在时更有可能影响脉络膜流体动力学。

异常巩膜成分（黏多糖贮存症）或增厚（短小眼球）可以增加白蛋白经巩膜流出的阻力，促进富含蛋白质的液体积聚在脉络膜上腔。

实验证据表明脉络膜脱离病例房水流量正常，但是通过葡萄膜巩膜流出途径的流出增加，这也许可以解释相对低眼压。

新近的医源性脉络膜脱离：Trantola 等报道 338 例 23G 玻璃体切除术中 3.6% 发生术中脉络膜脱离，多数是输液微套管回缩停留在脉络膜上间隙，其次是微套管口被玻璃体堵塞造成低眼内压（Tarantola RM, Folk JC, Shah SS. Intraoperative choroidal detachment during 23-gauge vitrectomy. Retina, 2011, 31:893-901）。

[病因]

绝大多数为浆液性脉络膜脱离，出血性脉络膜脱离很少见。习惯上不注明出血性，就意味是浆液性。

1. 低眼内压　由于眼球壁伤口泄漏、穿透性眼外伤、角膜溃疡穿孔、LASIK、孔源性视网膜脱离、睫状体功能障碍，以及应用药物突然急剧降低眼内压（乙酰唑胺及其他磺胺类药，拉坦前列素眼液）。最常见于抗青光眼或白内障手术后前房消失或变浅，因低眼压＋葡萄膜静脉压（涡静脉阻塞）增高而导致睫状体脉络膜积液和脉络膜水肿。常发生于术后数日至数周。大多数青光眼手术后发生的脉络膜积液是自限性、局部和非

对碰的。

2. 炎症因子　创伤或手术后、全视网膜光凝或冷冻治疗后（增加脉络膜血管渗透力而造成暂时性脉络膜积液）、药物反应、葡萄膜炎（如VKH 综合征）、巩膜炎、眼眶蜂窝织炎、特发性眼眶炎症等因素导致。炎症或血管不正常时，脉络膜血管通透性增加，降低了血管内胶体渗透压（通常有利于液体的重吸收），增加蛋白质渗漏到脉络膜上间隙。

3. 葡萄膜静脉压升高　动静脉瘘，如颈内动脉海绵窦瘘或硬脑膜动静脉瘘病人海绵窦的高压→眼眶静脉系统回压增加→眼静脉回流压力增加→脉络膜血管漏出增多；特发性巩膜血管异常，Sturge-Weber 综合征如上巩膜静脉压升高，脉络膜毛细血管的压力可能继发增高；涡静脉受压和 Valsalva 动作（减少眼静脉流出）。

4. 流出受阻　短小眼球（巩膜增厚及胶原纤维异常→涡静脉外流受阻和降低液体经巩膜流出量→脉络膜充血→脉络膜毛细血管渗漏→形成葡萄膜渗漏，两侧性），黏多糖贮积症（Hunter 病病人巩膜黏多糖过多），巩膜扣带术填压物压迫涡静脉。

5. 脉络膜血管渗透性增加　恶性高血压、子痫、低蛋白血症等均可导致脉络膜血管渗透性增加。托吡酯（topiramate）为抗癫痫的磺胺类药，可引起两侧性脉络膜脱离伴继发性闭角型青光眼无瞳孔阻滞。ARN 也有报道发生两侧性闭角型青光眼，UBM 发现周边脉络膜积液。

6. 脉络膜肿瘤　经转移癌、恶性黑色素瘤、淋巴组织增生和脉络膜黑色素细胞浸润引起。

7. 特发性脉络膜积液　原因不明。有些病人巩膜增厚伴短小眼球，糖胺聚糖类积聚和涡静脉的先天异常可能造成静脉回流的间歇性受阻，导致血管外蛋白在脉络膜上腔内积聚。

8. 脉络膜上腔出血　出血性脉络膜脱离。眼内手术时眼内容前移，眼内压降低造成睫状后长或后短动脉破裂。角膜溃疡穿孔后。青光眼滤过手术发生出血性睫状体脉络膜脱离的危险因子有：极高度近视（脉络膜和睫状后血管

脆弱）、无晶状体、玻璃体丢失、炎症、脉络膜新生血管膜、过度降低眼内压和服用延长出血时间的药物。Valsalva 动作、血凝异常，可以发生在白内障或青光眼手术中，据报道偶尔发生在术后几天至几个月内。

[症状]

1. 浆液性脉络膜脱离（serous choroidal detachment）　轻者无症状，有些病人发现周边视野缺损，波及黄斑者才有视力减退。

2. 出血性脉络膜脱离（hemorrhagic choroidal detachment）　剧烈疼痛、视力减退、红眼。

[临床特征]

1. 早期　周边眼底见轻度扁平脉络膜脱离

开始为锯齿缘附近少量积液的局部扁平脱离，脉络膜脱离范围扩展而表现为环状，即眼底周边 360° 脱离。

不需顶压巩膜就可轻易就可看到锯齿缘脉络膜积液伸展至睫状体平坦部，则用间接检眼镜或三面镜检查周边眼底时，不须顶压巩膜就可轻易就可看到锯齿缘，这是特征性体征（图 4-5-27）。

UBM：能客观地证实睫状体 + 前端脉络膜积液。前段 OCT 或许也能发现。

2. 发展期　低眼内压（< 7mmHg）、前房浅或消失常见于眼手术（抗青光眼手术和白内障手术）后数天。轻度前房细胞和闪辉。Seidel

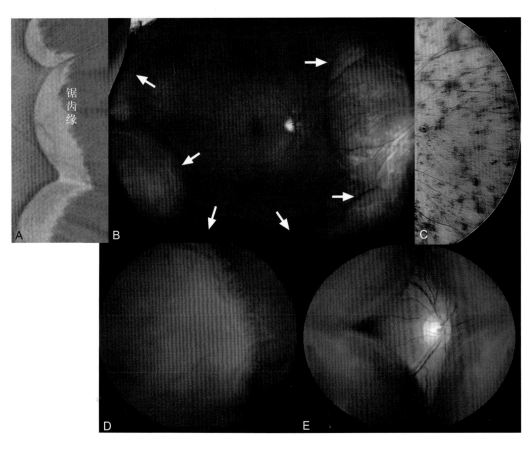

图 4-5-27　脉络膜脱离

A. 早期周边脉络膜扁平脱离。渗漏液伸展至平坦部，该处已隆起，故用三面镜检查周边部眼底时，不需顶压巩膜就可轻易看到锯齿缘。最好用 UBM 证实睫状体和周边部脉络膜脱离。B. 超广角眼底照相，抗青光眼手术后 5d，低眼内压，前房几乎消失，周边部脉络膜环状脱离，1：00 至 10：30 点钟位多叶状半球形隆起，表面光滑。伪色彩反映的色调与真实颜色有差异。C. 豹皮斑。慢性脉络膜渗出及视网膜下液积聚，导致弥散性 RPE 脱失和多灶性增生，形成特征性的豹皮斑。D. 脉络膜脱离的彩色照相展现不需要顶压就非常容易观察锯齿缘。E.360° 4 个圆顶形脱离，棕黄色，表面光滑，相邻 2 个隆起之间的谷底，那里脉络膜被巩膜束缚住

征阴性表示角膜缘伤口或滤枕无渗漏，滤过泡不太大者，则必须高度怀疑有脉络膜脱离，扩瞳检查周边眼底是极为必要的。

色深暗、表面光滑、眼球转动时脱离的视网膜无震颤、实体感视网膜脉络膜隆起犹如视网膜脱离，但脉络膜脱离的内层是脉络膜-RPE-感光视网膜，故色深暗——棕色，积液在外层脉络膜，故眼球运动时看不到积液震颤，实体感隆起。这些特征与孔源性视网膜脱离不同，因为孔源性视网膜脱离的视网膜下液移动会造成表面视网膜震颤。在视网膜直下层可见棕色脉络膜，而看不到如在视网膜脱离时那种半透明的视网膜。

大泡状隆起，分叶状葡萄膜仅在三处牢固黏附于巩膜，即巩膜突、涡静脉出口处、视神经。脉络膜脱离不能超越这三处限制，形成大泡状，分叶状隆起。脉络膜脱离常超越锯齿缘前方可延伸至睫状体，甚至到巩膜突。此点不同于视网膜脱离，视网膜脱离不超越锯齿缘。涡静脉壶腹处或睫状长后动脉和神经脉络膜被牢实束缚于巩膜，形成脉络膜脱离的谷底。所以，在大泡状睫状体脉络膜积液病例形成 4～6 个分叶状膨隆，膨隆的谷底正是涡静脉壶腹或睫状长后动脉和神经部位。这种束缚效应限制脱离向后部延伸。因此，后极很少有脉络膜脱离。在视神经乳头周围脉络膜与巩膜紧连，脉络膜脱离与视网膜脱离一样到达视神经乳头为止。

脉络膜脱离的液体总是前方多于后方，此因脉络膜上间隙内的结缔组织纤维在前方者长而呈切线方向，后方的纤维短并且几乎以垂直方向接连于巩膜及脉络膜之间。

前房浅或消失、高眼内压睫状体脉络膜积液病例有时会发生高眼内压。睫状体水肿（渗漏或脱离）→悬韧带松弛→晶状体增厚；同时，睫状突向前向外侧转位→虹膜-晶状体隔前移→前房角关闭→继发性青光眼。此种青光眼无瞳孔阻滞，UBM 所见不能与恶性青光眼区分。

眼超声 B 超典型病例显示一个光滑、厚壁（视网膜＋脉络膜）、圆顶形、球壁内层脱离，后运动几乎没有；可以超越锯齿缘（视网膜脱离不超越锯齿缘）。厚壁在 A 超呈 100% 组织回声，降低灵敏度可显示双峰。脉络膜脱离极高，邻近的或相对的 2 个或 4 个圆顶形脱离相互碰触，则在 B 超（平行于赤道）扫描图上可见相邻的或相对的脉络膜互相对碰，称对吻（kissing choroidals）（图 4-5-28）。以上这些特点在超声的鉴别诊断上非常重要。

FFA：对脉络膜积液的诊断意义有限。往往是用来排除其他原因。FFA 若出现多数针尖样渗漏提示存在脉络膜炎症或新生物浸润。

ICGA：造影早期显示弥漫性颗粒状脉络膜强荧光，提示脉络膜血管明显渗漏。渗漏持续至造影后期，渐渐变成弥散，表明积液在增加。

其他征象：上巩膜血管扩张。在房角镜检查中，Schlemm 管可能存在血液。前房没有任何炎症迹象但有前房细胞者应怀疑伴有继发性葡萄膜积液。可能存在轻度玻璃体细胞。某些病例脑脊液压力和蛋白质水平升高，但不具诊断价值。

3. 长期病例　非孔源性视网膜脱离长期病例视网膜色素上皮-液体屏障失去代偿，积聚在脉络膜上间隙的液体便流入视网膜下间隙而发生非孔源性视网膜脱离。

豹皮斑（leopard spots）：慢性浆液性睫状体脉络膜积液及视网膜下液积聚，可能会导致视网膜色素上皮弥散性色素脱失和多灶性增生，形成了特征性的豹皮斑，此系 RPE 色素性改变（图 4-5-27，图 4-5-28）。色素沉着线条，类似于豹皮斑的条纹称 Verhoeff 条纹。多见于特发性葡萄膜渗漏病人。豹皮斑 FFA 造影时呈现 RPE 萎缩和增生并存的斑驳状荧光，但无荧光素渗漏是其特点。

4. 特发性脉络膜积液　又称葡萄膜积液综合征（uveal effusion syndrome）。查不到积液的原因者归属于此诊断。

Schepens 和 Brockhurst 1963 年首先报道。少见，仅占睫状体脉络膜积液的一小部分。特发性脉络膜积液综合征常见于眼轴正常的中年

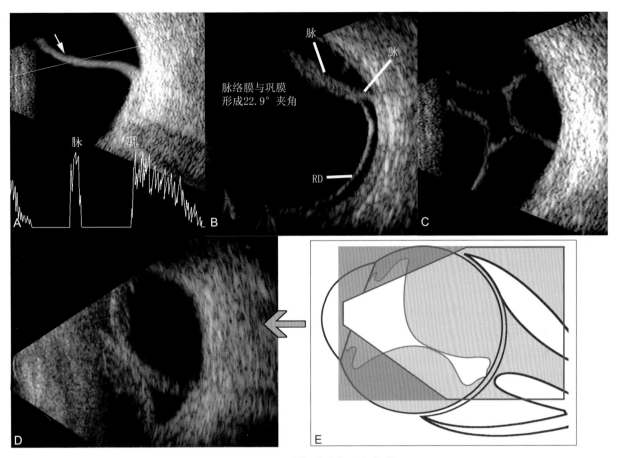

图 4-5-28　脉络膜脱离 B 超扫描

A. 浆液性脉络膜脱离，圆顶状，从后极至睫状体，并非起自于视神经头，降低灵敏度显示双峰波，脉络膜下液透明。
B. 脉络膜脱离回声条较视网膜厚，注意脉络膜刚开始脱离时与巩膜分开的特征，此夹角可测量。在脉络膜脱离的下端接连着浆液性视网膜脱离。C.4 个分叶状大泡形脉络膜脱离，平行于赤道的扫描切面图像示 3 处视网膜 - 视网膜对碰。D. 颞侧和鼻侧半球形脉络膜脱离在玻璃体腔中央对碰，称对吻脉络膜脱离。E. 睫状体脉络膜脱离的对吻示意图

健康男性，视力下降，60% 两侧性，其实大多数即使一眼首发，经数周或数月另眼也发病。自发性半球状周边部脉络膜脱离 + 睫状体分离，常伴有渗出性视网膜脱离，视网膜下液的蛋白质含量高，因重力作用会随体位移动。50% 病人脑脊液和视网膜下液的蛋白含量增高。在上巩膜血管轻度扩张的病人可见 Schlemm 管充血。起病后数月后眼底可见 RPE 不规则变薄和增生，在橘黄色背景中有黑色斑或条纹，称 "豹皮状" 外观，在荧光素血管造影中最明显。

特点是没有眼内炎症（可能有轻度玻璃体炎）、眼压正常、眼轴正常范围或缩短、自发地发病，数周至数月自行复位，缓解或加重。最

终视力取决于脱离的时间长短。

原因不明，有多种猜测，例如短小眼球（nanophthalmos）（如用高频 B 超测量巩膜明显增厚，一般都 > 1.5mm），巩膜黏多糖贮存，巩膜老年性改变。

葡萄膜积液综合征分 3 型：①短小眼球 1 型。眼球小（平均轴长 16mm）和远视眼（平均 +16D）。②非短小眼球具有临床异常巩膜 2 型。眼球大小正常（平均轴长 21mm），屈光不正低。③非短小眼球具有临床正常巩膜 3 型。

巩膜明显增厚者又称为先天性和获得性巩膜病变（congenital and acquired scleropathies）。葡萄膜积液综合征和短小眼球病人被认为是同

一个先天性原发性巩膜异常的疾病谱。继发性巩膜异常见于伴有系统性疾病，包括淀粉样变性和黏多糖贮积症。

特发性脉络膜积液病人其原因与短眼轴相关者，可称为短小眼球葡萄膜积液（nanophthalmic uveal effusion）。短小眼球病人加上临床上可检测到的巩膜增厚／僵硬，是组织学上异常巩膜的预测指标，并预测手术具有良好的反应。

在短小眼球的病人，异常增厚的巩膜压迫涡静脉，间歇性阻碍静脉回流，可以导致血管外蛋白在脉络膜上腔内积聚。可以将增厚的巩膜全层切除 1～2mm，同时创建一个脉络膜下排液口，促进液体在几周内吸收。也可以采用巩膜开窗术或巩膜板层切除术。

5. 出血性脉络膜脱离 眼压高、前房浅、眼底突然暗红色球状隆起，透照法检查脱离区不透光。①发生于眼内手术中：脉络膜血管自发出血，驱逐性脉络膜出血（expulsive choroidal hemorrhage）的征象是，在手术中眼底红光反射渐进性变黑，眼内容被推向前移，前房变浅，最终眼内容脱出。应在眼内容脱出前闪电式快动作关闭伤口，待 30min 后眼内压稳定才引流脉络膜上腔的出血。②发生于眼内手术后：常出现于术后低眼压眼，出血量小所以产生有限脱离。颜色较深，透照法不透光，这可与浆液性脉络膜脱离相鉴别。出血危险因子为老年人、动脉粥样硬化、不能控制的青光眼、眼后节手术史、病理性近视、高血压等。③外伤性局部出血性脉络膜脱离：伴后巩膜或脉络膜破裂。可以被误诊为脉络膜黑色素瘤、脉络膜色素痣或 RPE 错构瘤。超声显示出血区声空虚（acoustic hollowness）即非常低的反射率，因为血液是相当均匀的，所以没有表面反射和无脉络膜"凹陷"征（choroidal excavation）。

[诊断]

早期脉络膜脱离：①青光眼白内障手术后前房浅或消失、低眼内压。高度怀疑脉络膜脱离。②不顶压巩膜就能见到锯齿缘。③ UBM 或 B 超发现轻度或中度睫状体分离＋脉络膜积液。②或③是确定诊断的重要根据。

发展期脉络膜脱离：④周边眼底隆起。⑤色深暗、无震颤、圆顶形，分叶状，表面光滑。⑥ B 超见赤道前为主的，平滑而厚的半球形浆液性脱离。360°脉络膜环形脱离者，若脱离很高，则横向扫描显示"对吻"。

慢性脉络膜脱离：会引发渗出性视网膜脱离，用检眼镜和超声检查，诊断根据见诊断要点④⑤⑥。另外，因 RPE 功能障碍表现弥散性色素脱失和多灶性增生，形成豹皮斑，多见于特发性葡萄膜渗漏病人。

特发性脉络膜积液：眼轴正常的中年健康男性，视力下降，60% 以上两侧性，没有眼内炎症（可能有轻度玻璃体炎）、眼压正常、眼轴正常范围、自发地发病数周至数月自行复位，缓解或加重。诊断是在梳理和排除其他原因后方可建立。有些病人巩膜增厚和涡静脉的先天异常可能造成间歇性静脉回流受阻。

两侧性脉络膜脱离：见于短眼轴（< 21mm），

表 4-5-12 脉络膜脱离的定量分类

	轻度	中度	重度
诊断根据	UBM	B 超 +UBM	三面镜 +B 超 +UBM
IOP	> 8mmHg	4 ～ 8mmHg	≤ 3mmHg
睫状体分离和脉络膜脱离	睫状体分离 ± 脉络膜脱离	睫状体分离 + 脉络膜脱离	睫状体分离 + 脉络膜脱离
脉络膜脱离范围	1 ～ 4 象限	2 ～ 4 象限	4 象限
脉络膜脱离角度 *	< 12°	12° ～ 22°	> 22°

* 巩膜与脱离的脉络膜形成的夹角。（中山眼科中心 Li 等 Retina，2012，32：2010-5）

系统性病变，服用药物的不良反应，特发性。

出血性脉络膜脱离：发生于眼内手术中的驱逐性脉络膜出血，见上文。眼内手术后和外伤性者的特征：剧痛、前房浅或消失、高眼压、脱离区透照法检查不透光。B 超图像的脉络膜脱离区内液体不是浆液而是血液。

[鉴别诊断]

1. 巩膜病变　见表 4-5-13。①先天性：葡萄膜积液综合征、短小眼球；②获得性：淀粉样变性病、黏多糖贮积症。

2. 水动力因素　①低眼内压：伤口泄漏、滤过太多、睫状体分离、穿透性眼外伤、孔源性视网膜脱离、睫状体功能障碍；②葡萄膜静脉压升高：动静脉瘘、Sturge-Weber 综合征、涡静脉受压迫、Valsalva 动作；③恶性高血压。

3. 炎症因子　创伤或手术后，光凝或冷冻治疗后，药物反应，葡萄膜炎，巩膜炎，眼眶蜂窝织炎，特发性眼眶炎症。

4. 新生物　转移癌、恶性黑色素瘤、淋巴组织增生和黑素细胞脉络膜浸润。

[治疗原则]

1. 一般治疗　1% 阿托品眼液，3 次 /d。1% 醋酸泼尼松龙，一日 4 ～ 6 次。考虑口服泼尼松（强的松）。

2. 治疗原发疾患

（1）浆液性脉络膜脱离：①伤口渗漏或滤过泡渗漏者，绷带包扎 24h，减少糖皮质激素的使用，用房水抑制剂。缝合伤口，用绷带式角膜接触镜，甚至采用黏合剂。②存在睫状体剥离术裂缝者，激光光凝、透热、冷凝或缝合睫状体裂隙。③前房极浅或消失，脉络膜球状隆起而无减轻迹象者须切开巩膜引流脉络膜上间隙液体，并加深前房。④炎性疾病者，葡萄膜炎性者：见相关章节。⑤视网膜脱离者：手术复位，但手术后常出现增生性玻璃体视网膜病变。⑥手术引流脉络膜上腔积液：适应证是浅前房或进行性前房变浅，特别是合并眼内炎症，有引起周边部虹膜前粘连的危险者；角膜与晶状体接触，导致角膜失代偿；分叶状脱离的脉络膜对吻，如鼻侧与颞侧脱离的脉络膜（+ 表面的视网膜）在玻璃体腔中央碰触，手术可以防止视网膜 - 视网膜粘连。

（2）出血性脉络膜脱离：轻症病例使用一般方法治疗。偶尔，需要排除出血，立即排出，或出血 1 周（最佳为 1 ～ 3 周）后排出。这是因为脉络膜上腔的血液，7 ～ 14d 血凝块溶解达最大程度（B 超根据其流动度判断），引流成功率高。手术前 B 扫描确定最大出血象限。后巩膜切开引流出血，注意必须保持角膜缘输液管线压力。酌情考虑 PPV。合并有视网膜或玻璃体嵌顿于伤口）应行玻璃体切除术。

表 4-5-13　脉络膜脱离的鉴别诊断

	检眼镜所见特点	临床特征	超声
浆液性脉络膜脱离	棕灰色半球状，分叶状，表面光滑，无皱褶	手术后或外伤后眼内压低，前房浅或消失	多灶性，对碰状脱离。后方常受制于涡静脉，前方超越锯齿缘而达睫状体。高尖波，降低敏感度可见双峰波
渗出性视网膜脱离	棕绿色	玻璃体细胞	高尖波，B 超视网膜下无回声
孔源性视网膜脱离	灰色，皱褶，眼球移动时脱离区飘动感，视网膜破孔	黑影遮挡视野，可能中心视力下降	高尖波，B 超视网膜下无回声。前方不超越锯齿缘
脉络膜恶性黑色素瘤	坚实隆起，表面橘黄色斑点	FFA 脉络膜期见肿瘤内血管，保留荧光素	A 超内反射呈楼梯式下降；B 超实体肿块，蘑菇状或圆顶形
转移性脉络膜肿瘤	基底宽，扁平，或是几个肿瘤	恶性肿瘤病史。FFA 见肿瘤血管，保留荧光素	A 超致密回声，无典型楼梯

第六节 眼底肿瘤

视网膜巨动脉瘤已述于视网膜血管病。并不多见的肿瘤有：视网膜母细胞瘤、脉络膜恶性黑色素瘤、转移性脉络膜肿瘤、脉络膜血管瘤。少见的肿瘤有：脉络膜骨瘤、视网膜毛细血管瘤（von Hippel-Lindau 病）、视网膜海绵状血管瘤、视网膜动静脉交通（蔓状血管瘤）、视网膜血管增生性肿瘤、视网膜星形细胞错构瘤。

眼内肿瘤的正确诊断，在良性肿瘤可以根据发病年龄、检眼镜下的表现、发病史、影像学等做出临床诊断。对于恶性肿瘤必须通过病理学的检验方始获得正确的诊断。有些眼内病变良恶性质不能仅从临床表现获得正确判断。即使像美国 Wills 眼科研究所世界顶尖的眼肿瘤专家曾报道一些病理诊断推翻临床推测，良性病变被误摘眼球的病例。

一、眼内活组织检查

玻璃体活检的适应证：眼内炎在细菌性或真菌性感染难以确定时，如白内障术后慢性隐袭的眼内炎，为鉴别念珠菌抑或痤疮丙酸杆菌常依赖活检。原发性眼内淋巴瘤。伪装综合征：非消退性眼内炎症(感染/炎症 vs 眼内淋巴瘤)。某些伴明显玻璃体炎的视网膜炎遭遇诊断困境。玻璃体变性，如淀粉样变性。PCR 和生化检测需要的检材。

视网膜活检的适应证：包括非典型或对经验性治疗无反应的视网膜炎、原发性眼内淋巴瘤、视网膜血管增生性肿瘤、病变在治疗后再生长导致的诊断困境、眼内占位性病变的临床与辅助调查之间存在矛盾，以及病人坚持治疗之前必须有病理组织学诊断，非典型病例，如成人视网膜母细胞瘤。

脉络膜活检的适应证：包括肿瘤、非典型或对经验性治疗无反应的脉络膜炎、要获得瘤细胞基因研究、以帮助估测预后（如葡萄膜黑色素瘤）。

眼底病变活检大致有 4 种途径：细针抽吸活检、诊断性玻璃体切割（采集玻璃体标本）、跨玻璃体视网膜 - 脉络膜活检、经巩膜脉络膜活检。

（一）细针抽吸活检

细针抽吸活检（fine-needle aspiration biopsy, FNAB）是一种微创手术，操作迅速、简便、费用低等优点。由于组织病理学技术的进步，对于细针穿刺获得的少量组织标本，同样可以进行细胞病理、免疫组化、分子病理等现代化检测，提高了对提供少量标本病理学诊断的准确性。FNAB 可以采集玻璃体标本，也可采集视网膜或脉络膜标本。

1. 适应证　眼内肿瘤活检的主要适应证是，需要非侵犯性病理组织诊断，以决定治疗方针；鉴于近年发现 50% 脉络膜恶性黑色素瘤组织内 3 号染色体有畸变，并且单体性 3（monosomy 3）与转移性高风险预后相关联。近来一些作者将 FNAB 作为常规操作，未见严重意外。Shields 等（1993）159 例、Mc Cannel 等（2012）170 例、Grixti 等（2014）739 例、Sellam 等（2016）217 例的活检经验，均未增加转移风险。

（1）无色素性脉络膜黑色素瘤病人，有癌症史，屈光介质混浊，超声示脉络膜肿物。

（2）不能确定葡萄膜炎还是眼内淋巴瘤。

（3）不能确定特发性肉芽肿还是恶性肿瘤。

（4）若没有病理组织学证实诊断，病人不愿意手术。

（5）疑难诊断病例，例如屈光介质混浊，非典型表现或罕见的肿瘤。

2. FNAB 操作　25G 一次性针头，长 25 ～ 38mm。针头和 3 ～ 5ml 塑料注射器之间加接一根标准的医用塑料管。加接软塑料管的目的是当助手抽吸针管的运动不至于牵动针头（图

4-6-1）。针头和软塑料管先充满 BSS。在间接检眼镜监视下，针尖由睫状体平坦部刺入眼内，抽吸玻璃体标本。更换注射器，针尖避开视网膜血管，直刺肿瘤内，抽吸获取瘤细胞，含瘤细胞的针头迅速沉浸在无菌 BSS 中，其内容被吸入注射器，此溶液迅速送交细胞学检验。

赤道前眼内肿瘤采用"经巩膜 FNAB"23G 针头经软塑料管接连 3ml 注射器。巩膜标志肿瘤最厚部位。针尖先斜穿过巩膜内 1 ~ 2mm，然后调整方向插入肿瘤。主刀转动针尖方向配合助手拉动注射器抽吸肿瘤组织。获取足够肿瘤组织后取出针头时立即用棉签压迫巩膜通道，并用双极电凝烧灼巩膜通道，以减少瘤细胞扩散至眼外的任何风险。肿瘤厚度 < 3mm 者容易贯穿视网膜。

临床医师必须事先与细胞病理学家沟通病情和诊断分析，细胞病理学家应该熟悉眼科病理，如果细胞病理学家在手术室则立即评估标本，可减少活检假阴性。必须事先与细胞病理学医师商定标本的最低采集量、标本容器、固定方法等具体细节。拟做玻璃体微生物培养者

事先准备相应培养基或试管。玻璃体标本必须在 15 ~ 30min 内送到相关实验室。

3. FNAB 缺点　FNAB 技术的缺点包括恶性细胞传播的可能性、眼内并发症、不熟悉细针抽吸活检技术采样误差和细胞病理学诊断方法造成的误诊。虽然理论上肿瘤会沿细针轨迹传播的风险，但至今尚未见报道，也无术后玻璃体出血或视网膜脱离的问题。

FNAB 主要缺点是采集的细胞数不够而不能做出诊断。对于病变似乎是实体和有凝聚力（黏性）者改用 22 号针头，可以改善此缺点。如果临床上觉得肿瘤软而缺少凝聚力，仍然使用 25 号针。尽管 Shields 最近的经验表明，22 号针不会导致沿针道播散肿瘤。但是，需要更多的病例充分确定大号针的安全性。

视网膜母细胞瘤细胞脆，容易沿穿刺通道扩散，故对典型视网膜母细胞瘤一般不做 FNAB。确实临床诊断困难而须活检者，须改变穿刺途径。用 30 号针头，通过透明角膜，周边虹膜，晶状体小带，进入后部肿瘤。这样进入途径提供了一个缓冲区，以降低肿瘤细胞在眼播种的机会。

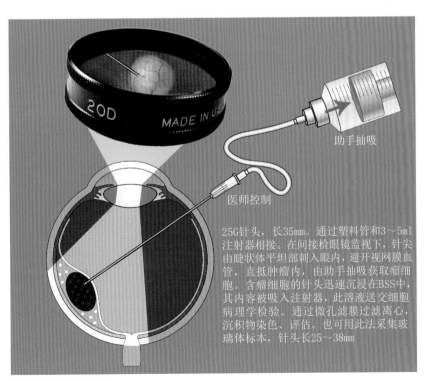

助手抽吸

医师控制

25G针头，长35mm。通过塑料管和3~5ml注射器相接。在间接检眼镜监视下，针尖由睫状体平坦部刺入眼内，避开视网膜血管，直抵肿瘤内，由助手抽吸获取瘤细胞。含瘤细胞的针头迅速沉浸在BSS中，其内容被吸入注射器，此溶液送交细胞病理学检验。通过微孔滤膜过滤离心，沉积物染色、评估。也可用此法采集玻璃体标本，针头长25~38mm

图 4-6-1　细针抽吸活检

4. 实践经验　Shields 等在 The 1992 Urwick Lecture 发表 Fine-needle aspiration biopsy ofsuspected intraocular tumors 为题的研究报告。1981—1991 期间 Wills Eye 眼肿瘤科 6500 例眼内肿瘤病人，2.5% 病人（159 例）行 FNAB。另外 210 例是眼球摘除后研究 FNAB 操作用的，未统计在内。这份 369 例 FNAB 的经验是非常宝贵的资料（Shields JA, Shields CL, Ehya H. Fine-needle aspiration biopsy of suspected intraocular tumors: the 1992 Urwick lecture. Ophthalmology，1993，100:1677-1684）。见表 4-6-1。

主要并发症是术后视网膜下出血（13%），前房出血（9%），玻璃体出血（8%）。未见视网膜脱离和肿瘤复发。

肿瘤厚度是获得阳性活检结果的一个关键因素。厚度＜1.9mm：40% 阳性；＞4mm：98% 阳性；1.9～4mm：90% 阳性。厚度＞3mm，肿瘤将允许针尖的斜面完全进入肿瘤从而增加获得足够的标本的机会。

表 4-6-1　细针抽吸活检细胞学诊断 140 例和组织病理学诊断 57 例 #

诊断	细胞学诊断 §（病例数）	临床与细胞学诊断一致；误诊（病例数，%）	细胞学与组织学诊断差异（95% 一致）	组织病理学诊断 †（病例数）
葡萄膜恶性黑色素瘤¶	54	57/65（85%）；5 例转移癌，3 例痣	1 例梭形细胞黑色素瘤组织学诊断星形细胞瘤	38
葡萄膜转移癌 ※	28	28/34（82%）；3 例炎症		7
非特异性炎症	13			1
中性粒细胞，符合感染	8			0
嗜酸性粒细胞，符合弓蛔虫病	5			0
巨噬细胞，符合 Coats 病	5			1
红细胞，符合出血	5			0
葡萄膜痣（黑色素细胞瘤）	4			1
淋巴瘤	4	4/5（80%）；1 例炎症		1
白血病	3	3/6（50%）；3 例炎症		0
视网膜母细胞瘤	3			3
组织细胞浸润，可能黄色肉芽肿	3			0
不能分类的良性细胞	3			0
髓上皮瘤，睫状体	2			2
腺瘤，虹膜色素上皮细胞	0			1
获得性视网膜星形细胞瘤	0		细胞学恶黑	1
虹膜横纹肌肉瘤 *	0		细胞学恶性	1
总计	140			57

§ 活检标本单纯根据细胞学获得诊断，根据其结果多数不需要手术切除组织做病理学比对。仅 57 例眼球摘除或肿瘤部分切除后做组织病理学检验，95% 细胞学诊断与组织病理学诊断一致。19 例活检细胞量不够而不能做出细胞学诊断者未纳入

† 切除后固定包埋切片处理后的标本根据组织学获得的诊断

¶ 临床诊断葡萄膜黑色素瘤 8 例，细胞学诊断 3 例痣，5 例转移癌，细胞量太少 11 例

※ 细胞学诊断脉络膜黑色素瘤 3 例，炎症 3 例，细胞量太少 6 例

† 细胞学诊断恶性细胞，眼球摘除后诊实横纹肌肉瘤

Shields，et al. Ophthalmology，1993，100：1677-1684

5.细胞学诊断（cytologic diagnosis） Shields 140 例（88%）获得充足的标本做出细胞学诊断。在 140 例细胞学诊断中，葡萄膜黑色素瘤最多（54 例），其次是葡萄膜转移癌（28 例）。单核炎症细胞提示慢性非特异性炎症（13 例）。中性粒细胞占优势提示眼内脓肿，大量嗜酸性粒细胞符合弓蛔虫病（5 例）。富含脂质的巨噬细胞内尚有黑色素支持 Coats 病的诊断（5 例）。大量红细胞支持模拟肿瘤的眼内出血的诊断（5 例）。泡沫细胞和慢性炎症细胞支持诊断少年虹膜黄色肉芽肿。有条索的良性小肿瘤细胞支持的睫状体良性髓上皮瘤的临床诊断。

非典型的葡萄膜转移癌通常没有原发癌的证据，鉴别诊断包括无色素性葡萄膜黑色素瘤、淋巴瘤和炎症病变。在其中 18 例病人的临床诊断是眼内炎症或感染，鉴别诊断包括黑色素瘤、视网膜母细胞瘤、葡萄膜转移和淋巴瘤等恶性肿瘤。在儿童病人尚需考虑其次的诊断，如幼年黄色肉芽肿、弓蛔虫病、Coats 病或髓上皮瘤、非典型视网膜母细胞瘤。

（二）诊断性玻璃体切割术

诊断性玻璃体切割术（diagnostic vitrectomy）或称诊断性玻璃体活检（diagnostic vitreous biopsy）。能获得足够量（＞0.5ml）的未稀释的玻璃体，用来做微生物检测及培养、病理组织检查。标本的采集量很少的话，不够做多种培养，并且细胞太少会影响诊断。

1.适应证　同细针抽吸活检的适应证。FNAB 的优点是简便、迅速，不至于造成视网膜撕裂；其缺点是采集标本量少，不够做多种检测，可因标本量太少而需要再次活检。诊断性玻璃体切割术能获取 0.5～1.5ml 的未稀释玻璃体标本。FNAB 采集到的玻璃体主要是液化玻璃体，因为固态玻璃体必须用切割刀才能获得。用 23G 针头抽取玻璃体凝胶几乎一定会牵拉视网膜。

2.采集未稀释的玻璃体　3～5ml 塑料注射器通过一根标准的医用塑料管连接至切割手柄的抽吸通道。加接软塑料管的目的是当助手抽吸针管的运动不至于牵动针头（图 4-6-2）。切割头和软塑料管先充满 BSS。标准 3 通道玻璃体切除术（23G，25G）。在显微镜监视下，玻璃体切割器的切割口保持在玻璃体内（通常是后方、下方，或靠近视网膜病变区域）。对有晶状体的病人，注意切割手柄不要太靠近晶状体。

关闭输液阀，低切割速度，强吸引力采集玻璃体标本。同时，助手缓慢抽吸注射器，将切割成碎片的玻璃体标本吸入注射器内。主刀用小指或棉签压迫眼球维持正常眼内压。这样可以安全地采集到高达 1.5ml 未稀释的玻璃体。当眼球外观明显坍瘪时才开通输液阀以防脉络膜脱离和眼内出血。

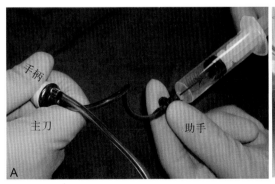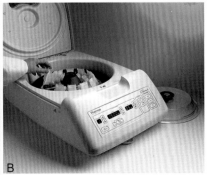

图 4-6-2　诊断性 PPV 采集未稀释玻璃体标本

A.玻璃体切割头由平坦部插入玻璃体深处。10ml 注射器连接切割头手柄的接口。"干切"时助手手动抽吸玻璃体液，手术者用棉签压迫眼球协助。当眼球外观明显坍瘪时，结束抽吸，立即开通输液阀以防脉络膜脱离和眼内出血。

B. Cytospin 4 细胞离心机可获得终极薄层细胞制备系统的所有优势。将细胞直立放置并离心到载玻片的沉积区域，使所有细胞类型均等地呈现

术毕仔细查看眼底有无脉络膜脱离、视网膜出血等情况。

3.采集稀释的玻璃体 在开通输液阀状态下，低切割速度，强吸引力采集玻璃体标本。此时助手手动抽吸注射器获得的玻璃体标本为被 BSS 稀释的玻璃体。切割时仔细观察，以确保玻璃体碎片未堵塞吸口或通道，避免注射器只抽吸到灌注液。为细胞学检测，未稀释的玻璃体标本需离心（1000rpm 8min，4℃）。

4.卡盒内玻璃体 卡盒中收集的液体很多，所含的组织甚少。

5.处置未稀释的玻璃体液 标本中的离体淋巴细胞在 60min 后会降解，所以应该放置于组织培养基内或生理盐水中，并及早送检。①送微生物学实验室。使用消毒工具将标本放置于合适的培养基（多种或 1 种），处理错误可能会导致假阴性。② PCR 实验室。③送病理实验室。未稀释的玻璃体液离心，将下层液涂到载玻片上，然后用 95%乙醇固定——Papanicolaou（Pap）染色或空气干燥以便随后 Giemsa 染色。诊断原发性眼内淋巴瘤主要依靠玻璃体的细胞学检查，见表 4-6-2，表 4-6-3。

表 4-6-2 眼内淋巴瘤诊断性玻璃体切割术的标本采集和处理

标本名称	灌注设定	标本采集量	注射器	淋巴瘤的诊断测试
未稀释的玻璃体	关输液阀或注入空气*	1.5 ～ 2.0 ml	3 ml 注射器（助手控制）	细胞学和细胞因子的评价，免疫组化，流式细胞术（如果量足够），基因重排
稀释的玻璃体	灌注液体	3 ～ 10ml	5 或 10 ml 注射器（助手控制）	流式细胞术 PCR 检测，Gram 染色/培养
卡盒内玻璃体	灌注液体	卡盒容量＜ 50mml	卡盒	细胞学,微生物检验（Gram 染色/培养）

* 注入空气不适合有晶状体眼。标本的最低采集量和标本运送用装载物均应在手术前根据是否需要与病理实验室医师商定。玻璃体标本在 15 ～ 30min 内送到相关实验室

表 4-6-3 鉴别后葡萄膜炎和淋巴瘤的诊断性玻璃体切割术获得的玻璃体液的诊断测试

	诊断性测试	技术	B 细胞淋巴瘤	慢性感染	炎症性葡萄膜炎	最高敏感性（%）
非稀释玻璃体标本	细胞学	姬姆萨染色、Papanicolaou 染色或 Diff Quik 染色	非典型大的圆形/椭圆形细胞核、核仁凸显、嗜碱性胞质稀少	单核细胞、巨噬细胞	细胞形态正常	31 ～ 66.7（原发性眼内淋巴瘤 83.3%；转移性 33.3%）
	基因重排	显微解剖和 PCR	免疫球蛋白重链的同质性 CDR3 区			64
	微生物 DNA	PCR		可被探测到		48
	细胞因子	酶免疫分析法	IL-10：IL-6 比值＞1.0；平均 IL-10 2205 或＞ 400pg/ml		IL-10：IL-6 比＜ 1.0；平均 IL-10 26.6 pg/ml	80
	抗体	ELISA		犬首弓蛔线虫病的局部抗体 46% 阳性。在 ARN 或弓形虫脉络膜炎，局部抗体阳性率比 PCR 高		资料不足

续表

诊断性测试	技术	B 细胞淋巴瘤	慢性感染	炎症性葡萄膜炎	最高敏感性（%）
稀释的玻璃体标本 流式细胞术	细胞表面标记物 免疫组化	B 细胞占优势；k∶λ 比值＞3 或 ＜0.6；特征性标记物	单核细胞、巨噬细胞占优势	T 细胞占优势；CD4∶CD8 比值增高	83.3
微生物染色和培养	标准技术		分离到微生物		88

IL. 白介素，白细胞介素（Margolis. CurrOpinOphthalmol，2008，19∶218-224）

近来使用 Cytospin4 细胞离心机（Cytospin 4 Cytocentrifuge）获得终极薄层细胞制备系统的所有优势。可从任何液体基质（尤其是诸如脊髓液和尿液等次细胞液）制备经济的薄层制剂。将细胞直立放置并离心到载玻片的沉积区域，使所有细胞类型均等地呈现。在"加载"或"停止"位置，倾斜功能通过防止残留流体与准备好的载玻片接触来减少细胞损失。

免疫组化染色常用以协助最后诊断，肿瘤细胞遗传学分析协助判断脉络膜黑色素瘤的预后。

6. 稀释的眼内液　在手术完成后，装有稀释残留玻璃体的卡盒（cassette）也送到病理学实验室。将标本离心，使用微孔过滤器或细胞离心涂片器。备用。

（三）经玻璃体视网膜 - 脉络膜活检

1. 适应证　视网膜脉络膜肿瘤在临床检查及辅助检测不能作出结论者。脉络膜黑色素瘤预后性活检（瘤细胞遗传学检测）。

2. 视网膜肿瘤活检　3 ～ 5ml 塑料注射器通过塑料管连接至切割手柄的抽吸通道。标准 3 通道玻璃体切除术（23G，25G），关闭输液阀。玻璃体切割器头端避开血管，经视网膜直接插入肿瘤尖端进入肿瘤中心，切割口面对肿瘤中央。在显微镜监视下，关闭输液阀，低切割速度，强吸引力采集肿瘤组织，同时助手缓慢抽吸注射器，将切割成碎片的玻璃体标本吸入注射器内。

如肿瘤太薄，则在肿瘤边缘切开视网膜。切割头抬起视网膜插入肿瘤中心。

玻璃体切割器从肿瘤退出，抽吸少量玻璃体，反复数次，以防止肿瘤碎片堵塞抽吸套管。

切割器取出时如有出血，提高输液瓶以增加眼内压 1min。

切割玻璃体、内激光凝固、玻璃体充填等操作是不必要的。

选择视网膜活检的部位：①肿瘤隆起最高部位。②在视网膜受感染的和未感染的交界处，越周边越好。病变的中央区域多是坏死组织。③对于弥漫性病变，选在视网膜脱离的边缘（与未脱离视网膜的交界），尽可能颞上象限便于气 / 液视网膜填塞操作。④一个相对的无血管区。

3. 脉络膜肿瘤活检　脉络膜肿瘤用切割器活检步骤见上文。当脉络膜肿瘤需要用剪刀切除者吊顶灯照明系统（chandelier illumination system）作为第 4 个通道，以便双手操作脉络膜活检。围绕预期活检部位（至少 2mm×2mm）的边缘眼内光凝（810nm 波长激光可深达脉络膜），用剪刀在激光灼伤的边缘内侧分离出视网膜和脉络膜活检标本。眼内剪的刀片必须穿透脉络膜直到清晰可见的白色巩膜。用镊子可靠地夹住活检脉络膜肿瘤，尽可能避免压碎标本，将它拉出眼球外。为了防止眼内出血，提高输液瓶增加眼内压。获取标本后，扩大巩膜切口以允许取出标本。标本立即送检。液 / 气交换后，注入 20% SF_6 气体填塞视网膜，以防眼内出血和视网膜脱离。新开发的 Essen 活检镊，能有效作脉络膜肿瘤的活检。

4.活检组织处理 事先与病理学医师商定标本的最低采集量、标本容器、组织固定处理等具体细节。活检标本立即送到相关实验室。

（四）经巩膜脉络膜活检

经巩膜脉络膜活检（transscleral choroidal biopsy）切开巩膜做脉络膜活检，适用于赤道前脉络膜肿瘤（弥漫，扁平的肿瘤）。但由于手术困难和肿瘤细胞接种的风险，临床上已不采用。

二、视网膜母细胞瘤

视网膜母细胞瘤（retinoblastoma，RB）又称成视网膜细胞瘤，起自于未分化的视网膜母细胞。这是最常见的儿童恶性视网膜肿瘤，由于一对 RB1 等位基因同时缺失或失活。

年龄：美国著名 RB 研究者 Ellsworth 等的 1800 例统计，无家族史者单侧病例的诊断年龄，中位数为 25 个月，双侧病例为 15 个月；有家族史者诊断年龄提早至 9 个月，出生后开始做系列全麻检查（EUA）者诊断年龄最多为 3 个月。90% 在 3 岁以内发现；98% 发生在 5 岁以内；也有于 7—8 岁发病，间或报道发病于 15 岁以上的，但极罕见；年龄愈大发病率愈低。

性别：无差异。

西方国家发病率为新生儿的 1/15 000，占儿童眼内肿瘤 90%。美国每年新病人 250～300 例，估计中国每年新发病人 1000 例。

（一）临床遗传学

1980 年发现视网膜母细胞瘤基因（RB1）的染色体位置在 13q14 区，48 877 882 至 49 056 025 碱基对，有 27 个外显子。DNA 分析可鉴定遗传型肿瘤的基因携带者。

Retinoblastoma 1 基因（简称 RB1 基因）负责指导生成一种称为 pRB 的蛋白质。这种蛋白质能抑制细胞过度生长和保持细胞分裂不太快（即受到控制），故有抑制肿瘤的作用，是最早发现的人类一种肿瘤抑制基因（tumor suppressor gene）。

Knudson（1971）的基因理论指出只有一个基因的两个等位基因位点均受到变异或损伤时，基因的正常表达和功能才完全丢失。相对于导致癌基因病变的"一次性突变"学说，需要两次突变学说（two-hit-theory）才能使肿瘤抑制基因失活。因为必须两个等位基因均有突变或缺失而丧失功能，即处于纯合失活（homozygous inactivation）状态时，细胞就会因正常抑制的被解除而恶性转化。从基因水平上看，肿瘤抑制基因属于隐性基因，虽然肿瘤在临床上都呈染色体显性遗传方式。

遗传性视网膜母细胞瘤病人出生时 RB1 基因的一个等位基因（alleles）由于生殖细胞突变而丧失功能。生殖细胞突变会传递给胚胎发育的每一个体细胞，该个体的所有体细胞实质都是潜在的前癌细胞，出生后如果视网膜母细胞中另一个等位基因发生了体细胞突变（somatic mutation），这个细胞就会转化为肿瘤细胞。所以，这种肿瘤具有家族性、多发性、两侧性和早发性等特点（图 4-6-3，表 4-6-4）。

遗传性：一个病人或家庭中的种系突变由上一代传下来的称遗传型（hereditary）。新散发两侧性视网膜母细胞瘤病人，父母亲均无 RB1 基因突变，更精确地称为"可遗传"（heritable），而不是"遗传性"。

非遗传性（nonhereditary）：约 60% 病人的视网膜母细胞瘤是非遗传形式。诊断时的平均年龄为 24 个月左右，眼肿瘤是单侧性。非遗传性病人具有视网膜体细胞（非生殖细胞 RB1 基因突变）属于体细胞镶嵌体（somatic mosaics），见表 4-6-4。但是，严格说来子代还是有 < 1% 概率患 RB。

遗传性 RB1 基因的单个无活性等位基因，必须有第 2 个失活突变时才能赋予遗传性的癌症易感性（显性遗传）。只有 7%～10% 视网膜母细胞瘤病人有阳性家族史（家庭其他人患视网膜母细胞瘤），主要为常染色体显性遗传。40% 病人的 RB1 种系突变，具有可遗传的癌症易感性。遗传型 RB 诊断的平均年龄从新生儿到 12 个月，发病年龄早于非遗传形式。多为两

表 4-6-4　可遗传性与非遗传性视网膜母细胞瘤的基因突变不同

	第一次打击		第二次打击	发展 RB 的特点
可遗传性 RB	生殖细胞基因突变	+	正在发育的视网膜细胞　→　基因突变	发病年龄早（婴儿） 多个肿瘤 两侧性
非可遗传性 RB（获得性）	正在发育的视网膜细胞基因突变	+	正在发育的视网膜细胞　→　基因突变	发病年龄迟（2—3 岁） 一个肿瘤 单侧性

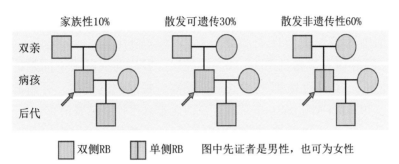

图 4-6-3　视网膜母细胞瘤的三种遗传模式

侧性，多灶性，并且在他们整个生命中易发生其他部位原发性第二肿瘤。大约有 30% 视网膜母细胞瘤病人有一个新的种系突变（germinal mutation）。遗传性病人携带 RB1 种系突变，存在于几乎所有体内细胞。

散发性不等于非遗传性：散发性的定义是因为缺乏家族史。不要误认为散发性就全是非遗传性。有 90% ～ 93% 的视网膜母细胞瘤（遗传和非遗传）是散发性，没有家族史，这意味着存在新的突变。

单侧性不等于非遗传性：约 15% 的可遗传病例只有一只眼表达视网膜母细胞瘤。所以，不要误认为单侧性全是非遗传性。

两侧性是基因遗传型：两侧性者一定是遗传性的。约 85% 遗传性视网膜母细胞瘤病人表达多发性，双侧眼肿瘤（两眼同时或先后发病）。两眼全是原发肿瘤，不是由一眼转移到另一眼。

中线颅内肿瘤（midline intracranial tumor）：年龄 2—5 岁病人有 2% ～ 3% 会发展中线颅内肿瘤，涉及松果腺或鞍上区，在胚胎上属于相同细胞，病理组织学上类似于视网膜母细胞瘤的未分化的松果体神经母细胞瘤，原始神经外

胚层瘤。因伴有两侧性 RB，故称为三侧性视网膜母细胞瘤（trilateral retinoblastoma）。这些颅内肿瘤是原发癌，而不是从眼肿瘤转移。颅内肿瘤通常与视网膜母细胞瘤同时被诊断，也可能在 RB 诊断之前或之后 2 年内，但也有在 10 年后的被检测到。病人终身具有继发性癌症（secondary cancer）风险。

遗传概率：RB 病人的常染色体显性基因的显性率达到 90%。两侧性或有家族史的视网膜母细胞瘤病人，有 50% 概率传给他（她）的子女。散发性单侧视网膜母细胞瘤病人，仅有 10% ～ 15% 概率传给他（她）的子女。正常双亲的第一个孩子患视网膜母细胞瘤，有两种可能：① RB 是双眼发病或多病灶的，那么这对父母生下的第 2 胎将会有 50% 的可遗传性。② RB 是单眼发病，则这对父母的第 2 胎将会遗传 RB 基因的概率仅为 6.75%（无种系突变）或者为 45%（有种系突变）。如父母中有一人是携带者，则其孩子发病概率增至 40%。

RB 肿瘤细胞的起源：有不同的设想。起自于视网膜的感光细胞的前体（曹安民教授，1970）。另一设想是起源于原始的干细胞，沿着

神经元和神经胶质细胞系分化。

（二）病理学

病理组织上，基本的细胞类型是放射敏感未分化视网膜母细胞瘤细胞。肿瘤细胞围绕血管组成假性菊花团排列，坏死较多。

1. 玫瑰花环

（1）真性玫瑰花环：① Flexner-Wintersteiner 玫瑰花环（rosettes）：长柱形细胞放射状排列，有一个中央空的管腔，管腔相当于视网膜下间隙。连接肿瘤细胞的组织类似视网膜外界膜。中度分化良好的肿瘤有丰富的 Flexner-Wintersteiner 玫瑰花环，其预后比那些缺乏花环的约好 6 倍。Flexner-Wintersteiner 玫瑰花环常在小肿瘤内，而在大肿瘤几乎不会有玫瑰花环。这是视网膜母细胞瘤的特征。② Homer-Wright 玫瑰花环：细胞排列围绕，并无中央管腔，在中央是缠结的神经纤维。表明为神经母细胞欠分化，是相对非特异性。见于髓母细胞瘤和神经母细胞瘤，偶尔，在视网膜母细胞瘤。

（2）假性玫瑰花环：存活的肿瘤细胞簇围绕血管或再存活的肿瘤细胞群之间有小块坏死；或不完全的 Flexner-Wintersteiner 玫瑰花环或 Homer-Wright 玫瑰花环。

2. 组织病理学分类　Mendoza 等（2015）基于 266 例 RB 眼球摘除术后的细胞病理学改变，归纳成以下 4 类。

（1）视网膜细胞瘤：细胞核不扩大、染色质分散均匀、没有多形性、无有丝分裂，多量嗜酸性细胞质和感光细胞分化优良（fleurettes）。

（2）轻度退行发育（mild anaplasia）：核不扩大，轻度多形性，有丝分裂罕见，感光细胞分化（Flexner-Wintersteiner 和 Homer-Wright 玫瑰花环）。

（3）中度退行性发育（moderate anaplasia）：核肯定扩大、肯定多形性、有丝分裂多见，感光细胞分化中等至不良。

（4）严重退行性发育（severe anaplasia）：核非常大，极度多形性（有角、菱形或纺锤形），

细胞环绕，众多有丝分裂，分化不良（Mendoza PR, Specht CS, Hubbard GB. Histopathologic grading of anaplasia in retinoblastoma. Am J Ophthalmol, 2015, 159:764-776）。

3. 视网膜母细胞瘤四种生长形式（图 4-6-4）

（1）内生型（endophytic）。最常见，似乎起源于视网膜内核层，肿瘤向玻璃体腔扩展，容易用检眼镜看到肿瘤，玻璃体内有白色子瘤种植。

（2）外生型（exophytic）。起源于视网膜外核层，肿瘤向视网膜下间隙扩展而形成视网膜脱离，视网膜下子瘤。肿瘤被脱离的视网膜遮挡而难以用检眼镜看清它。

（3）视网膜内型（intraretinal）。肿瘤小，为一个白色结节增厚，局限于视网膜而不发生视网膜脱离，无视网膜下或玻璃体子瘤。

（4）弥散浸润型（diffuse infiltrating retinoblastoma）。占 RB 的 2%。发病年龄平均 4 岁，而 RB 平均发病年龄 18 个月。肿瘤相对扁平，沿视网膜内水平向生长为主，略有纵向增长，外观不像包块。56% 发生网脱。

肿瘤会种植于视神经、玻璃体、悬韧带、前房。酷似葡萄膜炎，有前房积脓（32%），前房积血（9%），虹膜新生血管（50%）。因此，对儿童不明原因的玻璃体出血，前房积脓，前房积血，KP 必须行超声、MRI、CT 等 RB 的检查。

4. 玻璃体子瘤　Amram 等回顾 138 只眼 RB。

1 型尘状：子瘤由个体活肿瘤细胞和分散的巨噬细胞组成。

2 型球形：子瘤由 2 个亚型组成：整个球体具有活细胞；球体具有活细胞的外缘，但中央有坏死细胞。

3 型云形：子瘤由超过 90% 的坏死物质组成，在其外缘与少量巨噬细胞和活细胞混合。未治疗（8/14）和先前治疗（6/14）的眼，对于每种类型的子瘤显示相似的组织病理学特征（Ophthalmology, 2017, 124：1540-1547）。

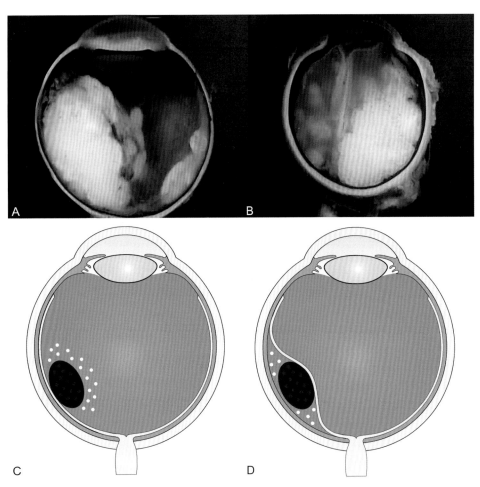

图 4-6-4　视网膜母细胞瘤（内生型和外生型）

A. 内生型。视网膜白色包块隆起，向玻璃体扩展。大部分视网膜未脱离。B. 外生型 RB。视网膜内大脑样肿瘤和视网膜下的子瘤，视网膜全脱离呈闭合的漏斗状，并且粘连于晶状体后，晶状体 - 虹膜隔前移，造成继发性房角关闭。C. 内生型模式图，含有血管的 RB 从视网膜延伸入玻璃体内，瘤细胞脱落入玻璃体形成无血管的子瘤（白色）。D. 外生型模式图，视网膜含有血管的 RB 的瘤细胞脱落入视网膜下间隙形成无血管的子瘤（白色）

（三）分类

目前有三种分类，R-E 分类只从预后观点出发，没有与治疗结合。ICRB 分类结合预后和治疗，所以被大多数采纳。美国联合协作癌症委员会（American Joint Commission on Cancer Collaborative）AJCC 分期系统(2010 年第 7 版)，简称 TNM，T=Tumor，肿瘤。N=Node，淋巴结。M=Metastasis，转移）。

Reese-Ellsworth 分类法（1963）：

Ⅰ组（预后极佳）：肿瘤在赤道或其后方，孤立肿瘤＜ 4 DD 或多个肿瘤而无 1 个＞ 4 DD。

Ⅱ组（预后佳良）：肿瘤在赤道或其后方，孤立肿瘤 4 ～ 10 DD；或多个肿瘤 4 ～ 10 DD，位于赤道后方。

Ⅲ组（预后不定）：肿瘤位于赤道前方；或孤立肿瘤＞ 10 DD，位于赤道后方。

Ⅳ组（预后不良）：多个肿瘤，任何一个肿瘤＞ 10 DD；或肿瘤扩展至锯齿缘前方。

Ⅴ组（预后极坏）：肿瘤区域占据一半以上视网膜；或玻璃体内有子瘤（seeding）。

为避免混淆，需注明分类法，例如：R-E Ⅴ组。

2005 年发表的国际视网膜母细胞瘤分类（ICRB），根据肿瘤大小、位置、视网膜下或玻璃体子瘤和子瘤分布、侵犯眼前节和眼眶而分成 A-E 类。[Sheilds，et al. The International Classificationof Retinoblastoma（ICRB） predictschemoredction success] 见表 4-6-5。

表 4-6-5 国际视网膜母细胞瘤分类（2005）*

分类	简明特征	肿瘤表现
A 类	小肿瘤	RB ≤ 3mm*（* 肿瘤基底直径）
B 类	大肿瘤	RB > 3 mm* 或
	黄斑	RB 距小凹 ≤ 3mm
	近视盘	RB 距视盘 ≤ 1.5mm
	视网膜下液	透明视网膜下液边缘 ≤ 3mm
C 类	局部子瘤	RB 加上
C1		视网膜下子瘤离 RB ≤ 3mm
C2		玻璃体子瘤离 RB ≤ 3mm
C3		视网膜下液和玻璃体子瘤均离 RB ≤ 3mm
D 类	弥散子瘤	RB 加上
D1		视网膜下子瘤离 RB > 3mm
D2		玻璃体子瘤离 RB > 3mm
D3		视网膜下和玻璃体子瘤均离 RB > 3mm
E 类	广泛性 RB	广泛性 RB 侵占范围 > 50% 眼球或有
		新生血管性青光眼或
		屈光介质出血混浊（前房，玻璃体或视网膜下）
		侵犯视神经筛板后，脉络膜（> 2mm），巩膜，眼眶，前房

* Shields CL, Mashayekhi A, Au AK. The International Classification of Retinoblastoma predicts chemoreduction success. Ophthalmology, 2006, 113: 2276-2280

因 RB 丧失眼球的危险性，由 A 类极低，逐渐上升至 E 类极高。A 类，眼内病灶小而远离关键的视觉结构（小凹和视神经）。A、B 类的肿瘤仍然限制在视网膜。在 C、D 类，肿瘤已扩散到玻璃体和视网膜下间隙。C 类的眼是局部蔓延，在 D 类是弥漫性播种。E 类眼已被肿瘤破坏，很少能挽救。诊断：右眼 RB，C 类；左眼 RB，E 类（眼球已摘除）。

在文章中为避免混淆注明分类法，例如：ICRB D 类，ICRB E 类。

（四）临床表现

1. 90% 于 3 岁前发病，98% 在 5 岁以前获得诊断，多因视力减退，猫眼（56%）或斜视（20%）而诊治；7% 因青光眼红痛而来门诊。

2. 眼底常需在全身麻醉下进行检查（EUA）。

3. 视网膜母细胞瘤。最早是一个半透明的白色带粉红隆起物，肿块表面的视网膜血管扩张。最小的用间接检眼镜可发现的 RB 只有 0.1mm。肿物生长变大，由半透明而变混浊，周围出现视网膜下液和子瘤（视网膜下，玻璃体内），见图 4-6-5。84% 病例在早期有多个病灶（平均 5 个）。肿瘤部位：黄斑 29%，黄斑至赤道 37%，赤道至锯齿缘 28%，弥散性 6%。

玻璃体子瘤（vitreous seeds）根据其大小和形态分成三种：尘状（dust）、球形（spheres）和云状（clouds）。随着肿物长大，视网膜脱离范围也扩大而成全视网膜脱离，甚至可以碰到晶状体；肿瘤向前扩展可造成假性前房积脓、闭角型青光眼、虹膜新生血管，肿瘤向后及旁侧扩张可蔓延至视神经、脉络膜、巩膜、眼眶等。

肿瘤长大后，因房角关闭引起眼压增高而眼球被撑大，角膜成比例扩大，形成牛眼外观。以后肿瘤向眼外蔓延，穿过巩膜筛板，循视神经而达脑部以致死亡。此外，较少见的现象为经赤道部前方巩膜薄弱处穿破眼球而在眼眶不受限制地增生，使眼球突出，最后菌状肿物突出于睑裂。发达国家很少见到视网膜母细胞瘤扩展至眼球突出时才诊治，而发展中国家病人求治时间晚，故常在白色瞳孔或青光眼期时才被家长发现。

4. 肿瘤转移。常发生在 1 年内，方式有三种。

（1）向侧方，经眼球壁扩散到眼眶：①脉络膜扩散：通过脉络膜延伸到眼眶。②经巩膜或巩膜导管（睫状血管、神经，以及涡流静脉穿过巩膜的通道）侵入眼眶。眼外扩展的 RB 大大增加血行蔓延的机会。RB 几乎总是经肿瘤的血管或脉络膜转移至肺、骨和脑，此为最常见的转移方式。

（2）向后，经视神经扩散到颅内：瘤细胞向后方进入视神经，直接向视交叉扩散，或穿过软脑膜进入蛛网膜下腔，然后在脑脊髓液中

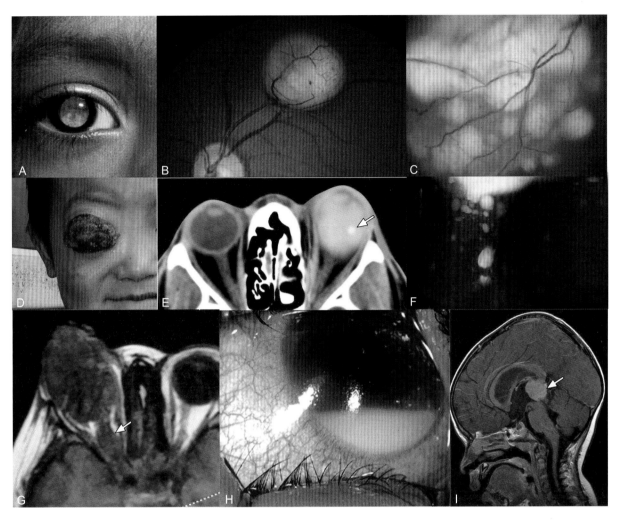

图 4-6-5　视网膜母细胞瘤

A. 猫眼。扩大的瞳孔中见淡黄色眼底反光，来自于肿瘤及视网膜脱离。B. 坚实的视网膜白色肿瘤，滋养血管稍扩张。C. 一片淡黄色视网膜内肿瘤，在其下方有十几个子瘤分布于视网膜下液中。D. 4 岁男孩，视网膜母细胞瘤已蔓延至眼前节和眶内，视神经增粗 (G，箭)，似乎 RB 已侵犯颅内。E.CT 显示眼内实质性肿瘤，有钙化斑 (箭)，很有诊断价值。F. 白色视网膜瘤体的下方玻璃体内有很多白色小球形子瘤。H.RB 瘤细胞在前房内形成无菌性积脓。I. 三侧性 RB 的松果体母细胞瘤 (白箭)

扩散，然后侵入大脑和脊椎。在蛛网膜下腔的瘤细胞亦可到达对侧眼的视神经，这发生在视神经的手术切缘未检测到瘤细胞的病例。

（3）向前，经淋巴散布：眼内组织和眼眶并无淋巴管和淋巴组织，肿瘤只有向前方扩散通过结膜、眼睑或眼外的组织的淋巴系统蔓延到区域淋巴结。

大多数视网膜母细胞瘤专家认为：转移的风险因素包括"大规模"脉络膜入侵（任何方向 3mm），侵入筛板后视神经，以及侵犯葡萄膜、视神经、眼前节或巩膜等。一般来说，无

高风险的组织病理学特征的视网膜母细胞瘤很少会转移，而具有高风险特征者会有中等度转移倾向。Wills Eye 2013 年分析连续 RB 病人的 519 只眼，D 组中的 17% 的眼显示高风险特征 [具有弥散性视网膜和（或）玻璃体子瘤的晚期肿瘤]，E 组中的 24% 的眼显示高风险特征（非常晚期的肿瘤体积超过全眼球的 50%，常伴有新生血管形成和出血）[Shields CL, Leahey AM. Detection of retinoblastoma at risk for metastasis using clinical and histopathologic features and now Mrna. JAMA，2016，134:1380-1]。

自发性退化：视网膜母细胞瘤偶尔会自发性退化，遗留萎缩型瘢痕改变，明显钙沉着及肿瘤的滋养血管缩小。这些改变与接受治疗后的退化相似。自发退化率约 1.8%，远高于其他肿瘤。

（五）影像学检查

眼底照相记录治疗大小和部位，评估化学缩减疗法的效果。超声证实肿块、视网膜脱离，探测钙化。FFA 了解肿瘤的血管供应。头颅和眼眶 MRI 排除眼外扩散和排除松果体母细胞瘤。

90% 视网膜母细胞瘤有钙化（发生于坏死区域），钙质对超声产生高反射，故超声检查有助于诊断。CT 扫描头颅及眼眶不仅探测钙化斑，而且可检查肿瘤是否已波及视神经，或已扩展至巩膜外甚或颅内。MRI 虽不能发现钙化斑，但对于软组织对比分辨率高于 CT。RB 表现为实体眼内肿瘤（T1 强信号，T2 低信号），T1+脂肪抑制钆增强轻度 - 明显不等。然而相比之下，Coats 病、PHPV、ROP、FEVR、眼球萎缩继发的浆液性或渗出性视网膜脱离在 T1、T2 视网膜下均呈强信号，无增强效应，这有助于鉴别诊断。CT 或 MRI 检查头部时应留意是否有松果体母细胞瘤（pinealblastoma）或蝶鞍区原始神经外胚层肿瘤。

三侧性 RB（trilateral RB）：两侧性 RB 病人 MRI 展示有松果体母细胞瘤（80%）或蝶鞍区（20%）原始神经外胚层肿瘤者称三侧性（或三方）RB。预后不良。在美国，在诊断后平均 6 个月病亡。三侧性 RB 发现的中位年龄是 23～48 个月。诊断两侧性 RB 与脑瘤之间的间隔常在 20 个月以上，平均是 2 年。15%～20% 三侧性 RB 病孩因颅内压增高的症状而先探测到颅内肿瘤。

（六）诊断

诊断要点：①儿童 < 5 岁。②早期病例视网膜有白色新生物，或同时有继发性青光眼；晚期病例眼内肿瘤已扩展至眼眶而眼球突出。③超声或 CT 显示眼内肿瘤并有钙化斑。④ RB 化疗后瘤体明显缩小、出现钙化。⑤视网膜母细胞瘤家族史。⑥活检或摘除的眼球病理诊断 RB。⑦ *RB1* 基因突变。

符合前三项条件即可临床诊断视网膜母细胞瘤，第四项可加强诊断。有些病人因玻璃体出血、视网膜脱离、炎症反应而看不到肿瘤，这些病例需超声、CT 或 MRI 辅助诊断。

有 RB 家族史的 RB 病儿（两侧性或单侧性）诊断为遗传型 RB。

两侧性 RB 无家族史者属于可遗传性，而不属于遗传型。

无家族史的单侧 RB 病儿属于可遗传性，而不是遗传型。

若眼内肿瘤甚大，已能在晶状体后看见者，眼内压多升高。但必须注意，一旦肿瘤穿破巩膜，眼内压即突然下降。MRI 钆增强可判断实体肿瘤，CT 展示钙化。眼内钙化斑是 RB 的特征；但也见于视网膜星形细胞错构瘤、弥漫型脉络膜血管瘤。

腔型视网膜母细胞瘤（cavitary RB）：用检眼镜见灰色半透明腔。FFA 呈弱荧光。OCT 展示的腔隙非常清楚。腔型视网膜母细胞瘤为少见的（约占 RB 的 6%）低度恶性 RB，对 VEC 方案化学减容的反应差些。

针吸活检后有报道沿针迹扩散（肿瘤大面积坏死，内聚力小，瘤细胞容易顺着细针通道扩散），所以视为相对禁忌证。只用于不典型病例。

对于两侧性或遗传型单侧性 RB 患儿，应注意三侧性 RB 与继发性肿瘤。

眼球病理诊断：被摘除的眼球标本制作应包括有视乳头、筛板、筛板后视神经及全部眼球组织，同时应切取视神经切除断端进行切片制作。除了确定 RB 病理诊断外，为了综合评估预后尚需提供下列瘤细胞活动轨迹：肿瘤侵犯视乳头、筛板、筛板后视神经的具体侵犯情况；视神经切除断端及鞘间隙是否受累？肿瘤侵及脉络膜的范围？巩膜导管是否受累？RPE 细胞的连续性如何？眼前节是否受累？

Huang 等总结 1990—2008 年期间临床诊断 RB 做眼球摘除送检查的 355 只眼球，94.6% 病理肯定诊断 RB，但是 5.4% 未发现 RB[Huang

S, Rutar T, Bloomer M. Analysis of clinical misdiagnoses in children treated with enucleation. Arch Ophthalmol，2010，128:1009-1013].

若一眼发现有视网膜母细胞瘤，必须定期（每月）检查另一眼眼底，尽量早期发现肿瘤。必须检查病人父母的眼底是否有退化的视网膜母细胞瘤迹象。病人的同胞应该经常接受眼底检查，频率视年龄而异。遗传咨询是不容忽视的。

产前诊断（prenatal diagnosis）适用于父母一方有视网膜母细胞瘤或家族史者，抽取羊水分析 DNA 可预测胎儿是否会患视网膜母细胞瘤，无论是阳性或阴性，孩子出生后每 1～3 个月扩瞳仔细检查眼底，以期早期发现 RB，

才能保留眼球，降低长期继发性癌（second cancers）发生，争取有用视力。

（七）鉴别诊断

儿童"猫眼"或白瞳征（leukocoria）的鉴别诊断见表 4-6-6。

Shields（2013）分析了 37 年 2775 例诊断 RB 来 Wills 眼科医院会诊的病例，其中 2171 例证实为 RB。其余发现 604 例状似 RB，称之为假性 RB，其中 Coats 病误诊为 RB 的病例最多，占 40%。永存原始玻璃体增生症（PHPV）前部型占 26%。玻璃体出血占 5%，弓蛔虫病占 4%，家族性渗出性玻璃体视网膜病变占 3%，孔源性视网膜脱离占 3%。

表 4-6-6　儿童瞳孔发白（黄）的鉴别诊断

	眼部病变特征	其他特点
先天性白内障	两侧性居多。晶状体混浊（核性或全部），眼底正常	不能看到眼底者宜用超声排除眼内肿瘤或视网膜脱离
视网膜母细胞瘤	多数为单眼。猫眼时期视网膜白色肿瘤明显隆起，视网膜下或玻璃体内子瘤。常有继发性青光眼	75% 3 岁以内得病。超声显示肿瘤内反射高，若见钙化则更具特征；CT 可见钙化。10% 有家族史
Coats 病	单侧。多处视网膜毛细血管扩张及小动脉瘤样，大片淡黄色渗出导致视网膜脱离；晚期视网膜下胆固醇结晶。伴视网膜脱离而呈猫眼	20 岁以内（平均为 6—8 岁），男性为多。玻璃体正常
永存原始玻璃体增生症（PHPV），前部型	单侧。发育异常，出生即有。眼球略小，晶状体后的玻璃体内纤维胶质血管增生牵拉而使睫状突被向内拉长；常并发白内障，晶状体前移，前房变浅，1/4 继发青光眼	足月分娩。彩超若见原始玻璃体血管接连晶状体
早产儿视网膜病变（ROP）（4 期及 5 期）	两侧性。周边视网膜纤维血管膜自嵴发出经玻璃体直连晶状体后方，牵拉性视网膜脱离，最后为漏斗状脱离	早产儿出生体重 < 1500g（尤其 < 1300g），出生后曾立即长期吸高浓度氧
FEVR	与 ROP 相似	家族史。足月分娩，无出生后长期吸氧史
转移性眼内炎	两侧性。玻璃体浓密混浊。眼内压低	有高热史
玻璃体积血机化	偶尔正常分娩引起视网膜大量出血而产生机化块，白色隆起物表面无视网膜血管	超声及 CT 看不到钙化
弓蛔虫病（toxocariasis）	单侧。视网膜上局部圆顶形隆起的灰白色肉芽肿，常伴睫状体膜或玻璃体条索牵拉，一般无炎症，但也可能有眼内炎。前房水嗜酸细胞增多	6—14 岁，接触狗猫史；血清 ELISA 测定弓蛔虫抗体，1：8 为阳性

视网膜细胞瘤（retinocytoma）：发病特征为成年人、无遗传性、良性肿瘤。过去曾属于 RB 的变异型。眼底表现酷似退化的视网膜母细胞瘤——萎缩性脉络膜视网膜瘢痕，钙化斑，无扩张的滋养血管（表 4-6-7）；观察 1 个月病灶不会扩大。因此称之为自发性退化"视网膜母细胞瘤"。

表 4-6-7　视网膜、脉络膜和巩膜钙化的原因

范畴		眼病
营养不良	• 变性	• 巩膜脉络膜钙化
	• 组织转化	• 眼球痨
	• 新生物	星形细胞瘤，
	良性　错构瘤	视网膜细胞瘤
	良性　迷芽瘤	骨瘤*
	恶性	视网膜母细胞瘤
代谢	• 高血钙	巩膜脉络膜钙化
	甲状旁腺功能亢进	
	骨破坏	
	维生素 D 相关性疾病	
	肾衰竭	
	• 低血钾，代谢性碱	
	中毒	
	Bartter 综合征（肾	
	丝球体增生肥大）	
	Gitelman syndrome	
	综合征	

* 脉络膜骨瘤是骨形成，而不仅是钙盐沉积

（八）治疗原则

随着治疗方法的改进和诊断时间的提前，治疗首要目标由原先的挽救生命，提升为保留眼球和视力。

目前基本上按照 2005 年国际视网膜母细胞瘤分类（ICRB）选择治疗方案，近年来又特别注重是否有生殖细胞基因突变，也就是说将遗传型与非遗传型分开。

[眼凝固疗法]

1. 冷冻凝固（cryocoagulation，Cryo）眼前段用，冷冻凝固能阻截肿瘤微循环，并能借结晶形成而使细胞破裂，因此，冷冻凝固有摧毁肿瘤细胞的能力。探头温度约 - 70℃，紧压眼球壁将脉络膜的血挤压掉，将整个肿瘤冻成一个冰球，直至肿瘤表面的玻璃体有冰裂现象。反复冻融 3 次。

2. 经瞳孔温热疗法（transpupillary thermotherapy，TTT）　用于治疗视网膜后极部瘤体，也作为赤道后瘤体冷凝时的补充治疗。但因可能会击穿 ILM 而增加种植于玻璃体的风险，故尽量避免采用 TTT。IRIS Medical OcuLightFLx 仪（美国 IRIDEX 公司），经间接检眼镜传导。能量设定在 150 ～ 400mW，光斑直径 1.2mm，每个光斑 60s，以照射 30s 后显现白斑为能量设定参考。机制是激光产生局部高温至 45 ～ 60℃，局部血管闭塞而致瘤细胞凋亡。最大穿透深度 3.9mm。

[化学疗法]

20 世纪末开始兴起以全身化疗使瘤体缩小（50% 以上），化学缩减疗法（化学减容法，chemoreduction，CRD）便于进行局部治疗（冷凝、TTT、贴敷）和外放疗。

1. 视网膜母细胞瘤化疗 4 种给药途径的用途　途径包括静脉内、动脉内、眼周和玻璃体内（表 4-6-8，表 4-6-9）。

（1）静脉内：一般用于种系突变（两侧性，家族性）的视网膜母细胞瘤，肿瘤能被优良控制（A，B，C 类 RB）；以及中等控制肿瘤（D 类 RB）。高风险转移的病人应该接受静脉内化疗。

（2）动脉内：适用于非种系突变（单侧）的视网膜母细胞瘤，获得良好的控制（B，C，D 类），中等控制（E 类）；并且还可用作为复发性实体视网膜母细胞瘤、视网膜下子瘤、玻璃体子瘤的辅助治疗。

（3）眼周：用来促进局部化疗剂量，用于很大两侧性 D 类和 E 类或局部复发 RB。

（4）玻璃体腔内：用于视网膜母细胞瘤复发性玻璃体子瘤。

化疗减容法后大多数小视网膜母细胞瘤变成扁平瘢痕，中等大肿瘤变成扁平或部分钙化残留，大的肿瘤变成完全钙化残留。

表 4-6-8   视网膜母细胞瘤的化疗 #

分项		化疗途径			
		静脉内	动脉内	眼周	玻璃体内
两侧性（种系突变）	A，B，C 类（瘤体减缩后需局部治疗）	+++ 249 眼组保留眼球 A 类 100%，B 类 93%，C 类 90%	+ 保留眼球 B 类和 C 类 100%	0	0
RB（任何年龄）	D，E 类（E 类有时需小剂量 EBR）	+++ 大剂量 249 眼组保留眼球 D 类 47%（加 POC，小剂量 EBR），E 类 25%（加预防性 EBR）；重度 D 类或 E 类 57%（IVC 后 +IAC）	+ 保留眼球 D 类 94%，E 类 36%	+++	0
单侧性（非种系突变）RB	＜ 4 个月	+++	0	0	0
	4 ～ 6 个月	++	++	0	0
	＞ 6 个月	+	+++	0	0
第一级治疗失败后的复发性 RB	实体视网膜内 RB*	++	+++	+	0
	视网膜下子瘤	++	+++	+	0
	玻璃体子瘤	++	++	+	+++

+++，++，+，0. 表示使用频率，+++. 常用，+. 偶尔用，0. 不用。眼周注射只限于 D，E 类联合 IVC，特别是两侧性 RB。

IAC 目前不作为第一级治疗，只用于 IVC 治疗后复发病例。POC= 眼周化疗。EBR= 外放疗。*IVC 作为第一级治疗失败后再用 IVC 时必须更换药物，例如，VEC 方案改为 VED 方案。

Shields. Targeted retinoblastoma management. Cur OpinOphthalm，2014，25：374-385

表 4-6-9   VEC 治疗 RB 的剂量

药物	低剂量（mg/kg）	高剂量（mg/kg）
长春新碱	0.05	0.05
依托泊苷	10	10 ～ 12
卡铂	18.6	26 ～ 28

每 21 ～ 28 天为 1 轮（周期）

2. 常用药物及方案

1. 静脉内化疗（intra-venous chemotherapy，IVC）：静脉注射的化疗药物有：长春新碱（vincristine）、依托泊苷（etoposide）、卡铂（carbo-platin）、环磷酰胺（cyclophosphamide）、多柔比星（doxorubicin）。

3 岁以内儿童用 VEC 方案，一个月为一轮（cycle，周期），需连续治疗 6 ～ 9 个月（视瘤体缩小的效果而定）。两侧性 D 类和（或）E 类需要大剂量。瘤体缩小后追加 TTT，冷凝，敷贴。

静脉内化疗能有效控制视网膜母细胞瘤，预防转移，减少松果体母细胞瘤和长期继发性癌症的发生。高风险的视网膜母细胞瘤，如果不用全身化疗，24% 病人会转移，与之相比人接受 IVC 的病人仅 4% 会转移。

IVC 适用于以下病人：①种系突变视网膜母细胞瘤。②两侧性视网膜母细胞瘤。③家族性视网膜母细胞瘤。④月龄 4 个月或月龄小于 4 个月。⑤证据表明早期入侵视神经或脉络膜。

缩瘤疗法有几种方案，以 VEC 方案为佳，即长春新碱、依托泊苷、卡铂联合应用。耐受性好，不良反应轻。

第 1 天对于体重 ≤ 10kg 的患儿，给予长春新碱 0.05mg/kg，依托泊苷 5mg/kg，卡铂 18.6mg/kg 的化疗药物静脉滴注（长春新碱可静脉推注）；对于体重 ＞ 10kg 的患儿，给予剂量分别为 1.5mg/m^2（体表面积），150mg/m^2，560mg/m^2 的化疗药物。

第2天仅给予相同剂量依托泊苷，而不再应用其他2种化学治疗药物。每4周为1个周期（cycle），称为1轮。

静脉内化疗的全身毒性是小的，像大多数全身化疗那样，有短暂全血细胞减少和发热，长期听力和肾毒性是罕见的。Shields静脉内化疗500多例，未发生白血病。

复旦大学附属眼耳鼻喉医院（旧称上海医学院眼耳鼻喉科医院）2012年报道37例（A类20眼、B期13眼、C期6眼、D期8眼）接受了6轮标准化学缩瘤。所有患儿化疗期间均出现脱发，部分患儿出现厌食、恶心、呕吐等不同程度胃肠道反应，但均能很好耐受。无一例出现白血病、肝肾功能或听力损害，在随访过程中无一例患儿死亡。

每次复查全身麻醉下检查，安排在下一轮化疗前数天进行，如发现肿瘤消退不完全、肿瘤复发或出现新的肿瘤病灶，则重复上述眼部治疗，直到病情得到控制。病情得到良好控制标准是：肿瘤消失或缩小或呈奶酪样改变；或肿瘤出现钙化和瘢痕化；眼球摘除者未出现眼眶肿瘤复发；头颅和眼眶MRI、全身骨扫描等辅助检查未发现肿瘤转移。

Shields（2009）分析56例（76眼）E类RB的治疗。单独静脉化学缩减 vs 静脉化学缩减 + 预防性外放疗（external beam radiotherapy，EBR）。化学缩减疗法采用VEC方案6个周期。预防性外线束放射疗法是在化学缩减6个周期后2个月进行。治疗性EBR仅给予广泛性肿瘤复发者，平均剂量为3800cGy。在2年随访时眼球保存率分别为53%，91%。5年随访时分别为48%，80%。单独化学缩减组64眼中，25%保存眼球，20%增用治疗性EBR，34%治疗后需手术摘除。静脉化学缩减 + 预防性外线束放射疗法组12眼中，83%保存眼球，17%治疗后需手术摘除而不需要治疗性放疗。总之，静脉化学缩减 + 预防性外线束放射疗法对E类RB患儿眼球摘除率和需要治疗性放疗率均低于单独静脉化学缩减疗法组（图4-6-6）。

（2）动脉内化疗（intra-arterial chemotherapy，IAC）：经动脉输入的化疗以4-French导管从股动脉进入→颈内动脉→做120°U形转弯进入眼动脉近端，将美法仑（melphalan）在至少30min时间内，以冲击方式注射完。小心不要阻塞眼动脉，尽可能防止反流到颈内动脉。在一般情况下，大多数病人接受每月1次，3个月为1个疗程。美法仑的3mg，5mg，或7.5mg，剂量取决于病人体重。如果有大量的玻璃体子瘤，加1mg托泊替康（topotecan）。

适用于以下病人：①非种系突变视网膜母细胞瘤。②单侧视网膜母细胞瘤。③年龄大于4个月（< 4个月婴儿动脉插导管有困难）。④ IVC或敷贴器近距离放疗后视网膜母细胞瘤复发。⑤复发性视网膜下子瘤累及2个或更多个象限。⑥复发性玻璃体种子瘤。

大多数IAC研究强调值得注意的控制肿瘤。不过，成功IAC需要技巧和经验。Shields眼动脉注射美法仑成功率97.51%。但是，动脉内化疗对另一眼和全身他处的肿瘤无治疗作用，所以不能完全替代静脉内化疗。

（3）眼周化疗（periocular chemotherapy，POC）：Tenon囊下注射卡铂，剂量为20mg/2ml，按月3次注射。可作为对部分有广泛玻璃体子瘤病人（D期，期E）的补充治疗。有炎症不良反应，所以推荐在D类和E类病人酌情使用。

眼周化疗玻璃体内含量30min内快速达到的水平是通过静脉内途径达到的6 ~ 10倍，并且可以持续几个小时。采用卡铂或托泊替康。

眼周的化疗主要适应证为：①两侧性晚期D或E类病人期望化疗达到更高的局部剂量。②复发性局部化肿瘤。

托泊替康是有效的，导致纤维化并发症者比卡铂少。

（4）玻璃体内化疗（intravitreal chemotherapy，IVIC）：体外试验表明美法仑对抗视网膜母细胞瘤是最有效的。后来，Kaneko进行玻璃体腔内注射8 ~ 30μg美法仑结合眼局部凝固治疗41眼玻璃体子瘤。美法仑半衰期只有90min。

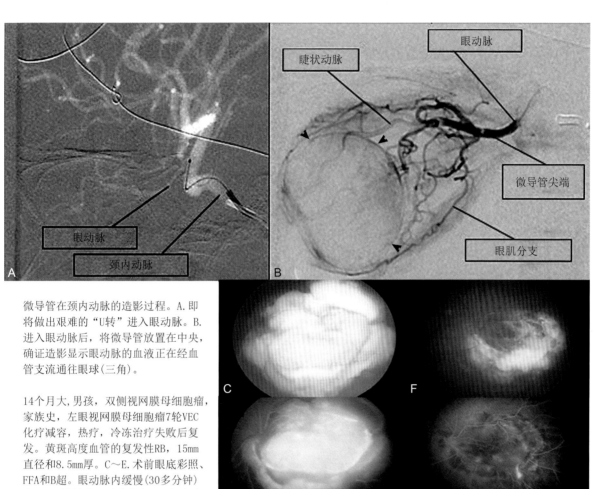

微导管在颈内动脉的造影过程。A. 即将做出艰难的 "U转" 进入眼动脉。B. 进入眼动脉后，将微导管放置在中央，确证造影显示眼动脉的血液正在经血管支流通往眼球（三角）。

14个月大，男孩，双侧视网膜母细胞瘤，家族史，左眼视网膜母细胞瘤7轮VEC化疗减容，热疗，冷冻治疗失败后复发。黄斑高度血管的复发性RB，15mm直径和8.5mm厚。C～E. 术前眼底彩照、FFA和B超。眼动脉内缓慢（30多分钟）注入5mg美法仑。无并发症。1个月后，视网膜母细胞瘤完全消退，术后眼底彩照（F），由原来巨大圆顶形肿瘤明显缩小成纤维化组织，大块白色钙化。G.FFA只示少量瘤内滋养血管。H. 超声图上残留肿块厚2.5mm引自：Shields et al. Retina 2009, 29:1208

图 4-6-6　遗传型两侧性 RB 在 VEC 化疗 7 轮后失败，用眼动脉内化疗治疗复发性 RB

目前不作为第一级治疗而仅作为第二级治疗，即在 IVC 治疗失败后改用 IVIC。每周或每月内连续注射 3 ～ 6 次。Shields 推荐 1 周或 2 周内注射 6 次。对于治疗后有复发的玻璃体子瘤，每 1 ～ 4 周注射 1 次，共需注射 6 次。

Munier 等研究 23 例多种治疗后复发的视网膜母细胞瘤伴玻璃体子瘤。每周用 20 ～ 30μg 美 法 仑，在 15 个 月 发 现 83 % 治 疗 成 功。Ghassemi 和 Shields 对 12 眼研究剂量，发现小

剂量美法仑（8 ～ 10μg）表现控制肿瘤能力低，不良反应也低。大剂量美法仑（30 ～ 50μg）表现出优异的控制肿瘤，但 50μg 剂量可能因毒性而出现肌无力和眼球痨。

Shields 等随访回顾了 16 例视网膜母细胞瘤复发性玻璃体子瘤，附加 55 次注射，挽救了所有病例的眼球（100%）。

IVIC 造成瘤细胞扩散的概率很低。1304 次玻璃体内注射的 315 眼（304 例），只有一个病

人出现转移性肿瘤。

[巩膜表面放射性敷贴器近距离疗法]

巩膜表面放射性敷贴器近距离疗法（episcleral radioactive plaque brachytherapy）：简称敷贴（plaque）。适用于瘤体面积较大者。

放射性盾为一个金质罩，罩内置以十几个放射性粒子（seed）（^{125}碘，^{106}钌），罩壳缝在肿瘤区巩膜上，直至肿瘤顶部的放射剂量达3500～4000 cGy。当预先设计的放射剂量释放完时（一般在3～7d后），取出敷贴器。有效穿透力5～10mm。北大眼科中心开展此项治疗。

[外线束放射疗法]

外线束放射疗法（external beam radiotherapy，EBR）简称外放疗。预防性外放疗是在化学缩减6个周期后2个月，给予照射剂量2600 cGY（26Gy，13d）。治疗性EBR仅给予广泛性肿瘤复发者，平均剂量为4000 cGy（20d）。

EBR虽然对RB细胞是最敏感的，曾经是RB的主要疗法，但被日益兴起的化疗减容术挤出舞台。EBR显著增加继发性恶性肿瘤（secondary malignant tumor）如骨肉瘤、纤维肉瘤等发生率，而且有颜面畸形、白内障、放射性视网膜病变、干眼症等并发症，故对A类-D类的病例尽可能避免应用，可以作为最后选项。适用于E类，或肿瘤较大或分散，家属不愿行眼球摘除者。

Shields（2009）报道对12眼E类RB在VEC化疗减容结束2个月后做预防性EBR（2600 cGy），5年随诊，1眼须做治疗性EBR，只有1眼须行眼球摘除，保留眼球11眼。

[眼球摘除术]

对于已丧失视力的RB患儿，为挽救生命必须做眼球摘除。眼球摘除适用于广泛视网膜母细胞瘤E类、晚期D类，以及怀疑已侵入视神经、脉络膜、筛板、眼眶内、眼外扩展病人。

有报道单侧（非遗传型）尚未扩展至眼外的RB病例仅眼球摘除，其治愈率是85%～90%（未说明存活年限）。视神经尽量切得长些（10mm以上），眼球送病理学检查以明确

诊断，并且评估病人是否有转移危险性？美国对2007—2017年期间228例（228眼）眼球摘除后患儿随访至少1年，3.9%出现转移，1.7%死亡。3.9%在眼球摘除1年内转移，大多数是扩展至眼眶。估计5年无转移存活率为96%。转移者全是R-E分类Ⅴ组和国际分类法D-E组。

（九）预后

预后与诊断早晚有密切关系，早期做恰当治疗，存活率达90%以上。美国RB病人的5年存活率95%，而发展中国家RB病人的5年存活率50%左右，因为发现较晚。

三、脉络膜黑色素瘤

脉络膜黑色素瘤（melanoma of choroid）发病率在美国是4.3/百万。有色人种发病率低，白种人是黑种人的150倍；黄种人发病率低。日本是0.3/百万。可能男性多于女性。15—44岁人群的发病率为2.3/百万，45—64岁人群为15/百万，65岁及以上人群为25.3/百万。

推测家族聚集与遗传基因或常见环境因素有关。虽然葡萄膜黑色素瘤的家族史罕见，但有些病例可能有遗传因素。种系BRCA相关蛋白1（BAP1）基因的突变已被确定与葡萄膜黑色素瘤和其他癌症相关。

[分类]

1. Callender病理学分类（1996） 葡萄膜黑素瘤细胞：纺锤形细胞（纺锤形B细胞组成）、混合细胞型（最常见的）或者类上皮细胞。主要瘤细胞分成五型：①纺锤形A细胞型：占总数5%。纺锤形A细胞被认为是良性痣细胞，但可以见于由痣起始的葡萄膜黑色素瘤中。存活率92%。②纺锤形B细胞型：39%。是脉络膜黑色素瘤最常见的细胞类型。存活率75%。③类上皮细胞型：4%。预后较差。存活率28%。④混合型：45%。是一种常见的细胞类型，纺锤形B细胞和类上皮细胞。存活率41%。⑤坏死型：7%。瘤细胞坏死而不能鉴定其类型，机制是自身免疫。存活率41%。

2. 脉络膜黑色素瘤 ANM 分期系统　美国癌协会（AJCC）癌分期手册（第 7 版，2010，p.51）：T= 肿瘤；N= 淋巴结；M= 转移。根据黑色素瘤体积范畴分别标以 T1、T2、T3、T4。NX：区域淋巴结无法评估。N0：无区域淋巴结转移。N1：区域淋巴结转移。MX：远处转移无法评估。M0：无远处转移。M1：远处转移（表 4-6-10）。

[症状]

视肿瘤部位而定。通常为无症状、视力减退、视野缺损、闪光。

[眼底表现]

1. 肿瘤部位　在黄斑和赤道之间（78%），赤道与锯齿缘之间（17%），黄斑（5%）。单个肿瘤，非常偶尔是多发性和两侧性。

2. 颜色　检眼镜看到的是灰绿色带棕色肿块。有不同程度色素沉着。白种病人 30% 是无色素的，称为无色素性黑色素瘤（amelanotic melanoma），外表酷似转移性肿瘤。肿瘤表面橘黄色斑（巨噬细胞团块，内含有脂褐素和 RPE 细胞衍生的黑素）高度提示黑素瘤，但也可以出现在其他脉络膜肿瘤的顶峰，尤其是痣。

3. RPE 改变　无论肿瘤大小，肿瘤上层的 RPE 一定有异常。组织学显示：RPE 细胞坏死和萎缩、迁移、增生、多层化、化生。

4. 形态　圆顶形，蘑菇形，或弥漫性（约占 3%）。①圆顶形：小 - 中等大肿瘤在巩膜与脉络膜 Bruch 膜之间局限性生长，呈扁平椭圆形。因受巩膜和 Bruch 膜的限制，生长较慢，呈圆顶形。其厚度约等于直径的一半。②蘑菇状：如果肿瘤的顶点突破 Bruch 膜，则在视网膜下间隙内迅速扩大发展成蘑菇状；如果肿瘤的某部分边缘突破 Bruch 膜，则发展成不规则倾斜形状。③弥漫性黑色素瘤。保持扁平或略隆起，主要是水平方向生长。肿瘤的厚度不超过 5mm，但其表面积超过 1/4 脉络膜表面积以上。弥漫性恶性黑色素瘤，有锯齿状缘似伪足，表面不规则和色素沉着（图 4-6-7）。它有向巩膜外延伸的倾向。侵入眼前节继发青光眼。

5. 厚度　> 2mm，常 > 5mm。肿瘤厚度 ≤ 5mm 者 86% 呈圆顶形，2% 呈蘑菇形；厚度 ≥ 15mm 者 66% 呈蘑菇形。

6. 渗出性视网膜脱离　75% 伴有。视网膜下液有移动性，因重力作用，随体位改变而移位。

7. 继发性青光眼　3% 病人伴有青光眼。机制主要是肿瘤侵袭前房角和虹膜新血管形成。很少因为肿瘤体积大迫使晶状体 - 虹膜隔前移。

8. 自发性退化　极其罕见。黑色素瘤退化一般是相对的，呈现代表肿瘤坏死的无色素区

表 4-6-10　脉络膜黑色素瘤 TNM 分期系统（2009 年第 7 版）

分项	T 体积范畴						
瘤厚（mm）							
> 15				4	4	4	4
12.1～15	3	3	3	3	3	4	4
9.1～12	3	3	3	3	3	3	4
6.1～9	2	2	2	2	3	3	4
3.1～6	1	1	1	2	2	3	4
≤ 3	1	1	1	2	2	2	4
基底直径（mm）	≤ 3	3.1～6	6.1～9	9.1～12	12.3～15	15.1～18	> 18

如：瘤直径 10mm，厚 8mm，列为 T2

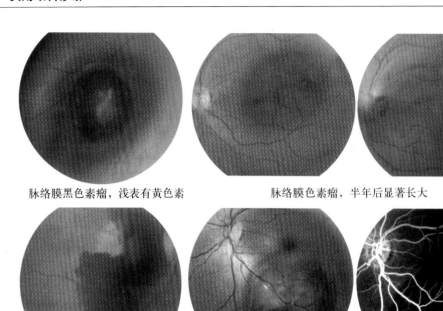

脉络膜黑色素瘤，浅表有黄色素　　　　　脉络膜色素瘤，半年后显著长大

视网膜全层出血　　　　外伤性脉络膜血肿，状如色素瘤，但总能看到些出血痕迹，数月后缩小，超声无色素瘤特征

图 4-6-7　脉络膜黑色素瘤

域。视网膜色素上皮细胞改变区域表明先前的活动性视网膜脱离已经消退。另一个典型特征是覆盖在上层的视网膜劈裂（视网膜内囊肿），其肿瘤基部有特征性陨石坑，具有这种坏死的黑色素瘤在数月或数年后很少会复发为活动性肿瘤（Shields）。

9. 其他　因炎症反应而有白细胞浸润，但不如视网膜母细胞瘤严重。其严重程度是与肿瘤的厚度、渗出性视网膜脱离的程度，以及坏死的存在有关。其他体征有视网膜内出血、玻璃体内出血。

[辅助检测]

1. FFA　黑色素肿瘤在整个造影过程中普遍呈现肿瘤遮挡性弱荧光。小型黑色素瘤在静脉早期显示 RPE 层面点状强荧光，荧光逐渐增强，晚期时肿瘤渗漏染色。大型或蘑菇状黑色素瘤在静脉期荧光充盈肿瘤的大血管，衬托在低弱荧光的背景中，脉络膜肿瘤内血管与视网膜血管同时出现，称"双重循环"。晚期时肿瘤血管渗漏和染色。肿瘤表面橙色脂褐质色素团块强烈遮盖其下的脉络膜和肿瘤血管的荧光，

这种现象贯穿整个造影阶段。如果肿瘤是相对性无色素，则造影早期只是轻微遮挡背景荧光，因此肿瘤内血管的荧光显现更加明亮。

如伴有浆液性视网膜脱离，FFA 晚期荧光素可以积存在肿瘤周围和覆盖在肿瘤上层的视网膜下液。覆盖在肿瘤上的视网膜血管格局通常无特别。

2. 超声　显示 84% 以上病人为中等或低内反射率（5% ～ 60% 峰高）。B 超显示圆顶形或蘑菇形脉络膜肿块，肿瘤中央有回声空虚（hollowness and absence of halo）（暗区），肿瘤基底处脉络膜回声消失称为脉络膜"凹陷"征（choroidal excavation）；这是指脉络膜组织被肿瘤浸润后形成的局部低回声凹陷，由于肿瘤组织的回声低于邻近正常脉络膜组织回声所形成的对比（图 4-6-8）。

3. OCT、高清 MR、正电子发射断层扫描（PET）和 CT/PET　诚然在不断改进，但对脉络膜黑色素瘤的诊断价值远不如超声和 FFA。MRI 作为脉络膜血管瘤与黑色素瘤的鉴别并不可靠，因为有时二者相似。

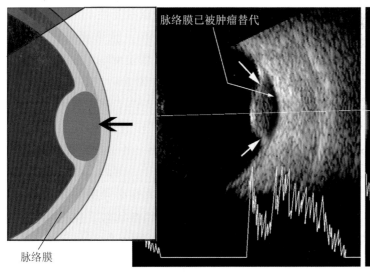
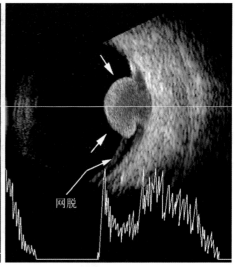

脉络膜已被肿瘤替代

脉络膜

圆顶状肿瘤，基底处脉络膜已被肿瘤替代，称"凹陷征"中等内反射（早期可为低内反射，20%～30%）

网脱

蘑菇状脉络膜肿瘤"凹陷征"。肿瘤中等内反射，下方视网膜有浅脱离

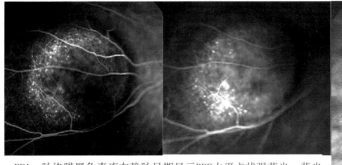
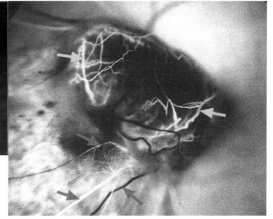

FFA：脉络膜黑色素瘤在静脉早期显示RPE水平点状强荧光，荧光逐渐增强，晚期渗漏染色。大型或蘑菇状黑色素瘤在静脉期荧光充盈脉络膜肿瘤大血管，衬托在低弱荧光的背景中，肿瘤内血管（绿箭）与视网膜血管（橘黄箭）同时出现，称"双重循环"

图 4-6-8　脉络膜黑色素瘤影像

4. 对比增强超声造影（contrast-enhanced ultrasound，CEUS）与动态增强磁共振成像（dynamic contrast-enhanced MRI，DCE-MRI）李栋军等比较用 CEUS 和 DCE-MRI 诊断 63 例葡萄膜黑色素瘤的意义。CEUS 时间 - 强度曲线表现为快进快出型 55 例、快进慢出型 8 例；DCE-MRI 动态增强曲线表现为速升速降型 54 例，速升缓降型 7 例，持续上升型 2 例。结论：CEUS 是诊断葡萄膜黑色素瘤的有效方法，CEUS 与 DCE-MRI 在葡萄膜黑色素瘤的诊断中具有相似的诊断价值，联合两种检查方法可以丰富葡萄膜黑色素瘤的诊断信息，有助于提高诊断的准确率。（Shields JA, et al. The differential diagnosis of posterior uveal melanoma. Ophthalmology, 1980, 87:518-22）。

[转移]

1. 向后扩展　脉络膜黑素瘤可侵蚀巩膜壁但不容易穿破，所以常通过涡静脉和睫状后动脉向眼球外扩张。侵入视盘和视神经的肿瘤是罕见的，通常继发于视神经乳头周围大肿瘤。

2. 向前扩展　可波及睫状体、虹膜、前房角而继发青光眼。脉络膜黑色素瘤转移，经血行转移至肝占80%，少数转移至肺、皮肤、骨、脑。

3. 转移危险因素　包括：葡萄膜黑色素瘤的临床和组织学特点，如肿瘤的大直径、显著肿瘤厚度、巩膜外扩展、类上皮细胞型、血管外结缔组织襻闭合、高有丝分裂指数（＞7/40

高倍）、肿瘤细胞 3 号染色体畸变（单体型）。用 TNM 分期显示 7731 眼脉络膜黑色素瘤分别在 1、3、5、10、15、20 年时，全身转移比率（表4-6-11）。

[诊断]

诊断要点：① 40 岁以上，眼底灰绿色带棕色肿块；②圆顶形或蘑菇状。③隆起高于 2～3mm。④表面有地图状橘黄色素斑块。⑤B 超蘑菇状脉络膜肿块为特征性改变。圆顶形。中央回声空虚，脉络膜"凹陷"征。⑥FFA：黑色素肿瘤在整个造影过程中普遍呈现弱荧光。有时早期显示细点状强荧光，静脉期荧光充盈肿瘤的大血管，衬托在低弱荧光的背景中。晚期时肿瘤血管渗漏。肿瘤表面的橙色脂褐质色素团块遮盖其下的脉络膜荧光。⑦渗出性视网膜脱离常在肿瘤下沿。⑧肿瘤在近数月内明显增大。

符合前五项条件即可临床诊断脉络膜恶性黑色素瘤。第⑥～⑧项加强诊断。

脉络膜黑色素瘤眼底外观不应该是黑色的，若见到真正黑色的病灶很可能是出血、RPE 增生或黑色素细胞瘤。

30% 是无色素的，状似脉络膜转移肿瘤，淋巴瘤；少见病如神经鞘瘤和脉络膜肉芽肿。

细针抽吸活检（FNAB）采样葡萄膜黑色素瘤，进行分子生物学分析来确定诊断和预后而不必摘除眼球。

[鉴别诊断]

Shields 等（1980）分析了约 400 例脉络膜假性黑色素瘤（pseudomelanoma），此即临床上状似脉络膜黑色素瘤的病损。其中脉络膜色素痣占首位（26.5%），老年性黄斑盘状变性

12.5%，老年性黄斑外盘状变性 11%，先天性视网膜色素上皮肥厚 9.5%，脉络膜血肿 8%，反应性视网膜色素上皮增生 6%，视神经黑色素细胞瘤 3%，脉络膜脱离 3%，视网膜色素上皮或视网膜出血性脱离 2.8%，玻璃体积血 2.8%，孔源性视网膜脱离 2.5%。

1. **脉络膜黑色素痣** 不会明显增大，扁平。必须准确记录痣的直径（例如，1.5 DD）供随访比较，如有明显增大则必须警惕脉络膜黑色素瘤。最好有眼底照相做比较，则更可靠。一般标准是将肿瘤厚度 2mm 作为分界线，厚度 < 2mm 为痣，厚度 > 2mm 为黑色素瘤。痣的边缘是倾斜的，而黑色素瘤的边缘是突然隆起的，二者表面均有淡色斑点，痣是玻璃膜疣，黑色素瘤是地图状黄色素斑。二者均可有视网膜下液，但偏向于黑色素瘤。甚小的脉络膜黑色素瘤有时难以与痣区别，怀疑黑色素瘤者必须每 2 个月行眼底照相及超声测定，比较肿瘤的生长情况，黑色素瘤必然会长大，而痣在一二年内不可能有明显扩大。眼底照相最好包括视盘，因视盘可作为测量肿瘤的标尺，因为每次照相的放大率可能不一致。

2. **黑色素细胞瘤（melanocytoma）** 良性，是痣的变异，生长缓慢。有 1%～2% 病人可能转化为黑色素瘤。均质性墨黑色肿瘤起自视盘，边缘呈羽毛状（因在视网膜神经纤维层）。脉络膜黑色素细胞瘤与色素痣在检眼镜下不能鉴别，但是黑色素细胞瘤呈墨黑色。光镜下细胞核规则，没有明显核仁，常有坏死；细胞的形态通常被大量黑色素遮蔽，需用高锰酸钾漂白除去黑色素才能做出正确的诊断。FFA 自始至终全程遮蔽荧光；有时因继发性视盘水肿和 RPE 萎

表 4-6-11　用 TNM 分期系统展示 7731 眼脉络膜黑色素瘤全身转移

分期	1 年时	3 年时	5 年时	10 年时	15 年时	20 年时
T1	1%	4%	8%	15%	20%	25%
T2	1%	7%	14%	25%	32%	40%
T3	3%	19%	31%	49%	60%	62%
T4	11%	32%	51%	63%	68%	68%

缩而出现强荧光。需免疫组化验查协助细胞学特点与脉络膜痣和黑色素瘤鉴别。

先天性视网膜色素上皮肥厚黑色，扁平，中间有些空隙，扇贝壳边缘或边界清楚，可能围有脱色素晕。FFA：遮蔽荧光。

视网膜色素上皮增生炎症或外伤后黑色扁平的色素增生，边界不清，形态不规则，散在于多处。可能伴有条状不规则形白色胶质增生。

老年性黄斑盘状变性黄斑部不规则圆形隆起块，为淡黄色渗出斑块，周边常有红褐色深层出血及色素上皮下出血。可比视盘小，也可有 3～5 DD，向玻璃体方面突出可达 5～6 屈光度。对侧眼有 AMD。OCT、FFA 或 ICG 均能证实脉络膜新生血管膜。

视网膜色素上皮下出血（局限性脉络膜血肿）外伤所致视网膜色素上皮下血肿状似脉络膜黑色素瘤，但总能看到一些鲜红色或暗红色的出血。FFA 中出血块会完全遮蔽脉络膜荧光。脉络膜血肿在 T1 和 T2 均为高信号，而脉络膜黑色素瘤在 T1 为较高信号，在 T2 为低信号，具有鉴别意义。

脉络膜脱离常在青光眼或白内障手术后，前房浅或消失、低眼压。脉络膜上间隙浆液性脱离，色深暗、无震颤、圆顶形分叶状（每个象限较对称）。用检眼镜观察即可作出诊断，疑难者需超声探测以证实诊断。出血性者剧痛、前房浅或消失、高眼压、脱离区透照法检查不透光。

3. 脉络膜血管瘤　橘红色肿块。FFA 在动脉期前已开始充盈瘤体，而推迟出现染料冲脱现象为特征。晚期弥散性渗漏。ICGA 示瘤体早期充盈，晚期强荧光有染料冲脱现象为特征。A 超瘤体内反射高，B 超示鳞片状或卵圆状肿瘤，实体性声强度；偶尔病损表面有强反射斑，说明在 RPE 上层纤维化或骨化生。MRI 的特征是在 T1 为强信号，在 T2 为玻璃体相等信号，而其他眼内肿瘤 T2 为弱信号，具有鉴别意义。

4. 脉络膜转移性肿瘤　外表酷似无色素性脉络膜黑色素瘤。大多数在身体他处已有原发肿瘤，如乳癌、约 10% 病例表现多灶性或两侧性。绝不会呈蘑菇状。超声无"凹陷""中央回声空虚"、眼眶阴影等黑色素瘤的特征。A 超内反射中 - 高等，呈楼梯上升。

周边渗出性出血性脉络膜视网膜病变 (peripheral exudative hemorrhagic chorioretinopathy，PEHCR) 首先由 Anesley（1980）报道。此病的特征及临床表现与脉络膜黑色素瘤和视网膜血管增生性肿瘤有明显区别。它主导病变是渗出，视网膜下 /RPE 下出血，发生于眼底周边（80% 位于锯齿缘与赤道之间），颞侧（77%），病变最大基底直径 10.1（1.2～25.0）mm，超声厚度 3.0（0～7.8）mm。视网膜下出血（78%），视网膜下渗出（21%），视网膜下纤维化（25%），RPE 脱离（28%），RPE 下出血（26%），RPE 增生或萎缩（75%），玻璃体出血（24%）。偶尔双侧受累，自然消退成萎缩性或纤维化瘢痕。周边 PCV 是其病因。Shields（2009）会诊病例中 173 眼（146 例）PEHCR 病人被误诊为脉络膜黑色素瘤。

[治疗原则]

目前尚无一种公认的最安全最有效的治疗措施。治疗的首要目标是争取最佳存活率，其次才是保留眼球和视功能。

1. COMS 脉络膜黑色素瘤大小的规定

小：高 1.5～2.4mm，基底直径 5～16mm。

中：高 2.5～10mm，基底直径 ≤ 16mm。

大：高 > 10mm，基底直径 > 16mm。

2. 观察随诊　肿瘤厚度 < 2mm 者并不长大或无转移，一般归属于色素痣，只须眼底照相及超声定期随访。小型肿瘤（厚和直径 < 6mm）可以观察随诊，如果明显扩大者才采取治疗 (Shields. Retina.5th Ed, 2013：2267)。

经瞳孔温热疗法和敷贴这是目前最常使用的局部治疗。TTT 最大穿透深度 3.9mm。敷贴是首选疗法，[106] 钉因 β 射线受限，有效穿透力 5mm，但对视神经和中心凹的损害也小；[125] 碘

的 γ 射线有效穿透力 10mm，但对视神经和中心凹的损害大。敷贴只有在北大眼科中心在使用。应该根据肿瘤厚度选择治疗方法。往往需要敷贴放射联合 TTT，二者内外夹攻，被称为"三明治疗法（sandwich therapy）"。Shields（2002）报道用放射性敷贴近距离疗法治疗 354 例，并发症较高，随访 10 年时 34% 摘除眼球。

3. 眼球摘除术　在国内仍为治疗葡萄膜恶性黑色素瘤的主要手段。适用于大肿瘤（基底 > 18mm，厚 > 12mm）、不可能挽救视力、继发性青光眼、侵犯视神经、非手术治疗后复发、病人不愿意保留眼球。摘除的眼球送病理学检查以明确病理诊断及转移迹象。对于组织病理发现有扩展至眼外者，肿瘤分子生物学发现 3 号（或 6 号，8 号）染色体畸变者在眼球摘除术后应采取局部放疗或系统治疗。

眶内容剜除术适用于大量巩膜外扩散者。为美容考虑，一般可以保留眼睑，不必做标准剜除。侵犯眼眶的可能需要眶内容摘除加放疗。

4. 肿瘤切除术　经巩膜切除和用 PPV 方式的眼内切除术（endoresection）两种途径。经巩膜切除技术难度很大，且要求同样高技术难度的全身深度低血压麻醉。因此全世界只有少数中心可以开展此项手术，同仁医院有报道。PPV 方式的眼内切除，Garcia-Arumi 等（2008）报道随访 5 年的结果看，其肿瘤复发和转移危险性、存活率与其他方法相似（Garcia-Arumi J, Zapata MA, Balaguer O. Endoresection in high posterior choroidal melanomas: long-term outcome. Br J Ophthalmol, 2008, 92:1040-1045）。

5. 带电粒子远距离放射治疗（charged particlctele therapy）　带电粒子如质子（proton）和氦原子（helium atom）减速时可以引起大多数原子电离，因此其对组织的损害随穿透深度而增加直至不能穿透为止（Bragg 峰）。粒子束远端的放射剂量在远端 2mm、侧端 3mm 距离内由 100% 降至 10%，从而保证全部肿瘤接受

一致的放射剂量并很少累及周围组织。先用手术将钽夹子标记肿瘤的边界。由多种影像在电脑建立眼 / 肿瘤模型，设计放射方案。总剂量达 53.1 质子 Gray（相当于 ^{60}Co 58 Gy）。目前世界上约有 12 家肿瘤治疗中心能进行带电粒子放射疗法，多数为质子束放疗（proton beam radiotherapy，PBRT）。已见短期报道，并发症主要是放射性视网膜病变，其次是虹膜新生血管形成和白内障。

治疗是否有效？原发性葡萄膜恶性黑色素瘤的多种形式治疗技术不断发展，治疗方法越来越多，可惜临床统计资料分析结果显示，数十年来葡萄膜黑色素瘤病人的存活率并未明显改进。"早期积极治疗派"虽然是主流，可惜未能提高存活率是个痛点，说服不了"治疗失望派"。

转移引起的死亡常发生在手术摘除眼球后，术后第 2 年最为多见；也有发生在眼球摘除术后 10 ～ 20 年后，个别长达 40 多年后。从多种角度分析后发现，保守治疗与根治性切除手术两组间的差异并无统计学意义。有些学者认为眼球摘除不能消除转移的可能性，甚至更可能播散肿瘤。眼黑色素瘤联合研究组(Collaborative Ocular Melanoma Study，COMS）曾比较单纯眼球摘除 vs 眼球摘除前作外放疗（2000 cGy），结果发现放疗并无生存优势。

对恶性黑色素瘤至今尚无化疗或免疫疗法。

[预后]

1. 脉络膜黑色素瘤　一旦转移，其预后不良。Shields 等分析 8033 眼葡萄膜恶性黑色素瘤（虹膜 285 眼，睫状体 492 眼，脉络膜 7256 眼占葡萄膜总数的 90.3%）。7256 眼脉络膜黑色素瘤平均厚度 5.5 mm，随诊 3 年时 8% 转移，5 年时 25% 转移，10 年时 25% 转移。随诊 10 年发生转移者与黑色素瘤的厚度有关（Arch Ophthalmol，2009，127：989-998）：肿瘤厚度 0 ～ 1.0mm 者 6% 发生全身转移；1.1 ～ 3.0mm 者 12%；肿瘤厚 3mm 以上者转移率明显增多最高达 51%，见图 4-6-9，图 4-6-10。

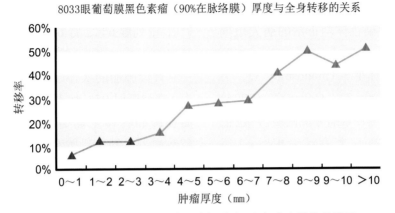

8033眼葡萄膜黑色素瘤（90%在脉络膜）厚度与全身转移的关系

图 4-6-9　葡萄膜黑色素瘤厚度与随诊 10 年全身转移的关系

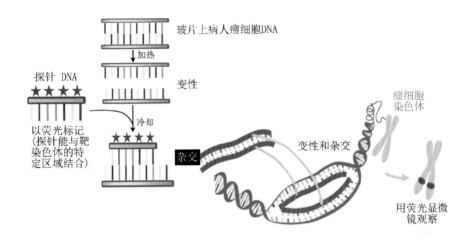

图 4-6-10　瘤细胞荧光原位杂交

2. 基因表达谱（gene-expression profiling，GEP）荧光原位杂交法 [Fluorescence in-situ hybridization（FISH）]。病人肿瘤病理石蜡切片再水化，空气干燥，预处理和杂交前用蛋白酶消化；将 DNA（或 RNA）探针用荧光标记，然后将探针直接杂交到染色体切片上（图 4-6-11）。荧光标记探针（橙色 3 号染色体和绿色 8 号染色体）。细胞核用 4′，6- 二脒基 -2- 苯基对比染色。在荧光显微镜下检查，每探针存在或不存在至少 100 个分裂间期的细胞。对于染色体异常的阈值设定为＞ 10% 的细胞。

FISH 样本的制备→探针的制备→探针标记→杂交→染色体显带→荧光显微镜检测→结果分析。

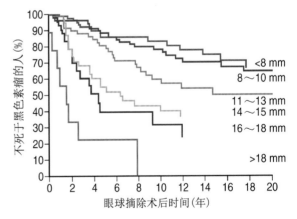

图 4-6-11　不死于脉络膜黑色素瘤的最大肿瘤尺寸的累计概率

Seddon JM, Albert DM, Lavin PT. A prognostic factor study of disease-free interval and survival following enucleation for uveal melanoma. Arch Ophthalmol, 1983, 101:1894-1899

目前发现 3、6、8 号染色体畸变提示短期内病死率高，这 3 种染色体均正常的病人短期内病死率很低。2003 年 Tschentscher 等证实两种黑色素瘤，一是单体型 3（monosomy 3），另一是两体型 3（disomy 3）。Onken 等（2004）利用基因表达谱证实黑色素瘤分成二级。1 级（低级）：3 号染色体正常，8 年存活率 95%；2 级（高级）：3 号染色体畸变，8 年存活率仅 31%。Damato 等（2010）利用 DNA 基因表达谱对 452 例脉络膜黑色素瘤病人评估其预后。10 年病死率在两体型 3 病人是 0%，在单体型 3 病人是 55%，在单体型 3 加上多体型 8q（polysomy 8q）的病人是 71%。

根据染色体 3 号和 8 号的状态，对预后进行分类（Sellam A, Desjardins L, Barnhill R. Fine needle aspiration biopsy in uveal melanoma: technique, complications, and outcomes. Am J Ophthalmol, 2016, 162:28-35)：

染色体 3 号和 8 号的组合状态均是正常的（D3/8nl），则转移的风险低。

3 号染色体单体型，并且 8 号染色体整个部分多体型（M3/8g），则转移的风险高。

两个染色体只有 1 个染色体畸变（M3/8nl 或 D3/8g），则为中度风险。

一些权威人士认为 RNA 的评价更具预测性，而其他人则认为 DNA 评估稳定，性价比好。两者都是可以接受的技术。

四、转移性脉络膜肿瘤

转移性脉络膜肿瘤（metastatic choroidal tumors）是最常见的成人眼内肿瘤。Nelson 等（1983）尸检 716 例癌症病人，大约 10% 的有眼部转移，最常见于脉络膜。

转移性脉络膜癌的原发肿瘤：在妇女主要是乳房癌（68%），乳房癌 38% 有脉络膜转移。男性病人主要是肺癌（40%）。Shields（1997）分析 Wills Eye Hospital 520 眼脉络膜转移癌的来源：在女性为：乳房占 68%，肺 12%，未明 12%，胃肠道 2%，皮肤 1%，肾 < 1%，其他 4%。

男性主要部位是肺部 40%，未知 29%，胃肠道 9%，前列腺 6%，肾 6%，皮肤 4%，乳房 1%，其他 4%。

首诊肿瘤的次序：乳腺癌转移葡萄膜的病人，在诊断时 95% 病人已知自己曾有癌症病史，而在肺癌转移至葡萄膜病人，在诊断时只有 47% 病人已知自己曾有全身性恶性肿瘤。从诊断乳腺癌至眼部转移，中位数间隔为 24 ~ 48 个月。诊断肺癌至眼部转移，中位数间隔为 10 个月。

转移性脉络膜恶性肿瘤常发生于后极部，很少发生于赤道之前。可能因为前葡萄膜只有 2 支睫状后长动脉，而供应脉络膜的睫状后短动脉约有 20 支。

[临床表现]

1. 发病年龄 40—80 岁。

2. 约半数病人因视力减退而在眼底首先发现转移性癌，另一半病人在诊断及治疗原发部位癌后才发现脉络膜转移癌。

3. 脉络膜转移癌（图 4-6-12）有三种表象：①无色素的扁平状隆起，边界不规则。②有色素沉着（豹皮样）扁平状隆起，边界不规则。③无色素的圆顶形肿瘤。少见。

孤立的扁平状隆起，边界不规则，淡黄色，在其上层的视网膜水肿，常伴有淡黄色斑，此为含有脂褐素的巨噬细胞。转移性肾细胞癌、甲状腺癌或类癌肿瘤呈现粉红色至浅橙色，转移性皮肤黑色素瘤可以是褐色。上层的 RPE 异常可表现为散乱分布的不规则色素（豹皮样）。大的视网膜下或玻璃体内出血是罕见的，虽然小出血可以发生在肿瘤上或邻近肿瘤。肿瘤通常有数个 DD 大，但其大小和高度各有不同。91% 伴有浆液性视网膜脱离。40% 两侧性，不对称的两侧性肿瘤是特征。28% 多病灶。

[影像学检测]

1. FFA　并非诊断特异性。早期肿物遮挡背景荧光而呈不规则弱荧光，从晚静脉期瘤体开始强荧光。动静脉期从肿物边缘开始出现点状或针尖样强荧光，进行性增强，晚期融合成

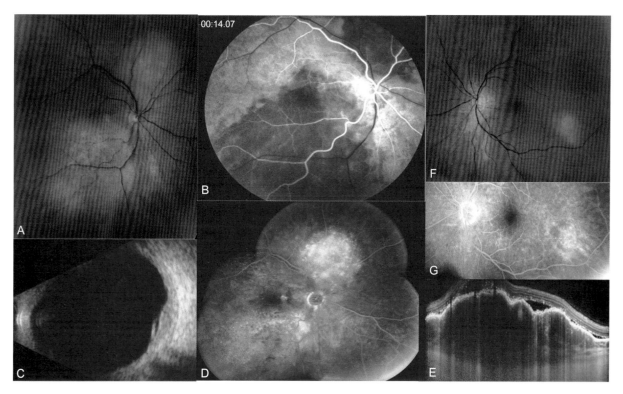

图 4-6-12　脉络膜转移癌

77 岁女性，右眼视物模糊三周，偶尔有闪光感。BCVA 右眼 0.1，左眼 1.0。A. 右眼彩照示两个无黑色素略微隆起的脉络膜病变，一个在视盘上方 (6mm×6mm)，另一个在中心凹下方 (7mm×8mm)。病变周围有视网膜下积液。B. FFA 示早期脉络膜弱荧光，病变内不存在血管。D. 进行性晚期强荧光渗漏 (多个点状)。C. 眼 B 超示一个脉络膜肿块，扁平，内反射高。E.EDI-OCT 示肿瘤前后边界。肿瘤前缘波浪状意味着多个结节并合。肿瘤有中等投阴影。RPE 增厚。有视网膜下液。在感觉视网膜脱离处的高反射沉着物推测为肿瘤细胞或吞噬细胞。F. 左眼有一个无色素脉络膜病变，黄斑颞下方，无视网膜下液。G. 左眼 FFA 示晚期强荧光渗漏 (多个点状)。追问病史，叙述 34 年前因乳癌而做乳房切除术。这些发现与脉络膜转移是一致的。CT 示肺部和肝肿瘤，提示为转移性肿瘤

斑驳样染色及渗漏。无瘤内血管。与肿瘤接壤的渗出性视网膜脱离在 FFA 显示晚期呈荧光积存。FFA 不能反映肿瘤是原发的或转移的，但可帮助区别炎症性、CNV、机化的出血。

2. 超声　中等或高度内回声。扁平肿块，少数是圆顶形，厚为 3 ～ 4mm。厚的肿瘤常来自于消化道、肾、肺和前列腺。彩超多数在瘤体内或基底部见斑点状或团块状血流信号。

3. EDI-OCT　脉络膜局部增厚，肿瘤表面稍有不规则，64% 具有"块状颠簸"的外观。这与痣和黑素瘤形成对比，通常显示平滑的圆顶形。脉络膜毛细血管被压瘪而阻塞，78%RPE异常，86% 瘤体中等度投阴影，79% 有视网膜下液，75% 感光受体毛茸茸，内层视网膜正常。

4. MRI　T1 呈与玻璃体等强度或稍高信号，

T2 低信号，钆增强轻微 - 中等。

全身系统排查原发肿瘤：约 50% 病人无恶性肿瘤病史。当检眼镜、眼超声、OCT、FFA等表现怀疑脉络膜转移癌时，必须系统全面排查原发肿瘤。头胸腹 CT/MRI，腹部超声。

[诊断]

诊断要点：① 中老年病人，后极乳黄色脉络膜"扁平"肿块。可伴渗出性视网膜下积液和 RPE 色素改变。② 超声呈结节状 / 弥漫性脉络膜肿块，相对扁平倾向。③ 两侧性，多病灶是重要的诊断线索，可区别其他伪装病变。④ EDI-OCT 示脉络膜局部软组织性增厚。肿瘤表面不规则，呈"块状颠簸"。⑤ FFA 早期弱荧光，动静脉期点状强荧光，进行性增强，晚期融合成斑驳样染色及渗漏。无瘤内血管。⑥ 癌症病史；

或 CT/MRI 在其他部位发现肿瘤。关键性诊断要点。⑦发展快（1～2 个月病程有明显扩展）。

凡符合前 5 项条件者必须高度怀疑转移性脉络膜肿瘤。⑥为成立临床诊断必不可少的条件。B 超证实肿瘤发展快（1～2 个月病程有明显扩展）为有力诊断根据。

仅符合前 2 项条件者，必须排除无色素性脉络膜黑色素瘤、淋巴瘤、脉络膜骨瘤、脉络膜血管瘤、后巩膜炎才能考虑脉络膜肿瘤。

大多数脉络膜转移癌基于临床发现做出诊断，而无组织病理学材料可支撑。

若仔细系统调查未发现原发肿瘤，由于缺乏特征性体征，必要时细针抽吸活检，帮助诊断脉络膜是否为癌？有时从病理学可协助发现原发性肿瘤。

[鉴别诊断]

1. 须鉴别的病变　包括无色素性脉络膜黑色素瘤、淋巴瘤、后巩膜炎、脉络膜骨瘤、脉络膜血管瘤、孔源性视网膜脱离、中浆。

无色素性脉络膜黑色素瘤下列表现支持脉络膜黑色素瘤而不是脉络膜转移癌：蘑菇形，单个肿瘤，"双循环"（视网膜血管覆盖着清楚的肿瘤内血管）和肿瘤缓慢生长（1～2 个月内不会明显长大）。

淋巴瘤与脉络膜转移癌的眼底表现极相似，影像学图像并无特征性。但是，眼内淋巴瘤常有明显玻璃体细胞，甚至有时出现前葡萄膜炎体征；脑 MRI 或机体他处查获肿瘤是关键性的。必要时须玻璃体和（或）视网膜下瘤组织活检。

后巩膜炎疼痛和存在前巩膜炎是重要的区别点。怀疑后巩膜炎者口服糖皮质激素数周必能有明显消散迹象。

2. 孤立型脉络膜血管瘤　单侧，单个，橘黄色为诊断重要线索。有瘤内血管，ICGA 示早期瘤体充盈，短细条有诊断特异性，弥散性充盈也不能排除诊断。充盈的瘤体在晚期具有中央洗脱现象。

3. 脉络膜骨瘤　淡黄色-白色，两侧性居多，常伴 CNV，扁平为特征。A 超示脉络膜骨样改变，回声极强，CT 也示骨样致密。

4. 伪装"脉络膜转移癌"　对有恶性肿瘤史的病人发现眼底有病变，如脉络膜血管瘤、脉络膜肉芽肿、脉络膜炎伴视网膜脱离、巨细胞病毒视网膜炎、眼组织胞浆菌病综合征、出血性盘状变性和恶性脉络膜黑素瘤等，曾被误认为"脉络膜转移癌"。

[治疗原则]

全身化疗。眼局部外放疗，巩膜表面敷贴放疗。观察，摘除眼球。

脉络膜有转移性癌病人预后不良，存活时间为 6～12 个月。

五、原发性眼内淋巴瘤

[概述]

眼内淋巴瘤分原发性眼内淋巴瘤（primary intraocular lymphoma，PIOL）（玻璃体视网膜淋巴瘤，葡萄膜淋巴瘤）和转移性眼内淋巴瘤。

原发性眼内淋巴瘤病人，约 1/3 在首诊时已有原发性 CNS 淋巴瘤，42%～92% 病人在 8～29 个月出现原发性 CNS 淋巴瘤。15%～25% 原发性 CNS 淋巴瘤病人会出现眼内淋巴瘤。

1. 原发性眼内淋巴瘤　是一种罕见的非霍奇金淋巴瘤，是成熟 B 细胞淋巴瘤，依据首先侵犯的部位（玻璃体视网膜和葡萄膜）分两种，典型的 PIOL 是玻璃体或视网膜，美国每年新诊断 300～380 例。

（1）原发性中枢神经系统淋巴瘤（primary CNS lymphoma，PCNSL）：又称原发性眼内-中枢神经系统淋巴瘤（primary intraocular-central nervous system lymphoma）。当 PCNSL 最初起病于眼者被称为原发性眼内淋巴瘤。

（2）原发性玻璃体视网膜淋巴瘤（primary vitreoretinal lymphoma，PVRL）：PVRL 是原发性中枢神经系统淋巴瘤（PCNSL）的亚型或变异，偶尔与睾丸淋巴瘤相伴。首先发生在玻璃体和（或）视网膜下间隙，不侵犯葡萄膜。临床上通常称的原发性眼内淋巴瘤往往是指 PVRL，而不是原发性葡萄膜淋巴瘤，有些令人混淆。98% 是弥漫性大 B 细胞淋巴瘤（CD10⁻）。眼内 T 细胞淋巴瘤是罕见的（2%）。15% 以上原发性 CNS 淋巴瘤病人发生眼内淋巴瘤。65%～90%PVRL 病人会发展成 PCNSL。由 PCNSL 统计的中位数成活率是 57 个月。

（3）原发性葡萄膜淋巴瘤（primary uveal lymphoma，PUL）：淋巴瘤发生于葡萄膜。按照 WHO（2008）分类原发性葡萄膜淋巴瘤属于黏膜相关淋巴组织结外边缘区淋巴瘤（extranodal marginal zone B-cell lymphoma of mucosa-associated lymphoid tissue，简称 MALT 淋巴瘤）的亚型（图 4-6-13）。80% 是低度恶性 B 细胞淋巴瘤，肿瘤主要在脉络膜，病情稳定，症状轻微。如果需要治疗，对放疗很敏感，预后良好。常伴眼外扩展。

2. 转移性眼内淋巴瘤　原发于 CNS 以外转移至眼，通常转移至葡萄膜，转移至视网膜者极其罕见。

[病生学]

在 PCNSL 病人的血液和骨髓中已发现与脑肿瘤相同的克隆 DNA 重排的细胞。由此假设眼内淋巴瘤是恶性淋巴细胞从体循环渗透到眼和大脑。视网膜内皮细胞受体的允许性和缺乏稳健的免疫监视，故而允许恶性细胞优先进入视网膜而不是脉络膜，随后在眼中的克隆增殖，并迁移到玻璃体和（或）RPE，可是 Bruch 膜却成为进一步扩散到脉络膜的屏障。

转移性全身淋巴瘤与 PVRL 相反，脉络膜循环是转移性全身淋巴瘤最佳入口，Bruch 膜再次充当屏障，并将肿瘤限制在葡萄膜。

原发性脉络膜淋巴瘤与上述眼内淋巴瘤不同，通常是不具有转移潜能的良性异常，但是局部增殖并且可以损害眼。大多数反应性淋巴样增生的病例被认为是涉及脉络膜的低级 B 细胞淋巴瘤。

[临床表现]

发病通常在 50 岁以上；40—50 岁者 10%。80% 为两侧性。孤立玻璃体炎占 50%，RPE 下病损占 50%，病损伴出血占 12%，视盘水肿 10%，视网膜脱离 12%。

眼内淋巴瘤在老年病人通常最初被误诊为慢性弥漫性葡萄膜炎。可出现前房积脓称之为假性前房积脓。大量玻璃体细胞（淋巴瘤和炎症细胞），颇富特征性的黄白色视网膜下浸润（甚多大小不等的浸润性结节或一片巨大浸润），淡黄色肿块表面可能有褐色斑（豹皮状）。黄斑水肿，PIOL 偶尔可以模拟葡萄膜炎（弓形体病，视网膜血管炎或 TB），急性视网膜坏死，分支静脉阻塞。偶尔，不典型病例出现视网膜内出血、视盘水肿（图 4-6-14）。

CNS 表现：可以发生在任何时期。1/3 病人在眼科首诊时已有 CNS 淋巴瘤。癫痫发作是重要提示。半身不遂偏瘫、共济失调；额叶肿瘤出现行为异常或认知功能失常。

[影像学检测]

1. FAF　①检眼镜下大多数病例 RPE 下的淡黄色肿块表面有褐色斑。此褐色斑在 FAF 呈明亮的强自身荧光——FFA 逆转为弱荧光

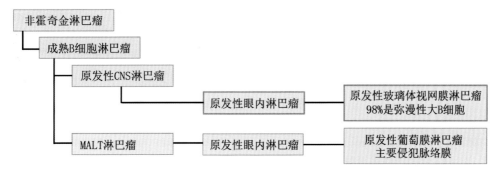

图 4-6-13　WHO（2008）分类中的原发性眼内淋巴瘤

（图 4-6-15）。②约 10% 病例的 RPE 上面的弥漫性淋巴细胞浸润检眼镜观察是视网膜变白，FAF 表现为遮挡性自身弱荧光——FFA 逆转为强荧光的区域。③ PIOL 自行消散后的 RPE 萎缩，在 FAF 为边界清楚的弱自身荧光区。

FFA 显示病灶早期呈现簇状，小圆形强荧光（55%）；遮挡性弱荧光（5%）。FFA 显示晚期阶段弥漫性荧光素渗漏。ICGA 往往不能显示这些病变，或是模模糊糊的弱荧光病损。

在超广角视野 FFA 检测到：①最常见（77%）模式是弥散性血管渗漏。在仅有玻璃体炎的病人，超广角视野 FFA 均示小血管渗漏，而无任何特定的炎症灶。②第二种常见模式是周边部视网膜弥散性小血管渗漏，其局限在视网膜下病灶周围。③ FFA 显示晚期，视网膜呈弥漫性荧光素渗漏，对应于 RPE 下病损。

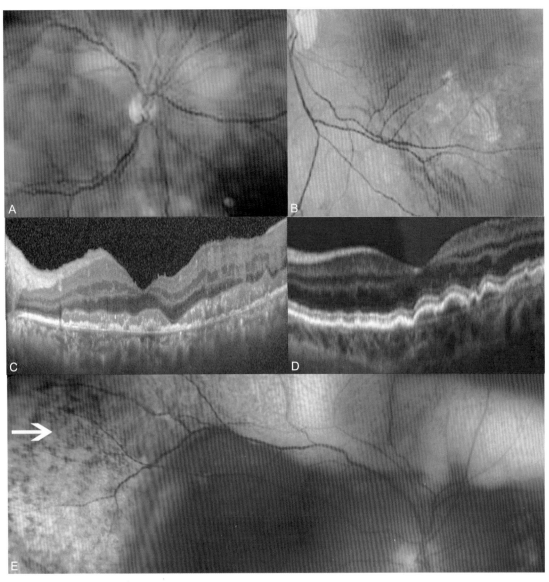

图 4-6-14　原发性眼内淋巴瘤

A. 患者 60 岁，右眼玻璃体细胞 3+，在视盘四周很多视网膜下淡黄色结节状浸润。B. 左眼玻璃体细胞 2+，视网膜下浸润在黄斑颞下方。C-D.OCT 示强反光浸润结节在 RPE 平面，有些介于 RPE 与 Bruch 膜之间，有些在视网膜下间隙。E. 患者 58 岁。玻璃体大量细胞而致朦胧不清。大片视网膜下黄色浸润，伴有 RPE 色素改变造成褐色斑——豹皮状外观（箭）。有视网膜下积液。抽取玻璃体标本，因细胞太少，不能诊断。切开视网膜抽取视网膜下组织证实为原发性眼内淋巴瘤

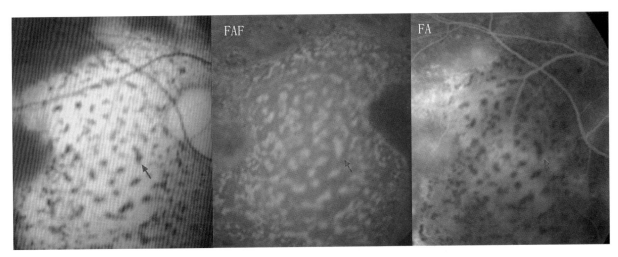

图 4-6-15 原发性眼内淋巴瘤褐色斑的 FAF-FA 逆转现象

原发性眼内淋巴瘤呈淡黄色，在其表面有褐色斑称为豹皮斑。此褐色斑在 FAF 明亮的强自身荧光（箭），Ishida 等推测是由于增生的 RPE 细胞内积累的脂褐素。FFA 呈弱荧光是因为增生的 RPE 细胞遮挡脉络膜荧光而致（Retina 2010, 30:23-32）

2. OCT 显示检眼镜下呈淡黄色的斑片，此种 B 淋巴瘤细胞主要位于 RPE 和 Bruch 膜之间；偶尔，病灶也可在 RPE 水平或视网膜下，少数病人扩展至视网膜内。Bruch 膜构成屏障阻止眼内淋巴瘤向脉络膜扩散。偶尔浸润也可能波及脉络膜。43% 病例 RPE 呈现小结节状或圆顶形隆起。视网膜隆起或增厚，因炎症反应而出现黄斑囊样水肿。

3. 头颅 MRI 必须履行的检测，了解 CNS 是否已有淋巴瘤。典型病例展示单个或多个病损，此非 PCNSL 特异性的，但是 MRI 技术可以改善诊断特异性。与其他 CNS 恶性肿瘤相比细胞密度高，血管分布少。

[辅助检测]

如果怀疑原发性眼内淋巴瘤，获得足够的玻璃体标本（约 0.5ml）为细胞学检测。此外，必须请有经验的细胞病理学家会诊，因为活检样本淋巴瘤细胞的正确鉴别诊断至关重要。除了活检标本的细胞特征外，尚需免疫组织化学标记测试，白细胞（如 CD45），B 细胞（如 CD20）和 T 细胞（如 CD45RO）也可以帮助诊断。

采取诊断性之前尽量停止应用糖皮质激素治疗（泼尼松能溶解淋巴瘤细胞），以提高阳性率。

玻璃体抽吸取得的样品常因标本太少和易于操作失误，因此假阴性率是常见的。

玻璃体切除术活检：三通道 PPV 诊断性玻璃体切割术是被提倡的，具有 100% 的阳性预测值和 77% 的淋巴瘤敏感性。将未稀释的玻璃体用于细胞学分析。细胞离心（cytospin）技术：将未固定的玻璃体标本以 500rpm 旋转 5min，然后将浓缩的细胞复合物铺在玻片上，可辅助免疫细胞学检测并提高活检灵敏度。

淋巴瘤的细胞学诊断：玻璃体和视网膜活检标本常规染色镜检是基本检测项目。

瘤细胞的单克隆性（monoclonality）：目前采用免疫组化（immunohistochemistry）或流式细胞术（flow cytometry），检测瘤细胞的单克隆性。单克隆性，一般认为是肿瘤性增生；多克隆性，则提示淋巴组织增生。

IgH 基因重排（gene rearrangements）：以 PCR 检测 B 细胞淋巴瘤的 IgH 基因重排和 T 细胞淋巴瘤的 T 细胞受体基因重排。如果眼内液量太少，则会产生假阳性或加阴性。Chan 等（2013）报道 85 例 PIOL 100% 病人 IgH 基因重排；T 细胞受体基因重排。

眼内液检测白细胞介素（interleukin，IL）：

IL-10 增高，或 IL-10：IL-6 比率＞1，高度提示 B 细胞 PVRL，但不能作为诊断根据。以此诊断标准对怀疑 PIOL 病例的 74.7%确定了诊断。

[诊断]

诊断建立在对淋巴瘤细胞学形态学形态和细胞异型性（判断需要相当经验）、免疫组织化学染色、基因重排技术和临床特征的综合认识。

高度怀疑 PVRL 的临床特征：50 岁以上；80% 为两侧性。典型的眼底特征是：①玻璃体细胞明显。淡黄色视网膜下肿块(一片巨大浸润，或甚多大小不等多灶性浸润性结节)。②短时期内会扩大和融合。③豹皮状褐色斑。④尽管玻璃体非常混浊，但视力相对较好，与玻璃体混浊程度不成比例。⑤ OCT 示淡黄色浸润在视网膜下间隙。⑥在葡萄膜炎中心 828 例连续系列中约 1.5%的病例是眼内淋巴瘤。所以，对任何 50 岁以上的非感染性弥漫性葡萄膜炎或玻璃体炎病人，初诊时必须排除眼内淋巴瘤。用糖皮质激素治疗不敏感或开始有所好转，但不久病情反弹、顽固难治者，必须想到眼内淋巴瘤而做必要的检测。

国际原发性 CNS 淋巴瘤协作组论坛报道 (The Oncologist，2011，16：1589-1599)： 诊断建立于玻璃体或视网膜中证实淋巴瘤细胞；此外，辅助诊断的检测是，探测到 IgH 或 T 细胞受体基因重排,眼内液中白血病介素 -10 增高。临床高度怀疑 PVRL 者在 CSF 中有淋巴瘤细胞和（或）MRI 发现 CNS 病损者就能成立原发性玻璃体视网膜淋巴瘤的诊断，可以免除眼内活检。

及时诊断 PIOL 是必要的，咨询神经肿瘤医师给予病人化疗和（或）放疗可以延长病人的生命。此外，大多数 PIOL 病人最终波及大脑，预后较差。从视物模糊到正确诊断 PIOL 往往需 1.5 年。当然，有经验的眼肿瘤医师会及早警觉 PIOL，提前采取恰当措施，配合对淋巴瘤有丰富经验的病理学医师获得确诊。

原发性眼内淋巴瘤的肯定诊断：诊断的"金标准"是证实眼内的恶性淋巴细胞。通常是通过诊断性玻璃体切除术采取标本，先细针抽吸活检玻璃体，往往玻璃体内反应轻微而采集不到足够多的细胞，则需采集视网膜下或 RPE 下的浸润。活检之前必须停止应用糖皮质激素治疗，因为此药能使淋巴瘤细胞退化，活检之前停用全身和局部类固醇可能会增加存活瘤细胞的数量。活检标本中的离体淋巴细胞在 60min 后会降解，所以应该放置于组织培养基内或生理盐水中，并及早送检。切记不能用酒精固定。标本可用 5μm 滤纸过滤，做涂片，其余标本用 95% 酒精固定后 Papanicolau 染色。需要富有经验的病理细胞学者判断。15% 必须多次抽吸玻璃体才能找到异常淋巴细胞。美国国家眼科研究院称 PIOL 病例中，30%以前曾有假阴性采样，这说明采样的重要性。活检假阴性的原因：①采样标本不当或太少；②组织样本的延迟固定（离体 60min 以上）；③不正确的固定；④病人正在接受免疫调节治疗。眼科医师与眼科病理学家直接沟通至关重要，以防止样品处理延迟和需要重复玻璃体切割术。

原发性眼内淋巴瘤病人具有 CNS 淋巴瘤者诊断为原发性眼内 - 中枢神经系统淋巴瘤 (primary intraocular-central nervous system lymphoma)。

排除眼以外的全身淋巴瘤：所有病人必须做脑 MRI 和脑脊液分析以确定脑是否受累。CSF 细胞学检查（约 1/3 病人在 CSF 中发现恶性淋巴细胞），如果有足够细胞做流式细胞学分析，全身 CT 扫描和骨髓检查以排除全身性淋巴瘤的存在。

[鉴别诊断]

慢性葡萄膜炎眼部体征与眼内淋巴瘤很相似。但是，葡萄膜炎病人不限于老年人；常伴明显渗出性视网膜脱离，尤其是多湖状脱离更具特色；虹膜后粘连（淋巴瘤无后粘连）；经糖皮质激素治疗后会明显好转甚至几乎完全安静，体征改善；复发性。T 淋巴细胞增多的淋巴瘤病人有 25% ～ 75% 具有虹膜炎和 KP，早期往往是明显玻璃体混浊，后期才看清 RPE 病变，偶尔 FFA 晚期也可有动脉周围染色，视网膜静脉渗漏。总之，炎症比慢性葡萄膜炎轻，可是二者缺乏可靠的区别点以资鉴别。但凡脑 MRI 呈现淋巴细胞浸润斑点，则强力支持淋巴瘤的诊断。高度怀疑淋巴瘤者必须进行细胞学鉴定才能决定诊断。

无色素性脉络膜黑色素瘤超声显示蘑菇状脉络膜肿瘤是很有力的证据。一个孤立的肿瘤，蘑菇状，凹陷征，中央回声空虚与视网膜下积液，这些特性提示脉络膜黑色素瘤。在超声检查，淋巴瘤一般出现更致密的回声，界限不清，整个葡萄膜不规则增厚，有时见巩膜外肿瘤。

脉络膜转移癌见上节。

鸟枪弹样视网膜脉络膜病变发病年龄和眼底外观类似于眼内淋巴瘤眼。FFA 可见节段性静脉周围炎、视神经水肿、黄斑囊样水肿、与 HLA-A29 相关；淋巴瘤病人出现极小渗漏，无囊样黄斑水肿，显著玻璃体细胞。

[治疗原则]

治疗指征：Arcinue 等指出应该重复诊断性玻璃体切除术，腰椎穿刺或活检，直到发现恶性细胞，因为"开始治疗的前提是具有肯定性组织学诊断。"但若找不到非典型淋巴细胞，而临床高度怀疑眼内淋巴瘤，况且已排除其他病因。如果辅助检查提供的证据为淋巴瘤，病人可选择观察还是采取治疗。相信，尽管玻璃体标本缺乏恶性细胞细胞学的证据，而辅助检测证实单克隆 IgH 基因重排，连同白血病介素 IL 水平分析，这就高度肯定诊断 PIOL，所以应该开始 MTX 治疗，同时预防 CNS 发展淋巴瘤（Arcinue CA, Hochberg F, Neumann R. Diagnostic criteria for primary ocular lymphoma. Ophthalmol, 2013, 120:646.）。

原发性玻璃体视网膜淋巴瘤（尚未波及 CNS）：眼局部治疗（玻璃体内注射 MTX± 利妥昔单抗；± 眼放疗）被一致同意接受。争议之点是还需要系统性化疗预防淋巴瘤侵犯 CNS 吗？双方均有小量病例支持与不支持。因此，需要与病人及其家属协商。

原发性玻璃体视网膜淋巴瘤虽然对化疗和放疗很敏感，可惜几乎是致命的。最近推出强力治疗，包括全身化疗、鞘内注射或玻璃体内注射，再加眼和 CNS 放疗，有些病例可获救。

原发性玻璃体视网膜淋巴瘤只局限于一眼，则玻璃体内注射化疗——MTX（± 利妥昔单抗），或眼放疗。静脉注射 MTX 和利妥昔单抗的眼内渗透力差，因此化疗采取玻璃体内注射途径。氨甲蝶呤是一线药物；利妥昔单抗是二线药物。

外放疗（30～40 Gy，分成 18～25 次）仅是有些单位善于采用的疗法之一，尚不能证明局部外放疗优于玻璃体内注射化疗；放疗并发症有干眼症、白内障、放射性视网膜病变和视神经病变、新生血管性青光眼。美国 Wills Eye 的 Bianciotto 等（2010）采用射波刀（CyberKnife）放射手术有效控制眼内淋巴瘤 3 例，3～5d 内完成，剂量仅 1.4～2.0Gy，并且较少有放射性视网膜病变或视神经萎缩。

两侧性原发性玻璃体视网膜淋巴瘤，而且无 CNS 病变者眼局部化疗或放疗，加或不加全身化疗。

氨甲蝶呤：氨甲蝶呤是免疫抑制剂，抗代谢药，治疗肿瘤药物。曾用以治疗重症牛皮癣（银屑病）或类风湿关节炎。①静脉注射以低剂量开始，逐渐增加剂量。②玻璃体内注射（0.4mg/0.1ml，每周 2 次注射，1 个月；随后每周注射 1 次，1～2 个月；随后每月注射一次，直到治疗 1 年）。有报道 19 例原发性眼内淋巴瘤大剂量氨甲蝶呤静脉注射联合玻璃体内注射 5 年总生存率 55.8%，孤立 PIOL 的病人比具有并发 CNS 病人的生存率更高（68.8%）（Ann Hematol, 2016, 95：593-601）。上医眼耳鼻喉科医院采用的方案为诱导期每周 2 次，共治疗 4 次；巩固期每周 1 次，共治疗 4 次；维持期每月 1 次，共治疗 10 次。总疗程 12 个月。完成眼内化疗的 20 只眼经玻璃体腔平均注射（5.8±3.0）次后临床缓解。表明眼内化疗比全身化疗能更快、更有效地清除眼内肿瘤细胞。但是，推测眼内化疗取得的疗效是基于全身化疗之上（陈秀菊，常青，江睿 . 玻璃体腔注射甲氨蝶呤治疗玻璃体视网膜淋巴瘤 14 例 . 中华眼底病杂志，2016, 32: 399-403）。

利妥昔单抗（rituximab）玻璃体内注射：商品名：美罗华（Mabthera）。利妥昔单抗与 B 淋巴细胞的 CD20 结合，从而引起 B 细胞溶解。毒性比氨甲蝶呤低，半衰期比氨甲蝶呤长。通常利妥昔单抗用来减少注射氨甲蝶呤的频率，或对氨甲蝶呤有抗性的病人。玻璃体内注射 1mg/0.1ml，每周 1 次，共 1 个月。必须配合其他治疗。

原发性玻璃体视网膜淋巴瘤波及 CNS 病人的系统治疗有争议。玻璃体内注射多种化疗剂，氨甲蝶呤是必须的，同时还要加利妥昔单抗或异环磷酰胺（ifosfamide）。脑放疗。二年存活率 18% ～ 40%。

六、脉络膜血管瘤

葡萄膜最多见的血管瘤在脉络膜。它是在先天血管发育不良的基础上发展的良性血管错构瘤（vascular hamartoma）。少见。有局限型和弥散型两种。局限型脉络膜血管瘤（choroidal hemangioma）常在 10—50 岁期间出现症状。弥散型出生时即已存在，常是 Sturge-Weber 综合征的一部分。

（一）局限型或孤立型脉络膜血管瘤

Shields 等 457 例（2019）统计，肿瘤直径平均（中位数，范围）6.80（6, 1 ～ 24）mm，厚 3.15（3, 1 ～ 11）mm；62.7% 在黄斑，27.9% 无视网膜下液，1.8% 伴有出血，4.8% 伴视网膜劈裂。FAF：在肿瘤表面有橘黄色色素者占 40.9%。FFA：93.2% 动脉期前示强荧光，96.7% 动脉期示强荧光，97.6% 静脉期示强荧光。ICGA：95.4% 早期肿瘤强 ICG 荧光（1min），97.0% 中期肿瘤强 ICG 荧光（8min），53.3% 晚期肿瘤强 ICG 荧光（20min）。

杏黄色或橘红色肿瘤：一个深层肿块圆形隆起；多在眼底后极部，与正常眼底色调相似，稍红（不留意的话会错漏）。边界不清。有时肿瘤边缘有色素，此为被肿瘤挤压的正常脉络膜。直径 3 ～ 7mm；厚 1 ～ 3mm，不会超过 6mm。

渗出性或浆液性视网膜脱离：大肿瘤（厚度不会超过 6mm）大多伴有 RPE 增生、视网膜脱离。

视网膜囊样变性和纤维化：肿瘤上层的视网膜囊样视网膜变性。很少数病例肿瘤上层 RPE 纤维转化增生而出现白色外观，有时有钙化。

与转移性脉络膜肿瘤、无色素脉络膜黑色素瘤的区别：色调不同，但主要根据 FFA 鉴别。凡见橘红色调的眼底肿瘤就该想到脉络膜血管瘤。

FFA 动脉前期或动脉期"早、快"充盈肿瘤　特点之一是"早"：视网膜动脉前期 24s（10 ～ 66s）时 48% 病例肿瘤内脉络膜大血管呈现不规则线条状或网点状强荧光。特点之二是"快"：在几秒钟内整个肿瘤内血管充盈达高潮。荧光强度在 76s（21 ～ 720s）达高潮。动静脉期肿瘤内血管外组织进行性染色。肿瘤区有针尖样强荧光点（36% 病例），此种热点可能是荧光素积聚在 RPE 或视网膜囊状间隙。晚期所有病例荧光素迅速明显渗漏，融合扩大。52% 视网膜下液地区有不同程度的渗漏和强荧光。FFA 是诊断脉络膜血管瘤重要的诊断依据。

ICGA 早期提前充盈 - 晚期中央染料冲脱可揭示孤立型脉络膜血管瘤的血管模式（图 4-6-16）。在早期 28s（13 ～ 62s）内显示提前充盈（与周围组织相比），特征性肿瘤内血管的强荧光（76% 病例）。荧光快速进行性增强。荧光强度在 222s（33 ～ 707s）达高峰。晚期瘤体中央荧光素先流失（与周围组织相比），72% 病例强荧光区中心有染料冲脱（dye washout）的荧光沿（花环状强荧光）特征，而 76% 病例在边缘呈现强荧光（花环状）。56% 病例展示热点，Arevalo 和 Shields 等（2000）推测此为肿瘤内血管残留的荧光素，与 FFA 显示的热点不同（表 4-6-12）。4% 有滋养血管。所有病例未显示 SRF 及 CME，在这方面的敏感性 ICGA 远 不 如 FFA（Arevalo JF, Shields CL, Shield JA. Circumscribed choroidal hemangioma: characteristic features with indocyanine green videoangiography. Ophthalmol，2000，107:344-350）。

　　超声示圆顶形实体肿块脉络膜血管瘤呈圆顶形隆起。血管瘤内部皇蜂窝状结构营造特征性的超声表现，因规则的内部结构，在 A 超表现为内反射高，波峰与波峰的间隔和高度相似，波谷与波谷的间隔和高度也相似，排列均匀。这是与其他眼内肿块的主要鉴别点。B 超可粗略测量肿瘤最大直线距离（greatest linear distance，GLD）和厚度。

　　MRI：脉络膜血管瘤 T1 加权像比玻璃体信号强，T2 加权像与玻璃体等信号或强信号。钆可明显增强。与此相反，脉络膜黑色素瘤和脉络膜转移癌 T1 强信号，但是 T2 像出现弱信号。但是 MRI 作为脉络膜血管瘤与黑色素瘤的鉴别并不可靠，因为有时二者相似。

　　FAF：肿瘤血管腔呈弱自身荧光，容易勾画出肿瘤范围。

　　En face OCT：可显示蜂窝状多叶型，低反射性，融合性，椭圆形或圆形区域，这对应于肿瘤血管腔的内腔以及高反射区，可能代表肿瘤的血管壁和结缔组织。也许可以看到肿瘤周围的高反射光晕。

表 4-6-12　孤立型脉络膜血管瘤 FFA 与 ICGA 比较

	FFA	ICGA
最早强荧光（s）	24（10～66）	27.6（13～62）
期（眼数）		
动脉前期	4 眼	NA
动脉期	16 眼	NA
层流静脉期	5 眼	NA
滋养血管（眼数）	0	1 眼（离 ON 4 mm）
最强荧光（s）	76.3（21～720）	222（33～707）
期（眼数）		
层流静脉期	1 眼	NA
充满静脉期	22 眼	NA
再循环期	1 眼	NA
晚期	1 眼	—
肿瘤内血管（眼数，%）	12（48%）	19（76%）
形态（病例数）		
丝带	7	10
弥散	5	9
口径（mm）	0.2（0.06～0.125）	0.2（0.125～0.3）
视网膜下液（眼数，%）	13（52%）	0
CME（眼数，%）	2（8%）	0
晚期热点（眼数，%）	9（36%）	14（56%）
斑点大小（mm）	0.1（0.06～0.125）	1.1（0.06～0.2）
晚期荧光沿（例数）	0	19（76%）

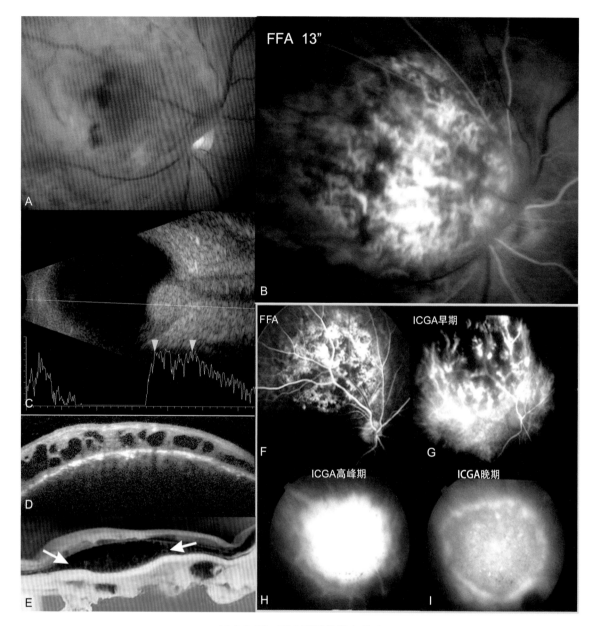

图 4-6-16　孤立型脉络膜血管瘤

A. 患者 44 岁，女。视盘鼻上方有一个圆顶形橘红色巨大肿块，边界不清，外缘有色素块。B. FFA 动脉期在肿块区内很强荧光的模式提示与脉络膜血管相连。荧光迅速增强，强荧光呈细条状血管样模式为特点。C. 超声扫描示圆顶形实体肿瘤，内反射率高（两个蓝色箭头之间）。D. OCT 垂直扫描示一个圆顶形光滑的隆起像，RPE 光带增强，视网膜有很多囊腔（杨娟医师提供病案）。F. FFA 示肿瘤最早出现的荧光与 ICGA 中最早出现的肿瘤荧光 (G) 对比。H. ICG 强荧光高峰期。I. ICGA 晚期在肿瘤区中央的染料有"冲失 (wash-out)"的特征，边缘强荧光斑点呈环形。E. 病理切片示脉络膜血管瘤（白箭），其上层视网膜脱离和视网膜囊腔样改变

OCT：示继发性视网膜和 RPE 改变血管瘤上层视网膜囊样变性，视网膜下积液，视网膜水肿。只能揭示脉络膜有一个隆起的肿块，不能看清肿瘤内部结构。

EDI-OCT：在局限性脉络膜血管瘤诊断上帮助很有限，其平滑的、逐渐倾斜的肿瘤前部界面，尤其是大中型脉络膜血管逐渐垂直扩展，而没有脉络膜毛细血管的压缩。

OCTA：在脉络膜血管层水平，对评估肿瘤边界和血管充盈模式方面有用。

[诊断]

诊断要点：①成年人单侧性眼底后极部一个杏黄色或橘红色肿块。② FFA：动脉前期提前快速充盈瘤体，瘤体内脉络膜血管形态的强荧光（短细条有诊断特异性，弥散性充盈也不能排除诊断）。晚期肿瘤区血管外组织进行性染色。③伴有少量视网膜脱离。④ ICGA：动脉前期提前快速充盈瘤体，76% 可见肿瘤内脉络膜血管（丝带状为特点，或弥散性）。76% 晚期肿瘤中央荧光素有冲脱现象，边缘呈现花环状强荧光沿。

符合前两项条件即可诊断孤立型脉络膜血管瘤。ICGA 比 FFA 的特征性强些。必须与脉络膜黑色素瘤或转移性脉络膜肿瘤鉴别。

OCT 只表现局部脉络膜隆起，并不能提供病变性质的依据。其上层视网膜的改变是继发性的，可以出现于很多情况。

[鉴别诊断]

眼底橘红色肿块见于脉络膜血管瘤（尤其是无色素性）、转移性脉络膜肿瘤、

脉络膜转移癌的 FFA 通常在晚期静脉期肿块开始显示强荧光，通常晚于脉络膜血管瘤或黑素瘤。ICGA 早动脉期肿瘤血管开始充盈，晚期肿瘤中心染料冲脱（dye washout）。

[治疗原则]

孤立型脉络膜血管瘤是良性肿瘤，瘤体的增长并不明显，但视网膜脱离会逐渐加重。无症状的病人只须观察，暂时不做治疗。

1. 治疗的目的　是诱导肿瘤萎缩，视网膜下液消失，并减少肿瘤造成的中心凹变形，而不破坏覆盖在上的视网膜功能。治疗后残留的中心凹外血管瘤，无视网膜下液者不必要再治疗。

脉络膜血管瘤可以采用激光光凝、冷冻疗

表 4-6-13　孤立型脉络膜血管瘤的鉴别诊断

	脉络膜黑色素瘤	脉络膜转移癌	脉络膜肉芽肿	后巩膜炎	脉络膜血管瘤
疼痛				+	
显色	棕色。无色素性者呈灰白色	黄色	黄色	黄色	橘黄色；少数病例 RPE 纤维转化增生而呈白色
数目	1 个	一个或多个	一个或多个	一个	一个
肿瘤内在血管	可见	−	−	−	−
视网膜下液	+	+	+	+	+
玻璃体细胞	−	−	+	+/−	−
FFA：脉络膜期	弱；可见肿瘤内血管	弱；可见肿瘤内血管	弱	弱	强荧光，短丝带状为典型
FFA：晚期	强荧光	强荧光	强荧光	强荧光	强荧光
ICGA	晚期强荧光	晚期强荧光	晚期强荧光	晚期强荧光	早期强荧光，晚期肿瘤中央染料冲脱
眼超声	A 超高内反射呈楼梯式下降；B 超实体肿块，蘑菇状或圆顶形	基底宽，扁平，或是数个肿瘤；中等内反射	肿块高内反射	球壁增厚；高内反射，Tenon 囊水肿或 T 征	圆顶形隆起；高内反射

法、经瞳孔温热和放疗等进行治疗。然而，通常难以提高视力，因为这些治疗措施必然损害黄斑 RPE 和感光视网膜，继发中心凹瘢痕形成和复发的可能性。

2. 激光光凝　适用于小肿瘤，无视网膜脱离的病例。光凝并非摧毁整个瘤体而是封闭瘤体表面来自脉络膜的血管，使其不再渗漏。

3. PDTT　Sipursky（2011）报道用 Verteporfin-PDT 治疗。选择性作用于脉络膜肿瘤血管网内皮细胞促使血管闭塞，而减少对神经视网膜的损害，因此已被广泛采用为首选治疗。肿瘤基底＞4mm 者须用多个最大光斑以覆盖全部瘤体，相邻光斑最好避免重叠区（重叠区理论上来说容易发生纤维化）。复旦大学附属眼耳鼻喉科医院（2010）3 年治疗 25 例，肿瘤在中心凹下采用标准剂量（50J/cm^2，83s）。中心凹周围 75J/cm^2，125s。一般只须一次治疗，偶尔（2/25）须第 2 次照射。平均随访（35.5±15）个月。44% 病例视力增加 4 排以上。几乎 100% 视网膜下液吸收，肿瘤有所缩小，半数病例 B 超图上肿瘤高 =0mm（Zhang Y, Liu W, Fang Y. Photodynamic therapy for symptomatic circumscribed macular choroidal hemangioma in Chinese patients. Am J Ophthalmol, 2010, 150:710-715）。因治疗反应术后视力会下降和视网膜下液增多，此治疗反应于 1 周后缓解，1 个月后消失。治疗后有发生脉络膜萎缩和瘢痕的风险。中心凹肿瘤，巨大肿瘤，视网膜下液混浊而量多者可考虑联合抗 VEGF 玻璃体内注射。

4. 瞳孔温热疗法（TTT）　用 810nm 波长的红外激光持续照射靶组织 1 ～ 2min，激光被色素吸收，而缓慢升温达 49 ～ 51℃，使该组织的细胞膜和血管均遭破坏，而代之以纤维组织，深度≥4mm。TTT 治疗目的并非使瘤体消失，而是使瘤体纤维化、渗液吸收，从而保存病人视力。王光璐等（2012）治疗局限性脉络膜血管瘤 114 例，包括经用 PDT 治疗失败 8 例。他们认为 TTT 是治疗局限性脉络膜血管瘤的有效方法，并发症少，操作简便，费用低廉。

5. 放疗　若上述治疗仍然不能控制者，用敷贴器近距离放射疗法（plaque brachytherapy），约 2000 cGy 放射量可使肿瘤缩小，并能治疗网脱。鉴于放射并发症，故只用于非常大的肿瘤伴有广泛视网膜脱离者。若用小剂量，几乎可以避免放射不良反应。

6. 口服普萘洛尔（propranolol，心得安）　Sanz-Marco 等用普萘洛尔 120mg/d 口服治疗 1 例孤立型脉络膜血管瘤，治疗 1 个月后视力恢复至 1.0。普萘洛尔可能诱发血管收缩，降低 bFGF、HIF-1 和 VEGF 的表达，抑制内皮细胞增殖，诱导培养的毛细血管内皮细胞凋亡。Tanabe 等（2013）口服普萘洛尔治疗 5 例，结论是有时会减少视网膜内和视网膜下液从而改善视力，肿瘤大小不变，故其效果并不强劲。

孤立型脉络膜血管瘤病人治疗无效或从未治疗者，视力会缓慢持续减退。以后视网膜血管细窄有白鞘及闭锁，视网膜全脱离，视神经萎缩。最后光感消失。晚期甚至可并发虹膜新生血管及新生血管性青光眼。

（二）弥散型脉络膜血管瘤
[临床表现及诊断]

1. 颜面葡萄酒色痣　葡萄酒色痣（port wine stain）又称火焰痣（nevus flammeus），呈紫色，由扩张的窦状血管组成，血管无内皮细胞增生，故近代正名为毛细血管畸形。出生时就已存在；不像婴儿血管瘤（真正血管瘤）那样 1 岁内明显增生，以后退化。沿三叉神经的第一支或各支分布，波及三叉神经的所有三个分支者，伴有眼和（或）中枢神经系统并发症的可能性更大。

2. 番茄酱色（tomato ketchup）眼底　弥散型血管瘤面积比局限型大，但比局限型薄，边界很不清楚。后部脉络膜广泛性增厚（数倍厚），主要表现为眼底背景比正常为红，呈番茄酱色（tomato ketchup），脉络膜标志被血管瘤遮掩而看不到，这必须与对侧眼比较才能发现，否则易漏诊（图 4-6-17）。看不清脉络膜血管瘤的边缘，范围宽广，常侵犯半个眼底。血管瘤朝眼底周边逐渐变薄而过渡至正常。病理组织发现

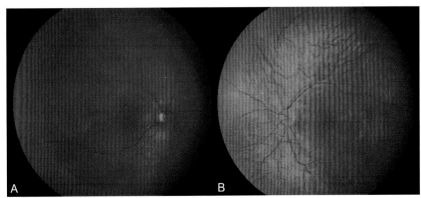

番茄酱色眼底　　　　　　　　　　　　正常色调眼底

Sturge-Weber综合征。右眼弥漫型脉络膜血管瘤，眼底背景比正常为红，呈番茄酱色，脉络膜标志被血管瘤遮掩而看不到，这必须与对侧眼比较才能发现

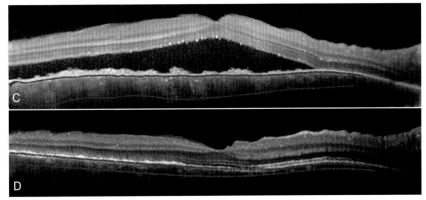

C. 右眼弥漫型脉络膜血管瘤患者黄斑视网膜脱离，EDI-OCT示脉络膜厚236μm。
D. 经标准PDT治疗后3个月（下图），视网膜下液消失，视网膜色素上皮有些萎缩，脉络膜变薄至169μm

图 4-6-17　弥散型脉络膜血管瘤

弥漫型血管瘤会有少量结节状隆起。

3. 视网膜囊样变性、纤维化和视网膜脱离 长期病例肿瘤部位的视网膜产生囊性视网膜变性，RPE 纤维转化而出现白色外观。长期广泛性视网膜脱离而丧失视力。

4. 继发性青光眼　上巩膜静脉压和（或）眼眶静脉压增高，或前房角畸形造成青光眼，所以，长期病例可有青光眼杯。

5. Sturge-Weber 综合征　中枢神经系统并发症包括同侧软脑膜（leptomeningeal）血管畸形，80%有癫痫发作。单侧者颜面葡萄酒色痣常不超越中线，Sturge-Weber 综合征病人 50%有同侧弥散型脉络膜血管畸形。

6. FFA　在动脉前期或动脉早期即显斑片状脉络膜荧光，由于多半为海绵状血管瘤，荧光呈多湖状，晚期因渗漏而出现强荧光。

7. B 超　广泛性脉络膜增厚，A 超呈现高内反射。不太隆起的肿瘤需与健眼对比才能发现，很易漏诊，只有典型表现才能作为诊断的证据。粗略测量肿瘤最大直线距离 GLD（greatest linear distance）和厚度。

8. OCT　继发性视网膜和 RPE 改变。血管瘤上层视网膜囊样变性，视网膜下积液，视网膜水肿。不能看清肿瘤内部结构。EDI-OCT 有助于判断脉络膜增厚；能定量观察治疗过程中血管瘤的改变。

9. 诊断要点　①凡颜面火焰痣的同侧有视网膜脱离者提示有脉络膜血管瘤。②番茄酱色眼底，在颜面火焰痣的同侧。③超声脉络膜广泛性增厚。EDI-OCT 示脉络膜明显增厚。

④ FFA 动脉前期早期充盈脉络膜血管瘤，快速增强。⑤常伴有视网膜下液。OCT 最能发现。⑥ Sturge-Weber 综合征病人大约 3/4 有青光眼。

颜面有火焰痣的小孩必须两眼扩瞳检查眼底。往往在这种常规检查时才发现脉络膜血管瘤。

符合前 3 项初步就能建立弥漫型脉络膜血管瘤的诊断。脉络膜较另一眼厚数倍，则可有力支持诊断。FFA 的结果虽然容易判定，可惜小孩做 FFA 有难度。

头颅 CT 或 MRI 探查脑膜钙化斑有助于诊断 Sturge-Weber 综合征。

[治疗原则]

弥散型脉络膜血管瘤治疗首要目的是促使吸收视网膜下液以提高视力，而不是破坏脉络膜血管瘤。

1. 外放疗　12～20Gy 不是肿瘤破坏性剂量，但能使视网膜下液完全吸收。有视网膜下纤维化及白内障等不良反应。

2. PDT 治疗　Anand（2003）首先报道用 Verteporfin PDT 治疗，标准剂量，7 个 4mm 照射区（不重叠）。视网膜脱离完全吸收，血管瘤明显缩小。Tsipursky（2004）用标准剂量，在黄斑上血管拱区域，2 个 6.4mm 照射区（不重叠）。2 周后肿瘤变紫色表示病灶已发生血栓形成，视网膜下液略减少；治疗 10 周后显著改善，视网膜下液和肿瘤彰显进步；4 个月时视网膜下液完全吸收，视力提高至 0.5（原有弱视）；5 年随访未复发。第 2 例是外放疗后血管瘤复发，1 个照射斑，直径 7.7mm，照射 1 个月后护板水肿集合完全消失，视力回复。第 3 例 2 个照射斑（不重叠），直径 7.7mm。1 周后渗出性视网膜脱离，视力下降；但在 1 个月时好转，3 个月时视力 0.8，渗出性视网膜脱离完全消失，随访 5 个月未见复发。PDT 治疗是减除视网膜下液提高视力，血管瘤有一定程度缩小。但是治疗剂量不宜过量，因 PDT 会产生脉络膜萎缩和纤维化。

3. 抗 -VEGF 玻璃体内注射　注射后 SRF 消失。

4. 口服普萘洛尔（propranolol，心得安）Arevalo 等（2011）首先成功应用普萘洛尔治理弥漫型脉络膜血管瘤继发的视网膜脱离。Thapa 和 Shields 报道 1 例 17 岁病人，60mg，2 次 /d，1 个月，以后 1 个月逐渐减量至 10mg，2 次 /d，在第 7 个月停药。服药 1 个月后视网膜脱离完全消散，脉络膜厚度明显变薄，10 个月随访时视网膜保持复位。推测普萘洛尔治疗血管瘤继发性视网膜脱离的作用机制是，引起内皮性血管收缩，减少 β 成纤维细胞生长因子、缺氧诱导因子 1α 和 VEGF 的表达。普萘洛尔是非选择性的 β 受体阻断剂，常用以控制高血压。不良反应包括支气管狭窄、低血压症、心力衰竭恶化，心传导阻滞，冷肢和加重间歇性跛行。必须与心脏科医师合作用药。用此剂量，没有遇到不良反应，但是治疗一直由心脏病医师监视（Thapa R, Shields CL. Oral propranolol therapy for management of exudative retinal detachment from diffuse choroidal hemangioma in Sturge-Weber syndrome. Eur J Ophthalmol, 2013, 23:917-919）。

5. RD 手术及抗青光眼手术　手术前必须充分做好预防和应对暴发性出血的意外。

七、视网膜毛细血管瘤

视网膜毛细血管瘤（retinal capillary hemangioma）又称视网膜血管母细胞瘤（retinal hemangioblastoma，RH），视网膜毛细血管母细胞瘤（retinal capillary hemangioblastoma），是一种良性肿瘤。其血管特征起源于神经感觉视网膜或视盘。RH 通常发生在 von Hippel-Lindau 病。视网膜毛细血管瘤既可是 von Hippel-Lindau 病的一部分，又可以是独立的疾病——von Hippel 病。尽管毛细血管瘤临床表现首发于成人，但却是一种先天血管畸形，属于良性错构瘤（hamartoma），即来源于长期静止的组织的胚胎瘤。

von Hippel 于 1904 年发现，1926 年 Lindau 报道视网膜血管瘤病人 25% 有小脑血管瘤。由此命名为 von Hippel-Lindau 病（VHL 病）。

视网膜毛细血管瘤可能是 VHL 病最早的表现，20% 有家族史。常染色体显性遗传或为非遗传性的散发性。由于 VHL 病是常染色体显性遗传，受影响的家长的孩子有 50% 的发病风险，但约 20% 的病人出现新生突变（de novo mutation）。几乎 100% 的突变的人会在某些时候体现症状。*VHL* 基因突变病人多达 85% 呈现视网膜毛细血管母细胞瘤。

大多数病人在 10—40 岁，平均年龄约 26 岁。并无种族或性别差异。Webster（1999）估计散发性视网膜毛细血管瘤的患病率为 1/11 万，von Hippel-Lindau 病的患病率为 1/4 万。美国 NEI 的 Wong 和 Chew（2008）搜集 890 例 VHL 病人（Wong WT, Chew EY. Ocular von Hippel-Lindau disease: clinical update and emerging treatments. Curr Opin Ophthalmol，2008，19: 213-217）。

单独的视网膜毛细血管瘤病称为 von Hippel 病。视网膜血管瘤若伴有小脑或其他部位的成血管母细胞瘤（hemangioblastoma）或有神经系统／视网膜血管瘤家族史者称为 von Hippel-Lindau 病。

von Hippel-Lindau 病（视网膜小脑毛细血管瘤病）：为斑痣性错构瘤病（phakomatosis）之一，80% 为基因突变，20% 常染色体显性遗传性。37% 病人有视网膜毛细血管瘤。一半病人先发生视网膜毛细血管瘤，以后发生小脑成血管细胞瘤、肾上腺样瘤、嗜铬细胞瘤、肾囊肿、卵巢囊肿、附睾囊肿、胰脏囊肿等全身多发性肿瘤。

斑痣性错构瘤病（phakomatosis）：典型的斑痣性错构瘤病包括结节性硬化（tuberous sclerosis，Bourneville 病）、神经纤维瘤病、von Hippel-Lindau 病。有人将 Sturge-Weber 综合征也归入，更有将 Wyburn-Mason 综合征并入斑痣性错构瘤病。

[病因]

Latif 等 1993 年发现 *VHL* 基因。VHL 即为 von Hippel-Lidau 的第一个字母。基因位于 3p25-26。该基因属于肿瘤抑制基因，基因异常导致细胞生长不可抑制，机体易发生肿瘤。

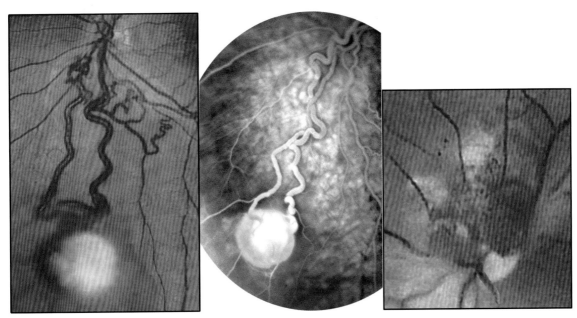

图 4-6-18　VHL 病视网膜毛细血管瘤
视网膜毛细血管瘤及其 FFA。右图：视神经头的视网膜毛细血管瘤

890 例病人 98.1% 有 *VHL* 基因种系突变。*VHL* 基因完全缺失占 14.5%，错义突变 38.0%，截断突变 40.1%。

这是目前已知的唯一的导致 VHL 病的基因。此基因的产物 VHL 蛋白（pVHL）是肿瘤抑制蛋白，很像 RB 基因产物的功能。因此，Knudson 提议 VHL 病的二次突变：种系突变使所有细胞中 *VHL* 基因的一个拷贝失活，随后体细胞突变才促使疾病表达。

[眼底表现]

1. 发病年龄　10—30 岁。58% 两侧性。

2. 1 个红色或粉红色视网膜血管瘤　直径 1～5mm，1/3 有 1 个以上血管瘤。毛细血管瘤好发于视网膜周边，8% 发生在视盘或其边缘。

3. 滋养血管（feeding vessels）　血管瘤与视盘相连着一支蚯蚓样粗大曲张的滋养动脉与另一支更粗大的引流静脉，状若二龙抢珠（图 4-6-18）。有些病例的滋养血管不止 2 条。

4. 出血或渗出　血管瘤周围可能有出血或渗出，甚至在远距离的黄斑部会产生渗出。血管瘤瘤体表面常有不同程度的膜增生而发生牵拉。血管瘤若不治疗可能发展成渗出性视网膜脱离、NVE、新生血管性青光眼。1/5 病人最终眼球萎缩或摘除。

2. FFA　寻找瘤体的部位及辨别其滋养动脉与回流静脉。FFA 早期像显示毛细血管瘤及周围毛细血管渗漏。滋养动脉充盈快速，荧光素迅即充满肿瘤，然后充盈回流静脉，并伴有血管瘤周围的毛细血管扩张和渗漏。FFA 晚期像可见瘤体处荧光明显渗漏。瘤体或出现中央"排空"（或染料冲脱，washout of dye）现象，即瘤体边缘和周围荧光素染色，而瘤体中央荧光素减弱。有时渗漏扩展至玻璃体内。

[病理学]

毛细血管瘤是由内皮细胞和周皮细胞组成。毛细血管之间有泡沫状基质细胞，这似乎是起源于神经胶质。毛细血管增生被认为是对基质细胞生产的 VEGF 的继发性反应。

[诊断]

1. 诊断要点　①一对粗而弯曲的视网膜动静脉连着一个圆形血管瘤。②小脑、肾，甚至卵巢、附睾、胰脏有肿瘤或囊肿。③ FFA：动脉早期时荧光素飞快进入滋养小动脉→血管瘤→引流小静脉。FFA 晚期血管瘤呈强烈渗漏。④玻璃体视网膜型：由于血管瘤不断渗出而导致玻璃体视网膜纤维组织增生，逐渐形成致密的玻璃体视网膜及视网膜下纤维条索，可伴有新生血管。⑤基因检测：von Hippel-Lindau 病的基因——3p25-26。这是确切诊断必不可少的。

2. 可供参考的诊断　虽无公认的诊断标准，但是下列 5 条诊断习惯可供参考。

（1）无阳性家族史：单独的（solitary tumor）视网膜血管瘤，*VHL* 基因阴性，称为 von Hippel 病。但病人必须每年行头颅 MRI 或 CT 扫描颅后窝，腹部 CT 扫描以排除有肿块存在；如全身有多发性肿瘤或囊肿，则诊断为 von Hippel-Lindau 病。

（2）无阳性家族病史，但有 2 个或 2 个以上的视网膜病，或视网膜病变伴有相关的其他内脏病变，均可诊断为 von Hippel-Lindau 病。*VHL* 基因阳性更可确诊。

（3）只有一个 von Hippel 样视网膜血管瘤，然而基因检测阴性者：可有效排除 VHL 病，而只诊断视网膜毛细血管瘤。可是病人应被长期监测，因为在某些情况下，体细胞嵌合体仍然有可能发生基因突变。

（4）在一般情况下，年轻病人有一个或多个 von Hippel 样视网膜血管瘤，比年长的人只有一个 von Hippel 样视网膜血管瘤者更可能是 VHL 病。

（5）视网膜毛细血管瘤发生在视盘（8%）：视盘或其边缘的毛细血管瘤的滋养血管常不易看到，分为①内生型（endophytic）：呈类圆形和椭圆形橙色肿块，向玻璃体内生长。②外生型（exophytic）：灰色或橘黄色边界不清的肿块，隆起不明显，肿瘤局限于视网膜内。此类毛细血管瘤需要根据 FFA 所显示的血管特征（动脉早期瘤体快速充盈，晚期非常明显渗漏）来确定诊断。

[鉴别诊断]

1. Coats 病　晚期 von Hippel 病与 Coats 病一样发生渗出性视网膜脱离，黄斑大片脂质渗出，但 Coats 病有小电灯泡样毛细血管扩张及其周围的荧光素无灌注区。von Hippel 病的视网膜肿块有一对蚯蚓样粗大扭曲的滋养血管是非常有特征性的。

2. 蔓状血管瘤病（racemose hemangioma-tosis）　现名先天性视网膜动静脉直接交通，其间无毛细血管网。极罕见。多见于中青年，常单眼发病，无家族遗传倾向。动静脉增粗，扭曲，缠结，动静脉色泽与口径不易区分。血管的变化与 von Hippel 病相似，所不同的在于粗大血管末端不是圆形的毛细血管瘤体而是视网膜动脉和静脉直接吻合；FFA 造影动脉期即可见荧光素非常快速由动脉流至静脉，并且 FFA 晚期粗大弯曲的血管无明显荧光素渗漏。伴有中脑血管畸形者称为 Wyburn-Mason 综合征。

[治疗原则]

在发生视力丧失之前，可以很容易地消灭小肿瘤（尚看不到滋养血管），并且将治疗的风险降到最低；相反，较大的肿瘤可能更难以被消融，并且治疗引起的损害通常会导致可变的结果。偶尔严重的急性渗出反应，引起视网膜脱离并威胁视力。因此，管理的核心原则是尽早发现视网膜血管母细胞瘤，并及时进行治疗。

血管瘤本身、供养小动脉、血管瘤周围需要激光凝固或冷凝。放射疗法适用于有渗出性视网膜脱离者。严重渗出性视网膜脱离及牵拉性视网膜脱离可能需要玻璃体切割术。

已知视网膜毛细血管瘤导致许多生长因子（包括 VEGF 和 PDGF）上调或敏感。因此，抗血管生成药物，如贝伐单抗或雷珠单抗，被用于静脉和玻璃体内注射。到目前为止，有限的研究发现抗 VEGF 治疗能减少渗出量，可改善视力，但不改变病灶大小。值得注意的是，无论是全身性抗 VEGF 治疗，还是光动力疗法结合玻璃体内注射抗 VEGF 治疗小脑血管母细胞瘤均已取得一些成功尝试。

八、视网膜海绵状血管瘤

视网膜海绵状血管瘤（retinal cavernous hemangioma）是错构瘤，是内层视网膜多数血管扩张成薄壁囊泡。虽然它是视网膜血管壁的扩张物——静脉微动脉瘤（venous micro aneurysms），可是它又表现为部分独立的特性。静脉微动脉瘤之间有纤维隔，表面常伴有神经胶质增生。

[临床表现]

极为罕见，女性多发。发生在视网膜静脉旁或在视盘上。生长极为缓慢。

海绵状血管瘤外观似一簇紫葡萄，每个囊泡大小不一，直径为 100 ~ 1500μm，总瘤体直径常是 2 ~ 4DD，偶尔可达几个象限。轻微隆起。囊泡中充满暗红色的静脉血，偶尔可见囊泡内的血细胞与血浆分离形成的液平面。

部分瘤体表面常覆盖有神经胶质灰色膜（ERM）。无脂质渗出（因囊泡的内皮无窗孔），很少出血。肿瘤周围血管的形态正常。

FFA：造影早期海绵状血管瘤由于荧光素充盈非常缓慢且不完全，因而呈现遮蔽荧光。中晚期才逐渐见到荧光素充盈。最慢者甚至在注射染料后 30min 仍未见囊泡充盈，可能由于血栓形成。囊泡上端的荧光比喻为"荧光帽"（fluorescent caps），此因瘤体内血流相对停滞，血浆在上，血细胞因重力而沉积于下半部。造影时囊泡上层的血浆被荧光素染色，而囊泡下层的血细胞遮挡荧光，造成独特的"荧光帽"是海绵状血管瘤的特征。造影全过程无荧光素渗漏（图 4-6-19，图 4-6-20）。

[诊断]

诊断要点：①一些暗红色囊泡的外观似一簇紫葡萄。②肿瘤附近视网膜血管正常，无扩张的滋养血管，无渗出物（视网膜内或视网膜下）。③ FFA：瘤体充盈极慢，中晚期才出现囊泡上白下黑的"荧光帽"。无渗漏。

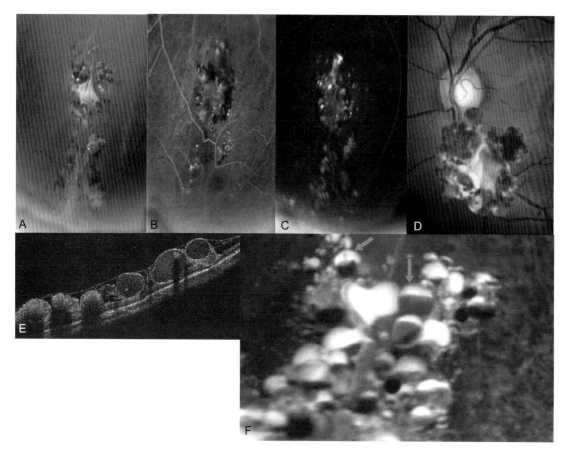

图 4-6-19　视网膜海绵状血管瘤

A. 30 岁女性。视网膜周边有一长串紫红色葡萄样突起，不规则，大小不等。病变区中央覆盖着灰色 - 白色的薄膜。少许是内出血。B-C. FFA 早期瘤体不充盈，至晚期勉强可见淡淡充盈。表示囊腔与血管流通阻力很大。D. 视盘下缘有一大簇紫葡萄样肿物，表面盖有蓝灰色薄膜。E. 血管瘤的 OCT 切面，囊壁很薄，囊腔内充满均质性液体。F. 海绵状血管瘤 FAF 造影晚期，大小不一的卵圆形充满荧光素，但有些血管瘤内上端有荧光素充盈，称为荧光帽（橘色箭）。有些血管瘤内未见充盈，可能是血栓形成

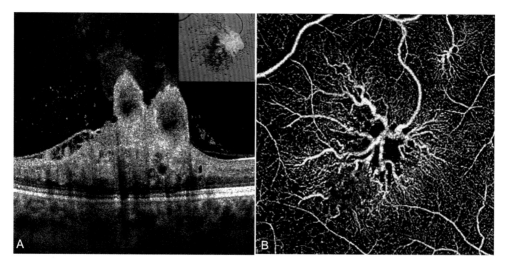

图 4-6-20　视网膜海绵状血管瘤 OCTA 图像

A. OCT 示在视网膜内大量海绵状空间和玻璃体内细胞碎片。B. OCTA 示静脉系统有不规则囊性扩张，尤其突出的是粗大引流静脉。注意蜘蛛网状的血管由一个大质块中延伸出来，形似珊瑚状的代偿性血流（引自：Kalevarl et al. Retina, 2017, 37:e50-1)

符合前 3 项条件者即可建立海绵状血管瘤的诊断。

病人应该做头颅 MRI 或 CT 排除 CNS 血管瘤。凡有滋养血管、渗出物、FFA 有渗漏者不支持海绵状血管瘤的诊断。

视网膜的海绵状血管瘤偶尔伴有皮肤、大脑的海绵状血管瘤，此为眼神经皮肤综合征（oculoneural cutaneous syndrome）。属于斑痣性错构瘤病（phacomatosis）。病人会有颅内出血、癫痫。有的属于常染色体显性遗传。

[鉴别诊断]

Coats 病大量脂质渗出为特点，小电灯泡样毛细血管扩张及其周围无灌注区。海绵状血管瘤无渗出（表 4-6-14）。

[治疗原则]

海绵状血管瘤属静脉畸形，一般不会发展。可能会自行血栓形成。因此，通常不需要处理。10% 有玻璃体出血，一般会自行吸收。

Shields 遇到 1 例女病人，出生时有前房积血。22 岁时才明确诊断为视网膜海绵状血管瘤。家长只要求随访，控制眼内压。又随访 34 年后因反复前房积血、继发性青光眼，眼痛，视力手动至光感。摘除的眼球经病理检验肯定诊断视网膜海绵状血管瘤。

九、视网膜动静脉交通

视网膜动静脉交通（arteriovenous communications of the retina，AVCR）曾称蔓状血管瘤（racemose angioma/hemangioma），蔓状动脉瘤（racemose aneurysm，德文文献），视网膜动静脉畸形（retinal arteriovenous malformation），视网膜动静脉瘤（arteriovenous aneurysm of the retina），视网膜动静脉瘘（retinal arteriovenous fistula），先天性动静脉吻合（congenital arteriovenous anastomoses），动脉瘤样静脉曲张（aneurysmal varix），曲张动脉瘤（cirsoid aneurysm，法文文献）。

其实是视网膜动脉直接与静脉交通，而不经过毛细血管网，病生学属于血管分流（vascular shunt），既不是血管瘤又不是动脉瘤，也不是血管瘘。

视网膜动静脉交通（图 4-6-21）：视网膜大血管高度曲张、盘蜒缠结的血管群，不能分辨动脉和静脉。为罕见的先天性血管异常，无遗传性。

Magnus 于 1874 年最先报道孤立的视网膜动静脉交通。Bonnet、Dechaume 和 Blanc（1937）报道 2 例眼血管异常经视神经扩展至视交叉、视

表 4-6-14　视网膜血管瘤的鉴别诊断

项别	毛细血管瘤	海绵状血管瘤	动静脉交通	血管增生性肿瘤
外观	一个圆形红色肿物	血管扩张而成的囊泡聚集成葡萄簇	视网膜血管极度扩张 / 弯曲，分不清动静脉	球形肿物淡黄 - 粉红色
位置	视盘旁 / 周边	视盘旁 / 周边	视盘及其附近	周边
滋养血管	一对蚯蚓样粗大扭曲的滋养血管	无	无	无
渗出（脂质，RD）	有	无	无	有
FFA	早期瘤体及周围渗漏。滋养血管充盈快速。晚期明显渗漏。瘤体或出现中央排空	早期遮挡荧光，中晚期才缓慢充盈，囊泡上端"荧光帽"。无渗漏	动脉和静脉的充盈时间差距明显缩短，明显病例仅差 1s。无荧光素渗漏	有
全身关系	VHL 病	CNS 血管瘤	Wyburn-Mason 综合征	无

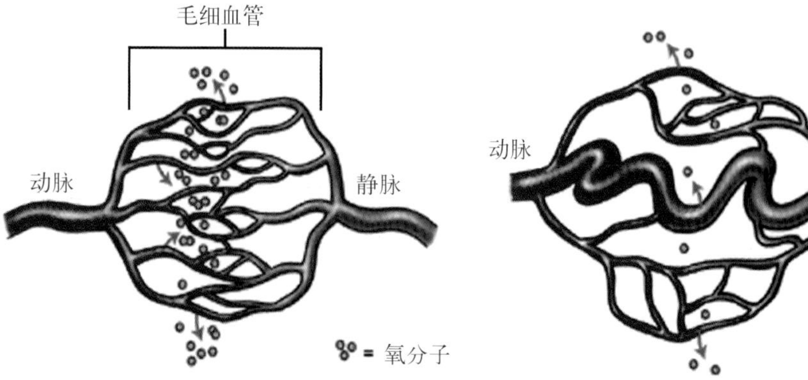

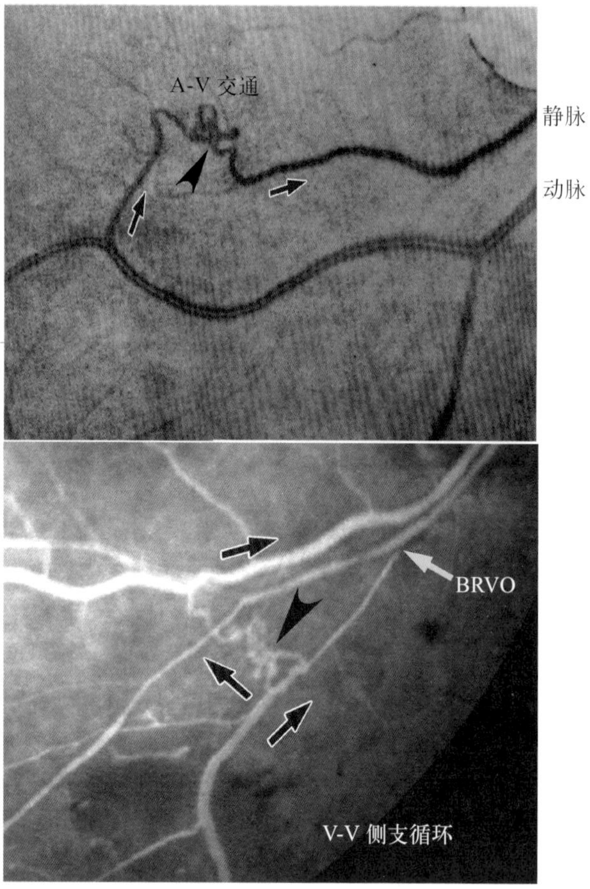

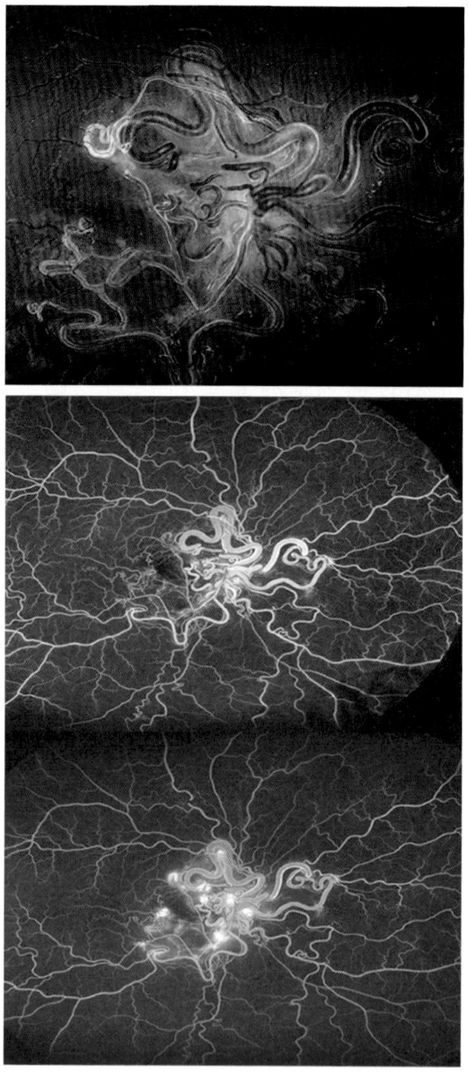

正常毛细血管床　　　　　　　　　动静脉交通（畸形）

毛细血管

动脉　　　　　　　　　静脉

%° = 氧分子

A-V 交通

静脉

动脉

V-V 侧支循环

BRVO

上图，Ⅰ级视网膜动静脉交通。视网膜小分支动脉直接与小分支静脉交通。其间并无毛细血管介入。参见右上示意图。下图，颞下支静脉的第一分支处A-V交叉处阻塞。数月后毛细血管代偿性扩张弯曲(黑三角)，阻塞区血液经新建立的侧支循环转道引流(红色箭)。此与A-V直接交通不同

图 4-6-21　视网膜动静脉交通

束、中脑、小脑。Wyburn-Mason（1943）介绍 9 例眼 - 脑 - 面 3 处均有血管异常，故后人将眼 - 脑 - 面 3 处均有血管异常者称之为 Wyburn-Mason 综合征或 Bonnet-Dechaume-Blanc 综合征。Schmidt 等（2008）提名先天性视网膜 - 脑 - 面血管畸形综合征（congenital retinocephalofacial vascular malformation syndrome）。

病人往往伴有脑、面部的血管异常。视网膜动静脉畸形病人 30% 有脑改变，脑改变病人 8% 有视网膜动静脉畸形。

[病生学]

视网膜动静脉交通是胎儿视网膜血管发育过程中出现的一种发育异常。Ashton 阐述人胎儿妊娠第 16 周，视盘处玻璃体动脉周围的梭形细胞增生到视神经头和视网膜神经纤维层，这些梭形细胞分化成血管内皮细胞和管状束。再分化成动脉、静脉和毛细血管床，之后是毛细管回缩和出现动脉周围无毛细血管区。Mansour 等（1987）推测这种发育损伤，视网膜小动静脉交通发生在毛细血管回缩阶段，而视网膜大动静脉交通则发生在原始毛细血管分化成动脉和静脉阶段。

动静脉交通不同于侧支血管，侧支血管（collaterals）是大动脉或大静脉功能障碍后，功能正常区的血管（动脉或静脉）的血管床的毛细血管扩张而建立新循环，与邻近病态区域的血管吻合（图 4-6-21）。目的是将视网膜非阻塞区的血管和阻塞区接通，如 BRVO 后期，视盘睫状侧支血管（optociliary collateral vessel）。

[分类]

截至 2008 年文献共报道动静脉畸形（arteriovenous malformation，AVM）121 例。①典型 Wyburn-Mason 综合征（表 4-6-15）：视网膜，面部和脑（中脑）三处均有同侧血管畸形。22.3%（27 例），平均首诊年龄 20 岁（5—42 岁）。②不完整 Wyburn-Mason 综合征（视网膜和脑均有血管畸形，但没有面部皮肤血管畸形）：20.7%（25 例），平均首诊年龄 20 岁（4—64 岁）。③孤立的视网膜动静脉交通：47.1%（57

例），平均首诊年龄 25 岁（5—65 岁）。④假定脑动静脉畸形：视网膜动静脉交通和明显的神经系统体征，但无脑动静脉畸形的影像学证据。9.9%（12 例），平均首诊年龄 19 岁（6—35 岁）。

表 4-6-15　Wyburn-Mason 综合征的 Archer 分类

分级	特点	备注
I	视网膜动静脉交通，在畸形大血管之间有异常的毛细血管丛	这种病变较小，无症状，颅内受累少见
II	一支或多支 A-V 直接交通，即动脉和静脉之间缺乏任何毛细血管床	视网膜失代偿造成视网膜水肿，出血，视力减退。颅内动静脉畸形少见
III	广泛的动静脉直接交通，血管扩张纤曲，分不清动脉和静脉	高风险：视力丧失，因视网膜失代偿或视网膜神经纤维层，视神经，或其他血管受挤压。高风险：存在颅内动静脉畸形

Archer et al.Am J Ophthalmo，1973，75：224-41

Mansour 等（1987）根据 13 例病人提出的视网膜动静脉交通分为 3 级（grade），与 Archer 分类基本相似或一致。I 级：A-V 吻合仅限于小动脉和小静脉之间。很少见，不易发现。II 级：分支动脉和分支静脉之间直接交通，即 A-V 之间没有毛细血管床。III 级：弥散性大量动静脉直接交通。很可能丧失视力，存在颅内 A-V 交通，见图 4-6-22（Mansour AM, Walsh JB, Henkind P. Arteriovenous anastomoses of the retina. Ophthalmology，1987，94:35-40）。

视网膜动静脉畸形累及 1～3 个象限者 17%，累及 4 个象限者 83%。

[眼部表现]

视力严重受损，48% 失明（无光感 - 光感），26.9% 视力 0.1～0.6，7.7% 视力正常。

III 级 AVCR：眼底表现非常突出，4 个象限的视网膜血管明显增粗（2～5 倍，组织病理学示视网膜粗大血管占据整个视网膜内层，几乎深达外界膜）、蛇样扭曲缠结，从血柱颜色和血管口径不能区分动脉和静脉等特征。自视盘为

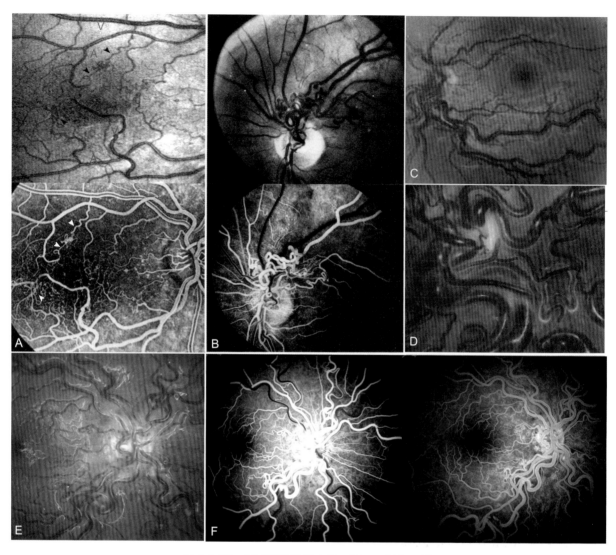

图 4-6-22　视网膜动静脉交通Ⅰ级、Ⅱ级和Ⅲ级

A. Ⅰ级动静脉交通（箭头）展示血管扭曲，但是视网膜中等 - 大血管无扩张。注意毛细血管床区域的小血管弯曲似酒瓶拔塞钻。下图 FFA 动静脉期显示动静脉交通区域早期充盈。B. Ⅱ级动静脉交通呈蛇样扭曲缠结，下图 FFA 动静脉期显示直接交通区域快速充盈。C. 颞下支动静脉交通（2 级）。D. Ⅲ级视网膜动静脉交通。E-F. Ⅲ级视网膜动静脉交通彩照和 FFA 动脉期时视网膜动脉的荧光素经小动脉直接迅速流入静脉，动脉和静脉的充盈时间差距缩短。造影后期视网膜的异常血管均无荧光素渗漏

中心，异常的血管似藤蔓样延伸至周边视网膜。视盘范围模糊，视盘不再是醒目的标志，常描述为"蠕虫袋"或"水母头（caput medusae）"。仔细观察可发现小动脉环直接连接静脉。

　　Ⅱ级 AVCR：病例的血管异常局限于 1～2 根大分支血管，以颞上支多见。

　　Ⅰ级 AVCR：常见于黄斑的小血管系统，需要 FFA 才能辨认出动静脉吻合。此类病人不必做颅内和全身系统性血管畸形的检查。

　　随着时间推移，可能由于静脉的血栓形成或在高压下液体静力学的压迫而导致血管口径会慢慢增粗、弯曲度增加、血管口径会慢慢增粗。可能会发生血管壁硬化、纤维化和血栓形成。眼底表现为视网膜大血管壁呈白色纤维化，甚至血管阻塞和静脉血栓形成。

　　视网膜血管畸形可数年不变，3 例自行消退。必须定期随访，可及早处理并发症——CRVO、新生血管性青光眼、继发性青光眼。文献报道

10 例随访 3～10 年而未见眼并发症。

偶尔，血管异常会发生在眼睑、结膜。半数以上病人伴有眶内血管畸形（搏动性眼球突出）。

FFA 造影特点：①动脉期时视网膜动脉的荧光素不必流经毛细血管而直接迅速流入静脉，动脉和静脉的充盈时间差距明显缩短，明显病例仅差 1s，这根据血管分流的状态而有差异。②造影中后期视网膜的异常血管均无荧光素渗漏。

[全身表现]

Ⅲ级 AVCR 病人务必做头颅和全身系统性检查血管瘤或血管畸形。

头面异常血管很易察见。毛细血管瘤为多见。

脑血管异常需要 MRI、MRA、DSA 探测。

由于动静脉之间不存在毛细血管，静脉直接暴露于动脉血压。血流湍流和血管壁损伤导致血栓形成和血管闭塞。血流阻塞和静脉压增高导致局部脑水肿。

脑部并发症包括：脑神经麻痹、偏盲、偏瘫、抽搐、颅内或蛛网膜下腔出血。常在 10—40 岁开始有头痛、呕吐、假性脑膜炎、脑积水等。

注：数字减影血管造影（digital subtraction angiography，DSA）在 20 世纪 70 年代以来应用于临床。它是进行两次成像完成的。在注入造影剂之前，首先进行第一次成像。注入造影剂后，再次成像。将两次数字像相减，消除相同的信号，得知一个只有造影剂的血管图像。这种图像较以往所用的常规脑血管造影所显示的图像，更清晰和直观，一些精细的血管结构亦能显示出来。目前已被应用于脑血管病检查，特别是对于动脉瘤、动静脉畸形、缺血性脑血管病等定性定位诊断，更是最佳的诊断手段。不但能提供病变的确切部位，而且对病变的范围及严重程度，亦可清楚地了解，为手术提供较可靠的客观依据。费用比 MRA 贵得多。

[诊断]

诊断要点：①视网膜血管自视盘开始明显增粗、扭曲、缠结，延伸至周边视网膜。②从颜色和粗细不能区分视网膜动脉和静脉。③视盘大部分被异常血管占领而失去原来醒目的标志。④ FFA 早期示视网膜动脉、静脉充盈时间差明显缩短。⑤ FFA 晚期异常视网膜血管无渗漏现象。⑥同侧脸面的血管瘤。⑦ MRA 或 DSA 示同侧颅内血管异常。

符合前五项条件者即可诊断视网膜动静脉交通，诊断容易。病人同侧脸面有血管瘤者高度怀疑 Wyburn-Mason 综合征，必须请神经科会诊并行 MRA；同侧颅内血管畸形者为典型 Wyburn-Mason 综合征。

视网膜和脑均有血管畸形，但没有面部皮肤血管畸形，属于不完整 Wyburn-Mason 综合征。

视网膜动静脉交通和明显的神经系统体征，但无脑动静脉畸形的影像学证据者称为"假定脑动静脉畸形"。必须定期神经科随访。

孤立的视网膜动静脉交通。必须排除面部和颅内血管畸形，而又无明显的神经系统体征——脑神经麻痹、偏盲、偏瘫、癫痫、颅内或蛛网膜下腔出血。

Ⅱ级视网膜动静脉交通，仅限于视网膜血管的一个分支。仔细检查不至于遗漏。但无明显出血、渗出，并且 FFA 早期动脉充盈后马上开始静脉充盈，这与 BRVO 不同。

Ⅰ级视网膜动静脉交通，仅限于小动脉和小静脉之间。例如，黄斑小动脉分支与小静脉分支的直接交通。必须在 FFA 图像中与侧支循环区别，见图 4-6-23。

[鉴别诊断]

1. 动脉-动脉或静脉-静脉的吻合 以往曾将动脉-动脉或静脉-静脉的连接误认为 A-V 交通。这在 FFA 图像比检眼镜检查所见更容易区别。手指加压眼球时 V-V 连接会塌瘪。

2. Sturge-Weber 综合征 特点：颜面火焰痣为基本体征，其范围常遍及三叉神经第一、第二支范围。同侧眼弥散性脉络膜血管瘤，继发性青光眼，而且大多为先天性。同侧的脑膜血管瘤。视网膜动脉并不直接与静脉交通为主要区别。

3. von Hippel-Lindau 综合征 起始于视盘的一对蚯蚓样纤曲扩张的滋养血管连接一团

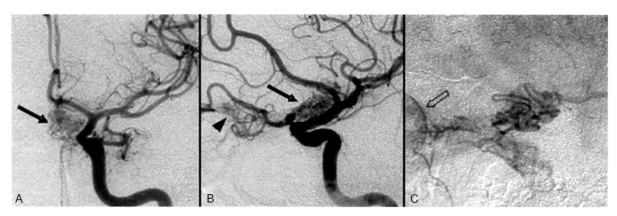

图 4-6-23　Wyburn-Mason 综合征颅内动静脉交通

数字减影血管造影 (DSA)，左侧颈内动脉：A, B. 动脉期展示动静脉畸形病灶，位于周围视交叉（箭），眼球后（箭头）。C. 动静脉畸形的引流静脉和脉络膜充血（开放箭）引自：Schmidt et al. Eur J Med Res, 2010, 15:89-91

橘红色血管瘤。有明显渗出，可有渗出性视网膜脱离。FFA 示滋养血管和血管瘤体充盈快速。FFA 晚期像可见瘤体处荧光明显渗漏。蔓状血管瘤为视网膜动脉直接流入静脉，无脂质渗出及渗出性视网膜脱离。FFA 晚期无荧光渗漏。

4. Rendu-Osler-Weber 病　遗传性出血性毛细血管扩张症，乳头前血管（静脉或动脉）环。这些血管异常可能部分被胶质细胞或纤维鞘包围。有时具有搏动，偶尔是两眼性。

5. 家族性视网膜小动脉扭曲症（familial retinal arteriolar tortuosity）　两眼视网膜小动脉扭曲，并发视网膜内或视网膜前出血。静脉和动脉的口径和颜色均属正常，不存在动静脉吻合。然而，没有其他血管畸形或相关的全身性病。常染色体显性遗传。是一种罕见的视网膜病变。

[治疗原则]

视网膜动静脉交通的治疗。一般只是随访观察并发症。不适宜激光直接光凝畸形血管。玻璃体切割术只用于不能在几个星期内自行吸收的眼内大出血。虹膜新生血管和视网膜新生血管形成者须行全视网膜光凝、睫状体冷凝或光凝。

大脑 AVM 的治疗原则是摘除或关闭血管畸形的源头，方法有三：手术切除、血管内栓塞治疗、放射外科。

十、视网膜血管增生性肿瘤

视网膜血管增生性肿瘤（retinal vasoproliferative tumor，RVT，RVPT）是一种罕见的、良性的、位于感光视网膜的血管性团块。特点是，1 个或多个视网膜橘黄色或粉红色血管性肿块，其滋养小动脉和引流静脉并不特别扩张和弯曲，通常位于赤道前颞下方。视网膜渗出常导致视网膜脱离、出血、黄斑水肿、ERM。文献曾使用多种病名：vasoproliferative tumor of the retina（VTR），vasoproliferative tumors of the ocular fundus，视网膜反应性胶质血管病（reactionary retinal glioangiosis）。

Shields 等 1983 年首先报道 12 例名为"假定获得性视网膜血管瘤"。单眼周边部感光视网膜孤立的血管性包块，半数病例渗出性 RD 是突出的体征。肿块貌似视网膜毛细血管瘤或脉络膜黑色素瘤，但无 von Hippel-Lindau 综合征的相关病变。

[病因]

大约 74% 的病例是特发性，26% 是继发于其他眼部疾病，包括先天性、炎症性、营养不良性及变性。RP、葡萄膜炎、长期视网膜脱离、先天性弓形体病、Coats 病、ROP，可能是这些疾病破坏了血 - 视网膜屏障，从而导致视网膜神经胶质细胞和血管组织的增生形成肿瘤。

[分类]

Shields 等积累视网膜血管增生性肿瘤 103 例（113 眼，129 个肿瘤），1995 年命名为视网膜血管增生性肿瘤，并做出分类。肿瘤分为：特发性 74% 和继发性 26%。单个肿瘤（78%），多个肿瘤（15%）和弥漫型——血管性肿块 ≥ 10mm（7%）。78% 肿瘤位于下方，颞下或颞侧，88% 离锯齿缘 6mm 范围内。伴有的相关性玻璃体视网膜改变：视网膜内渗出（82%），继发渗出性视网膜脱离（48%），玻璃体细胞（46%），玻璃体出血（21%），黄斑视网膜前纤维化（31%），黄斑水肿（18%）。继发性肿瘤 58% 伴有相邻的 RPE 增生是一个突出的特点（Shields CL, Shields JA, Barrett J. Vasoproliferative tumors of the ocular fundus: classification and clinical manifestations in 103 patients. Arch Ophthalmol，1995，113:615-623）。

[病理学]

主要是细小的毛细血管网和神经胶质增生，并有些扩张的血管。神经胶质细胞增生的团块交缠着细小的毛细血管网和扩张的透明样化的血管，其中一些血管是阻塞的，还有渗出物、巨噬细胞和异物巨细胞。Shields 等（1995）认为此血管性病灶，组织学上并非真正血管瘤，而是"血管增生性"肿瘤（图 4-6-24）。其实，称之为肿瘤是有争议的，有人曾提名"视网膜反应性胶质血管病"。

[临床表现]

（1）20—50 岁多见，但可发生于任何年龄，没有性别优势。

（2）病人往往主诉丧失视力，飞蚊症和（或）闪光感。

（3）视网膜内橘黄色或红色肿瘤：85% 一个病灶。常在下方视网膜，周边部。

（4）滋养血管：不扩张，或只有轻度扩张。

（5）渗出物：附近有硬性渗出，往往向后延伸，最终涉及中心凹。常有渗出性视网膜脱离，甚至可以成为全脱离。也可能有黄斑水肿。

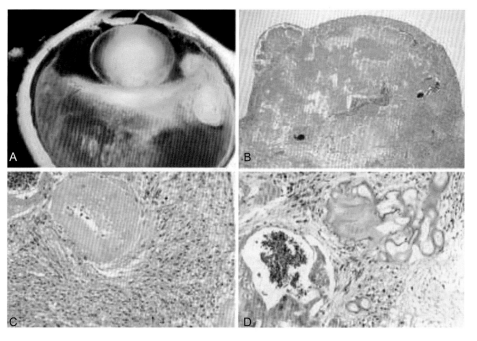

图 4-6-24　视网膜血管增生性肿瘤的病理学检验

A. 眼球巨检：增生性肿瘤位于视网膜周边部。患者男性，27 岁，他因疼痛性 NVG 而摘除眼球。B. 低倍率示一个视网膜肿瘤（神经胶质细胞增生和小血管增生），埋于透明基质中（H&E 染色，10×）。C. 高倍放大。透明样变性的血管被神经胶质细胞包围（H&E 染色，40×）。D. 高倍放大。充满了红细胞的血管被神经胶质细胞和透明样变性的基质包围（Gomori 染色，40×）。引自：Heimann, et al. Br J Ophthalmol, 2000, 84:1162-1169

（6）视网膜散在少量出血偶尔玻璃体出血。在严重阶段可能有新生血管性青光眼。

（7）ERM 和色素增生：ERM 可能使局部视网膜扭曲。RPE 可以出现色素增生。

（8）既往眼病：继发性 RVT 病人的原发病有：中间葡萄膜炎、眼内炎症或视网膜色素变性。

[自然病程]

病程因人而异，进展缓慢或根本保持不变；但有些病人尽管其良性的病理特点和周边的位置，由于玻璃体视网膜改变，包括黄斑囊样水肿、黄斑渗出、视网膜下液、视网膜前纤维化、玻璃体出血、渗出性视网膜全脱离、继发性青光眼等严重的眼部并发症，甚至不得不摘除眼球。

[辅助检测]

1. FFA　可见视网膜血管进入肿瘤，但并不明显增粗。肿瘤内显示丰富的毛细血管网和毛细血管扩张。造影后期明显渗漏。

2. 超声　血管增生性肿瘤大小不等，从1.0mm 至 5mm 以上，平均约 3mm。内部声反射低，中或高不一（图 4-6-25）。

[诊断]

诊断要点：①周边视网膜黄色或粉红色血管性肿块。一个（或数个）。② 肿块周围有淡黄色神经胶质增生。③ 肿块内及其附近有少量视网膜内出血。④ FFA：丰富的毛细血管网和（或）肿瘤内毛细血管扩张，造影后期明显渗漏。⑤ FFA：仔细观察可见 1 条或 1 对滋养血管，但并不明显扩张和扭曲。⑥ B 超：视网膜肿块。

符合前六项条件者可诊断视网膜血管增生性肿瘤。约 10% 需要活检确立诊断。

血管性肿块的最大直径 ≥ 10 mm 者属于弥漫型。

凡在同眼有明显视网膜 - 葡萄膜病变者属于继发性。排除继发性者才冠以特发性。继发性者必有明显的视网膜 - 脉络膜原发病变存在。

[鉴别诊断]

Coats 病和 RVT 两者的眼底表现都有视网膜毛细血管扩张、视网膜渗出性病变、渗出性视网膜脱离。Coats 病年龄多在 10 岁内男性，

视网膜深层大片淡黄色脂质渗出，视网膜毛细血管扩张或呈动脉瘤样（小电珠），常有广泛渗出性视网膜脱离。FFA 显示毛细血管动脉瘤性扩张附近毛细血管无灌注区。但是脂质渗出和视网膜毛细血管扩张在 Coats 病比在 RVT 明显。RVT 病人视网膜血管性肿块为特征，FFA 不显示无灌注区，病理为血管和神经胶质增生。偶尔，Coats 病可继发 RVT。

视网膜毛细血管瘤 von-Hippel 综合征的视网膜圆形血管瘤，有 1 对或数条蚯蚓样粗大扭曲的滋养血管是非常有特征性的，这与视网膜血管增生性肿瘤的明显不同之点。von-Hippel 综合征有些伴有小脑、肾、卵巢、附睾、胰脏肿瘤或囊肿。3p25-26 基因突变是确切诊断必不可少的检测。

无色素性脉络膜黑色素瘤超声显示蘑菇状脉络膜肿瘤是很有力的证据。一个孤立的肿瘤，凹陷征，声空虚这些特性提示脉络膜黑色素瘤。

[治疗原则]

1. 观察　对于小的，周边的视网膜毛细血管瘤不造成许多渗出，似乎没有威胁到视力，建议观察随访。

2. 冷凝　直径 < 6mm 的 RVT，冷凝是非常有效的。通过结膜使用 3 次重复冷凝 - 融化技术，但可能需要多次治疗，尤其是肿瘤厚度超过 2mm 者。Shields（2014）冷凝 16 例，冷凝后 63% 病人的 ERM 自行消退。

3. PDT　证明是有效的。

4. TA 和抗 VEGF　玻璃体内注射。

5. 敷贴器近距离放疗　Anastassiou 等用 [106] 钌放疗治疗 35 例视网膜增生性肿瘤（BJO 2006：447）。31 例（89%）肿瘤消退和渗出消失。4 个晚期病例全视网膜脱离和新生血管性青光眼而失败。在平均随访 24 个月后，20 眼视力无变化或进步，只有 5 个病人严重视力丧失，视力丧失的主要原因是 ERM。肿瘤厚 > 4mm 的 2 例失败。[125] 碘可治疗厚 > 2.5mm 的肿瘤。

6. 玻璃体视网膜手术　用于治疗玻璃体出血、ERM、渗出性视网膜脱离。

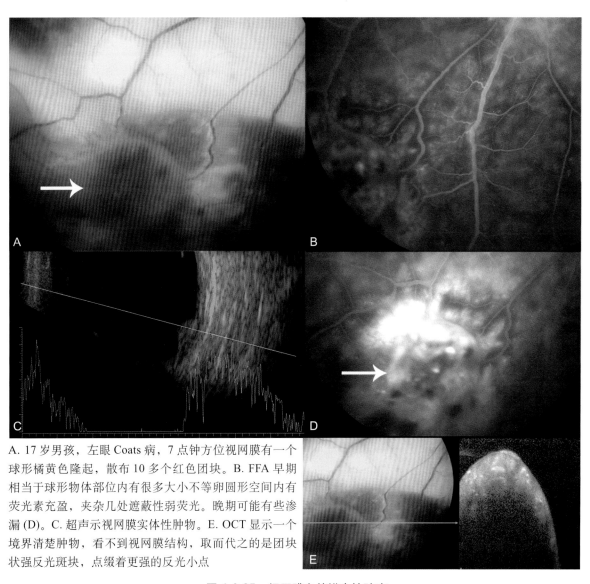

A. 17 岁男孩，左眼 Coats 病，7 点钟方位视网膜有一个球形橘黄色隆起，散布 10 多个红色团块。B. FFA 早期相当于球形物体部位内有很多大小不等卵圆形空间内有荧光素充盈，夹杂几处遮蔽性弱荧光。晚期可能有些渗漏 (D)。C. 超声示视网膜实体性肿物。E. OCT 显示一个境界清楚肿物，看不到视网膜结构，取而代之的是团块状强反光斑块，点缀着更强的反光小点

图 4-6-25 视网膜血管增生性肿瘤

十一、视网膜星形细胞瘤

视网膜神经胶质细胞（neuroglial cell, gliacyte）包括 Müller 细胞和星形胶质细胞（astrocyte）。

神经胶质增生（gliosis）：神经胶质细胞可以派生非肿瘤性增生，称为神经胶质增生。神经胶质增生可以衍变于各种视网膜损伤，包括炎症、出血、外伤、玻璃体牵引、视网膜脱离、视网膜静脉阻塞等。这种胶质细胞增生通常很小，很少列入肿瘤的鉴别诊断范围；然而，有时胶质细胞增生可以是广泛的，酷似肿瘤，

这种情况称为斑块型神经胶质增生（massive gliosis）。

视网膜星形细胞瘤（retinal astrocytic tumors）：这是一种良性神经胶质细胞瘤。星形细胞派生的真性肿瘤包括星形细胞错构瘤（和结节性硬化症有关）和获得性视网膜星形细胞瘤。罕见。

Shields 将良性视网膜星形细胞瘤分为三种：星形细胞错构瘤、获得性星形细胞瘤、假定孤立性局限性星形细胞增生。星形细胞错构瘤伴有结节性硬化症（TSC），后二者均不与结节性硬化症或其他系统疾患相关，故称之孤立性

(solitary)。

假定孤立性局限性星形细胞增生（presumed solitary circumscribed retinal astrocytic proliferation）：病例诊断年龄 43—85 岁，7 眼单侧，视力 0.6～1.0，直径 < 3mm。白色或黄色圆形或类圆形病灶，4 眼在后极，3 眼在赤道。FAF 显示强自身荧光，FFA 早期弱荧光，后期强荧光，无钙化，无视网膜下液，无牵拉，无 TSC 相伴。随访 10 个月至 14 年稳定，其中 1 例在 10 年后完全消失（Shields JA, Bianciotto CG, Kivela T. Presumed solitary circumscribed retinal astrocytic proliferation: the 2010 Jonathan W. Wirtschafter Lecture. Arch Ophthalmol, 2011, 129:1189-1194）。

反应性视网膜神经胶质增生症（reactive retinal gliosis）：一般发生于外伤、炎症或感染。斑块型视网膜神经胶质增生的组织发生学涉及 Müller 细胞和星形胶质细胞。用免疫过氧化酶技术披露碳酸酐酶同工酶 C（carbonic anhydrase isoenzyme C）检测增生细胞，只有 Müller 细胞才有的典型发现。神经胶质结节以外的视网膜前膜，其胶质细胞表现出类似的特征。斑块型视网膜神经胶质增生性结节和相关的视网膜前膜均来源于 Müller 细胞的增生和迁移（Nork TM, Ghobrial MW, Peyman GA. Massive retinal gliosis: a reactive proliferation of Müller cells. Arch Ophthalmol, 1986, 104:1383-9）。Shields 在报道 7 例假定孤立性局限性星形细胞增生中提及 1 例曾诊断为反应性视网膜神经胶质增生症。

Shields 等（2016）分析 42 例（47 眼）视网膜星形细胞瘤病人，只有 19% 符合 TSC 标准。81% 经典型视网膜星形细胞错构瘤病人未出现其他 TSC 征象，而是孤立的、单独存在的；与之鲜明对比的是，视网膜星形细胞错构瘤"很少"发生在结节性硬化症的背景之外。

视网膜星形细胞错构瘤和获得性视网膜星形细胞瘤分述如下。

（一）视网膜星形细胞错构瘤

视网膜星形细胞错构瘤（retinal astrocytichamartoma）是良性肿瘤，有几种表达：①孤立发生在视网膜或视盘，不与任何全身性疾病相关。②伴有显性遗传结节性硬化复合症（tuberous sclerosiscomplex，TSC 或 Bourneville 病）。③伴 1 型神经纤维瘤病（NF-1），少见。④伴 RP，罕见。

[临床遗传学]

结节性硬化症是一种常染色体显性遗传的神经皮肤综合征，也有散发病例。过去归为斑痣性错构瘤病（phacomatosis），多由外胚叶组织的器官发育异常，常导致神经系统、皮肤和眼同时受累，也可引起中胚层和内胚层的组织，如心、肺、肾、骨和胃肠等不同程度的损害。50% 结节性硬化症病人有视网膜星形细胞错构瘤。临床特征是面部皮脂腺瘤、癫痫发作和智能减退。发病率约为 1/6000 活婴，男女之比为 2∶1。

视网膜发育中为分化的神经胶质细胞由于 TSC1 和 TSC2 基因突变而演变错构瘤。由纺锤形或多形性视网膜星形胶质细胞构成，可以有不同数量的钙化。

基因突变：这种肿瘤的两种突变基因已定位于 9q34（TSC1 基因），编码错构瘤蛋白（hamartin）；和 16p13.3（TSC2 基因），编码结节蛋白（tuberin）。错构瘤蛋白/结节蛋白抑制 PI3K 信号，并参与整合生长因子和营养信号。

TSC1 和 TSC2 基因突变分别引起错构瘤蛋白（hamartin）和结节蛋白（tuberin）功能异常，影响其细胞分化调节功能，从而导致外胚层、中胚层和内胚层细胞生长和分化的异常。

遗传方式：结节性硬化症为常染色体显性遗传，家族性病例约占 1/3，即突变的 TSC1 或 TSC2 基因由父母一方遗传而来；散发病例约占 2/3，即出生时病人携带新突变的 TSC1 或 TSC2 基因，并无家族成员患病。家族性病人 TSC1 基因突变较为多见，而散发性病人 TSC2 基因突变较常见。

结节性硬化症的诊断规范见本章末附录 C。

[临床表现]

结节性硬化症病人 35% 伴有视网膜星形细胞错构瘤。

斑痣错构瘤病（phacomatosis）——结节性硬化症和神经纤维瘤病 1 型。

视网膜星形细胞错构瘤很少是渐进性的。几乎都是无症状的，因此，尽管是婴儿时期发病，可是首诊常在少年或成年时期。体检或眼底筛查 TSC 或 NF-1 时才被发现。当伴有 TSC 者 40% 多灶性，43% 两侧性。

白色 - 灰色 - 灰黄色隆起　发生于后极。界限清楚，从视网膜或视神经头表面突起的团块（星形胶质细胞聚合而成），掩盖视网膜血管。根据钙盐的量而呈灰白色 - 淡黄色色外观。此种钙盐呈淡黄色闪闪发亮，与 RB 的白色钙盐不同。幼年时，无钙化，常为单个半透明灰白色隆起。晚年时，钙盐越来越致密，并可能发展多个钙化结节，外观似桑椹。球状为多见，少数扁平形。

有时肿瘤出现新生血管，FFA 示渗漏。很少发生渗出性视网膜脱离。

罕见的是，肿瘤位于深层视网膜，常无钙化，像视网膜下纤维化。

病灶有三种类型（Nyboer JH, Robertson DM. Retinal lesions in tuberous sclerosis. Arch Ophthalmol，1976，94:1277-80）：

Ⅰ型：扁平圆形视网膜增厚区（SD-OCT 发现是在 NFL），边界不清楚。半透明，近似眼底背景色 - 浅灰黄色，无钙化。随着非常缓慢的进展、扩大，演变成Ⅱ型或Ⅲ型。

Ⅱ型：大而隆起，完全桑椹状或鱼卵状，钙化。不规则的白色病灶，约 2 个 DD 直径。

Ⅲ型：混合型。半透明，部分钙化（常在中央）。

Pichi 等（2016）基于 OCT 和临床证据的视网膜星形细胞错构瘤分型见图 4-6-26，（Retina，2016，36：1199-1208）。

Ⅰ型：OCT 显示平坦病变和无视网膜牵拉的临床证据。

Ⅱ型：OCT 显示轻微隆起（高度＜ 500μm）病变和视网膜牵引的临床证据。（皮肤纤维斑块的发病率较其他型明显增加）。

Ⅲ型：OCT 显示视网膜肿块圆顶形隆起（高度＞ 500μm），内层视网膜具有钙化和桑椹状钙化的临床证据（室管膜下巨细胞星形细胞瘤的发病率较其他型明显增加）。

Ⅳ型：OCT 显示视网膜肿块升高（高度＞ 500μm），内层视网膜具有非钙化的光滑肿块，其中有一个巨大光学空腔（肺淋巴管肌瘤病较其他型明显增加）。

[自然病程]

Ⅰ型星形细胞错构瘤，37 例随访 6～34 年，仅 3 例错构瘤扩大或出现钙化。结论是，尽管大多数视网膜病变保持稳定，随着时间的推移（需 20 多年）有的出现钙化而成为Ⅱ型。

[影像学检测]

1. 眼超声　对小的、无钙化的肿瘤无帮助。大而有钙化的肿瘤主要以钙化为特征。

2. OCT　肿瘤在 NFL 呈扁平或圆顶形隆起，强反光。肿瘤区视网膜组织不等程度紊乱，此种结构紊乱限于内层视网膜，极其少数而波及外层视网膜。Ⅱ型和Ⅲ型星形细胞错构瘤还有虫蛀样光学空间（代表钙化或瘤内腔隙），有后方阴影（图 4-6-27）。

3. FFA　早期示肿瘤相对遮蔽荧光，大病灶可以遮蔽视网膜血管。在 FFA 中后期可能显示肿瘤内在的浅层细小血管网，晚期出现渗漏。

4. 头颅 CT 或 MRI　室管膜下脑室边缘及大脑皮质多个结节状稍低或等密度病灶，部分结节可显示高密度钙化，为双侧多发性，增强呈普遍增强，结节更清晰。皮质和小脑的结节有确诊意义。

[诊断]

诊断要点：①后极。一个或数个局限性半透明或白色，圆形或桑椹状视网膜 NFL 肿块。②病灶周围无渗出物。无滋养血管。③ OCT 示视网膜扁平或圆顶形白色肿块，内层视网膜（起

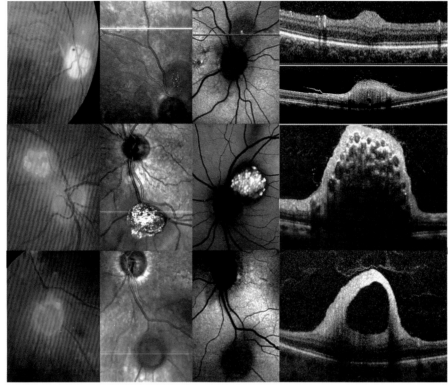

I 型：OCT显示平坦病变，起源于视网膜NFL，无视网膜牵拉的临床证据

II 型：OCT显示轻微隆起（高度<500μm）病变，和视网膜牵引的临床证据

III型：OCT显示视网膜肿块隆起（高度>500μm），内层视网膜具有钙化，和桑椹状钙化的临床证据

IV型：OCT显示视网膜肿块圆顶形隆起（高度>500μm），内层视网膜具有非钙化的光滑肿块，中有巨大光学空腔

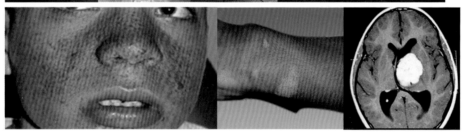

皮脂腺瘤，对称蝶形分布，呈淡红色或红褐色 ——— 皮肤退色斑　室管膜下巨细胞星形细胞瘤

图 4-6-26　视网膜星形细胞错构瘤分型（Pichi 等，2016）

源于 NFL）出现均质性强反光。桑椹状大肿物呈现虫蛀样光学空间（代表钙化或瘤内腔隙），有后方阴影。④ FFA 早期肿瘤遮挡背景荧光，晚期渗漏。有时中后期可见肿瘤内在的细小血管网。⑤结节性硬化症或神经纤维瘤病。⑥经数周 - 数月病变未见生长。

　　符合前三项条件即可诊断视网膜星形细胞错构瘤。已有结节性硬化症或神经纤维瘤病的病人诊断更有把握。往往是在筛查结节性硬化症或神经纤维瘤病时发现的，此时诊断容易。

　　检测非钙化小星形细胞错构瘤是具有挑战性的。异常的光反射可能是唯一的线索。眼底镜检查很容易被忽略。OCT 显示圆顶形隆起的内层视网膜有强反光肿瘤，有助于诊断。

　　不典型病例需要细针抽吸活检。

　　面部皮脂腺瘤（71%）、癫痫发作（91%）和智能减退（44% ～ 77%，cognitive impairment）是典型表现，但临床多见不典型病例。大部分病人有癫痫发作，常在 5 岁前起病。智能减退者有癫痫发作。结节性硬化症的诊断标准：视网膜星形细胞瘤属于 11 个主要指征之一。确诊：2 个主要指征或 1 个主要指征加 2 个次要指征；拟诊：1 个主要指征加 1 个次要指征。见本章末附录 1（Steve ER, Steven PS. Diagnosis of tuberous sclerosis complex. J Child Neurol, 2004, 19:643-9）。

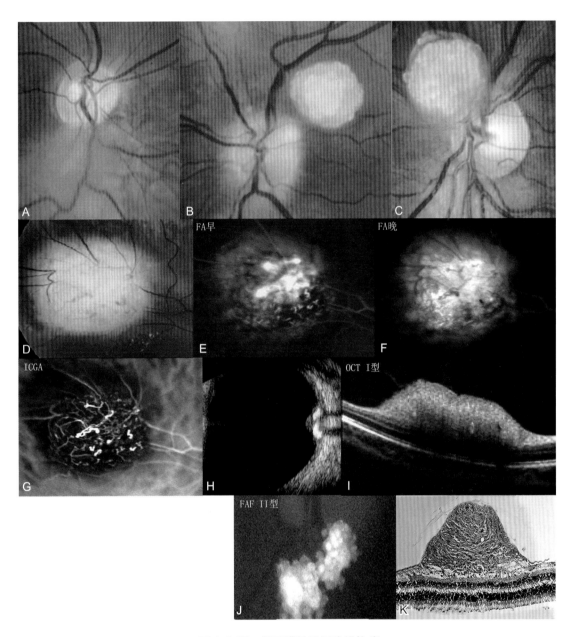

图 4-6-27　视网膜星形细胞错构瘤

A. Ⅰ型，视盘下边界不清，半透明灰黄色隆起，遮掩视网膜血管，无钙化。B. Ⅱ型，完全桑椹状，钙化。边缘不规则的白色肿块。C. Ⅲ型，中央钙化，肿瘤边沿半透明 (Nyboer.Arch Ophthalmo, 1976, 94:1277-80)。D. 24 岁女性。视力 1.0。右眼体检发现无色素性视网膜肿瘤，诊断为视网膜细胞瘤。4 年后肿瘤无进展。Dr Gass 诊断为视网膜星形细胞错构瘤。散发性，无结节性硬化症 (Eye, 2005, 19: 724-725)。E. FFA 动静脉期示肿瘤内在血管网。肿瘤遮蔽背景荧光。F. 晚期渗漏。G.ICGA 清楚显示肿瘤内在血管网。并见深层视网膜改变遮挡脉络膜荧光。H.B 超示视网膜实体性肿块，并见钙化斑及其引起的明显的声衰减。I. Ⅰ型星形细胞错构瘤，内层视网膜已被均质强反光的肿瘤占领，逐渐向正常视网膜结构过渡。肿瘤区 2 个白色斑和 1 个暗斑，均有后方阴影，提示为血管。J. Ⅱ型，FAF 表现桑椹样排列的自身强荧光。K.球状星形细胞瘤，早期，无钙化

[鉴别诊断]

1. **获得性视网膜星形细胞瘤**　肿瘤形态上与星形细胞错构瘤一样，缺乏钙化。但无家族史，无结节性硬化症和神经纤维瘤病，进行性生长，继发视网膜脱离，玻璃体出血，视力差，需要摘除眼球（表 4-6-16）。

2. **视网膜神经胶质增生**　通常发生于外伤、炎症或感染后。内层视网膜一个结节状灰白色

表 4-6-16　视网膜星形细胞瘤的鉴别诊断

分组	分项	星形细胞错构瘤	获得性星形细胞瘤	假定孤立性局限性星形细胞增生	RB/视网膜细胞瘤	有髓神经纤维	反应性神经胶质增生	肉芽肿	视盘疣
医学史	诊断年龄	儿童	年轻-中年人	中老年人	<4岁	儿童/成人	儿童/成人	儿童/成人	儿童/成人
	家族史	TSC	无	无	RB	无	无	无	无
	系统史	TSC	无	无	无	无	无	炎症/感染	无
	眼病史	无	无	无	无	无	外伤/炎症/感染	无	无
病灶外表	孤立/多病灶	孤立/多病灶	孤立	孤立	孤立/多病灶	孤立	孤立	孤立/多病灶	孤立/多病灶
	透明度	半透明/混浊	半透明/混浊	混浊	混浊	混浊	混浊	混浊	混浊/埋藏
	钙化	后期钙化	无	无	钙化	无	无	无	钙化
	边缘	清楚	清楚	清楚	清楚	羽须样	清楚	清楚	不清
	形态	白色扁平/球形/桑椹状	白色瘤	白色圆形肿块	圆形白色肿块±子瘤	白色斑片			白色肿块
	直径	<4DD	<6DD	<2DD					
影像学	滋养血管	无	有/无	无	有	无	无	有	无
	视网膜下液	无	有	无	大RB有	无	无	活动期有	无
	视网膜渗出	少见	有	无	无	无	无	有	无
	视网膜牵拉	有	有	无	无	无	有	有	无
	RPE增生	无	无	无	无	无	有	无	无
	眼B超	致密	致密	致密	致密±钙化	无回声	致密	致密	致密
	FAF	弱±钙化斑	弱	强	弱±钙化斑	弱	弱	弱	强±钙化斑
	OCT	扁平/圆顶形/桑椹状、钙化/光学空腔	扁平/圆顶形	扁平/圆顶形	圆形、阴影	强反光、阴影	不规则、阴影	圆顶形/阴影、±牵拉	强反光壁、内部弱反光/整块强反光
	FFA	早弱、晚强	早弱、晚强	早弱、晚强	早弱、晚强	微遮蔽	早弱、晚强	早弱、晚强	早弱、晚强
	病程	稳定；可能进行性	进行性	稳定；偶尔退化	进行性	稳定	稳定	可能进行性	可能进行性

神经胶质增生斑，< 1 DD，稍隆起。边界清楚，但不一定光滑整齐。

3. 视网膜母细胞瘤　生命早年时星形细胞瘤半透明、无钙化状似早期 RB。但是星形细胞错构瘤静止不生长，伴结节性硬化。

[治疗]

视网膜星形细胞错构瘤几乎不需要治疗。罕见的病例因病灶继续长大，并发渗出性视网膜脱离者用光动力疗法可以有效治疗，也可用激光光凝、玻璃体内注射抗 VEGF 药物。

曾有报道肿瘤进行性生长，渗出性 RD，新生血管性青光眼，最终需行眼球摘除术。

（二）获得性视网膜星形细胞瘤

获得性视网膜星形细胞瘤（acquired retinal astrocytoma）是少见的良性星形细胞瘤。

发生在年轻 - 中年人，都没有家族史，并无与结节性硬化症或神经纤维瘤病等相关联的全身症状。散发性。

确切的发病率和真正的发病机制不明。

起源于典型的视网膜胶质细胞或 Müller 细胞。它可能是独立于大脑星形细胞瘤的一个部分，但获得性视网膜星形细胞瘤的侵犯性不如颅内星形细胞瘤。

[临床表现]

通常单侧性，在后极，靠近视盘。开始为白色至粉红色胶质样肿块。往往不发生钙化。肿瘤内有血管。往往有视网膜下液。

类似于视网膜星形细胞错构瘤。与星形细胞错构瘤不同的是它的进行性生长，可产生视网膜内和视网膜下渗出（少量），玻璃体出血及继发视网膜脱离。

[治疗原则]

尚未建立最好的诊断和管理方案。很多病人因为怀疑葡萄膜黑色素瘤或视网膜母细胞瘤而被摘除眼球。激光光凝和放疗反应不佳。放射治疗对少数病例是有用的。Shields（2008，2016）用维替泊芬 PDT 83s 治疗 2 例（通过针吸活检获得诊断）。18 岁，6mm×3mm，继发视网膜脱离。激光无效，PDT 治疗后视网膜脱

离消退，肿瘤稳定。50 岁，2mm×2.2 mm，治疗后 6 周肿瘤开始缩小，视网膜下液几乎完全吸收；治疗后 8 个月视力提高至 1.0；治疗后 20 个月，肿瘤完全退化。其他人也有用 PDT 治疗有效的数例报道。

十二、脉络膜骨瘤

脉络膜骨瘤（choroidal osteoma）1976 年由 Reese 发现，1978 年 Gass 命名为骨瘤。这是一种获得性良性骨瘤。有些肿瘤专家将它归为先天性迷芽瘤（choristoma），即中胚层组织残存在脉络膜内，而后发展成由成熟骨组织和血管通道组成的骨瘤。真正成因尚不清楚。罕见。多见于 10—30 岁，中位数诊断年龄为 25 岁。79% ～ 90% 是女性。两侧性 25%。

[病理学]

组织病理学上，脉络膜骨瘤由脉络膜水平的成熟骨组成。上层的视网膜色素上皮通常完好无损。这与骨化生（osseous metaplasia）的视网膜色素上皮有很大不同，在骨化生处没有正常的 RPE。

[眼底表现]

1. 淡黄色鳞片状肿块　常围绕视盘（少数是远离视盘的）的、黄色（67%）、橙色（20%）或灰色（13%）、类圆形、轻微隆起病灶。具有特征性边界：边界很清楚，不整齐光滑犹如地图或伪足。肿瘤大小为 2 ～ 22mm，隆起度为 0.5 ～ 2mm。肿物表面凹凸不平，有棕色素沉着。缓慢生长，直径平均每年扩大 0.37mm。

钙化病损其上层的 RPE 完整者眼底表现橙色。

2. 脱钙病损　典型的完全脱钙区呈灰白色，因上层的 RPE 变薄和脱色素，也许伴有不同程度的色素增生，甚至检眼镜可见脉络膜大血管。不完全脱钙病灶视局部病变的牵涉程度而使其外观由黄色至灰色的变异。脱钙区上层的 RPE 和脉络膜毛细血管变薄萎缩，以及由此而继发的上层感光受体萎缩。脉络膜骨瘤早期完全是钙化。在疾病中期往往是钙化区和脱钙区同时

并存。后期完全是脱钙状态，只见残留的萎缩性病灶而已（图4-6-28）。

3. 并发症　40%病人并发CNV而有视网膜下液、出血、视网膜水肿。40%病人RPE萎缩，13%病人RPE增生。

[自然经过]

10年后51%病人病灶扩大，46%病人出现脱钙，45%病人视力丧失3排以上。视力损害脱钙者较未脱钙者严重，因为脱钙区上层RPE和脉络膜毛细血管萎缩继发感光受体萎缩。

[影像学检测]

1. FFA　早动脉期脉络膜骨瘤内血管丛充盈，逐渐增强，造影后期转变成弥漫性强烈斑驳状染色（图4-6-29）。

2. ICGA　早期可见特征性细微血管，这种细微血管内皮不完整的，故在FFA时因迅速渗漏而来不及看到。晚期ICGA呈渗漏。骨瘤区在整个造影过程不同程度的遮挡荧光。

3. 超声　超高的内反射和极强的声影（acoustic shadowing）。脱钙病灶无此特征。

4. CT　眼底后极部有与骨密度相同的病灶，此为正确可靠诊断根据。脱钙病灶无此特征。

5. OCT　钙化与脱钙者的骨瘤影像明显不同。①钙化脉络膜骨瘤强反光或等反光，因RPE缺失而轻度透光；视网膜内层和外层结构均正常。②脱钙区骨瘤典型的表现是中等反光，轻度-明显透光（因RPE-脉络膜萎缩）表面不规则，RPE和外节感光受体变薄。内层视网膜正常。脉络膜骨瘤若继发CNV则有SRF、视网膜下出血。

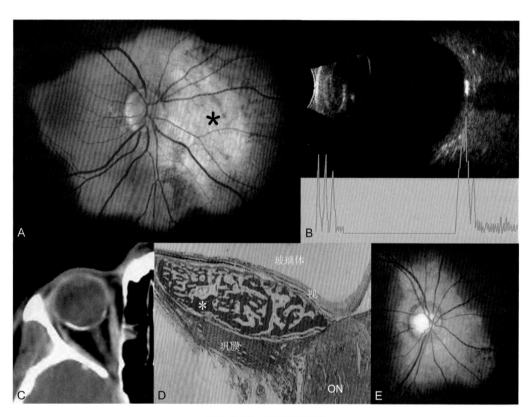

图4-6-28　脉络膜骨瘤

A.29岁女性，视力下降发现一个包绕视盘地图状微隆起病损，7×8 DD，橘黄色，边界很清楚，有伪足特征。视盘鼻侧病损色偏白——脱钙区（*），边缘少量色素转移。B.B超脉络膜增厚，球壁浅表有一个回声极强的斑，且有明显声影。A超扫描出现极高的反射尖波，降低增益依然有回声。巩膜和眶内组织反射很低（声影）。C.CT显示眼球后极有与眶骨密度相近的强信号，脱钙区的信号微弱。D.病理标本低倍镜检：骨瘤夹于脉络膜毛细血管与中等-大血管之间。未波及RPE。骨瘤中可见不规则骨密质和骨松质（*），被含有大血管的网形基质包围。E.脉络膜骨瘤包绕视盘，整个病损色很淡，偏白，有中等色素斑点。此为脱钙的骨瘤，其上层RPE和脉络膜毛细血管萎缩，继发感光受体萎缩

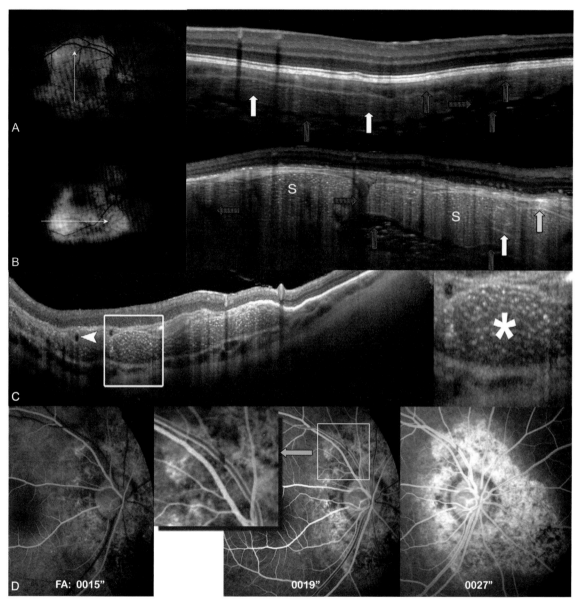

图 4-6-29　脉络膜骨瘤的 OCT 和 FFA 影像

A. 16 岁男孩,钙化脉络膜骨瘤。EDI-OCT 显示外层视网膜完整。脉络膜中有水平向骨层板(白箭)和半透明的血管(垂直的和水平的,橘色箭)。B. 14 岁男孩,部分钙化的脉络膜骨瘤。EDI-OCT 示外层视网膜丢失,见有均质性致密的视网膜下物质(可能是纤维化)。注意水平向的骨板(白箭)和粘合线(黄箭),半透明的血管(垂直的和水平的,橘色箭),海绵状斑点(海绵状小梁或骨密质,S)(Shields. Retina, 2015, 35:750-757)。　C. 骨瘤中央有脱钙,OCT 扫描在钙化部分。方框内骨瘤由强反光点与中等反光点组成的海绵状骨松质。右侧插图为放大图。可见蛛网状血管(箭头)(Navajas 等. Am J Ophthalmol, 2012, 153:890-895)。D. 骨瘤的 FFA 影像:早动脉期脉络膜骨瘤内血管丛充盈,很快增强,转变成弥漫性强烈斑驳状染色

6. EDI-OCT　显示骨的组织结构,①骨密质(compact bone):呈骨板层,可见水平走向的强反光骨层板线(粘合线,cement line)。②骨松质(spongy bone):呈海绵状,由相互交织的骨小梁(trabecular)组成,在 OCT 像中显示斑点状组织(海绵状或网状)。③其他:尚有水平走行和垂直走行的血管(Haversian 或 Volkman 管道,或海绵状管道间隙)。骨瘤本身典型的与非典型的有明显差异,并且脱钙过程影像也会有变化。

[诊断]

诊断要点：①橙黄色（脱钙病灶呈灰色）轻微隆起肿物，常与视盘相连。②边缘特征：边界很清楚，但不整齐，呈地图状或伪足样。③ EDI-OCT 显示 RPE 下方肿瘤呈强反光板层线，斑点状组织（海绵状或网状），以及水平和垂直走行的血管。④超声扫描眼球壁浅层有超高的反射，并造成极强的声影——骨质特性。脱钙病灶无此特征。⑤ CT 显示眼底后极部有与骨密度相同的病灶。⑥ 10—40 岁，90% 以上是女性。25% 两侧性。

符合前两项条件时高度提示脉络膜骨瘤，有经验者已可确定诊断。③④是诊断脉络膜骨瘤有力证据，尤其是钙化骨瘤。

钙化骨瘤在 OCT、超声和 CT 的特征在脱钙的过程中逐渐消逝，但可凭它的外形特点，上层 RPE 和外节萎缩可建立诊断，如果脱钙区毗邻尚有钙化骨瘤则诊断更易。

[鉴别诊断]

1. 脉络膜转移癌　灰白 - 灰黄色肿块，其上可能有视网膜脱离，类似脉络膜骨瘤。转移癌通常有癌症病史。超声常显示中度内反射率，无钙化。FFA 晚期不规则渗漏。

长期的脉络膜血管瘤上层色素上皮转化而出现钙化，状似脉络膜骨瘤。血管瘤 FFA 充盈的特点是早而快。很早就出现渗漏。虽然有钙化斑，

但其在超声和 CT 的表现不如骨瘤那么大片。

原发性眼内淋巴瘤超声内反射率低。脉络膜骨瘤超高的内反射和极强的声影。

后巩膜炎常与自身免疫性疾病相关联，疼痛明显，Tenon 囊水肿而呈 T 征。此外，后巩膜炎通常表明较高的内部反射率与超声球后水肿。

2. 巩膜脉络膜钙化（sclerochoroidal calcification）　是变性 / 代谢性钙沉积。发病人群为老年人，平均年龄 76 岁，85% 两侧性，不是进行性的。侵犯巩膜和外层脉络膜，颞上或颞下血管拱附近，多灶性环形病灶，不伴 CNV，不影响视力。以上诸点足以与脉络膜骨瘤鉴别。巩膜脉络膜钙化病灶边界清楚。直径 3 ～ 8mm。厚 < 6mm。超声可见钙化。FFA 早期弱荧光，晚期染色。

[治疗原则]

目前无有效治疗方法。肿瘤缓慢生长。半数病人长期视力不良（≤ 0.1）。

对于中心凹下区域的脉络膜骨瘤，目标是保持肿块的钙化，使外层视网膜结构保持完整。维持钙化骨瘤的眼通常显示完整的光感受器和完整的视力。与脱钙的骨瘤，其上层 RPE 显示萎缩和光感受器收缩。

若伴有脉络膜新生血管可引起浆液性视网膜脱离或出血，则需 PDT、抗 VEGF。激光治疗效果不佳。

第七节　眼底的暗色斑及色素斑

视网膜 RPE 和脉络膜的基质均有黑色素，可因先天或后天的原因产生异常的暗色斑片或肿块。大片出血在 RPE 下或在脉络膜，即使是新鲜出血在检眼镜观察时外观呈青褐色。

在诊断及鉴别诊断有意义的病变包括：脉络膜色素痣、先天性视网膜色素上皮肥大、熊足迹样（bear tracks）色素群、视网膜色素上皮增生、视网膜色素上皮下出（脉络膜血肿）、脉络膜黑色素瘤、Fuchs 斑、原发性视网膜色素变性。

一、脉络膜色素痣

脉络膜色素痣（choroidal nevus）是一种良性肿瘤，由非典型脉络膜黑色素细胞——痣细胞构成。脉络膜色素痣是眼内最常见的眼内肿瘤，发病率为 1% ～ 6%，新加坡华人患病率为 1.4%（2009）。黑色素细胞，偶尔会变成恶性黑色素瘤。

可在眼底的任何部位出现，常在近赤道部，

黄斑区罕见。

　　色素痣呈青灰色，圆形，境界不很清楚，因为痣的表面有 RPE 遮挡，故观察时显得暗晦（图 4-7-1）。在直接检眼镜下易漏诊，在间接检眼镜下色素痣与周围组织的色调对比异常鲜明，不会漏诊。厚＜2mm，直径 1 ～ 3DD（1/3 ～ 6DD）。

　　脉络膜晕痣（halo nevus）。脉络膜痣的边缘围绕一圈脱色素的晕。色素痣是弱自身荧光，而晕呈弱自身荧光。2008 年，Shields 等报道的 3422 例脉络膜痣，其中 2% 的年轻病人，8% 的中年人和 4% 的老年人脉络膜痣周围有晕圈。

　　色素痣表面有时散在淡黄色玻璃膜疣，RPE 色素块或脱色素，此勿误认为恶性色素瘤表面的黄色斑点。后极部脉络膜色素痣可有黄色颗粒，此为 RPE 分解后含有脂褐质的吞噬细

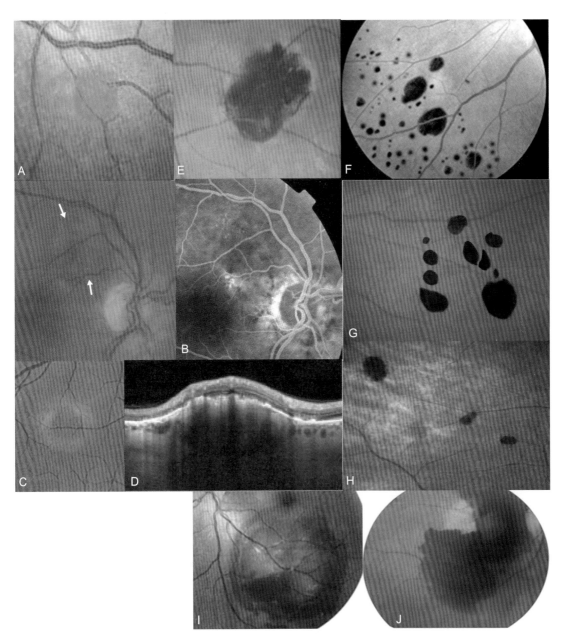

图 4-7-1　脉络膜痣和眼底色素斑

A、B. 脉络膜痣。FFA 示遮挡荧光。C. 晕痣。痣周围有一圈脱色素晕。D. 痣的 EDI-OCT 清楚显示其范围。其上层的 RPE 和感光受体可有轻度改变。E. 先天性视网膜色素上皮肥大 - 孤立性，可见几个空隙。边缘有脱色晕。F-G. 成群性 CHRPE，熊足迹排列。H. 多灶性，I. RPE 下血肿，OCT 有助于定位。J. 全层视网膜出血

胞。此种黄色颗粒表明色素痣生长缓慢，但也需提防变成恶性黑色素瘤。

偶尔会有少量视网膜下液积聚或发生视网膜下新生血管。

OCT：痣本身2/3呈弱反光，1/3呈等反光。10%强反光，约50%强反光在RPE-脉络膜毛细血管水平。EDI-OCT可测量痣的厚度。痣的上层组织可能有改变：包括视网膜变薄、光感细胞层变薄和玻璃膜疣提示慢性病情；视网膜内囊肿，视网膜水肿和视网膜下液；在缺乏RPE萎缩的前提下，提示急性病情(Shields CL, Mashayekhi A, Materin MA. Optical coherence tomography of choroidal nevus in 120 patients. Retina, 2005, 25:243-252)。

FFA：不作为诊断的必要条件。脉络膜色素痣本身是遮挡性弱荧光。如视网膜色素上皮有改变，则色素块遮挡荧光，脱色素处为透见性强荧光。痣表面若有许多细点渗漏，提示RPE有急性损害，肿块在生长。痣区内有玻璃膜疣者上层RPE变薄而较早显露荧光，晚期玻璃膜疣可能染色。

[诊断]

①视网膜下淡青灰色斑，直径1～3DD。

②数年不扩大。

根据第1项条件即可诊断脉络膜色素痣(nevus)。间接检眼镜下色素痣对比鲜明，不易漏诊。初诊时最好拍摄眼底照作为基线资料，将痣安排在视野中央，正确对焦。在病历记录中至少要记录痣的直径，如，1.5 DD。直接检眼镜的小号光斑在眼底上约1DD，可用此投影测量痣的直径。用EDI-OCT可精确测量痣的直径及厚度，下一次以追踪随访功能在同一部位扫描，比较痣的直径及厚度。

为小心起见，每1～2年比较痣的大小及厚度，察看有无明显长大；如有明显长大，需频繁随访，提防恶变。

[鉴别诊断]

见表4-7-1。

表4-7-1 眼底黑色斑块的鉴别

项别	一般特征	眼底病损特征	辅助检测
脉络膜色素痣	发病率1%～6%，生长极慢，5年不会有明显差异	RPE下单个浅褐-深褐色圆斑，隆起度<2mm，直径1～3DD，表面可能伴有玻璃膜疣或黄色颗粒	EDI-OCT示脉络膜扁平肿块。FFA遮挡荧光
先天性视网膜色素上皮肥大	不长大，单侧性	单个黑色，扁平圆斑，中央有些空隙，扇贝壳边状，边界清楚，直径<1DD，可能周围有脱色或色素晕	OCT示RPE不规则增厚，空隙处无RPE，透光。FFA遮挡荧光
熊足迹样(bear tracks)色素群	先天性视网膜色素上皮肥大的变异型，不长大	很多不规则形深褐色色素群，成群出现，一堆堆散布，状似动物足迹，分布于一片区域	FFA遮挡荧光
视网膜色素上皮增生	炎症或外伤后，药物毒性	黑色扁平的色素增生，边界不清，形态不规则，多处散在。可能伴有条状不规则形白色纤维（胶质增生或RPE转化）	OCT示视网膜瘢痕改变，很强反光
视网膜色素上皮下出血（脉络膜血肿）	眼外伤史	视网膜下青褐色斑块，边缘可有暗红色或红色出血	OCT示出血性PED。A超强回声
脉络膜黑色素瘤	白人比有色人种发病率高	灰绿色或棕色肿块，典型者圆顶形或蘑菇状突出。隆起度>2mm，可有地图状黄色斑点；数月内明显增大。常伴RD	B超显示圆顶形或蘑菇形脉络膜肿块，肿瘤基底处脉络膜挖空征，肿瘤中央空虚
Fuchs斑	高度近视眼>12D，后葡萄肿，进行甚慢	黄斑中央一个黑色斑，常含有出血，直径0.3～1DD	OCT及FFA常见CNV

[治疗原则]

脉络膜痣一般不做处理，只要每年照相证实痣未扩大生长。凡证实痣在扩大生长者必须按脉络膜黑色素瘤处理。

有时会见有限的浆液性视网膜脱离或继发 CNV 者采取的治疗，包括 PDT、玻璃体内注射抗 VEGF。FFA 渗漏点可以像中浆那样用激光封闭渗漏点。

[预后]

脉络膜痣是良性的，经数年至数十年不会发现有明显增大。但是在白种人中有一小部分病人的脉络膜痣发展成黑色素瘤。Wills Eye Institute 的 Shields 等分析 2514 例脉络膜色素痣，经 1 年、5 年和 10 年随访，分别有 2%、9% 和 13% 的痣演变成黑色素瘤。预测增长因素是：厚度、视网膜下液、症状、橙色素、邻近视盘缘、超声（声空虚）和痣周围缺乏淡色晕（Shields CL, Furuta M, Berman EL. Choroidal nevus transformation into melanoma: analysis of 2514 consecutive cases. Arch Ophthalmol, 2009, 127:981-987）。

Wills 眼科医院在 4100 例诊断为脉络膜色素痣的白种人中，8% 属于巨大型，即直径 ≥ 10 mm。平均直径 11mm（10 ～ 24mm）。18% 在随访中变成脉络膜黑色素瘤（Li HK, Shields CL, Mashayekhi A. Giant choroidal nevus: clinical features and natural course in 322 cases. Ophthalmology, 2010, 117:324-333）。

二、先天性视网膜色素上皮肥大

先天性视网膜色素上皮肥大（congenital hypertrophy of the retinal pigment epithelium, CHRPE）由 Jones 和 Reese（1956）发现，并命名为"良性视网膜色素上皮黑色素瘤"。而后，Kurz 在病理组织学上发现是视网膜色素上皮细胞肥大。Buettener（1975）命名为先天性视网膜色素上皮肥大。

[眼底表现]

先天性视网膜色素上皮肥大是圆形或椭圆形、扁平、境界清楚的黑色斑。多数中央有些类圆形空隙、脱色斑点或色素点。边缘扇贝边状，四周围绕着淡色或色素晕。大小不定，可达 1 DD，常在周边部视网膜，有时发生于后极部。

病灶不会长大。由于出生后的视网膜色素上皮是 DOPA 阴性的，所以成年人可能不会合成另外的色素。Shields（2003）报道 330 例孤立型 CHRPE，随访 3 年以上，83% 病人是良性稳定不扩大的。Shields（2014）罕见地发现一例患 CHRPE 的黑种人，13 年后病变明显扩大呈蘑菇状隆起，病理诊断是由 CHRPE 发生的腺癌。

先天性视网膜色素上皮肥大细分为三类：

（1）孤立 CHRPE（solitary CHRPE）：通常是扁平，圆形，色素沉着病变，边界清楚，边缘平滑或扇贝壳边状。视网膜色素上皮的外观正常。直径平均 4.7mm，中位 4.7mm（0.2 ～ 13mm）。31% 在颞上方，45% 在赤道地区，2% 在后极，偶尔占据整个象限。孤独型 CHRPE 3 年以上随访 46% ～ 83% 病例的病变扩大（图 4-7-2）。

（2）成群 CHRPE（grouped CHRPE）：很多形态不规则大小不同深褐色色素群，成群出现，分布于一片区域。一般有几十堆，状似动物足迹（熊足迹 "bear tracks"）。每群为 3 ～ 30 个病灶，病灶直径 0.1 ～ 0.3mm。

（3）多灶 CHRPE（multiple CHRPE）：病灶一般比孤立型小（直径 0.05 ～ 0.1mm）。黑色，棕色或灰色。斑驳样 RPE，可以含无色素的空隙。大病灶周围有一圈褪色晕或伴有色素沉着性小卫星灶。

[辅助检测]

眼底照相：彩色照相或 Optos 伪彩色扫描，形态不规则深褐色色素斑，孤立一个或大小不同成群。

OCT：RPE 一定增厚（1 ～ 3 倍）是主要异常。CHRPE 对底层的脉络膜结构造成信号遮挡。空隙区域 RPE 缺如（图 4-7-2），所以底层的脉络膜结构窗样缺损式反光增强。CHRPE 病变表层的光感受器丧失。

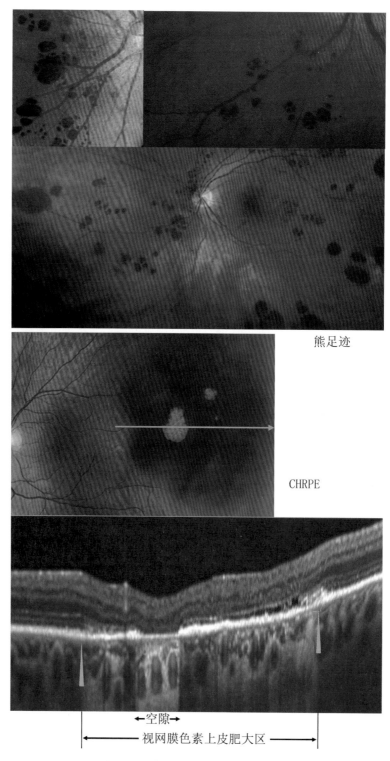

熊足迹

CHRPE

←空隙→

←视网膜色素上皮肥大区→

图 4-7-2　先天性视网膜色素上皮肥大

FFA：遮挡脉络膜荧光，无渗漏。

[诊断]

诊断要点：① RPE 平面的黑色素块，类圆形。②孤立较大的一个或成群的大小不等的色素块（熊足迹样）。③大色素块中央常有色素缺如的空隙。边缘可有脱色素晕。④ OCT 示 RPE 不规则增厚。空隙为 RPE 缺失，呈窗样缺损性透光。

符合前三项条件就能诊断先天性视网膜色素上皮肥大。OCT 进一步明确诊断。

[鉴别诊断]

Shields 的 330 例会诊病人中，只有 9% 是正确诊断为 CHRPE 的。误诊为脉络膜痣（26%）、脉络膜黑色素瘤（15%），未指定病变（48%）。

1. 脉络膜黑色素细胞瘤　CHRPE 经常被误诊为黑色素瘤，Shields（1980）报道 9% 临床假性黑色素瘤是先天性视网膜色素上皮肥大。与 CHRPE 相比，黑色素瘤总是圆顶形或蘑菇状隆起的，色素不太均匀，边界欠明显（因为透过 RPE 才能看到），直径和厚度均在增长。

2. 脉络膜痣　色素斑位于 RPE 下是主要不同点。浅褐 - 深褐色，边界不清，扁平的，痣的表面常有玻璃疣和黄色斑点。

脉络膜黑色素细胞瘤外观类似 CHRPE，但黑色均匀，无空隙。

RP 真正色素增生有不明确的边界，并侵入视网膜，往往导致视网膜变形。

局部色素沉着由外伤、炎症或药物毒性所造成。色素在视网膜内，可能类似 CHRPE，但形状更不规则，广泛分布，有相关病史。

3. 色素性眼底病变（POFL）　常染色体显性遗传性癌症综合征包括家族性腺瘤性息肉病（familial adenomatous polyposis，FAP）、Gardner 综合征和 Turcot 综合征。FAP 相关的眼底病变不同于 CHRPE，称为色素性眼底病变（pigmented ocular fundus lesions，POFL），是一组完全独立的疾病。POFL 与典型 CHRPE 不同，POFL 往往较小（＜ 0.1 DD），色素性病变位于涡流静脉附近。椭圆形或泪珠形，有时在边缘有一个色素减退晕或带有一个"鱼状"或"彗星状"尾巴。两侧性的概率比 CHRPE 多些。FAP 已发现数以百计的突变，定位于染色体 5q21-q22 的 *APC* 基因（腺瘤性结肠息肉病）。POFL 是与生具有，约 75% 病人有肠息肉。

三、视网膜色素上皮下出血

脉络膜血管远较视网膜深层血管丛丰富，所以出血量常较大，如极大量（见于外伤或手术）也可破坏整个眼球。

[病因]

包括外伤、PCV、近视、眼压急剧下降、血液病、动脉硬化等。

[眼底表现]

视网膜色素上皮下出血（subpigment epithelial hemorrhage）因为出血被视网膜色素上皮遮挡，所以出血呈青褐色。如有出血穿破色素上皮，或者出血在视网膜下间隙则呈深红色（图 4-7-3）。视网膜隆起及水肿。OCT 可见 RPE 隆起，PED 内血为中等而非高反射，穿透力通常＜ 100μm。常使脉络膜不显现反光。

[鉴别诊断]

脉络膜色素瘤：色素瘤的色调为灰黑色，而暗红色或紫红色可确定为出血。但脉络膜出血也可由肿瘤引起。脉络膜肿瘤出血多量时，使整个肿瘤埋藏在血块中，需 B 超鉴别。随访观察中出血的变化是比较快的。单纯视网膜色素上皮下出血，不久因出血吸收而变为弥散的暗红色斑。此外，外伤病史也许对诊断有所帮助。

四、原发性视网膜色素变性

原发性视网膜色素变性（primary retinal pigmentary degeneration，RP）早在 1855 年由 Donders 发现。目前尚无恰当名称，西方国家仍然沿用古老的诊断——retinitis pigmentosa（RP），直译为色素性视网膜炎。视网膜色素变性为原发于视网膜光感受器 - 色素上皮细胞的变性→死亡；病变广泛性、进行性。开始为地图状改变，多数起始于周边部，极其少数起始于黄斑。幼年时病变在周边眼底不引起注意，逐渐发展扩大至 4 个象限，至老年时病变波及黄斑而致盲。

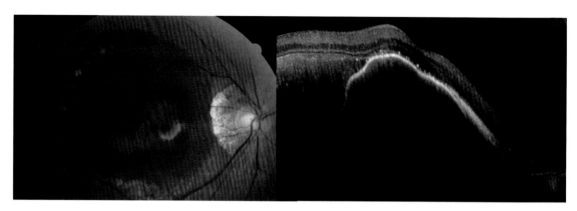

图 4-7-3 视网膜色素上皮下出血

黄斑灰褐色 RPE 下出血，其四周红色为视网膜下出血。结构 OCT 显示 RPE 被出血抬高而隆起，感光视网膜尚正常

有人诊断为遗传性视网膜色素变性，将无遗传性者称为假性视网膜色素变性（pseudoretinitis pigmentosa）。有人称其为色素性视网膜营养不良（retinal pigmentary dystrophy），杆细胞-锥细胞营养不良（rod-cone dystrophy），进行性弥漫性全视网膜变性（progressive diffuse panretinal degeneration）。目前分类及名称尚未统一。

RP 进行缓慢，典型起病时常为 6—12 岁学龄儿童，在青春期加重，在 40—60 岁间盲目。在病程中可能有段时期静止或轻度好转，而在某一时期则又进行较快。患病率约 1/4000（胡诞宁，209 例，1982），与全世界调查一致。

病变一般局限于眼部，仅少数病例伴有重要的全身症状。男性多于女性（3∶2），绝大多数是两眼对称性。单眼发病及象限型（sector RP），均为非典型 RP，极罕见。

发病年龄：早发型 RP 可分为先天性和儿童型。病人父母失明的时期，以及眼震（通常表示先天性疾病）可用于区分先天性和早发型病例。偶尔，一位典型 RP 病人在晚婴儿期或早幼儿期开始发病，而其他家庭成员在第 1 个 10 年到第 3 个 10 年的任何年龄起病。在 RP 病人的兄弟姐妹的年龄中，隐性遗传的发病年龄通常更为一致。

病眼平均年变化率：视野面积 − 4.9%，0.5Hz 闪光 ERG 振幅为 − 4.7%，30Hz 闪光 ERG 振幅为 − 4.6%。＞35 岁是丧失视力的危险因素（IOVS，2011，52∶9244）。

[病因]

原发性视网膜色素变性目前认为是视网膜杆细胞 -RPE 起始的原发变性，锥细胞在后期也受害，此为常见的杆细胞 - 锥细胞型；锥细胞 - 杆细胞型少见，锥细胞起病比杆细胞早而明显。

50% 有家族史，遗传的形式并不固定。它可以有显性、隐性或性连锁遗传等不同的遗传特性，这要有充分的家谱调查才能确定。临床症状没有任何特征可以说明其遗传的特性是属哪一类。有的是散发性新突变（无家族史）。1982 年上海胡诞宁调查，隐性遗传 33%，显性遗传 11%，性连锁遗传 8%，新突变（一个家族中仅 1 例）48%。

显性遗传 RP 的 20%～40% 是视紫质基因突变→改变蛋白及酶的结构→视网膜变性。尸检发现视网膜感光细胞凋亡，外节缩短。

大多数 RP 是单基因遗传，具有高度遗传异质性。随着分子遗传学的发展，迄今为止已确定了 50 多个基因位点。RHO 基因（3q22.1）是已报道的最常见的 RP 致病基因。

[分类]

（1）常染色体隐性遗传：杆细胞 - 锥细胞型、锥细胞 - 杆细胞型、Goldmann-Favre 综合征、儿童发病型、白点状视网膜变性。11%。

（2）常染色体显性遗传：杆细胞 - 锥细胞型、锥细胞 - 杆细胞型。11%。

（3）性连锁隐性遗传：杆细胞 - 锥细胞型、锥细胞 - 杆细胞型、无脉络膜症（choroideremia）。8%。

（4）单纯型：无家族史的新突变。48%。Jay 推测这些病人中隐性遗传不超过 70%。

[症状]

最主要的自觉症状是多年夜盲，暗适应功能下降（杆细胞阈值提高）及视野向心缩小。锥细胞 - 杆细胞型者可表现为锥细胞阈值提高，故病人主诉明适应障碍。

1. 夜盲（nyctalopia，night blindness）　儿童时期开始的最早的症状，眼底改变极轻时已有明显夜盲。这是它与继发于炎症的色素变性不同之处。由脉络膜炎引起的色素变性，有时眼底改变已很明显，而夜盲症状并不显著。

2. 闪光感　35% 病人在疾病的某个阶段有闪光感。原因不明，可能光感受器功能失常，视网膜继发性重塑或异常突触形成。

中心视力一般正常，因为在早期和中期病变未卷及黄斑。晚期（40—60 岁）因锥细胞病变、并发性白内障而视力开始出现减退。保存良好中心视力到 60 岁者，显性遗传性 RP 比隐性遗传性及性连锁遗传性的可能性大。象限型 RP 可终身不影响中心视力。锥细胞 - 杆细胞型者中心视力减退出现得早。

暗适应功能下降为本病的诊断条件之一，但保留此种检查的医疗单位已极少。可用比较法估测，即医生与病人同时入暗室，观看暗室内某一物体，比较病人是否与医生同时看到或迟看到多少时间。

视野典型的早期视野改变为环形暗点，相当于视网膜开始病变处，有 40°～ 50° 区域内出现。暗点可呈完整环形也可出现缺口或仅是弓形。以后环形暗点逐渐变宽而周边视野逐渐缩小，终于两者融合而仅残留中心一小块管状视野（tunnel vision），最后连管状视野也丧失而成全盲。

[眼底表现]

两眼进行性夜盲、视野缩小、广泛性视网膜色素增多及脱色素、黄斑 RPE 相对性保留、视网膜血管变细、蜡黄色视神经萎缩，此六点为原发性视网膜色素变性的典型特征（图 4-7-4）。眼底表现以 RPE 萎缩为特征。弥散性视网膜色素增多及脱色素为主要体征。多起始于赤道（该处杆细胞密度最高），呈环带状，在极周边的视网膜及后极部视网膜都还正常。黄斑区可以保留较久不受侵犯，最终色素改变波及黄斑部。

RPE 萎缩多数病例在尚未有色素增多的区域，RPE 已开始变薄，视网膜呈灰蓝色调、透明度减退。或表现为点状脱色素与点状色素增多混杂的杂色斑点（mottling）或称椒盐状（pepper-salt），或颗粒状眼底（granularity）。由于广泛 RPE 的脱色素或萎缩，可以直接见到脉络膜的血管和基质。

骨小体样色素增生：典型的色素增生为伪足状的色素丛，如鸡足迹（chicken-track）或骨小体（bonecorpuscle）或骨刺（bone spicule），但少数也可是长条或圆形。RPE 的色素游离到视网膜内层。有些病例色素集合于血管周围淋巴间隙，尤其是静脉附近。

视网膜血管极细尤以动脉为甚，在疾病后期动脉变成线状。

视盘萎缩：晚期病例视盘变为蜡黄色的继发性萎缩（胶质增生及血供减少）。

[并发症]

1. 后囊下白内障（PSC）　常见于疾病后期、视网膜已高度萎缩、视功能极低。摘除白内障对视力常无帮助。有些病人合并有高度近视。

2. 囊样黄斑水肿（CME）　约 10% 晚期病例伴有囊样黄斑水肿。用 OCT 检测约 1/3 病人有黄斑水肿。黄斑水肿可能是多因素的，现有几种假设：①血 - 视网膜屏障瓦解。继发于 RPE 和（或）内皮损伤 / 功能障碍，由于退化的视网膜 /RPE 释放的"毒性产物"破坏血 - 视网膜屏障。这与其他疾病观察到的黄斑水肿是一致的，已经发现与 VEGF、腺苷、前列腺素、组胺、胰岛素样生长因子 1、肿瘤坏死因子 α、

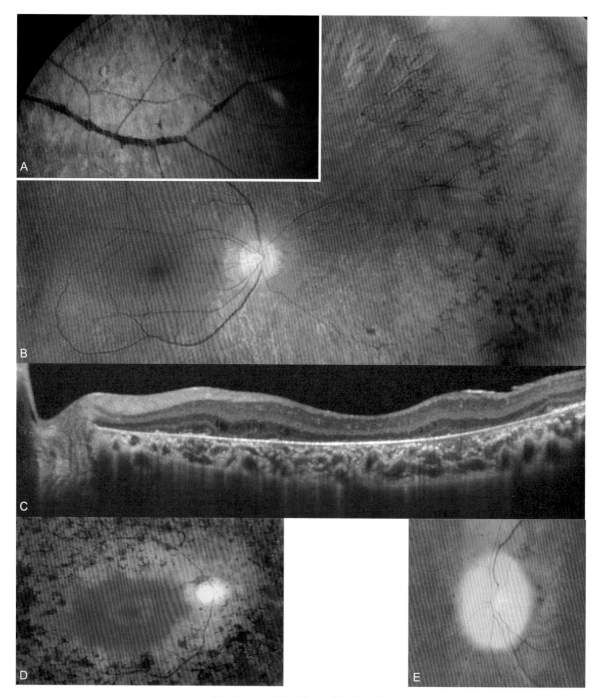

图 4-7-4　原发性视网膜色素变性

A. 突出显示 RPE 萎缩造成的青灰色混浊，鸡足迹样黑色素沉着围绕静脉的姿态很具特征性。B. 大拼图展示赤道部视网膜大量鸡足迹样黑色素沉着。黄斑以外的 RPE 全面萎缩，呈青灰色不透明。透过萎缩的 RPE 暴露脉络膜中等和大血管。视盘轻度苍白，视网膜动脉变细。C. 晚期 RP 病人的 OCT：外层视网膜变薄，外核层、EZ(IS/OS)、RPE 反射带普遍性萎缩或消失。D. 血管拱外大片鸡爪足迹样色素，RPE 萎缩，尚未波及黄斑，视盘苍白，视网膜血管极细。E. 晚期病例典型的蜡黄色视盘，视网膜血管极细，尤其是动脉血流只剩细线

白细胞介素 -1α 和白细胞介素 -1β 有关联。②视网膜色素上皮泵送机制失灵（或功能障碍）。RPE 的一个重要功能是将流体从视网膜下间隙泵出到脉络膜，以便维持 RPE 和光感受器细胞之间黏附所需的负静水压。③ Müller 细胞水肿和功能障碍。Müller 细胞是视觉传导和视网膜

流体动态平衡所必需的。④抗视网膜抗体增多；⑤玻璃体牵引和 ERM。引起 Müller 细胞的机械损伤，炎症反应后发生毛细血管扩张和渗漏。

[辅助检测]

1. FFA   在脉络膜充盈期，由于 RPE 改变而出现杂色斑点（mottling），早期病例脉络膜充盈正常，晚期病例色素增多区域显示不规则脉络膜毛细血管不充盈及渗漏。

电生理检查主要是 ERG，暗适应状态比明适应状态的反应低。在早期：暗视状态下用蓝色光刺激，a 波及 b 波明显降低或未能记录；用白色光刺激的反应波幅稍高些但还是中等高度甚或未能记录。视锥细胞对 30cps 连续闪光刺激的反应正常或降低。ERG 波幅平均每年约降低 16%。若经数年复查 ERG 可以了解病变进行状态。

病变晚期 ERG 反应未能记录或极低，也许明视状态下尚有低反应。

2. EOG   Arden 值显著降低，常在 1.0 ～ 1.2。视锥细胞 - 视杆细胞型 ERG 明适应状态比暗适应状态的反应低，EOG Arden 值中等度降低，常在 1.40 ～ 1.50。

3. OCT   黄斑尚未被波及的病例，在黄斑中心凹的外核层的厚度尚正常，但在中心凹外的外核层就朝周边开始变薄，感光细胞的内节及外节也变薄。随着病变进展，视网膜外层结构萎缩——外核层、EZ（曾称 IS/OS）、RPE 反射带萎缩或消失。

4. FAF   即使病变尚未波及后极的病人，眼底自身荧光会出现高信号弧形荧光带，该处 OCT 的 EZ 断裂。微视野检查在 FAF 高信号环形荧光带内的视觉灵敏度尚正常，而环外的视觉灵敏度已丢失。RPE 萎缩区域无自身荧光而呈黑色。

[诊断]

①两侧性。多年夜盲。②视网膜各象限赤道部和（或）远周边色素增多（典型的呈骨小体样）及 RPE 萎缩。③视盘苍白。视网膜小动脉明显变细。④黄斑部 RPE 及中心视力尚完整。40 多岁以后波及黄斑而开始缓慢视力下降。⑤视野缩小。晚年呈管状视野。⑥ERG 反应很低或未能记录，尤其暗视 ERG。⑦家族史。⑧中年病人常有后囊下白内障。

符合前六项条件即可诊断 RP。如果两眼视网膜色素增多及 RPE 萎缩非常典型，尽管无 ERG 检查亦可成立诊断。但若视网膜色素增多及 RPE 萎缩不典型，则常须 ERG 检查以支持诊断。有肯定家族史者，即使视网膜病变不典型，也可成立诊断。原发性视网膜色素变性如未加以注明，表示为视杆细胞 - 视锥细胞型。

无色素视网膜色素变性（RP sine pigmento）。应该诊断"早期 RP"。随着时间推移会出现视网膜内色素沉着。

视锥细胞 - 视杆细胞型中心视力早期受损，色素增多开始于黄斑部，荧光素眼底血管造影黄斑部窗样缺损，ERG 明适应状态比暗适应状态的反应低。EOG 降低。

象限型 RP（sector RP）为 RP 的变异型，两侧性，色素增生及 RPE 萎缩仅局限于一个象限内，极其少见。必须与脉络膜视网膜炎症后改变区分。RP 必定是两侧性，至今认为单侧性原发性 RP 是不存在的。

综合征型 RP（syndromic retinitis pigmentosa，SRP）：少数 RP 病人眼外伴有相关疾病。Usher 综合征是其中最多见者。

RP 病人 15% 是 Usher 综合征，因此，对 RP 病人必须询问他的听力。轻者早期部分听力下降，重者耳聋。2% ～ 6% 病人伴先天性重度耳聋和前庭性共济失调。

Goldmann-Favre 综合征是玻璃体视网膜营养不良伴或不伴有黄斑 / 周边部视网膜劈裂症（图 4-7-5），两眼对称性环形色素沉着（血管拱周围或中周部），脉络膜视网膜萎缩，视网膜表面膜，白内障，夜盲，病变进行性，ERG 早期即不能记录。*NR2E3* 基因突变。

成人发病和晚期发病 RP 并不罕见，但经常认为非视网膜营养不良症。这些病人可能具有非遗传的基础，如果是遗传性、那么是常染色体隐性遗传。

单侧性 RP 的诊断标准：病侧眼必须显示

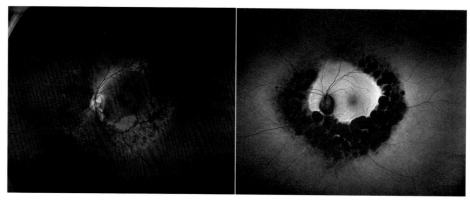

图 4-7-5　Goldmann-Favre 综合征

患者男，48 岁。Optos 超广角伪彩色摄影影显左眼对称性中周部环形 RPE 明显萎缩，致密骨刺样色素，色素上皮不规则增生移行，视网膜血管较细。FAF 示环形浓密的弱自发荧光区域，对应于彩照 RPE 萎缩区。右眼呈现对称性改变（图略）

典型的色素性视网膜病变的临床症状和体征。健康眼必须不显示任何色素性视网膜病变的迹象，并且必须具有正常的全视野 ERG。并且排除色素性视网膜病的感染性、炎症性和血管病因。

[鉴别诊断]

继发性色素性视网膜病变属假性 RP（表 4-7-2）。单侧性或两侧性。除非有典型 RP 的家族史，单侧性的可以暂时否定 RP，但是最好随访至 35—40 岁。

表 4-7-2　继发性色素性视网膜病变

原因	特征
感染性	
• 梅毒	先天性梅毒示两侧性眼底椒盐状色素改变
• Lyme 病	
• 弓形体病	
• 先天性风疹	椒盐状色素改变
• 亚急性硬化性全脑炎（SSPE）	男性，视网膜胶质瘢痕，轻微的脉络膜受累，色素性瘢痕形成和萎缩
• 单侧亚急性神经视网膜炎（DUSN）	单侧性，蠕虫移行轨迹，视神经萎缩，RPE 萎缩
炎症性	
• 视网膜血管炎	
• 陈旧性后葡萄膜炎	多灶性脉络膜炎通常导致 RPE 萎缩，色素继发迁移到视网膜，血管狭窄和视网膜下纤维化
自身免疫性	
• 自身免疫性视网膜病变	主要影响视网膜感光细胞功能。在 40—70 岁典型地呈现快速进展，两侧性，无痛性视力衰退（视力减退，闪光感，夜盲和暗点），但是眼底检查正常或轻微异常；诊断依据：血清证实抗视网膜抗体为关键指标，ERG 异常。与 CAR、MAR 和 npAIR 具有重叠的临床表型 自身免疫性视网膜病变可以分为两组：副肿瘤性（paraneoplastic，癌旁）和非副肿瘤性（nonparaneoplastic）。副肿瘤性细分为：癌症相关性视网膜病变（CAR）和黑素瘤相关性视网膜病变（MAR）。非副肿瘤性自身免疫性视网膜病可能比副肿瘤性视网膜病更常见

续表

原因	特征
• AZOOR，APMPPE	
• 癌相关性视网膜病变（CAR）	
外伤性	
• 眼内异物（铁质沉着症）	穿孔性眼外伤伴铁质眼内异物潴留，RP 样眼底改变外，在晶状体囊膜下有铁质沉着。CT 或眼超声证实眼内异物
• 钝性外伤（严重视网膜震荡或视网膜脱离）	眼外伤史，单眼
药物毒性	通常导致 RPE 萎缩和黄斑斑驳状改变，或周边区域 RPE 萎缩，而不出现簇状色素团块
• 氯喹	
• 吩噻嗪类抗精神失常药	萎缩区附近色素细胞凝集，黄斑萎缩，会发展成夜盲
遗传性	
• RP	两侧性，缓慢进行性，骨刺样色素，视网膜动静脉均狭窄和视盘苍白。OCT 示 RPE 和外层视网膜萎缩。自幼夜盲，ERG 熄灭

发生于脉络膜视网膜炎梅毒性脉络膜视网膜炎呈椒盐状，2～3 期梅毒，FTA-ABS 阳性；药物中毒 [chloroquine, hydroxychloroquine, thioridazine（Mellaril）, trifluoperazine（Stelazine）, chlorpromazine] 及外伤。弥散性脉络膜视网膜炎症后继发色素增生的病变稳定，伴有萎缩斑或血管鞘，甚至有机化组织。

铁质沉着症：可引起类似于原发性视网膜色素变性的眼底改变。单眼，有眼外伤史，因眼内铁质异物而引起。

锥细胞 - 杆细胞型视网膜色素变性与锥细胞营养不良二者不同之点在于，后者起病迟（20—30 岁），杆细胞损害轻得多，黄斑部有些色素紊乱（牛眼样黄斑病变或者不规则色素紊乱），视野缺损稳定不变，无明显夜盲，但视力进行性逐年减退，早期 ERG 锥细胞反应消失或几乎消失而杆细胞反应仅轻微降低。

白点状视网膜变性（retinitis punctate albescens）：这是与典型遗传性 RP 相似的视网膜营养不良（图 4-7-6）。常染色体显性遗传是由于 6p21.2 的 RDS 基因突变；常染色体隐性遗传是由于 3q21.1 的 RHO 基因突变。相似之

处为起病于幼年的两眼夜盲、视野缩小、视网膜萎缩、血管变细、慢性进行性等；相异之处也即白点状视网膜变性最主要的特征：眼底散在多量小白点分布于中周和远周边眼底、无色素增生、动脉变得较细，但不如视网膜色素变性者细。视盘轻度萎缩，视网膜也有萎缩而出现豹纹状眼底。白点状视网膜变性发病率较 RP 低得多，属稀见病例，具有家族遗传性。暗视 ERG 异常，明视 ERG 降低；然而在暗适应 2～3h 后，ERG"不会"变成正常。有人认为这是 RP 的早期阶段，本质上是一种视网膜色素变性伴眼底广泛白色斑点沉着的病变。因为，这种白点状深层视网膜病变，见于典型 RP 家庭中的年轻成员。

白点状眼底（fundus albipunctatus）或翻译为眼底白色斑点症。常染色体隐性遗传是由于 12q12-q14 的 RDH5 基因突变。白点状眼底是一种罕见的常染色体隐性遗传性先天性静止性夜盲，其特征在于整个视网膜上均匀散在白色点状病变，保留中心凹。视网膜血管正常。白点状眼底是异质性点状视网膜综合征的一部分。患者儿童期开始夜盲症或保持无症状直到

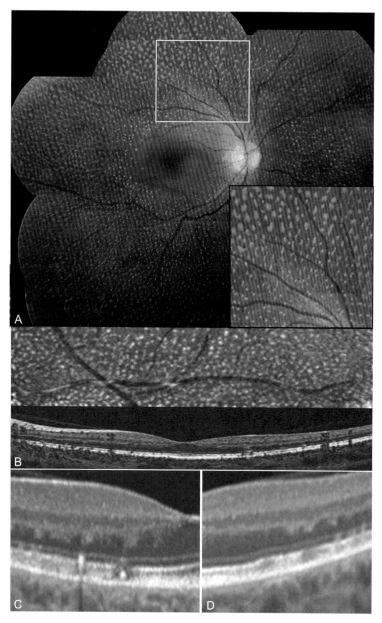

图 4-7-6　白点状视网膜变性

体检时偶然发现眼底的白色斑点才获得诊断（图 4-7-7）。与白点状视网膜变性的眼底改变是一模一样不能予以区分，但白点状眼底有两个特点以资与白点状视网膜变性鉴别：①白点状眼底在彻底暗适应（至少 3h）后，ERG 恢复至几乎正常，此乃因视色素再生明显缓慢；②病变是静止性的，属于先天性静止性夜盲的一种亚型，不会在中老年时扩展至中心凹。

　　白点状眼底 OCT：起源于 RPE 的小圆顶状强反射沉积物，突出至外层视网膜中，导致外层破裂。眼底自发荧光同样显示与 OCT 和眼底检查中所见的这些病变相对应的强自发荧光区域。在 FFA 白点状病灶显强荧光。白点状眼底主要由于 RDH 基因编码序列突变引起。RPE 中的 11- 顺式视网膜脱氢酶（11-cis retinal dehydrogenase，RDH）的突变，11- 顺式视网膜脱氢酶的产物破坏导致维 A 酸（retinoids）的积累，此即白点状病灶。RP 导致感光细胞凋亡；眼底白色斑点症非进行性疾病，无感光细胞凋亡。Rotenstreich 等（2012）研究檀香树

Dunaliella 绿藻（含有富含 9-cis-beta- 胡萝卜素）粉末做成的胶囊口服 90d，治疗临床和基因诊断的眼底白色斑点症 7 名病人对食品补充剂的反应。所有病人的外周视野均有显著改善，杆细胞恢复率显著提高。ERG 最大明视反应 b 波振幅明显提高。没有观察到并发症或不良反应。停食品补充剂 1 年后随访，ERG：b 波幅度回复原先状态。

Bietti 结晶性营养不良（Bietti crystalline dystrophy）曾称胆固醇结晶样视网膜变性，也可能是 RP 的一种变异（图 4-7-8）。通常是常染色体隐性遗传，与 CYP4V2 基因突变有关。

发病率 1/67 000。其特征是无数闪闪发光，黄色，结晶沉着物分布在整个眼底或局限于后极。结晶可以分布在视网膜各层，RPE 保存区结晶更加突出。病情缓慢进展，成年或中年时后极 RPE 及脉络膜毛细血管萎缩。OCT 示视网膜结晶主要位于 RPE/Bruch 膜复合体内或者上方。或许可见外层视网膜管形成。随着时间推移，RPE/Bruch 膜复合物严重破坏和变薄，RPE 瓦解与结晶消失有关。表型是高度可变的。有些病例，角膜缘附近的角膜浅表基质也有结晶，称为 Bietti 角膜视网膜结晶性营养不良（Bietti crystalline corneoretinal dystrophy）。角膜活检

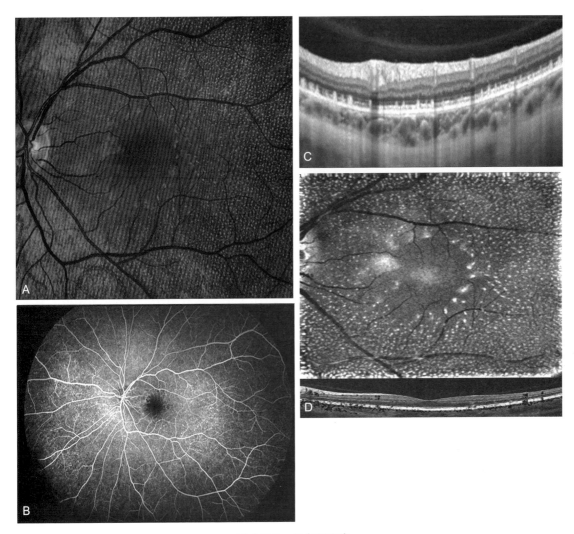

图 4-7-7　白点状眼底

A. 41 岁女性，数年来，双眼中心视物模糊和夜盲。无家族史。彩照显示整个视网膜上都出现白色斑点。B. 广角 FFA 彰显点状强荧光的广泛分布区域。由于 RPE 改变，可看到不规则的荧光。C. 双黄斑的 OCT 存在一些由 RPE 产生并延伸到的高反射点。D. En Face OCT 和 En Face SD-OCT 显示广泛的斑点 (courtesy of Ananda Kalevar, MD)

标本揭示结晶体类似胆固醇，提示 Bietti 病可能是一种全身性脂质代谢异常。多见于中国和日本。可以分成 2 种类型。①区域型：在中年开始出现旁中心暗点，导致阅读困难。周边视网膜功能还被保留，即使在中等进展期的 ERG 和 EOG 正常或接近正常。眼底外观和 FFA 显示后极部色素上皮及脉络膜丧失。②弥漫型：周边视野，夜间视力差，中心视力下降。眼底镜检查，FAF 和 FFA 可见色素上皮和脉络膜弥漫性丧失。病变早期 ERG 就已严重异常。最终视力障碍变得更加严重，比区域型的厉害。

癌伴有的视网膜病变（cancer-associated retinopathy，CAR）：上皮癌（尤其是肺癌）病人有 RP 样 RPE 变性的眼底表现，CAR 可发生在原发癌被诊断之前。目前认为是自身免疫

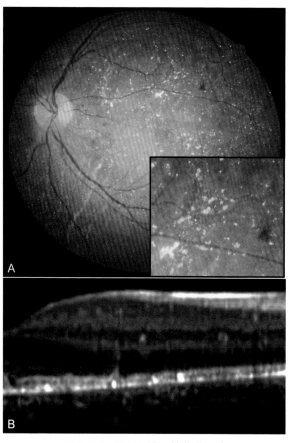

图 4-7-8　Bietti 结晶性营养不良

A. 无数闪闪发光，黄色，大小不等的结晶沉着物分布在整个眼底，后极更明显。偶尔有色素斑点。B.OCT 示视网膜结晶主要位于 RPE，RPE 变薄

性疾病，已发现 70kDa 蛋白为视网膜的抗原，诊断时需证实血清中存在抗视觉恢复蛋白抗体（anti-recoverin antibody）。RP 可以具有与 CAR 相似的眼底表现，可是 10%～37% RP 病人血循环中也存在抗视网膜抗体。为防止漏诊，对短期夜盲病史（＜1 年）的 RP 病人，尤其是年长、吸烟者需要 CT 探查全身原发癌。CAR 在分类上属假性 RP。

无脉络膜症（choroideremia）1872 年由 Mauthner 发现。X 性连锁隐性遗传，男性发病，女性为基因携带者。Xq21，CHM 基因缺失或突变。CHM 基因编码 REP-1 和 REP-2 蛋白，病人表现 REP-1 缺乏。发病率 1/5 万。遗传性全面性脉络膜 -RPE- 视网膜变性，婴儿时开始夜盲，进行性，ERG 为杆细胞 - 锥细胞变性型。最早期（8—18 岁）眼底斑驳状改变，犹如早期 RP，视网膜小动脉正常为唯一可与 RP 区别的体征。随着疾病的进行，逐渐显示脉络膜中等大及大血管萎缩，只见几乎正常的视网膜血管跨越白色裸露的巩膜，在萎缩区内有小色素颗粒，但黄斑及视盘尚保持正常（图 4-7-9）。40—50 岁仍保留有用视力，尽管视野已很小。50—70 岁期间病变最后波及黄斑，因而中心视力明显减退。病人血液存在抗 REP-1 抗体。FFA 显示脉络膜毛细血管不充盈及 RPE 缺如。相比之下，除基因不同之外，RP 病人具有视盘苍白、视网膜动脉变细、典型的骨小体样色素沉着、后囊下白内障发病率高等特点有助于鉴别诊断。无脉络膜症女性携带者，特征是 RPE 有杂色斑点，视功能几乎正常，有些女性在晚年丧失视力。OCT 显示外层视网膜丧失，外层视网膜管形成，外层视网膜丧失的边缘和内层视网膜微囊肿。有症状的携带者可能有斑片区锥细胞丢失。

伴有遗传性视网膜色素变性的系统性疾病有 Usher 综合征、Laurence-Moon-Biedel 综合征、Refsum 病、遗传性血 β 脂蛋白缺乏症（Bassen-Kornzweig 综合征）、Kearns-Sayre 综合征。

Usher 综合征：又称遗传性视网膜色素变

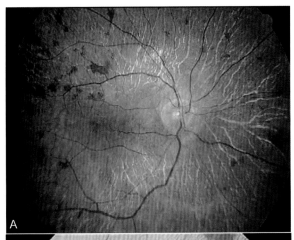
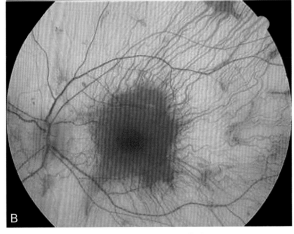

图 4-7-9　无脉络膜症

A. 无脉络膜症早期。患者 8 岁，男。自幼夜盲，两眼 RPE 弥漫性萎缩，不规则 - 圆形黑色素斑。凸显脉络膜血管。B. 无脉络膜症晚期。患者 21 岁，男。严重脉络膜 -RPE 萎缩，透见巩膜。黄斑尚正常 (courtesy of Dr Amy Wu)

性 - 感音神经性耳聋综合征。主要表现为不同程度的视网膜色素变性（RP）和感音神经性耳聋（sensorineural hearing loss，SNHL），伴或不伴前庭功能障碍。RP 以夜盲为首发症状，与典型 RP 相同表现。该综合征在 1858 年由 von Graefe 首先报道，1914 年英国 Usher 发现家族遗传性。大多数为常染色体隐性遗传，极少数为常染色体显性遗传和 X 连锁隐性遗传，患病率为 1.8 ～ 6.2/10 万。Usher 综合征是盲 - 聋的主要疾病，在同时盲 + 聋的病人中占 50% 以上，在所有 RP 病人中约占 18%。根据眼 - 耳聋 - 前庭功能的病情轻重分为 3 型：Ⅰ型：是 3 型中最严重的。在儿童期开始出现夜盲和 RP + 先天

性双侧重度 SNHL+ 前庭反应消失。严重的先天性双侧性 SNHL，导致语前聋（prelingual），通常都是聋哑人（deaf mute）。前庭功能测试异常（前庭性共济失调）。致病基因位点 USH 有 8 个，*MY07A* 是最主要的致病基因。Ⅱ型：最常见，约占 70%。夜盲和 RP 发生较晚（20—50 岁），中度 - 重度 SNHL，前庭反应正常。听力损伤是非渐进性的，程度相对较轻，听力曲线为缓降型，以高频听力损伤为主。致病基因位点 USH 位点有 3 个。Ⅲ型：最少见。夜盲和 RP 发生在 40 岁以前，进行性 SNHL，前庭反应正常或减退。SNHL 多发生在 10—30 岁，为语后性，最初发病时听力损伤与Ⅱ型病人相似，但之后呈渐进性加重趋势。约一半病人前庭功能减退。致病基因位点 USH 有 2 个。

RP+ 先天性耳聋 + 其他全身病 = 其他综合征（不属于 Usher 综合征）。

Laurence-Moon-Biedel 综合征典型的 RP，全身表现有肥胖、性功能发育不全、智力发育不全及多指（趾）或眼部畸形，如睫毛过长或后极白内障等。多有家族性遗传，通常为隐性遗传，近亲联姻可增加遗传机会。

Refsum 病为常染色体隐性遗传，血清 phytanic 酸增高。运动失调、肢端进行性衰弱、耳聋、皮肤干燥、嗅觉丧失或进行性眼球运动限制。需特殊饮食治疗。

遗传性 β 脂蛋白缺乏综合征（Bassen-Kornzweig 综合征）肥胖、腹泻、棘红细胞症、运动失调、进行性眼球运动限制、脂蛋白缺乏症、脂溶性维生素吸收异常。需肌注维生素 A，口服维生素 E 及 K，限制饮食。每半年测定血清维生素 A 及 E。

Kearns-Sayre 综合征在病人 20 岁以前发生眼症状：椒盐状视网膜色素变性、进行性眼球运动限制、睑下垂。感音神经性耳聋。晚期可能发生心脏传导阻滞而需心脏起搏器。

[治疗原则]

原发性视网膜色素变性（RP）目前尚无有效治疗，有人主张口服维生素 A。病人需要遗传

咨询。晚期病人需低视力辅助（low-vision aids）。

有 CME 的病例可试用乙酰唑胺（Diamox）口服，导致视网膜下间隙酸化，增加氯离子迁移，随后 CME 的水液通过 RPE 进入脉络膜。类固醇：口服，眼周和玻璃体内注射。不能长期应用，否则会产生并发症。曾有人玻璃体内注射抗 VEGF。

相关治疗研究还处于探索阶段，有基因治疗、干细胞移植、人工视网膜假体已经进入临床试验阶段。

第八节　病毒感染相关性视网膜病变

一、急性视网膜坏死

急性视网膜坏死（acute retinal necrosis，ARN）又称急性视网膜坏死综合征。暴发性疱疹病毒科感染性周边视网膜坏死，视网膜血管炎，中度至严重的葡萄膜炎，玻璃体炎，常继发视神经炎和视网膜脱离，通常发生在原本免疫功能健康的病人。

1971 年由日本 Urayama 等首先报道 6 例单侧急性葡萄膜炎伴视网膜周围动脉炎和视网膜脱离，1978 年 Moorfields Eye 的 Bird 和 Young 命名为急性视网膜坏死，被认为是疱疹病毒感染。Urayama 等为敬重他们的老师 Kirisawa 而提名 Kirisawa-Urayama 葡萄膜炎。ARN 发生于身体健康人，偶尔为免疫功能低下者，为少见病。病人大多数为 20—60 岁，20 岁是 HSV 的高峰期，40 岁为 VZV 的高峰期。

一般是单眼发病，在治疗过程中 9% 对侧眼发病，最终 65% 为两侧性。往往在发病后 1 ～ 6 周对侧眼发病，6 个月后对侧眼发病率减少；有报道 20 年后对侧眼发病。ARN 是自限性疾病，病程相对较短，无复发倾向。

[病因]

Culbertson 等（1982）首先用电镜在患病视网膜的所有层中证实了疱疹病毒。

疱疹病毒再活化：主要是水痘 - 带状疱疹病毒占 50%（老年人），单纯疱疹病毒 -2 占 30%（儿童和年轻人），单纯疱疹病毒 -1 占 15%，巨细胞病毒 5%；EB 病毒 < 1%。艾滋病病人免疫功能过低时常造成 CMV 视网膜炎，但偶尔可能因易感染疱疹病毒而发生 ARN。

年龄的双峰分布（bimodal distribution）：VZV-ARN 52.4 岁，HSV-1 44.3 岁，HSV-2 24.3 岁。

通常 VZV-ARN 比 HSV-ARN 更为严重，进展更加迅速。

疱疹病毒科包括单纯疱疹病毒（herpes simplex virus，HSV），水痘 - 带状疱疹病毒（varicella-zoster virus，VZV），）巨细胞病毒（cytomegalovirus，CMV）和 EB 病毒（Epstein-Barr virus）；归属 DNA 病毒。

[组织病理学]

视网膜的融合性或多灶性坏死斑块，是由于快速扩展的视网膜和脉络膜血管血管炎，以及闭塞性动脉周围炎。

BPEI 的 Culbertson 等（1982）最先研究一例 ARN 病人的眼球组织病理。活动性 ARN 的组织学可见弥漫性全层视网膜坏死，在坏死的视网膜中有巨噬细胞，浆细胞和其他炎症细胞，另外还可能见到含有嗜酸性包涵体的细胞。在视网膜感染区和未感染区的间界限非常分明，提示病毒是细胞 - 细胞传播模式的。动脉周围炎表现为内皮细胞肿胀与血管腔阻塞、内皮下有浆细胞浸润、炎症细胞栓塞、阻塞性视网膜动脉炎、视神经炎、肉芽肿性葡萄膜炎。电镜下可见视网膜细胞内有水痘 - 带状疱疹病毒，脉络膜浆细胞浸润而增厚数倍。

当愈合时，薄薄的胶质瘢痕替代坏死的神经元。在感染活跃时期的视网膜组织用电镜能见疱疹病毒壳。但坏死视网膜被神经胶质瘢痕组织代替，则不能看见疱疹病毒壳。

[分期]

1. 德国 Fabricius 等（1990）分期：

（1）0 期（前驱期）

①病人出现眼痛、眼眶疼痛等症状。

②可伴有表层巩膜炎或巩膜炎。

③出现睫状充血。

④轻度至中度前葡萄膜炎（前房炎症反应）。

⑤常出现眼内压升高。

（2）Ⅰ期（坏死性视网膜炎期）

①病人出现周边视网膜坏死病灶（常为多数性）。

②出现视网膜动脉狭窄、视网膜血管鞘、血管闭塞等。

③可伴有视乳头炎。

（3）Ⅱ期（完全性视网膜坏死和玻璃体混浊期）

①病人出现大范围视网膜坏死病灶。

②出现明显的玻璃体混浊或大的漂浮物（严重时可影响视网膜病变的观察）。

③易出现黄斑水肿、视神经病变、视网膜出血、视网膜脱离和视力下降等改变。

（4）Ⅲ期（视网膜坏死消退期）

①通常指出现症状的 4 ～ 12 周内。

②视网膜萎缩（原来视网膜坏死病灶处）。

③视网膜血管闭塞。

④玻璃体混浊物浓集于玻璃体基底部。

（5）Ⅳ期（视网膜脱离期）

①出现孔源性视网膜脱离。

②可伴有增殖性玻璃体视网膜病变。

③可伴有视网膜新生血管、出血。

④可出现眼球萎缩。

[临床表现]

症状：进行性视物模糊，重症者眼红，眼或眼眶周围疼痛。40% 病人有带状疱疹史。病毒性脑膜炎或脑炎史。

病情严重程度与病原体、免疫力有关。急性视网膜坏死伴中度或重度玻璃体炎，视网膜阻塞性血管炎（动脉炎为主），可能发展至视神经，伴有前葡萄膜炎（KP 有或无）。急性期维持 4 ～ 8 周。常以单眼开始，1/3 病人对侧眼常在 1 ～ 6 周内发病，最终 65% 两侧性。

1. 肉芽肿性葡萄膜炎　脸面皮肤和角膜常无疱疹病毒感染迹象。病情轻重不一，典型病例呈肉芽肿性——羊脂状 KP，无红痛。少数病例出现红痛等急性前葡萄膜炎表现。无虹膜后粘连，无虹膜基质萎缩，此与 HSV 虹膜睫状体炎不同。免疫力正常者全葡萄膜炎重，ARN 偶尔见于免疫低下者反而全葡萄膜炎病情轻。

2. 玻璃体炎　中等 - 重度玻璃体炎是特征，大量细胞浸润，甚至夹杂纤维蛋白，中等玻璃体炎者可以看清视网膜的病态；重度玻璃体炎者看不清眼底。3 ～ 4 周后玻璃体炎症渗出开始纤维机化，会造成视网膜脱离。

3. 阻塞性视网膜动脉周围炎　以视网膜动脉炎为主。大血管出现血管鞘（血管周围炎症细胞聚集）。常见长条状血管周围出血，在各时期或多或少伴有出血。

4. 全厚视网膜坏死　视网膜（常从赤道前后开始）产生散在性白色颗粒病损（状若激光斑，但为全厚度白色混浊斑）。这种视网膜的白色颗粒状病损（granular lesions）被认为是活性病毒繁殖地，直接的病毒细胞病变效应招引大量免疫反应企图消灭病毒，尚可能伴有阻塞性视网膜血管炎的缺血性改变。不做扩瞳检查很容易被忽视而误诊为前葡萄膜炎。经数日至 2 ～ 3 周，颗粒病损扩大，融合成大片地图状坏死，外观像"奶酪"。继而整圈周边部视网膜（360°）断断续续呈环状坏死为本病的特征。坏死慢慢波及后极部视网膜。坏死视网膜表层可脱入玻璃体而加重玻璃体炎，此点可供与 CMV 视网膜炎鉴别（图 4-8-1，图 4-8-2）。

5. 视盘充血水肿　多数病例视神经头在急性期即有视神经炎。这种视神经功能障碍似乎是由血管内皮细胞肿胀引起的缺血，血栓性小动脉闭塞和炎症细胞浸润视神经。一般，可根据视盘水肿、视功能异常（视野缩小、RAPD 阳性、色觉异常）判别是否存在视神经病变。

6. 高眼内压　36% 在早期眼内压增高（22 ～ 35mmHg），这不同于寻常的前葡萄膜炎。1 ～ 2 周后眼内压回复正常。

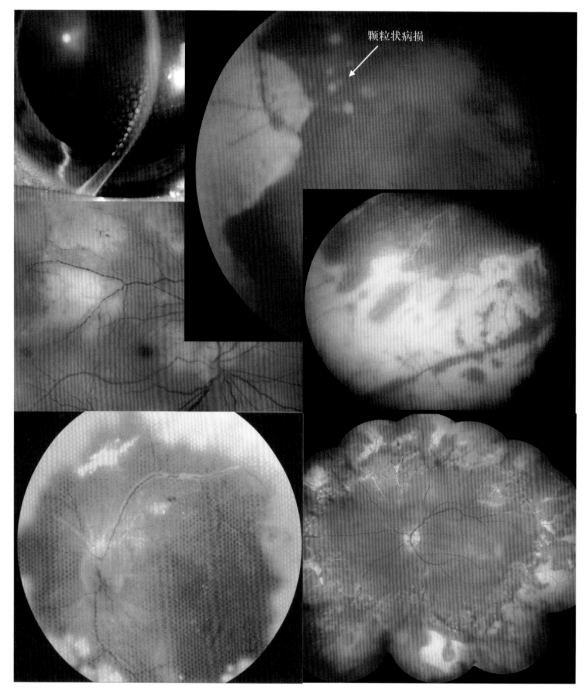

颗粒状病损

图 4-8-1　急性视网膜坏死（急性期）

重症玻璃体炎者看不清眼底改变。中度玻璃体炎患者可见视网膜血管壁白鞘乃至套状渗出，血管炎后不久周边部视网膜产生散在性白色颗粒状病损，逐渐扩大，融合成大片地图状白色坏死。有快速沿赤道呈环形扩张，最后整圈周边部视网膜（360°）断断续续呈环状坏死。血管边有出血

7. 愈合期　坏死区在 4 周开始出现色素，逐渐恢复原有色泽。在病变后期视网膜变薄结成瘢痕。视网膜黏着力极差，玻璃体内炎症细胞产生纤维膜，很易造成多数视网膜破孔而出现孔源性视网膜脱离。晚期 75% 病例在坏死区与正常区交界处瘢痕牵引而发生孔源性视网膜脱离、牵拉性视网膜脱离。视网膜脱离可发生在起病后 9 ～ 148d（图 4-8-2）。

通常在抗疱疹病毒治疗后 3.9d 视网膜炎症开始消退,始于进行缘、静脉周围、病变区中心。快速和有力的治疗后可能保持良好的视力,但大多数病人由于视网膜病变的进展、血管闭塞、RD 和视神经病变而丧失视力。

多数病人最终视力约 0.1。带状疱疹病毒造成的 ARN 的病情,比单纯疱疹病毒 ARN 严重。对比其他视网膜血管闭塞性疾病,ARN 的视网膜新生血管和广泛的出血性视网膜病变是罕见的。

[辅助检测]

1. OCT　玻璃体细胞多。坏死区在急性期因炎症细胞浸润,缺血而细胞内水肿,呈现视网膜内层甚至全层高反光。有时可见视网膜下液。消退期后视网膜组织相继萎缩而明显变薄。

2. FFA　在造影早期:活动性炎症区脉络膜灌注缺损,可造成局灶性脉络膜炎性细胞积聚和其上的 RPE 细胞损伤。脉络膜灌注缺损也可能会出现于活动性坏死区之外。再循环阶段:可能会发现黄斑和视盘渗漏,视网膜血管染色。可能会出现急性 CRAO 或 BRAO。活动性视网膜炎领域的周边视网膜的动脉和静脉通常很少或根本不显示荧光。视网膜小动脉充盈延迟或闭塞是诊断 ARN 的关键。

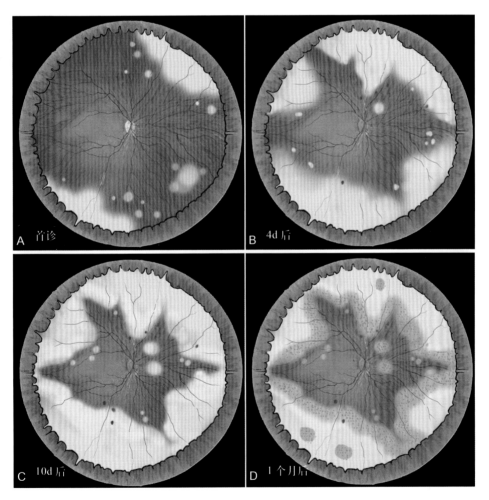

图 4-8-2　ARN 发展经过

A. 视物模糊 3d,首诊视力 0.8,羊脂状 KP,AC 细胞 2+。玻璃体细胞 3+。1 点钟位和 7 点钟位周边部视网膜白色坏死,后缘有颗粒状坏死斑。4 点钟赤道有 2 个坏死灶融合,附近有 2 个颗粒。B. 未经抗病毒治疗后 4d。坏死区环周向扩大,病向后伸展。少量出血。视盘色红,边界模糊。C. 首诊 10d 后已扩展至 360°。D.1 个月后开始进入愈合期。坏死区进行缘及坏死区内色转红,出现斑驳状色素

视盘附近旋钮状或把手状染料渗漏来自于动脉，外观酷似一条串珠。闭塞性脉管炎也见于静脉，病变区沿视网膜血管有球杆状出血，被称为是 ARN 综合征的特征。

ICGA 清楚地显示在视网膜组织坏死相应区域的脉络膜弱荧光斑（图 4-8-3）。这些脉络膜低灌注或无灌注的地区表明局部脉络膜缺血和脉络膜毛细血管层的浸润。对侧眼如果有断节状脉络膜弱荧光，说明将开始发病。

[实验室检测]

血清疱疹病毒抗体水平不能作为 ARN 的病原诊断的依据，因为成人多数为阳性。必须检测血常规、血沉、弓形体滴度、HIV、梅毒，有时须检测结核、结节病等。

所有病人应该检测免疫状态：免疫活性低下者 $CD3^+T \downarrow$，$CD4^+T \downarrow$，CD4/CD8 比值

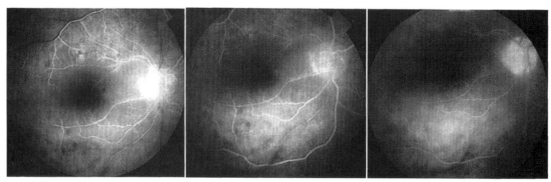

急性视网膜坏死的 FFA。FFA 早期。因玻璃体炎而致图像模糊。脉络膜充盈不规则。动静脉期：多个视网膜无灌注区，中心凹并非完整，黄斑旁毛细血管极度扩张，而且有渗漏。暗区外围有强荧光边。FFA 晚期。有些血管有炎症改变而遮掩其下的脉络膜荧光。炎性病灶的强荧光增强。在下血管弓区域，荧光素弥散渗漏入视网膜前间隙，表明血-视网膜屏障崩溃。不规则脉络膜荧光提示血管闭塞性坏死性病变

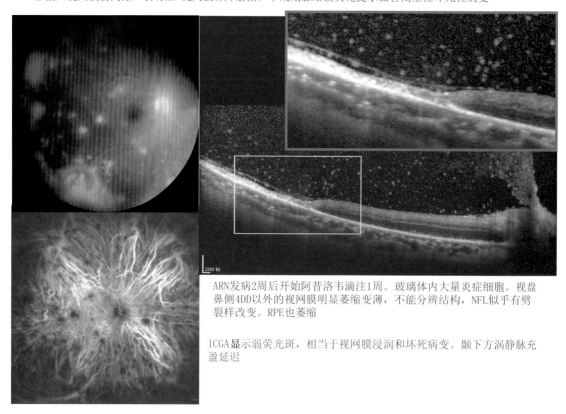

ARN 发病 2 周后开始阿昔洛韦滴注 1 周。玻璃体内大量炎症细胞。视盘鼻侧 4DD 以外的视网膜明显萎缩变薄，不能分辨结构，NFL 似乎有劈裂样改变。RPE 也萎缩

ICGA 显示弱荧光斑，相当于视网膜浸润和坏死病变。颞下方涡静脉充盈延迟

图 4-8-3　急性视网膜坏死影像

倒置（< 1.0）。正常值 CD4：500 ～ 1500/μl，CD4/CD8 比值：1.3 ～ 2.1。CD4/CD8 比值倒置见于伴肾病变的 SLE、AIDS、急性巨细胞病毒感染、疱疹病毒感染等。

最好抽取眼内液（玻璃体比房水阳性率高很多）做 PCR 以测定 VZV 或 HSV 的 DNA 颇具病原诊断价值。做视网膜活检也可作肯定性病原诊断。

若 PCR 阴性，但临床较高怀疑的病例，最好进行视网膜内活检。在急性期从正常视网膜和坏死视网膜之间的过渡区进行活组织检查大大提高了其诊断价值。

[诊断]

ARN 发病 2 周时出现"急性视网膜坏死三联征"，即玻璃体炎，视网膜小动脉闭塞性炎症，多灶性周边视网膜坏死。

全葡萄膜炎 + 周边部视网膜颗粒状白色病损，应该想到 ARN。每天随访比较，急性期 ARN 坏死斑片在 1 ～ 2d 内一定会明显进展。

1. 美国葡萄膜炎学会（American Uveitis Society，1994）ARN 诊断标准（简称 AUS 诊断标准）

（1）1 个或多个视网膜散在坏死斑，位于周边视网膜（颞侧血管拱以外）。

（2）视网膜坏死病变沿圆周环状伸展（若未用抗病毒治疗时坏死迅速进展）。

（3）阻塞性血管炎，波及小动脉。

（4）玻璃体及前房有明显炎症。

（5）附加条件：波及视神经，巩膜炎，疼痛。

当时规定必须满足前 4 项才能建立急性视网膜坏死的诊断。

假定 ARN 诊断：满足上述 4 项诊断标准。

可能 ARN 诊断：满足上述 4 项诊断标准 + 全身疱疹感染史。

确定 ARN 诊断：满足上述 4 项诊断标准 + 房水或玻璃液 PCR 确认疱疹病毒 DNA（或玻璃体活检证实疱疹病毒）。

2. 日本 ARN 研究组（2015）ARN 诊断标准

Takase 等根据 45 例 ARN，并将 409 例感染性葡萄膜炎（包括 48 例眼内淋巴瘤）作为对照组制定诊断标准（Takase H, Kubono R, Terada Y. Comparison of the ocular characteristics of anterior uveitis caused by herpes simplex virus, varicella-zoster virus, and cytomegalovirus. Jpn J Ophthalmology，2015，59:14-20）：

（1）建立诊断是基于早期眼部征象结合临床经过，以及眼内液病毒学检测。

（2）当早期眼发现①和②是阳性，高度怀疑急性视网膜坏死，高度推荐眼内液病毒学检测和抗病毒治疗。

（3）最后诊断是由后续临床经过和病毒学检测结果确定。

（4）急性视网膜坏死通常发生在免疫功能正常的人。在免疫缺陷的病人，应注意其眼部症状或临床经过与如下介绍有所不同。

[诊断标准]

（1）早期眼部表现：①前房细胞或羊脂状沉着物。②在周边视网膜黄白色病灶（早期呈颗粒或斑片，逐渐融合）。③视网膜动脉炎。④视盘充血。⑤玻璃体炎性混浊。⑥眼内压升高。

（2）临床病程：⑦视网膜病变迅速环周向扩大。⑧视网膜裂孔和视网膜脱离。⑨视网膜血管阻塞。⑩视神经萎缩。⑪对抗病毒药治疗有反应。

（3）眼内液病毒学检测：PCR 检测 HSV-1，HSV-2，或 VZV 阳性；或 Goldmann-Witmer 系数阳性。

[最后诊断]

（1）病毒确认的急性视网膜坏死：早期眼部表现①和②，再加临床病程⑦～⑪五项中任何 1 项，+ 病毒测试阳性。

（2）病毒未确认的急性视网膜坏死：早期眼部表现①和②，再加③～⑥中任何 2 项；临床病程⑦～⑪五项中任何 2 项；病毒学检测结果阴性，或尚未进行。

说明：

（1）早期诊断：视网膜坏死从视网膜周边开始，所以视力尚好，小瞳孔下检查后极视网膜尚正常。如果缺乏警惕性，让病人先口服泼尼松 1 周后复查，病情会出乎意料加剧。因此，对葡萄膜炎病人，尤其是玻璃体炎重的肉芽肿性葡萄膜炎，必须扩瞳后用间接检眼镜检查周边视网膜，才能防止误诊和漏诊。一定要建立葡萄膜炎病人必须扩瞳检查眼底的规范。

（2）病原诊断：我国一二线城市越来越多的医院和第三方检验公司(甚至已有眼科专业检验)可用 PCR 检测致病病毒，因此可以进一步诊断为 VZV-ARN，HSV1-ARN，HSV2-ARN，CMV-ARN，EB-ARN。这有利于更好地评估、分析病情和制订确切的管理策略。

[鉴别诊断]

坏死性疱疹性视网膜病变（necrotizing herpetic retinopathy）虽然包括 ARN、CMV 视网膜炎和 PORN,但是上述诊断标准仅指 ARN（表 4-8-1）。

表 4-8-1　急性视网膜坏死、PORN 与 CMV 视网膜炎

	急性视网膜坏死（ARN）	进行性外层视网膜坏死（PORN）	CMV 视网膜炎
免疫活性	正常，CD4 正常（500 ～ 1500 个 /μl）；极少数是免疫力受损	免疫力低下，常 CD4 低于 20 个 /μl；晚期 AIDS	总是免疫力低下，CD4 低于 50 个 /μl；AIDS，少数是器官移植术受者
病变起病区域	周边视网膜（赤道前后）	后极开始，几天内侵犯大部分眼底	眼底任何部位
病情	急性发展，周边视网膜全层坏死灶，呈圆周向融合→整圈周边视网膜（360°）坏死，急性期 4 ～ 8 周	急性发展，极快（数天）扩展至整个视网膜	隐袭式发展，约 1 个月扩展 1 倍
两侧性	最终 65% 为两侧性	最终＞ 70% 为两侧性	开始于一眼，但是当发现时，常已波及双侧
葡萄膜炎和玻璃体炎	肉芽肿性前葡萄膜炎＋明显玻璃体炎；屈光介质明显混浊	无前葡萄膜炎，玻璃体炎无或轻；屈光介质透明	无前葡萄膜炎，玻璃体炎无或轻；屈光介质透明
早期检眼镜所见	白色全层视网膜坏死灶，在赤道附近一个或数个，很快融合成斑片；环周模式扩展，同时也前后向伸展至锯齿缘和后极，地图状边缘	多病灶，外层视网膜坏死，视网膜白色混浊在视网膜静脉周围幸免	白色浸润灶融合扩大全层视网膜坏死，在后极沿大血管分布＋少量出血构成奶酪番茄酱外观；病变边缘扩张，进行缘灰白色浸润，状如灌木丛火灾；在周边区邻近伴随卫星状病灶颗粒，出血少；进行缘后常见萎缩改变
后期检眼镜所见	坏死病变消退萎缩，斑驳状色素，ERM	坏死波及内层视网膜	病变消退萎缩，斑驳色素；边缘又出现几颗新病灶
视网膜动脉炎	4+	0	2+
视网膜出血	2+	0	4+
玻璃体牵拉	4+	+/-	1+
晚期视网膜脱离	75%	＞ 70%	29%
病原体	带状疱疹病毒；单纯疱疹病毒，偶尔是 CMV	带状疱疹病毒；单纯疱疹病毒	CMV
对阿昔洛韦治疗反应	多数在治疗 1 周后开始见效	反应不佳	反应佳

进行性外层视网膜坏死（progressive outer retinal necrosis，PORN）：有些学者认为 PORN 与 ARN 是同一疾病谱，统称为坏死性疱疹视网膜病变（necrotizing herpetic retinopathy）。PORN 首先报道的是 AIDS 病人后期免疫力丧失者继发于带状疱疹。与 ARN 不同的是前房只有轻微的非肉芽肿性反应，无玻璃体炎。眼底清晰可见，黄斑区在疾病早期可以受累（表 4-8-1）。见 CMV 视网膜炎。

其他传染性和非传染性的原因，也可以出现 ARN 的临床特征，这种情况可能预后较差，近几年陆续有报道。

模拟疱疹病毒性 ARN 的疾病包括：Behcet 综合征（多病灶性视网膜浸润或分支血管阻塞，复发性口腔或生殖器溃疡，皮肤穿刺试验）、梅毒（视网膜大片浸润、视网膜动脉炎和玻璃体炎；梅毒血清阳性）、结节病（偶尔有坏死性视网膜炎；胸片、皮损活检、ACE 增高）、重症平坦部炎（周边部视网膜发白，玻璃体内雪球；长期病史和玻璃体明显改变有助于鉴别）、眼内淋巴瘤（50 岁以上，伴有难治性单眼玻璃体炎、视网膜下黄白色浸润、不伴有眼痛偶尔有广泛视网膜坏死；需细针抽吸活检鉴别）、曲霉菌病（血液检验和头颅 MRI）、弓形体周边视网膜炎（弓形虫抗体阳性）。

[治疗原则]

治疗 ARN 的目的　尽快抑制眼内疱疹病毒消除眼内炎症，降低另一眼发病的概率。治疗不能降低 RD 发病率。治疗分两期；诱导治疗（induction therapy）5 ～ 14d 和维持治疗（maintenance therapy）3 ～ 4 个月，HIV+ 或免疫力低下者维持治疗直至 CD4 > 200 个 /μl。另一眼发病一般开始于发病 6 周内。病变可在治疗的最初 48h 内会仍然进展。通常在治疗 4d 内观察到视网膜炎稳定和开始消退。

目前的抗病毒药全是抑制病毒，而非杀灭病毒，因此需要 3 ～ 4 个月的长期维持用药。维持剂量及期限不容易获得统一意见。这些药均有对重要组织的不良反应，如果采用玻璃体内注射或缓释剂，则能降低药物的不良反应。治疗期间定期检测肾功能和血象。

伐昔洛韦和泛昔洛韦等前体药口服后吸收良好，对 VZV 和 HSV 具有活性，均具有阿昔洛韦那样预防第 2 只眼受累的治疗效果。

系统和玻璃体内联合治疗是新趋势。Flaxel 等（2013）以《美国眼科学会论点》提出此方案。鉴于 ARN 在 24h 快速发展，呼吁及早采用系统和玻璃体内联合治疗作为 ARN 的一线治疗。平均年龄 43 岁，14 眼的眼内液做 PCR，79% 疱疹病毒阳性，随访 44 个月。联合治疗组（12 例）病人的视力提高 2 排或更多，与单独系统治疗组（12 例）相比可减少进行性视力严重丧失的概率（0.13∶0.54），降低 RD 发生率（0.29∶0.44）（Trans Am OphthalmolSoc，2013，111∶133-144）。

阿昔洛韦（aciclovir）：阿昔洛韦是一种嘌呤核苷类似物，被病毒的胸苷激酶（thymidine kinase）激活后，磷酸化成活化型阿昔洛韦三磷酸酯，抑制病毒复制，具有抗人类疱疹感染的抑制病毒效应。抗病毒力：HSV-2 ～ HSV-1 > VZV > CMV。有注射剂和口服片剂两种。

静脉滴注每 8 小时不超过 20mg/kg。缓慢滴注至少 1h，否则可发生肾小管内药物结晶沉淀，引起急性肾功能衰竭。半衰期是 3h。肾功能不全病人的肌酐清除率降低，因而延长阿昔洛韦的半衰期，此可增加对 CNS 的毒性，可造成死亡。应用阿昔洛韦治疗时，需仔细观测有无肾功能衰竭征兆和症状（如少尿、无尿、血尿、腰痛、腹胀、恶心、呕吐等），并监测尿常规和肾功能变化，一旦出现异常应立即停药。3% 病人的不良反应是胃肠道症状，皮疹，头痛；少见的不良反应有：急性肾功能不全、白细胞和红细胞下降、血红蛋白减少、中性粒细胞减少、血小板减少性紫癜等。

口服阿昔洛韦 800mg，一日 5 次。口服吸收差，有 15% ～ 30% 由胃肠道吸收；生物可利用率为 15% ～ 30%。

伐昔洛韦（valacyclovir）：1g 口服，3 次 /d。

伐昔洛韦是阿昔洛韦的前体药（prodrug），口服吸收后在肠道和肝内迅速完全水解为阿昔洛韦。生物可利用率为54%～60%，是阿昔洛韦的3～4倍。半衰期小于30min，24h后可以从所有组织中清除。对治疗ARN，维持治疗改为口服伐昔洛韦是合理的选择。它的作用至少与阿昔洛韦一样，毒性低，不引起血常规、肝肾功能改变。肾功能不全者慎用，对免疫缺陷者不推荐用。伐昔洛韦对抗HSV、VZV。

口服伐昔洛韦250mg，每天4次的血药浓度与口服阿昔洛韦800mg，每天5次的血药浓度相当。

泛昔洛韦（famciclovir）：0.5g口服，3次/d。泛昔洛韦为喷昔洛韦前体药，在肝经酶转化为喷昔洛韦。主要用于疱疹病毒感染，尤其是带状疱疹。口服吸收好，生物利用度高（77%）而且对CNS穿透性佳，不良反应比阿昔洛韦低。半衰期为2h，在水痘-带状疱疹病毒感染的细胞内有较长的半衰期（9～10h），单纯疱疹病毒1型和2型感染的细胞内半衰期分别为10h和20h。1995年FDA批准治疗。常见的不良反应是头痛、胃肠道症状、皮疹。肾功能不全病人禁止使用阿昔洛韦的病人，可口服泛昔洛韦0.5g，3次/d。抗病毒力：抗病毒力HSV-1＞HSV-2＞VZV。

更昔洛韦（ganciclovir）：更昔洛韦是一种嘌呤核苷衍生物，被病毒的胸苷激酶激活后，磷酸化成三磷酸盐，抑制病毒复制，具有抗人类疱疹感染的抑制病毒效应。三磷酸盐能

在CMV感染的细胞内持续数天。抗巨细胞病毒和单纯疱疹病毒。因口服吸收差，主要采用玻璃体内注射。治疗ARN剂量：更昔洛韦2mg/0.1ml玻璃体内注射，每周1～2次。注射后72h时玻璃体内的更昔洛韦浓度＞20mg/L，平均半衰期为18.8h（11.9～26.3），以此计算在注射后7d的浓度为0.6mg/L，需每周注射1次（Moorfields眼科医院，1996）。治疗CMV视网膜炎的剂量：5mg/0.1ml。更昔洛韦对CMV的IC50是0.25～1.22mg/L（表4-8-2）。静脉注射有潜在骨髓毒性——抑制骨髓形成而发生粒细胞减少症，贫血和血小板减少症的频率高，建议经常进行全血细胞计数和血小板计数。

阿昔洛韦独霸时代（1981—1997）：阿昔洛韦的抗病毒力强，尽管其毒性强，还是采用静脉滴注诱导治疗，纵然口服生物利用率低，仍然作为长期维持药物。

新抗病毒药物时代（1998—2008）：伐昔洛韦和泛昔洛韦口服药相继问世。伐昔洛韦是阿昔洛韦的前体药，口服生物利用度显著高于阿昔洛韦数倍；毒性低，不引起血常规、肝肾功能改变。泛昔洛韦口服抑制带状疱疹病毒的作用强，口服吸收好，不良反应比阿昔洛韦低。

为了在一开始就将玻璃体内的抗病毒药浓度飙升，均给予玻璃体内注射更昔洛韦（或膦甲酸）已成潮流。根据2019年前的治疗经验归纳为三种可取的方案（图4-8-4）。

玻璃体内注射阿昔洛韦静脉滴注的同时，玻

表4-8-2　阿昔洛韦、喷昔洛韦、膦甲酸和更昔洛韦对
疱疹病毒的50%抑制浓度（50% inhibitory concentration，IC50）

	HSV-1	HSV-2	VZV	CMV
阿昔洛韦	0.02～13.5µg/ml	0.01～9.9µg/ml	0.12～10.8µg/ml	
喷昔洛韦	0.04～0.6µg/ml	0.05～2.1µg/ml	0.1～5.0µg/ml	
膦甲酸	10.0～130.0µmol/L	10.0～130.0µmol/L	48.0～90.0µmol/L	
更昔洛韦				0.25～1.22mg/L*

Schoenberger et al. Ophthalmology，2017，124：382-392

*Carmichael.Eye，2012，26：237-240

Young et al. Br J Ophthalmol，1996，80：214-216

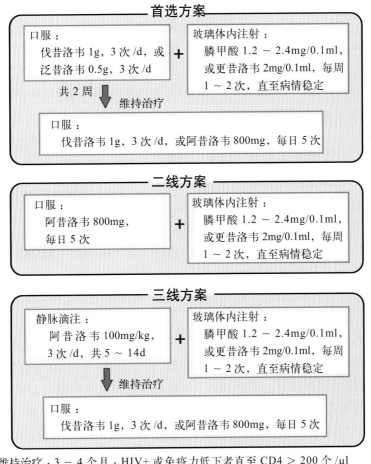

首选方案

口服：
伐昔洛韦 1g，3 次 /d，或
泛昔洛韦 0.5g，3 次 /d
　　　共 2 周

＋

玻璃体内注射：
膦甲酸 1.2 ～ 2.4mg/0.1ml，
或更昔洛韦 2mg/0.1ml，每周
1 ～ 2 次，直至病情稳定

维持治疗

口服：
伐昔洛韦 1g，3 次 /d，或阿昔洛韦 800mg，每日 5 次

二线方案

口服：
阿昔洛韦 800mg，
每日 5 次

＋

玻璃体内注射：
膦甲酸 1.2 ～ 2.4mg/0.1ml，
或更昔洛韦 2mg/0.1ml，每周
1 ～ 2 次，直至病情稳定

三线方案

静脉滴注：
阿昔洛韦 100mg/kg，
3 次 /d，共 5 ～ 14d

＋

玻璃体内注射：
膦甲酸 1.2 ～ 2.4mg/0.1ml，
或更昔洛韦 2mg/0.1ml，每周
1 ～ 2 次，直至病情稳定

维持治疗

口服：
伐昔洛韦 1g，3 次 /d，或阿昔洛韦 800mg，每日 5 次

维持治疗：3 ～ 4 个月；HIV+ 或免疫力低下者直至 CD4 > 200 个 /μl

图 4-8-4　急性视网膜坏死治疗方案（2019 年）

璃体内注射膦甲酸(foscarnet) 1.2 ～ 2.4mg/0.1ml，半衰期是 34h，或玻璃体内注射更昔洛韦（ganciclovir）2mg/0.1ml，半衰期是 18.8h，每周 1 ～ 2 次。更昔洛韦的抗疱疹病毒能力强于阿昔洛韦。膦甲酸的抗病毒力：HSV-1、HSV-2、VZV > CMV。更昔洛韦的抗病毒力：HSV-1、CMV≫HSV-2，VZV。更昔洛韦注射剂 250mg/5ml，抽取 1ml 后用蒸馏水稀释至 2.5ml，从中抽取 1ml（含更昔洛韦 20mg）即可准备注射。

注：①胸苷激酶激活剂（thymidine kinase activator）：如阿昔洛韦、泛昔洛韦、伐昔洛韦、更昔洛韦、缬更昔洛韦等，其抑制病毒机制是激活胸苷激酶。②非胸苷激酶激活剂：膦甲酸，其机制是在病毒 DNA 聚合酶的焦磷酸盐结合位点产生选择性抑制作用。鉴于抑制病毒机制不同，因此，对阿昔洛韦、更昔洛韦耐药的病毒株可能会对膦甲酸钠敏感，但膦甲酸由肾排出对肾损伤较大，故不推荐系统给药途径。高浓度 2.4mg/0.1ml 玻璃体内注射治疗 CMV 视网膜炎是安全的。

传统系统治疗方案：1986 年首先由 Blumenkranz 开始启用，活动期 ARN 用病毒抑制剂阿昔洛韦（Acyclovir，无环鸟苷）诱导量静脉注射 10mg/kg，1h 注射完，每 8 小时 ×5 ～ 14d；随后改为维持剂量口服 800mg，每天 5 次 ×14 周；英国 Jones 推荐在后期维持量 400mg 每天 2 次 ×1 年，免疫力低下者终身服用以防另一眼发病。长期口服阿昔洛韦可降低对侧眼的发病，可由 36% 降低至 3%。

治疗浓度要求组织培养病毒斑块减少 50%，称"ED50"（median effective dose，半数有效量）。

阿昔洛韦 10mg/kg 静脉注射后在玻璃体内的浓度是 ARN "ED50" 的 3 倍。

阿昔洛韦对不同病原体的疗效有时有差异。VZV 感染须加大剂量，对 HSV 感染效果较好，而对 CMV 感染效果较差。

重症病人阿昔洛韦不能控制，则用更昔洛韦或膦甲酸。

抗病毒药物治疗的病人应接受监测，以发现造血或肾毒性，特别是如果用更昔洛韦或缬更昔洛韦治疗。对于怀疑对阿昔洛韦或伐昔洛韦有抗药性的病人，可能需要静脉注射或玻璃体内注射膦甲酸。

糖皮质激素：如果在未控制病毒前给予口服强的松则会加剧病情恶化！因此，必须在抗病毒药控制病毒后使用。抗疱疹病毒治疗 24～48 h 后眼底病情已见控制，或者确认炎症已波及视神经，才能开始强的松 0.5mg/（kg·d）×10d，以后根据玻璃体炎逐渐减量。局部强的松眼液＋扩瞳剂治疗前葡萄膜炎。

抗凝血药：由于广泛的视网膜动脉炎和视网膜血管闭塞，有人主张口服抗凝剂阿司匹林（100mg/d）、华法林。至今尚无有效证据证实抗凝药物治疗 ARN 的有效性。

视网膜脱离的预防和治疗：当屈光介质的透明度允许时在坏死区与健康区之间做屏障（barricade）光凝（360°）以降低视网膜脱离发生率（67% 降低至 17%），但其效果有争议。有主张：如果在急性期对抗病毒药反应不佳者采用 PPV，伴长效气体填充或硅油填充治疗复杂的孔源性视网膜脱离，手术之际可用药物灌洗玻璃体（阿昔洛韦 40μg/ml，地塞米松 6μg/ml）。

[预后]

ARN 预后不良，据 Fox 等 1993 年统计，未予治疗的病例仅 28% 病例最终视力在 0.1 以上，因为 75% 病例并发孔源性视网膜，还有视神经和黄斑异常。74 例（81 眼）回顾研究表明视力结果与 VZV 感染的最终结果明显不良，视网膜脱离发病率比 HSV 感染者高 2.5 倍。

Blumenkranz 等 1986 年发现，在视网膜脱离修复后 8/16 只眼视力仅获得 ≥ 0.1，尽管解剖成功率为 94%。Usui 等报道 80 例病人 66% 的最终视力 ≤ 0.4。VZV-ARN 发生在更老的人群中并且视觉结果较差，尽管最终平均视力在 VZV-ARN 和 HSV-ARN 之间没有差异。Ichikawa 等从 44 只眼中记录了类似的发现，VZV-ARN（32%）和 HSV-ARN（67%）的最终视力 ≥ 0.1。

二、巨细胞病毒视网膜炎

巨细胞病毒（CMV）视网膜炎（cytomegalovirus retinitis，CMVR）是艾滋病病人最常见的眼机会性感染（opportunistic infections），CMV 视网膜炎是全身 CMV 感染的一部分而已。37% 因巨细胞病毒感染经血行扩散到视网膜，这象征着病人免疫缺陷已极严重。病人会有发热、关节痛、肺炎、白细胞减少、视网膜炎或肝炎；血培养和尿标本可能是 CMV 阳性。

年龄在 40 岁以下的美国成年人 50%～85% 被感染巨细胞病毒，通常是出生前就被病毒传染。40%～100% 的成人有 CMV 抗体。易感性因国家及经济状况而异。在亚洲和非洲 90% 的人口受过感染，大多数人在青少年时期即有抗体。

人一旦被感染，巨细胞病毒在人体内（单核细胞和内皮细胞）保持存活，病毒常终身处于休眠状态。对免疫正常者初始 CMV 感染一般无症状，因为细胞介导免疫能控制病毒和防止器官（CNS、食道、肝、肠、视网膜、肺）受害。很少出现复发，除非该人的免疫系统受到抑制（如艾滋病病毒感染、放疗、化疗、器官移植长期接受免疫抑制剂、恶病质）。孕妇可将 CMV 传播给胎儿。

获得性免疫缺陷综合征（acquired immunodeficiency syndrome，AIDS）简称艾滋病。这是一种严重威胁人类生命的传染性多系统综合征。免疫系统深刻崩溃不可避免出现各种机会性感染和继发性肿瘤。

病原体是一种近代才发现的反转录病毒

(retrovirus)，1983 年发现，被命名为人类免疫缺陷病毒（human immunodeficiency virus，HIV）。HIV(HIV-1 或 HIV-2)攻击免疫系统，主要攻击 T-淋巴细胞（CD4$^+$ T 细胞），导致 CD4$^+$ T 细胞降低，CD4$^+$/CD8$^+$T 淋巴细胞比值倒置（< 1.0），细胞免疫功能受损。易感染致命疾病，并可发生恶性肿瘤，病死率较高。HIV 在人体内的潜伏期平均为 8 ~ 9 年，患艾滋病以前，可以没有任何症状地生活和工作多年。

巨细胞病毒视网膜炎在 AIDS 流行前只见于肾肺器官移植和化疗后、白血病、长期服用糖皮质激素或免疫抑制剂等免疫功能低下者，AIDS 流行后 CMV 视网膜炎的主要原因被 AIDS 取代。巨细胞病毒视网膜炎是艾滋病病人最常见的眼机会性感染。

在 HAART（1996 年）时代前 15% ~ 40% AIDS 病人有 CMV 视网膜炎，HAART 年代经 HAART 后免疫力有所恢复，所以 CMV 视网膜炎减少 80%，除非 CD4$^+$ 计数 < 100/μl。

上海 Shi 等报道 HIV 感染的住院病人，CD4$^+$ < 50/μl 者 16.8%（19/113）有 CMV 视网膜炎。2011 年北京有类似报道。

CMV 视网膜炎是一种缓慢渐进性坏死性视网膜炎，CMV 是神经向的，只侵犯神经和视网膜，一般不侵犯脉络膜；影响后极或周边；单侧或双侧是严重视力丧失和失明。

巨细胞病毒视网膜炎主要体征：①不活跃类型：周边颗粒状混浊，偶见出血。②暴发型：坏死灶融合成片，伴有严重出血，多始于视网膜大血管拱周围。活动期也可能有进行性视网膜萎缩。

其他体征：非肉芽肿性葡萄膜炎，常有轻微星形 KP。轻度 - 中度玻璃体炎。

急性期病灶消退所致 RPE 萎缩和色素沉着。视网膜受累面积达 25% 的巨细胞病毒视网膜炎病人大约 1/3 出现孔源性视网膜脱离。

[眼底改变]

1. 巨细胞病毒视网膜炎临床特征

（1）经典或暴发性：奶酪番茄酱样或灌木丛火灾样（brushfire pattern）。中周部出现大量白色细胞浸润，全层凝固性坏死。73% 病变靠近大血管（说明 CMV 是通过视网膜血管的内皮细胞进入视网膜的）。在奶酪样病变区内和白色进行缘前有显著视网膜出血（番茄酱）。

（2）颗粒状病变和卫星灶：周边部浸润坏死斑呈外观不太白的颗粒融合，围绕以点状卫星灶（病毒感染的新病灶）。不伴或伴少量视网膜出血。

（3）积霜树枝样血管炎（frosted branch angiitis）：此类血管周围形式较少。

（4）新老病灶混杂：白色进行缘后老区内的炎性病变逐步趋向萎缩；坏死的视网膜逐渐被胶质增生膜所取代，并见游离的色素，RPE 斑驳状外观。

（5）白色病变多于出血：与 ARN 相比，CMVR 的出血要多些，但是渗出和坏死总比出血多。

（6）常有视网膜血管炎和视神经炎。

（7）不予治疗的话，视网膜坏死扩展速度每周 250 ~ 350μm，通常在一个月内增加 1 倍面积，经数月可波及整个视网膜。判别病变是否进行性，不是几天。而是需要观察 2 ~ 3 周时间。

2. 视网膜脱离　玻璃体牵引变薄萎缩的视网膜而出现孔源性视网膜脱离。CMV 视网膜炎病人诊断后 6 个月 11% 有视网膜脱离，在第 1 年 24% 发生 RD。周边视网膜病变范围越大，视网膜脱离的风险越大。

3. FFA　CMV 视网膜炎早期 FFA 表现为黄白色视网膜坏死及出血区遮蔽荧光，病变区内血管荧光素渗漏，随着时间延长荧光增强，部分血管壁染色。病变晚期，病变区域内不同程度荧光素渗漏（图 4-8-5）。

[诊断]　视网膜有棉绒斑和（或）少量视网膜出血。

诊断要点　① ELISA-HIV 抗体测试阳性。② CD4$^+$T 细胞 < 50/μl。很少病人 50 ~ 100/μl。③视网膜黄白色大片渗出、坏死病变，可融合。

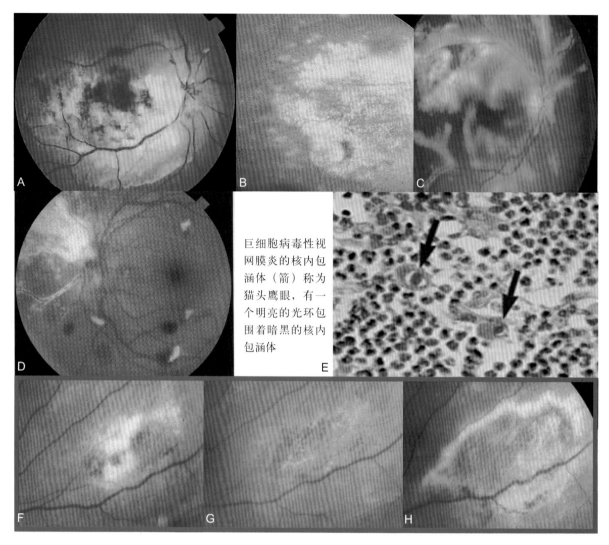

图中文字：

巨细胞病毒性视网膜炎的核内包涵体（箭）称为猫头鹰眼，有一个明亮的光环包围着暗黑的核内包涵体

图 4-8-5 CMV 视网膜炎的类型

A. 奶酪番茄酱样改变。大片浸润和坏死，其颞侧边沿很多细小浅灰色卫星灶。病变区内出血状似番茄酱；动脉和静脉有小片出血。B. 周边无数浸润坏死斑点，正在融合成片。很多卫星灶。出血甚少。C. 结霜样血管炎为特点。D. 视盘开始的鼻上方奶酪番茄酱样改变。鼻下方袖套状血管鞘。颞侧上下血管弓旁 5 处棉绒斑样全层坏死灶。几处墨渍样视网膜内出血。E. 巨细胞病毒性视网膜炎的核内包涵体 (箭) 称为猫头鹰眼，有一个明亮的光环包围着暗黑的核内包涵体。F.35 岁 AIDS 病人。初起的小型浸润坏死病损，伴一些出血。G. 经更昔洛韦静脉注射 10d 后，病损完全愈合而结疤。H. 因停止治疗而在瘢痕边缘出现白色浸润进行缘——复发

组成灌木丛火灾样外观。多见。④渗出坏死呈颗粒状，有卫星病灶，出血无或少；进行缘后有萎缩改变；1 个月内增加 1 倍面积；视网膜血管炎。少见。⑤玻璃体炎无或轻度。⑥血清 CMV 抗体，前房水和玻璃体液 PCR 检测 CMV 的 DNA。⑦视网膜活检——细胞核内包涵体。

血清 HIV 抗体阳性和 CD4$^+$T 细胞 < 50/μl 是最基本条件。血清 CMV-IgM 抗体阳性提示近期感染或潜伏性感染被激活。对明显无免疫活性者，迄今为止巨细胞病毒是最可能引起视网膜炎的原因。

前 2 项是诊断 AIDS 视网膜病变的条件。视网膜棉绒斑和少量视网膜出血也可能是 CMV 视网膜炎的早期。利用眼底照相观察 2 ~ 3 周便见分晓，AIDS 视网膜病变会有所缩小，CMV 视网膜炎必定会扩大。AIDS 视网膜病变

本身不需要治疗，而 CMV 视网膜炎必须进行治疗。

前 2 项＋③或④可临床假定诊断 CMV 视网膜炎。不典型病例一定需要 PCR 检测眼内液 CMV 的 DNA 做出最后诊断。视网膜活检，往往是在行视网膜脱离修复术时顺便收集标本。PCR 在国内已开始采用的诊断手段。

CMV 视网膜炎的变异很大。HIV 抗体阳性和 CD4$^+$T 细胞＜ 50/µl 是诊断的最基本条件；"视网膜有白色浸润全层坏死和一个月内增加 1 倍面积"是 CMV 视网膜炎的基本表现。符合这二项"基本"就能做出临床假定诊断。视网膜出血大多数病人是少量的，但是偶尔多于白色坏死，偶尔看不到出血，偶尔只表现积霜树枝样血管炎。

HIV 抗体阴性者：尤其是在恶性肿瘤大剂量化疗后、器官移植术后长期应用免疫抑制剂的病人免疫力低下也可出现 CMV 视网膜炎。

AIDS 病人 CD4$^+$ ＜ 50 ～ 100/µl，纵然眼底正常，必须每 3 个月扩瞳筛查 CMV 视网膜炎，有利于早期诊治。

[鉴别诊断]

1. 医源性免疫抑制 (iatrogenic immunosuppression)　因治疗肿瘤而接受放疗或免疫抑制剂、肾移植后为防止排异反应而用免疫抑制剂，此种情况也可遭到巨细胞病毒感染而出现与 AIDS 病相似的视网膜病变。但医源性免疫抑制者 HIV 测试阴性。

2. 急性视网膜坏死　ARN 病人免疫力正常，HIV 阴性。ARN 一定从周边圆周向发展，速度快，几天内发展至几乎环状。玻璃体炎明显而使眼底征象模糊不清。CMV 视网膜炎发生在 AIDS 病人、免疫力低下者，起病于后极或周边部，也是全层凝固性坏死，但是进展缓慢。后极白色浸润坏死前缘有出血，称灌木丛火灾。周边部病变区边缘颗粒状卫星灶，出血少。病灶区中央炎症消退而萎缩，在其前端显露新病灶。玻璃体炎无或轻微，所以屈光介质透明。详见表 4-8-1。

3. 进行性外层视网膜坏死 (PORN)　见下文。

[治疗原则]

1. 治疗目标　积极正规彻底治疗 AIDS 恢复病人免疫力。尽快抑制全身和眼内疱疹病毒，以使静息视网膜炎、RPE 萎缩区域不再进展，具有稳定的浑浊边界，防止复发，降低另一眼发病的概率。

CMV 视网膜炎是慢性进行性视网膜坏死。通过 HAART 改善免疫状态——CD4 细胞增高＞ 200，或者接受适当的抗巨细胞病毒治疗才能阻止病变的进行。对 CMV 视网膜炎的治疗分两期，诱导治疗 (induction therapy) 和维持治疗 (maintenance therapy)。

根据 CD4$^+$T 细胞计数、HIV 病毒计数及临床症状拟定用药。CD4$^+$T 细胞＜ 200/µl 者无论 HIV 病毒载量高低，必须接受治疗。CD4$^+$T 细胞＜ 350/µl，HIV 病毒载量＞ 2 万拷贝 /mm^3 者，也必须接受治疗。

只要病人 CD^4 计数低于 50/µl 的免疫衰竭，就需要无限期维持治疗。

抗反转录病毒治疗最大限度地抑制病毒复制使病毒载量降低至检测下限并减少病毒变异；重建或者改善免疫功能；减少异常的免疫激活；减少 HIV 的传播。

抑制 HIV 的药物有六大类。①核苷类反转录酶抑制剂 (NRTI)：如齐多夫定 (AZT)、拉米夫定 (3TC)、AZT+3TC、阿巴卡韦 (ABC)、替诺福韦 (TDF)、司坦夫定 (D4T)。②非核苷类反转录酶抑制剂 (non-NRTIs)：如依非韦伦 (EFV)、奈韦拉平 (NVP) 等。③蛋白酶抑制剂 (PIs)：如洛匹那韦 (LPV)、LPV+RTV 等。④整合酶链转移抑制剂 (INSTIs)。⑤膜融合抑制剂 (fusion inhibitors, FIs)。⑥ CCR5 抑制剂。

国内的 HAART 药物有 NRTIs、non-NRTIs、PIs、INSTIs、FIs 五大类。

2. 高效抗反转录病毒疗法 (highly active antiretroviral therapy，HAART)　俗称鸡尾酒疗法，现在又称抗反转录病毒治疗。1996 年由美籍华裔何大一提出，采用 3 种或 3 种以上的抗病毒药物联合使用来治疗艾滋病的方法。例如：TDF+3TC；AZT+3TC；D4T+3TC；AZT+3TC；ABC+3TC；EFV、RPV……由传染病专科医师制定和监督治疗。

3. 中国《艾滋病诊疗指南》(2018 版) 的 CMV 视网膜炎治疗　更昔洛韦 5.0 ～ 7.5mg/kg，静脉滴注，每 12 小时 1 次，14 ～ 21d；然后 5mg/ (kg·d) 序贯维持治疗。也可使用膦甲酸钠 180mg/ (kg·d)，分 2 ～ 3 次用（静脉应用需水化），2 ～ 3 周后改为 90mg/ (kg·d)，静脉滴注，1 次 /d。病情危重或单一药物治疗无效时可二者联用。CMV 视网膜脉络膜炎可球后注射更昔洛韦。

膦甲酸钠对骨髓的毒性比更昔洛韦低，但是对肾有毒性，造成钙磷镁电解质异常。

4. 缬更昔洛韦 + 更昔洛韦　这是发达国家最近治疗趋势。Johns Hopkins 大学 Jabs 在美国眼科学会年会每年一题的 LXVII Edward Jackson Memorial Lecture 做专题演讲："Cyto-megalovirus Retinitis and the Acquired Immunodeficiency Syndrome—Bench to Bedside"。根据病人是否进行 HAART 和病变部位提议缬更昔洛韦口服 + 更昔洛韦眼内植入的治疗策略 (Jabs DA, Enger C, Bartlett JG. Cytomegalovirus retinitis and acquired immunodeficiency syndrome. Am J Ophthalmol, 2011, 151:198-216)，见表 4-8-3。

缬更昔洛韦 (valganciclovir) 是更昔洛韦的前体药，但是口服很容易被吸收。口服 900mg 每日 2 次 ×3 周，以后，维持剂量 900mg 每日 1 次。不良反应同阿昔洛韦。

更昔洛韦（ganciclovir）眼内植入物——Vitrasert4.5mg。1996 年被美国 FDA 批准。切开巩膜及平部睫状体，将植入物（由醋酸乙烯乙酯制成的支柱片）悬挂在玻璃体腔，以缝线将支柱片固定在巩膜。可持续释放 6 ～ 10 个月；释放速度 1μg/h，玻璃体内更昔洛韦浓度是静脉注射途径的 4 倍。但是不能预防另一眼视网膜发生病毒感染。加口服缬更昔洛韦 (valganciclovirHCl)（口服 900mg，2 次 /d，维持剂量 900mg，1 次 /d）可能延缓巨细胞病毒视网膜炎的进行（表 4-8-4）。

更昔洛韦眼内植入物无药供应者可改为缬更昔洛韦口服，联合玻璃体内注射更昔洛韦。接受诱导治疗后视网膜炎仍进展或疾病威胁到黄斑区，则需玻璃体内注射抗病毒药物，但仍需要全身治疗以防止对侧眼受累。

玻璃体内注射更昔洛韦 5 mg/0.1ml，或膦甲酸 1.2 ～ 2.4mg/0.1ml，诱导治疗每周 1 ～ 2 次。

维持剂量需使用多久？目前的抗 CMV 药全是抑制病毒，而非杀灭病毒，因此需要半年至一年的长期维持用药。维持剂量及期限不容易获得统一意见。这些药均有对重要组织的不良反应，如果采用玻璃体内注射或缓释剂，则能降低药物的不良反应。

美国 NEI 的 Nussenblatt 等（2010）认为在 HARRT 时代 AIDS 病人治疗后免疫功能已见恢复，对 CMV 视网膜炎没有必要无限期地使用维持剂量，以改善病人的生活质量。建议如符合这两项条件可考虑中断维持治疗：① 视网膜炎完全静止（视网膜的病灶瘢痕已静止，无发展）；② CD4$^+$T 细胞计数升高并超过 100 个细胞至少 3 个月。终止维持治疗后

表 4-8-3　推荐的 CMV 视网膜炎治疗策略（Jabs，2011）

病变部位	曾用 HAART	刚开始进行 HAART
1 区	缬更昔洛韦口服 + 更昔洛韦植入物	缬更昔洛韦口服 + 更昔洛韦植入物
2 区和（或）3 区	缬更昔洛韦口服 + 更昔洛韦植入物	缬更昔洛韦口服

1 区 = 离中心凹的中心 2 DD 范围内，以及视神经边缘 1 DD 范围内。2 区 = 从 1 区的边缘延伸至由涡静脉壶腹所作的环。3 区 = 从 2 区的前缘至锯齿缘

表 4-8-4　巨细胞病毒视网膜炎治疗参考资料（2018）

药物	剂量	毒性	并发症	禁忌
更昔洛韦[§]	诱导期：5mg/kg 静脉输液 bid×14d 维持期：5mg/kg 静脉输液 qd	中性粒细胞减少[※]、血小板减少、贫血；停药	潜在致畸	绝对中性粒细胞计数 < 500/mm³，血小板 < 25 000/mm³
更昔洛韦	玻璃体内注射：5mg/0.1ml，每周 1 次 朝阳医院不给予全身治疗，仅每周 1 次 IVI，首次 6mg/0.1ml，以后 4.5mg，然后 3mg 为维持治疗			无效者改为膦甲酸玻璃体内注射
缬更昔洛韦（valganciclovir）	诱导期：900mg 口服 bid ×21d 维持期：900mg 口服 qd	中性粒细胞减少[※]、血小板减少、贫血；停药	潜在致畸	绝对中性粒细胞计数 < 500/mm³ 血小板 < 25 000/mm³
更昔洛韦植入物	4.5mg 持续释放 6～10 个月	耐受性很好的装置	手术并发症（如视网膜脱离、玻璃体出血）与发生全身性 CMV 的较高风险相关	
膦甲酸（foscarnet）	诱导期：90mg/kg 静脉输液 bid 每周 2 次 维持期：10～120mg/kg 静脉 qd。监测肌酐、电解质。如有异常应调节剂量	视网膜损伤、中性粒细胞减少、贫血、电解质紊乱		肾功能受损或电解质紊乱病人慎用
西多福韦（cidofovir）	诱导期：5mg/kg 静脉每周 1 次，连续 3 周 诱导期：静脉维持 3～5mg/kg 每 2 周 1 次 玻璃体内注射：20μg，每 5～6 周 1 次	剂量和疗程依赖的肾损害、低眼压（必要时停药）、虹膜炎（激素有效） 玻璃体内注射者：必须与口服丙磺舒联合使用。丙磺舒 2 g 在注射前 2h 口服，1 g 注射后 2h 和 8h		肠胃外给予西多福韦可并发肾毒性，可通过盐水和同时服用丙磺舒以减轻毒性 * 复发性葡萄膜炎，中等 - 严重肾病 如果治疗眼出现持续性低眼压，禁止对侧眼进行玻璃体内注射

[§] 粒细胞集簇刺激因子可以降低粒细胞减少的发生率。

[※] 与更昔洛韦静脉输液相比，6 个月后系统疾病发病风险增加（30%）、对侧眼受累机会增加（50%）。然而复发时间间隔并不显著延长。

* 在诱导期，每次用 500ml 生理盐水，在维持期必须使用 1000ml 生理盐水

必须密切随访关注视网膜炎复发或发展眼外疾病。如果 CD4$^+$ 细胞计数降到 < 50/μl，则应考虑重新启用抗 CMV 治疗或至少更频繁重新审视病情。

视网膜脱离修复手术：巩膜扣带术，玻璃体切除术，眼内激光，和硅油充填。

[随访]

1. 所有目前可用的抗 CMV 药都是病毒抑制剂，而不是杀病毒剂，并且如果不用 HAART 治疗，几乎所有病人最终都会复发。连续眼底照像对评估病情的改变非常有用。复发定义为复发性或新的视网膜炎，混浊的边界扩大或萎缩区的扩张。

2. 更昔洛韦抗药性可能发生在治疗的任何时候。

3. 复发不一定提示抗药性。原剂量药物的重新诱导是一线治疗。在维持期的病人，可能出现眼内药物水平低于治疗剂量，从而引起复发。

4. 临床抗药性（resistance）定义为即使使用诱导剂量的药物 6 周，视网膜炎仍然持续或进展。实验室可根据低级 UL97（病毒磷酸转移酶）或高级 UL54（病毒 DNA 聚合酶）突变确认抵抗性。

5. 如果发现抗药性，必须更换抗病毒药。考虑静脉注射西多福韦 5mg/kg，每周 1 次，持续 2 周，然后每 2 周 3 ～ 5mg/kg。西多福韦本身可能导致葡萄膜炎和肾功能损害，必须服用丙磺舒以减少肾毒性。玻璃体内西多福韦是禁忌的因为葡萄膜炎和低眼压的风险很高。交叉抗性可能是一个问题，因为所有三种抗 CMV 药物都是 CMV-DNA 聚合酶抑制剂。

6. 如果部分病人接受 HAART 治疗后 CD4$^+$ 细胞计数 > 100/μl 持续 6 个月以上且巨细胞病毒视网膜炎完全静止，可以考虑停止抗巨细胞病毒的维持治疗。这些病人的免疫系统可以控制巨细胞病毒，停止维持期治疗可以阻止药物的毒性损害和产生抗药微生物。对医源性免疫抑制病人，可能需要停止或减少免疫抑制药物的剂量以长期控制 CMV 视网膜炎。

7. 免疫恢复葡萄膜炎（immune recovery uveitis）：当 CD4$^+$ 计数或免疫系统重建后，在先前免疫功能低下的病人（HIV／医源性）触发 CMV。在免疫系统功能正常状态下，CMV 抗原引发以后节为主的炎症反应（如玻璃体炎、视盘炎、囊样黄斑水肿）。需要局部、球周、球内激素治疗。对于 CD4$^+$ 细胞在边界值的病人应继续使用抗病毒药物以避免巨细胞病毒活化。

三、进行性外层视网膜坏死

1990 年由 Forster 阐述发生在艾滋病病人的一种非常严重的坏死性视网膜炎变异型。严重的视网膜坏死而脉络膜炎症的程度小于期望。见于显著免疫力低下者、HIV 阳性、带状疱疹史、长期服用阿昔洛韦（无环鸟苷）。几乎总是 VZV 引起的，而且是艾滋病病人。它可能很难与 CMV 视网膜炎区分，特别是在开始的时候。有些人认为进行性外层视网膜坏死（progressive outer retinal necrosis，PORN）是 ARN 和 CMV 视网膜炎的变异型。特点是：蔓延极为迅速，数天之内无痛性视力丧失，缺乏广泛的视网膜出血，葡萄膜炎不明显，前房只有轻微的非肉芽肿性反应，玻璃体炎无或轻，眼底清晰可见。起病时视网膜后极部和中周部有一个或多个坏死区域，这种破坏性的病变开始在外层视网膜层。非常迅速地蔓延。扩展速度甚至比 ARN 更快，在一二天内，视网膜炎蔓延，融合，横扫几乎整个视网膜。坏死区附近可能见到视网膜血管病变。70% 以上是双侧性。两眼同时发生或者前后只差几天。坏死和水肿区经 1 周左右消退而成坚硬的白色病变。因为现有抗病毒药物的治疗反应有限，所以，HAART 盼望恢复病人的免疫力之外，阿昔洛韦、更昔洛韦、膦甲酸选择二种药物联合治疗，系统途径和玻璃体内注射双管齐下。预后极其不良，失明的毁灭性结果势不可挡。

PORN 似乎是相对不常见的机会性感染。

在 1007 例有症状的 HIV 感染病人的 9 年回顾性研究中，确诊了 4 例 PORN。PORN 发生在艾滋病的晚期。当诊断出 PORN 时，病人的 CD4+ T 淋巴细胞计数通常 < 50/μl，一项研究中 CD4+ 的中位数为 21/μl，一名 PORN 病人报告 CD4+ 计数 > 100/μl。

Margo 等（2014）病理切片上发现几乎所有内核层细胞内均有病毒包涵体，说明病毒首先侵犯内核层 [JAMA Ophthalmol，2014，132（5）：651-652]。俞素勤和 Freund 由此提议 PORN 起始于深层毛细血管缺血诱发坏死及相关的深层视网膜发白，该临床检查可能被误解为外层视网膜病变 [Mansberger SL, Sheppler C, Barker G. Long-term comparative effectiveness of telemedicine in providing diabetic retinopathy screening examinations: a randomized clinical trial. JAMA Ophthalmol，2015，133:111]。

四、艾滋病相关视网膜病变

人类免疫缺陷病毒（HIV）最常见的视网膜表现是视网膜微血管病变，也称为非感染性获得性免疫缺陷综合征（AIDS）视网膜病变。

这种相对无症状的非感染性微血管病类似于糖尿病性视网膜病的发现，主要由微小梗塞（棉绒斑）和少量出血——后极和（或）周围的视网膜出血或微动脉瘤。见于至少 50% 的艾滋病病人，34% 的艾滋病相关综合征病人和 3% 的无症状的 HIV 感染者。通过包括 CD4 T 淋巴细胞计数的标志物确定疾病状态。

[临床表现]

1. 棉绒斑　艾滋病病人约 2/3 有棉绒斑，是最常见的视网膜异常，常发生于视盘或视网膜血管周围。棉绒斑 1 个，也许很多，这可能是仅有的视网膜改变。经 4 ～ 6 周后不留痕迹

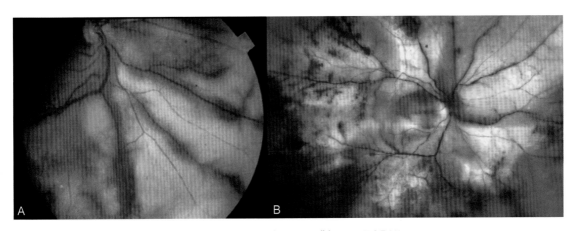

图 4-8-6　进行性外层视网膜坏死（PORN）

A. 进行性外层视网膜坏死。AIDS 病人，38 岁。CD4+T 细胞 6 个。发病后 2d。外层视网膜凝固性坏死已扩展至 2.5 个象限。B. 另一患者视网膜外层渗出已发展至 4 个象限，颞侧血管旁伴出血

表 4-8-5　PORN 的分期

早期：外层视网膜病变：多灶性，不透明，均质性；玻璃体和前段炎症很轻或无；± 波及黄斑，可见樱桃红斑；± 视乳头炎
中期：多灶性病灶的汇合；全层视网膜变白；非常快速的进展，扩散至整个视网膜；视网膜混浊区血管周围清亮
晚期：斑块样视网膜瘢痕（"干裂泥块"）；视网膜萎缩，混浊消散；视神经萎缩；视网膜脉管细小；视网膜脱离
复发或进展期：在任何一只眼出现新的病变；非活动性病变的边缘视网膜开始混浊（活动性病变）

地消失，然后再发生新的棉绒斑。有时棉绒斑与出血组成白心出血（Roth 斑）。棉绒斑实际是早期视网膜坏死，此与通常的棉绒斑不同，最早期的时候会增大。病理学未能证实它是感染性的。

2. 视网膜出血　约 1/3 病人有少量视网膜出血。火焰状、墨渍样、点状。偶尔是白心出血。

3. 视网膜微血管病变　由眼底荧光素血管造影显示包括微血管瘤，毛细血管扩张，无灌注区和毛细血管缺失。

HIV 极少会引起原发性视网膜感染。

机会性感染，例如巨细胞病毒（CMV）视网膜炎、急性视网膜坏死（ARN）和进行性视网膜外坏死（PORN），在视觉上更容易破坏与 HIV 相关的病毒性视网膜感染，需要紧急的全身和（或）局部抗病毒治疗。

[诊断]

非感染性视网膜微血管病变/HIV 视网膜病变的诊断流程：HIV 视网膜病变是低 CD4$^+$ 计数的标志。寻找伴随的机会性感染（CMV 视网膜炎）。排除原因不明的棉绒斑的其他原因（见第三节眼底常见病征）。

[治疗原则]

无须特定的眼部治疗，但需继续 HAART 以增加 CD4$^+$ 计数。

随访：CD4$^+$ 计数 < 50/μl 的病人应每 3 ～ 4 个月检查一次。

第九节　周边部视网膜病变

周边部视网膜在这里定义为涡静脉壶腹前方的视网膜区域，周边部视网膜病变（diseases of the peripheral retina）发现率见表 4-9-1。

表 4-9-1　68 眼（68 例）周边部视网膜病变 SD-OCT 发现率

周边部视网膜发现	频率	占比（%）
视网膜孔	18/68	26.5
囊性视网膜神经胶质丛	11/68	16.2
典型的老年性视网膜劈裂	9/68	13.2
平坦部	8/68	11.8
典型囊样变性	6/68	8.8
视网膜撕裂	5/68	7.3
孔源性视网膜脱离	4/68	5.9
锯齿（ora tooth）	4/68	5.9
骨刺	3/68	4.4
周边激光光凝	2/68	2.9
涡静脉	2/68	2.9
鹅卵石变性	1/68	1.5
先天性 RPE 肥厚	1/68	1.5
冷冻瘢痕（视网膜撕裂）	1/68	1.5
冷冻瘢痕（视网膜母细胞瘤）	1/68	1.5

续表

周边部视网膜发现	频率	占比（%）
子午线褶皱	1/68	1.5
锯齿缘珍珠	1/68	1.5
周围玻璃疣	1/68	1.5
不顶压变白	1/68	1.5

（Choudhry et al.Ophthalmology，2016，123：1368-1374）

雪片：视网膜浅表呈现白色小斑点，均匀分布。远周边视网膜常见的变性，一般只作为体征描述。凡有家族史者考虑为家族性雪片变性。

顶压变白：间接检眼镜检查周边眼底，当用器械顶压巩膜时被顶压的视网膜暂时不透明，这种视网膜发白称为"顶压变白"。因为当巩膜上的外部压力释放时，这种视网膜混浊就会消失。这种顶压变白现象的病理生理学尚不清楚。

不顶压变白：不用顶压巩膜，周边视网膜显示类似"顶压变白"的局部发白现象称为"不顶压变白"。这种视网膜发白是病理状态。在玻璃质基底的后缘的边界不清或边界清晰。通常见于老年病人，与锯齿缘相邻，并且最常见于有色人种，尤其是近视病人。很可能与玻璃体视网膜粘连有关，"不顶压变白"区域可能是迁移性的。

一、视网膜破裂孔

视网膜撕裂（tear）都因玻璃体牵引，尤其玻璃体基底与视网膜紧紧粘连，故撕裂都发生于视网膜周边部。

赤道前方的格子样变性常伴有圆形孔（hole），甚至撕裂。视网膜断裂发生于视网膜终端。视网膜破裂孔除黄斑裂孔外，大多数在赤道与锯齿缘之间视网膜。

为急性飞蚊症、视网膜脱离病人寻找视网膜破裂孔（retinal break，简称 break），重点是检查锯齿缘附近视网膜。

视网膜破裂孔有马蹄形撕裂（瓣形撕裂）、圆孔、断离（dialysis）。见视网膜脱离节。

二、格子样变性

尸检发现 10% 有格子样变性（lattice degeneration，简称 lattice），50% 为两侧性，25% 格子样变性发生视网膜破裂孔。约 30% 视网膜脱离有格子样变性。视网膜格子样变性是孔源性视网膜脱离最常见的危险因子（图 4-9-1）。自成年期开始出现格子样变性，慢性进行性。65% 于 35 岁前产生视网膜孔。中度及高度近视眼的格子样变性发生率高。近来认为蜗牛迹变性（snailtrack degeneration）是一种特殊的格子样变性。

组织学检查：视网膜各层均变薄，内界膜缺如。视网膜血管玻璃样变性。视网膜色素上皮色素丧失、增生、游离至视网膜血管周围。在其上方的玻璃体液化、浓缩、粘连于视网膜。

[临床表现]

条带状局部视网膜变薄区域由圆形或卵圆形变性，发展成条带与锯齿缘平行，分布于锯齿缘与赤道之间。前后宽度约 0.5 DD（1/4～2/3 DD），长占 0.5～2 个钟范围，1～2 个条带。常见于 11 点钟位－1 点钟位，5 点钟位－7 点钟位。

视网膜血管成白色细线（阻塞的血管）视网膜血管玻璃样变性形成的，伴有少量色素过多，或有淡黄色斑。

视网膜小圆孔：用裂隙灯可见格子样变性

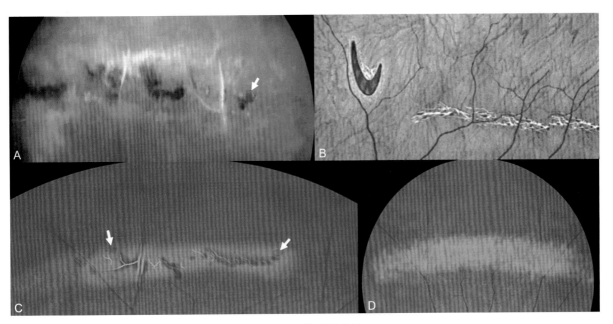

图 4-9-1　格子样变性

A、C.格子样变性,条带状视网膜变薄,阻塞的血管形成交叉的白色细线,伴有色素过多。在旁侧有小圆孔(白箭)。B.格子样变性的旁侧有一个马蹄形撕裂。D.蜗牛迹变性,视网膜表面浮现闪烁发亮的霜样白条状似蜗牛爬行留下的痕迹

的边缘与玻璃体牢固地粘连，该处视网膜萎缩变薄，故变性区常有圆孔，在后缘及两侧为多。25% 在圆孔周围有色素堆积，称萎缩孔（atrophic hole）。1%～2% 与玻璃体粘连而形成马蹄形撕裂。

荧光素眼底血管造影在变性区视网膜血管灌注不良或无灌注，其下面的脉络膜毛细血管有渗漏。变性区近端视网膜血管充盈延迟。

[诊断]

诊断要点：①周边部视网膜局部变薄条带。有色素游离。②视网膜白色阻塞血管交叉组成的条带。③条带区内有圆形视网膜孔。

符合前两项条件即可诊断格子样变性。理论上，白色线条（阻塞血管）并非一定存在，若无白色线条，则必须具有第一及第三项条件才能诊断。

蜗牛轨迹变性（snailtrack degeneration）是在视网膜表面有白色斑纹，状似蜗牛爬行的痕迹，目前认为蜗牛轨迹变性为一种特殊类型的格子样变性。

[治疗原则]

格子样变性无视网膜破孔者不会产生视网膜脱离，故不必做预防性治疗。

格子样变性后缘有视网膜撕裂者须行激光预防性治疗。

萎缩孔不必做预防性治疗。Byer（1989）长期随访格子样变性，7% 萎缩孔只在孔周围有局部亚临床视网膜脱离，并不产生真正视网膜脱离。

三、蜗牛轨迹变性

蜗牛轨迹变性（snailtrack degeneration）的特点是边界清晰，紧密排列的"雪片"，使周边部视网膜呈现出白色的霜状外观。这些岛通常比格子样退变更长，并且可能与覆盖在上的玻璃质液化有关。尽管可能存在蜗牛轨迹内的圆孔，然而，病变后缘明显的玻璃体牵引者甚少，因此很少发生牵拉性 U 形撕裂。

四、周边囊样变性

典型的囊样变性涉及外丛状层形成的囊样间隙。曾称 Blessing-Iwanoff 囊肿，法国 Bec 认为微细囊样变性（microcystoid degeneration）这个名称较为恰当。

紧靠在锯齿缘的后方，常沿齿突的后缘开始向后扩展，颞上方较它处为多。

眼科病理学家 Yanoff（2009）描述两种周边囊样变性（peripheral cystoid degeneration）：

1. 典型周边微细囊样变性（typical microcystoid peripheral degeneration）　大多数人从生命的最初十年开始就出现。随着年龄的增长，这些"囊肿"变得越来越多。组织学检查，在早期，微细囊肿位于神经纤维层内；之后，扩展至内界膜到内丛状层。囊腔内含有黏多糖。这些囊肿的融合可能会导致老年性（获得性）视网膜劈裂症。

2. 网状周边囊样变性（reticular peripheral cystoid degeneration）　临床上网状周边囊样变性涉及神经纤维层水平的破坏。出现在典型周边微细囊样变性之后方。大约 13% 的尸检眼有网状周边囊样变性，41% 为双侧。下方和颞上方区域相等，比鼻下和鼻上方受影响更大。见于任何年龄，与衰老没有明确的关系。

组织学检查成年人几乎都有周边囊样变性，笔者记得 1952 年暑假在上海第二军医大学见习时，林文秉老教授每周的眼病理读片时经常提到 Iwanoff 囊肿。

眼底表现：紧挨着锯齿缘，有众多小而微微隆起的颗粒，状若灰色背景上的点画或暗红色珍珠（pearl），群集成片。该处视网膜的厚度为正常的 1.5～3 倍。在锯齿缘处最清楚，朝后方就变得小而不太清楚。两眼对称。虽然它可发展成老年性视网膜劈裂症，但是均认为这是一种无害的病灶，所以临床上很少记录它。Optos 超广角影像示均匀分布的明亮反光细点（细珍珠样），其间夹杂暗色背景（囊腔中的液体）。如果用常规结构 OCT 检测，则能显示外丛状层扩展成的微细囊腔，密集成片，可确定诊断。

间接检眼镜下病变常很细微而不能辨认。必须用三面镜，并且顶压巩膜才得以显示锯齿缘才能看到一片囊样变性。顶压巩膜时病人必有疼痛感，有些教科书没提此变性。

自从 Optos 发明后于 2000 年成为市场产品，不必顶压巩膜就能在锯齿缘视网膜侧见到周边囊样变性。超广角伪彩照风行之后，临床医师逐渐对周边囊样变性开始认识（图 4-9-2）。

五、铺路石样变性

铺路石样变性（paving stone degeneration, cobblestone degeneration）又称周边脉络膜视网膜萎缩（peripheral chorioretinal atrophy）。尸检调查 27% 眼有铺路石样变性。视网膜外层组织丧失而变薄，RPE 缺失，但 Bruch 膜完整。视网膜与脉络膜牢固地粘着，脉络膜毛细血管变细或缺如。病灶边缘 RPE 肥大和增生。铺路石样变性并非视网膜脱离的诱因。

白色小圆斑，0.5 ～ 2DD 大小，边界极其清楚，边缘可能有色素，圆斑中常显露脉络膜大血管（图 4-9-3）。位于赤道与锯齿缘之间。38% 两侧性。78% 在颞下方，57% 在鼻下方。

六、老年性视网膜劈裂症

老年性视网膜劈裂症（senile retinoschisis）又称获得性视网膜劈裂症、变性视网膜劈裂症。劈裂发生于外丛状层及相邻的核层，为囊样变性融合扩展而成。8 岁以上的人 100% 外丛状层或内核层变性形成囊腔。随着年龄最大微囊样变性缓慢扩大、增多。感光视网膜分裂为内、外两叶。视网膜劈裂腔扩大时破坏神经视网膜。

变性为进行性。40 岁以上 4% ～ 22%。

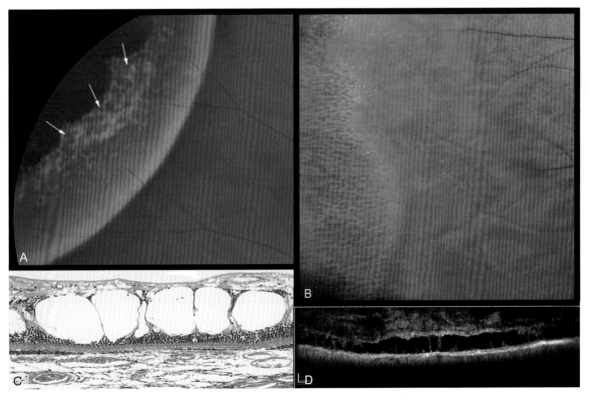

图 4-9-2　周边囊样变性

A. 紧靠在锯齿缘的后缘，常在齿突的后方，必须用三面镜，并且顶压巩膜才得以显示锯齿缘视网膜后缘向后伸展的一片囊样变性。有众多小而隆起的颗粒。B. 彩照上视网膜血管终端再向前，一大片密集均匀分布的淡黄色小颗粒。C. 组织学示周边感光视网膜被很多空腔占据，垂直的细柱为 Müller 纤维、外丛状层和内核层的残留物。D.OCT 所见与组织学一致

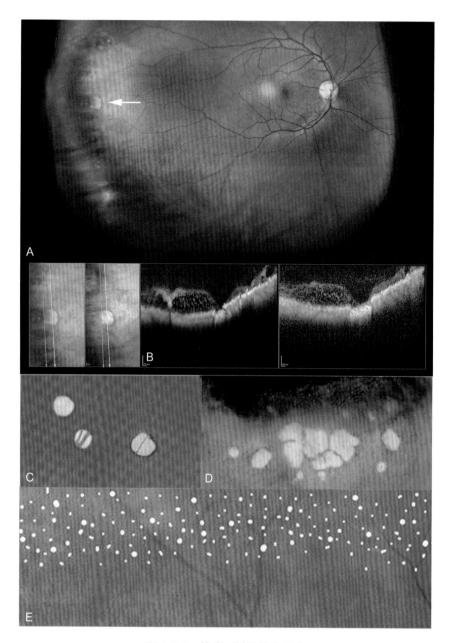

图 4-9-3　铺路石样变性和雪片

A. 铺路石样变性。Optos 超广角伪彩色照相。B.OCT 显示局部视网膜，RPE 和脉络膜组织缺失。C.铺路石样变性。白色小圆斑，视网膜外层丧失而变薄，RPE 缺失。边界清楚，边缘可能有色素，圆斑中常可见脉络膜大血管。D、E. 雪片 (snowflake) 是很常见的远周边视网膜变性征象。排成条带状者称蜗牛轨迹样变性，有家族史者另列诊断

光滑隆起，表面像气球那样紧张，边界清楚，后缘凸起，前缘为锯齿缘或极近锯齿缘。偶尔可见圆形的边界（图 4-9-4）。劈裂表面可能有淡黄色斑或白色阻塞血管。裂隙灯检查可见囊腔。

劈裂区逐渐向赤道发展而扩大，甚至超越赤道。见第五节视网膜劈裂症。

七、视网膜神经胶质丛

囊性视网膜神经胶质丛（retinal tufts）造成视网膜脱离的概率仅次于格子样变性，可惜目前多数非视网膜专科的眼科医师对视网膜神经胶质丛还不太了解。视网膜神经胶质丛有以下 3 种。

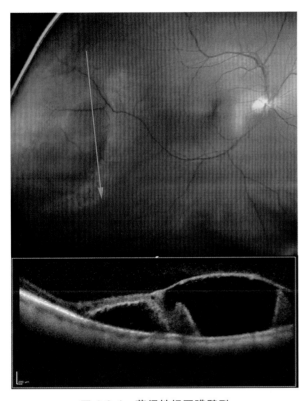

图 4-9-4 获得性视网膜劈裂

60岁，女，视力0.9。用 Optos 超广角伪彩色摄影，见赤道外有一个光滑隆起，可透见外叶破孔。用 OCT 彰显视网膜腔间

（一）囊性视网膜神经胶质丛

囊性视网膜神经胶质丛（cystic retinal tuft）是先天性周边玻璃体视网膜的发育异常，主要由神经胶质组成。1967 年 Foos 曾全面地描述。尸检发现 5% 有囊性视网膜神经胶质丛，发生视网膜脱离的危险率约 0.28%，预防治疗是不必要的。

视网膜神经胶质丛可发生在各年龄组，是直径 0.1 ～ 1.0mm 的灰白色微囊肿，是隆起的周边视网膜病变。表面可能有营养性改变，视网膜外层（包括 RPE）常有变性，大的神经胶质丛一定缺乏光感受器成分。神经元通常被代之以微囊肿及增生的神经胶质细胞。该处玻璃体浓缩，玻璃体牵引可导致囊性视网膜神经胶质丛撕脱，而发生视网膜全层破裂，此种情况不一定伴有玻璃体后脱离。囊性视网膜神经胶质丛能引起牵拉性视网膜撕裂（93% ～ 66% 为

瓣状撕裂）。10% 视网膜脱离有囊性视网膜神经胶质丛。30% 视网膜脱离有格子样变性。

临床特征：囊性视网膜神经胶质丛常在赤道部，0.1 ～ 0.5 DD，很像边界清楚的圆形或卵圆形小土墩（图 4-9-5），也可呈金字塔样突起，白石灰色，基底可有色素。有时可能被误认为视网膜撕裂的小瓣，但是它呈白石灰色，而且不像视网膜瓣那样半透明。

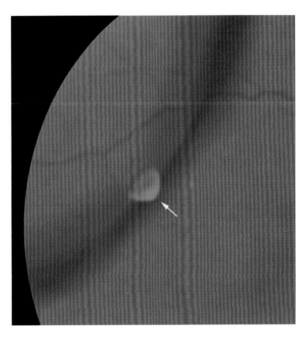

图 4-9-5 视网膜神经胶质丛

用巩膜顶压法显露一个边界清楚的小土墩样隆起，白色，基底有少量色素

（二）非囊性视网膜神经胶质丛

非囊性视网膜神经胶质丛（noncystic retinal tuft）是后天获得的，很常见，常在玻璃体基底。最初发生在学龄儿童，1/3 成人有非囊性视网膜神经胶质丛。它是一个薄而小（直径不足 0.1mm），微隆起的小束状视网膜组织（包含 Müller 细胞突）。无囊性或色素性变化，鼻侧最多，不造成视网膜脱离。

（三）小带牵拉神经胶质丛

小带牵拉神经胶质丛（zonular tractional tuft）是发育异常，是悬韧带附着点后移至周边视网膜，造成周围视网膜表面向睫状体牵引。视网膜发生营养不良，变薄，偶尔产生全层视

网膜孔。即使无玻璃体后脱离，在基底可有小的视网膜破孔。不常发生视网膜脱离。

神经胶质丛包含神经胶质细胞，在基底常有囊样变性，神经胶质替代神经元成分。男性多于女性，尸检眼 15% 有小带牵拉神经胶质丛。6% 撕裂的原因是小带牵拉神经胶质丛。无必要做预防性治疗。

附录 C　结节性硬化症的诊断规范

结节性硬化症（tuberous sclerosis complex，TSC）的诊断规范（Roach 等，1998 年修订版）

确诊 TSC：2 个主要指征，或 1 个主要指征加上 2 个次要指征。

拟诊 TSC：1 个主要指征加上 1 个次要指征。

可能 TSC：1 个主要指征或 2 个及以上次要指征。

1. 主要指征

（1）面部血管纤维瘤或前额斑块（71% 有此病损，4 岁时明显，青春期增多）。

（2）非外伤性指（趾）甲或甲周纤维瘤。

（3）色素减退斑（≥3）；（83% 有；最早的皮损，出生即有，持续终身）。

（4）鲨革样皮疹（结缔组织痣），51% 有此病损。

（5）多发性视网膜错构瘤结节（35% 有视网膜错构瘤）。

（6）皮质结节（94% 有此病损）。

（7）室管膜下结节（80% 有此病损）。

（8）室管膜下巨细胞星形细胞瘤（37% 有此病损）。

（9）单个或多发的心脏横纹肌瘤。

（10）肺淋巴管性肌瘤病。

（11）肾血管平滑肌瘤（60% 有此病损）。

2. 次要指征

（1）多发性、随机分布的牙釉质凹陷。

（2）错构瘤性直肠息肉（组织学证实）。

（3）骨囊肿（放射学证实）。

（4）脑白质放射状移行束（放射学证实）。

（5）牙龈纤维瘤。

（6）非肾性错构瘤（组织学证实）。

（7）视网膜色素缺失斑。

（8）Confetti 皮损。

（9）多发性肾囊肿（组织学证实）。

3. 备注

（1）若脑内皮质发育异常与脑白质移行束同时存在，只能算一个指征。

（2）若肺淋巴管性肌瘤病与肾血管平滑肌瘤共存，则需有其他 TSC 指征才能确诊。

（3）脑白质移行束与局灶皮质发育异常常见于 TSC 病人，但因其常单独出现且不具特异性，故只作为次要指征。

第一节　黄斑的解剖与生理

黄斑（macula lutea）部位于视网膜中央，负责视觉和色觉的视锥细胞分布于此处。对物体颜色、精细形态、距离及运动速度等判断都有赖于黄斑的功能。其结构有异于其他区域视网膜。

一、黄斑

黄斑是指眼底后极部视网膜微有黄色素的区域。黄色素存在于神经节细胞和双极细胞层（图 5-1-1）。1980 年发现黄斑的类胡萝卜素是由叶黄素和玉米黄素组成，具有吸收和过滤可见光的短波光线的作用，老年性黄斑变性（AMD）病人黄斑色素降低。

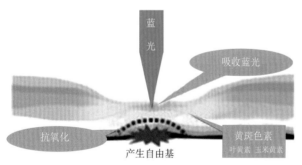

黄斑色素（叶黄素和玉米黄素）的保护作用

图 5-1-1　黄斑色素

因为具有黄色素区域的边界不够清晰，不能正确界定范围，解剖学上将黄斑界限定在以小凹为中心、直径约 5.5mm 的范围，呈椭圆形。视盘颞侧边缘的颞侧 3.42mm（2.3DD），视盘中心水平线下 0.8mm 处为中心凹的中心。

1. 小凹（foveola）　中心凹中央谷底称小凹，直径 0.35mm，深 0.25mm，大量视锥细胞集中于此处（图 5-1-2）。

在小凹 OCT 测量的视网膜平均厚度为 108 ～ 178μm，直径 0.35mm，深 0.25mm。这个区域对着最中心视野区域的 1° 是最清晰视力的区域。因为只有高密度视锥细胞，没有视杆细胞，无血管和内层视网膜向周边移位。

内层视网膜的这个移位产生的向下的斜坡称为斜坡（clivus），是小凹的底层。在 OCT，小凹是由内界膜凹面形成的，斜坡的曲率半径坡随着年龄增长显著减小。小凹不存在内核层、内丛状层、神经节细胞层、神经纤维层。黄斑内层视网膜血管及组织分层见图 5-1-3。

2. 中心凹旁（parafovea）　中心凹外，宽约 0.5mm 的环状区。在此地带神经节细胞、内核层、Henle 层的外丛状层均最厚。

3. 中心凹周围（perifovea）　环绕在中心凹旁之外，宽 1.5mm 的环状区。

黄斑区中心无血管，这样可以维持最佳的视觉功能，但也易造成某些病理变化。荧光素眼底血管造影可见中心凹无血管区（foveal avascular zone，FAZ）或称无毛细血管区（capillary-free zone，CFZ），大多数正常人直径约 400μm（图 5-1-4），FFA 显示静脉早期最容易看清楚 FAZ。糖尿病病人早期因视网膜中心凹毛细血管阻塞而致拱环破坏乃至 FAZ 扩大，这种毛细血管改变似乎对糖尿病病人特别敏感，这反映黄斑缺血，此类病人视力明显减退而且视力预后不良。测量 FAZ 的面积变化可估计

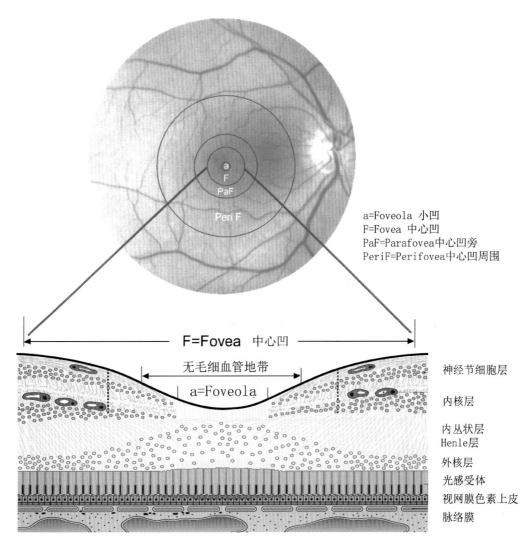

a=Foveola 小凹
F=Fovea 中心凹
PaF=Parafovea中心凹旁
PeriF=Perifovea中心凹周围

图 5-1-2　黄斑各区域。检眼镜所见与组织切面对照

黄斑缺血的状态。黄斑毛细血管扩张会将颞侧拱环向中心推挤，FAZ 缩小。糖尿病黄斑水肿（DME）因视网膜水肿也可使 FAZ 缩小。吲哚菁绿血管造影（ICGA）并不显示无血管区，而为与周围同样的脉络膜荧光。

4. 中心凹（fovea）　直径 1.85mm，小凹在中心凹的中央。色暗。

光学相干断层成像（OCT）血管造影能将黄斑部视网膜血管清楚地分离出浅层和深层。浅层血管网很易与深层血管网区分，深层血管

网分支稀疏，侧支分支少，FAZ 大。Shahlaee 等（2016）用光学相干断层血管成像（OCTA）测量 17 例健康人眼的黄斑 FAZ（表 5-1-1）。

表 5-1-1　OCTA 健康眼 FAZ 数据

	浅层 FAZ	深层 FAZ
面积（mm²）	0.25±0.096	0.32±0.111
周长（mm）	2.16±0.456	2.42±0.477
最大水平直径（mm）	0.59±0.128	0.70±0.132
最大垂直直径（mm）	0.57±0.118	0.64±0.113

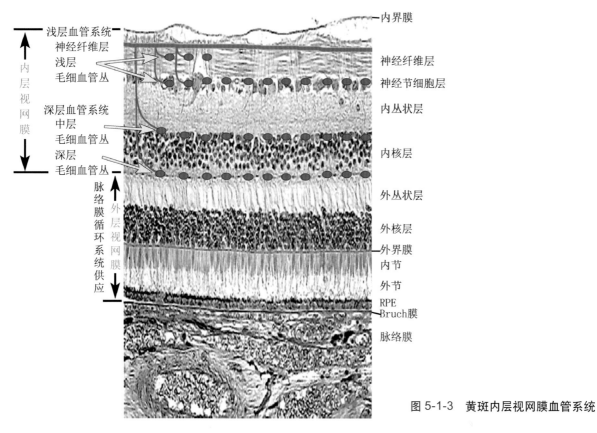

图 5-1-3　黄斑内层视网膜血管系统

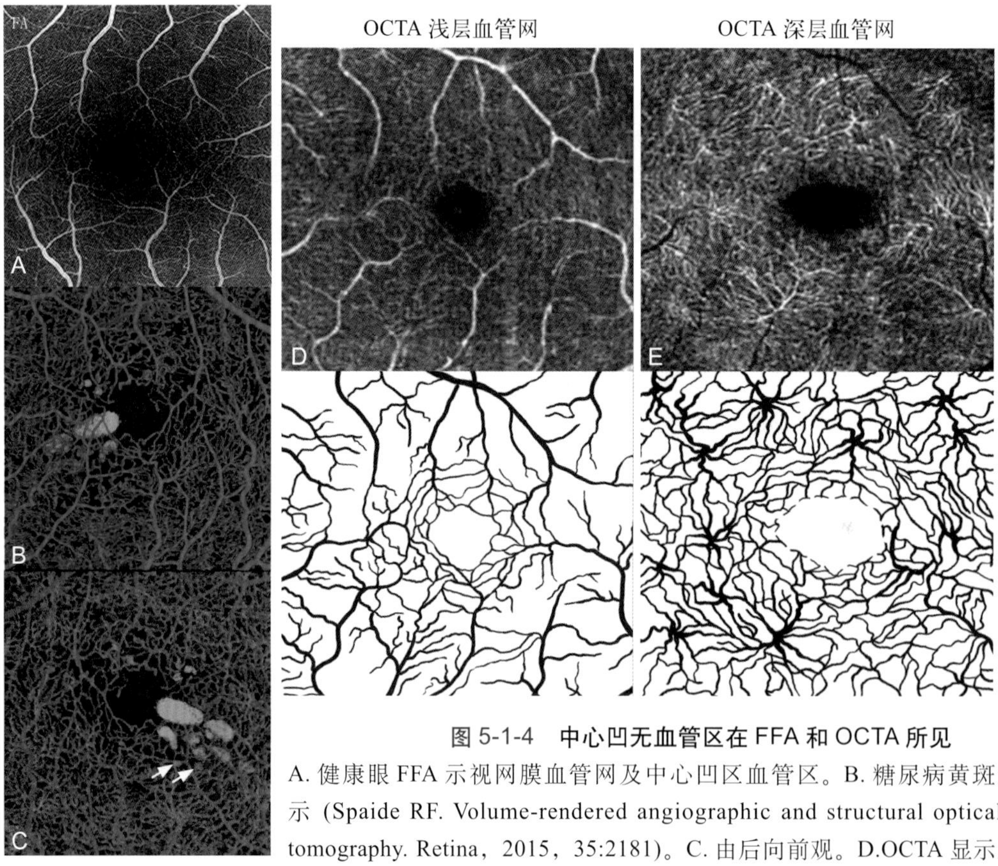

OCTA 浅层血管网　　　　　　　OCTA 深层血管网

图 5-1-4　中心凹无血管区在 FFA 和 OCTA 所见

A. 健康眼 FFA 示视网膜血管网及中心凹区血管区。B. 糖尿病黄斑水肿 OCTA 示（Spaide RF. Volume-rendered angiographic and structural optical coherence tomography. Retina，2015，35:2181）。C. 由后向前观。D.OCTA 显示正常眼浅层血管网。E. 深层血管网

目前文献及书本上关于黄斑、中心凹的定义相当混淆。临床定义与解剖学定义不同，Sigelman（1986）将黄斑部临床名称与解剖名称对照，从范围来说：临床黄斑＝解剖学中心凹（fovea）；临床中心凹＝解剖学小凹（foveola）。

这确实令人混乱。黄斑病权威 Gass 采用解剖学定义（表 5-1-2）。希望统一用解剖学定义，以免混淆。

为保证视锥细胞获得最佳视刺激，小凹处神经感光视网膜变得最薄，只有视锥细胞而无双极细胞和神经节细胞。小凹部位密集的视锥细胞被挤成弓形。黄斑的视锥细胞细而长，排列集中，在中心凹旁视锥细胞 100 个 /100μm²，在中心凹周围视锥细胞减少至 12 个 /100μm²。用电子显微镜观察，发现它不同于其他部位的视锥细胞。黄斑视锥细胞的小根的横纹在内节，粒线体散在内节及外节。外核层在小凹只有松散的 2 ～ 3 层，延斜坡逐渐增加至 8 ～ 10 层。

黄斑区的视网膜色素上皮（RPE）色素比其他部位致密，RPE 细胞直径后极部 16μm，周边部 60μm。

5. 血管供应　中心凹由脉络膜血管供养，内层视网膜由中央动脉供应。约 15% 的人有分支直接来自视盘，此称为睫状 - 视网膜动脉。黄斑周边的视网膜毛细血管网合成一环，荧光素眼底血管造影（FFA）证明此处循环时间短于他处。黄斑区脉络膜毛细血管由睫状后短动脉支配，它垂直穿入脉络膜，呈树枝状分支；在中心区，毛细血管比周边区细而密。

6. 黄斑发育（maculogenesis）　黄斑是最后达到形态成熟的视网膜区域。中心凹是一个小的、无血管的凹窝，中央部分所有的细胞靠边避让，只剩视锥细胞（和 Müller 胶质细胞）。Mann（1926—1950）为眼胚胎发育奠定基础，受到全球瞩目；Hendrickson（1976—1994）继续研究中心凹的发育。

中心凹最初是视网膜最厚的部分之一，通过细胞迁移（migration）转变为凹陷或凹窝。

表 5-1-2　黄斑各区域临床定义及组织学定义

	直径	临床定义	组织学定义
小凹	0.35mm	以中心反光（犹如夜空中的一颗亮星）为中心的细小区域；裂隙灯切面中黄斑凹陷的底部，较 FFA 的无血管区略小	中心凹谷底，无视杆细胞，清一色视锥细胞；只有内界膜、视锥细胞及 Müller 细胞；并无神经纤维层、神经节细胞层、内核层（双极细胞层），无血管。小凹大量视锥细胞堆积而挤成朝内的弓形前突
中心凹	1.5mm	黄斑中心环状反光内，或者说裂隙灯切面中黄斑中央内表面凹陷部分；色暗	中心凹直径 1DD（1.5mm），凹窝斜坡上内界膜由厚变薄且由血管变成无血管，中心凹边缘神经节细胞 5 ～ 7 层而向中心逐渐消失，斜坡上外核层 8 ～ 10 层向中心逐渐减少至 2 ～ 3 层，外核层向内界膜移位，外丛状层纤维斜向行走（Henle 纤维）
中心凹旁	宽 0.5mm 环状，外界直径 2.5mm	围绕中心凹外	神经节细胞、内核层、Henle 层（外丛状层）均最厚
中心凹周围	宽 1.5mm 环状，外界直径 5.5mm	包绕在中心凹旁之外	神经节细胞有 4 层（周边视网膜只有 1 层神经节细胞）
黄斑	5.5mm	视盘中心颞侧略下方，边界不清	视神经头颞侧神经节细胞 ≥ 2 层，外丛状层纤维斜向行走（Henle 纤维），高密度视锥细胞，内界膜厚

最初的证据是，胚胎大约在第 4～5 个月时视盘颞侧神经节细胞密度局部增加。

第 6 个月时，中心凹区域神经节细胞可以是 8～9 个细胞层。增厚的未成熟外核层主要由未成熟的视锥细胞组成。

第 24 周和第 26 周胎儿神经节细胞层开始移位变薄并形成中心凹凹窝；不久后，无长突细胞和两双细胞的视数量开始减退。

在第 7 个月，神经节细胞。

在第 8 个月中心凹区域中存在大约两层神经节细胞，在出生时减少到一层。

中心凹这些细胞的数量减少不是由于细胞的死亡，而是由于细胞从中心凹迁移到旁边的视网膜。由于这些细胞在这个时候已经发育形成了突触连接，所以迁移时视锥细胞终足与水平细胞和双极细胞保持接触，这导致 Henle 纤维的显著伸长。

小儿出生时，神经节细胞层和内核层只是单个细胞层厚。光感受器的内节在出生前发育，而外节完全在出生后发育。

尽管已经很好地描述了中心凹的发育，但对细胞迁移的机制知之甚少。中心凹在出生时不太成熟，但在婴儿时期迅速发育，提示可能受环境影响。

中心凹在小儿出生后的演变（图 5-1-5）：①视锥细胞核从胚胎至出生时一直只有 1 层，第 13 个月时增加至 4 层，4 岁时最厚处可达 7～9 层。②外核层的厚度出生后开始增加，小凹视锥细胞密度空前猛增至 10 倍；外节和内节不断伸长。因此，出生后中心凹窝变浅、变宽。③出生时残余有内层视网膜组织——神经节细胞 2～3 层，内核层 3～4 层；内核层和神经节细胞层继续变薄，向外移位到中心凹的边缘。在中心凹区域仅留下视锥细胞核和其树突和轴突。到 4 岁时仅剩几个神经节细胞核（Hendrickson A , Possin D, Vajzovic L ,Toth CA, Histologic development of the human fovea from midgestation to maturity. Am J Ophthalmol, 2012，154:767-778）。

（1）5 岁以上正常中心凹的 OCT 特征：①中心凹足够深；平均为 120～160μm；②小凹不残存视网膜内层；③小凹外核层拓宽；④小凹外节伸长（EZ 带呈前弓突起）；⑤ OCTA/FFA：FAZ 完整。

中心凹形成的目的是全力保证小凹区聚集的大量视锥细胞能发挥极佳功能。中心凹发育不良的病人内层视网膜挡住外来射入的光子直接击中视锥细胞，甚至造成视锥细胞发育不足。

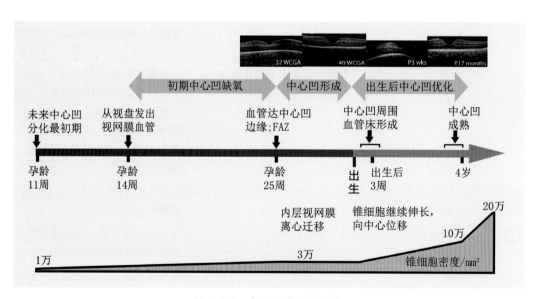

图 5-1-5　中心凹发育时间表

（2）黄斑解剖结构与病理变化的关系：根据 Wise（1966）等意见，黄斑区对病理有"反应过分"现象，其原因可归纳如下。

①血管供应特殊：小凹四周被呈弓形的毛细血管网包围，中心为无血管区。当局部有灌注障碍、代谢物积聚或毛细血管破坏等情况时可有细胞外液积聚，其积聚速度大于消散速度。因此水肿不易消退。

②组织结构特殊：小凹的视锥细胞向外倾斜，双极细胞层及神经节细胞层推向中心凹周边。这种倾斜结构破坏了原来视网膜的网状结构，视网膜结构失去了应有的紧密性，故细胞间易积聚大量液体而发生囊样水肿。

③细胞基础：小凹四周有大量神经节细胞及双极细胞堆集。神经节细胞的代谢率特别高，如有循环障碍即易有大量代谢产物积聚。代谢产物有扩张血管作用，可引起局部渗透压改变及供氧不足而造成黄斑水肿及渗出。

④内界膜：实验证明玻璃体为很好的扩散物质，内界膜的阻挡作用也很小，故在远处的虹膜睫状体或脉络膜有炎症时，其所产生的代谢毒性物质可透过玻璃体及内界膜而影响视网膜，尤其是影响黄斑区，可因毛细血管的通透性增加而发生黄斑水肿。

⑤脉络膜与视网膜色素上皮：黄斑区脉络膜及 RPE 容易发生变性。有遗传性营养不良、变性、中毒、动脉硬化等。黄斑的脉络膜毛细血管易失代偿而出血，并且是视网膜下新生血管形成（SRNV）的好发区。可能与此处 RPE 代谢旺盛、维生素 A 传输多、血流过盛或脉络膜毛细血管狭小等有关。

二、黄斑功能障碍的临床表现

1. *视 力* 视力下降的程度与眼底所见不一定平行，但矫正视力的好坏，对估计病变程度及预后还是很重要的。在中心性浆液性脉络膜视网膜病变（CSC），用凸透镜可以增进视力。在视锥细胞营养不良、氯喹或其他一些药物中毒时，视力已明显下降，但是眼底表现却不显著，多区域（多焦）ERG（mfERG）出现波幅降低。电脑化自动视野计有专门检查黄斑部视功能的设计。

2. *色 觉* 黄斑区变性及中毒性病变，皆可有继发性色觉障碍，在遗传性黄斑营养不良时可有红绿色觉障碍。在脉络膜及 RPE 的病变可以有蓝黄色觉障碍。Farnsworth-Munsell 100 色彩试验是最标准的色觉定量测定，远比假同色图敏感。

3. *视物变形* 可用 Amsler 方格表测出，在囊样水肿等病变可借助 Amsler 方格表阳性而证实诊断。怀疑有视网膜下新生血管形成（SRNV）、中心性浆液性视网膜病变者，推荐病人在家自己检查阿姆斯勒方格表（Amsler grid），以便及时发现问题并能了解病情进展。

4. *闪光感*（photopsia） 当病人见到耀眼光刺激时特别感觉不适，有时还可有中心闪光感。在遗传性营养不良、中毒、老年变性皆可发生此症状。

5. *黄斑光应力试验*（macular phtostress test） 用强光照射一眼 15s，以漂白视网膜。病人继续注视比原先视力弱一排的视标，测定恢复视力的时间。正常 < 30s，老年人 < 50s。再测定另一眼。黄斑病变的视力恢复时间较另一眼明显延长或长于 60s。视神经病变不延长恢复时间。

第二节 黄斑常见病征

一、黄斑概述

1. *正常黄斑* 黄斑较他处眼底深暗，因为该处 RPE 厚、色素密。四周血管向中央放射，中央部无血管。黄斑中央视网膜较薄，衬出脉络膜毛细血管的颜色，以致带深红色。因中心小凹类似一面凹面镜，照明光在小凹形成一个中心反光点，其状犹如夜空的一颗明星。在黄斑周边部，有模糊的轮状反光，有些人（尤其年长者）并无此反光轮。

检查黄斑时，首先要注意中心凹反光，其次注意黄斑的反光、色泽、色素、白斑、红斑、隆起度等异常（表 5-2-1）。

2. 黄斑反光

（1）中心凹反光：是小凹健康的重要标志。它的存在象征着中心凹的健康，至少可表示中

表 5-2-1　黄斑常见病征

黄斑表现	常见病征
反光	
中心反光暗淡或消失	老年、水肿、屈光介质混浊
窝中心反光增强和零乱	水肿、屈光介质混浊
皱褶反光	水肿、视网膜表面膜（ERM）
色调	
变暗	水肿
不规则性变色	豹纹状眼底、视网膜色素上皮萎缩、年龄相关性黄斑变性（地图状萎缩）、Stargardt 黄斑营养不良
色素	
色素过多	细粒状散在性游离——变性、营养不良 瘢痕团块状色素——脉络膜色素痣、Fuchs 斑
色素缺乏	视网膜色素上皮萎缩，见于年龄相关性黄斑变性（ARMD）、高度近视眼变性、营养不良、瘢痕
牛眼状色素紊乱	视锥细胞营养不良、氯法齐明(clofazimine)及氯喹毒性反应、Stargardt 早期、AIM 后期、良性靶心状黄斑营养不良（BCAMD）、窗孔样反光性黄斑营养不良、杆细胞全色盲、神经元蜡样脂褐素沉积病
白斑	
整块黄斑乳白色	视网膜中央动脉闭塞、盘状变性、Berlin 混浊、黑矇性家族痴呆、Niemann-Pick 病
小型白斑	硬性渗出、玻璃膜疣、棉绒斑、浸润、萎缩斑、纤维组织或神经胶质增生、视网膜色素上皮脱离（PED）、脉络膜新生血管形成（CNV）、营养不良
白色小点	玻璃膜疣（drusen）、渗出（类脂质）
星芒状排列	视网膜水肿后变性（类脂质）
橘黄色斑	息肉状脉络膜血管病变、脉络膜血管瘤、脉络膜骨瘤
蛋黄样斑	卵黄样黄斑营养不良、成人发病的卵黄样黄斑营养不良、成人卵黄样病损（AVL）、黄斑卵黄样脱离
瘢痕	视网膜下新生血管形成（SRNV）、高度近视眼性萎缩、盘状变性、假定眼组织胞浆菌病综合征（POHS）
白线条	
漆裂缝	高度近视眼者细白条（Bruch 膜破裂）
脉络膜破裂	眼钝性伤
红斑	墨渍状出血、黄斑孔、假裂孔、樱桃红斑点
隆起度	
隆起	明显隆起——脱离、视网膜劈裂、肿瘤 轻度隆起——大量渗出、大量出血、盘状变性、水肿、PED
凹陷	后葡萄肿
异位	
发育异常	血管发育异常，包括 ROP、FEVR、IP（色素失调症）和视网膜劈裂
中央凹窝消失	
中心凹扁平	OCT 示无中心凹见于中心凹发育不良、白化病、ROP、FEVR、先天性无虹膜、全色盲、*PAX6* 突变、IP（色素失调症）

心凹无严重疾患。有些人（尤其老年人）中心反光虽消失，但中心视力仍良好。黄斑水肿、变性、营养不良可使中心反光消失；检查眼底时如果没有采用适宜的补偿透镜，那么，中心反光在焦点以外，也会显得蒙眬而不能见及。

（2）黄斑反光轮：正常黄斑边缘的凸面造成的反射呈现一圈反光轮，尤其是年轻人或远视眼，反光轮更较明显，40 岁以上反光轮消失。此反光轮并无临床诊断价值。

当黄斑水肿时表面反光愈益增强而零乱；屈光介质混浊的病例也可使反光增强。当视网膜被瘢痕或薄膜牵引时可出现皱褶状反光，其状一如被牵成皱折的丝绸。

3. 黄斑色调　与灯光的亮度有关，灯光越强，黄斑越明亮；若用暗弱光检查，黄斑变为深暗。因此，检查黄斑宜用明亮灯光，不致误诊。黄斑水肿时较正常更暗。黄斑部弥漫性不规则性色素紊乱，见于视网膜色素上皮萎缩。

4. 色素改变

（1）色素过多（hyperpigmentation）或色素缺乏（hypopigmentation）：常是视网膜色素上皮病变的表现。色素增生在深层呈深灰色，游离至浅层呈黑色。细粒状散在性或为团块状。Fuchs 斑是黄斑部黑斑，见于高度近视眼。脉络膜色素痣用间接检眼镜很易看到，而用直接检眼镜检查易漏诊。

色素缺乏使易透见脉络膜反射来的光，故眼底色淡；RPE 萎缩则会增加脉络膜的可见性，根据萎缩程度而有不同的表现。RPE 萎缩就能暴露脉络膜的大血管及血管之间的色素；如能直接看到白色巩膜则说明 RPE、脉络膜血管及色素全部萎缩。

色素过多常与色素缺乏同时发生，常见于年龄相关性黄斑变性、病理性近视、瘢痕、营养不良、炎症、药物中毒。严格说，黄斑大范围病变无论是水肿、渗出，在病变吸收后都会或多或少发生色素改变。细点状色素增多与色素缺乏混杂在一起，称为杂色斑点（斑驳状，mottling）。

（2）牛眼状黄斑色素改变（Bull's-eye maculopathy）：像靶子那样分三个地带，中央为色素圆斑，外围以色素稍淡的环状带，最外圈为色素增多带。此种色素增多及色素缺乏不很明显，必须仔细观察才能发现。用间接检眼镜观察，牛眼状色素紊乱觉得很鲜明，但如用直接检眼镜观看因对比度降低，就可能发现不了。初期视力正常或轻微减退，但在后期视力明显降低。常见于视锥细胞营养不良、氯法齐明（clofazimine）及氯喹毒性反应；但下列疾病的变异型也可出现牛眼状黄斑色素改变（图5-2-1）：Stargardt 病（规范词为眼底黄色斑点症）早期、卵黄样黄斑营养不良、AIM 后期、良性靶心状黄斑营养不良（benign concentric annular maculardystrophy，BCAMD）、窗孔样反光性黄斑营养不良（fenestrated sheen macular dystrophy）、视杆细胞全色盲、神经元蜡样质脂褐素沉积症（neuronal ceroid lipofuscinosis）。

5. 白色斑片

（1）整片黄斑变成乳白色：是水肿或变

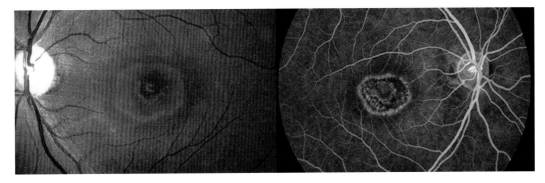

图 5-2-1　牛眼状黄斑色素改变

系统性红斑狼疮用氯喹治疗。停药 1 年后视力 0.4。另一病例 FFA 显示 RPE 病变

性的一种表现。视网膜中央动脉阻塞后乳白色黄斑中央有樱桃红色小圆斑，称为樱桃红斑（cherry-red spot）；有些少见病如 Berlin 混浊（视网膜震荡）、黑矇性家族痴呆、神经代谢病 [Niemann-Pick 病、神经节苷脂贮积病（gangliosidosis）] 等也有樱桃红斑。

（2）近视性脉络膜视网膜萎缩斑：为圆形或不规则形，孤立或多发的黄白色区，边缘可有少量色素。萎缩区中可能见到黄白色脉络膜血管，有的带白鞘，有的可直接透视白色巩膜。萎缩斑有融合趋向，数个萎缩斑融合而成一大片。有的接近或接连颞侧弧形斑或视乳头周围萎缩。

（3）白色细点：边界清楚，见于老年人，为硬玻璃膜疣。稍大、色白、散在，呈扇状及星状排列，为硬性渗出（类脂质，lipids）。黄斑星芒状排列（macular star）的白点具有特殊意义，多为视网膜静脉阻塞（RVO）、视盘水肿、前部缺血性视神经病变、视乳头炎、糖尿病视乳头病变、肾炎性眼底病、重症高血压性眼底病等引起。视盘水肿＋黄斑星芒状排列组成视神经视网膜炎。软玻璃膜疣边界不清，见于老年人。

（4）白斑：边界不清，色带蓝灰或灰黄，位于神经纤维层，称棉绒斑（CWS）。炎症性浸润边界模糊。萎缩性瘢痕边界截然可分，色白，周围有色素边；激光瘢痕常呈圆形，大小一致，色淡，围有稀疏淡色素边。纤维组织及神经胶质增生常呈不规则形，边界清楚，有时呈条形。

（5）单个淡灰色圆斑：可以是视网膜色素上皮脱离（PED）或视网膜下新生血管。

6. 瘢痕　局部边界清楚的斑片，直径常有 1～3DD，灰白色的瘢痕，在其中央及边缘有多量色素。黄斑出血后引起的致密瘢痕，常有所遇，老年人要怀疑视网膜下新生血管形成（SRNV）、盘状变性；高度近视眼性改变也可能产生类似瘢痕。在美国，年轻人黄斑孤立的炎症后萎缩斑，1/2～1DD 直径，首先想到眼组织胞浆菌病综合征（POHS），此为真菌感染，

在东南亚也是好发区。

7. 白线条　脉络膜破裂为眼钝性伤所致，长条，垂直或稍带弧形（凹面朝视盘）。高度近视眼在萎缩区中的白色细条，长为 1/4～1/2DD，条纹宽度不规则，为 Bruch 膜破裂，称漆裂缝（lacquer crack）。

8. 红色斑点　墨渍状出血（边界稍模糊）、黄斑孔（在中心凹正中央，边界清楚）、假裂孔（淡灰色视网膜表面膜中央的圆孔），樱桃红斑点（周围视网膜水肿苍白）。樱桃红斑点的意义见前文。黄斑正中央一个边界清楚的红色圆斑（1/4～2/5DD）一定想到黄斑孔，用裂隙灯光切面看到全层孔表面是凹陷的。

在高度近视眼，由于与周围萎缩的视网膜对比，黄斑中心凹显得格外红，不能误认为出血。

9. 隆起度　直接检眼镜有利于观察细微改变，但对判别隆起度不敏感；间接检眼镜正相反，看不清细小改变，但对观察高低的立体感甚好；用 90D 及眼底接触镜既能看清甚细的变化又有优异的立体感。

（1）黄斑隆起：明显者可能为脱离、劈裂、肿瘤。轻度隆起甚至在显微镜光切面中才能判别隆起者可能为水肿、大量渗出、大量出血、PED 等。

（2）后葡萄肿：用直接检眼镜是很不易看到的，而用间接检眼镜非常容易看清。

10. 中心凹位置外移　中心凹为中心在视盘颞侧边缘的颞侧 3.42mm（2.3DD），若此距离明显增大常称黄斑异位（macular ectopia），见于血管发育异常，包括 ROP、FEVR、IP（色素失调症）和视网膜劈裂症（图 5-2-2）。

11. 中心凹消失　OCT 才能发现的异常，见中心凹扁平。常被忽略。

二、黄斑疾病的诊断

很多眼底病变都可能出现于黄斑，广泛侵及视网膜的病变介绍于前章视网膜病，本章只介绍重点侵犯黄斑的疾病。

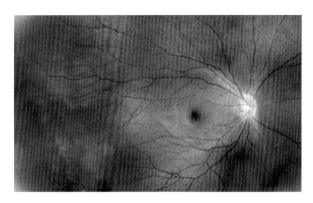

图 5-2-2 中心凹颞侧异位

FEVR 显示视网膜血管直行，黄斑和视盘之间的距离增加，提示中心凹异位。黄斑异位可见于发育的血管异常，包括：ROP, FEVR, IP(色素失调症) 和视网膜劈裂。此病人 FFA 示颞下方视网膜周边部毛细血管扩张，无灌注区及新生血管形成

直径仅 5.5mm 的黄斑，其病变有几十种，大多数靠病变形态做鉴别。检眼镜、裂隙灯显微镜（+90D）、荧光素眼底血管造影（FFA）、ICG 血管造影、OCT、ERG 及 EOG 等检查手段为诊断提供较好的资料。年龄相关性黄斑变性（ARMD）、近视性变性、黄白色斑点、视网膜表面膜（ERM）、水肿、黄斑孔为最常见的疾病。

高度近视眼的眼底改变的病因容易确定。高于 - 10D 及眼轴 > 26.5mm 者，见有出血或 Bruch 膜破裂者，应警惕有视网膜下新生血管形成（SRNV）。

视网膜表面塑料膜样零乱反光，也许尚可看见小血管螺旋形扭曲，这种视网膜表面膜（ERM）的特征很易辨认。几乎每周都能见到。易与中心性浆液性脉络膜视网膜病变（CSC）区别。

黄斑水肿表现为增厚，在检眼镜中有时难以肯定，Amsler 方格表阳性可协助诊断；常求助于 FFA，但最方便最能肯定结论的检查是 OCT。

黄斑孔 3 期及 4 期表现为红色圆斑，视力高度障碍，只要扩瞳检查，不会漏诊。黄斑孔无论是 1 期或者 2 期，检眼镜不能发现，OCT 就能确诊。板层孔和假孔必须 OCT 确诊。

年龄 > 50 岁者首先想到年龄相关性黄斑变性（ARMD）。眼底黄白色斑点中硬性渗出、硬玻璃膜疣、软玻璃膜疣最多见。硬性渗出色白

比硬玻璃膜疣稍大，如呈星状或弧状排列则具特征，辨认容易。硬玻璃膜疣极细（小于黄斑周围小血管口径），直接检眼镜下刚能察觉，都为老年人。软玻璃膜疣比硬玻璃膜疣大，边缘模糊，有时疣会融合，见于老年人；高龄老人才会有钙化而呈白色，质感很硬，则更易认出。

中年男性的 CSC，早期只有轻度视物变形或淡淡暗点，黄斑稍暗，容易漏诊。OCT 能发现。

非老年人的两侧性黄斑改变，尤其是青少年起病者，必须考虑营养不良。此外，眼底黄白色斑点尚有两类疾病：营养不良及炎症。

营养不良的特征为两侧缓慢进行性（病情常在 10 ~ 20 年以上），如有家族史则诊断更易；若 EOG 明显降低而 ERG 正常或轻度异常，则有助于诊断卵黄样营养不良。少年发病的黄斑营养不良首先想到 Stargardt 病。发病率为 1/ 万。黄斑部 RPE 萎缩区，外观像被锤击的青铜皮闪耀发光。有些病人兼有眼底黄色斑点症（fundus flavimaculatus）——特征为边界不清的黄色斑点，形态多种混杂，新月，鱼或鱼尾，不规则形。先发生于后极黄斑外围。有人将眼底黄色斑点症诊断为 Stargardt 病。

中心视力缓慢进行性减退，用间接检眼镜看到黄斑有牛眼状色素紊乱，明视 ERG 无可记录或明显降低，提示视锥细胞营养不良。黄斑色素紊乱兼有两眼周边部 RPE 萎缩，骨小体样色素，视网膜动静脉甚细，少年开始有夜盲，很可能为视杆细胞 - 视锥细胞营养不良，暗视 ERG 及明视 ERG 均为无可记录。

容易漏诊的眼底病：①早期 CSC，常因没有仔细观察黄斑浆液性视网膜脱离的表现；②漆裂纹，检眼镜不易发现，ICGA 优于 FFA；③血管样条纹，没有注意视盘四周有异样的"血管"；④牛眼状黄斑色素改变，用直接检眼镜检查不易发现，必须用间接检眼镜或 +90D 观察；⑤视神经疣，常误诊为假性视盘水肿或视盘轻度水肿；⑥特发性中心凹旁毛细血管扩张（MacTel 2）；⑦放射性视网膜病变，因忽视询问眼放射病史或对早期黄斑细微的血管改变未

予重视导致。

每位医师自备一个 +90D 前置镜，每天不断练习操作前置镜观看眼底，可以减少漏诊。多做 OCT 检测会提高对细微黄斑病变的认识，减少误诊和漏诊。

炎症性病变包括多发性一过性白点综合征（MEWDS），年轻女性，自限性，经数周或数月白斑消失。多灶性脉络膜炎（multifocal choroiditis，MFC）、点状内层脉络膜病变（punctate inner choroidopathy，PIC），急性后极多发性鳞状色素上皮病变（APMPPE）等白点综合征，病例很少，有诊断难点，在培训阶段除非遇到病例，否则可以缓一缓，放在眼底病有一定基础后才学习。

典型病例很易诊断，非典型病例有时即使视网膜专科医师意见也可不一致。两种疾病鉴别无把握时可用 vs. 将两种疾病全列出。例如：MEWDS vs PIC。如果只见一块病灶，对诊断无把握时，可考虑暂时诊断为黄斑病变原因待查，当然不宜滥用此诊断。

第三节　脉络膜新生血管

脉络膜新生血管（choroidal neovascularization，CNV）又称视网膜下新生血管。脉络膜新生血管形成是血管增殖性并发症，发生于变性、营养不良、创伤性、炎性和恶性脉络膜视网膜疾病的自然过程中。

因为它是一片膜性组织，所以可以称它为视网膜下新生血管膜。增生的脉络膜毛细血管通过 Bruch 膜的裂口而扩展至 Bruch 膜与 RPE 之间，或神经感光视网膜与 RPE 之间。多见于黄斑部，因而严重地损害中心视力。本症极为常见，三甲医院几乎每天均有患脉络膜新生血管病人。目前已成致盲的主要原因之一。

[病因]

有多种假设。Bruch 膜内层增厚→破裂，在该处会出现来自脉络膜毛细血管的新生血管。血管内皮细胞的酶与 Bruch 膜的消化有关，以致推测是由于血管内皮细胞导致 Bruch 膜破裂。肉芽肿性炎症、巩膜硬度增加等都被认为与视网膜下新生血管的形成有关。

年龄相关性黄斑变性是形成脉络膜新生血管最常见原因。除此之外尚有很多疾病都可影响视网膜色素上皮 -Bruch 膜 - 脉络膜毛细血管而形成脉络膜新生血管。

按其性质可分为如下几类：

（1）变性疾病：AMD、病理性近视、PCV、视盘玻璃疣、血管样条纹。

（2）遗传性黄斑营养不良：Best 病、Stargardt 病、遗传性原发性玻璃膜疣、成人型黄斑区色素上皮萎缩。

（3）炎症：每种形式的后葡萄膜炎可能导致 CNV 形成，如拟眼部组织细胞浆菌病综合征（POHS）、弓形体病、匐行性脉络膜炎、风疹性视网膜病变、结节病、急性后极部多发性鳞状色素上皮病变、VKH 综合征、Behcet 综合征、多灶性脉络膜炎（MFC）或点状内层脉络膜病变（PIC）、内源性眼内炎。

（4）肿瘤：脉络膜色素痣、脉络膜骨瘤、脉络膜血管瘤、脉络膜黑色素瘤、脉络膜转移癌、视网膜和色素上皮错构瘤。

（5）损伤：脉络膜破裂、氩激光治疗或视网膜冷凝损伤后的晚期并发症。

（6）特发性：原因不明。

[发病机制]

目前对脉络膜新生血管的发病机制尚不明确。RPE-Bruch 膜 - 脉络膜毛细血管复合体改变有关。类似肿瘤血管生成，是血管内皮生长因子（VEGF）驱动的过程。黄斑部视网膜有着极高的代谢要求，需氧量多，血管分布又不同于其他部位。因此变性炎症和外伤等有可能造成黄斑部外层视网膜缺血缺氧，从而产生 VEGF 刺激脉络膜毛细血管新生。Archer 用光凝造成恒河猴视网膜内层血液供应减少和 Bruch

膜破裂，诱发了脉络膜新生血管形成。并认为影响脉络膜新生血管形成主要有两种因素：一是 Bruch 膜健康，二是外层视网膜细胞结构或成分的改变。

CNV 形成是一个多因子调控、多细胞参与的复杂过程。VEGF 及其受体在新生血管的形成过程中起重要作用，VEGF 表达增加是 CNV 形成的标志。基因组学研究已经发现至少有 10 个基因与 AMD 相关，这表明除了 VEGF 通路外还有其他通路参与 AMD 的发生机制。

[临床表现]

早期，可无自觉症状。随着病变逐渐扩大出现渗漏和出血，可致视力减退、视物变形，出现中心或旁中心暗点。

检眼镜检查常不易直接看到脉络膜新生血管。但凡黄斑渗出和出血，尤其是发现 PED，应该提高警惕。

另一体征是出现类脂质渗出。在新生血管区可见视网膜脱离，囊样黄斑水肿。脉络膜新生血管迁延数月或数年逐渐稳定下来，由灰黄色的纤维血管膜代替，以后可变成白色瘢痕。

[辅助检查]

1. FFA　是检出脉络膜新生血管最有价值的方法。荧光素眼底血管造影（FFA）的早期即脉络膜期，可辨认典型脉络膜新生血管的形态，多呈花边状，车轮状图形或扇形。静脉期荧光素从新生血管壁向外渗漏，形成局限性强荧光区。晚期荧光素从新生血管膜的边缘缓慢扩散入视网膜下形成视网膜脱离。

2. ICGA　ICG 是近红外荧光，穿透色素、出血的能力比荧光素钠强，故易发现脉络膜中的新生血管。在脉络膜新生血管膜成像上有明显优越性。被血液、混浊液体遮盖的脉络膜新生血管或 FFA 上的隐匿性新生血管膜常可在 ICGA 中发现。最适用于边界不清的或隐匿性脉络膜新生血管形成（occult CNV），ICG 造影可确定及勾画出视网膜下新生血管的轮廓。血管造影早期，并不能显示强荧光的新生血管网，但新生血管周围被弱荧光地带围绕着。新生血管充盈与脉络膜动脉充盈同步，在脉络膜静脉期时荧光增强，于是染料在大脉络膜血管中消失。血管造影晚期新生血管网保持轻度强荧光，但不发生明显渗漏，染料分子大于荧光素钠故始终限位于血管内，因此可勾画出 CNV 境界，此点与 FFA 不同（图 5-3-2）。

ICGA 按照大小分为热点状或焦点状（hot spot or focal spot）——CNV < 1DD；斑块状（plaque）——CNV > 1DD。又可根据边界分为边界模糊斑块状 CNV、边界清楚斑块状 CNV。

结构 OCT 可直观视网膜、RPE、Bruch 膜和脉络膜组织结构由于新生血管发生的渗漏、水肿、出血。CNV 本身显示强反光。

视网膜下新生血管形成表现为 RPE 及脉络膜毛细血管层增厚，层次增多，常在 RPE 之上，高反射带在两侧中断并无延续迹象（图 5-3-1），在其浅层的感光视网膜常因水肿而增厚隆起，有时可见神经感光层脱离。CNV 在 OCT 的表现有三种：①典型 CNV，形态类似梭形，边界清楚；②边界不清 CNV，RPE-CC 光带不规则或为弥散性；③纤维血管性 PED，此类较多见。对 CNV 的诊断精确性不如 FFA，但是常对照 FFA 的渗漏斑点，在 OCT 像测量 CNV 的直径。OCT 对探测神经感光层脱离及 PED（浆液性、出血性、纤维血管性）是很有把握的，而且很可靠。

3. OCTA　可直观脉络膜新生血管的形态。①网络团：新生血管从病变中心向各个方向辐射。繁茂新生血管，血管细，周围有暗晕，对抗 VEGF 常有反应。②环形：新生血管细，周围有暗晕，对抗 VEGF 常有反应。③新芽状：没有明显的血管躯干，对抗 VEGF 常有反应。④海扇型（sea-fan）：新生血管从病变一侧向各个方向辐射。有滋养血管，因其比较成熟，对抗 VEGF 常无反应。网络那部分可能对抗 VEGF 有反应。⑤长条形：明亮的那部分成熟度较细而暗的那部分要高。⑥模糊不清的图案：细丝很小，没有明显的方向性。OCTA 的一个缺点是无法检测视网膜新生血管的渗漏性，这对评估炎症性眼病，界定新生血管是否成熟至关重要。

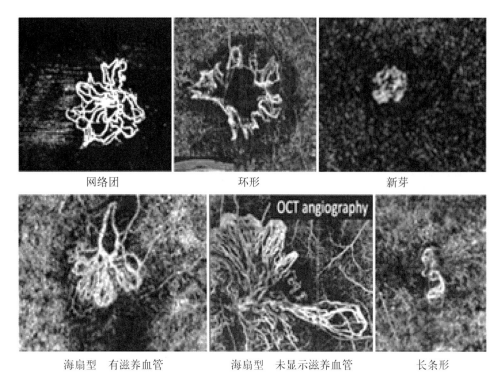

网络团　　　　　　　　　环形　　　　　　　　　新芽

海扇型　有滋养血管　　　海扇型　未显示滋养血管　　长条形

图 5-3-1　脉络膜新生血管的形态

[层次分类]

Donald M. Gass（1989）根据他对 CNV 眼的组织病理学和荧光素造影的理解，提出基于解剖的分类法（以 RPE 为界，将 CNV 分成 1 型和 2 型）。

1 型 CNV　又称隐匿性 CNV（occult CNV），起源于脉络膜，生长在 RPE 下，在色素上皮下延伸，从而引起色素上皮脱离。再者此类型的新生血管增生不如 2 型活跃。在荧光素造影早期不一定能显示，在注射染料后 5min 内出现的一个斑点状（stippled）强荧光区域，可能与纤维血管性色素上皮脱离或较浅的 RPE 不规则隆起有关。因为受 RPE 遮挡，不可以勾画出它的边界，在 10min 时 CNV 上层的视网膜下间隙荧光素染料持续染色或积存。后期 CNV 有渗漏。后期明显渗漏是确认 CNV 的有力证据！ICGA 比 FFA 显示更清楚，但不表现渗漏。OCT：RPE 反射增强增厚、隆起（图 5-3-2）。纤维血管性 PED。但新生血管的强反光改变限于 PED 的 RPE 下。

2 型或称为典型性 CNV（classic CNV）脉络膜新生血管穿透 RPE 及基底膜复合体，到达视网膜下腔，并发生渗漏和出血。2 型 CNV 在神经视网膜下活跃增生，荧光素造影早期（脉络膜期）开始出现，表现为裙边样状，边界清晰。在循环期渗漏荧光增强，在 1 ～ 2min 后，荧光素扩散至膜的边缘外。晚期 CNV 膜边缘出现明显渗漏性强荧光。后期明显渗漏是确认 CNV 的有力证据！在晚期随着染料积存在脱离的神经视网膜下，会遮掩 CNV 而可能 CNV 出现边界不清。视网膜下腔还有增生，特别是在非 AMD 的新生血管性黄斑病变，如多灶性脉络膜炎、弹性假黄瘤和病理性近视。大小不定，小的呈斑点状，大的占据大部分黄斑区。

CNV 的部分边界可能被三种情况遮掩：出血、隆起的遮掩荧光的病损（例如增生的色素或纤维组织）、视网膜色素上皮脱离。

CNV 的晚期渗漏如何与其他强荧光鉴别：典型 CNV 的造影早期可在该区辨认出新生血管网，荧光亮度进行性增强，造影晚期的强荧光

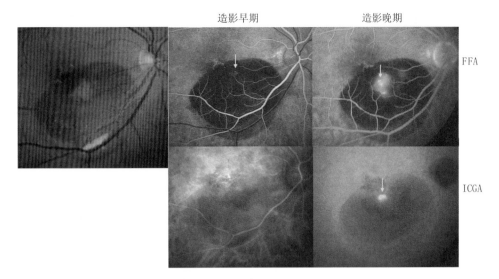

图 5-3-2　隐匿性 CNV 的 FFA 和 ICGA 不同呈现

隐匿性 CNV。FFA 早期出现几个斑点状强荧光（黄箭），晚期明显渗漏。ICGA 早期 CNV 比 FFA 所显示的清楚，晚期 CNV 强荧光斑，无渗漏。黄斑大片深层出血遮蔽荧光

范围增大，很明显者渗漏荧光完全遮掩了 CNV 的面貌。而其他病变（如 RPE 萎缩、浆液性 PED、RPE 撕裂）引起的强荧光，在造影早期并不能发现新生血管网，造影晚期的荧光范围与早期的一样大小，强度较中期为弱。

混合型脉络膜新生血管（mixed CNV）大多数弥漫性黄斑病变，如 AMD 的新生血管是 1 型和 2 型混合组成的（图 5-3-3 至图 5-3-5）。

为评估治疗作用，曾将混合型 CNV 分成：①隐匿性为主型（predominantly occult CNV）：新生血管的大部分（50% 以上）是 1 型的，也可称微小典型性（minimally classic CNV）。②典型性为主型（predominantly classic CNV）：新生血管的大部分（50% 以上）是 2 型的，也可称微小隐匿性（minimally occult CNV）。③纯粹隐匿性（purely occult）：新生血管全部（100%）是 1 型的。④纯粹典型性（purelyclassic）：新生血管全部（100%）是 2 型的。

不过，有人以问卷方式调查欧洲 FFA 俱乐部 16 位视网膜专家，判断一例 CNV 病人的 FFA，结果大跌眼镜。10% 认为是纯粹典型性，3% 纯粹隐匿性，31% 典型性为主，56% 隐匿性为主。

因为 CNV 混合性居多，正确区分 1 型和 2 型有困难。目前的判别方法太主观，后来就不再提及。

典型性 CNV 的 OCT 特征：CNV 已突破 RPE 及 Bruch 膜，色素上皮质不规则增厚、隆起、连续性破坏，反射增强。这种新生血管的强反光斑点也出现于视网膜下。纤维血管性 PED：周围组织可以出现视网膜下或色素上皮下出血，视网膜层间或视网膜下积液。

3 型新生血管　Freund 等（2008）将视网膜血管瘤样增生（retinal angiomatous proliferation，RAP）从解剖角度描述了 AMD 新生血管的第 3 个类型（type 3 neovascularization）。其主要特点是，新生血管的积极活跃增生是在视网膜内呈垂直生长，往往在中心凹 PED 的顶端，此为判断 3 型新生血管的重要根据；属于 nvAMD，称为视网膜血管瘤样增生。与此同时，将 1 型 CNV 改称 1 型 NV，2 型 CNV 改称 2 型 NV。

［区域划分］

视网膜下新生血管形成在治疗指征上分成：

中心凹下（subfoveal）新生血管形成在 FAZ 又称无毛细血管区（capillary-free zone，

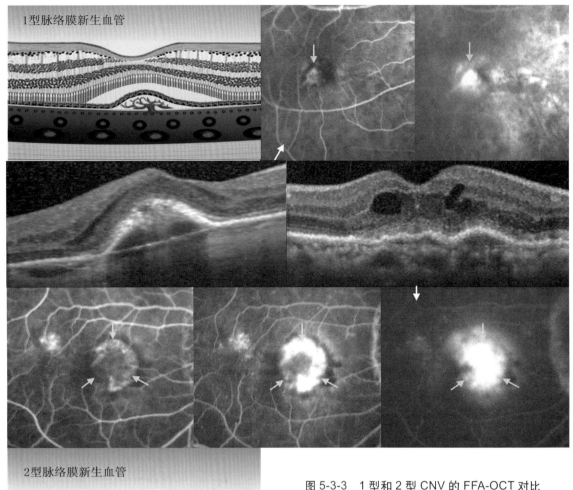

图 5-3-3　1 型和 2 型 CNV 的 FFA-OCT 对比

1 型 CNV 的病理性近视患者。在 FFA 早期点状强荧光（黄色箭），CNV 上层的视网膜下间隙液体遮蔽性弱荧光。随着时间推移，荧光素持续染色或积存，后期 CNV 显示渗漏。

2 型 CNV 的 AMD 患者。在荧光素造影早期可见边界尚清晰的裙边状强荧光，四周视网膜下液遮蔽弱荧光。CNV 强荧光进行性增强，造影晚期渗漏的染料积存于视网膜下，遮盖了新生血管膜

CFZ），直径为 400～500μm。对视力最具威胁（图 5-3-6）。

中心凹近旁（juxtafoveal）新生血管的后缘离 FAZ 中心 1～199μm。

中心凹外（extrafoveal）新生血管的后缘离 FAZ 中心 200～2500μm。

[诊断]

确切诊断主要靠结构 OCT 提出线索，普遍依赖 FFA 检查，当发现造影晚期有明显渗漏（遮掩病损的边缘）者强烈提示 CNV。PCV 是另类

CNV，常须 FFA 和 ICGA 联合造影。

1. ICGA　OCTA 对 CNV 的认识和检出率。根据临床表现及典型的眼底荧光血管造影和形态可以确定诊断。

2. 结构 OCT　无损伤，快速普查黄斑的有力检测方法。当发现 PED 警惕 CNV。

3. FFA　显示点状病灶而边界不清楚，或者是边界清楚的裙边状强荧光；造影晚期有渗漏，这是诊断 CNV 的关键性证据。

4. ICGA　CNV 在 ICGA 早期比 FFA 所显

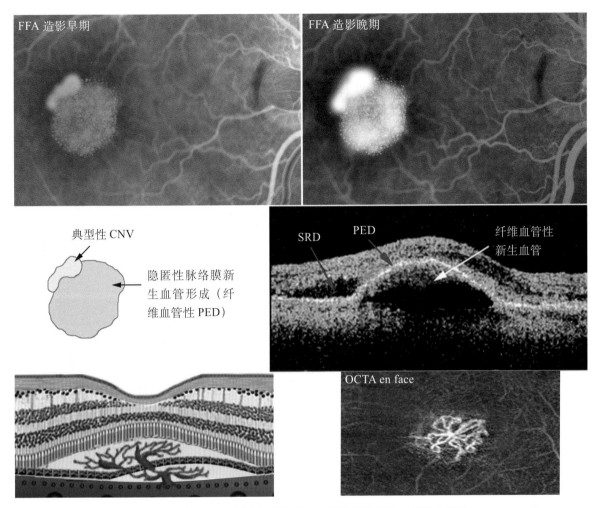

图 5-3-4　视网膜下新生血管形成，典型性及隐匿性（纤维血管性）

FFA 造影早期：典型性 CNV 及隐匿性 CNV 均呈现边界清楚的强荧光。纤维血管性色素上皮脱离的特征为点画状强荧光。FFA 造彩晚期：典型 CNV 的渗漏比隐匿性 CNV 强。OCT 光切面：清楚显示视网膜增厚隆起，色素上皮隆起脱离，在其下可见 CNV。浆液性感光视网脱脱离清晰可见。组织切面示意图：脉络膜新生血管穿越 Bruch 膜而在 RPE 下扩展，形成纤维血管膜。OCTA en face 揭示新生血管真实像

示的清楚，晚期 CNV 强荧光斑，无渗漏。PCV 的诊断依赖 ICGA，息肉状病灶于 ICGA 早期呈囊袋样强荧光。造影后期活动性病灶荧光渗漏或染色；静止性病灶则荧光减弱或表现为息肉灶中心弱荧光，周围呈环状染色的"冲刷"现象为特征。

5. OCTA　可以显示 CNV 的真实形态、走行、口径。对早期 1 型 CNV 优于 FFA，例如，慢性中浆病人，结构 OCT 示扁平不规则视网膜色素上皮脱离，FFA 可以不显示渗漏，但是用 OCTA，在 en face 图像中能显露 CNV。

6. 活动性 CNV（active CNV）　特征为 FFA 晚期渗漏、CNV 附近有视网膜下液、视网膜内液体积聚、出血、视网膜下强反光渗出（OCT 体征）。OCTA 上 CNV 周围暗晕，CNV 细小，在 OCTA 图像上未见明显的滋养血管。

7. 安静性 CNV（quiescent CNV）　位于 RPE 下的隐匿性 CNV，不常见，无症状性。FFA 能发现，ICGA 更佳。反复 OCT 检测显示不规则性 RPE 轻度隆起，长轴是水平向的，隆起的 RPE 下是中等度反光物质，Bruch 膜清楚可见。不存在视网膜内或视网膜下渗出、出血。但是，若 CNV 在扩大，并引起视力降低和视物变形，提示有活动迹象。

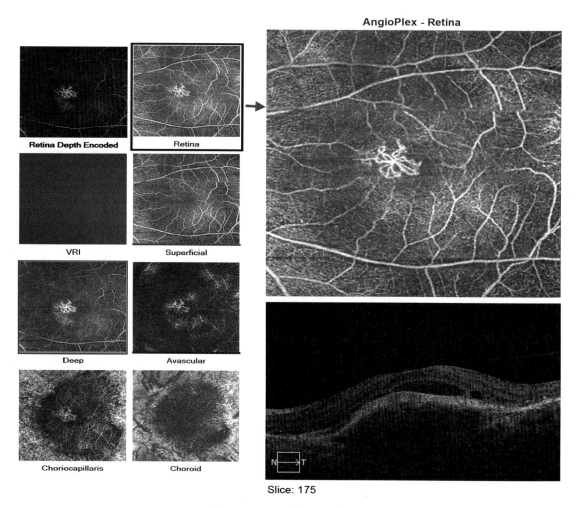

图 5-3-5　CNV 的 OCTA 图像

从左图 8 张小图中发现 CNV 在深层，也累及脉络膜毛细血管。右图 OCTA 在 en face 图像上清楚揭示新生血管的分支，口径等真实新生血管面貌。在结构 OCT 上可见新生血管的二维像，主要在 RPE 及其前后，在电脑上可移动对应指示线将上下两张图像的某一点对应

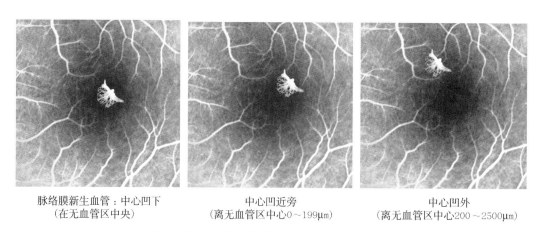

脉络膜新生血管：中心凹下　　　　　　中心凹近旁　　　　　　中心凹外
（在无血管区中央）　　　（离无血管区中心0～199μm）　　（离无血管区中心200～2500μm）

图 5-3-6　黄斑部视网膜下新生血管形成的命名

[治疗原则]

1. **药物治疗**　吲哚美辛类药物对抑制视网膜下新生血管的生长可能有少许效果。针对引起炎症的各种病因，应用糖皮质激素可减轻或消退炎症反应；感染性者配合抗生素。但是对 CNV 的疗效甚微。

2. **抗 VEGF**　美国科学家 Napoleone Ferrara 研制的新型眼内用药雷珠单抗（ranibizumab，商品名 lucentis）是专为眼部应用所设计的，以 VEGF-A 为靶点，抑制 VEGF-A 与血管内皮受体相结合，从而抑制 VEGF 引发的血管新生、液体渗漏等一系列病理变化。2006 年，雷珠单抗被美国 *Science* 杂志评为十大科学创新。2010 年 荣 获 Lasker-DeBakeyClinical Medical Research Award，此为仅次于诺贝尔奖的奖励。2006 年美国 FDA 批准用以治疗脉络膜新生血管性 AMD。雷珠单抗是人源化单克隆抗体片断，是把贝伐单抗和抗原结合部的片段分离出来，这个片段部分与 VEGF 的亲合力增加了 140 倍。理论上片段较全长的抗体在玻璃体腔能更有效地穿入视网膜。

2005 年美国 Rosenfeld 促进贝伐单抗（bevacizumab，商品名 avastin）可用于治疗 CNV。贝伐单抗是与雷珠单抗由相同的重组的人类单克隆 IgG1 抗体，直接抑制 VEGF-A 的所有亚型。FDA 批准用以治疗转移性结直肠癌。原先动物实验测试雷珠单抗玻璃体内注射后很易穿透视网膜，而全长单克隆抗体不能穿透视网膜。但 2006 年 Shahar 将贝伐单抗注射入兔玻璃体内是可以穿透视网膜的。2005 年 Rosenfeld 开始将贝伐单抗注射于玻璃体内治疗 CNV。疗效远胜于 Macugen（Pegaptanib）。2006 年初（雷珠单抗被 FDA 批准以前）开始，玻璃体内注射贝伐单抗是非标签的，但已经成为西方国家 CNV 一线疗法。美国 CATT 研究 1208 例 nAMD 结论是贝伐单抗和雷珠单抗玻璃体内注射的疗效无明显差异。由于贝伐单抗是标签外（off lable）使用，逐渐用者明显减少（图 5-3-7）。

阿柏西普（aflibercept）：商品名 eylea，与雷珠单抗不同，属于 VEGF 诱饵受体类。阿柏西普不但与 VEGF-A 结合，还能与 VEGF-A 所有亚型、VEGF-B、胎盘生长因子（placental growth factor. PIGF）等广泛结合，并有较高的亲和力。从而竞争抑制 VEGF 与其受体结合。

康柏西普（conbercept，KH902）：商品名朗沐。靶分子与阿柏西普相同。对于贝伐单抗和雷珠单抗治疗抵抗或者无反应的 AMD 病人也具有一定效果。

Abicipar pegol：Allergan 公司研究。作为工程化的锚蛋白重复蛋白（DARPin），Abicipar pegol 提供了靶向 VEGF-A 的新方法。2018 年进入 3 期研究。玻璃体内注射，疗效与雷珠单抗相当，可是维持时间长，每 3 个月注射 1 次。

贝 伐 单 抗 1.25mg/0.05ml，雷珠单抗 0.5mg/0.05ml，朗沐 0.5mg/0.05ml。每个月 1 次，

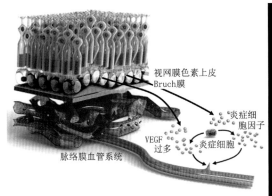
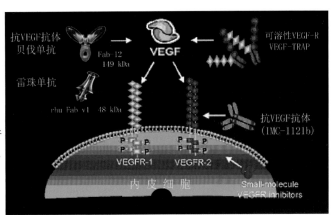

图 5-3-7　脉络膜新生血管成因之———VEGF 与抗 VEGF 药物

或根据治疗效果必要时再次注射；每个月1次共3次，然后判断疗效再考虑是否再次注射。

3. 光动力疗法（photodynamic therapy，PDT）

维替泊芬光动力治疗可以选择性作用于CNV，引起血栓形成最终导致血管闭塞，而对周围正常组织影响较小。黄斑中心凹下的CNN均有一定的疗效．可以减少病变组织的出血、水肿和渗出、稳定患眼视力、提高病人生活质量。

抗VEGF治疗无效的活动性CNV，考虑PDT。PCV病人必须抗VEGF和PDT联合治疗。

据报道11%病人在PDT治疗后视力有下降3排以上的风险。

（1）维替泊芬（verteporfin）：商品名为维速达尔（visudyne），为第二代光敏剂，亲脂类药物，是目前唯一获得批准用于PDT治疗CNV的光敏剂。

新生血管内皮细胞含丰富脂蛋白受体，维替泊芬苯卟啉衍生物单酸能与脂质体相结合，并且聚集在血管壁上，发挥选择性治疗作用。终末消除半衰期为5～6h。

光照化学反应叫光化反应（photochemicreaction）.用光照射某种物质，使其发生改变(致敏)，从而作用另一物质发生的化学反应叫作光致敏化（photosensitization）。PDT是一种有氧分子参与的光致敏化反应。其过程是在特定波长的激光照射，使组织吸收的光敏剂受到激发，而激发态的光敏剂又把能从传递给周围的氧，生成活性很强的单氧，单氧和相邻的生物大分子发生氧化反应，产生细胞毒性作用，进而导致细胞受损乃至死亡。维替泊芬主要在新生血管包括脉络膜新生血管积聚，然而动物实验显示维替泊芬也出现于视网膜。因而在光动力学治疗的同时也会出现视网膜的损伤，包括视网膜色素上皮细胞和外核层。

病灶大小判定：获得病灶在视网膜上的最大线性距离（GLD）：通过OCT、FFA或彩色眼底像判定。各种典型和隐匿型CNV，出血和（或）荧光遮挡，任何视网膜色素上皮浆液性脱离都应该进行判定。

光斑大小判定：治疗光斑大小应该比病灶在视网膜上GLD大1000mm，即留有500mm的边缘，保证完全覆盖病灶。临床研究应用的最大治疗光斑为6400mm。

治疗光斑的鼻侧缘必须距视盘颞侧至少200mm，即使这样会在视神经200mm范围内出现CNV光凝不足。

（2）维替泊芬应用：维替泊芬治疗分为两个步骤，同时需要药物和激光。第一步静脉输注维替泊芬，第二步用非热性二极管激光活化维替泊芬。

①操作前准备配制维替泊芬溶液：维替泊芬是15mg的绿色干冻粉剂，治疗前与7.0ml的无菌注射用水混合制成2mg/ml溶液。制成溶液后的药物必须遮光保存，在4h内使用。配制好的溶液是一种深绿色的透明液体。

按体表面积$6mg/m^2$剂量配制维替泊芬，溶解于5%的葡萄糖注射液，配成30ml溶液。用合适的注射泵和过滤器，以每分钟3ml的速度在10min完全经静脉输注完毕。

根据病人身高及体重计算体表面积。按照公式计算出上述刚被溶解的维替泊芬的量。

假定病人身高1.65m，体重60kg。根据$V1=1/2[(W \times H)^2]$得4.97ml（中国人常用V1是4.5～5.5ml）。

5%的葡萄糖或者5%的右旋糖酐的体积$V2 = 30 - V1 (ml)$，即$30 - 4.97 = 25.03ml$。

即将已溶解的维替泊芬溶液4.97ml稀释在25.03ml的5%葡萄糖或者5%右旋糖酐溶液中制成30ml的混合液。方可注入病人静脉内。

②激光照射：自输注开始后15min，用波长689nm激光照射患眼眼底。

维替泊芬的光活化程度由所接受的激光总量决定。治疗脉络膜新生血管形成时，在病灶局部推荐使用激光剂量为$50J/cm^2$，激光强度$600mW/cm^2$。此剂量在83s内照射完毕。

激光剂量、激光强度、检眼镜的放大率和焦距的设置等都是适配激光治疗，形成理想的激光斑的重要参数。

激光系统必须能产生波长在（689±3）nm，能量恒定的光。有配套的适配器。激光通过光纤维，裂隙灯和一定放大倍率的检眼镜镜头在视网膜形成单一的圆形光斑。

对照研究只允许每位病人治疗一只眼。如果病人双眼病灶都适合治疗，医生应权衡双眼同时治疗的利弊。如果病人以往有维替泊芬单眼治疗史，治疗的安全性已经得到证实，就可以采用一次注射维替泊芬治疗双眼。在开始后15min，首先治疗病情进展较快的眼。在第一眼光照后立即调整第二眼治疗的激光参数，采用同第一眼相同的激光剂量和强度，在输注开始后不晚于 20min 开始治疗。

操作完毕后嘱病人维替泊芬治疗后 5d 内，避免皮肤或眼部直接暴露于阳光或强的室内光源。一旦在输注过程中出现药液外渗，外渗局部必须完全避光，直到局部肿胀和变色完全消失，否则会出现严重局部灼伤。

大约 3 个月后复查眼病。如果病灶出现渗漏，需要重复治疗。

③光凝治疗：光凝是治疗视网膜下新生血管的有效方法，作用在于封闭新生血管。光凝治疗适用于活动性的位于中心凹外的视网膜下新生血管。很少采用。

第四节　色素上皮脱离

一、概述

视网膜色素上皮脱离（pigment epithelial detachment, PED）是局部视网膜色素上皮（RPE）隆起脱开于 Bruch 膜，在脱离的间隙内充满浆液和（或）血液等。严格说来视网膜色素上皮脱离发生在 RPE 细胞的基底层和 Bruch 膜的内胶原层之间。常合并于 AMD、CSCR、息肉状脉络膜血管病变，未能证实局部原因者称特发性视网膜色素上皮脱离。

[病因]

1. 变性 PED　AMD。

2. 炎性 PED（inflammatory PED）　发生在脉络膜炎。因血眼外屏障破裂增加了血管通透性，富含蛋白质的液体积聚于 RPE 下，如 VKH 综合征。

3. 缺血性 PED（ischemic PED）　在一些严重的病理状态，如恶性高血压和子痫，血管内损伤导致视网膜与脉络膜血管壁缺血，可能因血眼屏障崩溃导致渗漏液体积聚于 RPE 下。

4. 特发性 PED　中浆病例多灶性脉络膜功能障碍渗透性增强，加之以 RPE 屏障缺陷，允许液体和蛋白渗漏到 RPE 下和视网膜下间隙。

[临床表现]

检眼镜：可见一个光滑而边界清楚的圆顶形 RPE 隆起的区域，直径 1/4 ～ 1/2 DD，偶尔可达 2 DD。常为橙黄色，伴有稍淡的浅色光晕（视网膜下液），边界非常清楚，但不注意的话极易漏诊。脱离区的外表还要根据 RPE 下的液体成分和沉着物（浆液、RPE 下出血、玻璃膜疣、CNV 膜等）而有不同。

[影像检测]

1. FAF（眼底自发荧光）　自发荧光的量与类型，由色素上皮下的液体成分决定，RPE 脱离区的 FAF 强度可不变、降低或增强。比检眼镜容易勾画出 PED 的轮廓。

2. FFA　早期脉络膜背景荧光在 PED 区受遮蔽，随后荧光素扩散进入 RPE 下形成积存。脱离区域边界有切迹、不规则和强荧光提示血管形成性脱离。

单靠 FFA 界定 RPE 脱离中的脉络膜血管以及区分非血管性、血管性 RPE 脱离是不可能的。

3. ICGA　在 ICGA 的早、晚期，PED 区均为盘状弱荧光。如果周围有 CNV、PCV 或局限性强荧光（热点）的话，会形成鲜明的对比。

[分类]

Yannuzzi（2016）依据其与血管形成的关系分成两类（图 5-4-1）。

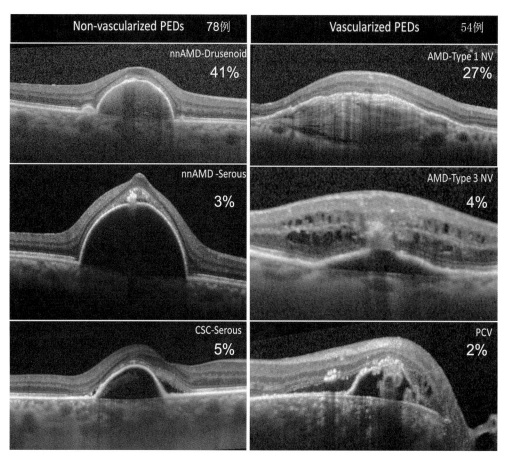

图 5-4-1 PED 分非血管形成性和血管形成性

Tan,Yannuzzi. A Perspective on the Nature and Frequency of Pigment Epithelial Detachments.Am J Ophthalmol, 2016, 172:13-27

1. 非血管形成性 PED（non-vascularized PED） 通常与非新生血管相关，如非新生血管性 AMD（玻璃膜疣性、浆液性）、CSR、获得性卵黄样病损（AVL）等。

2. 血管形成性 PED（vascularized PED）归因于 1 型新生血管形成、3 型 NV 和 PCV。

PED 可以根据视网膜色素上皮下物质归类为浆液性（血管形成性和非血管形成性）、浆液血性、纤维血管性、出血性、玻璃膜疣性（drusenoid）。

二、浆液性色素上皮脱离

浆液性色素上皮脱离（serous PED, sPED）：此为最常见的类型。见于中心性浆液性视网膜病变（CSC）、PCV、脉络膜新生血管、血管样条纹。

浆液血性色素上皮脱离（serosanguineous PED）：PED 的 RPE 下物质既有浆液，又有血液。浆液和血液混合在同一腔内，或者血液的血细胞因重力而下沉，呈液平面，上部为血浆。此种 PED 见于 PCV、CNV。

[临床特征]

浆液性 PED 的检眼镜特征是，一个光滑而边界清楚的圆顶形 RPE 隆起的区域，直径 1/4 ～ 1/2DD，偶尔可达 2DD。常为灰色至橙黄色，有时会有色素斑点，伴有稍淡的微红光晕（视网膜下液），不注意的话很易漏诊。特点是边界非常清楚，因为 PED 边缘的 RPE 牢固地附着于 Bruch 膜（图 5-4-1，图 5-4-2）。微隆起，此种隆起在检眼镜中不能察觉。常发生于后极。

[影像检测]

1. FFA　早期不明显，动静脉充盈后变为明亮而均质性强荧光填充于整个脱离区，边界清楚，荧光素越积越多，直至很晚阶段才达高峰，无渗漏。在造影后期仍然保持明亮的强荧光，是由于荧光素分子穿过有渗透力的 Bruch 膜后迅速扩散，并汇集于 RPE 下间隙（图 5-4-2）。

浆液性 PED 根据血管造影可确定为非血管形成性或血管形成性。①非血管形成性 PED。在 FFA 后期，PED 区域有同质的强荧光外观，边界清楚，一般是光滑的，但有时是不规则的，要点是不能发现 CNV 的特征（强荧光斑点，造影晚期明显渗漏）。ICGA 整个阶段并无典型的

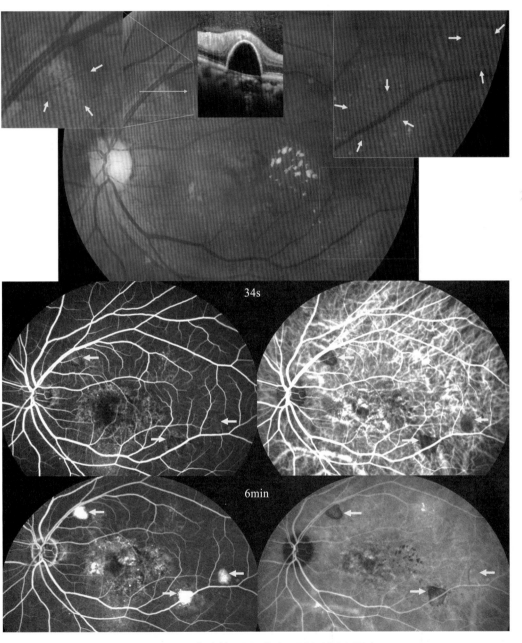

图 5-4-2　浆液性 PED 彩照，FFA-ICGA 同步

浆液性 PED。从 2 个放大图中可以看清 3 个 PED，视盘颞上方那个表面浅灰色类圆形，颞下血管弓处是 2 个不规则圆形色素较多，3 个 PED 的四周有一圈淡色晕（黄箭）。视盘颞上方 2DD 处的 PED 的 OCT 扫描显示 RPE 呈现手指状峻峭隆起，脱离的 RPE 下液体均质而无反光，Bruch 膜清晰可见。底下二排是 FFA-ICGA 同步造影。PED 在 FFA 早期相对弱荧光，后期为边界清楚的荧光积存。ICGA 早期和后期 PED 遮蔽脉络膜背景荧光

CNV 相关的强荧光。②血管形成性 PED。在 FFA 或 ICGA 中均展示 CNV 相关的强荧光。血管形成性浆液性 PED 往往伴有视网膜下或视网膜内液体。

2. ICGA 造影早期浆液性 PED 轻度遮掩正常的脉络膜荧光，故出现边界清楚的暗区（弱荧光），在 ICGA 中期变得更为明显。这与 FFA 影像的强荧光影像相反，因为 ICG 分子大，而且几乎全部与血浆蛋白结合，故不易透过脉络膜毛细血管壁的窗孔（图 5-4-2）。

3. OCT 在 OCT 切面中，RPE 圆顶形隆起。浆液性者 RPE 下间隙为光学空虚区很易肯定诊断（图 5-4-2，图 5-4-3）。

PED 的演变：浆液性 PED 在随访过程中可能的改变有：PED 增大或增高；PED 缩小或变浅；PED 上层的外层视网膜出现强反光；PED 上层的 RRE 局部萎缩而使脉络膜局部反光增强。

三、纤维血管性色素上皮脱离

纤维血管性色素上皮脱离（fibrovascular PED，fPED）属隐匿性脉络膜新生血管的亚型，又称血管形成性色素上皮脱离（vascularized PED）。几乎所有隐匿性 CNV 都出现 PED，大小高低不同而已。fPED 往往毗邻 CNV。

[病生学]

通常，随着年龄的增长几种超微结构的变化促使 Bruch 膜疏水性屏障的形成，这是至关重要的致病原因。在 AMD，老化的光感受器细胞外节的降解产物衍生的中性脂质逐渐积累，破坏了组织的原始结构而引发光感受器功能障碍→产生 PED。纤维血管性 PED 的发病机制尚有诸多假设：①脉络膜新生血管向内生长入 Bruch 膜和 RPE 之间的间隙，CNV 渗漏而致 PED。②局部炎症可能会进一步损害 RPE 和 Bruch 膜，并瓦解它们的正常解剖附着。③内

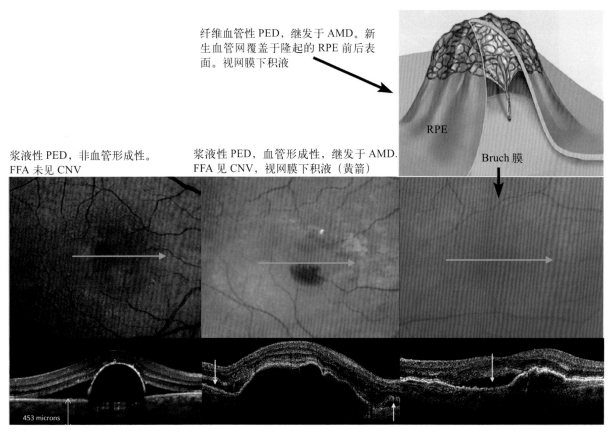

纤维血管性 PED，继发于 AMD。新生血管网覆盖于隆起的 RPE 前后表面。视网膜下积液

RPE

Bruch 膜

浆液性 PED，非血管形成性。FFA 未见 CNV

浆液性 PED，血管形成性，继发于 AMD. FFA 见 CNV，视网膜下积液（黄箭）

453 microns

图 5-4-3 浆液性 PED（非血管形成性，血管形成性，纤维血管性）

生的 CNV 的激活巨噬细胞和其他炎性细胞，分泌酶和细胞因子而降解 Bruch 膜。④ CNV 可能为 PED 的一种并发症，PED 可能破坏 Bruch 膜Ⅳ型胶原的功能。因此，允许内皮细胞迁移入 Bruch 膜，丢失正常的预防 CNV 的向内生长的功能。发展新生血管是在视网膜色素上皮脱离的发病机制中的关键事件。⑤丢失 RPE 极性，作为一个可能的致病因子，允许视网膜新生血管复合物侵入 RPE，成为类似脉络膜的血管。

[临床特征]

类似于浆液性色素上皮脱离，可以伴有视网膜下出血、渗出。

[影像检测]

1. FFA 细点状强荧光，晚期在视网膜下有染色或渗漏。纤维血管性 PED，在 FFA 呈现纯粹隐匿性或典型 CNV 为次（即隐匿性为主）的外观。

2. ICGA 浆液性 PED 和血管形成性 PED（vPED）之间存在的差异，在 ICGA 较 FFA 更明显，并能确定在 vPED 中的血管形成性和浆液性成分。PED 的浆液性那部分是弱荧光，而血管形成性成分是强荧光。

3. OCT 局部隆起的 RPE 不光滑，或起伏不平，不规则，PED 腔的光学空虚区中纤维血管组织显示非均质性次强反射符合纤维血管组织，常附着于脱离的 RPE 的内壁。伴或不伴视网膜下液 / 视网膜内液（图 5-4-4）。

洋葱皮征（onion sign）：洋葱皮征是特征性的 SD-OCT 外观（图 5-4-5）。Pang 等（2015）研究 230 眼 nvAMD 病人和确诊 nvAMD 的 40 只捐献眼球，其中洋葱皮征发现率分别为 7.0% 和 5.0%。强反射曲线带是在血管化 PED 内的层状图案组织。这些光带在临床上与 RPE 下脂质渗出的部位相关，在组织学上与形成胆固醇裂隙的部位相关，在统计学上与服用降胆固醇药物相关。洋葱皮征附近的视网膜内点状强反射灶是 RPE 细胞和填充脂质的单核细胞。玻璃体内注射抗 VEGF 无反应。

多层 PED（multilayered PED）：是纤维血管性 PED 的亚型。接受连续抗 VEGF 治疗病人的慢性纤维血管 PED，有时在 RPE 和 Bruch 膜之间显示多层水平走向的强反射光带。这种板片由具有收缩性质的纤维细胞组织组成。常呈纺锤形。在连续治疗中，许多患有慢性多层 PED 的病人保持良好的长期视力并且具有较低的 RPE 撕裂风险。

多层 PED 显示高度机化的、层状的、层状强反射带的特征性梭形复合物；上覆血管网；其下为弱反射性空间，称为脉络膜前裂隙（pre-choroidal cleft），代表收缩 / 渗出。

四、出血性色素上皮脱离

出血性色素上皮脱离（hemorrhagic PED）的内容物为血性，不如浆液性多见。出血来自脉络膜毛细血管或 CNV，裂隙灯检查可见 RPE 下有暗红色血液。

平均 15 个月后，有 85% 的出血性 PED 眼形成盘状瘢痕。

1. FFA 血液呈遮蔽荧光。

2. ICGA ICGA 穿透性较 FFA 强，根据出血厚薄而不同。

3. OCT 切面显示脱离隆起的 RPE 下有中等强度均质反射（血液），下部 PED 的光反射多数明显变弱。有时浓厚血液会充满整个 RPE 下腔间（图 5-4-6）。

五、玻璃膜疣性色素上皮脱离

玻璃膜疣性色素上皮脱离（drusenoid PED，dPED）被定义为边界清楚，高耸的 RPE 隆起，由小的软玻璃膜疣融合形成，通常位于黄斑中央。最小直径 360μm。

从临床表现、荧光素眼底血管造影、组织病理学、短期更好的视觉预后来说，不同于其他色素上皮脱离，例如纤维血管性 PED 和出血性 PED。与中期 AMD 相关，与其他类型的 PED 通常与晚期 nvAMD）相关。

Roquet 等（2004）对 61 眼 32 例随访 4.6 年（1～17 年），发现 PED > 2DD 和视物变形

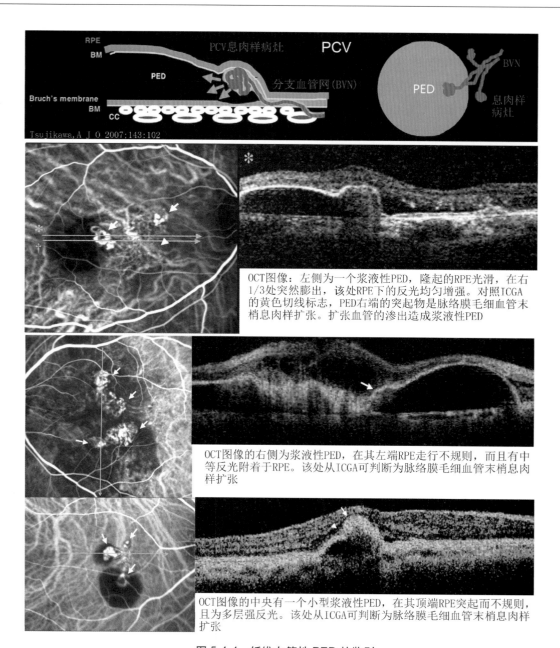

图 5-4-4　纤维血管性 PED 的鉴别

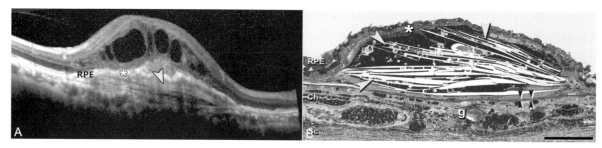

图 5-4-5　洋葱皮征

SD-OCT 图像上 CNV 1 型刚穿过 RPE，其下的强反射板片的结构形态与组织学标本上观察到的胆固醇裂缝的模式相关。在死后组织处理过程中胆固醇结晶的提取后形成胆固醇裂隙。临床上，胆固醇结晶代表渗出过程中的脂质沉淀

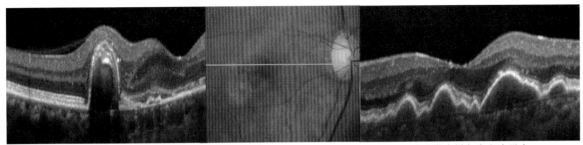

出血性色素上皮脱离　　　　　　　　　玻璃膜疣样色素上皮脱离

图 5-4-6　出血性 PED，玻璃膜疣性 PED

为危险因子，10 年以后 75% 发展成地图样萎缩，25% 发生 CNV。Kaplan Meyer 推算玻璃膜疣性 PED 病人 7 年之后发展成地图状萎缩的概率为 50%。如果 PED ＞ 2DD 或有视物变形 2 年后进展为地图状萎缩或 CNV。

[临床特征]

一般直径大约 1 DD，74% 玻璃膜疣性 PED 的直径为 0.5 ～ 15 DD，18% 的直径为 2 ～ 3DD，7% 直径为 4DD，1% 的直径为 5DD。

由融合的软玻璃膜疣聚集而成，因此，PED 的边缘经常呈荷叶边样，表面略显高低不平，橙色或有色素。OCT 图像上最容易发现。

[影像检测]

1. 在 FFA 早期　PED 为一个淡淡的强荧光区，然后逐步增强，但 FFA 后期荧光强度稳定，无渗漏。边缘往往呈荷叶边样。PED 区的荧光是均质的，但是如果有色素沉着则会出现局灶性弱荧光，由于色素相的掩蔽效应。如果伴有 CNV 则在 FFA 晚期有渗漏。

2. ICGA　更进一步证实 CNV 的确切部位。

3. OCT　RPE 圆顶形隆起，但是 RPE 呈起伏不平，RPE 下中等均质反光（融合的软玻璃膜疣），RPE 下出现暗黑弱反光时提示脱离区内有液体。与浆液性 PED 不同之处在于，sPED 的 RPE 是光滑的，RPE 下充满均质液体。dPED 周围无视网膜内和视网膜下液体。

[鉴别诊断]

1. 融合的软玻璃膜疣　小而浅的浆液性 PED，与融合的软玻璃膜疣极相似，FFA 均轻度强荧光，但在 OCT 图像中二者迥然不同。

2. 卵黄样营养不良　有阳性家族史，EOG 异常足以鉴别浆液性 PED。OCT 也可区分。

3. 出血性 PED 与脉络膜黑色素瘤鉴别　在检眼镜下二者可相似，但黑色素瘤 FFA 常在肿瘤内显示强荧光；出血性 PED 在 FFA 中为遮蔽荧光。万一难以区分时宜每 2 个月做眼底立体照相，若为黑色素瘤，则会慢慢长大，而出血性 PED 常固定不变或能略缩小。

[治疗原则]

曾试用激光凝固术治疗浆液性 PED，视力恶化比对照组更糟，故尚未找到有效途径。纤维血管性及出血性 PED 都伴有脉络膜新生血管形成（CNV），故应针对 CNV 治疗。

四种视网膜色素上皮脱离的特征见表 5-4-1。

表 5-4-1　四种视网膜色素上皮脱离的特征

	浆液性	纤维血管性	玻璃膜疣性	出血性
眼底	1/4 ～ 1/2DD，圆形或卵圆形淡黄色斑。常见于 CSR；在 ARMD 病例阻挡辨认在 PED 区的 CNV（典型性或隐匿性）	RPE 下出血性斑块。本身即为隐匿性 CNV	大片软玻璃膜疣融合	RPE 下出血性斑块。有时可被误认为黑色素瘤

续表

	浆液性	纤维血管性	玻璃膜疣性	出血性
FFA 早期	均质性不太明亮的强荧光区	可能遮掩脉络膜荧光	类圆形病灶区荧光昏糊，不太明亮，边缘不规则	一个区域遮掩脉络膜荧光
FFA 中期	均质强荧光区边界清楚边缘光滑	强荧光区边界清楚，并有隐匿性 CNV 的点状强荧光		
FFA 晚期	保持强荧光，无渗漏	PED 区荧光积存，CNV 有渗漏	荧光素积存而亮度稍增强，大小不变	可能出现强荧光区，反映浆液成分
ICGA	均质弱荧光（ICG 分子大，而且几乎全部与血浆蛋白结合，故不易透过脉络膜毛细血管壁的窗孔）	RPE 脱离区弱荧光，CNV 呈强荧光		PED 腔内遮蔽荧光
OCT	RPE 局部圆顶形隆起，表面光滑，PED 腔为光学空虚区	RPE 隆起极易识别，RPE 光带不规则，中断，增厚，边界模糊。强光反射紧挨着脱离区 RPE 下，其余脱离区的腔间为浆液	多个玻璃膜疣融合而将 RPE 局部抬起，RPE 下为均匀的中度反光	RPE 隆起极易识别，脱离区 RPE 下间隙有中等强度反射的灰色血液，常阻断光线射入脉络膜

第五节　年龄相关性黄斑变性

年龄相关性黄斑变性（age-related macular degeneration，AMD，ARMD）。医学规范词为老年性黄斑变性（SMD）。AMD 是由多种因素诱发，并与年龄相关的一组黄斑病，其共同特点是黄斑部视网膜及其下的 RPE、Bruch 膜和脉络膜毛细血管发生病变，并导致视功能障碍和中心视力进行性下降。

此病为老年人的三种主要致盲原因（AMD、青光眼、白内障）的第 1 位。全球约有 3000 万 AMD 病人，每年约有 50 万人因 AMD 而致盲。Klein 等（2006）研究种族与 AMD 的关系，AMD 的患病率在黑种人为 2.4%，西班牙裔 4.2%，中国人 4.6%，白种人 5.4%。白种人发病率高可能是因为黑色素稀少的缘故。危险因素是老龄、种族、吸烟、饮食。吸烟会增加对 AMD 的风险，是因降低产生抗氧化剂，诱导缺氧，产生活性氧，并且脉络膜血流受损。

年龄：40—50 岁以上，年龄愈老发病率愈高。40 岁以上患病率 7% ～ 9%（种族差异）。吴氏 1987 年报道广州市调查的发现率为 50—59 岁 7.7%，60—69 岁 11.3%，70 岁以上者 22.5%。2003 年美国 AREDS 估计美国 55 岁以上的老年人中有 800 万人患中期或晚期 AMD。

AMD 的表现是玻璃膜疣，色素改变，地图状萎缩，脉络膜新生血管形成。脉络膜新生血管的结局是盘状变性。地图状萎缩和盘状变性是 AMD 的终末期。

AMD 是慢性进行性变性。玻璃膜疣，色素改变和地图状萎缩均在随访 5 年以上的病程才会发现病情的进展。脉络膜新生血管形成的病情发展快，在 1～3 个月病程中视力可由 0.8 下降至 0.1 以下。

一、玻璃膜疣

（一）概述

1856 年德国 Müller 根据组织病理学表现称之为 Druse，意为 Geode（铺盖结晶的岩洞）或石头样颗粒（stony granule），又译玻璃疣。Bruch 膜曾称 lamina vitrea，故意译玻璃膜疣（drusen，单数 druse）。

[分类]

1. 组织病理学结构　①基底层板状沉积（basal laminar deposit，BLamD）见图 5-5-1。②基底层线状沉积（basal linear deposit，BLinD）见图 5-5-1。

2. 彩照上病灶大小　①小的或硬玻璃膜疣：质硬，边界清楚，直径＜ 63μm；②大的或软玻璃膜疣：边界不清楚，淡黄色斑点直径＞ 63μm。63～125μm 称中等大，＞ 500μm 称巨玻璃膜疣。白色质地极硬如石称钙化玻璃膜疣。

3. 临床诊断用名

（1）软玻璃膜疣：边界不清楚，淡黄色斑点直径＞ 63μm，大小不一。一群软玻璃膜疣，在中央者最先融合扩大。玻璃膜疣为 RPE 基底层与 Bruch 膜内胶原层之间的细胞外透明物质集聚，在 OCT 显示圆顶形 RPE 脱离，Bruch 膜显露平直的强反光细线，在脱离腔间充满中等反光的无形物质。

（2）表皮玻璃膜疣（cuticular drusen）：大量小的（25～75μm）、黄色半透明的黄斑 RPE 圆形病灶。曾名基底层玻璃膜疣（basal laminar drusen）。典型者 OCT 示 RPE 光带小而密集的结节状突起，三角形锯齿状钝角突起，或呈圆顶形。

（3）视网膜下玻璃膜疣性沉积物（subretinal drusenoid deposits，SDD）：又名网状假性玻璃膜疣（reticular pseudodrusen，RPD），网状玻璃膜疣（reticular drusen）。曾被归属于软玻璃膜疣。

大片视网膜下无数黄色沉积物，散在点状或丝带样交错排列，很少数呈球状。直径为 125～250μm。OCT 展示众多玻璃膜疣性沉积，在 RPE 之上，但在视网膜下间隙，这与典型玻璃膜疣不同。

（4）增厚玻璃膜疣（pachydrusen）：脉络膜增厚（pachychoroid）相关的一种软玻璃膜疣，称为"增厚脉络膜玻璃膜疣"容易理解。孤立或数个，淡黄色玻璃膜疣，不规则形，边界还算清楚。

[组织病理]

玻璃膜疣是细胞外物质沉积于 RPE 细胞的基底层和 Bruch 膜的内胶原层之间的局部小结节状隆起。细胞外物质沉积在电镜进一步细分为基底层板状沉积和基底层线状沉积（图 5-5-1）。

基底（层）线状沉积（BLinD）：年长者才有的沉积，其内容物以脂蛋白为主。特征是，有胶原蛋白沉积于 RPE 细胞质膜和 RPE 基底膜之间，厚 0.4～2μm，其前体称脂质墙（lipidwall）。脂质墙是由于脂质氧化异常和局部炎症造成。BLinD 与软玻璃膜疣位于同一 RPE 基底膜下空间，迫使内胶原层向外移位。电子显微镜显示出广泛分布的胶原束，其纤维结构与 RPE 基底层相连。临床上 BLinD 是不可见的，除非合并相关的病理。BLinD 和软玻璃膜疣被认为是同一个实体的替代形式（层状 vs 块状），并且随着时间的推移二者可能相互转换。老年人沉积物的脂质中 Apo B（载脂蛋白 B）脂蛋白是 RPE 分泌的，这可能是外层视网膜营养系统的一部分。这种沉积物可以解释从 RPE 液体外流功能受损，造成 RPE 脱离；且受损的大分子运输也是导致 RPE 应激。脂质沉积物的氧化反应可能引发炎症，导致 AMD 病人的 CNV 形成。

基底层板状沉积（BLamD）：年长者才有的沉积，介于 RPE 细胞膜和 RPE 基底层之间。在电子显微镜的特征是脂质物沉积于 RPE 细胞的基底层和 Bruch 膜的内胶原层之间，有空泡，泡状的外观。沉积物含有纤连蛋白类（fibronectin）、层粘连蛋白（laminin）和胶原纤维。许多老年正常眼的 BLamD 呈小口袋状。在 AMD 眼的 BLamD 为一连续层，厚 15μm，一些作者认为连续层 BLamD 是 AMD。在基底层板状沉积（BLamD）内的基底丘（basal mounds）是脂蛋白衍生的碎屑，是软性玻璃膜疣的材料。

[临床表现]

玻璃膜疣是非渗出性 AMD 的特征。玻璃膜疣有多种类型，包括小的或硬玻璃膜疣，大的或软性玻璃膜疣，基底层状玻璃膜疣或称表层玻璃膜疣，矿化或钙化玻璃膜疣，网状假玻璃膜疣或称视网膜下玻璃膜疣性沉积。

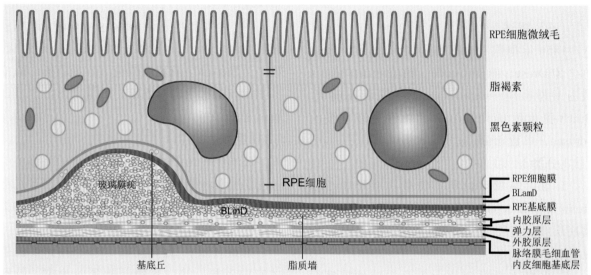

RPE细胞微绒毛

脂褐素

黑色素颗粒

RPE细胞膜
BLamD
RPE基底膜
内胶原层
弹力层
外胶原层
脉络膜毛细血管
内皮细胞基底层

玻璃膜疣
基底丘
脂质墙
RPE细胞
BLinD

玻璃膜疣为色素上皮基底膜与Bruch膜内胶原层之间的脂质沉积，圆顶形隆起，引起RPE脱离。并迫使内胶原层向外移位，其上层的RPE细胞色素稀薄、萎缩。软玻璃膜疣和基底层线状沉积(BLinD)在相同的组织隔间，二者的前体称脂质墙，二者是同一个实体的不同形式，一是块状，另一是层状，二者可以相互转换。BLinD在临床上是看不到的。RPE基底层线状沉积(BLamD)是脂质物弥漫性沉积于RPE细胞膜与基底层之间。基底丘是脂蛋白衍生的碎屑，是软性玻璃膜疣的材料。

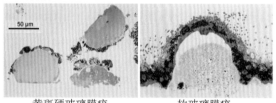

黄斑硬玻璃膜疣　　软玻璃膜疣

奉献眼人死亡6 h内，患AMD。硬玻璃膜疣在黄斑与周边视网膜有所差异。黄斑硬玻璃膜疣为均质性结构物，透明物质是玻连蛋白和淀粉样蛋白A的异常表达，其上的RPE常不完整。软玻璃膜疣圆顶形，肩是斜坡形，内容物质地疏松，无定形物，RPE完整。

引自Rudolf et al.Invest Ophthalmol Vis Sci, 2008,49:1200-1209

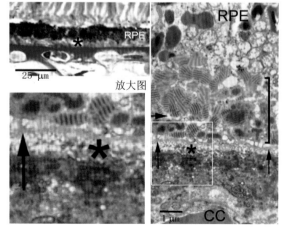

放大图

RPE

左彩图：患者71岁，死亡前眼底有几个小软玻璃膜疣。早期型基底层板状沉积(BLamD)在视网膜色素上皮下的蓝染的连续层(星号)，其高度约为视网膜色素上皮细胞的一半。右图：电子显微镜检可见视网膜色素上皮及脉络膜毛细血管之间的变化。早期BLamD(大框)位于视网膜色素上皮基底膜(箭头)的内侧，包括带状胶原蛋白。在基底膜层的外侧有基底层线状沉积(星号，水平方向)，它可以追溯到它进入Bruch膜。

左下图：为右图的局部放大，凸显基底层线状沉积。

RPE. 视网膜色素上皮
CC. 脉络膜毛细血管

图 5-5-1　玻璃膜疣病理切片

小玻璃膜疣是 40 岁以上的人常见的黄斑改变，并不是进行性中心视力丧失的高危因子。

大玻璃膜疣，网状假玻璃膜疣和 RPE 的局灶性色素沉着是非渗出性特征，但有发展至新生血管性 AMD 的高危风险。表皮（基底层）玻璃膜疣有风险发展成假卵黄样脱离，这是一种渗出型 AMD。

玻璃膜疣产生 CNV 的机制：由玻璃膜疣引起的脉络膜新生血管形成可能与其内容物直接相关，如氧化的脂质及其反应产物或物理效应，又如由于居间的玻璃膜疣的厚度，从脉络膜毛细血管向 RPE 的氧输送减少。CNV 可能与第 3 种未知因素有关，该因子也与玻璃膜疣的形成有关。

（二）硬玻璃膜疣

硬玻璃膜疣（hard drusen）又称小玻璃膜疣（small drusen, drupelets），是常见的老年性改变。尸检 40 岁以上 87% 有硬玻璃膜疣。这是一种老化表现，但并不列入为年龄相关性黄斑变性的体征。但是黄斑有大量硬玻璃膜疣者有发展成软玻璃膜疣及 RPE 色素改变的风险。

硬玻璃膜疣除透明物质外 Bruch 膜其他都正常，不造成 RPE-Bruch 膜 - 脉络膜毛细血管复合体的广泛性功能异常。组织学检查硬玻璃膜疣是 Bruch 膜内侧透明物质（hyaline）沉着（图 5-5-2）。

淡黄色，细小点状（直径 < 63μm），散在分布，边界很清楚。FFA 表现为针尖状窗样缺损强荧光，因为硬玻璃膜疣上层的 RPE 变薄或脱色素。ICG 可以使硬玻璃膜疣染色。

如何粗略估测 63μm？用直接检眼镜观察和眼底照相上均可以与视网膜血管的直径来估测玻璃膜疣的直径。小凹上方或下方的血管弓的动脉直径大致为 63μm。视盘边缘的视网膜静脉直径大致为 2 倍 63μm。当然这种估测误差较大，但是至少可以作为粗略估计。

与硬性渗出的鉴别：星芒状和环状排列是硬性渗出特点，很易与硬玻璃膜疣区分。散在分布的硬性渗出外形与硬玻璃膜疣相似，硬性渗出常见于糖尿病、视网膜水肿、血管阻塞、高血压，因此，会伴随其他体征，如微动脉瘤、视网膜内出血、血管改变。OCT 表现为外丛状层的边界清楚的强反光颗粒。

（三）软玻璃膜疣

软玻璃膜疣（soft drusen）又称大玻璃膜疣（large drusen），为年龄相关性黄斑变性的体征之一。患病率 40 岁以上 7%，75 岁以上猛增至 44%。似乎中国 AMD 病人的融合的软玻璃膜疣比白种人少。

[病因]

近来发现软玻璃膜疣的变性的 RPE 转变成无形态物质，此物质充填于 Bruch 膜的内胶原层而形成玻璃膜疣。变性的 RPE 内存在大量溶酶体（lysosome），故认为玻璃膜疣的形成是由于溶酶体的酶活力不能控制，导致 RPE 溶解。

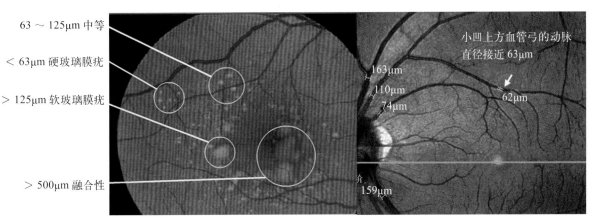

63 ～ 125μm 中等

< 63μm 硬玻璃膜疣

> 125μm 软玻璃膜疣

> 500μm 融合性

小凹上方血管弓的动脉直径接近 63μm

163μm
110μm
74μm
62μm
159μm

图 5-5-2　硬玻璃膜疣和软玻璃膜疣判定

玻璃膜疣是 Bruch 膜的细胞外物质堆积，其成分有玻璃体结合蛋白（vitronectin，一种多功能血浆和细胞外基质蛋白）、脂质、与免疫和炎症有关的蛋白质、淀粉样蛋白，以及其他不明物质。虽然玻璃膜疣被认为是来自 RPE 的废料堆积而成，但近期的资料显示，堆积废料与该处炎症有关。

钙化玻璃膜疣又称折光玻璃膜疣（refractile drusen）：软玻璃膜疣退化阶段出现含钙小球（calcific spherules），其折光作用造成闪亮外观。但是，必须在玻璃膜疣上层的 RPE 变薄脱色素状态下才能用检眼镜看到闪亮外观。因此，黄斑一片软玻璃膜疣，中央最大、最老、最先开始退化而出现 GA。最外圈的玻璃膜疣小，RPE 退化最轻，可以不伴 GA。

[临床表现]

边界不清楚，淡黄色斑点直径 > 63μm，大小不一（图 5-5-2，图 5-5-3）。有时孤立的软玻璃膜疣会融合；玻璃膜疣会退化消失；长期病例会有硬质感的白色钙质，称钙化玻璃膜疣（calcified drusen），呈白色，多见于 80 岁以上的老年病人。

一般说来，玻璃膜疣未注明软硬大小，则常表示为软玻璃膜疣。

1. FFA　荧光素使软玻璃膜疣进行性染色和积存（有些并不染色而是 RPE 脱色素呈现透见强荧光），荧光愈来愈明显，坚持到晚期。软玻璃膜疣愈大，愈可能保留荧光素及染色。与硬玻璃膜疣相比，软玻璃膜疣的荧光强度不如硬玻璃膜疣，强荧光开始时间迟于硬玻璃膜疣。ICG 血管造影不染色，弱荧光（图 5-5-3）。

2. OCT　RPE 光带微隆起的小型 PED，RPE 下为均匀的中度反光，疣的基底可裸露细细的笔直的 Bruch 膜。

Veerapen 等分析 AREDS2 档案 349 例中期 AMD 病人玻璃膜疣的沉积物，按照 OCT 影像分为均质、弱反光、强反光、锥形、分裂（Ophthalmology，2016，123：2554-2570）。

软玻璃膜疣的存在增加下列病变威胁视力的危险性：65 岁以上软玻璃膜疣病人 3 年内 8% 可能出现视网膜色素上皮（RPE）异常或地图状萎缩；65 岁以上软玻璃膜疣病人 3 年内 18% 可能出现脉络膜新生血管形成。

玻璃膜疣为 RPE 基底层与 Bruch 膜内胶原层之间的细胞外透明物质，增厚并脱离，在脱离间隙有无形物质甚至视网膜下新生血管形成。检眼镜所能看到的玻璃膜疣，该处 RPE 色素稀薄、萎缩或局部脱离。

[鉴别诊断]

融合成大块的软玻璃膜疣需要与浆液性 PED 鉴别；浆液性 PED 在 FFA 早期就有明亮的荧光，一直维持到晚期。软玻璃膜疣 FFA 荧光染色。OCT 对此二者的鉴别最为清楚而肯定。

成人型卵黄样黄斑营养不良（adult-onset vitelliform macular dystrophy，AVMD）与玻璃膜疣截然不同。病灶 < 1 DD；有一种变异型——多病灶型，黄色病灶可能破碎成小斑点，需要与软玻璃膜疣鉴别。颇似 CSC 的小型色素上皮脱离（PED），但 FFA 中病灶并无荧光，有时在病灶周围有一环状强荧光。OCT：一片沉积物位于视网膜色素上皮和（或）视网膜下。

Doyne 蜂窝状视网膜营养不良又称 Malattia Leventinese 黄斑营养不良，常染色体显性遗传性放射状玻璃膜疣。融合的巨大软玻璃膜疣，两侧对称。20—30 岁发病，常染色体显性遗传。罕见病。Malattia Leventinese 的大圆形的玻璃膜疣类似 AMD 的玻璃膜疣，而 Malattia Leventinese 小的放射状分布的玻璃膜疣酷似早年发病的表皮玻璃膜疣。

煎蛋期的卵黄样黄斑营养不良少年时期发病。常染色体显性遗传，病灶较大，无硬玻璃膜疣。FFA 遮蔽荧光而非强荧光，EOG 明显减退。OCT：很易区别，卵黄样营养不良的沉积物位于视网膜色素上皮和（或）视网膜下；软玻璃膜疣是沉积物介于 RPE 和 Bruch 膜之间，沉积物将 RPE 抬起造成 PED。

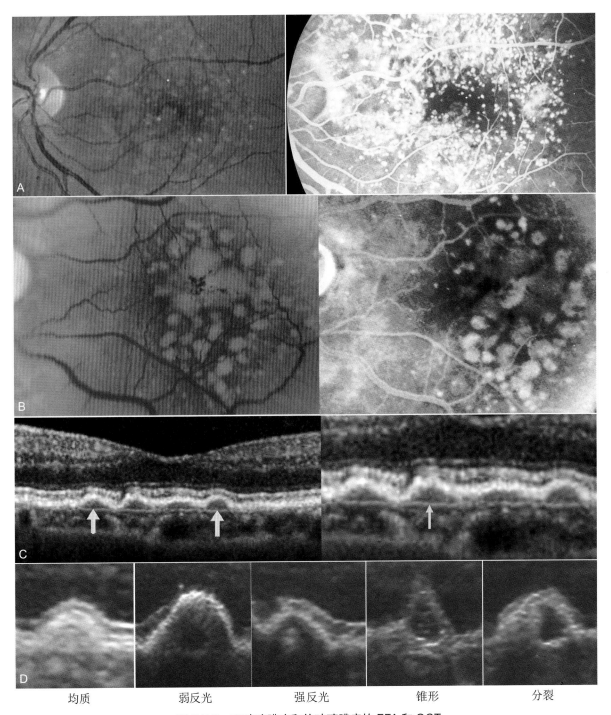

均质　　　弱反光　　　强反光　　　锥形　　　分裂

图 5-5-3　硬玻璃膜疣和软玻璃膜疣的 FFA 和 OCT

A. 软玻璃膜疣，伴很多硬玻璃膜疣，在 FFA 中硬玻璃膜疣的天空的星星比彩照更清晰。B. 软玻璃膜疣，有融合。FFA 示玻璃膜疣染色。C.OCT 示 RPE 半球形隆起，边缘光滑，小 PED 内为均质性中等反光，其底部的 Bruch 膜清晰可见（黄箭）。D. 软玻璃膜疣根据其沉积物的反光可分成 5 种

（四）表皮玻璃膜疣

Gass 称为基底层玻璃膜疣（basal laminar drusen），近年来改名为表皮玻璃膜疣（cuticular drusen）。基底层玻璃膜疣与 AMD 相关玻璃膜疣在组织学上均位于 RPE 的基底膜和 Bruch 膜的内胶原层之间增厚的结节状赘生物，无法区分。表皮玻璃膜疣更适合描述这些玻璃膜疣的外观。这是 AMD 的亚型。

有些表皮玻璃膜疣融合可能会发生假性卵黄样黄斑脱离。患眼可能在以后的病程中出现大的玻璃膜疣，且有发生脉络膜新生血管的危险。

2018 年调查 120 例（240 眼）对照 4 只尸体眼（表皮玻璃膜疣 2 眼，软玻璃膜疣 1 眼，硬玻璃膜疣 1 眼）。表皮玻璃膜疣在超微结构上与硬玻璃膜疣一致。

临床表现为大量小的、黄色半透明的黄斑 RPE 圆形病灶（25～75μm，比硬性玻璃膜疣小），常发生在 40—60 岁。在疾病后期阶段，玻璃膜疣的数目通常会增加，群集性地散布于视网膜，主要在后极或中周部或周边。有人发现开始于周边视网膜。有些病例在观察几个月之后会变异而不明显。

1. FFA　行 FFA 比检眼镜更容易看到表皮玻璃膜疣。FFA 早期就表现为"满天星"（stars in the sky，starry-sky）或"银河"（milky way，the galaxy），在暗的背景下可见无数针尖状强荧光点，表皮玻璃膜疣的尖端 RPE 变薄之故。黄斑上方最多，下方较少。晚期荧光渐渐消逝。这是表皮玻璃膜疣最突出的表现。

2. FAF　自发荧光照相可能较其他影像学检查能发现更多的病灶，因 RPE 变薄呈弱自发荧光。当中央表皮玻璃膜疣融合成软玻璃膜疣，则呈现强自发荧光。

3. OCT　典型者 RPE 光带出现小而密集的结节状突起，基底直径与高相等，基底在 Bruch 膜表面。典型者呈三角形，锯齿状钝角的尖朝向视网膜或呈圆顶形。隆起的 RPE 下为均质性中等强度反光的沉积物，有时会裸露 Bruch 膜。初期和退行期者只是轻微波浪状起伏而已。

在 SD-OCT 扫描中观察到表皮玻璃膜疣的形态学特征可以大致分为 3 种模式：

1 型（33% 的眼）：RPE- 基底层光带轻微隆起，玻璃膜疣内容物难以辨别。

2 型（49% 的眼）：三角形形态特征的玻璃膜疣形成锯齿状外观，疣内部低反光。

3 型（18% 的眼）：RPE- 基底层光带宽阔，丘形隆起，疣内部低反光。

表皮玻璃膜疣内部的 OCT 反光程度变化很大，在同一只眼内有等反光，低反光和高反光特征（图 5-5-4）。

（五）视网膜下玻璃膜疣性沉积物

视网膜下玻璃膜疣性沉积物曾称为网状假性玻璃膜疣（reticular pseudo drusen，RPD）、网状玻璃膜疣（reticular drusen）。RPD 曾被归属于软玻璃膜疣。检眼镜外观像网状，称网状玻璃膜疣；OCT 及病理切面位置在视网膜下，称视网膜下玻璃膜疣性沉积物（subretinal drusenoid deposits，SDD）。

视网膜下玻璃膜疣性沉积物和网状假性玻璃膜疣的区别（图 5-5-5 至图 5-5-7）：理论上存在争论。视网膜下玻璃膜疣性沉积物由 Curcio 和 Spaide 等 2013 年根据 20 位老年白种人的 22 眼非 nvAMD 的电镜结构而由眼科组织病理学家 Curcio 命名的。

视网膜下玻璃膜疣性沉积物似乎与 sub-RPE 玻璃膜疣共享一些蛋白质（载脂蛋白 E，补体因子 H 和玻连蛋白），并且其脂质组成与 RPE 下玻璃膜疣显著不同。尽管它们定位于视网膜下间隙，SDD 缺乏光感受器细胞，Müller 细胞和 RPE 的标记物，并且不含有可识别的外节膜盘。因为 SDD 在 SLO 眼科检查中的外观为网状图案，形成分支和不确切的交织网络。由于在组织病理学中观察到的病变的位置和组成，取名"视网膜下玻璃膜疣性沉积物"。

患病率：总体患病率为 0.7%。15 年随着年龄增长的发病率平行于 AMD，43—54 岁的病人的发病率 0.4%，75—86 岁病人发病率增加到 6.6%。

以严格的标准判断，视网膜下玻璃膜疣性沉积存在于大约 1/4 的黄斑健康的老年人，以及在超过 50% 的早期至中期 AMD 病人。SDD 的患病率与 AMD 的存在和严重程度密切相关，并随年龄增长而增加（Zarubina AV，Neely DC，Clark ME，Huisingh CE. Prevalence of subretinal

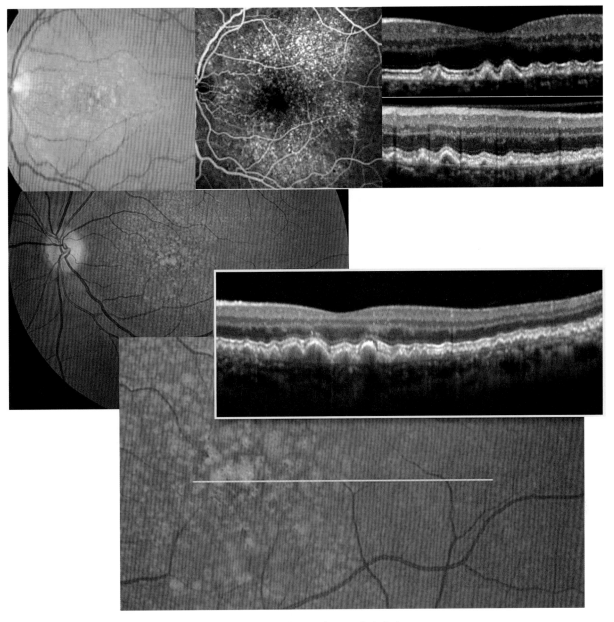

图 5-5-4　表皮（基底层）玻璃膜疣

FFA 比用彩色眼底照相显示更多的表皮玻璃膜疣,在暗的背景下可见"满天星"样或"银河"样无数针尖状强荧光点,这是表皮玻璃膜疣与其他玻璃膜疣相比最突出的表现。OCT：RPE 光带出现小而密集的突起,圆顶形和锯齿状,RPE 下为均质性,中等强度反光的沉积物

drusenoid deposits in older persons with and without age-related macular degeneration, by multimodal imaging. Ophthalmology, 2016, 123:1090-1100)。

网状假性玻璃膜疣被认为与脉络膜新生血管相关,不过其相关性还有待进一步证实。与获得性卵黄样病损也有相关性。

据 Wisconsin Beaver Dam Eye Study (2008) 4926 人 15 年长期随访累积发病率,两眼分别为 0.7%、0.3%。43—54 岁发病率为 0.4%,75 岁以上为 6.6%。右眼网状玻璃膜疣演变成地图状萎缩的发病率 21%,与之相比的软玻璃膜疣组中 GA 发病率为 9%。网状玻璃膜疣演变成渗出性 AMD 的发病率 20%,与之相比的软玻璃膜

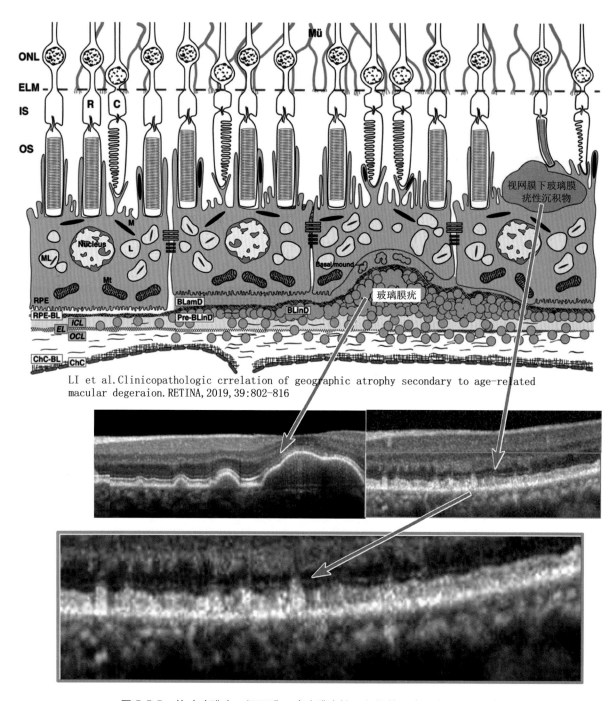

图 5-5-5 软玻璃膜疣，视网膜下玻璃膜疣性沉积物的示意图和 OCT 图像

疣组 nvAMD 发病率为 10%。总之，网状假性玻璃膜疣产生 CNV 的可能性高于软玻璃膜疣。网状假性玻璃膜疣在 5 ～ 8 年进展至晚期 AMD 的危险性是单独玻璃膜疣的 5 ～ 8 倍(Sivaprasad S, Bird A , Nitiahpapand R. Perspectives on reticular pseudodrusen in age-related macular degeneration .Survey Ophthalmology, 2016,

61:521-537)。

视网膜下玻璃膜疣性沉积 56% 病例最先出现在黄斑外上方（38% 病例在鼻上方），逐渐发展累及其他象限，并向周边延伸。尽管可扩散至中周及周边，但总是上方多于下方的趋势。GA 眼最高 60% 伴有视网膜下玻璃膜疣性沉积（表 5-5-1）。

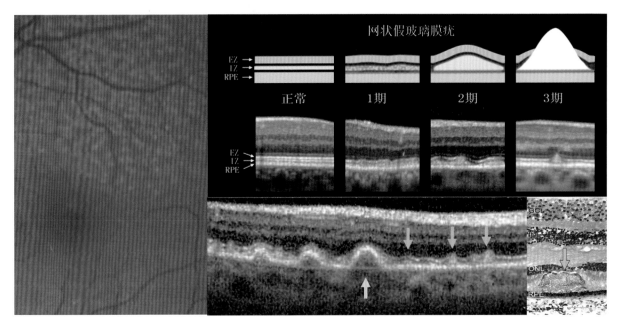

图 5-5-6　网状假性玻璃膜疣（视网膜下玻璃膜疣性沉积物）

网状假性玻璃膜疣 (reticular pseudo drusen) 曾归属于软玻璃膜疣，Zweifel 和 Spaide 等 (2010) 根据 OCT 图像将网状假性玻璃膜疣分成 3 期。1 期：颗粒弥漫性沉积于 RPE 和 IZ 之间，该处颗粒显示强反光；2 期：3 个土堆状沉积物积累而成的颗粒，隆起度足以改变 EZ 的轮廓；3 期：沉积物锥形外观，顶破 EZ。网状假性玻璃膜疣 (蓝箭) 在 RPE 之上方，沉积物位于 RPE 和 EZ 之间。而软玻璃膜疣在 RPE 之下，隆起的疣基底显露 Bruch 膜 (黄箭)，沉积物介于 RPE 基底层与 Bruch 膜的内胶原层之间

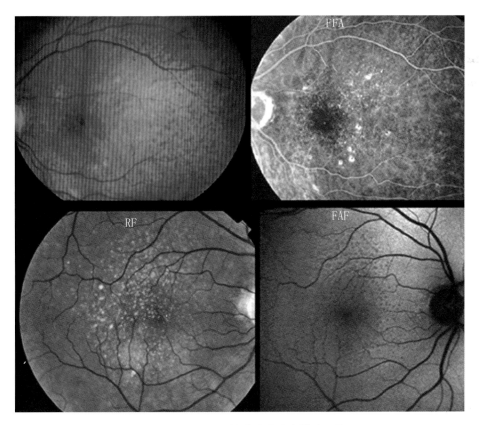

图 5-5-7　网状假性玻璃膜疣多模式图像

表 5-5-1 软玻璃膜疣与视网膜下玻璃膜疣性沉积的鉴别

	软玻璃膜疣	视网膜下玻璃膜疣性沉积
病灶位置	沉积物 RPE 与 Bruch 膜之间	沉积物在 RPE 和 EZ 之间的
病灶下的 RPE 完整性	RPE 隆起而脱离并显露 Bruch 膜	RPE 完整
数量	数个，可侵犯中心凹	众多小病灶聚集成片

目前没有关于诊断视网膜下玻璃膜疣性沉积的最佳眼底成像方法，海德堡 OCT 用红外线扫描眼底，如果将此图像增强亮度和反差，比彩色眼底照相容易发现 SDD。

许多作者建议使用 SD-OCT，因为它可彰显视网膜下间隙中的高反射物。

特征：检眼镜下易与小型软玻璃膜疣混淆而不被发现。视网膜血管弓附近，中心凹周围（一般不侵犯中心凹），大片视网膜下无数黄色沉积物，散在点状或丝带样交错排列，很少数呈球状。直径为 125～250μm。

Zweifel 和 Spaide 等（2010）根据 OCT 图像分成 3 期：

1 期：颗粒弥漫性沉积位于 RPE 和 EZ 之间，该处颗粒显示强反光。

2 期：几个土堆状沉着物积累而成的颗粒，隆起度足以改变 EZ 的轮廓。

3 期：沉积物锥形外观，顶破 EZ。

OCT 是探测和鉴别视网膜下玻璃膜疣性沉积唯一可靠手段（图 5-5-5）。2 期最多见，最容易发现，3 期很少见。1 期病变只有同时存在 2 期病变的环境下才能放心指认。

红外线反光成像：NIR SOL 成像较敏感，RPD 呈中等反光。

RF：呈明亮细点。

FAF：图像中沉积物为弱自发荧光。

FFA：不能很好地显示，染色不如软玻璃膜疣。一般不列入为诊断指标。

ICGA：中期至晚期呈低荧光。

（六）增厚玻璃膜疣

增厚玻璃膜疣（pachydrusen）是 Spaide 于 2017 年提出的一种伴脉络膜增厚（pachychoroid）的软玻璃膜疣。这是孤立的或分散的淡黄色沉积物，OCT 可见 RPE 下的均质沉着物。有几个特征区分软玻璃膜疣与增厚玻璃膜疣（图 5-5-8）：①软玻璃膜疣通常聚集在黄斑中央，从黄斑中心向四面延伸，中央大，向周边逐渐缩小。软玻璃膜疣可以融合。在软玻璃膜疣的表面可能发生局灶性色素沉着。增厚玻璃膜疣在后极孤立 1 个或数个组成一群，可能聚集在视盘周围。②软玻璃膜疣具有边界不清的卵形轮廓，而增厚玻璃膜疣边界清楚些，形态复杂得多。③一个大的软玻璃膜疣通常在其附近会许多较小的软玻璃膜疣。然而一个大的增厚玻

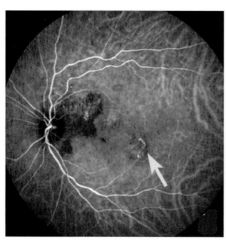
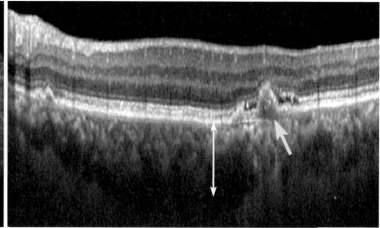

图 5-5-8 脉络膜增厚玻璃膜疣

璃膜疣附近不太可能有较小的增厚玻璃膜疣。④脉络膜厚度平均 419（±125.9）μm，而软玻璃膜疣的脉络膜厚度仅 228（±90）μm [Retina，2018，38（4）：708-716]。

大多数患有 SDD 的眼也有不同数量的软玻璃膜疣。增厚玻璃膜疣和常规软玻璃膜疣的眼均属于软玻璃膜疣。

增厚脉络膜见于 CSC，PCV 等疾病。

二、色素改变

视网膜色素上皮变性以致有色素过多（hyperpigmentation）及色素缺乏（hypopigmentation）造成的斑驳状改变，在其上层的感光视网膜变薄，可能为地图状萎缩的前兆，称为初期萎缩（incipient atrophy）或局灶性萎缩（focal atrophy）。

（一）局部色素过多

视网膜内层或视网膜下间隙有色素块（pigment clump），呈点状、线状、网状。FFA：色素块为遮蔽荧光。色素过多（focal hyperpigmentation）是光感受器变性的信号。RPE 色素沉着先于脱色素（细胞萎缩、死亡），也是萎缩斑形成的前奏。

（二）局部色素脱色（focal hypopigmentation）

视网膜色素上皮变性脱色素区允许透见下层的脉络膜血管及血管间色素。FFA：脱色素区在造影早期开始暴露脉络膜荧光，进行性增强。造影后期随着荧光素钠从血管排空，脱色区内荧光逐步变淡而消逝。

三、地图状萎缩

黄斑 RPE 萎缩继之以光感受器细胞凋亡和脉络膜毛细血管萎缩，此区边界清晰，状似地图，属于非新生血管性 AMD 的终末期，2013 年分类将它归属晚期 AMD。Bird 曾假设，AMD 的最终病变是 GA。此萎缩区内有分散融合的 RPE 缺乏斑及变薄斑，状似晕轮，曾名晕轮状萎缩（areolar atrophy）。

在美国，年龄超过 75 岁的人中，地图状萎缩为 3.5%，年龄＞90 岁的人群中，为 22%。

[病因]

地图状萎缩（geographic atrophy，GA）可能由四种不同变性转变而来。①融合的软玻璃膜疣退化；②非地图状萎缩（局灶性萎缩）；③脱离的 RPE 自发性平复（flat）；④假性卵黄样黄斑脱离。

地图状萎缩只是一个体征，大多数继发于 AMD，也可继发于或伴发于黄斑营养不良，如图形状营养不良（pattern dystrophy）、Stargardt 黄斑营养不良、中心性晕轮状营养不良（central areolar dystrophy），以及广泛性黄斑萎缩伴假性玻璃膜疣样外观、迟发性视网膜黄斑变性、消散期卵黄样病损伴表皮玻璃疣、弹力纤维性假黄瘤、母亲遗传性糖尿病和耳聋（AJO，2013，715）。

[病程]

AMD 相关性地图状萎缩区的早期常为在中心凹周边的散在萎缩斑（局灶性萎缩），这些斑逐渐扩大融合成环状，萎缩改变未波及中心凹，视力尚较好。之所以未波及中心凹，可能因中心凹有叶黄素（xanthophyll）或脂褐质（lipofuscin）积聚。环状萎缩慢慢扩大，约经 10 年最后波及中心凹，视力显著减退至 < 0.1。萎缩斑扩展速度每年 15 ～ 375μm，平均扩大 1.2 ～ 2.8 mm²/ 年。中位数 1.52 mm²/ 年。

统计从 GA 开始发展至巨大或融合的玻璃膜疣的时间为 5 ～ 6 年。

[临床表现]

1. 视力　GA 的早期和中期，视力轻度减退。到晚期视力极低，< 0.1。85 岁以上 GA 病人 25% 视力低于 0.1。北美洲 AMD 法定盲的 20% 是由 GA 造成的。

2. 眼底　黄斑部可见一个或数个 RPE 萎缩斑，逐渐融合成典型的一个大萎缩斑，脉络膜大血管（2 ～ 3DD），此区边界清楚，区内散在一些色素沉着。早期病变仅是 RPE 局灶性萎缩，慢慢融合扩大而成典型病变。晚期 GA 病灶边缘常有网状玻璃膜疣。

3. OCT　整片 GA 区域内视网膜变薄，光感受器细胞（包括外核层）及 RPE 显著丢失；透射光增多，加之脉络膜血管腔内失去血液，以致脉络膜组织反光及后散射增强，增宽，但只位于脉络膜平面。此与 CNV 的反光带增强和增厚不同。

4. FAF　眼底自发荧光像是观察色素上皮萎缩的最佳方法，RPE 缺失区域比彩照更容易看清。眼底自发荧光的主要荧光物质脂褐质，是发光基团 A2E 在光感受器细胞更新的循环中被释放出来后，大量堆积在色素上皮中的代谢废弃物，表现为眼底自发荧光增强——白色区域；RPE 细胞萎缩区缺乏荧光而表现为弱自发荧光——黑色区域（图 5-5-10）。萎缩和非萎缩视网膜之间的高对比度差异可使萎缩区更准确和精确地被识别。萎缩斑和正常视网膜之间的交界区称环绕萎缩斑区，该区内的 RPE 脂褐质积聚量异乎寻常的高，而使黑色区域边缘镶嵌了一圈白色边框。环绕萎缩区的扩大与萎缩进展率存在明显相关性。FAF 成像不仅有利于诊断，并且有利于评价跟踪疾病进展。

5. FFA　典型表现为代表窗样缺损的造影早期边界清晰的强荧光。如果脉络膜毛细血管尚完好，可见窗样缺损脉络膜强荧光（图 5-5-9，图 5-5-10）。如果脉络膜毛细血管也萎缩了，在造影早期仅可见脉络膜大血管穿过萎缩区。当荧光素已经不在循环中时，可见巩膜晚期染色，其内可见长条状弱荧光的脉络膜大血管轮廓（大血管中的荧光素被清除）。

[GA 微观结构的改变]

外层视网膜管形成（outer retinal tubulations，ORT）：①一种管状分支结构，位于视网膜外核层，在 OCT 图像为一个圆形 - 卵圆形，或长形结构，②管壁强反光，管腔弱反光。③位于外核层。④ OCT 层扫图中必须在 1 个以上的连续切面内存在（此条件由 CATT 读片中心制定，OPH，2014，121：2423-2431）。在萎缩区发现率 65%，在交界区 26%。Zweifei 等（2009）首先用 OCT 发现，推测是光感受器细胞或 RPE 萎缩后形成的。

[分类]

1. RPE 和外层视网膜萎缩　分完全性和不完全性（表 5-5-2）。

2. 外层视网膜萎缩　分完全性和不完全性。

此分类只是对专业研究的医师更有意义（Sadda SR，Guymer R，Holz FG，Schmitz-Valckenberg S. Consensus definition for atrophy associated with age-related macular degeneration on OCT: classification of atrophy report 3. Ophthalmology，2018，125:537-548）。

[诊断]

诊断要点：①40 岁以上。②一个或数个黄斑区内 RPE 部分或完全缺失的区域，直径＞17μm。③圆形或卵圆形。④边界清楚。⑤可见该区内的脉络膜大血管。⑥ OCT 示边界整齐的视网膜外层 -RPE 萎缩变薄，由于缺乏 RPE 的阻拦，投射光直接照射于萎缩区下的脉络膜而呈强烈反光。⑦ FAF 在 RPE 萎缩区凸显大片弱自发荧光的暗黑区，其周围或许环绕有强自发荧光小斑点。⑧ FFA 示典型的窗样缺损。

RPE 符合以上 5 项条件才能建立 GA 的诊断。有 OCT 阳性结果者可加强诊断。一般说来病损区＜1DD 者必须行 OCT 确诊。

RPE 萎缩可引起脉络膜新生血管形成，新生血管形成常在萎缩区边缘而不在萎缩区中央。所以病人必须行 OCT 检查以确诊 GA，另一方面可以发掘外表类似 GA 的 CNV。

四、脉络膜新生血管形成

目前有关 VEGF-CNV 的理论：由于促血管生成和血管生成抑制因子之间的失衡，导致大量产生 VEGF。一种叫二聚体糖蛋白（dimeric glycoprotein）激活脉络膜视网膜血管内皮细胞释放蛋白酶，并触发内皮细胞增生，并且诱导它们向刺激源聚集。

视网膜下新生血管形成为在感光视网膜下有脉络膜新生血管（choroidal neovascularization，CNV），也即 2 型（典型性）脉络

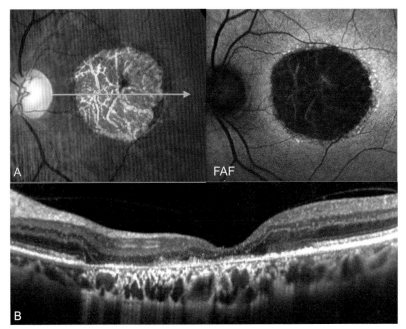

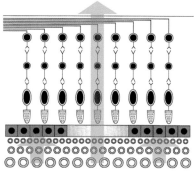

图 5-5-9 地图状萎缩的 FAF、FFA 窗样缺损和 OCT 像

荧光素血管造影示意图,中央因萎缩区无 RPE 阻挡,故在早期开始就能充分显示脉络膜荧光,荧光强度进行性增强,但是大小不变。晚期荧光素在脉络膜血管的浓度逐步降低,脉络膜荧光随而变淡。此种现象称窗样缺损。在其两侧的 RPE 并未萎缩,将脉络膜荧光阻断而不能透射入感光视网膜。A. 一个边界清楚的圆形斑,RPE 明显萎缩而缺失,萎缩斑内所看到的脉络膜远较萎缩斑外的清晰;萎缩斑中央和边缘有色素游离。FAF 凸显 RPE 缺失区域——无自发荧光,在其边缘有强自发荧光小点。B. 中心凹视网膜变薄,尤其鼻侧。在 GA 区域边界清楚的视网膜外层和 RPE 萎缩,外界膜、EZ 和 RPE 光带突然一起中断消失,残留不规则细小反光点。其下的 Bruch 膜尚完整

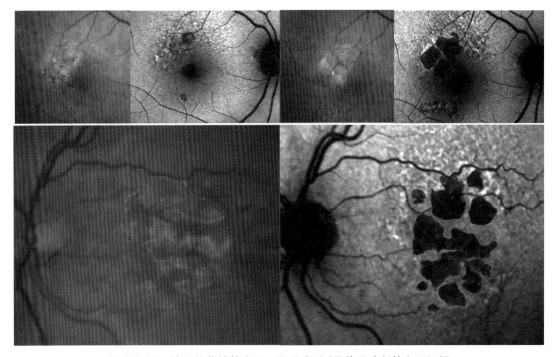

图 5-5-10 地图状萎缩的彩照、FAF 和 OCT 像是诊断的必要证据

表 5-5-2　AMD 的地图状萎缩的 OCT 分类

	OCT 主要特征	OCT 次要特征
RPE 和外层视网膜萎缩		
完全性	• RPE 缺失形成的脉络膜均匀强透射光区 > 250μm • 其上层的视网膜变薄和光感受器丢失	• 显示外界膜（ELM），椭圆体区（EZ）和 RPE 的终端 • 无 RPE 撕裂迹象
	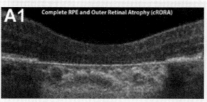	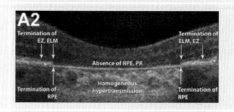
不完全性	脉络膜强透射光不是连续不断的；RPE 带因缺失而不规则或中断	ELM 和 EZ 中断表明光感受器退化；内核层（INL）和外丛状层（OPL）表现出下降（descends）
	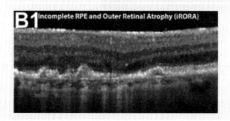	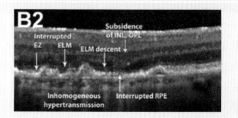
外层视网膜萎缩		
完全性	• RPE 带完整的区域 • EZ 和 IZ 的出现不连续性，并且外层视网膜严重变薄	与 RPE 变性相关的脉络膜强透射光是间歇性的
	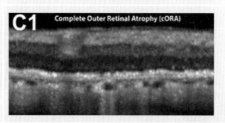	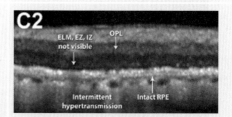
不完全性	ELM 是连续的，EZ 中断，视网膜下玻璃膜疣沉积，外层视网膜变薄，RPE 带完整	无脉络膜强透射光
	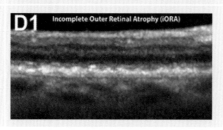	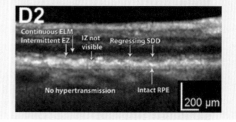

膜新生血管；也被称为视网膜下新生血管膜
（subretinal neovascular membrane，SRNVM）。
脉络膜新生血管这名称着重强调新生血管来
自脉络膜。有人喜爱用视网膜下新生血管膜
或脉络膜新生血管膜（choroidal neovascular
membrane，CNVM），此名称强调新生血管组
成的膜。视网膜下出血若伴有纤维性瘢痕长入，
则形成盘状瘢痕；也可能以局部色素异常而告
终。中心凹一旦出现视网膜下新生血管形成，
严重摧残视力。

[主觉症状]

变视症、暗点、突然视力减退。有可疑视
网膜下新生血管形成者让病人自己在家中经常
用 Amsler 方格表测定，一旦发现视物变形立即
来门诊检查黄斑。有些病人并无主觉症状。

[FFA，ICGA]

FFA 表现为隐匿性 CNV，在 ICGA 的斑块
似乎随着时间的推移而缓慢扩大，成为边界清
楚的或边界不清楚的斑块（图 5-5-11）。

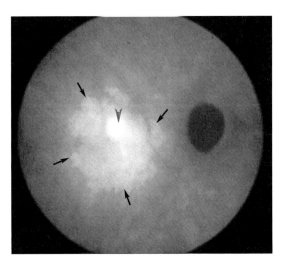

图 5-5-11　CNV 在 ICGA 晚期

ICGA 晚期：黄斑有一个边界清楚的中等荧光区（箭）。
在此范围内有一个强荧光斑（红箭头），此区假定为
CNV 更活动位置。在它外圈的血管生长较安静些

[OCT]

参见第三节脉络膜新生血管。

[CNV 分型]

参考第三节脉络膜新生血管。

脉络膜新生血管的大小，以其 FFA 像上的
CNV 的最大直线距离分为：小型，＜ 0.5 DD。
中型，≥ 0.5DD。大型，≥ 1DD。

1. *活动型脉络膜新生血管*　彩照表现 CNV
处有出血；FFA 晚期像存在渗漏；并且 OCT
像存在液体（视网膜内，视网膜下，RPE 下即
PED 内）和（或）出血。

nvAMD 又可分为活动型 CNV（active
CNV）和非活动型或静止型 CNV（quiescent
CNV）。①活动型 CNV：血管成熟度低，通透
性强，容易渗出和破裂，造成组织出血和水肿；
②静止型 CNV：血管成熟度高，不易出血和渗
出，因此对邻近组织的损伤相对较轻，甚至还
可能滋养原本缺血缺氧的外层视网膜组织，使
其在短时间内不发生地图样萎缩。

2. *AMD 相关新生血管形成*　新生血管性
AMD 的特征在于脉络膜和（或）视网膜内新
生血管形成以及相关的浆液性和出血性并发症。
CNV 的分类复杂，传统上是基于 FFA 的解释。

3. *3 型新生血管*　Freund 等（2008）将视
网膜血管瘤样增生（retinal angiomatous proli-
feration，RAP）从解剖角度描述了 AMD 新生血
管的第 3 型（type 3 neovascularization）。视网
膜内新生血管联合一种代偿性毛细血管扩张、
灌注小动脉、引流微静脉，并最终形成一个视
网膜 - 视网膜血管吻合。3 型新生血管另一种设
想是，启动 CNV 或同时具有 CNV，但 RAP 主
要特点是，新生血管的积极活跃增生是在视网
膜内呈垂直生长，往往在中心凹 PED 的顶端，
此为判断典型 3 型新生血管的重要根据；属于
nvAMD，称为视网膜血管瘤样增生。此命名法，
新生血管不冠以解剖部位（脉络膜或视网膜），
将 1 型 CNV 改称 1 型 NV，2 型 CNV 改称 2 型
NV。Spaide（2019）称之为 1 型、2 型、3 型
黄斑新生血管（表 5-5-3）。

息肉样脉络膜血管病变（PCV），它被认为
是 1 型新生血管形成的一种变体，因为它位于
色素上皮下空间。PCV 有终末动脉瘤改变（息
肉），可能存在 1 型新生血管网络分支。

表 5-5-3　脉络膜新生血管形成与视网膜新生血管形成

年代	分型	病因
Gass 分型（1989）	1 型 CNV（隐匿性 CNV） 2 型 CNV（典型性 CNV） RPE 下，视网膜下 RPE 上	病因为 AMD 或其他原因
Freund-Yannuzzi（2008）	第 3 型 NV 视网膜血管瘤样增生（RAP） 黄斑区视网膜新生血管垂直生长 将 Gass 的 1 型 CNV 改称 1 型 NV；2 型 CNV 　改称 2 型 NV	病因为 AMD
Spaide（2019）	1 型黄斑新生血管 2 型黄斑新生血管 3 型黄斑新生血管	

五、盘状瘢痕

盘状瘢痕（disciform scar，disciform scarring）曾称盘状变性（disciform degeneration）。脉络膜新生血管的发展过程是：血管增生→新生血管形成→浆液性渗漏→出血→瘢痕。

据 Daneil 等（2014）总结年龄相关黄斑变性治疗试验（CATT）1200 例 AMD 病人接受抗 VEGF 玻璃体内注射后的 2 年随访 45.3% 转变成瘢痕，但少见典型的大的盘状瘢痕（可能抗 VEGF 药物促使纤维化瘢痕进程中断或推迟）。纯粹隐匿性 CNV 发展成瘢痕的可能性小些，相反的，典型性 CNV 发展瘢痕的风险强 3 倍。视网膜越厚，中心凹视网膜下的液体或物质越多，越可能演变成瘢痕。

[分类]

1. **纤维化瘢痕**　为盘状瘢痕，可能表现为视网膜下纤维化（subretinal fibrosis），明显的白色或黄色耸起的纤维形状组织，边界清楚，在彩色立体图像上呈现实体。在 FFA 上，由于组织染色成强荧光或遮挡底层脉络膜荧光。OCT 在视网膜下呈致密强反光，但在 SD-OCT 图像，视网膜下高反射物不能进一步分类为瘢痕组织（超越治疗的疾病终末期）、活动性纤维血管组织、视网膜下出血、脂褐质或其他 AMD 特异性改变。

2. **非纤维化瘢痕**　是平坦的、小的、边界清楚的色素沉着区域。彩照上具有不同程度的中央色素减退。周边色素变化常显示先前活跃的 CNV 的轮廓。在早期 FFA，脱色素区域呈强荧光，这种强荧光的强度在晚期 FFA 持续存在或增加强度。强荧光中心周围围绕的弱荧光对应于彩照中明显的色素边缘。中央色素减退区，虽然色素减退，但脱色区内看不到脉络膜血管。这有别于萎缩性瘢痕和地图状萎缩。

3. **萎缩性瘢痕**（atrophic scar）　RPE 均匀褪色的扁平或略微凹形区域，具有明确的边界，该区域内大的脉络膜血管是可见的。FFA：萎缩性瘢痕染色，但并不表现出荧光素渗漏。在萎缩性瘢痕，强荧光开始时间没有像 RPE 窗样缺损那么早，因为萎缩性瘢痕可能存在视网膜色素上皮和纤维组织的"薄"层；而且血管造影的晚期没有褪色。这两个 FFA 特点不符合地图状萎缩。

[临床表现]

1. **视力**　常为数指或手动。

2. **眼底**　视网膜下一个盘状淡黄色团块，轻微隆起（用 90D 观察），边缘较清楚，但并不规则。致密的实体，或有云样厚薄重叠的外观。2～3DD，或更大。往往混杂有出血和色素，这取决于残余的视网膜下液和活动性 CNV 的量、RPE 萎缩程度、色素和纤维增生程度和比例。CNV 转化成瘢痕的漫长过程中，纤维成分逐步增多，而新生血管成分逐步减少。一般说来，无出血和无视网膜下液标志着瘢痕化的开始；于是色素和纤维增生逐步明显，特别是纤维化成分。在瘢痕后期只见淡黄色均质瘢痕，可能有少量色素，无视网膜下出血。

3. OCT　瘢痕表现为视网膜下致密强反光。

4. FFA　瘢痕组织表现为相对弱荧光。造影晚期染色，轻微渗漏。若伴有残余的 CNV 表现为强荧光，造影后期渗漏，并将瘢痕组织染色。色素增生斑块呈遮蔽荧光。

5. ICGA　瘢痕组织在造影早期弱荧光，后期轻微染色。

6. FAF　瘢痕区广泛性降低 FAF 信号，这意味着 RPE 细胞和光感受器的丢失。色素块可遮掩自发荧光信号。也许会有些小地区巨噬细胞或 RPE 细胞的增生而增强自发荧光信号。

[诊断]

诊断要点：①中老年人。②长期视力 < 0.1- 数指。③黄斑一个盘状淡黄色致密的实体，轻微隆起，边缘较清楚，不规则形。或有云样厚薄重叠的外观。④为 2 ～ 3DD，或更大。⑤ OCT 示视网膜下致密强反光团块。⑥伴或不伴少量 CNV 残余迹象。

符合前 6 项可诊断盘状瘢痕。

[鉴别诊断]

卵黄样黄斑营养不良：少年起病，两侧对称，遗传性家族史。视力 > 0.1 ～ 0.2。卵黄样病损边缘较盘状瘢痕的边缘整齐，卵黄样病损不像盘状瘢痕那样似云的外观。不伴玻璃膜疣及 GA。

六、年龄相关性黄斑变性的分类

1. 年龄相关性黄斑变性分类见表 5-5-4，表 5-5-5。曾分两类：①非新生血管形成（非渗出性，旧称干性）：玻璃膜疣、视网膜色素上皮（RPE）异常（局部色素过多、非地图状萎缩、地图状萎缩）。②新生血管形成（渗出性，旧称湿性）：脉络膜新生血管形成、色素上皮脱离。以盘状瘢痕成终末病变。

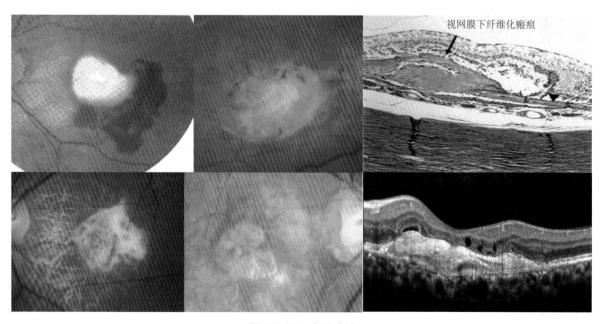

图 5-5-12　盘状瘢痕

淡黄色盘状瘢痕边界尚清楚，位于视网膜下。左上图致密纤维化组织颞下方还有视网膜下和 RPE 下出血。其余三帧彩照的盘状瘢痕似云朵样厚薄交叠，或伴稀少色沉着，或有残余出血。病例切片揭示致密而厚实的纤维性瘢痕。OCT 示视网膜下强反光均质性物质团块，视网膜外层、EZ、RPE 消失。视网膜内有 3 处囊样间隙，少量视网膜下液

表 5-5-4　年龄相关性黄斑病变的临床分级系统（2006）

分级	临床表现
1	无玻璃膜疣或＜ 10 小玻璃膜疣，无色素异常
2	约≥ 10 小玻璃膜疣或，＜ 15 中等玻璃膜疣，ARM 性色素异常 a. 玻璃膜疣 b. RPE 改变（色素沉着和色素减退） c. 玻璃膜疣和 RPE 改变
3	约≥ 15 中等玻璃膜疣或，任何大玻璃膜疣 a. 没有玻璃膜疣性色素上皮脱离（drusenoid PED） b. 玻璃膜疣性色素上皮脱离
4	地图状萎缩（GA）波及黄斑中心或，非中心的 GA 大小至少 350μm
5	渗出性 AMD，包括非玻璃膜疣性 PED，视网膜脱离（浆液性或出血性），CNVM 伴有视网膜下或 RPE 下出血或纤维化，或瘢痕符合 AMD 治疗 a. 浆液性 PED，没有 CNVM b. CNVM 或，盘状瘢痕

小玻璃膜疣直径＜ 63μm，位于黄斑中心 2 DD 内；中等玻璃膜疣≥ 63μm，但＜ 125μm，位于黄斑中心 2 DD 内；大玻璃膜疣直径≥ 125μm，位于黄斑中心 2 DD 的；玻璃膜疣性 PED，融合的软玻璃膜疣大小≥ 500μm

Seddon JM ,Sharma S ,Adelman RA. Evaluation of the clinical age-related maculopathy staging system. Ophthalmology, 2006, 113:260-266

表 5-5-5　AMD 临床分类（建议稿，2013）

AMD 分类	定义（病变评估限于黄斑中心凹 2DD 范围内，无论何眼）
无明显衰老变化	无玻璃膜疣，无 AMD 性色素异常 *
正常衰老变化	只有小玻璃膜疣（drupelets）（≤ 63μm）和无 AMD 性色素异常 *
早期 AMD	中等玻璃膜疣＞ 63μm ≤ 125μm）和无 AMD 性色素异常
中期 AMD	大玻璃膜疣＞ 125μm 和（或）任何 AMD 性色素异常＋中等或大玻璃膜疣 *
进展期 AMD	新生血管性 AMD 和（或）任何地图状萎缩

*AMD 性色素异常＝任何明确的色素过多或脱色异常，伴中等或大玻璃膜疣，但无相关的已知疾病

2. AMD 分类（Spaide 2018 年建议稿）：此为新型分类方法。早期 AMD 涵盖特定类型细胞外沉积物的积累（玻璃膜疣或 SDD）。晚期 AMD 由萎缩或黄斑新生血管形成组成，见图 5-5-13。

七、年龄相关性黄斑变性的诊断

诊断要点：① 50 岁以上。②黄斑软玻璃膜疣。③黄斑 RPE 萎缩斑（排除病理性近视，激光等治疗斑）。④黄斑脉络膜新生血管。FFA 示脉络膜新生血管。隐匿性脉络膜新生血管常需 ICGA 确定，排除非 AMD 的原因。⑤盘状瘢痕。⑥黄斑非纤维化瘢痕（排除非 AMD 的原因）。⑦结构 OCT 示 AMD 的各种相应改变。

诊断年龄相关性黄斑变性的基本要求是年龄在 50 岁以上，在此基础上凡见其余 6 项条件的任何一项，即可诊断为年龄相关性黄斑变性。两侧对称者能加强诊断，一侧眼先开始出现变性者也常有所遇。

两眼结构 OCT 是必做检查，以进一步了解视网膜各层次的情况，尤其是有较多软性玻璃膜疣、黄斑有出血、怀疑有 PED 或 PCV 者必须先行 OCT，然后考虑 FFA 甚至联合 ICGA，

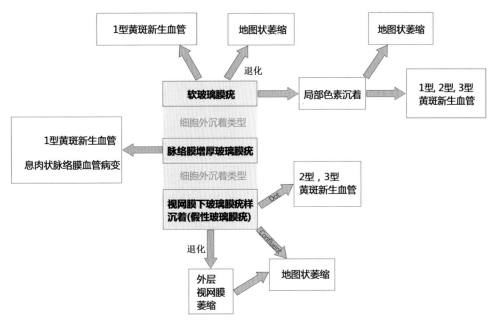

图 5-5-13　AMD 分类（Spaide 2018 年建议稿）

首先要确定有无脉络膜新生血管，其次注意 PED、SRF、黄斑水肿、RPE 及光感受器细胞损害程度。

虽然，硬玻璃膜疣并不列入 AMD 诊断要求，但是硬玻璃膜疣较多者（例如，10 个以上）需要在半年内随访，可以及早发现 AMD 的体征。

中期 AMD 非纤维化瘢痕，只有局部脱色素和色素沉着，可以是多种疾病的结局。因此，必须伴有中等或大玻璃膜疣，或者已知原先有 nvAMD，或者另一眼肯定有 AMD 体征，才能诊断为中期 AMD（非纤维化瘢痕）。一眼单纯黄斑非纤维化瘢痕，而缺乏其他支持 AMD 的证据者，有足够黄斑病诊断经验的医师可以下诊断为中期 AMD 非纤维化瘢痕；否则，只能疑似诊断。

八、年龄相关性黄斑变性的鉴别诊断

（一）玻璃膜疣的鉴别诊断

表皮（基底层）玻璃膜疣和网状假性玻璃膜疣均未列入 AMD 的诊断要求，但是这两种玻璃膜疣与 AMD 是有相关性的。表皮（基底层）玻璃膜疣可出现 nvAMD。网状玻璃膜疣演变成地图状萎缩的发病率是 21%，演变成 nvAMD 的发病率为 20%，危险因子是软玻璃膜疣的 1 倍。

表皮（基底层）玻璃膜疣主要特点是 FFA 图像呈无数针尖状强荧光点，犹如幽暗天空中的满天星。网状玻璃膜疣的主要特点是 OCT 图像示沉积物在视网膜下间隙，在 RPE 之上，它与 RPE 确实是分开的。

典型玻璃膜疣的沉积物均位于 RPE 基底层与 Bruch 膜的内胶原层之间，并且圆顶形隆起，疣内为中等反射物，直径较大。

（二）GA 的鉴别诊断

1. 老龄病人的病理性近视并发脉络膜视网膜萎缩斑　与 GA 的原因不同，但是他们的体征是一样的，还不能区分。

2. 黄斑营养不良后期继发的黄斑脉络膜视网膜萎缩　黄斑营养不良起病于青少年，不伴玻璃膜疣。两侧对称性高于 AMD。

（三）CNV 的鉴别诊断

凡见黄斑部视网膜下出血、视网膜下液体、囊样水肿（非白内障手术后）、RPE 脱离（PED）等情况应怀疑脉络膜新生血管形成。OCT 在几分钟内就可探查出视网膜 RPE 甚至脉络膜各层结构的病理变化。然后，必须做荧光素血管造影才能证实脉络膜新生血管形成；隐匿性 CNV 可能还需吲哚菁绿（indocyanine green，ICG）血管造影。

年龄相关性黄斑变性病人的视网膜下出血须首先怀疑 CNV，但并不一定是脉络膜新生血管形成，也可能就是脉络膜毛细血管出血；AMD 继发的 CNV 常伴有玻璃膜疣，故 50 岁以上无玻璃膜疣的 CNV 的病因存在争论。若一眼有玻璃体积血，另一眼有 AMD，则玻璃体积血的原因首先要想到 CNV。

脉络膜新生血管形成除发生在 AMD 外，尚可见于眼内炎症、高度近视眼、脉络膜破裂、血管样条纹等其他情况。所以必须仔细排除 AMD 以外继发 CNV 的原因。

病理性近视老年病人的 CNV，如果伴有玻璃膜疣，则此 CNV 继发于病理性近视还是 AMD？

脉络膜新生血管总有视网膜下液，但局部浆液性视网膜脱离也见于中心性浆液性脉网膜视网膜病变（CSC，或简称中浆）、炎症（后巩膜炎及葡萄膜炎）、葡萄膜渗漏（uveal effusion）、脉络膜肿瘤。

（四）老龄病人的慢性中浆

有些病例慢性中浆的眼底和 FFA 与 nvAMD 颇相似，在临床上常引起混淆。与 nvAMD 相比之下，慢性中浆有如下特点可供鉴别。①常是两侧性。②一个或者多个弥漫性 RPE 病灶。③ OCT 在视网膜脱离区内有时可见纤维蛋白。④脱离区的拱顶有白色颗粒。白色颗粒可能是脱落的外节膜盘的异常堆积或蛋白沉淀物，或巨噬细胞，此因视网膜长期脱离破坏了 RPE 对外节膜盘的正常吞噬作用而堆积大量紫褐质。这反映一种慢性病变过程。⑤在 RPE 病变区，FFA 表现不规则片状强荧光和弱荧光混杂，造影晚期，这些区域的荧光缓慢弥漫性扩散（细微渗漏）。⑥ RPE 不会有烟囱冒烟状的渗漏点，但有墨迹状渗漏斑点；反复性

渗漏者当渗漏点正被封堵时造影就不会出现渗漏。无渗漏的 PED 的浆液积聚膨胀，所以比有渗漏的 PED 高大，常不在视网膜脱离区内。⑦下行性 RPE 萎缩轨迹：偶尔长期的浆液性脱离病人的液体受重力作用逐步向下流，可出现流水带，并常常伴有 RPE 萎缩。⑧ ICGA：中期脉络膜血管通透性增加而表现为强荧光的区域，血管造影后期强荧光扩散，凸显较大的脉络膜血管负影。⑨慢性中浆病人出现浅而不规则 PED，而在 OCTA 上显示 CNV。注意鉴别。

九、AMD 的治疗原则

（一）玻璃膜疣

尚无针对性治疗。

（二）地图状萎缩

张康等（2011）报道睫状神经营养因子（ciliary neurotrophic factor，CNTF）眼内注射会抑制光诱导光感受器细胞死亡。眼内植入 CNTF 治疗 GA 37 例 1 年结果，表明治疗组视力提高，对照组视力在下降。

西罗莫司（Sirolimus，rapamycin）、fluocinolone acetonide 玻璃体内植入、依库珠单抗（eculizumab）等课题正处于试验阶段。

（三）脉络膜新生血管性 AMD

确定脉络膜新生血管性 AMD（nvAMD）是活动性者才须治疗。

1. 光凝　RPE 及脉络膜色素吸收激光产生热，使新生血管造成凝固性坏死。氩氪蓝绿色激光、氪激光（红色）。仅适用于中心凹外，离 FAZ 中央 ≥ 2000μm 的 CNV。光凝治疗可使小部分病人视力提高 ≥ 2 排，半数病人仍有新生血管或复发。据 Vander（1989）研究 SRNV 的生长速度最快每 24 小时可生长 17μm，故作为激光治疗参考用的 FFA 或 ICG，应该在治疗前 4d 以内所作的。

2. 光动力疗法（photodynamic therapy，PDT）　维替泊芬 PDT 为二线治疗（图 5-5-14）。2000 年 4 月被美国 FDA 批准治疗 CNV 的第一种疗法。根据 Photodynamic Therapy Study

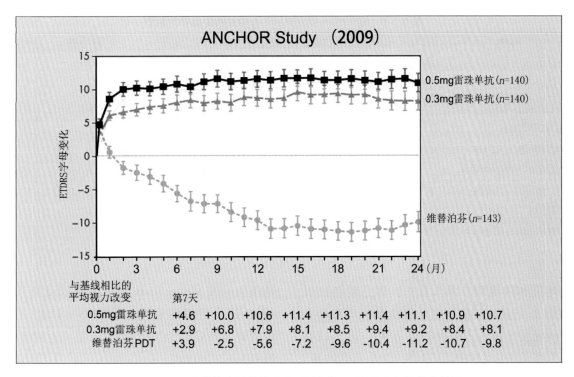

图 5-5-14　雷珠单抗和维替泊芬 PDT 治疗 nvAMD 2 年的视力结果

Group 报道，典型 CNV 为主的 CNV 病人在接受治疗 24 个月时视力减退 ≥ 15 个字母者为 41%，然而用安慰药组为 69%。需要重复使用 PDT 的频率：第 1 年 3.6 次，第 2 年 2.3 次，第 3 年 1.2 次，第 4 年 0.5 次。2006 年初开始市场上发售的贝伐单抗虽然是 off-label 但已是 CNV 的首选治疗。曾风靡一时的 PDT 对 CNV 的治疗已被抗 VEGF 替代。然而，下列情况仍然需要考虑 PDT，事先与病人权衡利弊：① 单独使用抗 VEGF 治疗不能获得疗效，如 PCV 需要抗 VEGF 联合 PDT；② CNV 病人在 1 ～ 2 次多类抗 VEGF 注射后均无应答，CNV 在继续活动，则可考虑 PDT；③ CNV 病人对抗 VEGF 注射有效果，但几个月后应答消失，CNV 在继续活动，则可考虑 PDT；④ 全身疾患不适于抗 VEGF 治疗的病人。

3. 抗 VEGF 玻璃体内注射　CNV 病人玻璃体内 VEGF 增加。因此，抗 VEGF 玻璃体内注射是适合的（表 5-5-6）。

SEVEN-UP 多中心研究组对原先参加 ANCHOR、MARINA、HORIZON 的 65 例病人用密集雷珠单抗疗法治疗湿性 AMD 的 7 年结果发现：他们仍然存在视觉大幅下滑的风险，其中有相当比例的病人继续需要抗 VEGF 治疗。1/3 的病人有良好的视觉效果（37% 视力 0.3 以上，23%0.5 以上）；而另外 1/3 的后果不良（37% 视力 0.1 或以下）；与基线相比，几乎有 50% 眼是稳定的（43% 视力无改变），而 1/3 下降了 15 个以上字母（34% 下降 15 个以上字母，总平均 8.6 个字母）。退出 HORIZON 研究眼，曾被注射抗血管内皮生长因子（VEGF）6.8 次，平均 3.4 年时间；亚治疗组病人，接受 11 次或更多的抗血管内皮生长因子注射，视力有显著改善。在 68% 研究眼用 OCT 检测到活动性渗出性改变，46% 继续抗 VEGF 治疗。随访中 FAF 在 98% 眼检测到黄斑萎缩，平均面积为 $9.4mm^2$；萎缩面积与视力预后不良显著相关性（图 5-5-15）。

美国 NEI 拨出基金启动一个大的研究项目：Comparison of age-eelated macular degeneration treatment trials（CATT），比较雷珠单抗和贝伐单抗对治疗 AMD 的疗效。究竟哪种抗血管生成药对治疗新生血管性 AMD 有实际价值（从

表 5-5-6　抗 VEGF 治疗 AMD 及相关新生血管的制剂

药剂	种类	靶分子
雷珠单抗，Ranibizumab（Lucentis）	单克隆抗体片段（Monoclonal antibody fragment）mAb（Fab）	全部 VEGF-A 亚型
贝伐单抗，Bevacizumab（贝伐单抗）	单克隆抗体 全长 mAb	全部 VEGF-A 亚型
阿柏西普，VEGF-trap =Eylea（aflibercept）	诱饵受体（Decoyreceptor）	VEGF-A，-B，-C，-D 及 PlGF-1，-2
康伯西普，Conbercept（朗沐）	诱饵受体	VEGF-A，-B，-C，-D 及 PlGF-1，-2

PlGF. placental growth factor 胎盘生长因子；VEGF. vascular endothelial growth factor 血管内皮生长因子

改善体征和价格两方面来看）？每月固定注射一次 vs 每月随访根据病情重复注射？病情改善到何种程度才停止注射？2011 年 4 月 28 日，《新英格兰医学杂志》刊出了该研究 12 个月的结果，证明了两种药物在视力改善方面同等有效。贝伐单抗能够改善视力和黄斑解剖，其临床应用的性价比会优于雷珠单抗。欧洲 IVAN 的 2 年期研究的结论也支持 CATT 的结论。

抗 VEGF 多次玻璃体内注射后，尤其是每月注射方案，CATT 和 IVAN 均在治疗 2 年后约 30% 病人发生新的 GA（常围绕被治疗的 CNV）。此可能是抗 VEGF 药物不良反应，或

是印证伦敦 Moorefields 眼科医院 Bird 的假设：AMD 的最终病变是 GA，而 CNV 只是一个意外发展，当 CNV 治疗结束后，重又返回继续发展 GA。

4. 抗 VEGF 玻璃体内注射后的反应　理想的反应是视力提高。中央视网膜厚度降低，OCT 示视网膜水肿、SRF、纤维血管性 PED 缓解，OCTA 示新生血管变细甚至消失。

据 Lumbroso 等（2015）研究 5 眼 2 型 CNV 玻璃体内注射阿柏西普或雷珠单抗后新生血管的改变：24h 后 CNV 面积和血管密度减少，较小的血管丢失明显，较细的吻合支减少和血管

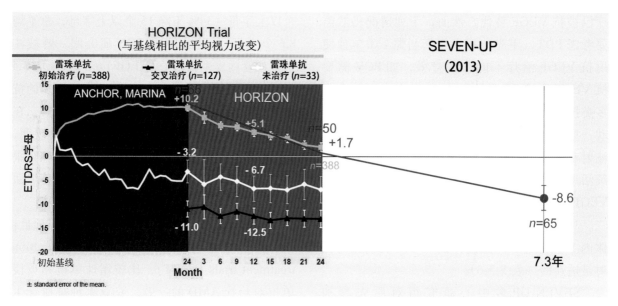

图 5-5-15　雷珠单抗 MARINA-ANCHOR-HORIZON 7UP 治疗 nvAMD7 年疗效对比

变细，血管出现片段。7 ～ 10d 后可见的血管和 CNV 面积持续下降，中央 CNV 主干不变；12 ～ 18d 后血管减少达高潮。可见 CNV 区域缩小、微血管稀少和血管狭窄，因而毛细血管进一步消逝。输入血管的残留流量一直是可见的。28 ～ 35d 后血管再度增生。

不同病人治疗后 CNV 周期性变化模式是一致的。这个 CNV 周期平均长约 62d（9 个周期范围 34 ～ 107d）(Lumbroso B , Rispoli M , Savastano MC, Longitudinal optical coherence tomography–angiography study of type 2 naive choroidal neovascularization early response after treatment. Retina, 2015, 35:2242-2251, 图 5-5-16)。

5. 抗 VEGF 治疗无反应（无应答）的 CNV

nvAMD 病人在抗 VEGF 治疗后视力减退，称为"无反应"。其发生率尚无大样本多中心前瞻性研究，估计病情稳定约 50%，病情恶化约 10%。无反应尚无统一定义，除视力减退外，治疗后视力无进步，形态学（如视网膜厚度、视网膜液或出血、OCTA en face 新生血管外表）无改善或恶化均可视为衡量的标准。

张美霞（2014）分析，对于抗 VEGF 治疗无反应又分为两种情况，一种是初始无应答，即治疗初始就对抗 VEGF 治疗无任何反应；一种是延后无应答，该类病人在治疗初期有效，但对之后的重复治疗无效，并且视力继续下降。

（1）初始无反应的原因

① nvAMD 类型：1 型 CNV 多于 2 型 CNV。1 型 CNV 中的 PCV，尤其是对息肉样结构无疗效。PCV 病人可尝试抗 VEGF（换用另一类的抗 VEGF）联合 PDT 治疗。CNV 具有 1 ～ 2 根滋养血管，抗 VEGF 对于滋养血管不发生反应，曾有人用激光凝固此滋养小动脉。

② 黄斑区解剖结构的异常：玻璃体黄斑粘连、玻璃体黄斑牵引和 ERM 可能会阻碍药物的扩散。必要时可考虑先采用手术治疗 VMA、VMT 和 ERM。

③ 病人自身基因多态性和基因活性因素的差异：nvAMD 病人并非全因 VEGF 增高，该病人可能是其他因素异常。

④ 黄斑中心凹结构已经破坏：CNV 已进入瘢痕期或曾接受 PDT 治疗导致脉络膜毛细血管闭塞或 RPE 萎缩的病人，此类病人由于 RPE 及感光细胞功能受损，其抑制 CNV 渗出和促进网膜下液吸收功能减弱，即使给予充分的抗 VEGF 药物治疗，也无法取得良好的疗效。

（2）延后无反应的原因：约有 2 % 或更多。其抗药反应的具体机制不明。据 Lumbroso 等研究 CNV2 玻璃体内注射 VEGF 后，新生血管逐日变细，随后又慢慢恢复原来面貌；再注射，又周而复始。推测每 62 天为 1 个周期。这样多次注射后新生血管成熟度增高，对药物反应会降低。另

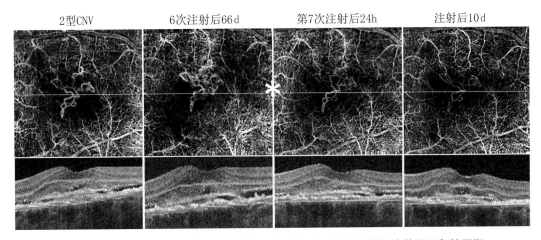

图 5-5-16　2 型 nvAMD 病人玻璃体内注射多次后形成变细再扩大的周而复始周期

2 型 CNV 患者第 6 次注射抗 VEGF 第 66 天新生血管后又慢慢恢复，比基线新生血管大而茂盛。第 7 次注射后 24h 新生血管明显变细，最细的血管消逝

有研究表明代谢因素及细胞耐受因素，多次治疗后血液循环中出现了抗 VEGF 药物的抗体。目前已经有报道证实了多次治疗后血液循环中有雷珠单抗 / 贝伐单抗中和抗体。治疗对策是可先尝试换用另一类抗 VEGF，如康柏西普换成雷珠单抗。

6. 抗 VEGF 玻璃体内注射的并发症

（1）与药物相关的并发症

①视网膜缺血：抗 VEGF 药物在抑制新生血管的同时也可能干扰视网膜的正常血循环造成，在部分病例观察到出现黄斑缺血、视力下降表现。发生概率极小。

②黄斑萎缩：黄斑萎缩的 OCT 标准包括 a. RPE 带变薄，尤其是厚度突然 / 急剧降低。b. 其上层，失去椭球区和外界膜，外核层变薄。c. 增加信号透射入脉络膜。黄斑萎缩必须满足所有 3 个标准。仅满足 2 个标准，则被认为是 "可疑"。这项研究纳入了 46 例被确诊为 nvAMD 的病人（86.7±6.8）岁的 54 只眼。接受光动力治疗或激光治疗的眼排除。所有眼均在基线和 2 年后随访。黄斑萎缩是抗 VEGF 治疗前后在 nvAMD 眼中的常见发现。开始治疗后，新的黄斑萎缩频率（2 年时为 27.6%）似乎偏高，但接近于 CATT、IVAN 和 HARBOR 中报道的比率。基线有黄斑萎缩的眼，似乎确实显示出萎缩的发展更快，尤其是在治疗的第 1 年。黄斑萎缩的扩大率与注射次数呈正相关（Abdelfattah NS, Zhang H , Boyer DS , Sadda SVR, Progression of macular atrophy in patients with neovascular age-related macular degeneration undergoing antivascular endothelial growth factor therapy. Retina, 2016, 36:1843-1850）。

（2）与操作相关的并发症

①眼内压增高：玻璃体内注射均可即刻发生的一过性眼内压升高（常在 30min 内回复正常）。眼内压持续升高，患病率 3.45%～11.6%。估计平均眼内压为 30～35mmHg（28～70mmHg）。玻璃体内注射次数有明显相关性，多次注射者发生率高些。详见第 2 章玻璃体内注射抗 VEGF 后持久性眼内压升高。

②眼内出血：进针位置刺破睫状体血管，出血量少可自行吸收，大出血罕见。若发生大量出血需使用止血药，1 个月不能吸收者考虑行玻璃体切除术。

③急性眼内炎：严格按照无菌手术操作步骤，用 5% 聚维酮碘消毒眼睑，滴结膜囊维持几分钟，术后滴抗生素眼液，则感染概率极小。注射抗 VEGF 后 3～5d 一旦出现眼内炎的早期表现，做 B 超评估玻璃体情况。按眼内炎处理，必要时玻璃体内注射抗生素，甚至行玻璃体切除术。

④损伤晶状体：进针部位严格测定角膜缘后 3.5～4mm，进针方向指向眼球中心，不会刺伤晶状体。如发生刺伤晶状体，影响视力，可做白内障手术。

⑤视网膜脱离：严格测定角膜缘后 3.5～4mm 进针，不至于发生视网膜脱离，或发生率极低。

第六节　息肉状脉络膜血管病变

息肉状脉络膜血管病变（polypoidal choroidal vasculopathy，PCV）的特征是，视网膜下橘红色结节样病变，末梢血管扩张膨大增厚呈息肉样病灶及分支血管网（branching vascular network，BVN）。血管壁的透明变性，继而产生大量的血浆蛋白外渗或出血，出现浆液性或血液性渗出产生 PED。PCV 与 AMD 有很多相似之处和不同之点。极易与新生血管性 AMD 混淆。

1982 年 Lawrence A. Yannuzzi 首先描述特发性息肉状脉络膜血管病变（idiopathic polypoidal choroidal vasculopathy，IPCV）。

2017 年认为息肉状脉络膜血管病变（PCV）是 1 型新生血管形成的一种形式，因为息肉似乎起源于 Bruch 膜上方的新生血管组织，而不是最初认为的那样来自内脉络膜。

PCV 曾被称为后葡萄膜出血综合征和多发

性复发性血清血管性视网膜 PED 综合征。

越来越多的证据表明 PCV 与脉络膜异常相关，例如厚度增加，通透性增强和增厚血管 (pachyvessels)。

PCV 的遗传学尚未解决。在没有其他表型和人口统计学 PCV 特征的情况下，称为 1 型新生血管形成伴息肉 (polyp)，通常被称为息肉状新生血管形成 (polypoidal neovascularization)。

[流行病学]

1. 种族 最初认为只发生于黑种人妇女。现认为任何种族均可发生，多见于有色人种。在亚裔 AMD 病人中发病比率超过 20%。

2. 年龄 50—65 岁、20—29 岁均可看到。缺乏其他典型的 AMD 临床发现（玻璃膜疣和色素异常）。

3. 性别、眼别 亚洲多见男性，单眼；美欧多见女性，双眼。

[临床表现]

因病程长短及血管病变位置范围不同而异。反复急性出血和（或）浆液性感觉视网膜及色素上皮脱离。发作时大部分病人主诉中度视力下降，视物模糊，出现中心暗点；也有少数无症状。

分支血管网，终止于 RPE 下间隙内的动脉瘤样扩张或息肉为病变的核心。

视网膜下橘红色结节病灶：视网膜下单个、多发。息肉状病灶内含丰富血液，在其上方的 RPE 被顶薄，故易透见橘红色息肉样扩张，也可能不是无息肉样改变，而是小 PED。有时，由于视网膜下出血的掩盖，橘红色病灶。直径约 0.5DD，大小不一定。视盘旁或血管弓周围，这与 AMD 不同。

浆液性或浆液血液性 PED：可能因反复脉络膜出血和渗出物对 RPE 长期施压有关。

视网膜下出血：可能有，或多或少。

[影像学检测]

1. ICGA

（1）ICGA 对 PCV 的诊断至关重要金标准：因为吲哚菁绿吸收并发射近红外光，该光很容易穿透 RPE，此外，ICG 与血浆蛋白的高结合力和亲和力意味着它不会像在 FFA 那样迅速地从脉络膜毛细血管渗漏。

（2）典型 PCV 的 ICGA 特征是（图 5-6-1）：单发或者多发性的结节状强荧光病灶来源于脉络膜循环，在视网膜血管充盈前，PCV 网络的较大脉络膜血管就开始充盈 ICG。出现在注射 ICG 后的最初 6min 内，伴或不伴相关的脉络膜分支血管网。PCV 血管网络区域内和其周围相对低荧光（与病变未波及的脉络膜相比）。

①血管瘤样扩张的结节或称息肉状结构：注射 ICG 后的最初 6min 内，在异常血管网的末端，吲哚菁绿聚集的囊腔内，彰显明亮的边界较清楚的结节。形容为葡萄状、孤立状、环状、珊瑚状等。此为诊断 PCV 的关键性证据。

②异常的脉络膜血管网：早期伞样的分支状血管网。血管管径一般比 AMD 的 CNV 为粗。走行可以是呈扇形或放射状。但 BVN 并不常显示，因 BVN 被脉络膜毛细血管、出血、渗出、PED 所遮掩，或者息肉状结构直接从脉络膜大血管膨出。

③有时在动脉期的动态 ICGA 可显示滋养血管或引流血管。

④在 ICGA 晚期阶段，鼓鼓的息肉状囊腔的染料排空，而囊壁染色，造成中心为弱荧光，周围环状染色的特征，称为"冲刷（washout）"。

⑤在 PCV 病例是看不到像隐匿性 CNV 在造影后期那样的染色。

2. FFA PCV 在 FFA 上没有明显的特异性表现：其荧光特点类似于湿性 AMD 的隐匿性 CNV。病变区出现荧光渗漏，荧光积存。深层出血而有荧光遮蔽。浆液血液性 PED 表现为上半部浆液性呈界限清楚的强荧光，下半部血液遮蔽荧光，二者之间有一条清楚的液平面。出血性 PED，有时呈舟状。息肉状扩张表现为 FFA 早期点状高荧光，晚期轻微渗漏。多分支的异常血管网，偶尔能看到。

3. OCT

（1）双层征（double-layer sign）：内反光带是 RPE。外反光带对应于 Bruch 膜 / 脉络膜毛细血管复合体的内边界。相当于 BVN 区。可能反映了 RPE 和 Bruch 膜之间存在 BVN 的液体渗漏积存。PCV 病人出现率约 40%，nvAMD 病人的出现率约 6%（图 5-6-1）。

（2）拇指状息肉（thumb-like polyps，TLPs）：TLP 定义是，以下 3 个条件中的至少存在 1 个，则为阳性。①急剧高峰的 RPE 突起；②一个下层强反射环；③围绕着一个低反射区域，或者 PED 边缘切迹样病损（notchlike lesions）。

[分类]

1. 活动性 PCV　满足下列任何一个证据：①视力减退 5 个字母；②视网膜下液或视网膜内液；③ PED；④视网膜下或 RPE 下出血；⑤荧光素渗漏。

2. 静止的息肉　无视网膜下或视网膜内积液或出血的息肉。

3. 渗出性 PCV　有渗出液，但无出血。包括各种感觉性视网膜增厚，视网膜脱离，PED 和视网膜下脂质渗出。

4. 出血性 PCV　任何视网膜下或 RPE 下出血伴或不伴其他渗出特征（图 5-6-2）。

[诊断]

1. PCV 的诊断标准（EVEREST，2012）ICGA 早期（在注射 ICG 后的 6min 前）出现视网膜下局灶性强荧光，为必备条件。

此外，以下血管造影或临床标准中的至少一种：① ICGA 立体观察时的结节状外观。②结节周围存在弱荧光晕（在 6min 前）。③伴有 BVN。④息肉存在搏动（动态 ICGA）。⑤立体彩色眼底照片的橙色视网膜下结节，对应于 ICGA 的息肉。⑥大面积黄斑下出血至少 4DD。

[鉴别诊断]

1. 非 PCV　在 ICGA 上看到的局灶强荧光

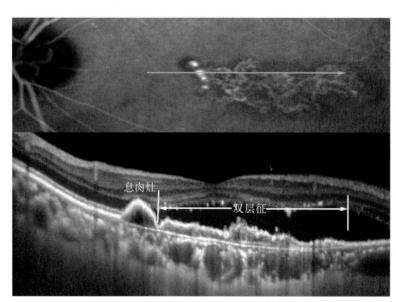

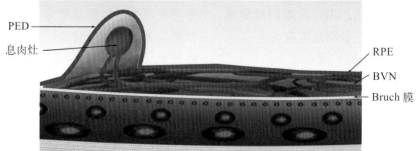

图 5-6-1　息肉状脉络膜血管病变的 ICGA 和 OCT 特征

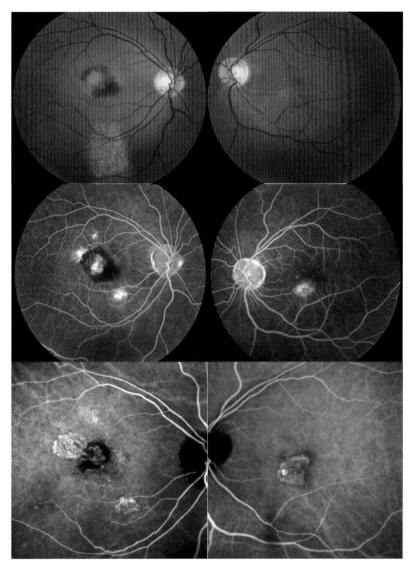

图 5-6-2　PCV 病例

患者女，63 岁，主诉两眼视物模糊 1 个月。BCVA 右眼 0.08，左眼 0.5。右眼黄斑下出血和水肿，硬性渗出向下伸展。左眼显示一个橘红色病灶伴视网膜下液。右眼 FFA 示黄斑下出血遮挡，多个区域的强荧光和渗漏。左眼黄斑鼻下方强荧光和渗漏符合 CNV。ICGA 右眼显示内脉络膜血管的 BVN，伴结节性息肉状动脉瘤。左眼示脉络膜血管的相似 BVN 以及后期的一个强荧光结节

不总是代表 PCV 病变，如 1 期 RAP、视网膜微动脉瘤或大动脉瘤、局灶性 RPE 缺陷和脉络膜血管改变行径（导致血液体积增大）。通常多表现为局灶性 ICGA 强荧光，可能被误诊为 PCV。这些条件称为 "non-PCV"。

2. RAP　RAP 渗出较多，典型表现为 PED 上方被垂直生长的视网膜新生血管突破。

3. 视网膜动脉巨动脉瘤　多层次视网膜出血，FFA 或 ICGA 很容易显示巨动脉瘤。

4. nvAMD　常伴有玻璃膜疣，ICGA 中的 CNV 呈热点，晚期无冲刷现象。出血较少。抗 VEGF 治疗较好。

5. 慢性 CSR　可见多灶性 RPE 渗漏或萎缩斑。在造影中期可见多灶性强荧光点。ICGA 示脉络膜血管通透性增强。

[治疗原则]

对视力较好的患眼，以随访观察为主。当视网膜下积液。硬性渗出及出血危及或已累及

黄斑中心凹可考虑 PDT 联合抗 VEGF 玻璃体内注射；一般不推荐激光光凝治疗。

应注意的是息肉状病灶的位置，离视盘颞侧 200μm 以外才可行 PDT 治疗。以免损伤视神经。

抗 VEGF 使液体部分吸收，但是对消除息肉样灶无明显效果。

一般不进行光动力疗法（PDT）或激光光凝治疗。

黄斑下浓厚积血的出血型 PCV，观察 1 个月左右不吸收，患眼可行玻璃体切割及视网膜切开术。

第七节　视网膜血管瘤样增生

Gass（1978）的 Type 1 和 Type 2 扩展成 3 型。不提新生血管出处。

Hartnett 等（1992）：视网膜血管瘤性病灶（retinal angiomatous lesion）。

Kuhn 等（1995）用 ICGA 证实 RCA 在 50/186（28%）ARMD 伴有相关血管形成性 PED 病人。

Hartnett 等（1996）：深层视网膜血管异常复合物（deep retinal vascular anomalous complex）。

Slakter，Yannuzzi（2000）：称之为视网膜脉络膜吻合（retinal choroidal anastomosis）。

Yannuzzi 等（2001）命名为视网膜血管瘤样增生（retinal angiomatous proliferation，RAP）。

Freund 等（2008）：命名为 3 型新生血管（Type 3 neovascularization）。

视网膜血管瘤样增生（retinal angiomatous proliferation，RAP）：Yannuzzi 等（2001）报道 143 眼（108 例），平均年龄 80 岁，中位数 81 岁，男：女 =1：2。108 例病人中 52 例单侧，56 例两侧。56 例两侧性病人中，36 例原先存在非特异性盘状瘢痕，26 例为 RAP。1996 - 2000 年研究期间 52 例单侧 RAP 病人中 9 例的另一眼发展 nvAMD。每一例 nvAMD 的另一眼均在 15 个月内发展成 RAP。

新生血管性 AMD 的视网膜内新生血管（intraretinal neovascularization，IRN）并非起源于脉络膜（IRN 穿破 RPE 侵入感觉视网膜而与视网膜循环吻合），命名为视网膜血管瘤样增生，但在后期脉络膜也出现新生血管，与视网膜内新生血管延续，呈现视网膜脉络膜血管吻合。

继后，已经发现 AMD 中新生血管形成的第三种解剖亚型，它与视网膜内新生血管的增殖有关，被称为 3 型新血管形成，有时也被称为视网膜血管瘤样增生。新生血管形成与代偿性毛细血管扩张反应共同发生，其表现为灌注小动脉，引流小静脉及视网膜内增生和 RPE 下新生血管形成之间最终形成吻合。3 型新血管形成在某些情况下可能具有启动性或同时脉络膜成分，但主要特征是视网膜内的活跃增殖。另一种新生血管化形式是息肉状脉络膜血管病变，已述于上文。

3 型新生血管，曾被称为视网膜脉络膜吻合、视网膜血管瘤增生（RAP）。深入研究认为是新生血管性 AMD 的一种视网膜内新生血管形成，故命名为 3 型新生血管或 3 型黄斑新生血管。

3 型新生血管形成的起源究竟来自视网膜循环还是脉络膜循环，仍存在大量争论。

另一种假设是，3 型血管源于视网膜色素上皮细胞下方的"隐匿"1 型新生血管。该理论假设新生血管穿透色素上皮进入视网膜并产生类似的一系列发现。

随着 SD-OCT 成像的出现，已经表明玻璃膜疣性 PED，视网膜内色素迁移和局灶性外层视网膜萎缩通常发生在 3 型血管发育之前。与 1 型或 2 型新血管形成相反，3 型病变通常有明显的视网膜内水肿和很少量视网膜下积液。3 型病变在抗 VEGF 治疗后趋于迅速消退，而不会导致纤维化，因此这些病变非常适合早期发现和治疗。3 型病变的第二眼受累率很高（到 3 年时接近 100%）。

[病生学]

外层视网膜变薄和缺氧区域内 VEGF 被上调而出现 3 型新生血管形成，这些变化可能是由于多种因素的综合作用，包括存在玻璃膜疣性 PED、相对较薄的脉络膜和迁移的 RPE 细胞。局部 VEGF 的产生刺激深层毛细血管丛的 3 型血管的生长。视网膜内血管可能会延伸穿破 RPE 进入 RPE 下腔，病变渗漏引起视网膜内液，随后是 RPE 下液，这可能导致浆液性 PED。最后，视网膜内血管可能会延伸至浅表毛细血管丛，病变可能会发生更大范围的视网膜内出血和渗出。

Spaide 2019 基于多模式影像学和组织病理学发现，以及已知的 VEGF 生理作用而提出新的病生学（图 5-7-1）。3 型新血管形成可能在允许的环境中，随着细胞因子水平（特别是 VEGF）的增加而生长。VEGF 水平升高引起黄斑出血（图 5-7-2），水肿和毛细血管扩张，这表明 3 型新生血管形成的某些表现与组织 VEGF 水平升高有关，而不一定与单独的新生血管形成有关（Spaide RF. New proposal for the pathophysiology of type 3 neovascularization as based on multimodal imaging findings. Retina, 2019, 39: 1451-1464）。

毛细血管增生开始在视网膜内，称为视网膜内新生血管。此种血管瘤样增生区周围有毛细血管扩张、出血、水肿、渗出。血管瘤样增生垂直方向发展，达浅表而出现视网膜前出血，但主要向深层发展达视网膜下（视网膜 - 视网膜吻合，RRA），甚至超越 RPE 而与脉络膜新生血管接连（视网膜 - 脉络膜吻合，RCA）。FFA 显示视网膜内和视网膜下增生血管、视网膜下积液和 PED 呈现蒙眬不清断断续续染色区，酷似隐匿性 CNV。往往需 ICGA 获得正确诊断。ICGA 上新生血管表现为一个区域强荧光称热点（hot spot），并见与新生血管区连接的滋养血管，在最早期动态录像容易区分灌注小动脉和引流小静脉。

[分期]

Yannuzzi 等将它分成 4 期（The retina atlas. 2nd Ed, 2010：592）。

Ⅰ 期 RAP：视网膜内血管瘤样增生。

Ⅱ 期 RAP：伴或不伴色素上皮脱离。

Ⅲ 期 RAP：脉络膜新生血管。

Ⅳ 期 RAP：视网膜脉络膜血管吻合。

AMD 的 3 型新生血管或称为视网膜内血管瘤样增生（RAP）源自视网膜深层毛细血管丛产生的视网膜新生血管。它在视网膜内向前、后延伸（Ⅰ 期），引起视网膜内、视网膜前和视网膜下出血及视网膜脱离（Ⅱ 期）。这一期常伴 PED，但最初是无 PED 的。在某一时刻，CNV 出现，穿过 RPE 或在 RPE 下生长使其脱离（Ⅲ期）。最终，脉络膜和视网膜新生血管结合，形成视网膜脉络膜血管吻合（Ⅳ 期）。此时视网膜内和视网膜下出现大量渗漏，同时有色素上皮脱离。

还有另外两种假说，一种假说认为 CNV 直接穿透 RPE 进入视网膜，引起同样的改变。另一种假说认为是 CNV 在视网膜新生血管之前就存在，或与视网膜新生血管同时生长，最终视网膜脉络膜血管吻合出血形成所谓的 Ⅳ 期 RAP（表 5-7-1）。

[影像学检测]

对 RAP 来说，ICGA 远远比 FFA 优越。无论是 FFA 或 ICGA 均需专业技术员精通其核心要求，否则，在读片时发现操作不到位时而无法满足诊断要求，此时已无法弥补。

根据定义，RAP 的诊断基于以下证据："至少有一支视网膜小动脉降支（arteriole descending）到视网膜深处发生血管交通，至少有一支视网膜静脉引流液充满了染料"。在常规血管造影术中，通常是以每秒 1 帧的速度捕获图像。即使实际上是在非常早期的阶段拍摄，这实际上也无法可视化染料在血管复合物中的进程。相比之下，动态 ICGA 每秒最多可捕获 12 帧，并捕获病变的进行性充盈，从而可以检测到非常小的和近期发作的 RAP 病例。

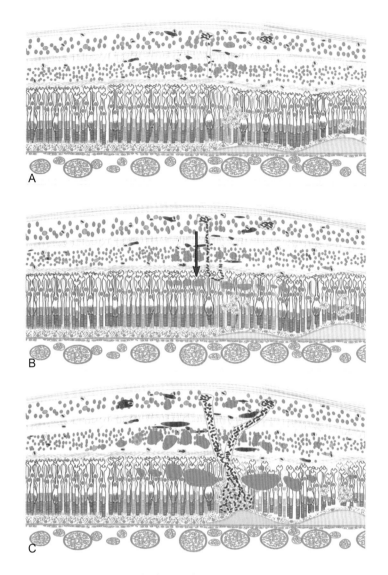

图 5-7-1 3 型新生血管病生学的新建议（Spaide）

A. 增生前期：VEGF 水平可能升高，导致视网膜血管渗漏，毛细血管扩张和出血。视网膜内 VEGF 升高的部分原因是脱落的 RPE 细胞，已经迁移到视网膜。B. 在允许的环境中增加 VEGF 的水平，导致血管沿明显的 VEGF 梯度向下生长。视网膜内液的起源有三：可能是 VEGF 引起的渗漏、已经存在的视网膜血管，以及新生血管。液体可能聚集在阻碍液体流走的区域，如 Henle 层中。C. 最终的生长和重塑：导致更大的向下生长血管。RPE 似乎在视网膜血管的血管瘤增生附近升高。还不知道 RPE 脱离的内容是什么，但是由于在抗 VEGF 治疗的早期疾病中，至少可以部分恢复解剖结构，因此脱离可能完全是浆液，并与之前存在的任何收集物混合。请注意，对于 A 到 C，视网膜内层和中层的沉积物可能会有所变异，在某些情况下，这种沉积物可能比该图中所示的要多 (Retina, 2019, 39:1451-1464)

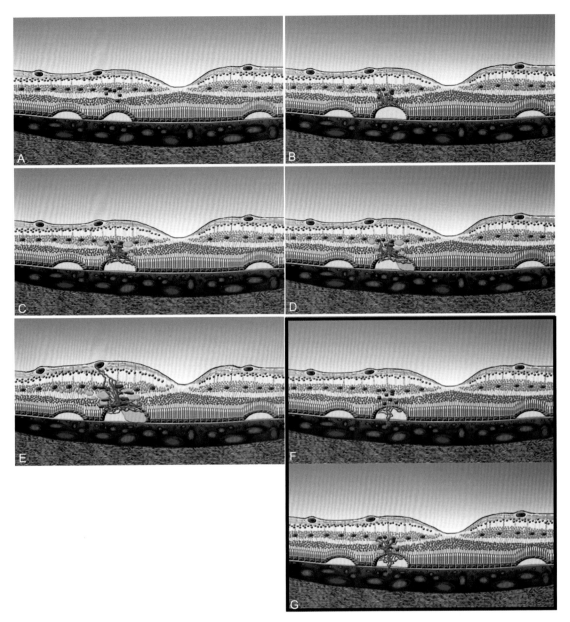

图 5-7-2　3 型黄斑新生血管示意图（Freund 等 2017 版）

A. 有人提出 3 型新生血管形成发生在外层视网膜变薄和缺氧的区域，该处 VEGF 被上调，这些变化可能是由于多种因素共同作用的结果，包括玻璃膜疣性 PED，相对较薄的脉络膜和迁移的 RPE 细胞。B. 局部 VEGF 的产生为深层毛细血管丛的 3 型血管的生长提供了血管生成刺激。C. 视网膜内血管可能会穿破 RPE 伸入 RPE 下腔，并且病变会渗漏视网膜内液。D. 继之以 RPE 下液而导致浆液性 PED。E. 最后，视网膜内血管可能会延伸至浅层毛细血管丛，病变可能会发展成更广泛的视网膜内出血和渗出。F、G. 另一种假设是，3 型血管是由视网膜色素上皮细胞下方的"隐匿"1 型新生血管产生的。该理论假设，新生血管穿透色素上皮进入视网膜并产生类似的发现

表 5-7-1　143 眼（108 例）RAP 分期（2001 年 Yannuzzi）简要

	I 期 RAP	II 期 RAP	III 期 RAP[§]
诊断率	41%	39%	临床和血管造影肯定存在 CNV；20%
毛细血管增生	视网膜中层和内层有前后向垂直生长的视网膜内 NV；用三面镜见一个团块	用立体镜估测视网膜内 NV 向后伸展至视网膜下腔，形成视网膜下 NV；于是增宽，但非水平向延伸	视网膜下 NV 和 CNV 在临床上极难区分
FFA	FFA：局灶性边界不清的视网膜内染色，边界不清符合视网膜内 NV 和周围的视网膜内水肿。19% 眼可确定是 CNV2，61%CNV1，20% 眼无 FFA 可评估	FFA：隐匿性 NV，PED；仅 4% 眼为 CNV2	FFA：边界不清的视网膜内和 PED 内染色；某些眼 FFA 可确定血管形成性 PED
ICGA	ICGA：热点相当于视网膜内 NV	ICGA：热点，在视网膜内和视网膜下；晚期视网膜内和视网膜下有些染色扩散；视网膜内 NV 有些染色扩散。滋养血管	ICGA：热点，对确定 CNV 最有帮助；滋养血管
浆液性 RD 或 PED	无	RD（94%）；最后发展 PED	PED（血管形成化，39%）
灌注小动脉或引流小静脉	扩张的滋养血管至少一支，与视网膜血管交通	滋养血管一对	滋养血管一对
血管吻合	视网膜 - 视网膜吻合（30%）	视网膜 - 视网膜吻合（39%）小量视网膜前出血，视网膜下出血	视网膜 - 视网膜吻合（36%）

[§] III 期 RAP 病人 39% 的 RAP 诊断是建立在有血管形成化 PED。然而，只有 7% 的 III 期 RAP 诊断可以基于：视网膜和脉络膜分层新生血管形成的无可辩驳的鉴别。在这些眼中，几乎无法识别出清晰可辨的视网膜 - 脉络膜吻合。7% 的研究眼，显然与血管形成化 PED 至少有一个视网膜血管沟通，形成了无可争议的视网膜 - 脉络膜吻合。否则，两个循环之间的交通仅仅是临床推定，而不是临床上可检测或记录的现象

目前，最佳设备是海德堡 OCT- 造影一体机，具有 FFA 和 ICGA 造影模块，有录像功能。最妙的是当造影发现息肉状病损灶或 RAP 的视网膜内新生血管时，立即根据造影上的病灶做出最适当的如何角度的扫描线，从 OCT 切面反映出病灶的二维面貌。对诊断帮助甚大。

FFA 和 ICGA 的影像关键见表 5-7-1，图 5-7-3。

[诊断]

哪些情况怀疑 RAP（图 5-7-4）。

当存在硬性渗出，视网膜内小出血，FFA

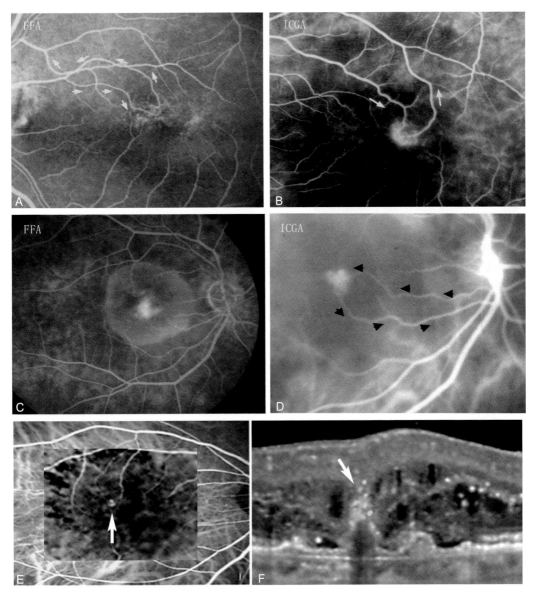

图 5-7-3 RAP 的影像学检测典型图像

A. FFA 显示特发性小凹周围性毛细血管扩张的视网膜内扩张毛细血管区域中发生视网膜 - 视网膜吻合。注意灌注小动脉和引流小静脉之间的发夹连接。B. FFA 示 Ⅱ 期视网膜血管瘤增生持续性视网膜 - 视网膜吻合 (Yannuzzi 原图)。C. Ⅱ 期 RAP 的患者，FFA 显示浆液性 PED 揭示色素上皮下渗漏和对应于视网膜内新血管形成的强荧光灶区视网膜下新生血管形成。根据 FFA 分类为隐匿性脉络膜新生血管。D. ICGA 揭示视网膜 - 视网膜吻合 (箭头)，通过视网膜下新生血管和弱荧光对应的浆液性 PED(Yannuzzi 原图)。E. ICGA 在中心凹无血管区域上方显示了一个热点。F. 对应于热点的 OCT- 扫描展现从深层毛细血管丛发出的强反射性视网膜内复合物 (白箭)，显然向着新生血管形成性 PED 下移，其特征是大量视网膜内和视网膜下渗出

发现 CME、PED 和 ICGA 发现有一个热点和 PED 时，应怀疑 RAP 的诊断。尤其是年龄在 75 岁以上的女性。应该做适当的深入检测和研究。

动态 FFA 和 ICGA 都提供足够的时间分辨率和血管流量检查，便于做出适当的 RAP 分期和识别视网膜 - 视网膜吻合，视网膜脉络膜吻合。

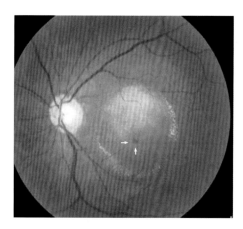

图 5-7-4　哪些情况怀疑 RAP

高龄老年人，彩照显示 PED，硬性渗出和少量视网膜内出血。出血位于视网膜小动脉和视网膜小静脉之间，此小血管起源于颞下血管拱。暗示存在视网膜 - 视网膜吻合，警惕是 RAP

视网膜血管瘤样增生估计占所有新诊断的新生血管性 AMD 的 10% ～ 15% 和隐匿性 CNV 的 30%。通常两侧性，几乎所有的病人 3 年内对侧眼发展 RAP。误诊为 CNV（经典型或隐匿性）。据小样本数据，我国 RAP 患病率是 nvAMD 的 4%。目前由于诊断经验少，缺乏诊断标准，尚需不断提升。

[治疗原则]

抗 VEGF 有应答。

迄今为止，还没有多中心的随机临床试验专门研究 RAP 对不同类型治疗的反应。基于正确识别和分期是必要的。

第八节　近视性黄斑病变

一、概述

变性近视（degenerative myopia）：从字义而言，是指因近视性眼轴拉长引发的脉络膜视网膜变性，一般是高度近视（－6D 以上或眼轴＞26mm）。但是近视度数不作为诊断前提，比如，－5D 病人出现眼轴拉长性脉络膜视网膜变性，仍然属于变性近视。

中国人近视眼发病率高，高度近视（＞6D）在高中及大学发病率甚高。因此，高度近视由于眼球被牵拉伸长，球壁各组织普遍变薄，眼球前后轴＞26mm 者可能发展成病理性近视。这是致盲重要原因之一。

美国和西方人群≥－5D 为 4.2%（Kempen JH, Mitchell P, Lee KE, Tielsch JM, The prevalence of refractive errors among adults in the United States, Western Europe, and Australia. Arch Ophthalmol, 2004, 122:495-505）。北京调查 4439 成人，＞－8D 为 1.5%（Xu L, Li J, Cui T, Hu A, Fan G, Zhang R, Yang H, Sun B, Refractive error in urban and rural adult Chinese in Beijing. Ophthalmology, 2005, 112: 1676-1683）。

近视性弧形斑和豹纹状眼底是最早期的改变，开始于少年。即使轻度近视也可能伴有。

近视性弧形斑（myopic conus）又称视盘旁萎缩（parapapillary atrophy）。弧形斑是视盘周围巩膜机械性扩张，脉络膜及 RPE 并未伸展到视盘或萎缩而形成。近视性弧形斑是视盘周围色素缺失的同心区域，在弧形斑内按照 RPE 和脉络膜缺失程度而有不同表现，① RPE 缺失（可能是 RPE 从视盘退缩）者暴露脉络膜的血管和色素；② RPE 缺失 + 脉络膜中等萎缩者可见脉络膜大血管，部分透见白色的巩膜；③ RPE 缺失 + 脉络膜严重萎缩者直接裸露白色的巩膜内表面，与视盘外沿的一窄条白色巩膜环（scleral ring）相接，这种状态不常见。近视性弧形斑分为颞侧弧形斑（temporal conus or crescent）、鼻侧弧形斑、下方弧形斑和环形弧形斑（视神经乳头周围萎缩，peripapillary atrophy，PPA）。有时病理性近视眼的弧形斑很大，特别是颞侧几乎接近中心凹。

颞侧弧形斑可分 α 地带和 β 地带外圈 α 地带，内圈 β 地带；通常所见到的是较宽的 β 地带。

高度近视眼、青光眼、老年人多是影响视盘旁萎缩扩大的因素。

倾斜视盘（tilted disc，tilted optic disc）至少符合两个基本条件：①卵圆形视盘的长轴不是垂直向（与垂直子午线形成的夹角＞15°）。②卵圆形视盘表面倾斜。多数向鼻下方倾斜。近视眼的视神经头插入后巩膜开口不是垂直向而是朝颞侧倾斜的，所以视盘的鼻侧神经纤维因牵引而堆聚隆起。倾斜视盘综合征（tilted disc syndrome）指倾斜视盘＋下方弧形斑＋下方后葡萄肿。视杯胚胎裂延迟闭合（通常在胎龄 15 周时闭合），视神经斜向入眼的先天异常，卵圆形视盘颞上方比鼻下方的位置靠前。偶尔伴有黄斑变性、CNV、PCV 等并发症导致视力丧失。高度近视眼病人 57.4% 的视盘是倾斜的。新加坡体检 1227 例 12—16 岁少年，从眼底照相发现 37% 有倾斜视盘，而且与近视度数，眼轴长度，散光度相关连。

病理性近视（pathologic myopia，PM）：近视性眼底异常包括视盘异常、脉络膜视网膜萎缩、后葡萄肿、漆裂纹、Bruch 膜继发性缺陷、视网膜下新生血管性形成、Fuchs 斑，小凹视网膜劈裂、黄斑孔（图 5-8-1）。变性近视不足以涵盖全部这些异常，因此，目前普遍采用病理性近视作为诊断。自高清 OCT 问世以来，新发现后极部多种病理性近视改变，如视网膜劈裂、视神经乳头周围脱离、视网膜血管微细皱褶（vascular microfolds）、圆顶形黄斑、近视牵拉性黄斑病变。另外，尚有周边视网膜格子样变性和周边视网膜撕裂与近视有关。高度近视是基因和环境等多个因素相互作用的病因复杂的一种眼部常见疾病，而其发病机制尚不完全清楚。

近视眼黄斑出血：Brush 膜破裂、漆裂纹形成时造成的单纯性出血；病理性近视眼 CNV 破裂所致的出血。高度近视眼尽管视网膜色素上皮丧失，脉络膜毛细血管关闭和光感受器细胞丧失，但是在近视黄斑脉络膜视网膜萎缩区内，Bruch 膜仍完好无损。检查轴向延伸入眼球组织学发现高度近视眼不仅视神经头 Bruch 膜开口扩大，视盘旁伽马区（定义为视盘周围没有 Bruch 膜的区域）也扩大。那么，为什么黄斑区的 Bruch 膜发生缺陷？随后的研究发现这些黄斑 Bruch 膜缺陷是继发于近视 CNV 相关性黄斑萎缩的标志。

国际近视性黄斑病变的照相分类和分级系统（2015 年）见表 5-8-1 至表 5-8-3（Ohno-Matsui K ,Kawasaki R ,Jonas JB. International photographic classification and grading system for myopic maculopathy. Am J Ophthalmol, 2015, 159: 877-883）。

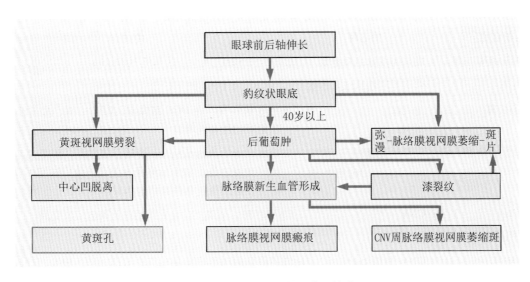

图 5-8-1　病理性近视黄斑病变的演变

表 5-8-1　国际近视性黄斑病变的照相分类和分级系统（2015 年）

分类	近视性黄斑病变	病变定义	"+" 病损
0 类	无近视性黄斑病变		
1 类	豹纹状眼底	中心凹和血管弓范围内，可以清楚地观察到边界清楚的脉络膜血管	+漆裂纹；或 CNV；或 Fuchs 斑
2 类	弥散性脉络膜视网膜萎缩	后极部黄白色外观。可进一步估计其大小和范围，例如，3 个视盘面积（disc area，DA）	+漆裂纹；或 CNV；或 Fuchs 斑
3 类	斑片状脉络膜视网膜萎缩	在黄斑或视盘周围，有边界清楚的灰白色萎缩灶	+漆裂纹；或 CNV；或 Fuchs 斑
4 类	黄斑萎缩	黄斑有边界清楚的，灰白色或白色圆形脉络膜视网膜萎缩；可能围绕退化的 CNV（Fuchs 斑）	+漆裂纹；或 CNV；或 Fuchs 斑

表 5-8-2　国际近视性黄斑病变的照相分类与 Avila 分类对照

近视眼眼底改变	国际分类（2015）	Avila 分类（1984）
无近视的眼底改变	0 类	M0
豹纹状眼底	1 类	M1
弥漫性脉络膜视网膜萎缩	2 类	
斑块状脉络膜视网膜萎缩	3 类	M4，M5
黄斑萎缩	4 类	M5
漆裂纹	+漆裂纹	M3
脉络膜新生血管	+CNV	
Fuchs 斑	+Fuchs 斑	(M5)
后葡萄肿	—	M2

表 5-8-3　基于 OCT 的近视黄斑病变分类 *

新名称	旧名称	描述
乳头周围脉络膜变薄	乳头周围脉络膜萎缩	CT < 56.5μm（离中心凹鼻侧 3000μm）
脉络膜变薄	黄斑弥漫性脉络膜萎缩	CT < 62μm（中心凹下）
线性 B 膜变薄	漆裂纹	黄色线状病变。在 OCT 图像中，RPE 中断，和 RPE 的更深层组织的透射性增加
中心凹外平面 B 膜缺陷	斑片状萎缩	黄斑区明确的灰白色病变。B 膜不连续性，RPE 终止于 B 膜缺陷边缘之外。整个脉络膜消失，以致内层视网膜与巩膜直接接触。覆盖 B 膜缺陷的内层视网膜明显变薄
近视性 CNV	CNV	CNV 存在，至少伴有乳头周围或黄斑脉络膜变薄
黄斑 B 膜缺陷	黄斑萎缩	
CNV 相关	CNV- 黄斑萎缩	边界清楚的圆形病灶集中在中心凹，并在中心凹周围离心扩展。RPE 终止在黄斑 B 膜缺损边缘之外。黄斑 B 膜缺损的边缘突然终止并经常上翘

续表

新名称	旧名称	描述
斑片相关	斑片状黄斑萎缩	在中心凹区域外，并与其他萎缩性病变扩大或合并向中心凹发展。OCT 图像中脉络膜，RPE 和 B 膜大量丢失。内层视网膜直接接触巩膜
黄斑牵拉性黄斑病变		劈裂样内视网膜液、劈裂样视网膜下液、黄斑中心凹脱离、板层或全层黄斑孔和（或）黄斑脱离
圆顶形黄斑		RPE 线（在垂直或水平扫描上 RPE 连接线）向内凸起 > 超越基线 > 50μm 以上

B 膜 =Bruch 膜，CT= 脉络膜厚度

*Fang Y ,Du R ,Nagaoka N ,Yokoi T ,Shinohara K ,Xu X,OCT-based diagnostic criteria for different stages of myopic maculopathy. Ophthalmology，2019，126:1018-1032.

二、近视性脉络膜视网膜萎缩

近视性脉络膜视网膜萎缩（myopic chorioretinalatrophy）见于 − 5D 以上的近视，脉络膜视网膜萎缩的发病率和程度与近视度数、年龄、眼轴长度有密切关系。新加坡 2013 年调查 332 例 40 岁以上的高度近视（− 6D 以上），近视性脉络膜视网膜萎缩的患病率 40 岁组 11.3%，50 岁组 24.8%，> 60 岁组 39%。年龄每长 10 岁患病率增加 1 倍。− 6D ～ − 8D 为 5.2%，− 8D ～ − 10D 为 25.0%，− 10D 以上为 56.7%。2001 年北京眼调查 1980 例近视病人，视网膜改变的发病率 − 6D ～ − 8D 为 40.4%，− 8D ～ − 10D 为 72.9%，− 10D 以上为 89.6%。

[分类]

1. 按照萎缩范围分为

（1）全面性（弥漫性）：后极眼底全面性脉络膜视网膜萎缩，常扩展至中周部。看不到明显边界。豹纹状眼底为多，如果脉络膜萎缩则显苍淡。

（2）局部病灶性：圆形或不规则形，地图状斑片。局灶性萎缩斑可以分为①在弥漫性脉络膜萎缩范围内出现一个边界清楚的萎缩程度更重的萎缩斑；②与漆裂缝相连；③在后葡萄肿入口缘，一长条弧形萎缩，RPE 完全丢失，脉络膜毛细血管萎缩。广角眼底照相上就根据此特征辨认近视性后葡萄肿。

2. 根据萎缩程度分为

（1）轻度萎缩：主要是 RPE 萎缩，从而增加脉络膜的可见性。全面弥散性萎缩构成所谓豹纹状（tigroid, tessellated）眼底（图 5-8-2A）。

（2）中等度萎缩：RPE 进一步萎缩外，出现脉络膜毛细血管萎缩，境界较清楚，病灶内可见脉络膜中大血管，有时可见硬化的脉络膜血管——色苍白，变淡。脉络膜基质的色素轻度丢失，不能透见巩膜（图 5-8-2C）。

（3）严重萎缩：黄斑区及其周围 RPE 和脉络膜血管和基质均萎缩。局限性萎缩斑扩大融合成一大片地图状，可见一大片白色巩膜的内表面（图 5-8-2D）。近视性视乳头周围脉络膜萎缩甚至可与黄斑萎缩区相连。

近视性黄斑脉络膜视网膜病变严重度 Avila 分级（Avila. Natural history of choroidal neovascularizationin degenerative-myopia. Ophthalmology，1984，91：1573-1581）：2013 年新加坡对 330 例 40 岁以上高度近视（− 6D 以上）的调查结果是：

M0= 眼底后极外观正常（占 10%）。

M1= 脉络膜苍白和豹纹状眼底（占 59%）。

M2=M1 + 后葡萄肿（占 23%）。

M3=M2 + 漆裂纹（占 1%）。

M4=M3 + 局灶性深层脉络膜萎缩(占 6%)。

M5= 大片地图状深层脉络膜萎缩区（裸露巩膜）（占 2%）。

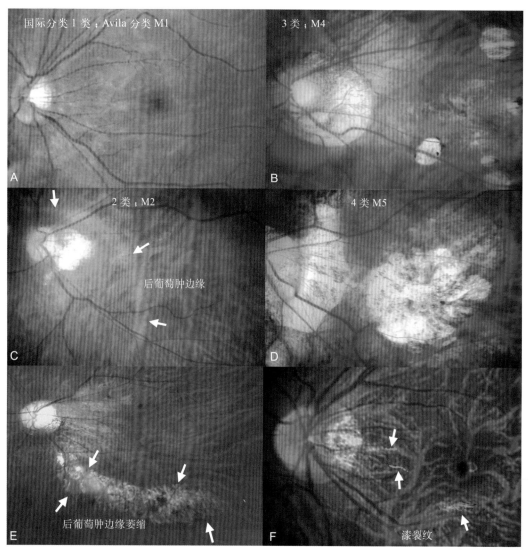

图 5-8-2　病理性近视脉络膜视网膜病变

A. 豹纹状眼底：国际分类 1 类；Avila 分级 M1。B.3 类；M4。视乳头周围萎缩。局灶性脉络膜视网膜萎缩，最上方萎缩灶内脉络膜中等血管呈黄色而不是红色，表明血管硬化。左下方萎缩灶内脉络膜血管已消失，裸露白色巩膜。并有重度弥散性脉络膜视网膜萎缩。C.2 类；M2。颞侧弧形斑。轻度弥散性脉络膜视网膜萎缩，脉络膜血管色泽，脉络膜基质的色素正常。下方后葡萄肿（白箭）。D.4 类；M5。视乳头周围萎缩。整个黄斑地图状脉络膜视网膜萎缩，其萎缩较重，部分地区已裸露巩膜

　　Ohno-Matsui，Jonas，Spaide（2016） 发表题为黄斑 Bruch 膜孔发生于高度近视脉络膜视网膜萎缩斑（Ohno-Matsui K, Jonas JB, Spaide RF. Macular Bruch membrane holes in highly myopic patchy chorioretinal atrophy. Am J Ophthalmol，2016，166:22-28）。与 CNV 相关的黄斑萎缩和斑片状萎缩之间的主要区别在于 CNV 相关的黄斑萎缩区 Bruch 膜缺失，在中心

凹内和中心凹旁，并在中心凹同心地扩大；其次是边界清楚，色较白，或在中央有色素增生。然而，斑片状萎缩区 Bruch 膜完整，萎缩区一直在中心凹区外，即使扩大，也并不累及中心凹中央（图 5-8-3）。

[FFA]

　　脉络膜视网膜萎缩区因 RPE 萎缩而彰显脉络膜的荧光。脉络膜毛细血管萎缩使得造

影早期脉络膜背景荧光减弱，严重脉络膜毛细血管萎缩者背景荧光可以消失，凸显脉络膜血管。造影后期萎缩区残余脉络膜毛细血管渗漏，可以透见巩膜染色的强荧光。脉络膜大血管总是被保留而容易被辨认，红色的血柱变成黄色甚至白色表明大血管硬化，相应地减弱大血管的荧光素显影。脉络膜基质的色素逐渐减少助长巩膜的透见性。视网膜毛细血管及黄斑中心凹无血管区通常难以界定（图 5-8-4）。

三、后葡萄肿

定义：在眼后极，眼球壁（巩膜、脉络膜、视网膜）局部向外突出，其曲率半径小于其周边的眼球壁。

因为突出的不仅是巩膜而是眼球壁全层组织，所以后"巩膜"葡萄肿这个诊断名称在 20 世纪 80 年代末被更正为后葡萄肿（posterior staphyloma）。

90% 以上的高度近视病人有后葡萄肿。老

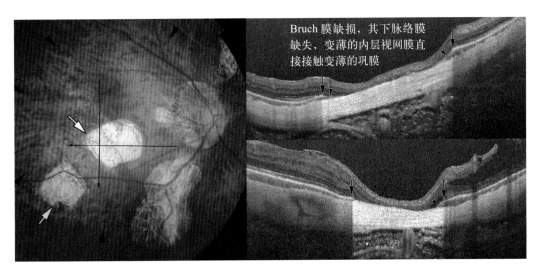

图 5-8-3 病理性近视 CNV 造成的视网膜脉络膜萎缩斑

病理性近视患者，与 CNV 相关的黄斑萎缩（白箭）和斑片状萎缩（蓝箭）之间的主要区别是，CNV 相关的黄斑萎缩区 Bruch 膜缺损，在中心凹内和中心凹旁，并在中心凹同心地扩大；其次是边界清楚，色较白，或在中央有色素增生。然而，斑片状萎缩区 Bruch 膜完整，萎缩区一直在中心凹区外，即使扩大，也并不累及中心凹中央

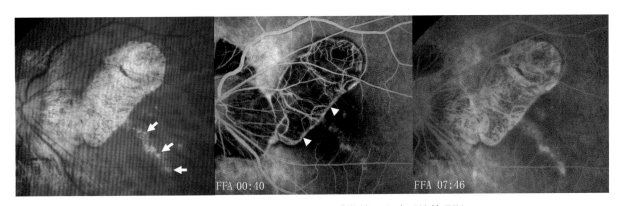

图 5-8-4 病理性近视脉络膜视网膜萎缩斑和漆裂纹的 FFA

颞侧弧形斑与一个脉络膜视网膜萎缩斑相连，萎缩斑内残余的脉络膜血管已显硬化。在 FFA 早期萎缩斑内脉络膜毛细血管严重萎缩背景荧光几乎消失，凸显脉络膜血管。边界清楚的萎缩斑的边缘有一条线状强荧光边（白三角），此可能是萎缩斑边缘的 RPE 比其下脉络膜毛细血管先行萎缩。造影后期萎缩区残余脉络膜毛细血管渗漏。彩图中见萎缩斑与一条漆裂纹（白箭）相连，漆裂纹在 FFA 表现为 RPE 损害的窗样缺损

年病人发生率显著高于年轻病人，50 岁以上发生率 96.7%，＜ 50 岁的发病率 80.7%。

后葡萄肿会随着近视的发展慢慢加深，而且能改变葡萄肿的形状。Frisina（2016）测定：AL 平均值（29.92±2.39）mm（24.25～36.53）。26 眼 OCT 测定的后葡萄肿最深处的巩膜厚度平均值（160.3±67.28）μm（65～340）。

新加坡 2013 年调查 332 例近视病人，后葡萄肿患病率 40 岁组 13.1%，50 岁组 30.7%，＞ 60 岁组 43.9%。－ 6～－ 8D 组 11.1%，－ 8～－ 10 D 组 23.8%，＞－ 10 D 组 59%。日本 Hsiang2008 年调查，近视＞－ 8D 或眼轴＞26.5mm 病人 90% 有葡萄肿，其中 50 岁以上年龄组高达 96.7%。2001 年北京眼调查 1980 例近视者，1.6% 有后葡萄肿；葡萄肿病人的平均年龄 60.3±9.0，平均屈光度－ 13.0±4.0 D。

55% 后葡萄肿病人在 60 岁后视力＜ 0.1。

［眼底表现］

用直接检眼镜几乎不能检查出葡萄肿。小瞳孔状态下，用间接检眼镜的小光斑观察也不会辨认出葡萄肿的。只有在扩瞳状态下用间接检眼镜＋大光斑＋两眼立体观察，才能容易辨认后极球壁局部突出。+90 D+ 裂隙灯大光斑是另一种检查手段，但不及间接检眼镜。

后葡萄肿常被漏诊。期望扩瞳后用间接检眼镜作为眼科门诊的标准检查。

在间接检眼镜下，正常眼底与突出部位必须在同一视野中，才能凭立体视觉发现眼球壁局部向后方突出。这是诊断后葡萄肿的主要依据。也可以参考后葡萄肿入口急剧变弯边缘的两个特征：①视网膜血管呈屈膝姿态攀越突出部的边缘；②往往 RPE- 脉络膜毛细血管被突出的边缘顶压而萎缩。如果边缘是缓慢倾斜的话，这两个特征就不明显。

［分型和分级］

Curtin（1977）按照眼底表现将近视性后葡萄肿的部位分成 10 型（BJ Curtin. The posterior staphyloma of pathologic myopia. Trans Am Ophthal Soc，1977，75:67-86）。前 5 种是单纯

性，后 5 种是复合型（图 5-8-5）。Frisina（2016）测定 90 眼，Ⅰ型占 44%，Ⅱ型占 43%，Ⅳ型占 1%，Ⅸ型占 11%。

B 超：虽是一种的客观检查工具，不过，其发现率不如用间接检眼镜高。如果测定后葡萄肿深度就需要 B 超。视盘和后葡萄肿必须包括在同一个 B 超声切面中，Steidl 和 Pruett（1997）以视盘边缘作为起点，将后葡萄肿深度分成 5 级。

0 级后葡萄肿：占 10%（新加坡 2013 年 332 例 40 岁以上的高度近视眼调查）。

1 级后葡萄肿：深度 2mm 或更浅；占 56.9%。

2 级后葡萄肿：深度超过 2mm，但＜ 4mm；占 21.5%。

3 级后葡萄肿：深度超过 4mm，但＜ 6mm；占 11.0%。

4 级后葡萄肿：深度超过 6mm，占 0.5%。

后葡萄肿的等级越高，则脉络膜视网膜变性越严重。50 岁以上病人后葡萄肿的等级越高脉络膜视网膜变性越严重。

［预防］

可行巩膜加固手术（scleral reinforcement）或后巩膜兜带术、Ando Plomb 巩膜外植入以防葡萄肿进行性扩展，但长期效果尚需大样本长期对比分析。

四、黄斑视网膜劈裂和中心凹脱离

Takano 等（1999）报道高度近视有后葡萄肿的病人为 9%～34% 并发中心凹劈裂（foveoschisis）。黄斑劈裂往往预示着将发生更为严重的并发症，诸如黄斑孔、黄斑视网膜脱离。后极部视网膜劈裂，可出现在各个层次（内层劈裂、外层劈裂）（图 5-8-6，图 5-8-7）。

近视性中心凹劈裂（myopic foveoschisis）：后葡萄肿不断发展过程中视网膜缺乏足够的弹力跟随扩张的巩膜不断向后伸展，加之，视网膜内层的牵伸力不如视网膜外层、后葡萄肿内萎缩的视网膜黏合力脆弱、僵硬的 ILM 对抗葡

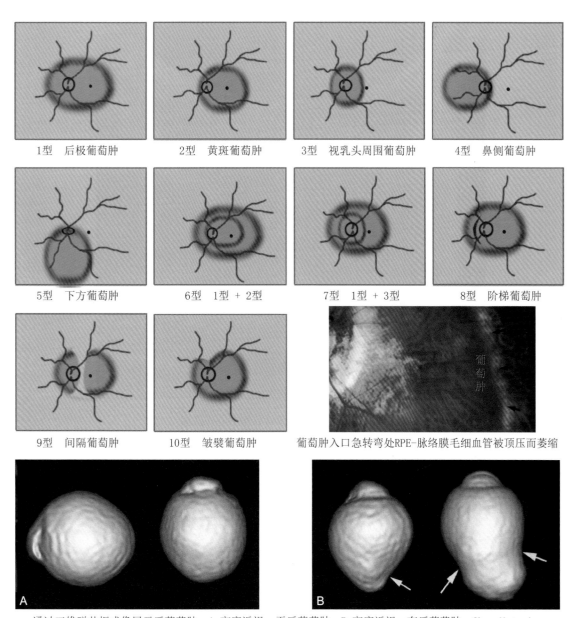

1型　后极葡萄肿　　2型　黄斑葡萄肿　　3型　视乳头周围葡萄肿　　4型　鼻侧葡萄肿

5型　下方葡萄肿　　6型　1型 + 2型　　7型　1型 + 3型　　8型　阶梯葡萄肿

9型　间隔葡萄肿　　10型　皱襞葡萄肿　　葡萄肿入口急转弯处RPE-脉络膜毛细血管被顶压而萎缩

通过三维磁共振成像展示后葡萄肿，A. 高度近视，无后葡萄肿。B. 高度近视，有后葡萄肿。Ohno-Matsui. Ophthalmology, 2014, 121:1798-1809

图 5-8-5　病理性近视后葡萄肿分类，3D MRI 的葡萄肿形象

萄肿在后方的牵拉力、ERM 或中心凹周围 PVD 或 PVD 残留的玻璃体皮质引发的玻璃体黄斑牵拉等，被认为是发展近视性中心凹劈裂的重要因素。僵硬的视网膜血管和 ILM 脱离也是助长中心凹劈裂的因素。

近视性黄斑视网膜劈裂 Shimada 等（2013）依据"外层劈裂"的范围分成 5 组（Shimada N, Tanaka Y, Tokoro T. Natural course of myopic traction maculopathy and factors associated with

progression or resolution. Am J Ophthalmol, 2013，156:948-957）。

S0：无黄斑劈裂。

S1：中心凹外黄斑劈裂。

S2：仅中心凹劈裂。

S3：中心凹破裂，但未波及全部黄斑。

S4：整个黄斑区劈裂。S4（D）：圆顶形黄斑，整个黄斑外层视网膜劈裂，未累及中心凹区域。

（S=schisis= 劈裂）

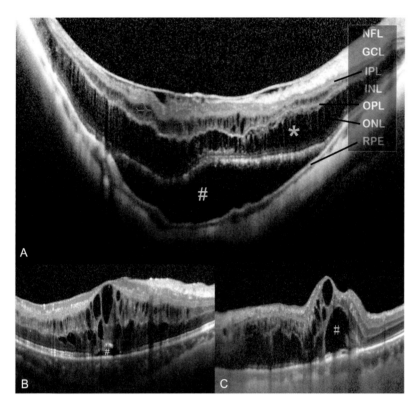

图 5-8-6 近视性中心凹劈裂和中心凹脱离

A. 病理性近视，后葡萄肿内视网膜内丛状层 - 内核层劈裂 (红飞机) 和外丛状层 - 外核层劈裂 (蓝色 *)。中心凹视网膜脱离 (黄 #)。脉络膜菲薄。视网膜表面膜。B、C. 视网膜静脉阻塞并发的黄斑囊样水肿，视网膜明显增厚；卵圆形囊腔多，水肿囊腔壁比劈裂的柱状细丝粗。中心凹视网膜脱离 (黄 #)

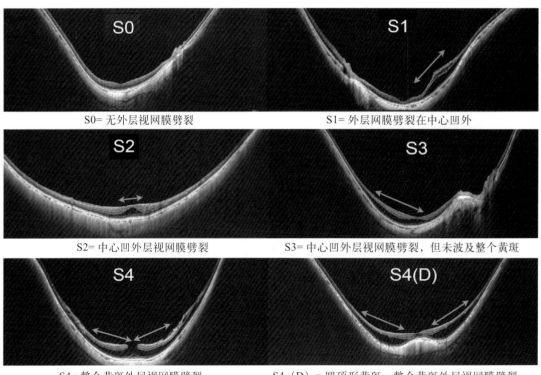

S0= 无外层视网膜劈裂   S1= 外层网膜劈裂在中心凹外

S2= 中心凹外层视网膜劈裂   S3= 中心凹外层视网膜劈裂，但未波及整个黄斑

S4= 整个黄斑外层视网膜劈裂   S4（D）= 圆顶形黄斑，整个黄斑外层视网膜劈裂，未累及中心凹区域

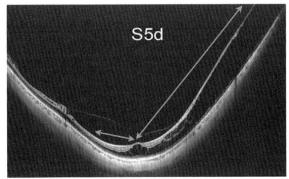

S5d= 外层视网膜劈裂，超出扫描长度范围

图 5-8-7　PM 外层视网膜劈裂，根据劈裂的位置和大小的分类

S5d = 外层视网膜劈裂，超出 OCT 扫描范围。

S4（D）和 S5d 由 Shinohara 等（2018）增添（Shinohara K，Tanaka N，Jonas JB，Shimada N. Ultrawide-field OCT to investigate relationships between myopic macular retinoschisis and posterior staphyloma. Ophthalmology，2018，125:1575-1586）。

中心凹脱离：黄斑视网膜劈裂病人可演变成小范围的中心凹视网膜脱离。Shimada 等（2006）对 8 只眼黄斑视网膜劈裂随访 2 年，4 只眼发生全层黄斑孔或 RD。

Shimada 从 5 例每 2 周做 OCT 影像随访分析发现，黄斑视网膜劈裂进展至早期 RD 历经 4 个阶段（图 5-8-8）。（Shimada N，Ohno-Matsui K，Yoshida T. Progression from macular retinoschisis to retinal detachment in highly myopic eyes is associated with outer lamellar hole formation. Br J Ophthalmol，2008，92:762-764）

第 1 阶段：OCT 图像显示外层视网膜的厚度有一个局灶性不规则。

第 2 阶段：在视网膜增厚区域内形成一个外板层孔，并且发展一个小的 RD。

第 3 阶段：覆盖在孔上面的柱状结构似乎水平向分开，并且外板层孔垂直向扩大。

第 4 阶段：外层视网膜的上缘进一步升高，并黏着于视网膜劈裂，RD 进一步扩展。

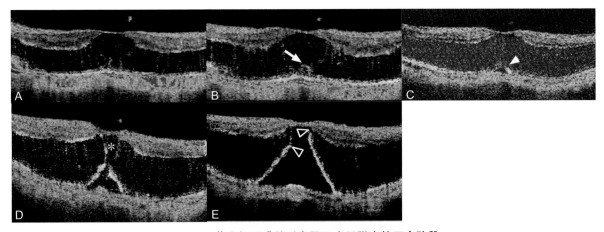

图 5-8-8　黄斑视网膜劈裂发展至小凹脱离的四个阶段

A. 首诊时病理性近视黄斑视网膜劈裂，无视网膜脱离。B. 随访第 1 阶段。OCT 图像显示外层视网膜有一个局灶性不规则。C. 第 2 阶段：在视网膜增厚区域的下方有一个外板层孔（箭头）。D. 第 3 阶段：覆盖在外板层孔上面的柱状结构水平向分开 (*)，并且外板层孔垂直向扩大。E. 第 4 阶段：外层视网膜的上缘进一步升高，并黏着于视网膜劈裂（空心三角），RD 进一步扩展

[诊断]

黄斑劈裂用检眼镜是难以发现的，因为视网膜薄，而且伴有脉络膜视网膜萎缩。只有OCT才能可靠地证实黄斑劈裂的存在，神经感光视网膜水平层面前后向分裂，劈裂区内有柱状或桥状丝样纤细组织将之相连。劈裂发生在内层视网膜者称内劈裂。劈裂发生在外层视网膜者称外劈裂。OCT尚能发现2.4%的病人有内劈裂或牵拉性内界膜脱离。

[鉴别诊断]

黄斑水肿：水肿在OCT表现为液囊，囊内充满水液，视网膜增厚。劈裂的视网膜也增厚，但是属于视网膜层间裂开，其中很多前后走向的柱状细丝，有的细丝已崩断，这种细丝推测是Müller纤维，所以很细，黄斑囊样水肿腔壁比Müller纤维粗。凭OCT已可确定诊断者，一般不需要FFA。囊样黄斑水肿由于色素密度降低，容易透见背景荧光而在FFA早期呈囊状轻微强荧光。造影期间，黄斑毛细血管进行性渗漏，染料逐步积存。造影晚期，染料聚积在囊腔内呈菊花样外观。视网膜劈裂在FFA各个时期均无染料渗漏，这不同于黄斑水肿。

[治疗原则]

BCVA低于0.5或者因中心凹劈裂而有变视症可考虑手术治疗。玻璃体切割术+ILM剥离术可成功治疗中心凹劈裂。ILM向内牵拉是神经视网膜内层分离而形成的中心凹劈裂一个重要因素。但有人提出异议，因为不做ILM剥离也可以治疗中心凹劈裂。

五、近视牵拉性黄斑病变

近视牵拉性黄斑病变（myopic tractionmaculopathy，MTM）于2004年首先由Panozzo和Mercantil描述。他们收集高度近视相关的病例，包括黄斑视网膜劈裂、中心凹脱离、黄斑孔。病理性近视病人有8%～34%诊断为近视牵拉性黄斑病变。OCT发明之前，这种疾病是很难诊断的。

[病生学]

高清OCT像的分辨率和质量已有能力了解这种疾病的病理解剖学的改变。普遍接受拉力或拉伸力是近视牵拉性黄斑病变的主要病理机制。但是，牵拉的确切原因仍然在辩论中。争论的焦点在于视网膜前的哪层结构是牵引源，包括与黄斑粘连的不完全玻璃体后脱离，玻璃体后脱离残留在ILM的皮质斑块，ERM。然而，另外一些作者认为近视牵拉性黄斑病变的牵引源在近视性变薄的视网膜内在结构，诸如绷紧的内界膜，眼轴伸长状态下视网膜小动脉的牵制力，后葡萄肿内视网膜黏合力削弱，均可能导致切线牵引力和各种病理后果。

[自然经过]

2013年Shimada观察207眼近视牵拉性黄斑病变至少2年。8眼（3.9%）黄斑劈裂部分或完全消退，其中4眼是自发性玻璃体后脱离而使劈裂消失的，2眼自发性ILM破裂而改善劈裂的。相反地，24眼（11.6%）的视网膜劈裂的面积扩大；3眼（1.5%）发展成内板层黄斑孔；2眼（1.0%）演变为全层黄斑孔；7眼（3.4%）发生中心凹视网膜脱离。

Rey（2014）对39例（56眼）年龄（60.8±11.9）岁近视牵拉性黄斑病变平均随访15.7个月，中心凹劈裂大部分病人保持稳定。1.8%发展成全层黄斑孔，28.5%因中心凹劈裂加重视力下降至0.5以下而进行PPV+ILM剥离。

[诊断]

诊断要点：① 近视性黄斑视网膜劈裂。② VMT。③ ERM。④ 中心凹脱离。⑤ 黄斑孔（板层或全层）。⑥ 后葡萄肿。

近视性黄斑视网膜劈裂是诊断近视牵拉性黄斑病变的基本要点，伴有VMT为最典型。视网膜表面膜收缩常引起内层视网膜劈裂。劈裂可以演变成中心凹脱离甚至黄斑孔。

[治疗原则]

美国密歇根大学Vanderbeek和Johnson（2012）对6眼近视牵拉性黄斑病变针对牵拉的源头行PPV+ERM剥离+C_3F_8，必要时剥离ILM。解剖复位良好，6眼视力均增进2排或更多，5/6眼黄斑增厚完全消除，1/6眼部分消除（Vander

Beek BL ,Johnson MW. The diversity of traction mechanisms in myopic traction maculopathy .Am J Ophthalmol，2012，153:93-102)。

通常只有中心凹脱离或黄斑孔才进行手术。

Rey（2014）14 例行 PPV+ILM 剥离，5 例因视网膜撕裂或全层黄斑孔而注射 SF6。术前平均视力 0.3，平均 CRT 为 507.6μm。术后平均视力 0.5 和平均 CRT282.9μm。81.2% 视力增进 2 排（Rey A ,Jürgens I ,Maseras X ,Carbaja M. Natural course and surgical management of high myopic foveoschisis. Ophthalmologica，2014，231:45-50)。

六、圆顶形黄斑

其主要特点是在高度近视眼后葡萄肿范围内，OCT 扫描显示巩膜局部增厚使黄斑向内凸，中央最厚。发病率是高度近视病人的 10.7%～60.8%。非高度近视眼也可能呈现圆顶形黄斑（dome-shaped macula，DSM）。

圆顶形黄斑是法国 Gaucher（2008）研究近视性葡萄肿的一个意外发现。

[病生学]

最早 Mehdizadeh（2008）臆测是低眼内压造成巩膜壁坍陷而向内凸起；另一种解释是黄斑玻璃体牵引向量的改变。

Imamura 等（2011）通过 EDI-OCT 成像提出，高度近视病人的黄斑部相对性巩膜局部厚度变化的结果，它不能分类为任何已知类型的后葡萄肿，近视病人眼球扩张可能比以前所认

为的更为复杂。Ellabban 等（2014）采用 SS-OCT 探测后提出黄斑凸起是由于黄斑区进行性不对称性巩膜变薄，在中心凹区域比在旁中心凹更明显；圆顶形黄斑处的巩膜，其局部机械力强于在其上方或下方的巩膜。

[临床表现]

病人主诉视物模糊，变视症，特别是并发视网膜下液或 CNV 者。病人年龄大多数在 40—60 岁，也有个别病人在 20 多岁发病。

圆顶形黄斑宛如后葡萄肿谷底中央的一个突起区域（图 5-8-9）。突起的形态有两种：条带状（85.7%）和圆盘状（14.3%）。条带状者犹如一根突出的"嵴"（band-shaped ridge），水平向嵴最多见，在垂直向 OCT 扫描尤其清楚，并且就在同一地区的水平向扫描往往向内突度不及垂直向扫描明显。垂直向嵴少见。

圆顶形黄斑高度测量法：圆顶形黄斑两侧后葡萄肿谷底 RPE 的外表面做一根横切线，RPE 向内凸起的最高点离横切线的垂直距离。

Ellabban 等设定此高度必须超过 50μm 才能算是圆顶形黄斑。51 例高度近视眼病人 60.8% 有圆顶形黄斑。其平均高度为（152.3±58.8）μm（56.0～294.0μm）。用追踪同部位 OCT 扫描发现圆顶形黄斑的厚度会逐年增厚。一位 43 岁女性，AL=29.7mm，－15.5D，圆顶形黄斑的厚度是 262μm，1.5 年后是 304μm，再隔 1 年后是 326μm（Ellabban AA ,Tsujikawa A, Matsumoto A. Three-dimensional tomographic features of dome-

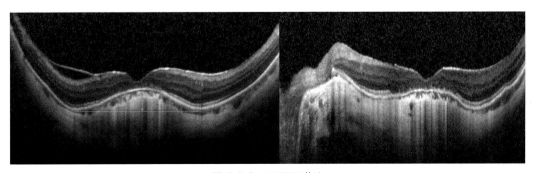

图 5-8-9　圆顶形黄斑

圆顶形黄斑高度测定法：圆顶形黄斑两侧后葡萄肿底部 RPE 的外表面做一根横切线，RPE 向内凸起的最高点离横切线的垂直距离。58 岁，眼轴 28.2mm。左图是垂直向 OCT 扫描，圆顶形高度是 161mm；右图是此病人通过视盘的水平向扫描，圆顶形的高度显著低于垂直向扫描图

shaped macula by swept-source optical coherence tomography. Am J Ophthalmol，2013，155:320-328；Ellabban AA ,Tsujikawa A ,Muraoka Y. Dome-shaped macular configuration: longitudinal changes in the sclera and choroid by swept-source optical coherence tomography over two years. Am J Ophthalmol，2014，158:1062-1070)。

伴有圆顶形黄斑的后葡萄肿主要是 Curtin Ⅰ型（34%）和Ⅱ型（57%），少数是Ⅲ型（3%）Ⅸ型（6%）。

巩膜厚度：圆顶形黄斑病人中心凹平均巩膜厚度（518.6±97.6）μm，此数据介于摘除的正常眼（940±0.180）μm 和活体 OCT 测量的高度近视眼（281±85）μm 之间。

[并发症]

Ellabban 观察 51 例圆顶形黄斑眼的并发症有：脉络膜新生血管（41.2%）、弥漫性脉络膜视网膜萎缩（29.4%）、斑片状脉络膜视网膜萎缩（7.8%）、浆液性视网膜脱离（5.9%）、板层黄斑孔（5.9%）、全层黄斑孔（1.9%）、黄斑劈裂（1.9%）、中心凹外的视网膜劈裂（17.6%）。

中心凹劈裂的发病率较低。推测其缘由，因圆顶形黄斑凸起部分可以充当黄斑扣带，类似于黄斑巩膜外植入物或 Ando plomb device 顶压中心凹，因此可以防止或减轻中心凹的牵拉力，从而防止劈裂或脱离。

浆液性视网膜脱离的发病机制：① Imamura（2011）假设黄斑局部巩膜增厚可能会阻碍该区域脉络膜血液流出，随后浆液性渗漏而出现浆液性视网膜脱离。② Caillaux（2013）、Viola（2014）和 Errera（2014）认为在伴有浆液性视网膜脱离的高度近视眼病人，黄斑脉络膜异常增厚，这暗示 RD 的一种机制类似于中心性浆液性脉络膜视网膜病变。

[诊断]

诊断要点：① OCT 扫描显示巩膜局部增厚使黄斑向内凸，中央最厚。② RPE 向内凸起的最高点离两侧葡萄肿谷底横切线的垂直距离超过 50μm。③高度近视眼。④用间接检眼镜检查

见后葡萄肿。

符合前 2 项条件就可诊断圆顶形黄斑。

之所以提出"黄斑巩膜局部增厚造成内凸"为主要特征，这是基于 EDI-OCT 的表现，此定义可将局部脉络膜显著增厚的病因排除。

[鉴别诊断]

1. 中心性浆液性脉络膜视网膜病变（CSC，简称中浆）　急性中浆视网膜脱离大而高，往往伴有一个小 PED。FFA 多数有一个渗漏点，多数是墨渍状渗漏；少数有烟囱冒烟状特征。慢性中浆常有多灶性 RPE- 感光细胞萎缩的特征，病程长久者有下行性 RPE 萎缩轨迹，常是两侧性。

2. 脉络膜浸润

① 良性反应性淋巴瘤样增生（benign reactive lymphoid hyperplasia）：一般表现为安静的眼，出现奶油色脉络膜浸润伴或不伴玻璃体细胞。FFA 早期通常在脉络膜浸润灶周围显示弱荧光光晕。造影后期有强荧光的斑点状图案。在 B 超扫描显示葡萄膜弥漫性增厚，偶尔，扩展至巩膜外表现为后巩膜表面结节状浸润。常须活检才能确诊。

② 特发性葡萄膜渗漏综合征：特发性葡萄膜渗漏通常发生在中年男性，导致脉络膜脱离和渗出性视网膜脱离。通常情况下，脉络膜脱离发生在上方周边，伴下方渗出性 RD。超声示巩膜，脉络膜和睫状体增厚。

3. 脉络膜肿瘤　脉络膜骨瘤、脉络膜血管瘤、脉络膜色素痣可保持无症状，直到很久以后，由于不断增多的视网膜下液将覆盖其上的视网膜色素上皮细胞破坏足够时，出现视网膜发生囊样变性，视网膜下液或继发 CNV 才有症状。这些错构瘤往往最初误诊为中心性浆液性脉络膜视网膜病变，脉络膜炎或转移性脉络膜肿瘤。

①脉络膜骨瘤：是错构瘤，通常是位于视盘和黄斑区，年轻的女性，橙色。可发生双侧。如巩膜脉络膜钙化则在 B 超扫描显高反射与声后阴影。

②脉络膜血管瘤：是错构瘤，通常是位于视盘和黄斑区,呈橙色。B 型超声内部反射率高,

但无后方遮蔽阴影。单侧性。Sturge-Weber 综合征的弥漫性脉络膜血管瘤可发生于双眼，脸面必有火焰痣。二者均可伴发浆液性视网膜脱离。EDI-OCT 可确认脉络膜血管瘤在脉络膜，而 DSM 的"肿块"来自巩膜。

③脉络膜痣：25% 脉络膜痣是无色素的，往往需要恰当的立体镜评估。两侧性和多灶性。脉络膜痣的超声内部反射率由低到中高。然而，低的内部反射率代表病变是恶性的，而不是良性的痣。

4. 巩膜异常

(1) 后巩膜炎：有疼痛或红眼。大多数伴有前巩膜炎。多数有脉络膜皱褶，渗出性脉络膜炎。B 超局部巩膜增厚，Tenon 囊水肿。口服糖皮质激素反应良好。

(2) 巩膜脉络膜钙化：通常发生于老年病人，但也可发生于年轻的甲状旁腺异常病人。钙化沉积于内层巩膜和外层脉络膜，病变边界不清楚，黄白色，不规则，多病灶。最常见于颞上象限，但是也可见于多个象限及黄斑。可导致覆盖在其上方的视网膜水肿或视网膜下液。在 B 超清楚地出现钙沉积的高反射和后阴影，这是诊断的依据。

5. 球后肿瘤　锥内皮样瘤或多发性骨髓瘤。球后肿瘤能引起黄斑向前移位，然而，有环形线状脉络膜皱褶，这些皱褶在临床检查和荧光血管造影中是非常明显的。

[治疗原则]

伴有视网膜下液者可用半剂量 PDT，残余 SRF 在激光治疗后完全消失（Chinskey ND, Johnson MW. Treatment of subretinal fluid associated with dome-shaped macula. Ophthalmic Surg Lasers Imaging Retina, 2013，44:593-595）。Dirani 等用口服盐皮质激素拮抗剂安体舒通（spironolactone，螺内酯）50mg/d，6 个月后视网膜液和 CRT 显著降低；然而，BCVA 没有改善。

七、漆裂纹

漆裂纹（lacquer crack，LC）为 Bruch 膜-视网膜色素上皮（RPE）- 脉络膜毛细血管复合体破裂。译文漆裂缝比漆裂纹可能更确切些。长期持续性眼后节伸长，对 Bruch 膜造成拉力；再则，葡萄膜和巩膜变薄，视网膜色素上皮细胞变性被认为造成裂缝形成的因素。常发生在后葡萄肿病人。眼轴＞ 26.5mm 者 4.3% 发生漆裂纹。

2001 年北京眼调查 1980 例近视者，0.2% 有漆裂纹；漆裂纹病人的平均年龄（60.7±11.3）岁，平均屈光度 - 13.3±2.4 D。

高度近视眼病人漆裂纹形成时首先 Bruch 膜 - 脉络膜毛细血管破裂产生视网膜下出血。有视网膜下出血斑而无 CNV 证据者，77% 在平均 4 个月（2 ～ 6 个月）后形成新的漆裂纹。覆盖 Bruch 膜上层的 RPE 萎缩和进一步瘢痕形成发展为漆裂纹。漆裂纹的末端会慢慢开始产生一个萎缩斑片。

[分级]

Klein 和 Curtin 分级（Klein RM ,Curtin BJ. Lacquer crack lesions in pathologic myopia. Am J Ophthalmol，1975，79: 386-392）：

1 级：1 ～ 2 条（线状）漆裂纹。

2 级：3 条或更多漆裂纹，呈网状交叉（星芒状）。

[主诉]

急性发生者主诉闪光，继而因视网膜下出血而有变视或暗点。

[眼底表现]

漆裂纹为白色龟裂（图 5-8-10），条状或分支状，条状可构成网状，宽度不规则，斜向、水平位、纵向。纵横交错于脉络膜血管之上层。新发生的漆裂纹可能有出血。漆裂纹会慢慢变宽，最后与萎缩区连接。在很宽阔的漆裂纹中可看见脉络膜血管。漆裂纹常伴有脉络膜新生血管形成及脉络膜视网膜萎缩。

随访数年的病例发现随着眼轴增长，漆裂纹会增多分支。少数病例增添新漆裂纹平行于原先的漆裂纹。

[影像学检测]

1. FFA　会发现检眼镜下未见到的漆裂纹，

病理性近视脉络膜视眼网膜变性的示意图。脉络膜及RPE并未伸展到视盘而形成的环形弧形斑，称视乳头周围萎缩（可透见巩膜）。黄斑向后外突而成葡萄肿。黄斑白色条纹是漆裂纹（白色箭），通过变薄破裂的Bruch膜-RPE-脉络膜毛细血管复合体可见脉络膜血管和巩膜

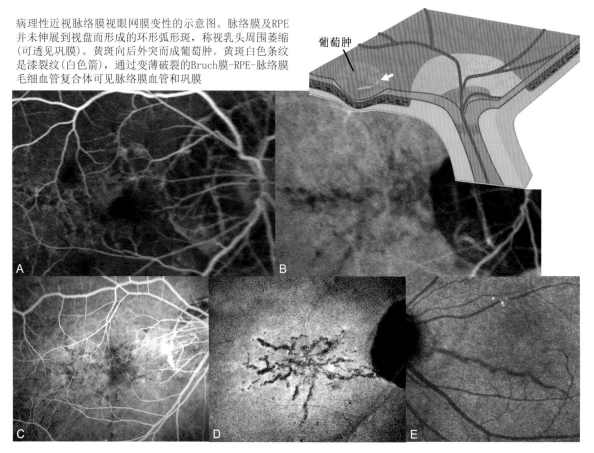

图 5-8-10　漆裂纹

A. FFA 显示的漆裂纹不清楚，但在 ICGA 中 (B) 变得清楚易辨。C. 漆裂纹在 FFA 图像中不如在 ICGA(D) 容易认清。E. ICGA 显示漆裂纹弱荧光

在造影早期就能从漆裂缝中透见脉络膜血管，荧光进行性变明亮；在晚期荧光变昏糊，可能因为脉络膜荧光素在消退和巩膜染色之故。

2. ICGA　显示漆裂纹比荧光素钠造影佳，漆裂纹呈暗黑条纹。能显示被出血遮盖的漆裂纹。Heidelberg HRA2 共焦扫描系统的图像清晰，对比度强，能展示更好效果。

3. OCT　50% 漆裂纹呈现 RPE 中断或局灶性稍稍模糊，其下组织反光增强（窗样缺损效果）。因病损细小，容易遗漏，在放大图像中容易发现。有时可见视网膜组织疝入 RPE 裂口内。

4. FAF　漆裂纹呈现弱自发荧光(图5-8-10)。

[诊断]

诊断要点：①病理性近视。②黄斑区域内淡黄色或白色不规则条纹（线状，星芒状），一条或数条，常是水平向排列。③FFA 早期开始呈条状强荧光。④ ICGA 晚期呈暗黑色条纹，这是发现率最高的手段。

符合前 3 项条件即可诊断漆裂纹。ICGA 发现率远较 FFA 高。

有经验者在彩色眼底图像中就可辨认出漆裂纹，关键是注意白色细条，尤其是水平走向的不规则白色条纹，网状漆裂纹少见。在 CNV 的邻近区域发现率高。与斑片状萎缩相连的白色细条很可能是漆裂纹。后葡萄肿入口边缘可能有漆裂纹。

高度近视病人黄斑视网膜少量出血，有两种原因：早期漆裂纹造成和新鲜 CNV 的体征。所以，首先用 OCT 和 FFA 探测 CNV。

常容易漏诊的眼底病：漆裂纹排列首位，其次是血管样条纹，视神经疣，MacTel 2（特发性中心凹旁毛细血管扩张），放射性视网膜病变。

[治疗原则]

目前尚无漆裂纹的治疗或预防并发症（如出血、CNV）的措施。然而，如果存在 CNV 就应该处理 CNV。

八、视网膜下新生血管形成

病理性近视继发的视网膜下新生血管形成，也称近视性脉络膜新生血管形成（myopic choroidal neovascularization，mCNV）。CNV 的第 2 位原因是病理性近视。危险性与近视度数（轴长）成正比，有人相信 5% 近视眼有脉络膜新生血管形成，尤其高于 − 6D 及眼轴 > 26mm 者发病率超过 40%。中国的脉络膜新生血管发病率有待统计。

约 1/3 脉络膜新生血管形成的起因是 Bruch 膜破裂；脉络膜视网膜萎缩是新生血管形成的另一危险因子。

危险因子：眼轴 > 26.5 mm，后葡萄肿，漆裂纹，老年是高危因子。Fujiwara 等（2009）和 Ikuno 等（2010）研究发现，病理性近视 CNV 患眼中心凹下脉络膜厚度明显薄于无 CNV 患眼。说明脉络膜变薄是发生 CNV 的高危因素之一。

近视性 CNV 具有低活动性和自限性的特点：①表现在 CNV 荧光素渗漏、出血、视网膜水肿不像 AMD 的 CNV 那么明显；②出血很快被吸收（约 7 个月）；③ CNV 的复发并不常见（约 22％眼）。发作 5 ～ 10 年后，所有病例 CNV 完全消退，成为平坦，有时不留痕迹。但大多数病例经 3 年时间在 CNV 原址的边缘开始出现脉络膜视网膜萎缩，5 年后绝大多数有此种脉络膜视网膜萎缩，慢慢扩大，成为近视性 CNV 的后期并发症。

Fuchs 斑：Ernst Fuchs 于 1901 年描述近视病人黄斑出血吸收后一个边界清楚的色素性瘢痕病灶。Forster 于 1862 年曾先推测的视网膜下新生血管形成。这二者与目前认识的近视性 CNV 的瘢痕期是一致的。Ernst Fuchs 是一位杰出的眼科病理专家，1922 年曾在北京协和医院执教。我国现代眼科学第一代开拓者李清茂、周诚浒等曾受到他的指导。近视性 CNV 区灰白色瘢痕伴有视网膜下和视网膜内的深色素迁移和（或）出血，称为 Fuchs 斑（Yannuzzi：The Retina Atlas，2010）。Fuchs 斑代表近视性 CNV 的瘢痕，已无渗出。

[自然经过]

Yoshida 等回顾 1988—2002 年期间连续 25 例（27 眼）近视性 CNV 的自然经过（图 5-8-11），他们在 CNV 病人发病后随访至少 10 年（Ophthalmology，2003，110：1297-1305）。在 CNV 发病时 19 眼（70.4%）BCVA 优于 0.2，6 眼（22.2 %）BCVA 比 0.5 更好。CNV 发病 3 年后，15 眼（55.5%）保持 BCVA 优于 0.1。但是，在发病 5 年和 10 年后视力下降到 0.2 或更低者，分别为 24 眼（88.9%）和 26 眼（96.3%）。在 CNV 发病 5 ～ 10 年后，96.3% 在退化 CNV 周围出现脉络膜视网膜萎缩。这是很有参考意义的报道。

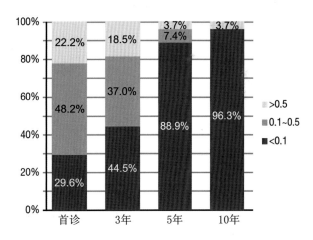

图 5-8-11 mCNV 自然经过 10 年间的视力变化

在不同报道中，高度近视眼有脉络膜新生血管形成者 5 年内随访视力下降 ≥ 3 排者为 62%，8 年为 58%，10 年为 76%（图 5-8-12）。

[症状]

突然无痛性视力减退，常伴有变视。

[眼底表现]

1. 典型发作期 黄斑区可略偏离中心凹，很少会远离中心凹。大小为 1/3 ～ 2/3DD 轻微隆起（用裂隙灯观察才能察觉的微隆起），淡黄色斑块，可能围绕有些视网膜深层小出血。

2. 机化期　CNV 形成数月后开始吸收机化。病灶呈现渗出、出血、瘢痕、色素混合局面。早期渗出，出血多；后期瘢痕，色素多，会逐渐增大，可达 1 ～ 2DD。偶尔在同一眼内出现两个 CNV 病灶。

[影像学]

1. FFA　主要是典型性 CNV。早期表现为明亮的强荧光斑，然后慢慢出现渗漏，由此证实视网膜下新生血管形成。初期新生血管膜直径约 1/2DD。若小范围新生血管形成，它的边缘与漆裂纹重合，则新生血管的镶花边（裙边样弧形）特征不清楚而仅见少量渗漏；新生血管重合于明显脉络膜视网膜萎缩区者也同样难能看清视网膜下新生血管。很少见到隐匿性

CNV。Fuchs 斑为纤维血管性瘢痕染色，伴色素斑点遮蔽荧光。晚期荧光增强，但不显渗漏。

2. ICG 血管造影　视网膜下新生血管形成表现强荧光或与脉络膜背景荧光相近，晚期新生血管网轻度强荧光，但不出现渗漏，此点与 FFA 不同。Fuchs 斑则为色素斑块遮蔽荧光。

3. OCT　属于 2 型 CNV，纤维血管性强荧光斑在 RPE 与视网膜之间。在荧光素血管造影时，视网膜下新生血管可被液体或出血盖住，但在 OCT 像上仍然能看到（图 5-8-13）。

4. CNV 活动的迹象　视网膜下高反射渗出（subretinal hyperreflective exudation）97%、视网膜内囊肿 40%、视网膜下液 20%、ELM 中断 94%。FFA 明显渗漏者这些体征比轻微渗漏者发现率高而明显。缺乏这些体征提示不活动性，见图 5-8-13。

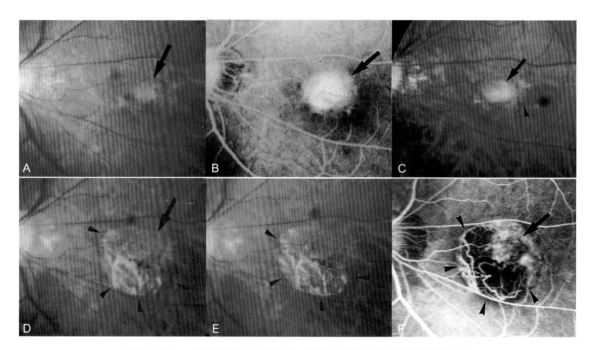

图 5-8-12　mCNV 随访 10 年退化 CNV 周围出现脉络膜视网膜萎缩

A、B. 首诊（1990 年 5 月 11 日）。34 岁，左眼 － 13.5 D = 0.5。AL=27.5mm。左眼底灰色纤维血管膜（箭）周围有视网膜下出血。B. FFA 染料注射 5s 后 CNV 部位轻度强荧光（箭）。C. 发病 3 年后（1993 年 8 月 25 日），左眼最佳矫正视力 =0.5。一个白色的纤维血管膜（箭）。CNV 颞侧视网膜下小出血（箭头）。未见 CNV 周围的萎缩。D. 发病 5 年后（1995 年 7 月 1 日），最佳矫正视力 =0.1。CNV 完全消退（箭）。变成平坦，色素沉着，CNV 周围无出血。CNV 周围发现大面积的脉络膜视网膜萎缩（箭头）。E、F. 初诊 10 年后（2000 年 7 月 14 日），最佳矫正视力为 0.1。消退的 CNV 周围的脉络膜视网膜萎缩区域略微扩大（箭头）。F. FFA 显示脉络膜充盈缺损，在退化的 CNV 周围的脉络膜视网膜萎缩部位（箭头）。裁剪自 Yoshida T ,Ohno-Matsui K ,Yasuzumi K, Kojima A. Myopic choroidal neovascularization: a 10-year follow-up. Ophthalmology, 2003，110:1297-1305

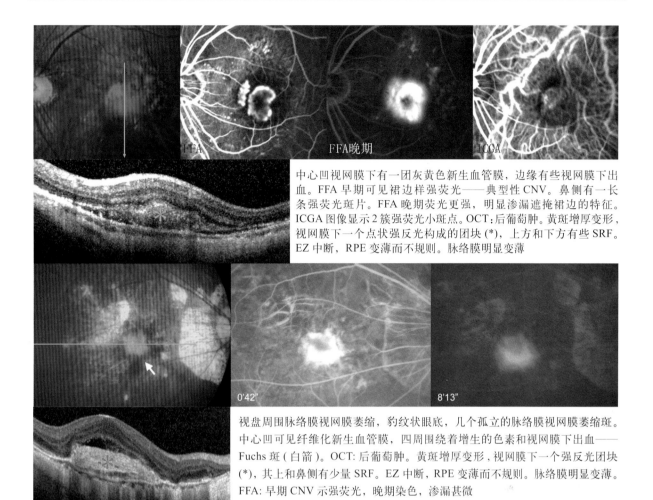

中心凹视网膜下有一团灰黄色新生血管膜，边缘有些视网膜下出血。FFA 早期可见裙边样强荧光——典型性 CNV。鼻侧有一长条强荧光斑片。FFA 晚期荧光更强，明显渗漏遮掩裙边的特征。ICGA 图像显示 2 簇强荧光小斑点。OCT：后葡萄肿。黄斑增厚变形，视网膜下一个点状强反光构成的团块 (*)，上方和下方有些 SRF。EZ 中断，RPE 变薄而不规则。脉络膜明显变薄

视盘周围脉络膜视网膜萎缩，豹纹状眼底，几个孤立的脉络膜视网膜萎缩斑。中心凹可见纤维化新生血管膜，四周围绕着增生的色素和视网膜下出血——Fuchs 斑（白箭）。OCT：后葡萄肿。黄斑增厚变形，视网膜下一个强反光团块 (*)，其上和鼻侧有少量 SRF。EZ 中断，RPE 变薄而不规则。脉络膜明显变薄。FFA：早期 CNV 示强荧光，晚期染色，渗漏甚微

图 5-8-13　近视性视网膜下新生血管形成

因此，常依赖 OCT 影像评估 CNV 的活动性和治疗反应。

使用 FFA 区分 2 种不同的视网膜下高反射亚型的病变：增生血管本身造成晚期血管渗漏，邻近的视网膜下高反射性渗出物出现"透明"，无渗漏。在病理性近视中，CNV 较小，视网膜下强反射性渗出难以与 FFA 框架上的 CNV 网络本身区分。

此外，视网膜下高反射性渗出必须与高度近视中的其他高反射性视网膜下病变区别开来，包括出血和纤维化。多模式成像可以帮助区分这些高反射性视网膜下病变与视网膜下高反射性渗出，包括眼底彩色照片、视网膜下高反射性渗出显示微黄色物质沉积，以及眼底自发荧光成像，显示为等自体荧光病损。

总之，SD-OCT 发现的视网膜下高反射性渗出是，其与活动性近视 CNV（OCT 上的 SRF/视网膜内囊肿或 FFA 上的染料渗漏）的迹象相关，并且对抗 VEGF 剂治疗有反应。在 SD-OCT 上存在视网膜下高反射性渗出物可有助于决定是否需要进行 FFA，以及治疗或再治疗。

5. OCTA　视网膜下新生血管很小，往往难以分辨是否属于活动性。

[诊断]

凡高度近视眼突然视力减退＋变视（Amsler 方格阳性）主诉者，务必警惕脉络膜新生血管形成。

扩瞳后用裂隙灯检查后极，如有明显脉络膜视网膜萎缩、后葡萄肿、漆裂纹者新生血管形成的可能性增高。

高度近视病人黄斑视网膜少量出血，有两种原因：早期漆裂纹造成和新鲜 CNV 的体征。所以，行 FFA 和 OCT 排除 CNV 者，很可能是早期漆裂纹，待出血吸收后就能发现漆裂纹。

若深层有隐隐约约的浅灰色斑或深层出血斑，必须注意是否有浆液性视网膜浅脱离；即使无浅脱离也必须做 OCT 和荧光素血管造影，以明确是否有脉络膜新生血管形成。

FFA 早期显示局灶性强荧光斑点，晚期出现渗漏。此为确定任何 CNV 的金标准。但是，有些病例 FFA 早期未见强荧光斑，造影晚期是有渗漏，此种病例必须在 FFA 强荧光斑点做 OCT 辅助确诊 CNV。

Fuchs 斑代表近视性 CNV 的瘢痕。

[鉴别诊断]

nvAMD：高度近视眼老年病人发生 CNV，如何决定其原因？伴有玻璃膜疣的 CNV 可能是 AMD。无玻璃膜疣的 CNV 或存在 Fuchs 斑，漆裂纹的 CNV 可能是继发于高度近视。纵然 mCNV 的 FFA 影像上病灶较小，晚期 FFA 渗漏不会太明显，但是不能将它们视作鉴别的主要依据。

[治疗原则]

中心凹外脉络膜新生血管可用激光凝固。激光凝固一定要避开小凹，以免摧毁中心视力。激光治疗效果尚待研究，激光瘢痕会逐渐增大。手术后新生血管形成的复发率高。

抗 VEGF 玻璃体内注射：效果及安全性比 PDT 好。RADIANCE 研究组 Wolf 等对 277 例近视性 CNV 用玻璃体内注射雷珠单抗 vs 维替泊芬 PDT 的治疗效果，观察 1 年。治疗 3 个月时，雷珠单抗治疗组的最佳矫正视力获得出众的收益（组 1，＋ 10.5±8.2 字母；组 2，＋ 10.6±7.3 字母），优于 vPDT 组（＋ 2.2±9.5 字母）。见图 5-8-14。治疗 6 个月时，雷珠单抗治疗，以疾病活动性为准则的指导是，胜于以视力稳定性为准则的指导。观察 12 个月，个性化雷珠单抗治疗能有效改善和维持最佳矫正视力，是近视 CNV 耐受性良好的治疗。无眼内炎、心肌梗死或死亡情况发生（Wolf S, Balciuniene VJ, Laganovska G, Menchini U. RADIANCE: a randomized controlled study of ranibizumab in patients with choroidal neovascularization secondary to pathologic myopia. Ophthalmology,

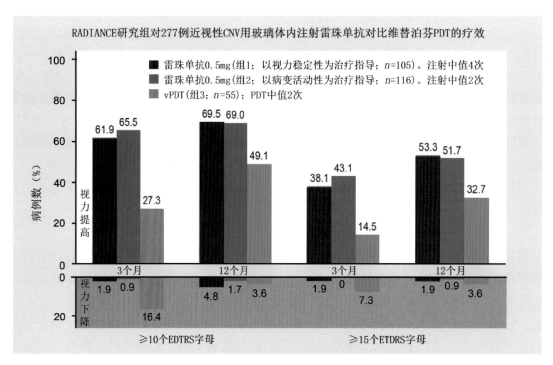

图 5-8-14　mCNV 用雷珠单抗和 vPDT 治疗的效果

2014，121: 682-692）。

小样本研究表明初发的轻微渗漏 CNV 需要的注射抗 VEGF 次数低于有大量渗漏的 CNV（2 对 3.4）。

PDT：虽然也可用来治疗继发于近视的 CNV，但 PDT 的激光可造成脉络膜血栓→

脉络膜视网膜进行性萎缩（Ohno-Matsui K, Moriyama M, Hayashi K. Choroidal vein and artery occlusion following photodynamic therapy in eyes with pathologic myopia. Graefe's Archive ClinExp Ophthal, 2006, 244: 1363-1366）。因此，PDT 不是 mCNV 的首选治疗。

第九节　黄斑营养不良

一、概述

变性：主要病理改变为细胞死亡，无遗传性，原因众多。单侧性或两侧性，视原因而异。

老化（aging）：一定是年龄较老者，为两侧性，属于原发性变性，事实上，老化与营养不良无明显区别。年龄相关性黄斑变性有人发现有家族性，故称老年性黄斑营养不良（macular dystrophy），但此名称未被公众接受。

黄斑营养不良：具有遗传性，因缺乏基因决定的酶而导致代谢异常，病变引起细胞改变及死亡。在一定年龄表现病变，缓慢进行，到一定时期停止进行。两侧性，且两侧病变相仿。

黄斑营养不良的诊断颇混淆，有的从遗传方式分类，有的根据发病年龄、眼底病变形态、发病组织分类。初学者及非视网膜专科医师首先要掌握一些代表性及并非太罕见的黄斑营养不良，如 Stargardt 病、眼底黄色斑点症、卵黄样营养不良（Best）、视锥细胞营养不良、视网膜色素变性（见于视网膜病）。初学者如果企图将各式各样黄斑营养不良一口气吞下，混淆难辨，效果不好。不典型病例专家们意见也不一致。

黄斑营养不良的共同特征是遗传性，进行性，两侧几乎对称，青少年发病或与生俱有，成年或晚年发病者少，mfERG 明显降低（表 5-9-1）。

青少年起病的三种黄斑营养不良有：①眼底改变在 Stargardt 病为黄斑 RPE 变性萎缩（被锤击的青铜皮）和（或）在其周围的黄色小斑片→地图状萎缩。占黄斑营养不良的首位。②卵黄样营养不良为卵黄样改变（深层卵黄色斑点

→囊肿内有液体→囊肿破碎→小斑点→萎缩斑）。占黄斑营养不良的第 2 位。③视锥细胞营养不良为牛眼状黄斑色素改变（Bull's-eye retinopathy）或色素增生。

表 5-9-1　遗传性黄斑营养不良门诊发病率

黄斑营养不良	发病率
Stargardt 病	21.3%
成人卵黄样黄斑营养不良	14.0%
卵黄样黄斑营养不良（Best 病）	8.8%
X 连锁视网膜劈裂症	8.8%
中心性晕轮状脉络膜营养不良	6.6%
图形状营养不良	5.9%
Doyne 黄斑营养不良	4.4%
不确定的黄斑营养不良	30.2%

根据 1998 年柏林 Fanklin 眼科诊所 136 例病例统计

ERG 及 EOG 检查对黄斑营养不良的鉴别有特殊意义，视锥细胞营养不良早期病例明视 ERG 即明显降低；Stargardt 病 ERG 及 EOG 正常或轻度异常；卵黄样营养不良 EOG 明显异常而 ERG 正常为特点。

牢固掌握这三种营养不良的典型病例后再扩展至非典型病例。结合病人逐步了解罕见的营养不良。

最好先期了解这个疾病发生在哪一层组织？如神经纤维层、光感受器细胞及 RPE、Bruch 膜、脉络膜。便于理解体征的形态和层次、病变的特征（表 5-9-2），比如光感受器细胞病变者明显影响视力和 mfERG，RPE 营养不良者即使检眼镜看来病变局限于黄斑，但 EOG

表 5-9-2　黄斑营养不良

组织层	疾病	视觉	眼底	遗传性	基因突变	ERG	EOG
神经纤维层	性连锁少年视网膜劈裂症	出生后即视力不良	一定有黄斑视网膜劈裂	XLR, 男性, 与生俱有	Xp22.13 RS1	a波正常 b波异常 晚期↓↓↓↓	正常, 晚期↓↓
光感受器细胞及 RPE	视锥细胞营养不良	早期即有严重色盲及视力减退	牛眼状色素改变为主, 后期黄斑及周边视网膜也许有着色细胞色素	AD, 进行性	6p21.1 GUCA1A	早期明视↓↓↓↓ 晚期明视暗视↓↓↓-↓↓↓↓	正常, 重症者↓↓
	视锥细胞视杆细胞营养不良	同上	视锥细胞营养不良后期犹如视网膜色素变性	同上	19q13.3 CRX	早期明视 ERG 降低较暗视明显	早期↓↓ 晚期↓↓↓↓
	Stargardt 病	6—20 岁开始两眼视力减退	黄斑 RPE 变性 (被锤击的青铜) 和 (或) 在其周围的黄色小斑片。后期萎缩	AR, 进行性	1p22.1 ABCA4 (曾名 ABCR)	正常; 赤道有色素者↓↓, 但决不会未能记录	正常, 赤道有色素↓↓
	眼底黄色斑点症	25—30 岁出头	深层不规则形黄色小斑片, 黄斑外围, 可波及黄斑。后期萎缩	AR, 进行性	1p22.1 ABCA4 (曾名 ABCR)	正常 -↓ 决不会未能记录	↓↓
	卵黄样营养不良	3—15 岁, 偶尔见于中年人; 视力↓, 老年视力明显减退	EOG 降低→黄色小圆斑→卵黄期→囊肿期→瓦解成炒蛋期→假性积脓肿内显示液平面→一个圆形萎缩斑	不规则 AD/AR, 进行性	11q12.3 BEST1 (曾名 VMD2)	正常	↓↓↓
	图形状营养不良	中年以后才发现, 视力几乎正常	两眼黄色斑, 伴色素沉着。排列状、放射状、蝴蝶状、网状或不规则形分布的图形如卵黄、蝴蝶、环状	AD	6p RDS (曾名 PRPH2)	正常	↓↓↓
	蝴蝶形营养不良色素	10—60 岁, 视力 0.8～1.0	两侧对称性黄斑+色素沉着, 状似蝴蝶	AD, 进行极慢	外周蛋白/RDS	正常	↓↓↓
Bruch 膜	显性玻璃膜疣	20—30 岁发病	两侧对称性黄斑软玻璃膜疣	AD, 进行性	2p16 R345W (曾名 EFEMP1)	正常	初期↓, 后期↓↓↓
	假性炎症性 Sorsby 眼底营养不良	40—50 岁发病	两侧性黄斑及血管弓深层灰黄色斑点, CNV 出血→盘状瘢痕; RPE-脉络膜萎缩, 病变向周边扩展	AD, 进行缓慢	22q12.2-q13.2 TIMP3 基因	初期正常 后期↓	初期正常 后期↓↓↓
脉络膜	中心性 (晕轮状) 脉络膜视网膜营养不良	40 岁以上视力逐渐减退	RPE 色素细点→色素上皮萎缩区	AD/AR, 或隐性遗传	17p 6p21.1 外周蛋白/RDS	正常 -↓	正常 -↓
玻璃体视网膜	性连锁少年视网膜劈裂症		黄斑视网膜劈裂, 早期自行车车轮辐状条纹, 中期玻璃体 "少帐"; 50% 伴周边劈裂	XLR, 进行性	Xp22.2 RS1 基因	正常 -↓	正常↓

XLR. 性连锁隐性遗传; AD. 常染色体显性遗传; AR. 常染色体隐性遗传; ↓. 轻度降低; ↓↓↓↓. 严重降低, 包括平波或无波可记录;

RPE. 视网膜色素上皮;

常有较重损害。早期脉络膜营养不良者 mfERG 和 EOG 往往正常。典型病例在病变的各个阶段的表现是不同的，有分期标准的疾病务必熟悉分期的要领，有利于记忆病变各阶段的临床特点。

当鉴别诊断困难时，可做暂时诊断，例如 Stargardt 病（待确定）。未能确立鉴别诊断则可说明，例如 Stargardt 病 vs. 卵黄样营养不良。

遗传性黄斑营养不良常要求筛查病人的突变基因才能确定诊断。发达国家各大城市多有几家医学检验公司，每天定时到各医院及私人诊所收取血标本。医学检验公司设备好，检验结果可信度高。遗传性黄斑营养不良的诊断中可标明此病人已证实的突变基因，如 ABCA4 相关性 Stargardt 病、BEST1 卵黄样营养不良、PRPH2 相关性图案形营养不良。确定有家族史的病例也可确诊，如家族遗传性 Stargardt 病、家族遗传性卵黄样营养不良。也就是说，在诊

断中必须标明阳性基因突变和(或)家族遗传谱。未进行基因筛查，未做家族成员的眼底详细检查者只能是"临床假定诊断"而已。

目前国内已经有数十家基因测序企业，分布于北京、上海、广州、深圳、杭州、武汉、南京、苏州。套包基因筛查正适合眼科临床所需。各大三甲医院对基因筛查尚未普及，但是至少可以对其家族成员进行专业性体检，尽可能采集病人家族成员的遗传证据。

迈基诺（MyGeno）公司的目录：眼科整体方案（662 个基因）；视网膜疾病（381 个基因）；神经眼科疾病（157 个基因）；角膜疾病（85 个基因）；眼的整体畸形（78 个基因）；近视（65 个基因）；晶状体异常（153 个基因）；青光眼（37 个基因）；虹膜疾病（37 个基因）；眼睑异常与斜视（56 个基因）。

常见视网膜病基因，见表 5-9-3。

表 5-9-3　常见视网膜病基因摘录

疾病	OMIM	基因
永存原始玻璃体增生症（PHPV）	221900	*ATOH7*
永存原始玻璃体增生症鉴别诊断（Norrie 病）	310600	*NDP*
含玻璃体病变症状的其他疾病		
VCAN 相关玻璃体视网膜病变	143200	*VCAN*
新生血管炎症性玻璃体视网膜病变	193235	*CAPN5*
Knobloch 综合征 1 型	267750	*COL18A1*
Marshall 综合征	154780	*COL11A1*
Goldmann-Favre 综合征	268100	*NR2E3*
家族性渗出性玻璃体视网膜病变（FEVR）		
家族性渗出性玻璃体视网膜病变 1 型	133780	*FZD4*
家族性渗出性玻漓体视网膜病变 2 型	305390	*NDP*
家族性渗出性玻璃体视网膜病变 4 型	601813	*LRP5*
家族性渗出性玻璃体视网膜病变 5 型	613310	*TSPAN12*
家族性渗出性玻璃体视网膜病变 6 型	616468	*ZNF408*
家族性渗出性玻璃体视网膜病变		*KIF11*
渗出性视网膜病变其他病因（Revesz 综合征）	268130	*TINF2*
渗出性视网膜病变其他病因（脑视网膜微血管病伴钙化囊肿）	612199	*CTC1*

续表

疾病	OMIM	基因
视网膜母细胞瘤	268800	*RB1*
X 连锁青年型视网膜劈裂症	312700	*RS1*
早产儿视网膜病变（ROP）	133780	*FZD4*
卵黄样黄斑营养不良		
卵黄样黄斑营养不良，常染色体隐性	611809	*BEST1*
卵黄样黄斑营养不良 2 型	616151	*IMPG1*
卵黄样黄斑营养不良 3 型	608161	*PRPH2*
卵黄样黄斑营养不良 4 型	153700	*BEST1*
卵黄样黄斑营养不良 5 型	616152	*IMPG2*
卵黄样黄斑营养不良鉴别诊断（基底膜板层状玻璃疣）	126700	*CFH*
Stargardt 病		
Stargardt 病 1 型	248200	*ABCA4*
Stargardt 病 3 型	600110	*ELOVL4*
Stargardt 病 4 型	603786	*PROM1*
白点状视网膜变性	136880	*RLBP1*
Sorsby 假炎性眼底营养不良	136900	*TIMP3*
图案状黄斑营养不良		
图案状黄斑营养不良 1 型	169150	*PRPH2*
图案状黄斑营养不良 2 型	608870	*CTNNA1*
短小眼球症（nanophthlmos）		*BEST1*

在线人类孟德尔遗传数据库（Online Mendelian Inheritance in Man OMIM），六位编号的头一个号码是遗传方式的分类：1= 染色体显性遗传；2= 染色体隐性遗传；3=X 连锁

二、Stargardt 病

1909 年德国 Karl Stargardt 首次描述。这是 *ABCA4*（曾名 ABCR）基因相关的视网膜营养不良，毒性双类视黄醇（bisretinoids）脂褐质样物质积累在 RPE 而致 RPE 细胞凋亡，以后覆盖在 RPE 上的光感受器死亡。表达黄斑地图状萎缩。

ABCA4 基因突变→视觉循环延迟→暗适应延迟。

ABCA4 基因突变→杆细胞外节→氮视黄基磷脂酰乙醇胺（N-retinylidene-PE）堆积→被 RPE 吞噬→在 RPE 形成 A2E →细胞毒性→ RPE 细胞死亡和视网膜感光细胞萎缩。

美国发病率约 1/ 万。Stargardt 病为最常见的黄斑营养不良，占黄斑营养不良的 7% ～ 20%。典型病例黄斑萎缩和（或）在其周围的黄色斑点。黄斑萎缩为一个横椭圆形病变区。病理发现有黏多糖沉着于 RPE 尖顶→ RPE 萎缩→继发性神经感觉细胞萎缩。6—20 岁开始两眼视力逐渐减退，5 年内可降至 0.2，20 多岁视力常只有 0.1。

Stargardt 病家族成员中发现眼底黄色斑点症（1963），二者均为 *ABCA4* 基因突变引起的 RPE 变性，Stargardt 病眼底先表现 RPE 结构异常——RPE 变性萎缩。眼底黄色斑点症先表现 RPE 功能异常——脂褐质堆积于 RPE 细胞。二者最终结局多是地图状萎缩。因此，认为这是

同一疾病的不同表现而已，故将眼底黄色斑点症并入 Stargardt 病。但典型病例的眼底表现不同，所以有人主张分开。目前在文献与视网膜病书中大多数将眼底黄色斑点症并入 Stargardt 病，称为 Stargardt- 眼底黄色斑点症。

[遗传学]

Stargardt 病为常染色体隐性遗传。

1. *ABCA4* 基因　原名 *ABCR* 基因，是三磷酸腺苷结合盒（ATP-binding cassette，ABC）家族中亚型 A 的第 4 个成员，因发现此基因只编码视网膜光感受器细胞特定的 ABC 转运体，故又被称为 ABCR，是人体内由 *ABCA4* 基因编码的蛋白。*ABCA4* 基因转录一个大的特定的视网膜蛋白，即 *ABCA4* 蛋白。Stargardt 病的基因编码在杆细胞的内节表达，而不在 RPE。目前已知，人类的 *ABCA4* 基因有 50 个外显子，2273 个氨基酸蛋白，分子量为 256kDa。*ABCA4* 基因存在于光感受器细胞外节的边缘。

已成功设计 *ABCA4* 基因分型芯片（genotyping microarray，gene chip），能够检测 *ABCA4* 基因的 400 种变异。该芯片能 98% 以上有效地确定遗传变异，以便直接基因测序。

2. 脂褐质（lipofuscin）　在转运光感受器细胞中的全反式视黄醛（all-transretinaldehyde）和氮视黄基磷脂酰乙醇胺（N-retinylidene-pyridinium ethanolamine，N-retPE）方面，*ABCA4* 基因起着重要的作用。*ABCA4* 基因突变所致的脂质转运功能的缺乏，导致全反式视黄醛和氮视黄基磷脂酰乙醇胺（N-retPE）在盘膜的堆积，并形成对视网膜有潜在毒性的不溶性的脱氧视黄醛复合物（deoxidate retinaldehyde compound）——双类视黄醇（bisretinoid）被称为 A2E——脂褐质的一种主要成分。由于脱落（shedding）的光感受器细胞外节被 RPE 细胞吞噬，这些双类视黄醇作为脂褐质集聚在 RPE 细胞内。双类视黄醇对 RPE 有毒性而且是非溶性的，并可导致细胞死亡，最终继发光感受器的退行性变性而失去视力。有研究指出，双类视黄醇的前体——全 - 反式 - 视黄醛可以触发 caspase 激活和线粒体相关的细胞死亡，与 Stargardt 病和 AMD 的发病机制相关。

ABCA4 基因突变是人类常染色体隐性遗传的视网膜疾病谱中最常见的原因。Stargardt 病 - 眼底黄色斑点症的 *ABCA4* 基因突变在染色体 1p21-p13（STGD1）。在常染色体隐性遗传性 Stargardt 病患者最早发现 *ABCA4* 基因突变，而后来证明也引起视锥细胞营养不良，锥杆营养不良和视网膜色素变性。严重的锥 - 杆细胞营养不良或 RP 样表型是由纯合子（homozygous）或复合杂合子突变（compound heterozygous mutations）引起的。

ABCA4 基因突变占 Stargardt 病 95% 以上的患者；剩余的 5% 病例中的大多数是 *EVOL4*，在 13q（STGD2）和 6q14（STGD3）；4p（STGD4）。

这种疾病频谱内病人的表型很大程度上由残余 *ABCA4* 基因功能决定，并且 A2E 堆积对视锥细胞比视杆细胞容易损害。Stargardt 病是 *ABCA4* 基因突变最温和的表型，而视网膜色素变性是最严重的表型，视锥细胞 - 视杆细胞营养不良的受损程度居中，见图 5-9-1。

除 Stargardt 病等外，发现有 500 多个疾病均涉及 *ABCA4* 基因突变。

[分类]

Noble 和 Carr（Arch Ophthalmol1979，97：1281-1285）将“Stargardt 病 - 眼底黄色斑点症”的眼底表现分成 4 种：

① 黄斑变性，无小斑片（flecks）——典型 Stargardt 病。

② 黄斑变性 + 中心凹周围小斑片——Stargardt 病 + 眼底黄色斑点症。

③ 黄斑变性 + 弥漫性小斑片——Stargardt 病 + 眼底黄色斑点症。

④ 弥漫性小斑片，无黄斑变性——典型眼底黄色斑点症。

[临床表现]

1. 典型 Stargardt 病（图 5-9-2）　黄斑部 RPE 变性区的外观像被锤击的青铜皮（beaten

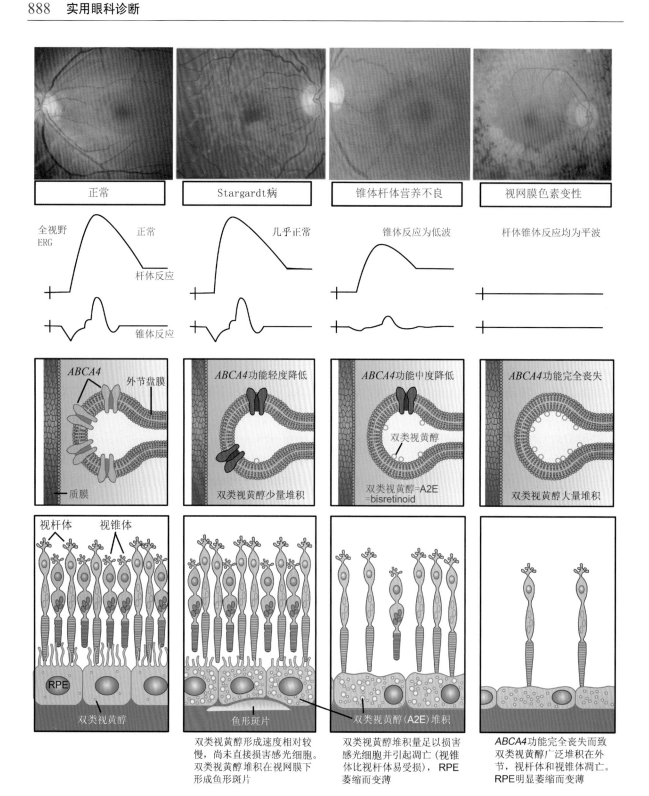

图 5-9-1　*ABCA4* 基因不同程度突变引起的三种视网膜营养不良

修改自 Sheffield 和 Stone. Genomics and the Eye. N Engl J Med, 2011, 364: 1932-42

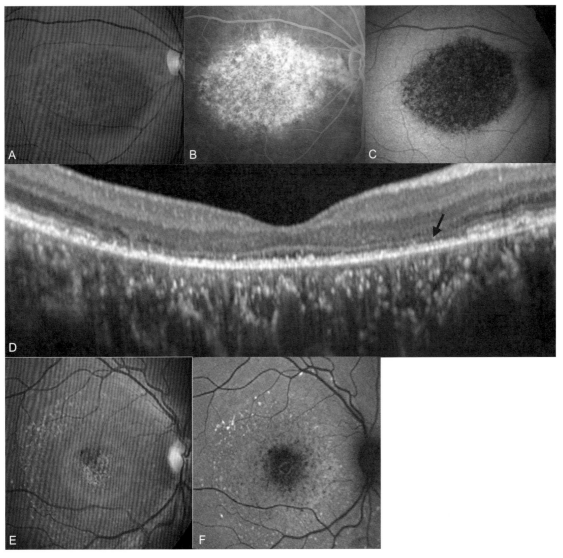

图 5-9-2　Stargardt 病

A. 黄斑 RPE 萎缩区,外观像被锤击的青铜皮闪耀发光。B. FFA 示窗样缺损性强荧光。C. FAF 示积聚的脂褐素呈强荧光斑点,混杂于 RPE 萎缩区的暗黑斑中,此病人 RPE 萎缩不是非常严重。D.OCT 示视网膜内层结构正常范围之内。外界膜(黑箭)完整。IS/OS 在黄斑区域内消失。RPE 萎缩变薄。依稀可见完整的 Bruch 膜。RPE 水平散在强反光点,可能是含有脂褐素的外节。脉络膜较厚。E. 黄斑无数深层淡黄色小斑片在 FAF(F) 呈强自发荧光,中心凹萎缩的 RPE 及色素遮蔽自发荧光

bronze)闪耀发光,直径为 2 ~ 4 DD。有时黄斑表现为牛眼状或地图状萎缩。

2. **典型眼底黄色斑点症**　黄斑外→黄斑,深层有众多不规则形黄色小斑片(flecks 见眼底黄色斑点症)。

3. **混合型**　黄斑典型 RPE 变性区外可能有浅黄色斑点围绕着(眼底黄色斑点症)。

4. **早期**　视力减退时眼底无明显改变,

FFA 可见黄斑部散在强荧光斑点。以后,RPE的改变逐渐显露,边界不清的灰黄色斑点位于RPE 平面。病变进展非常缓慢,5 年随访 66%患者的病情无明显进展。

5. **晚期**　RPE 萎缩扩展成脉络膜毛细血管萎缩而显现脉络膜大血管,构成地图状萎缩,视盘及视网膜血管正常。小斑片由黄转白,周围有色素沉着。

[辅助检查]

1. ERG正常　赤道部有色素者可能降低，但决不会像视网膜色素变性（RP）那么不能记录。在黄斑外表出现异常之前，多焦ERG（环1-3）幅度即可明显降低；mfERG正常者可排除本病。

全视野ERG（ffERG）的结果为基础，将Stargardt病分为3组：Ⅰ组：视杆细胞和视锥细胞介导的ERG正常，占68%；Ⅱ组：视锥细胞功能相对性丧失，14%；Ⅲ组：视杆细胞和视锥细胞介导的ERG均异常，17%。Ⅲ组患者视力预后较差，疾病进程由后极向周边扩展，最后周围视网膜被破坏。

2. EOG正常至轻度异常　95%病人正常，赤道部有色素者可能降低。对诊断不敏感，也无特异性。

3. FFA对建立诊断是极有价值的　最初，检眼镜外观是很正常时，62%患者FFA早期具有特征性迹象——脉络膜暗效应（dark choroid effect，脉络膜沉默 silent choroid，脉络膜遮掩 masked choroid）。其因弥漫的RPE细胞被脂褐质堆积而阻挡了脉络膜循环的荧光素，明亮的视网膜血管荧光在暗黑脉络膜背景下明暗反差更其鲜明。黄色小斑片遮挡性弱荧光或强荧光（图5-9-3）。

眼底黄色斑点症患者（fundus flavimaculatus），当脂褐素在细胞内时不呈现荧光，当RPE细胞破坏或萎缩时呈现不规则的荧光模式。

随着病情的发展，RPE及脉络膜毛细血管逐渐萎缩而呈窗样缺损强荧光。小斑片逐步被吸收，并且RPE出现损害，FFA图像变为窗样缺损性强荧光。有时，黄斑呈一个牛眼状图案。FFA从不发生荧光素渗漏，除非继发CNV。

4. ICGA　为诊断而言不必做ICGA。FFA脉络膜暗效应患者，用ICGA可以毫无问题地展示出脉络膜血管。ICGA可见黄斑部脉络膜血管不同程度的无灌注。晚期黄斑中央为均匀的弱荧光，这可能因堆积在黄斑RPE的脂褐质遮挡脉络膜的荧光。黄色斑点根据其大小和密度，在血管造影不同时间看到不同

程度网状弱荧光。大型致密的小斑片较早出现弱荧光，小斑片和亚临床小斑片导致弱荧光的出现晚些，要在背景脉络膜ICG染料清除时才能被看到。ICGA的视盘周围新月形弱荧光，既不能在FFA又不能在检眼镜检查中确定。

5. OCT　初发时相当于外观像被锤击的青铜皮病变表现为RPE不规则、中断；逐步变薄。EZ（IS/OS）和其附近感光细胞的结构开始出现萎缩。若有黄色小斑片，则在RPE上有强反光病灶，详见眼底黄色斑点症。

晚期病例在黄斑部的视网膜从外层乃至内层相继萎缩消失，视网膜显著变薄。

6. FAF　RPE细胞中脂褐质在眼底自发荧光呈强荧光斑点，RPE萎缩区以弱自发荧光姿态出现而呈暗黑斑。

有人认为视盘周围豁免（peripapillary sparing），也即在视盘周围地区视网膜不会出现黄色小斑片和萎缩，即视盘周围无强自发荧光斑点和弱荧光现象，这是一个Stargardt病的特征性体征。但是最近报道有一小部分Stargardt病患者并无视盘周围豁免特征（Hwang等. 2009；Jayasundera等. 2010）。

[诊断]

诊断要点：①6—20岁开始两眼视力逐渐减退。②两侧黄斑对称性，边界清楚的卵圆形RPE萎缩区锤击的青铜皮外观和（或）深层不规则浅黄色小斑片，甚至围绕在黄斑外围。③OCT表现为RPE不规则，中断；逐步变薄。外层视网膜的结构开始出现萎缩。④FFA早期脉络膜沉默。晚期病人RPE萎缩而出现窗样缺损强荧光。⑤FAF图像RPE细胞堆积的脂褐质呈强自发荧光斑点，RPE萎缩区示弱自发荧光。⑥两侧对称性，黄斑地图状萎缩。⑦Stargardt病家族史或患者有ABCA4基因突变。⑧多焦ERG（环1-3）幅度明显降低，全视野ERG多数正常。EOG正常。

符合前三项条件即可初步诊断Stargardt病。④⑤加强诊断。⑦确定诊断。⑥地图状萎

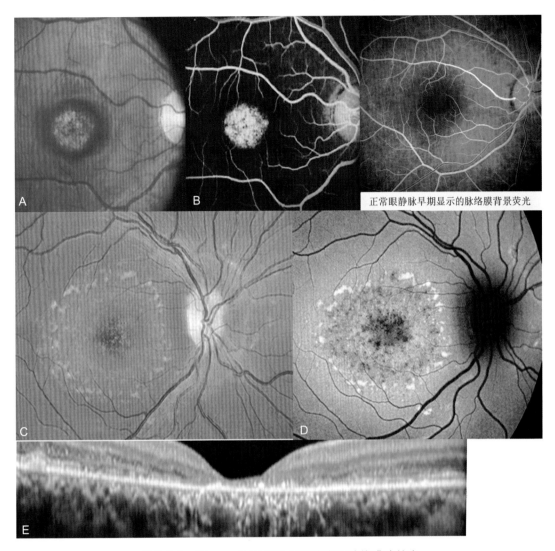

正常眼静脉早期显示的脉络膜背景荧光

图 5-9-3　Stargardt 病 FFA 早期像出现脉络膜暗效应

A. 男性 20 岁。彩照示黄斑 RPE 变性及萎缩。FFA 早期 (B) 示黄斑区有窗样缺损性强荧光。注意：此造影像缺乏正常的脉络膜背景荧光，称"暗脉络膜"(dark choroid)，85%Stargardt 病患者具有此特征。请与正常眼同一时间的 FFA 脉络膜背景荧光相比。C. 女性 17 岁。视力下降 5 年。色觉障碍。无家族史。两眼视力 0.25。多个斑点以环状围绕黄斑，但在视盘周围也呈半圆形，以及黄斑中央 RPE 斑驳状。D. FAF 图像示高自发性荧光斑点，对应于鱼鳞状斑点和斑驳的小凹自发性荧光不足，中央密集，对应于 RPE 斑驳和地图萎缩区。E. OCT 显示旁中心凹区视网膜和 RPE 明显丧失，外层视网膜开始萎缩。基因检测发现 ABCA4 基因有多个错义突变，符合 Stargardt 病。10 年随访中，双眼 BCVA 均下降至 0.1，并且发现增加了鱼叉状斑点

缩期的诊断需要确实的少年发病史，50 岁以上患者从眼底表现必须排除进展期 AMD、中心性晕轮状脉络膜营养不良。最有力的诊断根据是 ABCA4 基因突变。

眼底黄色斑点症患者证实 ABCA4 基因突变。最明确的诊断是，ABCA4 相关性 Stargardt 病的眼底黄色斑点症表型（fundus flavimaculatus

phenotype of ABCA4-associated Stargardt disease）；然而，多数只诊断为 Stargardt 病，少数诊断为眼底黄色斑点症。

单侧性病变的诊断需谨慎，除非家族中有人被确诊 Stargardt 病，或者探测到 ABCA4 基因突变。年龄幼小者需随访另一眼的发展，如果几年后另一眼视网膜发生相似病变，则可诊

断 Stargardt 病。

鉴于 Stargardt 病不一与眼底黄色斑点症鉴别，临床表现有时两者兼有，最常见的均是常染色体隐性遗传，基因均是 ABCA4。所以统称为 Stargardt 病 - 眼底黄色斑点症。

从基因诊断角度来说，最好诊断为"常染色体隐性 Stargardt 病 - 眼底黄色斑点症"，ABCA4 基因突变。"常染色体显性 Stargardt 病 - 眼底黄色斑点症"，6q14 的 ELOVL4 基因突变。

未进行基因筛查，未对家族成员的眼底详细检查者只能是"临床假定诊断"而已。

[鉴别诊断]

1. AMD 晚发型 Stargardt 病在 45—50 岁才开始表现者，酷似 AMD。AMD 者可以服用维生素 A 衍生物保健品，而在动物实验中发现这种保健品能增加 RPE 堆积脂褐质，可能会加重 Stargardt 病情。Stargardt 病的黄色小斑片与玻璃膜疣相似，二者鉴别见表 5-9-4。凡是老年人的黄斑有黄色斑点，形态不规则，黄斑中心较少，OCT 上局部强反光在 RPE，FAF 显示明显增强，FFA 动脉早期出现脉络膜沉默特征者为 Stargardt 病，如有家族史、ABCA4 基因突变者则可有把握地诊断。

2. 中心性晕轮状脉络膜营养不良 与 Stargardt 病晚期黄斑萎缩具有相同的外观，但是脉络膜萎缩出现在生命的晚期，无视网膜斑点，不存在血管造影暗脉络膜征。

3. 视锥细胞和视锥细胞 - 视杆细胞营养不良 可能临床类似于 Stargardt 疾病。然而，这些患者缺乏眼底斑片，经常出现眼球震颤，严重色觉异常，明显的 ERG 异常，不存在暗脉络膜征。

4. 氯喹毒性 一些视锥细胞 - 视杆细胞型晚期 Stargardt 病患者可能会误诊为氯喹毒性黄斑病变。因为外表看起来类似，但可以通过氯喹服药史进行区分。

5. 白点状眼底 (fundus albipunctatus) 或翻译为眼底白色斑点症。白色圆点的大小均匀分布于赤道 - 中周部视网膜，外观明确，自幼夜盲史，静止不进展。

6. 家族性玻璃疣 圆形和离散的玻璃疣，可能融合，不存在血管造影暗脉络膜征。

[治疗原则]

目前尚无有效治疗。病人外出长时间暴露在强光下时应戴墨镜和帽子，以减少形成全反式视黄醇形成的速度。还建议避免吸烟；避免大剂量维生素 A 补充剂，这会增加双类视黄醇 (bisretinoids) 在视网膜的形成。

美国 Advanced Cell Technology 视网膜下注射人类胚胎干细胞源性视网膜色素上皮细胞——hESC Derived RPE（MA09-hRPE）Cells，已进入 2 期。Cuevas 等（2012）基于视网膜炎症可能参与 Stargardt 病的发病，成纤维细胞生长因子（FGF）的促炎症活动参与 Stargardt 病的病理生理。羟苯磺酸（dobesilate）能抑制 FGF。玻璃体内注射 Dobesilate 治疗 1 例，4 周后视力由 0.01 改善至 0.3。2013 年他们用此法治疗 1 例地图状萎缩。

表 5-9-4 晚发型 Stargardt 病和 AMD 的鉴别

	晚发型 Stargardt 病 （眼底黄色斑点症表型）	AMD
黄斑黄色小斑点	形态不规则，黄斑中心较少	玻璃膜疣圆形而规则，有融合倾向，黄斑中心较多
黄斑 FAF	因大量积聚脂褐质而明显增强	轻度增强，正常或减弱
OCT	局部强反光在 RPE	玻璃膜疣中等反光在 RPE 下
FFA 动脉期	62% 患者出现脉络膜背景沉默	并不出现脉络膜沉默
CNV	发生 CNV 者少	常伴有 CNV
ABCA4 基因突变	绝大多数阳性	阳性者极其罕见

Rekik 等研究局部滴用血管紧张素转化酶抑制剂（angiotensin-converting-enzyme inhibitor）的效果。2% Ramipril 滴眼，3 次 /d，6 例患者随访 3 个月平均最佳矫正视力从（40±20）个字母改善至（51±17）个字母（Cabezon L, Ascaso F, Ramiro P. Optical coherence tomography: a window into the brain of schizophrenic patients. Acta Ophthalmologica, 2012, 90:s249）。

三、眼底黄色斑点症

1965 年 Franceschetti 和 Francois 发现眼底黄色斑点症（fundus flavimaculatus，FFM）。特征为边界不清的黄色斑点，位于后极。常染色体隐性遗传。与 Stargardt 病一样与 *ABCA4* 基因突变相关联。

[临床表现]

眼底黄色斑点症发病年龄在 25—30 岁出头，发展较慢。Stargardt 病 6—20 岁发病，发展比眼底黄色斑点症快些。多数主张将本病并入 Stargardt 病。

视力：根据斑片是否波及小凹而异，正常至数指。

两侧后极视网膜深层有许多对称性淡黄色小斑片（flecks），边界常不清楚，形态多种混杂（新月形，鱼或鱼尾形，不规则形）。典型病例先发生于后极黄斑外围和中周部，新旧交替出现，向内可能会波及黄斑，向外扩展至赤道。长期病人在小斑片周围可能出现色素，在视网膜萎缩的同时小斑片逐渐消逝。视盘、血管、周边眼底正常（图 5-9-4）。

眼底黄色斑点症的临床分类（Fishman, Arch Ophthalmol, 1976, 94：2061-2067）：

Ⅰ 期：病损限制在中央黄斑。

Ⅱ 期：病损向前延伸至血管弓，鼻侧延伸至视盘。

Ⅲ 和Ⅳ 期：视网膜，RPE 和脉络膜的萎缩增加。

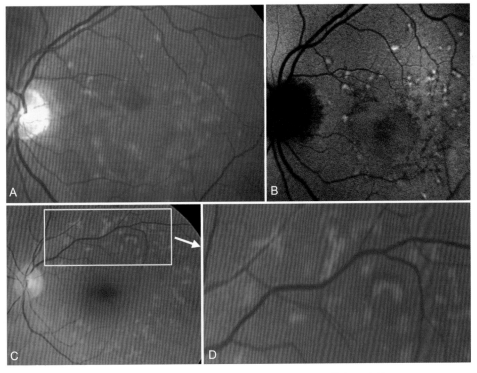

图 5-9-4　眼底黄色斑点症，围绕中心凹散在黄色小斑片

A. 黄斑 RPE 水平很多不规则形小斑片围绕着中心凹。B.FAF 将脂褐素小斑片的强自发荧光显示得清楚夺目。C. 小斑片分布在血管弓及靠近血管弓，中心凹外表上尚未波及。上方的小斑片放大 (D),彰显其多种不规则形态

FFA：新鲜小斑片因 RPE 尚完整，黄色沉积物(酸性黏多糖)遮挡造影早期的脉络膜荧光，称脉络膜暗效应（脉络膜沉默或脉络膜遮掩）。小斑片造影早期遮挡荧光，造影晚期染色而显示强荧光，RPE 破坏处呈窗样缺损透照。造影所见的 RPE 病损较检眼镜所见者多。小斑片与玻璃膜疣的区别在于小斑片不规则形，玻璃膜疣可以被染色，常呈圆形。

FAF：早期淡黄色小斑片（脂褐质堆积）出现强自发荧光，后期变为弱自发荧光，说明堆积的脂褐质被完全吸收而细胞死亡。

ERG：正常或轻度异常（可能 b 波潜伏期延长），不会严重至不能记录。

EOG：轻度异常。

OCT：淡黄色小斑片呈强反光，Voigt 等对31 眼（17 例）眼底黄色斑点症小斑片 OCT 像分析归纳成 5 类。A 类→ B 类→ C 类→ D 类或 E 类（表 5-9-5）。

[诊断]

诊断要点：① 25—30 岁出头开始两眼视力逐渐减退。②两侧对称性黄斑和（或）周围深层黄色小斑片，排列不规则。③ FFA 早期脉络膜沉默。晚期病人 RPE 萎缩呈窗样缺损强荧光。④ FAF 图像 RPE 细胞堆积的脂褐质呈强自发荧光斑点，RPE 萎缩区示弱自发荧光。⑤伴有黄斑 RPE 变性病变（Stargardt 病）。⑥ ERG 正常或轻度异常；EOG 轻度异常。⑦ Stargardt 病或眼底黄色斑点症家族史，或患者有 *ABCA4* 基因突变。⑧地图状萎缩期的诊断需要确实的少年发病史，50 岁以上患者从眼底表现难以除外进展期 AMD。最有力的诊断根据是 *ABCA4* 基因突变。

符合前 2 项条件即可诊断眼底黄色斑点症；③④加强诊断。⑦确定诊断。

眼底黄色斑点症伴有黄斑 RPE 变性病变（Stargardt 病），一般诊断为 Stargardt 病。

未进行基因筛查，未做家族成员的眼底详细检查者只能是"临床假定诊断"而已。

[鉴别诊断]

软玻璃膜疣见于老年人，EOG 正常。有黄斑萎缩病变的眼底黄色斑点症与 Stargardt 病甚

表 5-9-5　眼底黄色斑点症小斑片 OCT 像分类

分类	小斑片位置	病灶界限	占比（%）
A	局限于光感受体外节 -OS/RPE-RPE/Bruch 膜复合体	RPE-OS	100
B	突起的强反光物由 EZ（IS/OS）伸入外界膜	RPE- 外界膜	100
C	强反光物进一步突起进入外核层	RPE- 外核层	81
D	强反光物仅仅积聚于外核层为特征	积聚于外核层	55
E	玻璃膜疣样视网膜色素上皮脱离	玻璃膜疣样 PED	29

（Voigt M ,Querques G ,Atmani K ,Leveziel N. Analysis of retinal flecks in fundus flavimaculatus using high-definition spectral-domain optical coherence tomography. Am J Ophthalmol，2010，150:330-337）

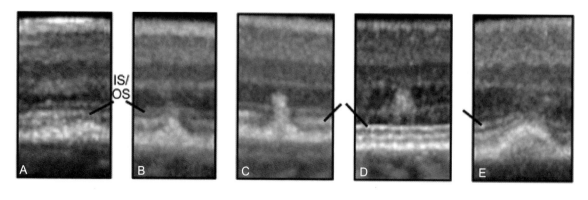

相似，但可与多发性卵黄样营养不良区别。

MEWDS 年轻女性，多为单眼。急性发作。多数经 3～10 周白点消失，视力基本恢复。可能复发。ERG：急性期可能降低，恢复期回复正常。EOG：可能减退。

四、卵黄样营养不良

德国眼科医师 Frederich Best 于 1905 年报道一个患病家族，故名 Best 病。

眼底镜检查发现的典型病变是圆形的，圆顶状囊肿，在黄斑中央，含有黄白色物质。Zanen 和 Rausin1950 年首先将其形容为蛋黄，取名"vitelliform"。从那时起，Best 黄斑营养不良症也被称为青少年卵黄样黄斑营养不良。

卵黄样营养不良（vitelliform dystrophy）又称卵黄样黄斑营养不良，Best 卵黄样黄斑营养不良。BEST1 卵黄样黄斑营养不良专指已有 BEST1 基因突变证实者。

病理检查发现：突出性改变是 RPE 萎缩。卵黄色圆盘推测是色素上皮细胞内的黄色物质，很可能为脂褐质（lipofuscin）。

[遗传学]

不规则常染色体显性（少数隐性）遗传，男女均等，显性遗传的病者或基因携带者的孩子 50% 将得病。

Best 病是一种遗传性黄斑变性，表现为不规则的常染色体显性遗传，1998 年证实致病基因是 VMD2（vitelliform macular dystrophy 2）基因（现称 BEST1 基因，编码 OMIM 153700）。BEST1 基因位于常染色体 11q13，由 11 个外显子组成。涵盖 14.1 个千碱基和编码 585 个氨基酸蛋白质。bestrophin 蛋白（有 4 种同源序列，分别命名为：hBestl、hBest2、hBest3 和 hBest4）。bestrophin-1 是 BEST1 基因的蛋白质产物，是在 RPE 细胞的多功能蛋白质。bestrophin-1 在正常人表达在 RPE 细胞的基底侧质膜（basolateral plasma membrane）的钙离子激活的氯离子通道，但很可能还参与调节细胞内的电压相关的钙离子通道。

BEST1 的突变与早期和成人发病有关；其中最常见的是青少年发病 Best 卵黄样黄斑营养不良症（OMIM 607854）。对于所有人病人来说，主要的致病机制似乎位于视网膜色素上皮的水平，具有继发的感光细胞和潜在的普遍性眼部发育受累。BEST1 也与眼部发育缺陷有关，特别是短小眼症（nanophthalmos）。

至今，超过 200 个病突变的基因被确定与 BEST1 突变相关联。不过大多数是错义突变，位于蛋白质的细胞内 N 末端部分。

基因携带者无眼底改变，但 EOG 异常。

[临床表现]

发病年龄 3—15 岁。

年轻患者的视力略有降低（RPE 有脂褐质堆积，而感光视网膜几乎正常），但老年组视力严重减退。40 岁以内的患者 76% 至少有一眼的视力 0.5 或更好；30 岁以上的患者 74% 至少有一眼的视力 0.2 或更差。两侧性；单侧性者极少。

蛋黄状变性较为特殊，不会与其他黄斑营养不良混淆。特点是黄色脂褐质沉积于视网膜色素上皮和（或）视网膜下间隙，一个圆形光滑及色泽有如蛋黄（1～3 DD），视力影响相对较轻；卵黄样沉积物会被吸收或液化，液体稍多时就有液平面，以后，囊壁破裂而变为色素性的萎缩区、纤维增生的瘢痕，10% 继发视网膜下新生血管而视力下降。EOG 异常是特征。

[分期]

1971 年 Deutman 依凭 91 例患者的特征将卵黄样营养不良分成 6 期。Wilmer 眼科研究所的 Mohler 和 Fines 对 91 例的 54 例经 5 年以上的随访，修改 Deutman 的分类，根据病情的演变将本病分为 5 期（Ophthalmology，1981，88：688-691）：

0 期：黄斑正常。但眼电图（EOG）异常。182 眼（91 例）中占 18%。

I 期：卵黄前期（previtelliform stage）。黄斑区 RPE 轻度异常。占 9%。

在 RPE 水平有一个黄色小圆斑，约 < 1/3 DD（图 5-9-5）。FFA 显示 RPE 的圆盘阻挡透

见脉络膜荧光。OCT 在 RPE 和（或）视网膜下有强反光物沉积。

Ⅱ 期：卵黄期（vitelliform stage）。黄斑区典型卵黄样病损。占 9%。卵黄破裂成为"炒蛋"样外观，称Ⅱa 期。

原先的那个黄色小圆斑可能完全消失，重又出现一个新的黄色圆盘，直径 0.5 ～ 3 DD。病灶微隆起。FFA 在 RPE 萎缩处显示强荧光。视力常在 0.5 左右。Ⅱa 卵黄破碎期（vitelliruptive stage）或炒蛋期（scrambled-egg stage）。黄色圆盘内的黄色物质瓦解分裂成碎散的炒蛋状外观，圆盘状囊肿内部分沉积物化为透明液体（图 5-9-6）。卵黄样沉积物常积聚在囊肿腔的边缘，呈环状。此种环有 3 种类型：①均匀的薄层环，最多见；②圆环沉积物由很明亮的小球像首饰物上的珍珠分散排列；③圆环上放射状黄色沉积物排列成轮辐状，最少见。

Ⅲ期："假性前房积脓"期（pseudohypopyon stage）。囊肿内沉积物化成透明液体居上方形成液平面，卵黄样沉积物比重液体高，故沉在下方。占 2%。

黄色沉积物穿越 RPE 进入视网膜下间隙，囊肿黄色物显示液平面。黄色荧光基团首先积聚在 RPE 细胞内，然后进入视网膜下空间与视网膜下液一起，这种积聚可能因 RPE 泵的异常而致。

Ⅳ期：上述黄斑病损出现 RPE 萎缩，瘢痕或脉络膜新生血管形成。视力明显下降。占 40%。

Ⅳa 萎缩期。橙红色病损出现萎缩。由于 RPE 萎缩，增加脉络膜的能见度。FFA 中期脉络膜荧光更明亮。

Ⅳb 瘢痕期。病损有白色纤维瘢痕组织的外观。纤维瘢痕在 FFA 后期染色。如染色区在扩大，则表明存在 CNV。

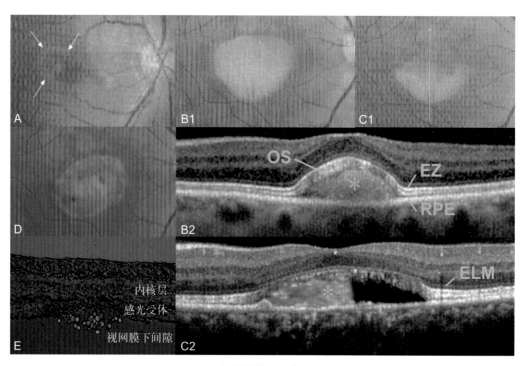

图 5-9-5　卵黄样营养不良（Best 病）

A. 卵黄前期，黄色小圆斑。B1. 卵黄期，视网膜深层一个 3DD 黄色圆斑，常为 3—15 岁。其 OCT 切面 B2 示中心凹隆起，卵黄样沉积物 (*) 在视网膜下，RPE 上。RPE 尚完整。C1. 假性前房积脓期 - 炒蛋期，圆盘内上半部黄色沉积物瓦解分裂成碎散的小片。C2. OCT 示圆盘下半卵黄样物 (*)，其上方卵黄样物化解成视网膜下液，RPE 开始萎缩。D. 脉络膜视网膜萎缩斑期，色素游离。均证实 VMD2 基因突变。E.Best 病眼尸检。82 岁，自幼两眼发病，EOG 明显异常，有三代家族史。卵黄破碎期。在巨噬细胞内的绚丽绿色荧光发自脂褐质，位于视网膜下间隙，少量分布于外层视网膜（×100）。另一切片中可见脂褐素沉积在 RPE 细胞表面

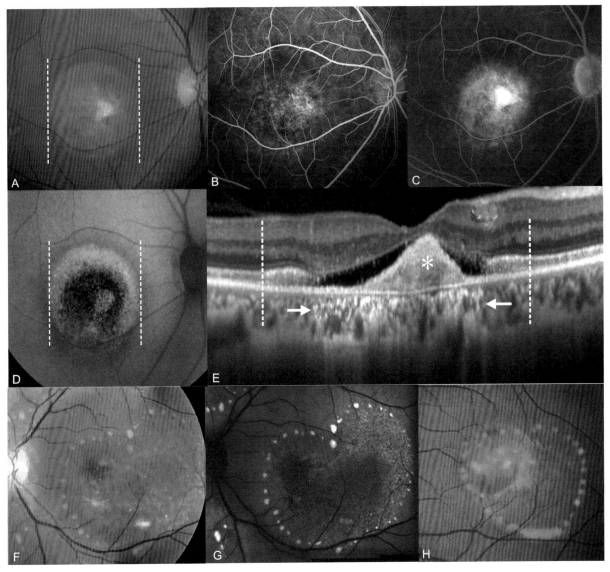

图 5-9-6 Best 黄斑卵黄样营养不良卵黄破碎期的 FAF、FFA、OCT

A. 患者女性，57 岁，两眼相似病变的右眼彩照。在囊肿的中心有无数淡黄色沉积，中央有一团聚集物，在囊肿边缘有一些浅淡沉积排成环状（用虚线表示外边界）。B、C. FFA 早期斑驳状 RPE 萎缩出现窗样缺损性强荧光，FFA 后期有些渗漏。D. 眼底自发荧光像。病灶中心出现强自发荧光和遮挡荧光组成的斑驳状外观，周围环状强自发荧光，与彩照改变完全对应。E. 卵黄样沉积物呈土丘样强反光 (*)，介于外界膜与 RPE 之间，RPE 有些萎缩，外界膜被抬高，但未被顶破。周围液体环绕。其上的外核层变得极薄。病灶周边环状沉积在 EZ 和 RPE 之间，环内的 IZ 被溶解。白色箭指示脉络膜反光增强区域是 RPE 萎缩的标志。F. 中心凹及其颞下明显 RPE 萎缩性改变，病灶边缘卵黄样沉积物排成鸡心状，此种黄色沉积物也见于视盘上下方，属多灶性。G. FAF 图像中病灶区主要是 RPE 萎缩造成的无自光荧光；散布强荧光细微颗粒。鸡心状排列的强自发荧光斑点比彩照中的醒目。H. 卵黄样囊肿内不规则散在破碎的黄色斑片，囊肿边缘黄色小球组成一个环。此病灶的颞侧与一个大病灶交叠，大病灶的边缘整齐陈列着黄色小球；病灶内可见很淡的黄色小斑点

IVc 脉络膜新生血管期。除纤维增生的瘢痕外，可见灰绿色病灶，或有视网膜下出血。FFA 显示 CNV 性强荧光，而且在造影后期渗漏。

请注意：Gass 分期中，假性前房积脓期在炒蛋期（卵黄破碎期）之前。假性前房积脓期与卵黄破碎期在漫长的病程中会相互演变，所以，这两个期并无固定的前后次序，因人而异。

[辅助检测]

ERG：完全正常为特征。

EOG：一定低于正常，Arden 比值低于 1.5（正常值 ≥ 1.8）。Arden 比值是明适应的峰值/暗适应的谷底值。明适应的峰值是介导于穿过 RPE 细胞的基底外侧质膜氯化物电导的改变（Gallemore 等，1989）。BEST1 基因编码的 bestrophin-1 蛋白位于 RPE 细胞的基底外侧质膜，因此，*BEST1* 基因突变会降低明适应峰值。

ERG 正常而 EOG 异常：这种很反常的离异现象，以卵黄样营养不良为代表，在黄斑营养不良的鉴别诊断上有重要价值。基因携带者 EOG 就有异常，EOG 正常者即可排除基因携带，但是最近 Meunier 等调查 25 例临床假定 Best 病患者 15 例（60%）*BEST1* 基因突变患者中 3 例（20%）EOG 正常（Ophthalmology 2011，118：1130）。当然 EOG 异常必须排除病人不合作，两眼未跟随注视灯的左右变换而配合转动。

FAF：卵黄样沉积物（脂褐质）呈强自发荧光斑点，病变后期 RPE 萎缩区以弱自发荧光姿态出现。病灶一般是类圆形的斑片，但是约 5% 卵黄样病灶内的强自发荧光呈轮辐状。

OCT：介于 EZ（IS/OS）光带与 RPE 光带之间的区域称卵黄样间隙（vitelliform space）。

①临床前期：OCT 示 IZ（交错带）光带局部性增厚。

②卵黄期：圆顶形病损在视网膜色素上皮的上方，感光受体外节顶端的下方（即视网膜下）。黄色素呈强反光，所以卵黄样沉积表现为均质性强反光。

③卵黄破碎期：卵黄样物分裂成小块，有时卵黄样物呈环状聚集在囊肿的边缘。囊肿内散在液体。此期逐步演变成萎缩期的过渡时期会有 RPE 萎缩和（或）视网膜下纤维化改变。

④假性前房积脓期：垂直切面示卵黄沉积物在囊肿下部，上方部分为视网膜下液体，有液平面。

⑤萎缩期：多年病程患者 RPE 会逐渐萎缩。此外，RPE 下玻璃膜疣样沉积是值得注意的，

少数患者表现 RPE 下纤维化结节。

⑥瘢痕期：很多病人出现一个或多个视网膜下纤维组织的白色斑块。许多患者在 RPE 下出现一个孤立的手指状纤维化结节（fibrotic nodule），强反光并向前突起（图 5-9-7）。通常在小凹 100μm 之内，结节四周是浆液性视网膜下液。卵黄样病损原则上是局限于 EZ 光带与 RPE 光带之间的区域，但约 1/3 病人卵黄样病损区的 EZ 是完整的，1/3 病人的 EZ 是被病损顶破，1/3 病人的 EZ 消失。

FFA 造影早期卵黄样沉积物遮挡荧光，幼年病人沉积物中的黄色素疏水的，所以可以像血液那样遮住背景荧光；造影后期仍然是无荧光或发轻微荧光。随着时间推移，中老年时黄色素逐渐变成亲水性的，以致染料可以染色。RPE 萎缩处为窗样缺损强荧光，晚期纤维化结节可染色；FFA 对诊断并不重要，主要用于鉴别诊断，黄斑出血时必须 FFA 证实 CNV。

[发展进程]

5 年稳定：Mohler 对 182 眼的追纵研究，107 眼随访 5 年。首诊时 0 期的 88% 病人、首诊时 I 期的 80% 病人、首诊时 IVa 期的 70% 病人、首诊时 IVb 期的 80% 病人、首诊时 IVc 期的 100% 病人经 5 年随访病情保持稳定，未改变分类病期。58 眼随访 8～10 年的统计数与 5 年的相似。

5 年进展至后期者：卵黄期全部 6 眼进展至后期。假性前房积脓期分别在 5～10 年进展至后期。卵黄期全部进展至炒蛋期。炒蛋期几乎全部病人在 8～10 年进展至"假性前房积脓"期。"假性前房积脓"期进展至萎缩期或 III 期 + IV 期（假性前房积脓伴萎缩）。

[诊断]

诊断要点：① 3—15 岁起病。② Best 黄斑营养不良家族史，或患者具有 *BEST1* 基因突变。确诊的必备条件。③"两侧对称性"黄斑部一个深层卵黄色圆盘（0.5～3 DD），另一眼可能小些。④ OCT 示一团强反光沉积物位于视网膜之下 RPE 之上。⑤ EOG Arden 比值低于

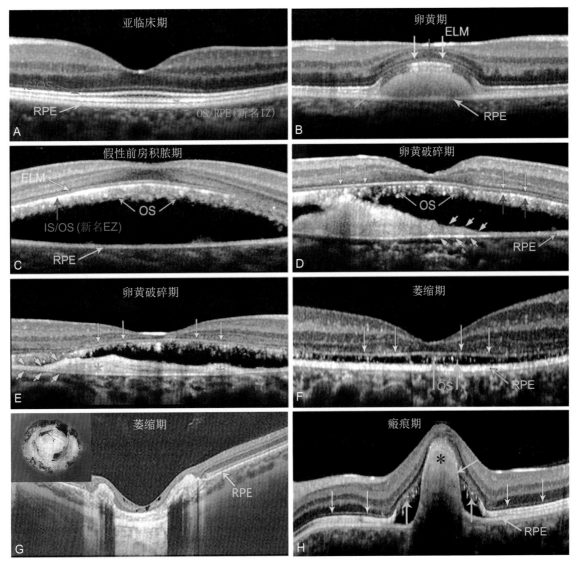

图 5-9-7　Best 黄斑卵黄样营养不良各期 OCT 特征

A. 亚临床期：整个黄斑 OS/RPE 增厚；最佳矫正视力 1.0。B. 卵黄期：RPE 和 OS/RPE 之间有同质性强反光物沉积。在沉积物上方的光感受器外节 (OS) 拉长，外核层 (ONL) 变薄，IS/OS 和外界膜 (ELM) 是可辨别的（黄色箭）；BCVA 0.6。C. "假性前房积脓"期：RPE 保存完好（绿箭），有视网膜下液（与卵黄物下移），OS 细长和不规则排列（橙箭），IS/OS 为规则可辨别的（红箭），ONL 变薄；BCVA 0.6。D、E. 卵黄破碎期：OS 缩短而严重错位（橙色箭），IS/OS 衰减，断裂（红色星号）。ONL 几乎不可辨；由强反光丘（绿色星号）而使 IS/OS（绿色箭）分裂（绿短箭），BCVA 每眼 0.2。F. 萎缩期：光感受器细胞进一步丧失（橙色箭），视网膜下液最终可能重新吸收；强反光丘不再存在，RPE 可相对保存良好（绿色箭）；BCVA 0.06。G. 萎缩期：中央区域脉络膜视网膜凹陷和萎缩周围的视网膜下强反射环。H. 瘢痕期：小凹处一个 RPE 下几乎均质性强反光纤维化结节 (*)，手指状突起，结节部位的 RPE 因过度牵伸而损害。结节顶端的感光视网膜结构破坏。结节两侧视网膜下液中悬挂着拉长的外节。纤维化瘢痕伴视网膜下液者必须警惕 CNV

1.5，ERG 正常。⑥卵黄样病变呈强自发荧光斑点，病变后期 RPE 萎缩。⑦卵黄期：黄色囊肿破碎期（煎蛋期）——两侧黄斑囊肿或显液平面，假性前房积脓。萎缩期、瘢痕期、视网膜下新生血管期——两侧黄斑圆形萎缩斑（2～

3 DD），或两侧黄色病损出现纤维化、黄斑出血。⑧视力比以黄斑病损估计的为好。

　　符合前四项条件即可诊断卵黄样营养不良。⑤为加强诊断。EOG 正常者（EOGArden 比值＞ 2）请勿诊断卵黄样营养不良，除非有阳性家族史和（或）证实 *BEST1* 基因突变。②为确定诊断的关键，医院若不能进行基因探查，则至少有可靠的阳性家族史。

无条件探测基因的医疗机构最好一定要做 EOG。EOG 明显异常对卵黄样营养不良的敏感性和特异性很高。

检测到基因 *BEST1* 突变则确定诊断为"*BEST1* 卵黄样营养不良"。未进行基因筛查，未详细调查家族成员的眼底者只能是"临床假定诊断"而已。

萎缩斑时期往往已非少年，所以就诊年龄扩展至成年，不过最好能追溯到发病起始年龄。此时彰显②在诊断中的重要性。

典型病例只有一个卵黄样病灶，凡是多个病灶的必须有家族史和（或）*BEST1* 基因突变才能诊断。卵黄样营养不良的多灶性病灶往往是：大小不等、可以是数个 DD 大、病灶轮廓经常有一些不规则。这些较大的病变常常表现出部分消散或破碎。多个黄色素圆形斑点可以布置在圆形或椭圆形，分布在附近破碎病变的周边。

凡是在病灶边缘有出血者必须警惕继发脉络膜新生血管形成。有外伤诱因的视网膜出血，而无视网膜下新生血管者，出血会自行吸收。

［鉴别诊断］

卵黄期病灶需与下列疾病鉴别：

1. 成人型卵黄样黄斑营养不良（AVMD）又称假性卵黄样营养不良（pseudovitelliform dystrophy），归属于图形状营养不良。与 Best 卵黄样营养不良相比有以下 5 个特点：①起病于成年人（30—50 岁）。②常单侧起病，以后成为两侧性。③卵黄样病灶小些，1/3 ～ 1 DD；可能夹杂一些色素。黄色病灶可能破碎成小斑点。颇似 CSCR 的小型色素上皮脱离（PED）。④ EOG 正常，1/3 病人 Arden 比 1.5 ～ 1.8。⑤部分病人有明确的常染色体显性遗传家族史，染色体 6p21.2，外周蛋白 /RDS 基因突变。[RDS=retinal degeneration slow gene。PRPH2= 外周蛋白，旧名 RDS。PRPH2 是鼠慢性视网膜变性（RDS）基因的人类同源物，也称为 RDS/ peripherin]。

2. 融合性软玻璃膜疣　主要在老年人，淡黄色深层圆斑。OCT 示病灶在 RPE 下，EOG 正常。

3. 合并卵黄样脱离的表皮玻璃膜疣　主要为老年人，有大量小的、黄色半透明的黄斑 RPE 圆形病灶（25 ～ 75μm）；FAF 早期就表现为"满天星"样或"银河"样强荧光点，晚期荧光渐渐消逝。OCT 示沉积物在 RPE 之下。

4. 黄斑盘状瘢痕　主要在老年人，淡黄色瘢痕犹如云朵般厚薄交替重叠，边缘不如卵黄样营养不良那么规则。如有出血则鉴别更易。OCT 示 RPE、EZ 严重破坏。

5. 眼底黄色斑点症　需要与多个卵黄色小斑点（卵黄斑破碎而不止一个）鉴别。主要鉴别点是眼底黄色斑点症的 FFA 早期示脉络膜淹没，EOG 轻度异常，*ABCA4* 基因突变。卵黄样黄斑营养不良的 EOG 明显异常，*BEST1* 基因突变。

6. 急性渗出性卵黄样黄斑病变（acute exudative vitelliform maculopathy）　罕见病。仅报道数例。急性，蜂巢状视网膜下白色斑点，强自发荧光，EOG 异常。无家族史。

7. 脉络膜视网膜炎　必有玻璃体炎，FFA 示视盘炎或视网膜血管炎。黄斑无卵黄样病损。

8. 眼内淋巴瘤　发病较快，单侧，或有系统性恶性病变史。无 EOG 异常。

9. 两侧性慢性 CSC（伴视网膜下纤维蛋白）　两侧性黄斑视网膜浆液性脱离，脱离边缘伴淡黄色沉积物（FAF 示强自发荧光，此是发现误诊的重要线索），FFA 显示多处渗漏，ICGA 有强荧光斑，患者 30 岁和 50 岁时的卵黄样黄斑营养不良均被误诊为 CSC。PDT 治疗无反应，经 3 年随访眼底改变和视力均无明显变化，也是发现误诊的重要线索。EOG Arden 比值 =1.2，1.6 是纠正诊断的重要证据，后经基因检测 *VMD2* 基因阳性才最终确诊为 *BEST1* 基因卵黄样黄斑营养不良。

[治疗原则]

为防止眼外伤引起视网膜出血，建议病人不参与剧烈运动。继发视网膜下新生血管者玻璃体内注射抗 VEGF。抗 VEGF 促进吸收视网膜下液体，但是瘢痕期特别是指状突起的纤维化结节周边的视网膜下液似乎不能使之彻底吸收。

五、视锥细胞营养不良

视锥细胞营养不良（cone dystrophy）主要为常染色体显性遗传，也有隐性遗传，性连锁隐性遗传及散发性病例。特征为开始于年轻时期的色觉障碍及两侧性视力减退，黄斑部有色素性改变，早期明视 ERG 明显降低而暗视 ERG 仅轻度异常。

静止性视锥细胞营养不良：表现为各种程度的先天性视锥细胞功能障碍，但视杆细胞功能正常。有全色盲（monochromatism）、性连锁蓝色视锥细胞全色盲、全色盲而视力正常、寡视锥细胞三色视者。

进行性视锥细胞体营养不良：常出现于儿童期，甚至成年早期。这些患者生命后期往往发展视杆细胞功能障碍。

视力逐渐减退为唯一症状，敏感的病人会发现在弱光下视力好些。严重病例视力可低于0.1。中心暗点，晚期也许周围视野缩小。早期即有严重色盲。

眼底改变有三种不同表现：①牛眼状黄斑色素改变（Bull-eye maculopathy）：像射击用的靶，分 3 个地带，中央为色素圆斑，最外圈为色素增多带，夹在中间的是色素稍淡的环状带。此种色素改变（增多及缺乏）不很明显，必须仔细观察才能发现（图 5-9-8），用间接检眼镜检查比用直接检眼镜的发现率高得多。此型最常见。②色素增多：弥散性色素细点或色素块，赤道部也许有骨小体样色素分布于静脉周围。不常见。③脉络膜萎缩：脉络膜毛细血管萎缩而暴露脉络膜大血管。此型较色素增多更少有。

视盘：颞侧苍白。

视锥细胞营养不良的荧光素眼底血管造影（FFA）：淡淡环状带呈强荧光。

OCT：黄斑部视网膜厚度明显变薄，结构萎缩性改变，尤其是外核层，感光受体的内节和外节，RPE。视力与 EZ 的保持连续性、中心凹厚度有关。OCT 的结构细微异常非常有助于早期诊断。

ERG：早期明视 ERG 很低甚至不能记录，而暗视 ERG 在早期正常，晚期也可异常甚至不能记录。

EOG：正常，严重病例也降低。

[诊断]

诊断要点：①年轻时期起病的色觉障碍及两侧性视力减退。②两眼对称性病变。③牛眼状黄斑色素改变。④明显色觉障碍。⑤ FFA 示淡淡环状带显示透见性强荧光，内圈和外圈是色素遮蔽荧光。⑥ ERG：早期明视 ERG 很低甚至不能记录。⑦常染色体显性遗传为主。

符合前 5 项就能诊断视锥细胞营养不良。

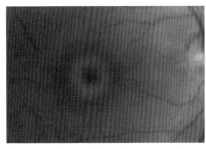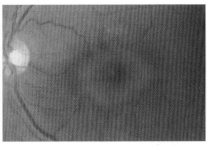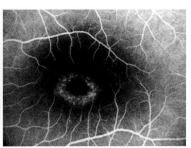

图 5-9-8　牛眼状（Bull-eye）黄斑色素改变

牛眼状黄斑色素改变：分三个地带，中央为色素圆斑，内环为色素稍淡的环状带，最外圈为色素增多带。FFA 示 RPE 损害所致窗样缺损强荧光——内环

⑥⑦为加强诊断。

早期视网膜外表改变不太明显，而视力异常者，OCT 发现中心凹变薄，外层视网膜结构异常则对诊断是重要的客观证据。

[鉴别诊断]

1.牛眼状黄斑病变需要鉴别的病变有 ① AMD 的 GA。② Stargardt 病 / 眼底黄色斑点症。③ 靶心样黄斑营养不良（concentricannular macular dystrophy）。④ 药物毒性：氯喹视网膜病变、羟氯喹、氯法齐明、地高辛。⑤ 锥体营养不良。⑥ 窗孔样反光性黄斑营养不良（fenestrated sheen macular dystrophy）。⑦ Hallervorden-Spatz 综合征。⑧ 脂褐质沉积症（lipofuscinosis）。⑨ 岩藻糖苷累积病（fucosidosis）。⑩ 幼年 Batten 病。⑪ Bardet-Biedl 综合征。

2. AMD 的 GA 牛眼状黄斑病变可能会进展到 GA，与 AMD 的 GA 类似，但是通常这两种 GA 有区别。牛眼状黄斑病变导致 GA 的中心区域无相关软玻璃膜疣，而 AMD 的 GA 通常是多病灶，保留中央凹直到非常晚期。此外，牛眼状黄斑病变发生在早期或中年，而 60—80 岁患者最常见的是 AMD 的 GA，80—90 岁患病率增加。

3. 靶心状黄斑营养不良（concentric annular marcular dystrophy，CAMD） Deutman（1974 年）报道一家族成员中 4 位表现这种特殊的黄斑病，称为良性靶心状黄斑营养不良。由染色体 6p12.3-q16 的基因突变引起的显性遗传疾病。其特点是视力好，黄斑中心不受累而旁黄斑区色素减退呈"牛眼"状病变，类似于氯喹视网膜病变和视锥细胞营养不良。有的病例脱色素环周围可见小玻璃膜疣。视力大多正常，然而，对至少 10 名患者的 10 年长期随访显示进行性周围视网膜病变伴骨刺色素沉着，ERG 显示广泛的视锥细胞和视杆细胞功能障碍。疾病晚期视盘蜡色苍白，视神经乳头周围萎缩和小动脉变细，提示为视网膜色素变性，并伴有进行性视力下降，夜盲症和色觉减退。FFA 显示一个类似"牛眼"的窗样缺损环，而 FAF 与其正好相反，RPE 萎缩的区域呈弱自发荧光。后期：良性靶心状黄斑营养不良病变进展患者可出现旁中心凹区片状萎缩，导致视力下降。眼底可见围绕中心凹的不规则的萎缩病变，FFA 及 FAF 有助于判断色素上皮和光感受器的功能状态。

4. 窗孔样反光性黄斑营养不良（fenestrated sheen macular dystrophy） 这是一种常染色体显性遗传的黄斑病变。特点是通常在成年发病，只有轻度视力丧失；旁中心暗点可能是最早的症状；眼底可见黄斑区黄色的反光伴神经视网膜红色窗孔样病变（图 5-9-9）；宛似成年发病卵黄样黄斑营养不良，视网膜下黄色积聚。后期：会出现环形的视网膜色素上皮脱色素区，呈"牛眼"状外观。黄色的反光会持续存在，但窗孔样改变消失代之以 RPE 改变。黄斑区叶黄素的缺少可能是该病的病因。

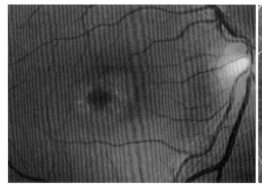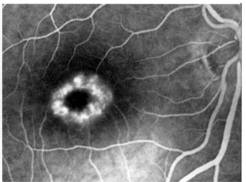

图 5-9-9 窗孔样反光性黄斑营养不良

六、视锥细胞 – 视杆细胞营养不良

视锥细胞 - 视杆细胞营养不良（cone-rod dystro-phy）后期黄斑及周边视网膜也许有骨小体样色素，血管变细，俨然像视网膜色素变性（RP）。鉴别时着重注意黄斑部有无色素改变(牛眼状或不规则形)，从前是否在弱光下视力好些。常染色体隐性遗传。

ERG：早期明视 ERG 很低甚至不能记录，暗视 ERG 较明视 ERG 稍好，晚期二者均不能记录。

EOG：异常，严重病例明显降低。

七、图形状营养不良

图形状营养不良（pattern dystrophy）又称视网膜色素上皮图形状营养不良，是影响患者双眼黄斑区视网膜色素上皮（及外层视网膜）。

图形状营养不良包括一系列不同图形状的黄斑变性，均两眼对称，RPE 改变相似，伴常染色体显性遗传的，至于外显率还不清楚。常在中年发病。

最初各种图形状营养不良家谱分离出不同的视网膜色素异常的报道。Hsieh（1977）报道一个家族中包括大网格营养不良和蝴蝶样营养不良。并且发现不同图形营养不良患者有 pe-ripherin/ RDS 基因突变（peripherin= 外周蛋白；RDS=retinal degeneration，slow= 慢性视网膜变性）。最后研究者提议图形状营养不良为统一的病名。一些研究者发现成人发病黄斑色素上皮营养不良（adult-onset foveomacular pigment epithe-lial dystrophy，AOFPED）患者的 peripherin/RDS 复合物突变，peripherin/RDS 基因是与感光膜相关的糖蛋白，推测影响外节形态的发生。

主要影响部位在视网膜色素上皮水平。又分为 5 种亚型；①成人发病中心凹黄斑卵黄样营养不良（adult-onset foveomacular vitelliform dystrophy）；②蝴蝶样色素营养不良（butterfly-shaped pigment dystrophy）；③网状视网膜色素上皮营养不良（reticular dystrophy of the RPE）；④类似眼底黄色斑点症的多灶性图形状营养不良（multifocal pattern dystrophy simulating fundus flavimaculatus）；⑤粉末状眼底改变（fundus pulverulentus）。

黄斑有黄、橙或灰色斑点，伴色素沉着的不同图形状病变。随后发现黄斑区可有多种排列的图形，如卵黄样、蝴蝶样，也有的形成放射状、环状、网状或不规则形分布。常不为人所注意，于中年以后才发现，以致可误诊为年龄相关性黄斑变性。

孤立性图形状营养不良也与许多全身性疾病有关，包括弹性假性黄瘤、肌强直性营养不良、母系遗传性糖尿病和耳聋，以及遗传性痉挛性截瘫，McArdle 病（11 号染色体上的 *PYGM* 基因突变，导致骨骼肌糖原磷酸化酶缺乏）。

[眼底改变]

无论哪种亚型，在黄斑区均可形成黄、橙、灰或黑色的色素沉着，图形状排列，尽管图形不同，但均影响视网膜色素上皮。故将其归类统称为视网膜色素上皮图形状营养不良。同一家族成员可表现为不同的亚型。

蝴蝶样和网状营养不良都是色素沉积网，但有所不同，蝴蝶样营养不良是不太广泛的色素网，发现 *PRPH2*（现名 *RDS*）基因突变。而网状营养不良是广泛的色素网而且有网结。

[影像学检测]

FAF：色素条纹呈强荧光，恰与它在 FFA 图像中出现的遮挡荧光相反。RPE 病变是 FAF 的最佳适应证，RPE 损害和丢失在 FAF 图像中异常醒目。

FFA：色素条纹因遮蔽背景荧光故易被发现。RPE 损害出现窗样缺损强荧光。蝴蝶形改变在 FFA 比眼底彩照容易看清。

OCT：显示病变在 RPE。

ERG：正常或轻度异常（可能 b 波潜伏期延长），不会严重至不能记录。

EOG：一定异常，推测广泛 RPE 功能障碍，远比检眼镜所发现的严重。

[诊断]

诊断要点：① 20—40 岁以后发病。② 两侧对称性。③黄斑淡黄色斑点和色素沉着，或呈图形状或放射状。④ FAF 色素条纹呈强自发荧光，恰与在 FFA 的遮挡荧光相反。RPE 损害的无自发荧光异常醒目。⑤ FFA 示色素条纹，网状或蝴蝶样改变。RPE 损害出现窗样缺损透见背景荧光。⑥ OCT 示 RPE 沉积物或萎缩。⑦ ERG 正常，EOG 异常。⑧家族史和 peripherin/RDS 基因突变。

符合前 7 项考虑诊断图形状营养不良。成人发病中心凹黄斑卵黄样营养不良虽然属于图形状营养不良但其诊断要点有差异（图 5-9-10）。

部分病人有 RDS 基因突变，所以基因突变阳性和家族史可以有力支持诊断，阴性者不能否定诊断。

[鉴别诊断]

主要为 AMD。

1. 成人发病卵黄样黄斑营养不良(adult-onset vitelliform macular dystrophy，AVMD) 又称假性卵黄样营养不良（pseudovitelliform dystro-phy），归属于图形状营养不良。

Gass 于 1974 年报道。部分病人有明确的常染色体显性遗传家族史；部分病人染色体 6p21.2，外周蛋白 /RDS 基因突变，其遗传方式还不清楚。

起病于 30—50 岁，常单侧起病，以后发展成两侧对称性，视力轻度减退。病灶小些，1/3—1 DD；可能夹杂一些色素。黄色病灶可能破碎成小斑点。颇似 CSC 的小型色素上皮脱离（PED），但 FFA 中病灶无荧光，有时在病灶周围有一环状强荧光（图 5-9-11）。病情缓慢进

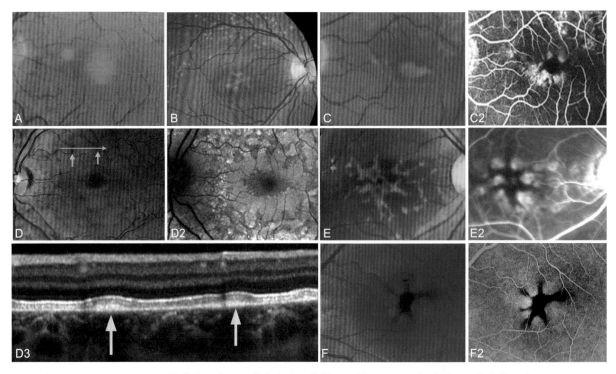

图 5-9-10　图形状营养不良——成人发病卵黄样，多灶性图形，蝴蝶样，网状营养不良

A. 成人发病卵黄样黄斑营养不良，深层淡黄色斑，一大一小。B. 血管弓处是类似眼底黄色斑点症的多灶性图形状营养不良，在黄斑伴有蝴蝶样营养不良。C. 蝴蝶样营养不良，其 FFA(C2) 示 RPE 缺损透见荧光处彰显色素条遮蔽荧光。D. 网状营养不良，FAF(D2) 清晰显示渔网状色素遮蔽性自体荧光及其绳结；其 OCT(D3) 示色素呈强反光物沉着于 RPE 上。E. 蝴蝶样营养不良，其 FFA(E2) 示色素条遮蔽背景荧光很醒目。F. 蝴蝶样营养不良，其 FFA(F2) 示色素条遮蔽背景荧光更其醒目

行，病灶无破裂成小碎块的倾向。最终成为萎缩瘢痕，尚保留较好的中心视力。很少继发 CNV（随访 6 年 11.6% 出现 CNV）。

全视野 ERG 正常；EOG 正常，少数 Arden 比在 1.5 ～ 1.8。OCT：一片沉积物位于视网膜色素上皮和（或）视网膜下。

与 Best 卵黄样黄斑营养不良的鉴别见于卵黄样营养不良。

治疗原则：Gallego-Pinazo 等报道 6 例成人发病卵黄样黄斑营养不良因误诊为 AMD 脉络膜新生血管而玻璃体内注射雷珠单抗，每月 1 次，共 3 个月。意外的是在第 1 次注射后患者的变视症完全消失。3 次注射后视力增进 0.2，但是 OCT 测量的黄斑厚度无变化（Gallego-Pinazo R, Dolz-Marco R. Primary intravitreal ranibizumab for adult-onset foveomacular vitelliform dystrophy. Graefes Arch ClinExp Opthalmol, 2011, 249: 455-8）。

2. 类似眼底黄色斑点症多灶性图形状营养不良（multifocal pattern dystrophy simulating fundus flavimaculatus） 罕见。多发性病灶可能类似 Stargardt 病（眼底黄色斑点症）的表现，归属于图形状营养不良。也可能会出现非常类似 Best 卵黄样黄斑营养不良的渗出性病变，被称为假性卵黄样脱离。Freund、Spaide 和 Yannuzzi 等（2011）提议，这些类似的病变统称获得性卵黄样病损（acquired vitelliform lesions, AVL）（Retina, 2011, 31：13-25）。病理组织用电子显微镜可见 RPE 有膜状物质蓄积。

常染色体显性遗传疾病。一些患者家族成员中有外周蛋白 /RDS 基因突变。

黄斑多个不规则或 Y 字形黄色沉积，有时分布很广并且部分融合，类似 Stargardt 病，但早期 FFA 没有脂褐质蓄积的脉络膜遮挡性弱荧光。有强荧光环绕的星状弱荧光，而没有弥漫的背景弱荧光。后期染料渗漏到视网膜下呈强荧光染色，可能被误诊为脉络膜新生血管。视力预后良好。

3. 蝴蝶样色素营养不良（butterfly-shaped pigment dystrophy） 罕见。常染色体显性遗传。报道有 PRPH2 基因突变。两侧性黄斑中心凹有淡黄色沉积物，伴色素沉着，状似蝴蝶，位于深层（RPE 水平），进行极缓慢。视力正常或几乎正常。色素斑在 FFA 易被发现——遮蔽荧光，RPE 损伤处为窗样缺损强荧光。ERG 正常。EOG 明显异常提示有广泛性 RPE 功能损害。发现 PRPH2（现名 RDS）基因突变。

4. Sjögren 网状营养不良　Sjögren（1950）报道网状营养不良（Sjögren reticular dystrophy），罕见。遗传方式尚不清楚，常染色体隐性和显性。还没有确定相关的基因。有 PRPH2 基因突变的报道。

可能出现在婴儿期，逐步发展至 15 岁。色素沉积于 RPE 形成的深灰色细条，颇似渔网，细条交叉处增粗犹如渔网结。围绕视神经和颞侧视网膜血管弓之间的区域。色素沉积渔网从黄斑为中心，其直径有 8 ～ 10 DD。不波及中周部。

至少在早期阶段视力尚好，在晚期可能有所影响。眼电图可以是正常值的下限。

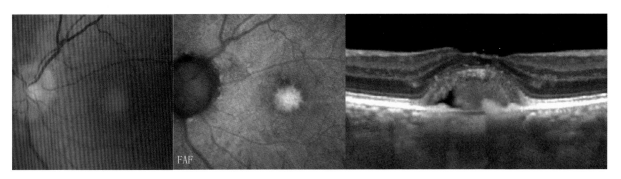

图 5-9-11　成人发病卵黄样黄斑营养不良

八、Doyne 蜂窝状视网膜营养不良

Doyne 蜂窝状视网膜营养不良（Doyne honeycomb retinal dystrophy），Vogt（1925）最先报道为显性遗传性玻璃膜疣（dominant drusen）。又名 Malattia Leventinese 黄斑营养不良（首例报道的病人住在瑞士 Leventinese 山谷），常染色体显性遗传性放射状玻璃膜疣（autosomal-dominant radial drusen）。

玻璃膜疣，有家族史，常染色体显性遗传。发现多数在染色体 2p16 的 EFEMP1/ 纤蛋白 3 基因错义突变（R345W 突变）。

20—30 岁发病。许多患者早期可能一直无症状，直到 40 岁以后才出现视力下降或视物变形。

两眼对称性，黄斑部圆形淡黄色软玻璃膜疣（图 5-9-12），融合倾向。小玻璃膜疣分散或放射状排列。玻璃膜疣也可能在血管弓外和视神经头鼻侧。进展极慢，玻璃膜疣形成马赛克模式故称蜂窝状。后期病损可融合可能出现类似卵黄样黄斑营养不良；色素增生、地图状萎缩和脉络膜新生血管及其最终结局视网膜下不规则纤维血管性增生，可导致进一步的视力丧失。

FAF：大玻璃膜疣有强烈自发荧光。

FFA 和 ICGA：大而圆的玻璃膜疣在后期变成强荧光，而小的玻璃膜疣的荧光进行性减弱。

OCT：大的圆形玻璃膜疣为 RPE 基底膜和 Bruch 膜之间局灶性或弥漫沉积——强反光，分别为圆顶形或弥漫性 RPE 隆起。小的玻璃膜疣呈现 RPE-Bruch 膜不规则轻微增厚至 RPE 锯齿隆起不等。

ERG：正常，重症者可能潜伏期延长。

EOG：初期正常，后期降低。

[诊断]

诊断要点：① 40 岁以前发病。②两侧对称性。③黄斑大量融合的软玻璃膜疣和分散或放射状排列的小玻璃膜疣。也可能波及血管弓外和视神经头鼻侧。④家族史。

符合前三项条件即可疑似诊断显性玻璃膜疣，有家族史、R345W 基因突变者可确诊。

[鉴别诊断]

玻璃膜疣性 AMD：45—50 岁以后发病，两侧不一定很对称，无明显家族史，常见病。两种疾病均有软玻璃膜疣或继发 CNV。Malattia Leventinese 营养不良的小玻璃膜疣酷似早年发病的表皮玻璃膜疣，但有放射状分布的倾向。影像学和电生理学均不能提供有意义的鉴别，基因筛查机构也寥寥无几。

后期卵黄样黄斑营养不良。

[治疗原则]

继发 CNV 者按 CNV 治疗。

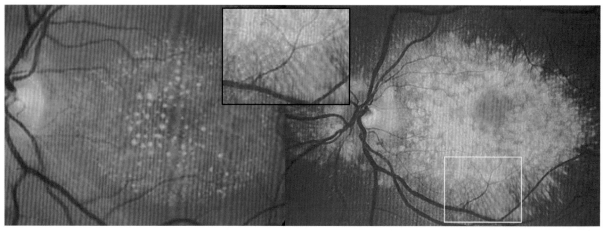

图 5-9-12　Doyne 蜂窝状视网膜营养不良

黄斑部无数圆形淡黄色软玻璃膜疣，小玻璃膜疣融合倾向，小玻璃膜疣包绕视盘，放大插图彰显小玻璃膜疣的放射状排列。Courtsey of Dr Amy Wu

九、假性炎症性 Sorsby 眼底营养不良

假性炎症性 Sorsby 眼底营养不良（psuedo inflammatory Sorsby fundus dystrophy）由 Sorsby 于 1949 年报道，又称 Sorsby 黄斑营养不良。40—50 岁起病，两侧对称性急性视力下降，在数月内降至盲。常染色体显性遗传，位于染色体 22q12.2-q13.2，TIMP3（tissue inhibitor of metalloproteinase 3，金属蛋白酶组织抑制剂 3）基因突变。

TIMP3 基因编码的蛋白质由 RPE 分泌后沉积在 Bruch 膜，并且参与细胞外基质的维护，也能抑制血管新生和调节炎症。*TIMP3* 突变导致沉积于内层 Bruch 膜使之增厚，改变营养物和生长因子穿过 Bruch 膜，遭致 RPE 功能障碍等异常（Schoenberger SD ,Agarwal A. A novel mutation at the N-terminal domain of the TIMP3 gene in Sorsby fundus dystrophy. Retina, 2013,33:429-435）。TIMP3 蛋白存在于正常 Bruch 膜、玻璃膜疣和 Sorsby 眼底营养不良。

黄斑初起在 Bruch 膜平面有灰黄色沉积斑点——像玻璃膜疣。常因两眼黄斑 CNV 出血视力突然严重丧失而就诊。有些病人有夜盲。CNV 进而变成盘状瘢痕，色素增生。感光受体 -RPE- 脉络膜明显萎缩，经数年，病变向后扩展至周边部。

ERG：初期正常，后期病变范围扩大变成低于正常。

EOG：可能初期正常，后期异常。

[诊断]

诊断要点：① 40—50 岁发病。②两眼黄斑及颞侧血管弓外有玻璃膜疣样沉积。③黄斑出血继发于 CNV。④深层灰黄色斑点及 RPE 萎缩扩展至血管弓，并向周边蔓延。此点不同于 AMD。⑤家族史。⑥ *TIMP3* 基因突变。

符合前 4 项条件，在排除 AMD 后才可建立初步诊断。阳性家族史和基因突变是确立诊断的重要依据。

在与 AMD 鉴别时务须记住 Sorsby 眼底营养不良是罕见病。虽然黄斑视网膜出血是 Sorsby 营养不良的特点之一，当初期病变局限于黄斑，必须有确定的家族史才能初步诊断为 Sorsby 眼底营养不良（图 5-9-13），证实 *TIMP3* 基因突变是确立诊断的重要依据。当玻璃膜疣样沉积斑点由血管弓向周边赤道延伸者 Sorsby

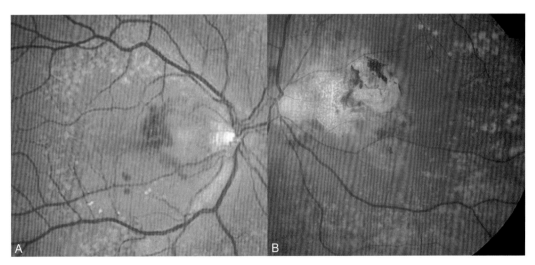

图 5-9-13　Sorsby 眼底营养不良

A. 病人 58 岁，中心凹视网膜深层出血及色素，SRF，颞侧血管弓及中周部有无数玻璃膜疣样沉积。曾有夜盲史。FFA 示出血处为 CNV。曾诊断为两眼 nvAMD 行 PDT 治疗。考虑到玻璃膜疣样沉积的分布不符合 AMD 的特征，追问家族史其姑姑因眼底病致盲。B. 姑姑 73 岁，两眼视力 0.02。眼底散在视网膜出血斑，黄斑被纤维增生的盘状瘢痕占据，中周部无数玻璃膜疣样沉积，RPE 轻度萎缩。两位病人均是 *TIMP3* 基因突变而确定诊断为 Sorsby 眼底营养不良

营养不良的可能性增大，家族史及 *TIMP3* 基因阳性仍然是诊断的关键。

十、中心性晕轮状脉络膜营养不良

原发性黄斑脉络膜营养不良是罕见病，除中心性晕轮状脉络膜营养不良（central areolar choroidaldystrophy，CACD）以外，尚有其他表型：后极部中心性脉络膜营养不良，后极环状营养不良（posterior polar central choroidal dystrophy），后极半球状营养不良（posterior polar hemispheric dystrophy），后极半球状营养不良（posterior polar annular dystrophy），中心和外周环状脉络膜营养不良（central and peripheral annular choroidal dystrophy）。

中心性晕轮状脉络膜营养不良由 Nettleship 于 1884 年首先发现。脉络膜硬化，后期为视网膜感光细胞、RPE 及部分脉络膜萎缩。40 岁以上（30—60 岁），视力逐渐减退至 0.1 或更低。两侧性。常染色体显性遗传，也有隐性遗传，17p. 外周蛋白 /*RDS* 基因突变。Boon 等 103 例患者中 98 例（95%）携带外周蛋白 /RDS 的 p.Arg142Trp 突变，有个家族中 5 例患者携带外周蛋白 /RDS 的 p.Arg172Gln 突变。

[分期]

荷兰 Boon 等基于 103 例（46 个家族）的资料对 Yoyng 和 Deutman（1996）的分期进行修改（Boon et al. Central areolar choroidaldystrophy. Ophthalmology，2009，116：771-782）：

Ⅰ期：中心凹旁视网膜色素上皮轻度色素变化，患者一般在青春期年龄。

Ⅱ期：其特点为圆形至卵圆形，轻度萎缩性色素减退区，数个 DD。

Ⅲ期：1 个或数个边界清楚的 RPE 及脉络膜毛细血管萎缩区未波及中心凹的中央。

Ⅳ期：边界清楚的脉络膜视网膜萎缩区波及中心凹中央，明显影响视力。

当脉络膜视网膜严重萎缩区已达黄斑的中心，但仍然相当不错的中心视力者，被归类为 Ⅲ - Ⅳ 期。

[临床表现]

早期脉络膜毛细血管营养不良，因 RPE 萎缩而出现两眼非特异性色素斑驳改变。脉络膜毛细血管和 RPE 萎缩经多年发展，显现边界清楚的 RPE 萎缩区，此萎缩区缓慢地扩大（2～4 DD），病损区可见到深层的脉络膜大血管甚至中等血管，更甚者可见巩膜。外表酷似 AMD 的 GA，但不伴有玻璃膜疣。

[辅助检测]

FFA：早期仅因 RPE 损害而表现窗样缺损，脉络膜充盈正常。典型期在动静脉期黄斑病变区脉络膜毛细血管和 RPE 弥漫性萎缩，缺乏脉络膜毛细血管充盈和强荧光。病损以外地方，脉络膜毛细血管确实显示充盈，虽然并非完全正常。晚期病例在萎缩区边缘的毛细血管有渗漏。

ERG 正常：有时低于正常。mfERG 大多数异常。

EOG 正常：偶尔低于正常。

[诊断]

诊断要点：① 40 岁以上。②两侧对称性。③边界清楚的 RPE 萎缩区。④萎缩区内脉络膜毛细血管萎缩。⑤不伴软玻璃膜疣。⑥家族史。外周蛋白 /*RDS* 基因突变。

符合前 5 条才可临床诊断为中心性晕轮状脉络膜营养不良，但是此为罕见病。起病年龄很年轻（例如 30 岁），有家族史者诊断较有把握。分析出外周蛋白 /*RDS* 基因突变是确诊的必备条件。

40 岁以上的 GA 首先考虑的应该是 AMD（特点是伴软玻璃膜疣），其次是 Stargardt 病后期（少年起病史）、卵黄样黄斑营养不良（少年起病史）。黄斑营养不良必须有充分依据确定诊断的家族史，最有力的根据是基因检测。

Ⅰ期病损的眼底表现并非特异性，只有在中心性晕轮状脉络膜营养不良的家族成员中发现的 Ⅰ 期病损才能定下诊断（图 5-9-14），也许还要观察病情的进展。

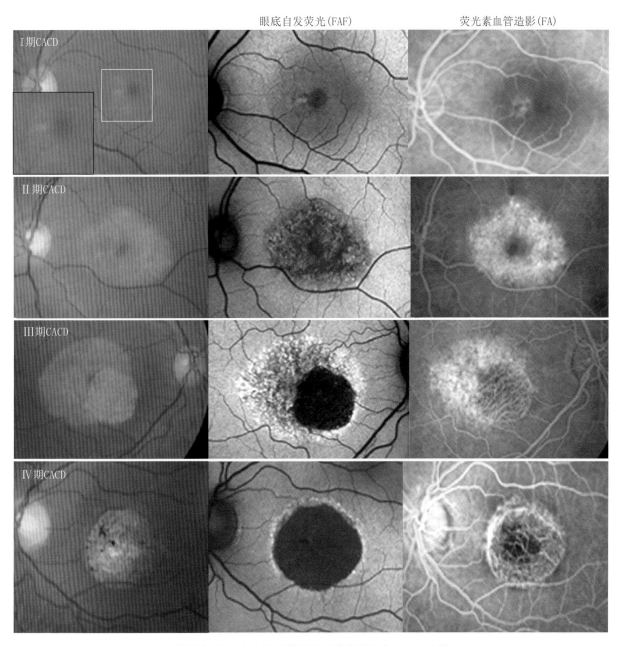

眼底自发荧光 (FAF)　　　荧光素血管造影 (FA)

图 5-9-14　中心性晕轮状脉络膜营养不良 Boon 分期

Ⅰ 期 CACD，旁中心凹轻微色素减退。色素减退区眼底自发荧光增强 (FAF)。FFA 在旁中心凹呈强荧光。Ⅱ 期 CACD，黄斑一个椭圆形区域色素减退。FAF 显示斑点状强自发荧光和自发荧光减弱。最初，增强自发荧光占主导地位，但随着时间的推移，病灶增大和 RPE 萎缩进展，自发荧光减弱会变得更加突出。FFA 显示斑点强荧光，与 RPE 的部分萎缩对应。Ⅲ 期 CACD，轻微色素减退区域内有 1 个边界清楚的脉络膜视网膜萎缩斑，未波及中心凹正中。这些脉络膜视网膜萎缩区域在 FAF 自发荧光严重降低至完全缺如。FFA 在脉络膜视网膜萎缩区内明确可见残余的脉络膜血管。在造影后期，病灶的边缘有染料分散性泄漏，这与脉络膜毛细血管不完全萎缩相对应。Ⅳ 期 CACD，边界清楚的脉络膜视网膜萎缩区涉及中心凹中央，因之，视力严重下降。该区域自发荧光完全缺如，在其边缘有一窄条残余的强自发荧光带。终末期 CACD 也示出边界清楚的脉络膜视网膜萎缩斑中残留的脉络膜血管，提高了能见度。Boon 原图经剪裁放大等处理

[鉴别诊断]

AMD 的地图状萎缩：GA 的外表、影像学和发病年龄尚不能与 CACD 鉴别，但 AMD 伴有软玻璃膜疣。

十一、性连锁少年视网膜劈裂症

1898 年 Haas 首先描述此病。1913 年发现为性连锁遗传。1953 年定名为性连锁视网膜劈裂症（X-linked juvenile retinoschisis）。属于玻璃体视网膜营养不良，罕见，但 Deutman 认为此病日渐增多。因为是性连锁隐性遗传，所以一定是男性，在性染色体 Xp22.2 的 RS1 基因突变。

组织病理检查首先发现视网膜神经纤维层劈裂。OCT 检测发现中心凹劈裂可发生在视网膜的很多层面，反而很少见到 NFL 劈裂。

早年学龄期常因斜视、眼球震颤、视力不良而引起家人注意。

98% 中心凹有视网膜劈裂；50% 伴周边尚有劈裂。

黄斑劈裂早期："自行车轮辐"条纹，有 1～1.5 DD。必须仔细观察才能发现。

黄斑劈裂中期：囊肿状隆起，内层玻璃体"纱帐"特征，或有破孔。

黄斑劈裂晚期：及至老年时期，感光细胞萎缩，神经胶质化改变，囊肿扁平，RPE 萎缩及色素增生状似 AMD。

周边劈裂：50% 伴有周边劈裂。常在颞下象限。

XLRS 可以分成：①囊样间隙期。②板层劈裂期。③囊腔期。④扁平期（视网膜萎缩期）。

分成 5 型：1 型，中心凹劈裂。2 型，中心凹板层劈裂。3 型，复合劈裂。4 型，中心凹劈裂 + 周边劈裂。5 型，中心凹劈裂 + 周边劈裂。

检眼镜检查和 OCT 检测是非常有用的（图 5-9-15）。家族史有助于确诊。RS1 基因测序是最关键的。

ERG：典型病例 a 波正常 b 波异常，表示为双极细胞损害。晚期不能记录。

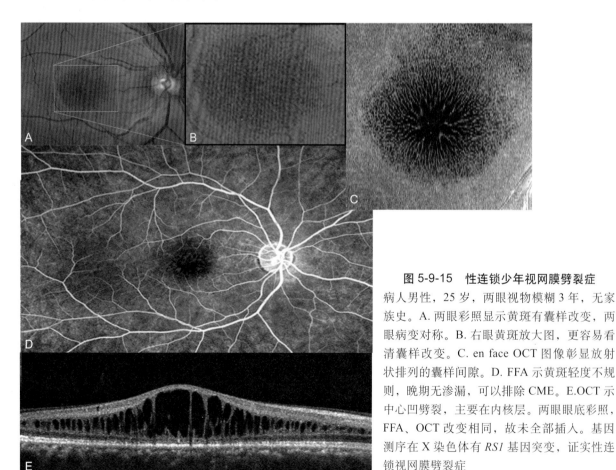

图 5-9-15　性连锁少年视网膜劈裂症
病人男性，25 岁，两眼视物模糊 3 年，无家族史。A. 两眼彩照显示黄斑有囊样改变，两眼病变对称。B. 右眼黄斑放大图，更容易看清囊样改变。C. en face OCT 图像彰显放射状排列的囊样间隙。D. FFA 示黄斑轻度不规则，晚期无渗漏，可以排除 CME。E.OCT 示中心凹劈裂，主要在内核层。两眼眼底彩照、FFA、OCT 改变相同，故未全部插入。基因测序在 X 染色体有 RS1 基因突变，证实性连锁视网膜劈裂症

第十节　黄　斑　水　肿

黄斑水肿（macular edema，ME）是指感光视网膜内和视网膜下间隙积聚过量液体，并造成视网膜增厚。但黄斑区视网膜色素上皮脱离不属于黄斑水肿范畴。

黄斑水肿必定影响中心视力，备受关注。黄斑水肿是常见体征之一。它不是一个独立的疾病，而是很多眼底病的非特异性体征，包括葡萄膜炎、外伤、眼内手术、糖尿病视网膜病变、视网膜血管病、CNV、玻璃体视网膜粘连牵拉、视网膜脱离、遗传性营养不良、眼内肿瘤、视神经头异常。

组织病理学上液体首先积聚在视网膜外丛状层（Henle 层），也可波及内核层和内丛状层。

[病生学]

神经视网膜（包括视网膜下间隙）细胞外物质的成分和量，由视网膜毛细血管内皮细胞紧密连接（血 - 视网膜内屏障）和 RPE 细胞的紧密连接（血 - 视网膜外屏障）调节（图 5-10-1）；细胞外液体通过 RPE 细胞的泵送功能单向输送至脉络膜。因此，视网膜内的液体积累是血 - 视网膜屏障瓦解和 RPE 泵送功能障碍的结果。

在大多数病人 OCT 像揭示黄斑水肿主要位于外层视网膜；严重渗漏可穿过视网膜外层进入视网膜下导致继发性渗出性黄斑脱离，最后促使 RPE 和感光视网膜永久性损坏。

1. 黄斑水肿最常见的机制

（1）视网膜血管病理性通透性增高，特别是视网膜毛细血管床。血管通透性增高导致液体渗漏，蛋白质和其他大分子物渗入视网

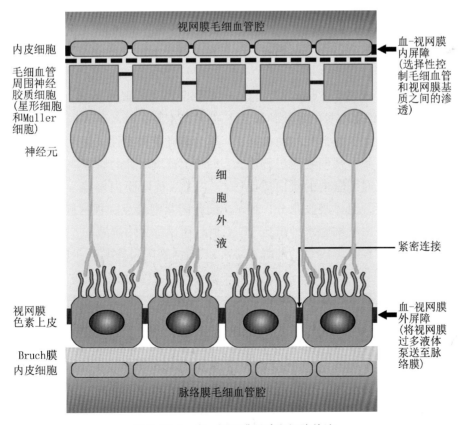

图 5-10-1　血 - 视网膜屏障和细胞外液

膜间质。血浆蛋白（例如白蛋白）的积聚会提高神经间质的渗透压，从而产生间质水肿，造成视网膜血管渗透性过高。导致黄斑水肿的大分子物有：前列腺素、白细胞三烯、蛋白激酶 C、氧化亚氮，以及各种细胞因子（如血管内皮生长因子（VEGF）、肿瘤坏死因子 α、胰岛素样生长因子 -1 和白介素）。血管渗漏常见的因素是白细胞黏附到血管壁（白细胞停滞）而致的内皮细胞损伤。局部释放的细胞因子引起炎症修复反应进一步释放细胞因子和生长因子。视网膜毛细血管和 RPE 细胞既是类花生酸（eicosanoids），生长因子和细胞因子的靶标又是产地。黄斑水肿是炎症在视网膜组织的最严重的后果之一。

（2）RPE 屏障和（或）其泵送功能障碍：如在特发性中心性浆液性视网膜病变，可导致慢性浆液性黄斑脱离和继发性 CME。

（3）牵拉应激（tractional stress）：中心凹周围玻璃体后脱离或视网膜表面膜（ERM）可能会引起变形性黄斑增厚和囊样间隙形成，伴或不伴黄斑毛细血管牵引诱导性渗漏。

2. 黄斑水肿在组织病理学上分成细胞内或细胞外

（1）细胞内水肿（intracellular edema）：液体在细胞内部积聚，造成细胞本身的混浊肿胀。血 - 视网膜屏障是完整的。多由于突然的循环阻断，急性缺氧或中毒所致，视网膜内层细胞和神经纤维缺氧水肿，此时细胞内的蛋白质崩解，细胞膜的渗透性改变，胞体吸收水分，使视网膜呈灰白色混浊。视网膜细胞水肿出自于细胞离子交换的异常而致钠离子过多；细胞毒性水肿（cytotoxic edema）是兴奋神经传递质（如谷氨酸）或乳酸出现过度积累；也可能是由于缺血，外伤或细胞毒性损伤等即刻的结果。

水肿范围取决于阻塞的血管。如果视网膜动脉阻塞者，在急性期，整个阻塞动脉供应的范围呈现一片均匀白色水肿混浊。数周后水肿消退，内层视网膜全面萎缩变薄。视网膜毛细血管前小动脉阻塞者，水肿范围小，呈棉絮状

水肿，在 FFA 和 OCT 像只出现轻微改变；数周后消退，常不留痕迹。

（2）细胞外水肿（extracellular edema）：液体积聚在细胞外的视网膜基质。细胞外液体由血 - 视网膜屏障（blood-retinal barrier）来调整。细胞外水肿直接与"血 - 视网膜屏障开放"状态相关联，所谓开放（open）即血 - 视网膜内屏障瓦解。在这种情况下，毛细血管内的液体异常地进入视网膜细胞外空间，出现局部组织体积增加。

视网膜毛细血管床内皮细胞损害的程度直接影响渗出液的性质。内皮细胞的损害只是轻度的话，浆液性渗出清澈透亮，这在 OCT 图像中可以看到；如果毛细血管内皮的损伤重，则渗出液中含有大分子的脂肪和蛋白，液体较为浑浊。同时这些大分子的脂肪和蛋白不易被吸收，沉积在视网膜内，形成黄白色的脂质硬性渗出。硬性渗出多围绕渗出区边沿呈环形排列，在黄斑区则依随 Henle 纤维的放射走向呈放射状或星芒状排列。

血 - 视网膜屏障瓦解可以通过 FFA 的荧光素渗漏来识别，渗漏提示血 - 视网膜屏障处在"开放"状态，而一个完整的血 - 视网膜屏障是不会出现荧光素渗漏的。有一些特定原因产生的黄斑水肿，FFA 不表现渗漏或只有轻微渗漏，称为囊样黄斑变性（假性囊样黄斑水肿），见表 5-10-1 黄斑水肿的原因。

血 - 视网膜内屏障：视网膜内的血管内皮细胞间紧密接点。视网膜毛细血管在内层视网膜，所以称为内屏障。

血 - 视网膜外屏障：RPE 细胞间的紧密接点。此屏障在视网膜的最外方，故名外屏障。

[原因]

黄斑水肿大部分是视网膜毛细血管渗透性异常（血 - 视网膜内屏障障碍）引起的（表 5-10-1），少数情况有炎症参与或由于血 - 视网膜外屏障功能瓦解。

黄斑水肿病理生理机制：①血管通透性增加（最常见）：a. 炎症和血管通透性的因素。b. 白

细胞淤滞。c. 毛细血管内皮细胞和周细胞的损失。d. 先天性脑血管功能不全（例如，Coats 病）。②血流增加：a. 管腔内压力增高。b. 血管扩张。c. 血容量增加。③视网膜色素上皮屏障／泵功能障碍：a. 牵拉应力。b. 前后玻璃体牵引（黄斑玻璃体后脱离）。c. 视网膜表面膜（ERM）。④药物不良反应。⑤视网膜内流体来自于视神经乳头异常。

表 5-10-1　黄斑水肿的原因

炎症性疾病
内眼手术（例如，Irvine-Gass 综合征）
激光术
葡萄膜炎（中间，后，前）
视网膜血管疾病——最常见
糖尿病视网膜病变
视网膜静脉阻塞
高血压视网膜病变
视网膜巨动脉瘤
黄斑毛细血管扩张（1 型）和 Coats 病
特发性视网膜血管炎 - 动脉瘤 - 视神经视网膜炎（IRVAN）§
放射性视网膜病变§
光照性黄斑病变§
脉络膜血管疾病——常见
脉络膜新生血管形成
慢性 CSC§
药物不良反应§
前列腺素衍生物眼液
肾上腺素
烟酸（降血胆固醇）
多西他赛和紫杉醇（抗癌药）
他莫昔芬（抗雌激素）
噻唑烷二酮（格列酮类）（治糖尿病）
遗传性视网膜营养不良§
视网膜色素变性
Goldmann-Favre 综合征
常染色体显性遗传黄斑囊样水肿

续表

性连锁视网膜劈裂症
牵拉性黄斑病变§——常见
玻璃体黄斑牵引综合征
视网膜前膜
近视牵拉性黄斑病变
视网膜脱离
渗出性
孔源性
眼内肿瘤
脉络膜海绵状血管瘤
视网膜毛细血管瘤
脉络膜黑色素瘤
视神经头异常
空洞性视盘异常（小凹，缺损）
糖尿病视神经乳头病变
高血压视乳头病变
视神经视网膜炎
特发性黄斑水肿

§CMD 或假性囊样黄斑水肿：OCT 示黄斑增厚和视网膜内囊肿，FFA 示中心凹渗漏无或极轻微

[分类]

黄斑水肿在临床上可分局灶性、弥散性和囊样。

1. 局灶性水肿　黄斑视网膜局部增厚，但无明显囊样间隙和视网膜下液。用检眼镜不能发现水肿本身，依据病因而有不同表现：①可见环状硬性渗出，和（或）有渗漏围绕的微动脉瘤。这种脂蛋白沉积和视网膜水肿都是微动脉瘤渗漏的缘故。主要见于糖尿病视网膜病变。FFA 显示糖尿病微动脉瘤有些局部渗漏。OCT 示视网膜局部增厚（图 5-10-2）。糖尿病视网膜病变的局灶性水肿（focal edema）是能用激光凝固（局灶或栅格）后确实唯一见效的病变。然而，激光凝固对糖尿病视网膜病变的弥漫性视网膜水肿的疗效不佳。因此，必须区分这两种水肿。②星芒状排列的硬性渗出。硬性渗出在黄斑沿着斜向排列的 Henley 纤维由中心放

射。见于 RVO、神经视网膜炎、视盘水肿、高血压视网膜病变等。

环形微血管瘤的液体渗出逐渐被再吸收至外丛状层，硬性渗出中不溶性脂蛋白积聚在渗出区边缘形成一个环，将水肿区与周围非水肿隔开。如果渗漏经光凝适当处理，水肿通过 RPE 和邻近的毛细血管被输送走。然而，渗出物不能沿着这条通道排出，只能逐渐被巨噬细胞清除。因此，组织病理学可观察到在外丛状层有着特别多的载满脂肪的巨噬细胞。

2. 弥漫性黄斑水肿　黄斑视网膜弥漫性海绵样增厚，但无囊样间隙和视网膜下液。为了对比囊样水肿，称之为非囊样黄斑水肿（non-cystoid macular edema）。用检眼镜较难发现水肿本身，或见环状或星芒状脂质沉着，或见 ERM 作为提示。用 90D 可见视网膜不太透明。在 OCT 图像能明确判断黄斑视网膜明显增厚（在外丛状层等外层视网膜液体增厚），但无巨大囊腔（图 5-10-2）。

弥漫性黄斑水肿（diffuse macular edema）常见于糖尿病视网膜病变、RVO、牵拉性黄斑病变（FFA 渗漏不明显）；急性期 RAO，这种细胞内水肿呈均匀乳白色混浊，FFA 水肿区无渗漏。

FFA：早期水肿轻度遮掩脉络膜背景荧光，随着时间推移逐渐显露不规则弥散性荧光渗漏，与 CME 的区别在于不呈现花瓣状荧光素积存池（所谓的囊肿）。FFA 晚期血管内荧光素排空，因此，渗漏区的荧光素显得格外醒目。

需要注意的是，另一类弥漫性水肿（如牵拉性黄斑病变，慢性 CSC，RP，药物毒性，急性期 RAO 等原因引起的）在 FFA 过程中不表现渗漏。

OCT：黄斑弥漫性水肿主要靠 OCT 确定视网膜增厚，中心凹坡度变浅，视网膜弥漫性反光减弱（需要与另一眼对比），与 CME 不同之点在于"无囊样间隙"。

另一类情况是，OCT 展示黄斑水肿区表面有牵拉迹象。ERM 和（或）部分 PVD 均有

明显牵拉而使视网膜组织变形，黄斑增厚。见于中老年病人。糖尿病患者血 - 视网膜内屏障瓦解使生长因子和炎症因子积聚在玻璃体后皮质，助长 ERM 和玻璃体后皮质增厚，牵拉力更强。

OCT：黄斑水肿的视网膜厚度（内界膜至 RPE 光带的距离）≤ 200μm 为正常，201 ～ 300μm 为轻度增厚，> 300μm 为明显增厚。

OCT 测量视网膜中央厚度。治疗前后的黄斑厚度记录绝对值，黄斑厚度变化以增减的百分比来表述。为排除测量误差，根据统计结果，治疗前后的视网膜厚度差异 > 10% 才可视为具有统计意义。

弥漫性渗漏由于视网膜毛细血管床扩张和血 - 视网膜外屏障异常，在糖尿病往往是两侧性的。一方面毛细血管内液体静水压和组织渗透压之间不平衡；另一方面血浆渗透压和组织静水压之间也不平衡。糖尿病弥漫性黄斑水肿和黄斑缺血共存时，毛细血管闭塞引起的代偿性毛细血管扩张会加剧黄斑水肿。

弥漫性黄斑水肿（非囊样黄斑水肿）会转变成囊样黄斑水肿：视网膜毛细血管床广泛渗透性异常引起的弥漫性渗漏和视网膜内液体积聚。随着疾病的持续，细胞外液体日益增多，会出现囊样间隙。

染料渗漏的"范围"并不完全与功能损失和视力相关，还必须考虑到水肿的持续时间、RPE 改变和局部缺血的程度。FFA 毛细血管无灌注提示缺血，黄斑中心区域的缺血必须高度关注。

3. 囊样黄斑水肿　囊样黄斑水肿（cystoid macular edema）表现为黄斑视网膜弥漫性增厚，具有明显的囊样间隙，伴或不伴局部视网膜下液。用检眼镜可见黄斑中心反光消失，黄斑昏暗，透明度减弱，仔细检查才可发现蜂窝状结构。

OCT：黄斑视网膜明显增厚，外丛状层很多圆形或椭圆形囊泡，扩大融合。囊腔中充满透明液体。巨大囊腔中有高反射隔膜丝将腔间

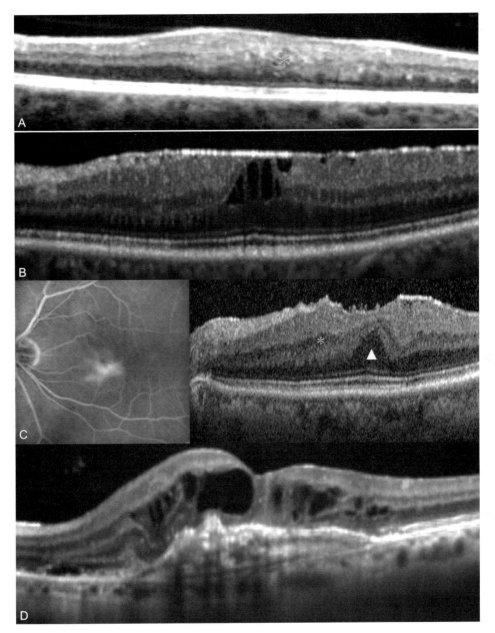

图 5-10-2　黄斑水肿的三种类型：局灶性、弥漫性和囊样黄斑水肿

A. 局灶性视网膜水肿。糖尿病视网膜病变的微动脉瘤，在 FFA 见微动脉瘤轻微渗漏。OCT 示视网膜在微动脉瘤区水肿 (*)。B. ERM 牵拉造成视网膜弥漫性水肿增厚。内界膜被牵拉收缩引起很多皱褶。C. 特发性 ERM 伴弥漫性黄斑水肿。63 岁。晚期 FA 图像显示弥漫性非囊性渗漏。OCT 示内界膜表面黏附着强反光膜 (ERM)，有皱褶。外核层 (三角) 增厚和内核层 (*) 轻微增厚。需要注意的是无液性囊袋。D. 71 岁，黄斑增厚，Henle 层有巨大囊样液袋，尚有众多中等和小的囊样水间隙。渗液来自其下的混合性 CNV，在脱离的 RPE 上，尤其是在 RPE 下可见丰富的纤维血管性强反光。在 CNV 鼻侧有少量视网膜下液

分格成若干小腔。慢性病例囊腔继续扩大，囊壁只剩内界膜和 RPE。少数病人最后内界膜劈裂而成黄斑孔。有时伴视网膜下液，例如在糖尿病视网膜病变，CRVO。

CME 的 FFA 特征：FFA 示动脉早期囊样

水肿的液体遮挡脉络膜的背景荧光，因而水肿区呈现相对暗区。静脉期，可见视网膜毛细血管扩张（图 5-10-3），逐渐显露荧光素渗漏。荧光素积存在外丛状层（Henle 层）的囊样间隙内，在造影后期，大约在 15min 以后，荧

光素积存池呈现经典的花瓣状（或蜂窝状）模式——典型的囊样强荧光素积存斑。由于存在于 Henle 层的囊样间隙，跟随 Henle 层纤维的走向，通常由中心凹向外放射状排列。在长期的 CME 病人，这种囊样间隙扩大、融合，此时视网膜的损伤已是不可逆性。黄斑水肿轻微的病人，FFA 后期只能展示黄斑区有一些轻微的强荧光斑。

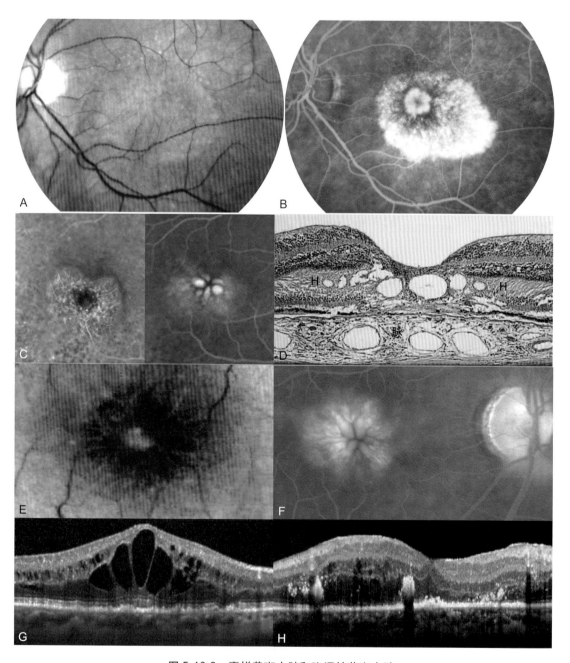

图 5-10-3　囊样黄斑水肿和弥漫性黄斑水肿

A、B.囊样黄斑水肿及其 FFA 晚期菊花瓣样外观的渗漏。C.早期 FFA 示毛细血管扩张，后期呈现花瓣状囊样荧光素积存池。从中心凹向外放射状排列的渗漏。D.CME 的病理切片。巨大囊样水肿在外丛状层（H,Henle 层），小型囊样水肿分布在外层视网膜。E.囊样黄斑水肿检眼镜所见，照相经 PS 夸张，请领略囊样分布形态，真实眼底表现无此清楚。F.为 E 的 FFA 晚期，显示菊花状渗漏，自中心凹中央向外放射状排列，渗漏斑片由大逐渐变小。G.典型 CME 的 OCT 像，巨囊样水肿腔在外丛状层，内核层有很多小型囊样水肿。H.弥漫性黄斑水肿。黄斑增厚，外层视网膜水肿致使结构扭曲不规则。此为糖尿病视网膜病变患者，可见很多脂质硬性渗出

假性 CME：需要注意的是，这类假性 CME（如牵拉性黄斑病变、慢性 CSC、RP、药物毒性等原因引起的）在 FFA 过程中不表现渗漏，或只有轻微渗漏。不同于上述典型的 CME 呈现花瓣状（或蜂窝状）渗漏。

囊样黄斑水肿可发展成黄斑孔：随着病程的发展，小囊泡逐渐扩大融合成一个或数个大囊泡，囊泡之间纤细的隔断裂消失，囊泡内表面仅有菲薄的内界膜覆盖。此处内界膜破裂就形成黄斑孔。

囊样黄斑水肿的病理学：病理形态学证据表明，黄斑水肿是因视网膜血管内皮细胞功能性损伤引起的，如视网膜毛细血管或小静脉的内皮细胞肥大或液化性坏死；周细胞变性大概也起到了重要作用。视网膜血管渗漏出来的液体进入外丛状层 Müller 细胞，并导致细胞内肿胀。Müller 细胞轻度至中等量液体还是一个可逆性过程。病变继续加重，则 Müller 细胞气球样过度水肿会破裂或死亡，产生的液体和细胞碎片充满的口袋，即囊样黄斑水肿，此过程乃是不可逆性的。相邻的神经元继发性地产生类似的变化。

临床明显囊样黄斑水肿、临床囊样黄斑水肿、血管造影囊样黄斑水肿、慢性囊样黄斑水肿和囊样黄斑变性是五种定义不同的诊断范畴。

4. 临床明显囊样黄斑水肿　临床明显囊样黄斑水肿（CSME）为美国全国性糖尿病视网膜病变早期治疗研究组（Early Treatment Diabetic Retino-pathy Study，ETDRS）1991 年制定的标准，眼底立体照像用立体镜观察，因为不用立体镜是看不出视网膜增厚的。根据视网膜增厚区及水肿后产物——硬性渗出确定。

5. 临床意义囊样黄斑水肿　当眼内手术，尤其是白内障术后数周或数月，视力骤然下降（或者术后视力一直不佳），角膜、前房、晶状体后囊、玻璃体都清晰，而直接检眼镜检查发现黄斑昏糊，此时才应怀疑黄斑囊样水肿。如用 90D 检查可见黄斑部视网膜增厚，则可诊断黄斑囊样水肿；如果裂隙灯检查并不能获得可靠证据，则当 Amsler 格子阳性时也可诊断黄斑囊样水肿。若用直接检眼镜或裂隙灯能隐约见到囊样间隙，则诊断可确定。若仅靠眼底表现不能肯定诊断者需 OCT 确定诊断。荧光素血管造影或白内障手术后 CME 患病率约占 10%。CME 也可发生于 DR、CRVO、ERM、SRNV、巨动脉瘤、平坦部炎、放射性视网膜病变。

6. 血管造影囊样黄斑水肿　血管造影囊样黄斑水肿（angiog-raphic CME）指造影见荧光素渗漏，但病人无主诉症状。往往为临床意义囊样黄斑水肿（clinically significant CME）的前期，病情轻的可能不发展成临床囊样黄斑水肿。血管造影囊样黄斑水肿是为了研究调查将所有白内障手术后病例在一定时间做 FFA 时发现的，它的患病率远较临床意义囊样黄斑水肿高（图 5-10-3）。

7. 慢性囊样黄斑水肿　囊样黄斑水肿病程持续 6 个月以上者称慢性囊样黄斑水肿（chronic CME）。

8. 囊样黄斑变性　囊样黄斑变性（cystoid macular degeneration，CMD）由 Iida 和 Yunnuzzi 等（2003）提名。Gass 和 Yanoff 称之为假性囊样黄斑水肿（pseudo-CME）。OCT 示黄斑中心凹有囊样间隙，FFA 示中心凹视网膜内无荧光素渗漏，与 CME 的区别在于 CME 有荧光素渗漏。Iida 报道的 7 眼慢性中浆（病程 6 ～ 34 年），所有病人无局灶性 RPE 渗漏，所有患者黄斑中心区域外均有一定程度的 RPE 失代偿区与模糊的渗漏或所谓渗液（ooze）。在中心凹，3 眼是正常荧光，5 眼是 RPE 萎缩性窗样缺损。外层视网膜缺血是慢性视网膜脱离的结果。血 - 视网膜外屏障瓦解似乎是一个发展 CMD 的因素。在中心凹，OCT 像显示囊样空间占据了全层视网膜的大部分，内层和外层视网膜组织仅留下薄薄的外壳，这意味着视网膜明显萎缩。并且，还有可能中心凹感光细胞也萎缩。CMD 通常属于不可逆性结构变化，所以视力恢复的潜力是有限的。

[诊断]

黄斑水肿病人的主要症状是视物模糊。轻重不等 0.1～0.7。变视症,Amsler 方格表测定阳性。

1. 检眼镜和裂隙灯检查提供线索　黄斑水肿属于主观性临床评估。检眼镜检查只能看到中心凹反射消失和反光凌乱。立体眼底照相和眼底接触镜或 90D 生物显微镜检查可见黄斑区视网膜增厚,但都依赖于观察者的经验。硬性脂质渗出物,特别是环状者强烈提示黄斑水肿的可能性。

2. OCT 确立诊断　在几分钟内就可完成的非常简便的定性定量测定。自动测量视网膜厚度,直视视网膜下和视网膜内的液体,不管它是血 - 视网膜内屏障还是外屏障异常,任何水肿都能用 OCT 评估和检测。视网膜弥漫性增厚(中心厚度 > 200μm),并且视网膜内的反射率降低,特别是在外层视网膜。这是黄斑水肿的 OCT 基本特征。再依据下列几条细化诊断。

(1) 无囊样间隙的诊断为弥漫性黄斑水肿。

(2) 糖尿病视网膜病变者的黄斑水肿诊断为 DME(糖尿病黄斑水肿)。

(3) 有后玻璃体膜牵拉黄斑变形的 DME 诊断为牵拉性 DME。

(4) 有囊样间隙的黄斑水肿 +FFA 花瓣状(或蜂窝状)渗漏者诊断为 CME。

(5) 有囊样间隙的黄斑水肿 +FFA 无渗漏者诊断为 CMD 或假性囊样黄斑水肿。

(6) 由 ERM 牵拉引起的视网膜增厚,诊断 ERM 伴弥漫性黄斑水肿。

(7) 由 ERM 和(或)PVD 牵拉引起的黄斑增厚变形者诊断为 VMT。

(8) 特发性黄斑水肿是很少见的。必须排除一切原因后才能建立诊断。

3. FFA 辅助诊断　OCT 时代前,FFA 一直是检测黄斑水肿的"金标准"。荧光素钠小分子能自由通过脉络膜毛细血管和 Bruch 膜,但不能通过视网膜毛细血管内皮细胞和 RPE 细胞的紧密连接。所以,当血 - 视网膜内屏障瓦解后荧光素钠可以随意混入渗出液进入视网膜而表现为荧光素渗漏。另外,FFA 能检出视网膜毛细血管缺血,此是 OCT 的软肋。

FFA 对黄斑水肿的诊断正确性不如 OCT。Barar 等(2010)用 Spectralis HRA/OCT(SD-OCT 与 SLO 的 FA 同步摄影)分析 107 例黄斑水肿病例,FFA 呈弥散性黄斑水肿的 70 例中,24% 病例 OCT 显示视网膜增厚伴有囊性间隙,70% 病例 OCT 显示视网膜增厚无囊性间隙,6% 病例 OCT 显示黄斑厚度正常。FFA 呈黄斑囊样水肿者 37 例,100% 病例 OCT 显示黄斑水肿增厚伴有囊样间隙(Retina,2010,30:383-389)。

4. 黄斑水肿的临床评价参数　黄斑水肿的程度(水肿面积和视网膜厚度;EDTRS 分区中的绝对值,厚度图,图 5-10-4);黄斑水肿分布(局灶性,弥漫性,囊样);中心凹受累(中心区 600μm);荧光素渗漏和视网膜内囊肿(血 - 视网膜屏障变更的证据);缺血体征 [小凹周围毛细管弓断裂和(或)毛细血管闭合];存在或不存在玻璃体牵引;增加视网膜厚度和视网膜(内层或外层)囊肿;水肿的慢性度(首诊后和治疗后时间)。

[治疗原则]

1. 黄斑水肿　只是一个体征,必须寻找其原因,治疗原发疾病。炎症性者抗炎治疗,如葡萄膜炎、糖尿病、分别给予糖皮质激素、控制血糖。

(1) 激光光凝:是治疗黄斑水肿的传统方法。其机制是 RPE 吸收激光光能,光能转化为热能。组织加热超过 65℃,蛋白就会变性,凝固。组织加热超过 100℃,组织就发生收缩,继发脱水和炭化。继续升高温度,组织就发生气化,出现气泡。RPE 邻近的光感受器细胞破坏后由胶质瘢痕代替,外层视网膜耗氧减少,缓解内层视网膜缺氧。从而,视网膜小动脉自主调节性收缩,缓解小静脉扩张。渗透压促使水分反流回血管,组织细胞外水肿获得减轻。激光光凝治疗可使 DME 引起的中等视力丧失发生率减少 50%。

黄斑区激光光凝分局部(focal)和格栅(grid)光凝。近来对黄斑区有缺血的患者不主张用激光光凝,因为光凝会加重缺血。

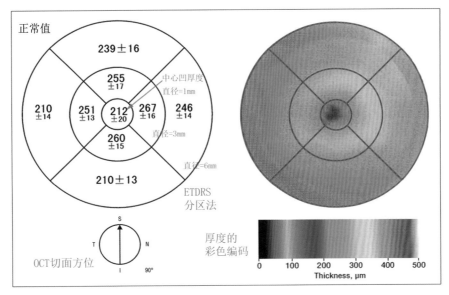

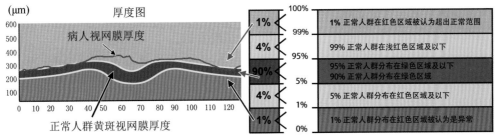

图 5-10-4　解读 OCT 视网膜厚度报告

（2）TA 玻璃体内注射：4mg/0.1ml，其浓度保存约 3 个月；注射 1mg，则其半衰期更短。常常每 3 ～ 6 个月重复注射以维持疗效。TA 玻璃体内注射适用于对激光光凝无效的 DME，CRVO 继发 CME。玻璃体内注射 TA 的效果优于抗 VEGF，价格非常便宜，最大的缺点是高发病率的眼内压增高和并发性白内障。玻璃体内注射 TA 的眼内压增高开始发生于注射后 1 周至 2 个月。不宜多次注射。

（3）抗 VEGF 玻璃体内注射：氨甲蝶呤（MTX）玻璃体内注射　0.4mg/0.1ml。适用于 2 次玻璃体内注射抗 VEGF 均无反应者，包括 DME 和炎症性 CME 患者。此方法属于标签外。

2. 炎症性黄斑囊样水肿的治疗　眼内手术后和葡萄膜炎 CME 的主流治疗是抗炎。白内障术后 CME 通常对糖皮质激素和非类固醇抗炎剂的局部治疗反应良好。术后 CME 耐药病例和大多数葡萄膜炎 CME 需要黄斑达到高浓度的糖皮

质类固醇，采用后 Tenon 囊下注射；如果对药物反应迟钝，则改用全身或玻璃体内递送途径以达到所需的眼内浓度。全身糖皮质激素通常只用于双侧性复杂非感染性葡萄膜炎 CME，给药后注意显著的全身性并发症。在严重的葡萄膜炎 CME 病例需要长期口服中度或大剂量糖皮质激素（泼尼松 > 10 ～ 15mg/d）。

美国 FDA 批准两种新的替代疗法，适应证是需要频繁玻璃体内注射 TA 或全身糖皮质激素和（或）免疫抑制剂长期给药的患者。糖皮质激素眼内缓释装置：①商品名 Ozurdex 玻璃体内注射用地塞米松 0.7mg，长 6mm（Allergan 公司）。地塞米松在玻璃体内半衰期 3h。维持 6 ～ 10 个月。6 个月内的不良反应是眼内压增高（25%），白内障（4%）。②商品名 Retisert 玻璃体内注射用氟轻松 0.59mg（Bausch & Lomb 公司）。每天释放 0.3 ～ 0.4mg，维持 30 个月。3 年植入期的不良反应是眼内压增高（77%），白内障（100%）。

抗 VEGF 玻璃体内注射。尽管其抗炎活性是有限的，但还是对葡萄膜 CME 发挥作用。

3. DME 的治疗　激光光凝是对大多数临床显著性 DME 患者唯一被证实的标准治疗。基于 DME 患者玻璃体腔内 VEGF 表达明显升高，抗 VEGF 缓解水肿有利于施行激光光凝。灌注的、非牵拉性、难治的弥漫 DME 或不可能对激光光凝有响应的 DME，糖皮质激素治疗是合理的，包括 TA、地塞米松、氟轻松缓释装置。牵拉性 DME，行后玻璃体切割和 ERM 剥离，以减轻玻璃体牵引往往奏效。

4. 放射诱发的黄斑水肿的治疗　局灶性激光光凝，玻璃体内抗 VEGF。

5. 视网膜静脉闭塞继发的 CME 的治疗　复杂 BRVO 持续性黄斑水肿用格栅激光光凝仍是有效的治疗方法。近来抗 VEGF 玻璃体内注射作为 BRVO 继发 CME 的一线疗法。CVOS 直至 2015 年仍然不推荐格栅激光光凝治疗 CRVO 黄斑水肿。玻璃体内注射 TA 1mg 后随访 1 年时 27% 病例视力提高 15 个字母，不良反应明显。TA 的疗效是短暂的，需要反复注射。因此，美国 FDA 批准用地塞米松缓释剂治疗 BRVO 和 CRVO 的 CME。抗 VEGF 的雷珠单抗和阿柏西普（aflibercept）被美国 FDA 批准用以治疗继发于 CRVO 的 CME，现已成为标准疗法。

6. 视网膜巨动脉瘤继发的黄斑水肿的治疗　激光凝固渗漏血管的表面视网膜，尚无足够证据说明其疗效。抗 VEGF 似乎有效。

7. 药物不良反应 CME 的治疗　前列腺素衍生物拉坦前列素滴眼液引起的黄斑水肿一般在停药后即可消退。全身药物不良反应引起的黄斑水肿往往是两侧性的，停药后即可消退。

8. RP 继发 CMD 的治疗　碳酸酐酶抑制剂如乙酰唑胺口服或多佐胺（dorzolamide）滴眼液，以加强跨越 RPE 的液体输送。对乙酰唑胺无响应的 CME 患者，玻璃体内注射 TA 后常能消退黄斑水肿。

9. 牵拉性黄斑水肿的治疗　手术松解牵拉组织即可。

10. 近视牵拉性黄斑水肿的治疗　高度近视眼后葡萄肿继发弥漫性视网膜增厚，称为近视性中心凹劈裂，可产生牵拉性视网膜水肿，但是并无荧光素渗漏。需玻璃体切割 + 剥离任何切线牵拉性组织。

第十一节　视网膜表面膜

视网膜表面膜（epiretinal membrane，ERM）为黄斑视网膜内界膜表面的一层无血管的，纤维细胞增生形成的薄膜，或称视网膜上薄膜、视网膜前膜（preretinal membrane）、黄斑表面膜（epimacular membrane，EMM）。以前曾有很多不同的名称：cellophane maculopathy，macular pucker，wrinkling of the intenal limiting membrane，preretinal macular fibrosis，premacular fibrosis，preretinal macular gliosis。此膜主要为细胞增生（神经胶质细胞、肌纤维母细胞、RPE 细胞、纤维细胞和巨噬细胞）和胶原组织。膜收缩而使视网膜浅层起皱，引起视力减退及变视。Mitchell 等 1997 年在悉尼普查老年居民 3654 人，视网膜表面膜（ERM）的发生率为 7%，69% 为单侧性。进行缓慢。< 60 岁 1.9%；60—69 岁 7.2%；70—79 岁 11.6%；> 80 岁 93%。

美国 Beaver Dam Eye Study 有 1913 人（63—102 岁）纳入调查对象，2008—2010 年进行的 20 年随访，1540 例（2980 眼）行 OCT 检查。发现 ERM（34.1%），VMT（1.6%），黄斑囊肿（5.6%），血管旁囊肿（20.0%），板层孔（3.6%），全层黄斑孔（0.4%）（Meuer SM, Myers CE, Klein BEK, Swift MK, Huang Y, The epidemiology of vitreoretinal interface abnormalities as detected by spectral-domain optical coherence tomography: the beaver dam eye study. Ophthalmology，2015, 122: 787-795）。

[病因]

1. 特发性　多为老年人，并无相关眼内异常。

2. 继发性　由眼内异常引起。①视网膜血管疾病：血管闭塞（BRVO，CRVO）；糖尿病性视网膜病变；2 型黄斑毛细血管扩张症（MacTel2）；巨动脉瘤；镰状细胞性视网膜病变。②眼内炎症：后葡萄膜炎。③眼外伤。④视网膜脱离和视网膜破孔。⑤眼内肿瘤：视网膜血管瘤，错构瘤。⑥视网膜色素变性。

3. 医源性　术后：白内障，视网膜脱离，硅油；视网膜激光或冷冻治疗。

[病生学]

ERM 的细胞和其来源一直在争论。手术切除的特发性 ERM 的主要细胞包括神经胶质细胞、肌纤维母细胞；临床上严重的 ERM 含有 RPE 细胞、纤维细胞和巨噬细胞。这些发现支持 Roth 和 Foos 提出的特发性 ERM 发病理论。特发性 ERM 的发病机制有三种假设。

1. 内界膜裂开　PVD 可能导致内界膜裂开，使视网膜神经胶质细胞沿视网膜表面增殖。

Foos 推测特发性薄膜中的胶质细胞，来自于浅层视网膜的神经胶质细胞（纤维星形胶质细胞和 Müller 细胞），它们穿过内界膜破裂口后在视网膜表面增殖。

2. 异常 PVD（anomalous PVD）　Sebag 提出了异常 PVD 的假设，玻璃体视网膜分离不是在玻璃体皮质和内界膜之间干净地发生，而是玻璃体皮质发生分裂，留下的皮质残余物黏附于 ILM。

3. RPE 细胞通过视网膜破孔定居在黄斑表面　RPE 细胞通过视网膜破孔，借道玻璃体腔，最后定居在黄斑表面发展成薄膜。膜内的纤维细胞和巨噬细胞，由炎症［玻璃体出血和（或）手术修复］刺激而产生的。

ERM 的超微结构研究揭示 RPE 细胞和视网膜神经胶质细胞是最有可能是主要的成分。肌纤维母细胞由 RPE 细胞分化。还有纤维星形胶质细胞，新形成的胶原蛋白。

ERM 的切线向及前后向牵拉力：组织学发现膜中有纤维母细胞及肌纤维母细胞，肌纤维母细胞有收缩力，故而引起内界膜皱褶；而与细胞间胶原无关。

von Gloor（1969）提出玻璃体细胞（hyalocyte）是起源细胞。PVD 发生时玻璃体后皮质劈裂（玻璃体劈裂，vitreoschisis），因此有玻璃体细胞及胶原纤维残留在内界膜上。纤维母细胞和巨噬细胞可能起源于玻璃体细胞。

特发性 ERM 多数伴有 PVD。PVD 对特发性 ERM 病生学发挥关键作用，有两种机制①最可能的机制是，PVD 发生时在视网膜表面残留皮质中的玻璃体细胞造成的增生和跨分化（transdifferentiation）。② PVD 发展过程中玻璃体视网膜牵引导致内界膜裂开，神经胶质细胞通过 ILM 的裂口而在视网膜内表面发生迁移和增生。

PPV 后的黄斑前白色斑片——macular pucker，此种灰白色膜是神经纤维的轴浆淤积。

[症状]

视力可不受影响，但也可轻度视力障碍，严重的纤维条索可致严重视力障碍（5% 视力≤0.1）。变视症。

[体征]

薄膜牵引可产生视网膜皱褶，小血管螺旋形扭曲。膜甚薄者肉眼不能看到；膜的收缩可引发视网膜水肿或板层孔。厚膜中央的空隙在直接检眼镜下犹如黄斑孔，称为黄斑假孔，在裂隙灯下就能一目了然（图 5-11-1）。

检眼镜下根据 ERM 厚度和透明性，可以发出三种类型。

（1）透明膜：用检眼镜或裂隙灯不能被直接看到视网膜表面膜本身。诊断只能凭借视网膜像打湿的丝绸表面那种不规则闪光、皱褶或有血管扭曲来推测。

（2）可见膜：裂隙灯显微镜可见视网膜表面膜，但它不遮掩在其后面的视网膜血管或视网膜色素上皮（RPE）。

（3）混浊膜：灰白色或白色视网膜表面膜（图 5-11-1），边缘不规则，部分或全部遮掩其后的视网膜组织。此种白色膜在 Yanoff 的《眼病理学》中称视网膜前黄斑纤维症（preretinal macular fibrosis），临床习惯上称为黄斑皱褶（macular pucker），这需要恰当的译名来表达，译名黄斑皱褶未描述其特性，而且与放射状皱褶混淆。黄斑皱褶常见于视网膜脱离修复术后。

［分期］

1. Klein 临床分期　①早期：塑料薄膜样反光（cellophane reflex）。视网膜有一种特殊的不规则反光，像打湿的丝绸表面那种闪光，轻微转动检眼镜的投影光，那反光呈不规则移动。

小血管被牵拉而呈扭曲。此时视网膜无皱褶。视力可正常。②晚期：视网膜内表面纤维化。此时视网膜出现放射状皱褶。纤维条索可透明，重者变成灰色不透明条索。视力减退，变视症。

2. Gass（1987）分级

0 级：也称塑料薄膜黄斑病变（cellophane maculopathy）。一层半透明薄膜，膜下视网膜无扭曲。常是无症状的，往往在常规检查时被发现的。

1 级：ERM 伴视网膜内表面不规则皱褶。在中心凹处的膜会产生变视或视物模糊。

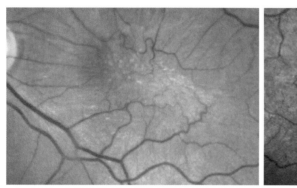
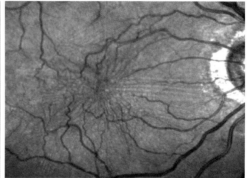

透明型：视网膜表面有打湿的丝绸样闪光（照片上未能显示），小血管明显螺旋形扭曲，放射状细皱褶

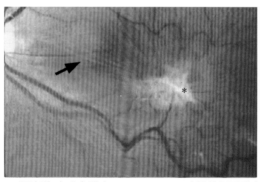
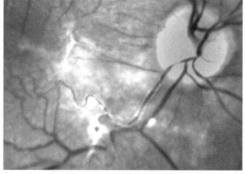

混浊型：灰白色膜（macular pucker *）遮掩视网膜血管，小血管明显螺旋形扭曲，放射状细皱褶（箭）

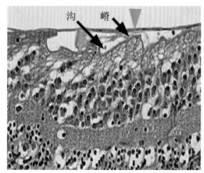
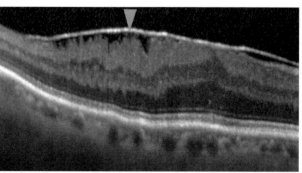

ERM（绿三角）像桥样覆盖在起皱的内界膜上。OCT像中强反光ERM与病理切片是一致的

图 5-11-1　视网膜表面膜（ERM）

2 级：不透明的膜遮掩其下的视网膜血管，全层视网膜明显扭曲，血管扭曲、扩张。更重者甚至出现棉绒斑、渗出、墨渍状出血和为动脉瘤。20% ～ 40% 有 CME。很少数病人发展至血管形成性 ERM，其下层的 RPE 改变。60% ～ 90% 伴 PVD。可伴 VMT。

ERM 能产生黄斑"假孔"的假象。ERM 向心性收缩可形成板层孔；助长 PVD 发展黄斑孔。

3. Johnson 裂隙灯显微镜所见分级 （引自：Trans Am Ophthalmol Soc，2005，103：537-567）。

0 级：无 ERM 的证据。

1 级：视网膜表面不规则闪闪反光（塑料薄膜），视网膜表层无扭曲。

2 级：ERM ＋视网膜表层细微皱褶 ± 视网膜增厚。

3 级：ERM 引起血管扭曲和（或）视网膜皱褶。

4. OCT 分期系统（Govetto，2017）　见下文。

[OCT]

可清楚地看到视网膜表面薄膜，强反光的薄膜覆盖在内界膜表面或前面，此膜不十分光滑（相对而言 PVD 的后玻璃体皮质就十分光滑，弧度非常自然流畅），直接粘贴在内界膜上，或者像桥样盖在起皱的内界膜嵴上（图 5-11-2）。中心凹变浅甚至看不到凹面。也可看到此膜牵引造成的视网膜增厚。重症病例 ERM 不止一层而是多层或像仙人掌样高耸突起。假孔显示小凹周围视网膜表面有高度或中等度反光的 ERM，"假孔"底有全厚外层视网膜组织（真孔底无外层视网膜组织）。

1. 典型牵拉性 ERM　强反光 ERM 收缩造成其下视网膜起皱。ERM 向心性收缩是黄斑板层孔的原因之一。

2. 非典型 ERM　又称板层孔伴有的视网膜表面增生（lamellar hole-associated epiretinal proliferation，LHEP）。均质中等反光的"ERM"（较厚），不造成其下视网膜起皱（Schumann RG, Compera D, Schaumberger MM, Wolf A.

Epiretinal membrane characteristics correlate with photoreceptor layer defects in lamellar macular holes and macular pseudoholes. Retina, 2015,35:727-735）。Pang 和 Spaide 称之为板层孔相关视网膜表面增生，推测它是 Müller 细胞驱动的过程，黄斑孔形成过程期间起源于视网膜的中间层。椭圆体区（EZ, IS/OS）中断的发生率远高于典型牵拉性 ERM，推测由此事实而引发 Müller 细胞增生和板层孔的形成。板层孔丧失的组织较多。197 眼板层孔 60 眼(30.5%)可见视网膜表面增生；99 眼全层黄斑孔 8 眼(8%) 可见视网膜表面增生。视网膜表面增生更富有弹性和黄色物（可能是叶黄素色素），与 ERM 的细胞增生不同。随访 26 个月，80% 病情稳定（Pang CE, Spaide RF,Freund KB. Comparing functional and morphologic characteristics of lamellar macular holes with and without lamellar hole-associated epiretinal proliferation. Retina, 2015, 35:720-726；Wilson D, Pang CE, Maberley DA, Freund KB. Lamellar hole-associated epiretinal proliferation. Retina, 2016, 36:1408-1412）。Govetto 等（2016）将视网膜表面增生伴有的黄斑板层孔称为变性型黄斑板层孔。

（1）ERM 基于中心凹 OCT 形态特征分为五组（Hwang et al. IOVS, 2012, 53：3562-3569）。

依据 ERM 是否涉及中心凹分为两大组。

1 组：中心凹（中心凹粘连型）ERM。

1a：中心凹 ERM 伴外层视网膜增厚，内层视网膜仅轻微增厚几乎保持正常构型。

1b：中心凹 ERM 伴外层视网膜夸张的帐篷状隆起，内层视网膜略有增厚，它的构型由于 ERM 向心力和前后牵引力而扭曲。

1c：中心凹 ERM 伴内层视网膜明显增厚，外层视网膜向内隆起。

2 组：中心凹幸免（假孔型）ERM。

2a：ERM 伴黄斑假孔形成。

2b：ERM 伴黄斑假孔形成＋明显的视网膜劈裂。

（2）Pierro 等 OCT 图像分类（2014）

①粘连性 ERM：视网膜表面膜为一层连续不断的强反光带，介于神经视网膜和玻璃体之间。强反光带基本上一直粘连着视网膜内表面，只有几处点状分离（图 5-11-2）。

②牵拉性 ERM：视网膜表面膜与视网膜内表面出现大范围分离，分离处呈光学空虚，视网膜因被牵拉而起皱（Pierro L, Gagliardi M, Giatsidis S, Iuliano L. Spectral-domain optical coherence tomography evaluation of vitreoretinal adhesions in idiopathic epiretinal membranes. Graefes Arch Clin Exp Opthalmol，2014,252:1041-1047）。

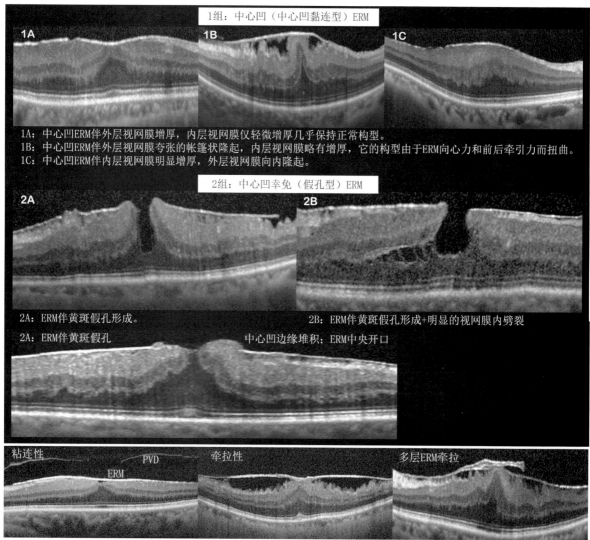

1组：中心凹（中心凹黏连型）ERM

1A：中心凹ERM伴外层视网膜增厚，内层视网膜仅轻微增厚几乎保持正常构型。
1B：中心凹ERM伴外层视网膜夸张的帐篷状隆起，内层视网膜略有增厚，它的构型由于ERM向心力和前后牵引力而扭曲。
1C：中心凹ERM伴内层视网膜明显增厚，外层视网膜向内隆起。

2组：中心凹幸免（假孔型）ERM

2A：ERM伴黄斑假孔形成。
2B：ERM伴黄斑假孔形成+明显的视网膜内劈裂

2A：ERM伴黄斑假孔　　　　中心凹边缘堆积；ERM中央开口

粘连性　　PVD　　牵拉性　　多层ERM牵拉　ERM

粘连性ERM：一层连续不断的强反光带，介于ILM和玻璃体皮质之间。强反光带基本上一直黏住视网膜内表面，只有几处点状分离。牵拉性ERM。ERM与ILM大范围分离，分离处呈光学空虚，视网膜因被牵拉而起皱

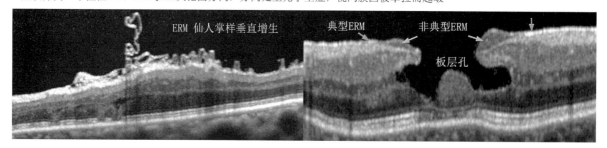

ERM 仙人掌样垂直增生　　典型ERM　　非典型ERM　　板层孔

图 5-11-2　ERM 分类与黄斑假孔

（3）Govetto OCT 分期系统（2017）：与 ERM 相关的中心凹微结构研究的蓬勃发展，注意到椭圆体区和感光体外节的破裂，研究显示内层视网膜的厚度与 ERM 眼视力丧失有显著关联。着重内层视网膜解剖学的变异提出新的 OCT 分期（图 5-11-3）（Govetto A, Lalane III RA, Sarraf D, Figueroa MS, Insights into epiretinal membranes: presence of ectopic inner foveal layers and a new optical coherence tomography staging scheme. Am J Ophthalmol, 2017, 175:99-113.）：

1 期：占 22.1%。存在轻度 ERM，具有微不足道的形态学或解剖学破坏。视网膜各层能清楚地识别，具有容易区分的边界。中心凹的凹陷确定存在，尽管它比正常眼浅。

特征：①中心凹的凹陷存在。②视网膜各层的结构可确定。

2 期：45.4%。ERM 伴有明显的视网膜扭曲。中心凹的凹陷消失。外核层出现特征性牵伸。视网膜各层均能明确识别。"棉球"征（cotton ballsign）为在中心凹中央，在椭圆体区（EZ）和交叉区（IZ）之间存在圆形或弥漫性强反射区域（Tsunoda 等）。"棉球"征不被认为是椭圆体区的断裂。

特征：①中心凹的凹陷不再存在。②视网膜各层的结构可确定。

3 期：26.3%。ERM 伴有中心凹区异常的内层视网膜异位（中心凹 INL 和 IPL 反光带连续性不光滑不整齐）。中心凹的凹陷消失。与 ERM 2 期相比，外核层的宽度常变窄。视网膜

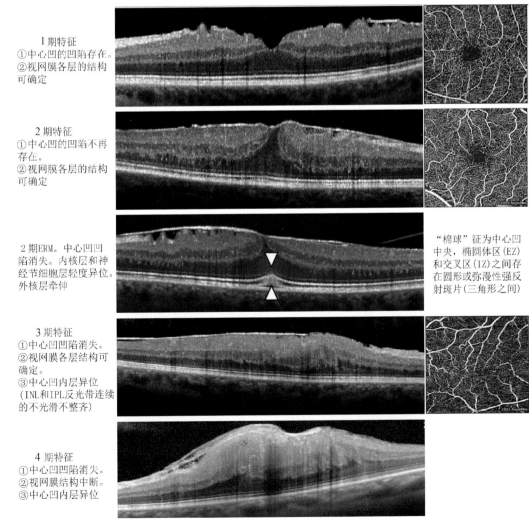

1 期特征
①中心凹的凹陷存在。
②视网膜各层的结构可确定

2 期特征
①中心凹的凹陷不再存在。
②视网膜各层的结构可确定

2 期 ERM。中心凹凹陷消失。内核层和神经节细胞层轻度异位。外核层牵伸

"棉球"征为中心凹中央，椭圆体区（EZ）和交叉区（IZ）之间存在圆形或弥漫性强反射斑片（三角形之间）

3 期特征
①中心凹凹陷消失。
②视网膜各层结构可确定。
③中心凹内层异位（INL 和 IPL 反光带连续的不光滑不整齐）

4 期特征
①中心凹凹陷消失。
②视网膜结构中断。
③中心凹内层异位

图 5-11-3　ERM OCT 分期

各层均能明确识别。

特征：①中心凹的凹陷消失。②视网膜各层的结构可确定。③中心凹内层异位（中心凹 INL 和 IPL 反光带连续性不光滑不整齐）。

4 期：6.2%。ERM 并发视网膜明显增厚，黄斑解剖学破坏明显。整个中心凹区连续的视网膜内层异位。视网膜各层显着扭曲，紊乱，不能明确识别。

特征：①中心凹的凹陷消失。②视网膜结构中断。③中心凹内层异位。

[FFA]

荧光素眼底血管造影常是 ERM 有用的诊断工具。FFA 能显示视网膜血管扭曲和束缚牵拉的程度，可评估 ERM 所造成的膜视网膜起皱的程度。可以准确地评估视网膜血管渗漏和黄斑水肿。渗漏通常是不规则的，不对称的，并且对应于 ERM 覆盖区域。FFA 也有助于确定一个黄斑孔是全厚度或假孔，全层黄斑孔总是有一个中央窗样缺损。

[病程经过]

Blue Mountains Study 随访 5 年，ERM 区视网膜 39% 病人保持稳定，25.7% 病人复原，28.6% 病人进展。

[诊断]

诊断要点：①视网膜表面有像打湿的丝绸表面那种闪光——透明型 ERM。②黄斑区细小血管明显螺旋形扭曲。③黄斑区极细的放射状皱褶。④黄斑区视网膜表层有灰色或灰白色不规则形状的膜——混浊型 ERM。

符合前三项条件中的任何二项即可诊断视网膜表面膜（ERM）。膜的范围至少有 1 DD，甚至波及整个黄斑区。

混浊型 ERM 是纤维条束组成的灰白色斑，此膜甚厚，虽然属于 ERM，但常特意诊断为黄斑皱褶（macular pucker）。

ERM 是特发性还是继发性？诊断特发性 ERM 前必须排除继发 ERM 的各种原因：如视网膜血管病（DR，RVO）、葡萄膜炎、增生性视网膜病变、玻璃体积血（VH）、眼外伤史、视网膜光凝或冷冻术后瘢痕、视网膜脱离修复术后等。一般厚而混浊的白色 ERM 是继发性的，特发性 ERM 菲薄透明。

OCT 显示 ERM 更容易诊断。

视网膜表面薄膜为一层强反光的薄膜覆盖在内界膜表面或前面，此膜不十分光滑，直接粘贴在内界膜上，或者像桥样盖（粘连）在起皱的内界膜嵴上。注意与 PVD 的后玻璃体皮质区分。典型的后玻璃体皮质非常光滑，浅淡的灰色反光细线有时会漏诊。与 ILM 直接粘着或脱开，双方均保持非常光滑流畅的弧形线。

视网膜表面膜牵拉可造成视网膜水肿、增厚。重症病例 ERM 像仙人掌样高耸突起。假孔显示视网膜表面有高度或中度反光的视网膜表面膜，小凹区外层视网膜厚度正常。

[鉴别诊断]

玻璃体黄斑牵拉（vitreomacular traction，VMT）这是玻璃体不完全后脱离，小凹处仍有玻璃体附着，后脱离的玻璃体前后向牵拉黄斑而引起 CME 的一组疾病。接触镜或 90D 检查可以看到中心凹周围玻璃体后脱离，并牵拉着中心凹视网膜。无细小血管螺旋形扭曲。视网膜表面膜常合并 PVD，细小血管有明显螺旋形扭曲现象。OCT 图像最易区别，VMT 必定具有后玻璃体皮质黏着中心凹表面的 1 个或 2 个小点，前后向为主的牵拉力足以将粘连的小点呈帐篷样吊起，其下一定有视网膜囊腔。ERM 虽然也可通过牵拉作用（切线向大于前后向）造成内界膜起皱，但是拉力强度和方向远不足以将某一个点的视网膜拉进玻璃体腔。

[治疗原则]

病变进行缓慢，视力影响轻微，故绝大多数病人不须治疗。仅少数病人膜厚，而且视力严重减退者可行平部玻璃体切割术（PPV）并用镊子将膜撕除，75% 视觉获得改进。手术适应证视手术医师的经验而定，且术前视力 < 0.1，但手术后果与病程和术前视力有关，所以有经验的医师将手术适应证的视力放宽至 0.3 ～ 0.5。

撕除内界膜有争议。各有利弊，尚需大量病例分析随访才能下结论。

为便于撕除 ERM 和 ILM，可用染色剂染色（表 5-11-1）。ICG、亮蓝和台盼蓝对视网膜有毒性，所以尽量采用低浓度，缩短取膜时间，取膜后立即吸除染色剂。

表 5-11-1　玻璃体切割术用染色剂

	浓度	ERM	ILM	玻璃体
TA	40mg/ml=4%	– – –	非选择性（＋）	＋＋＋
ICG	0.5mg/ml=0.5%	– – –	选择性＋＋＋	– – –
亮蓝（Brilliant blue）	0.25mg/ml =0.025%	– – –	选择性＋＋	– – –
台盼蓝（Trypan blue）	1.2mg/ml =0.12%	＋＋＋	＋	＋

第十二节　玻璃体黄斑牵拉

定义：不完全性后玻璃体脱离（黄斑周围 PVD），伴有视网膜前组织增生，联合持久性玻璃体粘连处承受着前后向牵拉，而导致局部视网膜变形和增厚。

曾称玻璃体黄斑牵拉综合征（vitreomacular traction syndrome，VMTS）。局限于小凹处者曾名为玻璃体小凹牵拉综合征（vitreofoveolar traction syndrome，VFTS）。

这是玻璃体视网膜界面（vitreoretinal interface）的病变。玻璃体黄斑牵拉首先是 Reese（1970）从病理切片发现的。OCT 无疑是开拓临床医师对视网膜界面的直观研究，VMT 与 ERM、黄斑囊样水肿、黄斑孔有着休戚相关的缘由。VMT 是否是一个独立的疾病？这点还不明确。

[病因]

眼底有两处是玻璃体 - 视网膜黏着力最强之处，并且内界膜最薄：一个是直径 500μm 的小凹，另一个是直径为 1500μm 中心凹的边缘。

反常玻璃体后脱离（anomalous posterior vitreous detachment）：正常玻璃体老化后引起玻璃体后脱离，但其玻璃体皮质及纤维仍牢固地附着于黄斑，这是一种正常玻璃体老化的表现，也可能发展为病理性病变，称之为反常玻璃体后脱离。1 期 PVD 是中心凹周围环状 PVD，其中央未发生玻璃体后脱离，称为残余性玻璃体视网膜粘连（residual vitreoretinal adhesion），简称残余性玻璃体粘连；IVTS 定名玻璃体黄斑粘连（vitreomacular adhesion，VMA），属于 1 期玻璃体后脱离。如果玻璃体黄斑粘连处的黏着力不坚固，该处也可发生玻璃体后脱离；玻璃体黄斑粘连处的黏着力坚固，持久的玻璃体 - 视网膜牵拉作用会造成黄斑和视神经的一系列并发症，其致病因素取决于残余粘连部位的大小和黏着力的强度。

眼内炎症、外伤、遗传性玻璃体视网膜综合征、视网膜血管病、近视、白内障摘除术和玻璃体出血等情况会加速玻璃体液化，75% 伴有特发性 ERM，视网膜表面组织增生增强玻璃体后皮质黄斑界面的拉力。

玻璃体黄斑牵拉（vitreomacular traction，VMT）在小凹部位玻璃体 - 视网膜粘连部分的附着力是坚固的，手术时拉扯玻璃体是不可能将小凹处的玻璃体后皮质与视网膜分开的。而其周围玻璃体 - 视网膜的黏着力是脆弱的，易发生玻璃体后脱离。VMT 粘连部分为什么有如此坚固的黏着力？Spaide（2012）估计在玻璃体和视网膜双方均有细胞增生，这些细胞也是 ERM 的组成者。

[分类]

VMA 的 OCT 分级（图 5-12-1）：John 等（2014）将 VMA 分 3 级：1 级：不完全性 PVD，

中心凹未脱离。2 级：1 级＋视网膜内囊腔或裂缝。3 级：2 级＋中心凹脱离（图 5-12-1。John VJ，Flynn JrHW，Smiddy WE，Carver A.Clinical course of vitreomacular adhesion managed by initial observation. Retina，2014,34:442-6）。

国际玻璃体黄斑牵拉研究组（International Vitreomacular Traction Study Group）2013 年基于 OCT 图像残余性玻璃体黄斑粘连的最大直径（图 5-12-2），将 VMA 分为：① 局部 VMA（focal VMA）。玻璃体黄斑粘连的最大直径 ≤ 1500μm。②宽阔 VMA（broad VMA）。玻璃体黄斑粘连的最大直径＞ 1500μm。

将 VMT 分为：①局部 VMT（focal VMT）。玻璃体黄斑粘连的最大直径≤ 1500μm。②宽阔 VMT（broad VMT）。玻璃体黄斑粘连的最大直径＞ 1500μm。

局部 VMT 的拉力强最易引发黄斑孔。

宽阔 VMT 对小凹单位面积的牵拉应力弱，不太可能导致黄斑裂开，但更有可能导致①弥漫性黄斑增厚和牵拉性黄斑脱离。②玻璃体黄斑牵拉 VMTS。③牵拉性糖尿病黄斑水肿。④近视牵拉性黄斑病变（myopic traction maculopathy）。

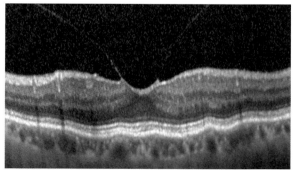

1级VMA：不完全性PVD，中心凹未脱离

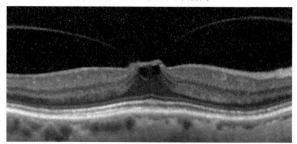

2级VMA：1级+视网膜内囊腔或裂缝

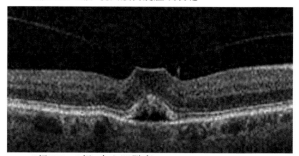

3级VMA：2级+中心凹脱离

图 5-12-1　玻璃体黄斑粘连分级

玻璃体黄斑粘连(vitreomacular adhesion, VMA)

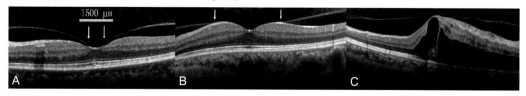

玻璃体黄斑牵拉(vitreomacular traction, VMT)

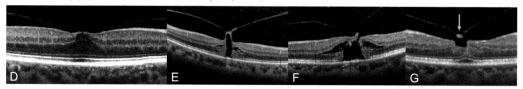

图 5-12-2　玻璃体黄斑粘连，玻璃体黄斑牵拉

A. 局部 VMA。玻璃体黄斑粘连宽度（白箭）＜ 1500μm（黄线）。B. 宽阔 VMA。C.VMA 并存 BRVO 性黄斑水肿。D. 局部 VMT。与其上排的 VMA 相比，可见中心凹变浅，并被 V 形 PVD 向前拉起而前凸。其下方的视网膜增厚，结构稍扭曲。E. 局部 VMT。小凹明显前突，NFL 直至 EZ 已消失，外核层囊腔向两侧扩展。F. 浅表视网膜已被拉破，开始成为全层黄斑孔。G.V 形后玻璃体膜将牢固黏着于玻璃体的视网膜浅表组织形成一个"盖"（黄箭），从固有的视网膜脱开。VMT 顿时缓解。注意：下排 4 个 VMT 像均有 ERM，此膜是玻璃体后脱离之后，纤维细胞，胶质细胞和 RPE 细胞增生的后果

并存性 VMA（concurrent VMA）：VMA 与其他黄斑病同时出现，如 AMD、CRVO、DME。

并存性 VMT（concurrent VMT）：VMT 与其他黄斑病同时出现，如玻璃体黄斑粘连（vitreomacular adhesion，VMA）

[自然进程]

Wu 等（2016）随访 168 眼特发性 VMT 患者 11.4 个月（±12.6），自发性消解 21.4%，自发性消解在平均随访 8.5 个月时，7.1% 降级，70.8 稳定，1.8% 恶化升级，7.7% 进展成黄斑孔（全厚或板层孔）。

玻璃体黄斑牵拉，伴中心凹脱离者可能导致 FHMH，而只有视网膜内囊间隙，没有中心凹脱离者似乎倾向于演变成板层孔而不是 FTMH。LMH 可演变成 FTMH。

[临床表现]

临床表现为视力减退，闪光感，小视症，变视症。但是这些症状在早期是轻微的，进展非常缓慢，常不足以引起病人注意。一旦视网膜内或者视网膜下有液体，病人就会发现暗点，甚至明显视力减退。

检眼镜不能直接看到牵拉，所能看到的表现与视网膜表面膜相似。

[OCT]

VMT 一般由局限性 VMA 发展而成，初期中心凹视网膜表面的陡坡变斜坡，视网膜的局部变形。中心凹变浅，甚至向上凸起。很易理解 V 形的后玻璃体膜将小凹的视网膜组织向前拉移。视网膜结构由扭曲而出现视网膜内假性囊肿→假性囊融合扩大；黄斑劈裂；视网膜下液。VMT 拉力强于视网膜内层组织的伸缩力时，视网膜内界膜和神经纤维被拉破→黄斑孔。

IVTS 将从 VMT 演变而成的黄斑孔称为原发性，非 VMT 演变而成的黄斑孔称为继发性。

VMT 常伴有其他黄斑病变包括视网膜前膜（ERM）、黄斑囊样水肿。

棉球征（cotton ball sign）：是在中心凹中心的一个圆形高反射团（区域），介于 EZ 和 IZ 之间。与正常 OCT 图像相比，EZ 的中心向内

拉，突起。IZ 中断。也可见于 ERM 患者，提示中心凹向内牵拉，并伴视觉损害。当中心凹的内向牵引被手术或自发性解脱时棉球征消失（Tsunoda K, Watanabe K, Akiyama K, Usui T, Noda T. Highly reflective foveal region in optical coherence tomography in eyes with vitreomacular traction or epiretinal membrane. Ophthalmology, 2012, 119:581-587）。

[诊断]

诊断要点：①中心凹反光消失，黄斑视网膜皱褶，视网膜血管拉伸或波纹状。② OCT 揭示玻璃体粘连着黄斑，与其相邻的鼻侧和颞侧玻璃体后脱离，小凹被 V 形玻璃体后皮质牵拉向前移位。③见视网膜表面膜（ERM）。

第 1 项时可见黄斑水肿、黄斑孔、视网膜劈裂、局部视网膜脱离。

第 2 项 OCT 图像是诊断 VMT 的唯一条件。VMA 与 VMT 最基本的相异之处是 VMA 的小凹视网膜结构无扭曲现象，而 VMT 的视网膜结构有扭曲。

VMA 不是诊断名，照理应该诊断为 1 期 PVD。

[治疗原则]

很多 VMT 病人变视症轻微，并且视力尚好，不需要治疗。有些病例 PVD 由部分性发展成完全性的同时 VMT 自行消失，并且获得良好的解剖和功能结果。

视力不佳（＜ 0.4）的进行性 VMT 病人需要手术治疗，切除玻璃体以去除前后向和切线向牵拉作用，一并将 ERM 剥除。术后 44% ～ 78% 病人视力改善（图 5-12-3）。Melberg（1995）报道有些病人术后可以发生慢性视网膜脱离、黄斑前纤维组织增生、CME 和黄斑劈裂而影响视力。

除了玻璃体切除术，奥克纤溶酶（ocriplasmin）可能对有症状的 VMT 患者是有效治疗的选择。OCT 可用于监视视网膜结构中的细微变化并有助于治疗决策的选择。

奥克纤溶酶：一种重组人纤溶酶的截短的

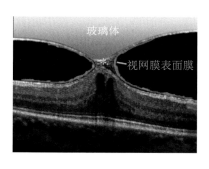

图 5-12-3 视网膜表面膜（ERM）在 PVD 脱开的两侧增生蔓延

玻璃体牵拉力可将后玻璃体皮质与内界膜分开。PVD 时若玻璃体皮质与内界膜粘连力强，则会产生玻璃体劈裂，残留在内界膜上的玻璃体皮质和玻璃体细胞引发纤维细胞、胶质细胞和 RPE 细胞增生，造成视网膜表面膜 ERM。此膜在视网膜表面蔓延（蓝色），并沿着后脱离的玻璃体膜表面增生。VMT 在小凹部位玻璃体 - 视网膜粘连部分 (*) 的黏着力是坚固的，手术时拉扯玻璃体是不可能将小凹处的玻璃体后皮质与视网膜分开的。VMT 粘连部分为什么有如此坚强的黏着力？Spaide(2012) 推测在玻璃体和视网膜双方均有细胞增生，这些细胞也是 ERM 的组成者。发现玻璃体内注射血纤维蛋白溶解酶 (plasmin) 可以松解该处的粘连

蛋白酶亚基，可以诱导玻璃体液化，并在玻璃体视网膜界面上具有蛋白水解活性。更具体地说，它水解层粘连蛋白、纤连蛋白和胶原蛋白的肽键，从而维持后玻璃体和内界膜之间的细胞外基质黏附。

药物玻璃体溶解术（pharmacologic vitreolysis）：酶玻璃体切割（enzymatic vitrectomy）。Diaz-Llopis 等（2009）玻璃体内注射自体血纤维蛋白溶解酶（plasmin）0.2 ml 治疗 3 例 VMT，玻璃体黄斑粘连处脱开，OCT 图像显示中心凹恢复正常的形态和结构，视力均增进 0.5。玻璃体内注射奥克纤溶酶（ocriplasmin= microplasmin，相似于 plasmin 的活动分子）。

2012 年获得美国 FDA 批准，用于治疗有症状的玻璃体粘连。在欧洲用于玻璃体牵引，无论是否伴有全厚度 M < 400μm。2015 年研究玻璃体内单剂量的奥克纤溶酶诱导玻璃体分离的发生率比安慰剂注射组高（26.5% vs 10.1%），并且在 40.6% 的治疗眼中诱发了全层 MH 闭合，而安慰剂组是 10.6%。28.6% 的患者在 OCT 上发生了视网膜外层破坏和相关的椭圆体区域丢失，首先在注射后平均 6.3d（2 ～ 14d）被发现，所有病例均在注射后平均 24.2d（10 ～ 56d）被确认缓解。

第十三节　黄斑裂孔

黄斑裂孔（macular hole,MH）又称黄斑孔，黄斑裂洞。

定义：黄斑裂孔是中心凹的一个圆形感光视网膜缺失，引起严重中心视力丧失。

黄斑裂孔 80% 是原发性的，原发性全层黄斑裂孔由玻璃体牵拉黄斑所致。继发性黄斑裂孔并非是玻璃体黄斑牵拉造成的病理学改变。

"原发性黄斑裂孔"是 2013 年由国际玻璃体黄斑牵拉研究（The Internauonal Vitreomacular Traction Study，IVTS）小组制定的，取代原先的"特发性黄斑裂孔"。

原发性（曾称为特发性）全层黄斑裂孔：发生原因是反常玻璃体后脱离（anomalous posterior vitreous detachment）造成的玻璃体黄斑牵拉（vitreomacular traction，VMT）。

继发性黄斑裂孔：由其他病理因素导致的，并不存在既往或伴发的 VMT。原因包括：①钝挫伤（由于眼球突然轴向压缩，导致赤道膨胀和中心凹视网膜破裂）。②高度近视（与后葡萄肿有关，不同于非眼近视性的黄斑裂孔，玻璃体后皮质往往仍附着于视网膜表面。有些高度近视眼可出现 VMT，继而出现全层黄斑裂孔者归为原发性）。③光损伤或电击伤。④黄斑劈裂（劈裂的囊腔扩大融合，形成板层孔，偶尔演变成全层黄斑裂孔）。⑤黄斑毛细血管扩张症 2 型（可能是 Müller 细胞丢失和功能障碍。先发生内板层孔进而形成全层黄斑裂孔）。⑥经过抗 VEGF 治疗的 nvAMD。⑦巨动脉瘤。⑧手术创

伤（CME 扩大融合或 ERM 收缩，切割头直接损伤黄斑视网膜）。⑨葡萄膜炎 [黄斑水肿和（或）ERM]。⑩视神经乳头旁毛细血管瘤（与前方移位的后玻璃体膜粘连而造成 VMT → 全层黄斑裂孔）。黄斑水肿伴全层黄斑孔者，如果 VMT 在其中起作用，则此种黄斑裂孔也应归于原发性。

非典型 MHs 的各种原因如下。

（1）血管原因：黄斑毛细血管扩张症 2 型，Coats 病，先天性视网膜动静脉交通，视网膜动脉巨动脉瘤，BRVO，CRAO，高血压性视网膜病变，DR。

（2）术后：玻璃体内注射，PDT，白内障手术，玻璃体切除术和 ILM 剥离，PR，LASIK 激光相关（如激光指示器），Nd ：YAG 囊切开术。

（3）葡萄膜炎：前葡萄膜炎，中间葡萄膜炎，Behcet 综合征，Vogt-Koyanagi-Harada 综合征，免疫重建综合征，匐行脉络膜病变（serpigenous choroidopathy）。

（4）退行性：AMD，中心性浆液性脉络膜病，非特异性 PED 相关。

（5）感染性原因：弓形体病，猪囊尾蚴病，眼弓蛔虫病、急性特发性黄斑病变（柯萨奇病毒）、Lyme 病、猫抓病、梅毒、肺炎克雷伯菌（Klebsiella pneumoniae）、念珠菌属。

（6）视网膜变性 / 营养不良：RP，Usher 综合征，Stargardt 黄斑营养不良，Best 营养不良，Bietti 角膜视网膜营养不良，旋转萎缩，围中心色素性视网膜病变，AOFVD，XLR，无脉络膜症。

（7）其他：脉络膜黑色素瘤，视网膜血管增生性肿瘤，局限性脉络膜血管瘤，电和闪电伤害，Valsalva 视网膜病变，Alport 综合征，成骨不全，外用毛果芸香碱，视盘小凹黄斑病变。

一、原发性黄斑裂孔

原发性黄斑裂孔（primary macular holes）在 55 岁以上的发现率为 3.3/1000，女性与男性比例为 7 ：3。北京眼研究组（2006 年）用眼底照相法普查 40 岁以上的人群 8653 眼，8 只眼（7 人，其中 6 位女性）患全层黄斑裂孔，40 岁以上患病率 1.6/1000。原发性黄斑裂孔分期视力：0 期视力为 1.0。1 期视力为 0.8 ～ 0.3。2 期视力为 0.5，随裂孔扩大而减退。3 期视力为 0.3 ～ 0.05。极少数病人视力保持 0.4 ～ 0.5 数年。4 期视力为数指 - 手动。极少数病人保持较好视力。

[原发性黄斑裂孔分期]

黄斑病权威 J.D.Gass 根据裂隙灯生物显微镜观测玻璃体皮质在黄斑裂孔的发病机制，奠定了原发性黄斑裂孔的分期（1988，1995）。之后，高清 OCT 提供了更详细的后玻璃体脱离和玻璃体黄斑牵引的信息，使得临床医师能一目了然地明确中心凹各组织的结构形态的逐步改变，加深了对黄斑裂孔在病理生理和病程进展方面的认识。

国际玻璃体黄斑牵拉研究（The International Vitreomacular Traction Study，IVTS）小组于 2013 年拟定一套严格的玻璃体黄斑界面疾病的 OCT 解剖分类系统，以 OCT 为基础的全层黄斑裂孔分类系统（裂孔大小，伴或不伴玻璃体黄斑牵拉，原因）。

0 期：黄斑裂孔（Stage 0 macular hole）Duker 和 Chan 等在 2004 年发表 0 期黄斑裂孔新论点，作为 Gass 分期的补充。全层黄斑裂孔病人的第二眼（fellow eye，对侧眼）临床正常，但用 OCT1 普查出玻璃体视网膜界面异常——斜向玻璃体牵引，严重和中度病例有为发展黄斑裂孔的高风险（几乎 6 倍），称之为 0 期黄斑裂孔。2011 年，Takahashi 等用 OCT3 检查 176 例 MH 的 42 只对侧眼，表现为持续性 VMA 和 1 期的中心凹内病变。经 5 年随访，11.9% 发生黄斑裂孔。

黄斑前玻璃体皮质前后向收缩，首先是中心凹周围脱离（因为那里玻璃体视网膜黏着力弱），中心凹中央的玻璃体仍然黏着在视网膜上。睡醒状态眼球不断运动时玻璃体的胶原纤维束在液态玻璃体中任意来回晃动。由此，玻璃体对中心凹视网膜造成斜向牵拉，酿成 0 期黄斑裂孔——用高清 OCT 能见到 VMA——玻璃体与黄斑中央粘连，无明显视网膜形态改变。中心凹的轮廓有时会出现微小变化，中心凹坡度稍变浅，或者交叉区（IZ，旧名 COST，OS/RPE）微细改变。

注：VMA 的 OCT 诊断标准：①中心凹周围玻璃体从视网膜表面脱离；②中心凹中心 3mm 半径范围内的黄斑与玻璃体皮质黏附着；③中心凹轮廓或中心凹视网膜组织均无改变。

PVD 的进展会对黄斑形成过度牵拉，这种牵拉会导致中心凹轮廓的解剖学改变、视网膜内假性囊肿的形成、中心凹从 RPE 抬高等改变。这些病变在下列病程各阶段可能会有不同程度的组合。

1 期：黄斑裂孔前期（即将发生的黄斑裂孔，impending macular hole）IVTS 将 Gass 的 1 期 A 和 1 期 B 合并。

1 期 A：VMT，囊肿局限于内层视网膜为特征。小凹周围玻璃体脱离，但中心仍然黏着。中心凹变浅，中心凹下有小囊肿。椭圆体区(EZ，旧称 IS/OS）或有中断或抬高。黄色斑可能是小凹脱离。经数周至数月逐渐变成 1 期 B。

1 期 B：VMT，囊肿由内层视网膜扩展至外层视网膜为特征。Gass 称之为隐匿孔（occult hole）。裂隙灯见黄色环直径为 0.2 ～ 0.35mm，淡黄色环是由于外层视网膜水肿区的叶黄素旁侧移位至边缘。淡黄色环逐步扩大，轮圈变细，中央变红。OCT 显示 VMT 特点，即中心凹周围后玻璃体脱离，但是中心凹中央仍然黏着，中心凹内层囊肿扩大，直至外层视网膜完全断裂直达 RPE。在这个意义上说，1 期 B 这个"即将发生的黄斑裂孔"才是名副其实的隐匿孔。

注：VMT 的 OCT 诊断标准：患眼必须在至少 1 个 OCT 扫描满足下列所有标准：①中心凹周围玻璃体皮质从视网膜表面脱离；②在距中心凹 3mm 的半径范围内，黄斑与玻璃体黏附；③牵拉造成中心凹黏附区的表面变形、视网膜内结构改变、中心凹感光视网膜抬高；④未有视网膜全层中断。

2 期：小孔，VMT＋全层黄斑裂孔最小孔径≤ 250μm＋被斜向牵拉的桥样孔盖刚撕裂出小破口为特征。一个偏心椭圆形，新月形或马蹄形视网膜撕裂孔，常在淡黄色环内。然而 OCT 明确显示一个未完全分离的孔盖，被不完全脱离的后玻璃体在倾斜方向牵拉着。组织学发现孔盖含有神经元成分。有时在洞底的 RPE 上有黄色沉着（病理学上是 RPE 增生）。最小孔径＞ 250μm，只要孔盖仍然连着视网膜尚未从视网膜完全撕脱开，也归属于 2 期。

3 期：中等孔，黄斑完全脱开的后玻璃体膜 ± 孔盖为特征；全层黄斑裂孔最小孔径 250 ～ 400μm。

Gass 描述：中心凹一个圆形红色斑，直径超过 400μm，边缘微微隆起，伴或不伴假孔盖（玻璃体后界膜局限性浓缩），没有 Weiss 环。从黄斑脱离到全层孔形成，需 3 ～ 6 个月。

OCT 像中事实上已经看不到典型 VMT 的牵拉，因为黄斑区的玻璃体已完全与视网膜脱开，只是玻璃体尚未与视盘脱离，所以无 Weiss 环。全层黄斑裂孔的孔径为 250 ～ 400μm（比检眼镜看到的黄斑裂孔直径小）。最小孔径＜ 250μm，可是黄斑区的玻璃体已完全与视网膜脱开，也归属于 3 期。

多数病人并不演变成 4 期。

4 期：大孔伴 4 期 PVD，玻璃体从视盘脱离，全层黄斑裂孔最小孔径＞ 400μm 为特征。

OCT：切面显示烧瓶状全层黄斑裂孔，玻璃体后表面与视网膜及视盘彻底分开。

与 3 期主要区别在于玻璃体与视盘脱离，所以出现 Weiss 环。检眼镜和裂隙灯都可以看见 Weiss 环，但其可靠性远不如用 OCT 探查。后玻璃体膜已退缩至玻璃体腔中央，超越 OCT 扫描窗口涵盖的范围。如果 OCT 扫描至视盘，则可显露玻璃体已从视盘脱离。

在玻璃体中心凹粘连的强度决定黄斑裂孔的状况。黄斑裂孔的消失大多发生在 1 期黄斑裂孔，但是也可以发生在 2 期，甚至 3 期。由于黄斑 PVD 的牵拉而使黄斑中心凹囊肿顶层组织分裂，才能发展板层黄斑裂孔（图 5-13-1，图 5-13-2）。

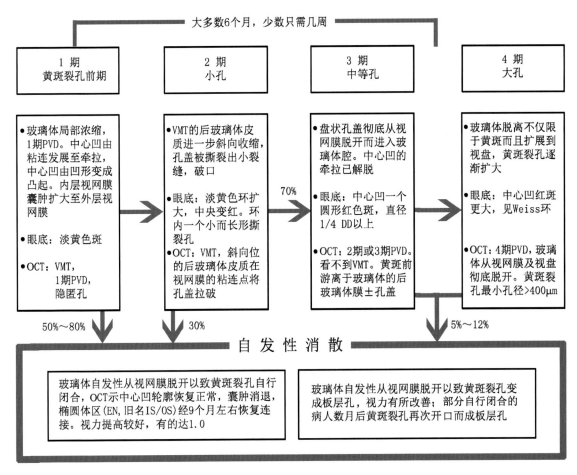

图 5-13-1　原发性黄斑裂孔各期的演变和转归

[眼底自发荧光和荧光素眼底血管造影]

全层黄斑裂孔的 FAF：在全层黄斑裂孔，因为吸收蓝光的黄斑色素（叶黄素和玉米黄素）不再存在，光直接射到 RPE 的脂褐素，呈现病理性的超强自发荧光（正常中心凹是弱自发荧光）。

全层黄斑裂孔的 FFA：在 0 期 FFA 正常。在 2、3、4 期典型的 FFA 是造影早期明显强荧光，主要因叶黄素缺失，RPE 变薄，脱色素和孔周围神经视网膜轻度不透明也可能是一种原因。一般不将 FFA 作为诊断黄斑裂孔的辅助检查。

[诊断]

1. 典型的全层黄斑裂孔的初步诊断　视力丧失，黄斑中心圆形红色斑，Watzke 征阳性、这三特征，用检眼镜 + 裂隙灯检查极易诊断。裂孔直径 < 0.4mm（< 1/4 DD）者可诊断为 3 期孔。4 期孔直径大多数为 0.4 ～ 0.6mm

（1/4 ～ 2/5 DD），有 Weiss 环。

Watzke 征：用 Goldmann 接触镜或前置透镜（+90D 或 +78D）。裂隙光与视线的夹角约 10°，开始以小夹角容易找到眼底。待调整病眼注视方向后，移动裂隙灯使视野对准黄斑裂孔，此时仔细调整焦距，使眼底像及裂隙光切面极清晰。裂隙光越细越好。增大光线与视线的夹角至 20°。此夹角越大越好，但若夹角太大以至光线超越瞳孔，则不能投射到黄斑孔上。此时裂隙光切面显示视网膜表面轮廓。如有裂孔则光切面中断，此为 Watzke 征阳性（图 5-13-3）。

2. 黄斑裂孔的确定性诊断　检眼镜检查发现黄斑裂孔者用 OCT 扫描是重要举措。目的有三：①是否有黄斑裂孔？②原发性还是继发性？③原发性的黄斑裂孔属于哪期？

（1）是否有黄斑裂孔：黄斑裂孔的 OCT

黄斑裂孔分期	IVTS分类系统	特征	评论
0期	VMA	玻璃体与黄斑中央粘连,无明视网膜形态改变	**全层黄斑裂孔病人的对侧眼,临床正常,**OCT可见玻璃体视网膜界面异常,如中心凹周围PVD,但后玻璃体仍黏附于中心凹中心,有时中心凹坑的轮廓会出现微小变化
1期:黄斑裂孔前期	VMT	玻璃体与黄斑中央粘连,伴OCT显著改变,但**无全层组织分裂**;可能有以下表现:组织空穴,黄斑囊样改变,中心凹轮廓缺失,黄斑牵拉离开RPE	体格检查时可见或不见黄斑中心黄色改变;对侧眼有全层黄斑裂孔时称为黄斑裂孔前期
		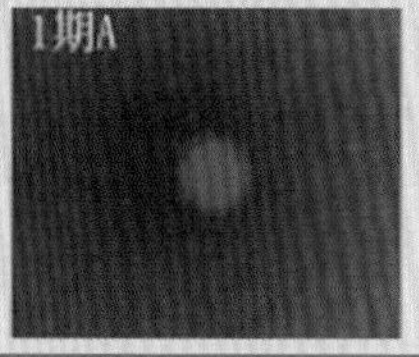	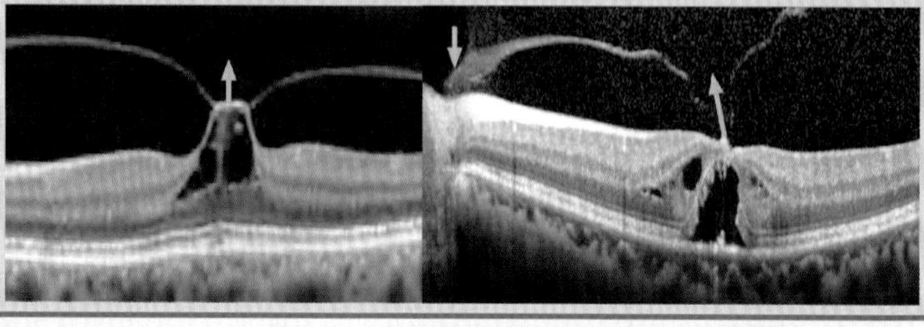
2期:小孔	小或中FTMH,伴VMT	**黄斑裂孔最小孔径≤250 μm**;可能为圆形或与玻璃体小片牵拉;伴或不伴孔盖	视力可能相对较好;适宜行药物性玻璃体溶解(奥克纤溶酶)治疗,成功率高;玻璃体切除术治疗成功率相当高,闭合率几近100%
		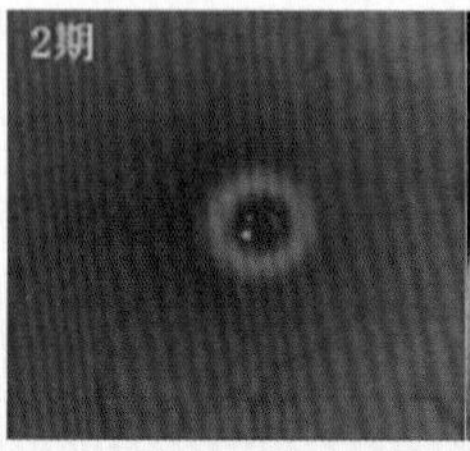	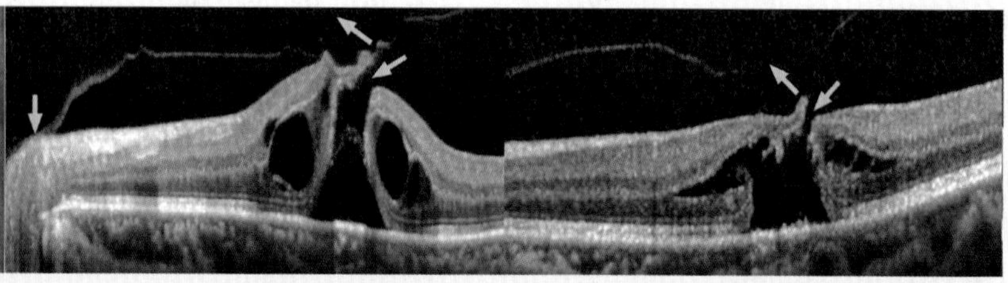
3期:中等孔	中或大FTMH,伴VMT	**黄斑裂孔最小孔径250～400 μm**;可能为圆形,或与玻璃体小片牵拉;伴或不伴孔盖;玻璃体仍黏附于视盘	玻璃体切除术±ILM剥除成功率高,>90%
		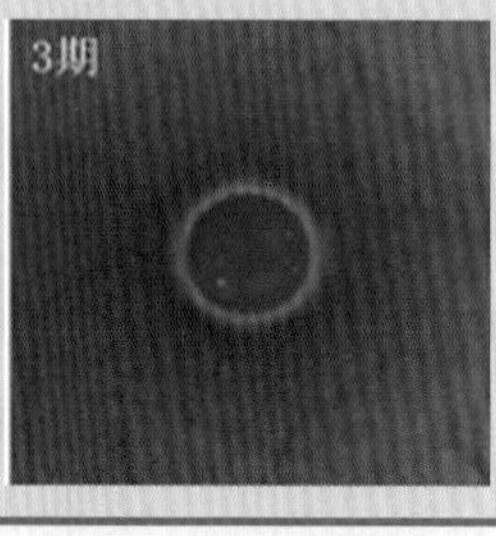	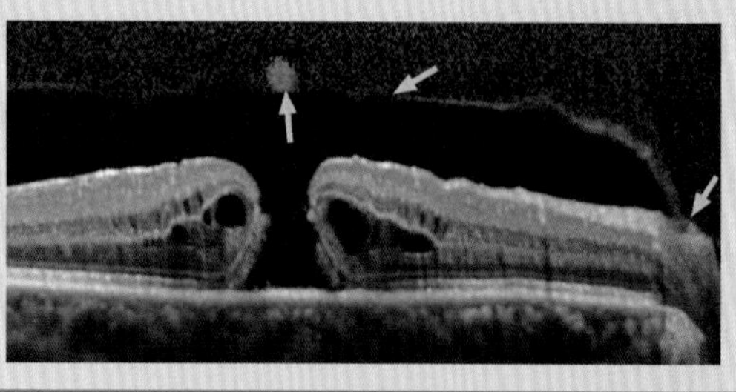
4期:FTMH伴PVD	小,中或大FTMH,不伴VMT	**黄斑裂孔最小孔径>400 μm**;玻璃体完全从黄斑和视盘脱离	玻璃体切除术后黄斑裂孔闭合率相对稍低,75%,PPV+ILM剥除闭合率90%～95%
		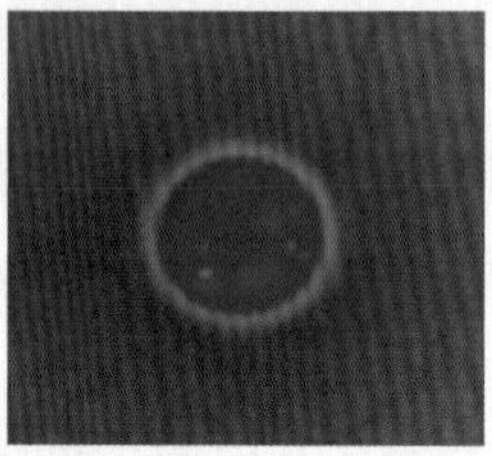	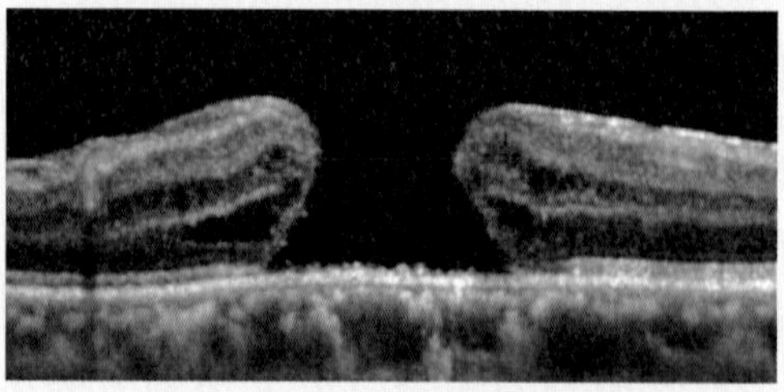

图 5-13-2　临床黄斑分期与玻璃体黄斑粘连、牵拉和黄斑裂孔的国际玻璃体黄斑牵拉研究组分类系统的关系（2013）

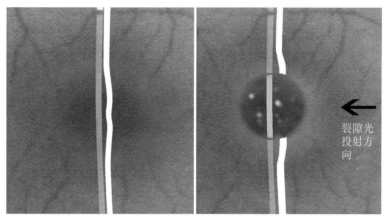

正常黄斑　　　　　　　　　　　全层黄斑裂孔Watzke征＋

裂隙灯下黄斑的光学切面，光从右侧投射。视网膜表层的反光带是从内界膜反射的，正常中心凹处呈现一个浅凹（左图，Watzke征－）。全层黄斑孔者表层反光带中断（Watzke征＋）。深层的反光带在RPE平面

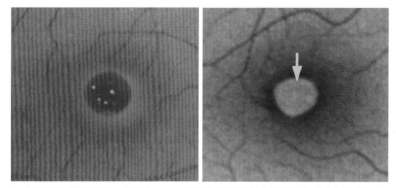

全层黄斑裂孔彩照。右图为FAF：黄斑孔处吸收蓝光的黄斑色素（叶黄素和玉米黄素）缺失，光直接射到RPE的脂褐素，呈现病理性的强自身荧光（绿箭）

图 5-13-3　黄斑裂孔 Watzke 征，眼底自发荧光成像

特征：①早期黄斑裂孔表现 VMT——后玻璃体膜将小凹拉向玻璃体腔中，甚至在牵拉着力点的孔盖拉破。孔盖下内层视网膜变成囊腔。②典型的黄斑裂孔是中心凹中央全层感光视网膜缺失。上述特征的任何一个均提示："有黄斑裂孔"。

（2）原发性还是继发性：原发性黄斑裂孔的 1 期和 2 期患者 OCT 存在 VMT 迹象——后玻璃体膜明显牵拉小凹；3 期和 4 期时已看不到牵拉，后玻璃体膜退缩至玻璃体腔中。但是 3 期患者的后玻璃体膜仍然连在视盘上（图5-13-2）。4 期患者后玻璃体膜已经脱开视盘，在 OCT 图像窗口中看不到后玻璃体膜，只能借 Weiss 环来证明 4 期 PVD。

继发性黄斑裂孔必有外伤史、近视性后葡萄肿、视网膜劈裂症、MacTel 2、CNV 用抗 VEGF 治疗史、视网膜巨动脉瘤、PPV 手术、葡萄膜炎、视网膜或脉络膜肿瘤等相关病史或体征。

（3）黄斑裂孔属于哪期

① 0 期黄斑裂孔：全层黄斑裂孔病人的第二眼，临床正常，但用 OCT 能见到 VMA，即 1 期 PVD（玻璃体脱离仅局限在中心凹周围），中心凹的轮廓有时会出现微小变化。中心凹坡度稍变浅，或者交叉区微细改变。

② 1 期黄斑裂孔：VMT 为特征。VMA 与 VMT 区别在于"T"字（T，traction 意牵拉）。仍然是 1 期 PVD，可是玻璃体将小凹使劲拉向玻璃体，小凹处玻璃体 - 视网膜的黏着力大于拉力，以致中心凹的坡度由凹面被拉成凸起；小凹区视网膜内囊肿扩大融合，组织扭曲断裂

而消失。

视网膜内囊肿局限于内层视网膜者属于 1 期 A；视网膜内囊肿由内层视网膜扩展至外层视网膜者属于 1 期 B。

③ 2 期黄斑裂孔：VMT 为特征，孔盖被牵拉撕开一个小缝。仍然是 1 期 PVD。

④ 3 期黄斑裂孔：VMT 已不存在，黄斑部玻璃体已脱离，并且在黄斑孔的上方后玻璃体膜上有一团凝集物称为孔盖（operculum）。黄斑裂孔的最小孔径 250 ～ 400μm，但勿拘泥于孔径，3 期孔的主宰条件是 PVD 的状态而非孔径。

后玻璃体膜仍然粘连在视盘上，PVD 进入 2 期（黄斑上方后玻璃体膜的凹面朝下）或 3 期（黄斑上方后玻璃体膜的凹面朝上）。有时看不到孔盖。

⑤ 4 期黄斑裂孔：PVD 进入 4 期（完全性后玻璃体脱离），后玻璃体膜退缩至玻璃体腔，远离黄斑，超越 OCT 图像窗口，所以在 OCT 图像中视盘 - 黄斑部位看不到后玻璃体膜。唯一能证实玻璃体完全性后脱离的是 Weiss 环（后玻璃体膜黏在视盘的开口），这需用检眼镜或裂隙灯观察。黄斑裂孔的最小孔径 400μm 以上。

通过参考多个层面的扫描或整个黄斑区的立体扫描做出诊断：经常会看到"连续层扫"的几十幅 OCT 图像所显示的病变是不同的，而且相互有关联的。假孔、板层孔、VMA、VMT 和 FTMH 均由解剖学改变定义的，不能只根据 1 个层面的 OCT 切面中的结构改变做出诊断，有时会断章取义而判断错误，则很有可能会漏掉玻璃体黏附或小孔的情况（假阴性）。对于小孔，看所有图像来确定是否有牵拉是非常重要的。诊断时同时参考多个层面的扫描或整个黄斑区的立体扫描，以确认关键性病理特征。

全层黄斑裂孔：只要 OCT 的 1 个扫描层面检测到小凹内层和外层视网膜全部缺失即可诊断全层黄斑裂孔，但实际上常在黄斑区的多个扫描层面均有缺失。当诊断具有疑问时，需要缩短扫描的层间距离，因为较小的全层黄斑裂孔可能因为位于两层扫描之间而被遗漏。

[鉴别诊断]

黄斑假裂孔是中心凹 ERM 的中央缺口形成的。增厚的视网膜表面膜（ERM），从中央缺口可以透见其下的视网膜及脉络膜，缺口处色红，称假孔。假孔的视力比全层黄斑裂孔好，Watzke 征阴性，并无灰色环（网脱）或黄色沉着物，无洞盖；真孔在 FAF 呈强自发荧光，借以与真孔鉴别。OCT 检查使得黄斑假裂孔的诊断容易，OCT 显示由于 ERM 收缩，黄斑增厚，中心凹呈 U 形或 V 形，在小凹并无视网膜组织缺失，所以小凹厚度仍属正常（150 ～ 200μm）。详见黄斑假裂孔。

玻璃膜疣及 RPE 脱色淡黄色斑应与 1 期黄斑裂孔鉴别。宜用 OCT 或荧光素血管造影。

白内障术后的黄斑囊样水肿也可呈现淡黄色斑，与 1 期黄斑孔相似。但手术史、FFA 和 OCT 可予以区别。

中心性浆液性视网膜病变眼底表现有时也呈黄色斑，与 1 期黄斑孔相似。宜用 OCT 或荧光素血管造影区别。

日蚀性视网膜病变早期类似 1 期裂孔，但有明确的近期观看日蚀病史。

[治疗原则]

1. VMA　自然病程的研究显示，VMA 自行缓解率为 11% ～ 47%，大多在 8 ～ 15 个月内缓解。宜观察。

2. VMT　平坦部玻璃体切割术（PPV）——要领是切除中心凹前方的玻璃体皮质，以解除皮质对视网膜的切线性收缩，有效解除 VMT；对全层孔者可促使孔消散。64% 的患者视力有所改善，12% 视力没变化，9% 视力下降。在视力有改善的患者中，33% 视力表提高了 2 行或 2 行以上。手术干预 VMT 有潜在弊端：白内障 50% 以上，视网膜脱离和视网膜破孔而视力明显下降 4%。

玻璃体松解药物奥克纤溶酶被美国 FDA 获批治疗症状性 VMA。在 3 期临床试验中 VMT 患者奥克纤溶酶治疗组松解率较安慰剂对照组高（26.5% vs. 10.1%）。而奥克纤溶酶治疗组 FTMH 的封闭率与安慰剂对照组相比差异更为显著（40.6% vs. 10.6%）。奥克纤溶酶是一个作用非常快的药，在数小时至数天内发生作用。75% 的治疗眼于 1 周内完成松解，100% 的治疗眼 1 个月内完成松解。

Cole 眼科研究所的研究显示，总松解率为 47%，最适合奥克纤溶酶治疗的条件：无 ERM，有晶状体眼，VMA 直径≤ 1500μm 和年龄< 65 岁。满足前 3 个条件的患者松解率达到 50%，而 4 个条件皆满足的患者松解率达到 70%。黄斑裂孔闭合率达到 80%。大约 20% 的患者在接受奥克纤溶酶治疗后出现黄斑裂孔增大。

3. 全层黄斑裂孔　黄斑裂孔修复手术的战略目标：①切除后玻璃体皮质减轻玻璃体中心凹牵引，对 2 期和 3 期黄斑裂孔的治疗尤其重要，因 2 ～ 3 期黄斑裂孔患者的玻璃体仍然黏住孔盖和视盘，并且在牵拉。②眼内气体填充促进黄斑部视网膜压平（flattening）和黄斑裂孔边缘再对合（reapposition），其机制：①近似纤维蛋白膜堵塞裂孔边缘，阻断玻璃体液体进入裂洞，从而视网膜内细胞外水液逐渐消退。②有助于胶质移行（glial migration）横跨黄斑裂孔。气体填充术后要求在 4 ～ 14d 内脸朝下，使上浮的气体紧紧抵住黄斑裂孔，因日夜保持脸朝下难以实现，致使手术结果有很大的差别。③硅油填充的利弊各说不一，反对居多。④如果有 ERM 者予以取除，可显著改善全层黄斑裂孔的解剖闭合和视功能。⑤内界膜剥离可提高黄斑裂孔关闭合率。⑥内界膜移植（填塞黄斑裂孔）可通过内界膜诱导胶质细胞增生，促进黄斑裂孔的愈合。

PPV 的最大缺点是 80% 以上因玻璃体手术促进晶状体核硬化而在 2 年内须行白内障手术。

4. 全层黄斑裂孔修复术后闭合类型　黄斑裂孔闭合类型：① U 形轮廓闭孔：被描述为类似于健康中央凹中可见的轮廓。② V 形轮廓闭孔：被描述为陡峭的中央凹轮廓。③不规则轮廓闭孔：被描述为闭孔，不能定义为 U 形或 V 形闭合类型。④平复 / 开放：黄斑裂孔的边沿平复（无视网膜下液），孔底裸露 RPE（也被

Imai 等描述为 W 形闭合。闭合也被认为是解剖学上成功，因为它不会随时间推移而进展，即使视力没有提高很多。 ⑤升高 / 开放：据 Tornambe，升高 / 开放黄斑孔，伴 RPE 裸露，黄斑裂孔的边沿升高，有袖口形视网膜下液，被视为需要手术治疗。

二、板层黄斑裂孔

定义：中心凹内层视网膜缺损（可能无实际组织缺失），中层视网膜层间劈裂。称为板层黄斑裂孔（lamellar macular hole，LMH）简称板层孔。

分类：黄斑中心凹自内界膜至视细胞层全部缺失者称黄斑全层黄斑裂孔（full-thickness macular hole，FTMH）；尚有部分组织层保持完整者称板层裂孔。内层感光视网膜组织缺失而外层视网膜保存者为内板层黄斑裂孔（inner LMH）；反之则为外板层黄斑裂孔（outer LMH）。绝大多数是内板层裂孔，因此，板层裂孔不标明内外的话，意味是内板层裂孔；外板层裂孔必须特意注明。

有三种来源：①原发性全层黄斑裂孔形成中的流产阶段（Allen 和 Gass，1976）。特征是中心凹有 VMT，并且裂孔底两侧有劈裂样外观将视网膜的内层与外层裂开。② ERM 向心收缩而小凹变薄。其下囊样间隙扩大融合以致中心凹底破裂。黄斑前未见后玻璃体膜牵拉，但确有 ERM 收缩；中心凹轮廓不规则；裂孔底两侧也可以有层间分裂。③囊样黄斑水肿的前壁破裂，是 CME 的终末阶段（Gass，1975）。

LMH 形成机制仍不清楚。但 OCT 研究表明，PVD 的前后向牵引和（或）ERM 的水平向牵引可能对 LMH 的形成发挥作用，这与全层裂孔的发病机制相同。与变性板层黄斑裂孔的区别见表 5-13-1。

约有 50% 的板层黄斑裂孔患者玻璃体仍然粘连于视盘，而其他部分已出现玻璃体后脱离。视盘玻璃体皮质牵拉作用会加快 LMH 发展，导致孔径扩大和视力下降。

表 5-13-1 牵拉性板层黄斑裂孔和变性板层黄斑裂孔

	牵拉性板层黄斑裂孔	变性板层黄斑裂孔
定义	神经视网膜劈裂性分离	神经视网膜内组织缺失
病变水平	在外丛状和外核层之间	影响所有的视网膜层
黄斑裂孔机制	视网膜前膜和（或）玻璃体牵拉	慢性进行性，机制不明
视网膜表面	ERM，具有牵拉收缩力	视网膜表面增生，无牵拉收缩力
视网膜前膜和（或）玻璃体牵拉	有关	常有非牵拉性视网膜前膜，孔底视网膜有隆起块（bump）
椭圆体带	完整	早期就有缺陷
组化病理学	ERM：细胞包括：RPE 细胞、纤维细胞、肌纤维细胞和视网膜内胶质细胞，残留的皮质玻璃体细胞	MHEP：Paolini 等（2011）用免疫标记抗平滑肌肌动蛋白丝（actin）比传统 ERM 少得多
OCT 像		

板层孔伴有的视网膜表面增生（lamellar hole-associated epiretinal proliferation，LHEP）：由 Witikin 等（2006）首先发现此膜，名为"原" ERM。Paolini 等（2011）用免疫标记抗平滑肌肌动蛋白丝（actin）比传统 ERM 少得多，Pang 等（2014）发现其构成主要是视网膜神经胶质细胞与抗胶质纤维酸性蛋白（重染色）和抗谷氨酰胺合成酶克隆 6 阳性反应，没有证实成纤维细胞或玻璃体细胞；推测起源于中层视网膜，主要由 Müller 细胞驱动增生，波及RPE。因此命名这种貌似 ERM 的异常组织为板层裂孔伴有的视网膜表面增生膜，也有人称之为非典型 ERM。Govetto 等（2016）提出板层黄斑裂孔从其发展机制可归纳成牵拉性、变性和混合性三类。

LMH 的自然过程：Theodossiadis 等（2009），使用 OCT 随访 41 位 LMH 患者 3 年。发现 LMH的平均孔径会扩大 13.7%，患者视力稳定

（78%），恶化（22.0%，大多数下降 2 ～ 15 个字母）。Takahashi 和 Kishi（2000）报道使用OCT 看到 LMH 进展至全层黄斑裂孔。

[临床表现]

大部分 LMH 患者的临床表现为轻微的视物变形、局限中心视力缺损，但视力基本保持稳定。视力 0.5 以上可能保持一段时间。

板层黄斑裂孔可能发生在白内障手术后、病理性近视、葡萄膜炎、CNV 性年龄相关性黄斑变性、视网膜脱离等眼部疾病。

黄斑板层裂孔在眼底镜检查中常表现为圆形或椭圆形界限清晰的红色病损。与全层黄斑孔不同，板层孔黄色斑四周没有晕轮，仅有明亮反光。大的板层裂孔的边缘像荷叶边。临床上单纯通过眼底检查发现早期 LMH 较为困难。

[诊断]

板层黄斑孔 OCT 诊断要点：①中心凹轮廓不规则凹陷；②中心凹内层视网膜缺损；

③孔底两侧的视网膜层间分裂（劈裂），典型位置介于外丛状层和外核层之间；④外层视网膜基本完整。符合所有这4项条件才能诊断板层裂孔。很少根据眼底在检眼镜下表现而做 OCT 探测的。相反，板层裂孔全是在 OCT 读片时意外发现的。

中心凹内层缺损是与假孔的基本不同之处，孔底感光细胞层的存在是与全层黄斑裂孔的重要区别点。

黄斑外板层裂孔（Outer LMH）：Spaide 等（2000）将中心凹外层视网膜在 OCT 图像上呈现低反光的裂口称之为外板层黄斑裂孔（图 5-13-4）。

[鉴别诊断]

假裂孔 U 形或 V 形凹陷，孔底两侧壁无侧向劈开的特征；神经感光视网膜正常。至于小凹的厚度（中心视网膜厚平均值：假裂孔 188μm，板层裂孔 158μm）不能视作鉴别的重要依据。假裂孔可以发展成板层裂孔，因此，在二者的过渡阶段，Michalewska 提名（2012）假裂孔 + 板层缺陷。见表 5-13-2。

GA 黄斑中央 RPE 和外层视网膜萎缩变薄。50 岁以上属于 AMD，常是两侧性，常伴玻璃膜疣。

MacTel 2 FFA 显示黄斑毛细血管扩张及渗漏，以颞侧为主。

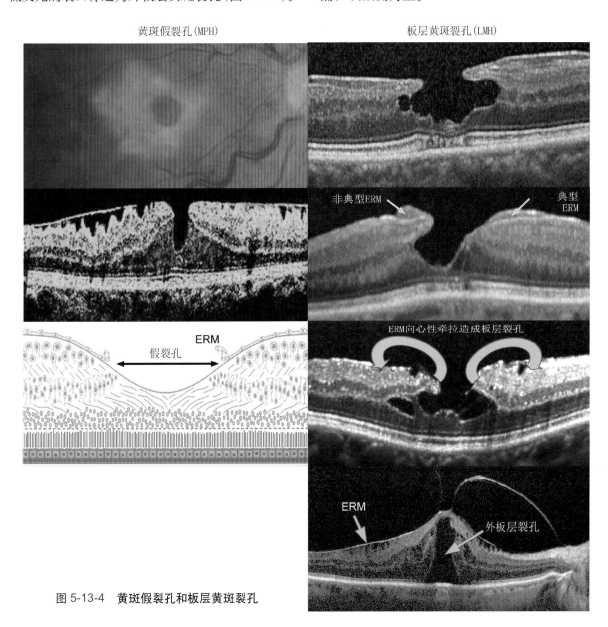

图 5-13-4　黄斑假裂孔和板层黄斑裂孔

表 5-13-2　黄斑假裂孔与板层裂孔的 OCT 表现

	黄斑假裂孔	板层黄斑裂孔
ERM	中心凹开口的 ERM 较厚，可见牵拉效应；视网膜起皱	ERM 不一定存在
孔壁	垂直，U 形或 V 形	人字形
中层视网膜劈裂（外丛状层和外核层交界）	无	孔底两侧常有水平向分裂或囊肿
孔底	光滑	不规则
小凹中心视网膜厚度	正常（167±42）μm	变薄（70±18）μm

中心凹视网膜脱离：与外板层孔的部位和外观相似。中心凹 RD 是 RPE 正常，椭圆体区（EZ）和交叉区（IZ）局部光滑地抬起。外板层孔是椭圆体区和交叉区等外层视网膜组织不规则缺损（图 5-13-4）。

[治疗原则]

目前对于 LMH 的进展过程及手术指征仍存在争议。发展为更严重的视力障碍者并不多见，所以许多医生认为手术治疗 LMH 尚未证实是有益的。各种病例报道中术后视力提高的比例从 25% 至 75%，而其术后视力提高大部分是因为剥除 ERM；玻璃体切除的作用尚待研究。

Lee 等（2012）手术治疗 31 眼 LMH 的报道，利用玻璃体切割术，剥离 ERM 和 ILM，可使黄斑轮廓的恢复和改善视力，似乎是有益的。90.3% 患者的 OCT 影像得到改善或正常化。58.1% 视力提高 2 行以上，6.5% 视力减退。1 眼无改变。1 眼发展成慢性 CME。

三、黄斑假裂孔

定义：黄斑的表面有稍厚的视网膜薄膜增生，呈环形，中央无 ERM（图 5-13-1），称为黄斑假裂孔（macuar pseudohole，MPH），简称假裂孔（pseudohole）。

中心凹中央虽无 ERM，但由于覆盖在小凹周围的 ERM 收缩牵拉，视网膜组织向中心移位堆积而增厚，在检眼镜或眼底彩照可见中心凹有一个淡红色、圆形或椭圆形边界尚清楚的红色斑，直径多为 200 ～ 400μm，检眼镜下颇像黄斑裂孔，会误诊为全层黄斑裂孔，故名假裂孔。

用裂隙灯显微镜是可以分辨出来的——中心凹表层覆盖着灰白色膜，薄膜中央缺口处显露橘红色眼底。Watzke 征阴性。

黄斑假裂孔的 OCT 4 个特征：①中心凹中央陷入或边缘堆积；②伴中央开口的 ERM；③陡峭的中心凹轮廓；④中心凹厚度接近正常；⑤假孔区无视网膜组织缺损。

诊断假孔时不要只凭一个切面就做出诊断，因为在 ERM 造成板层裂孔的病例在连续扫描图像中会看到类似假裂孔的切面。所以，必须参考连续层扫的多个切面方可建立诊断。

中心凹厚度：仪器对厚度的定义不同和个体差异，在小样本中提出的假裂孔的膜厚度差异大，不要把它看作鉴别要点。

黄斑假裂孔可以发展成板层裂孔。

黄斑假裂孔一般采用保守治疗。如果 ERM 造成了明显视力下降，可行玻璃体切除联合 ERM 剥除术。剥除 ERM 成功的病例通常可以恢复中心凹的正常形态，并使视力有所提高。

第十四节　中心性浆液性脉络膜视网膜病变

中心性浆液性脉络膜视网膜病变（central serous chorioretinopathy，CSC），简称中浆，曾名中心性浆液性视网膜病变（central serous retinopathy，CSR）。是黄斑局限性浆液性视网膜脱离（脉络膜渗漏液通过 RPE 进入视网膜下间隙，可由 FFA 确定）；经常存在浆液性视网膜色素上皮脱离；不具有眼内炎症、急进型高血压、脉络膜或视网膜色素上皮浸润或梗塞迹象。

von Graefe（1866）最先发现，Maumenee 在 FFA 发觉黄斑脱离是由于 RPE 平面的渗漏。J.D. Gass（1967）提名特发性中心性浆液性脉络膜视网膜病变。

脉络膜局灶性通透性增加（由 ICGA 证实）以致渗出通过损害的视网膜外屏障而进入视网膜下。原发病变在脉络膜还是在 RPE？病变是局灶性抑或弥漫性？尚在争论。

多见于中年男性病人，男：女为 6：1。美国发病率为 1/ 万，亚洲人患病率比白人高，黑人不常见。自限性，视网膜浆液性脱离于 3 ～ 4 个月平复，视力增进最长在脱离平复后 1 年。30%～ 50% 的患者在第 1 年内复发（图 5-14-1）。一般在初次发作痊愈后视力多恢复得相当好，但如反复多次发作，则可造成一定程度的永久性视力减退或视觉异常。5% 的患者甚至可能视力仅有 0.1 或更糟。

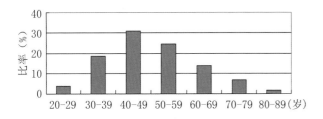

图 5-14-1　中心性浆液性脉络膜视网膜病变病人的年龄分布

使用 ICGA 改善了对中浆病理生理的理解，原发病变在脉络膜内层循环（淤滞、缺血或炎症），从而导致多区域的脉络膜血管通透性增高。RPE 屏障改变是继发的。OCT 发现病人脉络膜增厚。

［病因］

特发性：通常发生在 30—65 岁男性。中浆主要发生于年龄稍大的女性，并与妊娠相关。狼疮患者的中浆发生率增高。

内源性皮质醇增高：A 型人格可能与生理心理压力相关。极少有病例伴有肾上腺皮脂腺瘤。

外源性皮质醇：使用皮质类固醇激素，包括鼻部皮质类固醇激素喷雾和局部皮质类固醇激素乳膏。

［分类］

1. 急性中浆　或称典型中浆，黄斑区神经感光视网膜脱离（以一个病灶为典型）。FFA 示墨渍状渗漏，少数烟囱冒烟状渗漏。OCT 像出现一个 2 ～ 3 DD 直径黄斑视网膜脱离，往往在脱离区的上方有一个小而浅的 PED。EDI-OCT 示黄斑区脉络膜增厚。ICGA 示黄斑区脉络膜血管通透性增强所致斑片状强荧光。

2. 慢性中浆　又称弥散性 RPE 病变（diffuse retinal pigment epithenopathy，DRPE）。病程 > 6 个月，经年迁延不愈。50 岁以上首次诊病者常为此型。基本具备急性中浆的所有特征，但以多病灶为典型，并伴 RPE 失代偿所致的体征。两侧性复发性居多。视力丧失远较急性期重，视力预后差。

多病灶性的 RPE 色素脱失 +RPE 萎缩 +RPE 染色或微漏。RPE 失代偿而呈现弥漫渗漏。视网膜下液持久性或间歇性，比急性中浆的量少。视网膜内囊性变化（囊样黄斑变性，CMD）。FFA 示多个或一个 RPE 病变区，墨渍状渗漏或微渗漏。ICGA 示多区域性脉络膜高渗漏性。OCT 示局限性视网膜脱离，局限性浆液性 PED，脉络膜增厚。

特发性中浆：鉴于中浆可发生于 Cushing 综合征，A 型人格（较具进取心、侵略性、自信心、成就感，并且容易紧张，血液中儿茶酚胺提高 → 交感神经兴奋），孕妇（皮质醇增高），全身应用糖皮质激素。对于并无上述确定发病危险因子的中浆，诊断为特发性。

［症状］

视力轻度或中等度减退，视觉异常包括变视症、小视症、旁中心暗点、强光下视力差些、色觉减退。视网膜水肿可发生暂时性远视。一般初发病时视力多不低于 0.5，也有少数视力仍在 1.0 以上，这类病人如不抓住主诉中的特点予以仔细眼底检查，则往往漏诊。

［眼底表现］

脉络膜的浆液渗出先形成黄斑部小型盘状

色素上皮脱离（PED），继而引起黄斑区神经感光视网膜脱离；部分病例直接发生感光视网膜脱离，而无 PED。

1. 急性中浆　主要表现是黄斑浆液性视网膜脱离，色素上皮脱离（PED）；视网膜脱离区内有暗黄色或灰白色物质。

（1）浆液性视网膜脱离：黄斑区一个暗红色隆起，直径为 2～3 DD，中心反光模糊，四周以一环形反光圈为界（图 5-14-2），界内失去原有视网膜光泽。早期用裂隙灯可以清楚地看到视网膜切线与 RPE- 脉络膜切线明显分离，两者皆清楚可见，这证明视网膜下液体为

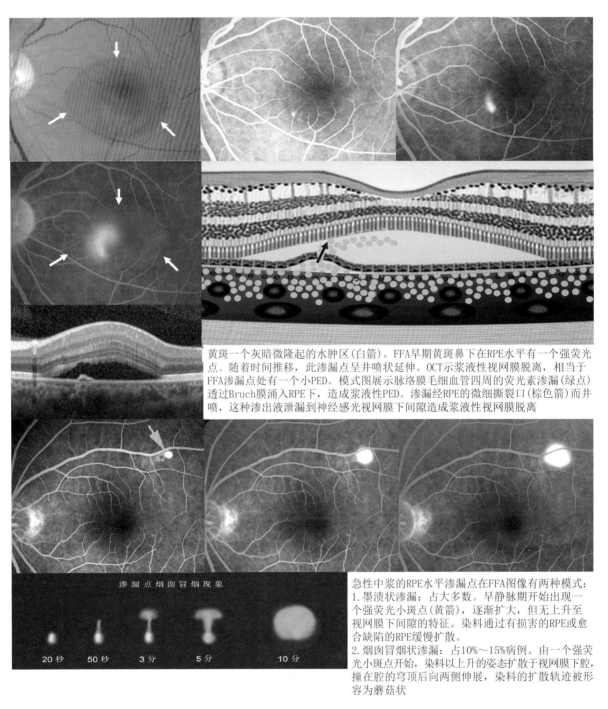

黄斑一个灰暗微隆起的水肿区(白箭)。FFA早期黄斑鼻下在RPE水平有一个强荧光点。随着时间推移，此渗漏点呈井喷状延伸。OCT示浆液性视网膜脱离，相当于FFA渗漏点处有一个小PED。模式图展示脉络膜毛细血管四周的荧光素渗漏(绿点)透过Bruch膜涌入RPE下，造成浆液性PED。渗漏经RPE的微细撕裂口(棕色箭)而井喷，这种渗出液泄漏到神经感光视网膜下间隙造成浆液性视网膜脱离

渗漏点烟囱冒烟现象

20秒　50秒　3分　5分　10分

急性中浆的RPE水平渗漏点在FFA图像有两种模式：
1. 墨渍状渗漏：占大多数。早静脉期开始出现一个强荧光小斑点(黄箭)，逐渐扩大，但无上升至视网膜下间隙的特征。染料通过有损害的RPE或愈合缺陷的RPE缓慢扩散。
2. 烟囱冒烟状渗漏：占10%～15%病例。由一个强荧光小斑点开始，染料以上升的姿态扩散于视网膜下腔，撞在腔的穹顶向两侧伸展，染料的扩散轨迹被形容为蘑菇状

图 5-14-2　急性中心性浆液性脉络膜视网膜病变的渗漏点

澄清的浆液。

（2）小 PED：一个或数个圆形或类圆形灰黄色斑，周围有一窄圈灰色晕。检眼镜观察或彩照图像中的表现很微妙，很易漏诊，在对照 OCT 图像中容易被发觉。PED 多数在视网膜脱离的上半部或上方（因重心缘故液体向下流）。由于 RPE 与 Bruch 膜粘连紧密，故脱离范围 < 1/4DD。

2. 慢性中浆　主要表现是黄斑浆液性视网膜脱离，PED；视网膜下纤维蛋白；细小沉积物；RPE 和视网膜感光受体萎缩，黄斑囊样变性，下行性 RPE 萎缩轨迹；渗出性大泡状视网膜脱离；脉络膜新生血管。

（1）黄斑浆液性视网膜脱离：急性期 CSCR 转变成慢性后，黄斑 RD 的高度和直径都缩小。RPE 在长期视网膜下液的环境中 RPE 细胞失代偿，造成弥漫性 RPE 病变（脱色素，色素沉着，RPE 增生），继发感光细胞变性。

（2）小 PED：与急性中浆不同的是，急性以一个 PED 为多；慢性者常有多个 PED，直径较急性者小，甚至高度大于基底宽度。

（3）视网膜下纤维蛋白：偶有患者在浆液性脱离区见到浅灰色混浊，组织病理学研究发现视网膜下和（或）RPE 下有纤维蛋白，形成黄色或灰色混浊，在 OCT 图像中可以见到浆液性视网膜脱离腔内有纤维蛋白。这类病人在浆液吸收后会产生视网膜下纤维增生的灰色条索，称为视网膜下纤维化（subretinal fibrosis）。

（4）视网膜脱离区内细小沉积物：可能是纤维蛋白。

（5）RPE 和视网膜感光受体萎缩：病灶处 RPE 失代偿以致局部 RPE 和视网膜感光受体萎缩、变性。用检眼镜能见病灶脱色素和色素沉积的斑驳状色素改变（图 5-14-3，图 5-14-4）。

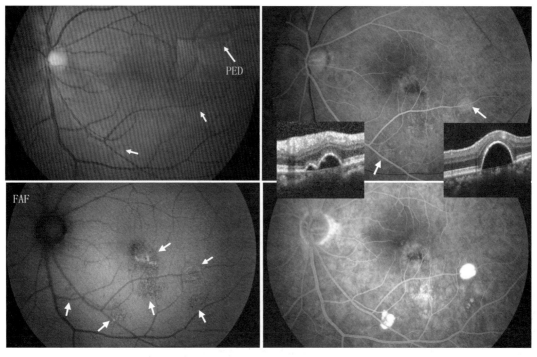

图 5-14-3　慢性中浆的 PED、OCT、FFA

病人男，39 岁，司机。慢性中浆，两眼。左眼视物变形 10d。否认两眼曾有影响视力的病史。A 型性格。视力：1.0，0.6。左眼底黄斑有色素性改变。两处 PED 有淡淡光晕，很易漏诊，彩照曝光稍强时不易辨认出此 PED。PED 在 FFA 最为醒目（染料积存）。OCT 揭示浆液性 PED；中心凹 RPE 破坏，其上有强光反射物沉积，未见 SRF（未刊载）。眼底自发荧光（FAF）展示黄斑及两处 PED 为斑驳状改变，还发现另外 3 处 RPE 萎缩。无红光照相未见明显异常（未刊载）。

右眼（未刊载）：彩照未能发现明显改变。FAF 在颞下血管拱之内有 4 处斑驳状改变。FFA 见黄斑鼻下方有浆液性 PED

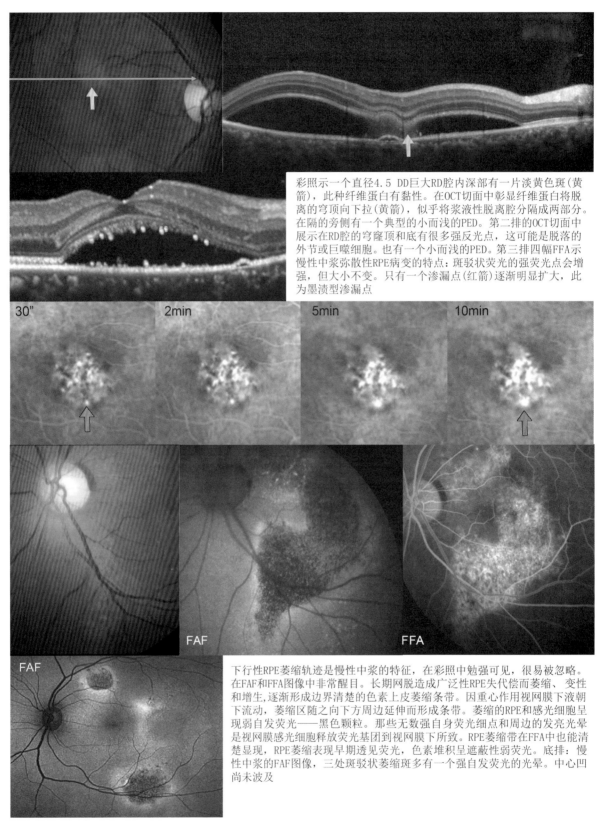

彩照示一个直径4.5 DD巨大RD腔内深部有一片淡黄色斑(黄箭)，此种纤维蛋白有黏性。在OCT切面中彰显纤维蛋白将脱离的穹顶向下拉(黄箭)，似乎将浆液性脱离腔分隔成两部分。在隔的旁侧有一个典型的小而浅的PED。第二排的OCT切面中展示在RD腔的穹窿顶和底有很多强反光点，这可能是脱落的外节或巨噬细胞。也有一个小而浅的PED。第三排四幅FFA示慢性中浆弥散性RPE病变的特点：斑驳状荧光的强荧光点会增强，但大小不变。只有一个渗漏点(红箭)逐渐明显扩大，此为墨渍型渗漏点

下行性RPE萎缩轨迹是慢性中浆的特征，在彩照中勉强可见，很易被忽略。在FAF和FFA图像中非常醒目。长期网脱造成广泛性RPE失代偿而萎缩、变性和增生，逐渐形成边界清楚的色素上皮萎缩条带。因重心作用视网膜下液朝下流动，萎缩区随之向下方周边延伸而形成条带。萎缩的RPE和感光细胞呈现弱自发荧光——黑色颗粒。那些无数强自身荧光细点和周边的发亮光晕是视网膜感光细胞释放荧光基团到视网膜下所致。RPE萎缩带在FFA中也能清楚显现，RPE萎缩表现早期透见荧光，色素堆积呈遮蔽性弱荧光。底排：慢性中浆的FAF图像，三处斑驳状萎缩斑多有一个强自发荧光的光晕。中心凹尚未波及

图 5-14-4　慢性中浆的纤维蛋白，细颗粒沉积，两种 FFA 渗漏点和下行 RPE 萎缩带

（6）黄斑囊样变性（cystoid macular dege-neration，CMD）：慢性中浆招致黄斑中心凹下RPE和视网膜感光受体萎缩，往往明显损害视力。5%～10%病人发生CMD。黄斑RPE萎缩，中心凹萎缩，称黄斑囊样变性，病人严重丧失中心视力。黄斑囊样变性者OCT呈CME样增厚，但不同于CME之处是，CMD在FFA不出现视网膜内染料渗漏。有时检眼镜不能发现，只出现于OCT。

（7）渗出性大泡状视网膜脱离（bullous exudative retinal detachment）：大泡性视网膜脱离被定义为神经感觉脱离（超过10DD），在RPE水平的渗漏（1处或数处），其具有流动性，在坐位时从外周延伸到下方血管拱。诊断前必须排除神经感觉脱离的其他原因，如脉络膜新生血管形成、浸润性后段疾病、炎症、感染、葡萄膜积液综合征、短小眼和后段恶性肿瘤。

中浆病人由于口服糖皮质激素（误用或由于全身疾病或器官移植术后必须使用）导致浆液性脱离加重，表现为下方视网膜渗出性大泡性脱离，此为重症中浆的表现，很少见。84%两侧性，起病就以大泡状RD姿态出现，36%病人是由典型中浆经7个月至9年病程转变的。50%复发。80%视力可恢复至0.5以上。可伴RPE撕裂和永久视力丧失。

（8）环形或项链形（annular or catenary form）病变：12位（14只眼）慢性中浆患者表现出环形（或链形，Catenary）病变，环形病灶由强自发荧光组成，开放或封闭的环状卫星状病变，居间夹杂点状弱自发荧光灶。OCT示环形病变的周边有RPE增生，在病灶中央椭球体带反射损失但保存RPE。环形病变局限于后极，似乎在慢性感觉视网膜脱离的边缘（Dansingani KK，Balaratnasingam C，Mrejen S. Annular lesions and catenary forms in chronic central serous chorioretinopathy. Am J Ophthalmol，2016,166:60-67）。

[OCT]

OCT能迅速、安全、可靠地利用光切面显示视网膜浆液性脱离的范围及高度，发现视网膜下液的纤维蛋白。有利于了解病变进展。小PED、小型视网膜浆液性脱离、轻度RPE萎缩在检眼镜及裂隙灯难以察见，而OCT显示很清楚。慢性中浆的感光细胞萎缩只表现在OCT。并可辅助诊断脉络膜新生血管形成。

1. 黄斑区视网膜脱离　OCT最能明白无误地揭示RD的范围、高度、视网膜下液的性质。急性中浆往往只有一个高大的浆液性视网膜脱离。慢性中浆的视网膜下液少些，浆液性渗出中含有纤维蛋白的概率多些。纤维蛋白可因粘连牵拉而将脱离的腔间分割开。

有些病例视网膜脱离腔顶和底附有白色或黄色沉着物，此可能为感光细胞外节脱落的膜盘或纤维蛋白凝集，也可能是吞噬外节而胀饱的吞噬细胞。FAF像表现为强自发荧光点，表明是脂褐质积聚。有时有脂质硬性渗出。

2. 脉络膜局部增厚　EDI-OCT证实黄斑病损处脉络膜增厚，病变消退后脉络膜厚度也随之回复。目前尚不能视为诊断的主要条件，但是同一扫描点的脉络膜由增厚变薄，象征病变在好转。中浆已是脉络膜增厚谱的主要成员。

3. 浆液性PED　一般用OCT能发现小而浅的PED。OCT切面可清楚地检出很小的色素上皮脱离。OCT是判别PED最可靠的举措。有时视网膜脱离区内有暗黄色或灰白色物质，可能是纤维蛋白；在OCT图像中很易发现视网膜下浆液中有灰色均匀的物质。小PED必须与形态相似的玻璃膜疣鉴别，PED是充满浆液性渗出，应是均质光学透明的，而玻璃膜疣的内容物是均质中等反光。

4. RPE和视网膜感光细胞萎缩　OCT显示RPE和视网膜感光细胞萎缩——反光带中断、变形、消失；混杂色素增生——很强反光。萎缩病灶在FFA主要是针尖状透见荧光，ICGA早期凸显强荧光。

5. 脉络膜局灶性凹陷（focal choroidal excavation）　Jampol发现中浆患者7.8%的眼在OCT图像上有脉络膜局灶性凹陷。

[FFA]

1. RPE 渗漏点（leakage point） 造影早期有一个强荧光斑点（渗漏点，即 RPE 的外屏障缺损处），随着荧光素从脉络膜慢慢渗漏入视网膜下间隙，此斑点逐步扩大，最后扩散入视网膜下（荧光素积存）而成局限于黄斑的浆液性视网膜脱离。随时间推移，强荧光区域的边界模糊，荧光慢慢地变淡。28% 有一个以上渗漏点。荧光素从 PED 渗漏点扩散入视网膜下间隙的过程有三种模式：烟囱冒烟、墨渍状、缓慢型。

（1）烟囱冒烟（smoke stack）渗漏：见于 10% ～ 15% 病例急性活动性 CSCR，于造影静脉期出现一个针尖状强荧光斑点，逐渐向上伸展、扩大，状似一缕白烟向上伸展，经几分钟后上升的白烟状似"烟囱冒烟"（或描写为炊烟、井喷），撞在脱离边界穹窿顶壁后向一侧或两侧扩展，外观呈蘑菇状或雨伞状，荧光轨迹一直保持到造影晚期。推测该处温度较高，因热对流使染料朝上升，也许与蛋白质浓度的梯度有关。

（2）墨渍状渗漏（ink blot leak）：又译为墨迹样。多数渗漏呈墨渍状或墨迹样。渗漏斑点常在色素上皮脱离的边缘。造影早期开始是一个小点状强荧光，逐渐以同心圈方式扩展成圆形，在造影后期的强荧光斑像一团墨水印迹，但视网膜下荧光素没有向上扩散的特征。此种渗漏通常是染料通过一个不完整的 RPE 或愈合缺陷的 RPE 而缓慢扩散的。

（3）缓慢型 RPE 渗漏：慢性中浆病人弥漫性视网膜色素上皮失代偿可不表现典型的荧光素渗漏。RPE 微漏，即 FFA 呈现缓慢的 RPE 渗漏，晚期病灶荧光增强，范围轻度扩大（图 5-14-4）。

2. 浆液性 PED 早期即呈边界清晰的类圆形强荧光，随造影时间推移，荧光强度增强，晚期荧光极强（被染料均匀填满），但大小形态不变。

3. 视网膜脱离区 FFA 早期视网膜脱离区轻度遮掩背景荧光。随着造影过程的进展，

PED 渗漏点扩散，染料进入视网膜脱离腔中，往往在造影后期（为 10 ～ 20min）可见积存的染料淡淡（只有少量染料）勾画出脱离的轮廓，仔细对比观察才能发现。

中浆患者荧光素钠染料永远不会完全均匀填满脱离的视网膜下间隙，因为外层网膜松散地附着于色素上皮。只需要很小的力就能将其分离，形成非常小的坡度。并且中浆的荧光素渗漏量不大，所以染料只是慢慢地，通过色素上皮的一个或多个渗漏点进入视网膜下间隙。当脉络膜渗漏液的压力较高而且 RPE 渗漏点较小时形成烟囱冒烟（井喷）的奇观。与中浆形成鲜明对比的是在炎症性疾病、CNV、脉络膜肿瘤患者，有着大量渗漏液，脱离的视网膜下间隙被染料完全填满。

4. RPE 萎缩 视萎缩程度而有不同程度的透过性强荧光，FFA 早期表现极缓慢的弥漫性 RPE 点状荧光，随造影时间推移，病灶荧光增强，但大小形态不变。萎缩区斑片状或带状（下行轨迹）。增生的 RPE 明显遮挡荧光。

[ICGA]

吲哚菁绿脉络膜造影（ICGA）为非常规检查项目。但在用维替泊芬 PDT 治疗中浆前必须用 ICGA 探查脉络膜血管循环异常病损范围（图 5-14-5），通透性增高的脉络膜强荧光斑（0.5 ～ 3 DD），不仅限于黄斑，往往在出血管弓外，达中周部。

早期 ICGA：脉络膜 ICG 强荧光斑（100%）是由于局部脉络膜缺血，随后血管扩张通透性增高。这发生于视觉症状或体征及 FFA 改变之前。但是 RPE 局部渗漏还是需要用 FFA 才能被看清楚。

中期 ICGA：呈现多灶性强荧光斑（100%），因为脉络膜静脉及毛细血管扩张和充血，脉络膜染色及细胞外间隙渗漏。

后期 ICGA：后期斑片状强荧光强度减弱。FFA 中显示的 RPE 渗漏点在 ICGA 晚期对应处显示为点状强荧光；视网膜脱离在 ICGA 多表现为弱荧光。

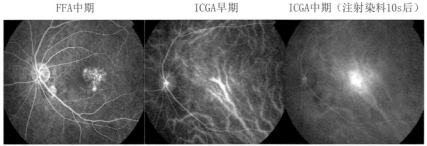

FFA中期　　　ICGA早期　　　ICGA中期（注射染料10s后）

强烈强荧光：有一个边界清楚、均质的强荧光区，其亮度强于背景荧光。72%

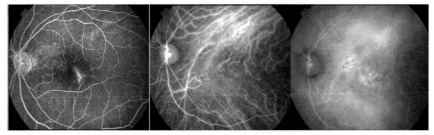

中等强荧光：一个边界不清楚强荧光区，比强烈荧光弱，但稍亮于背景荧光。19%

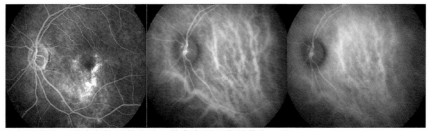

无强荧光：无确定的强荧光区，其亮度弱于背景荧光。9%

图 5-14-5　中浆在 ICGA 脉络膜强荧光强度分级

ICGA 可展现许多小的浆液性 PED，这用标准 FFA 是检查不出来的。这些浆液性 PED 在早期 ICGA 表现强荧光，提示该处脉络膜血管高通透性。

但是，在 ICGA 后期，PED 中央成为弱荧光，四周边缘是环状强荧光晕。这原因可能是 ICG 染料积聚在脱离的边缘，纤维染色（纤维与 ICG 分子具有高亲和性），并被色素上皮下液体堵住。

慢性或复发病例：反复长期视网膜脱离会导致视网膜和 RPE 萎缩，FFA 显示全面强荧光。然而，ICGA 与之形成鲜明对比，仅在疾病的弥漫性失代偿患者的晚期 ICGA 图像上展现弱荧光的浆液性 PED；并往往在 ICGA 后期阶段伴有强荧光环，这些似乎是中浆的特点。一旦发现黄斑有渗出性变化的老年病人，在 ICGA 后期阶段有这环形病变，但缺乏 AMD 特点（如玻璃膜疣等）者，应该考虑诊断慢性中浆。

[FAF]

急性期，72% 病人在渗漏的部位自发荧光变弱，77% 病人在视网膜脱离范围自发荧光变弱，这是由于被水肿遮掩的缘故。临床观察到的视网膜下黄点是强自发荧光。OCT 分析表明，在视网膜外表面的强自发荧光物质，推测是感光细胞外节的堆累（继发于缺乏直接对合和被 RPE 细胞吞噬）或脂褐素 A2E 异常积累。

在慢性复发性中浆，视网膜脱离区常见残留的强自发荧光。FAF 可以帮助勾画出多病灶 RPE 功能障碍萎缩区（图 5-14-6）。

[并发症]

1. 下行性 RPE 萎缩轨迹（descending atrophic RPE tracts）　慢性病例的浆液性视网膜脱离可

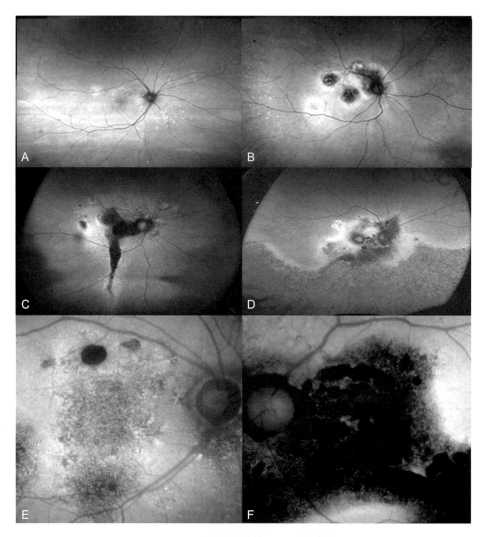

图 5-14-6 慢性中浆的 FAF 成像模式

慢性中浆的 FAF 成像模式。展示一系列 FAF 改变，包括轻度改变，涉及后极和乳突周围区域 (A)，多灶性病变 (B)，重力轨迹 (C) 和与先前大泡部位相关的 FAF 弥散区域视网膜脱离 (D)。在 74.9% 的视网膜中心凹中也观察到颗粒 (E) 或融合 (F) 的 FAF 变化 (Mrejen S ,Balaratnasingam C , Kaden TR ,Bottini A. Long-term visual outcomes and causes of vision loss in chronic central serous chorioretinopathy. Ophthalmology, 2019,126:576-588)

能会由于重力作用液体向下慢慢移动。RD 处广泛性 RPE 失代偿，逐渐形成一个边界清楚的色素上皮萎缩条带，向下方周边延伸。此体征在 FFA 可以发现，但是在 FAF 表现得更醒目。9% 病人的轨迹从黄斑开始向下，9% 病人的轨迹从视盘开始向下，也有病人二者兼有。下行性 RPE 萎缩轨迹是慢性中浆的特征性改变，但黄斑中心的其他渗出性视网膜脱离（脉络膜血管瘤）也可以造成。

2. 脉络膜新生血管 慢性中浆长年迁延不愈可继发 1 型脉络膜新生血管（Yannuzzi 等于 2012 年发现）。可能有视网膜出血斑点。先做结构 OCT，然后用 OCTA 和 FFA 检测 CNV 是十分必要的。

33 眼慢性中浆患者，CNV 发现率用 OCTA 为 97%，ICGA 为 70%，FFA 只有 30%。

以前不太在意的扁平不规则色素上皮脱离（flat irregular PED）患者，约 1/3 患者 OCTA 显示 CNV1，其发现率高于 ICGA、FA（图 5-14-7）。已经不能根据 FFA 否定 CNV。

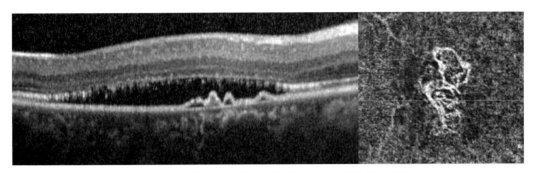

图 5-14-7 中浆患者扁平不规则 PED 用 OCTA 发现 CNV1

[诊断]

急性中浆诊断要点：①中年人主诉单眼视物变形、暗点、视力减退。② Amsler 方格表：阳性。③扩瞳检查整个黄斑暗红色，中心反光消失，略隆起，脉络膜背景被浆液遮挡而昏糊。④ OCT：黄斑部孤立一个 2 ~ 3 DD 浆液性视网膜脱离（宽 2500 ~ 5000μm，高 200 ~ 300μm），在视网膜脱离范围内有一个小的 PED 是中浆的特色。除此之外，黄斑视网膜和 RPE 结构正常，脉络膜增厚。⑤ FFA：一个渗漏点，偶尔有 2 ~ 3 个渗漏点，多数为墨渍状渗漏，少数为烟囱冒烟状渗漏。⑥ ICGA：多灶性通透性增加的强荧光斑。除黄斑区外，也常出现于中周部。

符合前四项条件即可诊断急性中心性浆液性视网膜病变，FFA 烟囱冒烟状渗漏点是中浆的独有特征，可惜只有 10% ~ 15% 病人出现这种特征。多数病人渗漏点不呈烟囱冒烟状，这要依赖 OCT 的典型表现来支持急性中浆的诊断。

不少病人视力仍然 1.0，即使典型病例黄斑部病变是很轻微的，小瞳孔眼底检查粗看似乎正常，很易漏诊。因此，对主诉视觉异常的中年人，先用 Amsler 方格表检查是否有变形及暗点，然后扩瞳仔细观察黄斑部才不至于漏诊。缺乏经验者对比另一眼的黄斑，不难察觉黄斑轻度脱离。

OCT 应采用多层次扫描，避免遗漏小PED。PED 必须与 FFA 渗漏点对照，评估二者的部位是否对应。避免只凭一幅 OCT 切面作出诊断，应该多看几幅连续切面才下诊断。

当然，在诊断中浆前必须排除可继发浆液性视网膜脱离的眼底病：如孔源性 RD、CNV、PCV、后巩膜炎、视盘小凹、视盘先天缺损等。

慢性中浆诊断要点：诊断慢性中浆较急性中浆难。黄斑视网膜脱离（多数是非浆液性逐渐演变成渗出性）持久或反复发作病程 > 6 个月。多数病人未察觉长期病史。往往是两侧性。不一定有 RPE 渗漏点。

上述急性中浆①至⑥的 6 个诊断要点，原则上多适合于诊断慢性中浆，尤其是由急性中浆转变成慢性的那种。但是慢性中浆在具体细节上另有特点。例如：①黄斑浆液性视网膜脱离，慢性中浆的 RD 比急性中浆小而浅。② PED 在慢性中浆的比急性中浆的大些，甚至高大于宽，像拇指。③ PED 除在中心凹之外，常在中心凹外伴多处 PED。④有些慢性中浆病例是微渗漏点，要仔细比较渗漏点部位的 FFA 与 OCT 表现。⑤在 FAF 或共焦激光扫描的眼底图中多灶性 RPE- 感光细胞萎缩是慢性中浆的特征。⑥下行性 RPE 萎缩轨迹是慢性中浆的特征，在排除其他黄斑渗出性视网膜脱离（如脉络膜血管瘤）后，对慢性中浆的支持力度很高。⑦在海德堡 OCT 的两眼眼底扫描图中发现轻度 RPE 脉络膜萎缩斑，1 个或有多个。中浆病人在 50 岁以上的或突然视网膜出血必须警惕 CNV，须行 OCT 和 FFA 检查。

慢性中浆常可表现为扁平、不规则 PED、上盖少量 SRF。单纯从结构 OCT 图像上不能确定是否继发 CNV。必须分析 OCTA 和（或）

ICGA 才能确定或排除 CNV；此种病的 FFA 对 CNV 的发现率很低，不能依据 FFA 来否定 CNV 的存在！

[鉴别诊断]

新生血管性 AMD 有些病例慢性中浆与 nvAMD 颇相似（图 5-14-8），如黄斑 RD、PED、斑驳状脱色素 - 色素增生、RPE 萎缩区、视网膜下纤维蛋白、脂质沉着等，在临床上常引起混淆。又如，nvAMD 早期无视网膜出血者，FFA 有一个渗漏点，新生血管边界不清难以肯定，这些体征犹如中浆。与 nvAMD 相比之下，以下特点强力支持诊断中浆：①烟囱冒烟状的荧光渗漏点。②在黄斑视网膜脱离范围内有一个小的浆液性 PED。③多个弥漫性 RPE 萎缩病灶（FAF 或 OCT 的共焦激光扫描眼底像）。

④下行性 RPE 萎缩轨迹。⑤ ICGA：多灶性通透性增加的强荧光斑。除黄斑区外，也常出现于中周部。如下特点强力支持诊断 nvAMD：① RPE 增厚。②视网膜下出血。③ RPE 下出血。

息肉状脉络膜血管病变（polypoidal choroidal vasculopathy，PCV）典型 PCV 的临床诊断比较容易，黄斑区视网膜下出血，ICGA 显示脉络膜异常血管网及脉络膜毛细血管末端囊样扩张。但孤立静止的 PCV 表现可类似于中浆，这些不典型的 PCV 病例可表现为孤立的 RPE 脱离或者神经视网膜脱离，甚至表现为中浆样的 RPE 渗漏点。此时，ICGA 在鉴别诊断上将起决定性作用，中浆患者 ICGA 表现为脉络膜血管的扩张和渗漏，而 PCV 的 ICGA 表现为脉络膜毛细血管末端囊样扩张。甚至有一些病例，

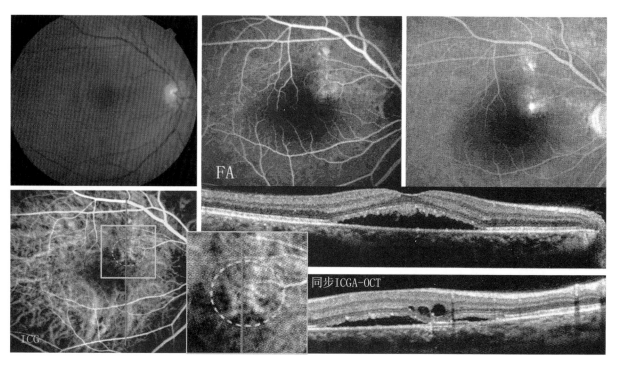

图 5-14-8　新生血管性 AMD 误诊为中浆

新生血管性 AMD 误诊为中浆。65 岁男性，右眼视物模糊半个月，VA OD 0.5，眼底彩照表现为浆液性黄斑水肿。FFA 静脉期中心凹鼻上方不规则淡强荧光，后期见点状渗漏灶呈强荧光。经黄斑中心凹 OCT 扫描（右中图）显示黄斑区浆液性视网膜脱离，神经视网膜无水肿，RPE 完整。仅从上述 FFA 及 OCT 很容易诊断为"中浆"。ICGA 则清晰显示中心凹鼻上方脉络膜新生血管网（黄圈内）与 FFA 渗漏灶相对应。同步 ICGA-OCT 显示 CNV 表现为局灶性 RPE 光带破坏，锯齿状抬高，上方视网膜内囊样水肿，视网膜下积液，因此 CNV 性 AMD 才是该患者的正确诊断（上海复旦大学眼耳鼻喉科医院刘卫《视界杂志》2012）。注：初步诊断中浆时并未见到小 PED，只有一个 RD 的 OCT 切面；另外，如果当时用多层次扫描就会捕捉到 ICGA-OCT 同步扫描所显示的那幅 OCT 图像，当时就会否定中浆的诊断而考虑 CNV

年轻时曾患中浆，年老时呈现典型的 PCV 表现，提示中浆和 PCV 可能存在某种内在联系。

波及黄斑的孔源性视网膜脱离周边上方破孔产生视网膜脱离，它可向下延伸至黄斑，在小瞳眼底检查时忽略了周边的视网膜脱离而误诊为中浆。只需扩瞳检查眼底就能发现周边视网膜脱离。在 OCT 图像中也能发现视网膜脱离时从上方延伸来的。

眼内手术后 CME 在直接检眼镜下均为黄斑区昏暗，隆起。仔细观察 CME 可能见到蜂窝状形态，中浆有些病例可见白色或黄色沉着物。OCT 图像最容易鉴别，CME 是外丛层和内核层内有多数充满液体的囊腔，而中浆是神经感光视网膜从 RPE 脱离。CME 的 FFA 显示菊花状或蜂窝状囊腔中的渗漏和积存。

手术后渗出性视网膜脱离巩膜扣带术及充气式视网膜固定术（pneumatic retinopexy）发生的渗出性视网膜脱离状似中浆。

后巩膜炎重症者状似蜂窝织炎，只有轻症后巩膜炎产生渗出性视网膜脱离需与中浆区别，无渗漏点，B 超可见眼球壁增厚。

约有 25% 视盘小凹，因小凹边缘的玻璃体牵引而致黄斑部浆液性脱离，形态有如中心性浆液性视网膜病变，但范围更大一些，呈梨形，尖端连至视盘小凹，无渗漏点。很明显，渗液来自小凹。此种脱离可以经久不退，故视力的预后较原发的中浆差。脱离平复后留下明显的脉络膜视网膜异常。

卵黄样黄斑营养不良多数两侧对称性，色黄，黄斑部无视网膜脱离，OCT 表现沉积物介于 RPE 与视网膜之间。EOG 异常而 ERG 正常。

成人发病卵黄样黄斑营养不良 OCT 显示沉积物介于 RPE 与视网膜之间。中浆是浆液性视网膜脱离 + 小 PED+FFA 图像 RPE 渗漏点。

[治疗原则]

患者如果是明显的 A 型性格，且有睡眠不足、精神紧张、劳累，以及在使用肾上腺糖皮质激素等，应告知患者纠正不良生活习性和习惯。

预后好，视力可自然恢复到 0.7 以上。复

发病例、多灶性脱离或病程长的病例预后不佳。

由于大多数 CSCR 自愈，治疗仅适合于下列患者：①中心凹外渗漏 3 个月后无改善者（中浆患者在有明显症状近 4 个月时，中心凹感光细胞发生萎缩）；②另一只眼有永久性 CSCR 的变化；③多次复发；④工作需要提高视力。

1. *激光光凝术*　激光凝固渗漏点，仅限于中心凹外或顽固不消散者。凝固后依然可复发，且黄斑部光凝有造成视网膜下新生血管形成的潜在危险。虽然激光光凝封锁渗漏点，并提高吸收视网膜下液，可以缩短症状的持续时间，但它并不影响最后视力或复发率。激光光凝疗效的有限性是因为它的目标仅是针对视网膜色素上皮的渗漏，没有专门针对主要的脉络膜充血和高通透性的治疗。

光斑应比渗漏点稍大，一般为 200mm，能量 100 ～ 200mW，时间 0.2 ～ 0.3s，致 RPE 变为灰白色 I 级光斑。一个激光斑仅能封闭一个非常小的渗漏点。

光凝术后视网膜下液于几周内吸收。术后注意并发 CNV。如果于激光治疗区域内或其附近有出血、视网膜下液混浊或 RPE 增厚，应怀疑继发性 CNV。必须重复 FFA 以确立诊断。继发性 CNV 通常会在激光光凝区下或邻近产生一个结节状或新月形区域的强荧光。

2. *PDT 治疗*　在 2003 年 Yannuzzi 等开始用半剂量维替泊芬 PDT 治疗中浆。研究证明对大多数患者视觉结果是有益的。适合于中心凹下和中心凹旁慢性中浆，现在已有人用于治疗急性中浆。经 PDT 治疗者 ICGA 证实治疗区的高渗透性已消退，EDI-OCT 证实治疗区脉络膜变薄。不良反应包括脉络膜缺血、RPE 撕裂或萎缩和医源性 CNV。

大泡性中浆容易复发，预后不好。可采用半剂量维林泊芬 PDT 治疗，封闭渗漏点。

3. *药物治疗*　可试用 β 受体阻滞剂、Diamox。禁用糖皮质激素，因发现服用糖皮质激素可发生中浆，而且中浆病人口服糖皮质激素可加剧病情，必须尽量停止使用糖皮质激素。

小规模试用的药物如下。

（1）利福平（rifampin）：抗结核杆菌药最近报道具有抗氧化，抗细胞凋亡和抗血管生成作用；利福平是细胞色素 P450 3A4 诱导剂，因此促进类固醇代谢而降低类固醇的血浆水平。2010 年 Ravage 治疗一位 TB 患者的中浆时偶然发现利福平停药后中浆复发，加用利福平后中浆病情改善。Shulman 等（2016）以口服利福平 300mg 3 次 /d，3 个月治疗慢性中浆病人 14 眼（12 例），平均病程 24 个月，42% 曾接受 PDT 或抗 VEGF 治疗。SRF 在治疗 3 个月时 42.8% 完全吸收，其中 4/6 眼在 6 个月时仍然保持无 SRF，另 2 眼因不良反应而停药（Shulman S ,Goldenberg D, Schwartz R. Oral Rifampin treatment for longstanding chronic central serous chorioretinopathy. Graefe Arch Clin Exp Ophthalmol，2016, 254:15-22）。

（2）米非司酮（mifeprex）：常称为 RU-486，是一种口服高亲和力的糖皮质激素受体拮抗剂。对 PDT 治疗无反应的 16 例慢性患者每天口服米非司酮 200 mg，4 周或 8 周，最长达 12 周。有些病人对病情有帮助（Jampol.Retina，2011，31：1928）。

（3）盐皮质激素受体拮抗剂：法国 Bousquet 等（2013）发表盐皮质激素受体拮抗剂治疗慢性中浆——先导研究。口服依普利酮（Eplerenone）25mg/d ×1 周，以后改为 50mg/d×3 个月。治疗 13 例慢性中浆 4 个月以上病情无好转的患者，其中 3 例只治疗 1 个月，因症状完全消失而停药 [Bousquet E, Beydoun T, Zhao M, Hassan L, Offret O, Mineralocorticoid receptor antagonism in the treatment of chronic central serous chorioretinopathy: a pilot study. Retina, 2013，33:2096-2102；Rahimy E ,Pitcher Ⅲ JD, Hsu J, Adam MK, Shahlaee A, A randomized double-blind placebo-control pilot study of eplerenone for the treatment of central serous chorioretinopathy (ecselsior). Retina，2018，38:962-969]。

第十五节　脉络膜增厚

脉络膜增厚（pachychoroid，希腊语：pachy-，thick）是指在许多疾病中发现的脉络膜表型，将它们统一到一个疾病谱中，表明它们具有潜在的机制。这些疾病包括增厚脉络膜色素上皮病、CSCR、增厚脉络膜新血管病和息肉样脉络膜新血管病变。脉络膜增厚谱首先由 Baily Freund 提议，2018 年 Saide 建议的 AMD 新的分类就是提到脉络膜增厚（图 5-15-1）。

该表型的特征：①在 ICGA 上具有局灶性脉络膜血管扩张，其上的脉络膜毛细血管通透性过高；②在 SD-OCT 上扩张的外层脉络膜血管（增厚脉络膜血管），覆盖在上的脉络膜毛细血管和 Sattler 层的体积减少。在脉络膜增厚的区域，豹纹状眼底的花纹通常会减少。

新型影像学方法的结合完善了脉络膜表型的定义，以强调脉络膜在绝对脉络膜厚度上的形态。长波长扫描源 OCT 可以快速捕获脉络膜的密集型光栅扫描图，从而可以在任意图像平面中对所得的体积扫描图进行分段和分割。OCT 血管造影术可以对脉络膜循环进行深度解析成像，而不会出现通透性过强的局限性，并为了解脉络膜新生血管病和息肉样疾病提供了新的见识。

增厚脉络膜色素上皮病变：见于慢性中浆患者。脉络膜增厚区可见局部 GA 的表现，RPE 网状改变。

脉络膜新生血管病变以 1 型脉络膜新生血管形成为代表，即使在没有 CSCR 或视网膜脱离病史的眼中也可能发生。这与 nvAMD 的不同。此类 1 型新生血管通常采取扁平不规则 PED 形式。浅而不规则 PED 的含中等强反射。尽管荧光素血管造影不能区分慢性 CSCR 和新生血管形成，但是通过 PED 进行的 OCTA en fce 图像可显示为 1 型脉络膜新生血管形成。

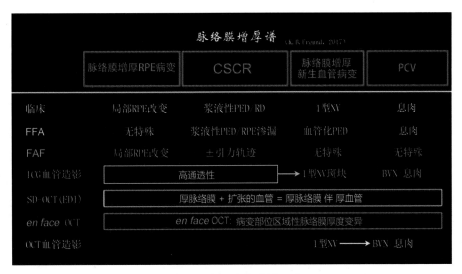

图 5-15-1 脉络膜增厚谱
引自 Bailey Freund 脉络膜增厚病谱中疾病多模式成像的共性和区分

第十六节 黄斑毛细血管扩张症 2 型

黄斑毛细血管扩张症（MacTel），或特发性旁中心凹或围中心凹毛细血管扩张症，包括影响后极毛细血管的几种不同的血管疾病。虽然使用了复杂的分类，但有两种基本的和不同的形式：①发育性或先天性，通常是单侧动脉瘤样毛细血管异常，男性，可能是大范围 Coats 病的一部分，现在称为 MacTel 1 型；②可能是在中老年人中发现的两侧性，被称为黄斑，旁中心凹或围中心凹毛细血管扩张症，现在称为黄斑毛细血管扩张症 2 型（macular telangiectasis type 2, MacTel 2）见图 5-16-1，图 5-16-2。

本节将重点介绍 MacTel 2 型，这是两侧性，获得性毛细血管扩张，原因不明，黄斑毛细血管和神经感觉视网膜变性为特征的改变。

MacTel 为缓慢进展的，有致盲潜在性的罕见病。从发病率来说，2 型是 1 型的 3 倍。

MacTel 2 发病率：美国 Beaver Dam Study 为 0.1%；澳大利亚 Melbourne Collaborative Cohort Study 为 0.004%～0.022%。仅依据眼底彩照评估诊断的可信度不高，因为 MacTel 2 的诊断至少有 FFA 和 OCT 的根据。

[病生学]

Green 等（1980）没有发现视网膜毛细血管扩张，却发现视网膜毛细血管的基底膜显著增生，增厚呈多层，管腔口径变窄。周细胞变性，偶尔内皮细胞变性。在颞侧旁中心凹区域局部内皮缺陷，该处荧光素钠扩散到血管壁，并被困在增厚毛细血管壁。细胞内和细胞外水肿，在视网膜内层特别突出。Eliassi-Rad（1999）发现内层视网膜细胞内和细胞外水肿，在晚期有视网膜下新生血管的病人特别突出，此外，视网膜毛细血管扩张和增生，发生于视网膜外层并进入视网膜下空间。视网膜脉络膜血管吻合。视网膜色素上皮沿扩张的毛细血管迁移。Yannuzzi（2006）猜测 MacTel 2 的光感受器细胞退化与色素上皮细胞和 Müller 细胞有关。

伦敦 Powner 等（2010）对一例 MacTel 2（生前由视网膜专家根据眼底彩照和 FFA 建立诊断）的尸体眼组织病理学检查，包括抗原修复、免疫组化等研究结果表明 Müller 细胞特异性标志物表达降低区域与黄斑色素缺失区域相对应，黄斑 Müller 细胞丢失或功能障碍是 MacTel 2 的关键组成部分。为此病至今最详细的组织

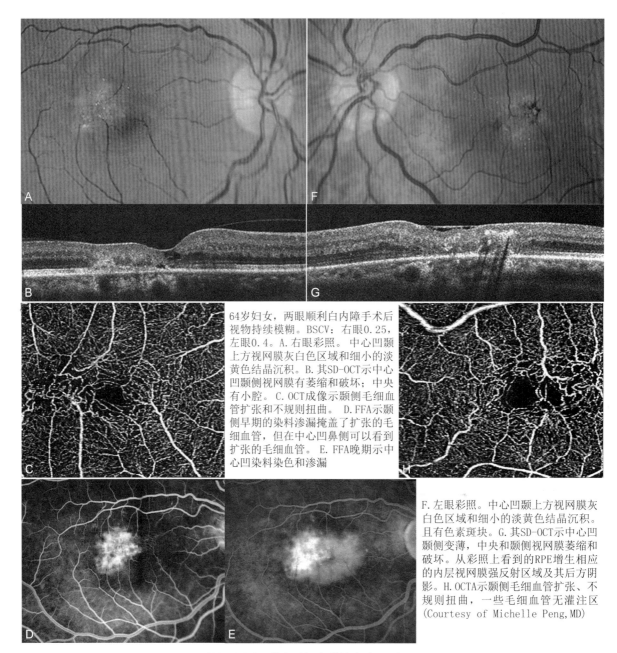

64岁妇女，两眼顺利白内障手术后视物持续模糊。BSCV：右眼0.25，左眼0.4。A.右眼彩照。中心凹颞上方视网膜灰白色区域和细小的淡黄色结晶沉积。B.其SD-OCT示中心凹颞侧视网膜有萎缩和破坏；中央有小腔。C.OCT成像示颞侧毛细血管扩张和不规则扭曲。D.FFA示颞侧早期的染料渗漏掩盖了扩张的毛细血管，但在中心凹鼻侧可以看到扩张的毛细血管。E.FFA晚期示中心凹染料染色和渗漏

F.左眼彩照。中心凹颞上方视网膜灰白色区域和细小的淡黄色结晶沉积。且有色素斑块。G.其SD-OCT示中心凹颞侧变薄，中央和颞侧视网膜萎缩和破坏。从彩照上看到的RPE增生相应的内层视网膜强反射区域及其后方阴影。H.OCTA示颞侧毛细血管扩张、不规则扭曲，一些毛细血管无灌注区（Courtesy of Michelle Peng, MD）

图 5-16-1　黄斑毛细血管扩张症 2 型

病理学研究（Powner MB, Gillies MC, Tretiach M, Scott A, Perifoveal Müller cell depletion in a case of macular telangiectasia type 2. Ophthalmology, 2010, 117:2407-2416）。

近来修正意见是，MacTel 2 主要不是一个渗漏性视网膜血管性疾病，而是中心凹旁视网膜的神经或 Müller 细胞异常。毛细血管扩张是疾病发展过程中才发生的。患者并无黄斑水肿者，其中心视力丧失是由于感光受体萎缩。

[分类]

Gass（1968）认识到 Coats 病是一种发育性血管疾病，他还引入了一种新的独特实体，称为特发性小凹旁视网膜毛细血管扩张症。这引发了 1993 年的广泛而详细的分类，三个组各细分 A 和 B 亚型。

Yanuzzi 在 2006 年进一步完善和简化这一分类，招募 10 名动脉瘤样毛细血管扩张症（Gass-Blodi group 1）和 26 名围中心凹毛细血

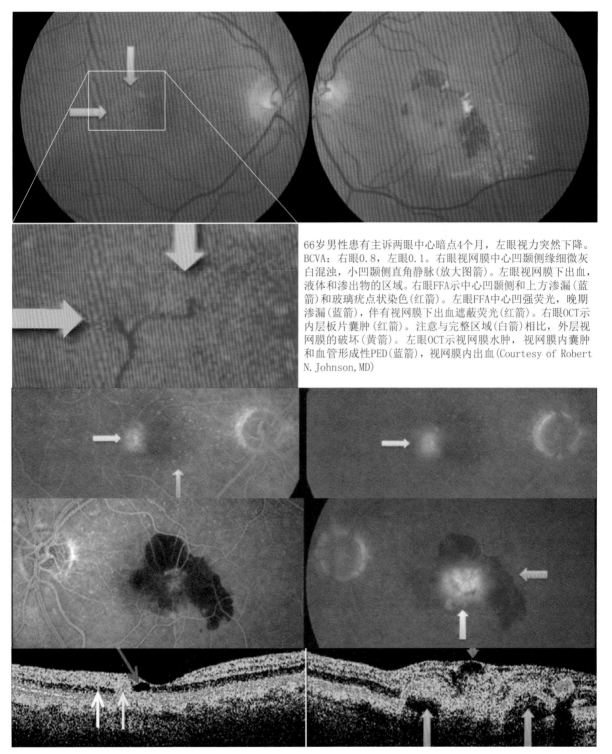

66岁男性患有主诉两眼中心暗点4个月，左眼视力突然下降。BCVA：右眼0.8，左眼0.1。右眼视网膜中心凹颞侧缘细微灰白混浊，小凹颞侧直角静脉(放大图箭)。左眼视网膜下出血，液体和渗出物的区域。右眼FFA示中心凹颞侧和上方渗漏(蓝箭)和玻璃疣点状染色(红箭)。左眼FFA中心凹强荧光，晚期渗漏(蓝箭)，伴有视网膜下出血遮蔽荧光(红箭)。右眼OCT示内层板片囊肿(红箭)。注意与完整区域(白箭)相比，外层视网膜的破坏(黄箭)。左眼OCT示视网膜水肿，视网膜内囊肿和血管形成性PED(蓝箭)，视网膜内出血(Courtesy of Robert N. Johnson, MD)

图 5-16-2　黄斑毛细血管扩张症 2 型，增生期

管扩张症（Gass-Blodi group 2）患者，使用裂隙灯显微镜、辅助成像系统如 OCT 和高速立体血管造影术观察。他提出"特发性黄斑毛细血管扩张症"的名称，并分成 2 型。MacTel 1 型：

"动脉瘤样"毛细血管扩张，以前称为 Coats 病或 Leber 粟粒性动脉瘤。MacTel 2 型：即由 Gass 创造的围中心凹毛细血管扩张症。与其他系统性疾病相关的其他类型的旁中心凹毛细血

管扩张症，由于罕见，并且主要异常是黄斑毛细血管无灌注而不是毛细血管扩张，故在这一新分类法中被删除了，包括ⅡB青少年隐匿性家族性小凹旁毛细血管扩张症、ⅢA特发性阻塞性小凹旁视网膜毛细血管扩张症、ⅢB阻塞性小凹旁视网膜毛细血管扩张伴CNS血管病变。

MacTel 2可分成两期，非增生期和增生期。其区别在于增生期出现视网膜新生血管（表5-16-1）。

[临床表现]

35—65岁（56岁），性别无差异，两侧性（另一眼可能较轻），进行极其缓慢，常因视力轻度朦胧而发现。首诊视力1.0～0.07。

1. **黄斑透明度丧失**　出现率100%。检眼镜发现视网膜局部透明度减退，该区域背景组织显得不太清晰。重者视网膜呈浅灰色不透明。彩照上容易发现些。

2. **黄斑叶黄素色素丢失**　早期MacTel 2的叶黄素浓度已经减弱，所以，最早迹象之一是蓝光眼底自发荧光（BAF）显示小凹区变明亮（黑色靶心消失）。正常情况小凹区呈现黑色靶心，因有叶黄素遮蔽背景的自发荧光。

叶黄素（xanthophyll）可能主要储存在Müller细胞，因此，BAF可反映中心凹Müller细胞健康状况和叶黄素浓度。

3. **视网膜毛细血管扩张**　出现率90%。早期不能发现，稍后来才能看到小血管异常。检眼镜检查和彩照对正常的视网膜毛细血管是不可分辨的，故凡见到毛细血管即可认定出现了异常的扩张。

FFA的标志性发现是特有的扩张毛细血管——小凹旁（拱环周围，不累及小凹）毛细血管扩张（节段血管扩张或局部囊样扩张），从中心凹颞侧开始为特点，但随后可能延伸到中心凹的周围涉及整个中心凹。这些轻度扩张的毛细血管主要在深层毛细血管丛，然后向浅层

表5-16-1　MacTel 2（特发性小凹旁视网膜毛细血管扩张症-ⅡA）

Yannuzzi (2006)	Gass-Blodi (1968)	突出表现	视觉症状	活体显微镜检查	FFA
非增生期 MacTel 2*	1期	隐匿性血管异常	无症状	旁中心凹轻微变灰色（可能难以察觉）	毛细血管扩张和晚期视网膜染色均轻微或没有
	2期	无临床可见毛细血管扩张	无症状或轻度视力障碍	小凹旁视网膜透明度轻度损失/未见扩张的毛细血管/表面可能见折光的结晶	早期在视网膜外层毛细血管网的管壁染色/晚期弥散性染色
	3期	明显扩张的直角视网膜小静脉	视物变形，轻度的盲点	旁中心凹直角小静脉引流毛细血管扩张/可见毛细血管扩张	直角小静脉下层的毛细血管扩张和渗漏造成晚期视网膜染色/无液体积存
	4期	视网膜色素增生伸入视网膜	进行性视力下降	视网膜色素上皮细胞增生或在直角小静脉周围色素团块	直角小静脉下层的毛细血管扩张和渗漏造成晚期视网膜染色/无液体积存/色素区遮挡性弱荧光
增生期 MacTel 2§	5期	视网膜下新生血管形成	快速和严重的视力丧失	视网膜下渗出和出血/脉络膜视网膜血管吻合	类似于典型性新生血管形成+3～4期的表现

＊主要特征：毛细血管扩张＋中心凹萎缩，无SRNV

§主要特征：非增生期MacTel 2＋SRNV±纤维化

毛细血管丛发展。

OCT 的变化可能先于 FFA 的发现。使用 OCTA 显示的毛细管丛远胜于 FFA，并且能分清浅层和深层，也提供了对血管异常的深入了解，已发现毛细血管丛扩张的血管与脉络膜血管吻合。

4. 钝头直角小静脉（blunt right-angled venule）　出现率 65%。为加速引流病变区的渗出和水肿，可见一支扩张而略粗的小静脉直角插入病变区深层。直角小静脉必伴有视网膜 - 脉络膜吻合。

5. 视网膜浅表白色细微结晶物沉着　出现率 100%。可能是 Müller 纤维的足板，或者是钙或胆固醇结晶沉积。

6. 神经感觉视网膜萎缩　出现率 100%。

OCT 提供了有价值的信息。最微妙和最早的变化可能是中心凹的颞侧萎缩而扩大，导致凹窝不对称，颞侧区比鼻侧更薄。外核层和（或）光感受器层有相应的变性。随着时间的推移，可以看到光感受器的椭圆体区域（曾称 IS/OS 连接）破坏，仍然是在中心凹的颞侧。

7. 内层视网膜和外层视网膜囊腔　出现率 100%。随着进展，OCT 示内层视网膜低反射腔，较大者被称为"假性板层黄斑孔"。FFA 中未见与这些低反射腔相对应的渗漏囊袋。随着疾病进展外层视网膜的低反射腔增加，最终导致萎缩。

8. 视网膜内色素团 / 增生　出现率 50%。RPE 增生、转移。彩照上可显示。视网膜色素增生斑块在 OCT 表现为强反射性视网膜内病变，可迁移到视网膜内层，必定有相关的后阴影。

9. 脂质渗出物　与 MacTel 1 不同，不出现脂质渗出。除非并发视网膜新生血管才会有脂质渗出。

10. 视网膜新生血管　在晚期经常发生，但不一定发生。常发生在颞侧。可能发生视网膜硬性渗出物，视网膜内水肿和视网膜下或视网膜内出血。

[诊断]

诊断要点：① 中老年，两侧性黄斑透明度丧失。② BAF 示小凹区变明亮（叶黄素黑色靶心消失）。③ OCT 示视网膜形成囊间隙，小凹 EZ 带中断或丧失。④ OCTA 或 FFA 示中心凹视网膜毛细血管扩张，以颞侧开始，扩展至整个中心凹。⑤ 钝头直角小静脉。⑥ 局部色素斑块或视网膜表面细小结晶体沉着。⑦ 非增生期 MacTel 2+ 视网膜内新生血管形成。

① + ② + ③ + ④ 为基本条件；⑤ + ⑥ 为附加条件；⑦ 为特殊条件。基本条件至少满足 3 项。附加条件加 MacTel 2 的诊断。特殊条件是指增生期 MacTel 2，因有视网膜新生血管膜的形成，会伴有 CME 和视网膜内出血、脂质渗出物。

中心凹旁视网膜毛细血管扩张常是视网膜血管炎症或阻塞的结局。可见于视网膜静脉阻塞、糖尿病（有时需做葡萄糖耐量试验）、放射性视网膜病变或颈动脉阻塞、Coats 病、高血压、血液病（白血病、血友病、血小板减少、贫血）、镰形细胞病等。必须排除这些原因者才能视为特发性。

[鉴别诊断]

视网膜毛细血管扩张可由多种视网膜血管炎症或闭塞性病症引起。但是，MacTel 2 与其他条件完全不同，视网膜毛细血管扩张是一个突出的体征，并有视网膜囊间隙，小凹 EZ 带损害为特点。

1. BRVO　可引起节段性毛细血管改变，但这可以容易地区分，因为 BRVO 涉及小动脉 - 小静脉交叉征的远端分布区域，并且病变不穿过水平缝，除非已经有侧支形成。

2. 黄斑裂孔　MacTel 2 中的凹陷性萎缩可以模拟黄斑裂孔，但结构 OCT 图像很容易将其区分。

3. nvAMD　具有 SRNV 的黄斑色素斑块可能被误认为 nvAMD，但在 MacTel 2 通常不存在玻璃疣和色素上皮脱离。不过，晚期新生血管性 MacTel 2 与 AMD 的盘状瘢痕不能区分。

4. 结晶性视网膜病变　视网膜结晶沉着可能被误认为的其他原因，但 FFA、OCT 和 OCTA 很容易建立正确的诊断。

5. 两侧视网膜毛细血管扩张的其他原因
两侧 1A 组先天性近中心凹毛细血管扩张，与 Eales 病相关的近中心凹毛细血管扩张，糖尿病和放射视网膜病变。

6. MacTel 1 型　黄斑毛细血管扩张症 1 型可发生于儿童期或成人期。病变包括毛细血管扩张、血管瘤样扩张、缺血和渗漏。通常单眼发病，男性多见。现在通常把儿童期发生的这种疾病归为 Coats 病，而发生于成人期并累及黄斑区的称为黄斑毛细血管扩张症 1 型（图 5-16-3），其特征为成年人，先天性，90% 单侧性，70% 男性，多数动脉瘤样毛细血管扩张（从颞侧开始为特点），大的动脉瘤在浅表血管丛，CME；少数病人可能有少量无灌注斑，脂质渗出物。中心凹旁毛细血管扩张病变范围≥ 2DD，1/3 病人血管病变波及黄斑外，FFA 示少量毛细血管阻塞。没有结晶沉积物于玻璃体视网膜界面，无色素上皮增生斑块或色素迁移。1/3 病人血管病变除黄斑区域外，外周眼底也有参与。

一些较大的大动脉瘤伴有出血。尽管存在毛细血管缺血，但没有患者出现视网膜前或视网膜下新生血管形成。

7. 放射性视网膜病变　放射性视网膜病通常涉及较大的视网膜区域，并伴有棉绒斑和视网膜前新生血管形成，这两种特征都不是 MacTel 2 的特征，重要的是对眼、眼眶或头部的辐射史。

8. 他莫昔芬视网膜病变（tamoxifen retinopathy）　治疗肿瘤 / 代谢及内分泌系统药物 / 性激素类 / 选择性雌激素受体调节药，此种药物可能发生中心凹假性囊样空腔，犹如 MacTel 2 看到的空腔。

9. 中心凹周围渗出性血管异常复合物一个孤立的、中心凹周围动脉瘤异常。具有低反射腔的圆形高反射性病变，通常被视网膜内囊性空间包围。具有明确的强荧光病变，FFA 上有可变的渗漏，ICGA 无渗漏。OCTA 显示血液流动信号，与连接到视网膜毛细血管

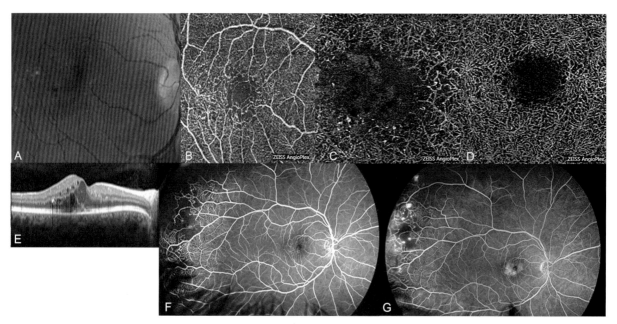

图 5-16-3　黄斑毛细血管扩张症 1 型

44 岁男性，右眼视物模糊 6 个月。BCVA 0.5。A. 黄斑颞侧几个微动脉瘤，脂质，CME。B. OCTA 浅层血管丛。C. 深层血管丛均在小凹周围有微动脉瘤和毛细血管扩张 . D. 左眼深层血管丛 正常。E.OCT 示黄斑颞侧 CME。F. FFA 示颞侧周边视网膜血管异常——毛细血管扩张，微动脉瘤，无灌注区。G. FFA 晚期，CME 渗漏，颞侧周边视网膜渗漏。

Courtesy of Dr. Patel

丛的动脉瘤病变相关。抗 VEGF 无改变。随访（13.0±10.5）个月，无功能／解剖变化的证据（Sacconi R ,Freund KB ,Yannuzzi LA. The expanded spectrum of perifoveal exudative vascular anomalous complex. Am J Ophthalmol, 2017，184: 137-146）。

[治疗原则]

MacTel 2 非增生期：FFA 晚期视网膜内染色曾被认为是视网膜血管性渗漏继发的"黄斑水肿"。一度予以氩激光治疗，结果证明是无效，有的病人视觉恶化。因为激光刺激纤维增生，造成视网膜内瘢痕。玻璃体内注射 TA，也无效。FFA 晚期视网膜内染色的病人视网膜并不增厚，说明这是视网膜细胞外基质的染色而非细胞外

渗漏。PDT 也无效。玻璃体内注射抗 VEGF 药物，可暂时提高视力。

睫状神经营养因子（ciliary neurotrophic factor，CNTF）植入玻璃体内：动物模型表明神经营养因子可以减少外层视网膜变性中感光细胞的损失。Neurotech-501 封装的细胞疗法植入物（neurotech Pharmaceuticals，Inc, Cumberland，RI）是一种新型的基于细胞的药物递送系统。植入后可维持 5 年有作用。植入 48 眼，经 2 年随访，治疗眼和对照组均丧失 1 个字母。[Ophthalmology，2019，126（4）：540-549]。

MacTel 2 增生期：抗 VEGF 玻璃体内注射。全层黄斑孔需手术修复。

第十七节　白点综合征

Gass 离世之后，Jampol 和 Yannuzzi 是当今白点综合征（white dot syndromes）的两位元老。Jampol 始终用 white spot syndrome 这个名称。

白点综合征是一组以外层视网膜、视网膜色素上皮、脉络膜或它们的组合，发生炎症和功能障碍为特征的疾病。发病率不高，经常给临床医生和研究人员提出诊断和治疗挑战。其病因仍然未知。

病变可以是单侧或双侧。两侧性者，其表现可能是不对称的。发病年龄通常 > 50 岁，但范围可能是 10—70 岁。然而，多发性一过性白点综合征（MEWDS）和 MFC/PIC 患者为年轻人。

白点综合征的每种病都有其独特的表现，但有一些共同之处。所谓"重叠（overlap）"的出现，骤添复杂性。Jampol 于 1995 年曾提出质疑，白点综合征可能是感光视网膜 -RPE 复合体轻度炎症性疾病谱。

即使是同一个诊断名，病人的体征可以有差异，导致分析诊断的难度。尽管这些实体在本质上被认为是炎症性的，但玻璃体炎和虹膜

炎并不是必需的发现。白色斑点本身可能是微妙的或突出的。

病因，所知甚微。专门针对鸟枪弹样脉络膜视网膜病变，AZOOR 和 MEWDS 建议的假设是自身免疫病因。迄今为止，尚未发现抗视网膜抗体的特征性模式。

Gass 将 MFC、PIC、MEWDS、急性黄斑神经视网膜病变（AMN）和 AZOOR 具有共同点，称为 AZOOR 复合体。这些实体可能是"相关的"，甚至代表着同一过程，包括女性优势，通常与盲点相邻的视野丧失区域，盲点扩大，闪光感和 ERG 降低幅度。这些疾病很少重叠，可以通过多模式成像技术清楚地区分。

急性特发性盲点扩大症（AIBSE）首先由 Fletcher 及其同事于 1988 年描述，同时也包括白点综合征。在以前发表的该实体病例系列中，有许多患者可以被区分为患有其他不同的白点综合征，例如，MEWDS 和 AZOOR。盲点增大可能是白点综合征和其他疾病的特征，而不是特定的实体（表 5-17-1）。

表 5-17-1　白点综合征分类（Mirza 和 Jampol，2018）

鸟枪弹样脉络膜视网膜病变
鳞片状疾病
APMPPE
特发性匐行性脉络膜炎
顽固性鳞片状脉络膜视网膜炎
持续性鳞片状黄斑病变
多灶性脉络膜炎 / 点状内层脉络膜疾病
多灶性脉络膜炎和葡萄膜炎（MFC-P）
点状内层脉络膜病变（PIC）
进行性视网膜下纤维化和葡萄膜炎综合征
其他
多发性一过性白点综合征（MEWDS）
急性区域性隐匿性外视网膜病变（AZOOR）

注：急性特发性盲点扩大症（AIBSE）已不再提及；

编者：急性黄斑神经视网膜病变（AMN）现研究证明最外层、深层毛细血管丛损伤（缺血）可能导致 AMN，而非炎症，故不列入

一、多发性一过性白点综合征

多发性一过性白点综合征（multiple evanescent white dot syndrome，MEWDS）。1984 年美国 Jampol 及日本 Takeda 各自报道。女性（51/62），平均 27 岁（14—47），单眼（55/62），急性单侧视力下降，通常伴有颞侧或旁中心暗点和闪光感。多数经 3 ～ 10 周恢复，白点消失，视力基本恢复。25 年来此病征有时扩展，少数病人两侧性（同时或连续发病），有些病人数年后复发，同时或前后重叠发生其他白点综合征。更其支持 1995 年 Jampol 的观点——白点综合征是同一类感光视网膜 -RPE 复合体轻度炎症性疾病谱。

病因不明。猜测为对自身抗原或病毒抗原的免疫反应。ERG 提示感光视网膜 -RPE 复合体有病变。ICGA 和 FFA 提示 RPE 炎症性病变，脉络膜毛细血管缺血。OCT 示感光受体的一过性病变。有人否认脉络膜毛细血管缺血。

[临床表现]

视力：0.1 ～ 0.05。RAPD：有时阳性。虹睫炎：

有时存在。眼底：深层白色斑，直径 100 ～ 200μm，在后极部，但不侵犯中心凹；白点可能围绕视盘和血管拱，甚至散布至中周部眼底（图 5-17-1）。但中心凹处 RPE 常有细微颗粒状改变（foveal granularity）。常有轻度视盘水肿。在病程中白斑此起彼伏，经数天后有的白斑消散，同时在别处可能出现新的。急性期玻璃体可能有少量细胞。

[辅助检测]

1. FFA　早期，检眼镜下的白点表现花环状强荧光点，但是有些病人（5/8）出现强荧光病灶夹杂弱荧光病灶。晚期染色。早期强荧光是由于 RPE 层牵伸而出现窗样缺损，此因于 RPE 细胞内和其下方的炎性细胞积聚，但不能解释 ICGA 的弱荧光。白点消失后 FFA 正常。

2. ICG 血管造影　与检眼镜及 FFA 显示的图像有异。病损比检眼镜所看到的多而大；从注射染料 10min 后直至结束，病损全程呈弱荧光。对弱荧光的解释有争议。有学者认为在 ICGA 弱荧光病灶是脉络膜炎性沉积，疏导脉络膜血流和干涉 RPE 的血 - 视网膜外屏障。Obana 等解释为脉络膜毛细血管的血流受损，这继发于血管阻塞，低灌注压或炎症介导的分流。Dell' Omo 等（2010）分析 8 例 MEWDS 病人，有些病人 FFA 有浅淡的强荧光，但是 ICGA 早期正常，中 - 后期才露强荧光。他们的解释是，FFA/ICGA 早期弱荧光是一过性遮挡作用，这是由于外层视网膜 - 色素上皮的水平炎症病灶，伴有其下的脉络膜毛细血管不同程度的参与。然而，脉络膜毛细血管的参与程度影响 ICG 开始染色的时间和在中期 - 后期的强荧光。随着病情的发展，脉络膜毛细血管会迅速恢复，炎症病灶消散，受损的 RPE- 外层视网膜为遗留的唯一体征。这将产生在 FFA 早期强荧光（窗样缺损，是由于 RPE 改变与其下层正常灌注的脉络膜毛细血管）。ICGA 中期 - 后期弱荧光（仍然受损的 RPE 降低对 ICG 的摄取）。

3. OCT　急性期病灶处感光受体和 RPE 显示微妙的异常，如局部 EZ 中断、OS 异常。

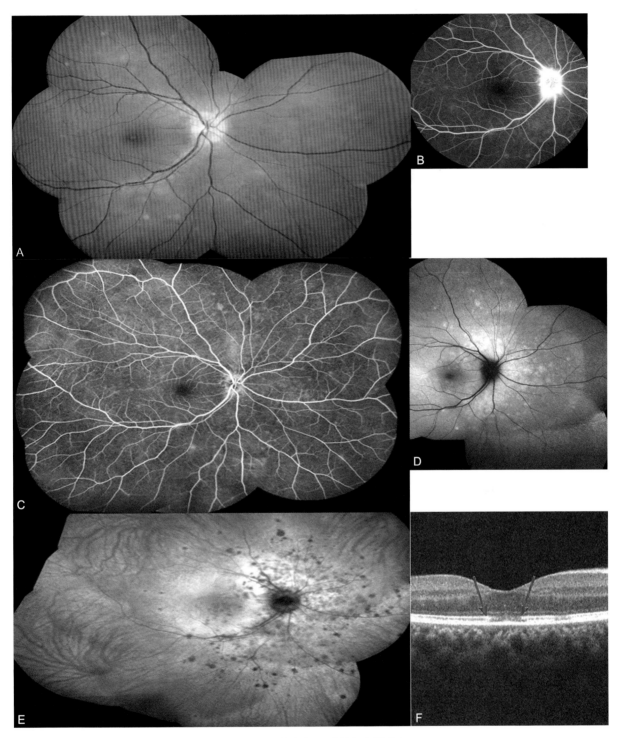

图 5-17-1　多发性一过性白点综合征

病人女,30 岁。右眼视物模糊 4d,有畏光,多个盲点和间歇性闪光。系统回顾阴性。她是近视。BCVA 右眼 0.4,左眼 1.0。两眼眼压和前段检查均正常。右眼有轻度玻璃体炎。A. 眼底检查发现充血性视盘,右眼中心凹反射减弱,多个分散大小不一的黄白色深层视网膜斑点,集中在后极,并延伸至赤道。左眼正常。B、C. FFA 显示病灶早期强荧光和晚期染色,右眼视盘渗漏。D.FAF 显示出深部视网膜斑点的微弱自体荧光。E. ICGA 揭示了多个低荧光点,比 FFA 检查所见的多。F. OCT 扫描通过中心凹和位于中心凹旁的病变的病灶,显示外节 -RPE 联合和 EZ 的破坏(箭)。初诊后 1 周随访,症状已基本缓解。右眼 BCVA 为 0.65,散乱的黄白点消失,黄斑残留色素改变。基于这些发现,诊断 MEWDS

4. ERG 急性期可能降低（尤其 a 波），恢复期回复正常。

5. EOG 急性期可能减退。

[诊断]

诊断要点：①女性为主。②单眼无痛性视力减退。③后极深层白色斑，直径 100 ～ 200μm，不侵犯中心凹。浸润斑很淡，容易被忽略。④经数周后消散，或同时可能出现新病损。⑤ OCT：白色斑病灶部位 EZ 中断，或有 OS 轻微异常。⑥ FFA：白点表现强荧光。ICGA 呈弱荧光比 FA 明显而多。⑦病程 3 ～ 10 周。白色斑点消散后一般不留痕迹。⑧ ERG 及 EOG 可能减退。不重要。

符合前五项条件即可成立诊断多发性一过性白点综合征（MEWDS），造影可加强诊断。经 1 ～ 3 个月消散者更能确诊。白点综合征中只有 MEWDS 有黄斑细微颗粒状改变。

Jampol 等（2012）报道 3 例非典型 MEWDS。眼底并无白色斑点及其相应的造影特征。黄斑有细微颗粒状改变，该处 OCT 示 EZ 中断，视盘轻度水肿。6 ～ 10 周后视力恢复正常，视盘水肿消失，但是 3 例黄斑细微颗粒状改变并未消退。

MEWDS 也可前后出现其他白点综合征，称之为重叠的白点综合征（overlapping white dots syndrome）。提示这类疾病有共同的致病高危因素。推论可能是某种感染过程在易感个体中诱发了免疫反应。例如：MEWDS 和 AMN、MEWDS 和 AZOOR、MFC 和 MEWDS、AZOOR 和 MFC、APMPPE 和 MEWDS。

[鉴别诊断]

1. 急性后极多病灶性鳞状色素上皮病变（acute posterior multifocal placoid pigment epitheliopathy，APMPPE） 年轻人，急性视力丧失，常为两侧性。眼底有多个扁平的排列成鳞片状的灰白色病损，病损比 MEWDS 的大得多。恢复期时 RPE 遗留有显著的色素改变。FFA 早期显示弱荧光，晚期染色。OCT 展示病变并非局限于 RPE，而是感光视网膜外层的病变。大多数病人不复发。MEWDS 的浸润灶很淡，容易被忽略。不需治疗。数周后几乎完全消失。

2. 急性视网膜色素上皮炎（acute retinal pigment epitheliitis，ARPE） 年轻人，急性视力丧失。中心凹周围分散的暗斑，其外有一圈色素稀少的晕轮。FFA 显示弱荧光斑外有强荧光晕（窗样缺损）。7 ～ 10 周恢复。ERG 正常。

3. 多灶性脉络膜炎（multifocal choroi-ditis，MFC） 年轻女性为主，常累及两眼，常复发。脉络膜炎病灶小而多，前房及玻璃体有细胞，瘢痕进行性纤维化并慢慢扩大，这几点有别于 MEWDS。

4. 急性区域性隐匿性外层视网膜病变（acute zonal occult outer retinopathy，AZOOR） 盲点扩大，FAF 和 OCT 彰显外层视网膜水平的进展的分界线，以及外层视网膜，RPE 和脉络膜的依次累及的三区模式（trizonal pattern）。病程漫长，视网膜并无白色浸润灶，此与 MEWDS 最明显不同之处。

[治疗原则]

一般不须治疗，自限性。视力会恢复。

二、MFC/PIC/MFP

1973 年，Nozik 和 Dorsch 首次描述两名年轻患者的 MFC。后来，Dreyer 和 Gass 创造了多灶性脉络膜炎和全葡萄膜炎一词，用以描述了葡萄膜炎和病变在 RPE 和脉络膜毛细血管水平上的患者。当然，术语多灶性脉络膜炎是混淆的，因为，MFC 可以继发于其他疾病：传染性细菌（包括结核病，梅毒，真菌 /POHS）、病毒或非传染性（结节病）。这里指的是特发性葡萄膜炎。

PIC 于 1984 年首次由 Watzke 报道了 10 名近视女性。视物模糊，闪光感或旁中心暗点，并有脉络膜 -RPE 的小黄白色病变。这些病变与上覆的 SRF 相关。急性损害逐渐愈合为萎缩性瘢痕，并随着时间的推移逐渐形成更多的色素沉着。有超过一半的病人发展 CNV 膜。

［临床表现］

年轻人。女性。急性病变常为多发性，两侧性。

深层视网膜及脉络膜的局灶性炎性病灶，呈黄白色或灰白色（图 5-17-2）。病情进展出现萎缩，遗留色素沉着，视网膜脉络膜瘢痕。有时可见到上层的神经视网膜脱离。病灶数目中位数 5 个（1～56），75% 的病灶数 ≤ 10 个。病程较久者可能出现 CNV。

像 POHS 一样，PIC 和 MFC 经常与继发性 CNV 相关，这可导致视网膜下纤维化。罕见地，这种视网膜下纤维化可能是广泛、进行性的，这被称为特发性进行性视网膜下纤维化综合征（idiopathic progressive subretinal fibrosis syndrome）。

［辅助检测］

1. FFA　病灶区早期弱荧光，晚期染色。

2. ICGA　早期弱荧光，或早晚期淡荧光。

3. OCT　病灶区外界膜，椭球区和交叉区暗淡，这些区域在 FAF 上具有强自发荧光。

［诊断］

排查局灶性脉络膜炎的病因：传染性细菌（包括结核病，梅毒，真菌 /POHS）、病毒（west nile，西尼罗病毒是由蚊子传播的病毒，非洲）或非传染性（结节病）。当这些实验室检测均阴性后才能认为是特发性的。

传统上，PIC 的病变仅限于后极，稍小（100～300μm），只伴轻微玻璃体炎症反应时被称为 PIC；病灶较大，较广泛，被称为 MFC，并伴全葡萄膜炎时 称 MCP。但是，这些区别是任意的，更不必拘泥于多少微米。

［治疗原则］

治疗针对葡萄膜炎症及其后遗症（CME 和 CNV）。多灶性脉络膜炎可能与明显的炎症在眼前段或眼后段有关。可以通过局部、眼周、眼内或全身性皮质类固醇治疗。当类固醇不能耐受或经常复发时，可使用类固醇激素制剂。即使没有明显的可见炎症，MFC/PIC 病变的确也对免疫抑制药物有反应。 如果病灶逐渐发展并侵袭感光受器，则一定要考虑免疫抑制。CNV 可以通过抗 VEGF 治疗与或不使用皮质类固醇一起治疗。

三、急性区域性隐匿性外层视网膜病变

急性区域性隐匿性外层视网膜病变（acute zonal occult outer retinopathy，AZOOR）Gass 于 1992 年在荷兰 Donders 演讲会时专题报道 13 例。年轻女性为主，主诉闪光感，眼底几乎正常，之后视网膜小动脉变细，局部脉络膜视网膜萎缩，骨小体样色素沉着。FFA 正常；FAF 几乎均出现弱荧光斑片，常与视盘相连。OCT 必有 EZ 中断，EZ 萎缩。因此，FAF 和 OCT 是诊断的重要手段。

［临床表现］

一只或两只眼发生闪光感和急性进行性视

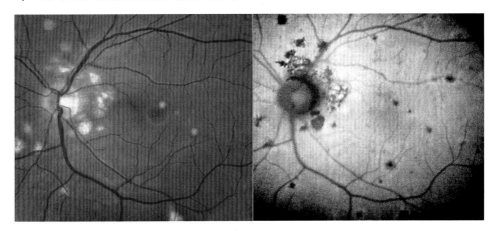

图 5-17-2　多灶性脉络膜炎全葡萄膜炎的彩照和 FAF

野丧失。视野异常通常始于盲点扩大。初次出现眼底镜检查可能是正常的，除了轻度玻璃体炎。但是，在后期阶段，可能会出现 RPE 萎缩，色素结块和动脉变细。大约 1/3 患者会复发。

[辅助检测]

1. 视野　缺损，常与生理盲点连成一片或有大片周边视野丧失。大多数 ERG 明显异常，视锥细胞早期即受损，之后杆细胞也遭严重损害。偶尔影响中心视力。但视网膜并无白色浸润灶，此为与 MEWDS 最明显不同之处。

2. FAF 结合 OCT　Jampol 和 Yannuzzi 的眼科中心，审查了 400 多个被诊断为 AZOOR 和 AZOOR 复合体的病例后，30 个（48 眼）符合当前定义的病例；诊断中位年龄为 47 岁（17—86 岁），平均随访 39 个月；20 名患者为女性。最初观察到 18 例双侧病变，多数为不对称性（4 例为对称性），出现时的中位视力为 0.8（1.0 ～ 0.05）。其特征为，包括在外层视网膜水平的进展的分界线、外层视网膜、RPE 和脉络膜的依次累及的三区模式（trizonal pattern），以及频繁的分区进展。晚期 AZOOR 病例显示内层和外层视网膜断裂，RPE 和脉络膜严重受损或丢失。分界线可能是①脂褐素：因为是橙色的，FFA 上弱荧光。②可能是炎症性碎片加上感光细胞（含有发色团）(Mrejen S, Khan S, Gallego-Pinazo R. Acute zonal occult outer retinopathy: a classification based on multimodal imaging. JAMA Ophthalmology, 2014, 13: 1089-98)。

普通区域（1）：保留椭圆体区域。

移行区域（2）：视网膜下点状高反射性沉积物破坏了椭圆体区。

视网膜完全萎缩区域（3）：视网膜完全萎缩，萎缩的 RPE 增加了光的透射和脉络膜的变薄。

在 FAF 图像和相应的 SD-OCT 图像中，都可以看到相同的三区模式（图 5-17-3）。

3. ICGA　可能正常。可能在受累区域显示弱荧光。这取决于疾病的阶段。在慢性 AZOOR，ICGA 在受累区域以外是正常的；在 AZOOR 线内有晚期脉络膜渗漏；病变晚期脉络膜毛细血管丢失导致弱荧光。

[诊断]

诊断要点：①盲点扩大。进行性发展。②与视盘相连的 RPE 萎缩区，FAF 和 OCT 呈现三区模式为特征。③两侧性为多见。④眼底无外层视网膜浸润斑点。

符合这 3 项条件即可成立诊断。

外层视网膜无白色浸润灶，为与 MEWDS 鉴别要点。

[治疗原则]

尚无经过验证的疗法。

只有很少的证据表明全身糖皮质激素和其他免疫抑制作用药物。

抗病毒药和抗菌药也已尝试。最近，报道了 4 例患者口服伐昔洛韦（valacyclovir）3g/d，1 周；以后 1g/d，3 周；最后逐渐减量，维持 1 个月。4 例均有效。尽管这些患者确实表现出了临床改善，但其病程很早，而且其临床表现并非 AZOOR 的典型特征。该药物对 AZOOR 的价值仍不确定。Jampol 使用未见帮助。

四、急性后极多灶性鳞片状色素上皮病变

Gass 于 1968 年首次描述了急性后部多灶性鳞片状色素上皮病（acute posterior pultifocal placoid pigment epitheliopathy，APMPPE）。三名健康的年轻女性患者，这些患者在外层视网膜和 RP 水平上出现了多灶性鳞片状（薄片状）病变，急性双侧中心视力丧失。尽管他也考虑过原发性脉络膜炎。在以后的几年中进一步描述有关病灶的部位和病因。

APMPPE 是两侧炎症，RPE 水平（涉及 RPE、脉络膜毛细血管和外层视网膜）的多发性、斑块状，奶油样病损的综合征。

[临床表现]

中心视力丧失，旁中央暗点，变视症和闪光感。

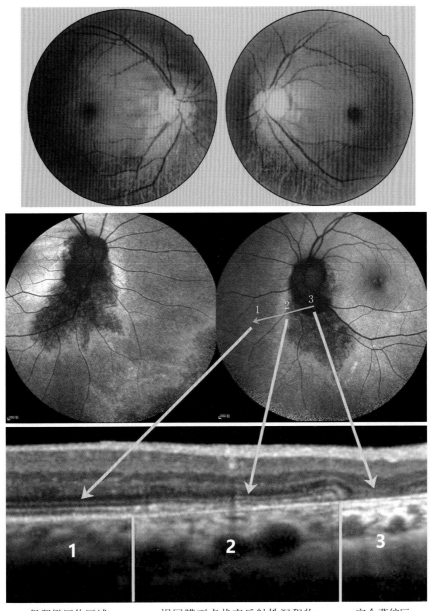

保留椭圆体区域　　　视网膜下点状高反射性沉积物　　完全萎缩区
破坏了椭圆体区和交叉区

图 5-17-3　AZOOR 病例的三区模式

患者女，54 岁，左眼视物模糊数月。BCVA：右眼 0.9，左眼 0.6。左眼板层黄斑孔。两眼盲点扩大，BAF 显示视盘向下长弧形 RPE 丧失或萎缩，边缘散在强自发荧光点。视盘下方 OCT 扫描 RPE 萎缩区揭示三区模式特征

　　初始视力约 77% 为 0.8 或更差，58% 为 0.5 或更差。双侧（75%）。如果是单侧的，可能会在几天或几周内累及第二眼。

　　大约 1/3 患者报告有流感样综合征，尤其是视觉症状之前有头痛。可以获得先前病毒综合征的病史或最近的疫苗接种史。

　　特征是在 RPE 水平上存在多个黄白色的鳞片状病变，主要位于后极，新的病变可能在周围发展，病变的大小各不相同，但通常 < 1DD。邻近病灶可融合。部分患者伴轻度玻璃体炎、乳头炎、视网膜血管炎、渗出性视网膜脱离、视网膜新生血管形成和出血。

　　活动性病变在症状发作后的几天内开始消退，代之以 RPE 萎缩和色素沉着，随着旧病变

消退，可能会出现新的活动性病变，可见不同病程的病灶。

1～3周后视力渐渐较快恢复，发病6个月内小部分患者可反复，但绝大多数无复发。

视力可能恢复到接近正常水平，但患者可能会经历较长时间恢复，持续性暗点，严重的视力丧失者罕见。

很少由于中枢神经系统血管炎而发生脑卒中甚至死亡的报道。

[辅助检测]

1. FFA　典型FFA表现为急性病变的早期低荧光和晚期染色。早期荧光不足可归因于RPE阻挡与脉络膜缺血。静止期显示出脉络膜循环的可见性，归因于窗样缺损或透射脉络膜荧光。伴有浆液性视网膜脱离者FFA早期为轻度遮蔽荧光，晚期染料积存勾勒出脱离轮廓。

2. ICGA　活动性和愈合病灶全程呈弱荧光。最新有人认为，内部脉络膜缺血是APMPPE和相关鳞片状疾病的病因。

3. OCT（图5-17-4）1期（1a：超急性和1b：急性），鳞片状病变表现为EZ带的明显抬高和破裂，高反射物质的累积与变量缠结在一起。视网膜下液不同程度。随后，EZ带和ONL层变厚迅速变平。

2期，亚急性期，ONL层变薄，在EZ带和RPE之间具有明显的分离特征。

3期（是后期），具有最长的活动持续时间，其特征在于RPE的高反射性增强，部分EZ带消失。

4期（最后一个阶段），EZ带和RPE作为2个独立的可分辨层重新出现，先前的异常几乎完全消失。EZ带和RPE几乎恢复了正常外观（Goldenberg D, Habot-Wilner Z, Loewenstein A. Spectral domain optical coherence tomography classification of acute posterior multifocal placoid pigment epitheliopathy. Retina, 2012, 32:1403-1410）。

[诊断]

诊断要点：①两眼急性中心视力丧失。②后极，RPE水平众多黄白色的鳞片状病变，病灶<1DD。③OCT证实病灶在RPE-外层视网膜。④活动性病变在几天内开始消退，出现RPE萎缩和色素沉着；可能出现新病灶。⑤数周后视力较快恢复。⑥绝大多数不复发。小部分患者6个月内可复发。

符合前4项条件可初步建立APMPPE诊断。在随访中的⑤、⑥加强诊断。

在不作干预的情况下，在数周内变得不活动，并且与其他白点状综合征相比，其预后相对较好。

[鉴别诊断]

1. 首先需排除原田病、结核病、结节病、真菌病、脉络膜转移瘤或淋巴瘤浸润，尤其是梅毒。

2. VKH综合征，APMPPE部分患者伴有明显的多发性浆液性视网膜脱离以及视盘水肿；可同时伴有急性听觉障碍和耳鸣等表现，此时难以与VKH综合征鉴别。但浆液性视网膜脱离平复后常显现典型的APMPPE。

3. 特发性匐行性脉络膜病变在反复发作的慢性病例中应考虑。

4. 顽固性鳞片状脉络膜视网膜炎在重症，持续性和复发性病例以及持续性鳞片状黄斑病变中应考虑。

[治疗原则]

1. 尚无确切治疗急性APMPPE的治疗方法的证据。

2. 回顾文献资料

（1）对皮质类固醇激素没有提供明确的目标。但是，当累及中枢神经系统时，有些人支持使用类固醇。

（2）已报道在严重APMPPE患者中使用肿瘤坏死因子（TNF）阻滞剂。

（3）很少发展CNV。与匐行性脉络膜炎相比，APMPPE对Bruch膜的影响似乎较小，很少发生CNV。抗VEGF剂可用于治疗CNV。

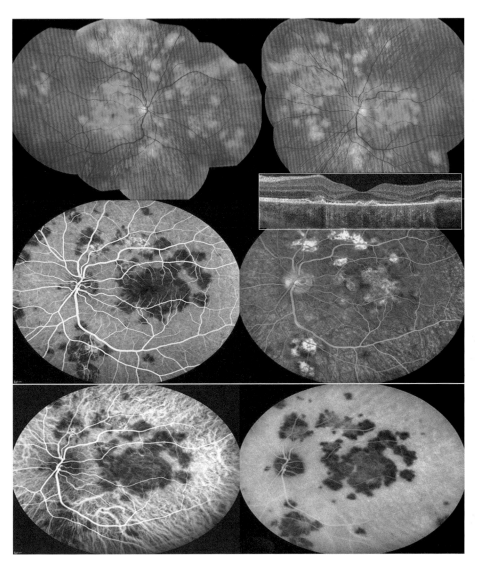

图 5-17-4　APMPPE

23 岁男大学生视力下降 1 周，左眼比右眼差。BCVA 右眼 1.0 ~ 2，左眼 0.08 ~ 4。前房 1⁺ 个细胞，左眼 2⁺ 个细胞。两眼前玻璃体中有散在细胞。眼底有多个视网膜脉络膜瘢痕区域，多个脉络膜视网膜病变累及黄斑和中周部视网膜，两侧符合活动性脉络膜视网膜炎。OCT 示 RPE 和感光器外节的片状断裂，与视网膜外层高反射区和外丛状层变薄有关。视网膜内层完整。右眼浅视网膜下液。左眼鳞片状脉络膜视网膜病变 FFA 示早期弱荧光，随后晚期染色，左眼 ICGA 显鳞片状病灶早期弱荧光，在后期轻度的中央强荧光。脉络膜视网膜病变遮挡脉络膜荧光。实验室检查梅毒、肺结核和结节病均阴性，患者被临床诊断为 APMPPE。口服强的松，在开始治疗的两周内，右眼视力提高到 1.0，左眼视力提高到 0.8。脉络膜视网膜病变消退，留下 RPE 萎缩区

五、匐行性脉络膜炎

匐行性脉络膜炎（serpiginous choroiditis），曾称螺旋状乳头周围脉络膜视网膜变性（helicoid peripapillary chorioretinal degeneration），地图性螺旋状周乳头状脉络膜病变（geographic helicoid peripapillary choroidopathy）和地图状脉络膜病变（geographical choroidopathy），是一种病因不明的罕见疾病。

匐行性脉络膜炎是一种罕见的，通常是两侧复发性炎性脉络膜视网膜炎，慢性和进行性的。病变累及外层视网膜、RPE、脉络膜毛细血管和大脉络膜血管。患者出现的急性地图状或蛇形病变为灰色或灰黄色（由于 RPE 和外层

视网膜的破坏)。

病生学：匐形性脉络膜炎的发病机制仍然未知。推测的病因包括自身免疫、感染、血管性的、退化的。

[临床表现]

1. 通常在30—70岁之间的健康人。

2. 通常无症状，直到病变累及中心凹而视物模糊。

3. 尽管这是一种两侧性疾病，但通常患者会单侧出现中心凹受累的暗点。

4. 急性灰白色视网膜下病变通常起源于视盘周围区域。随着时间的流逝，以螺旋状或匐行性的方式逐渐远离视盘，通常朝向黄斑。位于外层视网膜，RPE和脉络膜。

5. 慢性病变显示色素沉着和组织萎缩。

6. 新病变通常起源于较旧病变的边缘，如手指状延伸。

有时，该疾病可能起源于黄斑，这被称为"黄斑匐行性（macular serpiginous choroiditis）"，这是一种变异。

7. 匐行性脉络膜炎的特征是在数月至数年的间隔内多次复发。单个病变在2至8周内愈合，但新的病变会在稍后出现。通常一次只在一只眼中看到急性病灶（图5-17-5）。

8. 25%病例会并发CNV。

[辅助检测]

1. FFA　急性期通常表现出鳞片状病变的早期弱荧光，这是由于外层视网膜和RPE水肿，以及脉络膜毛细血管的无灌注。而在以后的过程中，病变会被染色。

在晚期疾病中，萎缩区最初是弱荧光（由于脉络膜毛细血管的破坏），而在后来几帧图像中逐渐变得更强荧光（由于染色）。

2. OCT　病变位于外层视网膜，RPE和脉络膜。

[实验室检测]

1. ACE，胸部X线胸片检查——结节病。

2. 结核病，QFT-GIT又名QuantiFERON-TB Gold。或T-Spot=结核菌T细胞斑点试验。

3. 梅毒血清试验。

4. 弓形虫滴度。

5. 病毒筛查。如果前房有细胞，抽取前房水通过PCR评估病毒。

[诊断]

诊断要点：①两侧性。急性灰白色视网膜下病变，起源于视盘周围区域，向黄斑延伸。②单个病变在2～8周内愈合。③新病变通常起源于较旧病变的边缘，如手指状或蛇行性延伸。④FFA早期弱荧光，晚期染色。⑤TB-IGRA试验或T-Spot试验阴性。⑥排除感染性

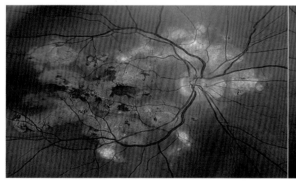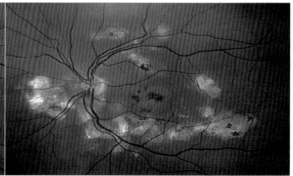

图5-17-5　匐行性脉络膜炎

病人男性，50岁，左眼视力恶化已8个月。BCVA右眼0.1，左眼数指。两眼后极广阔领域的地图状脉络膜视网膜瘢痕，从视盘伸出，朝向黄斑。左眼黄斑区有视网膜下出血和浆液性渗出区域。FFA示脉络膜毛细血管丢失继发的萎缩性瘢痕早期弱荧光，晚期染色；左眼中心凹有CNV。OCT示两眼外层视网膜和RPE萎缩。左黄斑有与出血相对应的视网膜下液和高反射物质区域（CNV）。外院已进行感染性和系统性炎症的相关检测，阴性；曾用糖皮质激素治疗。诊断为两眼非活动性匐行性脉络膜炎，左眼脉络膜新生血管形成。左眼玻璃体内注射贝伐单抗，1个月复诊

和系统性炎症因素。

尽管根据前 4 项临床病史，检查和影像学特征怀疑诊断。但必须做⑤ + ⑥排除其他病因才能确定匐行性脉络膜炎。

[鉴别诊断]

TB 匐行性脉络膜炎一般 TB 病因者不围绕视盘。当然最重要的是结核分枝杆菌 γ- 干扰素体外释放试验（TB-IGRA）阳性，以及抗 TB 治疗后病情缓解。

[治疗原则]

全身泼尼松治疗为主。每天口服 60mg，以后逐渐减量。减量后常复发。难治病例必须联合免疫抑制剂等治疗。

六、鸟枪弹样脉络膜视网膜病变

鸟枪弹样脉络膜视网膜病变（birdshot chorioretinopathy）一词最早于 1980 年由 Ryan 和 Maumenee 撰写的描述性术语。眼底多个乳白色小病损，散布在视盘周围，并以"鸟枪弹"模式向赤道辐射。

鸟枪弹样脉络膜病变是一种少见的双眼慢性脉络膜炎性病变，眼底散在多发的奶油样脱色素灶。常出现视力下降及眼前黑影，有轻微的不适及轻度的眼部炎症。90% 以上人白细胞抗原（human leukocyte antigen，HLA）A29 阳性。

[临床表现]

1. 多见于 30—60 岁的既往体健的中老年患者。视力多数在 0.5 以上。两侧性。

2. 鸟枪弹样病灶为圆形或者卵圆形，0.5 ～ 0.2 DD，位于脉络膜。病灶边界清楚，或不清楚，有时会融合。倾向于聚集在视盘附近，最常见的是视盘鼻侧和下方为特征。用间接检眼镜检查反差强，视野宽广得多，故最容易发现此特征（图 5-17-6）。

3. 周围的病灶可能沿大的脉络膜血管分布。无发现色素沉着或结块。RPE 和上方的视网膜看起来完整无缺。

4. 眼底其他表现：①玻璃体炎及视盘水肿。②毛细血管通透性增加可以造成黄斑囊样水肿（50%）。③眼前段通常很少有严重的炎性改变，在病程较长的患者可以看到广泛的脉络膜视网膜萎缩及斑驳样的色素改变。④继发脉络膜新生血管（5%）及玻璃体积血。⑤视网膜破孔、视网膜脱离及后囊下型白内障。最终 BCVA 有 75.1% 的患者视力为 0.5 或更高。小样本报告有 9.8% 的患者在随访时法律盲。

[辅助检测]

1. 检测人白细胞抗原 A29。

2. FFA　乳白色斑点的外观各不相同，其成像不似在临床上那么明显。病灶在早期可能会发出弱荧光，而在晚期可能会出现弥散性强荧光。

3. ICGA　是一项重要的诊断测试。在活动性鸟枪弹样病灶的血管造影，中期显示为弱荧

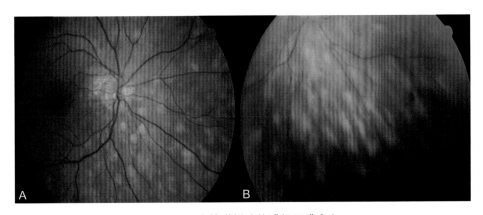

图 5-17-6　鸟枪弹样脉络膜视网膜病变
A. 典型鸟枪弹样病灶，圆形或者卵圆形，0.5 ～ 0.2DD，位于脉络膜。病灶边界清楚，或不清楚，有的会融合。倾向于聚集在视盘附近，鼻侧和下方多些。B. 示病灶由视盘向周围放射形排列的特征，临床上很不容易看到如此典型

光，似乎在中型至大型血管的边缘。

弱荧光性病变可先于临床病变发生。脉络膜血管模糊。在 ICGA 的后期，有弥漫性脉络膜强荧光。

解释这种早期弱荧光的理论包括脉络膜缺血和（或）炎性浸润的遮挡。在急性期，炎性浸润可能更浓密并遮挡荧光。在疾病的晚期，病变变得更萎缩，脉络膜脉管系统可能变得更明显。病灶可能变得更加等荧光，或者它们可能保持弱荧光。

[诊断]

国际共识会议鸟枪弹样脉络膜视网膜病变研究诊断标准（R D Levinson, A Brezin, A Rothova, M Accorinti, G N Holland, Research criteria for the diagnosis of birdshot chorioretinopathy: results of an international consensus conference. Am J Ophthalmol, 2006, 141:185-187）如下所述。

1. 必备特征

（1）两侧性病变。

（2）至少有 3 个视盘周围"鸟枪弹样病变"[†]。一只眼在视盘下方或鼻侧。

（3）轻度眼前段内炎症（前房细胞 +1）。

（4）轻度玻璃体炎症反应（≥ 2+ 玻璃体昏雾度）。

2. 支持性结果

（1）HLA-A29 阳性。

（2）视网膜血管炎。

（3）黄斑囊性水肿。

3. 排除标准

（1）KP。

（2）后粘连。

（3）存在感染性，肿瘤性或其他炎症性疾病可引起多灶性脉络膜病变[§]。

注：[†]. 乳白色，不规则或细长的脉络膜病变边界不清晰，其长轴相对于视盘呈放射状。

[§]. 应通过适当的病史记录，体格检查或实验室测试评估患者的以下疾病：结节病伴全葡萄膜炎或后葡萄膜炎，眼淋巴瘤，APMPPE，多灶性脉络膜炎和全葡萄膜炎，点状内层脉络膜病变（PIC），多灶性一过性白点综合征（MEWDS），平坦部炎综合征，后巩膜炎，交感性眼炎，Vogt-Koyanagi-Harada 病（慢性），梅毒，肺结核。

[鉴别诊断]

见上述诊断标准的"注"。

[治疗原则]

糖皮质激素一直是治疗的主体。口服，Tenon 囊下，玻璃体内；最近玻璃体内安置持续释放的氟轻松酮（fluocinolone acetonide）。糖皮质激素可以减少 CME、炎症和视盘水肿。

尚无明确的治疗指南。

第十八节　Valsalva 视网膜病变和内界膜下出血

Valsalva 视网膜病变最早由 Thomas Duane 于 1972 年描述的一种特殊形式的视网膜病变。视网膜前出血，继发于胸内压的突然增加。黄斑前出血的解剖位置被描述为内界膜下，后玻璃膜下或两者的组合。临床上用 OCT 可区分内界膜下和后玻璃膜下出血。

18 世纪 Valsalva 耳科医师提倡的一种测定内听道阻塞的方法。方法要领是屏住呼吸，捏住鼻子，关闭声门，快速增加胸腹内压，影响了心脏的静脉回流，导致血压瞬间升高。此称为 Valsalva 动作（Valsalva maneuver or manoeuvre）。可引起头部和上身的症状表现如结膜充血、皮肤瘀点青紫和外伤性窒息。在正常情况下 Valsalva 现象多出现在咳嗽、喷嚏、呕吐、便秘时，其他的重体力运动如搬动重物、打架、唱歌或大笑等均可导致这种视网膜病变。

Yanoff（1989）在他的 *Ocular Pathology 3rd ed* 根据病理学的证据指出，内界膜下出血位于内界膜与神经纤维层之间（图 5-18-1），曾被错误地称为玻璃体下出血（subhyaloid hemorrhage）或视网膜前出血（pre-retinal hemorrhage）。

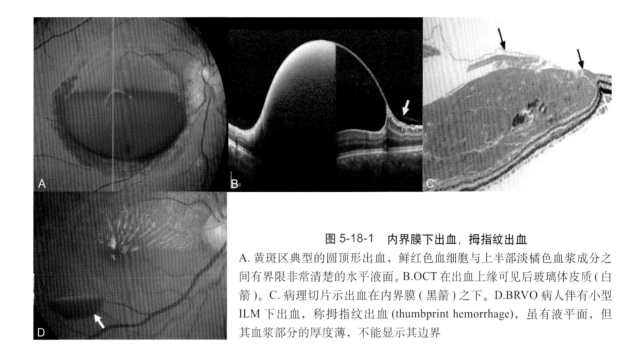

图 5-18-1　内界膜下出血，拇指纹出血

A. 黄斑区典型的圆顶形出血，鲜红色血细胞与上半部淡橘色血浆成分之间有界限非常清楚的水平液面。B.OCT 在出血上缘可见后玻璃体皮质（白箭）。C. 病理切片示出血在内界膜（黑箭）之下。D.BRVO 病人伴有小型 ILM 下出血，称拇指纹出血 (thumbprint hemorrhage)，虽有液平面，但其血浆部分的厚度薄，不能显示其边界

[病因]

通常认为本病是由 Valsalva 动作引起的。当声门闭合时增加胸内压，则会减少静脉回流至心脏，减少每搏输出量并随后增加静脉系统压力。头部和颈部静脉系统工作正常的瓣膜可允许胸内或腹内压力直接传递到头部和颈部。这种压力升高导致视网膜毛细血管床水平失代偿扩张破裂，导致单侧或两侧视网膜出血，通常在内界膜下，但偶尔会突破内界膜成为后玻璃膜下或玻璃体内出血。

内界膜下出血亦伴随其他诱因。

1. 视网膜血管性疾病　如糖尿病视网膜病变，视网膜分支静脉阻塞，巨动脉瘤，视网膜微血管瘤、高血压性视网膜病变、年龄相关性黄斑变性、Terson 综合征、葡萄膜炎。

2. 血液系统疾病　如白血病、化疗引起的全血细胞减少、原发性血小板减少性紫癜。

3. 激光角膜原位磨镶术（LASIK）后　由于吸住眼球的真空负压迅速释放。

4. 摇晃婴儿综合征 (shaken baby syndrome, SBS)　婴儿头被人不断剧烈摇晃，同时引发玻璃体的运动，牵拉视网膜而发生视网膜血管破裂。

5. Valsalva 视网膜病变　在腹腔或胸腔内的压力突然上升可能会导致视网膜毛细血管和表浅静脉自发破裂。常发生于健康的年轻人，作为一个繁重运动的结果，上厕所使劲，呕吐，咳嗽，劳动，甚至是剧烈的性活动。

6. 眼钝性伤　外力冲击眼球变形使眼内压骤然升高，当眼球恢复原来形态时眼内压突然下降，此时可使视网膜血管破裂。车祸时汽车气囊相关的创伤。

[主诉]

临床通常主诉为突然、无痛性视力下降。根据位置的不同，可能出现因出血导致的急剧视力下降或飞蚊症、视物变形或视野缺损。

[眼底表现]

一般出血块较大，4 ～ 5 DD 直径，呈球状、大半圆形或半圆形边界清楚的大块出血。病人坐位时上方有液平面，红细胞沉在下部，上部为血浆及白细胞。

偶尔在黄斑血管弓外有 1 ～ 2DD 大小的出血斑，1 ～ 2 个，被描述为拇指纹出血 (thumbprint hemorrhage)。

在内界膜下的血液自发性吸收，可能需要几个月。病程过长会导致永久性视力损害，由于形成视网膜前膜，长时间接触血红蛋白和铁

引起视网膜毒性损害，血浆的纤维蛋白收缩可致视网膜劈裂或脱离。

大量出血可能向后扩散入视网膜深层，向前穿破内界膜而进入玻璃体膜下甚至进入玻璃体腔。

[诊断]

诊断要点：①黄斑一个视网膜前的巨大圆顶形出血斑，有液平面。② OCT 纵切面示液平面上方是透明的血浆，血细胞沉淀于下半部。③在血浆部位做 OCT 横切面，仔细搜索可在高反光 ILM 外尚有一小段反光较弱的后玻璃体皮质。此点目前认为是重要的鉴别特征。

符合前 3 项条件可确诊视网膜内界膜下出血。如果这是 Valsalva 动作引发的，诊断为 Valsalva 视网膜病变。如果发病原因不是 Valsalva 动作，则诊断为视网膜内界膜下出血。

理论上，内界膜下出血尚有其他特点可与玻璃体下出血区分：①用检眼镜可看见紧绷的 ILM 表面有闪闪反光和细条纹。②不会随头位改变而移动位置，然而玻璃体下出血会慢慢移动位置。③激光照射黄斑部 ILM 会觉得难以击穿。玻璃体皮质很易被击穿。④手术中 ICG 能将 ILM 染色。⑤手术清除出血时将表面膜做病理检查可确诊，但此点不切实用，因极少数需要手术清除出血。

偶尔，可遇到内界膜下出血的表面下端有一个玻璃体下出血（图 5-18-2）。

拇指纹出血类型的内界膜下出血，出血量少。

[鉴别诊断]

玻璃体下出血黄斑一个有液平面的巨大出血，也可能是玻璃体下出血。玻璃体下出血在黄斑偏下方，常呈舟状有液平面，但血浆部分的边界不清楚；两端稀少出血可出现波浪状弯曲。有时二者重叠在一起。在行激光切开术后会提供线索去分清二种出血。

[治疗原则]

大部分视网膜内界膜下出血经过数月自身溶解吸收。持续性出血或希望加速吸收的患者，可用 Nd：YAG 激光或氪激光切开玻璃体后界膜和视网膜内界膜，将积血引流至玻璃体腔，可以加速吸收速度（一般需数周）。这种方法已证明十分有效。

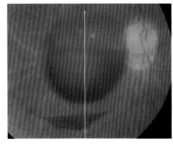
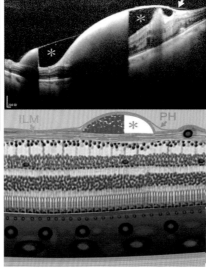

内界膜下出血，圆球状，有液平面，血细胞沉积于下，上为淡黄色血浆 (*)。OCT 示血浆中例外地有浓厚纤维蛋白条索状感光视网膜向 ILM 方向牵拉而致内核层和外核层有劈裂样改变。黄色箭示玻璃体后皮质膜，此为 OCT 确定内界膜的重要标志。示意图的绿色线条表示内界膜 (ILM)，橘色线为后玻璃体膜 (PH)，居于下方的出血呈舟状也有液平面，此出血是玻璃体下出血

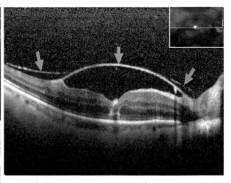

同一病例。Nd:YAG 激光击穿 ILM 将出血引流至玻璃体腔，术后 3d。ILM 隆起度降低（蓝箭），残留有血浆。在两侧清楚可见玻璃体后皮质（橘色箭），其反光强度远比 ILM 弱，纤维蛋白牵拉性劈裂在此切面中已消失

图 5-18-2　内界膜下出血激光术前后 OCT

第十九节　获得性卵黄样病损

获得性卵黄样病损（acquired vitelliform lesion，AVL）定义为黄斑视网膜下强自发荧光黄色物堆积，并非卵黄状黄斑营养不良（Best营养不良）。年龄 45—93 岁（平均 72 岁）。

获得性卵黄样病损，Gass 曾对它取名卵黄样黄斑脱离。

[病因]

1985 年，Gass 等报道卵黄样黄斑脱离与基底层玻璃膜疣有关联。以后陆续报道与视网膜下玻璃膜疣样沉积、大玻璃膜疣（125～1000μm）相关联。极少数病例伴血管样条纹或中浆。

2011 年，Freund 等 90 眼（67 例）的数据显示：两侧性者 43% 为图形状营养不良或成人发病中心凹 - 黄斑营养不良；22.2% 为表皮玻璃膜疣，常伴有其他 AMD 的表现，包括大玻璃膜疣和色素增生；21.1% 为无表皮玻璃膜疣的非新生血管性 AMD。7.7%AVL 覆盖在 PED 上（浆液性 PED 或玻璃膜疣样 PED）。3.3%AVL 伴弹力纤维性假黄瘤和血管样条纹。2.2%AVL 伴中浆。

卵黄样病损常与表皮玻璃膜疣（基底层玻璃膜疣）、视网膜下玻璃膜疣样沉积、大玻璃膜疣相关联，所以获得性卵黄样病损与玻璃膜疣的病生学有相关性。

[发病机制]

卵黄样黄斑营养不良（Best 病）是确定与常染色体 11q13 的 *BEST1* 基因相关的营养不良。

获得性卵黄样病损不同于卵黄样黄斑营养不良（Best 病），仅少数病人与基因相关联。6 号染色体（6p21.1-CEN）的 *Best1* 基因突变或光感受器细胞外周蛋白基因（*PRPH2/RDS*）突变。与获得性卵黄样病损相关的病变有表皮玻璃膜疣（基底层玻璃膜疣）、视网膜下玻璃膜疣样沉积、大玻璃膜疣、牵拉性黄斑病变、AMD。

虽然与大型玻璃膜疣相关的 AVL 的确切机制尚未清楚，从组织病理学和临床影像学研究发现可能是光感受器细胞外节的吞噬作用受损。发生这种吞噬作用缺陷的机制。①视网膜 -RPE脱开。视网膜下液将光感受器细胞外节与 RPE 在物理上分离。② RPE 细胞吞噬外节的能力降低。因 RPE 细胞沉积较多的脂褐素或脂褐素组成部分（如 A2E）。③ RPE 细胞老化。RPE 细胞失去一些特殊性或极性，失去吞噬光感受器细胞外节的能力。这些 RPE 细胞功能障碍牵连玻璃膜疣形成，这类相似的异常可能会促使视网膜下腔累卵黄样物质。④基底层线性沉积的堆积。这是形成玻璃膜疣的物质，妨碍了 RPE 细胞的功能，从而继发卵黄样物质的积累。

Chen，Yannizzi 等研究获得性卵黄样病损 254 眼中 9.8% 眼 OCT 呈现视网膜内强反射灶。75% 的病例在出现视网膜内强反射灶之前，覆盖在卵黄样病变上层的椭球区域和外界膜已有局部中断。尸检 1 眼的电镜组织学评价表明视网膜内强反射灶是类似于在卵黄样病变所含有脂褐素颗粒，黑色素——脂褐素颗粒和黑素，这些物质来源于视网膜色素上皮细胞（Chen KC, Jung JJ, Curcio CA. Intraretinal hyperreflective foci in acquired vitelliform lesions of the macula: clinical and histologic study. Am J Ophthalmol，2016，164:89-98）。

[临床表现]

年龄 45—93 岁（平均 72 岁）。

视力与中心凹下外界膜的完整性有关。首诊时 BCVA 1.0～0.01（中位视力 0.4）；48.8% 0.5 以上，46.6% 0.4～0.14，4.0% 0.01 以下。

卵黄样病变最常见的是一个边界清楚（沉积物淡黄色和很薄者的边界就不太清楚），淡黄色 - 卵黄色病灶（100%），黄斑中心凹下，位于视网膜色素上皮和椭圆体区（=EZ=IS/OS 交界）之间的视网膜下间隙。但偶尔会是多个病灶，可以发生在黄斑内其他地方。病灶最大线性尺寸（GLD）192～3839μm（平均 975μm），高 39～628μm（平均 185μm）。43% 两侧性。

[影像学检测]

1. FFA　卵黄样病变荧光素血管造影往往

酷似边界不清的 1 型脉络膜新生血管。

2. 自发荧光 卵黄样病变呈强自发荧光。Freund 等（2011）报道的 90 眼（67 例），25.0%

眼的 OCT- 近红外反射同时成像，近红外呈强反射，这符合卵黄样病损是巨噬细胞和视网膜色素上皮细胞满载色素的推测（图 5-19-1）。

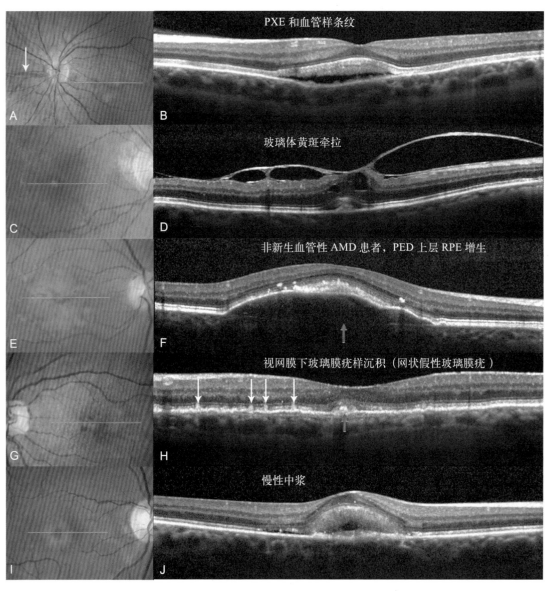

图 5-19-1 获得性卵黄样病损的类型

A. 彩照示黄斑 AVL，病人有 PXE 和血管样条纹 (箭)。B. 对应图 A 的绿线 ,OCT 扫描 AVL。有视网膜下液，在视网膜下腔的强反光物质弥漫增厚,附着于椭圆体区 (=EZ,IS/OS)。RPE 光带之前有局灶性增厚。外核层和外界膜完整。视力 1.0。C. 彩照示黄斑一个小 AVL，此眼同时有 ERM 与 VMT。D.OCT 扫描 AVL，对应图 C 的绿线。中心凹被牵拉抬高，内层视网膜存在囊样改变。视网膜下腔有强反光物质，有局灶性增厚波及 RPE。E. 彩照示一个 AVL，非新生血管性 AMD 患者，RPE 增生于 PED 之上，PED 周围有多个玻璃膜疣。F.OCT 扫描 AVL，对应图 E 的绿线。在视网膜下间隙和 PED 顶端之间有强反光物。RPE 光带有向前突起的局灶性增厚，外核层有两个强反光小病灶。G. 彩照示一个 AVL，并有视网膜下玻璃膜疣样沉积 (网状假性玻璃膜疣)。H.OCT 扫描 AVL，对应图 G 的绿线。中心凹下有一个小 AVL，几个视网膜下玻璃膜疣样沉积 (白箭)。I. 彩照示一个 AVL，并有中浆。J.OCT 扫描 AVL，对应图 I 的绿线。中心凹下有一个卵黄样病损，在其颞侧边缘有少量视网膜下积液。脉络膜增厚。引自 : Freund KB, Laud K, Lima LH, Spaide RF, Zweifel S, Acquired vitelliform lesions: correlation of clinical findings and multiple imaging analyses. Retina，2011，31:13-25

3. OCT 图像　视网膜下卵黄样病变的后界 100% 眼是 RPE 光带；前界 65.3% 眼是椭圆体区（EZ，Ellipsoid Zone. 旧名 IS/OS）；随着病程进展椭圆体区消失者外界膜提升为前界；6 个月随访时 19.4% 眼中心凹处的外界膜光带不再存在，前界变成外核层。21.1% 眼 OCT 发现病灶处有视网膜下液；7.7% 眼卵黄样病损之下是 PED（浆液性或玻璃膜疣性；这些 PED 多数是 AMD 关联的）。病程中，卵黄样病损消散的同时外核层进行性变薄。

[诊断]

诊断要点：① > 30 岁以后发病。②黄斑有一个视网膜下淡黄色至卵黄色病灶，为 0.3 ～ 1DD。③ OCT 示视网膜下一团强反光沉积物，其前界为外界膜，其后界为 RPE 基底层 Bruch 膜光带。④卵黄色病灶具有强自发荧光。⑤无 Best 黄斑营养不良家族史或 BEST1 基因突变。⑥伴或不伴玻璃膜疣 -AMD。

符合前 5 项就可确定获得性卵黄样病损。③ OCT 图像的沉积物部位对诊断至关重要。典型病损是黄斑中央一个直径约 1DD 卵黄样沉积物，但不典型为 1/4 DD，淡黄色，边界不太清楚，病灶可能是数个。部分病例在病灶中心有色素。卵黄样病损在 PED 顶端者，病损甚小者均需仔细在 OCT 图像上注意确认。

获得性卵黄样病损是一种体征，而不是诊断名称。尽量梳理出病因做出诊断，如果 AVL 以外的视网膜改变不典型而难以做出病因诊断时，不妨暂时诊断获得性卵黄样病损。

当年轻患者检测到卵黄样病灶，常是 Best 黄斑营养不良(11q13 染色体 BEST1 基因突变)。然而，成人患者检测到卵黄样病损，常见于成人发病黄斑营养不良(归属于图形状营养不良)，玻璃膜疣性 AMD；弹力纤维性假黄瘤和血管样条纹；偶尔是慢性中浆。

[鉴别诊断]

Best 黄斑营养不良视网膜下黄色沉积块物与 AVL 相似。但 Best 病有家族史或 BEST1 基因突变，3 – 15 岁发病，ERG 正常而 EOG 一定异常。AVL 无家族史或 BEST1 基因突变，30 岁以后发病，ERG 和 EOG 均正常，少数病人发现基因突变，遗传性不确定。

玻璃膜疣性 AMD 老年病人，检眼镜和 FFA 与 AVL 相似。但 OCT 图像不同，大玻璃膜疣在 RPE 下，卵黄样病损在 RPE 与椭圆体区 (=EZ=IS/OS) 之间。但 AVL 可伴有玻璃膜疣，所以诊断 AVL 必须专注于各个的 OCT 部位。

慢性中浆多病灶性 RPE- 感光细胞萎缩。FFA 示 RPE 渗漏点或微渗漏点。渗漏点处常是 PED。下行性 RPE 萎缩轨迹。

第二十节　视网膜色素上皮撕裂

视网膜色素上皮撕裂（retinal pigment epithelial tears，RPE），由于巨大视网膜色素上皮脱离的 RPE 机械性拉伸或收缩导致 RPE 撕裂。

由 Hoskin 于 1981 年首次报道。RPE 撕裂由 PED 开始，常见于新生血管性年龄相关性黄斑变性、纤维血管性 CNV 及其激光或抗 VEGF 治疗后，中浆、眼球挫伤后。

Chan 等（2010）研究探讨 OCT 可以预测 RPE 撕裂的可能性。RPE 的大小及高度与 RPE 撕裂有关系。分析 1280 眼玻璃体内注射贝伐单抗（avastin）2890 次。其中 1280 眼 2.1% 注射

贝伐单抗后发生 RPE 撕裂。其中 125 只眼为新生血管性 PED，16.8% 眼注射后发生 RPE 撕裂。新生血管性 PED 高度 > 400μm 则发生 RPE 撕裂的概率增高。

[发病机制]

临床上通常开始为一个纤维血管性或浆液性 PED，发展成一个巨大的 PED。液体扩张力加压于 RPE- 基底膜复合体。当 PED 高度 > 400μm RPE 不再能抵抗 PED 下渗出液的膨胀力或纤维血管组织的收缩力。纤维血管 CNV 激光光凝后（加重对 RPE 和基底膜的机械应力）或

PDT 治疗后，玻璃体内注射抗 VEGF 后约 17% 发生 RPE 撕裂。

急性撕裂发生在纤维血管 CNV 对侧的 PED 边缘——RPE 脱离和未脱离的交界为最强应力线。例如，CNV 在 PED 的鼻侧，则 RPE 撕裂发生在 PED 的颞侧边缘交界处。撕裂的 RPE 游离缘朝向纤维血管组织皱缩。

[临床表现]

1～2 级 RPE 撕裂一般不影响视力。如果 RPE 病损涉及中心凹，患者常突然丧失视力。

典型的 RPE 撕裂灶多位后极。检眼镜检查病变区可划分成两个接连的地带：RPE 撕裂口（暴露脉络膜组织）- 褐暗地带（撕裂的 RPE 游离缘皱缩或卷曲而增厚）。同时还有 CNV 的体征——纤维血管性 PED、视网膜内出血、水肿等。

[FAF]

FAF 像中裸露 Bruch 膜 - 脉络膜的 RPE 撕裂口显示极其鲜明的无自发荧光区，其隔壁突然为强自发荧光区。二者之间的边界格外分明，并且边界总是垂直向的（少数是横向的）。

一个类圆形的 PED 区半边黑（RPE 缺口处无自发荧光）特别醒目；另半边白（RPE 撕裂的游离缘皱褶增厚的强自发荧光）。

[FFA]

一个类圆形的 PED 区半边白（RPE 缺口处表现为窗样缺损强荧光），此在 FAF 恰是半边黑；另半边黑（RPE 撕裂的游离缘皱褶增厚遮挡荧光）。

RPE 缺损区照理会有液体从暴露的脉络膜渗出，但有趣的是此缺损区通常不发生渗漏，推测撕裂后不久 PED 即变平复，一层脱色素的 RPE 大概已长入该处以取代失去的 RPE。

假若病人在视网膜下液再吸收之前已被及时治疗，那么在液体区可能会有一些染料积存。CNV 的纤维血管组织可能会显示染料渗漏和染色。

[OCT]

视网膜色素上皮撕裂往往首先由 OCT 发现。RPE 撕裂的早期 OCT 图像是，RPE 光带出现中断，RPE 撕裂的游离缘光带往往是垂直的或几乎垂直的，此为特征性表现。凡是在 PED 的一侧边缘 RPE 走向呈几乎垂直的话（少数是水平向的），必须提高警惕 RPE 撕裂的存在。RPE 撕裂后的游离缘皱缩卷曲在 OCT 通常表现为 RPE 光带高度增厚，撕裂口 Bruch 膜 - 脉络膜裸露区由于 RPE 缺失而有更多激光光线穿透至深层脉络膜。

常伴有 CNV 性 AMD 的体征，如出血、水肿、SRF、外层视网膜结构破坏。

[分级]

美国 Jules Stein 眼科研究所 Sarraf 等（2010 年）分析 21 眼（20 例）在注射抗 VEGF 后发生的 RPE 撕裂，按照眼底彩照，FFA 和 OCT 扫描将 RPE 撕裂分成 4 级（表 5-20-1）。随访 1.4 年发现 1～3 级撕裂的视力改善较佳，4 级撕裂无论是否进行抗 VEGF 治疗多不能改善视力。

[诊断]

诊断要点：① OCT 图像大 PED 一侧游离的 RPE 垂直悬挂于浆液中。② FAF 图像大 PED 半边黑，半边白。黑白分界鲜明。有些病例黑色区呈新月形。③ FFA 图像大 PED 半边白，半边黑，黑白恰恰与 FAF 相反。半边白对应于 FAF 的半边黑；这是 Bruch 膜 - 脉络膜裸露区域，OCT 图像垂直向 RPE 游离缘外侧的 RPE 缺失区（破口）。④ OCT 图像 PED 穹顶的 RPE 明显起皱卷曲，与之对应的 FFA 图像为遮挡荧光，在 FAF 呈强自发荧光。⑤ PED 的内缘有 CNV。

符合前 4 项即可诊断 RPE 撕裂。OCT 图像大 PED 中游离的 RPE 垂直悬挂于浆液中，这是非常奇特的病征，基本上可以认定是 RPE 撕裂。进一步看 RPE 撕裂口在 FAF 是半边黑，在 FA 是半边白，RPE 撕裂的诊断就可确定。

1 级 RPE 撕裂小，需要非常仔细观察多种模式的影像方始能诊断。

[治疗原则]

不推荐激光治疗。虽然抗 VEGF 治疗

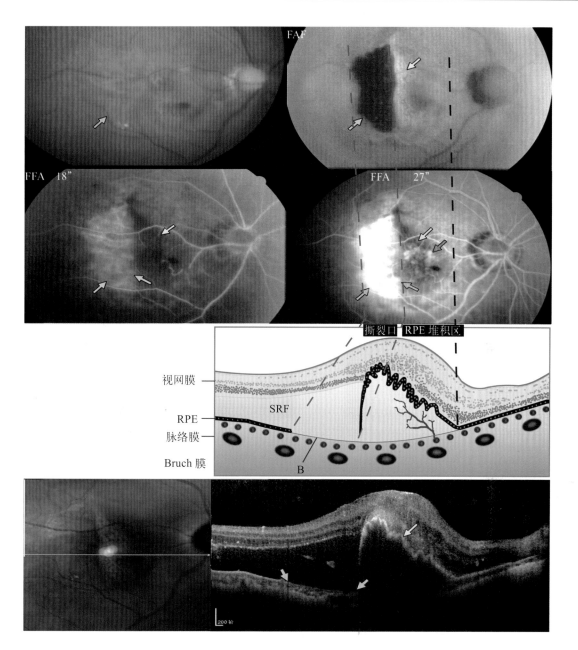

图 5-20-1　视网膜色素上皮撕裂（3 级）

RPE 撕裂发生于活动性新生血管性 AMD，vPED 高度 > 800μm，RPE 被抬高绷紧，过度牵伸或纤维血管组织收缩而在颞侧自发性撕裂（在 RPE 脱离和未脱离的交界），在撕裂口内（蓝箭）裸露 Bruch 膜。RPF 撕裂的游离缘退缩起皱（黄箭）。造成 FAF 与 FFA 均是黑白分明的两半边，可是黑白位置恰相反。此为特征性改变。隐匿性 CNV（红箭）总在撕裂缘的对侧。RPE 断端垂直悬挂于渗出液中也是特征性病征

nvAMD 后 17% 并发 RPE 撕裂，但尚未澄清二者的关系。目前常采用抗 VEGF 玻璃体内注射治疗 RPE 撕裂。注射后全部能改善视网膜下液的吸收。4 级撕裂不能改善视力，67% 病例在注射抗 VEGF 治疗后进行至视网膜下纤维化、盘状瘢痕。1 ～ 3 级撕裂在注射抗 VEGF 治疗后不进行至视网膜下纤维化、盘状瘢痕（随访 1.4 年）。

不采取注射抗 VEGF 治疗者 75% 4 级撕裂和 50% 1 级撕裂进行至盘状瘢痕。

表 5-20-1 视网膜色素上皮撕裂分级

RPE 撕裂级（Grade）	撕裂最长线性直径	FFA 特征	OCT 特征
1 级	< 200μm	PED 的边缘有薄薄的早期强荧光环（RPE 缺口窗样缺损），伴或不伴内侧遮蔽性弱荧光线	帐篷样隆起或不规则 PED，在 RPE 水平有微小点状缺损
2 级	> 200μm，< 1DD	在 PED 边缘有小椭圆形强荧光缺损，早期透光，后期染色；外缘遮蔽性弱荧光线	较大 RPE 缺损相当于 RPE 撕裂；毗邻于不规则增厚的 PED
3 级	> 1DD	早期大面积新月状透光性强荧光区，相邻于遮掩性弱荧光斑片；也可能有不规则辐射状褶皱	大的 RPE 缺损区，毗邻于非常不规则增厚的 PED
4 级	同 3 级 + 撕裂波及中心凹	同 3 级 + 撕裂区波及中心凹中央	与 3 级同

Sarraf et al. Retina，2010，30：1039-1045

第二十一节　脉络膜破裂

脉络膜破裂（choroidal rupture）的定义：眼钝性外伤造成脉络膜内层，Bruch 膜和 RPE 同时破裂。

[病理学]

早期损伤处出血，之后出现纤维神经胶质增生，最后在 RPE-Bruch 膜 - 脉络膜缺损处形成一个边界清楚的瘢痕。脉络膜破裂处视网膜会有不同程度的改变，视网膜可以萎缩变薄，由外层视网膜扩展内层视网膜；在破裂边缘常有 RPE 增生。有些病例的愈合过程过于丰盛，瘢痕进入视网膜下间隙，甚至远达内层视网膜和（或）玻璃体。视野缺损往往大于眼底病变的表现。

[发病机制]

外力施加于眼球前后轴上→前部眼球被压扁→眼球突然水平向扩胀→造成的切力（shear force）以视神经为中心，向四周放射。视乳头周围组织被捆束于视神经，所以幸免于难。巩膜相对坚韧，视网膜的弹性尚能防止崩裂，而 Bruch 膜 -RPE 和脉络膜毛细血管不具有足够的弹性或拉伸强度，因此断裂（图 5-21-1）。但在大多数情况下，深部脉络膜血管保持完整。脉络膜毛细血管撕裂，导致视网膜下或 RPE 下出血。5% ～ 10% 眼钝性外伤有脉络膜破裂。

患有血管样条纹和其他已知与无弹性和脆弱的 Bruch 膜相关的病症的患者特别容易发生脉络膜破裂。

[眼底表现]

1. 视力　因为脉络膜破裂上方的神经纤维层几乎不会撕裂，所以，一般视力预后尚好。如果脉络膜破裂位于小凹，或视网膜下出血延伸到小凹，则视觉预后通常较差。

2. 急性期　视力严重丧失。玻璃体出血，视网膜水肿出血可能掩盖脉络膜破裂而看不清楚。深层脉络膜血管往往未破裂。经数周后，出血有所吸收才能显露脉络膜破裂。

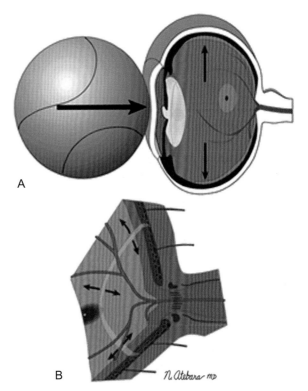

图 5-21-1　间接性脉络膜破裂机制

A. 高尔夫球撞击眼球，外力沿前后轴推进，眼球被压扁。B. 眼球水平向扩张造成的切力以视神经为中心，向四周放射。视乳头周围组织被捆束于视神经，所以幸免于难。视网膜的弹性尚能防止崩裂，而 Bruch 膜 - 脉络膜毛细血管 -RPE 不具有足够的弹性或拉伸强度，因此断裂（引自 Atebara Duane's Ophthalmology on DVD-ROM 2010 Edition Clinical Vol.3 Ch 36）

3. 间接外伤　脉络膜破裂远离外力撞击处，多在眼球后部。脉络膜破裂 80% 在视盘颞侧，66% 在黄斑。出血吸收后可见破裂呈线状，稍带弧形（凹面朝着视盘），粗细不规则，透过破裂的脉络膜可见到巩膜，故破裂处呈白色线条（图 5-21-2），视网膜血管仍然正常地越过破裂口。晚期会有色素沉着。脉络膜多个破裂口者均同心圈状相互平行于视盘。

4. 直接外伤　脉络膜破裂在外力撞击处附近，多在眼球前部，与锯齿缘平行。

5. CNV 脉络膜破裂患者在愈合阶段总会有 CNV。CNV 可以被认为是伤口愈合反应的一部分。多数情况下，CNV 自发性消退。15%～30% 的患者，CNV 可能再次出现（常在 1 年内），并导致视力丧失。哈佛大学统计 111 例脉络膜破裂，在外伤后 1～18 个月 10% 发生 CNV。破裂长度与 CNV 发生率呈正比。破裂长度 ≤ 1.10mm CNV 发生率 0%，1.10～2.35mm，发生率为 11%，＞ 2.35mm，发生率

为 50%。在血管拱内和老年人容易发生 CNV，可能与氧、血流、代谢活力和生化状态有关。

[辅助检测]

1. OCT 新近眼钝性外伤病例视网膜下出血会掩盖脉络膜破裂的实情，但 OCT 的激光可以穿透视网膜下出血捕获深层组织的改变，获得早期脉络膜破裂的迹象，如 RPE 有一个结节状隆起（图 5-21-2），有待出血吸收后扫描清晰的图像确诊。

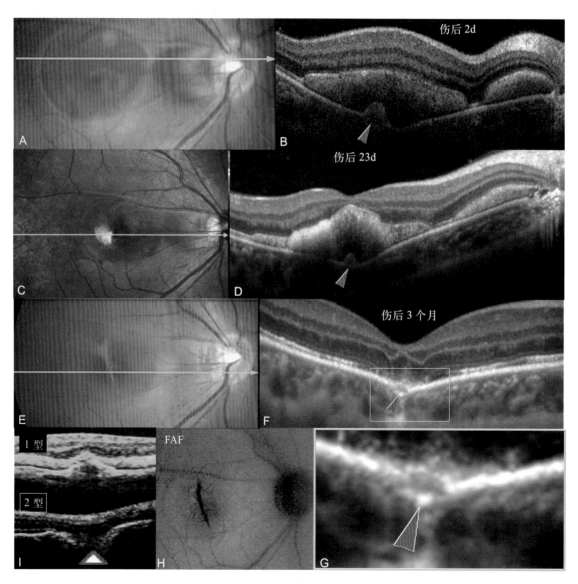

图 5-21-2　脉络膜破裂的经过

A.眼钝性后视网膜出现出血。B.OCT 示 RPE 边界清楚的突起（红箭头）。C.3 周后出血稍有吸收。D.RPE 突起随之缩小。E-H.伤后 3 个月时出血完全消失，彩照和 FAF 非常清楚展示弧形脉络膜破裂。EDI-OCT 中脉络膜破裂显示更清楚，放大图示 RPE 似乎上下分裂，外界膜，椭圆体区 (EZ) 消失，未见 CNV。2 型与 1 型混合。I.左下图示间接性脉络膜破裂分成 2 型（1 型：RPE 前突；2 型，RPE 内陷）

间接脉络膜破裂的 OCT 图像根据 RPE-脉络膜毛细血管光带改变的形态分成 2 型（Nair U ,Soman M ,Ganekal S. Morphological patterns of indirect choroidal rupture on spectral domain optical coherence tomography. Clinical Ophthalmology，2013，7: 1503-1509）。

1 型脉络膜破裂：RPE- 脉络膜毛细血管光带前突，呈尖锐的金字塔或圆顶形。RPE 轻度中断，或 RPE-CC 光带疝壁有破裂。

2 型脉络膜破裂：RPE- 脉络膜毛细血管光带中断区朝后凹。伴丧失感光细胞内节、外节和外界膜。其上层的视网膜组织下陷。

2. FAF　由于 RPE 缺失和出血遮盖造成弱自发荧光。在破裂口边缘可能有强自发荧光——RPE 增生。

3. FFA　在早期呈弱荧光，是由于脉络膜和脉络膜毛细血管破坏。在造影后期，强荧光来自相邻的健康脉络膜毛细血管的渗漏。如果有 CNV，则早期强荧光，后期渗漏（图 5-21-3）。

4. ICGA　较 FFA 优越，因为 ICG 有穿透出血的能力，并且染料从脉络膜毛细血管渗漏少。如果视网膜的血液遮掩 CNV，则 ICGA 比 FFA 易于显露 CNV。破裂口早期直至晚期多呈弱荧光。

[诊断]

在外伤急性期因眼内出血，视网膜水肿、渗出遮掩而不能在检眼镜检查时发现它。但是如果视网膜下出血不是非常厚实的话，用 OCT 可能有所发现。外伤后数周，出血消退的同时脉络膜破裂的迹象逐渐显露。

脉络膜破裂容易被漏诊，对后极的弧形白色条纹用 FAF 和 FFA 最容易发现；OCT 也可检测到 RPE 光带局部隆起或凹陷，伴中断。

[鉴别诊断]

必须与血管样条纹、nvAMD、弹力纤维性假黄瘤（pseudoxanthoma elasticum）鉴别。病理性近视的漆裂纹常为两侧性并有高度近视的迹象——视盘倾斜、巨大弧形斑、后葡萄肿等。血管样条纹患者容易发生脉络膜破裂。往往是两侧性的，多数条纹从视盘发出。

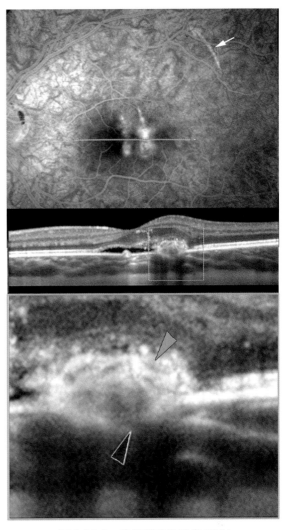

图 5-21-3　脉络膜破裂继发 CNV

患者 15 岁，外伤性 3 处脉络膜破裂，数月后突然视力减退。FFA：黄斑 2 处脉络膜破裂，颞侧破裂继发 CNV(绿箭头)。血管弓那边是第 3 处破裂。EDI-OCT: 蘑菇状 CNV 侵入视网膜下间隙，SRF。高倍放大在 CNV 后缘 RPE 强反光带有中断 (红箭头)，似乎是血管组织斜向进入病灶。(引自：RF Spaide, H Koizumi, MC Pozzoni. Enhanced depth imaging spectral-domain optical coherence tomography. Am J Ophthalmol. 2008, 146:496-500)

[治疗]

脉络膜破裂本身无特须治疗。大多数病人的视力即使不在脉络膜破裂中心凹，也不可能高于 0.5。

随访时注意脉络膜破裂处如有出血斑点，必须警惕继发 CNV，行 FA 以确定是否是 CNV。一旦 CNV 存在则需抗 -VEGF 治疗。激光光凝和 PDT 治疗的 CNV 复发率高。

第二十二节　脉络膜视网膜皱褶

脉络膜皱褶的定义：RPE-Bruch膜和内层脉络膜复合体的波浪状起伏，涉及或不涉及视网膜。

脉络膜皱褶常伴视网膜皱褶，通常又称为脉络膜视网膜皱褶（chorioretinal folds）。单纯视网膜皱纹可不伴脉络膜皱褶。

形成脉络膜褶皱的基本原因是，脉络膜的表面积大于它必须占据的空间。这可能是由各种因素造成的，但最常见的是眼球巩膜内表面直径缩短或脉络膜膨胀。

（一）脉络膜皱褶

脉络膜皱褶（choroidal folds）是体征而不是疾病，所以当发现脉络膜皱褶及视网膜皱褶时，必须找出造成皱褶的原因。

[病因]

单侧性脉络膜皱褶多由非常明显的眼或眼眶病变引起。

两侧性脉络膜皱褶少见，往往为视盘水肿、VKH综合征、获得性远视（短眼轴，40岁后）引起；偶尔是脉络膜淋巴瘤、后巩膜炎，药物毒性（比如托吡酯topiramate抗癫痫药，由睫状体脉络膜积液引起）引起。Sarraf（2003）报道3例拥挤视盘综合征病人伴两侧性脉络膜皱褶。

任何原因（增厚或收缩）造成巩膜内表面范围（直径）缩小均可造成脉络膜视网膜皱褶；另外，脉络膜本身增厚也是一种发病机制。

1. 低眼内压　任何原因引起的低眼内压，脉络膜皱褶时低眼压黄斑病变的重要体征。

2. 眶内占位性病变　甲状腺性眼病的肥大眼外肌、眶内新生物、眶内假瘤等病变组织直接抵压眼球壁→球壁凹陷→巩膜水肿或脉络膜淤血肿胀→造成脉络膜皱褶，伴有局部球壁隆起。修复眶骨折的眼眶植入物顶压球壁也可产生脉络膜皱褶。脉络膜皱褶的方向有助于定位

病损。CT/MRI是诊断和管理眼眶病变最佳措施。去除眶内肿块后脉络膜皱褶慢慢消退，个别病例持续数月值数年后才消退。

3. 脉络膜增厚　低眼压（球壁向心性增厚），炎症（严重后葡萄膜炎如VKH综合征，后巩膜炎），脉络膜肿瘤会造成不规则形的RPE-脉络膜皱褶。

4. 眼内肿瘤　能将邻近脉络膜挤压成皱褶。

5. 颅内压增高伴有的视盘水肿　在视盘周围的视网膜也可被挤成同心圈形皱褶（paton folds，paton lines），此种圈是不完全的环，长短不一的弧线，平行而行，间或走离轨道而呈不规则形。Paton线主要是视网膜皱纹（NFL或外层视网膜），仅10%是脉络膜皱褶。

宇航员长距离微重力环境太空飞行，虽然脑脊液压正常，但因脑脊液向下，视神经鞘内压力增高，将眼球后极向前推，眼球变扁，60%出现视盘水肿和Paton线，返回地球21个月后才消失。

6. 视盘水肿　视盘炎性或缺血性水肿，同样可有Paton线。

7. 巩膜扣带术后　扣带直接强烈加压于球壁，巩膜凹陷，眼球直径缩短，脉络膜被挤成皱褶，皱褶方向垂直于扣带路径，仅局限于扣带附近。术后很快就能发现，几个月后可能慢慢消失。

8. 脉络膜视网膜瘢痕　收缩牵引形成的脉络膜皱褶呈放射状，向瘢痕中心集中。例如，晚期AMD的盘状黄斑病变。

9. 局部球壁增厚挤压　后巩膜炎的炎症波及脉络膜→脉络膜肿胀产生视网膜皱褶；另一种推测是，后巩膜炎症区增厚和瘢痕→巩膜收缩而致脉络膜起皱。

10. 后葡萄肿　后葡萄肿口的边缘的巩膜像嵴那样顶压脉络膜造成皱褶。

11. **特发性脉络膜皱褶**　40 岁以上。明显远视眼,眼轴短于 22mm。由于进行性眼球缩短,眼球后弯曲度变扁平。

Nettle (1884) 最先描述视盘水肿伴发的脉络膜皱褶。脉络膜皱褶的浅表视网膜必有继发性皱褶,故又称为脉络膜视网膜皱褶

(chorioretinal folds) 见图 5-22-1。脉络膜血管层组织类似海绵,Bruch 膜及 RPE 具有弹性,故当海绵状脉络膜受外力挤压(巩膜增厚或巩膜被眼球外组织顶压→球壁直径缩小→巩膜下层的脉络膜面积降低),为了适应这缩小的面积,过剩的脉络膜只能起皱;脉络膜连同牢牢粘在

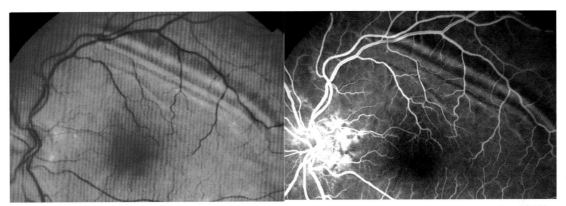

脉络膜皱褶。几乎平行的亮暗交替线条。皱褶顶峰在FFA为明亮线条,皱褶谷底为暗黑线条。不显示视网膜皱褶

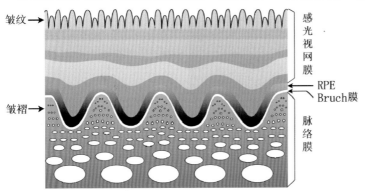

脉络膜皱褶。脉络膜血管组织类似海绵,当海绵样脉络膜受外力挤压时,牢牢粘在它表面的Bruch膜及RPE出现波浪状皱褶。峰顶的RPE细胞被牵拉变薄,色素稀少,因此线条透亮。谷底的细胞密集挤压成堆,不透光而呈暗黑线条。浅表视网膜(NFL)必有些密集细窄皱纹

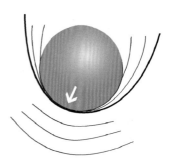

肿瘤抵住巩膜-脉络膜造成脉络膜皱褶,皱褶的凹面朝向肿瘤

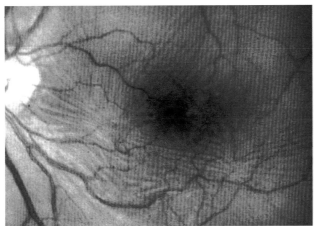

视网膜表面膜收缩产生放射状反光条纹,必须仔细观看才能发现

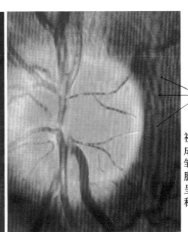

Paton线

视盘水肿造成的视网膜皱纹和(或)脉络膜皱褶,呈同心圈状,称Paton线

图 5-22-1　脉络膜皱褶及视网膜皱褶

它表面的 Bruch 膜及 RPE 出现波浪状皱褶。据试验测定，后极区脉络膜 -Bruch 膜 -RPE 复合体的弹力是巩膜的 4.2 倍。

[组织学]

脉络膜和 Bruch 膜呈波纹状或折叠状。RPE 的参与似乎是继发现象。

[眼底表现]

后极深层视网膜平面呈现明亮褶嵴与暗淡褶沟伴行的平行线条（图 5-22-2），皱褶通常平行和水平排列；偶尔呈倾斜、放射形、不规则或垂直排列。通常在颞侧，局限于后极，很少延伸到赤道之外。用间接检眼镜检查最易看到。

在皱褶沟底的脉络膜黑色素及 RPE 被挤紧在一起，故色暗；在皱褶嵴上这些细胞被伸展崩开，故较明亮。早期皱褶微妙浅淡，不醒目；病程长久者发展色素沉着，很易发现。有些病例在皱褶消退后或许残留色素线条永久存在。

视盘水肿伴有的 Paton 线（Paton lines）又称 Paton 皱褶（Paton folds）。围绕视盘的细白线条，同心圈倾向，2～5 层，或长或短。据 Paton 1911 年公布的病理组织图应该是外层视网膜皱褶。IIHTT 研究组 Sibony 等（2015，2016）仔细观察 125 眼 OCT 图像，其结果是，视盘周围皱褶（peripapillary wrinkles，PPW；46％），视

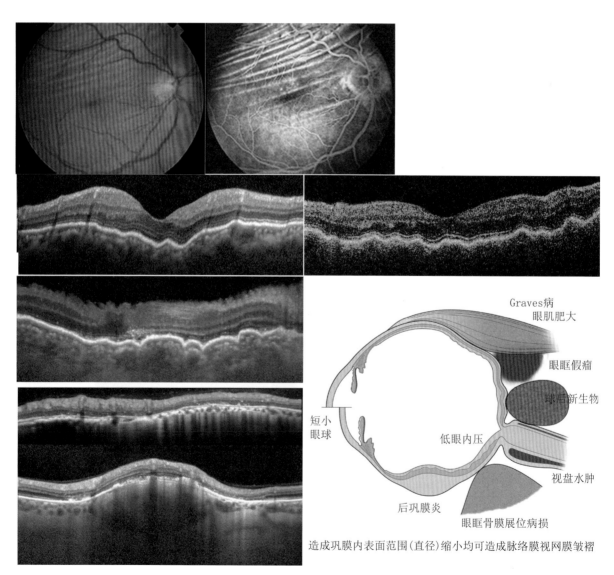

图 5-22-2 脉络膜皱褶及视网膜皱褶的彩照，FFA 和 OCT 图像

网膜（外丛状 - 外核层 - 椭圆体层）皱褶（47%）和脉络膜皱褶（10%）。SD-OCT 发现率比眼底彩照高，OCT 图像中可确定病变层次。

[影像学]

1. FFA　可能显示检眼镜不太能看清的脉络膜皱褶。一系列强荧光（褶皱峰）和弱荧光（褶皱谷）交替的条纹。这些条纹在动静脉期的早期开始，持续至晚期静脉期，不会染色不会渗漏。荧光的型式保持不变，与脉络膜背景荧光同时出现同时消逝。

皱褶的嵴显现强荧光因为在皱褶上的色素上皮细胞伸展得较薄或萎缩。

皱褶的谷底呈现弱荧光因为在谷底的色素上皮细胞倾斜或被挤紧在一起。这样 RPE 厚度增加导致遮蔽脉络膜荧光；或者可能由谷底脉络膜毛细血管的部分塌陷引起。

2. ICGA　显示出两种不同的模式，这些模式被认为是由于脉络膜视网膜褶皱的深度差异以及荧光素眼底血管造影照片与吲哚菁绿血管造影照射这些区域的能力所致。与 FFA 相比，第一种特征是 ICG 强荧光线比 FFA 中看到的少而宽；第二种模式的线数量与 FFA 相同，但 ICG 强荧光线较宽。

3. OCT　OCT 扫描垂直于脉络膜皱褶。神经视网膜厚度正常。皱褶的强反射带对应于 RPE- 脉络膜毛细血管复合体，呈波浪状起伏（至少 2 ～ 3 个连续），皱褶宽和高比较规则和均匀，高度约 50μm。牢固地附着在其下的巩膜。皱褶对应于扫描激光检眼镜的眼底图像中的脉络膜皱褶。常伴有内界膜细微皱褶。En-face OCT 显示的皱褶最清楚。

（二）视网膜皱褶

视网膜皱褶（retinal wrinkles or folds）仅限于感光视网膜，不波及色素上皮及脉络膜。伴发于脉络膜皱褶的视网膜皱纹往往只称脉络膜皱褶，不必正式全称脉络膜视网膜皱褶。

SD-OCT 出台后可以在活体捕获视网膜 -RPE- 脉络膜或视神经头的扫描切面，为脉络膜皱褶提供研究的机会。2015—2016 年有学者基于 OCT 图像重新修订视盘水肿患者 Paton 线为视盘周围神经纤维层的皱纹（wrinkles），外层脉络膜皱褶和脉络膜皱褶。

[病因]

视网膜皱褶常见于视网膜表面膜、星状视网膜皱褶见于孔源性视网膜脱离、CNV、外伤、PVR、应用磺胺药、因睫状体肿胀及玻璃体牵引也可引起视网膜皱褶，视神经病。

[分类]

神经纤维层皱纹：OCT 示视网膜浅表纤细的尖峰状突起，数量多。在视盘周围者称视神经乳头周围皱纹，属于 Paton 线的一种。

外层视网膜皱褶：皱褶波及外丛状层 - 外核层 - 椭圆体区。视盘水肿引起者也属于 Paton 线。

全层视网膜皱褶：皱褶波及全层感光视网膜。少见。

[眼底表现]

皱褶细微，半透明，放射状，须仔细观察，必须用裂隙灯 +90D。

[影像学]

1. FFA　看不到视网膜皱褶，这有助于区别脉络膜和视网膜皱褶。

2. OCT　内界膜皱褶。

第二十三节　脉络膜局部凹陷

定义：OCT 展示后极部脉络膜局部凹陷（focal choroidal excavation，FCE），伴或不伴感光细胞外节与 RPE 脱开，不伴或伴发病的视网膜改变，巩膜不外突。

Jampol 于 2006 年首先报道无症状的老年妇女，OCT 图像出现脉络膜凹陷。2011 年 Margolis，Mukkamala，Jampol 等正式发表 12 例（13 眼），定名脉络膜局部凹陷，并且提出分成密接型和非密接型（脱离型）（Margolis R , Mukkamala SK, Jampol LM. The expanded spectrum of focal choroidal excavation. Arch Ophthalmol，2011，129:1320-1325）。

[病因]

无眼病史或视觉主诉的年轻人，推测是先天性。最多见的是中浆，其次是 CNV。有报道见于 VKH 综合征、MFC、PIC、一过性白点综合征后 3 个月、EB 病毒感染、病理性近视、Best 卵黄样黄斑营养不良、Stargardt 病、图形状营养不良、PCV、脉络膜增厚（pachychoroid）。

[发病机制]

从理论上讲有两种可能的定向力导致形成局部脉络膜凹陷，一种是推力，将外层视网膜和 RPE 推入脉络膜；另一种是拉力，脉络膜的拉力将 RPE 牵向脉络膜。

先天性；年轻人无症状，除脉络膜局部凹陷外无其他脉络膜视网膜病变，病情稳定不变，推测是先天性的。获得性：7.8% 中浆病人在活动期和愈合期均可发生，在活动期间脉络膜凹陷会有变动，愈合期的脉络膜凹陷经久不变。CNV 病变区伴有的脉络膜凹陷是多变的。

[临床表现]

年龄不限，多数是 30—60 岁。OCT 扫描时偶然发现的；有些病人主诉变视症。视力 1.0 ～ 0.1。所有病人中心凹下和中心凹周围有不同程度的色素紊乱（图 5-23-1）。

OCT：主要特征见于"分类"。此外，非密接型 FCE 的部分病人 RPE 因牵伸变薄；全部病人的椭圆体区变薄或消失；外核层和外界膜正常。完整外界膜下常见强反光物，这是脱落外节碎片。复旦大学 42 例测得的平均直径是（670.8±386.3）μm（97 ～ 1758μm），平均深是（106.9±46.8）μm（24 ～ 218μm）。

[分类]

1. 密接型（conforming FCE）　OCT 图像上，外层视网膜随从 RPE- 脉络膜而凹陷，椭圆体区 -RPE 不中断，不脱开，即无视网膜下液（感光细胞 OS 顶端和 RPE 光带之间的光学透明空间）；凹陷区外核层增厚。

2. 非密接型（nonconforming FCE）　即脱离型。外层视网膜不随从 RPE- 脉络膜而凹陷，感光细胞 OS 顶端和 RPE 光带之间存在光学透明空间——意味有视网膜下液。椭圆体区和 RPE 往往中断；凹陷区外核层增厚。

非密接型脉络膜局部凹陷经治疗后可以转变成密接型。

Shinojima 等（2014）将 FCE 形态分为三种：

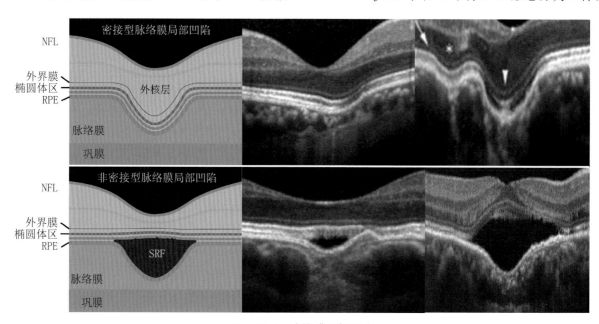

图 5-23-1　脉络膜局部凹陷

圆锥状、碗状和混合形。

[FAF，FFA，ICGA]

1. FAF　多数病人凹陷区呈弱自发荧光，因 RPE 变薄。有些病人伴强自发荧光斑点。

2. FFA　RPE 变薄者而引起不同程度的透见性强荧光；脉络膜毛细血管萎缩表现弱荧光。

3. ICGA　脉络膜变薄区呈弱荧光。

[诊断]

RPE 光带碗碟样凹陷入脉络膜是诊断的必备条件。椭圆体区紧随从 RPE 下陷者称密接型；凡在凹陷区有视网膜下液者称非密接型（脱离型）。

[治疗原则]

密接型脉络膜局部凹陷是稳定的，不需要治疗。非密接型 FCE 有视网膜下液则需针对原发病变给予治疗。

第二十四节　外层视网膜管形成

严重光感受器细胞区内在 OCT 图像出现一个圆形 - 卵圆形结构，管壁强反光，管腔弱反光，实际上，管是多分支的（像生姜），全部在外核层内。这种 OCT 图像异常称为外层视网膜管形成（outer retinal tubulation，ORT）。以往被误认为视网膜内或视网膜下液体积聚，2009 年被 Zweifel，Freund 等发现，随后 8 年中又多次进行临床和尸检研究。

[病因]

外层视网膜管形成（ORT）发生于严重光感受器细胞变性的状态（60% 为 GA 继发于 AMD，2% 为 GA 继发于图形状营养不良，32% 为 nvAMD，3% 为 CNV 继发于弹力纤维性假黄瘤；多灶性脉络膜炎，脉络膜痣）；慢性中浆，慢性视网膜脱离，线立体病（RP 类系统病），S-锥体综合征。平均年龄 78.87 岁（56—96 岁）。

[分类]

1. 闭合 ORT（closed ORT）　一个弱反射区四周完全被强反射带包围，占 78%。

2. 开放 ORT（open ORT）　一个弱反射区被强反射带包围，但强反射带在外侧没有连接，占 7%。

3. 成形 ORT（forming ORT）　一个游离缘，滚动进入相邻 B 扫描 ORT 横断面，占 6%。

4. 分支 ORT（brancing ORT）　多个弱反射腔，具有共同的强反射带，占 9%（图 5-24-1）。

[组织病理 /OCT 学]

ORT 为一种海绵体连接的腔，包含变性的光感受器细胞，被 Müller 细胞交错（interleaved），作为管壁的衬里。组织学分析揭示存活视锥细胞互相连接的管被 Müller 神经胶质突起包围并相互交缠。

造成 ORT 在 OCT 强反光的来源是：①迁移的线粒体，即在内节的线粒体是光散射体；②胶质瘢痕的 Müller 细胞形成 ELM。

ORT "一定在 OPL 以下"。OCT 图像中为强反光的厚壁，尸检电镜证实管壁的最外层是很整齐的薄层为外界膜，其内为强反光的线粒体（内节的椭圆体含线粒体）。管腔无反光，可能有少量外节，脂褐质等（图 5-24-2）。

ORT 偏好发生在黄斑，提示需要长纤维的光感受器和 Müller 细胞，组织学家推测 Müller 细胞的长纤维与 Henle 纤维（光感受器细胞的轴突）是平行而行的。

在末期 ORT 中，当所有光感受器细胞死亡，仍然存在的 Müller 细胞，形成结实的 ELM。

[形成过程]

ORT 形成的主要机制：Freund 等假设 ORT 形成的主要原动力是激活 Müller 细胞。Müller 纤维的移动，带动附近的光感受器细胞等外层视网膜组织迁移。基于 ELM 向下伸展，逐步形成完整的 ORT（图 5-24-3）。

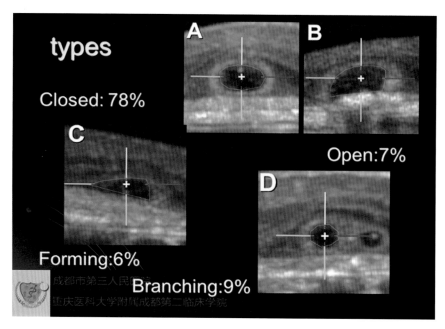

图 5-24-1　ORT 的 OCT 类型

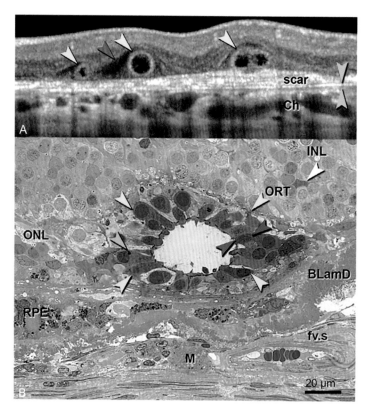

图 5-24-2　ORT 的组织病理学和 OCT 图像

A.OCT 图像。ORT(黄箭头)——弱反光中心管腔，其管壁为强反光。图示 4 个 ORT 切面，属于闭合型，3D 成像属于分支型。玫瑰红箭头所指的弱反光区为楔形视网膜下弱反光，这是光感受器萎缩 (GA)，而不是 SRF。Bruch 膜 (蓝色箭头)。B. 电镜显示 ORT(nvAMD 患者)。ORT(黄箭头)；Cone 脂褐质 (红箭头)；线粒体 (绿箭头)；BLamD(基底层板状沉积) 图修改自：Litts KM, Ach T, Hammack KM. Quantitative analysis of outer retinal tubulation in age-related macular degeneration from spectral-domain optical coherence tomography and histology. IOVS，2016，57: 2647-2656

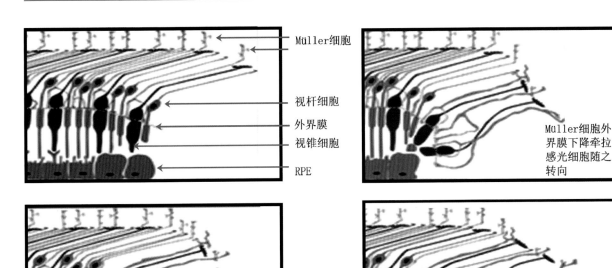

Müller细胞

视杆细胞

外界膜

视锥细胞

RPE

Müller细胞外界膜下降牵拉感光细胞随之转向

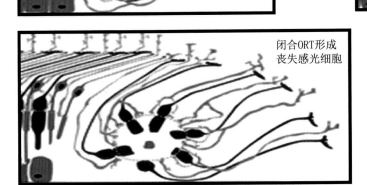

闭合ORT形成丧失感光细胞

图 5-24-3　ORT 是 Müller 细胞下降牵拉感光细胞转向成环形

Bailey Freund 和 Curcio 在尸检眼电镜显示在外层视网膜和 RPE 萎缩区的边缘外界膜沿外核层向下延伸至 Bruch 膜弯曲扩展而成环管。

外核层中变性的视锥细胞内节与外界膜移位重排列。一小段外界膜 - 内节先呈凸面朝上方隆起→移位的外界膜 - 内节增多，ELM 平直伸展、下弯成拐杖→卷滚在 Bruch 膜上，发展成马蹄形→环形。

根据随访跟踪的统计从 ELM 开始向下延伸至形成环管需要 14.9 个月（1.4～71.3 个月）(Dolz-Marco R ,Litts KM , Tan ACS ,Freund KB, The evolution of outer retinal tubulation, a neurodegeneration and gliosis prominent in macular diseases. Ophthalmology, 2017,

124:1353-67)。

[诊断]

诊断要点：①一种管状分支结构，位于视网膜外核层，在 OCT 图像为一个圆形 - 卵圆形，或长形结构。②管壁强反光，管腔弱反光。③位于外核层；RPE 改变或视网膜下纤维化的上方。④ OCT 层扫图中必须在 1 个以上的连续切面内存在。此条件由 CATT 读片中心制定的必备条件。必须满足此 4 项条件才能确定 [Lee JY ,Folgar FA ,Maguire MG , Ying G,Toth CA, Outer retinal tubulation in the comparison of age-related macular degeneration treatments trials (CATT). Ophthalmology, 2014, 121:2423-2431]。

[鉴别诊断]

一直被误认为视网膜囊样间隙，囊样间隙无强反光管壁，用抗 VEGF 反应好些；管形成管壁厚者用抗 VEGF 反应很差。有时 ORT 与视网膜内囊样间隙毗邻，有些病例 ORT 随访数月后消失融合于囊样间隙。

第二十五节　中心凹发育不良

这种黄斑发育终止曾在报道中描写为扁平中心凹（fovea plana），中心凹发育不全（foveal dysgenesis，foveal aplasia）。Mietz 等（1992）基于组织病理学认为名称以中心凹发育不良（foveal hypoplasia）较为合适；因为发育不全（aplasia）包括部分和完全没有结构。OCT 出世后可以在活体上广泛深入研究其结构改变。

在孕龄 11 周已出现"未来中心凹"分化，孕龄 25 周至出生是中心凹形成阶段。主要的黄斑发育阶段较迟来到，直至出生后 15 个月中心凹才停止加深；优化阶段小凹区视锥细胞密度成倍增加的举措包括内层视网膜离心迁移、视锥细胞伸长，并向中心位移直至出生后最迟 48 个月才算中心凹成熟，视锥细胞密度剧增 10 倍。

中心凹发育不良的典型病例两侧对称，通常与视力不良有关，也可以视力正常或接近正常。可伴有其他先天性异常诸如无虹膜、短小眼球、白化病、ROP、PAX6 突变（虹膜异常、中心凹发育不良和视神经发育不良），全色盲和色素失禁症（incontinentia pigmenti）等病症。也可能是孤立的视力不佳和眼球震颤的原因。

成像技术已证实视网膜内层持续存在，并且 OCT 中黄斑中心凹发育不存在结构性凹窝，并且在 FFA 上不存在中心凹无血管区（FAZ）。

Thomas 和 Gottlob（2011）根据结构 OCT 将中心凹发育不良分成 4 级（图 5-25-1）。

0 级：正常中心凹窝的 4 个特征是，①内层视网膜在小凹全部靠边避让，只剩视锥细胞，其上盖的外丛状层菲薄。中心凹窝到达足够深；②具有中心凹窝（foveal pit）；③外节延长而 EZ 带前弓；④外核层向前拓宽。

1 级中心凹发育不良：缺乏正常黄斑中心凹窝的第一个特征。表现为残留内层视网膜，中心凹窝变浅。

2 级：缺乏前 2 个特征。表现为中心凹窝消失，由于残留较多内层视网膜。

3 级：缺乏前 3 个特征。除 2 级特征外，EZ 带平直而未向前弓起（由于外节发育停止而未伸长）。

4 级：缺乏所有 4 个特征。除 3 级特征外，外核层平直而未向前拓宽（缺乏视锥细胞核数量飙升拥挤的表现）。

视力大致与分级有关，中心凹发育不良的等级越高，视力越差并且也许伴有其他异常。

1 级：VA 中位数：0.63（0.3～1.5）

2 级：VA 中位数：0.4（0.25～0.5）

3 级：VA 中位数：0.25（0.25～0.3）

4 级：VA 中位数：0.15（0.15～0.25）

[临床表现]

1. 年龄　4 岁以上。

2. 视力　轻度者视力、色觉、立体视觉可以正常或接近正常，重者视力可能在 0.1 以下视力大致与分级有关，中心凹发育不良的等级越高，视力越差并且也许伴有其他异常（图 5-25-2）。

Noval 等（2014）用 OCT-3 扫描 286 名正常儿童（平均年龄 8.6 岁 ±3.1 岁），3%（9 名，平均 8 岁 ±2.9 岁），这 9 名临床正常眼儿童在 OCT 成像中发现双侧浅中心凹窝，属于 1～2 级。

3. 眼底　直接检眼镜检查时两眼中心凹反光消失。在少数病人可见视网膜血管异常地穿越中心凹。

4. 伴有疾病　有些患者可伴有其他先天性异常，诸如无虹膜、白化病、ROP、全色盲、

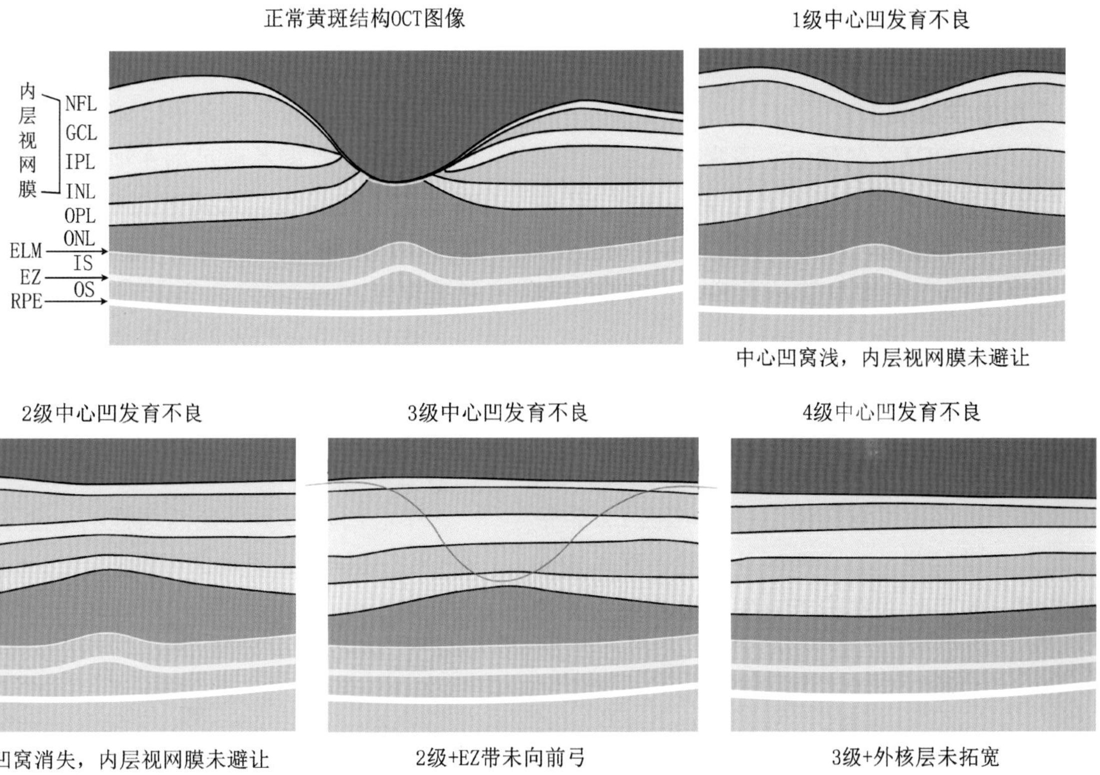

正常黄斑结构OCT图像

1级中心凹发育不良

内层视网膜
NFL
GCL
IPL
INL
OPL
ONL
ELM——
IS
EZ——
OS
RPE——

中心凹窝浅，内层视网膜未避让

2级中心凹发育不良　　　　3级中心凹发育不良　　　　4级中心凹发育不良

中心凹窝消失，内层视网膜未避让　　　2级+EZ带未向前弓　　　3级+外核层未拓宽

图 5-25-1　中心凹发育不良分级

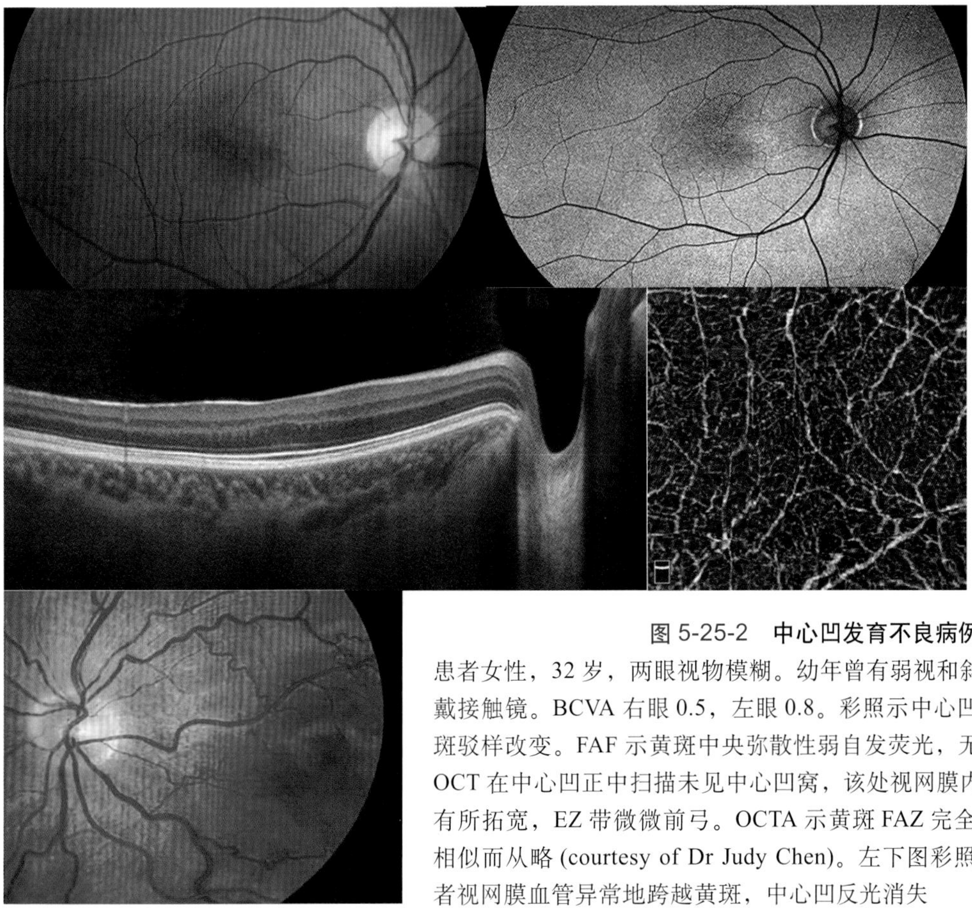

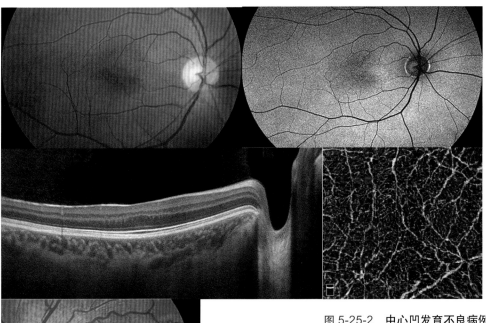

图 5-25-2　中心凹发育不良病例

患者女性，32 岁，两眼视物模糊。幼年曾有弱视和斜视，两眼高度远视佩戴接触镜。BCVA 右眼 0.5，左眼 0.8。彩照示中心凹反光消失，黄斑轻度斑驳样改变。FAF 示黄斑中央弥散性弱自发荧光，无明显的中心凹。结构OCT 在中心凹正中扫描未见中心凹窝，该处视网膜内层未避让开，外核层有所拓宽，EZ 带微微前弓。OCTA 示黄斑 FAZ 完全消失。左眼所有图像相似而从略 (courtesy of Dr Judy Chen)。左下图彩照示中心凹发育不良患者视网膜血管异常地跨越黄斑，中心凹反光消失

PAX6 突变、短小眼球、色素失禁症（incontinentia pigmenti）。

[影像学检测]

1. 结构 OCT　两侧中心凹窝变浅或消失由于残存视网膜内层。严重者可能小凹区 EZ 带平直而未向前弓起，外核层平直而未向前拓宽。

2. OCTA　毛细血管丛无 FAZ。有些病例存在 FAZ。

3. FFA　不显示 FAZ。有些病例存在 FAZ。

[诊断]

诊断要点：① OCT 图像中心凹窝变浅或消失（由于残存内层视网膜）。②小凹区 EZ 带平直而未向前弓起。③小凹区外核层平直而未向前拓宽。④用检眼镜检查时发现中心凹反光消失。⑤ OCTA/FFA 不能发现 FAZ。

OCT 扫描必须通过中心凹的正中心捕获的像，这是评估的先决条件。前 2 项是最基本的诊断条件，严重者满足前 4 项条件。中心凹反光消失无特异性，大量黄斑病变均有此体征。OCTA/FFA 图像上可能看不到 FAZ，不是必须检查项目。

孤立型中心凹发育不良是指不伴其他眼体征如先天性无虹膜、白化病、全色盲、短小眼球、ROP 等，但允许伴有婴儿眼球震颤和视力不佳，因为这些是中心凹发育不良造成的。

中心凹发育不良是两侧性的；遇上一侧眼有 OCT 体征，必须确保可靠。

第6章

视 神 经

导 读

视神经疾病归属视网膜病、青光眼、神经眼科三个专业。视盘是眼底的醒目标志，检查眼底最先察看视盘，所以视盘病变应该属于视网膜病。视神经头的青光眼杯及神经纤维层是青光眼的关键性体征，有人认为开角型青光眼是视神经病变，尤其是非眼压依赖性或眼压无关性开角型青光眼。视盘水肿、缺血性视神经病变、视神经炎、球后视神经炎等统归神经眼科。

第一节　视神经解剖特征

视路（visual pathway）指从视网膜光感受器细胞到大脑枕叶皮质视觉中枢为止的全部视觉神经冲动传递的路径。它包括视神经（optic nerve）、视交叉（optic chiasm）、视束（optic tract）、外侧膝状体（lateral geniculate body）、视放射（optic radiation）和视皮质（visual cortex）。神经元（neurons）可分成4种。

第1神经元：视网膜光感受器细胞。视杆

细胞 6000 万，视锥细胞 320 万。

第 2 神经元：双极细胞。1000 万以上。

第 3 神经元：视网膜神经节细胞。其 120 万根轴突贯穿视神经、视交叉、视束达外膝状体。视神经直径为 4～5mm。

第 4 神经元：膝距束神经元（geniculocalcarine neurons）。视放射（500 万根轴突，长 100mm），视皮质区（17/V1，5 亿神经元）。视皮质是指大脑枕叶的一些皮质区。近年来，视皮质的范围已扩大到顶叶、颞叶和部分额叶在内的许多新皮质区，总数达 25 个，占大脑新皮质总面积 55%。17 区称为第 1 视区（V1）或纹状皮质（striate cortex）。它接受外膝状体的直接输入，因此也称为初级视皮质（primary visual cortex），视皮质功能的主要部位。18 区内包括 3 个视区，即 V2、V3 和 V3A。19 区包括第 4（V4）和第 5 视区（V5）。枕叶以外的皮质区属于更高的层次。

视神经是视路的一部分。全长平均约 45mm。分四段：眼内段（长 1mm），眶内段（25mm），管内段（9mm），颅内段（10mm）。

一、眼内段

指由巩膜后孔至视乳头（规范词为视神经乳头）。在 Bruch 膜开口处，其直径约 1mm，筛板后神经纤维有髓鞘包绕而增粗至 3mm。眼内段视神经长约 1mm。

1. 视神经头（optic nerve head） 由来自神经纤维层的视神经纤维的轴突组成。其轴突平均约为 120 万根，为来自所有脑神经的、所有传入神经纤维的大约 40%。这些轴突的直径范围为 0.7～8μm，平均约 1μm。这些轴突由胶质组织分隔成束，组成视神经（optic nerve, ON）。视神经的眼内部分由视盘范围的筛板前、筛板和筛板后部分组成。筛板由后巩膜的内 1/3 的胶原蛋白和弹性结缔组织形成。筛板向后终止于由软脑膜组织形成的视神经隔膜。透明的无髓鞘神经纤维分成细束穿过筛板孔（500～600 个孔）、穿过巩膜筛板后才开始有髓鞘，故筛板后视神经变粗。视网膜神经纤维在视神经乳头处做直角转弯（在高度近视眼转弯角度不同，鼻侧为锐角，颞侧为钝角）。视网膜内界膜遮盖视盘内表面，玻璃体直接黏着于视乳头。在生理凹陷中有一些胶质纤维及结缔组织，有时还有一些胚胎的玻璃体血管条束残留。视网膜中央血管通常在视乳头中央的鼻侧。

正常情况下，有一部分视网膜略突入视盘境界，核层及丛状层终止得比较早，通常不入视盘境界以内。视网膜色素上皮（RPE）有几种终止形态：① RPE 及 Bruch 膜长入视盘境界（眼底表现为视盘色素环）；② RPE 终止得较早，而脉络膜及 Bruch 膜直达视盘境界，则眼底表现为脉络膜弧；③ RPE 及脉络膜都终止得比较早，而只有 Bruch 膜抵达视盘边界，则眼底表现为白色巩膜环或巩膜弧（图 6-1-1）。上述巩膜弧及脉络膜弧也可重叠发生，前者最靠近视盘。通常 Bruch 膜的弹力层都伸入视神经中，分散成细小纤维，其皮样层则与 RPE 一起终止。

2. 巩膜管 后巩膜有一个口供视神经穿过，其大小及形态可因人而异。巩膜管部位的前 1/3 巩膜胶原纤维并非中断而是组成筛板，允许视神经纤维束从 500～600 个筛板孔通行。筛板维护眼内压或蛛网膜下腔的颅内压的适当梯度，这被认为是眼内压依赖性青光眼损害视神经的主要部位。巩膜管可倾斜或垂直，倾斜者眼底出现颞侧弧形斑（图 6-1-1）。

3. 视盘 最小视盘直径（1.67±0.72）mm 最大直径（1.92±0.32）mm。视盘通常是垂直卵形的，最小直径在水平子午线上，最大直径在垂直子午线上。平均视盘面积为（2.59±0.72）mm² （最小 0.68mm²，最大 4.42mm²）。

4. 视神经鞘（optic nerve sheath） 眶内段视神经包绕有鞘膜，这三层鞘膜与 CNS 的脑膜相连续。视神经鞘分三层自外向内为：硬脑膜、蛛网膜、软脑膜。硬脑膜（dura mater）由坚韧的纤维组织（胶原纤维核弹力纤维）组成。

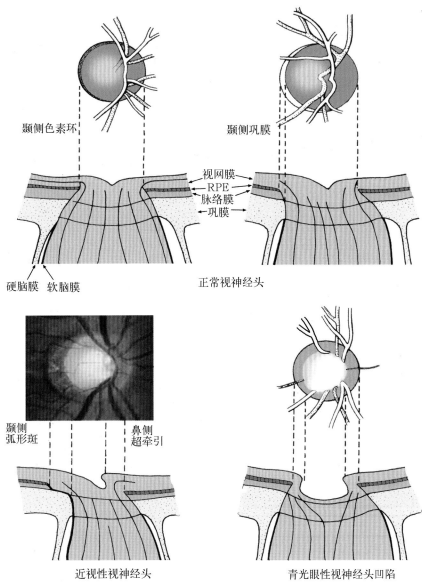

颞侧色素环

颞侧巩膜

视网膜
RPE
脉络膜
巩膜

硬脑膜　软脑膜

正常视神经头

颞侧
弧形斑

鼻侧
超牵引

近视性视神经头

青光眼性视神经头凹陷

图 6-1-1　视神经头

厚为 0.35 ～ 0.5mm，在前方插入巩膜及直肌鞘。硬脑膜与蛛网膜之间称硬脑膜下腔(subdura space)，它不与颅内相通，故无临床意义。蛛网膜（arachnoid）由无细胞核的胶原组织组成，内面和外面均衬有内皮细胞，厚仅 10μm，富有血管以供养视神经。软脑膜（pia mater）由胶原纤维、弹力纤维及神经胶质组成，它紧包着视神经，大部分纤维延续于巩膜，少数纤维进入脉络膜和 Bruch 膜，发出许多中隔插入视神经。在蛛网膜与软脑膜之间称蛛网膜下隙（subarachnoid space），与颅内相通，CSF 可直接流入此间隙（图 6-1-2）。因此，颅内压增高时会造成视乳头水肿。

颅内的软脑膜、蛛网膜和硬脑膜延续包绕着视神经鞘膜至眼球后。当视神经离开巩膜时，它被结缔组织鞘所包围，该结缔组织鞘在外部与巩膜连续并代表覆盖着蛛网膜和小脑膜组织的硬脑膜。蛛网膜下隙和硬膜下腔以盲端形式终止在视神经离开巩膜处。

5. 轴浆运输（axoplasmic transport）　视网膜神经节细胞轴突内充满轴浆，轴浆一直处于顺行运输和逆向运输的轴浆流动（axoplasmic

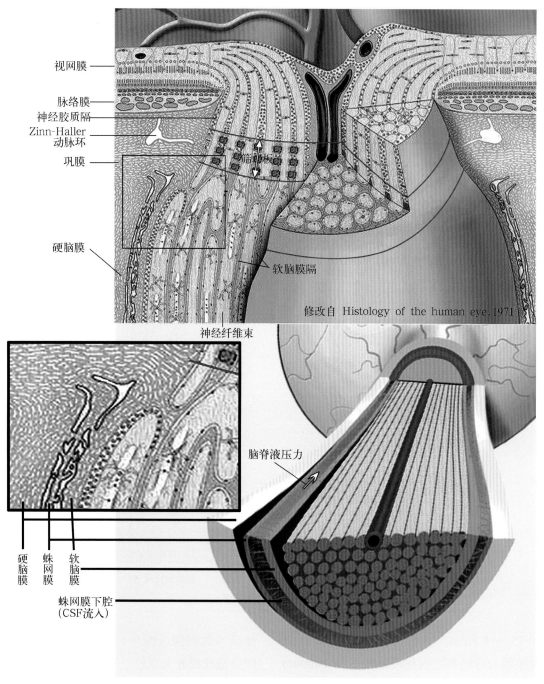

图 6-1-2　视神经鞘

flow）中。轴浆运输是一种双向运动。轴浆内成分从细胞体至轴突终端（突触小结 synaptic boutons）的运输称为顺行运输（orthograde or anterograde transport），从轴突终端至细胞体的运输称逆向运输（retrograde transport）。轴浆流动有赖于眼内压和视神经内压两者所形成的生理性压力差，而视神经轴浆流的运输一旦阻滞会导致视乳头水肿（图 6-1-3）。

二、眶内段

自巩膜后孔至视神经管的眶口，长约25mm，呈 S 形弯曲，以利于眼球转动时不牵扯视神经。但当眼球突出病例，视神经被牵伸而不呈 S 形，视神经容易被损害。眶尖有 Zinn 环，

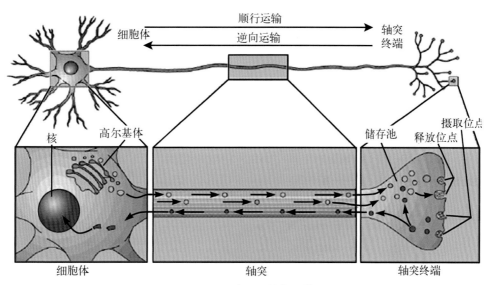

图 6-1-3　神经元轴浆运输

神经元轴浆运输的物质如化学物质、细胞器在轴突内部运输被称为轴浆运输。这种运输是双向运动。从细胞体运输到轴突终端称顺行运输；反之，从轴突终端运输到细胞体称逆向运输。顺行运输负责运输各功能所需的物质，逆向运输负责回收需要重新再生的物质、有关轴突接触的化学物质、神经营养素，向神经元细胞体回馈的信息有关轴突与下一个神经元接触的状态 (Humanphysiology.academy/Neurosciences 2015/Chapter 1 The Cells of the CNS. Physiology of Nerve Cells: Axonal Transport)

实为眼外肌总腱环，包围着视神经，肌腱与视神经鞘紧密相连，所以眶尖病变易损害视神经。

三、管内段

视神经通过颅骨视神经管的部分，骨质部分称视神经管 (optic canal)，截面呈垂直卵圆形，横径 5 ～ 6mm，纵径 6 ～ 8mm，管长 9mm（8 ～ 12mm）。眼动脉也伴随视神经通过视神经管，眼动脉在神经的下方。高颅内压时会压迫眼动脉。此段视神经与蝶窦相隔菲薄的骨片因此可因鼻旁窦疾病导致视神经受累。内上方管壁的骨膜与硬脑膜融合，所以管内视神经是脆弱的，很易被小病损压伤，如视神经鞘脑膜瘤、眼动脉动脉瘤。钝伤时视神经在鞘内滑动，这会撕破软脑膜血管。严重钝伤时机械力可以由额窦间接传输至视神经管，导致视神经挫伤或水肿，偶尔发生梗塞。

四、颅内段

由颅腔入口至视交叉，长约 10mm（3 ～

16mm）。该处动脉瘤可以压迫视神经。

视神经血供（图 6-1-4）：

眼内段视神经的血供主要由 Zinn-Haller 环供应。此动脉吻合复合体称为 Zinn-Haller 环，该动脉环有 3 个来源：睫状后动脉、软脑膜动脉网和乳头周围脉络膜动脉。

此外，睫状后动脉也发出分支直接供养筛板前组织。视网膜中央动脉仅仅只直接供养视盘最浅表的神经纤维，视神经头的血供见第 2 章青光眼。

眶内段视神经的血供主要来自眼动脉，软脑膜有丰富的毛细血管网环绕视神经纤维束。此外，视网膜中央动脉在进入视神经前有小分支穿过硬脑膜供养视神经周围，在进入视神经后至有小分支供养视神经的轴心纤维。

管内段视神经的血供也是由眼动脉的软脑膜血管网供养。

颅内段视神经的血供由大脑前动脉和颈内动脉的分支通过软脑膜血管网供养。眼动脉和前交通动脉也辅助供养。

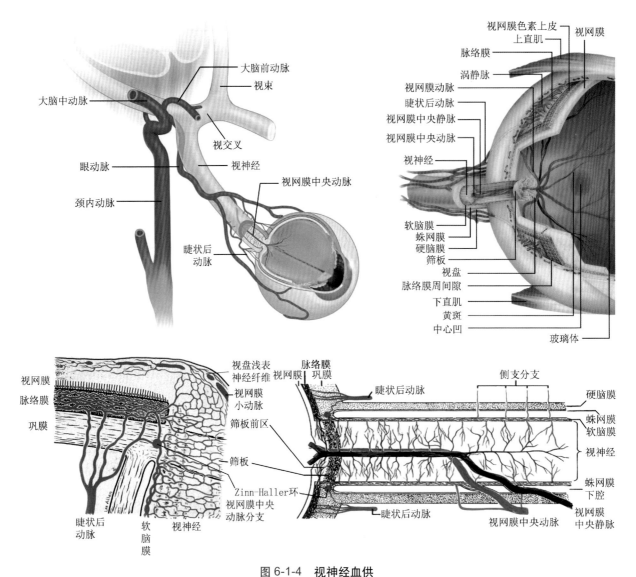

图 6-1-4　视神经血供

引自 Hayreh.Trans. Am. Acad. Ophthalmol. Otolaryngol,1978, OP240–OP254

第二节　视神经的检查

一、相对性瞳孔传入缺陷

瞳孔直接对光反应和间接对光反应为基本的检查方法。

首先在暗室内让病人注视远处目标，用强光照射每眼瞳孔，确定瞳孔是否等大等圆。用肉眼能察觉瞳孔直径有 0.25 mm 的差异。如果瞳孔不等大，应当确定瞳孔大小的差异是在亮光下较大还是黑暗处较大。

测量和观察瞳孔反应，两侧瞳孔是否以同样的速度收缩、同样的速度扩大；其直径各如何？

最好手头有不同直径的瞳孔样图作比较，以减少误差。

两眼交替照射瞳孔，评估是否存在相对性瞳孔传入缺陷（relative afferent pupillary defect，RAPD）。

瞳孔测定的记录：

如：4-2 PERRL　RAPD（－）

　　4-2

意即两眼瞳孔直径 4mm，对光反应收缩至 2mm。

PERRL（pupils equal，round，reactive to light）即瞳孔两侧相等，圆形，对光反应存在。RAPD（－）= 相对性瞳孔传入障碍阴性。

如：4-3 PERRL　RAPD+2

　　4-2

意即右眼瞳孔直径 4mm，对光反应收缩至 3mm，RAPD+2= 相对性瞳孔传入障碍阳性 +2；左眼瞳孔直径 4mm，对光反应收缩至 2mm。

RAPD 系神经眼科的重要体征之一。

Marcus-Gunn 发现视神经或黄斑病变病人，健眼被严实地盖住，若用光照射病侧眼，病侧眼的瞳孔对光反应先是微弱，随即瞳孔又明显扩大，状似对光的矛盾性反应，并认为这是对暗的交感反应而致。倘若健眼未予完全遮盖，而半遮掩仅仅为了防止照射病眼的光误射入健眼，则病眼瞳孔不会扩大。此种离奇的现象似乎为正常的交感性暗反应（来自健眼），重叠在直接光反应障碍的病眼上而导致的结果。Kestenbeum（1947）称为瞳孔假不同反应，可用以鉴别器质性球后视神经病变与功能性视觉障碍。Duck-Elder（1945）认为这是一种特殊的瞳孔反应，是瞳孔对光反应与交感反应综合而成的。

Levatin（1959）推荐"来回摆动法"（swinging light test）以检查此种病态瞳孔反应。自 20 世纪 80 年代以来，这是一种被列入常规的瞳孔检查法，是新病例必须进行的检查项目。颇受神经眼科界的重视，在复诊时也常做此项检查。Thompson（1979）建议用"相对性瞳孔传入缺陷"（relative afferent pupillary defect，RAPD）这个名称。临床常把它简称为 APD（afferent pupillary defect）。这是一种对光反应传入不对称（input asymmetry）。

注：放大镜辅助来回摆动法（magnifier-assisted swinging flashlight method）：Wills 眼科医院青光眼专家 George Spaeth 采用眼肌灯（Welch Allyn 公司）测定 RAPD 时用 +20D 聚光镜（放大作用，间接检眼镜的附件）置于眼前以便更清楚地观察瞳孔运动，称之为放大镜辅助来回摆动法。他在 2005 年发表一篇报道，对 73 位青光眼病人测定 RAPD，测定前在暗室内适应 5s，+20D 至于眼前（不触及睫毛），照明光在注视轴下 15° 角度，通过 +20D 照射眼 3s，照明光迅速横越鼻根改照另一眼 3s；同样反复来回摆动。并以红外线瞳孔自动照相描记法作为金标准来评估放大镜辅助的优点。传统来回摆动法的 RAPD 检出率 29%，放大镜辅助来回摆动法的 RAPD 检出率 60%，红外线瞳孔自动照相描记法检出率 56%。证明放大镜辅助可提高 RAPD 检出率 1 倍，而且不亚于红外线瞳孔自动照相描记法。

瞳孔对光反应表现为敏捷性明显收缩和随之而来的是轻微再扩大（redilation），瞳孔生理学家称它为瞳孔逃逸（pupillary escape）。在弱光下的瞳孔逃逸比在明亮光线下明显。单侧视神经病变导致的"相对性瞳孔传入缺陷"的表现犹如照射此眼的光线变暗。在照明相等的条件下，视神经病变侧的瞳孔再扩大比正常眼明显。灯光持续照射下，如一眼的初期收缩不良或有明显的瞳孔再扩大，则此眼具有相对性瞳孔传入缺陷（RAPD+）。

瞳孔传入缺陷是在比较两眼瞳孔的不对称反应后得到的结论。因此只是单侧性的，如 APD+30D，不可能 APD+0U。

1. 相对性瞳孔传入缺陷（RAPD）的诊断意义　单侧或两眼不对称（一眼重于另一眼）的前段视路（视网膜、视神经、视交叉）病变可表现 APD 阳性。其中以球后视神经病变最明显。严重的黄斑部病变才能导致 RAPD 阳性。视束病变者如一眼视力丧失比另一眼严重，则会使病变的对侧眼 RAPD 阳性。

单侧急性球后视神经炎：具有 RAPD 阳性者为 44% ～ 96%，两侧性急性球后视神经炎

RAPD 阳性者为 44% ～ 92%，慢性者 RAPD 阳性率略低。由于各位报道者对 RAPD 认识不一致，以致阳性率差距较大。一般说来，对 RAPD 研究越深入者阳性越高。

屈光中间质混浊一般不会产生 RAPD 阳性，但很致密白内障及浓密玻璃体积血可产生轻微的 RAPD 阳性。重症弱视也产生 RAPD 阳性。视皮质病变不会产生 RAPD 阳性。

RAPD 阳性者，如无明显眼内病变，则必须考虑到前段视路病变。当然医师本人必须对此项检查方法很有经验。

2. 检查方法

（1）暗室：病人必须在具有均匀照明（天花板照明）的暗室中，其照明的亮度以刚能够观测到瞳孔大小为宜。太亮的室内照明会减少检查时的瞳孔改变幅度，也就是会降低检查法的灵敏度。检查 RAPD 时我常关掉暗室中的照明灯，让病人注视墙壁上的小红灯。

（2）照明工具：照明工具非常重要，间接检眼镜的照明系统最合适，其次也可以用持续充电的用导光纤传递光线的眼肌灯。总之，照明要求极其明亮、均匀，只照一眼而照不到另一眼。

（3）检查步骤

①先检查两眼瞳孔：在天花板灯照明下，也许需要眼肌灯辅助照明，与瞳孔尺对比以测定两侧瞳孔直径、形态、直接对光反应。如发现有传出瞳孔缺陷（动眼神经麻痹），则应先记录瞳孔不等的程度。

②关掉暗室天花板上照明灯，病人两眼注视远距离目标（墙壁上的小红灯）以防止集合作用带来瞳孔收缩。

③以同样距离、同样方向、同样时程交替照射两眼：由于照射视网膜的部位不同及照射光的强弱，可导致不同的瞳孔反应。例如照射在黄斑正中引起的瞳孔反应远比照射在黄斑周边的反应为强；强光激发的瞳孔反应远比弱光为强。灯光照射在右眼的时间为 3s（一般默数一千零一，一千零二，一千零三），照明光"迅速横越鼻根"立即照射左眼。要求在左眼的交感反应尚未退却前照明光迅速照射左眼，使左眼的直接对光反应与尚未退却的交感反应重叠。左眼照射 3s 后立即再次照射右眼。如此反复数次。总之，要求灯光照射在右眼时的"距离"，"投射方向"（一般灯光保持在视轴略下方），及"时间"与照射左眼时要一样，这样两侧的瞳孔反应才有可比性。

有人将"来回摆动法"称为交替照射法（alternating light test）：用检查灯照射右眼 3s，灯光不要射及左眼（亦可用手将左眼遮住），注意右眼的初期瞳孔收缩及再扩大，迅速移至左眼以相同的距离及投射方向照射 3s，注意左眼的瞳孔收缩及再扩大，再迅速移回右眼。这样反复移动两三次，比较两眼的瞳孔反应，再扩大较明显的眼，RAPD 呈阳性。例如左眼 RAPD+（图 6-2-1）。

3. 判断

（1）RAPD 阴性：具有明显的初期收缩，之后有轻微的再扩大，且两眼相等。

（2）RAPD 阳性

①照射右眼时右眼瞳孔具有足够的初期收缩，但瞳孔再扩大现象比灯光照射左眼时的再扩大现象为明显。记录为右眼 RAPD1+。

②照射右眼时右眼初期收缩不明显，而瞳孔慢慢轻度再扩大，比刚才左眼的瞳孔稍大，记录为右眼 RAPD 2+。

③照射右眼时右眼初期收缩不明显，而瞳孔慢慢明显再扩大，明显地比刚才左眼的瞳孔大，记录为右眼 RAPD3+。

照射右眼时右眼无初期收缩，而瞳孔立即明显再扩大；照射左眼时左眼有初期收缩，之后有轻微的再扩大。记录为右眼 RAPD4+。

4. 相对性瞳孔传入缺陷的定量测定法

RAPD 的定量测定能客观地反映病变是改善或加重。通常临床用的 1+ 至 4+ 粗糙估量法，不能精确判断病变的进展。

（1）在专门研究 RAPD 的机构，有专职技术员做定量测定。

相对性瞳孔传入缺陷(RAPD)阴性。图1右眼瞳孔与图2左眼瞳孔等大

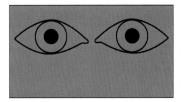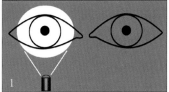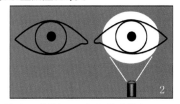

暗室无照明　　　照射右眼3s，瞳孔明显　灯光迅速　照射3s，瞳孔明显缩小

缩小后迅速轻微再扩大　移至左眼　后迅速轻微再扩大

左眼RAPD阳性。图2左眼瞳孔大于图1右眼瞳孔；图3图4重复测定核实

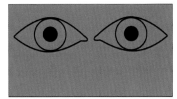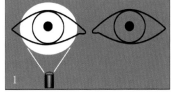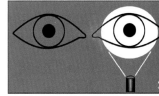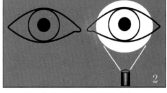

暗室无照明　　　照射右眼3s，瞳孔明显　灯光迅速　照射3s，瞳孔缩小(或

缩小后迅速轻微再扩大　移至左眼　不缩小)后再扩大

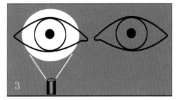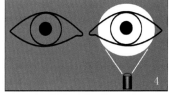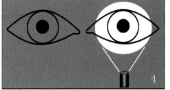

灯光迅速移至右眼，　　　灯光迅速　照射3s，瞳孔缩小(或

照射3s，瞳孔明显缩小后　移至左眼　不缩小)后再扩大

迅速轻微再扩大

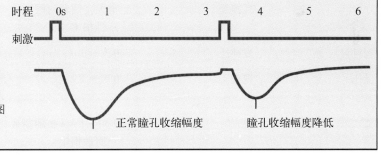

电脑瞳孔记录仪示光刺激右眼3s，继之光刺激左眼3s。结论：左眼RAPD阳性。曲线图示瞳孔收缩幅度左眼远比右眼小。对比上方肉眼观察左眼的瞳孔(图2，图4)明显大于右眼(图1，图3)

时程　0s　1　2　3　4　5　6

刺激

正常瞳孔收缩幅度　瞳孔收缩幅度降低

图 6-2-1　相对性瞳孔传入缺陷（RAPD）

（2）滤光片遮挡进入眼的光线，将滤光片放在视野正常或视野丧失较轻的眼，降低其瞳孔对光反应的输入强度或输出强度，使之与对侧眼（视野丧失较重的眼）的瞳孔对光反应的输出强度一致（表 6-2-1）。

（3）滤光片可在照相器材部门购得。通常选用 0.2、0.3、0.6、0.9、1.2、1.5 对数单位为宜。滤光片放置在瞳孔较小侧。0.2 log 单位滤光片密度低，遮挡少量光；1.5 log 单位滤光片密度高，遮挡大量光。

滤光片放置于瞳孔较小侧，再做来回摆动光反应（图 6-2-2），如病眼瞳孔再扩大时仍然较大，则增加滤光片密度，直至两眼在再扩大时瞳孔大小相等。

在一般情况下，单侧视觉损伤者中心 5°视野丧失导致大约 0.3 对数单位的 RAPD。整个中心区域（10°）丧失，导致 0.6 ～ 0.9 对数单位的 RAPD。黄斑以外的每个象限视野丧失

表 6-2-1　常见眼疾病产生的相对性瞳孔传入缺陷（RAPD）和预期的缺陷幅度

病情	部位	RAPD 对数单位	影响因素
眼内出血	前房或玻璃（密集）	0.6～1.2	出血密度
眼内出血	前房（扩散）	0.0～0.3	出血密度
眼内出血	视网膜前（CRVO 或糖网）	0.0	位于视网膜前不显著减弱光线
扩散性间质混浊	白内障或角膜瘢痕	0.0～0.3（在对侧眼）	扩散光造成光输入增强
单侧功能性视野丧失	无	0	
中心性浆液性视网膜病变（CSCR）或黄斑囊样水肿	视网膜（黄斑中心凹）	0.3 对数单位	视网膜病变区域
中央或视网膜分支静脉阻塞（CRVO，BRVO）	内层视网膜	0.3～0.6（非缺血性）0.9（缺血性）	视野缺损区和缺血程度
中央或分支视网膜动脉阻塞（CRAO，BRAO）	内层视网膜	0.3～3.0	视网膜病变的区域和位置
视网膜脱离	视网膜外层	0.3～2.1	视网膜脱离的面积和位置，（如黄斑 0.6 对数单位＋每个象限 0.3 对数单位）
前部缺血性视神经病变	视神经头	0.6～2.7	视野缺损程度和位置
视神经炎（急性）	视神经	0.6～3.0	视野缺损程度和位置
视神经炎（恢复）	视神经	0.0～0.6	无视野缺损，残留 RAPD
青光眼	视神经	常无，假若两眼对称性损害	两眼之间视野不对称程度与 RAPD 对数单位相关
压迫性视神经病变	视神经	0.3～3.0	视野缺损程度和位置
视交叉受压	视交叉	0.0～1.2	视野缺损的不对称，单侧中央视野缺损
视束病变	视束	0.3～1.2（在颞侧视野缺损眼）	同侧视野缺损的不一致性，半视野瞳孔运动输入不对称
膝状体后损伤	视觉放射线视觉皮质	0.0	光刺激区域（无 RAPD 但确定有瞳孔性视野缺损）
中脑顶盖损伤	中脑的瞳孔光输入区的橄榄形顶盖前区	0.3～1.0	类似于视束病变，但无视野缺损

约 0.3 log 单位。年轻病人瞳孔大，运动轻易，如有明显 RAPD，则用低密滤光片就使之平衡；相反，老年病人瞳孔小，运动迟钝，即使细微的 RAPD，需用高密度滤光片才能使两眼达到平衡。弥散性屈光介质混浊（例如弥散性白内障）会增强入射光的刺激，增强该眼瞳孔对光反应。

5. 注意事项

（1）初学者必须先反复检查视力正常的青年人的瞳孔，以便明了初期收缩及再扩大。顺便也可体会灯光的强弱、照射方向、照射时程对瞳孔反应的关系。

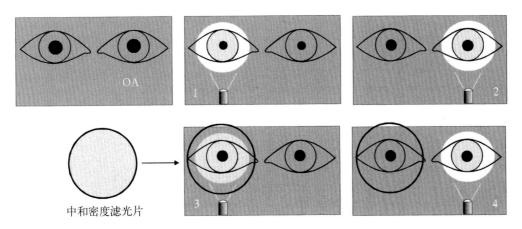

中和密度滤光片

上排：左眼视神经萎缩，APD阳性；
下排：滤光片置于瞳孔较小侧，再做来回摆动光反应，如病眼瞳孔再扩大时仍然较大，
      则增加滤光片密度，直至两眼在再扩大时瞳孔大小相等。所用滤光片密度即代
      表APD的量，例如：0.3 log单位

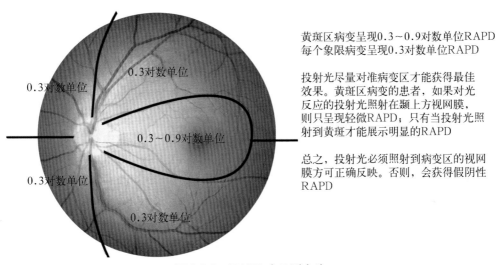

黄斑区病变呈现0.3～0.9对数单位RAPD
每个象限病变呈现0.3对数单位RAPD

投射光尽量对准病变区才能获得最佳
效果。黄斑区病变的患者，如果对光
反应的投射光照射在颞上方视网膜，
则只呈现轻微RAPD；只有当投射光照
射到黄斑才能展示明显的RAPD

总之，投射光必须照射到病变区的视网
膜方可正确反映。否则，会获得假阴性
RAPD

图 6-2-2　RAPD 定量测定法

（2）最佳的照明工具是间接检眼镜的照明灯。其次是导光纤维的透照灯，一般家用电筒的照明太弱，不均匀，而且照明范围大，会射至另一眼，故不宜作为检查 RAPD 的工具。我发觉用间接检眼镜作为照明灯而发现 RAPD 阳性者，用眼肌灯检查有时会变成阴性，因此我只用间接检眼镜的照明系统作为检查 RAPD 的灯光。

（3）在暗室内，用强烈的照射灯做来回摆动试验，效果较佳。因为在这样的条件下，正常瞳孔的初步收缩明显，而再扩大现象较弱；反之，在较亮的室内照明条件下，初步收缩较弱，而再扩大现象较强，不利于观察比较。我

总是将暗室内的天花板照明系统完全关熄，要求暗室极暗，类似绝对暗室。Spaeth 用 +20D 安置于病眼前，其放大作用有利于观察瞳孔运动，可明显提高 RAPD 检出率 1 倍。对年长医师很有帮助。

（4）瞳孔震颤（hippus）明显者会干扰对瞳孔反应的观察。待有一定经验后可以在意念上得出瞳孔不断运动的均数，来排除它的干扰。

（5）老年人的瞳孔小，照射灯的角膜反光可盖住瞳孔。唯一的办法是将照射灯略为下移些，照射光略上翘。照射另一眼时要用同样的条件。

（6）检查前有瞳孔不等者，判断时必须牢

记在心。瞳孔不等在 2mm 以上者常可使小瞳孔眼呈现假阳性。

（7）假如一眼的瞳孔括约肌麻痹，做"来回摆动"的光反应时只要注意另一眼的瞳孔反应（图 6-2-3）。

（8）两眼被灯光照射的时间必须相等。假如预先估计右眼为病眼，而当你照射右眼时，千万不要因再扩大现象未出现而延长照射时间。因为照射时间越长，视网膜的漂白现象越重，此可阻止瞳孔再扩大。同样道理，来回摆动两三次即应获得结论，而不宜太多次反复移动照射两眼。如果来回摆动两三次未能获得结论，则应休息片刻再行测试。

二、视觉诱发电位

视觉诱发电位（visual evoked potentials，VEP）曾称视觉诱发反应（visual evoked responses，VER），视觉诱发皮质电位（visual evoked cortical potentials，VECP）。利用记录到的视皮质电信号，反映视网膜神经节细胞以上到大脑皮质之间视路的功能。分析此段视路病变尚需相对瞳孔传入缺陷（RAPD）测定及视野检查，甚至 MRI 及神经系统症状。

视觉诱发电位开始是用脑电图记录装置在枕叶区域记录到的。VEP 与脑电图不同，后者代表大范围的大脑皮质的不断活动，讯号较 VEP 大，振幅为 20 ～ 100μV 以上。VEP 只代表枕叶皮质（也许包括皮质下视区）的活动，需要一定刺激条件激发，记录装置要求精细，振幅为 5 ～ 10μV。

黄斑区在眼底所占的区域很小，但由于感觉的精细，传导的纤维的独立性（小凹处一根纤维传导一个锥体细胞），因此黄斑区在枕叶皮质投射所占的区域却相当大。VEP 是代表在视野中心区（20°）在大脑皮质的讯号。检查的目的是用以推测自视网膜节细胞到大脑皮质之间传导纤维的健康状况以及视皮质（17 区）的功能活动状态。

（一）视觉诱发电位类别

视觉诱发电位（VEP）根据视刺激类型分

右眼动眼神经麻痹患者左眼APD阴性，图1图2左眼瞳孔等大；宜来回摆动反复测定数次以资证实

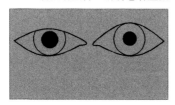 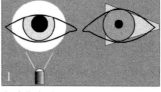 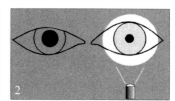

灯光照射右眼，照射3s时，观察左眼瞳孔（颞侧用暗灯照明），明显缩小后迅速轻微再扩大

灯光迅速移至左眼，照射3s，瞳孔明显缩小后轻微再扩大

右眼动眼神经麻痹左眼视神经萎缩，左眼APD阳性，图2左眼瞳孔比图1大；宜来回摆动反复测定数次以资证实

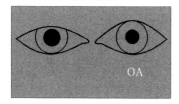 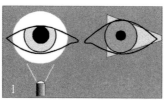 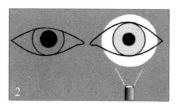

灯光照射右眼，照射3s时，观察左眼瞳孔（颞侧用暗灯照明），明显缩小后迅速轻微再扩大

灯光迅速移至左眼，照射3s，瞳孔缩小（或不缩小）后再扩大

图 6-2-3　一眼瞳孔扩大强直者，另一眼的相对瞳孔传入缺陷测定法

为闪光 VEP 及图形 VEP 两种。目前多用图形 VEP。图形 PEP 波形稳定，被视为主要的视觉功能客观评定的指标，而闪光 VEP 变异太大，参考价值低。通常在图形 VEP 不明显或不能记录时，需要闪光 VEP 作为参考。

1. 图形 VEP（pattern VEP，PVEP）的意义 图形 VEP 为中心视力功能的反映，代表黄斑区的功能，故必须矫正屈光不正，并要求病人充分合作，聚精会神地注视图像。对物体的形状、线条是经过大脑皮质分析而感觉到的，病人如果不聚精会神地注视图像，反应可有意识地被抑制。

2. 闪光 VEP（flash VEP）的意义 闪光 VEP 与图形 VEP 的意义又略有不同。闪光 VEP 对小孩主要测定视网膜至皮质传导功能，它只反映视路传导的总体状况，可以测出枕叶皮质是否接收到从视网膜来的信息。闪光 VEP 波的大小则与视力无关。在失语症、精神病、心理盲者（如癔病）、不合作者等，者其闪光 VEP 都可正常。

（二）视觉诱发电位适应证

视觉诱发电位是反映视网膜节细胞以上到大脑皮质之间视路的功能。VEP 有助于单侧病变的诊断，因为比较两侧 VEP 容易而且能确定异常的峰时间及波幅，如弱视、单侧视神经或黄斑病变。

因为 VEP 的个体差异很大，两眼视路病变可引起的 VEP 改变。如果波形很清楚，很容易确定波的名称，峰时间明显推迟，那就容易诊断；但如果波形是模棱两可的，难以确定的，那就难以做出有助于临床诊断的解释。

闪光 VEP 容易做，适用于测试婴儿的视功能。测试时婴儿不必是醒的，因为婴儿眼睑薄，也许不至于遮挡明亮的刺激光。有玻璃体积血或角膜混浊者需用较强的刺激光。

视觉诱发电位的变易太大，它在诊断上的重要性远不如视网膜电图（ERG）。

多焦视觉诱发电位（mfVEP）：其波形起源与传统的视觉诱发电位不完全相同。mfVEP 的

检查结果与刺激方式（刺激图形空间频率、对比敏感度、时间频率）、记录通道（单通道、双通道、四通道）、信号提取方法及信号的信噪比关系密切。此检查手段并未完全成熟，故不作介绍。

（三）视觉诱发电位标准化

IFCN 于 1993 年推荐标准化 VEP，ISCEV 公布 1995 年视觉诱发电位标准化作为最低要求。2016 年版强调需要制造商确保在图形反转（pattern reversal）或图形起始 / 偏移（pattern onset/offset）期间亮度无差异。

1. 图形刺激参数（表 6-2-2） 这是临床上最常用的一种刺激方法。标准刺激采用黑白棋盘方格，观察距离 50 ～ 150cm，根据刺激屏大小和视野范围来调节。棋盘方格的大小：大方格 1°（60'）±20% 和小方格 0.25°（15'）±20%，呈正方形，屏幕显示有相同数量亮格和暗格。固视点位于视野中心。棋盘白格亮度为（50±10）cd/m^2，黑格亮度应足够低，白格与黑格亮度的对比应≥80%，刺激亮度和对比度在视野中央与周边之间应该均匀，从中央到周边的变异应≤30%。图形反转期间应没有短暂性的亮度改变，使用经典的 CRT（阴极射线管）刺激器可以轻松实现这一点。请注意，当前的典液晶显示屏（LCD）屏幕在图形反转期间会出现短暂的亮度伪影，除非采取特殊预防措施，否则它们不适合 VEP 记录。无论是大方格还是小方格刺激，均记录每秒 2 次反转的 VEP（1.0Hz）。

一个记录通道，中线枕骨有探查电极；旨在评估视交叉前眼和（或）视神经。如需评估视交叉后病变需要扩展多通道探查电极。

2. 图形起始 / 偏移（pattern onset/offset）参数 将棋盘图形与弥漫灰色背景进行快速调换，图形起始时间是 200ms，接着由 400ms 弥散背景分隔，弥漫背景和棋盘平均亮度相同。这对于阴极射线管（CRT）显示器很难做到这一点，而对于未经修改的 LCD 则不可能实现。起始 / 偏移反应是起始反应，保证不被偏移反应污染。

表 6-2-2　评估 VEP 国际临床视觉电生理学会 ISCEV 标准（2016 年版）

刺激标准

刺激类型	视野大小（最低限度）	呈现	刺激	最低亮度（cd/m²）	Michaelson 对比（%）	呈现率
图形反转	15°	单眼	方格宽：1°(0.8°～1.2°)；0.25°(0.2°～0.3°)	50(40～60)	≥80	2(1.8～2.2)反转/s
图形起始/偏移	15°	单眼	方格宽：1°(0.8°～1.2°)；0.25°(0.2°～0.3°)	50(40～60)	≥80	1.67 Hz(1.4～1.67Hz)(200ms on；≥400ms off)
闪光刺激	≥20°	单眼	闪光≥20°	3cd/(s·m²)(2.7～3.4)	—	1(0.9～1.1) Hz

记录标准

	电极安置（国际10/20通道系统）探查电极	电极安置（国际10/20通道系统）参考电极	滤片（−3dB）频率（低/高）	平均扫描
图形刺激	后枕	Fz	≤1/≥100	≥50
闪光刺激	后枕	Fz	≤1/≥100	≥50

至少应用两种尺寸的棋盘方格刺激：60' 和 15'。

3. 闪光刺激参数　在暗房间，对应着至少有 20° 视野刺激器，给予短闪光刺激。

（四）术语

1. 视刺激　视觉诱发电位能由图像或非图像刺激诱发。非图像刺激常用闪光，必须注明它的时程、波长、强度、背景照明及频率。临床上常用图像视刺激。图像也应标明，如棋盘（国际象棋）、黑白色、形成的视角（角分，又称为弧分）等。图像推荐用反转式，频率以 Hz 为标准单位。

$$a=\tan^{-1}(W/2D)\times120$$

a. 视角（角分）；W. 方块宽度（mm）；D. 图像与角膜距离（mm）。

反转式图像 4Hz 的刺激间距是 125ms。波反应（峰时间及幅度）与刺激亮度有密切关系，亮度单位是坎德拉每平方米（cd/m²），3.43 cd/m²=1 foot Lambert（fL）。平均照明至少 100 cd/m²。图像可显示于电视屏幕上，至今尚无完善的刺激器。

每一检测至少需用两种视刺激，对比度为 50%～80%。全图像>8°，图像方格 14～16 角分，28～32 角分，56～64 角分。14～16 角分适用于中心凹，但很易被视力改变所影响。较大的方格会使中心凹旁区也被刺激，因此，中心凹营养不良病例的 VEP 会正常。图像显示频率推荐 1Hz（即 500ms 出现一次反转）。图像中央照明至少 50cd/m²。明视状态的背景照明应该是 20～40cd/m²。

2. 电极　标准盘状 EEG 的电极。枕外隆凸尖（inion）与距状裂后尖的距离变易颇大（4cm），所以 Oz 电极应该放在变易区的中央（枕外隆凸尖上方约 2cm）。参考电极 Fpz 放在鼻根上方 12cm 处。接地电极 Cz 置于头顶或者耳垂。电极电阻应小于 5kΩ。

（五）反转式图像 VEP 的操作

作用电极 Oz 放在枕外隆凸尖上方约 2cm 处，参考电极 Fpz 放在前额。接地电极 Cz 置于耳垂。皮肤用含有细砂胶液放在纱布上拭擦皮肤以去除油脂，确保电阻在 5kΩ 以下。金质电极涂敷电极胶，Ten 20 conductive EEG paste 最好用，它有黏性，将头发向两侧分开后（女性可扎成辫子），将电极压在头皮上即可，不需贴胶纸。一个金电极夹涂敷电极胶后夹在任何一侧耳垂，接地。三根电极线插进接线盒的各自插口中，电脑屏幕上它们的电阻值必须在 5kΩ 以下。如果 > 5，则应当用含有细砂胶液的棉签重新拭擦皮肤，直至电阻在 5kΩ 以下。

病人坐在距图像屏幕前 1m 处，用胶纸将另一眼遮盖，一眼必须聚精会神注视图形屏幕中央的一个黑色注视点，开启反转式图形显示屏幕，黑白棋盘式图形交替反转地显示图像，即原先白色方块反转后变为黑色，原先黑色方块反转后变为白色（图 6-2-4），电脑装置会记录每次刺激诱发的电位波，并将人为现象的波丢弃，直至积满 100 个有效波后自动停止刺激，这 100 个刺激诱发的波早已被累积法处理而成为一幅记录波图像，将它贮存于硬盘上。更换图形方块的尺寸，再做相似刺激及记录。至少测试两个方块不同大小的图形，它们的波幅会有所差异，但峰时间应该是一致的。

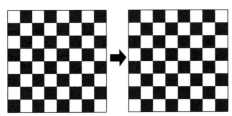

白色方格→黑色方格→白色方格，不断交替反转式变换

图 6-2-4 反转式图像的转变

（六）闪光 VEP 的操作

电极准备与图像 VEP 一样。唯刺激物由图像改为闪光。病人置于 Ganzfeld 球，下颏放在下颌托上，用胶纸严密遮盖另一眼，一眼向前看，按键盘发动闪光作刺激。闪光的时程，波长，强度，背景照明及频率等条件可参考仪器的说明书。电脑装置会记录每次闪光刺激诱发的电位波，并将人为现象的波丢弃，直至积满 100 个有效波后自动停止刺激，这 100 个刺激诱发的波被累积法处理而成为一幅记录波图像，将它贮存于硬盘上。再做另一眼的测试。测试时婴儿不必是醒的，因为婴儿眼睑薄，也许不至于遮挡明亮的刺激光。有玻璃体积血或角膜混浊者须用较强的刺激光。

（七）临床标准

各实验室制定自己的几种规则，须用一种以上的大小不同的刺激。图形视角 < 22 分。图像视刺激需要注视点。屈光不正须戴矫正眼镜。焦点不正会造成峰时间延长。

（八）VEP 测量

VEP 组成部分应表明极性，N（negative）为负波，P（positive）为正波。图形 VEP 的 N（或 P）后面的数字是峰时间（peak time, implicit timeor time to peak，曾名潜伏期 =latent period）。例如 N75，即负波峰时间 75ms。波的次序是：N75、P100 及 N135 三个组成部分（图 6-2-5）。最具诊断价值的波是 P100。P100 的幅度（峰幅值）是从 N75 的谷底量到 P100 的峰顶。P100 的峰时间的人际变异较小，两眼差别极小。N135 变易大，尚无诊断意义。

闪光 VEP 的波的名称略有差异。闪光 VEP 的反应波起始于约 30ms，终至于约 300ms。在典型成年人中，闪光 VEP 最一致和最可靠的成分是 N2 负波和 P2 正波（图 6-2-5）。它们的峰时间分别位于约 90ms 及 120ms。幅度从前一个峰谷到峰顶。VEP 峰时间与年龄有关，在老年人最早的正波常起始于 50ms。

（九）图形视觉诱发电位的分析

图形视觉诱发电位（pattern VEP，PVE）是一个复合波，开始的小波不像 ERG 的明显而有规律，因此开始的几个小波可以不算，主要是看中间的大波，特别是 70 ～ 150ms 这一段的大波。图形 VEP 的 P100 峰时间是一个重要指标。闪光 VEP 的 P2 也是一个重要指标。正常人群的波幅变易很大。峰时间比波幅更具诊断意义，此与 ERG 适相反。

反转式图形 VEP 的主要的特征是一个大正波，称 P100。P100 是波的专用名称，原意是此大波顶峰的峰时间正常在 100ms 左右，也就是说在 100ms 前后去找此波峰。如峰时间延长至 130ms，则说 "P100 峰时间是 130ms"。反应是取决于图像的分辨率（方格的大小），方格越小，则波幅越小。图形 VEP 波幅大小与视力成正比，

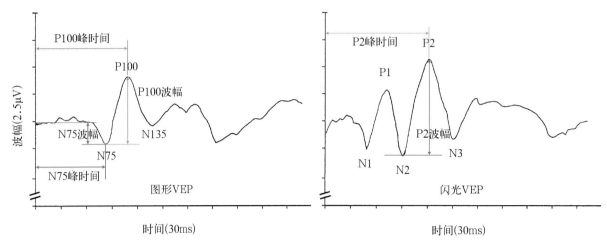

图 6-2-5　正常视觉诱发电位（VEP）

如以透镜使视力人为地下降则此波也降低，所以根据波幅能估计客观视力。

方块形成的视角为 10 ～ 15 角分时，反应波的幅度最大，峰时间最短。2 ～ 3 角分是最小的图像，只用在研究方面。

闪光 VEP 及 PVEP 都是两眼对称，凡两眼不对称者提示视系统异常。反应的峰时间及幅度因年龄而有很大差异，每增加 10 岁峰时间延长 2ms。瞳孔小也使峰时间延长（表 6-2-3）。

表 6-2-3　VEP（棋盘方格为 56'）峰时间的正常值及其 SD

年龄	翻转式 VEP 的 P100 峰时间（ms）	闪光 VEP 的 P2 峰时间（ms）
10—19	108.56±10.9	114.5±9.84
20—29	101.78±7.64	120.75±10.99
30—39	106.78±4.91	121.7±7.8
40—49	104.6±5.15	126.8±11.26
50—59	102.89±6.75	122.5±15.45
60—69	109.22±10.45	127.28±11.28
70—79	111.00±8.7	134.25±12.72

（1）首先确定 VEP 波形是否存在？如果没有明显的波形，则记录"无明显波形"，不要在不规则反应曲线上任意点击成 N1、P100、N2，表明病人形觉功能极差，应当结合病人的临床表现和其他相关检查结果综合分析。

如果有明显的波形，则再具体描述峰时间是否正常、峰幅度的高低。

（2）分析 VEP 着重于 P100 的峰时间是否延长：不肯定（borderline）——峰时间比正常延长 1SD（表 6-2-3）。

异常——峰时间比正常延长 2 ～ 3SD。

明显异常——峰时间比正常延长 3SD 或更多。

P100 的峰时间延长是视神经病变的典型表现（图 6-2-6），只有急性视盘水肿除外。当病人恢复至完全无症状后峰时间可能依然是延长的。青光眼病人 P100 的峰时间也延长。

正常两眼的峰时间差别 < 5ms。

（3）波幅（N1 谷底至 P100 峰尖的高度）是否降低：波幅将因视力而异。弱视、屈光不正、黄斑病变排除后才能考虑视神经病变（图 6-2-6）。

（4）VEP 只是神经眼科检查的扩展，在无法解释的视力丧失病例，不应将其用于诊断视神经炎。尽管 VEP 的变化可以提供客观信息，以帮助确认视神经炎的诊断，但视神经炎的诊断始终是一种临床诊断。视神经炎的标志是 P100 峰时间明显延长，其幅度变化通常与视力丧失的水平相关。

在弱视者波幅也低。正常人如注意力不集中于看图像的变换，VEP 波幅也会下降（但 P100 峰时间正常）。在视神经炎或多发性硬化（脱髓鞘病变），则不但峰时间加长（可达

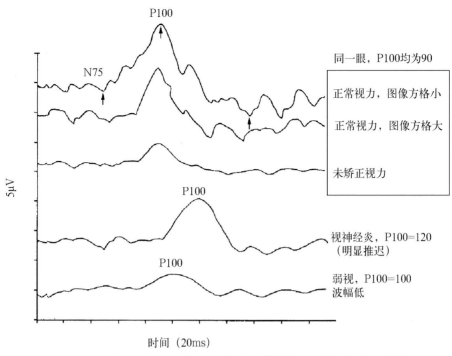

图 6-2-6　图形 VEP（正常视力，视力未戴镜矫正，视神经炎，弱视）

170ms）而且波峰也低，这是因为传导变慢的缘故。

正常的 PVEP 比异常的或无波可记录的更有意义。明显异常或无波可记录的 VEP 提示预后不良。视神经脱髓鞘病变及压迫性视神经病变的峰时间延长。功能性视力明显丧失者（伪装视力丧失、癔病）VEP 正常。

（十）闪光视觉诱发电位的分析

闪光视觉诱发电位（flash VEP）是 M 形波的复合体，有 2 个典型的正波和 2 个负波，次序是 Nl、PI、N2、P2。P2 以后的波变异性很大。

第 2 个正波 P2 是正常 VEP 中最突出的，峰时间约 120ms。P2 之前的那个负波便是 N2，它的正常峰时间约 90ms。

闪光 VEP 波的大小则与视力无关，闪光 VEP 主要反映视神经与视路的传导，闪光 VEP 的人与人之间的差异很大。

异常闪光 VEP 表现在峰时间推迟、波消失、波形改变及幅度降低，见于弱视、视神经炎及多发性硬化。

闪光 VEP 各人差异颇大，但是两眼差别不超越 10%。一侧视路的病变常显示两眼 VEP 不对称。因此，如果一侧视路是正常，用闪光 VEP 是敏感的测定方法，如单侧弱视或视神经疾病。影响两眼视路的异常能引起 VEP 的模棱两可的改变，以致难以解释。

（十一）正常值

各单位根据标准化条例订立自己的检查准则，检查一批正常眼，求得平均值及标准差（SD）。如果用别人的正常值，你自己必须至少检查 10 人而符合。VEP 值受年龄及性别而影响，6 岁后每 10 岁为一个年龄组，每组男女各 10 人。求 95% 正常人群的自信限。在报告中必须阐述正常值及其上下限。

（十二）报告及解释结果

每种刺激的 N75 及 P100 的峰时间和幅度均须报告。N75 与 P100 之间的峰间峰时间也须报告。正常 VEP 形态是多种多样的，0.5% 正常图形 VEP 的 P100 呈 W 形，P100 分成 2 个高峰，但这两个峰的峰时间都在正常范围内。为便于认清哪个峰是 P100，最好从两种不同大小刺激的 VEP 去比较，大方格刺激的 VEP 通常只有一个峰。VEP 异常应该注明是哪几种大小的图形，异常 VEP 者如能同时记录图形 ERG 有助于定位诊断（图 6-2-7），如视神经脱髓鞘者的图像 ERG 正常而 VEP 峰时间推迟。

VEP 数据的解释必须结合临床症状，如一眼 P100 峰时间延长提示视路功能不良，但是只有在神经眼科检查排除屈光介质及视网膜病变后才能这样解释。VEP 异常不是特殊疾病诊断条件。同一组织的不同疾病会产生相似的生理障碍。

闪光 VEP 形态有相当大的变异，因此，解释峰时间时须分外小心。

三、视盘常见病症

视盘为眼底最醒目的组织，是最先被检视的眼底目标，视盘的形态、大小、边缘、色泽、凹陷、隆起等特征颇受注意。在正常情况下，这些特征有很大变异。认识这些特征是判断异常的必要基础（表 6-2-4）。

（一）形态

因为视神经头及巩膜管均为圆柱形的，因此视盘的形态大多数应该是正圆形的，但由于眼球屈光的影响（主要是轻度的散光），因此多呈纵径略大于横径的椭圆形。

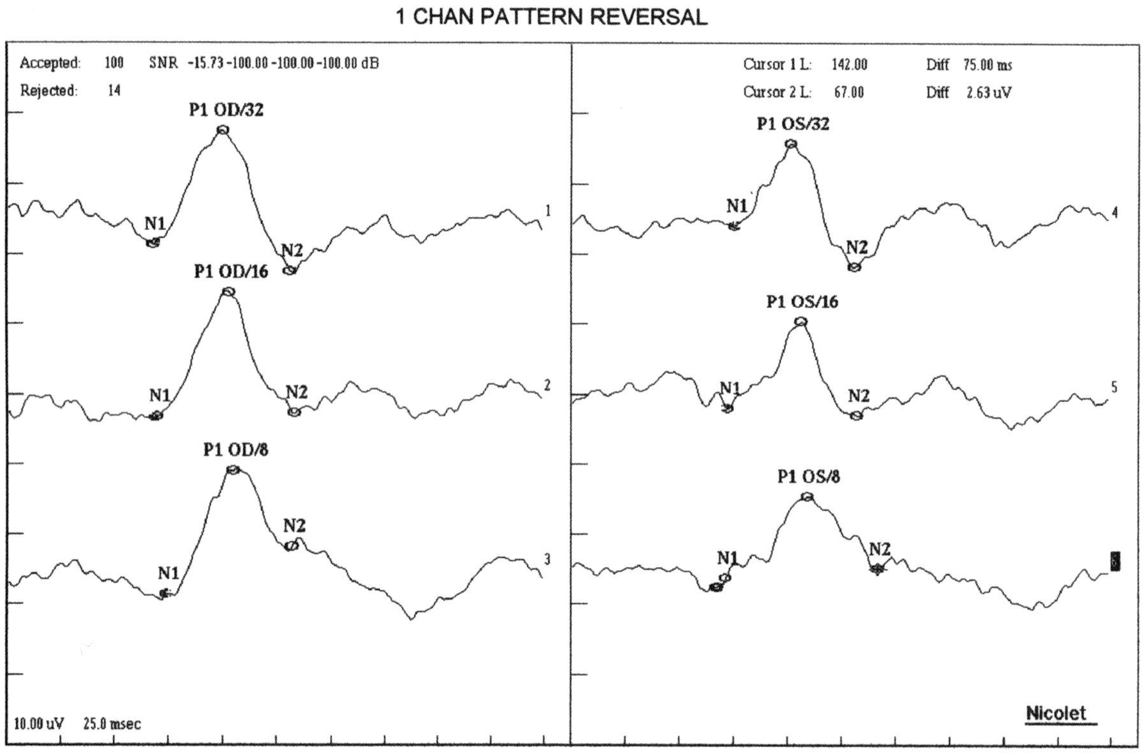

1 CHAN PATTERN REVERSAL

图 6-2-7 反转式图形 VEP 记录

表 6-2-4　视盘常见病症

视盘表现		常见病症
大小		
	假性大视盘	近视眼
	假性小视盘	远视、无晶状体眼
	大视盘	视盘水肿（视神经乳头水肿）、视神经炎；牵牛花综合征，视盘疣、巨视盘、梅毒瘤、结核瘤
	小视盘	视神经发育不良
边缘		
	弧形异常	弧形斑、脉络膜弧、白色巩膜弧；视盘下倾
	环形异常	视乳头周围萎缩（PPA）；视盘发育不良
色泽		
	充血	视乳头炎、视盘水肿（视盘乳头水肿）、视网膜中央静脉阻塞；Leber 遗传性视神经病变
	苍白	视盘缺血、视神经萎缩、视盘凹陷
凹陷		青光眼杯、视神经萎缩；小凹、视神经缺损；视神经撕脱
隆起		视盘水肿（视盘乳头水肿）、视网膜中央静脉阻塞、缺血性视神经病变、视乳头炎；其次是假性视盘水肿、视盘疣；肿瘤罕见
色素		黑色素细胞瘤
异常血管		睫状视网膜动脉、侧支循环、新生血管形成；先天性血管襻

（二）大小

视盘垂直径约 1.7mm，横直径 1.5mm，检眼镜看到的视盘大小颇受眼屈光影响。视神经头在视野中表现为注视点颞侧约 15°的生理盲点（5.5°×7°）。

当视盘周围有巩膜弧或脉络膜萎缩环时，一般不至于误认为视盘增大，因为粉红色的视盘与雪白的巩膜环及有零乱色素的脉络膜组织是很易区分的。

视盘大小的变化有假性及真性两种。假性的大小异常多因眼球屈光因素而致，在近视眼似觉较大；在远视眼似较小，尤其无晶状体眼更为显著。

真正视盘变大者是视神经组织肿胀，如视盘水肿、视神经炎、梅毒瘤、结核瘤、先天性牵牛花综合征、巨视盘、视盘小凹、视神经缺损等。

真正视盘变小者稀见，为先天异常，如视神经发育不良（hypoplastic disc）、倾斜视盘（tilted disc）。

（三）边缘

正常视盘的外观是，边缘清晰，弥散性粉红色。在 10—12 点钟位和 6—8 点钟位的圆盘边缘外的神经纤维条纹最为明显。尽管如此，仍可以清楚地看到血管穿越神经纤维层，不会被这些纤维遮盖（图 6-2-8）。

视盘边缘清楚与否，具有诊断意义。视盘颞侧边缘最为分明，由于黄斑乳头束纤维横过视盘颞侧边缘处为一薄层；因鼻侧神经纤维较厚故视盘鼻侧边缘不如颞侧清楚；上、下缘最模糊，因该处有血管越过，且视网膜厚达 0.4mm。

视盘本身异常可出现边缘模糊，如水肿、渗出、胶质增生、疣（drusen）、神经纤维未脱髓鞘。视盘明显水肿时，境界完全模糊，它与境界清楚的正常视盘不难区别。但是轻度边缘模糊就难以肯定，必须用 +90 D 检查，甚至须结合隆起度一并考虑。

视盘边缘除有弧形色素外，尚可见脉络膜弧及白色巩膜环或巩膜弧，此尤其多见于青光眼及老年人。

高度近视眼的视盘水平向倾斜（tilted disc），血管挤向鼻侧，视盘鼻侧潮红颞侧苍淡，有颞侧弧形斑，甚至视盘四周可有一完整的萎缩圈（视盘周围萎缩，PPA）。

视盘鼻侧偶尔也可发生弧形斑，一般都较狭窄，并且极不明显。

视盘下倾（inferiorly tilted optic disc）见图6-2-9，视盘往往呈横椭圆形，视盘连同下侧弧

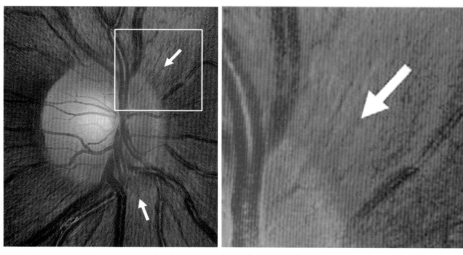

图 6-2-8　正常视盘边缘清晰度

正常视盘边缘清晰，弥散性粉红色。在 10—12 点钟位和 6—8 点钟位的视盘边缘外的神经纤维条纹最为明显。尽管如此，仍可以清楚地看到血管穿越神经纤维层，不会被这些纤维遮盖

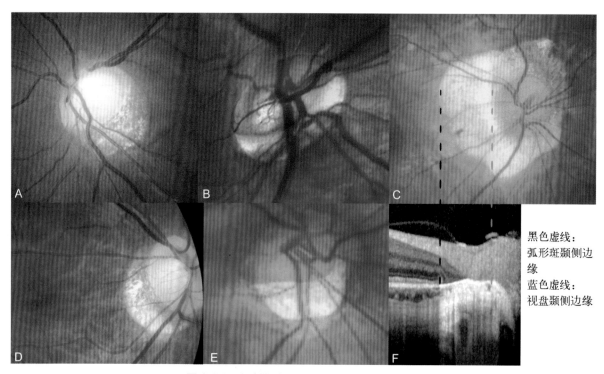

黑色虚线：
弧形斑颞侧边缘
蓝色虚线：
视盘颞侧边缘

图 6-2-9　倾斜视盘，弧形斑和视盘周围萎缩

A、B.倾斜视盘，颞下方弧形斑。C.视盘周围萎缩。颞侧弧形斑的 OCT 切面观（F）RPE 光带缺失而致脉络膜 - 巩膜强反光。D.颞侧弧形斑。伴豹纹状眼底。这是最常见的近视性眼底改变，尚不是病理性近视的特点。E.下侧弧形斑。常伴有视盘倾斜、散光度高，最佳矫正视力可能达不到正常

形斑（inferior conus）一起才构成一个圆形。视盘向下倾斜，血管挤于上方，生理凹陷上方边缘呈悬崖状，血管在此嵴下向下穿出而后向上转弯分支。弧形斑的下部可略向外膨出，此眼常为弱视。下侧弧形斑是胚胎裂闭合障碍，使视神经以不寻常的角度进入眼球，视力低于正常，可伴暗点。

视盘周围萎缩（peripapillary atrophy，PPA）：在病期悠长的青光眼，视盘四周可出现一圈白色或带色素的脉络膜，这是由脉络膜及视网膜色素上皮萎缩而产生的（图 6-2-9）。轻度萎缩，只有不规则色素，往往是正常的，不与青光眼有关。更严重的萎缩时，色素和脉络膜毛细血管几乎完全丧失，显露深层脉络膜大血管，更加提示青光眼，并与神经纤维损失的程度相关。当然，并非所有青光眼的视神经丧失全与视乳头周围萎缩相关。

（四）色泽

视盘含有甚多毛细血管，故呈粉红色。视盘色泽除它本身的异常外，亦可受环境条件影响：①与四周眼底色泽对比而出现的错觉。正常视盘可因四周眼底过红而显得似乎苍白或因四周眼底色淡而显得较红。为避免错误，在判断视盘的真正色泽时，必须认识色调对比引起的错觉。②检眼镜照明光的色泽能改变视盘色调，当照明光因电压偏低而使红光成分较多时，视盘显得较红。③屈光介质会影响视盘色调，有人工晶状体那侧眼的视盘显得苍淡。因此在检查时必须参考其他体征，如视盘由于充血而发红，则尚可看到扩张的小血管网。视神经因萎缩而苍淡者，跨越视盘边缘的毛细血管减少（＜ 10 条）、视力减退甚或有瞳孔传入缺陷（RAPD）。色泽异常表现为变红（充血）或苍白（水肿或萎缩）。

1. **充血**　如果视盘是真正的变红，则多半为充血。由炎症或静脉回流障碍而充血。在充血时，往往可看到小血管网较丰富，这种现象在诊断上有价值。当视盘充血时，比较血管的曲张现象也有助于对病变性质的了解。充血多

见于视乳头炎、视盘水肿、视网膜中央静脉阻塞（CRVO），高度远视者视盘显得潮红，并非充血。

2. **苍白**　视盘真正苍白表示视盘缺血、视神经萎缩、视盘凹陷。视盘是否真正苍白常不能在一瞥之间即能肯定，不能单凭视神经色泽的改变来判断视神经功能。有时视神经明显苍白而却有相当良好的视力，也有病例视盘仅轻度苍白而视力却明显减退。神经纤维所属的节细胞有大小两种，小细胞（P 细胞）主管精细视力及色觉，少量损坏即可明显影响中心视力；大细胞（M 细胞）主管黑白视觉、运动感觉、立体视觉，多量损失者仍可有尚好的中心视力。

视神经萎缩除视盘苍白外，有时尚有其他病变可显示视神经萎缩的原发病变：如广泛性脉络膜视网膜瘢痕、原发性视网膜色素变性（RP）等。

视盘苍白如系视乳头炎或视盘水肿后引起者，则可看到炎症后或水肿后由神经胶质增生而引起的体征：视盘污秽、边界模糊、视盘面积扩大，以及视盘及其附近的视网膜血管鞘。

原发性视神经萎缩除视盘苍白外，视网膜及其血管完全正常。Kestenbaum（1949）提出的观察方法对于鉴别此种视神经萎缩可能有帮助。在正常视盘约有 10 条微细的不能区分出动静脉小血管越过视盘边缘。在原发性视神经萎缩时，虽则动静脉没有明显改变，但这类小血管却减少了。视力越低，小血管越少；视力 0.7 以下者小血管都低于 10 根，视力 1.0 者小血管有 8 ～ 11 根。

3. **颞侧萎缩**　也称轴性萎缩（axial atrophy）为视盘黄斑束纤维损害的表现，大多继发于眼球以后的视神经病变。诊断时应极小心，比较两侧视盘，因正常视盘颞侧也有轻度苍淡，有高度近视者更难以单独根据视盘颞侧苍淡而认为视神经萎缩。

（五）凹陷

由于从四面八方来的视神经纤维在视盘处

突然急转弯汇集于巩膜管道内，故在视盘表面中央略偏向鼻侧处有浅浅的漏斗状凹陷，称为生理凹陷。凹陷大小不一，边缘可为倾斜或陡峭，但在凹陷口与视盘边缘之间的环形地带称盘沿，盘沿的厚薄反映神经纤维层的厚度，此能衡量青光眼视神经萎缩程度。

视盘异常凹陷见于青光眼、视神经萎缩、小凹、视神经缺损、视神经撕脱。检查凹陷常用直接检眼镜，但较好的方法是用裂隙灯而非直接检眼镜。裂隙灯配合 +90D 或眼底接触镜提供两眼立体视觉，对凹陷的深度、范围、凹陷壁倾斜度等一目了然（图 6-2-10）。目前相对客观的方法是 OCTA 视神经头分析演算出的盘沿、盘沿面积、杯／盘比。青光眼病人因视神经纤维萎缩而致凹陷扩大加深，称为青光眼杯（glaucomatous cupping），杯为最常见的视盘凹陷异常，每天门诊都能见到。视神经萎缩者视盘表面也可下陷，但视功能不会像青光眼那样持续减退。视神经头先天性异常，少见；如火山口形的小凹陷称视盘小凹；先天性视神经缺损也可有深而大的视盘凹陷，常在视盘下部；牵牛花综合征病人眼底后部漏斗状扩大和凹陷，凹陷中央谷底是视盘。视盘明显增大，视盘中血管细而多（20 ～ 35 支），轮辐状放射

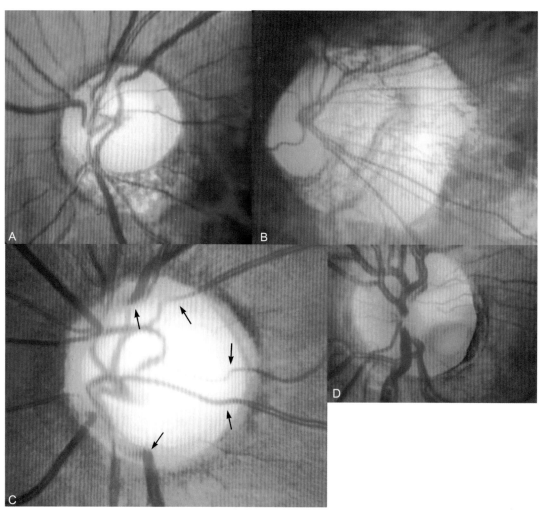

图 6-2-10　视盘凹陷

A. 倾斜视盘。卵圆形视盘的轴不是垂直向，视网膜中央血管分支处左右反向，巨大视杯。伴下方弧形斑。高度近视。B. 高度近视巨大颞侧弧形斑，黄斑变性萎缩。C. 典型青光眼杯，盘沿狭窄，上方反而比下方窄，有 5 处血管从杯底顺着杯壁的走行轨迹，均为青光眼的特征。D. 视盘小凹，凹陷内有神经胶质覆盖

排列。外伤性视神经撕脱者有严重眼外伤史，外伤后视力完全丧失，视盘上无视网膜中央血管。

（六）隆起

正常视盘表面是高低不平的，盘沿略高于视网膜，生理凹陷呈漏斗状。这些起伏不平用直接检眼镜是看不确实的，如使用裂隙灯显微镜配合 +90D 前置镜观察，在两眼立体视觉下细微的高低都能清楚地看到。

盘沿表面高于视盘四周的视网膜。隆起度异常最常见的是视盘水肿、视网膜中央静脉阻塞（CRVO）、缺血性视神经病变（ION）、视乳头炎，其次是疣或肿瘤。

OCT 切面图可清楚展示隆起程度，但是缺乏轻微隆起的量化定义。

（七）色素

视盘边缘色素可常见，但视盘上色素是罕见的。视盘黑色素细胞瘤是一种先天异常。视盘附近的恶性黑色素瘤也可浸润生长到视盘，使它呈深蓝色调。

（八）异常血管

10% 正常眼有睫状视网膜动脉 (cilio-retinal arteries)，与中央动脉无接连，像拐杖样在视盘边缘穿出视盘走行黄斑处（图 6-2-11）。它将

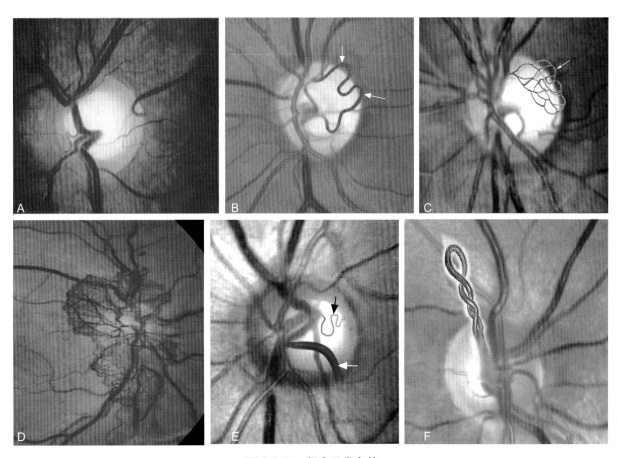

图 6-2-11　视盘异常血管

A. 睫状视网膜动脉，与中央动脉无接连，像拐杖样在视盘边缘穿出视盘走行黄斑，供养黄斑部视网膜内层。B. 旁路血管 (shunt vessel) 视盘上方与下方发生侧支循环。C、D. 视盘新生血管，很细，网状，需放大仔细观察；在内界膜前玻璃体内，FFA 显示非常明显渗漏。E. 先天性视盘前血管襻，与视网膜动脉连通，呈麻化状（螺旋形）突出于玻璃体中，血管襻被封包在纤维胶质膜内。F. 视睫状旁路血管 (optociliary shunt vessel)，为异常静脉，将视盘上视网膜静脉分流由视盘边缘入视乳头周围脉络膜循环。上方视睫状旁路血管很细，而下方旁路血管粗大。见于视网膜中央静脉阻塞后，也见于晚期青光眼、视神经脑膜瘤、视盘水肿后

睫状后短动脉血液直接供养黄斑部视网膜内层。平常不被注意，当视网膜中央动脉阻塞时，有些病例幸有睫状视网膜动脉而保留良好的中心视力。晚期青光眼病人也可因有睫状视网膜动脉而推迟损害中心视力。

视睫状分流血管（optociliary shunt vessels）：为侧支循环血管，为视盘上异常的静脉，或粗或细（图6-2-11），将视盘上高压状态的视网膜中央静脉分流改道，经压力较低的视盘周围脉络膜循环，相当于后天性睫状视网膜静脉。具体说是视网膜中央静脉与视神经筛板前视盘周围脉络膜血管之间的交通。即重新建立胚胎残留的视网膜 - 睫状吻合血管通道并予以扩张，血液流向涡状静脉。最常见于视神经鞘脑膜瘤、视网膜静脉阻塞、晚期慢性青光眼；少见于眶蝶骨脑膜瘤、视神经胶质瘤、视盘水肿、视盘疣、高度近视、糖尿病、放射性视网膜病变、先天性异常。获得性视睫状分流血管FFA示血液从视网膜循环流向脉络膜循环；与之相反，先天性视睫状分流血管血液从脉络膜循环流向视网膜循环。视睫状分流血管与视盘新生血管的区别是，NVD的血管呈细网状，很易出血，FFA示明显渗漏，而视睫状分流血管口径大些，无荧光素渗漏。

视盘前血管襻（prepapillary loop）：罕见，患病率为1/2000～1/9000。10%两侧性。先天性视盘前血管襻与视网膜动脉连通，多数发生在下部视网膜血管系统。呈麻花状（螺旋形）突出于玻璃体中，FFA显示95%为动脉原性；1/3病例血管襻被封包在纤维胶质膜内。睫状视网膜动脉在此种病人的发生率比正常者高。属发育异常，但在血管襻区域内易发生动脉阻塞。

视盘前动脉血管襻的鉴别诊断包括永存玻璃样动脉。但是，后者只是单支血管，没有上升和下降分支。先天性视盘前静脉血管襻必须与获得性血管改变区分开。先天性血管襻通常是单个的，与其他眼部异常无关，而获得性的静脉血管襻通常是多发的，并见于疾病实体，如视网膜静脉阻塞和视神经肿瘤。

第三节　视神经病变

视神经病变（diseases of the optic nerve）的主要类型如下。

（1）颅内压升高性：视盘水肿（两侧性）、特发性颅内压增高症、假性脑瘤。

（2）血管性：缺血性视神经病变（前/后）、缺血性视神经病变（动脉炎性/非动脉炎性）、视网膜中央静脉阻塞（单侧性）、眼缺血综合征、脑静脉窦血栓形成、糖尿病视神经病变、急进性系统性高血压（恶性系统性高血压，常两侧性）、颈动脉海绵窦瘘（单侧性居多）。

（3）炎性（视神经炎）：特发性脱髓鞘性视神经炎（与多发性硬化症相关）、视神经脊髓炎（NMO；视神经脊髓炎谱系疾病）、急性播散性脑脊髓炎（acute disseminated encephalomyelitis，ADEM）、全身感染（梅毒、TB、尤其是AIDS病人；猫抓病、Lyme病、细菌性脑膜炎、带状疱疹、弓形体病、隐球菌病）、全身性炎性疾病（如结节病、SLE、Behcet综合征、孤立的或神经脑膜炎的一部分）。

（4）疫苗接种后。

（5）压迫/浸润

①肿瘤

a.眶内：脑膜瘤，血管瘤，淋巴管瘤，白血病。

b.颅内：常见的有垂体腺瘤、蝶鞍上脑膜瘤、颅咽管瘤或颈内动脉瘤、基底动脉环的动脉瘤，比较少见的有视交叉蛛网膜炎和视交叉神经胶质瘤。通过压迫视神经、视交叉或视束而产生视力下降和视野的缺陷。颅后窝及第三脑室肿瘤也可由于第三脑室前端的视隐窝和漏斗隐窝的扩张，压迫视交叉。

②非肿瘤

a.眶内：甲状腺眼病、眼眶炎性假瘤。

b.颅内：脑膜炎、脑出血、硬膜下/硬膜外出血、大血管畸形等。

（6）遗传：Leber遗传性视神经病变、常染色体显性遗传性视神经病变。

（7）中毒/营养性。

（8）青光眼性。

（9）视神经头异常：视盘疣、先天异常。

（10）外伤性视神经病变。

（11）视盘肿瘤。

一、视盘肿胀

（一）分类

视盘肿胀（optic disc swelling）分成三大类。

1.继发于颅内压增高的视盘肿胀　通常称为视神经乳头水肿，在颅内压增高被验证前，最好使用通用术语视盘肿胀（原因待查），以免混淆。在体征描述时有时会用视盘水肿。但是，在证实颅内压增高后的诊断名称一定要添此加注——视乳头水肿（颅内压增高）。视乳头水肿是筛板前视神经轴突运输阻断导致轴突内轴浆积聚而造成的视神经头肿胀。

2.非颅内压增高的视盘肿胀　通常称为视盘水肿（optic disc edema，disc edema），是与视神经病变（视神经炎或缺血性视神经病变）相关的视盘肿胀。视盘水肿只是体征，不作为诊断。尽管，其在检眼镜外观上与视乳头水肿相似。

3.假性视盘水肿（pseudodisc edema）　视盘隆起（或称假性视乳头水肿），视盘局部病变造成视盘隆起，不规则，状似视盘水肿，但无神经纤维层肿胀。

（二）发病机制

视神经鞘的蛛网膜下间隙与脑的蛛网膜下间隙是相通的，若CSF压力高于眼内压，则增高的压力越过梯度而传递到两眼视神经头的轴突，导致筛板前区轴浆淤滞而肿胀，用检眼镜观察到两侧性视盘肿胀。

1.视神经轴浆运输阻断　视盘肿胀不是渗漏的液体流入视盘基质间隙；在病理生理学上，主要是节细胞轴突内在性肿胀，由于筛板前轴（突）浆运输阻断（blockage of axoplasmic transport）。视神经轴突在视网膜节细胞至外膝状体之间传输物质是双向的，从视网膜节细胞运输至外膝状体称顺行运输（orthograde transport），从外膝状体运输至节细胞体称逆行运输（retrograde transport）。顺行轴浆运输有快慢两种，快速运输速度约每天500mm（200～1000mm），慢送运输速度每天仅约2mm（0.5～3mm）。也可以发生逆向轴浆运输，其速度与慢流一致。轴浆流的阻断，尤其是快速运输阻断，可产生视盘水肿。筛板或其附近静脉压增高，直接阻断轴浆流可造成视盘水肿。

阻断轴浆运输的原因有两类：机械性或物理性直接阻断；血管性因素阻断视神经的轴浆流动。这种阻断往往发生在筛板或及附近。电镜证实筛板前区轴突肿胀，充满线粒体。线粒体本身肿胀或破裂。微管束也是混乱无章。细胞外积聚物其量远不如轴突肿胀的细胞内积聚物。

2.局部视神经损伤和轴突运输堵塞（图6-3-1）：

（1）局部视神经损伤：①炎症，如前部视神经炎或视乳头炎、后葡萄膜炎、视网膜炎；②局部缺血，如前部缺血性视神经病变；③局部循环障碍，在筛板或其附近静脉压增高，如视网膜中央静脉阻塞、糖尿病视乳头病变、眼眶压增高、颈动脉海绵窦瘘；④眼内压波动，如急性青光眼高眼内压或低眼内压；⑤毒性。

（2）轴突运输堵塞：①视神经受压轴浆流堵塞和血流淤滞，视神经肿瘤如视神经鞘脑膜瘤和神经胶质瘤；眼眶肿块如白血病浸润性病灶、炎症性病损。②颅内压增高，如视乳头水肿。

（三）病因

1.引起视盘肿胀的常见原因　继发于颅内压增高的两侧性视乳头水肿、视神经炎（单侧，

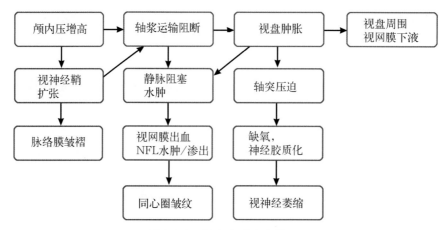

图 6-3-1　视盘水肿病生学

可发展成两侧性）、前部缺血性视神经病变（单侧发展成两侧性）、视神经病变（单侧发展成两侧性）、假性视乳头水肿（常两侧性）。视网膜中央静脉阻塞（单侧性）、糖尿病视乳头病变（50% 两侧性）。

少见原因：低眼内压（单侧性）、后葡萄膜炎（常两侧性）、急进型高血压（常两侧性）、视乳头炎或视神经鞘炎（optic perineuritis）（单侧性或两侧性）、视盘肿瘤（单侧性）、Leber 遗传性视神经病变（单侧发展成两侧性）、视神经浸润（诸如 Lyme 病、梅毒、猫抓病、结节病、淋巴瘤、白血病、浆细胞恶病质）。早期视盘新生血管有时可误诊为视盘水肿。

2. 引起视乳头水肿的常见原因　颅内占位性疾病、假性脑瘤、脑积水、颅内出血、静脉血栓形成/阻塞、脑膜炎。罕见原因是：硬膜窦(动静脉畸形)、阻塞性睡眠呼吸暂停、Guillain-Barre 综合征、慢性炎症（脱髓鞘性多发性神经病）、脊髓肿瘤、颅缝早闭、非意外伤害。

通常，颅内压至少需要持续升高 1～5d 后才发展为视乳头水肿。但是，如急性蛛网膜下腔或实质内出血，在颅内压突然升高数小时内迅速发展致视乳头水肿；急性动脉瘤破裂病人在 1h 内出现视乳头水肿。

视乳头水肿是颅内压增高引起，在成人多是颅内肿瘤及假性脑瘤（pseudotumor cerebri），在儿童多是颅后窝肿瘤。

视乳头水肿的发病机制 ——CSF 升高的力被传递到视神经头轴突之间的组织液中，筛板前视神经轴突传输停滞，导致轴突肿胀。

（1）颅内原因：最重要的是颅内肿瘤。根据 Uhthoff 统计，视盘肿胀 74.6% 由颅内肿瘤引起的。约有 80% 颅内肿瘤可引起视乳头水肿。颅内肿瘤中以小脑肿瘤发生视乳头水肿的比例最高，而且也发展得最快。此外，其他接近脑室系统及妨碍脑脊液循环的肿瘤也能很快地引起视乳头水肿。

除肿瘤外，颅内的脓肿（5%）、血肿、炎症（1.5%）、寄生虫（2.8%）、脑积水（1.8%）等也可引起视乳头水肿。

（2）眼内原因：低眼内压，尤其是眼内压突然下降容易引起视盘水肿，但一般都较轻。临床上可见青光眼滤过手术后或外伤后，长期眼压过低。视网膜中央静脉阻塞（CRVO）可引起轻度至高度的单侧视盘水肿。视乳头炎及缺血性视神经病变（ION）仅发生轻度 - 中度视盘水肿。

（3）眼眶原因：眼眶占位性病变尤其是视神经及其鞘的肿瘤、浸润性病变如白血病及炎症，均可压迫静脉回流及血管充血而产生轻度至中度的单侧视盘水肿。

（4）全身原因：由全身疾病引起的视盘水肿，多出现在全身疾病严重的情况下，如肾炎、高血压、贫血、白血病等。

（四）临床分析

1. 视盘肿胀分析第一步　排除假性视盘水肿。

典型的视盘肿胀明显隆起、伴视网膜静脉扩张弯曲、视盘旁出血、渗出。很容易与假性视盘水肿区别。需要仔细鉴别的是早期视盘肿胀，那时尚未出现出血和渗出。

（1）有髓神经纤维：视网膜神经纤维的白色斑片，其走行与神经纤维一致，后缘扇形胡须样（图 6-3-2）。81% 连接视盘。仔细放大观察容易诊断。

（2）视盘疣：局部肿胀，色淡，比较不清楚，数个疣相邻，相应的 NFL 被压而萎缩；视盘内或视盘边沿小出血病例极其罕见。自发荧光和 EDI-OCT 能提供良好的影像学鉴别证据，实为确诊的关键性根据。可见型容易发现，埋藏疣

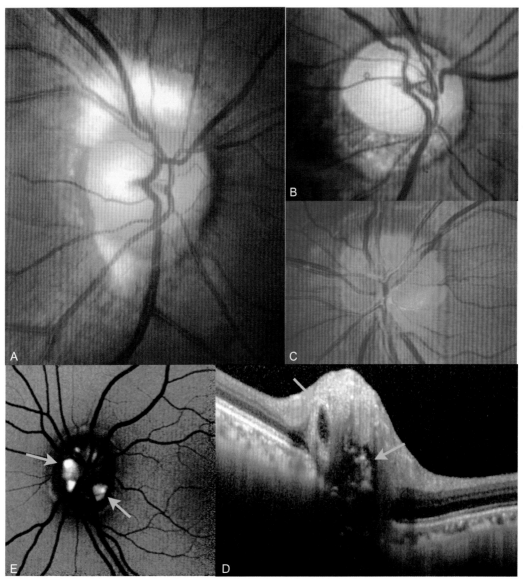

图 6-3-2　假性视盘水肿

A. 有髓神经纤维。接连视盘边缘，视网膜神经纤维呈白色，外缘扇形胡须样。B. 倾斜视盘。视神经斜向插入巩膜孔道进入眼球。卵圆形视盘的长轴顺时钟向倾斜。巨大视盘下方弧形斑。C. 拥挤视盘。视盘小，生理凹陷极其小，盘沿色偏红。D、E. 视盘疣。自发荧光非常显著强荧光斑（蓝色箭）。EDI-OCT 筛板前的疣有清楚的强反光壁，其内容呈暗反光，轻度投影。右侧的疣壁无反光，其内容物示强反光大小斑点，有投影

在眼底彩照上常被漏诊。

（3）拥挤视盘（crowded disc）：远视眼，视盘略小，生理凹陷甚小或几乎没有；盘沿色常偏红。

（4）倾斜视盘：视神经斜向插入眼球。卵圆形视盘的长轴不是垂直向（与垂直子午线形成的夹角＞15°）。卵圆形视盘表面倾斜。视盘向下方，多数向鼻下方倾斜。高度近视57.4%的视盘是倾斜的，且与近视度数、眼轴长度、散光度相关连。

（5）视盘浸润：①非新生物：常伴视网膜或葡萄膜炎症，如传染性脑膜炎或脑炎、结节病、猫抓病、艾滋病病人伴梅毒、TB；②新生物：罕见，如视盘黑色素细胞瘤、白血病、淋巴瘤、胶质瘤、视盘错构瘤。

（6）Leber遗传性视神经病变：18—30岁男性一眼突然视力明显减退至0.1，数天至数月内另一眼亦发病。20%两眼同时发病，出现三联征：视盘周围微血管扩张，环绕视盘的视网膜神经纤维肿胀（假性视盘水肿），视盘FFA不显示渗漏（与真正视盘水肿不同）。数月后神经纤维萎缩。80%最终视力为数指；家族史为MT-ND基因点突变。

假性视盘肿胀FFA示无渗漏是非常重要而有力的鉴别证据（图6-3-2）。真正视盘水肿常伴有静脉扩张弯曲，视盘周围出血和渗出，一定出现FFA视盘渗漏。

2.视盘肿胀分析第二步　评估颅内压是否增高？

真正视盘肿胀的病人是否存在颅内肿瘤、脑积水、脑膜炎造成颅内压增高？

通常需要进行神经影像学检查和（或）腰穿。

CT不能揭示所有的占位性病变，所以必须进行MRI检查脑部。

凡脑MRI呈现颅内肿瘤、脑积水、脑膜炎者由神经科进一步诊断处理。

视盘水肿不是蝶鞍肿瘤的特征，因为这些肿瘤是硬膜外的，并且鞍膈完好无损。但是，视交叉后的鞍上肿瘤和第三脑室肿瘤可能会因闭塞性脑积水而在早期引起视盘水肿（表6-3-1）。

凡脑MRI正常，腰穿颅内压力正常，CSF成分正常者仔细判断是否假性视盘水肿。

3.视盘肿胀分析第三步　分析腰穿颅内压增高的原因（图6-3-3）。

MRI/CT增强是发现颅内肿瘤、脑积水的重要证据。

对MRI/CT未发现颅内肿瘤、脑积水的病人，最好做MR静脉造影，进一步排查颅内静脉窦血栓形成。仔细盘问病人近期用药史、化学暴露史、内分泌等继发性假性脑瘤的原因（见下文特发性颅内压增高症）。

凡腰穿颅内压力增高，CSF成分正常者必须MRI排除颅内占位性病变或脑室扩张、MR静脉造影无静脉窦血栓形成，才能考虑特发性颅内压增高症。

表6-3-1　前部视神经病变和颅内压增高引起的视盘肿胀的特征

	前部视神经病变伴有的视盘水肿	颅内压增高性视乳头水肿
视力	视力减退	视力正常，晚期才减退
色觉	早期就减退	色觉正常
视野	中心暗点，弓形或纵向视野缺损	盲点扩大；鼻侧缺陷，视野缩小
视盘肿胀	单侧多见	几乎多是两侧性
神经系统症状	常为孤立的或有潜在疾病相关的症状或体征	颅内压升高的其他症状和体征：头痛，恶心，复视（第Ⅵ神经麻痹），搏动性耳鸣，短暂性视觉障碍
		局灶性颅内病变会出现局灶性神经系统症状

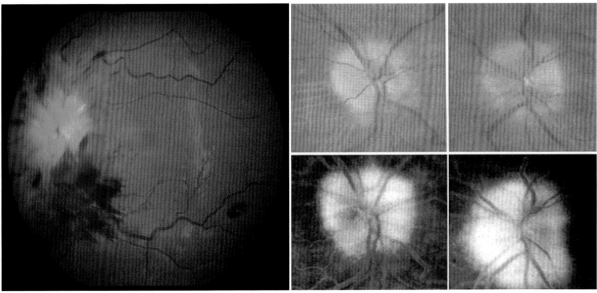

　　　A.急性白血病性视盘水肿　　　　　　　　　　　　B.慢性视盘水肿

图 6-3-3　白血病眼底和慢性视盘水肿

A.视盘水肿。24 岁急性白血病病变病人，两眼视盘水肿，左眼重于右眼；明显出血，颞下血管拱旁一个白心出血。视盘水肿可因白血病细胞浸润视盘组织和血管，静脉回流受限和缺血所致，也可因颅内高压。B.颅内压持续保持高压状态数月成为慢性视乳头水肿。水肿几乎消退，出血及棉絮斑消失。视盘苍白。血管变细。FFA：染料渗漏比早先减少

　　凡腰穿颅内压力增高，CSF 成分异常者，结合进一步分析诊断继发性假性脑瘤的原因。慢性脑膜炎（CSF 蛋白高）。脑脊液细胞增多，伴或不伴蛋白质升高，提示脑膜炎。脑脊液血性或黄色也意味着颅内出血，即使神经影像检查正常。

　　注：颅内静脉窦（intracranial venous sinus）主要包括上矢状窦、下矢状窦、直窦、横窦、乙状窦和海绵窦。正常人群 30% 静脉窦有发育异常，横窦和乙状窦解剖变异较多。静脉窦发育异常以右侧为优势侧，多发生在横窦，可直接与上矢状窦相连，易被误诊为横窦闭塞。因此，横窦和乙状窦单纯狭窄，应多考虑发育不良而不一定是血栓形成。若静脉窦闭塞可导致静脉回流障碍，静脉压增高引起脑组织淤血、水肿、颅内压增高，严重者甚至脑皮质和皮质下出现点状、片状出血。

（五）临床表现

　　视盘水肿发展速度：颅内压持续升高至少 1～5d 才发展视盘水肿。然而，在颅内压突然升高者，如急性蛛网膜下腔出血和脑基质出血，数小时内就能导致视盘水肿。急性动脉瘤破裂在 1h 内迅速出血视视盘水肿。

　　视盘水肿常见的症状包括视力下降、视野缺损、阳性视觉现象、复视、疼痛或麻木、眼睑下垂、眼球突出或眼球内陷。

　　1.视力　急性视盘水肿者常因两眼一时性视力丧失（持续＜30s）或头痛而就诊，重者主诉恶心、呕吐。

　　急性期不影响中心视力，只有少数严重病例因出血及渗出波及黄斑中央才会影响视力。

　　慢性期才开始影响中心视力，常因黄斑水肿渗出。萎缩期视力可减退。有脑积水的儿童对视力具有威胁。

　　2.视盘的改变

　　（1）视盘肿胀 5 个机械性标志

　　①视盘隆起：早期水肿轻微隆起的测定很重要，可惜还是判断难题。用 90D 检查有立体感容易发现隆起度，但不能定量，并且只是主管的估计。OCT 截面也许是最敏感的客观测定方法，至少可以用随访定点截面比较前后两次的差异，来确定是否有隆起；OCT 是观察、判断、分析、记录视盘水肿的最佳工具。进展期时用

直接检眼镜检查可估计视盘隆起，+3D ≈ 1mm。

②视盘边缘模糊（早期鼻侧；后期进展至颞侧）。

③视盘周围神经纤维层水肿（早期即有，造成视盘边缘模糊）：OCT 检查可发现视网膜 NFL 增厚，是目前视盘肿胀定量指标之一。

④视网膜皱褶和脉络膜皱褶：又称 Paton 皱褶，Paton 征，Paton 线条。在视盘周围有 3 ～ 4 条纤细的稍明亮的线条，宽 100μm 左右，线条形态及病变层次有多种（图 6-3-4）。

a. 视网膜皱褶（wrinkles）：与视盘边缘呈同心性弧形，最常见，位于视网膜神经纤维层，在 OCT 图像上很易发现。Paton（1911）在组织切片上未提及，当时 OCT 尚未发明。

b. 螺旋状：视网膜皱褶与视盘呈切线，少数。有时向黄斑水肿的视网膜皱褶衔接。

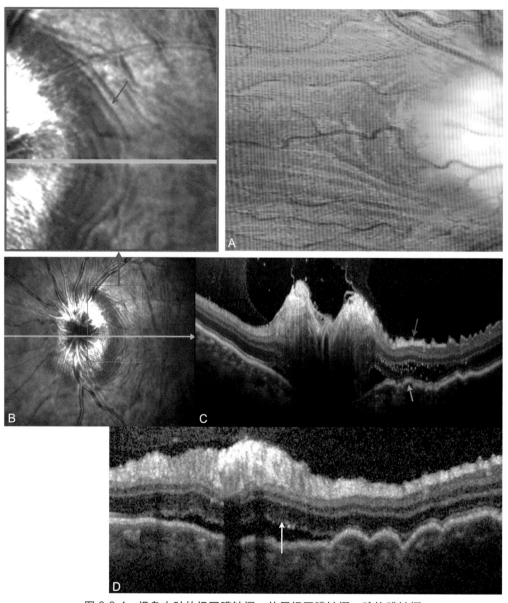

图 6-3-4　视盘水肿的视网膜皱褶，外层视网膜皱褶，脉络膜皱褶

A. 放射状皱褶。射向黄斑。B. 同心圈状皱纹最多见。放大图中红箭所指的皱纹带有螺旋倾向。C. 是 B 图绿色箭扫描切面，清楚显示 NFL 皱纹（红箭），RPE 波浪状起伏称脉络膜皱褶（蓝箭），其 Bruch 膜向下倾斜提示此为视神经头肿胀，非颅内压增高。D. 外层视网膜皱纹（白箭）。在彩照上很模糊

c. 放射状：视网膜皱褶由视盘向四周放射，极少数。

d. 视网膜内皱褶：外层视网膜皱褶（outer-retinal folds）呈同心性弧形，在深层，彩照难以显示，位于外丛状层 - 外核层 - 椭圆体层，常伴视网膜下液，少见，这与 Paton 报道的组织切片吻合。

e. 脉络膜皱褶：占 10%，最少见，深层 RPE 条纹，OCT 最易辨别，RPE 波浪样皱褶；检眼镜下很难发现和确定。

视盘周围视网膜皱褶的存在可以肯定视盘水肿。用直接检眼镜观察，彩照，OCT 图像可发现。OCT 像最敏感。

发生机制：视网膜皱褶是由于视盘水肿使其邻近的视网膜向周围移位，从而引起的视网膜皱褶。特异性强。Sibony（2015）认为是高颅内压引起的生物力学应力应变和承载结构的迹象，皱褶的形态取决于视乳头水肿的程度及承载结构（巩膜或可能筛板）向前变形之间复杂的相互作用（IOVS，2015，56：5670-5680）。

⑤生理杯被充满（后期）：在第 4 期时视盘肿胀增多，充满或几乎充满视杯。

（2）视盘肿胀 5 个血管标志

①视盘充血：视盘毛细血管扩张，色变红，早期很难界定。Kestenbaum 发现视盘边缘不能区分出动静脉的微血管 > 12 支，此标准很少被采用。

②静脉淤血：静脉扩张纡曲。

③视盘周围出血：视盘周围火焰状出血。这是很重要的异常表现，强有力地支持视盘水肿的诊断。出血常在 NFL，也可在视网膜任何层或视盘上。

④视盘周围渗出物：是很重要的异常表现，强有力地支持视盘水肿的诊断。

⑤神经纤维层梗死：视盘周围棉绒斑。

3. 视盘水肿的病程　可分成早期、发展期、慢性期和萎缩期 4 个阶段（图 6-3-5）。

（1）早期视盘水肿

①边界模糊：水肿并不均匀一致。由于视神经内小隔中管道并不同时受到同等程度的引流阻断，只有在病变较重处视盘出现突起，以裂隙灯显微镜观察时，可见视盘表面像丘陵样起伏不平。如用直接检眼镜检查，则这种早期征象仅为视盘轻度充血及边界略模糊而已。

早期视盘水肿首先出现在上方和下方，但是从诊断角度来说注重鼻侧，最后才是颞侧。神经纤维层最厚处，则最先出现边缘模糊。神经纤维层隆起掩盖了其下层的血管，以致视盘边缘模糊。

通常鼻侧缘模糊标志有水肿，方能比较确定为病理性。

②视网膜静脉搏动消失：有 50% 正常眼底可见视盘上静脉穿出点处有自发性静脉搏动。若颅内压上升超过眼压时，则此种自发性搏动停止。见有自发性静脉搏动表示当时颅内压 < 180mmH$_2$O。

③视网膜皱褶：视盘水肿而致周围视网膜挤成同心圈状视网膜皱褶或脉络膜皱褶（Paton fold），此种皱褶在裂隙灯下易见，无赤光更易显示皱褶。OCT 显示很清楚。

④生理凹陷底部视网膜内界膜脱离：用裂隙灯检查生理凹陷的底部，可见视网膜内界膜有水肿液潴留而脱离，这不但是视盘水肿的早期表现，有人认为也是具有病理特征的。

（2）发展期视盘水肿

①视盘明显隆起：视神经头的充血、水肿、出血、渗出使视盘隆起及边界模糊（图 6-3-5），隆起度都在 3D 以上（直接检眼镜测定平面差异 3D=1mm 隆起）。用 +90D 检查视盘隆起的立体感觉非常良好，又如用眼底接触镜观察，但 +90D 不需接触角膜；间接检眼镜的放大率低，故立体感觉不如 +90D；直接检眼镜无立体视觉，只能靠调节透镜度数来确定视盘表面与视网膜表面的平面差异。当肿胀继续进行时，其范围虽仍限于视盘本身，但视盘可突入玻璃体中 5 ~ 6D（极甚者可达 8 ~ 9D）状似小菌，直径不会超过原来视盘 1 倍。

②静脉明显弯曲扩张：视网膜中央静脉蛇

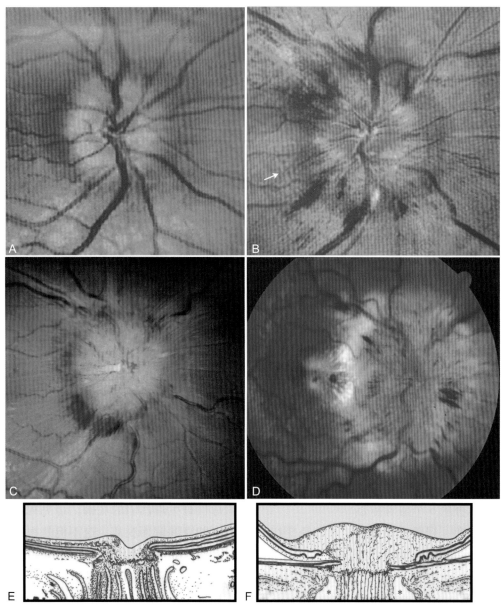

图 6-3-5　视盘水肿

A. 早期视盘肿胀，边缘模糊。B. 发展期视盘水肿，视盘毛细血管扩张，明显出血。少量渗出。凹陷消失，视网膜静脉被遮掩（绿箭）。同心圈皱褶（黄箭）。C. 比 B 图缓和些。D. 急进型高血压，视盘水肿明显，动脉变细，黄斑水肿伴星样排列。E. 视神经头的组织学切片。正常视神经。F. 颅内压增高的视盘水肿。CSF 的高压将蛛网膜下腔撑大（*），高压传递到视神经头的轴突，导致筛板前区轴浆淤滞而肿胀（黄色区），远比正常眼隆起，扩大；中心凹陷消失

形弯曲扩张，在视盘周围有一些血管当它们向下弯入深处视网膜遮埋在水肿组织中而致血管模糊不清。

③出血及渗出：在视盘周围有火焰状或线状出血，间或也可见圆点状或墨渍状（blot）深层出血。白色棉绒斑为轴突浆残留物，提示在神经纤维层缺血。

④黄斑星状排列：水肿不仅限于视盘，并可扩展至视网膜，最明显的表现是黄斑鼻侧出现放射状混浊，称为黄斑部扇形水肿。液体及渗出扩散至黄斑部，在黄斑鼻侧形成扇形星状排列。这种水肿能完全吸收，且常可在腰椎穿

刺后消失。如长期存在，可引起该区萎缩。

视盘水肿的荧光素眼底血管造影（FFA）：视盘毛细血管扩张，明显渗漏。此点与视乳头炎相似，但可与假性视盘水肿区别。

（3）慢性视盘水肿：慢性视盘水肿者因组织对轴浆流的阻断已有一定适应，故静脉弯曲扩张、出血、渗出、水肿等改变都会减轻。视网膜神经节细胞轴突变性而萎缩，视觉严重损害。

（4）视神经萎缩期（optic atrophy）：显著的视盘水肿后期演变成继发性视神经萎缩，表现为视盘苍白、因胶质增生而污秽状萎缩、血管变细，血管鞘、中心视力减退。有时出现视睫状分流血管使视网膜静脉转道睫状血管系统引流。

（六）分期

1982 年 Frisen 根据轴突肿胀这个主要病理改变而设计出视盘水肿分期方案（Frisén L. Swelling of the optic nerve head: a staging scheme. J of Neurol Neurosurg and Psyciatry, 1982，45:13-18）。分期方案中故意未涉及充血（或苍白）、出血和棉絮斑，因这些体征随病因和个体而有相当大的差异，可以在分期前提下注明这类体征的存在。

Scott 等 2010 年将其修订（Scott CJ, Kardon RH, Lee AG. Diagnosis and Grading of Papilledema in Patients With Raised Intracranial Pressure Using Optical Coherence Tomography vs Clinical Expert Assessment Using a Clinical Staging Scale. Arch Ophthalmol, 2010, 128:705-711）。

随后的研究发现其对视盘改变识别的连续性、重复性及特异性均低。Sinclair 等（2012）发现还不如简易视盘分期（表 6-3-2，图 6-3-6）。

OCT 图像分级容易掌握（图 6-3-7）。

MRI/CT：神经眼科评估的第一个目标是临床定位病变，可能涉及以下几个方面：①眼眶；②蝶鞍旁区；③颅中窝，视路包括视束、膝状体和视放射，以及枕叶皮质；④颅后窝，脑干和小脑。

这些区域中的每一个部位，以及临床表现和鉴别诊断，都与影响成像模态的选择相关（表6-3-3）。

（七）诊断

颅内压增高引起的视盘水肿是两侧对称性的，先兆症状可能是两眼一时性视力丧失（持续＜30s），但不影响中心视力，晚期因水肿造成视神经萎缩时中心视力可减退。颅内压增高病人常诉头痛、恶心、呕吐，但这些症状只能视为诊断线索而不可作为诊断根据。

诊断要点：①视盘隆起(轻度时 90D 可发现，明显时直接检眼镜可测定其隆起状态)。②视盘边缘光晕（C 形进展至 O 形）。③视盘鼻侧边界模糊（最后进展至颞侧）。④视网膜大血管在视盘边缘处模糊。⑤视网膜中央静脉明显扩张弯曲。⑥视盘四周围有少量出血（火焰状）。⑦视盘毛细血管怒张。⑧生理凹陷被充满。⑨视网膜中央静脉搏动消失。若自发性搏动存在，则可以肯定颅内压正常；但无自发性搏动，并不能肯定颅内压增高，因为50% 正常人并无自发性搏动。静脉搏动存在是一个有价值的否定性体征，但不能用来肯定诊断。

典型发展期病例两眼符合前 5 项条件即可初步诊断视盘水肿（等待颅 MRI 和腰穿）。

早期诊断：早期病例视力正常，只有视盘充血、边界模糊而已。视盘轻度水肿两侧性者无从对比，故检眼镜中很难确定这两个早期体征，裂隙灯检查有立体视觉较检眼镜容易判明。如视盘边缘因水肿而出现视网膜皱褶（显微镜观察），则对诊断颇有帮助。OCT 切面可客观地比较前后不同时间的隆起度，有助于早期诊断。难以确定诊断者必须待有些小出血后才能诊断。

晚期病例：多为慢性视盘水肿，纤维化或胶质增生可使水肿程度减轻，因为纤维化的网状组织可限制肿胀；长期水肿可造成视力减退，视盘苍白而致污秽性萎缩。视神经纤维萎缩者纤维束消失，充填于鞘膜隔的组织变为导流液

表 6-3-2　视盘水肿彩照分期方案

	Frisen 分期（1982）	Frisen 分期修订版（2010）	简易分期
0 级	正常视盘 鼻侧，视盘边界因被神经纤维束覆盖而模糊（大视盘只是轻微模糊，反之，小视盘比较模糊）。视盘周围神经纤维束的模式是严格的放射径向，无轴突束扭曲。视盘上下极的模糊不必计较，因为正常变化甚大。少数情况下，一支大血管由于神经纤维的覆盖而在视盘边缘出现模糊，通常在上极	正常视盘 鼻侧、上方及下方视网膜神经纤维排列清晰（大视盘呈轻微模糊，反之，小视盘则比较模糊）；神经纤维层放射状，无扭曲	
1 级	视盘鼻侧边界过度模糊（与视盘直径大小有关），神经纤维束的正常径向排列被破坏。颞侧边缘仍保持正常，至少在乳头黄斑区的中部是正常的。这些变化导致视盘的圆周出现微妙的 C 形灰色光晕，颞侧除外（通常用间接检眼镜低倍率最易辨认光晕）	最轻度视盘水肿 视盘鼻侧边缘不太明显的灰色的 C 形光晕（颞侧缘无光晕），遮掩其下的视网膜；神经纤维层正常放射状排列被破坏；视盘颞侧边缘正常	鼻侧边缘模糊
2 级	变化比 1 期更明显，神经头的鼻侧边缘隆起，并且所有的颞侧边缘也模糊。光晕完全包围视盘（完全的环形）。可能出现同心性或辐射状视网膜脉络膜褶皱	轻度视盘水肿 圆周状（360°）光晕；视盘鼻侧边沿隆起；无大血管模糊	颞侧边缘也模糊
3 级	变化比 2 期更显著，视盘颞侧边缘也隆起，视神经头的直径明显增大。视网膜大血管在离开视盘处被水肿遮掩而模糊（一个或多个区段）。围绕视盘四周的光晕具有不规则的外边檐，伴有指状延伸	中度视盘水肿 1 或多条大血管离开视盘处模糊；圆周状光晕；视盘所有边沿隆起；光晕（外侧缘不规则伴有指状扩张）	大血管离开视盘处模糊
4 级	比 3 期的变化更显著。整个视盘隆起，并且视杯被压缩成一条狭缝或闭塞，或者视网膜中央动脉或静脉的一个节段完全模糊	显著视盘水肿 视盘上一支大血管的一部分被完全遮掩；全部视神经头隆起（包括视杯）；边界完全模糊；完全环形光晕	视盘内大血管模糊或视盘肿胀充满视杯
5 级	视神经头向前扩张超越侧向扩张。神经头呈现相对光滑的圆顶形突起，具有一个窄而边缘流畅的光晕。视网膜大血管陡直地爬上圆顶表面，这些大血管的节段不一定被其上层肿胀组织完全掩没	重度视盘水肿 视盘及其边缘全部血管模糊	光滑圆顶形隆起

体的组织，故完全萎缩的视神经中液体被导流而不被阻塞，从而水肿消失。

（八）鉴别诊断

凡有颅内压增高的症状及体征，如头痛、恶心、呕吐和外展麻痹，提示视乳头水肿的诊断。另需注意：病人的头痛可能与视盘肿胀无关。例如，假性视盘水肿病人伴有偏头痛；头痛也可能与视神经炎有关。颅内压增高引起的视盘水肿在 OCT 图像上有时可显示 Bruch 膜向上弓的特征（图 6-3-7），如有此特征可支持颅内压增高，但缺乏此特征者不能排除颅内压增高。

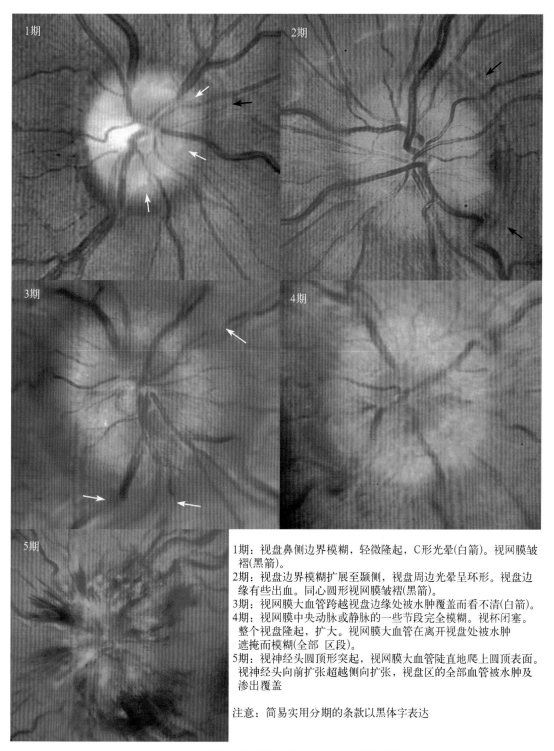

1期：视盘鼻侧边界模糊，轻微隆起，C形光晕(白箭)。视网膜皱褶(黑箭)。

2期：视盘边界模糊扩展至颞侧，视盘周边光晕呈环形。视盘边缘有些出血。同心圆形视网膜皱褶(黑箭)。

3期：视网膜大血管跨越视盘边缘处被水肿覆盖而看不清(白箭)。

4期：视网膜中央动脉或静脉的一些节段完全模糊。视杯闭塞。整个视盘隆起，扩大。视网膜大血管在离开视盘处被水肿遮掩而模糊(全部 区段)。

5期：视神经头圆顶形突起，视网膜大血管陡直地爬上圆顶表面。视神经头向前扩张超越侧向扩张，视盘区的全部血管被水肿及渗出覆盖

注意：简易实用分期的条款以黑体字表达

图 6-3-6　视盘水肿分期（Frisen）及其简易分期

1. 假性脑瘤（pseudotumor cerebri, PTC）两侧性视盘水肿者颅内压增高，但 MRI 及 CT 未查到颅内占位性病变，病人体重超重。

2. 假性视盘水肿　是用于描述视神经头变异或异常的术语。从检眼镜检查而言，假性视盘水肿包括视盘疣（optic drusen）和视盘先天性异常，如视盘倾斜、远视拥挤视盘、视乳头发育不良、有髓神经纤维和视盘错构瘤。假性

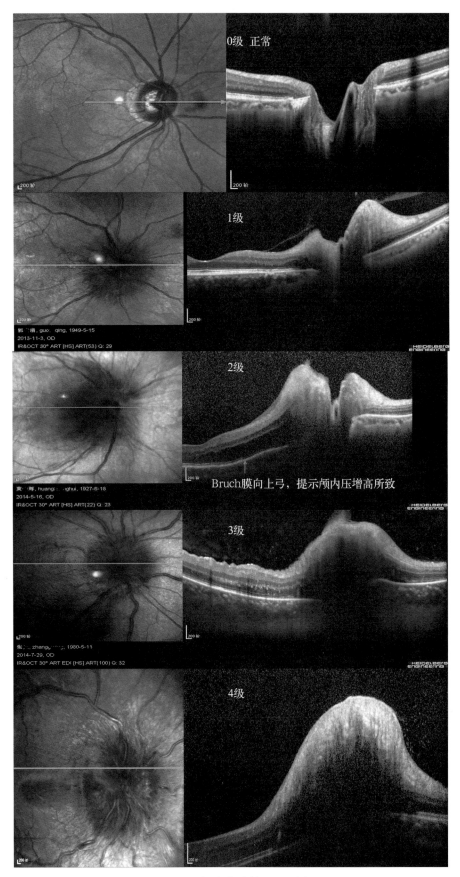

图 6-3-7　视盘水肿的 OCT 分级

表 6-3-3　磁共振和 CT 模式的比较

	优点	缺点	禁忌证
MRI	● 能够更好地区分白质和灰质 ● 更好地可视化颅后窝病理学 ● 更适合软组织 ● 更好地分辨视神经和眶尖 ● 可以确定脑实质内出血的进展 ● 无电离辐射	● 对比染料反应和全身性肾源性纤维化 ● 成本更高	绝对禁忌证：①装有心脏起搏器、神经刺激器、人工金属心脏瓣膜等病人；②带有动脉瘤夹者，钛合金除外；③妊娠 3 个月内的早期妊娠者
CT	● 评估骨质异常 ● 评估眼眶和超急性颅内出血 ● 检测病变的钙化 ● 评估眼球和眼眶创伤（包括高分辨率骨骼算法）	● 暴露于电离辐射剂量 [CT 头辐射剂量 = 1.5mSv(150mrem)] ● 基于碘的染料对比反应 ● 缺乏直接矢状位成像 ● 颅后窝的分辨率有限 ● 眶尖的分辨率差	
MRA	● 比导管血管造影更少侵入性	分辨率有限（在动脉瘤≤3mm）；可能会高估颈动脉狭窄	与 MRI 同
CTA	● 依靠体循环转运非碘离子造影剂 ● 血管内注入造影剂然后经过计算机重建处理，将非兴趣区的内容删除，仅保留血管的影像；三维显示颅内血管系统	来自叠加的骨骼和相邻血管的伪影，特别是骨内或骨附近的动脉瘤；分辨率有限（在动脉瘤≤3mm）	对造影剂过敏者
MRV	● 诊断脑静脉窦血栓形成的无创、有效手段 ● 对慢血流较敏感，不受血栓形成时间的影响，从多个旋转角度观察颅内静脉窦血栓形成的部位、范围以及狭窄程度 ● 血栓形成检出率高于 CTV	● 静脉血流成像，受血管内血流速度影响较大。在血流速度较慢的静脉窦或发育所致血流速度较低的静脉中显示欠准确	与 MRI 同
CTV	快速	● 辐射剂量较大，且有对比剂肾病的风险 ● 准确率可因设备的敏感性、扫描的层厚、扫描方式、扫描时间及静脉窦强化的程度等因素而产生不同的影响	对造影剂过敏者

视盘水肿病人可引起神经纤维性视野缺损。无静脉明显扩张和弯曲、视盘周围无出血和渗出、FFA 无渗漏和染色。

3. 单侧视盘肿胀　首先想到眼内或眼眶病变，这类病变往往继发单侧性视盘水肿；可是有些病变或有些病人由单侧起病，在短时间内波及对侧眼而引起两侧性视盘水肿。①视神经炎。②前部缺血性视神经病变。③动脉炎性视神经病变：颞动脉炎，我国少见。④颅内占位性病变几乎全部形成两侧性视盘水肿，文献记载罕见的 Forst-Kennedy 综合征肿瘤压迫同侧视神经使之萎缩，而该侧的视盘因萎缩不可能形成水肿，病人颅内压升高只能引起对侧眼的视乳头水肿。⑤特发性颅内压增高症（假性脑瘤）

病人中极其少数病人呈单侧性视乳头水肿，见于前颅窝肿瘤，发展缓慢。

4.视神经病变的视盘肿胀　视神经病变的视盘肿胀和颅内压增高的视盘水肿，其检眼镜检查所见，二者相似。前者视盘肿胀程度比后者轻，可是视力丧失程度前者比后者重（图6-3-8）。

重症视盘水肿隆起度高，水肿严重，毛细血管明显扩张，视盘周围出血多。然而，视神经病变如视神经炎或缺血性视神经病变通常导致严重的视力丧失，突然发病，单侧，RAPD阳性和色觉受损。另一方面，视盘水肿（由于颅内压增高）是两侧性的，通常最初会有视觉缺陷，如生理盲点扩大、周边视野缩小，而中心视力仍然保持完好，甚至1.0（图6-3-9）。

5.盲点扩大综合征（big blind spot syndrome）早期视盘水肿呈现生理盲点扩大，视力正常或几乎正常。符合此种特点的疾病包括急性特发性盲点扩大（acute idiopathic blind spot enlargement，AIBSE）、多发性一过性白点综合征（multiple evanescent white dot syndrome，MEWDS）、急性区域性隐匿性外层视网膜病变（acute zonal occult outer retinopathy，AZOOR）。生理盲点扩大是由于视盘水肿伴有视盘周围视

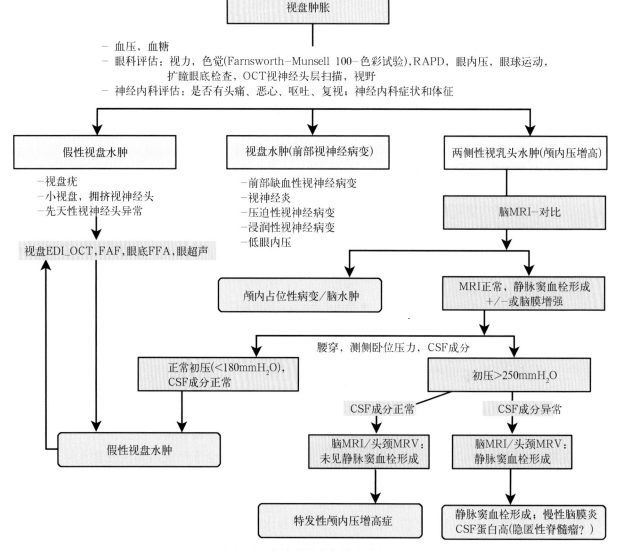

图 6-3-8　视盘肿胀分析诊断流程

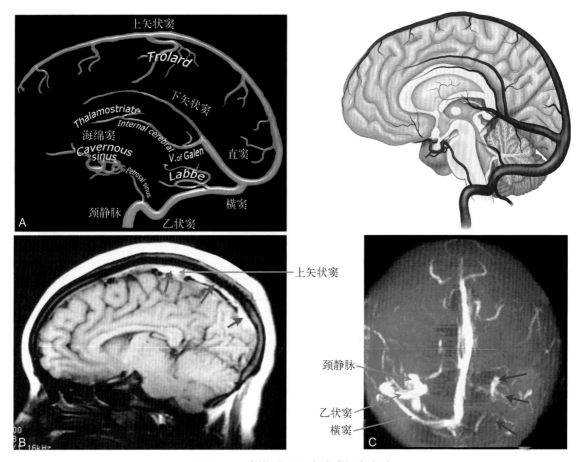

图 6-3-9　颅静脉窦阻塞造成视盘水肿

A. 脑静脉窦示意图(网络截图)。B. 颅内压增高,视盘水肿病人,矢状 T1 加权 MRI,无对比,显示上矢状窦高强度(红箭),提示脑静脉窦血栓形成。C.14 岁女孩中耳炎并发乳突炎,因复视检查眼底发现视盘水肿。T2 加权 MRI 显示乳突炎,图像从略。MRI 静脉造影显示左横窦,乙状窦和左颈内静脉无血流(红箭),符合静脉窦血栓形成

网膜移位或当视神经在检眼镜镜下正常时,由视盘周围视网膜功能异常所致。这些疾病有好发于年轻女性倾向,多为外层视网膜病变。

6. 颅内病变 Foster-Kennedy 综合征　仅一侧视盘水肿,但另一侧视神经是萎缩的。Foster-Kennedy 综合征病人因额叶肿瘤压迫同侧视神经使之萎缩,而萎缩的视盘不会发生肿胀,继后,肿瘤引起的颅内压升高只能引起对侧眼的视盘水肿(图 6-3-10)。与视乳头炎、缺血性视神经病变、视网膜中央静脉阻塞鉴别(表 6-3-4)。

视乳头炎:视力明显减退,出血及水肿很轻,一侧或两侧。

缺血性视神经病变:水肿很轻微,视盘显得苍白(象限性),如果有出血仅为几小点而已,静脉径行正常,年龄都在 40 岁以上。

视网膜中央静脉阻塞(CRVO):视盘水肿,主要特征是中央静脉明显扩张弯曲,沿着静脉的多量出血,黄斑部常有出血、水肿、渗出而致视力明显下降,单侧性。视盘水肿者水肿隆起为突出体征,出血仅在视盘周围 2 DD 范围内,并不沿着静脉有大片出血,两侧性。

二、特发性颅内压增高症

(一)概述

1890 年,Quincke 将原因不明的颅内高压导致神经和眼科症状和体征,认为由浆液性脑膜炎所致。

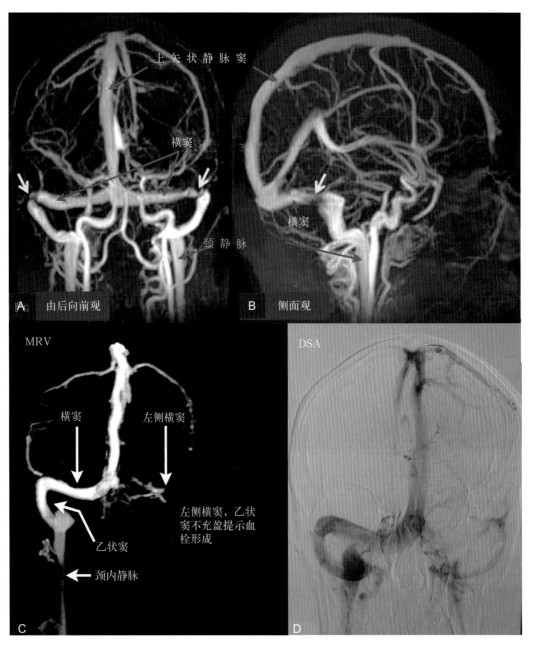

图 6-3-10 横窦狭窄和静脉血栓形成的 MRV

A、B. 特发性颅内高压病人 MRV 对比显示主要颅内静脉窦（红色箭）和两侧远端局灶性横窦静脉狭窄（黄色箭）。引自 Biousse V, Newman N. Neuro-Ophthalmology Illustrated.2nd ed.Thieme: New York,2016.264。C. 颅内压增高，视盘水肿病人的 MRV 显示左侧横窦完全不充盈,提示继发性假性脑瘤。D. DSA 显示左侧乙状窦极细、横窦闭塞无显影；右侧横窦、乙状窦粗大通畅

　　1904 年，Nonne 首先提出"假性脑瘤"（pseudotumor cerebri，PTC）。

　　1937 年，Walter Dandy 描述了 7 年内遇到的 22 例"无脑肿瘤的颅内压增高"病人，没有颅内肿瘤或任何形式的占位性病变。通过脑室造影术已排除了脑肿瘤，所有这些病人都主诉头痛，大多数有恶心、呕吐、复视、头晕、视力丧失。每例出现双侧乳头状水肿，强烈提示颅内压升高。CSF 压增高。

　　20 世纪 50 年代,有人提出"良性高颅内压"，

表 6-3-4 缺血性视神经病变、视神经炎、视盘水肿、视网膜中央静脉阻塞的特征

	缺血性视神经病变	视神经炎	视盘水肿	视网膜中央静脉阻塞
主诉	根据视力影响而异或有颞部头痛	急性进行性视力减退；眼后部痛，眼运动时痛	一时性（< 30s）视力丧失、头痛、甚至恶心、呕吐	若黄斑部有出血、渗出者视力相应减退
视力	正常 - 无光感，发生于几分钟至几小时内	视力减退，发生于数小时至数天内	正常（早期）	突然视力减退。视黄斑部缺血、出血、渗出而异
色觉	减退	减退	正常	
视野	弓形缺损，60% 为水平性缺损	中心暗点或周边缩小	生理盲点扩大，鼻侧缺损，向心缩小	
眼别	常为一眼，另一眼可能迟发	一侧性，另一眼可能迟发	视盘水肿单侧或两侧	一侧性
RAPD	不一定	阳性	阴性	缺血性阳性；非缺血性 1/3 阳性
视盘色泽	视盘水肿，缺血区（象限性）由充血转苍白	视乳头炎者充血，球后视神经炎无改变	明显毛细血管怒张、水肿	毛细血管怒张、水肿
视盘出血	偶有小出血点	视乳头炎者或许有几丝出血	急性期大量火焰状出血	典型期沿视网膜静脉多数火焰状出血
视盘隆起	有水肿但未察觉有隆起度	未察觉有隆起度	明显隆起多在 3D 以上	可能隆起
年龄	> 40 岁	16—40 岁		中老年

由于结局并非多是良性的而致该术语失宠。

20 世纪 80 年代后期，Corbett 和 Thompson 提出了特发性颅内高压（idiopathic intracranial hypertension，IIH）。侧重于特发性的形式，不包括广义的假性脑瘤综合征——所有非肿瘤继发的颅内高压，如静脉窦血栓形成和脑膜炎等。

现阶段常用的诊断是假性脑瘤（PTC）和特发性颅内高压症（IIH）。二者含义并不相等。

假性脑瘤综合征可区分为特发性和继发性两类，其颅内压增高的原因如下。

1. 特发性颅内高压症 又称原发性。排除颅内肿瘤、脑积水、脑膜炎的存在；排除各种继发性假性脑瘤。

危险因素包括肥胖、近期体重增加、育龄期女性、多囊卵巢综合征和瘦弱儿童。

2. 继发性假性脑瘤

（1）脑静脉异常：硬脑膜静脉窦血栓形成或阻塞，双侧颈静脉血栓形成或手术结扎，中耳或乳突感染，右心压升高，上腔静脉综合征，动静脉瘘，先前颅内感染引起的 CSF 吸收减少或蛛网膜下腔出血，血高凝状态。

（2）药物和暴露

①抗生素类：四环素、米诺环素（四环素类）、强力霉素、萘啶酸（喹诺酮类）、磺胺药。

②维生素 A 和类维生素 A：高维生素 A、异维 A 酸、全反式维 A 酸（用于早幼粒细胞白血病）等，过度摄入肝脏。

③激素：人类生长激素、甲状腺素（儿童）、醋酸亮丙瑞林、合成代谢类固醇；慢性应用糖皮质激素后停药。

④锂。

⑤十氯酮（chlordecone）。

（3）医疗状态

①内分泌失调、Addison 病、甲状旁腺功能低下。

②高碳酸血症（hypercapnia）：因通气不足或血中二氧化碳浓度升高，引起呼吸加深、加快、加重。可出现呼吸抑制表现：睡眠呼吸暂停、Pickwickian 综合征（肥胖、睡眠过度并可出现发作性呼吸暂停 10～20s，可长达 2min。肌肉松弛，皮肤青紫。脑电图慢波增多。病因未明，可能有家族遗传倾向）。

③其他：包括贫血、肾功能衰竭。

④ Turner 综合征，又称先天性卵巢发育不全，是最常见的性染色体疾病，只影响女性，由于体细胞中 X 染色体缺失所致。女性表型、身材矮小、青春期乳房不发育和生殖器幼稚型。

⑤ Down 综合征。

假性脑瘤颅内压增高的机制尚不清楚。CSF 动力学是病生学的中心，如 CSF 分泌增多学说。CSF 再吸收障碍学说认为静脉狭窄减少静脉流出，减慢脑脊液重吸收并导致积聚；另外，维生素 A 代谢与 CSF 高水平有关。

特发性颅内压增高症是指在临床上排除了颅内肿瘤、脑积水、脑膜炎、肿块、结构或血管病损后，而以颅内压增高为突出表现的一组综合征。

大多数病人为明显肥胖女性。在非肥胖症人群的患病率为 1/10 万，然而在肥胖症人群的患病率猛增至 19/10 万，怀孕时易发病。男性鼾症是一个相关因素。本病可能是自我限制或慢性过程。

（二）病因

理论上，颅内压增高的原因有：①颅内肿块；②脑脊液生产过多，循环不畅和（或）吸收障碍；③脑水肿（代谢、创伤、炎症，以及与循环系统疾病有关的起源）；④颅内循环障碍（脑静脉血流受阻，如静脉窦血栓形成）；⑤颅骨体积与颅内内容物之间的空间不相称（发育异常）。

特发性高颅内压，意即尚未发现肯定原因。大多数病人有肥胖症，故推测大脑有水肿并且脑脊髓液吸收力降低。①脑脊液吸收量减少：蛛网膜绒毛降低吸收 CSF 是最合理的解释。有些病人也可能是颅内压增高压迫蛛网膜绒毛而

使之 CSF 吸收减少；②也有可能为颅内静脉压力升高引起脑脊液压力梯度异常。肥胖病人腹压升高继发胸膜压力和心脏充盈压增加，由此导致颅内静脉增高；③有人认为脑脊髓液生成过多。至于其他各种各样的伴有现象还不足以说明是特发性颅内压增高症的主要原因。

（三）临床表现

IIH 发病 90% 为妇女，平均年龄 28—34 岁。

主觉症状、视觉症状、眼底表现、视野改变与视盘水肿相同。女病人常主诉头痛。展神经麻痹。

一过性视物模糊：一过性视物模糊或黑矇，与体位或 Valsalva 动作有关。在弯腰或起床时出现，单眼或双眼，持续数秒后自行完全缓解。每天可频繁发生。该症状的机制为颅高压导致视神经静脉回流短暂受阻、缺血所致。

疼痛（94%）：轻重不等，与颅内压高度不呈正比。由于 IIH 多为慢性病程，头痛并不是急性剧烈发生。部分病人主诉后枕部、颈肩部或手臂不适。

搏动性耳鸣：少数。

视力：疾病早期病人中心视力及色觉可完全正常，故频繁发作的一过性视物模糊是最常见的眼部首诊症状。但是首诊时视力丧失者是由于视盘梗阻、黄斑改变、视网膜下出血、视神经缺血和压迫。

视野：最常见的异常是盲点扩大、广泛缩小和鼻下方视野丧失。

暴发性或恶性特异性颅内高压（fulminant or malignantidiopathic intracranial hypertension）：罕见，急性颅内压升高的发作迹象。正常脑部 MRI 和 MR 静脉造影。快速恶化，发病数天就可丧失视力，所有病人进行性严重视力丧失，50% 为法定盲。

（四）神经科检查

临床病史：头痛和（或）视觉症状发作的速度可能暗示出血，静脉血栓形成或肿块迅速扩大。

其他神经系统症状：如偏瘫、感觉减退或

共济失调，提示肿块。

超重女性提示 IIH。

神经系统检查：精神状态异常，局灶性神经系统异常或长神经束征兆的表明有肿块。发热和颈项僵硬提示脑膜炎。

腰穿：测量开放压。脑脊液检查可排除脑膜炎，如蛋白质、葡萄糖、细胞计数分类、Gram 染色、培养。

（五）神经影像诊断

CT 可以排除脑积水和大多数肿块。很多引起颅内压增高的其他原因，如静脉窦血栓形成或阻塞、脑膜浸润和等密度肿瘤，用未增强的 CT 是不能探测到的，而 MRI 可以探测到大多数改变。MRI 配合 MRV 有助于探查出引起颅内压增高的大多数静脉窦血栓形成和伪装特发性颅内压增高症。在正常人群 MRV 有时见硬脑膜静脉横窦狭窄，这不要错误判断为脑静脉窦血栓形成。

脑 MRI 钆增强（优于 CT）排除脑水肿或其他颅内压升高的原因，如肿块、硬脑膜静脉窦血栓形成、硬脑膜动静脉畸形。在特发性颅内压增高症病人常见的放射影像表现包括空蝶鞍（empty sella）、视盘隆起、后极巩膜变平、视神经鞘扩张、脑膜膨出和颅内静脉横窦狭窄。

数字减影血管造影（digital subtraction angiography，DSA）是显示脑静脉窦血栓形成的最可靠手段，是脑静脉血栓形成临床诊断的金标准，准确率可达到 75% 以上。但是，必须将导管插入动脉（股动脉或桡动脉）注射造影剂做全脑血管造影。经连续 DSA 造影在不同时期显示脑内动脉、回流静脉和静脉窦的形态、部位、分布和行径。目前已被损伤少的 MRV 和 MRA 所替代。但是，目前临床高度怀疑颅内静脉窦血栓形成者，尽管 CTV 或 MRV 检查结果正常，必须使用 DSA。

因颅内静脉窦发育变异较大，正常成年人静脉窦宽度缺乏公认的参考标准。可利用多模式成像技术协助判断其狭窄或血栓形成。

附：空蝶鞍（empty sella）

空蝶鞍又称空蝶鞍综合征。蝶鞍腔内本该充满垂体组织，无蛛网膜和脑脊液。因先天、垂体病变或肿瘤术后等原因造成蝶鞍区空虚，无任何实质性物质，而蝶鞍却显示扩大，且表现一些蝶鞍损害的病征。20 世纪 50 年代的影像学名称，在 MRI/CT 扫描发现蝶鞍内呈几乎充满 CSF 的空腔（图 6-3-11）。

原因：①先天性鞍膈（diaphragma sella）中央孔洞较大，在脑脊液的压力下长期蛛网膜下腔疝入蝶鞍内逐渐囊状扩大，蝶鞍内垂体组织被挤压缩小。因此蝶鞍内并非空无一物，而是填充了脑脊液，其实应该称其为"鞍内蛛

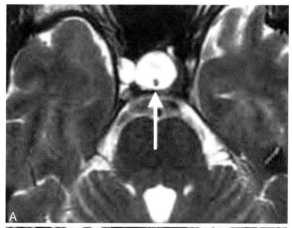

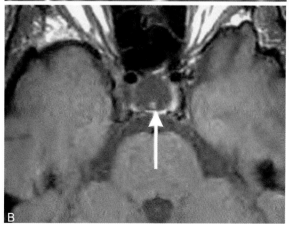

图 6-3-11 空蝶鞍

58 岁妇女，头痛，两眼视力下降，CSF 初压 250mmH₂O，两侧视盘水肿，外展神经麻痹，未发现继发性假性脑瘤的原因。诊断 IIH。A. 轴位 T2WI 示空蝶鞍（白箭）。B. 轴位 T1WI（白箭）

网膜囊肿（intrasellar arachnoidocele）"。多见。②某种生理或病理内分泌改变的因素，使垂体组织一过性肿胀增大，同时鞍隔孔洞也随之扩大，事后垂体恢复正常大小，也造成空蝶鞍。③鞍区局部的感染、外伤等发生蛛网膜粘连，导致脑脊液压力增高，使蛛网膜疝入蝶鞍腔内。④垂体肿瘤手术摘除后或放疗后均可使蝶鞍腔内空虚，这样蛛网膜疝入鞍腔内造成空蝶鞍症。⑤垂体腺瘤因出血或坏死而萎缩。

眼症状与病征：①视力减退，法定盲，也可正常；②视野缺损，多为双颞侧视野缺损；③视神经萎缩。

（六）诊断

特发性颅内压增高症的诊断标准（Friedman DI, Jacobson DM. Diagnostic criteria for idiopathic intracranial hypertension. Neurology, 2002，59:1492-1495）：见表6-3-5。

1. 反映一般颅内压增高或视盘水肿症状或体征。

2. 颅内压增高（> 250mmH$_2$O，侧卧位测量法）。

3. CSF 成分正常。

4. 典型病人 MRI 或对比增强 CT 并无脑积水、肿块、结构或血管病损的证据；对非典型病人需做 MRV（磁共振静脉造影）和 MRI 证实无相关异常（图 6-3-12）。

5. 未曾查获颅内压增高的其他原因。

CSF 初压 200 ～ 250mmH$_2$O 不能成立诊断。

CSF 含有蛋白（即使少量）或细胞增多均不适宜诊断特发性颅内压增高症。

特发性颅内压增高症的诊断是在排除其他病因后才能成立。必须进行 MRV 检测以排除硬脑膜静脉窦血栓形成。

（七）鉴别诊断

1. 脑静脉窦血栓形成　MRV 检测是重要鉴别手段，常见横窦阻塞。静脉窦血栓形成病人的症状和体征通常比那些有 IIH 的人发展快。许多作者认为，如果没有 MR 静脉成像，这两种情况可能会相互混淆。中耳炎和乳突炎的病人常导致静脉窦血栓形成。然而，静脉血栓形成的病人可能会发生精神状态改变，皮质静脉血栓形成和脑梗死可能会导致偏瘫，半感觉减退和癫痫发作。横窦和乙状窦的血栓形成也可能导致第Ⅶ对脑神经和第Ⅷ对脑神经功能障碍。注意，横窦和乙状窦单纯左侧狭窄，应多考虑发育不良而不一定是血栓形成。

表 6-3-5　IIHTT 改良的 IIH 诊断标准

CSF 压	> 25cmH$_2$O	20 ～ 25cmH$_2$O 满足 CSF 压> 25cmH$_2$O 的所有要求 加上至少一项 *
症状	● 头痛、恶心、呕吐、暂时性视物模糊、视盘水肿 ● 清醒和警觉	* 与脉搏同步的耳鸣
神经学检查	● 神经系统检查未见局部表现	● * 脑神经（Ⅵ）麻痹 ● * 视盘水肿 Frisen 二级，无假性视盘水肿
CSF 分析	成分正常	
神经影像	● 神经影像学检查脑室系统无畸形，移位或阻塞 ● 空蝶鞍；视神经鞘充满了 CSF 间隙；静脉窦壁光滑，没有与血流有关的静脉窦狭窄或无充盈	● *MRV 显示静脉侧窦无充盈或狭窄 ● * 部分空蝶鞍伴有视神经周围 CSF 间隙扩张
免职声明	没有其他引起颅内压升高的原因	

Friedman DI, McDermott MP, Kieburtz K. The Idiopathic Intracranial Hypertension Treatment Trial design considerations and methods. Neuroophthalmol, 2014，34:107-117；Ahmad SR, Moss HE. Update on the diagnosis and treatment of idiopathic intracranial hypertension. Semin Neurol, 2019，39: 682–691

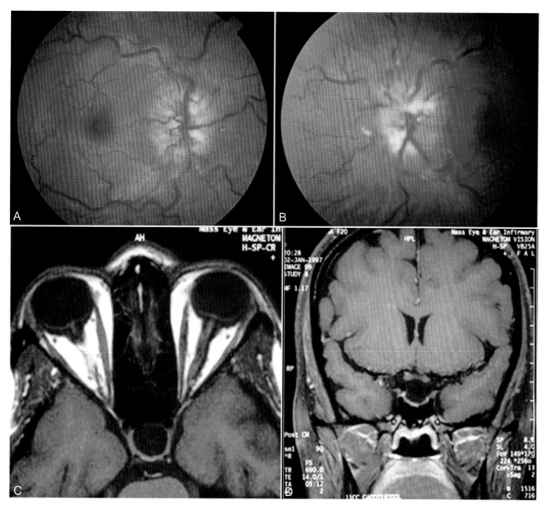

图 6-3-12　IIH 的眼底照相和 MRI

病人 20 岁，VA：1.0 OD；0.4 OS。A、B. 两眼视盘水肿，视网膜静脉显著扩张，弯曲。视盘边缘水肿增厚遮掩大血管。C.MRI T1 示视盘隆起，眼眶内未见肿块。D. 脑室小，空蝶鞍，其余正常，未见肿瘤。CSF 压 300mmH$_2$O

2. 视乳头炎　早期就有明显视力障碍。VEP 异常，非对称性病人 RAPD 阳性。

（八）治疗原则

1. 减肥是首要的，孕妇例外。潜在的煽动风险因素，如系统性红斑狼疮或 Addison 病，应予治疗；应停止应用不良药物如四环素或维生素 A 等。

2. 不再常规推荐包括颅内减压，长期应用糖皮质激素和连续反复腰椎穿刺减压。

3. 依据视力缺陷的严重程度和进展状态分成 3 种治疗方案。

（1）无视觉丧失：对乙酰氨基酚治疗头痛，减肥（孕妇例外），口服利尿药乙酰唑胺（diamox）以减少脑脊液生成，是一线治疗。不用糖皮质激素（有加剧肥胖的不良反应）。

（2）轻度至中度视觉丧失：这类病人最多。视野缺损包括盲点扩大、弧形暗点、轻度周边视野缩小，视力 0.3 以上。给予乙酰唑胺缓释片 500mg 2 ～ 3 次 /d，可逐渐增大剂量至 3g/d。不能耐受的病人只能减量。一般在 3 ～ 6 个月后视野和视盘水肿会缓解。不能忍受乙酰唑胺者给予呋塞米，20 ～ 40mg，必须监测血钾。若乙酰唑胺和呋塞米均失败者，可给予托吡酯 1.5 ～ 3mg/（kg·d）分成 2 次。在数周后可能需要缓慢增大剂量（每周 25mg）。> 200mg/d 容易出现不良反应。托吡酯是新药，减少脑脊液的作用不比乙酰胆碱差。减肥（孕妇例外）。

（3）严重或进行性视觉丧失：首先选用药物治疗，失败者才考虑手术介入。如视神经管减压术，腰部脊髓腔 - 腹腔分流术适合于视神经管减压术失败或顽固难治的头痛病人。

在少数伴有持续性双侧横窦狭窄的病例中，极少推荐颅内静脉狭窄的血管内支架置入术。

婴幼儿骶尾畸胎瘤的单一病例报道，母亲在妊娠前 3 个月使用乙酰唑胺，药物应保留仅在妊娠期最后 2 ～ 3 个月使用；此外，尽管结论证据表明乙酰唑胺可能对怀孕没有不利影响，但其安全性尚未在怀孕中得到证实。不宜使用更强的利尿药。不宜推荐减肥。

三、缺血性视神经病变

缺血性视神经病变（ischemic optic neuropathy，ION）有前部与后部之分，发生在视盘者称前部缺血性视神经病变（AION），眶内段发生病变者称后部缺血性视神经病变（PION）。因巩膜管腔的限制，该处神经纤维非常拥挤，所以缺血性视神经病变多发生在前部，后部缺血性视神经病变极少（表 6-3-6）。故 ION 就可代表前部缺血性视神经病变（anterior ischemic optic neuropathy，AION）；后部者必须注明。

视神经头的供血有两个来源，浅表神经纤维层由视网膜中央动脉供养；筛板前及筛板后区域由睫状后短动脉向心支经视乳头周围的 Zinn 血管环供养，或由睫状动脉直接分支供养。实际上 Zinn 血管环并非一个完整的血管环。球后视神经由视神经软脑膜鞘的毛细血管供养。

视盘在荧光素血管造影的特征是：视盘荧光出现在视网膜中央动脉荧光素充盈之前，因为视盘深部由睫状后动脉供养，在 FFA 时睫状后动脉的循环比视网膜中央动脉快，因此视盘荧光出现也较快。在静脉期可见视盘的静脉回流入中央静脉。在造影后期，视网膜荧光消失后视盘上还有不均匀的荧光残留。缺血性视神经病变者 FFA 显示视盘充盈延迟，动脉炎者尚有脉络膜充盈延迟。

中老年人急性严重视力丧失者的常见病是前部缺血性视神经病变（AION）。它有如下两种。①非动脉炎性：占 95%，年龄在 40—65 岁，视力中等度丧失，血沉正常。美国患病率约 3.25/10 万人。白种人患病率高于黑种人。相信黄种人患病率比白种人低。②动脉炎性：占 5%，年龄在 55 岁以上，视力严重丧失（数指至无光感），血沉明显增高，可见颞动脉炎症状。

（一）非动脉炎前部缺血性视神经病变

非动脉炎前部缺血性视神经病变（non-arteritic anterior ischemic optic neuropathy，NA-AION）又称动脉硬化性缺血性视神经病变。供

表 6-3-6　前部缺血性视神经病变

	非动脉炎性前部缺血性视神经病变（NA-AION）	动脉炎性前部缺血性视神经病变（A-AION）
年龄	45 岁以上	> 60 岁
视力障碍	突然、正常至严重	突然、常严重
第二眼发病	约 1/3 病人在数月或数年后	3/5 单侧性，两侧性者提示为动脉炎性
视盘	拥挤视盘，C/D 小	视盘水肿，苍白。视网膜梗塞
C 反应蛋白（mg/dl）	正常（< 0.5）	明显增高（> 2.45）
血沉（mm/h）	正常	90% 明显增高（50 ～ 120）
对全身应用类固醇反应	有争议	急需大剂量类固醇以改善视力，CRP 和血沉下降
颞动脉活检		阳性（巨细胞动脉炎）
全身	1/2 有高血压；糖尿病	头痛或头皮压痛、颞浅动脉明显

应视盘筛板区的睫状后短动脉阻塞所致。

这是最多见的一种缺血性视神经病变。在美国 50 岁以上人群的发病率为 2.3/(10 万·年)。

1.病生学　睫状后动脉在视神经头的分支急性缺血。

缺血性轴（突）浆流淤滞是原发性改变，血管改变和液体渗漏是继发性改变。睡眠时血压降低→视神经头亚临床缺血→轴浆流淤滞在视神经纤维而致轴突肿胀→无症状性视盘水肿（初期 NA-AION）→拥挤视盘的肿胀轴突进一步挤压毛细血管，造成恶性循环。表现为毛细血管受压越重，血流越缓慢；轴浆流淤滞越重，轴突肿胀越重。

Modarres 等根据某些视盘肿胀演变成 NA-AION 报道病例，假设正常透明玻璃体的部分玻璃体后脱离，在视神经头上引起玻璃体牵引作用→视盘微循环和（或）轴质流受损，导致 NA-AION。然而，多数学者认为进行性血管增厚、眼球运动，以及巩膜环中结缔组织和胶原纤维的变化会随着时间的推进，引起解剖易患眼（拥挤视盘）的巩膜出口处的收缩。这些变化可能产生止血带作用，导致神经血管受压。渐进性压迫，但不是玻璃体牵引。随着时间的推移，可能是视盘水肿转变为明显的 NA-AION 的原因（图 6-3-13）。

由于视神经头循环发生一过性无灌注或灌注不足。FFA 早期显示视盘小动脉充盈迟而慢，但不是完全永久性阻塞。其循环损害的程度和范围远比动脉炎性轻，41% 病人自行改善视力，可是，动脉炎性视神经病变是睫状后动脉栓塞性阻塞，病人不会自行改善视力。

那么，造成一过性无灌注或灌注不足的原因何在？很可能是①一过性血压下降，尤其是睡眠时候（午夜 0 点钟至晨起 6 点钟血压降低约 25mmHg），所以 73% 在起床时发现视力减退。很少病人是眼动脉或颈内动脉狭窄阻塞。②休克。③眼内压突然升高，如新生血管性青光眼伴眼缺血。

2.危险因素　NA-AION 的危险因素：①全身性危险因素：动脉性高血压、糖尿病、缺血性心脏病、高血脂、动脉粥样硬化、动脉硬化；其次是睡眠呼吸暂停、动脉性低血压、大出血。②眼局部危险因素：视盘杯小或无、高眼内压、视盘旁睫状后动脉分水带、供养视神经头的血管病变、视盘疣、玻璃体切割术等。

3.视觉的自然病程　曾有两项研究课题观察 NA-AION 病人的自然转归，共 511 眼。凡是发病 2 周内首诊，其视力 0.3 以下者，在 6 个月随访时 41% ～ 43% 视力改善，15% ～ 19% 视力恶化。6 个月后视力和视野就不会改变。

4.临床表现　60 岁 ±12 岁（18—100 岁）。≥ 45 岁占 89%；< 45 岁占 11%(Hayreh 624 例，2007)。

单眼，1/3 病人在数月或数年后另一眼也发生；若第二眼发生视盘缺血性梗塞者，因第一眼视神经已萎缩，故可状若 Foster-Kennedy 综合征的眼底改变。

糖尿病病人的 NA-AION 病情较非糖尿病者重些，恢复慢些。

同侧眼复发：积累复发率在 3 个月是 1%，6 个月 2.7%，1 年 4.1%，2 年 5.8%。

（1）视力突然下降：起床时（睡眠时血压低易发病）突然视力轻度减退甚至严重丧失，1.0 占 33%，0.5 以上占 51%，0.1 以下占 21%（500 例）。视力可稳定；有些病例经 1 ～ 2 个月或 3 ～ 6 个月视力也许稍有进步；35% 病例在发病后 2 ～ 3 周内视力继续恶化。

（2）视盘水肿：缺血区由充血转苍白缺血区常占上方一个象限或扇形区域，或视盘的一半；很少占全部视盘，依据缺血血管的供应范围而定。视盘全面水肿，但以缺血区最重。水肿 2 个月内消退。

视盘缺血区色彩最初阶段常因毛细血管扩张而偏红，2 ～ 3 周以后随着水肿的缓慢消退，逐渐显露苍白，进入萎缩阶段。

糖尿病病人即使在初期视盘毛细血管扩张充血，比非糖尿病者明显。

视盘边缘可有线状出血及小出血斑，静脉

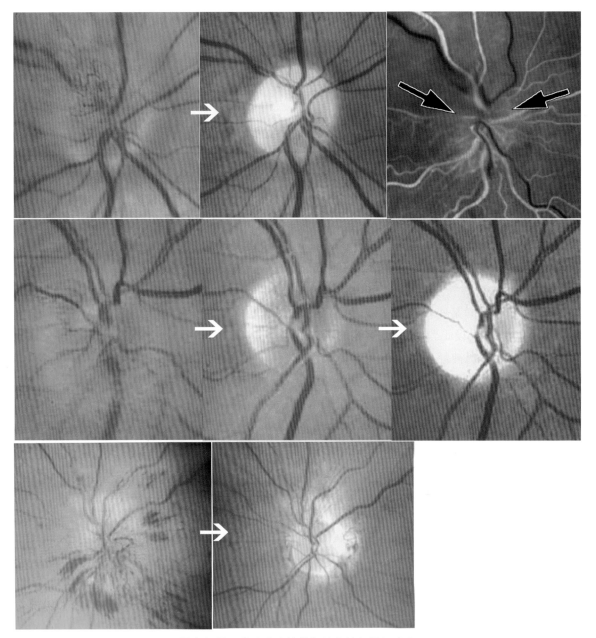

图 6-3-13　非动脉炎性前部缺血性视神经病变

上排，NA-AION：视盘颞上方水肿，毛细血管怒张。视盘边缘轻度模糊。晚期颞上方视盘苍白。典型者 FFA 早期可发现颞上方缺血现象。中排，AION 的早期病变区毛细血管扩张，水肿重，边缘非常模糊。不久，苍白缺血。凹陷消失。2 个月后水肿消退，视盘苍白萎缩。下排，糖尿病病人的 AION，出血较多。8 周后视盘明显萎缩

扩张，尤其多见于糖尿病病人，严重者酷似视盘新生血管形成。有时伴黄斑水肿。

流传一种误解：缺血性视神经病变的视盘在开始即呈苍白，这是不真实的。因为视盘色彩取决于视盘浅表毛细血管，而 NA-AION 是供养视盘的睫状后动脉缺血，属于视盘深层血管网病变，而非浅层血管网。再则，NA-AION

是局部低血压性缺血，血流变弱；这不同于栓塞性血流完全中断。所以视盘缺血区在发病初期因毛细血管扩张而显充血。

（3）视盘"杯"消失：92 例动脉炎前部缺血性视神经病变晚期病人视盘 92% 存在"杯"；对比之下，102 例非动脉炎前部缺血性视神经病变，晚期病人的视盘仅 2% 存在"杯"。可能

由于 NA-AION 大多数病人存在先天性小视盘，即所谓的"危险视盘"(disk at risk)。病人的巩膜管窄小是重要的发病因素，所以在结构上它不至于发生青光眼样杯；另外，更可能保留了一些血流。另一眼的视盘及其凹陷常是小的，机制不明，推测此类病人巩膜管窄小，通道过于拥挤，故易发生梗塞。

(4) 视神经萎缩：持续（6 周）1～8 周后，缺血区水肿逐渐消退转为苍白。视网膜血管变细。

5. 辅助检测

(1) 视野：100% 有视野改变（纵然视力 1.0病人也有视野缺损），与血管阻塞范围相应。

最多见的是下半水平性缺损；弓形暗点，中心暗点。非典型的血管阻塞部位就可发现其他类型的缺损，例如上方缺损。

向心缩小和周边视野缺损必须用 Goldmann视野计才能检测，因为电脑自动视野计只能检测 24°～30° 中心视野。西方国家大医院仍然保留手工式 Goldmann 视野计检测周边视野。

(2) FFA：造影脉络膜期时，筛板前区及视乳头周围脉络膜充盈缺失或延迟。但这种缺血性特征只有在发病的最初几天才能看到。造影后期视盘荧光因水肿而染色，毛细血管代偿性扩张渗漏，此非缺血的独特特征。

FFA 和视野的表现一致率并不高。FFA 示视盘荧光缺损区并非一定是缺血区。Arnold 和Helper 发现视盘水肿区域和视野缺损区无一致性。但 Hayreh 并不同意这一看法。

6. 诊断 诊断要点：① 45 岁以上。糖尿病病人可发生于任何年龄。②一眼突然无痛性视力减退或丧失。③视盘水肿和充血在上方（或下方）特别显著。也许视盘旁有几丝线状出血，中央静脉扩张。④拥挤视盘，或其他危险因素。⑤ RAPD 阳性。⑥ FFA 最早动脉期时，筛板前区（及视乳头周围脉络膜）充盈缺失或延迟。⑦ CRP，血沉和血小板正常。⑧排除：眼球转动痛，既往有视神经炎、多发性硬化、视神经脊髓炎病史；颅内高压、颅内占位病变；糖

尿病视神经病变、葡萄膜炎、外伤、放射性视神经病变、使用视网膜视神经毒性药物等 NA-AION 原因。⑨视野缺损，下半或上半水平向缺损。⑩颞动脉活检阴性。

符合前 8 项条件即可诊断 NA-AION。对于不是拥挤视盘的 AION 病人，要考虑到其他原因的 N-AION 危险因素，排除动脉炎性前部缺血性视神经病变（A-AION）。

对急性视神经病的病人，尤其是在 50 岁以下的病人，炎症性视神经炎通常被过度诊断。当脑 MRI 扫描，在 T2 加权图像上可能发现有一个高强度反应，就不恰当地做出视神经炎的诊断，并认为是多发性硬化。

7. 鉴别诊断 与动脉炎性缺血性视神经病变、视神经炎、糖尿病视神经病变等相鉴别见下文。

视神经炎：单侧，视盘充血肿胀，视盘边缘少量出血，或伴有黄斑脂质星状排列。FFA早期示视盘毛细血管怒张，晚期示毛细血管渗漏；染色：黄斑区未见渗漏，脂质沉着来自于视盘的毛细血管。脑 MRI 增强探查 MS 斑块。血清 AQP4-IgG 和 MOG-IgG 测定为诊断视神经脊髓炎的必要手段。

8. 治疗原则 非进行性者予以观察。约20% 病例可自行恢复视力 2～3 排以上（见上文自然病程）。临床医师的主要作用是排除巨细胞性动脉炎，控制血管危险因素，避免睡前服用降血压药，防止夜晚低血压。治疗贫血和预防低血压（如肾透析病人）。

进行性者可试用糖皮质激素以减轻水肿，治疗效果不佳。

(1) 糖皮质激素全身应用：Hayreh（2008）对 696 例 NA-AION 病人均分两组，312 例（364眼）采用大剂量口服泼尼松 3 个月：80 mg/d 共2 周，以后减量，70 mg/d，共 5d，60mg/d，共5d，以后每 5 天减 5mg，直至减至 0mg。一组是不用药的对照组，随访 2.5 年。在发病 2 周时，视力进步者（增加 3 行）治疗组 70%，对照组 40.5%；以后持续进步，6 个月后不再进步。

他认为糖皮质激素可减轻视盘水肿→改善循环而增进视力（Hayreh SS, Zimmerman MB. Non-arteritic anterior ischemic optic neuropathy: role of systemic corticosteroid therapy. Graefes arch clin exp ophthalmol，2008，246:1029-1046）。但是美国神经眼科界不同意此结论。

急性 NA-AION 的口服类固醇在 6 个月时没有显著改善视力。然而，它们显著改善了视盘水肿的分辨率，并使视觉诱发电位（VEP）参数得到了更大的改善。口服类固醇在 NA-AION 的这种微妙益处在临床上并不重要，并且不为其使用提供支持。

（2）玻璃体内注射抗 VEGF：可减轻视盘水肿。Hayreh 不同意玻璃体内注射药物，因为增高眼内压不利于 NA-AION。

（3）已证明无效的治疗：视神经鞘减压术。阿司匹林口服。玻璃体内注射 TA。

（二）动脉炎性缺血性视神经病变

动脉炎性缺血性视神经病变（arteritic ischemic optic neuropathy，A-ION）又称脑动脉炎缺血性视神经病变。为供应视盘筛板区的睫状后短动脉炎导致视神经头梗塞所致。A-ION 几乎多是巨细胞动脉炎引起的，很少数伴发于其他全身性动脉炎（结节性多动脉炎，SLE，带状疱疹）。

巨细胞动脉炎（giant cell arteritis）常发生在颞浅动脉（颞动脉炎，temporal arteritis）、眼动脉、睫状后短动脉。视力丧失远较非动脉炎缺血性者严重，数指及无光感者并非少见，多为永久性损害。

1. 临床表现　发病年龄 60 岁以上。白种人发病率高；我国人发病率低。临床表现突然、无痛性视力下降，最初单侧发病,迅速累及双侧。

部分病人有头痛、头皮压痛（颞浅动脉分布区表面）、闪光、眼眶痛。有些病人有风湿性多肌痛。

眼底表现与非动脉炎性前部缺血性视神经病变，有时伴有 CRAO。多数病例单眼发病，若第二眼发病常在 10d 内（数天至数周）；若经

半年第二眼安然无恙者大概不会发病。

2. 辅助检测　两侧性缺血性视神经病变提示为动脉炎性，必须立即治疗并做实验室检查。

（1）血沉（ESR）增高：血沉是重要的实验室检查，Westergren 法测定的正常上限值是：男性年龄 /2，女性（年龄 +10）/2。颞动脉炎者血沉明显上升，50 ～ 120mm/h，但亦有 10% 病例不升高。

（2）C 反应蛋白（C-reactive protiein，CRP）增高：如 3.8mg/dl（正常 ≤ 0.5mg/dl）。

（3）颞动脉活检：病变同侧颞动脉切除 1 ～ 3cm 送活检，病理检查显示含有巨细胞的肉芽肿性炎症（巨细胞性动脉炎）。巨细胞性动脉炎为大动脉平滑肌疾病。

凡有巨细胞性动脉炎的症状及体征，血沉升高或可疑，均需进行活检（图 6-3-14）。

若无巨细胞性动脉炎的症状及体征，而且血沉正常，则不必进行活检。泼尼松治疗 2 周以内不会改变活检阳性率，所以宜先开始泼尼松治疗，再约时间做活检。

从症状及体征高度怀疑巨细胞动脉炎，血沉明显增高而活检阴性，有人主张做对侧颞动脉活检，有人主张坚持按照巨细胞动脉炎治疗。

3. 诊断　诊断要点：① 年龄 > 60 岁。②一眼视力突然减退或丧失。③视盘局部轻微改变（苍白水肿），也许几丝线状出血。④病变侧眼 RAPD 阳性。⑤血沉和 CRP，血小板明显增高。⑥颞动脉活检显示巨细胞性动脉炎。⑦颞浅动脉区疼痛。触压不感觉有搏动。⑧视野弓形、象限性缺损。特征性上半或下半水平向缺损，少见。

符合前 5 项条件即可诊断动脉炎缺血性视神经病变（图 6-3-15）。颞动脉活检阳性依然是确定诊断的金标准。颞动脉区疼痛有提示意义。

4. 鉴别诊断　缺血性视神经病变，动脉炎缺血性与非动脉炎缺血性在治疗上截然不同，所以二者鉴别极为重要。

非动脉炎缺血性视神经病变与动脉炎缺血

性主要区别是血沉正常，年龄 40—55 岁；年龄分界线有多种划分，而且年龄有重叠，但年龄在鉴别诊断上是重要的，但对边界年龄就要看重血沉。非动脉炎缺血性不需要做颞动脉活检。

5. 治疗原则　凡年龄 > 60 岁的缺血性视神经病变病人，颞动脉区疼痛，血沉和 CRP 明显增高应该高度怀疑动脉炎缺血性视神经病变，不等活检结果就在疑似诊断当天住院，开始静脉滴注甲泼尼龙 200 ～ 250mg，每 6 小时 1 次，共 3d。然后改为口服泼尼松 60 ～ 80mg/d。一个月后逐渐减量直至全身症状减轻、血沉降至正常范围。最好维持最低量口服泼尼松至少 3 ～ 6 个月，使用最小剂量的糖皮质激素控制炎症（ESR、CRP 保持正常）。不用泼尼松治疗者 40% 会永久性视力丧失。

全身应用糖皮质激素期间，需组胺 2 型拮抗剂（如雷尼替丁）或其他抗消化道溃疡药物；预防骨质疏松。

患有巨细胞性动脉炎缺血性视神经病变的病人处于灾难性，不可逆转，两眼全盲的危险中，

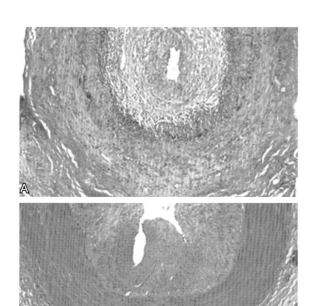

图 6-3-14　巨细胞动脉炎颞动脉活检
A. 巨细胞动脉炎。内膜增厚并有巨细胞等慢性炎症细胞浸润。B. 颞动脉活检阴性

可通过及时应用皮质类固醇激素治疗来预防。

四、眼缺血综合征

眼缺血综合征（ocular ischemic syndrome, OIS）是严重慢性眼灌注不足（chronic ocular hypoperfusion）引起的一群多样化临床谱。眼缺血综合征常提示病人患有同侧严重颈动脉（颈内动脉或颈总动脉）阻塞，需请心血管及神经科医师会诊。诊断本病不仅是为了维护视力，并预警病人有发生大脑及心血管梗死的危险。眼缺血综合征病人 5 年因心脏病死亡率高达 40%。

眼缺血综合征的动脉阻塞部位常在颈动脉水平，此称颈动脉阻塞病（carotid occlusive disease）。阻塞部位也可是眼动脉或视网膜中央动脉、睫状后动脉或睫状前动脉。少数病人由主动脉弓发出的头臂干（无名动脉）、锁骨下动脉、阻塞或狭窄所致，称主动脉弓综合征，又称大动脉炎、高安病（主动脉弓综合征）等，多发于年轻人，特别是青年女性多见。

1984 年英国 Sturrock 估计发病率为 7.5/

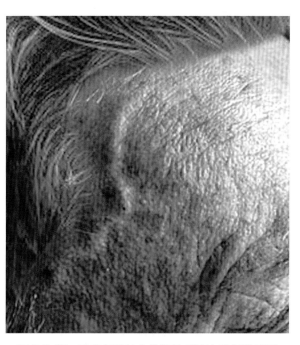

图 6-3-15　动脉炎性缺血性视神经病变的颞浅动脉
颞浅动脉增粗，结节状，触压时无搏动感，有时触痛

百万。颈动脉阻塞通常是无症状的，低于29%病人出现视网膜血管改变，每年1.5%无症状者发展成有症状。

眼缺血综合征与侧支循环有密切关系。OIS特别容易发生于侧支循环（颈内动脉-颈外动脉间，或两侧颈内动脉间）不良的病人。侧支循环充分建立的病人即使颈内动脉完全阻塞也不发生眼缺血综合征。相反地，侧支循环不良者颈动脉狭窄程度<50%也可发病。

颈内动脉阻塞是动脉粥样硬化、心源性栓子和动脉夹层等各种原因所致的急慢性颈内动脉阻塞，其占所有缺血性卒中和短暂性脑缺血发作（transient ischemic attack，TIA）的10%～15%。

（一）发病机制

由于颈内动脉斑块（opaque）导致管腔进行性狭窄，引起短暂眼部缺血或者血管供血不足或是颈动脉斑块脱落，导致颈动脉、眼动脉、视网膜中央动脉的远端分支和（或）后睫状体动脉栓塞。颈内动脉狭窄90%时，同侧眼动脉、视网膜中央动脉灌注压降低约50%。视网膜静脉阻塞是由于上游动脉灌注压降低和视网膜血流缓慢引起的慢性视网膜缺氧所致。已证明球后视网膜血流缓慢。眼动脉甚至出现反向流。

（二）临床表现

眼缺血综合征包含眼后段和眼前段两部分的表现。

眼前段表现为缺血性葡萄膜炎：前房水闪辉、细胞，大多数有虹膜新生血管形成。

鉴于颈动脉狭窄程度和慢性程度不同，侧支循环的代偿能力，临床表现差异很大。

年龄>50岁（平均年龄65岁），男多于女（2∶1）。常为单侧。

1. 视觉障碍　占91%。67%病人反复发作数周至数月后才到神经科或眼科首诊。50%病人表现为单眼一过性黑矇（amaurosis fugax），亦可表现为单眼一过性闪光，视物灰暗，呈雾状或模糊。大部分仅持续数分钟，很少超过30min。血管痉挛持续仅几秒至几分钟。主要是由于眼动脉、睫状后动脉、视网膜中央动脉短暂性缺血所致。

首诊时视力35%～43%眼为0.5～1.0；35%数指或更低。

2. 眼或眼眶周围疼痛　占40%。因颈动脉供应的三叉神经缺血引起。平躺可能会缓解。

3. 视网膜血管改变　突出性改变表现为视网膜静脉扩张、口径不规则；静脉无扭曲，这不同于RVO。常见到微动脉瘤。动脉变细不是突出改变，除非在视网膜动脉栓塞的急性期。

4. 视网膜内出血　80%有少量-中等量视网膜内出血（视网膜小血管内皮缺血损害或微动脉瘤破裂），散在于中周部视网膜，不沿血管分布。几乎不融合。大多数是墨渍状、点状，很少有火焰状出血。

5. 新生血管形成　67%有虹膜新生血管形成（NVI），35%有视盘新生血管形成（NVD），8%有视网膜新生血管形成（NVE），35%有新生血管性青光眼（NVG）。

6. 其他眼体征　视网膜微动脉瘤分布于血管弓和中周部。6%有棉絮斑。12%黄斑有樱桃红斑（急性发作）系视网膜中央动脉阻塞（CRAO）、2%～18%前部缺血性视神经病变。周边视网膜脉络膜楔形萎缩斑（脉络膜缺血所致）。眼前节缺血可引起上巩膜充血、角膜水肿、轻度前葡萄膜炎、白内障。偶尔发生眼眶梗死综合征、呈现眶痛、眼前段和眼后段缺血、眼内炎症和低眼内压、眼肌麻痹、眼睑下垂、角膜知觉消失。

7. 轻压眼球会使视网膜中央动脉搏动消失　正常眼动脉的收缩压约为100mmHg，舒张压约为60mmHg。在眼缺血综合征，收缩压通常低于40mmHg，舒张压可能低于10mmHg。如果发生严重的眼部缺血，轻压眼球可能会导致整个视网膜动脉系统坍陷，提示存在眼缺血综合征。

8. 神经系统异常　颈动脉阻塞的对侧可有①运动或感觉异常：一过性面部或肢体的麻木和（或）无力，也可出现言语不利或认知行为改变。②肢体抖动样发作：短暂不自主的抖动。

（三）辅助检测

1. FFA　在正常人，臂 - 视网膜循环时间 7 ～ 12s，脉络膜充盈开始后 1 ～ 3s 视网膜中央动脉就开始出现染料，在 5s 内完全充足。视网膜动脉开始充盈后约 4s 大静脉出现层流。

颈动脉阻塞者 60% 脉络膜充盈延迟（特异性特征），中位数 21s（15 ～ 40s），视网膜动脉充盈时间明显推迟，视网膜动静脉转移时间延长，85% 有动脉染色（血管内皮损害破坏视网膜 - 血管内屏障而致血管壁染色），10% 静脉染色。视网膜动脉充盈与未充盈的交界处见到边界清楚的充盈尖梢，此为典型的血管造影特征，但摄影必须适时才能抓住。脉络膜低灌注，此为造成视力减退的原因。

2. 颈动脉彩色多普勒超声成像（color Doppler image，CDI）　运用其血流成像系统常规测量病人眼动脉和视网膜中央动脉血流频谱。记录收缩期峰值血流速度（peak systolic velocity，PSV）、平均血流速度（Vm）、阻力指数（RI）3 项动脉血流动力学指标。颈内动脉起始部和（或）颈总动脉分叉处的管腔内膜和（或）中膜增厚。管腔内有粥样硬化斑块或纤维斑块或钙化斑块或血栓形成。严重病例 PSV=0。

颈动脉狭窄分度：≤ 30% 为轻度狭窄，30% ～ 69% 为中度狭窄，70% ～ 99% 为重度狭窄，100% 为完全闭塞（图 6-3-16）。

颈动脉狭窄：狭窄程度 > 90% 是肯定接受的额度；若颈内动脉与颈外动脉之间或两侧颈内动脉之间的侧支循环不良者颈动脉狭窄程度 50% 也可发病。

美国放射科协会超声小组的共识标准（2013）（Quirk K, Bandyk DF. Interpretation of carotid duplex testing. Seminas in vascular surgery，2013，26:72-85）见表 6-3-7。

3. 磁共振血管造影（MRA）　可显示颈内动脉狭窄。

4. 数字减影血管造影（digital subtraction angiography，DSA）　通过计算机把血管造影片上的骨与软组织的影像消除，仅在影像片上突出含有造影剂的血管影像。可清楚地显示动脉管腔狭窄、闭塞、侧支循环建立情况等，还可测定动脉的血流量。动脉管腔大小必须与血流量结合考虑动脉狭窄度（图 6-3-17）。

（四）诊断

诊断要点：①老年人单侧反复性一过性视觉丧失或视力逐渐减退（90%）。②颈动脉超声及 CTA/MRA 显示同侧颈动脉狭窄（> 70%）并且 PSV > 230cm/s；侧支循环不良者狭窄 50% 也会发病。③脉络膜充盈延迟，动脉充盈时间明显推迟，动静脉转移时间延长，动脉染色。脉络膜低灌注。④中周部视网膜小量 - 中等量点状或墨迹状出血。⑤视网膜静脉扩张，但不扭曲。⑥眼痛（40%）。⑦虹膜新生血管形成（NVI）。⑧对侧肢体运动或感觉异常。⑨上巩膜充血，角膜水肿，轻度前葡萄膜炎。

符合前四项条件即可诊断眼缺血综合征。①②⑥⑦⑨符合眼前段缺血综合征的特征。

虹膜新生血管病人无糖尿病，无视网膜中央动脉阻塞（CRVO）者必须想到眼缺血综合征。

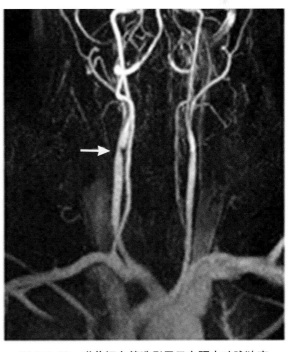

图 6-3-16　磁共振血管造影展示右颈内动脉狭窄

表 6-3-7　对颈内动脉粥样硬化症彩色多普勒超声检测的解读

颈内动脉狭窄 （直径缩小）	颈内动脉 PSV （cm/s）	颈内动脉 / 颈外 动脉比率	颈内动脉 EDV （cm/s）	斑块影像
正常	< 125	< 2	< 40	无
< 50%	< 125	< 2	< 40	管腔狭窄 < 50%
50% ～ 69%	125 ～ 230	2.0 ～ 4.0	40 ～ 100	管腔狭窄 > 50%
≥ 70% <几乎阻塞	> 230	> 4	> 100	管腔狭窄 > 50%
几乎阻塞	可能低或测定不到	可变	可变	可见斑块，管腔广泛狭窄
完全阻塞	无血流	不适用	不适用	充满斑块，未见管腔

PSV. 收缩期峰值血流速度；EDV. 终末舒张期血流速度。

美国放射科协会超声小组的共识标准，2013

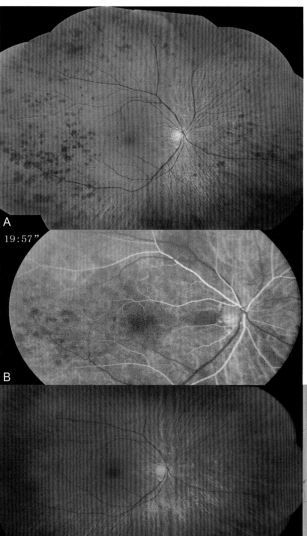

病人男性，86 岁，主诉右眼间歇性突然视物模糊发黑，持续 5 ～ 10min，每天发作数次，已数月。有高血压、TIA、结肠癌、关节炎病史。左眼曾患 CRVO。在服用阿司匹林、氯沙坦、氢氯噻嗪 / 氨苯蝶啶、阿托伐他汀和左甲状腺素。

BCVA：右眼 0.8，左眼 0.02(CRVO 遗留 CME)。眼内压，眼前节均正常。A. 右眼眼底：视网膜静脉轻微扩张而不弯曲，在后极周围中周部可见众多散在分布的点状和墨渍状出血。指压眼球并不能很容易使视网膜中央动脉关闭。无视盘水肿。未见虹膜新生血管、眼前节炎症、视网膜新生血管等严重眼缺血症的并发症。B. 右眼 FA：后极散在性许多微动脉瘤，出血遮蔽荧光。视网膜动脉充盈推迟至 19：57” 才出现。36s 时视网膜静脉才完全充盈。D. 辅助检测：右侧颈内动脉狭窄 (90%)。E. 颈内动脉支架植入术后，血流已恢复。C. 病人经颈内动脉支架植入术后中周部视网膜出血消失，病人视觉发黑的症状也消失。

Courtsey of Judy Chen, MD

图 6-3-17　轻度眼缺血综合征

（五）鉴别诊断

一过性视觉丧失，伴或不伴眼痛，当有相关的对侧肢体无力时，最可能是大脑血管病，伴视觉丧失眼和其同侧大脑半球缺血。然而，单纯是一过性视觉丧失＋眼痛，则还需考虑下列其他疾病（表6-3-8）：①眼缺血综合征。②栓塞性视网膜动脉病变。③即将来临的视网膜中央静脉阻塞。④高血压视网膜病变。⑤巨细胞动脉炎。⑥偏头痛。⑦亚急性闭角型青光眼。⑧高颅内压（如果存在两侧性视盘水肿）。

1. OIS 与视网膜中央动脉阻塞体征相似，但可能有视盘水肿、视网膜静脉扩张扭曲；后期可能有视睫状旁路血管（optociliary shunt vessels）。无痛。

很早期非缺血性或长期视网膜中央静脉阻塞有时与 CIS 眼底改变颇相似，可是，①视网膜内出血主在后极，可有视盘水肿，静脉扩张而且扭曲。眼缺血综合征出血在中周部，视盘水肿少见，静脉无扭曲。此可能因 CRVO 为血流输出障碍，然而，眼缺血综合征为血流输入障碍。② FFA 脉络膜充盈时间正常，荧光素染色在静脉。眼缺血综合征脉络膜充盈时间推迟，染色在动脉。

2. 非增生型糖尿病视网膜病变（NPDR）两侧性，视网膜出血主要在后极，常有脂质渗出。FFA 显示微动脉瘤。

3. 多发性大动脉炎又称无脉病、缩窄性大动脉炎，Takayasu 病（高安病）。是主动脉和（或）其主要分支的慢性非特异炎症性动脉疾病。其中以手和臂部动脉受累引起上肢的多发大动脉炎为最多。眼体征与缺血性眼综合征相同，但常为两侧性。手部桡动脉无搏动或搏动减弱，不能触及，手掌部有动脉供血不足，臂及颈无脉搏，手冷。30 岁以内占 30%，女：男为 7：1。

（六）治疗原则

1. 颈动脉手术　颈动脉内膜切除术（carotid

表 6-3-8　眼缺血综合征、非缺血性 CRVO、糖尿病视网膜病变的区别

	眼缺血综合征	非缺血性 CRVO	糖尿病视网膜病变
眼别	80% 单侧	单侧	两侧
年龄（岁）	50—80	50—80	不定
眼底			
视网膜中央动脉灌注压 *	明显减退（＜正常的 40%）	正常	正常
静脉	扩张，不扭曲	扩张，扭曲	扩张，串珠状
视盘	正常	常水肿	正常
视网膜出血	轻度，点状及墨渍状，在中周部	轻度 - 重度，火焰状，分布于各象限	轻度 - 中度，点状及墨渍状，分布于后极及中周部
微动脉瘤	中周部	不常见	后极
硬性渗出	无，除非伴有糖尿病	少见	常见
FFA			
脉络膜充盈	延迟，斑片状	正常	正常
动脉 - 静脉转移时间	延长	延长	正常
视网膜血管染色	动脉着染比静脉明显	静脉着染比动脉明显	常无

* 眼血压计测定：正常视网膜中央动脉收缩压约 10mmHg，眼缺血综合征者＜ 40mmHg。用手指压通过眼睑轻压眼球即可见视网膜中央动脉搏动

endarterectomy，CEA）剥离增厚的颈动脉内膜粥样硬化斑块，并预防斑块脱落引起脑卒中，已是治疗颈动脉狭窄的金标准。近年来开展颈动脉支架植入术，术后需终身服用抗血凝等内科辅助治疗。这两种手术治疗改善眼动脉血流动力学的效果远远优于单纯药物治疗。轻、中度眼部缺血性疾病病人术后能提高视力；严重缺血病人的视力丧失常是不可逆的。

2. 药物治疗　由神经科医师管理。

3. 支持治疗　针对高血压、糖尿病、血脂异常及冠心病等全身疾病做相关治疗。

4. 眼科治疗　如有虹膜或视网膜新生血管形成考虑全视网膜光凝术（PRP）。新生血管性青光眼需药物降低眼内压、睫状体冷冻、眼内注射抗 VEGF（Hazin R, Daoud YJ, Khan F. Ocular ischemic syndrome: recent trends in medical management. Curr Opin Ophthalmol, 2009，20:430-433），详见第 2 章青光眼。

五、视神经炎

（一）概述

视神经炎（optic neuritis）古老的定义除炎性病变外，尚包括非炎症性病变，如血管、肿瘤、中毒、代谢病、遗传性等原因。因血管、压迫、不明机制而致的视神经损害，早已不再用"炎"字作为诊断，临床上称之为视神经病变（optic neuropathy）。诸如缺血性视神经病变、压迫性视神经病变、中毒性视神经病变、外伤性视神经病变、糖尿病视神经病变、遗传性视神经病变（例如，Leber 遗传性视神经病变，常染色体显性神经病变）。

视神经炎可能更像是一组临床综合征而不是局部疾病。视神经炎的定义无法涵盖以下复杂的病理谱：脱髓鞘、其他免疫介导、感染和特发性视神经炎；邻近的鼻旁窦、脑和脑膜、颅底和眼眶的炎性疾病扩展或波及视神经；肉芽肿性浸润，与视网膜共存的感染。

依据炎症的解剖部位，视神经炎细分为：①视乳头炎，视神经炎病变在筛板前的，即球

内段视神经炎，占 30%。视盘有充血水肿出血等体征。儿童和年轻病人为多。②球后视神经炎，筛板之后的视神经炎，占 65%。眼底常无改变。成人多见。③神经视网膜炎（neuroretinitis），伴有视网膜炎者。④颅内段视神经炎，罕见。

MRI 发现病损都在视神经球内段、眼眶段及管内段，仅 4% 在颅内段，2% 在视交叉。美国明尼苏达州的发病率为 5/10 万（Mayo Clinic 的 Rodrihuez，1995）。

1. 病史评估　①近期疫苗接种。②猫暴露（猫抓病）。③最近的旅行。④蜱叮咬（Lyme 病）。⑤免疫抑制。⑥自身免疫性疾病：如系统性红斑狼疮、类风湿关节炎、Behcet 病、Sjögren 干燥综合征、结节病、Wegener 肉芽肿等。⑦有关的全身症状和体征，包括发热、淋巴结肿大、体重减轻、皮肤病变、咳嗽和关节痛。⑧相关的神经系统症状和体征，包括局部神经系统体征、头痛、眩晕、复视、麻木、脑膜炎病史、Lhermitte 征兆（弯曲脖子时，会产生类似于电击的感觉，为 MS 病人的主诉之一）或 Uhthoff 现象（视力因受热或运动而恶化，为 NMO 的病人的主诉之一）。⑨视神经炎。⑩眼内炎症和视网膜炎。

经过病史评估后，排查出怀疑的视神经炎的病因。

必须通过以下辅助检测以确认推测的诊断。

大脑和眼眶的 MRI 增强对比，以确认视神经增强，并寻找大脑脱髓鞘疾病。

神经系统症状提示脊髓疾病或怀疑 NMO 者，则需行脊柱 MRI 增强对比。

血清 AQP4 抗体和 MOG 抗体：两侧视神经炎、复发性视神经炎、重度视神经炎、视力恢复较差、或者出现脊髓病变、或出现横贯性脊髓炎的症状者常规检测这两种抗体。

胸部 X 线片，寻找结节病的证据。

血液检查（根据推测的诊断而有所不同）：CBC、血小板、血管紧张素转换酶（ACE）水平和 HIV- 梅毒检查。

腰椎穿刺：包括两侧视神经炎病人、多数

儿童视神经炎、在怀疑有传染性原因或潜在的全身性炎症性疾病时进行。

2.分类

（1）视神经炎的病因分类认识不一，以下分类供参考

①脱髓鞘视神经炎（demyelinating optic neuritis，DON）

a.多发性硬化相关性视神经炎（multiple sclerosis related optic neuritis，MS-ON）。

b.视神经脊髓炎相关性视神经炎（neuro-myelitis optica related optic neuritis，NMO-ON）。21 世纪初起 NMO 不再属于 MS 的亚型，而独立成为脱髓鞘视神经炎之一。分层诊断为：a.AQP4 抗体阳性视神经脊髓炎；b.AQP4 抗体阴性视神经脊髓炎。

c.其他中枢神经系统脱髓鞘疾病相关性视神经炎。视神经脊髓炎谱系疾病。

②其他免疫性视神经炎。

③感染性和感染相关性视神经炎。

④特发性视神经炎。特发性视神经炎的诊断非常混淆。a.原意是仅指未发现确切致病原因的视神经炎。b.脱髓鞘病变相关视神经炎的部分病人，其首发病是孤立性视神经炎，在疾病初期姑且诊断特发性视神经炎。有些作者采用特发性 MS 视神经炎、特发性脱髓鞘性视神经炎。c.非感染性视神经炎，血清 AQP4 和 MOG 抗体均阴性，尚不满足 2017 年 MS 诊断标准者。

（2）各类分述

①脱髓鞘视神经炎：脱髓鞘病是一种 CNS 轴突髓鞘功能退化的疾病。罕见，特发性，自身免疫性，严重的炎症性疾病，可导致视神经和脊髓中星形胶质细胞丢失和脱髓鞘。MS 会导致传导信息的速度减慢，最终失去作用。近来发现脊髓炎在增多，常被误诊为 MS。

髓鞘（myelin sheath）是包裹在某些神经元轴突外的一层管状膜，此膜由少突胶质细胞和髓鞘细胞膜组成（图 6-3-18）。髓鞘的蛋白质主要是白明胶一类的硬蛋白，脂质则包括磷脂质（卵磷脂、脑磷脂、鞘磷脂等）、糖脂质和胆固醇等。髓鞘在一些间断部位缺如，这一部分称郎飞结（node ranvier），两个结之间称环间结（interannular segment）。环间结的长度为 $50 \sim 1000\mu m$ 的范围，长度不一。髓鞘功能有二：a.相邻的轴突之间的电气绝缘，以免干扰；b.跳跃式传导的机制能加快动作电位的传递。

浆细胞分泌和合成抗体。在自身抗体错误攻击下，少突胶质细胞随之死亡。巨噬细胞吞

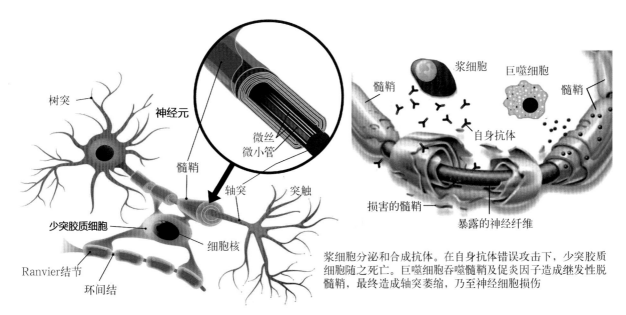

浆细胞分泌和合成抗体。在自身抗体错误攻击下，少突胶质细胞随之死亡。巨噬细胞吞噬髓鞘及促炎因子造成继发性脱髓鞘，最终造成轴突萎缩，乃至神经细胞损伤

图 6-3-18　正常髓鞘（左图）和脱髓鞘（右图）

噬髓鞘及促炎因子造成继发性脱髓鞘，最终造成神经细胞损伤。在多发性硬化症中明显地表现出髓鞘的重要性。

多发性硬化症（multiple sclerosis，MS）：这是一种累及中枢神经系统多个部位的脱髓鞘病，以 CNS 白质炎性脱髓鞘病变为主要特点的自身免疫病。约 20% 病人以孤立的视神经炎为首发症状。

ONTT 由美国 NIH 牵头 15 个中心，457 例特发性急性视神经炎病人，随机抽样进入治疗组（口服泼尼松、糖皮质激素静脉冲击后口服泼尼松、口服安慰剂，疗程均为 14d），1992 年公布惊人的 3 项结论，无疑成为治疗 MS 相关视神经炎的金标准；以后又随访 10 年探讨 MS 的证据。

在 ONTT 完成 20 年后，对能随访到的 177 名病人于 2017 年在 Mayo Clinic 检测血清 MOG-IgG 和 AQP4-IgG。135 名女性和 42 名男性；平均年龄 32.8（±6.9）岁。MOG-IgG 阳性 3 名（1.7%），没有一例 AQP4-IgG 阳性。结论是支持先前描述的 MOG-IgG 视神经炎的表型。AQP4 相关疾病似乎与多发性硬化症不同。总体而言，MOG-IgG 和 AQP4-IgG 在孤立性视神经炎病人可能不如其他报道的那么常见。

2015 年同仁医院回顾分析特发性视神经炎 107 例。平均病程为 9.5 年，107 例（17.7%）病人中发展成 MS9 例（8.4%）；转化为 NMOSD10 例（9.3%）。估计 5 年和 10 年后转化为 MS 或 NMOSD 的累计风险概率分别为 14.1% 和 26.0%。

视神经脊髓炎（optic neuromyelitis，neuromyelitis optica，NMO）：一种免疫介导的以视神经和脊髓受累为主的严重中枢神经系统炎性脱髓鞘疾病。NMO 的病因主要 CNS 中 MOG-IgG 靶标星形胶质细胞的水通道蛋白 4 抗体（AQP4-IgG）相关，是不同于多发性硬化的独立疾病实体。NMO 临床上多以严重的视神经炎伴纵向延伸的长节段横贯性脊髓炎为特征表现，好发于亚洲女性。

② 其他免疫介导（immune-mediated）：常发生于儿童，视神经炎多为两侧性。

病毒感染后：麻疹、单核细胞增多症、腮腺炎、水痘、百日咳（pertusis）等并发急性播散性脑脊髓炎，1～3 周后波及视神经。

接受疫苗后：脊髓灰质炎（polio）、麻疹-腮腺炎-风疹、肝炎、白喉-破伤风-百日咳、流感疫苗注射后引发的脑炎可并发视神经炎。疫苗接种后视神经炎可能是对病毒抗原的过敏性交叉反应引起的。

其他：系统性红斑狼疮（SLE，约 1% 病人发生视神经炎）及其他自身免疫疾病。蜜蜂刺伤。

（3）感染性：传染性脑膜炎或脑炎；艾滋病病人的 HIV、梅毒、真菌感染；水痘-带状疱疹病毒、Lyme 病、猫抓病均可伴有急性视神经炎。

结节病、梅毒、结核等肉芽肿性病变可造成慢性进行性视神经炎。

（4）邻近炎症（眼内、眼眶、脑膜、鼻窦）。

（5）特发性：同仁医院 Peng 等（2015）对 107 例特发性视神经炎病人，其中成年组 65 例，平均随访 9.5 年，34.4% 病人显露 MS 或视神经脊髓炎。远低于西方国家的统计调查。

3. 临床表现　视神经炎多为年轻人，45 岁以下。急性或慢性。孤立视神经炎或伴有系统性症状。

典型者为单侧性；两侧性者常一先一后。在儿童，尤其是两侧神经炎（伴视盘肿胀）发生于病毒感染（麻疹、腮腺炎和水痘）之后或免疫注射后，并不罕见。

（1）视力减退：减退程度有轻有重。一般视力减退的速度比较快，数小时（30%），1～2d（20%），3～7d（23%），1～2 周（7%）。减退较重者数天内降至光感或无光感，偶尔也有减退程度极轻者。如属横贯性视神经炎（如在视神经脊髓炎），视力多完全丧失。轴性视神经炎，视力多在 0.1 左右。

脱髓鞘性视神经炎病人的视力减退多在 2～7d 达最高峰，在治疗下也须 3 周以上时间才显恢复。视乳头炎的视力减退可发生于眼底出现改变之前 1 ~ 2d。

视力恢复需数月时间，未经治疗者 70% 恢复至 1.0（但视功能并不完全恢复），85% 恢复至 0.5 以上。一般说来，球后视神经炎的恢复程度优于视乳头炎。

缺乏诊断特异性的症状：视力在暗光下清楚些，例如在户外阳光下戴太阳眼镜看到的视力稍好。Uhthoff 症状：在运动、洗热水澡、高温下视力有暂时性模糊。在暗室中眼球运动时有闪光感。

（2）色觉异常：色觉异常可发生于中心视力减退之前。早期即可有色觉异常，用 F-M 100 色彩试验全部病例都有色觉异常，但用假同色图检查，仅 50% 病例显示色觉异常。

（3）眼痛：60% ~ 80% 眼痛（钝性痛），眼球运动时加重。ONTT 病例中急性视神经炎（视力突然减退不到 8d），92% 有眼痛，87% 眼球运动时更痛。

（4）瞳孔反应：如果光感也消失，则瞳孔直接对光反应也消失。通常瞳孔反应迟钝的程度与视力减退是平行的。单侧性或两眼病情不对称者，在急性期几乎所有病人都出现 RAPD（APD）阳性。神经眼科医师是非常重视 RAPD 的。

（5）眼底表现：典型的球后视神经炎，视盘正常；若炎症靠近视盘可有轻度视盘充血及水肿。在炎症后均出现视盘萎缩。

（6）视野改变：中心暗点、旁中心暗点、中盲暗点、水平性缺损、普遍性缩小等。缺乏鉴别诊断特性。

（7）脑脊液（CSF）：在急性病例可能有一部分病人出现脑脊液异常，包括蛋白量增加及细胞数增加。CSF 寡克隆区带、IgG、细胞可作为 MS 和 NMO 鉴别的参考指标。

（8）VEP：VEP 对视神经炎提供客观的检查，但不是常规检查，往往对不能解释性视力丧失（unexplained visual loss）病人做 VEP 检查。视神经脱髓鞘者 89% 表现 P100 峰时间延长为特

征。典型病例 VEP 幅度几乎正常，幅度降低与视力减退有关。P100 峰时间延长的诊断重要性高于幅度降低。

虽然图形 VEP 的敏感性对发现视神经功能障碍是高的，但缺乏特异性，即它不能将脱髓鞘性视神经炎与别的原因（如青光眼，中央神经系统多巴胺"dopamine"营养缺乏病）造成的视神经病做出鉴别（图 6-3-19）。

（9）MRI：扫描部位有，头颅、脊柱、眼眶。

①头颅 MRI：脱髓鞘性视神经炎病人常伴 CNS 病变。MS 病人颅内多发性硬化病灶是诊断的重要证据。

美国视神经炎病人在随访研究中 1/3 病人显现多发性硬化，长期（几十年）随访则高达 60% 显现多发性硬化，尸检发现率高达 36%。

②脊柱 MRI：视神经脊髓炎病人约 1/2 首发病是视神经炎。8% 同时累及视神经及脊髓。AQP4 抗体对早期发现率更高。行颈胸椎 MRI 检查可见脊髓长节段增强信号病灶。

③眼眶 MRI：急性视神经炎病灶通常在

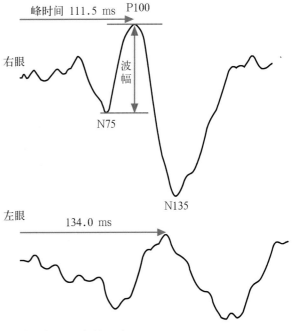

图形 VEP。左眼 ON 炎
右眼正常幅度，峰时间（111.5 ms）；左眼幅度相似，峰时间 134.0 ms，比右眼推迟 22.5 ms（约 20%）

图 6-3-19 视神经炎病人 VEP 峰时间延长

T2WI 呈异常强信号（血 - 视神经屏障破坏引起对比剂漏出而显影），或呈现 T1WI 异常对比增强（图 6-3-20）。哈佛大学医学院 Rizzo 等（2002）分析 64 例 ON 及 NAION 病人的 MRI，发现用钆增强，短 T1 反转恢复序列（short T1 inversion recovery，STIR），32 例 ON 病人 31 例出现视神经异常信号；而 32 例 NAION 病人仅 5 例出现异常信号。借此检查可以提高 ON 与 NAION 的鉴别可靠性（Ophthalmology，2002，109：1679）。

（10）血清 AQP4 抗体和 MOG 抗体：复旦大学刘雯婷等（2019）报道 132 例视神经脊髓炎病人，其中首诊视神经炎的 74 例病人 AQP4 抗体阳性占 76%，阴性占 24%。因此，就诊于眼科的急性视神经炎病人（包括＜18 岁），应常规行头颅及脊髓 MRI 检查、AQP4 抗体，MOG 抗体、以期早期发现 NMO 或者 NMO 谱系疾病（NMOSD）。

4. 诊断　急性视神经炎诊断必备要点：①伴或不伴眼痛的急性或亚急性视力下降。② 40 岁以下。③视盘正常或轻度水肿。④ RAPD 阳性或 VEP 峰时间延迟。⑤中心视野异常。⑥眼眶 MRI 示视神经异常强信号。⑦无压迫性、缺血性、中毒性、遗传性、代谢性和外伤性视神经病临床和实验室证据。⑧无导致急性视力下降的视网膜和其他眼部的临床和实验室证据。⑨脑 MRI 增强探查 MS 斑块。⑩血清 AQP4-IgG 和 MOG-IgG。

满足前 8 项条件即可诊断视神经炎。眼球运动时疼痛及 RAPD 阳性并非每位病人必有。

眼眶 MRI 所示的视神经异常强信号加强视神经炎的诊断，可能有助于区别 NA-AION，尤其是视盘水肿和年龄偏高的病人。

VEP 异常及 FM100 测得的色觉异常（详见施殿雄编著《实用眼科诊断》2005 年版第 4 章）对早期诊断有帮助。

AQP4-IgG 或 MOG- 抗体阳性是视神经脊髓炎的重要诊断条件之一。因此，急性特发性视神经炎病人血清 AQP4 抗体和 MOG 抗体检测已成常规，目的不是排除 MS，而是做脱髓鞘疾病的鉴别，争取在脊髓炎体征尚未出现前能被发现，以便及早适当治疗。必须在治疗开始

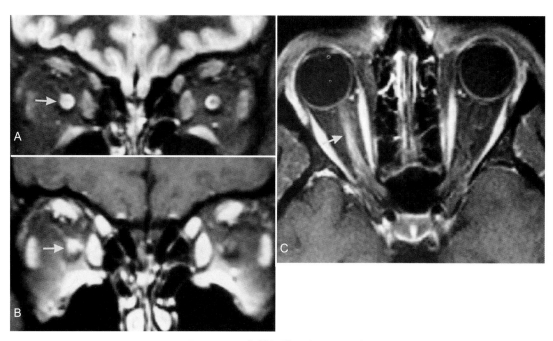

图 6-3-20　急性视神经炎 MRI 图像

A. 冠状 MRI 短 T1 图像显示右眼视神经与水肿相一致的信号增强。冠状（B）和轴状 MRI 图像（C），分别以钆 T1 加权后的脂肪饱和图像显示活动性炎症的右视神经增强

前进行，因为免疫抑制剂会降低血清抗体的滴度。基于细胞分析（cell based assay，CBA）是目前公认的敏感性和特异性最高的检测方法。

急性视神经炎的病因搜索往往只注意炎症性脱髓鞘病，忘却了那些少见的病因，如感染性、免疫相关性等，所以必须仔细梳理，见前文 [病史评估]。

急性视神经炎病因诊断要点：① MRI 发现 MS 斑块（视神经，CNS）。②脊髓损害：截瘫；MRI 示脊髓节段横贯性病损。血清 AQP4-IgG(或 MOG-IgG) 阳性。③近期传染性脑膜炎或脑炎、HIV 阳性病史。邻近组织（眼眶、副鼻窦的筛窦和蝶窦）炎症。④近期疫苗接种史。⑤自身免疫性疾病。如系统性红斑狼疮、Sjögren 干燥综合征、类风湿关节炎、Behcet 综合征、结节病、Wegener 肉芽肿等。

急性脊髓炎是视神经脊髓炎（NMO）的特征，也称为 Devic 综合征。NMO 的诊断标准包括以下内容：①视神经炎（单侧或双侧）。②脊髓炎。③以下至少满足 2 项：a. MRI 上的连续脊髓病变，涉及 3 个或更多椎节；b. 脑 MRI 扫描非诊断 MS；c. 血清 AQP4-IgG 或 MOG-IgG：阳性。

特发性视神经炎的诊断标准为（Deschamps R, Gueguen A, Lecler A. Acute idiopathic optic neuritis: not always benign. European journal of neurology，2018，23: 1378-1383）：① 年 龄 ≥ 16 岁；②随访至少 2 年；③血清 AQP4-IgG 和 MOG-IgG 均阴性；④无 MRI 病变提示脱髓鞘（首诊脑 MRI，随访脑 MRI；脊髓 MRI）。

5. 鉴别诊断 对于早期 MS，首先排除视神经头疾病，如视乳头炎与视盘水肿、假性视乳头炎及视网膜中央静脉不完全性阻塞的鉴别、非动脉炎前部缺血性视神经病变（表 6-3-9）。

然后应注意与其他临床及影像上同样具有时间多发和空间多发特点的疾病鉴别（表 6-3-11）。

尽可能完善实验室及其他相关辅助检查，如 AQP4 抗体、MOG 抗体、其他自身免疫相关抗体筛查，排除其他疾病可能，切忌仅凭脑室周围多发性长 T2 信号就片面做出 MS 诊断。

球后视神经炎必须与屈光不正、压迫性视神经病变（compressive optic neuropathy）、中毒性视神经病变、功能性视力丧失、Leber 遗传性视神经病变相鉴别；眼底无改变的急性视力丧失，应当怀疑球后视神经炎，但此时必须与以下一些疾病相鉴别。

（1）屈光不正：尤其是散光，必须做仔细检影及自觉验光以求得最佳视力。若矫正视力达 1.0 而 RAPD 和 VEP 均阴性，则可不诊断视

表 6-3-9　视神经炎和非动脉炎性前部缺血性视神经病变的区别

项别	视神经炎	NA-AION
年龄	40 岁以下	> 50 岁；1 型糖尿病（年轻人）
眼痛，眼球运动时加剧	92%	10%
视盘	视乳头炎者有轻度视盘水肿；球后视神经炎的视盘正常	急性期有轻度视盘水肿。不久呈苍白，视杯消失
视盘旁视网膜出血	偶尔	常有
FFA	视乳头炎者早期视盘毛细血管怒张；晚期毛细血管染色、渗漏	发病数天内视盘局部（常在上方）或全视盘充盈推迟
视野缺损	中心性	下方或水平性；或全面缩小
眼眶 MRI 示视神经异常信号	视神经增强 31/32 阳性	5/32 阳性
病程中视力改变	视力曾有较好改善	视力稳定，少数有改善

神经炎,但须随访视力。散光度数较高而又自幼长期不戴眼镜,因屈光不正性弱视而视力不能满意矫正。屈光不正及弱视者的 RAPD 不会阳性。

(2)颅内蝶鞍部肿瘤:眶内压迫性视神经病变会显示眼球突出及眼球运动障碍,故不致误诊。蝶鞍肿瘤病人有时唯一主诉是视力障碍,状似球后视神经炎,常可误诊,故慢性视力减退而无明显视力波动者应做 MRI 或 CT。常规脑部 CT 或 MRI 可能会漏掉压迫前视路的肿瘤。眼眶、蝶鞍或海绵窦的专用扫描是必要的,最好进行 MRI 增强对比检查。

(3)中毒性(营养性)视神经病变:烟草/酒精造成的营养性弱视、药物中毒能引起两侧进行性视力减退,见后文。

(4)功能性视力丧失:癔病或伪盲不会像球后视神经炎那样出现 RAPD 阳性及 VEP 异常。

(5)Leber 遗传性视神经病变(LHON):又称 Leber 视神经病变(LON)、Leber 视神经萎缩、Leber 病,详见后文。

(6)视神经鞘炎(optic perineuritis):视神经鞘的炎症,多数病因不明。临床特征是:两侧性,经常有相对性中央视力幸免,伴有疼痛,MRI 表现 ON 鞘增厚或增强,以及急性期类固醇反应佳良,则高度提示视神经鞘炎。少见。

6. 治疗原则 针对病因:①感染性视神经炎:首先抗病原体,传染性脑膜炎或脑炎;HIV、梅毒、真菌;水痘-带状疱疹病毒、Lyme 病、猫抓病均可伴有急性视神经炎。梅毒、结核等肉芽肿性病变可产生慢性进行性视神经炎。其治疗原则参考第 1 章感染性葡萄膜炎。梅毒性视神经炎须按照"神经梅毒"驱梅,首先"必须"水剂青霉素 G,每 4 小时 1 次,静脉注射或滴注,连续 10 ~ 14d(见第 1 章梅毒性葡萄膜炎)。②免疫性视神经炎:包括炎性脱髓鞘视神经炎、特发性视神经炎。一线药物是糖皮质激素,剂量和给药方法根据病情、临床经验有所变异。但是 ONTT 的结论依然是治疗的基本纲领。

ONTT 结论(1991):美国 NEI 牵头 15 个大医疗中心参加的视神经炎治疗试验(ONTT)协作组,在 1988—1991 年间,将 475 例急性视神经炎病人随机分成三组(静脉滴注甲泼尼龙冲击疗法后改为口服泼尼松、安慰剂),提出了惊人的三个结论:①大剂量静脉注射甲泼尼龙冲击再换为口服类固醇可加速视力恢复,但并不改善视力的长期效果。②仅仅口服泼尼松并不改善视力结果,且能增高复发性。③静脉注射甲泼尼龙后再换为口服类固醇在最初 2 年可减少多发性硬化(MS)的发展,但在 3 年后治疗作用消退。

全身应用泼尼松期间需口服制酸剂预防消化性溃疡:口服雷尼替丁(ranitidine,又称甲硝呋胍、胃安太、胃安太定、呋喃硝胺),150mg/d。糖尿病、严重消化性溃疡病人需相关医师协作。

(二)多发性硬化症相关视神经炎

多发性硬化症是一种累及中枢神经系统多个部位的脱髓鞘病,以 CNS 白质炎性脱髓鞘病变为主要特点的自身免疫病。

CNS 因包在轴突外的髓鞘损害而发生功能障碍。原发病变主要在于少突神经胶质细胞(oligodendroglia cell),这种细胞的功能是产生及维护髓鞘。多发性硬化症相关视神经炎(multiple sclerosis,MS)病人自身免疫系统错误攻击髓鞘,髓鞘被破坏后,神经讯号的传导变慢甚至停止。急性炎症发生淋巴细胞及巨细胞浸润,以后瘢痕形成为斑块(plaque),见于脑(常在脑室旁)、脑干、脊髓。复发性,迁延终身。

病变主要累及白质。其病因尚不明确,可能与遗传、环境、病毒感染等多种因素相关。病理上表现为 CNS 多发髓鞘脱失,可伴有神经细胞及其轴突损伤;MRI 病灶的分布、形态及信号表现具有一定特征性。MS 病变具有时间多发(DIT)和空间多发(DIS)的特点。

1. 流行病学 多发性硬化症相关视神经炎(multiple sclerosis,MS)发病率:约 5 人/10 万人,

115 人 /10 万人。属于罕见病。

脱髓鞘病是欧美视神经炎的最主要原因。美国 ONTT 发现，389 例视神经炎病人，有 15% 的病人在 15 年的随访期间进展为 MS。

2015 年同仁医院回顾分析特发性视神经炎 107 例。平均病程为 9.5 年，估计 5 年和 10 年后转化为 MS 或 NMOSD 的累计风险概率分别为 14.1% 和 26.0%。

与西方国家相比，日本在视神经炎中 MS 的比例可能较低。抗体双重阴性组中，CDMS 和 CIS 的患病率很低（8%）。

Ishikawa 等 2019 年报道 2015—2017 年间在全日本 30 个眼科中心和 3 个神经科中心的 531 例急性视神经炎病人。① 血清 AQP4-Ab 阳性占 12%，发病年龄中位数 53 岁，84% 女性，22% 的病人 MRI 证实脊髓损伤。② MOG-Ab 阳性占 10%，发病年龄中位数 47 岁，尽管治疗后的视觉效果良好，但首诊时视盘肿胀和眼球运动引起的疼痛的发生率明显高于 AQP4-Ab 阳性和双重阴性组。但是，大多数病例 MRI 显示孤立的视神经炎病变。③ 两种抗体均为阴性（双阴性）占 77%，包括 15 例（4%）临床肯定 MS 和 18 例（4%）CIS，发病年龄中位数 48 岁。④ 1 例两种抗体均为阳性病例：24 岁妇女 13 岁时右眼视神经炎失去了光感，18 岁时左眼出现视神经炎，并被发现 AQP4-A 阳性。用类固醇冲击疗法以 1000mg/d 的剂量治疗 3d。经过 3 个疗程，视力恢复至 1.5。由于左视复发性神经炎，她在 22 岁时第 3 次去医院，检查血液显示 MOG 阳性。她接受了 2 个疗程的类固醇冲击治疗（1000mg/d 每 3 天 1 个疗程），但对此剂量的应答不充分。随后，静脉内免疫球蛋白疗法改善了视力。此后，采用类固醇和免疫抑制剂（硫唑嘌呤）联合治疗。在随访过程中除了眼部检查，未观察到其他异常。

2. 术语

（1）MRI 活动性：增强病灶、T2 新病灶和病灶扩大。

（2）DIT：时间多发（dissemination intime，DIT）；MRI 病灶多发性属于不同时间。

（3）DIS：空间多发（dissemination in space，DIS）；MRI 病灶多发性属于不同部位。

（4）CIS：临床孤立综合征（clinically isolated syndrome，CIS）：有发展为多发性硬化症的风险，因此未知 MS 的病人主诉症状和客观发现的单相临床发作，反映中枢神经系统的局灶性或多灶性炎症性脱髓鞘事件，急性或亚急性发作，持续至少 24h，有或没有恢复，没有发热或感染；另外，类似于典型的 MS 复发（发作和加重）。如果病人随后被诊断患有 MS（通过空间和时间多发性，并排除其他诊断），则临床孤立综合征可被认为是 MS 的首次发作。临床孤立的综合征可以是单灶性的（反映单个位置的病理）或多灶性的。

（5）CDMS：临床确诊的 MS（clinically definite MS，CDMS）：非感染性急性单侧性视神经炎，血清 AQP4 和 MOG 抗体均阴性。至于 MRI 病灶数和部位及 CSF 示寡克隆区带（oligoclonal band，OB）阳性，特异性和敏感性均低，仅阴性预测值 88%。

CSF 寡克隆区带（CSF-OB）检测阳性支持 MS。

（6）良性型 MS（benign MS）：少部分 MS 病人在发病 15 年内几乎不留任何神经系统残留症状及体征，日常生活和工作无明显影响。

（7）恶性型 MS（malignant MS）：又称暴发型 MS（fulminant MS）或 Marburg 变异型 MS，疾病呈暴发起病，短时间内迅速达到高峰，神经功能严重受损甚至死亡。

（8）ADEM：急性播散性脑脊髓炎（acute disseminated encephalomyelitis，ADEM）发生在各种感染过程中，最常见为感染后或自身免疫反应。儿童多见，但亦可发生于任何年龄。依据国际儿童多发性硬化研究组的定义，ADEM 是急性或亚急性起病的伴有脑病（行为异常或意识障碍）表现的、影响中枢神经系统多个区域的首次发生的脱髓鞘疾病。典型的 ADEM 是单相病程（单侧或双侧视神经炎），预后良好；复发型和多相型要注意与 MS 鉴别。

（9）血清 AQP4 和 MOG 抗体双阴性和双阳性：对急性视神经炎病人来说，双阴性提示 MS 的可能。双阳性罕见。

3. 临床分型 MS 病程分为 CIS、复发缓解性 MS、进展性 MS。

（1）临床孤立综合征（clinically isolated syndrome，CIS） 系指由单次发作的 CNS 炎性脱髓鞘事件组成的临床综合征。临床上既可表现为孤立的视神经炎、脑干脑炎、脊髓炎或某个解剖部位受累后导致的临床事件，亦可出现多部位同时受累的复合临床表现。

CIS 通常是 MS 的最早临床表达。其常见的临床表现有视力下降、肢体麻木、肢体无力、尿便障碍等；病变表现为时间上的孤立，并且临床症状持续 24h 以上。神经系统查体、影像（MRI 或视觉相干断层成像）或 VEP 所示应与 CIS 的解剖位置相对应。

临床应当谨慎将病人仅有的主观症状作为当前或以前的疾病发作证据。一半以上的欧美 CIS 病人最终发展为 MS。

CIS 的临床表现与预后密切相关，预后良好者多表现为：仅有感觉症状，临床症状完全缓解，5 年后仍没有活动障碍，MRI 表现正常。预后较差者往往表现为：多病变，运动系统受累，不完全缓解，有大病变。

（2）复发缓解性 MS（relapsing-remitting MS，RRMS） 明显的复发和缓解过程，每次发作后均基本恢复，不留或仅留下轻微后遗症。MS 病人 80%～85% 最初病程表现为本类型。

大多数 RRMS 病人都会发展成继发进展型 MS。如果转变是逐渐发生的，则可能很难发现复发缓解型 MS 和继发性进展型 MS 病人在病程中病情的变化。

（3）进展型（progressive）MS

① 继发进展型 MS（secondary progressive multiple sclerosis，SPMS）：约 50% 的 RRMS 病人在患病 10～15 年后疾病不再有复发缓解，呈缓慢进行性加重。

病人不会注意到症状的剧烈变化。相反，可能会感到自己的症状从未真正消失并逐渐恶化。复发也可能发生，但是可能性较小。继发进展型 MS 还可进一步的分为两组：① 活动性继发进展型 MS：意味着病人觉得复发，MRI 扫描发现疾病的新迹象。② 无活动表示当前没有活动的证据，称为稳定的继发性进展型 MS。

② 原发进展型 MS（primary-progressive MS，PPMS）：神经系统功能障碍病程 1 年以上，缓慢进行性加重，无明显的缓解 - 复发过程。约 10% 的 MS 病人表现为本类型。

4. 临床表现 发病率为 20—50 岁，平均年龄 30—35 岁。女性更多见（女性：男性为 2：1）。大约 20% 多发性硬化病人的首发症状是视神经炎。

急性视力减退。有明显的缓解和复发过程。大多数病例视觉功能在第 2～3 周开始改善，许多病人在第 4～5 周享有正常或接近正常的视力；有些病例的视力（0.3～0.5）相当快速改善之后，通过几个月缓慢、稳定地改善视力。在少数病例，视力并未改善到有用水平，甚至更少见的是，在最初的急剧丧失之后，视力根本没有改善。经 5～10 年复发过程中显露 MS。

视神经炎：视盘炎性改变，轻重不一。

系统性症状：肢体麻木、肢体无力、尿便障碍、共济失调、膀胱或直肠功能障碍等。早期可能无系统性症状。

5. 辅助检测 MS 最常累及的部位为脑室周围白质、视神经、脊髓、脑干和小脑，主要临床特点为中枢神经系统白质散在分布的多病灶、缓解 - 复发病程。

（1）视神经 MRI 改变：增强脂肪抑制 MRI 在眼眶可发现视神经有 MS 斑块为脱髓鞘病的证据。急性期可表现为视神经增粗、强化，部分伴有视神经鞘强化等。慢性期可以表现为视神经萎缩。

（2）脑 MRI 改变：视神经炎病人常规检查脑 MRI，查颅内脱髓鞘病灶（脑白质中明显的白色斑块）。与其他炎症性病变一样，血 - 脑屏障的破坏会导致血管外液积聚，液体病灶可以在 MRI 上发现。常规做 T1 及 T2，用对比剂及不用对比剂，如发现脑白质有脱髓鞘病损（T2-高强度信号）是证实视神经炎系多发性硬化的有力佐证。注意：CT 扫描在脱髓鞘疾病的价值非常有限，不必使用。

白质病变见于大脑和脊髓，更常见于脑室旁的白质、脑干和小脑。常见的发现是平行于侧脑室的卵圆形病变。在 T2 加权图像上，MS 病灶与正常白质对比非常敏感。脑室旁的病灶在抑制 CSF 的 FLAIR 序列上提高对比度更容易看到。急性活动性病变可用钆增强。在未增强的 T1 加权图像上，可能看不到急性多发性硬化病灶，但通常可以看到相关的整体性脑萎缩。慢性病变表现为相对白色软化，伴低信号（图 6-3-21）。

中枢神经系统至少有两处不同部位的脱髓

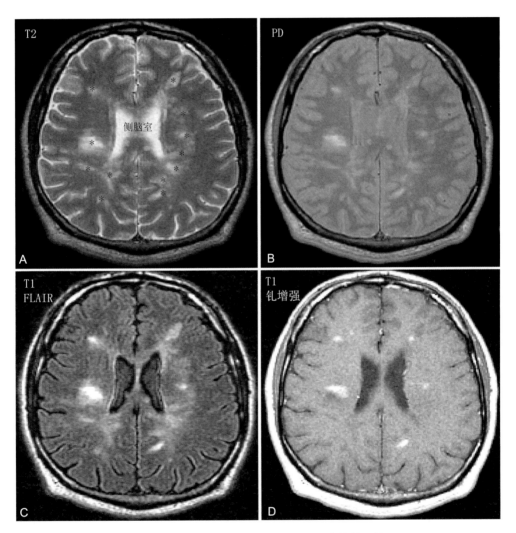

图 6-3-21　MRI 不同加权序列对 MS 病灶的显效

一名复发性多发性硬化症(MS)的 30 岁男病人，头颅轴向 MRI。A.T2 加权图像；T2 加权成像中 MS 病灶强信号（红 *）与白质弱信号对比明显。然而，脑室周围病灶通常与相邻的脑脊液（较高的 T2 加权信号）无法区分。B.PD 加权降低 CSF 信号，可改与病灶的对比度，T2 和 PD 加权图像可互补信息。C.脑室周围区域可以通过使用 FLAIR 序列抑制 CSF 的信号并保持较重的 T2 加权来解决。该序列在检测皮质 / 近皮质病灶也很优越。因此，对 MS 病人 FLAIR 是常用的 MR 序列。唯一缺点是颅后窝和脊髓病变质量检测较差，那些部位首选 PD 和 T2 加权。D. T1 钆增强新病灶，通常平均持续 1 个月，使其成为监测疾病活动的有用标记

鞘斑块才能诊断 MS。即使未找到脱髓鞘病灶，或者只见 1 个病灶而不能肯定诊断者，均需在随访的几年中不断做 MRI。有 50% 病人会在多年随访过程中暴露 MS。据 ONTT 调查 388 位急性视神经炎病人，38% 在 10 年后发展成为 MS；基于脑 MRI 白质斑块数目预测 10 年发展成 MS 的概率是：无斑块者 22%，1 个斑块者 51%，5 ~ 8 个斑块者 70%（Beck RW, Trobe JD, Moke PS. High-and low-risk profiles for the development of multiple sclerosis within 10 years after optic neuritis: experience of the optic neuritis treatment trial. Arch Ophthalmol, 2003, 121:944-949）。

（3）脊髓 MRI 检查：对于所有 MS 病人并非必要。但在脊髓受累为首发症状、原发性进展性病程以及在 MS 少见的人群中考虑 MS，或者需要进一步资料增加诊断的可靠性时，应行脊髓 MRI 检查。

（4）血清 AQP4-IgG 和 MOG-IgG：均阴性（双重阴性）。与 NMOSD 形成鲜明的对照，AQP4-IgG 阳性为主；AQP4-IgG 阴性病人 MOG-IgG 阳性。对怀疑视神经 /CNS 为脱髓鞘病变者应将血清 AQP4-IgG 和 MOG-IgG 列入常规检测。血清双阴性可支持 MS；两种抗体有一种阳性，提示 NMOSD（即使尚无症状的早期）。

（5）脑脊液改变：寡克隆区带（oligoclonal band, OB）阳性。IgG 指数增高。对诊断 MS 来说，脑脊液 OB 的价值高于 IgG 指数等其他鞘内合成指标。CSF 电泳产生的抗体克隆的数目进行分类，来检测寡克隆区带。许多 CNS 疾病 CSF 中可出现寡克隆区带，不仅仅见于多发性硬化。因此，寡克隆区带诊断 MS 有高度的敏感性，但缺乏特异性。亚洲国家 MS 病人 CSF 寡克隆区带阳性率低于白种人。强调在下列情况下建议查 OB：①首次发作不是 CIS 典型表现；②临床、影像学或实验室表现不符合典型 MS；③ MS 少见人群（如儿童、老人或非白种人）。在仅有脱髓鞘影像学证据的病人，即使有典型脑脊液异常提示，专家组仍要求没有临床发作

不能诊断 MS。一旦有典型临床发作，则过去的 DIS 和 DIT 影像学证据可作为诊断 MS 的证据。

6. 诊断　诊断要点：①首先，应以客观病史和临床体征为基本依据。②充分结合各种辅助检查特别是 MRI 与脑脊液（CSF）特点，寻找病变的空间多发与时间多发证据。③排除其他可能疾病。④免疫学等证据作为辅助前 3 项要点。

McDonald 诊断 MS 标准（2017 修订版），表 6-3-10 至表 6-3-12。

对于缺乏典型 MS 临床孤立综合征表现的病人，应考虑推迟做出肯定的 MS 诊断，推迟启动疾病修饰疗法，等待长时间随访以积累诊断证据。

儿童 MS：儿童 MS 中 95 % 为 RRMS，80% 与成人 MS 特点相似，其 MRI 相关空间多发、时间多发标准同样适用；有 15% ~ 20% 的儿童 MS，尤其是 < 11 岁的患儿，疾病首次发作类似于急性脑病或急性播散性脑脊髓炎（ADEM）过程，所有 MS 患儿中 10% ~ 15% 可有长节段脊髓炎的表现。推荐进行动态 MRI 随访，当观察到新的、非 ADEM 样发作时可诊断 MS。MOG 抗体在儿童 MS 检出率高于成人 MS。

7. 鉴别诊断　见表 6-3-13。

NMOSD 临床特征为双侧视神经炎、严重脑干受累、长节段脊髓病变、大片大脑病灶、脑 MRI 检查结果正常或不满足空间多发标准和 NMOSD 高危人群（如非洲裔美国人、亚洲人、拉丁美洲人、儿童）。血清 AQP4 抗体或 MOG 抗体阳性。

NMOSD 和 MS 同为中枢神经系统脱髓鞘疾病，二者的临床表现和影像学特征相似，但治疗策略却有所不同（表 6-3-14）。如果临床误诊，会带来严重后果，如预防 MS 复发的疾病修饰疗法（如 β 干扰素、芬戈莫德、那他珠单抗）可加重 NMOSD。一切 MS 病人诊断前必须排除 NMOSD。为此，目前在中国检测血清 AQP4 抗体和 MOG 抗体已列为常规。

8.治疗原则 MS 治疗目标是无疾病活动性证据，即无临床复发和 MRI 活动性（新病灶和病灶扩大）。

根据 MS 诊断和治疗中国专家共识（2018版）分为急性期治疗、缓解期治疗、康复治疗。

（1）急性期治疗：凡有视力下降、运动障碍和小脑 / 脑干症状等才须治疗。轻微感觉症状无须治疗，一般休息或对症处理后即可缓解。

主要药物治疗如下。

①糖皮质激素：一线治疗。促进恢复急性发病的神经功能。但延长激素用药时间对神经功能恢复无长期获益。

②大剂量甲泼尼龙冲击治疗：①成人 1g/d，静脉滴注 3 ～ 4h，共 3 ～ 5d，如临床神经功能缺损明显恢复可直接停用。如临床神经功能缺损恢复不明显，可改为口服醋酸泼尼松或泼尼

表 6-3-10　2017 版 McDonald MS 发病诊断标准

临床发作次数	有客观临床证据的病灶数	诊断 MS 所需辅助证据
≥ 2 次临床发作	≥ 2	无
≥ 2 次临床发作	1（以及既往发作累及不同部位的明确病史证据）	无
≥ 2 次临床发作	1	通过不同 CNS 部位的临床发作或 MRI 证明了空间多发性
1 次临床发作	≥ 2	通过再次临床发作或 MRI 证明了时间多发性或脑脊液 OB 阳性
1 次临床发作	1	通过不同 CNS 部位的临床发作或和 MRI 证明了空间多发性；通过额外临床发作或 MRI 证明了时间多发性或脑脊液 OB 阳性

OB. 寡克隆带。

Thompson.Lancet Neurol，2018，17：162-73

如果病人满足 2017 年 McDonald 标准，并且临床表现没有更符合其他疾病诊断的解释，则诊断为 MS。如有因临床孤立综合征怀疑为 MS，但并不完全满足 2017 年 McDonald 标准，则诊断为可能的 MS；如果评估中出现了另一个可以更好解释临床表现的诊断，则排除 MS 诊断。a. 不需要额外的检测来证明空间和时间的多发性。然而除非不可用 MRI，否则所有考虑诊断为 MS 的病人均应该接受脑 MRI 检查。此外，临床证据不足而 MRI 提示 MS，表现为典型临床孤立综合征以外的表现或具有非典型特征的病人，应考虑脊髓 MRI 或脑脊液检查，如果完成影像学或其他检查（如脑脊液）且结果为阴性，则在做出 MS 诊断之前需要谨慎，并且应该考虑其他可替代的诊断。b. 基于客观的 2 次发作的临床发现做出诊断是最保险的。在没有记录在案的客观神经系统发现的情况下，既往 1 次发作的合理历史证据可以包括具有症状的历史事件，以及先前炎性脱髓鞘发作的演变特征；但至少有一次发作必须得到客观结果的支持。在没有神经系统残余客观证据时，诊断需要谨慎。c. 尽管脑脊液特异性寡克隆带阳性本身并未体现出时间多发性，但可以作为这项表现的替代指标

表 6-3-11　空间和时间多发性的 MRI 标准

空间多发证据：在 4 个 CNS 区域（脑室旁 §、皮质或近皮质、幕下、脊髓）中
　　　　　　　　≥ 2 个区域有至少 1 个符合典型 MS 的 T2 病灶 *

时间多发证据：任何时间同时出现增强和非增强病灶 *
　　　　　　　　或者无论与基线 MRI 的时间间隔如何，随访 MRI 中新出现 T2 病灶或增强病灶

§ 对 > 50 岁或有血管危险因素者，要慎重寻找更多脑室旁病灶；* 无须区分症状性和无症状性 MRI 病灶

表 6-3-12　原发性进展型 MS 的诊断标准

残疾进展 1 年（回顾性或前瞻性确定）但无临床复发 + 下列两项：

①3 个脑内部位中至少 1 个部位有至少 1 个符合典型 MS 的 T2 病灶 *：脑室旁、皮质或近皮质、幕下脊髓中 ≥ 2 个 T2 病灶 *

②脑脊液寡克隆区带（OB）阳性

* 无须区分症状性和无症状性 MRI 病灶

表 6-3-13　需与 MS 鉴别的疾病

疾病类别	疾病名称
视神经头病变	视乳头 / 视盘水肿、缺血性视神经病变
其他炎性脱髓鞘病	NMOSD、ADEM、脊髓炎、脱髓鞘假瘤等
脑血管病	常染色体显性遗传病合并皮质下梗死和白质脑病（CADASIL）、多发腔隙性脑梗死、烟雾病、血管畸形等
感染性疾病	莱姆病、梅毒、脑囊虫、热带痉挛性截瘫、艾滋病、Whipple 病、进行性多灶性白质脑病等
结缔组织病	系统性红斑狼疮、Behcet 病、干燥综合征、系统性血管炎、原发性中枢神经系统血管炎等
肉芽肿性疾病	结节病、Wegener 肉芽肿、淋巴瘤样肉芽肿等
肿瘤类病	胶质瘤病、淋巴瘤等
遗传代谢性疾病	肾上腺脑白质营养不良、异染性脑白质营养不良、线粒体脑肌病、维生素 B_{12} 缺乏、叶酸缺乏等
功能性疾病	焦虑症等

NMOSD. 视神经脊髓炎谱系疾病；ADEM. 急性播散性脑脊髓炎

表 6-3-14　NMOSD 与 MS 的鉴别（中国视神经脊髓炎谱系疾病诊断与治疗指南，2016）

	NMO/NMOSD	MS
种族	非白种人	白种人
发病年龄中位数（岁）	39	29
性别（女：男）	（5～11）：1	（1.5～2.0）：1
严重程度	中重度多见	轻度多见
早期功能障碍	早期可致盲或截瘫	早期功能正常
临床病程	> 90% 为复发型，无继发进展过程	85% 为复发 - 缓解型，最后半数发展成继发进展型，15% 为原发进展型
血清 AQP4-IgG 阳性	70%～80%	< 5%
血清 MOG-IgG 阳性，（AQP4-IgG 阴性者）[§]	13%	0%
CSF 寡克隆区带阳性	< 20%	> 70%～95%
CSFIgG 指数	多正常	多增高
CSF 细胞	多数病人白细胞 $> 10 \times 10^6/L$，部分病人白细胞 $> 50 \times 10^6/L$，可见中性粒细胞，甚至嗜酸粒细胞	多数正常，少数轻度增多，白细胞 $< 10 \times 10^6/L$，以淋巴细胞为主
脊髓 MRI	脊髓 > 3 个椎体节段，急性期多明显肿胀、亮斑样强化，轴位呈中央对称横惯性损害；缓解期脊髓萎缩、空腔	< 2 个椎体节段，轴位多呈非对称性部分损害，脊髓病变短节段、非横贯、无肿胀、无占位效应
脑 MRI	延髓最后区、第三和第四脑室周围、下丘脑、丘脑病变，皮质下或深部较大融合的白质病变,胼胝体病变较长较弥散（> 1/2,胼胝体）、沿锥体束走行对称较长病变	脑室旁（直角征）、近皮质、圆形、类圆形病变、小圆形开环样强化

§ 编者所加,根据 Jarius S, Ruprecht K, Kleiter I. MOG-IgG in NMO and related disorders: a multicenter study of 50 patients. Part 1: Frequency, syndrome specificity, influence of disease activity, long-term course, association with AQP4-IgG, and origin. Journal of Neuro inflammation，2016，13:279

松龙 60 ～ 80mg，1 次 /d，每 2 天减 5 ～ 10mg，直至减停，原则上总疗程不超过 3 ～ 4 周。若在减量过程中病情明确再次加重或出现新的体征和（或）出现新的 MRI 病变，可再次给予甲泼尼龙冲击治疗或改用二线治疗（血浆置换）。②儿童按体重计算，20 ～ 30mg/（kg·d），静脉滴注 3 ～ 4h，1 次 /d，共 5d，症状完全缓解者，可直接停用，否则可继续给予口服醋酸泼尼松或泼尼松龙，1mg/（kg·d），每 2 天减 5mg，直至停用。口服激素减量过程中，若出现新发症状，可再次甲泼尼龙冲击治疗或给予 1 个疗程静脉大剂量免疫球蛋白治疗。

糖皮质激素治疗的常见不良反应包括电解质紊乱，血糖、血压、血脂异常，上消化道出血、骨质疏松、股骨头坏死等。

（2）缓解期治疗：MS 为终身性疾病，其缓解期治疗以控制疾病进展为主要目标，推荐使用疾病修饰疗法（disease modifying therapy，DMT）治疗。尽早 DMT 治疗可减少复发、延缓进入进展性阶段并延缓进展残疾。最好由神经内科妥善管理。

DMT 药物共有 13 种。目前中国 FDA 已经批准上市的 DMT 药物有口服特立氟胺和注射用重组人 β-1b 干扰素。

①特立氟胺（teriflunomide）：DMT 的一线口服药，适用于已确诊的复发型 MS 病人（RRMS 和有复发的 SPMS 病人）。中国 RRMS 病人年复发率 71.2%，根据中国 TOWER 研究，中国病人推荐 14mg/d，口服，1 次 /d。长期治疗可显著降低复发率。常见不良反应有腹泻、呕吐、头发稀疏、丙氨酸氨基转移酶（ALT）水平升高。开始治疗前，应检测病人 ALT 和胆红素水平，开始治疗后，应每月监测 ALT 水平，至少持续 6 个月。

②重组人 β-1b 干扰素：DMT 的一线注射用药，适用于有可能发展为 MS 的高危 CIS（不满足 MS 诊断标准但 MRI 病灶高度提示 MS）或已确诊的 RRMS 或仍有复发的 SPMS 病人。推荐剂量为 250μg，皮下注射，隔日 1 次；起始剂量为 62.5μg，皮下注射，隔日 1 次，以后每注射 2 次后，增加 62.5μg，直至推荐剂量。常见不良反应①注射部位反应：常见，严重者甚至可引起注射局部坏死。注射前 30 min 将药物从冰箱取出、用药前后冰敷、变更注射部位、注射部位皮肤避免直接日照和加强无菌注射技术等可有效改善注射部位反应。②流感样症状：常见于首次注射或增加剂量时。随着注射时间的延长，流感样症状可逐渐减轻直至完全消失。从小剂量开始、睡前给药和适当应用解热镇痛类药物（如对乙酰氨基酚、布洛芬等）可改善流感样症状。应注意避免常规使用对乙酰氨基酚，因其可能增加注射用重组人 β-1b 干扰素相关肝功异常的发生。③无症状肝功能异常：多为一过性，减量或停药后可恢复正常。应注意定期监测肝功能。④其他：部分病人还可出现白细胞减少和甲状腺功能异常，应注意定期监测血常规和甲状腺功能，推荐开始用药的前 6 个月每月进行检查。

（3）康复治疗：对伴有肢体、语言、吞咽等功能障碍的病人，应早期在专业医生的指导下进行功能康复训练。告诫病人避免预防接种、避免过热的热水澡和强烈阳光下高温暴晒、保持心情愉快、不吸烟、作息规律、适量运动、补充维生素 D 等。

（三）视神经脊髓炎

1870 年 T.C.Allbut 首次描述视神经病变与脊髓炎相关性。1894 年由 Devic 的学生 Gault 发现 1 例并搜集已报道的相似病例 16 例，认定为视神经脊髓炎（optic neuromyelitis，neuromyelitis optica，NMO）作为毕业论文，故名 Devic 病。这是一种免疫介导的以视神经和脊髓受累为主的严重中枢神经系统炎性脱髓鞘疾病。以反复发作的视神经炎和长节段脊髓炎为特征。

自从在 NMO 病人体内发现一种特异性攻击星形胶质细胞足突上水通道蛋白 4 的抗体（AQP4-IgG）以来，NMO 便从多发性硬化（MS）中区分出来而作为一个独立的临床疾病。孤立性急性视神经炎常作为 NMO 的首发症状，因而多数病人首诊于眼科。视神经炎是最常见的表现型。病程可以是单相的或复发的，随后的复发最常累及视神经。50%～80%的病人会出现残障，起病时横贯性脊髓炎是长期预后的最重要预测指标。

视神经与脊髓同时或相继受累的急性或亚急性脱髓鞘病变，其临床特征为急性或亚急性起病的单眼或双眼失明，在其前或其后数日至数周伴发横贯性或上升性脊髓炎。有30%～50%的病人以视神经炎为首发表现，70%的病人最终视神经受累。

1. 流行病学　目前尚无大样本流行病学数据。亚裔人群高发，常于青壮年起病，女性居多，复发率及致残率高。发病率为 0.1～1/（10万人·年）。西亚籍华裔 NMOSD 的患病率约为 3/10 万人。属于罕见病。2014 年以来，随着 AQP4-IgG 和 MOG-IgG 被发现，我国视神经脊髓炎病例明显增多是趋势，但是多篇报道的发病率数据颇有分歧。

2. 术语

（1）AQP4 相关性 ON（AQP4-ON）：AQP4 抗体阳性的视神经炎。

（2）NMO 相关性 ON（NMO-ON）：与视神经脊髓炎（NMO）相关的视神经炎。

（3）MOG-AD：髓磷脂少突胶质细胞糖蛋白抗体病（MOG-antibody disease）。最常见的表现是视神经炎，发生在54%～61%的病人中，其次是脊髓炎，急性弥漫性脑脊髓炎（ADEM）或类似 ADEM 的表现（例如脑干发作）。

（4）单时相病程 NMO（monophasic NMO）：占 10%～20%，欧洲相对多见，病变仅限于视神经和脊髓，视神经炎多为双侧同时受累与脊髓炎同时或相近（1个月内）发生，神经功能障碍常较复发型 NMO 重。但是生存期较长。

（5）复发型 NMO（recurrent NMO）：占80%～90%，亚洲相对多见，初期多表现为单纯的孤立视神经炎或孤立脊髓炎，仅约10%的病人首次发病视神经脊髓同时受累。

（6）横贯性脊髓炎（transverse myelitis）：脊髓数个节段的急性脊髓炎症表现为脊髓病变水平以下的功能失常。病变位于颈髓者，出现四肢瘫痪；高颈位受累者可因膈肌运动障碍而致呼吸困难；颈 8 至胸 1 受损可因交感神经受损而出现颈交感神经麻痹症群；腰段脊髓炎仅出现下肢感觉障碍和肢体瘫痪。伴有两侧性视神经炎病人视神经和脊髓炎二者发病时间可前后相差 2 个月。

（7）上升性脊髓炎（ascending myelitis）：炎症常累及几个脊髓节段的灰白质及其周围的脊膜、并以胸髓最易受侵而产生横贯性脊髓损害症状。部分病人起病后，瘫痪和感觉障碍的水平均不断上升，最终甚至波及上颈髓而引起四肢瘫痪和呼吸麻痹，危及病人生命。

（8）视神经脊髓炎谱系疾病（neuromyelitis optica spectrum disorders，NMOSD）：传统概念认为 NMO 病变仅局限于视神经和脊髓。随着深入研究发现，NMO 的临床特征可波及延髓、脑干、间脑、大脑等 AQP4 高表达区域，部分病例最终演变为 NMO。2007 年 Wingerchuk 等把上述疾病统一命名为视神经脊髓炎谱系疾病，这已超越神经眼科学而属于神经内科学的范畴。

3. 临床分型

（1）视神经脊髓炎（neuromyelitis optica，NMO）：病变仅局限于视神经和脊髓。中青年人视力突然下降，或以后发生脊髓炎的四肢麻木、无力等症状。MRI 未见 MS 斑块，脊髓呈长节段横贯性损害。AQP4 抗体或 MOG 抗体阳性。

（2）视神经脊髓炎谱系疾病（neuromyelitis optica spectrum disorders，NMOSD）：传统 NMO 的临床特征可波及延髓、脑干、间脑、大脑等 AQP4 高表达区域，部分病例最终演变为 NMO。2007 年 Wingerchuk 等把上述疾病统一命名为视神经脊髓炎谱系疾病。2015 年与 NMO 相关的中枢神经系统疾病统称为 NMOSD。新的诊断标准共涉及六大核心症状，即视神经炎、急性脊髓炎、延髓最后区综合征、急性脑干综合征、急性间脑综合征和大脑综合征，并根据 AQP4-Ab 检测结果将 NMOSD 进行进一步分层诊断为 AQP4-Ab 阳性组和阴性组。

4. 抗体　所有 ON 病人都应接受检查：① AQP4 抗体：视神经脊髓炎（NMO）的致病抗体；② MOG-IgG 抗体：阳性对 AQP4-IgG 阴性病人的诊断有一定价值。

（1）AQP4- 抗体（AQP4-IgG，AQP4-ab）：AQP4 是中枢神经系统发现最早、数量最丰富的水通道蛋白，广泛分布于形成 BBB 胶质界膜的星状胶质细胞的足突和郎飞结的突触上，于脑干、下丘脑、间脑、脊髓和视神经上高表达，与 NMO 的病灶分布密切相关。AQP4- 抗体是一种靶向星形细胞水通道的抗体。

在疾病复发之前，AQP4-IgG 的血清水平以每周 20% 的速度和最高达 290% 的幅度上升，因此 AQP4-IgG 滴度的升高可以预测疾病的复发。NMO 病人的血清可以由抗体阴性转变为阳性。在血浆置换或应用免疫抑制剂之前以及血清阴性病人的疾病复发时，应该再次检测 AQP4-IgG。然而有趣的是，AQP4-IgG 的产生可早于临床出现症状多年，最长可达 10 年，在 MOG-IgG 滴度持续较高的情况下病情也可出现稳定状态。免疫抑制治疗（如硫唑嘌呤、环磷酰胺或利妥昔单克隆抗体）可以降低 AQP4-IgG 滴度，使疾病缓解。

采用改良的 CBA 方法则可大大减少血清阴性的情况。并且 < 5% 多发性硬化病人 AQP4 抗体也呈阳性。但是全球闻名的 ONTT，追踪病人 177 名检测血清 AQP4-IgG，由顶级实验室——Mayo Clinic 运作，3 名 MOG-IgG 阳性（1.7%），没有一例 AQP4-IgG 是阳性。

NMO 病人中有 10% ～ 20% 的 AQP4-IgG 阴性。

（2）髓鞘少突胶质细胞糖蛋白抗体（MOG-IgG，MOG-ab）：2004 年 Lennon 等 在 NMO（neuromyelitis optica，视神经脊髓炎）病人血清中发现了一种特异性 MOG-IgG 自身抗体。2006 年 Mayo Clinic 的 Wingerchuk 等把血清

MOG-IgG 阳性列入 NMO 的诊断标准中，可见 MOG-IgG 抗体检测对于支持诊断 NMO 的重要性。

髓鞘少突胶质细胞糖蛋白（myelin-oligodendrocyte glycoprotein，MOG）是一种位于髓鞘表面的糖蛋白（占髓鞘蛋白的 0.05%），仅存在于中枢神经系统。尽管其确切作用尚不清楚，但据认为它起细胞黏附分子的作用，参与少突胶质细胞微管稳定性的调节剂并介导补体级联反应（complement cascade）。人们早就知道 MOG 具有高度免疫原性，可能导致自身免疫性疾病。

基于 CBA 方法，血清 MOG-IgG 存在于 ON 和（或）脊髓炎的病人（13.3%，滴度中位数 1 ：2560），可是不存在于经典 MS 病例（149 例），也不存在于健康人（54 人）。MOG-IgG 阳性病人不存在 AQP4-IgG，（AQP4-IgG 和 MOG-IgG 的共存罕见）。CSF MOG-IgG 是鞘外来源的。血清 MOG-IgG 在疾病发作时已出现，并且在长期过程中仍可检测到。血清滴度取决于疾病活动和治疗状态（Jarius et al. Journal of Neuroinflammation, 2016, 13：279）。近几年发现它可能是区分"非典型 ON"与"NMOSD 和其他 ON 表型"的潜在标志物。

AQP4 抗体和 MOG 抗体是新近开展的项目，我国一二线城市均由医院外第三方公司提供服务。抗体检测有 3 ～ 4 种方法，包括 ELISA、基于细胞分析（cell based assay，CBA）、荧光激活细胞分选（fluorescence activated cell sorting，FACS）；CBA 是目前公认的敏感性和特异性最高的检测方法（Mayo Clinic.neurol neuroimmunol neuroinflamm, 2014, 1（1）：e11；doi：10.1212）。

值得注意的是：2015 年诊断标准着重强调了 AQP4-IgG 的诊断特异性。2014 年美国 Mayo Clinic 评比 AQP4-IgG 的四种测试方法，发现均存在一定的假阳性及假阴性（neurol neuroimmunol neuroinflammation 2014，1：e11）。即便是公认灵敏度和特异度最高的 CBA

（基于细胞分析的免疫荧光法），其灵敏度和特异度也达不到100%。所以对每一病例目前均采用基于细胞检测方法（CBA）、多时间节点重复验证。可惜目前报道的文章中发现多数未标明方法；并且不注意滴定浓度。

有关视神经炎的两种新颖的神经胶质自身抗体——AQP4抗体和MOG-IgG抗体。血清抗体阳性可能与很多因素有关，如种族、性别、年龄、疾病活动性、免疫治疗和检测技术等。无论是阳性或阴性最好是反复测定。目前临床表现和MRI改变仍然是诊断的主要基石（图6-3-22）。抗体检测不能视为诊断的关键指标，但可作为亚型的表型，例如，血清MOG-IgG抗体阳性视神经炎，MOG-IgG抗体阴性视神经炎；AQP4抗体阳性视神经脊髓炎，AQP4抗体阴性视神经脊髓炎。

5. 诊断　进行性视力丧失超过2周，1个月视力改善不足，以及复发性视神经炎应考虑

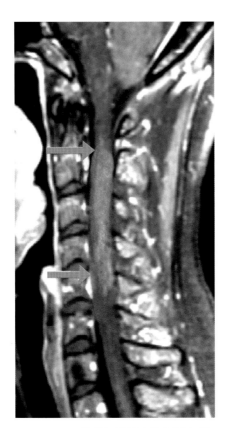

图6-3-22　视神经脊髓炎的MRI图像
MRI显示脊髓呈长节段横贯性损害，急性期脊髓肿胀

检测AQP4-IgG。

（1）2006年Wingerchuk等制定的NMO诊断标准：支持条件①脊髓MRI异常病变超过3个椎体节段以上；②头颅MRI不符合MS诊断标准；③血清AQP4-IgG阳性。

具备全部必要条件和至少2项支持条件，即可诊断NMO。

此种诊断标准灵敏度99%，特异性90%。仅AQP4-IgG自身抗体的标准灵敏度为76%，特异性为94%。

（2）2015年国际NMO诊断小组（IPND）制定的NMOSD诊断标准：新的标准将NMO纳入NMOSD统一命名，以AQP4-IgG作为分层，即分为AQP4-IgG阳性与阴性组，列举了6大临床特征性表现，其中ON、急性脊髓炎及延髓最后区综合征最具特征性。强调影像学特征与临床特征的一致性，对AQP4-IgG阴性NMOSD提出了更加严格的MRI附加条件。详见中国神经免疫学和神经病学杂志，2016，23（3）：155-166。

（3）2019年视神经脊髓炎谱系疾病（NMOSD）诊断标准：由德国神经内科医师们提出，可能适合我们眼科医师参考，见表6-3-15。

6. 治疗原则　我个人认为眼科医师对急性视神经炎病人，颅MRI未见MS斑块，AQP4抗体或MOG抗体阳性者，怀疑视神经脊髓炎/NMOSD时，转请神经内科医师诊断和治疗。

急性期治疗：主要治疗方法仍然是大剂量静脉注射皮质类固醇，缓慢阶梯减量，小剂量长期维持。对于反应差的NMO，可以考虑静脉内免疫球蛋白或血浆置换。使用其他免疫抑制药物如硫唑嘌呤、霉酚酸酯和利妥昔单抗可以降低复发风险。

中国2016年NMOSD诊断与治疗指南推荐方法：大剂量甲泼尼龙冲击治疗能加速病情缓解，具体用法如下：甲泼尼松龙1g静脉滴注，1次/d，共3d；500mg静脉滴注，1次/d，共3d；240mg静脉滴注，1次/d，共3d；120mg静脉滴注，1次/d，共3d；泼尼松60mg口服，

表 6-3-15　视神经脊髓炎谱系疾病（NMOSD）：诊断标准／建议

AQP4–IgG 阳性的 NMOSD 的诊断标准

1. 至少一项临床核心特征 [§]
2. 使用基于细胞测定法（CBA）检测 AQP4-IgG 阳性
3. 排除其他原因

AQP4–IgG 阴性或待查的 NMOSD 的诊断标准

1. 至少 2 个临床核心特征（由于一次或多次临床发作），并且满足以下所有要求：
   ①至少一项临床核心特征必须是视神经炎，伴纵向广泛性横贯性脊髓炎的急性脊髓炎或延髓最后区综合征
   ②空间多发性（DIS）（至少两个不同的核心临床特征）
   ③满足附加的 MRI 要求
2. AQP4-IgG 阴性，采用最佳检测方法（最好是 CBA 方法）
3. 排除其他诊断

[§] 临床核心特征

1. 视神经炎
2. 急性脊髓炎
3. 延髓最后区综合征（area postrema syndrome）
4. 急性脑干综合征
5. NMOSD 典型脑病损，伴症状性发作性睡病或急性间脑临床综合征
6. NMOSD 典型脑病损，伴症状性大脑综合征

Hartung，et al. Diagnosis of multiple sclerosis：revisions of the McDonald criteria 2017-continuity and change. Curr opin neurol，2019，32：327-337

1 次 /d，共 7 d；60mg 口服，1 次 /d，共 7 d；顺序递减至中等剂量 30 ～ 40mg/d 时，依据序贯治疗免疫抑制剂作用时效快慢与之相衔接，逐步放缓减量速度，如每 2 周递减 5mg，至 10 ～ 15mg 口服，1 次 /d，长期维持。

NMO 的视力和神经系统预后比 MS 差。尽管许多病人在数周至数月内经历脊髓炎和视经炎，但发作可能会间隔数年。在 NMO，至少 1 只眼常见严重视力障碍（< 0.1）。

六、视神经萎缩

视神经萎缩（optic atrophy，OA）的特征是视盘苍白，视力障碍，视野缺损。

苍白是因神经胶质增生，有时尚因浅层毛细血管床丧失伴组织体积缩小，血供减少。视神经萎缩为视网膜神经节细胞及其轴突的死亡，可发生在神经纤维层、视神经、视交叉、视束。

（一）分类

上行性视神经萎缩（ascending optic atrophy）：首发病变在视网膜神经节细胞而后沿轴突向上发生变性。

下行性视神经萎缩（descending optic atrophy）：病损开始发生在轴突上端，而后轴突变性向下延伸。在视束的病损大约须经 1 个月时间才能显示视盘苍白。

根据眼底表现，可将视神经萎缩分为如下两种。

1. **原发性视神经萎缩**　又称单纯性萎缩（simple atrophy）。原发性一词欠妥当，临床上，将球后原因而无视网膜病变或视盘上神经胶质增生的视神经萎缩，统称为原发性萎缩。单纯性萎缩系视网膜神经节细胞或其轴突损害的后果，先前并无视盘水肿及明显炎症。常见于青光眼、缺血性视神经病变、视神经炎、某些中毒性视神经病变、眶内或颅内肿瘤压迫视神经之后而起。视盘表面无胶质增生，但死亡的轴突会被胶质替代。

2. **继发性视神经萎缩**　为视盘水肿或炎症

后果，因视盘浅层的胶质增生（gliosis）而致有污秽外观。常见于视盘水肿、视乳头炎后。视盘表面及边缘有大量胶质增生。

（二）诊断

诊断要点：①视盘苍白。全部、颞侧、象限性。稍淡→苍白或蜡黄色。常须比较对侧眼视盘才能确定，人工晶状体眼视盘色泽偏淡，比较时须注意。②视力低于正常。③跨越视盘边缘的微细的小血管（不能区分出动静脉的）< 10 根。（Kestenbaurm 认为正常为 10 根。视力 < 0.7 者小血管 < 10 根）。④视野缺损。⑤视网膜动脉变细。⑥视盘外周视网膜的神经纤维层变薄或神经纤维丧失。需要用无红线检查，见青光眼章。

符合前两项条件即可诊断视神经萎缩（OA），其余四项可加强诊断。①单纯性萎缩：视盘边界清楚、表面组织透明。②继发性萎缩：视盘边界不清楚、表面组织不透明而呈污秽外观。③青光眼杯：有巨大青光眼杯（C/D ≥ 0.8）者只诊断青光眼而不必诊断视神经萎缩。④颞侧萎缩：颞侧苍白表明黄斑神经纤维束萎缩。⑤萎缩发生于高度近视眼：对高度近视眼性视盘要判断颞侧是否有萎缩，常有困难，必须结合视力及视野做决定。⑥缺血性视神经病变：视盘苍白常只发生上半部或下半部。视神经象限性或局部性萎缩经一年后苍白萎缩区会扩散变大，此可能因全部轴突在移位。⑦视网膜色素变性（RP）：视神经萎缩、RPE 萎缩而致眼底全面苍灰色调，视网膜有大量骨小体样色素、视盘呈蜡黄色、动脉极细。

FFA：视盘边界清楚，造影过程始终保持弱荧光。晚期也可因透见筛板处的血管渗漏而使视盘呈强荧光。

（三）鉴别诊断

视神经萎缩数月后视盘表面向内凹陷状若青光眼杯，鉴别之点在于青光眼者视野缺损会继续恶化，眼压依赖性青光眼的眼压高。

（四）预后

这最主要还是取决于病因，一般来说，能够去除病因的预后较好，最低限度可以停止进展。从临床表现估计预后有时会有困难。单从苍白的程度也不能决定其预后。

从眼底角度上有几个现象说明预后较差。

（1）具有凹陷的萎缩：若检查时整个视盘已有凹陷，视功能也已很差者，视力无改善希望。

（2）动脉变细：一般说来也是预后不良的表现，但还应区分动脉变细的原因。如动脉变细为痉挛性而且经过治疗能恢复正常口径者，预后较好。如动脉已硬化者，预后较差；血管口径极细而不恢复者（如 RP），视力改善的希望极其渺小。

（3）视盘水肿开始即有萎缩表现者预后不佳。

七、视神经视网膜炎

定义：视神经炎性病变伴黄斑星形排列的硬性渗出，指感染性和特发性原因。

Leber（1916）首先报道急性单侧性视力丧失，视盘水肿和黄斑渗出物星形排列，认为原发病变在视网膜，称为"星形黄斑病变"（stellate maculopathy）。1977 年 Gass 发现先有视盘水肿数天后才继发黄斑渗出，FFA 提示渗漏在视盘而非黄斑，他将本病改名为视神经视网膜炎（neuroretinitis）。

（一）病生学

视盘毛细血管炎症产生的渗出物蛋白和脂质扩散至视盘周围视网膜下间隙和外丛状层。渗出物中的浆液成分被吸收，残留的脂质渗出被巨噬细胞吞入。由于外丛状层（在黄斑称 Henle 纤维）疏松和放射状结构形成星形排列的特征。视盘炎症是否感染直接造成，或者是一种继发性自身免疫反应？目前尚未完全清楚。

（二）病因

感染性：汉赛巴通体（猫抓病）最多见，其他包括螺旋体（梅毒、Lyme 病、钩端螺旋体）、病毒（腮腺炎、水痘、疱疹病毒、HIV、乙肝病毒、流感）、TB、弓形体病、线虫（DUSN）、组织胞浆菌病、落基山斑疹热、沙门氏菌、狂犬病等。

非感染性：结节病、炎症性肠炎、结节性动脉周围炎等。

不明机制：Parry-Romberg 综合征（进行性单侧面萎缩）、IRVAN 综合征、小管间质性肾炎、葡萄膜炎（TINU 综合征）。

特发性：尽管全面排查，仍然原因不明。约占 1/4 病例。

（三）临床表现

好发于健康年轻人，平均年龄 20—30 岁。2/3 病人有流感样前驱症状。猫抓病病人前驱症状有头痛，咽喉痛，淋巴结肿大。急性，无痛，单侧视力丧失（轻重不定，大多数 0.4～0.1）。RAPD 阳性。数周后视力开始改善，偶尔视力恢复至正常。

视盘水肿：弥散性水肿而非局部的。单侧性的，尽管有时在对侧眼可能有轻微视盘水肿。症状性两侧视神经视网膜炎是极其少见的，两侧性者必须注意高血压视网膜病变、颅内压增高等。视盘水肿大多数 8～12 周消失。视盘恢复正常或显苍白或神经胶质增生。

黄斑水肿和星形排列（star figure）：视盘水肿 10d 后才出现黄斑水肿和硬性渗出，此时视盘水肿已开始消退。脂质渗出放射形或轮辐状（或扇形）排列，以小凹为中心向四周放射。6～12 个月后脂质颗粒才消失。

多病灶性视网膜炎：1 个或数个局灶性深层视网膜炎小病灶。数周后自行缓慢消失，可能遗留视网膜脉络膜瘢痕。此类小病灶较多出现于猫抓病病人，猜测此为血行性感染扩散而非自身免疫过程（图 6-3-23）。

后玻璃体细胞：90% 有。

前葡萄膜炎：有些病人有。

CSF：可能轻度细胞增多。

（四）辅助检测

1. FFA　视盘早期毛细血管渗漏，并且晚期也可能有渗漏。10% 病人对侧眼视盘也有轻度渗漏。局灶性视网膜炎病损染色。脂质星形排列的黄斑区未见毛细血管渗漏，但有轻度 RPE 窗样缺损。

2. OCT　外丛状层液体积聚或脂质沉着。黄斑可能有浆液性视网膜脱离。

3. 实验室　大多数病人须测定血清汉赛巴通体特异性 IgG，淋巴结或皮损活检涂片用 Warthin-Starry 饱和银染色发现病原体。怀疑 Lyme 病者测定血清 Burgdorferi 疏螺旋体抗体。梅毒血清测定。结核分枝杆菌 γ- 干扰素体外释放试验（TB-IGRA）。

（五）诊断

诊断要点：①视盘炎性水肿，单侧。②黄斑水肿伴星形排列。③眼底无其他重要改变。④排除：高血压视网膜病变（两侧性）、颅内压增高引起的视乳头水肿（两侧性）、视神经炎（多发性硬化，结节病）、糖尿病视乳头病变、AION、BRVO；视盘肿瘤（黑色素细胞瘤，视乳头旁血管瘤）。

符合前 4 项条件就可诊断视神经视网膜炎。

在发病早期只见视盘肿胀，往往诊断为视神经炎，在 10d 左右才出现黄斑星形排列。

但是，视盘水肿 + 黄斑水肿可作为眼内炎

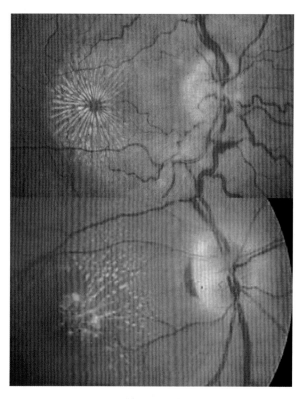

图 6-3-23　视神经视网膜炎（猫抓病）

症性疾病的一部分表现，不作为独立诊断，例如，重症后葡萄膜炎、特发性视网膜血管炎动脉瘤（IRVAN 综合征）、弥散性单侧亚急性视神经视网膜炎（DUSN）。

病人现病史应盘问发热，咽喉疼痛，皮损，淋巴结（猫抓病在猫抓咬后 3 ～ 10d，局部出现一至数个红斑性丘疹，少数成水疱或脓疱，经 1 ～ 3 周痊愈。抓咬后 2 ～ 3 周出现局部淋巴结肿大）；社会史（social history）应包括旅行史（特别是 Lyme 病流行区），动物接触史，性接触史。有助于诊断和鉴别诊断。

特发性视神经视网膜炎：找不到原因者。

（六）鉴别诊断

1. 视神经病变　视神经视网膜炎在急性期可能只见视盘肿胀（黄斑星形排列尚未出现），按照视盘肿胀分析。对单侧急性视力丧失，RAPD 阴性或很轻微的病人，诊断倾向于视神经视网膜炎，但是必须排查其原因。

2. 黄斑星形排列　黄斑水肿后残留的脂质硬性渗出物除视神经视网膜炎之外，尚可见于其他有很多疾病，诸如①存在广泛视网膜异常：RVO（视网膜出血为主），严重高血压（出血，棉绒斑，视网膜动脉变细）。②两侧性视盘水肿＋黄斑星形排列：颅内压增高（病变局限于视盘和黄斑），急进型高血压（严重肾病或是妊娠毒血症，舒张期血压＞ 130mmHg），后葡萄膜炎（玻璃体，视网膜和脉络膜有显著细胞浸润，炎症主要在脉络膜）。③前部缺血性视神经病变（中老年人，黄斑脂质沉着在中心的鼻侧，而视神经视网膜炎为年轻人，脂质沉着常呈几乎360°）。④长期单侧视盘水肿＋黄斑星形排列，提示非炎症性病变，如 CRVO、视乳头静脉炎、视盘肿瘤。

（七）治疗原则

发现病原体感染者（梅毒、Lyme 病、弓形体病）请转传染科治疗。猫抓病 80% 是自限性。有人认为抗生素（利福平，环丙沙星，多西环素；后两种药不适用于儿童）有效。糖皮质激素的疗效尚无对照组证明。

视力很差的病人一般多给予糖皮质激素治疗。特发性视神经视网膜炎通常视力预后良好。

八、压迫性视神经病变

（一）概述

压迫性视神经病变（compressive optic neuropathy）是一种异质性疾病，通过机械压迫导致视神经的视网膜神经节细胞轴突受损。视神经缓慢进行性无痛的结构和功能退化。

多种病变会压迫或浸润视路的某一区域，包括眼内段、眶内、视神经管内、颅内部分的视神经、视交叉前视神经、视束、外侧膝状体。因此，临床表现包括诊断时的模式、严重程度、视力减退的速度、视盘形态，以及其他相关的神经系统症状和体征，各有不同。

1. 病因

（1）肿瘤：视神经鞘脑膜瘤，视神经胶质瘤，眶内肿瘤（淋巴瘤、白血病、血管瘤、淋巴管瘤、转移癌等），鼻咽癌及其他邻近肿瘤，蝶骨脑膜瘤，垂体瘤，颅咽管瘤。

（2）非肿瘤：甲状腺眼眶病，眼眶假瘤，眼眶出血，结节病，Paget 病，纤维异常增生，眼动脉瘤，颈内动脉扩张。

2. 分析诊断　视神经可被邻近的肿瘤、囊肿、骨刺、硬化的血管、脓肿等压迫，或因血管被压迫、视神经的血供中断，间接地损害视神经。

视神经眶内段前部及中部因移动性大，故不易受压。但若肿瘤发生于在视神经本身，如胶质瘤或脑膜瘤，则不论在任何节段都易压迫视神经使之萎缩。

眶内段视神经受压产生单侧视野缺损，并伴有眼球突出，有时可发现眼球运动受阻，眶骨破坏，视神经孔及眶上裂扩大。

颅内段视神经受压，视野缺损可为单侧，也可为双侧（常为视交叉区域病变）。必须神经科医师协助检查神经系统。MRI/CT 增强是必不可少的。

突然视力减退发生于慢性视力下降病人，如淋巴管瘤出血或垂体肿瘤（垂体卒中）、颅咽管瘤囊性病变的扩展、黏液囊肿等副感染病灶的迅速扩大，动脉瘤迅速膨胀。

视盘苍白的鉴别诊断包括：压迫性视神经病变、中毒／营养性视神经病变、感染性（梅毒）视神经病变、遗传性（显性）视神经萎缩。

3.临床表现 临床表现取决于肿块的类型和位置。

眼球运动时不引发疼痛。

慢性进行性视力下降。急性视力减退者少数。

如果颅内压升高（大肿瘤，脑积水）或三叉神经分支受累（海绵窦），则头痛。

进行性单侧视神经病变发生慢性进行性视力丧失，伴有色觉异常。

进行性两侧视神经病变发生慢性进行性视力丧失，为视交叉区域病变。

眼眶病变（甲状腺眼病或炎性假瘤）常伴眼球突出和复视。脑神经麻痹常见于病变，延伸至海绵窦。

眼眶内前部或硕大的病变通常会先引起视盘肿胀，然后视神经萎缩。视盘肿胀可能由压迫和轴浆淤积、颅内压升高或直接神经浸润引起。

颅内、视神经管内和眶尖压迫性病变通常不会引起视盘肿胀，早期视盘表现正常，以后慢慢呈现苍白。视神经受压可能导致视盘上产生分流血管。在慢性压迫病例 C/D 扩大者并不罕见，剩余的边缘有些苍白，这与青光眼杯保留粉红色的盘沿不同。

颅内病变引起的压迫性视神经病变病人一般不发生视盘水肿，除非有大的额叶脑膜瘤或大肿块压迫第三脑室引起阻塞性脑积水。

视盘肿胀可能伴有侧支（分流）血管，这些血管绕过视网膜中央静脉，允许血液从视网膜循环直接流入睫状循环。这常见于视神经鞘膜脑膜瘤，也可发生于神经胶质瘤和慢性视盘水肿。

视野缺损。视交叉区域的颅内病变可能导致双眼视力丧失（双眼颞侧偏盲，交界性暗点）。

（二）甲状腺眼眶病压迫性视神经病变

本病常见，大多数是由于眶尖扩大的眼外肌压迫视神经所致。约 5% 的 TAO 病人出现压迫性视神经病变。病人的眼外肌受累两侧较对称。视力丧失通常是由压迫视神经引起的。病人通常不进行眼底镜检查。较不常见的是，发生视神经水肿和视盘周围出血（图 6-3-24）。发生压迫性视神经病变常是积极管理甲状腺眼眶病的拐点。

1.静脉注射大剂量糖皮质激素冲击是一线治疗，其不良反应比口服或球后注射糖皮质激素少。

2.大剂量静脉注射糖皮质激素 1 ~ 2 周，可以预期改善视神经功能。如果经 1 ~ 2 周静脉注射糖皮质激素疗效不佳或在治疗期间出现了严重不良反应，则需要及时采用眼眶减压术（orbital decompression）。

3.不能耐受糖皮质激素治疗的病人，应当立即采用眼眶减压术。只有糖皮质激素和眼眶减压术才是 DON 的有效治疗。

（三）垂体瘤

垂体瘤（pituitary tumor）是一组从垂体前叶和后叶及颅咽管上皮残余细胞发生的肿瘤。

垂体为重要的内分泌器官，分泌多种内分泌素，如果某一内分泌细胞生长失控则发生腺瘤。早期常不影响视力视野，因为垂体瘤多为良性，初期病变可持续相当时间。

根据肿瘤大小的不同，垂体瘤分为垂体微腺瘤（直径 < 1cm）和垂体腺瘤（直径 ≥ 1cm）。根据分泌激素的不同，又可以分为激素分泌性垂体瘤和无功能腺瘤。垂体瘤的大小与治疗预后关系密切。大约 70% 以上的垂体无功能瘤是不需要治疗的，若无相应的垂体功能低减者，临床上可以长期随诊。若在随诊的过程中出现相应的临床症状，肿瘤生长速度加快，压迫了周围的组织（如视野缺损等），可以考虑手术治疗。

颅咽管瘤是由外胚叶形成的颅咽管残余的

上皮细胞发展起来，是一种常见的胚胎残余组织肿瘤，为颅内最常见的先天性肿瘤，好发于儿童，成年人较少见，好发于鞍上（垂体组织在鞍内底部）。其主要临床特点有下丘脑-垂体功能紊乱、颅内压增高、视力及视野障碍、尿崩症，以及神经和精神症状，CT检查可明确诊断。治疗主要为手术切除肿瘤。

1. 视野　视交叉型视野丧失是垂体瘤最重要的神经眼科表现。开始是隐匿性的，缓慢进展，通常在视力减退发作数月或数年，才被诊断垂体瘤。由于大多数视交叉位于垂体的正上方，因此通常首先被向上生长的腺瘤所压迫的视交叉的鼻下纤维——导致相对于垂直子午线的颞上方缺损。肿瘤进一步扩大导致正中视交叉体的交叉纤维的更完全中断，呈现完全性双颞侧偏盲。由于膈膜和视交叉之间的距离，仅具有明显的鞍上扩展的巨大腺瘤才与视野损失有关。

Hollenhorst 和 Younge 对 1000 例垂体腺瘤的回顾。30%的病人没有视野异常。颞上视野缺损发生率为 10%，双颞侧偏盲发生率为 30%。交界暗点、中心暗点和同侧偏盲的频率低。与视野相比，中心视力受到的影响较小（16%）。视野缺损可持续扩大，中心视力持续下降，以致失明。约30%的病人出现视盘苍白。视盘水

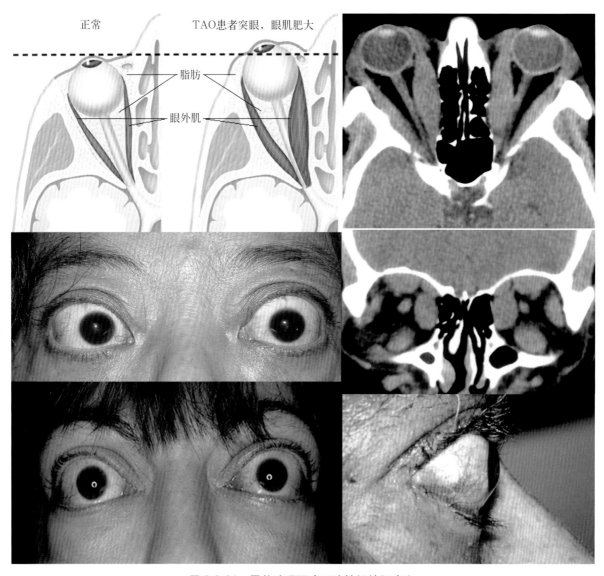

图 6-3-24　甲状腺眼眶病压迫性视神经病变

肿罕见，除非腺瘤大到足以引起脑积水。

2.神经影像学

（1）垂体腺瘤：80%～95%的微腺瘤病例，在T1加权MR图像的正常垂体内明显出现了一个低强度病变。T1加权图像上的高强度区域通常表示出血成分。大多数时候（75%）出血与卒中无关。大约1/2病例的腺瘤在T2图像上表现为高强度。

（2）垂体腺瘤：在CT扫描中，无论是增强图像还是未增强图像，垂体腺瘤均较正常腺体密度低。大腺瘤较大在CT上可见蝶鞍骨侵蚀。对垂体软组织的分辨力不及MRI。

（3）颅咽管瘤：MRI表现是特征性的。离散的鞍内或鞍上肿块，在T1加权图像上可能是高强度的。胆固醇、蛋白质和角蛋白的增加导致这些肿瘤在T2加权图像上明显超强。囊肿表现为圆形肿块，在T1加权图像上呈低强度，在T2加权图像上呈高强度。肿瘤内的信号空隙区域代表钙化，在极少病例，固体成分会完全钙化。固体部分可表现出适度钆增强作用。

（4）颅咽管瘤：CT扫描（尤其是冠状位）有补充作用，在明显的病例通常可以进行诊断。囊肿和固体成分很容易区分，并且固体部分不

均匀地被增强。囊肿可能环形增强。CT鞍内或鞍上肿块内的钙化是颅咽神经瘤的高度特征，大约80%的病例会发生这种情况。

3.诊断　垂体瘤病人的首发症状常是视野缺损，无痛性中心视力减退（图6-3-25）。早期视盘正常，容易被误诊为球后视神经炎等病。视野呈现双眼颞侧偏盲为最典型的表现，如果肿瘤发生在垂体的一半侧，则视野缺损呈现部分颞侧偏盲的特性，根据其受压部位而表现多种缺损（参见《实用眼科诊断》2005年版第5章视野）。因此，对于两侧慢性视力减退的病人，做头颅（尤其是蝶鞍）MRI对比增强检测是必要的。

未被发现的垂体瘤病人，若并发垂体卒中（pituitary apoplexy），则因垂体突发出血、缺血、梗塞、坏死，并引起突发性鞍旁压迫和颅内高压症或脑膜刺激；通常会导致突然的单侧或双侧头痛，突然视力丧失（由于视交叉和视神经受压）。

注：垂体卒中（pituitary apoplexy）。垂体突发出血、缺血、梗死、坏死，并引起突发性鞍旁压迫和颅内高压症或脑膜刺激为特征的急性综合征。肿瘤生长迅速超出自身血供能力而出现缺血性坏死和继发性出血。突然发生颅内压增高的症状或脑膜刺激征。如向上压迫视觉通

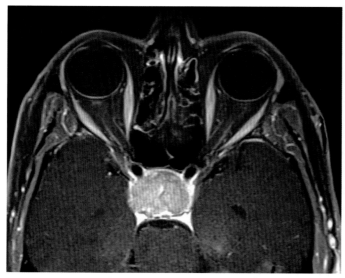

MRI示：T1对比增强示垂体腺瘤压迫视交叉造成双颞侧视野缺损，两眼视盘颞侧苍白

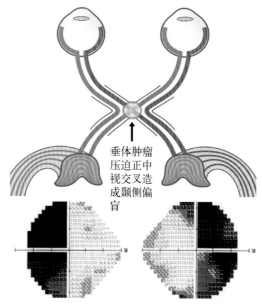

垂体肿瘤压迫正中视交叉造成颞侧偏盲

图6-3-25　垂体腺瘤压迫视神经萎缩

路、间脑和中脑引起视力急剧下降、视野缺损，也可损伤嗅神经，甚至危及生命。应做紧急处理，应用大剂量皮质类固醇激素及手术以挽救生命及视力。

垂体腺瘤内的血管丰富呈窦状，管壁薄而脆弱，并有透明变性及纤维化，容易破裂。有时，肿瘤过度生长引起供血不足、肿瘤压迫供血的血管，以及绒毛膜促性腺激素、溴隐亭（bromocriptine）等药物均可引起肿瘤血管肿胀闭塞，这些因素均可导致垂体腺瘤出血和坏死。

（四）视神经鞘脑膜瘤

视神经鞘脑膜瘤（optic nerve sheath meningioma）发源于眶内视神经的硬脑膜鞘。多发于中年女性，单侧，无痛，进行性视力丧失。在诊断时，视盘通常已经苍白，可能有肿胀。视盘上可能有视神经睫状分流血管（由于慢性视网膜中央静脉受压而导致静脉扩张）。

影像学检查常常会漏掉视神经鞘膜脑膜瘤（图 6-3-26），很难将其可视化，特别是眼眶图像并未采取脂肪抑制和对比的情况下。

如果不进行治疗，视力会恶化，甚至肿瘤可能通过视神经管延伸到颅内。然而，其进展非常缓慢。视神经肿瘤或视神经鞘脑膜瘤中几乎不可能进行活检，治疗都是基于假定的诊断。依据视力丧失的程度和肿瘤的大小做出管理方案。

脑膜瘤难以完全切除干净，术后极易复发、

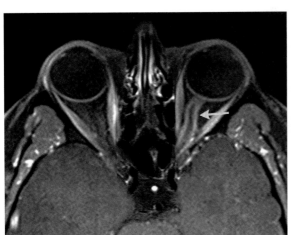

视神经鞘脑膜瘤在MRI示：T1增强脂肪抑制图像上呈路轨样强信号

图 6-3-26 视神经鞘脑膜瘤

视力丧失，甚至危及生命。必要时，可行改良型眶内容摘除术治疗。近年有报道，放射治疗可抑制肿瘤的生长。

预后主要取决于肿瘤的类型、位置及视力丧失的持续时间。治疗后视力通常会改善（至少部分改善）。儿童脑膜瘤与成人相比，更具侵犯性，预后更差。

九、糖尿病视神经病变

（一）概述

糖尿病视神经病变（diabetic optic neuropathy，DON）又称糖尿病视乳头病变（diabetic papillopathy，DP）。1971 年由 Lubow 和 Makley 报道 3 例青少年糖尿病病人伴视神经头缺血性病变，诊断为糖尿病视神经病变。Hayreh 评论这 3 例时指出，因 20 世纪 70 年代对 NA-AION 的认识肤浅，若用现代的 NA-AION 认知度来说，这 3 例是 NA-AION。

糖尿病病人的两侧（或单眼）视盘水肿，也可发生在无 DR 的糖尿病病人，所以这并非 DR 进展的标志。Hayreh 认为 DP 实际上是未进展到视功能有明显障碍的初发期 NA-AION。有人将初发期 AION 作为 DR，与典型 AION 并列为糖尿病视神经病变的亚型。视盘新生血管形成肯定不应该包括在 DON 内。这是糖尿病的眼底并发症之一，70% 为 1 型糖尿病，30% 为 2 型糖尿病。

糖尿病视神经病变是发生于糖尿病病程中的一种独立的视盘缺血性视神经病变，还是非动脉炎性 AION 的早期临床征象？AION 是否属于糖尿病视神经病变？存在争论。国外所报道的糖尿病视乳头病变多是个案或几例少量病例，至今，大宗病例仅 Ostri 等 2010 年对 10 020 例 1 型 DM 病人平均随访了 4.9 年，仅发现 DP 病人 5 例，均为两侧性。中山眼科中心曾有两篇论文，2005 年报道 173 例 321 眼 0～V 期糖尿病视网膜病变病人的糖尿病性视神经病变占 48.3%；2012 年报道 NPDR224 例病人 440 只眼，14 例 19 只眼患 DON，8 例 12 只眼患 AION。

这三篇报道的差异很大。

目前缺乏前瞻性大样本多中心研究报道，影像检查应确立科学的规范并由第三方读片中心解读。因此，目前尚不能有确切评论。

糖尿病视神经病变是独立疾病：支持派认为 DP 和 NA-AION 二者虽然同样是缺血性病变，但 DP 的视力损害轻微，而 NA-AION 是梗塞性病变，视力严重受损。二者在病因、临床和自然转归是不同的。

糖尿病视神经病变实际是非动脉炎性 AION：美国视网膜血管病专家 Hayreh 反对将糖尿病病人的 NA-AION 诊断为糖尿病视乳头病变。NA-AION 也发生于少年糖尿病病人。Hayreh（2008）分析 655 例（931）眼 NA-AION 病人，对比伴糖尿病（206 例，平均年龄 60 ± 13.1）和不伴糖尿病（449 例，平均年龄 60 ± 12.8）的资料，两组情况无明显差别（初期视力、6 个月后视力和视野），仅糖尿病组早期视盘毛细血管扩张、NA-AION 的两侧性显得多些。他认为初期 NA-AION 被误称糖尿病视神经病变，初期 NA-AION 可发展成典型 NA-AION。

（二）发病机制

发病机制目前还不清楚，大多数认为是轻型 NA-AION。DM 导致的视神经头筛板前和前表层的可逆性缺血（毛细血管和毛细血管前小动脉的狭窄和阻塞）。DON 与 DR 同为 DM 所致，在 DR 各期均可发生。更多见于非增生期 DR（勿忘 NPDR 发病率高于 PDR），但 DP 与 DR 的发生是否具有一致性或相关性尚无定论。多数研究认为 DON 发生于病程较长的 DM 病人。

Appen 等（1980）假设 DON 病人患有局部视神经血管病变，大概与糖尿病有关。这种血管病导致短暂的液体渗漏并导致水肿。物理性水肿会破坏轴浆流，长期存在高血糖和缺氧会因葡萄糖利用不当而引起视神经毒性。玻璃体乳头牵引也会发展并导致 DON 眼的视盘水肿。

Ostri 等 2010 年对 10 020 例 1 型 DM 病人平均随访了 4.9 年。发现双侧 DP 病人 5 位，他们在 3 个月内的糖化血红蛋白平均最大降幅达 2.5%（均数），认为血糖下降过快可能是 DON 的致病因素之一。

Hua 等（2019）调查中国 550 例 DON 病人后提出 DON 的危险因素有：增殖性 DR、糖尿病持续时间长、血压收缩压高、糖化血红蛋白高；高密度脂蛋白低。

（三）诊断

诊断要点：①糖尿病（1 型或 2 型）数年病史。②视力减退，轻微或明显。③视盘水肿。两侧性的诊断力度比单侧性强。④排除视盘新生血管、颅内压增高、CRVO、脉络膜炎、眶内占位病变。⑤大多数病例视盘区域性表面微血管扩张。⑥ FFA 动脉期视盘表层毛细血管扩张，晚期视盘及其周围染色和明显渗漏。⑦视野缺损。生理盲点扩大，或弧形暗点，或水平性缺损。

符合前 4 项条件即可诊断糖尿病视神经病变。此诊断标准将 AION 作为 DON 的体征之一，未突出初期 AION 的表现。此诊断仅限于活动性 DON，未涵盖 DON 病程数月后的最终结局——视神经萎缩。

（四）鉴别诊断

前部缺血性视神经病变难以鉴别。Hayreh 病例分析研究认为 36%NA-AION 病人与糖尿病视网膜病变共存。也许非动脉炎性 AION 是 DON 的一种表达（表 6-3-16）。

十、遗传性视神经病变

（一）概述

遗传性视神经病变是一组以视神经损害为特征的疾病，其根本原因似乎是遗传性的。视神经萎缩是一种临床状态，由于神经节细胞轴突和支持性微血管组织的丧失，视盘苍白，通常与视力下降有关。

视神经病变是一个更笼统的术语，包括疾病的早期阶段，此时尚不存在视神经萎缩。

临床严重程度可从无症状到完全失明。

视神经病变的遗传原因可能是原发事件或

继发于压迫的继发事件（如神经纤维瘤病会发生遗传性肿瘤）或变性（如 RP 的后期发生）。

尽管青光眼是一种视神经病变，具有与其他遗传性视神经病变相似的功能，本章不涉及。

遗传性视神经病变分为：

1. 单症状性遗传性视神经病变(monosymptomatic hereditary optic neuropathy) 分两种类型：① Leber 遗传性视神经病变（LHON）：严重的单侧或双侧视神经病变。②常染色体显性（或 Kjer）视神经萎缩：两侧进行性无痛性视神经病变。

2. 遗传性视神经萎缩与其他神经系统疾病或系统性体征 分为：① Wolfram（DIDMOAD）综合征（尿崩症、糖尿病、视神经萎缩和耳聋）。②常染色体显性视神经萎缩和耳聋。③常染色体显性遗传性视神经萎缩伴耳聋和其他神经系统症状。④ Behr 综合征。

3. 视神经病变是遗传性退行性或发育性疾病的表现 分为：①遗传性共济失调：Friedreich 共济失调、脊髓小脑共济失调。②遗传性多发性神经病：Charcot-Marie-Tooth 病、家族性自主神经失调（Riley-Day 综合征）。③遗传性痉挛性截瘫。④遗传性肌营养不良。⑤儿童储存疾病和脑退化。⑥儿童线粒体疾病：Leigh 症候群、线粒体肌病 - 脑病 - 乳酸性酸中毒 - 中风样发作（MELAS）综合征、肌阵挛性癫痫 - 粗糙红纤维（MERFF）综合征、慢性进行性眼外肌麻痹（CPEO）/Kearns-Sayre 综合征。

（二）Leber 遗传性视神经病变

Leber 遗传性视神经病变（Leber's hereditary optic neuropathy，LHON） 又称 Leber 视神经病变（LON）、Leber 视神经萎缩，Leber 病。简称 Leber's。1871 年德国眼科医师 Theodor Leber 发现 16 个家族中有 55 例确诊为遗传性疾病。此为家族遗传性视神经病变的最常见类型；人类最先证实的由线粒体 DNA 突变引起的病变。

少见，发病率是 1/5 万。男女比是 9:1 和 5:1；但是 Poincenot 等 2019 年调查多国病人 1517 例，男女比是 3:1。我国神经眼科学专家童绎等曾调查 100 多个家系，近年来陆续有基因研究的报道。

表 6-3-16 糖尿病视神经病变和非动脉炎性 AION 的鉴别

	糖尿病视神经病变	非动脉炎性 AION
发病过程	隐匿，可能需数月	急性
年龄	青年（1 型 DM）多见，或中老年（2 型 DM）	中老年（通常 > 45 岁）
眼别	两侧性为多；也可单侧	单侧；两侧者前后发病
视力	无症状，或轻度一过性视力下降。即使视力丧失，数月后常恢复较好视力	症状性永久性视力丧失
视盘	视盘表面毛细血管扩张，充血性水肿	视盘充血性水肿
视网膜	少数病例视盘周围出血、渗出。视网膜静脉可能扩张弯曲 无 DR；也许与 NPDR 或 PDR 共存	视网膜动脉变细 无 DR；也许与 NPDR 或 PDR 共存
FFA	造影早期视盘表面毛细血管扩张。晚期视盘弥漫性强荧光	病程极早期病人造影早期示视盘象限性充盈推迟，晚期视盘强荧光
视野损害	生理盲点扩大	下方缺损，有时见水平性缺损
疾病转归	自发性消散，视力恢复良好	视神经萎缩
治疗	不需要	糖皮质激素有争议

1. 临床遗传学 1988 年 Wallace 等发现 LHON 基因。Leber 遗传性视神经病变的缺陷由 LHON 基因（线粒体 DNA）传递，因为是线粒体 DNA（mitochondrial DNA，简写 mtDNA），必定来自于母亲的卵细胞，50% 儿子得病，所有女儿均为携带者，但当女儿有 LHON 基因的线粒体达高百分点时也可得病，约 10% 女儿得病（图 6-3-27）。

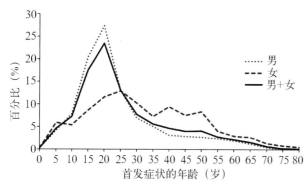

图 6-3-27 Leber 遗传性视神经病变首发症状的年龄
Poincenot et al.Ophthalmology,2019 Nov 25

先证者（proband）的父亲不携带致病 mtDNA 突变，所以不会发病；先证者的母亲可能携带致病 mtDNA 突变，但可发病也可不发病。

先证者是男性，不管他发病还是不发病，都不会遗传给他的下一代。

先证者是女性，不管她发病还是不发病，都会遗传给她的下一代。

基因测序可探测到线粒体 DNA 突变（LHON mtDNA mutation）。北欧病人最常见的 3 个点突变（point mutation）OMIM#516003 在 *MT-ND4* 基因 m.11778G > A（最常见），*MT-ND6* 基因 m.14484 T > C,*MT-ND1* 基因 m.3460G > A。这 3 个点突变占全世界 LHON 病例的 95%。其他突变基因有 *MT-CO1*、*MT-CO2*、*MT-ND2*、*MT-ND3*、*MT-ND5*、*MT-ND6*、*MT-CVB*、*MT-CO3*、*MT-ATP6* 等。但 5% 病人可无突变。

2. 病生学 线粒体通常被认为是细胞的"能量源"，可产生细胞功能所需的三磷酸腺苷（ATP）。复合物沿线粒体膜穿梭电子以维持质子梯度，并在此过程中产生 ATP。虽然病理生理学尚未完全阐明，但 LHON 被认为是由增加有害活性氧（reactive oxygen species，ROS）产生的异常引起的。这些 ROS 在细胞中积累，修饰蛋白质和细胞内结构，并导致视网膜神经节细胞凋亡（程序性细胞死亡）。灾难性损失最容易受到伤害的细胞是视神经的最小纤维，这是因为它们的能量需求较高，且未髓鞘段较大。这些小纤维在乳斑束中占主导地位，并在疾病发作时优先丢失，导致突然发作的中心暗点。随着疾病的进展和衰老，视神经中的较大纤维也会受到损害，视力逐渐恶化。

此类线粒体 DNA 突变通过 3 个途径：轴突细胞器运输受损，视网膜神经节细胞凋亡，轴突髓鞘形成障碍，导致视神经及视网膜的细胞失去存活的能量。

3. 临床表现 大多起病于 15—28 岁。男性为主（5 : 1）。男性平均发病在 15—26 岁，女性推迟些。3—80 岁均可发病。

起病时一眼突然视力明显减退至 0.1 左右甚至更差，平均病变进行 3.7 个月，少数病人发展缓慢，长达 2 年。数天至数月内另一眼亦发病。20% 病例两眼同时发病。

无症状期（发病前）：视盘周围微血管改变。

急性期:视力突然减退，出现特征性三联征:视盘周围微血管扩张；环绕视盘的视网膜神经纤维肿胀（假性视盘水肿）；视盘水肿和扩张的毛细血管在 FFA 不显示渗漏（与真正视盘水肿不同）。

进展期：急性或亚急性发病后充血水肿缓慢消退，在数月期间，视网膜神经纤维由肿胀而逐步变薄萎缩。与一般视神经炎不同，好转趋势很小，仅偶尔略见恢复。80% 最终视力约数指。

Barboni 等（2010）纵向分析 4 例分子学证明 LHON 病人在病程中 OCT 检测的视盘周围 360°视网膜 NFL 厚度变化，以颞侧象限的肿胀和萎缩变异最突出，表明乳斑束损害最敏感

（表 6-3-17）。

表 6-3-17　LHON 病人在病程中 OCT 检测的
视盘周围视网膜 NFL 厚度变化

NFL (μm)	无症状期	发病初期	3 个月（进展期）	9 个月（萎缩期）
平均厚度（变异%）	108.1	124.3（↑15%）	139.0（↑29%）	71.5（↓34%）
颞侧厚度（变异%）	78.5	95.3（↑21%）	77.2（↓2%）	36.7（↓53%）

萎缩期：视神经头明显萎缩（颞侧萎缩或全面萎缩不等，可伴视杯），留下较严重的视力障碍及中盲暗点。

并非所有线粒体 DNA 突变者多会视力丧失，仅 20%～60% 的男性和 4%～32% 的女性会出现视力丧失。

LHON 14484 突变的病人最多达 70% 可能会自行恢复视力，但 11778 突变病人中只有 4%～20% 自行恢复视力。

Leber 附加（Leber's "plus"）：病人伴有轻度神经系统异常，包括姿势性震颤、运动障碍、帕金森病肌张力障碍、周围神经病变、多数性硬化样综合征、小脑共济失调、口齿不清、张力失常、痉挛状态或轻度脑病（图 6-3-28）。

4. 诊断　诊断要点：① 10—30 岁。男：女为 5：1。②突然无痛性两眼先后明显视力丧失。20% 两侧同时发病。③视盘水肿，毛细血管扩张。视盘周围视网膜血管稍扩张弯曲。④ FFA 不显视盘渗漏，为与真正视盘水肿的区别要点。⑤视盘周围神经纤维层部分地区轴突肿胀。⑥排除视神经炎、缺血性视神经病变、颅内压增高、中毒性和放射性视神经病变。⑦家族 LHON 遗传证据。⑧基因测序示特殊的线粒体 MT-ND 基因点突变。5% 无基因突变。⑨晚期两眼视盘苍白萎缩。

符合前 7 项条件（必须有医院诊断证明的家族史）可以成立临床诊断。mtDNA 有关基因突变才能建立正确诊断。

任何原因不明的视神经病变，即使没有家族性视力丧失病史的病人，也应考虑到遗传性视神经病变，成年病人通常被误诊为青光眼。

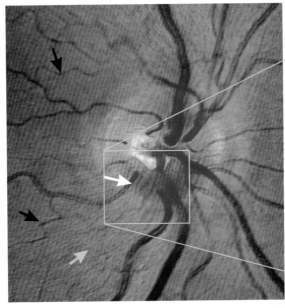
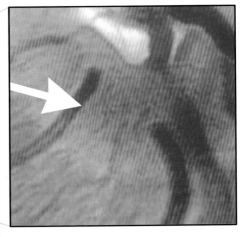

图 6-3-28　Leber 遗传性视神经病变

病人男性，15 岁，右眼视力突然减退至 0.05。视盘轻度水肿，颞下象限内一团毛细血管扩张＋水肿（白箭），遮掩大血管。相应视野为暗点。其视盘外轴突肿胀（蓝箭）。视盘周围血管弯曲扩张（黑箭）。4 个月后另一眼发病。基因测序 MT-ND6 基因 m.11778 G＞A

视神经萎缩期比急性期的病原诊断困难。必须排除青光眼、视神经炎、缺血性视神经病变、中毒性视神经病变、颅内占位病变、眼眶病变；并且具有阳性家族史和（或）mtDNA 基因突变才能诊断。

LHON 病人应进行心电图检查以筛查心脏传导异常。

从优生优育的角度来讲，产前诊断前首先要明确母亲的 mtDNA 突变类型。孕 15～18 周时取羊水进行 DNA 检测，可做出明确诊断。

5. 鉴别诊断

（1）视神经炎：眼球转动时疼痛，有时在轻度水肿的视盘边缘有火焰状出血。水肿的视盘在 FFA 晚期有明显渗漏。视盘旁视网膜血管不会有明显曲张。无家族遗传史。大多数 Leber 遗传性视神经病变单侧眼起病，10—20 岁，视神经肿胀。

（2）非动脉炎性 AION：发病年龄在青春期者罕见，早期视盘也有轻度水肿，视盘毛细血管扩张，但是 FFA 晚期视盘明显渗漏，此与 LHON 不同。视盘旁视网膜血管不会有明显曲张。无家族遗传史。

视盘水肿双侧视神经肿胀时常会诊断为视乳头水肿，但其早期视力不会严重丧失。颅内压增高影像学。

开角型青光眼是最常见的视神经病变，与常染色体显性神经萎缩（autosomal-dominant optic atrophy，ADOA）和 Leber 遗传性视神经病变是发病率最高的遗传性视神经病变。这三种视神经病变存在相似的视神经头改变，尤其是晚期，不能单从视神经头的改变作鉴别，后二者易被误诊为青光眼。必须参考视力、色觉、视力丧失病史、家族史建立正确诊断。

有 23 位神经眼科专家单纯阅读视盘立体照相获得的正确诊断率是：正常眼 83%，青光眼 74%，常染色体显性视神经萎缩 27%，LHON 16%。

6. 治疗原则　LHON 尚无有效治疗。低视力辅助。建议戒烟戒酒，遗传咨询。病人有的

伴有神经系统异常，心脏传导缺陷概率增高，最好请神经科和心脏科会诊。

药物治疗恢复电子流或增加抗氧化防御。艾地苯醌（idebenone）是辅酶 Q10 的单链衍生物。联合维生素 B_2 和维生素 C，以刺激 ATP 的形成。疗程至少 1 年，正在测试阶段。

基因疗法"allotypic expression"正在研究中。

（三）常染色体显性视神经萎缩

常染色体显性视神经萎缩（autosomal dominant optic atrophy，ADOA）又称为 Kjer 型视神经萎缩，是显性遗传性视神经疾病中最常见的一种。发病率为 1∶10 000～1∶50 000，外显率为 40%～90%。我国少见。

本病可以作为一种独立的疾病存在，也可以伴随不同程度的听力下降、白内障、眼外肌麻痹、上睑下垂等。

1. 临床遗传学　目前，ADOA 候选基因位点包括 OPA1（3q28-29）、OPA3（19q 13.2-13.3）、OPA4（18q 12.2-12.3）、OPA5（22q12.1-13.1）、OPA6（8q21-q22）及 OPA7（11q14.1-q21）等，其中 OPA1 与 OPA3 位点已克隆出相应的同名基因。

文献报道的 ADOA 家系病例或者散发病例中多以 OPA1 基因突变为主。我国少见，呈不完全外显，有遗传异质性。

遗传上是异质的，并与 3 号染色体（最常见）和 18 号染色体相关。该基因产物是线粒体功能所必需的蛋白质，尽管它是通过核基因传播的，但也使 ADOA 成为"线粒体疾病"。

2. 病生学　ADOA 的发病机制迄今尚未完全明确，它的遗传异质性、表型 - 基因型关系的复杂性、OPA1 突变的多样性提示该病的发病机制并不是单一的，可能涉及多环节，不排除环境因素及其他因素的作用。

由于 ADOA 的致病基因 OPA1 及其同源类似物均编码线粒体蛋白，与线粒体形态及功能的维持密切相关，因此当前 ADOA 发病机制的探究热点主要集中在线粒体。

线粒体为动力细胞器，在各类细胞尤其神经元的生命活动中起着核心作用。视网膜神经节细胞及视神经而言，筛板前无髓鞘部分线粒体的含量丰富，而有髓鞘部分数量明显减少，且筛板前后血管系统的血 - 脑脊液屏障特性也不同，反映了两部分不同的代谢需求，这也可能是视网膜神经节细胞对 OPA1 突变特别敏感的原因之一。由此可见 OPA1 突变可能是通过线粒体这一中间环节发挥作用的。一方面剪短的或部分失活的蛋白破坏了线粒体内膜的稳定性，从而干扰了呼吸链复合体的功能，造成了能量生成不足；另一方面，突变的蛋白可能在一定程度上造成线粒体网的紊乱，导致细胞内 ATP 的不均衡分布，最终引发 ADOA。

3. 临床表现　男女均可得病，有 50% 的后代有突变。它的特征是在生命的头 10 年，对称，隐匿地出现视力丧失（每 10 年失去大约 1 排）。视力减退通常是中等程度，通常会延迟诊断。视力丧失程度甚至在家庭中也是可变的。色觉异常。视野显示中盲暗点。

双侧视神经颞侧苍白。

其他神经系统异常并不常见，但某些家庭可能会出现听力下降，甚至包括慢性进行性眼外肌麻痹（CPEO）在内的进行性神经系统功能障碍。

4. 治疗原则　目前 ADOA 尚无治疗。ADOA 的残障程度通常没有 LHON 严重。大多数孩子可以上正规学校的课程，有些需要低视力辅助。

一些病人可能会开车（尽管视力并不总是在法定范围内）。很少有病人需要放大文字以外的低视力辅助工具。

十一、中毒性视神经病变

（一）概述

中毒性视神经病变（toxic optic neuropathy）是毒素对视神经造成的视觉损害，但在许多这些实体中，原发灶实际上并未定位于视神经，并且可能起源于视网膜，视交叉甚至视束。

也许与营养有关，故又名中毒性 / 营养性视神经病变（toxic/nutritional optic neuropathy）。不再使用"中毒性弱视"。前段视路易受各种毒素的损害。暴露于环境中尤其是在工作场所的神经毒性物质，摄入含有毒素的材料 / 食物或血清药物水平升高所致。

性别和种族都受到同等程度的影响，所有年龄段的人都容易受到影响。

中毒性视神经病变共同的特点：①多侵犯视交叉以下的视神经或视网膜神经节细胞及神经纤维，因此不出现偏盲性视野改变。②侵犯两侧视神经，常对称，故 RAPD 阴性。③除甲醇及有机砷中毒外，其他原因者在去除中毒因素后，视力多有一定程度恢复。

1. 病因　在大多数中毒性神经病的病因是损害了组织的血管供应或新陈代谢。

中毒性视神经病有多种原因，这些原因由共同的体征和症状联系在一起。毒性和营养因素在其中的几种疾病中均起着协同作用。

（1）维生素：维生素 B_{12} 缺乏症，硫胺素（thiamine）缺乏症。

（2）醇类：甲醇，乙二醇（防冻剂）。

（3）抗生素：氯霉素，磺酰胺（sulfonamides），利奈唑胺（linezolid）。

（4）抗疟药：氯喹，奎宁。

（5）抗结核药：异烟肼，乙胺丁醇（ethambutol），链霉素。

（6）抗心律失常药：洋地黄，胺碘酮（amiodarone）。

（7）抗癌药：长春新碱，氨甲蝶呤，环孢素。

（8）重金属：铅，汞，铊。

（9）其他：一氧化碳，烟草；西地那非（sildenafil citrate，viagra）用于治疗勃起功能障碍。西地那非被认为会引起非动脉炎性前部缺血性视神经病变（NA-AION）；氨苯砜（dapsone）是治疗麻风病必不可少的药物。

2. 筛查流程　怀疑患有中毒性视神经病变的病人应做完整的血象检查，血细胞总数和分类，尿液分析。尤其是在病史上未确定是否接触到特定毒素者还可对血液和尿液中的特定毒素进行筛查。另一方面，如果怀疑有特定的毒物，则应尝试在病人的组织或体液中或其代谢物中做出鉴定。伴双侧中央暗点的病人需查血清维生素 B_{12}（恶性贫血）和红细胞叶酸水平（一般营养状况的标志）。应根据怀疑进行重金属筛查（铅，铊）。

3. 临床表现　常表现为无痛性、进行性、双侧对称性视力下降。

色觉异常通常是第一个症状。一些病人注意到某些颜色，特别是红色，亮度较弱。其他人则普遍丧失色彩感知能力。

视力下降可能始于注视点的模糊（相对性暗点），然后逐渐中心视力下降（0.5～0.1）。

瞳孔反应：迟缓，RAPD常阴性。在那些视力低于0.05的人中，瞳孔会变大，对光反应微弱或缺乏。

视盘：早期正常、水肿或充血；晚期视盘颞侧苍白。

视野缺损：由酒精、烟草、铅、二硫化碳及无机砷等中毒者，主要为表现黄斑乳头束的损害，出现中心暗点或中盲暗点。由奎宁、水杨酸、绵马、有机砷等中毒主要表现为向心性视野缩小，出现管状视野。

4. 诊断　诊断要点：①两眼视力减退，无痛性，常为慢性进行性（视毒品而异）。②有上述化学物质暴露史。符合此两项条件即可诊断中毒性视神经病变。仔细询问上述每一项可能的原因是发现有毒物质情况的最佳方法。病史和体格检查可指导进一步检查；用于阐明特定的毒素或营养缺乏症，包括血液测试甲醇含量或维生素 B_{12} 含量。除吸烟及饮酒嗜好外，其他中毒物接触史无论病人或医师都会很敏感，只要提醒病人近来是否接触有毒化学物品，病人多会警觉，所以诊断不难。至于烟草性弱视及酒精性弱视，对每日摄入量很大者不难做出诊断；但对于中等摄入量者会难予判断，可先做疑似诊断，在停止吸烟或饮酒后病人视力慢慢进步者，就能肯定诊断。

5. 鉴别诊断　与球后视神经炎（表6-3-9）、压迫性视神经病变、Leber遗传性视神经病变相鉴别。

无化学物质暴露史，两眼慢性进行性视力减退，而眼眶无显著异常，眼底只有视盘苍淡/正常者，需要检测视野，然后常规 MRI 或 CT 检查蝶鞍部有无垂体瘤。询问遗传性视神经病变家族史。

6. 治疗原则　尽可能去除有害物质（例如戒烟、忌酒、停止接触中毒物质）是关键。

补充 B 族维生素；B_1 100mg 2 次/d，叶酸 1mg/d，维生素缺乏者给予 B_{12} 100μg/d，肌注，连续 2 周，以后每周 2 次共 4 周或直到血红蛋白恢复正常，以后改为维持量，每月 100mg，共 8 周，然后每月肌注 1000μg。

（二）常见中毒性视神经病变

1. 烟草性中毒　见于大量吸浓烈的烟叶者。吸一般纸烟或雪茄烟者少见。由于吸用烟草习惯不同，因此本病在我国各地发病率不同。

多见于吸烟多年而又体质较差的病人。视力逐渐减退，对红绿色判别力差。检查时两眼出现典型的中盲暗点（centrocecal scotoma），暗点境界比较不明显，有一二个致密的核。

诊断：主要根据两眼慢性进行性视力减退、眼底正常、长期及大量吸烟史，以及上述典型的视野改变。在停止吸烟后或注射 hydroxocobalamin 数月后视力及色觉慢慢恢复，但暗点不会消失。本病须与球后视神经炎、压迫性视神经病变、Leber遗传性视神经病变加以鉴别。

发病原因有争仪，曾认为由烟草中的尼古丁引起血管收缩及视神经营养障碍而起，又发现为慢性氰化物中毒所致，大多数学者认为系营养不良。

2. 酒精中毒　慢性病例与烟草中毒同样为营养不良性视神经病变。病人体质虚弱，血清维生素 B_{12} 降低（正常 100～700pg/ml，低于 100pg/ml 即可诊断为缺乏），长期天天饮酒，视力逐渐减退，有中心或中盲暗点。

酒精与烟草一样，会通过以下代谢方式产生毒性作用。长期暴露通常会导致维生素 B_{12} 或叶酸缺乏。随着时间的流逝，这些缺陷会导致甲酸累积。甲酸和氰化物都抑制电子传输链和线粒体功能，从而中断 ATP 产物，并最终损害 ATP 依赖性轴突运输系统。甲醇引起局灶性筛板后视神经分层。

3. 甲醇中毒　甲醇急性中毒可以引起暴发性失明，而且此种失明为永久性的。在工业酒精中混有甲醇，饮用此种酒精即可造成急性中毒。据估计，一茶匙甲醇即可造成失明。长期吸入甲醇气或皮肤接触甲醇也可造成慢性中毒，视力逐渐减退。在慢性或轻度中毒者主要表现为中心暗点。

4. 二硫化碳中毒　二硫化碳为工业溶剂，用于橡胶工业及其他化学工业。吸入二硫化碳蒸汽可能造成工业中毒。病人可出现中心暗点或合并有视野向心缩小。其他可有头痛及听觉障碍等。荧光素眼底血管造影可见有微血管瘤。

5. 铅中毒　多为工业中毒。可由皮肤接触或吸入铅蒸汽造成，后者比较严重。在铅中毒病人中有 4% 左右可出现视神经炎症状。血铅增多（正常上限 2.4μmol/L），尿铅增多（正常上限 0.39μmol/L）。

铅中毒眼部症状表现可有以下几种类型。

（1）中枢性失明：为中枢神经障碍出现的一时性失明（或同侧偏盲）数天后能自愈。这种视觉障碍与眼底或视神经无关。急性中毒可以引起脑水肿及颅内压升高而合并视盘水肿，这也可造成永久性失明。

（2）铅中毒性视神经病变：可以表现为球后视神经炎或视乳头炎，典型的视野改变为环中心暗点。

（3）铅中毒视网膜炎及血管改变：可以出现血管痉挛、动脉周围炎、视网膜出血及渗出等。除上述视力障碍外，铅中毒也可引起眼外肌麻痹。

6. 有机砷中毒　五价砷的毒性大于三价砷。自从使用青霉素代替砷剂治疗梅毒之后，有机砷中毒已少见。有机砷中毒可引起突然视力障碍、视野向心性缩小，甚至完全失明。此种损害多为永久性，不易恢复。

7. 奎宁中毒　主要引起血管痉挛，过量服用后眼底有时可见动脉高度狭小，视网膜轻度水肿，类似视网膜中央动脉阻塞。病人觉突然眼前发黑，视力障碍，出现全盲或管状视野，瞳孔扩大对光反应迟钝。一般在数小时或数天后即告恢复，严重病例可遗留视神经萎缩及一定程度的视野缩小。听力障碍及耳鸣也是奎宁中毒的常见表现。

8. 乙胺丁醇（ethambutol）中毒　乙胺丁醇的螯合性质有助于其神经毒性。由于钙流入线粒体并引起兴奋性毒性。

由抗心律失常药物胺碘酮（amiodarone）引起的神经毒性机制尚不清楚。病人的视神经的组织病理学研究已证实可能与药物引起的脂质增生有关。

以上所有危险因素均会影响线粒体氧化磷酸化（oxidative phosphorylation）。因此，毒性和营养性视神经病变实际上是线粒体视神经病变，二者可能以相似的方式表现。临床表现也与先天性线粒体视神经病变相似。

十二、视盘玻璃疣

视盘玻璃疣（drusen of optic disc，disc drusen）又称视乳头疣（papillary drusen）或视神经头疣。"druse"尚无恰当译名，鉴于其结构是透明的玻璃样物质（hyaline），也可称为玻璃疣。AMD 在 Bruch 膜沉积物 drusen，中文译名玻璃膜疣，因为当时 Bruch 膜曾称玻璃膜（lamina vitrea）。可是，视盘的 drusen 与 Bruch 膜无关，决不可译为玻璃膜疣。

视盘玻璃疣好发生于高加索人，患病率为 0.3% ～ 1%，尸检发病率 2.4%。见于各种年龄，但较常见于成年人。视盘玻璃疣偶然也可继发于眼底弥漫性萎缩，如晚期 RP、广泛性视网膜脉络膜瘢痕、弹性假黄瘤、Alagille 综合征（图

6-3-29)。

80% 为两侧性。可能是常染色体显性遗传，外显率不规则。

病理学：视盘玻璃疣为视网膜神经纤维内无细胞的，板片状凝结物——玻璃样物质（hyaline body），其中常有钙化斑点。Tso（1981）电镜发现视盘玻璃疣是丝状蛋白基质内，细胞外线粒体的集合体。相邻的神经元有许多细胞外线粒体和细胞内线粒体，并含有钙结晶。细胞外线粒体被认为是细胞死亡后细胞内物质释放到细胞外空间所致。

病生学：退化的视网膜神经纤维轴浆衍生物的积累。神经元退化的基础还不明确。①异常小巩膜管机械性压迫视神经轴突。但是巩膜管的测量不支持这一推测。②逆行轴突运输的原发性缺陷导致细胞死亡，然后轴突内容被挤出。③先天性视盘血管发育不良。

（一）临床表现

视盘玻璃疣尽管出生时通常不存在，但首先在视盘表面与筛板之间发展。疣主要向侧方和前方扩张。引起视神经头抬高，以及视网膜脉管系统的异常分支模式。通常，视盘玻璃疣随着时间的推移会变得更加明显，在 10 岁时出现在视神经头的表面。

疣在视盘表面或边缘显露而被发现。虽然有报道早在 3 岁时诊断出视盘疣，但是，平均在 12 岁时才被发现。女∶男为 2∶1。大多数是两侧性。

视盘玻璃疣一般无症状。凡引起视盘缺血者可有一过性视觉障碍，历时数秒至数分钟。

视盘边缘裙边样不规则而且局部轻度扩大常是醒目的特征。围绕视盘的新月形深层出血＋该处边缘局部突出必须警惕。大部分病例发现视盘或其附近出血才注意排查视盘玻

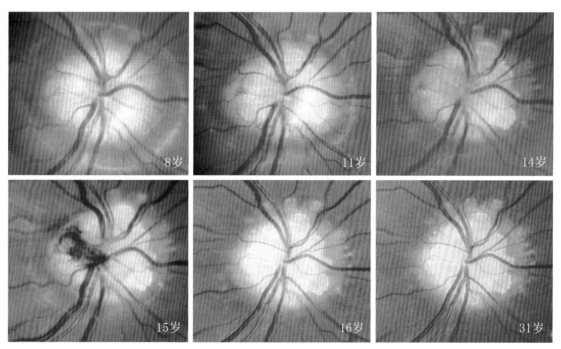

图 6-3-29　视盘玻璃疣 23 年进展

瑞典女孩，4 岁时左眼弱视、斜视。8 岁体检发现两侧视盘水肿，神经科检查无颅内压增高。两眼视盘情况相似。此图仅示右眼。视盘视网血管分支模式异常。9 点钟位有 1 个血管小襻。视盘边缘明显环形反光，以致看不清神经纤维。弧形暗点。充分提示两眼视盘埋藏型疣。1973 年当时还无现代化设备。家族成员无同样疾病。随访中，视盘玻璃疣逐渐暴露，环形反光消失，发现神经纤推束萎缩。视盘边缘呈裙边样或贝壳边样不规则。14 岁时视盘中央部分血管被物体遮掩。1 年后那里出现小出血。31 岁时右眼视力由 1 岁时的 0.8 下降至 0.65。左眼弱视。此图引自：Frisén L. Evolution of drusen of the optic nerve head over 23 years. Acta Ophthalmol,2008,86:111-112.

璃疣。

检眼镜：①可见疣（visible drusen）。平均年龄(54±7)岁。浅表的疣为视盘边缘微微隆起，不规则闪亮的淡黄色小球体；有些病例呈现假性视盘水肿的外观。②埋藏疣（buried drusen）。平均年龄（14±7）岁。埋在深层的视盘玻璃疣不能被直接看到，OCT 图像上疣介于外层视网膜水平之下，后沿为筛板；疣可以挤压神经纤维造成肿胀的外表。

视盘血管异常：视盘玻璃疣病人视盘表面的视网膜血管经常出现明显纡曲、扩张；静脉异常——提前分叉、三叉分支；血管圈；视网膜中央动脉的颞侧分支穿越水平中线等。这些异常不能视为诊断要求。

并发症：随着年龄的增加，视盘玻璃疣扩大压迫而使其上层的神经纤维变薄，75% 病人可能会发展视野缺损（盲点扩大、弧形或神经纤维束性，不规则周边缺损），视神经苍白；视网膜出血（2%～10%，因侵蚀血管壁或压迫血管），在视盘浅表或深层，在神经纤维层呈火焰状，视盘边缘呈新月状，常是小片，大者遮盖视盘；CRAO，CRVO；脉络膜新生血管形成（1/100），血管被压闭塞出现前部缺血性视神经病变。

（二）辅助检测

1. B 超　曾被认为是金标准，可惜 B 超只能探测视神经头疣的钙化。如未见钙化斑，需要调整增益（30～80dB）观察才能否定钙化斑的存在。其诊断敏感性和特异性不如 FAF 联合 EDI-OCT。

2. FAF　Topcon 公司采用 Spaide 滤光片(535～585/605～715nm)89% 病例显示自身强荧光灶。有 3 只眼虽然未见自身强荧光灶（另一眼均有自身强荧光灶），但用 EDI-OCT 均发现小体积视盘玻璃疣。海德堡眼底血管造影仪的 FAF 效果也很好。

3. EDI-OCT　SD-OCT 只能显示疣的前沿，而 EDI-OCT 和 SS-OCT 可以显示疣的整个轮廓

及其内部结构的致密度。单个疣或多个疣。在筛板前方。疣最大直径（700±400）μm。疣有强反光壁和无强反光壁两种（图 6-3-30）。这可能因为疣是进行性缓慢生长的缘故，也许与年龄不同有关。①强反光壁。圆形或卵圆形，边界清楚而光滑，内部弱反光。有些病例疣中央存在强反光小斑点。②无强反光壁。整个团块呈强反光，均质性或非均质性。与视盘浅层的血管区别在于血管有投影，管壁光滑而整齐，而疣不产生投影，包边不如血管壁那么整齐。

4. 局部神经纤维萎缩　疣挤压血管或直接顶压神经纤维而致局部神经纤维萎缩变薄。与疣对应区域的 NFL 变薄，此可通过 OCT 测定视乳头周围视网膜神经纤维层厚度来检测。分区显示各区域是正常、可疑或异常。NFL 均由仪器自动勾画 NFL，常画错，必须人工纠正其错误。

（三）诊断

盘沿的某个部位呈贝壳边样不规则突起。盘沿模糊可见淡色球状物。围绕视盘边缘有一个新月形深层出血。凡遇上述现象之一必须警惕视盘玻璃疣。

诊断要点：①彩照或眼底检查可见视盘边缘裙边样不规则轮廓。② FAF 在视盘区域显示强自发荧光病灶强烈提示视盘玻璃疣。③ EDI-OCT 根据 FAF 提示的病灶扫描，可见卵圆或圆形的弱反光区（均质性），囊壁强反光或无反光，不造成投影。④视盘玻璃疣对应区域的 NFL 变薄。⑤ B 超像上或可见视乳头有钙化斑。

符合前 3 项即可成立视盘玻璃疣的诊断。

（四）鉴别诊断

视盘水肿：检眼镜检查时主要与视盘水肿区分。视盘水肿（视乳头水肿）不会在 FAF 图像上显示 1 个或数个紧挨着的强自发荧光斑。

（五）治疗原则

视盘玻璃疣本身现无治疗。出现并发症时给予对症处理。

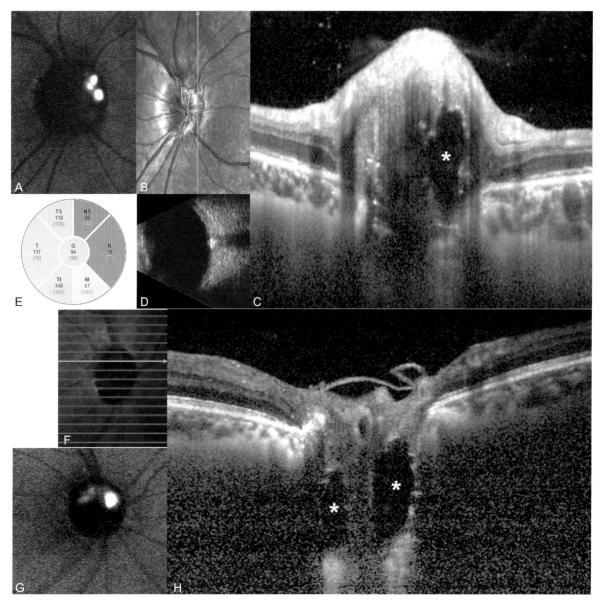

图 6-3-30　视盘玻璃疣多模式影像特征

A～E. 29 岁男性。因两侧视盘肿胀入住神内科，MRI 头颅无特殊，CSF 250mmH₂O。眼科会诊：视力 0.9/0.8。FFA 无异常。FAF 示两侧视盘强自发荧光病灶 (A)。EDI-OCT 沿 B 图扫描显示视盘水肿，Bruch 膜开口处的 Bruch 膜向下行走趋势，提示视盘肿胀而非颅内压增高。一个很弱反光卵形玻璃疣 (*)，规则轮廓，边沿有断断续续强反光点，疣埋藏视神经头深部，不产生投影。E. 视盘周围 NFL 测量示玻璃疣区域的 NFL 变薄——鼻上和鼻侧红色区“超出正常范围”——NFL 太薄。D. 超声示玻璃疣的强回声。F～H. 32 岁女性。两侧视盘均有玻璃疣。FAF 示几个紧挨着的强自发荧光灶 (G)，EDI-OCT 沿 F 图扫描示视盘浅层视网膜动脉 (红箭)，中等反光椭圆形区，向下层投影阴影。在巩膜平面有 2 个弱反光大卵形区域 (冰)，其边沿有几个强反光点，玻璃疣不向下层投影阴影

第四节　视盘先天异常

先天性视盘异常可能是孤立的，也可能与全身性疾病或畸形有关。病人的视力丧失程度从轻度视觉功能障碍至完全失明。

在儿童期，单侧视盘异常最常见的表现是斜视，而两侧视盘异常的表现则是视力差或眼球震颤。

1.无临床意义的视盘先天异常　包括永存玻璃体动脉、血管襻、有髓鞘神经纤维、视盘色素沉着。这些异常不影响视功能，并无临床意义，需要记录于初诊病历，但不必做诊断。必须认识以资区别于其他异常现象。

（1）永存玻璃体动脉（persistence of the hyaloid artery）：灰色空瘪的血管残端连在视盘上，向前走行晶状体后间隙，有长有短，归属于 PHPV。

（2）视盘前血管襻（prepapillary vascular loop）：发生于胚胎期。螺旋形卷曲的血管连接视网膜中央血管的两根分支，95% 起自视网膜动脉的分支，5% 起自静脉。血管襻自视盘向前突出，可以在玻璃体中飘游，但不会抵达晶状体。1/3 病例有血管鞘。

（3）视盘上薄膜（epipapillary membrane）：视盘上薄膜为一种比较常见的先天残留物。在视盘上如薄纱样的结缔组织膜样物，也可略伸展出视盘境界之外。薄膜组织灰白色半透明，可半遮盖血管。与有髓神经纤维不同，它没有火焰状或线状的排列特征。

（4）有髓神经纤维（medullated nerve fiber）：神经纤维层中的有髓视神经纤维可将视盘边界的一角完全遮盖，小范围者略呈三角形，越过视盘边缘伸展入视网膜中，在上方或下方较多见。它与渗出物的区别在于它具有丝光样色泽，以及与视神经纤维方向完全一致的线状排列，在远端尤易看出胡须样的特征。纤维稀疏者可见清楚的线状分布，纤维浓密者呈火焰状。有髓神经纤维也可出现在远离视盘的视网膜上或在血管两旁。在病理组织学上，视神经纤维到达筛板时仍如正常一般失去其髓鞘，但在视盘边缘或视盘外时又出现髓鞘，尚不能解释其机制。

2.需要重视的视盘先天异常　包括疣、倾斜视盘综合征、视神经发育不良、小凹、视神经缺损、牵牛花综合征。

胎儿胚胎裂的鼻下象限闭合不当会造成虹膜，视神经，视网膜和脉络膜的形成不完整，称为先天性缺损（congenital coloboma）。此类解剖缺陷通常是位于下方。患有缺损的儿童可能会出现小眼球、微角膜、虹膜缺损、视力丧失和斜视。视盘改变多种多样，影响部分或整个视神经头；小凹只是缺损的变异而已。

一、倾斜视盘综合征

倾斜视盘（tilted disc，tilted optic disc）：视神经斜向插入眼球的巩膜。至少符合两个诊断基本条件。①卵圆形视盘的长轴不是垂直向（与垂直子午线形成的夹角 > 15°）。②卵圆形视盘表面倾斜。视盘向下方，多数向鼻下方倾斜。近视眼的视神经头插入后巩膜开口不是垂直向而是朝颞侧倾斜的，所以视盘的鼻侧神经纤维因牵引而堆聚隆起。

Vongphanit 等（2002）调查 3583 例视盘彩照，发现倾斜视盘 55 例（77 眼），倾斜视盘发现率是 1.6%，其中鼻下方倾斜占 60%，鼻侧倾斜占 20%，下方倾斜占 20%。93.5% 具有散光，平均散光 - 2.2±1.6D。73% 视网膜中央血管左右反向（situs inversus），即中央血管出视乳头时先朝鼻侧走，然后返转朝颞侧走行。18% 伴后葡萄肿。5% 伴黄斑脉络膜视网膜萎缩。随后陆续报道的并发症有：下方弧形斑、半数儿童有弱视、下方后葡萄肿、黄斑变性、CNV、PCV、浆液性视网膜脱离等并发症导致视力丧失；两眼颞侧视野缺损。

韩国 Kim 等调查 118 眼儿童，每年做眼底摄像，随访（38.1±19.6）个月（12～88 个月），43% 眼发展视盘倾斜伴颞侧弧形斑，发展最显著的阶段是 7—9 岁，见图 6-4-1（修改自 Kim TW, Kim M, Weinreb RN.Optic disc change with incipient myopia of childhood. Ophthalmology, 2012, 119:21-26）。

高度近视眼病人 57.4% 的视盘是倾斜的。新加坡体检 1227 例 12—16 岁少年，从眼底照相发现 37% 有倾斜视盘，而且与近视度数，眼轴长度，散光度相关连。

倾斜视盘综合征（tilted disc syndrome）：指倾斜视盘＋下方弧形斑＋下方后葡萄肿。视杯

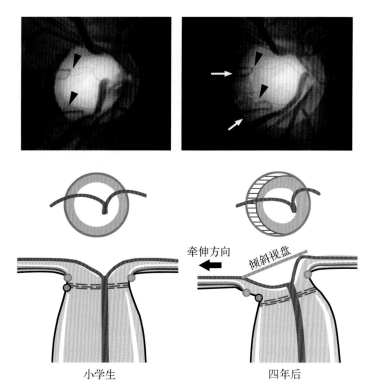

牵伸方向

倾斜视盘

小学生　　　　　　　　　　四年后

图 6-4-1　儿童近视颞侧弧形斑和倾斜视盘的发展

胚胎裂延迟闭合（通常在胎龄 15 周时闭合），视神经斜向入眼的先天异常，卵圆形视盘颞上方比鼻下方的位置靠前。然而，当下方葡萄肿的颞上边缘横跨黄斑时，偶尔伴有黄斑变性、CNV、PCV 等并发症导致视力丧失。两眼颞侧视野缺损。最近推测，葡萄肿入口急剧变弯的边檐引起的机械或血流动力学变化会促进黄斑并发症。

二、视神经发育不良

视神经发育不良（optic nerve hypoplasia，hypoplastic disc）是先天性视网膜神经节细胞及其轴突的缺失。这是最常见的先天性视神经异常，有一调查认为视神经发育不良占先天性视盘异常 47%。

胚胎学：在早期 16 ～ 17 周，视神经轴突大约有 300 万根，最终在出生时减少到约 100 万根。正常轴突功能性轴突数量减少，可能是夸张的。如果这确实是正常的退化过程，则视神经发育不良可能是退化过分。

病理组织学：视神经发育不良病人视神经轴突数减少，内环有视网膜及色素上皮，外环为巩膜与筛板交接处的表面零乱散在些色素，外环相当于正常视盘的真正外缘。

危险因子：病人母亲在怀孕时有癫痫、服奎宁药、糖尿病等。

（一）临床表现

与生俱有，双侧比单侧更常见。首诊年龄 1—5 岁。67% 伴斜视。

此种先天性异常粗看像正常视盘，轻度发育不良者的视盘外观无异常，故常被漏诊。特征为：小视盘、视盘色苍淡。典型者视盘四周围绕着双环（内环淡黄色并有色素散布，外环色素稀少或增多）见图 6-4-2。部分视神经发育不良罕见，常发生在上半部。

视力 1.0 至无光感。因为较小的视盘穿过视盘的神经节细胞轴突较少。

视盘苍淡：由于视神经头神经胶质增生，血管减少。

视盘直径缩小：严重缩小者很容易识别，

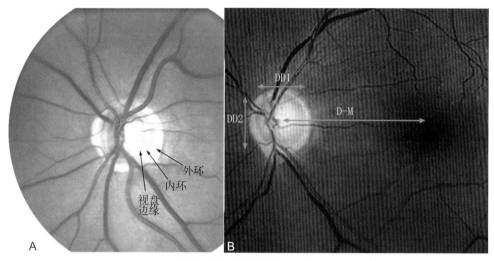

图 6-4-2 视神经发育不良

A. 内环代表真实的（发育不良的）视盘的边缘；外环代表巩膜管的正常大小。B.D-M/[(DD1+DD2)/2]=3.0

特别是单眼者在可以与另一眼（正常视盘）比较，则诊断更有把握。轻度小视盘，很难察觉。

Zeki 等（1991）在眼底照片上测量视盘中心至中心凹中心的距离（D-M）和平均视盘直径（DD）。其比值为（D-M）/DD，正常人群上限为 2.94，视神经发育不良的平均值为 3.5，3 或更高的比值为可靠的支持诊断视神经发育不良的证据。比值为 4，则几乎肯定是视神经发育不良。

"双环征"典型病例——仅少数，视神经周围有两圈环。内环代表真实的（发育不良的）视盘的边缘；外环代表巩膜管的正常大小。圆环之间具有不同程度的色素，可能难以识别，尤其是在检查不合作的孩子。

视网膜静脉弯曲扩张：独立的视神经发育不良无此体征。

相关的系统异常：视神经发育不良可以单独发生，也可以伴有中线发育异常，它们多是由相同的胚胎前脑衍生的，如 de Morsier 综合征或视膈发育不全，而视神经发育不良与透明隔不存在有关。在所有视神经发育不全的病例，均应进行脑部 MRI 扫描，以寻找视膈发育不良（septo-optic dysplasia，又称 de Morsier 综合征，约 10%）和垂体异位。所有儿童患有视膈发育不良或垂体异位需要进行内分泌评估以寻找全

垂体功能减退症（panhypopituitarism），如果未确诊可能会危及生命。这类病人的视神经发育不良常伴视网膜静脉弯曲，扩张。

（二）诊断

诊断要点：①小视盘。（D-M）/DD 的比值 ≥ 3。②自幼视力不佳。③视盘四周围绕着双环（往往只显一环）。④视网膜静脉弯曲，扩张。⑤视野缺损。⑥视神经发育不良伴视网膜静脉弯曲，扩张。

符合前两项条件即可诊断视神经发育不良。婴儿及年幼儿童不能检查视力故难以诊断轻度视神经发育不良，轻度者视盘外观无异常。至于单眼及重度视神经发育不良的诊断当然不成问题。双环征可加强诊断。

视神经发育不良伴视网膜静脉弯曲扩张的儿童必须做颅 MRI 排查中线发育异常，如 de Morsier 综合征和垂体异位。

（三）鉴别诊断

1. 远视眼　尤其是高度远视眼，由于眼总屈光度增高，眼轴短，所以成像小。

2. 视盘周围萎缩（PPA）　视神经发育不良粗看类似视盘周围萎缩，但有自幼视力不佳史，严重者可见双环征（表 6-4-1）。

（四）治疗原则

可以试试遮盖健眼的方法，如果未能成功

表 6-4-1　视神经头发育异常鉴别诊断

	视盘小凹	视神经头发育不良	牵牛花综合征	视神经缺损	巨视乳头
视神经头大小	正常	小	明显扩大	轻度扩大	扩大
病灶颜色	灰色或淡黄色或黑色	灰色或苍白	白色	白色	神经视网膜盘沿苍白
单侧/两侧	单侧（多数）	单侧或两侧	单侧（多数）	单侧或两侧	两侧（多数）
形态	圆形或卵圆形小凹陷	视神经头异常小；(D-M)/DD 的比值 ≥ 3	视神经头连同视盘旁呈漏斗状后退	下部视盘碗形挖空	视神经头异常大，C/D 大
特殊病征	视盘小凹性黄斑病变	若有双环征可加强诊断	视网膜血管异常，细小，笔直走行，数目翻倍。视盘周围萎缩环，内有色素增多	或伴虹膜/睫状体和脉络膜缺损	杯呈水平向扩大

改善视觉功能，则应停止。

应仔细验光并配戴眼镜，以防止散光引起的附加弱视，这种情况很常见。

三、视盘小凹

先天性视盘小凹与视神经缺损均属于视神经头发育异常。小凹为视神经缺损的变异，为筛板部分缺损造成的火山口状小凹陷（图 6-4-3，图 6-4-4）。患病率约 1/11 000。

1882 年 Wiethe 描述一位 62 岁妇女，两眼视盘玻璃疣深灰色凹陷，可能就是小凹。以后陆续报道描写成火山口（cracter），孔，孔腔（cavity）。最近命名先天性视神经头小凹（congenital pits of the opticnerve head）。

视神经小凹有先天性和获得性两类。主要论述的是先天性视神经小凹。

先天性视神经小凹的组织学：Ferry（1963）对 2 例眼球病理组织研究后陈述，视神经头的小凹内，发育异常的视网膜疝入覆盖着富含胶原蛋白的囊袋，并且常常通过筛板的缺陷延伸入蛛网膜下腔。此外，浓缩玻璃体条束终止在小凹的边缘。神经节细胞轴突进入视盘后跨越小凹。

（一）病生学

1. 视神经小凹黄斑病变的病理生理学　先天性视盘小凹是视神经缺损的良性变异。视杯胚胎裂的不完全闭合，由于原始上皮乳头异常分化的结果，使得视神经周围的蛛网膜下腔和小凹之间有异常的微细通道。并且发现在小凹附近的 NFL 缺损或丢失。Brown 等反驳此说，因为小凹不靠近胚胎裂。

视神经头筛板有缺损，缘于压力梯度的影响，液态玻璃体（或脑脊液）可以通过筛板缺损流入视网膜，造成黄斑视网膜劈裂甚至浆液性脱离。

2. 先天性视神经小凹继发浆液性黄斑病变（optic pit maculopathy）的发生机制　Imamura 等（2010）以 OCT 研究 16 例视神经小凹黄斑病变。液体可以直接从视神经小凹流至内界膜下间隙、神经节细胞层、内核层、外核层或视网膜下间隙。视网膜内液体：94% 在 ONL，81% 在 INL，44% 在 GCL，13% 在 ILM 下。视网膜下液体：占 69%。经 1 年随访，25% 病人的 SRF 会自行吸收。

先天性小凹为什么浆液性黄斑脱离发生在年轻成人，而不是儿童时期？Brown 等提出

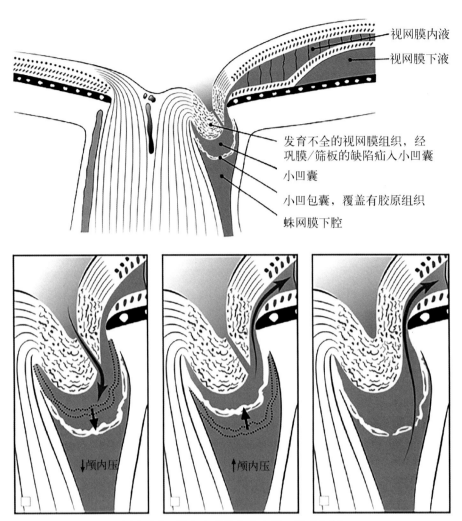

图 6-4-3 视盘小凹黄斑病变统一发病机制

仅通过眼内玻璃体和视网膜下间隙无法解释病变。发育不全的视网膜组织，经巩膜／筛板的缺陷疝入小凹囊，再伸入蛛网膜下腔。透明膜可能会覆盖凹坑，但通常会观察到该膜中的缺陷，并为液体流入小凹提供了通道 (Johnson TM, Johnson MW. Pathogenic implications of subretinal gas migration through pits andatypical colobomas of the optic nerve. Arch Ophthalmology，2004，122:1793-1800.)

PVD 是诱发因素，玻璃体牵拉力与年龄有关。

3. 视神经小凹黄斑病变 小凹发生浆液性视网膜脱离的机制有 5 种假设：① Sugar（1962）认为液体由玻璃体进入。② Gass（1969）推测液体除从玻璃体进入之外，尚可能来自蛛网膜下腔。③ Brown 等（1979）用狗动物模型测试印度染料从玻璃体能进入视网膜下间隙。④ Brockhurst（1975）和 Postel（1998）描述小凹上层有隔膜组织（diaphanous tissue），此膜破裂则液体可流入视网膜内和视网膜下间隙。液体在视网膜内形成劈裂，在视网膜下形成脱

离。⑤ Johnson（2004）相信视神经头中的异常交通处因压力波动梯度，诱导液态玻璃体和（或）脑脊液迁移到邻近的视网膜组织中。尽管流体可以在各种水平进入视网膜，但最常见的是流入外核层，很少直接进入视网膜下间隙。Johnson（2014）进一步提出统一发病机制理论：视神经小凹黄斑病变的特殊特征与各种先天性空腔视盘异常和乳头外空腔有关。仅通过闭合的眼内玻璃体和视网膜下间隙无法解释病变。根据组织学发现和影像学研究，这些病变的统一解剖学关键是存在巩膜缺损，从而允许眼内

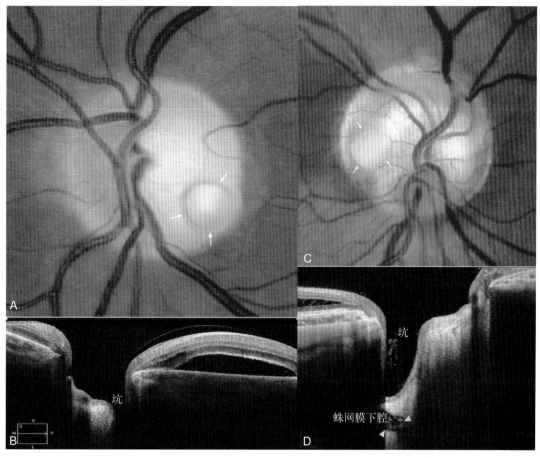

图 6-4-4 先天性视神经头小凹

A, 典型视盘小凹, 呈浅灰色凹。B. 视盘小凹黄斑病变的 OCT 图像, 多层视网膜劈裂和视网膜下液。C. 小凹呈淡黄色, 凹陷。D. 在 SS-OCT 图像中, 小坑深, 凹壁为发育不全的视网膜疝入坑底, 在强反光的坑底下有不规则形的暗区 (黄三角所指) 是蛛网膜下腔, 腔内可见不规则的小梁组织。凹口内反光物可能是玻璃体纤维

(玻璃体腔和视网膜或视网膜下) 和眼外 (蛛网膜下腔, 囊肿腔或两者) 之间的异常交通。这些交通是引起黄斑病的关键致病机制, 即引起眼内压和颅内压之间梯度的波动, 从而引导液体通过空腔运动进入视网膜 (或视网膜下)。玻璃体牵引似乎并未发挥重要的致病作用。

4. 先天性视盘空腔畸形 (congenital cavitary anomalies of the opticdisc) 包括典型的缺损、视神经小凹 (和其他非典型的缺损)、牵牛花异常和乳头外空腔, 均可伴有以劈裂样增厚和浆液性脱离为特征的神秘性黄斑病变。这些异常的共同解剖学主题是巩膜 (或筛板) 存在缺陷, 在眼内和眼外间隙之间冒出异常交通。这些交通乃是黄斑病变关键的致病机制。眼内

压和颅内压之间梯度的动态波动, 促使液体 (玻璃体液或脑脊髓液) 进入视网膜和视网膜下。

5. 获得性视盘小凹 青光眼或高度近视眼病人视盘小凹发生在视盘边缘, 神经视网膜沿局灶性变薄而凹陷, 通过 EDI-OCT 发现小凹处筛板结构有缺损。

（二）临床表现

10% ~ 15% 两侧性。

视力正常或有暗点。

圆形或卵圆形小凹 (灰色 60%, 淡黄色 30%, 黑色 10%) 在裂隙灯观察下不致错认。

先天性视盘小凹:直径 0.5DD(0.1 ~ 0.7DD)。数目 1 ~ 3 个。与生理凹陷不同, 其所处部位多靠近视盘边缘, 70% 在视盘颞侧, 20% 在

中央（不产生黄斑视网膜脱离），其余分布在视盘下方、上方、鼻侧。小凹有圆形或椭圆形，间或呈裂隙状或极浅者，也有甚深者。小凹口常有灰色纤维胶质膜，完全或部分遮盖小凹口。有人认为此隔膜上有孔会造成黄斑浆液性视网膜脱离。用 +90D 检查远较直接检眼镜为优，在立体视觉中才能真正体现到凹的存在。如果视网膜血管跨过小凹，则血管沿视盘小凹表面起伏爬行。此外，还可有色素增生，也可能由于小凹陡峭的边缘在凹底的投影而错认为色素。

OCT 可显示从凹口到底部的整个凹道。小凹的形状各不相同，根据凹坑的深度，从尖锐的三角形到纵向椭圆形空腔；有时小凹不是笔直的而有些弯曲，在一个切面上就呈两个不连在一起的纵向孔道。1/3 病例的小凹缩小为一条隧道。小凹（开口至坑底）深 (9096±449.5) μm，最长的达 1.4mm。SS-OCT 穿透力比 SD-OCT 强，能显露视神经两旁的蛛网膜下腔（图 6-4-4），它在小凹孔底部（衬有高反射组织）的后方。孔底离开蛛网膜下腔的距离为 80～130μm。蛛网膜下腔内可见不规则小梁组织。

黄斑视网膜劈裂和浆液性视网膜脱离：估计 2/3 小凹伴黄斑病变。液体是通过视盘小凹进入内层视网膜和外层视网膜之间行进，先产生内层视网膜劈裂，然后继发视网膜脱离（一般高度 < 1mm），大多数伴有外板层黄斑孔。视网膜劈裂区的内缘一定紧挨着视神经头。其病程次序仅是从 OCT 图像引发的推测，尚无组织病理学的研究证实。也有报道发现毛细血管扩张症者的血液流入视网膜内造成出血性劈裂。

Sobol 等（1990）对 15 例视盘小凹伴黄斑脱离，随访平均 9 年，发现在首诊后 6 个月内 80% 视力下降至 0.1 或更糟。慢慢形成黄斑孔，RPE 色素性改变，黄斑囊样改变。

视神经小凹病人可以伴有其他视盘异常，例如，视神经头缺损、牵牛花异常和视神经发育不全。

可能与其他系统异常和常染色体综合征相关。可筛选 CHD7 基因。

肾缺损综合征是一种常染色体显性遗传疾病，与 PAX2 基因突变引起的肾脏异常和视神经缺陷有关。也已称视乳头肾综合征。

FFA：小凹早期弱荧光，晚期染色。

ICGA：视盘小凹绝对弱荧光。

获得性视盘小凹：在开角型青光眼，尤其是低眼内压性青光眼，OCT 上小凹在形态上被定义为神经视网膜沿（rim）的深部局灶性缺失，伴有筛板局部凹陷和失去了正常的结构。C 扫描在筛板层面呈现暗黑色缺损斑，称之为局部筛板缺损（图 6-4-5）。高度近视眼也可并发类似筛板缺损。

（三）诊断

诊断要点：① 裂隙灯检查时发现视盘边缘部有一个微妙的小凹陷，浅灰色或淡黄色。② 视盘生理凹陷存在。③ EDI-OCT 切面常可发现小凹底部筛板缺损。④ 黄斑视网膜劈裂或伴有视网膜下液。

先天性视盘小凹常在裂隙灯检查视盘时无意中发现。

黄斑劈裂和视网膜下液强烈提示要仔细排查视盘小凹，尤其是黄斑病变区紧靠视盘者必须在 OCT 层扫图上搜查是否有小凹与之沟通的可能。

获得性视盘缺损是青光眼、高度近视眼专科医师研究性的探讨题，EDI-OCT 联合筛板层面 C 扫描可看到筛板缺损。

（四）鉴别诊断

先天性视盘小凹可以与其他异常，如神经头缺损和神经头扩大相关。小凹不像视盘缺损，小凹不达到视盘边缘，并且保存生理凹陷。

小凹相关性黄斑病变的特点是视网膜劈裂伴或不伴黄斑浅脱离。无 CNV 的结构错乱、出血、渗出等异常。黄斑区外无明显的视网膜脱离。注意与性连锁视网膜劈裂症的区别。

（五）治疗原则

无继发性黄斑病变者不予处理。

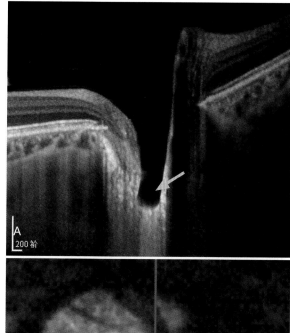

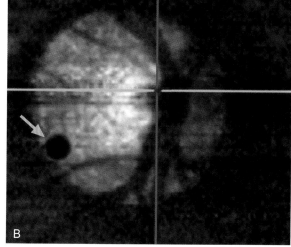

图 6-4-5　慢性青光眼筛板缺损

A. 青光眼病人筛板缺损（黄箭）。B.OCT 的 C 扫描在筛板层面显示缺损（黄箭）

对明显黄斑病变者：观察，口服泼尼松；视神经鞘减压和巩膜扣带术不是非常有效的。玻璃体切除＋气填塞联合视盘颞侧视网膜光凝构筑一道屏障防止液体流入黄斑，比单独玻璃体切割术＋气填塞或光凝更有效。Spaide（2006）PPV 时用 25 号针尖半刺破视网膜以引流视网膜下液体。

永久性黄斑病变的治疗需要消除跨层压力梯度或关闭液体流入视网膜的通路。提倡仔细设定近乳头激光光凝，然后进行玻璃体切除术和填塞气体，以形成永久的视网膜内和视网膜下液的屏障。视乳头旁颞侧红激光凝固术后

立即送入手术室行 PPV+SF6 或 C_3F_8 液 - 气交换，抽出 SRF。11 例病人 9 例一种手术，2 例需其他手术改变液体。11 例 100% 的黄斑液体完全消失，吸收平均时间 8.5 个月（1 ～ 18 个月），只 1 例在术后 14 个月复发。视力提高几乎 4 排。激光波长红色 647nm，光斑 200μm，0.2s。能量控制在中等灰白色烧伤，在视网膜外层和 RPE 水平，避免损伤 NFL。视盘颞侧平行于盘沿的弧形 4 ～ 5 行烧伤（Kiang L，Johnson MW. Formation of an intraretinal fluid barrier in cavitary optic disc maculopathy. Am J Opthalmology，2017，173:34-44）。

四、视神经头缺损

在胎儿生命的 5 ～ 7 周内，眼部胚胎裂孔闭合不良和（或）乳头周围巩膜与原始间质的分化受损。先天性视盘凹和视神经头缺损属于同一组空腔型视神经头异常。

视神经头缺损（optic nerve head coloboma）可独立发生，但是伴有视网膜脉络膜缺损；甚至前葡萄膜缺损。遗传和环境原因引起子宫内损伤。儿童视力下降的罕见原因。

视盘缺损为清晰界定的、闪闪发光的白色碗状空腔占据了扩大的视盘。空腔向下方偏心，反映出胚胎裂痕相对于原始上皮乳头（primitive epithelial papilla）的位置。

（一）分类

视神经缺损波及脉络膜缺损的分类（Gopal 等，1996）。

1 型：视盘在脉络膜缺损外。视盘正常。26.8%。

2 型：视盘在脉络膜缺损外。视盘异常但非缺损。10.4%。

3 型：视盘在脉络膜缺损外。视盘缺损，孤立。8.9%。

4 型：视盘在脉络膜缺损内。视盘外观正常。5.9%。

5 型：视盘在脉络膜缺损内。视盘缺损。44.3%。

6型：视盘形态不能辨认；大型眼底后极缺损的上段发出视网膜血管。2.9%。

（二）临床表现

出生时即一存在。单侧居多。首诊年龄1—5岁。60%伴有斜视。罕见。

视盘扩大，缺损边界清楚，空腔呈淡青色、白色，凹陷极度向外膨出，凹陷底部高低不平，凹陷最深处常在视盘下部（图6-4-6）。视盘上血管仅在缺损边缘处穿出，呈钩状弯曲。血管分支异常，很少看到血管的2分叉。空腔浅表有发育不良的视网膜组织。用裂隙灯+90D检查远较直接检眼镜为优，在立体视觉中才能真正体现到凹陷的存在。缺损处有较多血管跨越

视盘边缘。视盘边缘常有色素性改变（色素增多或色素缺乏）。常伴有浆液性视网膜脱离。

在某些病例发现巩膜管变宽，萎缩的视神经，以及筛板向后移位。

OCT图像显示视盘扩大，视神经头呈现巨大挖掘型凹陷的空腔。腔底高低不平，浅表为发育不全的视网膜组织。依稀可辨的筛板向深部移位。由于缺损太深，视力很差不能维持固视，以致OCT像质不好。

在所有视神经发育不全的病例，均应进行脑MRI扫描，以寻找膈视神经发育不全（septo-optic dysplasia）和垂体异位。所有患有膈视神经发育不良或垂体性异位的病人都需要进行内

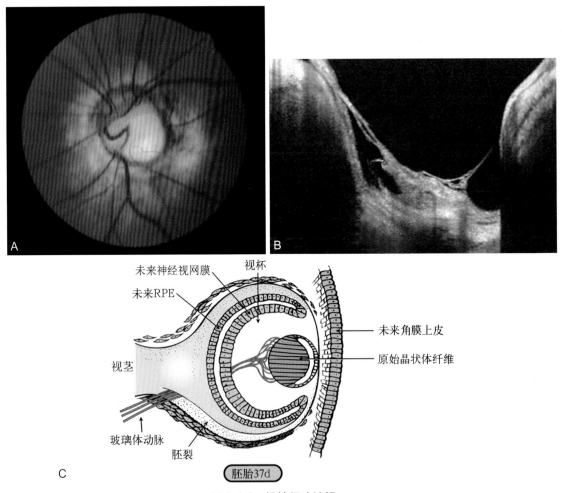

图 6-4-6　视神经头缺损

A. 视盘扩大，下部缺损边界清楚的空腔呈白色，边缘向颞下方突出，凹陷底部高低不平。视网膜血管从空腔边缘穿出，视盘上很少看到血管的2分叉，血管走行异常。B. 视神经缺损的OCT切面显示视神经头有一个很深的挖掘出来的空腔。空腔表面有嵴样突起，可能是发育不良的视网膜。其下可能是筛板，明显后移位。C.胚裂闭合不全造成视茎缺损

分泌评估以寻找全垂体功能减退症，如果未确诊则可能危及生命。

（三）诊断

诊断要点：①幼年视力丧失。②视盘扩大。视神经头为巨大空腔，淡青色，组织向后移位。③视盘上血管仅在缺损边缘处穿出，呈钩状弯曲。④ OCT 图像显示视盘扩大，视神经头呈现巨大挖掘型凹陷的空腔。

符合前 3 项条件就可怀疑视神经头缺损，④ OCT 可确诊。

（四）鉴别诊断

眼底现象不易判断缺损的病理组织形态。有时视神经头缺损可包括视神经、视神经鞘膜及脉络膜。在一般情况下，缺损不难与相似病变鉴别。在视盘周围脉络膜萎缩、巨大弧形斑及后葡萄肿，还可在异常的组织中分辨出正常的视盘。若视盘仅发生凹陷而其他方面均正常者，这种现象颇似青光眼。但是在视神经头缺损者视网膜血管必有紊乱现象。若同时有脉络膜缺损，则更可肯定视神经头缺损为胚胎发育障碍的一部分。

与牵牛花异常的鉴别见表 6-4-2。

（五）治疗原则

参考视盘小凹。

五、牵牛花综合征

牵牛花综合征（morning glory syndrome）又称牵牛花异常（morning glory anomaly），牵牛花视盘发育异常（morning glory disc anomaly）。

定义：牵牛花异常是先天性视盘发育不良，胚胎裂的闭合异常，伴视盘和（乳头）周围组织

表 6-4-2　视神经头缺损与牵牛花综合征

分项	视神经头缺损	牵牛花综合征
	先天性视神经头部缺损，缺损凹陷在视盘之内，常在下部	先天性眼底后部漏斗状凹陷，视盘是凹陷中的一部分
检查仪器	用裂隙灯 +90D 检查远较直接检眼镜为优，在立体视觉中才能肯定视神经头大而深的空腔	用间接检眼镜检查远较直接检眼镜为优，在立体视觉中才能看到大范围凹陷
视力	中等度或严重视力障碍	0.1- 数指
视盘直径	轻度扩大	视盘明显增大
凹陷位置	局限于视神经头，凹陷最深处常在视盘下部	视盘后退至眼球之后，漏斗状凹陷中央谷底是视盘。视盘前或有神经胶质芽增生
视网膜血管	视盘上较多血管仅在缺损边缘处穿出，呈钩状弯曲	血管起始部位常被神经胶质芽遮盖。大视盘的血管显得细小而多(20 ～ 35 支)，轮辐状放射排列。一般无分支，笔直走行周边，难以分清动静脉。可有白鞘 Shields 发现周边视网膜血管有无灌注，吻合改变，犹如 Coats 病的血管改变
视盘周围灰白色环 + 色素	很轻	一个宽阔的灰白色环，环带区域脉络膜视网膜萎缩。可能有色素堆集成弧形环形
视盘中央胶质芽（glial tuft）	无	2/3 有
视网膜脱离		1/3 伴有 RD。OCT 扫描发现破裂孔常在漏斗壁，可连通蛛网膜下腔
OCT/ 眼 B 超 /MRI	视神经头凹陷	眼球后极部漏斗状凹腔

向外呈圆锥形突出。3D图像上犹如一朵牵牛花（喇叭花），故而得名。视乳头相当于牵牛花的花托，视神经相当于花梗。坑凹口周围的眼底相当于花瓣。

1970年，Kindler首先描述10例病人的牵牛花异常。

牵牛花异常的特征包括眼底后极的先天性漏斗状凹陷（视盘位于凹底）、视网膜血管异常（细小、伸直、增多）和乳头周围视网膜脉络膜萎缩、色素沉着改变（图6-4-7）。

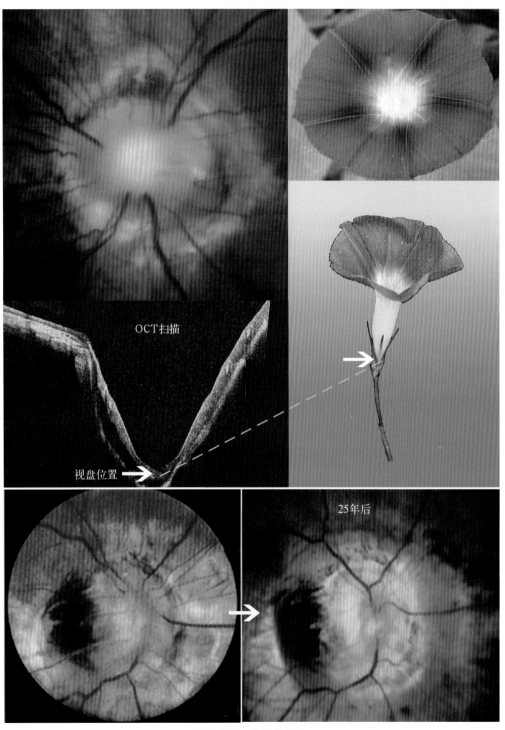

图 6-4-7　牵牛花异常

（一）病生学

发病机制尚不清楚。胚胎裂闭合不全：这种假设认为是由于视茎和视杯的胚胎裂闭合不全造成的，是视神经缺损的一种变异。

间质性畸形学说：根据神经胶质簇、巩膜和血管，并在视神经末梢发现脂肪和平滑肌组织，假定这是原发性间质异常。

另一种论点是视神经乳头的对称性挖腔是疾病的特点，这提示由于末端视茎发育不全而导致的扩张，视茎该闭合而未能闭合，导致视神经乳头的持续性挖腔。

另一些则支持中枢神经胶质增生和血管模式提示原发性神经外胚层发育不全。

（二）临床表现

80% 为单侧。首诊年龄 1—3 岁。100% 伴有斜视（内斜多于外斜）。

视力丧失，首诊时往往低于 0.1；若伴有黄斑视网膜脱离则视力更差。据报道曾有视力 1.0，无光感。

视盘明显增大，通常位于漏斗状的挖掘坑（相当于牵牛花的花冠）的底。视盘前方可有白色胶质芽覆盖，会遮挡观察视盘。

视网膜血管明显异常，特征是：纤细、放射状笔直走行、数目增多（健康眼的 2 倍）、难以分辨动脉和静脉。血管起始部位可被神经胶质芽遮盖，因此，视网膜血管从视盘边缘攀爬而出（图 6-4-7）。FFA：靠近视盘的视网膜动脉吻合，形成玫瑰花结或拱廊外观。发现周边视网膜无灌注区。

视盘周围环形视网膜脉络膜萎缩，环内常伴色素沉着（弧形、环形，集团，不规则散在）。

视网膜脱离：牵牛花异常的最为严重的视网膜并发症，发生率 14%～37%。黄斑视网膜劈裂和脱离的原因涉及视盘旁视网膜破裂口、蛛网膜下腔和视网膜下腔之间的异常交通。自发视网膜复位高达 36%，过程缓慢，平均 7.5 年。

需要警惕的是，患有牵牛花异常的小孩应进行 MRI 排除经蝶窦基底脑膨出（transsphenoidal basal encephalocele），包括一系列复杂的畸形，其特征是视交叉、下丘脑、垂体和前脑动脉通过前颅底的骨缺损发生经蝶骨基底脑膨出。

并且也应考虑 MRI 血管造影，排除烟雾病（Moyamoya disease）血管狭窄或闭塞和其他颅内血管异常，这些异常可能使病人面临脑血管缺血的风险。神经影像学通常显示视神经头和远端视神经的扩大，凹陷。这是一种病因不明的、以双侧颈内动脉末端及大脑前动脉、大脑中动脉起始部慢性进行性狭窄或闭塞为特征，并继发颅底异常血管网形成的一种脑血管疾病。因颅底异常血管网在脑血管造影图像上形似"烟雾"，故称为"烟雾病"。

（三）诊断

诊断要点：①自幼视力丧失。②视盘明显增大。③视网膜血管异常：纤细，从视盘边缘开始放射状笔直走行，数目增多（健康眼的 2 倍），难以分辨动脉和静脉。若视盘前有胶质芽，则视网膜血管从视盘边缘攀爬而出。④包括视盘在内的后极明显向后圆锥形膨出。⑤视盘周围环形萎缩，常伴色素沉着。⑥视盘常被神经胶质遮掩而看不到。

根据前 3 项条件即可提示牵牛花异常。视网膜血管异常是诊断的关键。符合前 5 项可确定诊断。

嘱患儿家长需要做颅 MRI 排除经蝶窦基底脑膨出。做 MRA 排除烟雾病。

（四）鉴别诊断

视神经头缺损见表 6-4-2。

视盘周围葡萄肿深凹腔局限于视盘周围区域。似乎是在妊娠约 20 周时对巩膜发育造成干扰的后遗症，可能是由于当时新发展的眼内压导致在此发育阶段引起巩膜突出的结果。视力很差。视盘可能看起来正常或颞部苍白，但位于葡萄肿的凹腔内。巩膜被视网膜和脉络膜覆盖，在外观上倾向于萎缩。状若视神经缺损和牵牛花综合征。孤立的，单侧居多。散发性。曾有人误认为这是牵牛花综合征的一种表现。

（五）治疗原则

视网膜脱离根据原因区分孔源性或非孔源性；大泡性脱离提示有视网膜破裂，但仅凭临床表现难以确定病因。明确的诊断依赖于发现视网膜破裂孔，通常在视盘的表面或边缘，呈细小、裂隙状。术前很难用检眼镜发现视网膜裂孔，OCT 可能有所帮助。在手术过程中，通过主动或被动抽吸，可以看到 SRF 从隐藏处破裂孔中脱出。

对于非孔源性脱离可能有机会自发改善，然后复发。正像前文介绍的视神经小凹那样，视网膜下液有两个来源，蛛网膜下腔或玻璃体腔，这可根据 OCT 图像分析获得。在视神经开窗术（opticnerve fenestration procedure）后，某些病例视网膜已成功地重新附着，这一事实表明，CSF 可能是视网膜下液的重要来源。

局部脱离，可以观察；当脱离扩展后可考虑手术，包括玻璃体切除、玻璃体后皮质和神经胶质组织切除，内引流。如果发现破裂孔，则给予激光封孔。

难治性病例可用硅油填塞治疗，尽管硅油有迁移到视神经鞘膜的危险，但是很小。对玻璃体切除术无反应的病人，可以行视神经开窗术。

第五节　视神经外伤

一、外伤性视神经病变

头颅 - 眼眶外伤损害视神经而致视力丧失者称外伤性视神经病变（traumatic optic neuropathy，TON）。

发病率：头颅外伤后 1.5%～ 4% 发生外伤性视神经病变。成人和儿童外伤性视神经病变的总发病率为 1/ 百万，约 80% 的病人是男性，并且大多数病例遭受相对较轻的头部损伤（无眼眶或颅骨骨折），提示 TON 间接性可能比直接性更常见。

头外伤冲击力在短时间（1.5 ～ 19ms）内被加载到视神经，冲击波可以使视神经管破裂，骨折碰撞或视神经管内供血障碍而损伤视神经。视神经固定在视神经管内，这加剧神经的易损性，因为视神经活动部分的耦合反作用力迫使固定部分造成伤害。少数原因是眼球剧烈"转动"导致部分或完全的视神经撕脱。Finite 建模表明，快速的眼球"旋转"与眼内压的突然升高相关，这是眼球破裂在视神经头的一个因素。

（一）分类

1. 根据受伤机制分类

（1）直接性：由头脸外伤的机械应力直接施加到视神经引起的损伤。①视神经撕脱或撕裂或各种原因对视神经的冲击，包括贯穿的异物（弹片、刀、钉或其他尖锐物体），移位骨折片或视神经管骨折。②挫伤。③压迫性损伤见于外伤性眼眶严重水肿或球后出血。

（2）间接性：机械应力通过眼球或眼眶传导而损伤视神经。典型者为头外伤时的减速损伤，冲击力通过骨传导或剪切力（sheering forces）间接损伤视神经或视神经的血管供应，极少数是由眼球运动造成的。此为临床研究关注较多的类型。

（3）减速损伤（deceleration injury）：TON 的第 2 种最常见形式称为后部间接 TON，但通常简称为 TON。车祸时前额或中部脸撞击静态物体（例如，方向盘、手把、路面），此时眼眶内的软组织继续向前移动。由于视神经被视神经管束缚，营养血管可能被剪切，导致视神经管的视神经水肿，而管内的空间有限。也有可能发生第二"冲击波"机制。尸体实验证明，对额骨的打击可传递到视神经管。

2. 根据解剖部位分类

（1）前部外伤性视神经病变：假定视力丧失是由于视盘的循环中断，则外伤影响的视神经部位在视网膜中央动脉进入视神经的前方。

（2）后部外伤性视神经病变：单侧或不对称两侧外伤性视神经病变是一种临床诊断，当外伤后的视觉丧失不能由其他眼部损伤解释，RAPD 阳性，眼底正常。在两侧性外伤性视神经病变病例，RAPD 阴性表明神经损伤程度两侧对称。

（二）临床表现

视神经最常见的受伤部位是视神经管部，其次是颅内段视神经。外伤性视神经病变 45% 发生于车祸，26% 为跌伤。尸检头颅外伤意识丧失者 9% 视神经鞘内出血。

1. 视力丧失　视觉丧失通常是立即的。约 50% 病人视力仅为光感或无光感。不到 10% 的病例延迟性视力丧失可能为继发机制所致。

2. 传入性瞳孔缺陷（RAPD）阳性　单侧性者 PAPD 阳性是诊断的重要条件之一。

3. 视盘　后部外伤性视神经病变初起视盘正常，在外伤数周后才可能出现视盘苍白。在前部外伤性视神经病变病人，眼底检查可见明显的视神经撕脱，除非被玻璃体出血遮掩。

4. 其他眼外伤体征　同侧眼可能还有不同程度的外伤性体征，例如眼睑肿胀、眶骨折、眼球运动障碍、球后出血；前房积血、虹膜撕裂、瞳孔扩大、晶状体脱位、玻璃体积血、视网膜撕裂。

（三）辅助检测

1. VEP　异常，甚至无反应。

2. CT 扫描　高分辨率 CT。头颅及眼眶（包括视神经管），（轴位、冠状位和旁矢状位），薄（即 1mm）截面。有无异物、骨折。注意眼眶、视神经管、沿着筛板、蝶窦和海绵窦内侧壁的骨折。注意眼眶或视神经鞘内血肿（图 6-5-1）。

3. B 超　怀疑眼眶异物而 CT 及 MRI 未发现异物。

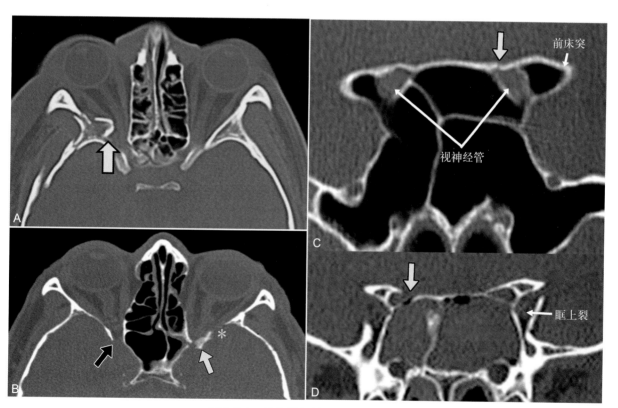

图 6-5-1　外伤性视神经病变 CT 所见

A. 轴向 CT 扫描显示右眼眶骨碎片压缩了眼眶后区域的视神经。也可见眼眶外侧壁和蝶骨较大翼的多处骨折（Kazuo Shimozato 教授提供）。B. 轴向 CT 扫描视神经，显示左眼侧壁后部骨折（*），骨碎片导致视神经管内左视神经受压（黄箭）。右侧视神经管宽度正常（黑箭）。C. 视神经管细小骨折（黄箭）。D. 视神经管骨折破口（黄箭）

（四）诊断

1. 诊断要点　①头颅外伤史。外伤机制。尤其是外伤当时意识丧失者；恶心呕吐，头痛，明显的透明鼻涕（提示脑脊液渗漏）。②外伤后同侧眼立即发生视力减退。③外伤同侧眼 RAPD 阳性。④ VEP 异常。⑤视神经管骨折。

符合前三项条件即可诊断外伤性视神经病变。两侧性者 RAPD 就会阴性，此时可测 VEP 以肯定诊断。

2. 后部外伤性视神经病变　当头颅外伤后的视觉丧失不能由其他眼部损伤解释，眼底正常，RAPD 阳性；或者两侧性外伤性视神经病变病例，RAPD 阴性表明神经损伤两侧相等；可以临床诊断外伤性视神经病变。

正常的 CT 不排除后部间接 TON。视神经管需要密集切片，才能发现细小的骨折。视神经管骨折不意味着存在 TON。视神经管未见骨折不能否定外伤性视神经病的诊断。

3. 骨性撞击（bone impingement）　属于后部直接 TON，由眶尖骨折处伤及视神经。发生机制多样。视神经管的直接骨性冲击可由颅底骨折造成或有累及海绵窦的颅神经病。

4. 眼眶隔室综合征（orbital compartment syndrome）　又称眼眶压迫综合征。因为眼眶是骨质隔室，眶隔将前方的软组织牢固地束住，所以任何物质（血液，脓，空气）快速填充于眼眶会导致隔室综合征。随着眶内压增高，导致视神经、眼球和视网膜缺血，严重威胁永久性视觉丧失。眼眶隔室综合征是眼科紧急情况。CT/MR 图像显示眼球后半段变成圆锥形（在图像上眼球后段形成角 < 120°，此角与眶压成反比）称眼球帐篷（globe tenting），这是眼眶压增高的一种迹象，也是判定或衡量眼眶隔室综合征的指标。原因多种，如眼眶出血、气肿、水肿、蜂窝织炎、异物。

5. 视神经鞘血肿　极其罕见，难以判别是直接或间接 TON。头或眼眶外伤侧眼底表现 CRAO 联合 CRVO，应怀疑视神经鞘血肿。CT 显示视神经鞘内出血可证实诊断。随着血肿扩大，可能发生进行性视力丧失。在大多数情况下，视神经鞘血肿伴有视网膜出血和蛛网膜下颅内出血（Terson 综合征）。

（五）鉴别诊断

包括视神经鞘血肿、眼眶血肿、眼眶骨膜下血肿、重叠视神经病变、肿瘤或动脉瘤压迫、视神经炎症、炎症眼眶、鼻窦炎扩展至眼眶、缺血性视神经病变、视神经炎。

对车祸外伤有意识改变的病人很难进行检眼镜评估，因为在急诊医院环境中边缘允许扩瞳检查眼底。鉴别诊断中需要考虑的重要因素包括预先存在的视神经病变、视网膜外伤和人为的视力丧失，因为许多病人寻求保险赔偿。RAPD 阳性将支持非生理性视力丧失。

（六）治疗原则

至今还没达成治疗共识。由于发病率低，多种临床表现，多种治疗方案，多种皮质类固醇剂量和自然病史表明不予治疗有自行恢复的可能，诸多因素加重了达成共识的困难。

急性者应住院。一般由脑外科医师负责管理。眼眶及副鼻窦有贯穿伤者需用抗生素静脉注射。

凡有眼眶周围骨折者禁止擤鼻涕。

强烈鼓励所有 TON 病人长期戴防护眼镜（聚碳酸酯镜片 + 钛框架）保护另一只眼受伤。

自发性恢复：间接 TON 后 40% ～ 60% 会自发性恢复视觉。但是，视觉功能，恢复速率和长期结果的变异性很大。首诊时视力严重者预后差。大多数儿童视力有改善或至少没有恶化。恢复通常发生在损伤后的第 1 个月内，但可以在 8 或 12 周后。

国际视神经外伤研究设计是一项对照研究（CRASH），目标是招募 20 000 例病人，但该研究在 10 008 例病人时中止。CRASH 旨在评估大剂量皮质类固醇：①外伤后 8h 内，大剂量甲泼尼龙 30mg/kg 负荷，随后每小时输注 5.4mg/kg，持续 48h；②配合组胺 2 型受体拮抗剂（例如法莫替丁）和视神经管减压术的价值。结论是，没有明确的证据表明皮质类固醇或视神经管减压术产生比不予治疗有更好的结果。现在建议是，用大剂量皮质类固醇治疗外伤性视神经病变可能是有害的，而不是有益的；外伤后2周内脑外伤死亡率21%（对照组18%）。动物实验证明大剂量糖皮质激素会毒害已损伤的视神经（Steinsapir KD，Goldberg RA. Traumatic optic neuropathy: an evolving understanding.Am J Opthalmol，2011，151:928-933）。

视神经管减压术：Walsh认为外伤时撞击视神经轴突及其血管，之后视神经管内视神经肿胀及血管痉挛导致进一步缺血，轴突继发性丧失。因此，需用视神经管减压术以松解缺血状态。但是，视神经管减压术的意见很不一致。

总之，目前，间接TON病人不推荐使用皮质类固醇和视神经管减压，因为这会带来额外的风险，并且尚无有益的证据（Curr Opin Ophthalmol，2015，26：445-449）。尽管视力丧失可能是毁灭性的和永久的，但视力也可能自发恢复。在绝大多数情况下，建议只是观察和对症治疗。皮质类固醇（即使非常高的剂量）也无济于事，在受伤后8h内使用甚至可能有害。此外，对于有感染并发症风险的全身性外伤和脑外伤病人，应避免使用皮质类固醇。

眼眶出血引起的压迫性视神经病变：这种眼眶隔室综合征需立即行眦角切开术＋下方眦角分离术剪断外眦韧带，使眼睑与眼球充分分离以降低眶压。并静脉滴注甘露醇，口服乙酰唑胺（商品名丹木斯，Diamox），滴眼液（β受体阻滞剂，α受体激动剂，碳酸酐酶抑制剂）降低眼内压。

视神经鞘血肿：如果视神经病变是进行性的，并且没有其他明显原因，则视神经鞘开窗可能有助于急性期病人。

视神经撕脱：无有效治疗。

新的神经保护治疗，如红细胞生成素（erythropoietin），目前正在进行研究。

二、视神经撕脱

视神经撕脱（optic nerve avulsion, avulsion of the optic nerve head）是外伤性视神经病的最罕见的形式。视神经受到外力撕拉而在视盘处撕脱。Chaudhry等（2005）报道15例儿童由尖锐门把手造成的严重眼挫伤，14例视神经撕脱，发生在家里或学校。

损伤机制：眼球极度旋转和向前脱位，加之突然升高的眶内压牵引视神经，插入眼球处的视神经造成撕裂伤。或者，创伤性压迫造成眼内压顿时显著增高，以致视神经受气动效应而将视神经从巩膜插入处"吹"脱。

视神经撕脱根据分离程度分为部分或完全。

在完全撕脱者，玻璃体-视网膜与视盘分离，筛板与脉络膜-巩膜完全分离。

在部分撕脱者，筛板与巩膜的连接断裂一部分。

（一）临床表现

病人往往涉及严重的眼眶挫伤。偶尔，部分撕脱的病例只有轻微的创伤。

视力于外伤之际立即完全丧失，光感或无光感。

眼底：视盘完全或部分缺失。

急性期：视盘常被玻璃体出血掩盖而看不清，难以辨认视盘位置。视盘位置的出血是以视盘为中心的一个圆盘；视盘边缘的出血在视盘沿的边界很整齐。视盘处为一极深的凹陷，甚至可见巩膜管壁。视网膜也从视盘边缘撕裂。视盘位置上的视网膜血管断裂而向四面散开，视网膜血循环终止，或因CRAO而出现弥漫性视网膜坏死。部分撕脱者可能在外观上酷似视神经小凹，出血量少，棉绒斑，有的继发浆液性黄斑脱离。

后期：原本视乳头的结构已荡然无存，比视盘大的范围变成一片苍白瘢痕，点缀一些色素增生，呈漏斗状凹陷。视网膜血管极细。

（二）辅助检测

1.眼超声　视神经头在视神经鞘内向后退缩至筛板之后（绿箭），原来的筛板部位只见一个充满玻璃体和出血的很弱回声的液腔（绿箭所占的腔间），腔隙前壁有一个小口是玻璃体进入的通道。此为特征性的表现。视神经鞘完整。A 扫描显示视神经明显加宽，表明视神经撕脱处的神经鞘内有出血和水肿。B 超不受玻璃体出血的干扰，敏感性很高，是诊断的最重要辅助检测。

2. OCT 待玻璃体出血吸收后才能执行。以往报道多在高清 OCT 问世之前，所以仅几例报道。预期 EDI-OCT 能直截了当显示视神经头的撕脱，对部分性视神经撕脱的诊断帮助更大（图 6-5-2）。视神经头周围神经纤维层厚度测定

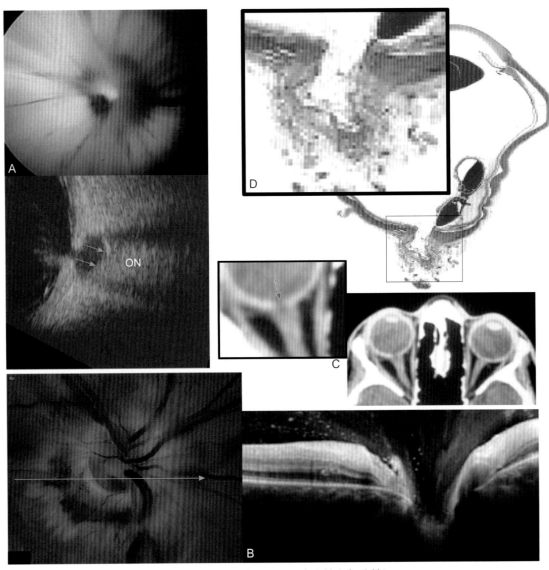

图 6-5-2 视神经撕脱（完全性和部分性）

A. 彩照中完全丧失正常视盘图像，视盘区玻璃体和视网膜有出血，视网膜血管细线状，血循环已停止，只小部分有些残剩的血液。B 超示视神经头在视神经鞘内向后退缩至筛板之后（绿箭），原来的筛板部位只见一个充满玻璃体和出血的很弱回声的液腔（绿箭所占的腔间），腔隙前壁有一个小口是玻璃体进入的通道。此为特征性的表现。视神经鞘完整，似乎略有扩大。视盘前方有玻璃体出血。B. 篮球撞击伤 1d，彩照示颞下方视盘撕脱。中心视力数指，偏心视力 0.8。彩照明确显示视盘颞下方有一个新月形神经纤维缺失区，可见巩膜环。OCT 切面示相应的神经纤维缺失性小凹，玻璃体及其出血涌入小凹。此部分性视神经撕脱病例的 CT/MRI 扫描均无揭示视神经撕脱的迹象，此图引自 Murchison et al.Orbit, 2012,31:97-101。C. 视神经撕脱的 CT 图像，显示视神经头中央有缺失（红箭）。D. 视神经撕脱伴视力丧失的病人的眼球病理组织学检查，示视神经头的筛板处视神经纤维缺失，有些玻璃体出血，此图引自：Hosokawa S，Suzuki K，Hakamada K. Fallen eyeball injury. Br J Ophthalmol，2006，90:844-846.

可反映神经纤维功能丧失。

3. FFA　视网膜血管充盈正常，部分或缺失。偶见眼后段缺血发展前段新生血管形成。

4. CT/MRI　筛板处组织缺失，通常显示神经鞘是完整的。敏感性不及眼超声。

（三）诊断

诊断要点：①严重眼眶钝性伤史。②受伤时立即视力完全丧失（无光感）。③看不到有视网膜中央血管的视盘。④视盘处呈漏斗状凹陷。后期代之以大片瘢痕。⑤眼超声示视神经头在鞘内后退。⑥OCT 示神经头缺失神经纤维。

符合此五项条件即可诊断视神经撕脱（完全性）。急性病例屈光介质透明度允许的话用检眼镜就能发现视神经头缺损而临床诊断视神经撕脱。有大量玻璃体出血病人需行超声证实诊断。CT/MRI 的敏感性不及眼 B 超。外伤后 4～8 周后眼内出血有所吸收，视盘显示机化组织为

主的改变，结合头颅 - 眼眶外伤史后视力无光感，诊断容易。

部分性视神经撕脱病例首先依靠 90D 裂隙灯显微镜检查发现视神经边缘有神经纤维缺失，在巩膜管壁处可见巩膜。EDI-OCT 证实视神经头神经纤维缺失形成的深凹，该区神经纤维的功能丧失可由 OCT 证实。

（四）鉴别诊断

包括严重眼眶钝性伤史、受伤时开始视力无光感、原本视盘位置上看不到有视网膜中央血管。就凭此 3 条即能与其余形成视盘凹陷的疾病鉴别。

部分性视神经撕脱病例主要与视盘小凹（optic pit）区别，外伤史很重要，视神经撕脱是新月形并且巩膜管口处的边界清楚。

（五）治疗原则

视神经撕脱：无有效治疗。

第六节　视盘肿瘤

视盘本身的肿瘤是极罕见的。

视盘黑色素细胞瘤；其他更为罕见的如星形细胞错构瘤（结节性硬化症）和视盘神经胶质瘤；血管瘤（例如 von Hippel-Lindau），视盘血管母细胞瘤（毛细血管瘤），海绵状血管瘤；视盘转移癌（乳腺癌视盘转移、肺癌视盘转移，胃癌视盘转移）。

一、视盘黑色素细胞瘤

视盘黑色素细胞瘤（optic disc melanocytoma）是脉络膜痣的一种变异，只是长在视盘上，60% 病人的视盘肿瘤涉及邻近视网膜 / 脉络膜。Reese（1933）曾称其为视盘黑色素瘤。Zimmerman 和 Garen（1962）根据他们对 35 例（1 死后尸检，20 例眼球摘除病例和 14 例随访病人）的观察，质疑当时普遍认为视盘黑色素细胞瘤是具有致命的恶性肿瘤，并反对眼球摘除，阐明了视神经黑色素细胞瘤基本属于良性的本质。自此，对于这种良性病变，近来很少会错误地

进行眼球摘除。

据推测是先天性和非遗传性的，是一种色素沉着的病变，通常位于视盘的全部或部分。与葡萄膜黑色素瘤不同，视盘黑色素细胞瘤发生在所有种族，但似乎高加索人发病率低。

（一）组织病理学

在临床上和组织病理学上，视盘黑色素细胞瘤曾被认为是恶性黑色素瘤（图 6-6-1）。

在组织病理学上，由于细胞质中丰富的大型黑色素体，视盘黑色素细胞瘤的色素沉着较深。标本经漂白处理后才可看清，细胞呈卵圆形，胞质丰富，细胞核相对较小，少量突出的核仁。坏死是一种常见特征，有时可见含有自由漂浮的黑色素细胞的假性囊肿。Zimmerman 认为"黑色素细胞瘤"是非特异性的，并赞扬 Cogan 推荐的术语"巨细胞痣"（magnocellular nevus）。

（二）病程经过

视盘黑色素细胞瘤生长极其缓慢，具有自

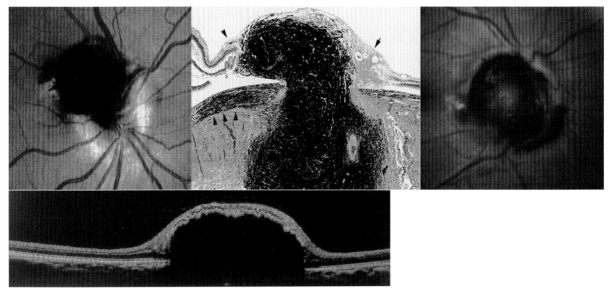

图 6-6-1　视盘黑色素细胞瘤

发性坏死的明显趋势，这可能导致严重的视力丧失。10%～15%病例在几年中显露出细微的增大，但这通常并不意味着恶变。恶性转化为黑色素瘤的发生率为1%～2%。Lee 等（2010）对27例随访8年，52%肿瘤扩大，其中2例（1例肿瘤直径增加2.1倍）用细针抽吸活检，均证实未恶化。

（三）临床表现

首诊年龄中位数52岁（1—91岁）。单侧视盘上（或侵犯到视盘旁脉络膜/视网膜）致密黑色-深褐色肿瘤，扁平或稍隆起。一般是静止不进行的，但有10%～20%病人经5～20年而缓慢扩大，生长十分缓慢。1%～2%恶化。

15%的病例肿瘤相对较小，仅限于视盘内。常可延伸到视盘的边缘外，累及相邻的脉络膜（54%）或进入相邻的感觉视网膜（30%）。

Shields 等（2004）115例视神经黑色素细胞瘤病人的人口统计学特征（表6-6-1）：99%单侧，100%呈黑色或深褐色。与黑色素细胞瘤有关的视觉症状占24%，9% RAPD 阳性。肿瘤平均直径2mm，平均厚度1mm。发现的相关病变包括涉及毗邻的脉络膜（54%），涉及毗邻的视网膜（30%）、视盘水肿（25%）、视网膜水肿（16%）、局部视网膜下液（14%）、视网膜渗出（12%）、视网膜出血（5%）、玻璃体子瘤（4%）和视网膜静脉阻塞（3%）。

（四）辅助检测

1. OCT　显示逐渐倾斜的圆顶形肿块，前表面信号厚而明亮，浓密投影于下方。偶尔在视盘前玻璃体内出现一团由稀稀拉拉反光小点组成的球，可能是子瘤。

2. FFA　在整个血管造影过程中，黑色素细胞瘤显示遮蔽荧光。有时伴有继发视盘水肿或视网膜色素上皮萎缩的强荧光。偶尔发现CNV。

表 6-6-1　视盘黑色素细胞瘤115例的 Kaplan-Meier 法估计结果

结果	在1年	在5年	在10年	在20年
肿瘤扩大	0%	11%	32%	38%
视力降低2排	4%	10%	18%	33%

（五）诊断

诊断要点：①视盘黄色-深褐色肿块，＞1/4DD。② OCT 显示圆顶形肿块，前表面信号厚而明亮，造成浓密投影。③生长很缓慢，似乎经年不变。④中老年人。⑤ FFA 在整个造影过程呈遮蔽荧光。

视盘浓密黑色大肿块首先想到的是黑色素

细胞瘤。符合前4项条件即可建立诊断。FFA可加强诊断。

（六）鉴别诊断

1. 脉络膜黑色素瘤　视盘周围脉络膜恶性黑色素瘤也可能扩展长入视盘，但其色多呈棕色-褐色，生长快，造成明显视觉症状；不侵犯神经纤维层，FFA可能发现肿瘤内血管循环，并会长入玻璃体，如呈蘑菇状则更典型。视盘黑色素细胞瘤常呈深黑色，生长非常缓慢（1～2年不能察觉）。

2. 视神经RPE腺瘤　酷似黑素细胞瘤。从临床上难以将RPE腺瘤与黑素细胞瘤或黑色素瘤区分。诊断只能通过组织病理学证实。

3. RPE联合视网膜错构瘤　通常在较年轻的年龄组中发现，并具有突出的血管和胶质细胞成分。视盘黑色素细胞瘤呈深黑色，首诊年龄多是中老年人。

（七）治疗原则

视盘黑色素细胞瘤演变成恶性黑色素瘤者只有1%～2%。

一般建议每年定期观察。眼底照相和临床评估应每年进行一次或两次。小量的增长可能并不意味着恶变。

照相证实进行性生长和严重视力减退者警惕恶变。眼球摘除可能是视盘黑素细胞瘤恶化

者的最佳治疗选择，不妨先进行细针穿刺活检确认已转变为黑色素瘤。

二、视网膜星形细胞错构瘤

视网膜星形细胞错构瘤（retinal astrocytic hamartoma）是一种良性视网膜肿瘤，由神经胶质细胞（主要是星形胶质细胞）组成，呈白色，有时有钙化灶。大多数是先天性的，但在出生后的某个时候可能在临床上变得明显。不会转移。

常与TSC综合征（bourneville disease，tuberous sclerosis complex，TSC）相关，TSC综合征包括低级颅内星形细胞瘤、皮肤血管纤维瘤（皮脂腺瘤）、皮肤色素沉着斑、心脏横纹肌瘤、肾血管平滑肌脂肪瘤和其他错构瘤的各种组合。

在TSC中，已在9号和16号染色体上鉴定出各种遗传改变。一些病人仅患有视网膜肿瘤，而没有其他TSC表现。

在1型神经纤维瘤病病人中偶尔会看到相同的眼底肿瘤。

视盘上局部侵入性变体较不常见，具有分化较差的大细胞，类似于某些TSC病人在大脑中见到的室管膜下星形细胞瘤（subependymal astrocytomas）。

ABCA4 相关性 Stargardt 病的眼底黄色斑点症表型	fundus flavimaculatus phenotype of ABCA4-associated Stargardt disease
Bruch 膜开口	Bruch membrane opening，BMO
CO_2 激光辅助的巩膜切除术	CO_2 Laser-Assisted Sclerectomy Surgery，CLASS
Doyne 蜂窝状视网膜营养不良	doyne hon-eycomb retinal dystrophy
Goldmann—Witmer 系数	Goldmann-Witmer coefficient，GWC
Goldmann 压平眼压计	Goldmann applanation tonometry，GAT
ICare 回弹式眼压计	rebound tonometer，RT
Leber's 遗传性视神经病变	Leber's hereditary optic neuropathy，LHON
Moorfields 回归分析	Moorfields regre-ssion analysis，MRA
N- 甲基 -D- 天冬氨酸受体	N-methyl- D-aspartate receptor，NMDAR
X- 性连锁视网膜劈裂症	X-linked retinoschisis，XLRS

A

安全眼内压	safe intraocular pressure
暗视视网膜电流图	scotopic ERG
暗室下超声活体显微镜	ultrasound biomicroscopy，UBM

B

靶心样黄斑营养不良	concentricannular macular dystrophy
白斑性脉络膜视网膜炎	vitiliginous chorioretinitis
白大衣依从性	white coat adherence
白点状视网膜变性	retinitis punctata albescens，RPA
白点状眼底	fundus albipunctatus
白点综合征	white dot syndromes，WDS
白塞综合征	Behcet syndrome
白瞳征	leukocoria
白细胞分裂性血管炎	leukocytoclastic vasculitis
白血病视网膜病变	leukemic retinopathy
斑痣性错构瘤病	phacomatosis

板层黄斑裂孔	lamellar macular hole，LMH
板层孔伴有的视网膜表面增生	lamellar hole-associated epiretinal proliferation，LHEP
保留晶状体玻璃体切割术	lens-sparing vitrectomy，LSV
北卡罗来纳州黄斑营养不良症	North Carolina macular dystrophy
变性近视	degenerative myopia
变性视网膜劈裂症	degenerative retinoschisis
变应性肉芽肿性血管炎（又称：许尔 - 斯特劳斯综合征）	allergic granulomatous angiitis，AGA (Churg-Strauss syndrome，CSS)
玻璃膜疣	drusen
玻璃体后皮质	posterior vitreous cortex，PVC
玻璃体后脱离	posterior vitreous detachment，PVD
玻璃体黄斑界面	vitreomacular interface，VMI
玻璃体黄斑牵拉综合征	vitreomacular traction syndrome，VMTS
玻璃体黄斑粘连	vitreomacular adhesion，VMA
玻璃体积血	vitreous hemorrhage，VH
玻璃体基底部	vitreous base
玻璃体晶状体囊韧带	hyaloideocapsular ligament
玻璃体囊肿	vitreous cyst
玻璃体内出血	intravitreal hemorrhage
玻璃体脓肿	vitreous abscess
玻璃体劈裂	vitreoschisis
玻璃体切割手术	pars plana vitrectomy，PPV
玻璃体疝	vitreous hernia
玻璃体视乳头牵拉	vitreopapillary traction，VPT
玻璃体视网膜界面	vitreoretinal interface
玻璃体脱出	vitreous prolapse
玻璃体细胞	hyalocyte
玻璃体下出血	subhyaloid hemorrhage
玻璃体炎	vitritis
剥脱性青光眼	exfoliative glaucoma
剥脱综合征	exfoliation syndrome XFS
不顶压变白	white-without-pressure

C

彩色多普勒超声成像	color doppler image，CDI
常染色体显性视神经萎缩	autosomal dominant optic atrophy，ADOA
超广角荧光素眼底血管造影	ultra-wide-field fluorescein angiography，UWFFA
超声生物显微镜	ultrasound biomicroscope，UBM
超声造影（又称声学造影、对比增强超声造影）	ultrasonic contrast (acoustic contrast；contrast-enhanced ultrasound，CEUS)
成年人型卵黄样黄斑营养不良	adult-onsetvitelliform macular dystrophy，AVMD
成纤维细胞生长因子	fibroblast growth factor，FGF
成形性虹膜睫状体炎	plastic iridocyclitis
程序性细胞凋亡	programmed cell death，PCD
充气性视网膜固定术	pneumatic retinopexy

出血性视网膜脱离	hemorrhagic retinal detachment, HRD
出血性阻塞性视网膜血管炎	hemorrhagic occlusive retinal vasculitis
初级视皮质	primary visual cortex
川崎病（又称皮肤黏膜淋巴结综合征）	Kawasaki disease (mucocutaneous lymph node syndrome, MCLS)
窗孔样反光性黄斑营养不良	fenestrated sheen macular dystrophy
促血管生成起始因子	pro-angiogenic initiating factors

D

大泡性出血性视网膜脱离	bullous hemorrhagic retinal detachment
单纯疱疹病毒	herpes simplex virus, HSV
单纯疱疹病毒前葡萄膜炎	HSV anterior uveitis, HSV-AU
单症状性遗传性视神经病变	monosymptomatic hereditary optic neuropathy
蛋白激酶C	protein kinase C, PKC
地图状萎缩	geographic atrophy, GA
低眼压性黄斑病变	hypotony maculopathy
点状内层脉络膜病变	punctate inner choroidopathy, PIC
蝶形色素营养不良	butterfly-shaped pigment dystrophy
顶压变白	white-with-pressure
动脉瘤样扩张	aneurysmal dilation
动脉内化疗	intra-arterialchemotherapy, IAC
动脉炎性缺血性视神经病变	arteritic ischemic optic neuropathy, AION
动态房角镜检查法	dynamic gonioscopy
动态轮廓眼压计	dynamic contour tonometry, DCT
动态增强磁共振成像	dynamic contrast-enhanced magnetic resonance imaging, DCE-MRI
毒性眼前段综合征	toxic anterior segment syndrome, TASS
短小眼球	nanophthalmos
短小眼球葡萄膜积液	nanophthalmic uveal effusion
短暂性脑缺血发作	transient ischemic attack, TIA
对比敏感度函数	Contrast Sensitivity Function, CSF
多灶性脉络膜炎	multifocal choroiditis, MFC
多发大动脉炎（又称无脉病）	multiple takayasu arteritis (pulseless disease)
多发性一过性白点综合征	multiple evanescent white dot syndrome, MEWDS
多发性硬化	multiple sclerosis, MS
多发性硬化相关性视神经炎	multiple sclerosis related optic neuritis, MS-ON
多湖状染料积存	multilobular dye pooling
多焦视网膜电流图	multifocal electroretinogram, mERG
多瞳症	polycoria
多形性角膜后层营养不良	posterior polymorphous corneal dystrophy, PPCD
多灶性脉络膜炎	multifocal choroiditis, MFC

E

恶性青光眼样综合征	malignant glaucoma-like syndrome

F

发育性青光眼	developmental glaucoma
反应性关节炎	reactive arthritis, ReA
房角分离	goniodialysis
房角分裂	angle cleavage
房角后弹力层化	descemetization
房角后退	angle recession
房角后退继发青光眼	glaucoma secondary to angle recession
房角镜检查	gonioscopy
房角开口距离	angle opening distance, AOD
房角新生血管形成	neovascularization of angle, NVA
房角隐窝	angle recess
房角隐窝面积	angle recess area, ARA
房角粘连	goniosynechia
房角粘连分离术	goniosynechialysis
房水分流植入装置	aqeous shunt implant device
房水生成	formation of the aqueous humor
放射性视网膜病变	radiation retinopathy
飞蝇幻视	myodesopsia
非动脉炎性缺血性前部视神经病变	nonarteritic ischemic anterior optic neuropathy, NAION,NA-AION
非感染性葡萄膜炎	Noninfectious uveitis, NU
非接触式眼压计	noncontact tonometer, NCT
非胰岛素依赖型糖尿病	non-insulin-dependent diabetes mellitus, NIDDM
非增生型糖尿病视网膜病变	non-proliferative diabetic retinopathy, NPDR
分支血管网	branching vascular network, BVN
匐行性脉络膜炎	serpiginous choroiditis
福格特 - 小柳 - 原田综合征	Vogt-Koyanagi-Harada syndrome, VKHS

G

感光视网膜	sensory retina
感光细胞（又称视细胞、光感受器细胞）	photoreceptor cell（visual cell）
干燥综合征	Sjögren syndrome, SS
高效抗逆转录病毒疗法	highly active antiretroviral therapy, HAART
高血压性视网膜病变	hypertensive retinopathy, HR
高眼压症	ocular hypertension, OH
高褶虹膜构型	plateau iris configuration, PIC
高褶虹膜综合征	plateau iris syndrome, PIS
巩膜表面放射性敷贴器近距离疗法	episcleral radioactive plaque brachytherapy
巩膜顶压法	scleral depression
巩膜加固手术	scleral reinforcement
巩膜静脉窦（又称施莱姆管）	scleral venous sinus (Schlemm canal)
巩膜距	scleral spur
巩膜扣带术	scleral buckling, SB

巩膜脉络膜钙化	sclerochoroidal calcification
巩膜脉络膜新月斑	chorioscleral crescent
巩膜突角	scleral spur angle，SSA
巩膜硬度	scleral rigidity
共焦激光扫描检眼镜	confocal scanning laser ophthalmoscope，cSLO
骨小体样	bone-corpuscular
骨性撞击	bone impingement
固定联合	fixed combination
管旁结缔组织	juxtacanalicular connective tissue
管旁组织	juxtacanalicular tissue，JCT
光动力疗法	photodynamic therapy，PDT
光感受器间基质	interphotoreceptor matrix，IPM
光感受器间维生素 A 类结合蛋白	interphotoreceptor retinoid-binding protein,IRBP
光降解	photodegradation
光学相干断层成像	optic coherence tomography，OCT
光学相干断层扫描血管成像	optical coherence tomography angiography，OCTA
光异构化	photoisomerization
硅油填充	silicone oil tamponade
国际玻璃体黄斑牵拉研究组	International Vitreomacular Traction Study Group
国际广角成像研究小组	International Widefield Imaging Study Group
国际葡萄膜炎研究组	International Uveitis Study Group，IUSG
过氟化碳液（又称重水）	perfluorocarbon liquids

H

含铁血黄素性青光眼	hemosiderotic glaucoma
河盲症	river blindness
核苷类反转录酶抑制剂	nucleotide reverse transcriptase inhibitor, NRTI
黑色素瘤相关视网膜病变	melanoma-associated retinopathy，MAR
黑素体	melanosomes
横贯性脊髓炎	transverse myelitis
红细胞沉降率	erythrocyte sedimentation rate，ESR
虹膜擦伤综合征	iris-chafing syndrome
虹膜根部	iris root
虹膜黑色素瘤	iris melanoma
虹膜黑色素细胞瘤	iris melanocytoma
虹膜红变	rubeosis iridis
虹膜后粘连	posterior synechia，PS
虹膜角膜内皮综合征	iridocorneal endothelial syndrome，ICES
虹膜睫状体炎（又称前葡萄膜炎）	ridocyclitis (anterior uveitis)
虹膜卷缩轮	iris frill
虹膜膨隆	iris bombe
虹膜劈裂症	iridoschisis
虹膜平滑肌瘤	iris leiomyoma
虹膜前粘连	anterior synechia
虹膜缺损	coloboma of iris

虹膜雀斑	iris freckles
虹膜突	iris process
虹膜小梁网接触	irido-trabecular contact，ITC
虹膜新生血管形成	neovascularization of the iris，NVI
虹膜异色症	heterochromia iridium
虹膜震颤	iridodonesis
虹膜痣	iris nevus
虹膜周边前粘连	peripheral anterior synechia，PAS
后极半球状营养不良	posterior polar hemispheric dystrophy
后极部中心性脉络膜营养不良	posterior polar central choroidal dystrophy
后皮质前玻璃体囊袋	posterior precortical vitreous pocket，PPVP
后葡萄膜炎	posterior uveitis
花生四烯酸	arachidonic acid
坏死性疱疹性视网膜病变	necrotizing herpetic retinopathy
黄斑表面膜	epimacular membrane，EMM
黄斑光应力试验	macular phtostress test
黄斑囊样变性	cystoid macular dege-neration，CMD
黄斑囊样水肿	cystoid macular edema，CME
黄斑前房积脓	macular hypopyon
黄斑缺损	macular coloboma
黄斑微孔	macular microhole
黄斑下出血	submacular hemorrhage
黄斑异位	heterotopy of macula
黄斑周围池样环	perimacular cisternal ring
黄斑皱褶	macular pucker
混合型青光眼	mixed glaucoma
活性氧	reactive oxygen species，ROS
获得性弓形虫视网膜脉络膜炎	acquired toxoplasma retinochoroiditis
获得性卵黄样病损	acquired vitelliform lesion，AVL
获得性免疫缺陷综合征	acquired Immune deficiency syndrome，AIDS
获得性视神经小坑	acquired pits of the optic nerve
获得性视网膜大动脉瘤	acquired retinal arterial macroaneurysm
获得性视网膜星形细胞瘤	acquired retinal astrocytoma

J

基底层板状沉积	basal laminar deposit，BLamD
基底层玻璃膜疣	basal laminar drusen，BLD
基底外侧质膜	basolateral plasma membrane
基因表达谱	gene-expression profiling，GEP
基因表达系列分析	Serial analysis of gene expression，SAGE
吉海反应	Jarisch-Herxheimer reaction
急进型高血压	accelerated hypertension
急性闭角危象	acute angle closure crisis
急性播散性脑脊髓炎	acute disseminated encephalomyelitis，ADEM
急性播散性脑脊髓炎	acute disseminated encephalomyelitis，ADEM

急性成形性前葡萄膜炎　acute plastic anterior uveitis

急性后极多灶性鳞状色素上皮病变　acute posterior multifocal placoid pigment epi-theliopathy, APMPPE

急性黄斑神经视网膜病变　acute macular neuroretinopathy, AMN

急性淋巴细胞白血病　acute lymphoblastic leukemia, ALL

急性旁中心中层黄斑病变　paracentral acute middle maculopathy, PAMM

急性区域性隐匿性外层视网膜病变　acute zonal occult outer retinopathy, AZOOR

急性渗出性卵黄样黄斑病变　acute exudative vitelliformmaculopathy

急性视网膜坏死　acuteretinal necrosis, ARN

急性视网膜色素上皮炎　acute retinal pigment epitheliitis, ARPE

急性术后眼内炎　acute-onset postoperative endophthalmitis

急性粟粒性结核　acute miliary tuberculosis

急性髓系白血病　acute myeloid leukemia, AML

急性特发性生理盲点扩大综合征　acute Idiopathic bind spot enlargement syndrome, AIBSES

疾病修饰疗法　disease modifying therapy, DMT

脊柱关节炎　spondyloarthritis, SpA

家族性渗出性玻璃体视网膜病变　familial exudative vitreoretinopathy, FEVR

家族性视网膜小动脉扭曲症　familial retinal arteriolar tortuosity

家族性腺瘤性息肉病　familial adenomatouspolyposis, FAP

假定带状疱疹性角膜葡萄膜炎　presumed VZV keratouveitis

假定单疱性角膜葡萄膜炎　presumed HSV keratouveitis

假定孤立性局限性星形细胞增生　presumed solitarycircumscribed retinal astrocytic proliferation

假定眼结节病　presumed ocular sarcoidosis

假定眼内炎　presumed endophthalmitis

假性剥脱综合征　pseudo exfoliation syndrome, PEX

假性卵黄样营养不良　pseudovitelliform dystrophy

假性脑瘤　pseudotumor cerebri

假性前房积脓　pseudo hypopyon

假性青光眼　psuedoglaucoma

假性视网膜母细胞瘤　pseudo retinoblastoma

假眼组织胞浆菌病综合征　presumed ocular histoplasmosis syndrome, POHS

间接检眼镜　indirect ophthalmoscopy

减速性损伤　deceleration injury

剪切力　shearing forces

碱性成纤维细胞生长因子　basic fibroblast growth factor, bFGF

交错带　interdigitation zone

交感性眼炎　sympathetic ophthalmia, SO

胶原血管病　collagen vascular disease, CVD

椒盐状眼底　salt and pepper fundus

角巩膜小梁网　corneoscleral trabecular meshwork

角膜后沉着物　keratic precipitates, KP

角膜内皮梭形色素沉着　Krukenberg Pigmented Spidles, KPS

角膜内皮显微镜　specular microscope

角膜中央厚度　central corneal thickness, CCT

截断值　cut off value

结缔组织生长因子	connective tissue growth factor, CTGF
结核分枝杆菌 γ - 干扰素体外释放试验	tuberculosis interferon-gamma release assay, TB-IGRA
结核菌素纯蛋白衍生物	purified protein derivative, PPD
结核菌素皮肤试验	tuberculin skin test, TST
结节性硬化症	tuberous sclerosiscomplex, TSC
结晶性视网膜病变	crystalline retinopahy
睫状冠	ciliary corowa
睫状基质	ciliary stroma
睫状神经营养因子	ciliary neurotrophic factor, CNTF
睫状视网膜动脉	cilioretinal arteries
睫状体	ciliary body
〔睫状体〕非色素上皮	nonpigmented epithelium
睫状体黑色素瘤	ciliary body melanoma
睫状体平坦部	pars plana
睫状体上间隙	supraciliary space
睫状突	ciliary processes
睫状突后池样环	retrociliary cisternal ring
解剖窄前房角	anatomic narrow angle, ANA
紧密连接（又称闭锁小带）	tight junction（zonula occludens）
进行性外层视网膜坏死	progressive outer retinal necrosis, PORN
近视性弧形斑	myopic conus
近视牵拉性黄斑病变	myopic tractionma-culopathy, MTM
近视性黄斑视网膜劈裂	myopic macular retinoschisis
近视性脉络膜新生血管形成	myopic choroidal neovascularization, mCNV
经典瞬时受体电位通道	transient receptor potential canonical, TRPC
经巩膜睫状突光凝术	transscleral cyclo-photocoagulation, TCP
经瞳孔温热疗法	transpupillary thermo-therapy, TTT
晶状体拱高	lens vault, LV
晶状体过敏性葡萄膜炎	phacoanaphylatic uveitis
晶状体过敏性眼内炎	phacoallergic endophthalmitis
晶状体后纤维增生症	retrolental fibroplasia
晶状体抗原性葡萄膜炎	phacoantigenic uveitis
晶状体溶解性青光眼	phacolytic glaucoma
晶状体相关葡萄膜炎	phacogenic uveitis
晶状体悬韧带松弛	laxity of lens zonules
晶状体诱发性葡萄膜炎	lens-induced uveitis
晶状体源性葡萄膜炎	phacogenic uveitis
晶状体震颤	phacodonesis
晶状体周房水错流	perilenticular misdirection
颈动脉内膜切除术	carotid endarterectomy, CEA
局灶性脉络膜凹陷	focal choroidal excavation, FCE
局灶性脉络膜炎	focal choroiditis
巨细胞病毒	cytomegalovirus, CMV
巨细胞病毒前葡萄膜炎	CMV anterior uveitis, CMV-AU

聚合酶链反应 polymerase chain reaction，PCR

K

卡波西肉瘤（又称多发性特发性出血性肉瘤） Kaposi sarcoma (multiple idiopathic hemorrhagic sarcoma)
开天窗式玻璃体切割术 open-sky vitrectomy，OSV
抗 TNF 单克隆抗体疗法 anti-TNF monoclonal antibody therapy
抗核抗体 antinuclera antibody，ANA
抗环瓜氨酸肽抗体 anti-cyclic citrullinated peptide antibodies，ACPA
抗中性粒细胞胞质抗体 anti-neutrophil cytoplasmic antibody，ANCA
克鲁肯贝格梭形色素沉着 Krukenberg spindle pigmentation
空间多发 dissemination in space, DIS
孔源性视网膜脱离 rhegmatogenous retinal detachment，RRD
跨壁静水压梯度 transmural hydrostatic pressure gradient
跨筛板压力梯度 trans-lamina cribrosa pressure gradient
跨细胞被动性渗透 transcellular passive permeability
快速血浆反应素 rapid plasma reagin，RPR

L

赖特综合征（又称：结膜 - 尿道 - 滑膜综合征） Reiter syndrome (conjunctivo-urethro-synovial syndrome)
老年性黄斑变性（又称年龄相关性黄斑变性） senile macular degeneration，SMD (age-related macular degeneration)
老年性视网膜劈裂症 senile retinoschisis
类风湿关节炎 rheumatoid arthritis，RA
类风湿因子 rheumatoid factor，RF
冷前房积脓 cold hypopyon
粒细胞肉瘤 granulocytic sarcoma
联合机制型青光眼 combined mechanism glaucoma
良性靶心状黄斑营养不良 benign concentric annular maculardystrophy，BCAMD
良性反应性淋巴瘤样增生 benign reactive lymphoid hyperplasia
两侧急性虹膜透照症 bilateral acute iris transillumination，BAIT
两侧性急性虹膜脱色素症 bilateral acute depigmentation of the iris，BADI
裂隙灯间接检眼镜 slit lamp indirect ophthalmoscopy
裂隙灯显微镜 slit lamp microscopy
临床孤立综合征 clinically isolated syndrome，CIS
临床明显黄斑水肿 clinically significant macular edema，CSME
鳞状视网膜脉络膜炎 placoid retinochoroiditis
流变学的改变 rheological change
流体静力压梯度 hydrostatic pressure gradient
卵黄状黄斑营养不良 vitelliform macular dystrophy
卵磷脂视黄醇酰基转移酶 lecithin retinol acyltransferase，LRAT
落灰征 falling ash sign

M

脉络膜暗效应 dark choroid effect
脉络膜分水带 choroidal watershed zone，CWZ

脉络膜骨瘤	choroidal osteoma
脉络膜灌注不均质	choroidalperfusion inhomogeneity
脉络膜黑色素瘤	melanoma of choroid
脉络膜局灶性凹陷	focal choroidal excavation
脉络膜膨胀	choroidal expansion
脉络膜缺损	coloboma of the choroid,
脉络膜肉芽肿	choroidal granulomas
脉络膜上间隙	suprachoroidal space
脉络膜视网膜炎	chorioretinitis
脉络膜新生血管	choroidal neovascu-larization, CNV
脉络膜新生血管膜	choroidal neovascular membrane, CNVM
脉络膜皱褶	choroidal folds
蔓状血管瘤病	racemose hemangioma-tosis
慢性开角型青光眼	chronic open-angle glaucomas, COAG
慢性粒细胞白血病	chronic myelocytic leukemia, CML
慢性淋巴细胞白血病	chronic lymphocytic leukemia, CLL
慢性眼灌注不足	chronic ocular hypoperfusion
慢性游走性红斑	erythema chronicum migrans, ECM
盲点扩大综合征	big blind spot syndrome
梅毒性后葡萄膜炎	syphilitic posterior uve-itis
梅毒性前葡萄膜炎	syphilitic anterior uveitis
酶联免疫吸附试验	enzyme linked immunosorbent assay, ELISA
弥漫性单侧亚急性视神经视网膜炎	diffuse unilateral subacute neuroretinitis, DUSN
弥漫性增生性结核	diffuse proliferative tuberculosis
弥散性视网膜色素上皮病变	diffuse retinal pigmentepithenopathy, DRPE
棉绒斑	cotton wool spots, CWS
免疫恢复葡萄膜炎	immune recovery uveitis, IRU
免疫重建炎性综合征	immune reconstitution inflammatory syndrome
模式标准差	pattern standard devia-tion, PSD
模式偏差	pattern deviation

N

难治性青光眼	refractory glaucoma
囊样黄斑变性	cystoid macular degeneration, CMD
囊样黄斑水肿	cystoid macular edema, CME
脑电图	electroencephalogram, EEG
脑脊液	cerebrospinal fluid, CSF
内板层黄斑裂孔	inner lamellar macular hole, ILMH
内丛状层	inner plexiform layer, IPL
内毒素引起的眼中毒综合征	endotoxin-induced ocular toxic syndrome, EOTS
内核层	inner nuclear layer, INL
内界膜	internal limiting membrane, ILM
内界膜下出血	subinternal limiting mem-branous hemorrhage
内膜切除术	carotid endarterectomy, CEA
内皮网	endothelial meshwork

内源性眼内炎	endogenous endophthal-mitis
内脏幼虫移行症	visceral larva migrans
内质网	endoplasmic reticulum
逆向运输	retrograde transport
年龄相关性黄斑变性	age-related macular degeneration, AMD
黏膜相关淋巴组织结外边缘区淋巴瘤	extranodal marginal zone B-cell lymphoma ofmucosa-associatedlymphoid tissue
鸟枪弹样脉络膜视网膜病变	birdshot chorioretinopathy
牛眼状黄斑改变	bull eye retino-pathy
盘尾丝虫病	onchocerciasis
盘沿面积	rim area,RA
盘沿容积	rim volume,RV
盘状瘢痕	disciform scarring
盘状变性	disciform degeneration

P

胚裂	fetal cleft
胚膜闭合不全	incomplete closure of the embryonic fissure
胚胎环	posterior embryotoxon
皮质类固醇性青光眼	corticosteroid glaucoma
平坦部玻璃体切割术	pars planavitrectomy, PPV
葡萄酒色斑	port-wine stain, PWS
葡萄膜积液综合征	uveal effusion syndrome
葡萄膜小梁网	uveal trabecular meshwork
葡萄膜炎命名的标准化	Standardization of Uveitis Nomenclature, SUN
葡萄膜炎 - 青光眼 - 前房积血综合征	uveitis-glaucoma-hyphema syndrome, UGH

Q

牵拉性视网膜脱离	tractional retinal detachment, TRD
牵拉性糖尿病性黄斑水肿	tractional diabetic macular edema
牵牛花综合征	morning glory syndrome
前玻璃体裂隙	prevascular vitreous fissure
前玻璃体膜	anterior hyaloids membrane
前玻璃体皮质	anterior vitreous cortex
前部缺血性视神经病变	anterior ischemic optic neuropathy, AION
前方拉机制	anterior pulling mechanism
前房	anterior chamber, AC
前房变浅	shallow anterior chamber
前房变浅或浅前房	shallow anterior chamber
前房积脓	hypopyon
前房积血	hyphema
前房角开放距离	angle opening distance, AOD
前房角新生血管	neovascularization of the angle, NVA
前房角粘连	goniosynechia
前房宽	anterior chamber width, ACW

前房清洗	anterior chamber washout
前房深度	depth of anterior chamber
前房消失	flat anterior chamber
前拱高	anterior vault，AV
前列腺素类似物	prostaglandin analogues，PGA
前葡萄膜炎	acute anterior uveitis，AAU
门 - 腔静脉分流术	portacaval shunt
强反光小圆点	hyperreflective dots
青光眼斑	glaukom flecken
青光眼半视野对比试验	glaucoma hemifield test，GHT
青光眼杯	glaucomatous cupping
青光眼概率分数	glaucoma probability score，GPS
青光眼睫状体炎危象	glaucomato-cyclitic crisis
青光眼睫状体炎综合征	glaucomatocyclitic syndrome
青光眼性筛板	lamina cribrosa
青少年性开角型青光眼	juvenile open angle glaucoma，JOAG
青少年遗传性视网膜劈裂症	juvenile hereditary retinoschisis
倾斜视盘	tilted optic disc
驱逐性脉络膜出血	expulsive choroidal hemorrhage
趋势分析	trend analysis
全层黄斑裂孔	full-thickness macular hole，FTMH
全层视网膜出血	full-thickness retinal hemorr-hage
全反式视黄醛	all-transretinaldehyde
全景观看系统	panoramic viewing systems
全葡萄膜炎	panuveitis
全色盲	monochromatism
全视网膜光凝	panretinal photocoagulation，PRP
全眼炎	panophthalmitis
全阈值程序	full threshould program
缺血性视神经病变	ischemic optic neuropathy, ION
缺血指数	ischemic index
确定的眼结节病	definite ocular sarcoidosis

R

人工晶状体眼恶性青光眼	malignant glaucoma in pseudophakia
人类白细胞抗原	human leucocyte antigen，HLA
日眼内压曲线（24 小时眼内压曲线）	diurnal IOP curves
肉芽肿性葡萄膜炎	granulomatous uveitis
肉芽肿性血管炎	granulomatosis with Polyangiitis, GPA
乳斑束	papilomacular fibers
软性渗出	softexudates
弱荧光暗点	hypofluorescent dark dots

S

三侧性视网膜母细胞瘤	trilateral retinoblastoma

视盘牵拉	dragged disks
视盘前血管襻	prepapillary vascular loop
视盘水肿	optic disc edema
视盘损伤可能度	disc damage likelihood scale，DDLS
视盘小凹	optic pit
视盘新生血管	neovascularization of the optic disc，NVD
视盘直径	papilla disc，PD
视盘肿胀	optic disc swelling
视盘周围豁免	peripapillary sparing
视皮质盲	cortical blindness
视乳头周围萎缩	peripapillary atrophy，PPA
视色素再生	visual pigment regeneration
视神经脊髓炎谱系疾病	neuromyelitis optica spectrum disorders，NMOSD
视神经脊髓炎相关性视神经炎	neuromyelitis optica related optic neuritis，NMO-ON
视神经开窗术	optic nerve fenestration procedure
视神经鞘	optic nerve sheath
视神经撕脱	optic nerve avulsion
视神经头	optic nerve head，ONH
视神经炎治疗试验	optic neuritis treatment trial，ONTT
视网膜半侧中央静脉阻塞	hemi central etinal vein occlusion，hCRVO
视网膜表面膜	epiretinal membrane，ERM
视网膜电流图	electroretinogram，ERG
视网膜动静脉交通	arteriovenous commu-nications of the retina，AVCR
视网膜动脉巨动脉瘤	retinal arterial macroaneurysm，RAM
视网膜动脉阻塞	retinal artery occlusion，RAO
视网膜分支静脉阻塞	branch retinal vein occlusion，BRVO
视网膜海绵状血管瘤	retinal cavernous hemangioma
视网膜后膜	subretinal membranes，SRM
视网膜静脉阻塞	retinal vein occlusion，RVO
视网膜毛细血管瘤	retinal capillaryheman-gioma
视网膜毛细血管无灌注	retinal capillary non-perfusion
视网膜母细胞瘤	retinoblastoma，RB
视网膜内隔室	intraretinal compartments
视网膜内微血管异常	intraretinal microvascular abnormality，IRMA
视网膜劈裂症	retinoschisis
视网膜破孔	retinal breaks
视网膜前膜	preretinal membrane
视网膜前纤维血管膜	preretinalfibrovascular membrane
视网膜色素上皮	retinal pigment epithelium，RPE
视网膜色素上皮脱离	pigment epithelial detachment，PED
视网膜脱离	retinal detachmen，RD
视网膜下疣状沉积物	subretinal drusenoid deposits，SDDs
视网膜下高反射性渗出	subretinal hyperreflective exudation
视网膜下液	subretinal fluid，SRF
视网膜下间隙	subretinal space

视网膜下纤维化	subretinal fibrosis
视网膜下新生血管膜	subretinalneovascular membrane，SRNVM
视网膜新生血管	neovascularization elsewhere，NVE
视网膜星形细胞错构瘤	retinal astrocytic hamartoma
视网膜星形细胞瘤	retinal astrocytic tumors
视网膜血管瘤样增生	retinal angiomatous proliferation，RAP
视网膜血管母细胞瘤	retinal hemangioblastoma，RH
视网膜血管鞘	retinal vascular sheathings
视网膜血管炎	retinal vasculitis
视网膜血管增生性肿瘤	vasoproliferative tumorsoftheretina，VPTR
视网膜中央动脉阻塞	central retinal artery occlusion，CRAO
视网膜中央静脉阻塞	central retinal vein occlusion，CRVO
视野	visual fields，VF
视野指数	visual Field Index，VFI
收缩沟	contraction furrow
收缩期峰值血流速度	peak systolic velocity，PSV
数字减影血管造影	digital subtraction angiography，DSA
双侧急性虹膜透照	bilateral acute iris transillumination，BAIT
双极细胞	bipolar cell
双类视黄醇	bisretinoids
双驼峰征	double hump sign
双眼间接眼科显微镜	binocular indirect opthalmomicroscope，BIOM
霜样血管炎	frosted angiitis
水痘 - 带状疱疹病毒	varicella-zoster virus，VZV
水平盘沿宽	horizontal rim width，HRW
水眼	hydrophthalmos
顺行运输	orthograde transport
玻璃纸样黄斑病变	cellophane maculopathy
黄斑皱褶	macular pucker

T

弹性假黄瘤	pseudoxanthoma elasticum，PXE
碳酸酐酶抑制剂	carbonic anhydrase inhibitor，CAI
糖化血红蛋白	glycated hemoglobin，GHb
糖尿病黄斑水肿	diabetic macular edema，DME
糖尿病视乳头病变	diabetic papillopathy，DP
糖尿病视神经病变	diabetic optic neuropathy，DON
糖尿病视网膜病变	diabetic retinopathy，DR
糖尿病相关的视神经病变	diabetic optic neuropathy，DON
特发性浆液性视网膜色素上皮脱离	idiopathic serous detachment of retinal pigment epithelium
特发性进行性视网膜下纤维化综合征	idiopathic progressive subretinal fibrosis syndrome
特发性颅内高压	idiopathic intracranial hypertension，IIH
特发性年龄相关性玻璃体炎	idiopathic age-related vitritis
特发性前葡萄膜炎	idiopathic anterior uveitis，AU

特发性视网膜血管炎 - 动脉瘤 - 视神经视网膜炎	idiopathic retinal vasculitis,aneurysms,and neuroretinitis, IRVAN
特发性脱髓鞘性视神经炎	idiopathic demyelinating optic neuritis, IDON
特发性息肉状脉络膜血管病变	idiopathic polypoidal choroidal vasculopathy, IPCV
铁末沉着症	melanoma-associated retinopathy, MAR
瞳孔闭锁	seclusion of pupil
瞳孔开大肌	dilator pupillae muscle
瞳孔括约肌	sphincter muscle
瞳孔领	pupillary ruff
瞳孔膜闭	occlusion of pupil
瞳孔异位	corectopia
瞳孔色素缘	pupillary ruff
瞳孔逃逸	pupillary escape
瞳孔阻滞	pupillary block
图形样营养不良	pattern dystrophy
脱髓鞘视神经炎	demyelinating optic neuritis, DON
椭圆体区	ellipsoid zone

W

外侧膝状体	lateral geniculate body
外层视网膜	outer retina
外丛状层	outer plexiform layer, OPL
外核层	outer nuclear layer, ONL
外界膜	external limiting membrane, ELM
外伤性虹膜孔	traumatic iris hole
外伤性视神经病变	traumatic optic neuropathy, TON
外线束放射疗法	external beam radiother-apy, EBR
晚霞眼底	sunset glow fundus
网状周边囊样变性	reticular peripheral cystoid degeneration
微动脉瘤	microaneurysm
微囊肿	microcysts
微囊样变性	microcystoid degeneration
韦格纳肉芽肿病	Wegener granulomatosis
伪装综合征	masquerade syndrome
萎缩孔	atrophic hole
萎缩性瘢痕	atrophic scar
纹状皮质	striate cortex
涡静脉	vortex vein
蜗牛迹变性	snailtrack degeneration
无菌性眼内炎	aseptic endophthalmitis
无脉络膜症	choroideremia
无毛细血管区	capillary-free zone, CFZ
无黑色素性黑色瘤	amelanotic melanoma
无疹性带状疱疹	zoster sine herpete

X

希佩尔·林道综合征	Von Hippel–Lindau syndrome，VHLS
息肉状脉络膜血管病变	polypoidal choroidal vasculopathy，PCV
息肉样新生血管形成	polypoidal neovascularization
洗脱效应	washout effect
系统性红斑狼疮	systemic lupus erythematosus，SLE
细胞内视黄醛结合蛋白	cel- lular retinal-binding protein，CRALBP
细胞旁主动转运	paracellular active transport
细胞生存信号	cell survival signal
细针抽吸活检	fine-needle aspiration biopsy，FNAB
先天性虹膜缺损	congenital coloboma of iris
先天性视盘空腔畸形	congenital cavitary anomalies of the opticdisc
先天性视网膜色素上皮肥大	congenital hypertrophy of the retinal pigment epithelium，CHRPE
先天性水痘综合征	congenital varicella syndrome，CVS
先兆黄斑裂孔	impending macular hole
相对性瞳孔传入缺陷	relative afferent pupillary defect，RAPD
小梁网 - 虹膜间面积	trabecular-iris surface area，TISA
小梁 - 虹膜角	trabecular-iris angle，TIA
小梁网	trabecular meshwork，TM
小梁网消融术	trabecular meshwork ablation
小梁网诱导性糖皮质激素反应蛋白	trabecular meshwork inducible glucocorticoid response protein，TIGR
小梁炎	trabeculitis
校正模式标准差	corrected pattern standard deviation，CPSD
新生血管形成	neovascularization
虹膜新生血管形成	neovascularization of iris，NVI
新生血管性青光眼	neovascular glaucoma，NVG
星形玻璃体病变	asteroid hyalosis
星状非遗传性特发性黄斑中心凹视网膜劈裂症	stellate nonhereditary idiopathic foveo macula retinoschisis，SNIFR
血 - 房水屏障	blood-aqueous barrier
血 - 视网膜内屏障	inner blood-retinal barrier
血 - 视网膜外屏障	outer blood-retinal barrier
血 - 眼屏障	blood-ocular barrier
血管紧张素转换酶	angiotensin converting enzyme，ACE
血管瘤	hemangioma
血管内皮生长因子	vascular endothelial growth factor，VEGF
血浆样房水	plasmoid aqueous
血浆置换	plasmapheresis
血清血管紧张素转化酶	serum angiotensin converting enzyme，SACE
血色雷雨眼底	blood and thunder fundus
血铁质沉着性青光眼	hemosiderotic glaucoma
血小板衍生生长因子	platelet-derived growth factor，PDGF

血液湍流	turbulent blood flow
血影细胞性青光眼	ghost cell glaucoma

Y

压迫式房角镜检查法	compression gonioscopy
氩激光小梁成形术	argon laser trabeculoplasty，ALT
烟雾病	moyamoya disease
衍射光栅作用	diffraction grating
眼带状疱疹	herpes zoster ophthalmicus，HZO
眼底黄色斑点症	fundus flavimaculatus，FFM
眼底隆起	fundus elevation
眼底自发荧光	fundus autofluorescence，FAF
眼弓蛔虫病	ocular toxocariasis
眼假组织胞质菌病综合征	presumed ocular histoplasmosis syndrome，POHS
眼眶隔室综合征	orbital compartment syndrome
眼眶减压术	orbital decompression
眼颅压力梯度	intraocular-intracranial pressure gradient
眼内隔室	intraocular compartment
眼内激光	endolaser
眼内结核	intraocular tuberculosis，IOTB
眼内淋巴瘤	intraocular lymphoma
眼内容摘除术	evisceration of eyeball
眼内压	intraocular pressure，IOP
眼前段毒性综合征	toxic anterior segment syndrome，TASS
眼球穿孔伤	perforating injury of eyeball
眼球减压视网膜病变	ocular decompre-ssion retinopathy
眼缺血综合征	ocular ischemic syndrome, OIS
眼神经皮肤综合征	oculoneural cutaneous syndrome
眼伪装综合征	ocular masquerade syndrome
眼压依赖性	pressure-dependent
眼组织胞浆菌病	ocular histoplasmosis
焰色痣	nevus flammeus
氧自由基	oxygen free radicals，OFR
摇晃婴儿综合征	shaken baby syndrome，SBS
药物玻璃体溶解术	pharmacologic vitre-olysis
药物诱导急性闭角型青光眼	drug-induced acute angle closure glaucoma
夜盲	nyctalopia
一过性黑矇	amaurosis fugax
胰岛素样生长因子	insulin-like growth factor，IGF
胰岛素依赖型糖尿病	insulin-dependent diabetes mellitus，IDDM
异色性虹膜睫状体炎（又称 Fuchs 综合征）	heterochromic iridocyclitis，HI
异色性睫状体炎	heterochromic cyclitis
吲哚菁绿血管造影	indocyanine green angiography，ICGA
隐窝	crypts
樱桃红斑	cherry-red spot

荧光梅毒螺旋体抗体吸收试验	fluorescent treponemal antibody absorption，FTA-ABS
荧光素眼底血管造影	fluorescein fundus angiography，FFA
荧光原位杂交法	Fluorescence in-situ hybridization，FISH
硬性渗出	hardexudates
拥挤视盘	crowded disc
永存玻璃体动脉	persistence of the hyaloid artery
永存胎儿血管（又称永存原始玻璃体增生症）	persistent fetal vasculature，PFV
永存瞳孔膜	persistent pupillary membrane
永存原始玻璃体增生症	persistent hyperplasia of primary vitreous，PHPV
幼虫体肉芽肿	larval granuloma
幼年类风湿关节炎	juvenile rheumatoid arthritis，JRA
幼年慢性关节炎	juvenile chronic arthritis，JCA（欧洲学者多用 JIA =JRA= JCA）
幼年特发性关节炎（又称青少年型类风湿关节炎）	jovenile idiopathic arthritis，JIA
阈值病变	threshold disease
阈值前病变	Pre-threshold disease
原发性闭角型青光眼	primary angle closure-glaucoma，PACG
原发性玻璃体视网膜淋巴瘤	primary vitreo retinal lymphoma，PVRL
原发性房角关闭	primary angle closure，PAC
原发性开角型青光眼	primary open-angleg laucoma，POAG
原发性葡萄膜淋巴瘤	primary uveallymphoma，PUL
原发性视网膜色素变性	primary pigmentary degeneration of retina
原发性眼内淋巴瘤	primary intraocularlymphoma，PIOL
原发性中枢神经系统淋巴瘤	primary CNS lymphoma，PCNSL
原始玻璃体细胞	primitive hyalocytes
圆顶形黄斑	dome-shaped macula，DSM

Z

暂性脑缺血发作	transient ischemic attack，TIA
早产儿视网膜病变	retinopathy of prematu-rity，ROP
早期基质血管强荧光	early hyperfluo-rescent stromal vessels
早期青光眼诊断试验	early manifest glaucoma trial，EMGT
造血干细胞移植术	hematopoietic stem cell transplantation
非增生性糖尿病视网膜病变	non-proliferative diabetic retinopathy，NPDR
增生性糖尿病视网膜病	proliferative diabetic retinopathy，PDR
增生性玻璃体视网膜病变	proliferative vitreoretinopathy，PVR
增生性玻璃体视网膜病变	proliferative vitreoretinopathy，PVR
粘连小带	zonula adherens
正常眼压性青光眼	normal tension glaucoma，NTG
脂褐素	lipofuscin
质膜内褶	plasma membrane in foiding
质子束放疗	proton beam radiotherapy，PBRT
治疗性玻璃体切除术	therapeutic vitrectomy
中毒性视神经病变	toxic optic neuropathy
中间葡萄膜炎	intermediate uveitis

中界膜	middle limiting membrane
中线颅内肿瘤	midline intracranial tumor
中心凹视网膜脱离	fovealretinal deta-chment
中心凹无血管区	foveal avascular zone，FAZ
中心性浆液性脉络膜视网膜病变（简称"中浆"）	central serous chorioretinopathy，CSCR
中心性晕轮状脉络膜营养不良	central areolar choroidaldystrophy，CACD
中央角膜厚度	central corneal thickness，CCT
肿瘤生长因子	tumor growth factor，TGF
周边沟	marginal furrow
周边囊样变性	peripheral cystoid degeneration
周边前粘连	peripheral anterior synechia，PAS
周边渗出性出血性脉络膜视网膜病变	peripheral exudative hemorrhagic chorioretinopathy，PEHCR
轴浆流	axoplasma flow
轴浆运输	axoplasmic transport
轴性萎缩	axial atrophy
主动分泌	active secretion
转化生长因子	transforming growth factor，TGF
转移性眼内炎	metastatic endoph-thalmitis
自动视野计	automated perimeter
自发性恶性青光眼	spontaneous mali-gnant glaucoma
自发性再通	spontaneous recanalization
自发荧光	autofluorescence，AF
自身免疫性前葡萄膜炎	experimental autoimmune anterior uveitis，EAAU
自适应光学眼底成像	adaptive optics fundus imaging
自适应光学眼底成像	adaptive optics fundus imaging
棕黑层	lamina fusca
总偏差	total deviation
最低抑菌浓度	Minimum inhibitory concentration，MIC
最佳矫正视力	best corrected visual acuity，BCVA
最小盘沿宽	minimum rim width，MRW
最小盘沿面积	minimum rim area，MRA